W0368455

Handbuch Rezeptfreie Medikamente

Handbuch

Rezeptfreie Medikamente

Über 1800 Mittel für Sie bewertet

S 81
Bop
Stadtbibliothek
09
Stadt Landau in der Pfalz
Stadtbibliothek
76829 Landau in der Pfalz
ausgeschieden am

Annette Bopp Vera Herbst

Schlussgutachter Arzneimittelbewertungen
Professor Dr. Gerd Glaeske und Dr. Judith Günther

Die Deutsche Nationalbibliothek verzeichnet diese Publikation in der Deutschen Nationalbibliografie; detaillierte bibliografische Daten sind im Internet über http://dnb.d-nb.de abrufbar.

© 2009 by STIFTUNG WARENTEST, Berlin,
3., aktualisierte und erweiterte Auflage
Alle veröffentlichten Beiträge sind urheberrechtlich geschützt. Das gilt auch gegenüber Datenbanken und ähnlichen Einrichtungen. Die Reproduktion – ganz oder in Teilen – durch Nachdruck, fototechnische Vervielfältigung oder andere Verfahren – auch Auszüge, Bearbeitungen sowie Abbildungen – oder Übertragung in eine von Maschinen, insbesondere Datenverarbeitungsanlagen, verwendbare Sprache, oder die Einspeisung in elektronische Systeme bedarf der vorherigen schriftlichen Zustimmung des Verlags. Alle übrigen Rechte bleiben vorbehalten.

ISBN 978-3-86851-105-5

Inhalt

→

Zu diesem Buch

Erkältungen, ein aufgeschlagenes Knie, Durchfall, Fieber, tränende Augen – nahezu zwei Drittel der Menschen in Deutschland gehen bei solchen gesundheitlichen Problemen zunächst in die Apotheke und nicht zum Arzt. Etwa 80 Prozent der nichtverschreibungspflichtigen Arzneimittel werden in Deutschland im Rahmen einer Selbstbehandlung gekauft aufgrund von Werbung, Erfahrung oder Empfehlung in der Apotheke. Rund 625 Millionen Packungen waren es 2007 und damit rund 43 Prozent der knapp 1,5 Milliarden Packungen, die insgesamt jährlich über Apotheken, Drogerien und Supermärkte abgegeben werden. 5,6 Milliarden Euro wurden im Jahr 2007 dafür ausgegeben. Das sind etwa 20 Prozent der rund 28 Milliarden Euro, die die gesetzlichen Krankenkassen für verordnete Arzneimittel aufwenden mussten.
Die gesetzlichen Krankenkassen bezahlen nichtverschreibungspflichtige Medikamente nur in zwei Situationen: Sie wurden für Kinder bis zum 12. Lebensjahr – bei Kindern mit Entwicklungsstörungen bis zum 18. Lebensjahr – verordnet, oder das Medikament gehört zu den in einer Liste veröffentlichten Ausnahmen. In allen anderen Fällen sind diese Mittel nicht als Standardtherapie für Erkrankungen anerkannt, die einer ärztlichen Behandlung bedürfen. Möchte ein Arzt aber, dass Sie die Behandlung mit einem derartigen Medikament unterstützen, kann er es auf einem „grünen Rezept" notieren. Dieses lösen Sie wie die üblichen Kassenrezepte in der Apotheke ein, müssen die Arzneimittel aber selbst bezahlen.
Eine Selbstbehandlung ohne ärztlichen Rat setzt einige Kenntnisse voraus. Sie sollten von den Beschwerden sicher auf eine definierte Krankheit oder Störung schließen können. Es sollte gewiss sein, dass eine medikamentöse Behandlung überhaupt erforderlich ist und dass das Problem mit verschreibungsfreien Arzneimitteln auch tatsächlich behandelt werden kann. Wenn Sie davon überzeugt sind, können Sie sich in der Apotheke beraten lassen, welcher Wirkstoff für Ihre individuellen Bedingungen am besten geeignet ist. Und letztlich sollten Sie dann – auch hierbei unterstützt von den Apothekenmitarbeitern – rechtzeitig entscheiden, wann Sie die Selbstbehandlung beenden und einen Arzt aufsuchen.
Im Folgenden werden die meistverkauften nichtverschreibungspflichtigen Arzneimittel für die Anwendungsbereiche besprochen, für die die Hersteller sie auf den Markt gebracht haben. Wenn Sie diese Arzneimittel ohne ärztliche Kontrolle einnehmen, müssen Sie Einschränkungen und Grenzen sorgfältig beachten, damit Sie sich nicht schaden.
Dieses Buch stellt unabhängige, wissenschaftlich abgesicherte Bewertungen der meistverkauften nichtverschreibungspflichtigen Medikamente bereit. Es dient nicht dazu, unkritisch die Selbstbehandlung mit Medikamenten zu fördern. Es verweist aber auch nicht sofort an den Arzt, sondern greift das Bedürfnis auf, das Befinden selbst aktiv zu verbessern. Es zeigt Möglichkeiten und Grenzen der Selbstbehandlung auf und leitet zu einem verantwortungsbewussten Umgang mit Arzneimitteln an.

So nutzen Sie dieses Buch

Das Buch ist nach Krankheitsbildern aufgebaut, die wiederum nach Organen beziehungsweise Funktionssystemen des Körpers geordnet sind.
Jedes Kapitel beschreibt Anzeichen und Beschwerden sowie Ursachen eines Krankheitsbilds manchmal auch mehrerer eng verwandter Krankheitsbilder. Den Schwerpunkt bilden die Behandlungsmöglichkeiten mit Medikamenten, wobei Wirkstoffgruppen beziehungsweise einzelne Wirkstoffe detailliert dargestellt werden. Am Ende des jeweiligen Krankheitsbilds sind die im Text beschriebenen Medikamente in einer Tabelle alphabetisch aufgelistet und bewertet. Die Tabellen enthalten auch Angaben über die Darreichungsform der Präparate, die kleinste Packungsgröße und deren Preis.
In der Tabellenspalte „Zusammensetzung" sind die Wirkstoffe als chemische Verbindung aufgeführt, zum Beispiel „Kalziumkarbonat". Der erklärende Text zu dem Wirkstoff beschränkt sich jedoch auf die (kürzere) Angabe des Wirkstoffs, in diesem Fall Kalzium. Werden für mehrere Anwendungsgebiete die gleichen Wirkstoffe und Präparate eingesetzt, gibt es eine gemeinsame Arzneimitteltabelle. Die Bewertung erfolgt jedoch für jedes besprochene Krankheitsbild gesondert.
Darüber hinaus finden sich in diesem Buch Informationen zu Vitaminen, den gängigsten Mineralstoffen und Spurenelementen. Da hierzu keine Markterhebung für die meistverkauften Mittel durchgeführt wurde, sind keine Markennamen angegeben. Auch eine produktbezogene Bewertung fehlt, weil diese

Präparate für viele Zwecke eingesetzt werden. Dementsprechend gibt es für dieses Kapitel auch keine Tabelle mit Kurzbewertungen.
Am Ende des Buches findet sich die „Ausnahmeliste". Sie gibt an, welche nichtverschreibungspflichtigen Arzneimittel Ärzte bei welchen Erkrankungen doch zulasten der Krankenkassen verordnen dürfen.
Den Abschluss bildet ein ausführliches Stichwortverzeichnis mit allen besprochenen Präparaten (Handelsnamen) sowie Wirkstoffen und dem entsprechenden Seitenverweis. Taucht ein gesuchtes Arzneimittel unter dem Handelsnamen dort nicht auf, z. B. weil es nicht zu den meistgekauften gehört, und enthält es die gleichen Wirkstoffe in derselben Dosierung wie ein anderes, im Buch besprochenes Mittel, lassen sich die Angaben auf solche nicht genannten Präparate übertragen.

Zur Schreibweise

Die Schreibweise von Arzneistoffen ist auch in der wissenschaftlichen Literatur nicht einheitlich. Acetylsalicylsäure zum Beispiel wird oft nicht mit „c", sondern mit „z" geschrieben, also Azetylsalizylsäure. Auch bei den Mineralstoffen haben sich oft „z" und „k" gegen das aus dem Lateinischen stammende „c" durchgesetzt. Auf dem Etikett eines Nahrungsergänzungsmittels findet sich also eher die Bezeichnung Kalzium als Calcium. Dieses Buch folgt weitgehend der modernen „z-k-Schreibweise".

Die Gliederung im Detail

Anzeichen und Beschwerden

Es werden die typischen und häufig auftretenden Anzeichen und Beschwerden für das jeweilige Krankheitsbild benannt. Da es aber nicht möglich ist, jedes eventuelle Symptom und jede Begleiterscheinung aufzuführen, sollte sich jeder, der Zweifel hat, ob seine Eigendiagnose richtig ist, sicherheitshalber an einen Arzt wenden. Auch die Apothekenmitarbeiter können Sie zur Unterstützung heranziehen.

Ursachen

Hier wird beschrieben, worauf die Krankheit beziehungsweise die Beschwerden zurückzuführen sind.

Vorbeugung

Unter dieser Überschrift werden die Möglichkeiten genannt, wie Sie dem besprochenen Gesundheitsproblem vorbeugen können. Oftmals decken sich diese Tipps mit den „Allgemeinen Maßnahmen", mit denen sich Beschwerden und Symptome der Erkrankung lindern lassen.

Allgemeine Maßnahmen

In dieser Rubrik wird aufgeführt, was zusätzlich zu Arzneimitteln ohne Hilfe Dritter getan werden kann, um Beschwerden zu lindern und die Krankheit schneller abklingen zu lassen. Maßnahmen, die nur von Fachpersonal vorgenommen werden können, bleiben unberücksichtigt. So werden zum Beispiel Akupunktur und Massage nicht erwähnt, was aber nicht bedeutet, dass sie bei verschiedenen Problemen nicht doch nutzbringend eingesetzt werden können. Bei welchen Erkrankungen der Einsatz derartiger Maßnahmen sinnvoll sein kann, können Sie im Handbuch DIE ANDERE MEDIZIN der Stiftung Warentest nachlesen.

Wann zum Arzt?

Die Stiftung Warentest vertritt die Ansicht, dass eine Reihe von Beschwerden unbedingt ärztlich abgeklärt werden muss – unabhängig davon, ob es rezeptfreie Mittel gibt, mit denen diese Beschwerden behandelt werden können. Auch wenn gesundheitliche Störungen zum ersten Mal auftreten und nicht sicher einzuordnen sind, sollten Sie das ärztlich abklären lassen, bevor Sie sich selbst medikamentös behandeln. Ist die Diagnose gestellt und die Therapie festgelegt, können Sie sich in der Folgezeit selbst behandeln. Dabei müssen Sie allerdings die Grenzen für die Dosierung der Medikamente und die Dauer ihrer Einnahme beachten.
Darüber hinaus ist in dieser Rubrik angegeben, wann bei Beschwerden, die eine Zeit lang selbst behandelt wurden, der Arzt aufgesucht werden sollte: Etwa dann, wenn die Beschwerden nach einer definierten Zeit nicht vergangen sind, wenn sie sich verschlimmert haben oder andere hinzugekommen sind.
Dieser Abschnitt enthält auch einen Hinweis darauf, bei welchen Indikationen und unter welchen Voraussetzungen die gesetzlichen Krankenversicherungen die besprochenen rezeptfreien Medikamente bezahlen – entgegen der seit Anfang 2004 geltenden Re-

gelung, dass sie die Kosten für verschreibungsfreie Arzneimittel nicht mehr übernehmen.
Bei der Selbstbehandlung von Kindern sollten sie besonders zurückhaltend und vorsichtig sein. Ein als „geeignet“ bewertetes Medikament kann – richtig dosiert – die Zeit bis zur ärztlichen Therapie überbrücken. Für eine länger dauernde Behandlung und in Zweifelsfällen sollten Sie sich jedoch lieber an den Arzt wenden.
Ähnliches gilt für schwangere und stillende Frauen, da die meisten Medikamente für sie nicht geprüft sind und sich auf das Ungeborene oder den Säugling auswirken können.

Behandlung mit Medikamenten

Unter dieser Überschrift wird eine Art Behandlungsplan erstellt. Darin werden die bei dem jeweiligen Krankheitsbild laut Marktauswahl (→ Seite 28) meistverkauften Arzneimittel kurz dargestellt und bewertet. Im Allgemeinen werden die „geeigneten“ Wirkstoffe zuerst genannt, danach folgen solche, die „auch geeignet“ oder „mit Einschränkung geeignet“ sind, abschließend die „wenig geeigneten“ Inhaltsstoffe. Wie die Bewertungen zustande kommen, lesen Sie im Abschnitt „Grundlagen der Bewertung“ (→ Seite 29).

Anthroposophische, homöopathische und traditionell angewendete Mittel

Zu den meistverkauften Mitteln gehören auch Präparate der anthroposophischen und homöopathischen Therapierichtung sowie Mittel, die als „traditionell angewendet“ zugelassen sind. Für sie gelten andere Zulassungsbedingungen als für die übrigen Arzneimittel. Aufgrund dieses besonderen Status wurden die Mittel hier nicht bewertet. Näheres dazu lesen Sie im Abschnitt „Anthroposophische Arzneimittel“ (→ Seite 22), „Homöopathische Arzneimittel“ (→ Seite 21) und „Traditionell angewendete Mittel“ (→ Seite 20).

Wirkstoffbeschreibung

Die Wirkstoffbeschreibungen sind alphabetisch geordnet. Die Wirkstoffe werden also nicht in der Reihenfolge besprochen, wie sie im Abschnitt „Behandlung mit Medikamenten“ genannt sind. Chemisch definierte Präparate mit einem einzigen Wirkstoff (Monopräparate) führen die Aufzählung an, gefolgt von pflanzlichen Monopräparaten. Danach werden chemisch definierte Präparate mit mehreren Wirkstoffen (Kombinationsmittel) besprochen, wiederum gefolgt von pflanzlichen Mitteln dieser Kategorie. Wenn möglich, wurden die Arzneistoffe in Wirkstoffgruppen zusammengefasst.
Anschließend wird beschrieben, wie der Arzneistoff im Körper wirkt. Diese Wirkung bedeutet nicht zwangsläufig, dass ein Mittel eine bestimmte Krankheit wirklich positiv beeinflusst. Ob und in welchem Maße das gelingt, muss durch wissenschaftliche Studien zur therapeutischen Wirksamkeit geprüft werden. Näheres zum Unterschied von Wirkung und therapeutischer Wirksamkeit lesen Sie unter „Nachweis der therapeutischen Wirksamkeit“ (→ Seite 30). Die Gutachter und Gutachterinnen der Stiftung Warentest haben die Ergebnisse solcher klinischen Studien ausgewertet und danach die therapeutische Wirksamkeit der Arzneistoffe gemäß der Anwendungsbereiche beurteilt, für die die Mittel zugelassen sind. Demnach kann die therapeutische Wirksamkeit „ausreichend nachgewiesen“, „noch nicht ausreichend nachgewiesen“ oder „nicht ausreichend nachgewiesen“ sein. Welche Anforderungen dabei zu erfüllen sind, lesen Sie im Abschnitt „Methodisches Vorgehen“ unter der Überschrift „Grundlagen der Bewertung“ (→ Seite 29).

Anwendung

Unter dieser Überschrift finden sich Hinweise zur Einnahme oder Anwendung des jeweiligen Arzneimittels. Sind aufgrund von möglichen unerwünschten Wirkungen bestimmte Kontrolluntersuchungen (z. B. der Blutwerte) nötig, wird an dieser Stelle darauf aufmerksam gemacht.
Wenn Dosierungsangaben gemacht wurden, gelten sie für Erwachsene. Die Angaben für Kinder finden Sie unter „Hinweise für Kinder unter 14 Jahren“, spezielle Dosierungen für ältere Menschen unter „Hinweise für ältere Menschen“.
Tabletten, Kapseln und Dragees sollten Sie immer zusammen mit einem großen Glas Wasser einnehmen. Zum einen „rutschen“ die Mittel dann besser, zum anderen wird der Wirkstoff im Magen sofort verdünnt und belastet die Magenschleimhaut nicht so stark. Darüber hinaus tritt er im Dünndarm schneller ins Blut über, was seine Wirkung beschleunigt.
Medikamente sollten Sie keinesfalls mit einem alkoholischen Getränk einnehmen. Die Wechselwirkungen zwischen Alkohol und Arzneisubstanzen sind vielfältig und oft nicht zu überschauen. Auch Grape-

fruitsaft, Tee und Milch eignen sich nicht. Durch sie kann sich die Aufnahme der Wirkstoffe verändern. Wenn es Ihnen schwerfällt, Tabletten oder Kapseln zu schlucken, können Sie ein Stück Banane kauen, den Brei gemeinsam mit dem Medikament hinunterschlucken und ein Glas Wasser nachtrinken. Bleibt das Schlucken trotz alledem schwierig, sollten Sie sich in der Apotheke oder beim Arzt nach anderen Zubereitungsformen erkundigen. Viele Arzneistoffe gibt es auch als Lösungen oder Pflaster. Aus Letzterem gelangen die Wirkstoffe über die Haut in den Körper.

Tabletten teilen

Manchmal gibt es Tabletten nicht in der individuell passenden Dosierung. Dann müssen sie geteilt werden. Allerdings sollten Sie nicht versuchen, Tabletten ohne Bruchkerbe mit einem Messer durchzuschneiden. Meist bricht sie nämlich in ungleiche Teilstücke. Dann ist nicht mehr davon auszugehen, dass die richtige Dosis des Arzneistoffs eingenommen wird. Es kann zu riskanten Unter- oder Überdosierungen kommen. Besser ist es, sich in der Apotheke einen speziellen Tablettenteiler zu besorgen, der die Tablette sauber halbiert.

Bedenken Sie ferner, dass eine Kerbe in einer Tablette nicht immer bedeutet, dass sie unbedenklich geteilt werden darf. Solche Rillen können als optische Verzierung oder als Unterscheidungsmerkmal angebracht sein. Wenn Sie unsicher sind, ob Sie eine Tablette teilen dürfen, fragen Sie in der Apotheke nach. Manche Produkte haben einen Filmüberzug, der den Wirkstoff vor Licht, Luft und Feuchtigkeit schützt. Oder er soll bei Tabletten, deren Wirkstoff erst im Dünndarm aufgenommen werden soll, verhindern, dass sie schon im Magen verdaut werden. Filmüberzüge können auch dafür gedacht sein, dass der Wirkstoff verzögert (retardiert) freigesetzt wird. So setzen beispielsweise Manteltabletten einen Wirkstoff aus der äußeren Schicht rasch, aus dem inneren Kern aber nur langsam frei. Solche Produkte dürfen Sie nicht teilen, denn dabei wird die Schutzschicht oder der Tablettenaufbau zerstört. Dann besteht die Gefahr, dass der Wirkstoff zerstört oder in seiner Wirkung beeinträchtigt wird. Auf diese Weise können unabsehbare unerwünschte Wirkungen auftreten oder die Behandlung schlägt völlig fehl.

Bei Kapseln ist der Wirkstoff von einer Gelatinehülle umschlossen, Dragees sind häufig mit einer dünnen Zuckerschicht überzogen. Eine solche Umhüllung darf nicht zerschnitten oder aufgebrochen werden.

Achtung

Hier finden Sie allgemeine Warnhinweise, die bei der Einnahme bestimmter Medikamente zu berücksichtigen sind:

- Personen mit Anfallleiden, Leberkrankheiten und Alkoholproblemen werden vor alkoholhaltigen Mitteln gewarnt, weil ihnen schon geringe Mengen Alkohol gefährlich werden können.
- Enthält ein Mittel Parabene, steht hier ein entsprechender Warnhinweis für Personen, die auf diese Konservierungsstoffe allergisch reagieren.
- Macht ein Wirkstoff die Haut empfindlicher für UV-Strahlen, findet sich hier ebenfalls eine entsprechende Warnung.

Gegenanzeigen

Hier wird aufgezählt, unter welchen Bedingungen Sie ein Medikament nicht anwenden dürfen. Werden diese Gegenanzeigen (Kontraindikationen) nicht berücksichtigt, kann die Behandlung erhebliche Risiken bergen. Allerdings werden nicht alle im Beipackzettel aufgeführten Kontraindikationen genannt. Die Stiftung Warentest beschränkt sich auf klinisch relevante Angaben und auf Umstände, die bei einer ambulanten Behandlung bedeutsam sein können.

Da die in diesem Buch besprochenen Mittel ohne ärztliche Verordnung angewendet werden können, müssen Sie selbst beurteilen, ob eine der aufgeführten Gegenanzeigen für Sie zutrifft. Wenn Sie dabei Zweifel haben oder sich Ihrer Einschätzung nicht sicher sind, sollten Sie einen Arzt oder Apotheker zurate ziehen, bevor Sie das Medikament anwenden. Der Arzt kann dann nach sorgfältiger Abwägung von Nutzen und Risiken auch entscheiden, ob ein Wirkstoff eingesetzt werden soll, dessen Anwendung bestimmten Einschränkungen unterliegt (relative Kontraindikation).

Wenn Sie auf einen bestimmten Wirkstoff bereits einmal allergisch reagiert haben, müssen Sie Arzneimittel mit dieser Substanz meiden. Dieser grundsätzliche Hinweis wird nicht bei jedem Arzneistoff erneut gegeben. Überprüfen Sie daher gegebenenfalls die chemischen Bezeichnungen in Ihrem Allergiepass und vergleichen Sie diese mit den Inhaltsstoffen des gewählten Arzneimittels. Hilfe hierzu bekommen Sie in der Apotheke.

Wechselwirkungen mit Medikamenten

Wenden Sie mehrere Arzneimittel gleichzeitig an, kann das eine die Wirkung des anderen abschwächen oder verstärken, unerwünschte Wirkungen können heftiger oder häufiger auftreten, es können sich aber auch ganz andere Effekte einstellen. Manche Wechselwirkungen sind so gravierend, dass die Wirkstoffe keinesfalls zusammen angewendet werden dürfen. Möglicherweise sind hier deutlich weniger Wechselwirkungen aufgeführt als in der Packungsbeilage. Dort nennen die Arzneimittelhersteller aus haftungsrechtlichen Gründen alle Wechselwirkungen, die im Zusammenhang mit dem Wirkstoff jemals beschrieben worden sind – auch solche, die für die Behandlung in der Praxis eher bedeutungslos sind. Der Text beschränkt sich deshalb in erster Linie auf die Angabe jener Wechselwirkungen, die in der ambulanten Behandlung bedeutsam sind oder gravierende Folgen haben können.

Je mehr Arzneimittel angewendet werden, desto wahrscheinlicher werden Wechselwirkungen. Ferner lässt sich schlecht abschätzen, welche es sein werden und welche Folgen sich daraus ergeben. Beim Kauf von Arzneimitteln oder beim Einlösen eines Rezepts sollten Sie in der Apotheke darum immer angeben, welche anderen Arzneimittel Sie außerdem regelmäßig anwenden. So lässt sich prüfen, ob mit der Einnahme des neuen Mittels gefährliche Wechselwirkungen zu erwarten sind.

▶ Unbedingt beachten

Die Wechselwirkungen sind in zwei Kategorien unterteilt:

- In der ersten Kategorie finden Sie Wechselwirkungen zwischen Arzneimitteln, die je nach individueller Situation von Bedeutung sein können oder durch einfache Maßnahmen vermeidbar sind.
- Unter der Überschrift „Unbedingt beachten" finden Sie Wechselwirkungen, die sich gefährlich auswirken können und in jedem Fall Maßnahmen nach sich ziehen müssen.

Manchmal können sich aus solchen Wechselwirkungen sogar lebensgefährliche Folgen ergeben. Zum Beispiel dann, wenn eine Substanz die Wirkung einer anderen erheblich verstärkt oder abschwächt. Die nachfolgenden detaillierten Angaben zu einzelnen Wirkstoffen oder Wirkstoffgruppen beschränken sich auf diese beiden Problembereiche einer verstärkten oder verringerten Wirkung.

Mittel zur Blutzuckersenkung: verstärkte Wirkung

Bei Typ-2-Diabetes wird der Blutzuckerspiegel oft mit blutzuckersenkenden Tabletten beeinflusst. Wird die Wirkung dieser Mittel durch andere Medikamente verstärkt, kann der Zuckergehalt des Blutes übermäßig absinken, und es entsteht eine Unterzuckerung (Hypoglykämie). Anzeichen dafür sind unter anderem Schweißausbrüche, Herzrasen, Verhaltensauffälligkeiten (z. B. Aggressivität, grundlose Heiterkeit), Sprech- und Gangstörungen ähnlich denen von Betrunkenen (z. B. Lallen, Stolpern, Torkeln) sowie Taubheitsgefühle an Mund, Händen und Beinen. Wird die Unterzuckerung nicht sofort behoben, droht ein Bewusstseinsverlust bis hin zum Koma.

Besonders problematisch können Unterzuckerungen werden, wenn gleichzeitig Betablocker (bei hohem Blutdruck) eingenommen werden, da diese die Symptome der Unterzuckerung verschleiern können.

Wenn Sie Medikamente einnehmen müssen, die die Wirkung von blutzuckersenkenden Tabletten verstärken, wird der Arzt deren Dosis gegebenenfalls verringern. Besonders zu Beginn einer Kombinationsbehandlung sollten Sie den Blutzucker häufiger als sonst kontrollieren oder in der Praxis überprüfen lassen.

Mittel zur Blutverdünnung: verstärkte Wirkung

Unter bestimmten Bedingungen besteht eine erhöhte Gefahr, dass sich Blutgerinnsel bilden (z. B. bei Herzrhythmusstörungen, bei künstlichen Herzklappen). Dem können Medikamente entgegenwirken, die die Gerinnungsneigung des Blutes herabsetzen (Cumarine wie Phenprocoumon und Warfarin, Handelsnamen z. B. *Falithrom*, *Marcumar*, *Coumadin*). Die Dosierung dieser Mittel muss sehr genau eingestellt und dann beibehalten werden. Ist die Dosis zu niedrig, kann das Thromboserisiko gefährlich hoch bleiben. Wirkt das gerinnungshemmende Mittel zu stark, kann es spontan zu inneren, unter Umständen lebensbedrohlichen Blutungen kommen. Problematisch sind diese vor allem in Gehirn, Nieren und Magen-Darm-Trakt.

Eine ganze Reihe von Arzneimitteln kann die Wirkung der Cumarine auf unterschiedliche Art und Weise verstärken:

- Bestimmte Substanzen beeinträchtigen die Produktion von arzneimittelabbauenden Enzymen in der Leber. Fehlt es an solchen Enzymen, bleiben die gerinnungshemmenden Wirkstoffe länger im Blut und können dann länger und stärker wirken.

- Andere Arzneistoffe verdrängen die gerinnungshemmenden Wirkstoffe aus einer Verbindung mit speziellen Eiweißstoffen, mit denen sie gemeinsam im Blut transportiert werden und in dieser Form noch unwirksam sind. Erst wenn die Bindung gelöst wird, beeinflussen sie die Blutgerinnung. Wird diese Loslösung durch Medikamente beschleunigt oder verstärkt, wirken die gerinnungshemmenden Mittel schneller und länger.
- Antibiotika schädigen Bakterien im Darm, die Vitamin K bilden. Dieses Vitamin ist an der Blutgerinnung maßgeblich beteiligt. Die Wirkung der gerinnungshemmenden Mittel besteht darin, die Bildung von Vitamin K zu behindern. Ist nun aufgrund der Antibiotika weniger Vitamin K vorhanden, genügt eine geringere Menge an Cumarinen, um die Blutgerinnung zu hemmen.
- Azetylsalizylsäure (bei Schmerzen, arteriellen Durchblutungsstörungen, koronarer Herzkrankheit) setzt die Gerinnungsfähigkeit des Blutes ebenfalls herab, allerdings auf andere Weise als Cumarine. Beide Mittel verstärken sich gegenseitig in ihrer Wirkung.

Wenn Sie zusätzlich zu gerinnungshemmenden Mitteln Medikamente einnehmen müssen, die zu Wechselwirkungen mit diesen führen können, müssen Sie sowohl zu Beginn der Behandlung als auch nach deren Ende die Gerinnungszeit des Blutes mehrfach entweder selbst kontrollieren oder vom Arzt überprüfen lassen, damit die Dosierung der gerinnungshemmenden Mittel den Bedingungen angepasst werden kann.

Mittel bei Herzrhythmusstörungen: verstärkte Wirkung

Medikamente gegen Herzrhythmusstörungen sollen den Herzschlag stabilisieren. Wird ihre Wirkung durch andere Arzneimittel verstärkt (z. B. Abführmittel), kann sich der Herzschlag verlangsamen oder das Herz arbeitet unkoordiniert. Akut sind solche Veränderungen meist nicht zu bemerken, halten sie aber an, können Bewusstseinsstörungen bis hin zur Ohnmacht vorkommen.

In solchen Fällen muss die Herzfunktion mittels EKG überwacht werden. Sind Rhythmusstörungen erkennbar, muss der Arzt die Dosierung anpassen. Ist das nicht möglich oder lassen sich die Rhythmusstörungen dadurch nicht beheben, muss unter Umständen ein Herzschrittmacher eingepflanzt werden.

Mittel bei Herzrhythmusstörungen: verringerte Wirkung

Damit Medikamente den Herzrhythmus stabilisieren können, müssen sie in ausreichender Menge ins Blut gelangen. Nehmen Sie gleichzeitig Arzneimittel wie beispielsweise Antazida (bei Sodbrennen) oder Kohletabletten (bei Durchfall) ein, ist das nicht gewährleistet, und der gestörte Herzrhythmus wird nicht ausreichend stabilisiert. Diese Mittel sollten Sie deshalb nicht gleichzeitig verwenden, oder Sie müssen zwischen der Einnahme dieser Mittel und den herzwirksamen Medikamenten mindestens zwei Stunden vergehen lassen.

Außerdem muss die Herzfunktion regelmäßig mittels EKG überwacht werden. Zeigen sich dabei Rhythmusstörungen, muss der Arzt die Dosierung der Arzneimittel anpassen.

Mittel bei Herzschwäche: verstärkte Wirkung

Eine Herzschwäche wird häufig mit Digitalis-Wirkstoffen (Herzglykosiden) behandelt. Dazu gehören die Wirkstoffe Digoxin, Digitoxin und andere.

Wenn andere Medikamente (z. B. Abführmittel) die Wirkung der Herzglykoside verstärken, können Herzrhythmusstörungen auftreten. Diese Veränderungen bahnen sich zwar über längere Zeit an, können dann aber akut zu Ohnmachtsanfällen führen. Warnzeichen für eine solche Entwicklung sind Magen-Darm-Beschwerden wie Übelkeit, Erbrechen und Durchfall, aber auch Sehstörungen (gelbe Flecken oder blinde Stellen im Gesichtsfeld), Schwindel und Müdigkeit. Vor allem in den ersten Wochen einer solchen kombinierten Medikamentengabe – bei Amiodaron (bei Herzrhythmusstörungen) sogar noch länger – müssen Sie sorgfältig auf solche Symptome achten. Unter Umständen ist es sogar notwendig, dass der Arzt die Konzentration der Digitalis-Wirkstoffe im Blut bestimmt und deren Dosierung anpasst. Lässt sich das Ganze nicht zufriedenstellend regeln, muss eines der beiden Mittel abgesetzt werden.

Mittel bei Herzschwäche: verringerte Wirkung

Digitalis-Wirkstoffe unterstützen die Funktion eines schwachen Herzens. Wird ihre Wirkung durch andere Medikamente beeinträchtigt, reicht die Schlagkraft des Herzens unter Umständen nicht mehr aus, um den Körper ausreichend mit Blut und Sauerstoff zu versorgen. In der Folge können Herzrhythmusstörungen auftreten. Dann sollte der Arzt die Konzentration der Digitalis-Wirkstoffe und des Mineralstoffs Kalium im Blut bestimmen, denn Kalium beeinflusst die Wirkung der Digitalis-Wirkstoffe. Gegebenenfalls muss dann die Dosis der Digitalis-Wirkstoffe angepasst werden.

Mittel bei Epilepsien: verringerte Wirkung

Medikamente gegen Epilepsien sollen Krampfanfälle verhindern. Wenn eine Zusatzmedikation die Konzentration der Antiepileptika verringert, können erneut Krampfanfälle auftreten. Dann sollte der Arzt die Konzentration der Epilepsiemittel im Blut bestimmen und die Therapie entsprechend anpassen.

Mittel zur Empfängnisverhütung: verringerte Wirkung

Wenn Frauen Medikamente einnehmen, die die Wirkung von hormonellen Empfängnisverhütungsmitteln verringern, kann dies eine ungewollte Schwangerschaft nach sich ziehen. Gefährlich wird das, wenn eine Schwangerschaft für eine Frau aufgrund ihrer gesundheitlichen Situation ein Risiko darstellt. Müssen Sie die Mittel nur vorübergehend kombinieren, sollten Sie in dieser Zeit andere Verhütungsmittel wie Kondom, Diaphragma, spermientötende Cremes oder Scheidenzäpfchen anwenden. Handelt es sich um eine länger dauernde Therapie, kommt auch die Spirale infrage.

Antibiotika/Virustatika: verringerte Wirkung

Antibiotika töten Bakterien ab oder hemmen ihre Vermehrung. Werden sie durch andere Medikamente in ihrer Wirkung beeinträchtigt, können sich die krankmachenden Erreger weiterhin vermehren. Damit verschlimmert sich die Krankheit, schlimmstenfalls kann es zur Blutvergiftung kommen. Während einer Behandlung mit Antibiotika sollten Sie deshalb besser keine solchen Mittel einnehmen.

Mit Virustatika werden Infektionen behandelt, die durch Viren ausgelöst wurden (z. B. Hepatitis). Wirken diese Mittel unzureichend, können sich die Viren weiterhin vermehren. Dadurch kann sich die Infektion verschlimmern. Zudem können die Viren gegen diese Wirkstoffe schneller resistent werden. Eine Kombination mit Medikamenten, die die Wirkung von Virustatika schwächen, sollte vermieden werden.

Wechselwirkungen mit Speisen und Getränken

Manche Nahrungsmittel können die Aufnahme eines Arzneistoffs aus dem Magen-Darm-Trakt behindern, andere machen ihn unwirksam oder verstärken seine Wirkung. Solche Wechselwirkungen sind zum Beispiel zwischen bestimmten Arzneimitteln und Grapefruitsaft oder -früchten, Tee und Milch bekannt.

Arzneimittel und alkoholhaltige Getränke passen ebenfalls nicht zusammen. Die Wechselwirkungen zwischen Alkohol und Arzneistoffen sind vielfältig und oft nicht zu überschauen.

Um die Gefahr von Wechselwirkungen auszuschließen, sollten Arzneimittel grundsätzlich mit gewöhnlichem Leitungswasser eingenommen werden.

Unerwünschte Wirkungen

Jedes Medikament kann unerwünschte Wirkungen, häufig auch als Nebenwirkungen bezeichnet, hervorrufen. Dabei handelt es sich um Effekte, die oft durch den Wirkmechanismus erklärbar und dosisabhängig sind. Typische Beispiele hierfür sind Müdigkeit und kalte Hände bei der Anwendung von Betablockern (bei hohem Blutdruck) oder ein beschleunigter Puls und Zittrigkeit durch Beta-Sympathomimetika (bei Asthma). Wird die Dosis verringert, treten viele unerwünschte Wirkungen nur noch abgemildert oder gar nicht auf.

Einige unerwünschte Wirkungen sind aber selbst dann nicht zu vermeiden. Sie sind in Kauf zu nehmen, wenn der zu erwartende Nutzen der Arzneimittelanwendung die möglichen unerwünschten Wirkungen deutlich überwiegt. Bei einer Erkältung fallen Nebenwirkungen sicher stärker ins Gewicht als bei einer Lungenentzündung.

Manche Nebenwirkungen beruhen auf einer individuellen Empfindlichkeit, sie lassen sich nicht immer durch eine Dosisreduktion verhindern. Das gilt beispielsweise für allergische Reaktionen auf Arzneimittel oder Leberschäden durch Medikamente.

Nebenwirkungen von Arzneimitteln sind häufiger der Grund für einen Arztbesuch oder eine Krankenhauseinweisung als gemeinhin bekannt. Wissenschaftliche Untersuchungen deckten auf, dass mehr als 1 von 20 Krankenhauseinweisungen mit einer Arzneimittelnebenwirkung zusammenhängt. Arzneimittel sicher anzuwenden bedeutet daher: Vor der Behandlung müssen der zu erwartende Nutzen und die möglichen Risiken individuell abgewogen werden; während der Therapie müssen Sie wissen, welche Nebenwirkungen auftreten und woran Sie sie erkennen können.

Wenn in den Beipackzetteln der Medikamente angegeben ist, wie häufig bestimmte unerwünschte Wirkungen auftreten, beruhen diese Angaben vor allem auf den Beobachtungen im Rahmen von klinischen Studien. Dabei bedeutet:

- Sehr häufig: Die unerwünschte Wirkung tritt bei mehr als 10 von 100 Behandelten auf.
- Häufig: 1 bis 10 von 100 Behandelten sind betroffen.
- Gelegentlich: 1 von 100 bis 1 von 1 000 Behandelten müssen mit dieser unerwünschten Wirkung rechnen.
- Selten: Diese unerwünschte Wirkung macht sich bei 1 von 1 000 bis 1 von 10 000 Behandelten bemerkbar.
- Sehr selten: Diese unerwünschte Wirkung kommt bei weniger als 1 von 10 000 Behandelten vor.
- Einzelfälle: Die Nebenwirkung tritt äußerst selten auf.

Was tun? – Hier bekommen Sie Hilfe.

Die Stiftung Warentest ordnet die unerwünschten Wirkungen nicht nach ihrer Häufigkeit, sondern nach der Bedeutung, die sie für Sie als Anwender haben können, und nach ihrer Gefährlichkeit. Sie bekommen Hinweise, wie Sie sich bei den jeweiligen Symptomen verhalten sollen.

Nebenwirkungen bei der Anwendung von Medikamenten, die der Arzt empfohlen hat, sollten Sie generell mit dem Arzt besprechen. Dann kann er die Therapie gegebenenfalls verändern oder die Dosis des Medikaments anpassen. Keinesfalls sollten Sie ein solches Arzneimittel wegen Unverträglichkeiten eigenmächtig absetzen und dieses dem Arzt womöglich auch noch verschweigen. Das birgt die Gefahr, dass der Arzt vielleicht unnötigerweise zu einem anderen Mittel rät, weil er annimmt, das erste habe nicht ausreichend gewirkt.

Ärzte und Arzneimittelhersteller sind zudem auf Ihre Mithilfe angewiesen, damit Nebenwirkungen gemeldet und Nutzen und Risiken künftig besser eingeschätzt werden können.

▶ Keine Maßnahmen erforderlich

Keine Maßnahmen erforderlich

Unter dieser Überschrift stehen Nebenwirkungen, die nicht schwerwiegend sind und meist von selbst wieder verschwinden, spätestens, wenn Sie das Arzneimittel absetzen. Tritt eine solche unerwünschte Wirkung auf, brauchen Sie sich üblicherweise keine Sorgen zu machen und auch nicht den Arzt aufzusuchen.

▶ Muss beobachtet werden

Bei Nebenwirkungen, die hier eingeordnet sind, heißt es wachsam sein. Wenden Sie das Mittel ohne ärztlichen Rat an, sollten Sie es absetzen. Bessern sich die Beschwerden einige Tagen danach nicht merklich, sollten Sie einen Arzt zurate ziehen. Hat ein Arzt zur Anwendung des Medikaments geraten, sollten Sie ihn beim nächsten Kontakt auf die Beschwerden hinweisen.

▶ Sofort zum Arzt

Hier sind bedrohliche Symptome genannt, die Sie sofort zum Arzt führen oder Nahestehende veranlassen sollten, den Notarzt (Telefon 112) zu rufen.

Symptome als Nebenwirkungen erkennen

Es ist nicht so leicht, eine unerwünschte Wirkung von einem möglichen neuen Symptom der Erkrankung abzugrenzen. Doch einige unerwünschte Reaktionen auf Arzneimittel sind sehr typisch. Treten diese bei einem bestimmten Mittel auf, steht im Text ein Verweis auf die nachfolgenden Hinweise.

Symptom: Hauterscheinungen

Die meisten unerwünschten Wirkungen an der Haut zeigen sich als allergische Reaktion, meistens als Rötung, Ausschlag, Pusteln bis hin zu großen Blasen. Leichte Hautreaktionen sind sehr häufig und verschwinden oft noch während der Behandlung von selbst, spätestens nach Absetzen der Medikamente.

In den Beipackzetteln einiger Medikamente finden sich die Begriffe Lyell-Syndrom (oder toxische epidermale Nekrolyse), Stevens-Johnson-Syndrom und Erythema multiforme. Das sind Hauterkrankungen, bei denen sich große Blasen bilden wie bei einer schweren Verbrennung. Diese unerwünschten Wirkungen, die nur für wenige Arzneimittel beschrieben sind, treten äußerst selten auf – höchstens bei 1 von 1 000 000 Behandelten –, sind aber oft lebensbedrohlich.

Wer jemals eine solche schwerwiegende Hauterkrankung nach der Anwendung eines Medikaments entwickelt hat, darf Mittel mit diesen Wirkstoffen in Zukunft nicht mehr einsetzen.

Allergien auf Arzneimittel

Grundsätzlich kann jedes Arzneimittel eine Allergie auslösen. Schwache allergische Reaktionen äußern sich meist mit einem juckenden Hautausschlag. Wird das Mittel abgesetzt, verschwindet der Ausschlag wieder. Kommen Sie allerdings ein zweites Mal mit dem Arzneimittel in Kontakt, fällt die allergische Reaktion meist sehr viel heftiger aus.

Bezeichnend für eine heftige allergische Reaktion sind kalter Schweiß, Schwindel, Benommenheit, Übelkeit, Nesselfieber, Schwellungen im Gesicht und an den Schleimhäuten, Atemnot und Kreislaufzusammenbruch. Wenn derartige Beschwerden einsetzen, muss sofort der Notarzt (Telefon 112) gerufen werden. Solch ein anaphylaktischer Schock muss unverzüglich mit kreislaufstabilisierenden Mitteln und Kortisonspritzen behandelt werden. Schwellen die Schleimhäute in den Atemwegen weiter an, droht Ersticken. Bricht der Kreislauf völlig zusammen, muss sofort beatmet werden, damit das Gehirn und lebenswichtige Organe durchblutet bleiben.
Wer nach der Anwendung eines Wirkstoffs einmal eine derart lebensbedrohliche Situation erlebt hat, darf dieses Medikament nie wieder anwenden. Auch andere Arzneistoffe aus der gleichen Wirkstoffgruppe müssen unbedingt gemieden werden.

Symptom: Müdigkeit und andere Befindlichkeitsstörungen

Eine andere typische unerwünschte Wirkung sind Befindlichkeitsstörungen wie Müdigkeit, Abgeschlagenheit und Kopfschmerzen. Diese unspezifischen Symptome können verschiedene Ursachen haben. Beispielsweise verursachen viele Antibiotika solche Beschwerden. Diese können aber auch Folge der Infektionskrankheit selbst sein, gegen die die Antibiotika eingenommen werden. In keinem der beiden Fälle sind besondere Maßnahmen erforderlich.
Müdigkeit kann allerdings auch Anzeichen für eine Blutarmut sein. Dann muss sie beobachtet werden. Je nachdem, welchen Stellenwert das Symptom Müdigkeit hat und mit welchem Arzneimittel es verbunden ist, ist es bei den Angaben zu „Unerwünschten Wirkungen" in unterschiedlichen Kategorien zu finden.

Symptom: Schwindel

Schwindel wird häufig als unerwünschte Wirkung beschrieben und kann in verschiedenen Kategorien auftauchen, je nachdem, auf welcher Ursache er beruht:

- Er kann einsetzen, wenn der Blutdruck beim Aufstehen aus dem Sitzen oder Liegen plötzlich stark absinkt. Diese Form von Schwindel ist harmlos und lässt sich vermeiden, wenn Sie langsam aufstehen. Meist vergehen die Schwindelgefühle innerhalb kurzer Zeit von selbst.
- Schwindel kann darauf beruhen, dass ein Medikament das Gleichgewichtsorgan im Innenohr geschädigt hat. Von solchen Schwindelgefühlen sollten Sie dem Arzt berichten. Meist ist es dann notwendig, die Therapie sofort abzubrechen.
- Darüber hinaus kann Schwindel im Zusammenhang mit Herzrhythmusstörungen auftreten. Bei unregelmäßigem Herzschlag können „Aussetzer" vorkommen, in deren Folge das Gehirn für kurze Zeit nicht ausreichend mit sauerstoffreichem Blut versorgt ist. Dieses Zeichen müssen Sie sehr ernst nehmen und sofort einen Arzt aufsuchen.
- Weiterhin kann Schwindel eine Nebenwirkung vieler Medikamente darstellen, die bei Krankheiten des Nervensystems und der Psyche eingesetzt werden. Das beruht auf unterschiedlichen Wirkmechanismen und muss im Einzelfall besprochen werden. Informieren Sie davon in jedem Fall den Arzt.

Symptom: Veränderungen des Blutbilds

Blutbildveränderungen können Sie kaum selbst erkennen. Besteht ein solches Risiko, muss der Arzt das Blut untersuchen lassen. In der Rubrik „Anwendung" wird deshalb auf notwendige Kontrolluntersuchungen hingewiesen.
Die Veränderungen (manchmal auch als Blutbildungsstörungen bezeichnet) können die roten (Erythrozyten) und weißen Blutkörperchen (Leukozyten) sowie die Blutplättchen (Thrombozyten) betreffen. Medikamente können die Neubildung dieser Blutzellen im Knochenmark stören, einen vermehrten Abbau der Blutkörperchen bewirken oder einen Blutverlust verursachen. Je nachdem, welche Blutzellen betroffen sind, zeigen sich unterschiedliche Symptome:

- Mangelt es an roten Blutkörperchen (Anämie), ist das Gesicht auffallend blass und die feinen Adern in der Bindehaut der Augen treten nur noch blassrosa hervor. Gleichzeitig besteht eine ausgeprägte Müdigkeit. Sind Blutungen im Magen-Darm-Trakt die Ursache für die Blutarmut, färbt sich der Stuhl pechschwarz oder es sind auf dem Stuhl kleine Mengen geronnenes Blut zu sehen.
- Werden rote Blutkörperchen vermehrt abgebaut, kann sich die Haut gelb verfärben, was sich wiederum am Auge erkennen lässt: Die Bindehaut wird gelb.
- Sind zu wenig weiße Blutkörperchen vorhanden, zeigt sich das in einer erhöhten Infektanfälligkeit,

häufig auch durch Fieber, Halsschmerzen und eitrige Mandeln.

- Sinkt die Anzahl der Blutplättchen ab, erhöht sich die Gefahr für Blutungen. Dann bluten selbst kleine Verletzungen auffällig lange, oder es bilden sich flohstichartige Einblutungen in der Haut (Petechien) oder – noch schlimmer – Blutungen in Gelenken und Körperhöhlen. Solche Einblutungen führen zu sehr großen Blutergüssen (Hämatomen), die unter Umständen operativ entfernt werden müssen, da das umgebende Gewebe beziehungsweise das Gelenk durch den Druck des Blutergusses und eine eventuell entstehende Entzündung in Mitleidenschaft gezogen werden kann.

Bei all diesen Symptomen, insbesondere bei Anzeichen für einen Mangel an weißen Blutkörperchen, sollten Sie sofort einen Arzt aufsuchen.

Symptom: Leberschäden

Schäden an der Leber erkennen Sie selbst meist erst sehr spät, deshalb sollte der Arzt immer die Leberwerte im Blut kontrollieren, wenn Sie ein Medikament einnehmen, das die Leber schädigen kann. Dann lassen sich Leberfunktionsstörungen meist so rechtzeitig erkennen, dass es genügt, das Medikament abzusetzen, um Schlimmeres zu verhindern. Eine akute Leberentzündung äußert sich mit unspezifischen Allgemeinsymptomen wie Übelkeit, eventuell Erbrechen und Darmbeschwerden (Blähungen, Druckgefühl). Möglicherweise verfärben sich der Urin dunkel und der Stuhl hell. Solche Beschwerden sollten Sie zum Arzt führen. Hat sich bereits eine Gelbsucht entwickelt (erkennbar an einer gelb verfärbten Augenbindehaut), eventuell begleitet von starkem Juckreiz am ganzen Körper, müssen Sie sofort zum Arzt gehen.

Symptom: Nierenschäden

Ob ein Medikament die Nierenfunktion stört, erkennt der Arzt am ehesten, indem er die Werte für Kreatinin und Harnstoff im Blut bestimmt. Anzeichen einer schweren Nierenschädigung können Schmerzen im Bereich der Nieren sein. Häufig wird auch weniger Urin ausgeschieden. Bei solchen Anzeichen sollten Sie den Arzt aufsuchen.

Symptom: Herzrhythmusstörungen

Selbst Arzneimittel, die nicht wegen Herzbeschwerden eingesetzt werden, können sich auf das Herz und den Herzrhythmus auswirken. Beschleunigt sich der Puls, entsteht häufig das Gefühl von Herzrasen. Ein unregelmäßiger Puls beruht oft auf Herzstolpern mit Aussetzern, nicht selten entstehen auch Schwindelgefühle bis hin zur Ohnmacht. Bei solchen Beschwerden sollten Sie einen Arzt aufsuchen.

Besonders häufig bei Frauen: Torsade de pointes

Manche Medikamente können – insbesondere bei Frauen und bei bereits vorgeschädigtem Herzen – eine spezielle Form von Herzrhythmusstörungen (Torsade de pointes) auslösen, die sehr gefährlich ist, da sie häufig Kammerflimmern auslöst. Dabei schlagen die Herzkammern extrem schnell (weit über 300-mal in der Minute), was dazu führt, dass kein Blut mehr in den Kreislauf gepumpt wird. Dieses Kammerflimmern mündet innerhalb weniger Minuten in einen Herzstillstand. Ist bei einem Medikament angegeben, dass es diese gefährliche Störwirkung haben kann, müssen Sie bei den geringsten Anzeichen für einen gestörten Herzrhythmus sofort einen Arzt aufsuchen.

Symptom: Depressionen

Treten Depressionen oder andere seelische Störungen als unerwünschte Wirkung von Medikamenten auf, ist dies besonders schwer zu erkennen, weil Sie mit einer solchen Nebenwirkung nicht rechnen und die Beschwerden eher auf eine Depressionserkrankung zurückführen. Die Anzeichen sind mit denen einer krankheitsbedingten psychischen Störung identisch, verschwinden aber meist, wenn das Arzneimittel abgesetzt wird.

HINWEISE

Für Schwangerschaft und Stillzeit

Viele Wirkstoffe können aus dem Blut der Frau in den Kreislauf des ungeborenen Kindes gelangen und dessen Entwicklung beeinträchtigen oder das Kind schädigen. In der Stillzeit können Arzneistoffe über die Muttermilch den Säugling erreichen. Um die Risiken gering zu halten, sollten Arzneimittel in dieser Zeit nur angewendet werden, wenn die Beschwerden unerträglich scheinen. Nach Möglichkeit sollte vorher ein Arzt kontaktiert werden. Außerdem sind Wirkstoffe zu bevorzugen, die schon lange im Gebrauch sind und an deren Unbedenklichkeit kein Zweifel besteht.

Eindeutige Aussagen zur Anwendung in Schwangerschaft und Stillzeit lassen sich aber nur für wenige Arzneistoffe machen. Kaum eine Substanz ist in Studien gezielt an schwangeren Frauen geprüft worden. Meist werden nur zufällige Beobachtungen zusammengetragen. Ergibt sich daraus eine verwertbare Aussage über die Auswirkungen des Mittels in der Schwangerschaft, steht sie in dieser Rubrik. Die Formulierung „Über die Risiken einer Anwendung in der Schwangerschaft gibt es keine Erkenntnisse" bedeutet, dass sich in der veröffentlichten internationalen und nationalen Fachliteratur keine verwertbaren Aussagen finden ließen. Sicherheitshalber sollte das Mittel dann nicht angewendet werden.

Möglicherweise deckt sich diese Aussage nicht mit den Angaben, die in der Packungsbeilage zu dem Arzneimittel stehen. Der Grund sind juristische Erwägungen: Solange der Hersteller keine Studien vorlegen kann, die nachweisen, dass das Mittel in der Schwangerschaft unbedenklich ist, wird er sich mit Einnahmeempfehlungen zurückhalten, um bei einem eventuellen Schaden nicht haftbar gemacht werden zu können.

Auf Mittel, die Alkohol enthalten, wird hier speziell hingewiesen, weil sich der Konsum von Alkohol in der Schwangerschaft negativ auf die Entwicklung des Kindes auswirken kann und sich nicht angeben lässt, bis zu welcher Grenze Alkohol in dieser Zeit erwiesenermaßen risikolos ist.

Keine Panik

Erst zwei, drei Wochen nach der Empfängnis ist aufgrund der ausbleibenden Menstruation zu vermuten, dass Sie schwanger sind. Falls Sie in dieser Zeit Medikamente eingenommen haben, brauchen Sie sich keine großen Sorgen zu machen – selbst dann nicht, wenn es sich um ein Arzneimittel handelt, das Sie in der Schwangerschaft besser nicht einnehmen sollten. In den ersten zwei Wochen ist der Embryo noch nicht mit Ihrem Blutkreislauf verbunden. Erst danach können Arzneistoffe aus Ihrem Blut in das des Kindes übertreten. Setzen Sie das Medikament also ab, wenn Sie vermuten schwanger zu sein, und besprechen Sie mit Ihrem Gynäkologen, ob Sie es weiterhin einnehmen können. Besteht ein begründeter Verdacht auf Komplikationen, kann der Frauenarzt oder die Gynäkologin entsprechende Untersuchungen veranlassen.

Für Kinder unter 14 Jahren

Für viele Arzneimittel, mit denen Kinder behandelt werden, fehlen klinisch-pharmakologische Daten, die ihren Einsatz begründen. Kinder bekommen also vielfach Medikamente, ohne dass sie für eine Anwendung bei ihnen geprüft und zugelassen sind (Off-label-use). Auch die Dosierungsangaben beruhen meist auf Erfahrung, nicht auf Prüfergebnissen. Erst langsam beginnt sich dieser Missstand zu ändern. Seit Januar 2007 verpflichtet eine EU-Verordnung die pharmazeutischen Hersteller, klinische Prüfungen an Kindern durchzuführen, wenn ein neuer Wirkstoff für die Kinderheilkunde medizinisch notwendig ist. Werden für bereits zugelassene Wirkstoffe Erweiterungen der Anwendungsgebiete beantragt, muss der Hersteller Untersuchungen an Kindern nachreichen. Von dieser Regelung ausgenommen sind Wirkstoffe, die in der Kinderheilkunde ohnehin nicht eingesetzt werden. Werden entsprechende Studiendaten vorgelegt, verlängert sich der Patentschutz der betroffenen Wirkstoffe um ein halbes Jahr. Auch für nicht patentgeschützte Wirkstoffe hat die EU Anreize geschaffen, um die Datenlage für die Anwendung bei Kindern zu verbessern. Legt ein Hersteller für einen nicht mehr patentgeschützten Wirkstoff Studiendaten an Kindern vor, die zu einer Zulassung führen, erhält er für zehn Jahre ein exklusives Vermarktungsrecht für die Anwendung bei Kindern. Andere Hersteller dürfen Präparate mit dem gleichen Wirkstoff dann nicht für die Anwendung bei Kindern bewerben.

Die Dosierung von Medikamenten für Kinder sollte gemäß den Angaben in diesem Buch oder der Packungsbeilage erfolgen; es ist nicht sinnvoll, die Erwachsenendosis „irgendwie" für Kinder umzurechnen. Arzneimittel können bei Kindern nämlich nicht nur stärker, sondern grundsätzlich anders wirken als bei Erwachsenen.

Für die Dosierung spielt es unter anderem eine Rolle, wie viel Wasser der Körper enthält und ob es sich vornehmlich innerhalb oder außerhalb der Zellen befindet. Bei Neugeborenen befindet sich etwa die Hälfte des Körperwassers außerhalb der Zellen, bei Erwachsenen ist es rund ein Drittel. Dementsprechend müssen Arzneimittel, die sich im Flüssigkeitsraum verteilen, bei Kindern höher dosiert werden als bei Erwachsenen. Genau umgekehrt verhält es sich bei Arzneistoffen, die sich im Fettgewebe verteilen.

Viele Kinder tun sich schwer, Tabletten zu schlucken. Werden die Tabletten jedoch zerrieben, zerkleinert oder aufgelöst, damit das Kind sie besser einnehmen kann, verändert sich unter Umständen ihre Wirksamkeit. Werden die Tabletten zerteilt, um dem Kind eine geringere Dosis geben zu können, ist nicht garantiert, dass der Wirkstoff zwischen den beiden Teilen gleichmäßig aufgeteilt ist. Erläuterungen hierzu lesen Sie unter „Tabletten teilen" (→ Seite 10). Säfte oder Tropfen lassen sich besser dosieren.

Zäpfchen werden in Deutschland für Kinder gern verwendet. Aus ihnen wird der Wirkstoff aber oft nur unzuverlässig in den Körper aufgenommen, sodass sich schlecht abschätzen lässt, wie viel nun tatsächlich zum Einsatz kommt.

Auf Mittel, die Alkohol enthalten, wird in dieser Rubrik speziell hingewiesen, damit man auf andere Zubereitungsformen ausweichen kann. Die geringe Alkoholmenge, die sich bei bestimmungsgemäßem Gebrauch solcher Medikamente im Blut findet, schadet den Kindern zwar nicht, es ist aber nicht wünschenswert, dass sie sich mit der Einnahme solcher Arzneimittel an den Geschmack von Alkohol gewöhnen.

Für ältere Menschen

Ältere Personen sollten Arzneimittel geringer dosieren, denn bei etwa einem Drittel bis der Hälfte von ihnen lässt die Funktionsfähigkeit der Leber und der Nieren altersbedingt nach, insbesondere dann, wenn noch andere Erkrankungen (z. B. Herz- oder Kreislauferkrankungen) vorliegen. Die meisten Arzneistoffe werden nämlich vornehmlich in der Leber abgebaut und über die Nieren ausgeschieden.

Zur Verkehrstüchtigkeit

Der Einfluss von Medikamenten auf die Verkehrstüchtigkeit ist oft stärker als vermutet. Manche machen müde, durch andere wird einem schwindelig; wieder andere beeinträchtigen das Sehvermögen, die Konzentrationsfähigkeit sowie die Bereitschaft, überraschende Situationen schnell zu erfassen und die richtigen Entscheidungen zu treffen.

Der Hinweis, dass ein Mittel die Verkehrstüchtigkeit beeinträchtigt, ist unbedingt ernst zu nehmen, um sich und andere Verkehrsteilnehmer nicht zu gefährden. Das gilt auch für Radfahrer und unter Umständen sogar für Fußgänger.

Ferner ist zu bedenken, dass der Versicherungsschutz verloren gehen kann, wenn der Unfallverursacher Arzneimittel eingenommen hat, die die Reaktionsfähigkeit beeinträchtigen.

Die gleichen Vorbehalte gelten auch für Einschränkungen am Arbeitsplatz, zum Beispiel beim Bedienen von Maschinen und bei Arbeiten, die Sie ohne festen Halt verrichten.

Was sind Arzneimittel?

Tabletten, Dragees, Kapseln, Tropfen, Zäpfchen, Salben können zu einer von fünf Kategorien gehören: Es kann sich um Arzneimittel, Medizinprodukte, Nahrungsergänzungsmittel, Lebensmittel oder Kosmetika handeln. Die Unterschiede bleiben Laien weitgehend verborgen, wirken sich aber unter anderem darauf aus, wo Sie das Produkt kaufen können. Außerdem hängt es von diesem Status ab, ob das Produkt seine Wirksamkeit zur Behandlung einer Erkrankung wissenschaftlich nachweisen muss und welche Informationen mit ihm übermittelt werden dürfen.

Arzneimittel

1978 trat in Deutschland das noch immer geltende Arzneimittelgesetz (AMG) in Kraft, das unter anderem definiert, was ein Arzneimittel ist, wie es beschaffen sein und welche Voraussetzungen es erfüllen muss, bevor es zugelassen werden und in den Handel kommen darf, und vieles andere mehr. Im Zuständigkeitsbereich des Bundesinstituts für Arzneimittel und Medizinprodukte (BfArM) gibt es derzeit rund 55 000 Präparate auf dem Markt. Der überwiegende Teil der Zulassungen entfällt auf gängige Arzneimittel, daneben gibt es etwa 4 400 sogenannte Standardzulassungen und 4 700 Registrierungen oder Nachregistrierungen. Hierunter fallen vor allem homöopathische Mittel ohne genaue Angabe, bei welcher Erkrankung die Mittel eingesetzt werden sollen.

Entwicklung von Arzneimitteln

Die meisten großen Pharmafirmen prüfen jährlich hunderttausende von Substanzen auf ihre Eignung als Arzneimittel. Bestätigen sich die Erwartungen in Laborversuchen, folgen Untersuchungen an Tieren. Erweist sich der Wirkstoff hierbei als gut verträglich und wenig giftig, schließen sich klinische Versuche an Menschen an. An gesunden Freiwilligen wird geprüft, wie der menschliche Körper auf den Wirkstoff reagiert (Phase I). Später wird die Substanz an Kranken erforscht, um die Wirkung nachzuweisen, die unerwünschten Wirkungen zu erfassen und herauszufinden, welche Dosis am besten wirkt (Phase II). Danach soll sich an einer größeren Gruppe von Patienten, für die das Präparat später zugelassen sein soll, die klinische Wirksamkeit der Substanz erweisen (Phase III). Dies geschieht in der Regel im Vergleich zu einem Scheinmedikament (Placebo); manchmal werden auch gängige Wirkstoffe als Vergleich herangezogen. Außerdem wird geprüft, ob die erkennbaren Risiken in einem vertretbaren Verhältnis zur Wirksamkeit stehen.

Erst nach Abschluss dieser drei Phasen reichen die Hersteller die Unterlagen beim Bundesinstitut für Arzneimittel und Medizinprodukte (BfArM, nationales Verfahren) oder bei der European Medicines Evaluation Agency (EMEA, zentrales Verfahren) ein und beantragen die Zulassung. Von den ersten präklinischen Laborversuchen bis zum Abschluss der Phase-III-Prüfungen und der Zulassung vergehen durchschnittlich zehn bis zwölf Jahre. Die übliche Patentschutzzeit beträgt 20 Jahre. Ein Hersteller hat danach also meist acht bis zehn Jahre Zeit, sein Arzneimittel ohne Konkurrenz durch ein Arzneimittel, das den gleichen Wirkstoff enthält, zu vermarkten. Näheres lesen Sie unter „Generika“ (→ nachfolgend).

Nach der Zulassung können dann die Erfahrungen bei der Anwendung des Arzneimittels in der Praxis systematisch gesammelt werden (wissenschaftliche Anwendungsbeobachtungen), um Hinweise zur Einnahme und Verträglichkeit des neuen Arzneimittels bei großen Patientengruppen zu bekommen. Es können auch Studien zur Sicherheit erfolgen (Phase IV). Allerdings sind die Pharmahersteller dazu nicht verpflichtet.

Nebenwirkungen, die bislang noch nicht bekannt waren, müssen dem BfArM gemeldet werden, egal, ob sie in Deutschland oder an anderen Orten der Welt beobachtet wurden. Hierfür ist auch die aktive Mitarbeit der betroffenen Patienten, der beratenden Apotheker und der behandelnden Ärzte notwendig.

Generika

Neu entwickelte Arzneistoffe lassen sich die Hersteller patentieren. Das sichert ihnen für 20 Jahre die Exklusivrechte an diesem Wirkstoff (Erstanmelder). Ein Gutteil dieser Zeit ist allerdings schon verstrichen, bevor das Mittel in den Handel kommt. Nach Ablauf der Schutzfrist kann jeder Hersteller den Arzneistoff lizenzfrei zu einem eigenen Produkt verarbeiten. Auch diese Mittel müssen zugelassen und beim BfArM geprüft werden (Zweitanmelder). Es gelten allerdings erleichterte Bedingungen, weil der Wirkstoff schon beschrieben und ausführlich vom Erstanmelder untersucht wurde.

Solche Zweitanmelderprodukte oder Generika unterscheiden sich vom Originalpräparat durch den Herstellungsvorgang und eventuell durch Hilfsstoffe wie Konservierungs- und Farbstoffe. Die Rezeptur für das Originalpräparat bleibt auch nach Ablauf des Patentschutzes Firmengeheimnis. Wichtig ist, dass das Generikum dem Originalpräparat gegenüber darin gleichwertig ist, wann, in welcher Menge und wie schnell der Arzneistoff im Körper wirkt. Für diese Bioverfügbarkeit hat das BfArM allgemeingültige Standards definiert, auf die Generika überprüft werden müssen. Bei kritischen Arzneistoffen, beispielsweise bei vielen Mitteln zur Behandlung des hohen Blutdrucks, müssen auch Studien am Menschen zeigen, dass das Generikum mit einem Originalprodukt therapeutisch gleichwertig ist (Bioäquivalenz). Erst dann sind die Voraussetzungen für einen unproblematischen Austausch gegen ein Erstanbieterprodukt gegeben.

Generika sind meist wesentlich preiswerter als das Erstanbieterprodukt. Ein Grund liegt darin, dass die klinischen Prüfungen zum Nachweis der Wirksamkeit für diese Mittel nicht noch einmal durchgeführt werden müssen.

Zulassung

Damit ein neues Medikament zugelassen werden kann, muss der Hersteller Wirksamkeit, Unbedenklichkeit und pharmazeutische Qualität nachweisen. Ob die Anforderungen für die Zulassung in Deutschland erfüllt sind, entscheidet das Bundesinstitut für Arzneimittel und Medizinprodukte. Seit 1995 können die Pharmahersteller auch die Zulassung bei der europäischen Zulassungsbehörde EMEA in London beantragen. Das hat für sie den Vorteil, dass die Zulassungsentscheidung dann für alle EU-Länder angewendet werden kann. Ein nach dem gültigen Arzneimittelgesetz zugelassenes Präparat erkennen Sie an seiner „Zul.-Nr.“ auf der Packung.

Erleichterte Zulassung

Spezielle Kommissionen des BfArM haben das Erkenntnismaterial, das über schon seit Langem gebrauchte Arzneistoffe vorlag, aufbereitet. Es entstanden Zusammenfassungen (Monographien), auf die sich die Hersteller, insbesondere die von pflanzlichen Mitteln, bei der Zulassung ihrer Produkte berufen konnten. Allerdings erfüllen diese Unterlagen nicht immer die Anforderungen, die heutzutage an einen Wirksamkeitsnachweis von Arzneimitteln gestellt werden. Meist werden vor allem Wirkungen beschrieben; Aussagen zur therapeutischen Wirksamkeit (→ Seite 30) fehlen jedoch. Dieser Umstand bleibt dem Verbraucher verborgen. Das Produkt mit einer solchen Zulassung trägt, wie alle anderen auch, eine Zul.-Nr.

Pflanzliche Arzneimittel (Phytotherapeutika, Phytopharmaka)

Pflanzliche Wirkstoffe werden mit Wasser, Alkohol oder anderen Lösungsmitteln aus Heilpflanzen extrahiert, teilweise konzentriert, getrocknet oder auf andere Weise verarbeitet. Es handelt sich dabei meist um Gesamtextrakte, die verschiedene Inhaltsstoffe enthalten. Einige Mittel sind auf den Gehalt eines bestimmten Inhaltsstoffs bzw. einer bestimmten Gruppe von Inhaltsstoffen standardisiert. Es gibt auch patentierte Extrakte, die immer die gleiche Zusammensetzung haben und mit denen dann wie mit chemisch synthetisierten Wirkstoffen vergleichende klinische Studien durchgeführt werden können. Die Standardisierung hilft, bei Pflanzenextrakten eine gleichbleibende Qualität zu erreichen.

Wegen der unterschiedlichen Zusammensetzung der Gesamtextrakte kann nicht automatisch von einem Mittel auf ein anderes geschlossen werden. Auch sind Ergebnisse aus Studien für das eine Mittel nicht komplett auf andere übertragbar. Dementsprechend können die Bewertungen von pflanzlichen Arzneimitteln unterschiedlich ausfallen, obwohl sie von der gleichen Pflanze als Grundsubstanz ausgehen. Aus diesem Grund ist es bei Pflanzenmitteln nicht möglich, ein Produkt gegen ein preiswerteres auszutauschen, wie es die „Aut-idem-Regelung" in der gesetzlichen Krankenversicherung seit dem 1. Juli 2002 für Präparate mit chemisch synthetisierten Wirkstoffen vorsieht.

In Bezug auf den Nachweis von Wirksamkeit und Unbedenklichkeit ist das Arzneimittelgesetz bei Pflanzenmitteln weniger anspruchsvoll als bei chemisch definierten Medikamenten. Es akzeptiert auch die mit diesen Pflanzen seit Langem gemachte Erfahrung, um die Präparate als Arzneimittel zuzulassen. Nach den Grundsätzen der Stiftung Warentest müssen jedoch auch Pflanzenmittel ihre Wirksamkeit in klinischen Studien belegen und ihre Risiken und Wechselwirkungen müssen bekannt sein. Ist das nicht oder noch nicht ausreichend geschehen, fällt das Urteil entsprechend aus.

Im April 2004 hat das Europäische Parlament eine Richtlinie veröffentlicht, die sich mit einer Vereinheitlichung des Zulassungsverfahrens von Phytotherapeutika in der EU befasst. Gemäß dieser Richtlinie können sich Hersteller von Pflanzenmitteln entscheiden, ob sie für das jeweilige Mittel einen eigenständigen Zulassungsantrag stellen möchten, ob das Mittel als „well established use" – also mit gut belegter Anwendungsweise – zugelassen oder als „traditional use" – also als traditionelles Mittel – registriert werden soll. Für die beiden letztgenannten Kategorien werden nach Anhörung aller Beteiligten entsprechende Listen erstellt, auf die beim Zulassungsantrag Bezug genommen werden kann. Durch den Erlass der neuen Richtlinie ist Bewegung in den europäischen Phytotherapeutikamarkt gekommen, da nun eine einheitliche Beurteilung einzelner Pflanzen für Europa erarbeitet werden soll.

„Traditionell angewendete" Mittel

Noch größere Erleichterungen bei der Zulassung gestand das BfArM auch einer Auswahl von Wirkstoffen zu, die bereits vor 1978 freiverkäuflich auf dem Markt waren, wenn es gegen ihre Anwendung keine Bedenken gab und ihre Sicherheit nicht angezweifelt wurde. Wenn der Hersteller eine ordnungsgemäße Produktion zusichert und lediglich eines der vom Gesetzgeber vorgegebenen unspezifisch formulierten Anwendungsgebiete beansprucht („zur Stärkung oder Kräftigung", „zur Unterstützung der Organfunktion", „zur Besserung des Befindens", „zur Vorbeugung", „als mild wirksames Arzneimittel"), können diese Mittel ohne Wirksamkeitsnachweis, zum Beispiel auf der Basis eidesstattlicher Erklärungen zur Wirkung, zugelassen werden. Auf ihrer Verpackung muss dann eine dieser Formulierungen hinsichtlich der Anwendungsgebiete abgedruckt sein. Zu erkennen sind diese Produkte an dem Hinweis: „Traditionell angewendet ... Zul.-Nr. ...".

Somit verzichtet der Gesetzgeber bei diesen Präparaten auf einen Wirksamkeitsnachweis anhand von klinischen Studien. Da für die Bewertung der therapeutischen Wirksamkeit eines Arzneimittels durch die Stiftung Warentest klinische Studien jedoch unabdingbar sind, werden traditionelle Mittel – sofern sie in der Marktauswahl sind – genannt, aber nicht bewertet.

Standardzulassung

Die sogenannte Standardzulassung bietet eine weitere Möglichkeit, ein Arzneimittel für den deutschen Markt zuzulassen. Hierfür hat der Gesetzgeber für bestimmte Rezepturen, darunter zahlreiche Teezubereitungen, die Zusammensetzung, Anwendungsgebiete sowie notwendigen Angaben für den Verbraucher in einer Verordnung festgelegt. Diese Verordnungen werden von einem Sachverständigenrat in Zusammenarbeit mit der deutschen Arzneimittelzulassungsbehörde erlassen. Allerdings werden die bereits verabschiedeten Standardzulassungen nicht regelmäßig aktualisiert. So kann es sein, dass sich die Inhalte auf einen veralteten Erkenntnisstand beziehen. Hersteller, die sich auf diese Standardzulassung beziehen, brauchen die jeweiligen Mittel nicht mehr einzeln zuzulassen. Erkennbar sind Standardzulassungen an der Zulassungsnummer, die mit mehreren Neunen endet. Genauere Informationen über diese Mittel finden Sie auf den Webseiten des BfArM (www.bfarm.de) unter dem Stichwort „Standardzulassung".

Mehr als die Hälfte dieser Standardzulassungen sind freiverkäufliche Mittel, die nicht über Apotheken vertrieben werden müssen, sondern auch im Lebensmittelhandel und in Drogerien angeboten werden.

Anders ist das beispielsweise bei Arzneitees, deren Zulassungsnummer auf 00.00 endet. Sie enthalten nicht mehr als drei wirksame Komponenten, sind in der Regel höher dosiert als die Präparate der Standardzulassung und enthalten eine ausführliche Gebrauchsinformation. Diese Produkte wurden vom Hersteller individuell beim Bundesinstitut für Arzneimittel und Medizinprodukte zugelassen.

Registrierung

Bevor das derzeit gültige Arzneimittelgesetz 1978 in Kraft trat, wurden Arzneimittel nicht zugelassen, sondern nur registriert – erkennbar an einer „Reg.-Nr." auf der Verpackung.

Ein Wirksamkeitsnachweis wurde nicht gefordert. Damit erfüllen diese Altarzneimittel die Ansprüche nicht mehr, die heute an Arzneimittel gestellt werden. Solche Präparate sind nur noch vereinzelt im Handel, wenn über den Antrag des Herstellers, das Produkt „nachzuzulassen", noch nicht entschieden ist. Ihr Erkennungsmerkmal ist folgende Bemerkung in der Packungsbeilage: „Dieses Arzneimittel ist nach den gesetzlichen Übergangsvorschriften im Verkehr. Die behördliche Prüfung auf pharmazeutische Qualität, Wirksamkeit und Unbedenklichkeit ist noch nicht abgeschlossen."

Nach neuem Recht registrierte Arzneimittel gibt es nur noch im Bereich von Homöopathie und Anthroposophie, wenn diese keine konkreten Anwendungsbereiche angeben, oder es handelt sich um traditionelle Pflanzenmittel. Alle anderen neuen Arzneimittel benötigen eine Zulassung.

Homöopathische Arzneimittel

Die Homöopathie wurde von dem Arzt Samuel Hahnemann (1755–1843) eingeführt. Anders als sonst in der Medizin werden bei einer homöopathischen Behandlung Arzneistoffe ausgewählt, die die gleichen Symptome hervorrufen können wie die Krankheit selbst (Ähnlichkeitsregel): Das Mittel, das Fieber auslösen kann, soll Fieber senken. Nach homöopathischer Auffassung regt das Mittel im Körper eine künstliche Krankheit an, die die zu heilende übertönt („Similia similibus curentur").

Die klassische Homöopathie behandelt mit stark verdünnten Wirkstoffen in sehr geringer Dosierung. Ihre ganz individuell ausgewählten Mittel sollen nichts bekämpfen, sondern vielmehr den Körper anregen, sich wieder selbst zu regulieren. Die Arzneimittel der Homöopathie werden entsprechend den Hahnemann-Prinzipien, wie sie im „Homöopathischen Arzneibuch" niedergelegt sind, hergestellt. Die Mittel entstehen aus den „Ursubstanzen" von Mineralsalzen, Pflanzen, Tieren und Krankheitsprodukten. In einem genau vorgeschriebenen Verdünnungsvorgang wird die Lösung viele Male auf besondere Weise verschüttelt. Die Homöopathen nennen diesen Vorgang „dynamisieren" oder „potenzieren".

Bei einem Mittel in D6 kommen auf einen Teil Ursubstanz 1 000 000 Teile Lösungsmittel. Ab D24 beziehungsweise C12 kann die Verdünnung dann – gemäß einem Grundgesetz der Chemie – kein Molekül der Ausgangssubstanz mehr enthalten. Naturwissenschaftlich betrachtet kann dann auch nichts mehr wirken. Für die Anwender beruht die Wirksamkeit der Homöopathie aber ohnehin nicht auf der in den Mitteln enthaltenen Materie, sondern auf energetischen Prozessen.

Das Arzneimittelgesetz stellt an homöopathische Arzneimittel nicht dieselben Anforderungen wie an sonstige Mittel. Die meisten brauchen nicht zugelassen zu werden. Für Mittel mit verschreibungsfreien Inhaltsstoffen und für solche, deren verschreibungspflichtiger Inhaltsstoff in einer Verdünnungsstufe ab D4 eingesetzt wird, genügt es, wenn der Hersteller Qualität, Unbedenklichkeit und die Herstellung nach dem Homöopathischen Arzneibuch nachweist. Ein Nachweis der Wirksamkeit wird nicht gefordert. Die Mittel werden registriert, Indikationsangaben darf es nicht geben. Nur Mittel mit verschreibungspflichtigen Inhaltsstoffen bis D3 sowie solche, die Angaben zu ihrer Indikation machen, müssen zugelassen werden. Das sind vor allem Produkte, in denen mehrere Einzelstoffe in meist niedriger Verdünnungsstufe miteinander kombiniert sind. Für die Zulassung müssen auch sie ihre Wirksamkeit plausibel machen.

Der Einsatz von homöopathischen Präparaten im Rahmen des besonderen Denkgebäudes dieser Therapierichtung ist mit dem anderer Arzneimittel nicht zu vergleichen. Aus diesem Grund hat die Stiftung Warentest diese Präparate nicht bewertet.

Für die Behandlung von Kindern oder von Personen, die Alkohol meiden müssen, sei darauf hingewiesen, dass flüssige homöopathische Einzelmittel in der Regel 51 Prozent Alkohol enthalten. Auch Kombinationsmittel sind meist alkoholhaltig.

Anthroposophische Arzneimittel

Die anthroposophische Medizin beruht auf Anregungen des Philosophen Dr. Rudolf Steiner (1861–1925) und der holländischen Ärztin Dr. Ita Wegman (1876–1943). Sie stellt ein Gesamtkonzept aus mehreren verschiedenen Therapieformen dar, von denen die Behandlung mit Arzneimitteln nur einen Teil ausmacht. Für anthroposophische Arzneimittel werden mineralische, pflanzliche, metallische und tierische Ausgangsstoffe verwendet, die teilweise homöopathisch verdünnt oder in speziellen Verfahren aufbereitet werden. Einige Grundstoffe, aber auch die Verarbeitungsprozesse, die Auswahl und Anwendung der Mittel sind in der sonstigen pharmazeutischen Praxis nicht gebräuchlich und lassen sich nur aus dem Gesamtkonzept der anthroposophischen Medizin heraus erklären. In klinischen Studien gewonnene Wirksamkeitsnachweise im üblichen Sinn gibt es nur für wenige anthroposophische Arzneimittel. Wie die Homöopathen gehen auch anthroposophische Ärzte davon aus, dass ihre Mittel nicht durch die in ihnen enthaltene Materie allein wirken, sondern vor allem aufgrund ihrer speziellen Dynamik.

Hinsichtlich ihrer Verkehrsfähigkeit werden an anthroposophische Arzneimittel die gleichen Anforderungen gestellt wie an homöopathische Arzneimittel (→ Seite 21).

Der Einsatz anthroposophischer Präparate im Rahmen des besonderen Denkgebäudes dieser Therapierichtung ist mit dem anderer Arzneimittel nicht zu vergleichen. Aus diesem Grund hat die Stiftung Warentest diese Präparate nicht bewertet.

Für die Behandlung von Kindern oder von Personen, die Alkohol meiden müssen, sei noch darauf hingewiesen, dass viele flüssige Zubereitungen Alkohol enthalten.

Beipackzettel

Alle zugelassenen Arzneimittel haben eine Gebrauchsinformation mit Angaben, zu denen der Gesetzgeber die Hersteller verpflichtet. Daher ist der Beipackzettel auch eine aufgrund juristischer Erwägungen formulierte Information. Das hat dazu geführt, dass Packungsbeilagen von Medikamenten für Laien oft völlig unverständlich sind. Ihrem eigentlichen Zweck, den Verbraucher zu informieren und für eine bestimmungsgemäße und sichere Anwendung der Arzneimittel zu sorgen, werden sie – bis auf einige Ausnahmen – kaum gerecht. Bis jedoch die Initiative, Packungsbeilagen patientenfreundlicher zu gestalten, bei allen Produkten in die Tat umgesetzt worden ist, wird wohl noch einige Zeit verstreichen.

Mit Rezept, rezeptfrei oder freiverkäuflich

Viele Arzneimittel sind rezeptpflichtig. Sie dürfen nur von Ärzten verordnet und nur über eine Apotheke abgegeben werden. Ob ein Arzneimittel rezeptpflichtig ist, entscheidet ein Expertengremium beim BfArM. Wenn sich ein Mittel über Jahre hinweg als sicher erwiesen hat, kann es aus der Rezeptpflicht entlassen werden. Manchmal – wie zum Beispiel bei dem schmerzlindernden Wirkstoff Ibuprofen –

geschieht das nur für eine niedrige Dosierung; in der höheren Dosierung bleibt das Mittel weiterhin verschreibungspflichtig.
Es kann aber auch den umgekehrten Fall geben, dass bislang rezeptfreie Mittel insgesamt oder für eine bestimmte Dosierung und Menge unter Rezeptpflicht gestellt werden, wie das Schmerzmittel Parazetamol. Dieser Wirkstoff ist seit 1. April 2009 rezeptpflichtig, wenn die Packung mehr als 10 g Wirkstoff enthält, da er möglicherweise Leberschäden hervorruft.
Neue Wirkstoffe, über die bisher wenige Kenntnisse vorliegen, werden grundsätzlich zunächst für fünf Jahre unter Rezeptpflicht gestellt, auch wenn eng verwandte Wirkstoffe längst aus der Verschreibungspflicht entlassen wurden. Beispiele hierfür sind das verschreibungspflichtige Levocetirizin und das nicht mehr rezeptpflichtige Cetirizin bei Allergien. Dass nichtrezeptpflichtige Mittel in Deutschland bis auf einige Ausnahmen für Erwachsene zulasten der gesetzlichen Krankenversicherungen nicht verordnungsfähig sind, kann zu folgenden Entwicklungen führen: Neue rezeptpflichtige Mittel mit dem abgewandelten Wirkstoff werden verordnet, obwohl sie teurer sind als die bewährten Wirkstoffe, die zudem bereits als kostengünstige Generika erhältlich sind. Diese tauchen nur noch in Ausnahmefällen auf einem Rezept auf. Beispielsweise werden bei Allergien zurzeit die teuren und rezeptpflichtigen neuen Mittel *Aerius* (Wirkstoff: Desloratadin) und *Xusal* (Wirkstoff: Levocetirizin) häufig verordnet, obwohl die bewährten Wirkstoffe Loratadin und Cetirizin ihnen hinsichtlich ihrer therapeutischen Wirksamkeit vergleichbar sind.
Nichtrezeptpflichtige Arzneimittel sind, wenn sie von einer entsprechenden Kommission beim BfArM als apothekenpflichtig eingestuft wurden, nur in Apotheken erhältlich. Diese Apothekenpflicht hängt meist von bekannten oder denkbaren Risiken ab. Auch solche Mittel können von Ärzten verordnet werden – seit Anfang des Jahres 2004 aber für Jugendliche ab dem 12. Lebensjahr und für Erwachsene, von einigen Ausnahmen abgesehen, nicht mehr zulasten der gesetzlichen Krankenkassen.
Freiverkäufliche Mittel enthalten nur schwach wirksame Bestandteile oder gängige Arzneistoffe in sehr geringer Dosierung, mit denen ohne Risiko Beschwerden gelindert werden können, bei denen weder eine ärztliche Diagnose noch eine Beratung durch Apothekenpersonal für nötig erachtet wird. Meist sind das Mittel mit Pflanzenextrakten, Kräutertees, Vitamine, Mineralstoffe und Spurenelemente, die nicht bei definierten Krankheiten oder Störungen eingesetzt werden. Sie können auch in Drogerie- und Supermärkten vertrieben werden.

Medikamente aus dem Internet

Der Bezug von nichtrezeptpflichtigen Medikamenten über das Internet floriert. Verschiedene Einrichtungen bieten dort Medikamente und andere Mittel für die Gesundheit an. Deutschen Apotheken ist es seit 2004 erlaubt, Arzneimittel zu versenden. Es ist gesetzlich gefordert, dass dieser Handel von qualifiziertem Personal abgewickelt und die Rezeptpflicht beachtet wird. Daneben sind Apotheken aus dem europäischen Ausland tätig.
Aber auch Versandunternehmen und dubiose Händler, die ihre Produkte aus kaum identifizierbaren Quellen beziehen, bieten ihre Dienste an. Auf der Website des Versandunternehmens – nicht zu verwechseln mit einer Versandapotheke – wird per Mausklick geordert und in der Regel per Kreditkarte bezahlt. Die Medikamente werden dann direkt ins Haus gebracht, gleichgültig, ob das Mittel rezeptpflichtig ist oder nicht.
Dieser Handel mit Arzneimitteln außerhalb von Versandapotheken über das Internet ist zurzeit noch ein weitgehend unkontrollierter Raum. Problematisch ist, dass die Mittel ohne fachliche Überwachung abgegeben werden; eine qualifizierte Beratung gibt es nicht. Mitunter werden verschreibungspflichtige Medikamente auch ohne Rezept geliefert. Ein Anspruch auf Haftung für durch Medikamente verursachte Gesundheitsschäden lässt sich kaum durchsetzen, weil die Lieferanten nicht identifizierbar sind. Hersteller und Vertreiber bleiben weitgehend anonym und können morgen wieder aus dem Internet verschwunden sein. Es kommt hinzu, dass weltweit etwa 8 Prozent aller Arzneimittel gefälscht sind. Die Probleme sind vielfältig: Die Mittel enthalten nicht den Wirkstoff, der auf der Packung angegeben ist, in ihnen finden sich über den gewünschten Wirkstoff hinaus andere, problematische Substanzen, die Dosierung ist zu hoch oder zu niedrig oder die Wirkstoffe sind von zweifelhafter Qualität.

Arzneimittelpreise

Die Grundlage für den Preis verschreibungspflichtiger Arzneimittel legen die Pharmafirmen. Sie bestimmen den Preis, zu dem sie Arzneimittel an den Pharmagroßhandel abgeben (Herstellerabgabepreis). Der Großhandel verkauft das Produkt mit einem Aufschlag, dessen maximale Höhe gesetzlich festgelegt ist, an die Apotheken. Alle Apotheken Deutschlands beziehen verschreibungspflichtige Arzneimittel also zu demselben Apothekeneinkaufspreis.
Auch der Preis, zu dem die Apotheken verschreibungspflichtige Arzneimittel verkaufen, ist bundesweit einheitlich. Er entsteht folgendermaßen: Zum Apothekeneinkaufspreis kommt ein dreiprozentiger Aufschlag hinzu. Ferner wird ein „Abgabehonorar" (Fixaufschlag) von 8,10 Euro aufgeschlagen. Erst dann wird die Mehrwertsteuer hinzugerechnet. Bei Abrechnung mit den gesetzlichen Krankenkassen fällt der Preis geringer aus, da für sie nur 5,80 Euro als Fixaufschlag in Anrechnung gebracht werden darf.
Den Preis für rezeptfrei erhältliche Arzneimittel kann jede Apotheke selbst frei kalkulieren. Preisvergleiche können sich also durchaus lohnen.
Wird ein nichtrezeptpflichtiges Mittel ausnahmsweise verordnet (siehe hierzu „Ausnahmeliste" → Seite 694), wird auf den Apothekeneinkaufspreis eine gesetzlich geregelte Apothekenmarge aufgeschlagen.
Vergleicht man die durchschnittlichen Arzneimittelpreise in Europa, liegt Deutschland im Mittelfeld. Dies liegt vor allem an der großen Anzahl preisgünstiger Generika. Die Preise patentgeschützter Mittel sind dagegen trotz der gesetzlich geregelten Aufschläge relativ hoch, da die Hersteller die Freiheit haben, den Abgabepreis selbst festzulegen. Im Ausland kosten identische Mittel häufig nur ein Drittel oder die Hälfte. Zum Teil liegt das auch daran, dass dort die Mehrwertsteuersätze geringer oder Arzneimittel von der Mehrwertsteuer ausgenommen sind und dass es staatliche Preisverhandlungen oder -kontrollen gibt. Die Preisunterschiede haben dazu geführt, dass bestimmte Großhändler namensgleiche Medikamente aus dem Ausland importieren. Die Mittel sind dann preisgünstiger als die deutschen Originale. Importierte Produkte sehen manchmal etwas anders aus als die in Deutschland üblichen Produkte, sind aber identisch. Dies wird vorab in einem Zulassungsverfahren geprüft. Die Präparate tragen eine eigene „Zul.-Nr.".

Arzneimittelformen

Wie verlässlich ein Arzneimittel wirkt, wird auch durch die Art beeinflusst, wie es verabreicht wird. Am gebräuchlichsten sind feste oder flüssige Zubereitungen, die geschluckt werden (perorale Anwendung). Bei der Behandlung von Kindern greifen viele Eltern gern zu Zäpfchen (Suppositorien, rektale Anwendung). Ein Medikament direkt in den Körper zu spritzen (Injektion, parenterale Anwendung) bleibt in der Regel Ärzten vorbehalten. Bei diesen drei Anwendungsarten wird das Medikament vom Blutkreislauf aufgenommen und verteilt sich mit dem Blut im ganzen Körper (systemische Anwendung). Es wirkt nicht nur am Ort des Problems, also beispielsweise nicht nur am Zahn, wenn ein Schmerzmittel gegen Zahnschmerzen eingenommen wird, sondern im gesamten Organismus.
Die Wirkung lokal angewendeter Arzneimittel, beispielsweise von Salben oder Augentropfen, ist vornehmlich auf eine Stelle begrenzt. Je nach Wirkstoff und Beschaffenheit der Haut kann aber trotzdem etwas von der Substanz in den Blutkreislauf gelangen und erwünschte und unerwünschte Wirkungen im ganzen Körper entfalten. Allerdings fallen diese Nebenwirkungen meist weniger stark aus.
Nachfolgend die Charakteristika einiger Arzneiformen:

- Dragees, Tabletten, Kapseln enthalten die Menge Arzneistoff, die üblicherweise als Einzeldosis eingenommen werden soll.
- Retardprodukte enthalten eine größere Menge Wirkstoff, der nach und nach freigesetzt wird. Dazu wird ein Teil des Arzneistoffs mit einem schwer löslichen Hilfsstoff überzogen oder die Tablette wird aus mehreren Wirkstoffschichten aufgebaut, die sich unterschiedlich schnell auflösen. Retardprodukte schluckt man nur ein- oder zweimal am Tag und trotzdem wirkt im Körper die ganze Zeit über ein gleichmäßiger Arzneimittelspiegel. Der Nachteil: Bei Problemen kann man die Wirkung nicht so schnell beenden.
- Brausetabletten oder -granulat lösen sich in Wasser rasch auf. Sie wirken etwas schneller als Tabletten und sind meist besser verträglich, weil der Wirkstoff bereits gelöst und mit viel Wasser im Magen ankommt.
- Lutschtabletten sollen eine möglichst anhaltende Einwirkung des Arzneistoffs auf die Mund- und Ra-

chenschleimhaut gewährleisten. Darum sollen diese Tabletten nicht aktiv gelutscht werden, sondern langsam im Mund zergehen.

- Säfte schmecken durch den Zusatz von Süßungsmitteln süß. Darum werden sie besonders Kindern gern gegeben. Doch Achtung: Säfte können Alkohol enthalten. Um das Medikament exakt dosieren zu können, liegt den meisten Produkten ein Messlöffel oder -becher bei. Dieser sollte unbedingt benutzt werden, denn die im Haushalt vorhandenen Tee- oder Esslöffel fassen unterschiedliche Mengen. Der Messlöffel oder -becher sollte auch immer bei dem Medikament, für das er gedacht ist, bleiben. Verschiedene Präparate können unterschiedliche Messgefäße haben, die auch unterschiedliche Mengen aufnehmen. Bei einer Verwechslung kann es leicht zu Unter- oder Überdosierungen kommen.
- Suspensionen enthalten den Wirkstoff mit Flüssigkeit gemischt, aber nicht in ihr gelöst. Ein solches Mittel lässt sich nur dann einigermaßen exakt dosieren, wenn der Bodensatz, der den Wirkstoff enthält, vor dem Abmessen der Arzneimenge jedes Mal gut aufgeschüttelt wird.
- Tropfen enthalten die Arzneistoffe gelöst, meist in Wasser oder Alkohol. Ihre Wirkung setzt rasch ein. Tropfen kann man zwar individuell dosieren, aber kaum exakt. Wer Alkohol meiden muss oder will, sollte auf den Alkoholgehalt achten.
- Zäpfchen enthalten den Wirkstoff meist in eine Fettmasse eingearbeitet, die bei Körpertemperatur schmilzt. Sie sollen entweder direkt am Ort wirken, wie beispielsweise Hämorrhoidenmittel, oder ihr Arzneistoff soll sich auf dem Blutweg im ganzen Körper verteilen. Zäpfchen können hilfreich sein, wenn jemand nicht schlucken kann oder bei heftigem Erbrechen das Medikament nicht ins Blut aufgenommen werden kann. Allerdings treten die Wirkstoffe aus der Zäpfchenmasse und über den Darm nicht sicher und nicht komplett ins Blut über, sodass die Wirkung unsicher werden kann. Besonders bei Kindern kann das Einführen eines Zäpfchens Stuhlgang auslösen. Dann ist noch unsicherer, wie viel von dem Wirkstoff ins Blut gelangt. Wenn Zäpfchen vor der Anwendung schmelzen und dann wieder fest werden, kann es sein, dass sie sich nach dem Einführen deutlich schlechter auflösen und ihre Wirkung noch unsicherer wird.
- Tees werden aus getrockneten Pflanzenteilen (sortenrein oder als Mischungen) mit Wasser zubereitet. Außerdem gibt es zwei Arten von löslichen Tees als industriell hergestellte Produkte. Pulvertee besteht aus gefriergetrockneten Pflanzenextrakten mit einem genau bemessenen Wirkstoffgehalt. Durch den Kontakt mit Feuchtigkeit kann Pulvertee leicht klumpen. Seine Wirksamkeit beeinträchtigt das aber nicht. Vielmehr stellen gefriergetrocknete Pulvertees eine besonders empfehlenswerte Teezubereitung dar. Die zweite Art sind Granulattees. Hier werden die Pflanzenextrakte auf ein Trägermaterial aufgebracht. Diese Tees enthalten oft sehr viel Zucker und/oder Eiweiß.
- Salben bestehen aus Fettstoffen und können viel oder wenig Wasser enthalten. Sie können so aufgebaut sein, dass sie nicht in die Haut einziehen und oberflächlich wirken, oder sie können den eingearbeiteten Wirkstoff bis in tiefere Hautschichten transportieren, sodass er in den Blutkreislauf aufgenommen werden kann. Eine Salbe, die einen Fettfilm bildet, reduziert die Feuchtigkeitsabgabe der Haut. Sie eignet sich, um trockene Haut zu pflegen.
- Pasten sind Salben mit mehr als 10 Prozent Feststoffen. Sie sind recht zäh und sollen die Haut abdecken. Ein wunder Babypo kann zum Beispiel mit einer Zinkpaste geschützt werden.
- Cremes enthalten relativ viel Wasser. Abhängig davon, wie die Creme aufgebaut ist, haftet sie gut auf der Haut und pflegt sie, oder sie lässt sich leicht und ohne zu fetten auftragen, kühlt dabei ein wenig, weil ein Teil des in ihr enthaltenen Wassers auf der Haut verdunstet, trocknet aber die Haut aus. Aufgrund des hohen Wassergehalts können sich Bakterien in Cremes gut vermehren. Um das zu verhindern, enthalten die meisten Cremes Konservierungsmittel.
- Lotionen sind Cremes mit sehr großem Wasseranteil. Weil sie so dünnflüssig sind, lassen sie sich besonders auf größeren Hautflächen leicht verteilen. Auch sie enthalten meist Konservierungsmittel.
- Gele sind Flüssigkeiten, die mit Hilfsmitteln in eine halbfeste Form (Gelee) überführt worden sind. Sie sind in der Regel fettfrei und können mit Wasser leicht abgewaschen werden. Die auf der Haut verdunstende Flüssigkeit kühlt; dieser Effekt lässt sich noch steigern, wenn das Gel Alkohol enthält. Ein Gel entzieht der Haut Feuchtigkeit und wirkt so abschwellend. Gele können so aufgebaut sein, dass die eingearbeiteten Arzneistoffe recht tief in die Haut eindringen.

• Pflaster enthalten den Wirkstoff in einer Klebemasse, aus der er kontinuierlich an die Haut abgegeben wird. Früher sollten Pflaster möglichst nur lokal wirken, zum Beispiel bei Rheuma. Heute gibt es darüber hinaus Arzneipflaster mit speziellem Aufbau, durch den ihr Gebrauch einer innerlichen Anwendung gleichkommt. Mit diesen Pflastern werden hochwirksame Arzneistoffe wie Hormone, Nikotin und Schmerzmittel in den Körper gebracht. Pflaster dürfen nur so angewendet werden, wie es der Beipackzettel angibt. TTS-Membranpflaster beispielsweise verlieren ihre Wirksamkeit, wenn sie durchgeschnitten werden.

Medizinprodukte

Was ein Medizinprodukt ist, definiert das Medizinproduktegesetz (MPG): medizinische Instrumente, Geräte oder Apparate sowie Stoffe oder Zubereitungen aus Stoffen, die am Menschen angewendet werden sollen, deren Wirkung aber auf andere Art und Weise zustande kommt als bei Arzneimitteln. Medizinprodukte wirken zum Beispiel auf physikalischem Weg. Sie dürfen keine pharmakologische Wirkung haben oder etwa in immunologische Vorgänge oder den Stoffwechsel des Menschen eingreifen. Manche Medizinprodukte werden für die gleichen Anwendungsbereiche angeboten wie Arzneimittel. Solche Medizinprodukte in arzneimitteltypischen Darreichungsformen sind äußerlich von Arzneimitteln kaum zu unterscheiden. Zu den arzneimittelähnlichen Medizinprodukten gehören beispielsweise Nasentropfen mit physiologischer Kochsalzlösung (bei Schnupfen), Augentropfen mit Filmbildnern (bei trockenen Augen) oder Bestandteile aus Schalentierpanzer zum Einnehmen (bei Übergewicht). Ein Medizinprodukt muss bestimmte im Gesetz geregelte technische und medizinische Anforderungen erfüllen. Überprüft wird dies durch eine vom Bundesinstitut für Arzneimittel und Medizinprodukte (BfArM) benannte Stelle. Die Erfüllung dieser Anforderungen und die Sicherheit eines Medizinprodukts werden durch das vom Hersteller auf der Verpackung angebrachte CE-Zeichen bestätigt. Erst mit diesem CE-Zeichen auf der Packung darf das Mittel als Medizinprodukt in den Handel gebracht werden. Medizinprodukte in arzneimitteltypischer Darreichungsform sind in der Regel ohne Verschreibung erhältlich. Ob sie apothekenpflichtig sind, richtet sich nach den Inhaltsstoffen.

Das Prüfverfahren für Medizinprodukte unterscheidet sich deutlich von dem für Arzneimittel. Damit ein Medizinprodukt in den Handel gebracht werden kann, müssen bei der zuständigen Behörde Daten aus der wissenschaftlichen Literatur eingereicht werden, die die vorgesehene Anwendung einschließlich möglicher unerwünschter Wirkungen des Medizinprodukts und die bei der bestimmungsgemäßen Anwendung zum Einsatz kommenden Techniken behandeln. Diese Literaturdaten müssen in einem schriftlichen Bericht zusammengefasst und in Bezug auf das betroffene Medizinprodukt „kritisch" gewürdigt werden. Der Hersteller von Medizinprodukten in arzneimitteltypischer Darreichungsform kann eigene klinische Prüfungen durchführen, ist dazu aber nicht verpflichtet. Damit ermöglicht der Gesetzgeber derartigen Medizinprodukten einen leichteren Marktzugang als Arzneimitteln, die bei den gleichen Indikationen eingesetzt werden.

Aufgrund der gesetzlichen Bestimmungen kann die Beurteilung der therapeutischen Wirksamkeit von arzneimittelähnlichen Medizinprodukten deutlich schwieriger sein als die von Arzneimitteln. Solche Medizinprodukte brauchen nämlich nicht aufzuschlüsseln, was die wirksamen Bestandteile und was Hilfsstoffe sind. Für die einzelnen Inhaltsstoffe müssen keine Mengenangaben gemacht werden. Selbst wenn Medizinprodukte wie Arzneimittel angewendet werden, ist der Hersteller nicht verpflichtet, eigene klinische Studien zur therapeutischen Wirksamkeit vorzulegen. Damit ist die Beschreibung derartiger Medizinprodukte weniger transparent als die von Arzneimitteln.

Aus Sicht der Stiftung Warentest sollten sich die Anforderungen an die therapeutische Wirksamkeit bei arzneimittelähnlichen Medizinprodukten und Arzneimitteln aber nicht unterscheiden, denn die Verbraucherinnen und Verbraucher erwarten bei der Anwendung einen Nutzen – unabhängig, um welche Art von Produkt es sich handelt. Dies gilt vor allem dann, wenn Arzneimittel und Medizinprodukte, die wie Arzneimittel aussehen, dasselbe Indikationsgebiet beanspruchen oder für dasselbe Krankheitsgebiet eingesetzt werden. Eine Beurteilung des Nutzens ist aber nur anhand von klinischen Studien möglich, die zudem bestimmte Qualitätskriterien erfüllen müssen. Um zu einer verbraucherorientierten Nutzenbe-

wertung kommen zu können, geht die Stiftung Warentest bei ihrer Bewertung für Medizinprodukte in arzneimitteltypischer Darreichungsform über die gesetzlichen Anforderungen hinaus. Die Stiftung Warentest bewertet daher Medizinprodukte in arzneimitteltypischer Darreichungsform und zugelassene Arzneimittel, wenn sie dasselbe Indikationsgebiet beanspruchen, in vergleichbarer Weise nach den vorliegenden klinischen Studien, siehe „Grundlagen der Bewertung“ (→ Seite 29).
Neben der Beurteilung von arzneimittelähnlichen Medizinprodukten im Rahmen der Medikamente-Handbücher oder von www.medikamente-im-test.de behält sich die Stiftung Warentest weitergehende Prüfungen, beispielsweise in Form von Laboruntersuchungen oder Handhabungsprüfungen, im Zusammenhang mit vergleichenden Produkttests vor.

Nahrungsergänzungsmittel

Viele Mittel mit Vitaminen, Mineralstoffen und Spurenelementen sind als Nahrungsergänzungsmittel im Handel. Rechtlich gesehen handelt es sich dabei um Lebensmittel, denen aber – anders als gewöhnlichen Lebensmitteln – spezielle Verbraucherhinweise beigegeben sind. Auch gegenüber Arzneimitteln unterscheiden sie sich. Es ist festgelegt, welche Vitamin- und Mineralstoffverbindungen enthalten sein dürfen und – bei einigen Mitteln – in welcher Menge. Nahrungsergänzungsmittel sind weder zugelassen noch registriert, ihre Inhaltsstoffe müssen Wirksamkeit und Unbedenklichkeit nicht nachgewiesen haben, Risiken und Nebenwirkungen oder Dosierungen müssen nicht angegeben werden. Im Gegenzug ist es den Herstellern nicht erlaubt zu behaupten, dass ein Mittel bestimmte Wirkungen entfaltet. Es darf auch nicht der Anschein erweckt werden, es handele sich um ein Arzneimittel. Der Unterschied soll an einem Kalziumpräparat verdeutlicht werden. Wird es „zur Ergänzung der üblichen Ernährung“ angeboten, ist es ein Nahrungsergänzungsmittel. „Wirkt vorbeugend gegen Osteoporose“ ist hingegen eine gesundheitsbezogene Aussage. Ein Präparat mit dieser Angabe darf nur verkauft werden, wenn es als Arzneimittel zugelassen ist. In der Praxis zeigt sich aber, dass die Hersteller Nahrungsergänzungsmittel dennoch oft mit gesundheitsbezogenen Versprechen bewerben. Beispielsweise ist der Aufdruck „Für die Knochengesundheit“ auf der Packung eines Nahrungsergänzungsmittels für einen medizinischen Laien leicht mit der Indikationsaussage „Wirkt vorbeugend gegen Osteoporose“ zu verwechseln, die aber für zugelassene Arzneimittel reserviert ist.
Verkauft werden Nahrungsergänzungsmittel sowohl in der Apotheke als auch in Supermärkten, Drogeriemärkten, Bioläden und vielen anderen Geschäften.
In anderen Ländern, allen voran den USA, fasst man den Begriff eines Nahrungsergänzungsmittels sehr viel weiter. Viele dieser Präparate müssten, um in Deutschland rechtmäßig verkauft werden zu dürfen, als Arzneimittel zugelassen werden. Solche importierten Produkte finden sich immer wieder im Handel; zusätzlich werden sie vom Hersteller direkt oder über das Internet vertrieben. Da das in der Praxis aber nicht geschieht, sind diese Mittel unkontrolliert und illegal im Handel.
Unter folgenden Voraussetzungen sollten Nahrungsergänzungsmittel nicht verwendet werden:

- Auf der Verpackung ist keine Zusammensetzung angegeben.
- Es fehlt die Anschrift des Herstellers oder Vertreibers.
- Es ist nur eine ausländische Adresse genannt.
- Mit dem Kauf des Produkts werden Versprechungen verbunden.
- Das Mittel wird auf einer privaten Vertriebsschiene zum Beispiel in der Arztpraxis, beim Heilpraktiker, in einer Beratungsstelle oder von anderen im Gesundheitsbetrieb tätigen Personen zum Kauf angeboten.

Umgang mit Arzneimitteln

Haltbarkeit

Arzneimittel sind nur begrenzt haltbar. Darum ist auf dem Behältnis und der Verpackung aller Medikamente ein Hinweis aufgedruckt, bis wann das ungeöffnete Mittel verwendbar ist. Wie lange ein flüssiges Arzneimittel nach Anbruch noch angewendet werden darf, ist in der Packungsbeilage beschrieben.
Es ist zwar kaum anzunehmen, dass sich ein Arzneistoff in gesundheitsschädliche Produkte verwandelt, doch er kann an Wirkung verlieren. Flüssigkeiten können verderben, Salben und Cremes können ranzig werden oder sich in ihre Bestandteile auftrennen. Ist das Verfalldatum überschritten, sollten Sie das Präpa-

rat besser nicht mehr verwenden. Für die Eigenschaften des Mittels ist der Hersteller danach nicht mehr verantwortlich.
Unabhängig vom Verfalldatum sollten Sie ein Arzneimittel optisch prüfen, bevor Sie es verwenden, und es aussortieren, wenn eines der folgenden Zeichen zu bemerken ist:

- Tabletten haben dunkle Flecken bekommen.
- Dragees sind nicht mehr gleichmäßig gefärbt oder sind rissig.
- In einer eigentlich klaren Flüssigkeit schweben Flocken oder es hat sich etwas am Boden abgesetzt.
- Salben oder Cremes sind eingetrocknet oder haben sich verflüssigt.
- Zäpfchen haben glitzernde, kristalline Auflagerungen.

Aufbewahrung

Arzneimittel sollen kühl, dunkel und trocken aufbewahrt werden. Der geeignete Platz für einen Arzneimittelschrank ist das Schlafzimmer oder ein ungeheizter Nebenraum der Wohnung. In den immer noch beliebtesten Orten Badezimmer und Küche kann es zu feucht und zu warm werden; beides setzt Medikamenten zu.
In einem Haushalt mit Kindern sollte der Medikamenteschrank abschließbar sein. Diese Vorsichtsmaßnahme soll verhindern, dass sich der Nachwuchs an den „bunten Bonbons“ oder süßen Säften vergreift. Dies gilt nicht nur für den Elternhaushalt, sondern auch für den der Großeltern, wo die Enkel auf Entdeckungsreise gehen können.
Die kindersichere Aufbewahrung wird vor allem dann leicht vernachlässigt, wenn die Mittel gerade in Gebrauch sind, um ein krankes Kind zu kurieren. Da liegen dann die Zäpfchen griffbereit in der Nachttischschublade und die Dose mit dem Einreibemittel bei Erkältungen steht neben dem Bett. Das kann gefährlich werden, weil viele Erkältungssalben Menthol enthalten, das bei Kindern einen Stimmritzenkrampf auslösen kann, wenn es um den Bereich der Nase herum aufgetragen wird.
Wenn ein Kind versehentlich Medikamente eingenommen hat, wenden Sie sich am besten an die regionalen Giftinformationszentralen. Die Telefonnummer finden Sie im regionalen Telefonbuch; im Internet erhalten Sie die Angabe, indem Sie als Suchbegriff „Giftinformationszentren“ eingeben.
Medikamentenreste sollten unbedingt mitsamt der Gebrauchsinformation in der Verpackung aufbewahrt werden, damit Sie später nachschauen können, wofür sich die Mittel eignen und wie sie richtig dosiert werden. Am besten notieren Sie auf der Verpackung, für wen das Mittel gedacht war und wann es angebrochen wurde.
Bei Tropfen und Saft sollten Sie die Flaschen immer gut zudrehen. Wenn Flüssigkeit verdunstet, wird die Lösung konzentrierter und enthält bei der üblichen Dosierung mehr Wirkstoff als sonst.

Entsorgung

Verdorbene, verfallene Medikamente und solche, die aus anderen Gründen entsorgt werden sollen, bringt man am besten in eine Apotheke, die bereit ist, Altarzneimittel anzunehmen. Dort werden sie kostenlos und ordnungsgemäß beseitigt.
In Mengen, wie sie im Haushalt üblich sind, dürfen Arzneimittel auch mit dem Hausmüll entsorgt werden. Dazu sollten sie in Zeitungspapier eingewickelt dem Restmüll beigegeben werden. Geht der Müll in eine Verbrennungsanlage, werden unbrauchbare Arzneimittel auf umweltverträgliche Art beseitigt. Über die Kanalisation sollten Sie Arzneimittel nicht entsorgen, weil sie dann das Grundwasser belasten können.
Quecksilberhaltige Fieberthermometer sollten Sie bei einer Sammelstelle für Sonderabfälle abgeben.

So sind wir methodisch vorgegangen

Auswahl der beschriebenen Arzneimittel

Die Stiftung Warentest hat durch ein im Arzneimittelbereich tätiges Marktforschungsunternehmen Menge und Art der zwischen September 2006 und August 2007 rezeptfrei verkauften Produkte ermitteln lassen. Ein Expertenkreis, der der Stiftung Warentest beratend zur Seite steht, benannte 73 Produktgruppen, die in der Selbstmedikation erfahrungsgemäß eine große Rolle spielen. Für diese Gruppen wurden die 25 am häufigsten verkauften Produkte festgestellt. In die Auswertung wurden neben Arz-

neimitteln auch Medizinprodukte und andere Gesundheitsmittel aufgenommen, wenn sie in der jeweiligen Produktgruppe eine relativ große Bedeutung haben.
Aus dieser Auswahl wurden die Produkte besprochen und bewertet, die innerhalb ihrer Gruppe einen mindestens 1-prozentigen Marktanteil an den Packungsverkäufen hatten.
Darüber hinaus finden sich die Präparate, die in der zuletzt erschienenen Auflage dieses Handbuchs bereits bewertet wurden und weiterhin auf dem Markt sind, auch in dieser Ausgabe.
Von den aufgeführten Produkten wurden alle Zubereitungsformen, also Tabletten, Salbe, Tropfen und so weiter in die Bewertung aufgenommen. Das ist notwendig, weil sie zum Teil unterschiedliche Anwendungsgebiete beanspruchen. Darüber hinaus kann es sein, dass beispielsweise alkoholhaltige Tropfen anders beurteilt werden als die Dragees des namensgleichen Präparats. Oder es können Augentropfen einmal mit, einmal ohne Konservierungsstoffe im Handel sein, was sich dann auf die Bewertung auswirkt.
Das Buch enthält auch Informationen zu Vitaminen, Mineralstoffen und Spurenelementen. Da diese Präparate für verschiedene Zwecke eingesetzt werden, werden hier keine Markennamen genannt, und es wird auch keine anwendungsbezogene Bewertung abgegeben.
Drei Gruppen von Präparaten, die in der Marktauswahl mit erscheinen, sind nicht besprochen worden. Näheres dazu lesen Sie unter „Anthroposophische Arzneimittel" (→ Seite 22), „Homöopathische Arzneimittel" (→ Seite 21) und „Traditionell angewendete Mittel" (→ Seite 20).
Mittel, die bis zum 15. Juni 2009 aus dem Handel gezogen wurden, finden sich in dieser Ausgabe nicht mehr.

Grundlagen der Bewertung

Bewertet werden Arzneimittel und Medizinprodukte in arzneimitteltypischen Darreichungsformen. (Aus Gründen der besseren Lesbarkeit werden diese im Folgenden kurz als „Medizinprodukte" bezeichnet.)
Basis der Bewertung von Arzneimitteln und Medizinprodukten ist die veröffentlichte wissenschaftliche Fachliteratur. Anhand von allgemein anerkannten und aktuellen Werken der klinisch-pharmakologischen und medizinisch-therapeutischen Standardliteratur, die Auskunft über Anwendungsbereiche, Dosierungsempfehlungen sowie notwendige Hinweise zur Bewertung der jeweiligen Wirkstoffe oder auch einzelner Arzneimittel geben, wurde die Eignung der jeweiligen Arzneimittel oder Medizinprodukte für die Indikationen bewertet, die der Hersteller für sein Produkt beansprucht. Die Bewertung wurde auch mit Blick auf die übrigen in dem jeweiligen Anwendungsbereich angebotenen Arzneimittel bzw. Medizinprodukte vorgenommen sowie daraufhin, ob in dem Anwendungsbereich die Therapie mit einem Arzneimittel bzw. Medizinprodukt überhaupt sinnvoll und notwendig ist.
Gleichrangig zur Standardliteratur wurden veröffentlichte und geeignete klinische Studien ausgewertet (kapitelweise zwischen Januar 2008 und März 2009), um die Aktualität der Bewertung sicherzustellen. Diese „Primärliteratur" wurde aber nur dann herangezogen, wenn die Studien in anerkannten medizinischen Zeitschriften veröffentlicht wurden, in denen vor der Veröffentlichung ein Expertengremium (Review Board) die Qualität der Publikation geprüft hat.
Die Produktangaben der besprochenen Mittel stammen aus folgenden Quellen und wurden in der genannten Reihenfolge herangezogen:
- AMInfo DVD-Rote Liste®/FachInfo, in der zum Zeitpunkt der Erfassung aktuellen Ausgabe
- Fachinformation oder Beipackzettel von der Internetseite des pharmazeutischen Herstellers
- über eine öffentliche Apotheke bezogene Packungsbeilage des Produkts.

Wirkung und Wirksamkeit

Die pharmakologische Wirkung eines Medikaments bzw. die physikalischen Wirkungen eines Medizinprodukts und deren therapeutische Wirksamkeit sind nicht das Gleiche. Die pharmakologische Wirkung beschreibt, wie das Mittel Körperfunktionen beeinflusst: Es hemmt zum Beispiel ein Enzym, blockiert bestimmte Bindungsstellen oder behindert die Blutgerinnung. Dies lässt sich biochemisch messen und nachweisen. Die physikalische Wirkung eines Medizinprodukts beschreibt, welche Effekte das Mittel in einer Versuchsanordnung gehabt hat, beispielsweise im Labor. So wurde etwa festgestellt, dass bestimmte Moleküle an der Oberfläche des Medizinprodukts haften bleiben oder dass das Medizinprodukt in kleinste Öffnungen eindringen kann. Die klinische oder therapeutische Wirksamkeit gibt an, welche konkreten Verbesserungen diese Wirkungen für die Anwender bedeuten. Medikamente können beispielsweise die Krankheitsdauer verkürzen, das Leben verlängern oder verhindern, dass eine Krankheit überhaupt auftritt. Dasselbe gilt für Medizinprodukte, die im Sinn von Arzneimitteln eingesetzt werden.

Nachweis der therapeutischen Wirksamkeit

Der Nachweis der therapeutischen Wirksamkeit gilt für die Gutachterinnen und Gutachter der Stiftung Warentest nur dann als erbracht, wenn mehrere Institutionen unabhängig voneinander unter wissenschaftlich anerkannten und reproduzierbaren Bedingungen in kontrollierten Studien zu gleichartigen Ergebnissen gelangt sind. Klinische Studien, die von den Gutachterinnen und Gutachtern für die Bewertung herangezogen werden, müssen

- prospektiv
- randomisiert
- kontrolliert
- mit vorab definierten und der Fragestellung angemessenen Endpunkten sowie
- mit einer angemessenen statistischen Auswertung versehen sein.

Dabei bedeutet prospektiv, dass die Studien als Verlaufsstudien „in die Zukunft" ausgerichtet und geplant sind, und randomisiert, dass die Patienten den Behandlungsgruppen nach dem Zufallsprinzip zugeteilt wurden.

Kontrollierte Studien sind Untersuchungen, in denen eine Patientengruppe das neu zu prüfende Arzneimittel beziehungsweise Medizinprodukt (Verum) und weitere Patientengruppen ein bereits lange in seinem Nutzen bestätigtes, gleichartig wirksames (Standard) oder ein wirkstofffreies Mittel (Placebo) erhalten. Aus den Unterschieden in den therapeutischen Effekten – sowohl bezüglich der erwünschten als auch der unerwünschten Wirkungen – können dann die therapeutische Wirksamkeit, aber auch der Stellenwert des neu geprüften Mittels bei der Therapie der jeweiligen Krankheit insgesamt bestimmt werden. Prüfungen ohne Kontrollgruppe können bis auf wenige Ausnahmen – zum Beispiel wenn sich eine Behandlung im Vergleich zu anderen Mitteln aus ethischen Gründen verbietet etwa in der Krebstherapie – nicht als Nachweis einer therapeutischen Wirksamkeit anerkannt werden. Eine besonders sichere Basis zur Bewertung bieten Doppelblindstudien, in denen zunächst weder die behandelnden Ärzte noch die Patienten wissen, ob ein wirkstoffhaltiges oder wirkstofffreies Mittel gegeben wird.

Die untersuchte Fragestellung muss klinisch und therapeutisch relevant sein und vorab definiert werden; nachträglich möglicherweise erkennbare positive Effekte können in einer Studie nicht als nachgewiesen geltend gemacht werden, wenn es nicht von Beginn an geplant war, dieser Fragestellung nachzugehen. Außerdem müssen die untersuchten Endpunkte der Fragestellung angemessen sein (z. B. die Verringerung der Sterblichkeit oder die Verhinderung von Folgeerkrankungen wie Herzinfarkt und Schlaganfall durch die Senkung eines zu hohen Blutdrucks).

Für die statistische Auswertung gibt es internationale Übereinkünfte. Danach kann ein Wirksamkeitsnachweis nur erbracht werden, wenn aufgrund der Statistik die Irrtumswahrscheinlichkeit für das Ergebnis unter 5 Prozent liegt. Dabei ist aber zu beachten, dass die klinische Relevanz höher zu bewerten ist als die alleinige statistische Signifikanz. Daher reichen auch statistisch gesicherte Ergebnisse von Effekten, deren medizinisch-therapeutischer Nutzen umstritten ist, zum Nachweis einer therapeutischen Wirksamkeit nicht aus.

Zufallsverteilung und Placeboeffekt

Um die therapeutische Wirksamkeit eines Arzneimittels beziehungsweise eines Medizinprodukts zu prüfen, werden Doppelblindstudien durchgeführt, in denen die Testpersonen nach dem Zufallsprinzip auf zwei Gruppen verteilt werden: Die einen erhalten den zu prüfenden Arzneistoff bzw. das zu prüfende Medizinprodukt, die anderen bekommen ein Mittel, das sich äußerlich von dem Medikament bzw. dem Medizinprodukt nicht unterscheidet, aber keinen Wirkstoff bzw. wirksamen Bestandteil enthält – ein Scheinmittel (Placebo). Weder Patienten noch Ärzte wissen, wer das richtige und wer das Scheinmittel erhält. Alles andere jedoch, was zur Behandlung dazugehört, ist bei beiden Gruppen gleich: zum Beispiel die Art der Betreuung durch die Ärzte, die Zeit, die sie für die Behandlung aufwenden. Erst wenn die Effekte der Therapie ermittelt und dokumentiert sind, wird aufgedeckt, wer den Arzneistoff/das Medizinprodukt und wer das Scheinmittel bekam. Mit dieser Vorgehensweise soll geklärt werden, welcher Anteil der beschriebenen Effekte wirklich dem Arzneimittel/dem Medizinprodukt zuzuschreiben ist und welche auf dem gesamten Prozess des Behandelns beruhen. Schließlich kann bereits das Gefühl, behandelt zu werden, Beschwerden lindern, und die Hoffnung, dass nun alles besser wird, kann die Heilung vorantreiben. All dies gehört zum Placeboeffekt dazu. Das Ausmaß des Placeboeffekts schwankt je nach Art der Krankheit und Anordnung der Studie zwischen 20 und 70 Prozent. Das bedeutet, dass die Behandlung die Krankheit bei 20 bis 70 von 100 Patienten bessert, ohne dass das jedoch auf die spezifische Wirkung eines Medikaments/Medizinproduktes zurückgeht.

Besondere Anforderungen an Kombinationspräparate

Kombinationspräparate, also Arzneimittel mit mehreren Wirkstoffen, bieten im Vergleich zu Monopräparaten – Arzneimitteln mit nur einem Wirkstoff – nur selten Vorteile, da immer ein bestimmtes und festgelegtes Mischungsverhältnis von Wirkstoffen verabreicht wird. Die Arzneimitteltherapie erfordert aber in der Regel die individuelle Dosierung einzelner Wirkstoffe. Für die Bewertung solcher fixen Kombinationen muss daher zunächst die Zweckmäßigkeit der Mischung der einzelnen Komponenten beurteilt werden. Wenn diese nicht positiv ausfällt, erübrigt sich ein Wirksamkeitsnachweis, da die jeweilige Kombination grundsätzlich nicht als sinnvolles Arzneimittel anerkannt werden kann, gleich, in welchem Anwendungsbereich.

Für die Bewertung solcher fixen Kombinationen haben sich international als Standard die sogenannten Crout-Kriterien bewährt. J. R. Crout war in den 1970er-Jahren Direktor der US-amerikanischen Zulassungsbehörde Food and Drug Administration. Die Crout-Kriterien tragen den Erfordernissen der praktischen Anwendung von Arzneimitteln Rechnung: Sie werden der Forderung nach Unbedenklichkeit und Sicherheit von Arzneimitteln ebenso gerecht wie dem Problem des Missbrauchs und den möglichen Vorteilen im Hinblick auf die richtige Anwendung (Compliance, Adherence).

Wenn zum Beispiel mehrere Wirkstoffe nebeneinander eingenommen werden müssen, kann es hilfreich sein, diese Wirkstoffe als Kombination zu verabreichen, um damit die Einnahme der notwendigen Arzneimittel zu vereinfachen. Daher ist es auch keineswegs die Absicht der Crout-Kriterien, jegliche Anwendung von fixen Kombinationspräparaten zu verhindern. Vielmehr können wichtige und sinnvolle Kombinationen für bestimmte Indikationsbereiche genannt werden, zum Beispiel Arzneimittel zur Blutdrucksenkung, Empfängnisverhütungsmittel und bestimmte Kombinationen bei Schmerzmitteln.

Nach den Crout-Kriterien gilt die Kombination von Inhaltsstoffen in Arzneimitteln als sinnvoll, wenn nachgewiesen ist, dass

- jeder einzelne Inhaltsstoff in Bezug auf das beanspruchte Anwendungsgebiet therapeutisch wirksam ist und
- die Dosierung jedes einzelnen Inhaltsstoffs im Hinblick auf Höchstdosierung, Anwendungshäufigkeit und -dauer so bemessen ist, dass eine nennenswerte Patientenanzahl einer solchen fixen Kombination bedarf, und sie wirksam und unbedenklich (im Sinne des Verhältnisses von Nutzen zu Risiko) ist und
- die zugefügten Inhaltsstoffe die Wirksamkeit und/oder Unbedenklichkeit des Hauptinhaltsstoffs erhöhen oder die Möglichkeit des Missbrauchs des Hauptinhaltsstoffs verringern oder
- die fixe Kombination von Inhaltsstoffen einen größeren therapeutischen Effekt hervorruft oder größere Unbedenklichkeit bietet als jeder einzelne Inhaltsstoff für sich.

Diese Aspekte sind im deutschen Arzneimittelgesetz berücksichtigt. Im § 25 Abs. 2 Nr. 5a wird für Arzneimittel, die mehr als einen arzneilich wirksamen Bestandteil enthalten, eine ausreichende Begründung dafür gefordert, dass jeder dieser Bestandteile einen Beitrag zur positiven Beurteilung leistet. Die Gutachterinnen und Gutachter der Stiftung Warentest haben die Crout-Kriterien angewendet, um Kombinationspräparate auf ihre zweckmäßige Zusammensetzung hin zu prüfen. Erst bei einem positiven Ergebnis dieser Prüfung kam die möglicherweise nachgewiesene therapeutische Wirksamkeit des Mittels für die Behandlung zum Tragen. Ein Beispiel: Dass eine Kombination aus zwei Schmerzwirkstoffen schmerzdämpfend wirkt, ist zu erwarten. Die Frage aber, ob es sinnvoll ist, diese Schmerzwirkstoffe zu kombinieren, muss mithilfe der Crout-Kriterien geprüft werden. Die Antwort spiegelt sich schließlich in den Bewertungen der einzelnen fixen Arzneimittelkombinationen wider.

Diese Kriterien gelten aus Sicht der Stiftung Warentest für Präparate mit chemisch-synthetischen Wirk-

stoffen und für Präparate mit pflanzlichen Extrakten gleichermaßen. Vor allem dann, wenn für einzelne Komponenten Negativurteile vorliegen, muss durch vergleichende klinische Studien nachgewiesen werden, dass die Kombination mit der negativ bewerteten Komponente ein therapeutisch besseres Ergebnis erzielt als eine Kombination ohne diese Komponente. Nur dann kann ein therapeutischer Wert der Kombination möglicherweise anerkannt werden.
Die Crout-Kriterien wurden für Arzneimittel mit verschiedenen Wirkstoffen und unterschiedlichen pharmakologischen Eigenschaften entwickelt. Da aber bei Medizinprodukten, die wie Arzneimittel angewendet werden, vornehmlich von einer physikalischen Wirkung auszugehen ist, müssen die Crout-Kriterien für die Bewertung bei Medizinprodukten angepasst werden. Wenn in der Produktinformation eines Medizinprodukts verschiedene Inhaltsstoffe genannt werden, die wirksamen Bestandteile aber nicht klar benannt sind, geht die Stiftung Warentest von einer Kombination aus. Wenn es sich um eine Kombination aus unbedenklichen Einzelkomponenten handelt, müssen mehrere Institutionen unabhängig voneinander unter wissenschaftlich anerkannten und reproduzierbaren Bedingungen in kontrollierten Studien – wie im Abschnitt „Nachweis der therapeutischen Wirksamkeit" (→ Seite 30) beschrieben – zu gleichartigen Ergebnissen gelangt sein. Wenn die Kombination aber einen oder mehrere Bestandteile enthält, für den oder die Probleme bei der Wirksamkeit oder Verträglichkeit bekannt sind, muss hierfür gemäß den Crout-Erfordernissen ein eigener Nutzen nachgewiesen werden.

Unterschiede zu anderen Beurteilungen

Dass mit anderen Methoden, anderen Prüfkriterien oder aufgrund der Beschränkung auf die Zulassungsanforderungen des Arzneimittel- oder Medizinproduktegesetzes andere Beurteilungsergebnisse möglich sind als die der Stiftung Warentest, ist denkbar. Dies kann sich auch auf die Arbeit des Bundesinstituts für Arzneimittel und Medizinprodukte (BfArM) beziehen, das unter Betrachtung der Daten zu Einzelarzneimitteln Zulassungsentscheidungen trifft beziehungsweise den Marktzugang von Medizinprodukten regelt.
Damit geht die Bewertung der Stiftung Warentest über die Entscheidungen des BfArM hinaus. Das BfArM berücksichtigt bei der Zulassung eines Arzneimittels vor allem den Nachweis von Wirksamkeit, Unbedenklichkeit und pharmazeutischer Qualität sowie gegebenenfalls die Zweckmäßigkeit einer Kombination. Medizinprodukte dürfen in Verkehr gebracht werden, wenn grundlegende Voraussetzungen erfüllt sind und sie mit einer CE-Kennzeichnung versehen sind. Die Zulassungsbehörde darf weder prüfen, ob neue Mittel in Relation zum Markt aus therapeutischen Gründen erforderlich sind (Verbot der Bedürfnisprüfung), noch welchen Rang sie unter den Alternativen einnehmen.
Für eine adäquate Verbraucherinformation müssen die Bewertungen der Stiftung Warentest manchmal strenger gefasst werden, als sie sich aus den Informationen des BfArM ableiten lassen. Im Vordergrund steht für die Stiftung Warentest die Beschreibung des zu erwartenden Nutzens einzelner Arzneimittel beziehungsweise Medizinprodukte in Bezug auf den Gesamtmarkt und damit die Antwort auf die Fragen der Verbraucherinnen und Verbraucher, welche der angebotenen Arzneimittel oder Medizinprodukte in bestimmten Anwendungsbereichen am besten geeignet sind und welchen Rang sie bei der Betrachtung des möglichen therapeutischen Nutzens im Vergleich zu anderen Präparaten einnehmen. Gleichfalls geht es häufig um die grundsätzliche Frage, ob eine Behandlung überhaupt erforderlich ist.
Darüber hinaus ist anzumerken, dass für bestimmte Arzneimittelgruppen, zum Beispiel für viele pflanzliche Mittel, die hier beschriebene Methodik kaum eine positive Bewertung zulässt, weil für die Mittel nur vereinzeltes Erfahrungswissen und andere kaum nachprüfbare Therapieberichte, veröffentlicht in Zeitschriften unterschiedlicher Qualität, vorliegen.

Bezug der Bewertung auf das Anwendungsgebiet

Grundsätzlich wird jedes Produkt für das Anwendungsgebiet bewertet, für das es laut Herstellerangaben eingesetzt werden soll. Im Idealfall sind die Bezeichnung der Krankheit oder Störung, die der Hersteller in der Packungsbeilage angibt, und die, unter der der Wirkstoff hier abgehandelt wird, identisch. Häufig sind die Verhältnisse aber weniger eindeutig. Die meisten Hersteller fassen die Indikationsansprüche für ihre Produkte sehr viel weiter, als dies die Anwendungsgebiete dieses Buches zulassen. Wenn in der Fachinformation einer Salbe mit Heparin steht „Zur unterstützenden Behandlung bei akuten Schwellungszuständen nach stumpfen Traumen (zum Beispiel Zerrung, Prellung, Quetschung, Bluterguss, Verstauchung), oberflächlicher Venenentzündung, sofern diese nicht durch Kompression behandelt werden kann", wird dieses Mittel sowohl im Abschnitt „Bewegungssystem" bei „Prellung, Zerrung, Verstauchung" als auch im Abschnitt „Herz und Kreislauf" bei „Venenerkrankungen" besprochen und dafür bewertet. Nennt ein heparinhaltiges Produkt aber darüber hinaus noch Frostschäden (z. B. „Frostbeulen") als Anwendungsgebiet, bleibt das unberücksichtigt, weil dieses Krankheitsbild nicht beschrieben wird.

Bei einer Reihe von älteren Präparaten verwenden die Hersteller für die Anwendungsbereiche auch umschreibende Begriffe und eine Vielzahl unterschiedlicher Bezeichnungen. Diese wurden dann zu einer verständlichen Überschrift zusammengefasst. Für neuere Präparate, bei denen der Hersteller bekanntgeben und belegen musste, für welche Anwendungsgebiete er das Mittel in den Handel bringen will, sind diese in der Packungsbeilage explizit genannt.

Nun geben aber bei weitem nicht alle Hersteller, die einen bestimmten Wirkstoff anbieten, für diesen dieselben Indikationen dafür an. So mancher Hersteller entscheidet sich auch – vielleicht aufgrund neuer Forschungsergebnisse –, die Anwendungsgebiete seines Produkts neu zu formulieren. Dann können Präparate im Handel sein, die zwar denselben Wirkstoff enthalten, für deren Anwendung aber unterschiedliche Indikationen angegeben werden. Möglicherweise werden diese Mittel dann aufgrund dieser Differenz unterschiedlich bewertet.

Die Bewertung

Die Stiftung Warentest hat mit Unterstützung ausgewiesener Fachleute alle aufgeführten Medikamente und Medizinprodukte bewertet. Dabei wurden bei Arzneimitteln nur jene Inhaltsstoffe berücksichtigt, die der Hersteller als „arzneilich wirksame Bestandteile" angibt. Hilfsstoffe, die zum Beispiel notwendig sind, um Tabletten herzustellen, gingen in die Bewertung nicht mit ein.

Von dieser Regel gibt es eine Ausnahme: Augen- und Nasentropfen (bei Schnupfen, Allergien) sind häufig mit Konservierungsmitteln versetzt. Diese können an der Schleimhaut von Augen und Nase unerwünschte Wirkungen auslösen oder die Schleimhaut schädigen. Daher wurden „geeignete" Augentropfen um eine Stufe auf „auch geeignet" abgewertet, wenn sie Konservierungsmittel enthalten. Das Gleiche gilt für Nasentropfen und -sprays, die den Konservierungsstoff Benzalkoniumchlorid enthalten. Fast immer stehen vergleichbare Produkte ohne Konservierungsmittel zur Verfügung.

Bei der Kennzeichnung von Medizinprodukten fordert der Gesetzgeber keine Auftrennung der enthaltenen Substanzen in Wirk- und Hilfsstoffe. Wenn sich in der Produktinformation eines Medizinprodukts keine eindeutige Benennung des wirksamen Bestandteils findet, wird bei der Bewertung von einer Kombination ausgegangen.

Die Bewertung beruht auf vier Stufen:

Geeignet für die Behandlung des jeweiligen Krankheitsbilds sind Mittel, deren therapeutische Wirksamkeit bei der betreffenden Indikation ausreichend nachgewiesen ist, die ein positives Nutzen-Risiko-Verhältnis und einen hohen Erprobungsgrad aufweisen. Der therapeutische Nutzen dieser Mittel wird als hoch angesehen, sie gehören bei dieser Indikation zu den Standardtherapeutika, soweit solche definiert werden können. Arzneimittel mit mehr als einem Wirkstoff sind geeignet, wenn sich die Wirkstoffe sinnvoll ergänzen. Medizinprodukte, bei denen von einer Kombination ausgegangen werden muss, sind geeignet, wenn für die Sinnhaftigkeit und die therapeutische Wirksamkeit der Kombination ausreichende Belege vorliegen.

Auch geeignet sind Mittel, deren therapeutische Wirksamkeit ebenfalls nachgewiesen ist, die aber noch nicht so lange erprobt sind wie die als „geeignet" bewerteten. In diese Kategorie fallen vor allem neue und weniger gut untersuchte Wirkstoffe. Mit der gleichen Bewertung werden Arzneimittel versehen, die zum Beispiel Konservierungsstoffe enthalten, wenn allgemein die Überzeugung vorherrscht, dass Mittel ohne Konservierungsstoffe die geeignete Alternative darstellen. Dies kann in ähnlicher Weise auch für andere Zusatzstoffe gelten. In diese Bewertungskategorie fallen auch Mittel, die zwar noch immer als Standardpräparate gelten, in der Zwischenzeit aber von neuen, besser verträglichen Mitteln in ihrem Rang als Mittel der Wahl „abgelöst" wurden.

Mit Einschränkung geeignet sind Mittel, die zwar therapeutisch wirksam sind, aber im Vergleich zu Standardtherapeutika ein höheres oder nicht gut einschätzbares Risiko bergen. Sie zählen daher nicht zu den Standardmitteln bei den besprochenen Krankheitsbildern und werden nur unter bestimmten Bedingungen verwendet (z. B. bei ganz bestimmten oder schwerwiegenden Krankheitskonstellationen). Mit dieser Bewertung werden auch jene Mittel belegt, für die nach den vorliegenden Studien die therapeutische Wirksamkeit noch nicht ausreichend nachgewiesen ist und bei denen weitere Studien erforderlich sind, sowie solche, deren therapeutische Wirksamkeit geringer ist als die der besser bewerteten Mittel.

Wenig geeignet sind Mittel, deren therapeutische Wirksamkeit nicht ausreichend belegt ist, die nicht ausreichend dosiert sind und/oder deren therapeutische Wirksamkeit im Verhältnis zu den Risiken zu gering ist, sodass die wahrscheinlichen Risiken mehr Gewicht haben als der mögliche Nutzen.
Wenig geeignet sind darüber hinaus Mittel mit mehr als einem Wirkstoff, wenn sich die Wirkstoffe nicht sinnvoll ergänzen oder keinen oder keinen zusätzlichen therapeutischen Nutzen aufweisen.
Wenn der Arzt Ihnen auf einem „grünen Rezept" ein Mittel verordnet hat, das in diesem Handbuch mit „wenig geeignet" bewertet ist, sollten Sie dieses Mittel nicht absetzen, ohne vorher mit dem Arzt gesprochen zu haben. Sie sollten vielmehr mit ihm gemeinsam überlegen, ob nicht ein anderes Mittel eventuell sinnvoller oder diese unterstützende Therapie entbehrlich ist.

Erläuterungen zu den Tabellenspalten

Handelsname/Darreichungsform
In dieser Spalte sind die Präparate alphabetisch geordnet. Von den meisten Präparaten gibt es verschiedene Anwendungsformen (z. B. Tabletten, Tropfen, Creme) und diese manchmal noch in unterschiedlichen Stärken.
Alle diese Varianten sind – zwischen zwei fettgedruckten Querstrichen – untereinander gelistet (siehe auch „Auswahl der beschriebenen Arzneimittel" → Seite 29).

Zusammensetzung
Bei innerlich oder im Mund-Rachenraum anzuwendenden Mitteln ist in dieser Spalte der Alkoholgehalt angegeben (z. B. „Enthält 20 % Alkohol").
Viele Präparate enthalten Konservierungsstoffe. Diese werden dann aufgeführt, wenn sie aufgrund der speziellen Anwendungsform (z. B. in Augen- oder Nasentropfen) besonders häufig unerwünschte Wirkungen hervorrufen können. Das trifft z. B. für den Konservierungsstoff Benzalkonium zu. Konservierungsmittel aus der Gruppe der Parabene sind immer angegeben.
Die Abkürzungen bedeuten:
FIP-Einheit: FIP-Einheiten sind von der Internationalen Pharmazeutischen Vereinigung (Fédération Internationale Pharmaceutique) definierte spezielle Einheiten für Enzyme.
I.E.: Internationale Einheiten sind Messgrößen bestimmter medizinisch verwendeter Wirkstoffe wie z. B. Vitamine und Hormone.
KbE: Koloniebildende Einheit.
MSE: Meerschweinchen-Einheiten geben an, wie viel von einem bestimmten Stoff unter definierten Bedingungen notwendig ist, um Meerschweinchen zu töten. Die Methode dient dazu, die Wirkung unter anderem von herzwirksamen Pflanzeninhaltsstoffen zu standardisieren.

Unverb. Preis in Euro
In den Tabellen werden die Preise angegeben, die die Lauer-Taxe, eine Zusammenstellung von Daten über Fertigarzneimittel und andere apothekenübliche Waren (Stand 15. Juni 2009) nennt. Bei Mitteln, für die die Lauer-Taxe keinen Verkaufspreis ausweist, wurden die Zirka-Preise folgendermaßen berechnet: Einkaufspreis gemäß der Lauer-Taxe plus 30 Prozent Apothekenaufschlag plus 19 Prozent Mehrwertsteuer. Bei Mitteln, für die die Lauer-Taxe keinen Einkaufspreis ausweist, wurden die Apothekeneinkaufspreise beim pharmazeutischen Großhandel erfragt und die Zirka-Preise entsprechend berechnet.

Bewertung
Diese Spalte enthält die Bewertungen der Präparate bezogen auf ihre Eignung für das vom Hersteller beanspruchte Anwendungsgebiet.

Haut, Haare

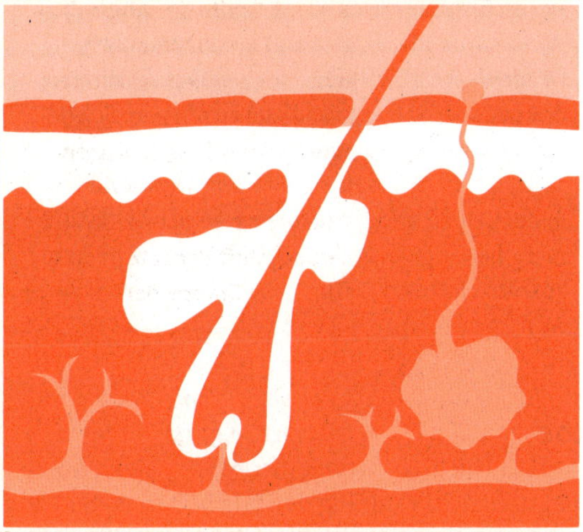

In diesem Kapitel geht es um Krankheitsbilder und Beschwerden an Haut und Haaren: Akne (→ Seite 36), Lippenherpes (→ Seite 44), Juckreiz/Ekzem (→ Seite 49), trockene Haut (→ Seite 61), Sonnenbrand (→ Seite 68), Insektenstiche (→ Seite 74), Pilzerkrankungen wie Fußpilz (→ Seite 79), Nagelpilz (→ Seite 80) und Pilz im Windelbereich (→ Seite 81) sowie übermäßiges Schwitzen (→ Seite 113), Abszess (→ Seite 116), Haarausfall (→ Seite 123) und auch Hühneraugen und Warzen (→ Seite 118). Besprochen werden darüber hinaus Mittel zur Hautdesinfektion (→ Seite 96) und Wundpflege (→ Seite 106) sowie Präparate, die bei Läusebefall (→ Seite 126) und Krätze (→ Seite 137) eingesetzt werden.

Äußerlich anzuwendende Arzneimittel

Hautkrankheiten werden meist äußerlich behandelt. Angewendet werden Gel, Schüttelmixtur, Lotion, Creme, Salbe oder Fettsalbe. In der genannten Reihenfolge steigt bei den Zubereitungen der Fettgehalt an und der Wassergehalt nimmt ab. Pasten enthalten zusätzlich Feststoffe (z. B. Puder). Wasserreiche Zubereitungen wie ein Gel trocknen die Haut aus und kühlen, indem das Wasser verdunstet. Eine Schüttelmixtur enthält feste, in der Flüssigkeit nicht lösliche Bestandteile, zum Beispiel Zinkoxid. Die Feststoffe müssen vor Gebrauch aufgeschüttelt werden. Wenn der Wasseranteil verdunstet, bleibt auf der Haut eine puderige Schicht, die leicht austrocknend und kühlend wirkt.

Lotionen gibt es in zwei verschiedenen Formen: als Wasser-in-Öl- oder als Öl-in-Wasser-Emulsion. Die Unterscheidung beruht darauf, ob der wässrige oder der ölige Anteil die äußere Phase bildet und somit überwiegt. Öl-in-Wasser-Emulsionen sind gut abwaschbar, enthalten aber weniger Fett. Ist die Emulsion für besonders trockene Haut gedacht, sollte deshalb eher eine Wasser-in-Öl-Emulsion verwendet werden.

Noch mehr Fett steckt in einer Creme, Salbe oder Fettsalbe. Pasten sind in Abhängigkeit von ihrem Gehalt an Feststoffen mehr oder weniger gut verstreichbar. Sie bilden eine schützende, weiße, undurchsichtige Schicht auf der Haut.

Welche Zubereitung sich am besten eignet, hängt davon ab, ob und wie die Haut geschädigt ist. Auf akute, nässende Ekzeme und Entzündungen sollten nur wässrige Lösungen oder Schüttelmixturen aufgebracht werden. Trockene Haut dagegen wird eher

mit Creme oder Salbe behandelt, um ihr Fett und damit Feuchtigkeit zuzuführen.
Salben haften gut auf der Haut und wirken lange ein, bilden aber oft eine unangenehm fettige Schicht. Cremes ziehen schnell ein und wirken kürzer. Das sollte man bei der Anwendung berücksichtigen und Cremes eher tagsüber, Salben dagegen vorwiegend abends auftragen.

Wie sie wirken
Sofern die Haut nicht geschädigt ist, dringen die Substanzen eines äußerlich anzuwendenden Mittels überwiegend in die oberen Hautschichten ein und erreichen nur zum Teil den Blutkreislauf. Deshalb wirken äußerlich anzuwendende Mittel normalerweise nicht im ganzen Körper (systemisch) und haben oft auch weniger unerwünschte Wirkungen im Organismus als Mittel zum Einnehmen. Nur wenn die Haut entzündet oder verletzt ist, wenn ein Ekzem vorliegt oder wenn die behandelte Hautstelle mit einem luftundurchlässigen Verband (Okklusivverband) abgedichtet wird, ist das „Tor" zu den tiefergelegenen Hautschichten und damit auch zu den Blutgefäßen in erhöhtem Maß offen.
Bei äußerlich anzuwendenden Mitteln ist hingegen das Risiko, dass die Haut auf Arznei- oder Hilfsstoffe allergisch reagiert, größer als bei innerlich angewendeten Mitteln. Es nimmt mit der Dauer der Behandlung zu und ist bei geschädigter Haut am größten. Eine Allergie kann dazu führen, dass dieser Wirkstoff zukünftig nie wieder in dieser Form angewendet werden darf. Auch wenn es als Tabletten, Dragees oder Kapseln eingenommen wird, kann es manchmal zu allergischen Reaktionen kommen.
Um einen Arzneistoff äußerlich anzuwenden, wird er in eine Grundlage eingearbeitet. Schon diese allein weist eine Wirkung auf, ohne einen arzneilichen Wirkstoff zu enthalten. So kann zum Beispiel ein Gel kühlen und dadurch Juckreiz lindern, ohne dass ein juckreizstillender Wirkstoff vorhanden sein muss. Ein anderes Beispiel ist Harnstoff. Er kommt in der oberflächlichen Hornschicht vor und trägt dazu bei, den Wasserhaushalt der Haut zu regulieren. Vielen Kosmetika oder Cremes ist eine geringe Menge Harnstoff zugesetzt, um die Feuchtigkeit der Hornschicht zu erhöhen. In höherer Konzentration dient er als Arzneimittel, um eine unerwünschte Verhornung zu vermeiden oder eine Hornschicht abzulösen (z. B. bei Nagelpilzen). Auch Salizylsäure oder Milchsäure tragen dazu bei, dass die obere Hornschicht der Haut aufgeschlossen wird und die Wirkstoffe tiefer in die Haut eindringen können.
Oft genügt es, die Haut mit einer wirkstofffreien Creme- oder Salbengrundlage zu pflegen. Solche „Basissalben" oder „-cremes" werden auch eingesetzt, um trockene Haut zu fetten oder um die Haut in der Zeit zu pflegen, in der sie keinen Wirkstoff mehr benötigt (z. B. bei Neurodermitis in der glukokortikoidfreien Zeit).

Akne

Akne ist eine Erkrankung der Talgdrüsen in der Haut. Am bekanntesten ist die „Pubertätsakne" der 13- bis 20-Jährigen (Acne vulgaris). Etwa drei Viertel der Teenager sind davon betroffen. Akne kann aber auch bis ins Erwachsenenalter bestehen bleiben oder dann erst auftreten. Unreine Haut ist noch nicht unbedingt ein Zeichen von Akne. Bei einer Akne finden sich zahllose Mitesser, Knötchen und mehr oder weniger entzündete Pusteln. Je nach Schweregrad werden drei Akneformen unterschieden:
- Leichte Akne (Acne comedonica) ist gekennzeichnet durch viele Mitesser (Komedonen), die sich aber nur selten entzünden.
- Mittelschwere Akne (Acne papulopustulosa) zeigt sich durch zahlreiche gerötete Knötchen (Papeln) und eitrige Pusteln sowie Mitesser.
- Bei schwerer Akne (Acne conglobata) ist die Haut mit vielen Pusteln und stark entzündeten Knoten sowie Eitergängen übersät.

Die „Mallorca-Akne" hat mit den hier aufgeführten Akneformen nichts zu tun, sondern ist eine Unverträglichkeitsreaktion der Haut auf Bestandteile in Sonnenschutzmitteln in Kombination mit Sonneneinstrahlung.
Bei Kindern
Bei Säuglingen kann in den ersten Lebenstagen eine Neugeborenenakne auftreten.

Anzeichen und Beschwerden
Mitesser, Papeln und Pusteln sind die deutlichsten Anzeichen einer Akne. Vor allem sind Gesicht, Dekolletee und Rücken davon betroffen.

Viele Mitesser haben einen schwarzen Punkt in der Mitte (offene Mitesser oder Blackheads). Dies ist die Spitze des Pfropfes aus Melanin (schwarzes Pigment), Hornzellen und Fett, der aus den Talgdrüsen an die Hautoberfläche dringt. Bei offenen Mitessern kann das Zellgemisch nach außen abfließen, sie lassen sich relativ leicht ausdrücken.
Bei geschlossenen Mitessern (Whiteheads) schimmert der Talg weißlich durch die Haut. Sie bilden sich mitunter bereits Monate oder Jahre vor dem eigentlichen „Aufblühen" der Akne. Diese Art von Mitessern dürfen keinesfalls ausgedrückt werden, weil sie keine Öffnung haben.
Alle Mitesser enthalten Propionibakterien (Propionibacterium acnes), die aus Fett Fettsäuren bilden und entzündungsfördernde Stoffe freisetzen, die im umgebenden Gewebe eine Entzündung auslösen können. Aus den harmlos aussehenden Pickeln können innerhalb kurzer Zeit gerötete Knötchen oder Pusteln werden, weil sich die Talgdrüsen in der Haut heftig entzünden.
Bei Kindern
Bei der Neugeborenenakne ist die Gesichtshaut in den ersten Tagen mit zahllosen kleinen Pickelchen oder Püstelchen übersät.

Ursachen

Akne kann verschiedene Ursachen haben. Häufig entsteht sie, weil zahlreiche Hornzellen den Kanal, der von der Talgdrüse zur Hautoberfläche führt, verstopfen und den dort gebildeten Talg zurückhalten. In dem gestauten Fettpfropfen können sich Propionibakterien gut vermehren. Die Masse aus Fett, Hornzellen, weißen Blutkörperchen und Bakterien bläht die Talgdrüse langsam auf (Mitesser), bis sie dem Druck nicht mehr standhält und sich ihr Inhalt in das umgebende Gewebe entleert.
Die Talgproduktion wird vornehmlich durch männliche Sexualhormone (Androgene, zum Beispiel Testosteron) gesteuert. Diese werden sowohl bei Mädchen als auch bei Jungen in der Pubertät gebildet, wenn die Keimdrüsen ihre Funktion aufnehmen. Gleichzeitig erhöht sich die Aktivität eines bestimmten Enzyms (5-Alpha-Reduktase) an den Talgdrüsen, wodurch sich das relativ schwach wirksame Testosteron in das stark wirksame Dihydrotestosteron umwandelt. Dieses regt die Talgdrüsenfunktion stark an, sodass zu viel Fett produziert wird.
Wenn sich bei Mädchen und Frauen in der zweiten Zyklushälfte vermehrt Pickel und Mitesser bilden, liegt dies meist an Veränderungen im Hormonhaushalt. Dann steigt der Anteil des Gelbkörperhormons Progesteron, der des Östrogens sinkt. Da Östrogen die Talgproduktion eher bremst, Progesteron sie jedoch fördert, können sich leichter Pickel bilden.
Auch bestimmte Umweltgifte und manche Stoffe in Kosmetika können die Talgdrüse so stark verändern, dass sich eine Akne ausbildet.
Ebenso können bestimmte Medikamente eine Akne auslösen. Dazu gehören zum Beispiel Tabletten mit Jodid (bei Schilddrüsenunterfunktion), Lithium (bei Depressionen), kortisonhaltige Mittel (bei Entzündungen), die Vitamine B_6 und B_{12} (bei Neuropathien, Vitaminmangel), Gestagene (zur Empfängnisverhütung, bei Wechseljahrsbeschwerden), Phenobarbital und Phenytoin (bei Epilepsien), Methotrexat (bei Krebs, rheumatoider Arthritis), Rifampizin (bei Tuberkulose), Danazol (bei Endometriose) und Nimodipin (bei Demenz). Eine solche Akne kann in wenigen Tagen entstehen und tritt nicht nur im Gesicht auf, sondern auch an sonst eher unüblichen Stellen wie Armen, Beinen oder Rumpf.
Bei Kindern
Die Neugeborenenakne ist eine Reaktion der empfindlichen Säuglingshaut auf die mütterlichen Hormone, die das Kind schnell wieder abbaut. Daher bessert sich die Neugeborenenakne nach einiger Zeit von selbst.

Allgemeine Maßnahmen

Pickel dürfen Sie nicht ausquetschen, weil sie dabei ihren Inhalt durch feine Risse in die tieferen Schichten der Haut abgeben und die Akne dann erst richtig aufblüht. Da aber letztlich jeder, der an Akne leidet, an seiner Haut manipuliert, sollen hier einige Hinweise für eine „Aknetoilette" gegeben werden:

- Weichen Sie zunächst den betroffenen Hautbereich mit einer heißen Kompresse zehn Minuten lang auf.
- Mitesser dürfen Sie mit einem „Komedonenquetscher" ausdrücken.
- Wenn kein solches Gerät zur Hand ist, drücken Sie den Pickel – wenn überhaupt – sanft und aus der Tiefe heraus mit den weichen Fingerkuppen aus. Benutzen Sie dafür keinesfalls spitze Fingernägel!
- Heben Sie bei eitrigen Pusteln den Eiterdeckel mit einer Pinzette ab und entfernen Sie den Eiter mit einem Papiertuch, ohne zu quetschen.

- Desinfizieren Sie die Haut nach jeder Behandlung (zum Beispiel mit 75-prozentigem Alkohol).

Eine solche „Aknetoilette“ können Sie auch von Fachleuten vornehmen lassen (zum Beispiel einer dermatologisch ausgebildeten Kosmetikerin).

Für die tägliche Reinigung genügen lauwarmes Wasser und auf den pH-Wert der Haut abgestimmte Waschlotionen.

Tagescreme und Make-up sollten möglichst wenig Fett enthalten. Benutzen Sie vorzugsweise Präparate auf wässriger Grundlage, weil diese die Hautporen nicht verstopfen.

Als Sonnenschutzmittel verwenden Sie am besten eine Milch oder ein Gel; Öl und Creme enthalten zu viel Fett.

Bei Kindern

Die Pickelchen auf der Haut von Neugeborenen sollten Sie in Ruhe lassen, sie heilen von selbst ab.

Wann zum Arzt?

Wenn sich die Akne mit den nachfolgend als „geeignet“ bezeichneten Mitteln innerhalb von vier bis acht Wochen nicht deutlich bessert, sollten Sie einen Hautarzt aufsuchen. Auch wenn sich eitrige Pusteln bilden, sollten Sie die Behandlung besser einem Arzt überlassen.

Behandlung mit Medikamenten

Eine leichte bis mittelschwere Akne können Sie selbst behandeln. Die meisten Mittel werden äußerlich angewendet.

Chemische Schälmittel (→ Seite 39) mit Benzoylperoxid trocknen die Haut aus, tragen oberflächliche Hautschuppen im Talgdrüsengang ab und wirken antientzündlich. Mittel mit Benzoylperoxid gibt es in verschiedenen Konzentrationen: Die 3- bis 5-prozentigen Mittel sind geeignet bei leichter bis mittelschwerer Akne. Die stark hautreizende 10-prozentige Konzentration sollte nur bei schwerer Akne und nur auf ärztliche Anordnung eingesetzt werden, unter diesen Umständen sind sie zur Behandlung geeignet.

Salizylsäure schält die Haut in Abhängigkeit von der verwendeten Konzentration. Mittel mit einer Konzentration unter zwei Prozent sind zur Behandlung von Akne wenig geeignet.

Mittel mit der Kombination: Chemisches Schälmittel + Antipilzmittel (→ Seite 41) sind bei Akne wenig geeignet. Der Zusatz eines Antipilzmittels (Miconazol) zu Benzoylperoxid (in *Widmer ACNE PLUS*) ist bei leichter Akne nicht erforderlich. Die therapeutische Wirksamkeit dieser Kombination ist nicht ausreichend nachgewiesen. Bei entzündlicher Akne gibt es bessere Alternativen, die jedoch rezeptpflichtig sind.

Eine Kombination aus zwei Antiseptika (→ Seite 41) mit zwei waschaktiven Substanzen (in *Dermowas*) entfernt den Fettfilm auf der Haut und trocknet sie so etwas aus. Für diesen Zweck ist das Mittel geeignet, eine Akne lässt sich damit aber nicht ursächlich bekämpfen.

Schieferöl (→ Seite 41) als Tabletten eingenommen oder Schieferöl (→ Seite 40) als Creme beziehungsweise Lotion angewendet, soll antientzündlich und antibakteriell wirken. Die therapeutische Wirksamkeit bei Akne ist jedoch nicht ausreichend belegt, die Mittel gelten als „wenig geeignet“.

Anthroposophische, homöopathische und traditionell angewendete Mittel

Zu den meistgekauften Mitteln gehören auch *Wala Akne Kapseln* und *Wala Akne Wasser*. Dabei handelt es sich um Präparate der anthroposophischen Therapierichtung.

Ebenfalls zu den meistgekauften Mitteln gehört *Aknederm Salbe Neu* mit Schieferöl und Zinkoxid. Dabei handelt es sich um ein Präparat, das von der Arzneimittelbehörde als „traditionell angewendet“ zugelassen wurde.

All diese Mittel lassen sich nach den Grundsätzen dieses Buches nicht bewerten. Sie werden deshalb nicht näher besprochen. Allgemeine Informationen zu der genannten Therapierichtung finden Sie unter „Anthroposophische Arzneimittel“ (→ Seite 22). Was „traditionell angewendete“ Präparate sind, lesen Sie unter „Traditionell angewendete Mittel“ (→ Seite 20).

Alles Aberglaube

Immer noch ranken sich kuriose Mythen und Legenden um die Frage, wodurch eine Akne begünstigt oder ausgelöst wird. Schokolade steht ebenso im Verdacht wie Nüsse, Kartoffelchips, Cola, Currywurst und Gänseschmalz. Das alles entbehrt jedoch jeglicher Grundlage. Akne ist auch kein Zeichen von mangelnder Hygiene. Im Gegenteil: Aggressive Seifen oder hochprozentige alkoholhaltige Lösungen reizen die Haut sehr, trocknen sie extrem aus und der Säureschutzmantel wird zerstört. Dadurch wird die Haut erst recht empfindlich.

Chemische Schälmittel

Benzoylperoxid

aknefug-oxid, Akneroxid, Benzaknen, BENZOYT, Brevoxyl, Cordes BPO, Marduk, PanOxyl, Sanoxit

Salizylsäure

aknefug-liquid

Benzoylperoxid trocknet fettige Haut aus und tötet Entzündungskeime ab, die typischerweise am Entstehen von Pickeln beteiligt sind. Darüber hinaus weist es eine leichte Schälwirkung auf und reizt die Haut. Die therapeutische Wirksamkeit bei leichter bis mittelschwerer Akne ist belegt. Das Mittel gilt hierfür als „geeignet".

Salizylsäure erweicht die obersten Hautschichten. Mitesser lassen sich dann leichter öffnen und ausdrücken. Das gelingt bei Salizylsäure-Konzentrationen von über 2 Prozent. *aknefug-liquid* ist jedoch nur eine 1-prozentige Lösung. Präparate mit Benzoylperoxid sind als Schälmittel deshalb vorzuziehen.

ANWENDUNG

Benzoylperoxid gibt es in verschiedenen Konzentrationen und Zubereitungen (Gel, Suspension), auch getönt, sodass Sie die Mittel wie Make-up benutzen können. Welches Präparat für Sie richtig ist, hängt davon ab, wie ausgeprägt die Akne ist. Für leichte bis mittelschwere Akne sollten Sie die 2- beziehungsweise 3- bis 5-prozentigen Lösungen verwenden. 10-prozentige Präparate sollten Sie nur bei schwerer Akne und nur auf ärztliche Verordnung anwenden, dabei werden diese häufig zusammen mit Antibiotika oder Isotretinoin verschrieben.

Wässrige Lösungen reizen die Haut weniger als alkoholische.

Sie tragen Lösung oder Gel ein- bis zweimal täglich auf die betroffene Haut auf, am besten tagsüber. Wenn Sie eher trockene Haut haben, verwenden Sie das Mittel sehr sparsam und nicht öfter als einmal täglich. Die Umgebung von Augen, Nasenlöchern und Mund müssen Sie aussparen, weil der Wirkstoff die Schleimhäute reizen kann. Auf offenen Hautstellen dürfen Sie das Mittel nicht verwenden, weil sich dann das Allergierisiko erhöht.

Zu Beginn der Behandlung kann sich die Akne vorübergehend verschlimmern. Aber schon nach ein bis zwei Wochen ist die Haut nicht mehr so fettig, nach etwa vier bis sechs Wochen sollte sich die Zahl der Mitesser und Pusteln verringert haben.

Die Mittel können Sie – wenn Ihre Haut das verträgt – so lange anwenden, bis Sie kaum noch Pickel haben, auch wenn die Behandlung Jahre dauern sollte. Trocknet der Wirkstoff die Haut mit der Zeit zu sehr aus, können Sie eine mehrwöchige Behandlungspause einlegen und danach – wenn nötig – erneut beginnen.

Salizylsäure: Das Mittel enthält einen Alkohol, der die Haut stark austrocknet. Sie dürfen das Mittel daher nicht auf Schleimhäute oder in der Nähe von Augen und Mund auftragen.

ACHTUNG

Benzoylperoxid: Dieses Mittel macht die Haut für UV-Licht empfindlicher. Sie sollten daher keine Sonnenbäder nehmen und auch kein Solarium besuchen. Bei starker Sonneneinstrahlung sollten Sie die Haut tagsüber mit Sunblockern schützen. Auf offenen Hautstellen dürfen Sie das Mittel nicht verwenden, weil sich dann das Allergierisiko erhöht.

Das Mittel bleicht bunte Wäsche und Kleidung, wenn diese damit in Berührung kommen. Auch Haut und Haare können vorübergehend blasser werden.

Gegenanzeigen

Benzoylperoxid: Wenn Sie Neurodermitis haben, sollten Sie das Mittel nur in niedrigen Konzentrationen und erst nach Rücksprache mit einem Arzt anwenden, weil es die Haut zusätzlich stark austrocknen kann.

Salizylsäure: Patienten mit eingeschränkter Nierenfunktion dürfen das Mittel nur an drei aufeinanderfolgenden Tagen auf kleinen, handtellergroßen Hautflächen auftragen.

Wechselwirkungen mit Medikamenten

Benzoylperoxid: Dieses Mittel dürfen Sie nicht mit anderen stark hautreizenden Aknemitteln kombinieren, weil Benzoylperoxid sehr reaktionsfreudig ist und andere Wirkstoffe zersetzen kann. Wenn Sie es mit anderen Wirkstoffen kombinieren wollen – z. B. mit dem verschreibungspflichtigen Tretinoin –, müssen Sie diese in großem zeitlichem Abstand anwenden, also zum Beispiel Benzoylperoxid morgens und Tretinoin abends.

Salizylsäure: Dieses Mittel dürfen Sie nicht gleichzeitig mit den verschreibungspflichtigen Wirkstoffen Tretinoin oder Isotretinoin anwenden, weil die Haut diese Wirkstoffe dann in zu großen Mengen aufnimmt, was starke Hautreizungen nach sich ziehen kann.

UNERWÜNSCHTE WIRKUNGEN

▶ **Keine Maßnahmen erforderlich**

Benzoylperoxid: Bei der ersten Anwendung kann ein leichtes Brennen auftreten, und die Haut kann sich warm anfühlen.

Die Haut kann trocken werden, sich leicht schuppen oder schälen. Meist gibt sich das wieder.

Salizylsäure: Aufgrund der Schälwirkung kann die Haut sich röten und brennen.

▶ **Muss beobachtet werden**

Benzoylperoxid: Gelegentlich (bei 3 von 100 Behandelten) kommt es vor, dass die Haut brennt und sich rötet, weil das Mittel sie zu stark reizt. Dann sollten Sie eine geringere Konzentration wählen und eine Behandlungspause einlegen. Benutzen Sie das Mittel anschließend nur alle zwei Tage. Bessern sich die Symptome nicht, sollten Sie einen Arzt aufsuchen.

Bildet sich zusätzlich ein Hautausschlag, reagieren Sie auf den Wirkstoff vermutlich allergisch. Dann sollten Sie das Mittel absetzen. Haben sich die Hauterscheinungen (→ Seite 14) auch einige Tage danach nicht merklich gebessert, sollten Sie einen Arzt aufsuchen.

Salizylsäure: Ist die Haut nach einer Woche immer noch stark gereizt und gerötet oder bilden sich juckende Bläschen, reagieren Sie vermutlich auf den Wirkstoff allergisch. Sie sollten das Mittel dann absetzen. Haben sich die Hauterscheinungen (→ Seite 14) auch einige Tage danach nicht merklich gebessert, sollten Sie einen Arzt aufsuchen. Der Hersteller beschreibt diese unerwünschte Wirkung als möglich, in der ärztlichen Praxis wird sie aber nur in sehr seltenen Einzelfällen beobachtet.

HINWEISE

Für Kinder unter 14 Jahren

Bei Kindern unter vier Jahren darf Benzoylperoxid nicht angewendet werden.

Für Schwangerschaft und Stillzeit

Benzoylperoxid: Der Wirkstoff wird in der Haut zu Benzoesäure umgewandelt und in den Blutkreislauf aufgenommen. Bei großflächiger Anwendung kann dies eine Gefahr für das ungeborene Kind darstellen. Auf kleinen Hautflächen, zum Beispiel punktuell im Gesicht, können Sie das Mittel aber anwenden. Im letzten Monat einer Schwangerschaft sollten Sie auf die Anwendung der Mittel ganz verzichten.

Salizylsäure: Dieses Mittel sollten Sie in der Schwangerschaft nur nach Rücksprache mit einem Arzt und nur auf höchstens handtellergroßen Flächen (ca. unter 10 cm^2) anwenden.

Beide Wirkstoffe sollten Sie in der Stillzeit nicht auf der Brust anwenden.

Schieferöl (äußerlich)

Natrium-bituminosulfonat

Aknichthol

Schieferöl (Natrium-bituminosulfonat) soll entzündungshemmend und antibakteriell wirken. Die therapeutische Wirksamkeit von Schieferöl bei Akne ist nicht ausreichend nachgewiesen. Außerdem kann Schieferöl die Haut irritieren. Die Mittel werden deshalb als „wenig geeignet" bewertet. Für die äußerliche Anwendung stehen andere als „geeignet" bewertete Präparate zur Verfügung, z. B. Benzoylperoxid (→ Seite 39).

ANWENDUNG

Beim Auftragen müssen Sie die Umgebung von Nasenlöchern, Mund und Augen aussparen, weil die Wirkstoffe die Schleimhäute stark reizen können.

ACHTUNG

Wechselwirkungen mit Medikamenten

Wenn Sie gleichzeitig andere Präparate auf die Haut auftragen, können diese die Wirkung des Schieferöls beeinträchtigen.

Schieferöl kann die Aufnahme anderer Wirkstoffe über die Haut verstärken. Andere auf die Haut aufzutragende Arzneimittel sollten Sie deshalb nur nach Rücksprache mit einem Arzt anwenden.

UNERWÜNSCHTE WIRKUNGEN

▶ **Keine Maßnahmen erforderlich**

Die Haut kann sich röten und brennen.

▶ **Muss beobachtet werden**

Bei mehr als 1 von 1 000 Anwendern, aber weniger als 1 von 100 Anwendern können Hautreizungen mit heftigem Juckreiz, Brennen und Rötungen auftreten. Dann sollten Sie das Mittel absetzen. Haben sich die Hauterscheinungen (→ Seite 14) auch einige Tage danach nicht merklich gebessert, sollten Sie einen Arzt aufsuchen.

Hinweise

Für Schwangerschaft und Stillzeit

Zur Anwendung in Schwangerschaft und Stillzeit liegen keine ausreichenden Erkenntnisse vor. Da die Mittel ohnehin als „wenig geeignet" bewertet werden, sollten Sie darauf verzichten.

Schieferöl (innerlich)

Natrium-bituminosulfonat

Ichthraletten

Natrium-bituminosulfonat ist ein Schieferöl, das entzündungshemmend und antibakteriell wirken soll. Die therapeutische Wirksamkeit der Dragees bei Akne ist nicht ausreichend nachgewiesen. Das Mittel gilt als „wenig geeignet".

Achtung

Wechselwirkungen mit Medikamenten

Sie dürfen die Dragees nicht gleichzeitig mit tetrazyklinhaltigen Mitteln (Antibiotika, die bei Akne häufig verordnet werden) einnehmen, weil Schieferöl die Antibiotika unwirksam macht.

Unerwünschte Wirkungen

▶ **Keine Maßnahmen erforderlich**

Es können leichte Magen-Darm-Beschwerden auftreten.

▶ **Muss beobachtet werden**

Wird Ihnen nach der Einnahme des Mittels übel oder müssen Sie erbrechen, sollten Sie das Mittel absetzen und einen Arzt aufsuchen.

Wenn starke Hautreizungen auftreten, sollten Sie das Mittel absetzen und einen Hautarzt aufsuchen, damit die Symptome gegebenenfalls behandelt werden können.

Hinweise

Für Schwangerschaft und Stillzeit

Über die Risiken einer Anwendung in Schwangerschaft und Stillzeit gibt es keine Erkenntnisse. Da das Mittel ohnehin als „wenig geeignet" bewertet wird, sollten Sie darauf verzichten.

Kombination: Zwei Antiseptika

Ammoniumdodecylsulfat + Dodecylbenzolsulfonsäure

Dermowas

Dieses Mittel enthält zwei waschaktive chemische Substanzen (Tenside), die reinigend und antibakteriell wirken. Insbesondere die entzündungsauslösenden Propionibakterien in den Aknepusteln sollen damit in ihrer Vermehrung gebremst werden. Bei Akne wird das Mittel zur Hautreinigung verwendet, für diesen Zweck gilt es als „geeignet".

Anwendung

Das Konzentrat müssen Sie vor der Anwendung verdünnen, indem Sie zwei Milliliter Lösung (= ein halber Teelöffel) in einem Liter warmem Wasser lösen. Tränken Sie einen Waschlappen oder ein Baumwolltaschentuch mit der Flüssigkeit und legen Sie Lappen oder Tuch dann als feuchte Kompresse auf die unreinen Hautstellen. Nach kurzer Einwirkzeit (zirka eine Minute) nehmen Sie die Kompresse ab und waschen die Haut mit lauwarmem Wasser gründlich ab. Diese Prozedur machen Sie ein- bis dreimal täglich.

Unerwünschte Wirkungen

▶ **Keine Maßnahmen erforderlich**

Gelegentlich kann die Lösung die Haut stark austrocknen und ein Spannungsgefühl verursachen.

▶ **Muss beobachtet werden**

Ist die Haut stark gereizt und gerötet oder bilden sich juckende Bläschen, reagieren Sie vermutlich allergisch auf einen der Wirkstoffe. Sie sollten das Mittel dann absetzen. Haben sich die Hauterscheinungen (→ Seite 14) auch einige Tage danach nicht merklich gebessert, sollten Sie einen Arzt aufsuchen.

Kombination: Chemisches Schälmittel + Antipilzmittel

Benzoylperoxid + Miconazol

Widmer ACNE PLUS

In diesem Präparat ist das chemische Schälmittel Benzoylperoxid mit dem pilztötenden Wirkstoff Miconazol kombiniert. Benzoylperoxid trocknet fettige Haut aus und tötet Entzündungskeime ab. Darüber hinaus weist es eine leichte Schälwirkung auf und reizt die Haut. Die therapeutische Wirksamkeit bei leichter bis mittelschwerer Akne ist belegt.

Miconazol tötet in erster Linie Pilze ab. Reicht Benzoylperoxid allein nicht aus, um die Akne zu bessern, bedarf es keiner pilztötenden Substanz, sondern eher eines wirksamen antibakteriellen Wirkstoffs (z. B. Erythromyzin, verschreibungspflichtig). Da nicht ausreichend nachgewiesen ist, dass die fixe Kombination aus Benzoylperoxid und Miconazol bei Akne besser wirkt als Benzoylperoxid allein, wird das Mittel als „wenig geeignet“ bewertet.

Anwendung

Bei empfindlicher Haut wenden Sie die Creme nur einmal täglich an, vorzugsweise abends. Die Umgebung von Augen, Nasenlöchern und Mund müssen Sie aussparen, weil der Wirkstoff die Schleimhäute reizen kann.

Auf offenen Hautstellen sollen Sie das Mittel nicht anwenden, weil sich dann das Allergierisiko erhöht.

Achtung

Benzoylperoxid macht die Haut empfindlicher für UV-Licht. Sie sollten daher keine Sonnenbäder nehmen und auch kein Solarium besuchen. Bei starker Sonneneinstrahlung sollten Sie die Haut tagsüber mit Sunblockern schützen.

Das Mittel bleicht bunte Wäsche und Kleidung, wenn diese damit in Berührung kommen. Auch Haut und Haare können vorübergehend blasser werden.

Gegenanzeigen

Wenn Sie Neurodermitis haben, sollten Sie Benzoylperoxid nur in niedrigen Konzentrationen und erst nach Rücksprache mit einem Arzt anwenden, weil es die Haut zusätzlich stark austrocknen kann.

Wechselwirkungen mit Medikamenten

Aufgrund seines Gehaltes an Benzoylperoxid dürfen Sie das Mittel nicht mit anderen stark hautreizenden Aknemitteln kombinieren. Benzoylperoxid ist sehr reaktionsfreudig und kann andere Wirkstoffe zersetzen. Wenn Sie es mit anderen Mitteln kombinieren wollen – z. B. mit dem verschreibungspflichtigen Tretinoin –, müssen Sie diese in großem zeitlichem Abstand anwenden, also zum Beispiel Benzoylperoxid morgens und Tretinoin abends.

Unerwünschte Wirkungen

▶ **Keine Maßnahmen erforderlich**

Vor allem zu Beginn der Behandlung und verstärkt bei empfindlicher Haut kann sich die Haut röten, brennen und etwas spannen. Meist verschwinden diese Symptome im Lauf der Behandlung.

▶ **Muss beobachtet werden**

Wenn die Haut sich übermäßig rötet und brennt und diese Symptome länger als fünf Tage anhalten, sollten Sie einen Arzt aufsuchen.

Bildet sich ein Hautausschlag, reagieren Sie auf das Mittel vermutlich allergisch. Setzen Sie es dann ab.

Hinweise

Für Schwangerschaft und Stillzeit

Benzoylperoxid wird in der Haut zu Benzoesäure umgewandelt und in den Blutkreislauf aufgenommen. Bei großflächiger Anwendung kann dies eine Gefahr für das ungeborene Kind darstellen. Auf kleinen Hautflächen, zum Beispiel punktuell im Gesicht, können Sie das Mittel aber anwenden. Im letzten Monat einer Schwangerschaft sollten Sie aber aus Sicherheitsgründen auf die Anwendung ganz verzichten.

In der Stillzeit sollten Sie das Mittel nicht auf der Brust anwenden.

Akne

Handelsname Darreichungsform	Zusammensetzung pro 1 ml/1 g oder wie angegeben bzw. pro abgeteilte Einheit	Kleinste Packungsgröße	Unverb. Preis in Euro	Bewertung für das beanspruchte Anwendungsgebiet
aknefug-liquid 1 % Lösung	**Salizylsäure** 10 mg	100 ml	13,30	**Wenig geeignet** bei Akne, weil Salizylsäure als Schälmittel erst in einer Konzentration ab 2 Prozent sinnvoll ist. → Seite 39
aknefug-oxid mild 3 %	**Benzoylperoxid** 30 mg	25 g	4,75	**Geeignet** bei leichter bis mittelschwerer Akne. → Seite 39
5 %	50 mg	25 g	5,19	
10 % Gel	100 mg	50 g	8,75	**Geeignet** bei schwerer Akne. Anwendung nur nach ärztlicher Verordnung. → Seite 39

Hinweise zu den Tabellenspalten → Seite 34, zur Auswahl der Arzneimittel → Seite 28, zur Grundlage der Bewertung → Seiten 29, 33

Akne Fortsetzung

Handelsname Darreichungsform	Zusammensetzung pro 1 ml/1 g oder wie angegeben bzw. pro abgeteilte Einheit	Kleinste Packungsgröße	Unverb. Preis in Euro	Bewertung für das beanspruchte Anwendungsgebiet
Aknefug Oxid Wash Suspension	**Benzoylperoxid** 40 mg	20 g	11,23	**Geeignet** bei leichter bis mittelschwerer Akne. → Seite 39
Akneroxid Gel 50 mg/g	**Benzoylperoxid** 50 mg	50 g	7,79	**Geeignet** bei leichter bis mittelschwerer Akne. → Seite 39
100 mg/g Gel	100 mg	50 g	8,75	**Geeignet** bei schwerer Akne. Anwendung nur nach ärztlicher Verordnung. → Seite 39
Akneroxid L Suspension 40 mg/g Suspension	40 mg	100 g	11,27	**Geeignet** bei leichter bis mittelschwerer Akne. → Seite 39
Aknichthol Creme Creme	**Natrium-bituminosulfonat** 10 mg	25 g	12,92	**Wenig geeignet** bei Akne, weil die therapeutische Wirksamkeit nicht ausreichend nachgewiesen ist. → Seite 40
Aknichthol soft Lotio	10 mg	30 g	13,36	
Aknichthol Lotion Lotion	10 mg	30 g	13,36	
Benzaknen 5	**Benzoylperoxid** 50 mg	25 g	5,19	**Geeignet** bei leichter bis mittelschwerer Akne. → Seite 39
10 Gel	100 mg	25 g	5,85	**Geeignet** bei schwerer Akne. Anwendung nur nach ärztlicher Verordnung. → Seite 39
Benzaknen W Suspension	50 mg	50 g	7,81	**Geeignet** bei leichter bis mittelschwerer Akne. → Seite 39
BENZOYT 5 %	**Benzoylperoxid** 50 mg	50 g	7,18	**Geeignet** bei leichter bis mittelschwerer Akne. → Seite 39
10 % Creme	100 mg	50 g	8,63	**Geeignet** bei schwerer Akne. Anwendung nur nach ärztlicher Verordnung. → Seite 39
Brevoxyl 4 % Creme Creme	**Benzoylperoxid** 40 mg	40 g	9,70	**Geeignet** bei leichter bis mittelschwerer Akne. → Seite 39
Cordes BPO 3 %	**Benzoylperoxid** 30 mg	30 g	5,32	**Geeignet** bei leichter bis mittelschwerer Akne. → Seite 39
5 %	50 mg	30 g	5,81	
10 % Gel	100 mg	30 g	6,50	**Geeignet** bei schwerer Akne. Anwendung nur nach ärztlicher Verordnung. → Seite 39
Dermowas Konzentrat Konzentrat	**Ammoniumdodecylsulfat** 200 mg + **Dodecylbenzolsulfonsäure** 127,5 mg	100 ml	11,34	**Geeignet** zum Reinigen der Haut bei Akne. → Seite 41
Ichthraletten Dragees	**Natrium-bituminosulfonat** 200 mg	60 Stück	16,14	**Wenig geeignet** bei Akne, da die therapeutische Wirksamkeit nicht ausreichend nachgewiesen ist. → Seite 41
Marduk farblos Gel	**Benzoylperoxid** 50 mg	40 g	6,62	**Geeignet** bei leichter bis mittelschwerer Akne. → Seite 39

Hinweise zu den Tabellenspalten → Seite 34, zur Auswahl der Arzneimittel → Seite 28, zur Grundlage der Bewertung → Seiten 29, 33

▶

Akne Fortsetzung

Handelsname Darreichungsform	Zusammensetzung pro 1 ml/1 g oder wie angegeben bzw. pro abgeteilte Einheit	Kleinste Packungsgröße	Unverb. Preis in Euro	Bewertung für das beanspruchte Anwendungsgebiet
PanOxyl mild 2,5 *5* Creme	**Benzoylperoxid** 25 mg 50 mg	40 g 40 g	6,12 6,84	**Geeignet** bei leichter bis mittelschwerer Akne. → Seite 39
PanOxyl W 10 Emulsion	100 mg	100 ml	13,14	**Geeignet** bei schwerer Akne. Anwendung nur nach ärztlicher Verordnung. → Seite 39
PanOxyl 5	50 mg	40 g	6,84	**Geeignet** bei leichter bis mittelschwerer Akne. → Seite 39
10 Gel	100 mg	40 g	7,70	**Geeignet** bei schwerer Akne. Anwendung nur nach ärztlicher Verordnung. → Seite 39
Sanoxit 2,5 % *5 %*	**Benzoylperoxid** 25 mg 50 mg	50 g 50 g	6,93 7,81	**Geeignet** bei leichter bis mittelschwerer Akne. → Seite 39
10 % Gel	100 mg	50 g	8,78	**Geeignet** bei schwerer Akne. Anwendung nur nach ärztlicher Verordnung. → Seite 39
Widmer ACNE PLUS Creme Creme	**Miconazolnitrat** 20 mg + **Benzoylperoxid** 50 mg	20 g	10,61	**Wenig geeignet** bei Akne, weil nicht ausreichend nachgewiesen ist, dass die fixe Kombination wirksamer ist als die Einzelbestandteile. → Seite 41

Hinweise zu den Tabellenspalten → Seite 34, zur Auswahl der Arzneimittel → Seite 28, zur Grundlage der Bewertung → Seiten 29, 33

Lippenherpes

Infektionen mit Herpesviren betreffen meist die Lippen (Herpes labialis) oder den Genitalbereich (Herpes genitalis), können aber überall auf Haut und Schleimhäuten auftreten. Beide Herpestypen sind bislang noch nie gemeinsam an demselben Menschen beobachtet worden. Mischformen sind allerdings, wie neue Forschungsergebnisse nahe legen, theoretisch denkbar.

In diesem Buch werden nur Lippenherpes und seine Selbstbehandlung besprochen. Lippenherpes ist sehr weit verbreitet, etwa drei Viertel der Bevölkerung tragen das Virus in sich, bei jedem Fünften bis jedem Zweiten kommt es gelegentlich zu den typischen Lippenbläschen.

Wenn der Verdacht auf eine Infektion mit Herpes genitalis besteht, ist unbedingt eine fachärztliche Abklärung nötig. Näheres zu Genitalherpes und Gürtelrose lesen Sie im HANDBUCH MEDIKAMENTE der Stiftung Warentest oder im Internet unter www.medikamente-im-test.de.

Anzeichen und Beschwerden

Die Stelle, an der sich kurze Zeit später die Lippenbläschen zeigen werden, beginnt zu jucken und zu kribbeln. Einige Stunden später oder nach ein bis zwei Tagen bilden sich kleine Bläschen, die mit einer hellen, später auch eitrigen Flüssigkeit gefüllt sind. Wenn sie aufplatzen, entstehen kleine schmerzhafte Wundflächen. Sie verkrusten und heilen innerhalb von fünf bis zehn Tagen ab. Häufig schwellen die Lymphknoten am Hals etwas an. Bei Kindern unter sechs Jahren können zahlreiche Bläschen in der gesamten Mundhöhle auftreten (Stomatitis aphthosa).

Ursachen

Lippenherpes wird von Herpes-simplex-Viren Typ I hervorgerufen. Die Viren dringen über kleine Hautverletzungen oder die Schleimhaut ein. Die Erstinfektion verläuft meist unbemerkt im Kindesalter zwischen dem ersten und fünften Lebensjahr. Danach wandern die Viren über Nervenbahnen zu nahe gelegenen Nervenknoten. Dort ruhen sie – in Schach gehalten vom körpereigenen Immunsystem. Haben sie sich einmal eingenistet, bleiben sie dort ein Leben lang, sodass die Infektion jederzeit erneut aufflammen kann.

Bestimmte Anlässe wie starke seelische Anspannung, Sonnenlicht, Fieber, akute Erkältung, Menstruation oder eine durch Krankheit beziehungsweise Medikamente geschwächte Immunabwehr aktivieren die Viren und bringen sie wieder an die Hautoberfläche, wo sich dann erneut die typischen Bläschen zeigen.

Herpesviren sind sehr ansteckend. Die Flüssigkeit in offenen Bläschen enthält zahllose Viren, die zum Beispiel beim Küssen weitergegeben werden.

Vorbeugung

Wenn Sie wissen, dass Sonnenlicht bei Ihnen einen Herpesausschlag fördert, sollten Sie in der Mundregion und auf die Lippen Sunblocker auftragen, um die UV-Strahlen abzuhalten.

Allgemeine Maßnahmen

Sobald sich die Bläschen zeigen, sollten Sie keine Küsse auf Wange und Mund geben, damit Sie keine anderen Personen anstecken. Auch Gläser und Besteck sollten sie nicht mehr mit anderen Menschen gemeinsam benutzen.

Wenn Sie die Bläschen sofort bei den allerersten Anzeichen mit Kölnisch Wasser, hochprozentigem Alkohol, Äther oder Myrrhentinktur betupfen, kann es sein, dass die Infektion weniger heftig verläuft. Alle diese Mittel trocknen die Haut und damit auch die gerade entstehenden Bläschen aus.

Aufgeplatzte und noch nicht verkrustete Bläschen sollten Sie möglichst nicht berühren, weil sich die Stelle sonst leicht entzünden kann.

Fett- und zinkhaltige Pasten an den Wundrändern können verhindern, dass die Haut dort schmerzhaft spannt.

Vor und nach der Behandlung der Bläschen mit einer Creme oder Salbe müssen Sie sich sorgfältig die Hände waschen, damit Sie keine Viren verschleppen.

Wann zum Arzt?

Wenn die Herpesinfektion zum ersten Mal auftritt, sehr ausgedehnt ist und sich nicht nur auf den Mund beschränkt oder wenn sie länger als zehn Tage anhält, sollten Sie einen Arzt aufsuchen. Möglicherweise sind dann virusabtötende Mittel zum Einnehmen sinnvoll. Informationen über diese rezeptpflichtigen Präparate finden Sie im HANDBUCH MEDIKAMENTE der Stiftung Warentest oder im Internet unter www.medikamente-im-test.de.

Wenn Ihr Immunsystem nach einer Organtransplantation stark geschwächt ist oder Sie an Aids erkrankt sind, sollten Sie Lippenherpes immer ärztlich behandeln lassen.

Bei Kindern

Erkrankt ein Kind in den ersten fünf Lebensjahren an Herpes, sollte es ärztlich behandelt werden, wenn es aufgrund der schmerzhaften Bläschen am Mund nicht mehr essen und trinken will.

Behandlung mit Medikamenten

Eine leichte Herpesinfektion im Mundbereich lässt sich ohne Medikamente überstehen. Nach fünf bis zehn Tagen ist die Haut in aller Regel wieder verheilt – mit oder ohne Arzneimittel.

Cremes mit virushemmenden Substanzen (→ nachfolgend), Melisse (→ Seite 46), Zinksulfat (→ Seite 47) oder einer Kombination aus Zinksulfat + Heparin (→ Seite 47) können den Verlauf kaum beeinflussen. Die Viren lassen sich damit auch nicht aus ihren Nestern in den Nervenknoten vertreiben. Alle Mittel gelten für die Behandlung von Lippenherpes als „wenig geeignet".

Neue Medikamente

Seit Mai 2008 ist *Erazaban* mit dem Wirkstoff Docosanol erhältlich (unverbindliche Preisempfehlung 8,95 Euro für zwei Gramm). Auch diese Creme kann – wie eine Studie zeigte – die Krankheitsdauer nur unwesentlich verkürzen: die Zeit bis zum Abheilen der Bläschen betrug mit Docosanol 4,1 Tage, mit einer Creme ohne Wirkstoff 4,9 Tage. Damit wirkt Docosanol nicht besser als die bereits bekannten Wirkstoffe Aciclovir oder Penciclovir. Wenn die Creme überhaupt Sinn machen soll, dann nur, wenn sie sofort bei den ersten Krankheitssymptomen aufgetragen wird (Juckreiz, Hautspannen).

Virushemmende Substanzen

Aciclovir

Acerpes, Acic, Aciclobeta, Aciclo-CT, Aciclostad, Aciclovir AL, Aciclovir Heumann, Aciclovir-ratiopharm, Virzin, Zovirax

Penciclovir

Fenistil Pencivir bei Lippenherpes

Aciclovir und Penciclovir wirken nicht unmittelbar gegen die Viren. Vielmehr müssen die Wirkstoffe zunächst von einem Enzym des Virus und dann noch einmal von einem Enzym der befallenen Zelle aktiviert werden. Erst die derart mobilisierte Substanz verhindert, dass sich Herpesviren vermehren.

Als Creme dringen die Mittel nicht tief genug in die Haut ein und gelangen auch nicht bis in die Nervenknoten, von denen die Herpesinfektion ausgeht. Deshalb ist die therapeutische Wirksamkeit der Cremes bei Lippenherpes eher gering, die Mittel sind zur Behandlung wenig geeignet. Sie können die Zeit, in der die Herpesbläschen oder -krusten bestehen, nicht wesentlich verkürzen. Juckreiz und Schmerzen können sich etwas bessern, die Bläschen verschwinden aber bei frühzeitiger Anwendung bestenfalls zwischen einem halben und einem Tag früher als mit wirkstofffreier Salbe.

ANWENDUNG

Wenn die Creme überhaupt etwas bewirken soll, müssen Sie sie sofort beim ersten Kribbeln und möglichst oft (fünf- bis sechsmal täglich, bei Penciclovir sogar noch häufiger) auftragen. Möglicherweise bessern sich die Beschwerden dann nach etwa drei Tagen, das ist durchschnittlich zwischen einem halben und einem ganzen Tag früher als ohne Behandlung. Wenn Sie mehrmals hintereinander vergessen, die Creme aufzutragen, ist der Behandlungserfolg gefährdet. Haben sich bereits Bläschen gebildet, nutzt die Creme meist nichts mehr.

Benutzen Sie zum Auftragen am besten ein Wattestäbchen, damit Sie keine Keime in die Wunde tragen und die Viren nicht mit den Fingern oder der Tube an andere Stellen verschleppen. Aus dem gleichen Grund sollten Sie sich anschließend sorgfältig die Hände waschen.

Sie dürfen die Creme nicht in den Mund bekommen, weil Aciclovir und Penciclovir die Schleimhaut stark reizen.

UNERWÜNSCHTE WIRKUNGEN

▶ Keine Maßnahmen erforderlich

Gelegentlich brennt die Creme beim Auftragen auf die Haut etwas. Auch Juckreiz und Hautausschlag können vorkommen.

▶ Muss beobachtet werden

Wenn sich an der behandelten Stelle ein Hautausschlag mit herpesähnlichen Bläschen bildet, reagieren Sie vermutlich auf den Wirkstoff allergisch. Dann sollten Sie das Mittel absetzen und nicht weiter anwenden. Haben sich die Hauterscheinungen (→ Seite 14) auch einige Tage danach nicht merklich gebessert, sollten Sie einen Arzt aufsuchen. Dies gilt auch, wenn der Lippenherpes nach fünf Behandlungstagen immer noch nicht richtig abgeheilt ist.

HINWEISE

Für Kinder unter 14 Jahren

Kinder sollten Sie nicht ohne Rücksprache mit einem Arzt mit Aciclovir oder Penciclovir behandeln.

Für Schwangerschaft und Stillzeit

Sie sollten die Mittel besser nicht anwenden, zumal es ohnehin fraglich ist, ob die Cremes überhaupt etwas nutzen.

Melisse

Lomaherpan

Laborversuchen zufolge soll Melissenextrakt Herpesviren bekämpfen können. Zur Anwendung bei Menschen liegen nur wenige Studien vor. Diese finden allenfalls geringe Effekte, deren Bedeutung für die Praxis unklar ist.

Die therapeutische Wirksamkeit beim Menschen gilt deshalb insgesamt als nicht ausreichend nachgewiesen, zur Linderung von herpesbedingten Schmerzen und Juckreiz wird das Mittel als „wenig geeignet" erachtet.

ANWENDUNG

Wenn Sie die Creme anwenden wollen, sollten Sie beim Auftragen ein Wattestäbchen benutzen und dieses anschließend wegwerfen. So können Sie verhindern, dass andere Keime in die Wunde eindringen oder Herpesviren auf andere Hautregionen übertragen werden.

UNERWÜNSCHTE WIRKUNGEN

▶ Muss beobachtet werden

Wenn sich die Haut rötet, brennt, juckt und sich Bläschen bilden, vertragen Sie vermutlich das Mittel nicht. Dann sollten Sie das Mittel absetzen. Haben sich die Hauterscheinungen (→ Seite 14) auch einige Tage danach nicht merklich gebessert, sollten Sie einen Arzt aufsuchen. Das Risiko für eine solche Unverträglichkeitsreaktion ist etwas erhöht, wenn Sie auf Lippenblütler-Gewächse allergisch reagieren.

▶ **Sofort zum Arzt**

Wenn starker Hautausschlag, Juckreiz, Herzrasen, Atemnot, Schwäche und Schwindel auftreten, müssen Sie die Anwendung sofort abbrechen und unverzüglich den Notarzt (Telefon 112) rufen, weil es sich um eine lebensbedrohliche Allergie (→ Seite 14) handeln kann.

HINWEISE

Für Kinder unter 14 Jahren

Zur Anwendung bei Kleinkindern unter einem Jahr liegen keine Erfahrungen vor. Sie sollten nicht mit der Salbe behandelt werden.

Zinksulfat

Virudermin

Zinksulfat trocknet die Haut etwas aus und wirkt leicht zusammenziehend (adstringierend). Auf diese Weise können sich die mit Herpesbläschen verbundenen Beschwerden etwas bessern. Möglicherweise wirkt Zinksulfat auch virusabtötend. Da die therapeutische Wirksamkeit jedoch nicht ausreichend nachgewiesen ist, wird dieses Mittel als „wenig geeignet" angesehen.

ANWENDUNG

Wenn Sie die Creme anwenden wollen, sollten Sie beim Auftragen ein Wattestäbchen benutzen und dieses anschließend wegwerfen. So können Sie verhindern, dass andere Keime in die Wunde eindringen oder Herpesviren auf andere Hautregionen übertragen werden.

UNERWÜNSCHTE WIRKUNGEN

▶ **Keine Maßnahmen erforderlich**

Das Mittel kann die Haut etwas austrocknen. Die Haut kann dann vorübergehend etwas spannen.

Kombination

Zinksulfat + Heparin

Widmer Lipactin

Dieses Mittel enthält zusätzlich zu dem die Haut austrocknenden Zinksulfat die Substanz Heparin. Heparin hemmt normalerweise die Blutgerinnung, kann aber auch virusabtötend wirken und verhindern, dass sich Wasseransammlungen und Blasen bilden. Die therapeutische Wirksamkeit dieser Kombination bei Herpesbläschen ist jedoch nicht ausreichend nachgewiesen, das Mittel gilt deshalb als „wenig geeignet".

ANWENDUNG

Wenn Sie die Creme anwenden wollen, sollten Sie beim Auftragen ein Wattestäbchen benutzen und dieses anschließend wegwerfen. So können Sie verhindern, dass andere Keime in die Wunde eindringen oder Herpesviren auf andere Hautregionen übertragen werden.

UNERWÜNSCHTE WIRKUNGEN

▶ **Keine Maßnahmen erforderlich**

Beim Auftragen kann die Haut vorübergehend etwas brennen.

▶ **Muss beobachtet werden**

Wenn die Haut sich verstärkt rötet und juckt, reagieren Sie vermutlich allergisch auf das Mittel. Dann sollten Sie es absetzen. Sind die Hauterscheinungen (→ Seite 14) einige Tage später nicht deutlich abgeklungen, sollten Sie einen Arzt aufsuchen.

HINWEISE

Für Kinder unter 14 Jahren

Bei Kindern unter sechs Jahren dürfen Sie dieses Mittel nicht anwenden.

Lippenherpes

Handelsname Darreichungsform	Zusammensetzung pro 1 ml/1 g oder wie angegeben bzw. pro abgeteilte Einheit	Kleinste Packungsgröße	Unverb. Preis in Euro	Bewertung für das beanspruchte Anwendungsgebiet
Acerpes Creme	**Aciclovir** 50 mg	2 g	4,01	**Wenig geeignet** zur Linderung von Schmerzen und Juckreiz bei Lippenherpes, weil die therapeutische Wirksamkeit selbst bei rascher Anwendung nur gering ist. → Seite 45
Acic Creme bei Lippenherpes Creme	**Aciclovir** 50 mg	2 g	4,59	**Wenig geeignet** zur Linderung von Schmerzen und Juckreiz bei Lippenherpes, weil die therapeutische Wirksamkeit selbst bei rascher Anwendung nur gering ist. → Seite 45
Aciclobeta Lippenherpes Creme Creme	**Aciclovir** 50 mg	2 g	4,45	**Wenig geeignet** zur Linderung von Schmerzen und Juckreiz bei Lippenherpes, weil die therapeutische Wirksamkeit selbst bei rascher Anwendung nur gering ist. → Seite 45
Aciclo-CT Creme	**Aciclovir** 50 mg	2 g	4,57	**Wenig geeignet** zur Linderung von Schmerzen und Juckreiz bei Lippenherpes, weil die therapeutische Wirksamkeit selbst bei rascher Anwendung nur gering ist. → Seite 45
Aciclostad Creme gegen Lippenherpes Creme	**Aciclovir** 50 mg	2 g	4,57	**Wenig geeignet** zur Linderung von Schmerzen und Juckreiz bei Lippenherpes, weil die therapeutische Wirksamkeit selbst bei rascher Anwendung nur gering ist. → Seite 45
Aciclovir AL Creme Creme	**Aciclovir** 50 mg	2 g	3,78	**Wenig geeignet** zur Linderung von Schmerzen und Juckreiz bei Lippenherpes, weil die therapeutische Wirksamkeit selbst bei rascher Anwendung nur gering ist. → Seite 45
Aciclovir Heumann Creme Creme	**Aciclovir** 50 mg	2 g	4,64	**Wenig geeignet** zur Linderung von Schmerzen und Juckreiz bei Lippenherpes, weil die therapeutische Wirksamkeit selbst bei rascher Anwendung nur gering ist. → Seite 45
Aciclovir-ratiopharm Lippenherpescreme Creme	**Aciclovir** 50 mg	2 g	4,59	**Wenig geeignet** zur Linderung von Schmerzen und Juckreiz bei Lippenherpes, weil die therapeutische Wirksamkeit selbst bei rascher Anwendung nur gering ist. → Seite 45
Fenistil Pencivir bei Lippenherpes Creme	**Penciclovir** 10 mg	2 g	8,75	**Wenig geeignet** zur Linderung von Schmerzen und Juckreiz bei Lippenherpes, weil die therapeutische Wirksamkeit selbst bei rascher Anwendung nur gering ist. → Seite 45
Lomaherpan Creme	**Auszug aus Melissenblättern** 10 mg	5 g	7,72	**Wenig geeignet** zur Linderung von Schmerzen und Juckreiz bei Lippenherpes, weil die therapeutische Wirksamkeit selbst bei rascher Anwendung nur gering ist. → Seite 46
Virudermin Gel	**Zinksulfat** 10 mg	5 g	5,20	**Wenig geeignet** bei Lippenherpes, weil die therapeutische Wirksamkeit nicht ausreichend nachgewiesen ist. → Seite 47

Hinweise zu den Tabellenspalten → Seite 34, zur Auswahl der Arzneimittel → Seite 28, zur Grundlage der Bewertung → Seiten 29, 33

Lippenherpes Fortsetzung

Handelsname Darreichungsform	Zusammensetzung pro 1 ml/1 g oder wie angegeben bzw. pro abgeteilte Einheit	Kleinste Packungsgröße	Unverb. Preis in Euro	Bewertung für das beanspruchte Anwendungsgebiet
Virzin Lippenherpescreme Creme	**Aciclovir** 50 mg	2 g	4,70	**Wenig geeignet** zur Linderung von Schmerzen und Juckreiz bei Lippenherpes, weil die therapeutische Wirksamkeit selbst bei rascher Anwendung nur gering ist. → Seite 45
Widmer Lipactin Gel	**Zinksulfat** 5 mg + **Heparin-Natrium** 175 I.E.	3 g	7,54	**Wenig geeignet** bei Lippenherpes, weil die therapeutische Wirksamkeit der fixen Kombination nicht ausreichend nachgewiesen ist. → Seite 47
Zovirax Lippenherpescreme Creme	**Aciclovir** 50 mg	2 g	8,71	**Wenig geeignet** zur Linderung von Schmerzen und Juckreiz bei Lippenherpes, weil die therapeutische Wirksamkeit selbst bei rascher Anwendung nur gering ist. → Seite 45

Hinweise zu den Tabellenspalten → Seite 34, zur Auswahl der Arzneimittel → Seite 28, zur Grundlage der Bewertung → Seiten 29, 33

Juckreiz, Ekzem

Juckreiz ist keine Krankheit, sondern immer das Symptom einer Erkrankung. Es gibt viele Auslöser dafür, zum Beispiel Windpocken, Allergien, Insektenstiche.

Ein Ekzem ist ein entzündlicher Hautausschlag, der verschiedene Ursachen haben kann. Fast jedes Ekzem ist mit quälendem Juckreiz verbunden. Es kann in jedem Lebensalter auftreten und von einem Tag auf den anderen entstehen, ohne vorherige Warnzeichen. So kann es zum Beispiel sein, dass eine bestimmte Substanz jahrelang keine Probleme macht und dann plötzlich nicht mehr vertragen wird und ein Ekzem verursacht. Die Haut reagiert mit einer Entzündung (Kontaktekzem oder Kontaktdermatitis). Wie lange es dauert, bis eine solche Sensibilisierung in Gang gesetzt wird, hängt davon ab, ob es sich bei dem auslösenden Stoff um ein schwaches oder ein starkes Allergen beziehungsweise um eine schwach oder stark reizende Substanz (Noxe) handelt.

Handelt es sich um eine mehr oder minder stark reizende Substanz, spricht man von einem toxischen Kontaktekzem; handelt es sich dagegen um eine allergisierende Substanz, wird es als allergisches Kontaktekzem bezeichnet.

In den ersten drei Lebensmonaten kann ein seborrhoisches Ekzem auftreten, das kaum juckt und überwiegend auf den Kopf des Säuglings begrenzt bleibt (Gneis).

Anzeichen und Beschwerden

Starker Juckreiz kann die ganze Hautoberfläche erfassen oder nur an einzelnen Stellen auftreten. Als Nebenwirkung von Medikamenten oder Begleiterscheinung von Krankheiten entsteht Juckreiz meist am ganzen Körper.

Bei einem Ekzem entzündet sich die Haut. Eine solche Entzündung ist von einer ganzen Kaskade von Reaktionen gekennzeichnet:

- Die kleinen Blutgefäße (Kapillaren) weiten sich. Dadurch rötet sich die Haut.
- Es bilden sich viele weiße Blutkörperchen, und es werden entzündungsfördernde Stoffe (Zytokine) produziert.
- Das Gewebe lagert Wasser ein und schwillt an.
- In den oberen Hautschichten wird die Zellteilung angekurbelt, wodurch sich die Haut verdickt und schuppt.
- Häufig bilden sich kleine Bläschen, die leicht aufplatzen und offene, nässende Stellen hinterlassen. Sie überziehen sich innerhalb weniger Tage mit einer brüchigen, dünnen Kruste.
- Die Haut juckt stark.

Handelt es sich um ein Kontaktekzem und können Sie den Kontakt mit dem auslösenden Stoff meiden, heilt diese oberflächliche Hautschädigung innerhalb von ein bis zwei Wochen ab. Die Haut schuppt dabei meist etwas.

Lässt sich der Kontakt nicht vermeiden oder wird die Ursache für das Ekzem nicht gefunden, kann sich der Ausschlag verschlimmern und chronisch werden. Die Haut verdickt sich dann, juckt anhaltend und schuppt. Häufig reißt sie etwas ein, sodass immer wieder kleine Wunden entstehen.

Ursachen

Juckreiz kann nicht nur auf ein Ekzem, sondern auf viele verschiedene Ursachen zurückgehen, beispielsweise:

- Sie sind von Insekten gestochen worden (auch an einen Zeckenstich denken!).
- Die Haut ist zu trocken.
- Sie haben Parasiten, z. B. Läuse (→ Seite 126), eine Pilzinfektion oder Flechte.
- Sie haben Neurodermitis.
- Sie haben Windpocken.
- Die Leber- oder Nierenfunktion ist gestört.
- Sie haben Diabetes.
- Sie vertragen ein Arzneimittel nicht. Besonders häufig kommt das ausgerechnet bei Mitteln vor, die Juckreiz mildern sollen: Bufexamac (→ Seite 52), äußerlich anzuwendende Antihistaminika (→ Seite 52), örtlich betäubende Mittel (→ Seite 55).

Ein Ekzem bildet sich infolge einer Entzündung in den oberflächlichen Hautschichten. Auslöser für eine solche entzündliche Reaktion können chemische Stoffe oder allergieauslösende Substanzen sein (z. B. Nickel, Chemikalien, Kosmetika, Sonnenschutzmittel, Farbstoffe, Parfum, Medikamente, Weichmacher in Kunststoffen, Latex, Farb- und Konservierungsstoffe, Lebensmittel wie Nüsse, Erdbeeren, Hühnereiweiß, Milch).

Allgemeine Maßnahmen

Einem allergischen Kontaktekzem entziehen Sie die Grundlage, wenn Sie den Auslöser meiden, vorausgesetzt, Sie kennen ihn.

Feuchtkalte Umschläge können die gereizte Haut beruhigen. Bis der Ausschlag abgeklungen ist, können Sie den Juckreiz „umleiten“, indem Sie die Haut in der gesunden Umgebung des Ausschlags kneifen und drücken.

Bei quälendem Juckreiz kann ein mit Waschleder bezogenes Stück Holz („Kratzklötzchen“), auf dem anstelle der Haut gekratzt werden darf, Erleichterung verschaffen (vor allem Kindern). Das Verbot, sich zu kratzen, schürt den Juckreiz nur noch mehr.

An nässenden Hautstellen können Sie Umschläge mit schwarzem Tee (enthält Gerbstoffe, die die Hautoberfläche zusammenziehen und somit trocknen) machen.

Trockene Haut pflegen Sie mit einer harnstoffhaltigen oder wirkstofffreien, feuchtigkeitsspendenden Lotion, vorzugsweise mit einer Wasser-in-Öl-Zubereitung. Baden Sie alle zwei bis drei Tage mit rückfettenden Badezusätzen. Näheres dazu erfahren Sie unter „Trockene Haut“ (→ Seite 61).

Vermeiden Sie alles, was die Haut austrocknet: ausgedehnte Sonnenbäder (im Freien oder im Solarium), Schaumbäder, Seife, Duschgel. Pflegen Sie die Haut mit Produkten, die weder Duftstoffe noch Konservierungsmittel enthalten. Beide lösen leichter Allergien aus.

Hochflorige Stoffe und Fasern (Wolle, Angora, Mohär) reizen empfindliche Haut. Ratsamer sind glatt gebügelte Baumwolle und Seide.

Wichtig ist die Hautpflege: Baden Sie alle zwei bis drei Tage (in schweren Fällen seltener) mit rückfettenden Badezusätzen, pflegen Sie möglichst die ganze Haut ein- bis zweimal täglich mit einer Fettcreme oder -lotion. Schneiden Sie die Fingernägel kurz, verzichten Sie auf Seife oder Kosmetika (stark verschmutzte Haut reinigen Sie mit einemÖlläppchen).

Wann zum Arzt?

Bevor Sie den Juckreiz mit einem Medikament behandeln, sollten Sie klar erkennen, worauf er zurückgeht. Haben Sie Zweifel an der Eindeutigkeit der Ursache oder lässt der Juckreiz nach zwei bis drei Tagen der Selbstbehandlung nicht nach, sollten Sie einen Arzt zurate ziehen.

Unter folgenden Bedingungen sollten Sie sofort einen Arzt aufsuchen:

- Das Ekzem umfasst große Hautflächen.
- Das Ekzem betrifft die Haut am Auge.
- Die Haut hat sich stark entzündet, es zeigen sich schmieriggelbliche Beläge.
- Sie haben den Verdacht, dass es sich um eine Neurodermitis handeln könnte.

Bei bestimmten schwerwiegenden, blasenbildenden Hauterkrankungen, die den ganzen Körper erfassen (z. B. Epidermolysis bullosa hereditaria, Pemphigus), kann der Arzt rezeptfreie örtlich betäubende Mittel auch zulasten der gesetzlichen Krankenkassen verordnen. Näheres hierzu finden Sie unter der Überschrift „Ausnahmeliste" (→ Seite 694).

Bei Kindern

Wenn bei einem Kind Juckreiz und/oder ein Ekzem auftreten, sollten Sie es immer einem Arzt vorstellen.

Neurodermitis – das „endogene" Ekzem

Einen Hautausschlag, der nicht durch äußere Einflüsse, sondern durch innere Auslöser verursacht wird, nennt man „endogenes" (von innen bedingtes) Ekzem oder Neurodermitis. Diese Krankheit beginnt fast immer schon bei Kindern: Im ersten und zweiten Lebensjahr (4 bis 24 Monate) zeigen sich zunächst kleine rote Flecken im Gesicht, vornehmlich auf den Wangen, die etwas erhaben sind. Durch Vergrößerung und Zusammenfließen entstehen größere Flächen, die häufig kleine Schuppen tragen und heftig jucken. Später treten Bläschen auf. Zunächst ist das Gesicht betroffen, im Verlauf greift die Erkrankung auf Hals, Nacken, Ellenbeugen und Kniekehlen sowie in schweren Fällen auf den ganzen Körper über.

Bei Erwachsenen nässt die entzündete Haut meist nicht mehr (trockenes Ekzem). Häufig beginnt der juckende Ausschlag in Hautfalten, zum Beispiel hinter dem Ohr, am Hals, an den Fußgelenken, in der Kniekehle, unter dem Arm, in den Ellenbeugen.

Vor allem nachts ist der Juckreiz äußerst quälend, sodass die betroffenen Stellen oftmals aufgekratzt werden. Die nässenden, leicht blutigen Wunden bilden einen guten Nährboden für Bakterien und Pilze. Dann infiziert sich die Haut, und auf den offenen Stellen entsteht ein eitriger Belag, der den Heilungsprozess verzögert.

Der Verlauf einer Neurodermitis ist uneinheitlich und individuell verschieden. Ab dem dritten bis vierten Lebensjahr wird die Erkrankung leichter und kann bis zur Pubertät oder danach auch ganz verschwinden.

Eine Neurodermitis sollten Sie keinesfalls selbst behandeln.

Behandlung mit Medikamenten

Weiche Zinkpaste (→ Seite 56) unterstützt das Abheilen eines Ekzems und mindert den Juckreiz, die Mittel gelten hierzu als „geeignet".

Mittel mit synthetischem Gerbstoff (→ Seite 56) wirken leicht entzündungshemmend und lindern ebenso Schmerzen und Juckreiz. Sie sind zur Behandlung geeignet. Ist der Juckreiz durch eine Allergie bedingt, kann er auch mit Antihistaminika zum Einnehmen (→ Seite 596) behandelt werden.

Kortisonhaltige Mittel (→ Seite 53) lassen Entzündungen und Ekzeme rasch abheilen, sollten aber auf großen Hautflächen und über einen längeren Zeitraum (mehr als zwei Wochen) nicht ohne ärztlichen Rat angewendet werden. Die Mittel gelten als „geeignet", wenn diese Einschränkungen beachtet werden.

Örtlich betäubende Mittel (→ Seite 55) machen die Hautoberfläche unempfindlich. Dann wird auch Juckreiz weniger stark empfunden. Geeignet hierfür ist allerdings nur der Wirkstoff Polidocanol. Benzokain kann selbst leicht Allergien auslösen; auf diese Mittel sollte deshalb verzichtet werden.

Äußerlich anzuwendende Gele mit Antihistaminika (→ Seite 52) kühlen zwar beim Auftragen. Der Juckreiz kann damit aber nur kurze Zeit unterdrückt werden. Da diese Mittel selbst Allergien auslösen können und ihre therapeutische Wirksamkeit nicht ausreichend nachgewiesen ist, werden sie als „wenig geeignet" angesehen.

Ebenfalls wenig geeignet zur Behandlung von Juckreiz und Ekzem ist der Wirkstoff Bufexamac (→ Seite 52). Er kann zwar Juckreiz lindern und Ekzeme abklingen lassen, löst aber selbst häufig Allergien aus und sollte nicht mehr angewendet werden.

Das Öl aus Samen der Nachtkerze (→ Seite 57) wird als Kapsel eingenommen und soll den Juckreiz bei Neurodermitis lindern. Die therapeutische Wirksamkeit ist jedoch nicht ausreichend nachgewiesen, deshalb gelten Mittel mit Nachtkerzenöl als „wenig geeignet". Nachtkerzenöl kann allenfalls angewendet werden, um den Juckreiz zu lindern, wenn als „geeignet" erachtete Mittel nicht angewendet werden können oder in ihrer Wirkung nicht ausreichen.

Auszüge aus Bittersüß (→ Seite 57) und Kamille (→ Seite 57) sind bei Juckreiz und Ekzem wenig geeignet, weil die therapeutische Wirksamkeit nicht ausreichend nachgewiesen ist. Sie können allenfalls unterstützend eingesetzt werden.

Wenden Sie Arzneimittel im Intimbereich an, sollten Sie beachten, dass einige dieser Präparate die Reißfestigkeit von Latexkondomen (→ Seite 409) beeinträchtigen können.

Anthroposophische, homöopathische und traditionell angewendete Mittel

Zu den meistgekauften Mitteln gehören auch *Halicar* und *Wecesin*. Bei *Wecesin* handelt es sich um ein Präparat der anthroposophischen Therapierichtung, bei *Halicar* um ein Präparat der Homöopathie. Diese Mittel lassen sich nach den Grundsätzen dieses Buches nicht bewerten. Sie werden deshalb nicht näher besprochen. Allgemeine Informationen zu den genannten Therapierichtungen Anthroposophie und Homöopathie finden Sie in den Abschnitten „Anthroposophische Arzneimittel" (→ Seite 22) und „Homöopathische Arzneimittel" (→ Seite 21).

Antihistaminika (äußerlich)

Chlorphenoxamin

Systral

Dimetinden

Fenistil

Antihistaminika sind chemisch ähnlich aufgebaut wie das körpereigene Histamin. Histamin ist ein Gewebehormon, das aus bestimmten weißen Blutkörperchen, den Mastzellen, freigesetzt wird, wenn der Körper mit einer Substanz in Berührung kommt, die er nicht verträgt. Ein Überschuss an Histaminen führt zu Entzündung, Juckreiz und Ekzem.

Antihistaminika besetzen die Bindestellen für Histamin im Gewebe und blockieren damit die Unverträglichkeitsreaktion. Wenn es sich um eine allergische Hauterkrankung handelt, gelingt dies allerdings nur, wenn die Mittel als Tabletten eingenommen werden, siehe „Antihistaminika zum Einnehmen" (→ Seite 596). Äußerlich aufzutragende Antihistaminika dringen nicht schnell und tief genug in die Haut ein. Wenn die Mittel dennoch Juckreiz lindern können, so beruht das eher auf dem Kühleffekt von Gel oder Creme.

Da die Mittel selbst Allergien auslösen können, sollten sie nicht angewendet werden, sie gelten als „wenig geeignet".

Anwendung

Alle Mittel dürfen Sie nicht am Auge oder in Augennähe oder in der Umgebung von Schleimhäuten (Nase, Mund) anwenden. Auch auf entzündete, nässende und offene Hautstellen oder Blasen dürfen Sie sie nicht auftragen.

Achtung

Einige Präparate (siehe Tabelle) enthalten als Konservierungsmittel Parabene. Wenn Sie auf Parastoffe (→ Seite 585) allergisch reagieren, dürfen Sie diese Mittel nicht anwenden.

Unerwünschte Wirkungen

▶ **Muss beobachtet werden**

Wenn die Haut sich verstärkt rötet und juckt, reagieren Sie vermutlich allergisch auf das Mittel. Dann sollten Sie es absetzen. Sind die Hauterscheinungen (→ Seite 14) einige Tage später nicht deutlich abgeklungen, sollten Sie einen Arzt aufsuchen.

Hinweise

Für Kinder unter 14 Jahren

Bei Kindern unter zwei Jahren dürfen Sie Antihistaminika-Cremes und -Gele nicht anwenden, wenn die damit zu behandelnde Fläche größer als ein Handteller ist, weil sich sonst das Risiko für unerwünschte Wirkungen erhöht. Da die Mittel ohnehin als „wenig geeignet" bewertet werden, sollten Sie besser auf ihre Anwendung verzichten.

Für Schwangerschaft und Stillzeit

Es gibt keine Hinweise, dass die Mittel das Ungeborene schädigen könnten, wenn Sie sie während der Schwangerschaft anwenden. Insbesondere während der ersten drei Monate sollten Sie die Präparate aber nicht großflächig auftragen. Während der Stillzeit sollten Sie die Mittel nicht auf der Brust anwenden.

Bufexamac (äußerlich)

Bufexamac-ratiopharm, duradermal, Jomax, Parfenac, Windol

Bufexamac dämpft die Entzündung, bessert den Juckreiz und lindert Schmerzen. Außerdem soll es das Wachstum von Pilzen und Bakterien hemmen. Die therapeutische Wirksamkeit bei leichten und mittelschweren Hautentzündungen ist erwiesen. In den vergangenen Jahren hat die Häufigkeit von Allergien gegen Bufexamac jedoch so zugenommen, dass dieser Wirkstoff nicht mehr angewendet werden sollte. Mittel mit dieser Substanz gelten deshalb als „wenig geeignet".

ANWENDUNG

Die Umgebung von Augen, Nase und Mund müssen Sie beim Auftragen der Mittel aussparen, weil der Wirkstoff an diesen Stellen besonders häufig Allergien auslöst.

ACHTUNG

Bufexamac-ratiopharm: Dieses Präparat enthält als Konservierungsmittel Parabene. Wenn Sie auf Parastoffe (→ Seite 585) allergisch reagieren, dürfen Sie dieses Mittel nicht anwenden.

UNERWÜNSCHTE WIRKUNGEN

▶ **Keine Maßnahmen erforderlich**

Die Haut kann sich röten, brennen, stechen und schuppen.

▶ **Muss beobachtet werden**

Bei etwa 1 von 100 Behandelten entzündet sich die Haut stark, was brennende Schmerzen hervorruft, eventuell bilden sich auch Bläschen. Dieser Ausschlag kann sich über den behandelten Bereich hinaus ausdehnen. Sind die Hauterscheinungen (→ Seite 14) einige Tage später nicht deutlich abgeklungen, sollten Sie einen Arzt aufsuchen.

▶ **Sofort zum Arzt**

Wenn starker Hautausschlag, Juckreiz, Herzrasen, Atemnot, Schwäche und Schwindel auftreten, müssen Sie die Anwendung sofort abbrechen und unverzüglich den Notarzt (Telefon 112) rufen, weil es sich um eine lebensbedrohliche Allergie (→ Seite 14) handeln kann.

HINWEISE

Für Kinder unter 14 Jahren

Bei Kindern sollten Sie Bufexamac nicht anwenden.

Für Schwangerschaft und Stillzeit

In Schwangerschaft und Stillzeit sollten Sie Bufexamac nur nach Rücksprache mit einem Arzt anwenden. Mehr als zehn Gramm Salbe oder Creme pro Tag sollten Sie nicht auftragen.

In den letzten sechs Wochen der Schwangerschaft sollten Sie Bufexamac nicht anwenden, weil es möglicherweise Wehen oder Blutungen auslösen kann.

Stillende Frauen sollten das Mittel nicht an der Brust anwenden.

Kortisonhaltige Mittel

Hydrokortison (äußerlich)

Ebenol, Fenistil Hydrocort, Linola Akut, Muni, Soventol HydroCort, Systral Hydrocort

Hydrokortison entspricht dem körpereigenen Hormon Kortisol, das in den Nebennierenrinden produziert wird. Dieses Hormon wird immer dann ausgeschüttet, wenn der Körper einer großen Belastung ausgesetzt ist. Es sorgt dafür, dass Immun- und Entzündungsreaktionen nicht übermäßig heftig verlaufen. Damit schaltet es aber gleichzeitig auch die Warnzeichen aus, die normalerweise anzeigen, dass der Körper mit etwas konfrontiert wird, was ihm nicht gut tut. Und es verhindert die körpereigenen Reaktionen auf Krankheitserreger, die dazu beitragen, dass sich diese im Körper nicht ausbreiten.

Kortison dringt gut durch die Haut in den Blutkreislauf ein und entfaltet deshalb seine Wirkung nicht nur an der Haut, sondern im ganzen Körper – wenngleich in sehr viel geringerem Umfang als bei Tabletten. Wie gut diese Aufnahme ist und in welchem Umfang es in den Blutkreislauf gelangt, hängt von der Stärke des Wirkstoffs, seiner Zubereitung, den Zusätzen, dem Ausmaß der Hauterkrankung und der Hautdicke ab.

Bei kortisonhaltigen Mitteln gibt es vier Wirkklassen, die von Klasse 1 (schwach wirkend) bis Klasse 4 (sehr stark wirkend) reichen. Hydrokortison gehört zu den schwach wirkenden Mitteln, und nur diese Substanz ist rezeptfrei erhältlich. Alle anderen Kortisone sind verschreibungspflichtig. Alles, was Sie zu diesen Mitteln wissen müssen, lesen Sie im HANDBUCH MEDIKAMENTE der Stiftung Warentest oder im Internet unter www.medikamente-im-test.de.

Je dünner die Haut ist, desto stärker wirkt Kortison. Im Genitalbereich beispielsweise oder an der Innenseite der Oberarme ist die Haut besonders dünn, auf der Oberseite der Oberschenkel besonders dick.

In *Ebenol 0,5% Creme/Spray 0,5%, Fenistil Hydrocort Creme/Spray 0,5%, Soventol HydroSpray, Soventol HydroCort 0,5%* sowie in *Systral Hydrocort 0,5%* Creme ist Hydrokortison mit 5 Milligramm höher dosiert als in den anderen Präparaten. Dadurch wirken diese Mittel stärker. Sie sollten die

Anwendungsbeschränkungen deshalb unbedingt berücksichtigen.
Die therapeutische Wirksamkeit von Hydrokortison bei Ekzemen ist erwiesen. Juckreiz und Entzündung lassen rasch nach. Für eine zeitlich begrenzte Anwendung (maximal zwei Wochen) gelten die Mittel als „geeignet".

Anwendung

Sie tragen das Mittel zwei- bis dreimal täglich dünn auf die betroffene Hautstelle auf. Bessern sich die Beschwerden, wenden Sie es nur noch einmal täglich oder alle zwei Tage an und setzen es dann ganz ab. Länger als zwei Wochen sollten Sie kortisonhaltige Präparate nicht anwenden. Sind die Symptome dann nicht verschwunden oder treten sie erneut auf, müssen Sie einen Hautarzt aufsuchen.
Im Gesicht sollten Sie Hydrokortison nicht ohne Rücksprache mit einem Arzt anwenden.
Auf große Hautflächen (z. B. ganzer Rücken oder Bauch) sollten Sie das Mittel nicht auftragen.

Achtung

Gegenanzeigen

Unter folgenden Bedingungen dürfen Sie die Mittel nicht anwenden:

- Sie oder ein zu behandelndes Kind haben eine bakterielle Hautentzündung.
- Es handelt sich bei dem Ausschlag um eine Impfreaktion, Pilzinfektion oder „Kupferfinne" (Rosacea).
- Sie oder das zu behandelnde Kind haben Windpocken oder eine Gürtelrose (Zoster).
- Es besteht eine Hautentzündung im Windelbereich.
- Sie oder ein zu behandelndes Kind haben einen Trommelfellriss. Dann dürfen die Mittel nicht am Ohr angewendet werden.

Unerwünschte Wirkungen

Bei schwach wirksamen Substanzen (Glukokortikoide der Klasse 1, zu der auch Hydrokortison zählt) treten die nachfolgenden Nebenwirkungen nur sehr selten auf, vorausgesetzt, Sie wenden die Mittel nur kurzfristig an. Wollen Sie das Mittel länger anwenden, sollten Sie das nicht ohne ärztlichen Rat tun. Am größten ist die Gefahr für Nebenwirkungen bei Säuglingen und Kleinkindern.

▶ **Keine Maßnahmen erforderlich**

Aufgrund von Pigmentveränderungen kann die Haut blasser oder dunkler werden. Diese Erscheinung bildet sich wieder zurück, wenn Sie das Mittel absetzen.

▶ **Muss beobachtet werden**

Wenn die Haut sich verstärkt rötet und juckt, reagieren Sie vermutlich allergisch auf das Mittel. Dann sollten Sie es absetzen. Sind die Hauterscheinungen (→ Seite 14) einige Tage später nicht deutlich abgeklungen, sollten Sie einen Arzt aufsuchen.
Wenn Sie Hydrokortison auf großen Flächen oder unter einem Verband anwenden, kann der Wirkstoff in den Blutkreislauf gelangen und den Hormonhaushalt beeinflussen und dann beispielsweise die Blutzuckereinstellung verschlechtern.
Wenn Sie folgende Veränderungen bemerken, die insbesondere bei häufiger oder lang andauernder Anwendung auftreten, sollten Sie das Mittel absetzen und die weitere Therapie mit einem Arzt besprechen:

- Auf der Haut zeigen sich zahlreiche Pickel, ähnlich wie bei Akne (Steroid-Akne), oder eine bestehende Akne verschlimmert sich.
- Es treten Pilz- oder Herpesinfektionen auf.

Hinweise

Für Kinder unter 14 Jahren

Bei Säuglingen und Kindern unter sechs Jahren dürfen diese Mittel nicht ohne ärztliche Verordnung angewendet werden.
Auch bei älteren Kindern sollten Sie die Mittel nur nach Rücksprache mit einem Kinderarzt einsetzen.

Für Schwangerschaft und Stillzeit

Hydrokortison können auch Schwangere anwenden, allerdings nicht in den ersten drei Monaten und nicht auf großen Hautflächen. Sicherheitshalber sollten Sie vorher Rücksprache mit einem Arzt halten.
Wenn Sie stillen, dürfen Sie die Mittel nicht an der Brust anwenden.

Warum Sie kortisonhaltige Mittel mit Bedacht anwenden sollten

Wenn Sie kortisonhaltige Salbe sofort bei jedem Juckreiz oder jeder kleinen Entzündung auftragen, unterdrücken Sie ein Warnzeichen des Körpers. Sie können also nicht herausfinden, warum der Körper diese Signale aussendet. Sobald Sie die Salbe weglassen, treten Juckreiz und Entzündung erneut auf – und so geraten Sie in eine Spirale, aus der es kaum einen Ausweg gibt. Sie müssen die Salbe immer wieder anwenden, und gerade dieser langfristige Gebrauch ist bei kortisonhaltigen Mitteln nicht ratsam.

Es ist also nötig, dass Sie erst einmal nach der Ursache forschen. Finden Sie diese nicht heraus oder sind Sie unsicher, ob es sich zum Beispiel um ein Ekzem oder eine Pilzinfektion handelt, sollten Sie einen Arzt aufsuchen. Haben Sie mit Kortison die Krankheitsanzeichen bereits unterdrückt, fehlen dem Arzt wichtige Anhaltspunkte für eine korrekte Diagnose.

Örtlich betäubende Mittel

Benzokain

Anaesthesin

Polidocanol

Anaesthesulf

Benzokain und Polidocanol sind oberflächlich betäubende Mittel. Sie verringern die Empfindlichkeit der Nervenenden und -fasern für Schmerz-, Kälte-, Wärme- und Druckreize. Schmerzen und Juckreiz sind dann weniger zu spüren. Benzokain löst häufig Allergien aus und sollte deshalb nicht eingesetzt werden.

Polidocanol wirkt ähnlich wie Benzokain, verursacht aber kaum Allergien und ist deshalb zur Behandlung von Juckreiz geeignet. Das Mittel wird auch bei Windpocken eingesetzt, um den dabei auftretenden starken Juckreiz zu lindern.

Anwendung

Lotion oder Puder tragen Sie nach Bedarf auf die betroffenen Hautstellen auf (die Lotion vor der Anwendung gut schütteln). Achten Sie darauf, dass die Mittel nicht ins Auge gelangen, weil sie die Schleimhaut reizen können.

Den Puder sollten Sie nicht auf nässenden Hautstellen anwenden, weil er sich mit der Feuchtigkeit verbindet. Dann bildet sich eine Kruste, unter der sich Bakterien gut vermehren und die Entzündung weiter unterhalten können.

Anaesthesulf: Die angebrochene Flasche müssen Sie innerhalb von sechs Monaten aufbrauchen.

Achtung

Gegenanzeigen

Benzokain: Wenn Sie auf Parastoffe (→ Seite 585) allergisch reagieren, dürfen Sie keine benzokainhaltigen Präparate anwenden, weil es zu einer Kreuzallergie kommen kann.

Unerwünschte Wirkungen

▶ **Keine Maßnahmen erforderlich**

Die Haut kann sich röten und brennen.

▶ **Muss beobachtet werden**

Benzokain: Wenn die Haut anschwillt und sich ein Hautausschlag mit Bläschen bildet, reagieren Sie vermutlich allergisch auf Benzokain. Setzen Sie das Mittel dann ab. Haben sich die Hauterscheinungen (→ Seite 14) auch einige Tage danach nicht merklich gebessert, sollten Sie einen Arzt aufsuchen. Bei 3 bis 6 von 100 Behandelten ruft im Anschluss an eine solche allergische Reaktion jeder weitere Kontakt mit benzokain- oder parastoffhaltigen Substanzen ein Kontaktekzem mit Hautausschlag und Juckreiz hervor.

▶ **Sofort zum Arzt**

Wenn starker Hautausschlag, Juckreiz, Herzrasen, Atemnot, Schwäche und Schwindel auftreten, müssen Sie die Anwendung sofort abbrechen und unverzüglich den Notarzt (Telefon 112) rufen, weil es sich um eine lebensbedrohliche Allergie (→ Seite 14) handeln kann.

Benzokain: Bei Anwendung auf großen Flächen kann Benzokain eine Art Blutvergiftung (Methämoglobinämie) auslösen. Der Körper kann dann über die roten Blutkörperchen nicht mehr genügend Sauerstoff aufnehmen. Dies zeigt sich in grauer Haut, blau-grauen Lippen, Kopfschmerzen, Übelkeit, Herzrasen, Atemnot und Unruhe. Treten solche Beschwerden auf, müssen Sie sofort einen Arzt aufsuchen.

Hinweise

Für Kinder unter 14 Jahren

Benzokain: Mittel mit diesem Wirkstoff sollten Sie bei Kindern unter zwei Jahren sicherheitshalber nicht anwenden.

Für Schwangerschaft und Stillzeit

Stillende Frauen dürfen die Mittel nicht an der Brust anwenden.

Synthetischer Gerbstoff (äußerlich)

Delagil, Tannolact, Tannosynt

Synthetischer Gerbstoff wirkt leicht entzündungshemmend und dämpft den Juckreiz. Er bewirkt, dass die an der Hautoberfläche vorhandenen Eiweißstoffe an den wunden Hautstellen gerinnen und sich eine Art künstlicher Schorf bildet. Dadurch zieht sich die Haut etwas zusammen (adstringierende Wirkung). Sie gibt dann weniger Schweiß und Flüssigkeit ab, sodass nässende Wunden trocknen. Die Wirksamkeit bei leichten Hautentzündungen und juckenden Hauterkrankungen ist erwiesen, zur Behandlung der damit einhergehenden Beschwerden sind gerbstoffhaltige Mittel geeignet.

ANWENDUNG

Die verschiedenen Zubereitungsformen wenden Sie je nach Hautzustand an. Lotion und Creme sind angebracht, wenn die Haut nicht nässt. Die Lotion müssen Sie vor der Anwendung gut schütteln, damit sich die Wirkstoffe in der Lösung verteilen.

Pulver als Badezusatz kommt bei allen Hautausschlägen infrage. Nach dem Bad sollten Sie die Haut mit einem Handtuch nur leicht trockentupfen, nicht reiben. Seife dürfen Sie nicht gleichzeitig verwenden, weil der Gerbstoff dann nicht mehr wirkt.

In der Umgebung der Augen dürfen Sie keine Gerbstoffe anwenden. Wenn etwas ins Auge geraten ist, müssen Sie das Auge 10 bis 15 Minuten lang mit klarem Wasser spülen und anschließend möglichst bald einen Augenarzt aufsuchen. Nach der Anwendung der Mittel sollten Sie sich sorgfältig die Hände waschen, damit nicht über die Finger etwas ins Auge gerät.

Alle Präparate wenden Sie nach Bedarf an.

ACHTUNG

Bei Anwendung als Badezusatz: Bei größeren Hautverletzungen, fieberhaften oder infektiösen Erkrankungen sowie bei Herzschwäche und hohem Blutdruck dürfen Sie keine warmen Vollbäder nehmen oder müssen vorher Rücksprache mit einem Arzt halten.

Außerdem müssen Sie darauf achten, dass die Wanne kein Metall enthält, sondern voll emailliert oder aus Kunststoff ist. Wenn Gerbstoff mit Metall in Berührung kommt, kann es sich verfärben.

Einige Mittel (siehe Tabelle) enthalten als Konservierungsmittel Parabene. Wenn Sie auf Parastoffe (→ Seite 585) allergisch reagieren, dürfen Sie diese Mittel nicht anwenden.

UNERWÜNSCHTE WIRKUNGEN

▶ **Keine Maßnahmen erforderlich**

Die Haut kann sich röten und brennen. Die Creme kann die Haut stark austrocknen.

▶ **Muss beobachtet werden**

Wenn die Haut sich verstärkt rötet und juckt, reagieren Sie vermutlich allergisch auf das Mittel. Dann sollten Sie es absetzen. Sind die Hauterscheinungen (→ Seite 14) einige Tage später nicht deutlich abgeklungen, sollten Sie einen Arzt aufsuchen.

HINWEISE

Für Kinder unter 14 Jahren

Vor allem bei Kleinkindern muss sorgfältig darauf geachtet werden, dass die Stoffe nicht ins Auge gelangen.

Zinkpaste

Zinkoxid

Zinkpaste LAW, Zinkpaste, weich BW

Zinkoxid trocknet die Haut aus und zieht sie an der Oberfläche etwas zusammen. Das beruhigt die geschädigte Haut, lässt sie schneller heilen und lindert den Juckreiz. Zur unterstützenden Behandlung bei Ekzemen sind weiche Pasten mit Zinkoxid geeignet.

ANWENDUNG

Sie tragen die Paste ein- bis mehrmals täglich dünn auf die betroffenen Hautstellen auf und decken sie eventuell mit etwas Mull ab.

Nässende Hautbereiche sollten Sie nicht mit Zinkpaste behandeln.

ACHTUNG

Zinkoxid kann die Wirkung anderer äußerlich aufzutragender Wirkstoffe einschränken. Wenn Sie noch andere Wirkstoffe auf die Haut auftragen wollen, müssen Sie die Zinkpaste vorher abwaschen – sonst kann das andere Mittel nicht in die Haut eindringen.

UNERWÜNSCHTE WIRKUNGEN

▶ **Keine Maßnahmen erforderlich**

Bei Daueranwendung kann sich das Hautbild

vergröbern, was sich aber wieder normalisiert, sobald die Salbe nicht mehr eingesetzt wird.

Pflanzliches Mittel
Bittersüß (äußerlich/innerlich)

Cefabene

Der Extrakt aus Bittersüß (Dulcamara) enthält Stoffe, die Juckreiz stillen und Entzündungen hemmen sollen. Da die therapeutische Wirksamkeit nicht ausreichend nachgewiesen ist, gelten die Mittel als „wenig geeignet". Bei Juckreiz und Ekzem können sie allenfalls unterstützend eingesetzt werden.

Achtung

Cefabene Tropfen enthalten Alkohol. Personen mit Alkoholproblemen dürfen dieses Mittel nicht einnehmen. Auch Leberkranke und Menschen mit Anfallleiden sollten den Alkoholgehalt berücksichtigen. Darüber hinaus kann Alkohol die Wirkung vieler Arzneimittel (z. B. Schlaf- und Beruhigungsmittel, Psychopharmaka, starke Schmerzmittel, einige Mittel bei hohem Blutdruck) verstärken.

Unerwünschte Wirkungen

▶ Keine Maßnahmen erforderlich

Cefabene Salbe: Aufgrund des Alkoholgehalts können sich offene Hautstellen nach dem Auftragen der Salbe vorübergehend röten und brennen.

Hinweise

Für Kinder unter 14 Jahren

Cefabene Tropfen: Bedenken Sie, dass die Tropfen Alkohol enthalten. Mittel ohne Alkohol sind vorzuziehen.

Für Schwangerschaft und Stillzeit

Cefabene Tropfen: Bedenken Sie, dass die Tropfen Alkohol enthalten. Mittel ohne Alkohol sind vorzuziehen.

Pflanzliches Mittel
Kamille

HEWEKZEM novo Heilsalbe N

Extrakte aus der Kamille sollen die Wundheilung fördern, Entzündungen lindern sowie Bakterien und Pilze bekämpfen. Es liegen jedoch kaum Studien vor, die diese Effekte bei Ekzemen und juckenden Hauterkrankungen überprüfen. Die therapeutische Wirksamkeit ist deshalb nicht ausreichend nachgewiesen, das Präparat gilt als „wenig geeignet". Sie können es allenfalls als unterstützende Maßnahme zur Hautpflege einsetzen.

Achtung

Gegenanzeigen

Wenn Sie auf Korbblütlergewächse, zu denen auch die Kamille gehört, allergisch reagieren, dürfen Sie das Mittel nicht anwenden.

Unerwünschte Wirkungen

▶ **Muss beobachtet werden**

In Einzelfällen kann es nach dem Auftragen der Salbe zu einem Kontaktekzem kommen. Wenn die Haut sich verstärkt rötet und juckt, sollten Sie das Mittel absetzen. Sind die Hauterscheinungen (→ Seite 14) einige Tage später nicht deutlich abgeklungen, sollten Sie einen Arzt aufsuchen.

Pflanzliches Mittel
Nachtkerzenöl (innerlich)

Epogam

Dieses Mittel wird vorwiegend eingesetzt, um den im Rahmen einer Neurodermitis auftretenden Juckreiz zu lindern. Das Öl aus den Samen der Nachtkerze enthält etwa 10 Prozent Gamma-Linolensäure. Diese ungesättigte Fettsäure bildet der Körper normalerweise selbst. Es wird vermutet, dass dies bei einer Neurodermitis nicht in ausreichender Menge geschieht, sodass ein Mangel an Gamma-Linolensäure auftritt, der dazu beiträgt, dass die Krankheit bestehen bleibt. Dieser Mangel soll mit dem Präparat ausgeglichen werden.

Bisher ließ sich jedoch nicht überzeugend nachweisen, dass sich die Entzündungssymptome und der Juckreiz mit Nachtkerzensamenöl bessern. Zur Behandlung von Juckreiz und Ekzem wird das Mittel deshalb als „wenig geeignet" erachtet. Sie können es allenfalls anwenden, um die Beschwerden zu lindern, wenn geeignete Mittel nicht angewendet werden können oder in ihrer Wirkung nicht ausreichen.

Anwendung

Wenn es Ihnen schwer fällt, die Kapseln zu schlucken, können Sie sie auch mit einer Nadel aufstechen und das Öl ins Essen geben oder direkt in den Mund träufeln. Ein Behandlungseffekt stellt sich frühestens nach acht bis zwölf Wochen ein.

Achtung

Gegenanzeigen

Wenn Sie eine Nahrungsmittelallergie haben, sollten Sie das Mittel nur nach Rücksprache mit einem Arzt anwenden.

Wechselwirkungen mit Medikamenten

Wenn Sie Mittel gegen Schizophrenie einnehmen (Phenothiazine) oder an einer Epilepsie leiden, kann Nachtkerzensamenöl möglicherweise epileptische Anfälle auslösen. In diesen Fällen sollten Sie vor der Einnahme Rücksprache mit einem Arzt halten.

Unerwünschte Wirkungen

▶ **Keine Maßnahmen erforderlich**

Bei weniger als 1 von 10 Behandelten können vorübergehend Übelkeit, Verdauungsstörungen und Kopfschmerzen auftreten.

▶ **Muss beobachtet werden**

Bei weniger als 1 von 100 Behandelten kann sich der Zustand der Haut während der Behandlung verschlechtern. Die Haut rötet sich und brennt verstärkt. Kommt starker Juckreiz hinzu oder bilden sich Bläschen, dann reagieren Sie vermutlich allergisch auf Nachtkerzensamenöl. Dann sollten Sie das Mittel absetzen. Sind die Hauterscheinungen (→ Seite 14) einige Tage später nicht deutlich abgeklungen, sollten Sie einen Arzt aufsuchen.

In sehr seltenen Fällen kann sich die Körpertemperatur erhöhen. Dieses leichte Fieber geht wieder zurück, wenn Sie das Mittel absetzen.

▶ **Sofort zum Arzt**

Wenn starker Hautausschlag, Juckreiz, Herzrasen, Atemnot, Schwäche und Schwindel auftreten, müssen Sie die Anwendung sofort abbrechen und unverzüglich den Notarzt (Telefon 112) rufen, weil es sich um eine lebensbedrohliche Allergie (→ Seite 14) handeln kann.

Hinweise

Für Kinder unter 14 Jahren

Bei Kindern unter einem Jahr sollte das Mittel wegen mangelnder Erkenntnisse nicht angewendet werden.

Kinder mit Epilepsien sollten sorgfältig beobachtet werden, wenn sie Nachtkerzensamenöl einnehmen.

Für Schwangerschaft und Stillzeit

In den ersten drei Schwangerschaftsmonaten sollten Sie das Mittel nur nach Rücksprache mit einem Arzt anwenden.

Eine Einnahme in der Stillzeit ist unbedenklich.

Juckreiz, Ekzem

Handelsname Darreichungsform	Zusammensetzung pro 1 ml/1 g oder wie angegeben bzw. pro abgeteilte Einheit	Kleinste Packungsgröße	Unverb. Preis in Euro	Bewertung für das beanspruchte Anwendungsgebiet
Anaesthesin N Puder Puder	**Benzokain** 60 mg	50 g	6,75	**Wenig geeignet** bei Juckreiz, weil der Wirkstoff selbst leicht Allergien auslösen kann. → Seite 55
Anaesthesulf Lotion	**Polidocanol** 80 mg	50 g	6,19	**Geeignet** bei Juckreiz. → Seite 55
Bufexamac-ratiopharm Creme	**Bufexamac** 50 mg (Konservierungsmittel: Parabene)	20 g	4,41	**Wenig geeignet** bei Juckreiz und Ekzem, weil der Wirkstoff selbst Allergien auslösen kann. → Seite 52
Bufexamac-ratiopharm Salbe Salbe	50 mg	20 g	4,41	
Cefabene Filmtabletten Filmtabletten	**Auszug aus Bittersüßstängel** 200 mg	50 Stück	17,50	**Wenig geeignet** bei Ekzem, weil die therapeutische Wirksamkeit nicht ausreichend nachgewiesen ist. Sinnvoll allenfalls als unterstützende Maßnahme. → Seite 57
Cefabene Salbe Salbe	100 mg	25 g	9,97	
Cefabene Tropfen Tropfen	700 mg *Enthält 26% Alkohol*	50 ml	16,40	

Hinweise zu den Tabellenspalten → Seite 34, zur Auswahl der Arzneimittel → Seite 28, zur Grundlage der Bewertung → Seiten 29, 33

Juckreiz, Ekzem Fortsetzung

Handelsname Darreichungsform	Zusammensetzung pro 1 ml/1 g oder wie angegeben bzw. pro abgeteilte Einheit	Kleinste Packungsgröße	Unverb. Preis in Euro	Bewertung für das beanspruchte Anwendungsgebiet
Hinweise zu den Tabellenspalten → Seite 34, zur Auswahl der Arzneimittel → Seite 28, zur Grundlage der Bewertung → Seiten 29, 33				
Delagil Creme Creme	**Synthetischer Gerbstoff** 4 mg	20 g	4,80	**Geeignet** bei leichten Hautentzündungen und juckenden Hauterkrankungen. → Seite 56
Delagil Pulver Pulverbeutel	400 mg	5 x 10 g	5,40	
duradermal Creme Creme	**Bufexamac** 50 mg	25 g	4,75	**Wenig geeignet** bei Juckreiz und Ekzem, weil der Wirkstoff selbst Allergien auslösen kann. → Seite 52
duradermal Lotio Emulsion	50 mg	50 g	9,08	
duradermal Salbe	50 mg	25 g	4,75	
duradermal Fettsalbe Salbe	50 mg	25 g	4,75	
Ebenol Creme	**Hydrokortison** 2,5 mg	25 g	7,49	**Geeignet** bei Juckreiz und Ekzem zur zeitlich und örtlich begrenzten Anwendung (nicht länger als zwei Wochen). → Seite 53
Ebenol leicht 0,25 %	2,5 mg	25 g	6,93	
Ebenol 0,5 % Creme Creme	5 mg	15 g	7,49	
Ebenol Spray 0,5 % Spray	5 mg	30 ml	9,90	
Epogam	**Nachtkerzensamenöl** 500 mg	240 Stück	62,38	**Wenig geeignet** bei Juckreiz und Ekzem, weil die therapeutische Wirksamkeit nicht ausreichend nachgewiesen ist. Allenfalls zur symptomatischen Linderung, wenn geeignete Mittel nicht angewendet werden können oder nicht ausreichen. → Seite 57
Epogam 1 000 Kapseln	1000 mg	120 Stück	64,90	
Fenistil Gel Gel	**Dimetindenmaleat** 1 mg (Konservierungsmittel: Parabene)	20 g	4,91	**Wenig geeignet** bei Juckreiz und Ekzem, weil die therapeutische Wirksamkeit nicht ausreichend nachgewiesen ist; der Wirkstoff kann selbst Allergien auslösen. → Seite 52
Fenistil Hydrocort Creme 0,25 %	**Hydrokortison** 2,5 mg	20 g	6,50	**Geeignet** bei Juckreiz und Ekzem zur zeitlich und örtlich begrenzten Anwendung (nicht länger als zwei Wochen). → Seite 53
0,5 % Creme	5 mg	15 g	7,49	
Fenistil Hydrocort Spray 0,5 % Lösung	5 mg	30 ml	9,90	
HEWEKZEM novo Heilsalbe N Salbe	**Kamillenblütenöl** 10 mg	40 g	7,40	**Wenig geeignet** bei Ekzem, weil die therapeutische Wirksamkeit nicht ausreichend nachgewiesen ist. Allenfalls als unterstützende Maßnahme zur Hautpflege. → Seite 57
Jomax Creme Creme	**Bufexamac** 50 mg	20 g	4,49	**Wenig geeignet** bei Juckreiz und Ekzem, weil der Wirkstoff selbst Allergien auslösen kann. → Seite 52
Jomax Salbe Salbe	50 mg	20 g	4,49	

▶

Juckreiz, Ekzem Fortsetzung

Handelsname Darreichungsform	Zusammensetzung pro 1 ml/1 g oder wie angegeben bzw. pro abgeteilte Einheit	Kleinste Packungsgröße	Unverb. Preis in Euro	Bewertung für das beanspruchte Anwendungsgebiet

Hinweise zu den Tabellenspalten → Seite 34, zur Auswahl der Arzneimittel → Seite 28, zur Grundlage der Bewertung → Seiten 29, 33

Handelsname Darreichungsform	Zusammensetzung pro 1 ml/1 g oder wie angegeben bzw. pro abgeteilte Einheit	Kleinste Packungsgröße	Unverb. Preis in Euro	Bewertung für das beanspruchte Anwendungsgebiet
Linola Akut 0,25% *0,5%* Creme	**Hydrokortison** 2,5 mg 5 mg	20 g 15 g	6,50 6,97	**Geeignet** bei Juckreiz und Ekzem zur zeitlich und örtlich begrenzten Anwendung (nicht länger als zwei Wochen). → Seite 53
Muni 0,5% HC Creme	**Hydrokortison** 5 mg	5 g	3,55	**Geeignet** bei Juckreiz und Ekzem zur zeitlich und örtlich begrenzten Anwendung (nicht länger als zwei Wochen). → Seite 53
Parfenac Creme Creme	**Bufexamac** 50 mg	25 g	5,32	**Wenig geeignet** bei Juckreiz und Ekzem, weil der Wirkstoff selbst Allergien auslösen kann. → Seite 52
Parfenac Milch Emulsion	50 mg	50 g	9,12	
Parfenac Salbe	50 mg	25 g	5,32	
Parfenac Fettsalbe Salbe	50 mg	25 g	5,32	
Soventol HydroCort 0,25% *0,5%* Creme	**Hydrokortisonazetat** 2,5 mg 5 mg	20 g 15 g	6,50 7,49	**Geeignet** bei Juckreiz und Ekzem zur zeitlich und örtlich begrenzten Anwendung (nicht länger als zwei Wochen). → Seite 53
Soventol HydroSpray 0,5% Lösung	**Hydrokortison** 5 mg	30 ml	9,90	**Geeignet** bei Juckreiz und Ekzem zur zeitlich und örtlich begrenzten Anwendung (nicht länger als zwei Wochen). → Seite 53
Systral Creme Creme	**Chlorphenoxamin-hydrochlorid** 15 mg (Konservierungsmittel: Parabene)	20 g	3,95	**Wenig geeignet** bei Juckreiz und Ekzem, weil die therapeutische Wirksamkeit nicht ausreichend nachgewiesen ist; der Wirkstoff kann selbst Allergien auslösen. → Seite 52
Systral Gel Gel	15 mg (Konservierungsmittel: Parabene)	20 g	3,95	
Systral Hydrocort 0,5 % Creme	**Hydrokortison** 5 mg	5 g	2,99	**Geeignet** bei Juckreiz und Ekzem zur zeitlich und örtlich begrenzten Anwendung (nicht länger als zwei Wochen). → Seite 53
Systral Hydrocort 0,25 % Emulsion Emulsion	2,5 mg	25 ml	6,50	
Tannolact Fettcreme 0,40 %	**Synthetischer Gerbstoff** 4 mg (Konservierungsmittel: Parabene)	20 g	4,95	**Geeignet** bei leichten Hautentzündungen und juckenden Hauterkrankungen. → Seite 56
Tannolact Creme 1 % Creme	10 mg	20 g	4,95	
Tannolact Lotio 1 % Lotion	10 mg	75 g	5,90	
Tannolact Pulver 40 % Pulver	4 g	10 Stück	11,97	

Juckreiz, Ekzem Fortsetzung

Handelsname Darreichungsform	Zusammensetzung pro 1 ml/1 g oder wie angegeben bzw. pro abgeteilte Einheit	Kleinste Packungsgröße	Unverb. Preis in Euro	Bewertung für das beanspruchte Anwendungsgebiet
Tannosynt flüssig Bad	**Synthetischer Gerbstoff** 400 mg	100 g	9,97	**Geeignet** bei leichten Hautentzündungen und juckenden Hauterkrankungen. → Seite 56
Tannosynt Creme Creme	10 mg	20 g	4,95	
Tannosynt Lotio Lotion	10 mg (Konservierungsmittel: Parabene)	100 g	8,20	
Windol Creme Creme	**Bufexamac** 50 mg	20 g	4,49	**Wenig geeignet** bei Juckreiz und Ekzem, weil der Wirkstoff selbst Allergien auslösen kann. → Seite 52
Windol Salbe Salbe	50 mg	20 g	4,49	
Zinkpaste LAW Paste	**Zinkoxid** 200 mg	50 g	3,45	**Geeignet** zur unterstützenden Behandlung bei Ekzemen. → Seite 56
Zinkpaste weich BW Paste	**Zinkoxid** 300 mg	50 ml	3,80	**Geeignet** zur unterstützenden Behandlung bei Ekzemen. → Seite 56

Hinweise zu den Tabellenspalten → Seite 34, zur Auswahl der Arzneimittel → Seite 28, zur Grundlage der Bewertung → Seiten 29, 33

Trockene Haut

Die Haut hält sich normalerweise selbst elastisch und geschmeidig, indem sie Wasser im Gewebe einlagert und Talg produziert. Wie viel Fett sie bildet, hängt meist von erblichen und hormonellen Voraussetzungen ab. Verschiedene Faktoren können dazu führen, dass die Haut unangenehm trocken ist.

Anzeichen und Beschwerden

Die Haut ist matt, rau, spröde, schuppt und juckt leicht. Oft spannt sie auch etwas.

Ursachen

Trockene Haut kann eine Reihe von Ursachen haben:

- Viele Menschen haben von Natur aus trockene Haut, weil diese wenig Talg bildet.
- Im Zusammenhang mit Krankheiten kann die Haut trocken werden, zum Beispiel bei Neurodermitis und Schuppenflechte.
- Wenn im Alter die Hormonproduktion nachlässt, wird weniger Talg produziert, wodurch sich die Fähigkeit der Haut, Wasser zu binden, verringert. Das führt dazu, dass sie trockener wird.
- Zu viel Sonne und UV-Licht in Solarien trocknen die Haut ebenfalls aus.
- Zu häufiges Duschen und Baden in heißem Wasser sowie die Verwendung von Seife, Schaumbad oder Waschlotionen entziehen der Haut Fett und trocknen sie aus.
- In überheizten oder klimatisierten Räumen mit geringer Luftfeuchtigkeit wird der Haut mehr Flüssigkeit entzogen und sie trocknet schneller aus.

Allgemeine Maßnahmen

Duschen Sie nur alle zwei Tage mit nicht zu heißem Wasser und waschen Sie sich zwischendurch mit einem Waschlappen, das beeinträchtigt die Hygiene nicht. Benutzen Sie dabei Babyseife oder Syndets mit einem hohen Anteil an rückfettenden Substanzen.

Wichtig ist die Pflege der Haut nach dem Waschen: Wenn Sie zu trockener Haut neigen, pflegen Sie diese mit Cremes und Lotionen, die einen hohen Fettanteil haben (Wasser-in-Öl-Emulsion). Rissige Haut oder Hornhaut an den Fersen braucht stark fetthaltige Salben, die sie gleichzeitig auch feucht halten (z. B. mit Glyzerin oder Harnstoff).

Trinken Sie genügend: zwei bis drei Liter täglich sollten es sein.

Grünpflanzen in den Räumen sorgen für eine höhere Luftfeuchtigkeit. Feuchte Tücher über den Heizkörpern haben einen ähnlichen Effekt.

Wann zum Arzt?

Wenn die Haut stark schuppt und mit den als geeignet eingestuften Präparaten nicht wieder geschmeidig wird, sollten Sie einen Hautarzt aufsuchen.
Bei Ichthyose, einer schwerwiegenden, schuppenden Hauterkrankung, die den ganzen Körper erfasst, kann der Arzt rezeptfreie harnstoffhaltige Mittel auch zulasten der gesetzlichen Krankenkassen verordnen. Voraussetzung ist aber, dass keine andere therapeutische Alternative besteht und der Harnstoffgehalt in den Präparaten mindestens 5 Prozent beträgt. Näheres hierzu finden Sie unter der Überschrift „Ausnahmeliste" (→ Seite 694).

Behandlung mit Medikamenten

Rückfettende Cremes und Salben (→ Seite 64), die keine bestimmten Wirkstoffe enthalten, sind zur Behandlung von trockener Haut geeignet. Ob eine Öl-in-Wasser- oder eine Wasser-in-Öl-Emulsion sinnvoller ist, richtet sich nach dem Hauttyp, siehe dazu auch „Äußerlich anzuwendende Arzneimittel" (→ Seite 35). Salben sind vor allem bei trockener Haut geeignet, Fettsalben bei sehr trockener sowie rissiger Haut und Cremes bei rauen Hautstellen.
Harnstoffhaltige Cremes und Salben (→ nebenstehend) erhöhen die Fähigkeit der Haut, Feuchtigkeit zu binden, und sind deshalb ebenfalls geeignet, trockene Haut zu pflegen. Die Kombination Harnstoff + örtlich betäubendes Mittel (→ Seite 65) bringt keine Vorteile für die Hautpflege, der örtlich betäubende Wirkstoff kann jedoch gegebenenfalls bei starkem Juckreiz lindernd wirken.
Ölbäder (→ Seite 63) sind zur Pflege von trockener und leicht schuppender Haut geeignet, aber nur dann, wenn das nach dem Baden auf der Haut befindliche Öl nicht mit dem Handtuch wieder abgerieben wird. Die Kombination Ölbad + örtlich betäubendes Mittel (→ Seite 65) ist jedoch nur mit Einschränkung geeignet, weil nicht gesichert ist, dass der Zusatz des örtlich betäubenden Wirkstoffs die therapeutische Wirksamkeit verbessert.
Äußerlich aufzutragendes Nachtkerzenöl (→ Seite 64) ist zur Pflege trockener Haut geeignet.
Wirkstofffreie Präparate wie *Alfason Basis Cresa*, *Asche Basis Creme/Lotion/Fettcreme/Salbe*, *Dermatop Basis Creme/Salbe/Fettsalbe*, *Neribas Creme/Fettsalbe/Salbe*, *Wolff Basiscreme* eignen sich ebenfalls zur Pflege der Haut. Sie sind keine Arzneimittel, sondern Kosmetika.
Wenn Sie Präparate im Intimbereich anwenden, beachten Sie auch die Hinweise bei der Anwendung von Kondomen (→ Seite 409).

Anthroposophische, homöopathische und traditionell angewendete Mittel

Ebenfalls zu den meistgekauften Mitteln gehören *Lenicet Salbe* mit zwei Aluminiumverbindungen und *Vaselin Salbe LAW*. Dabei handelt es sich um Präparate, die von der Arzneimittelbehörde als „traditionell angewendet" zugelassen wurden. Alle diese Mittel lassen sich nach den Grundsätzen dieses Buches nicht bewerten und werden deshalb nicht näher besprochen. Allgemeine Informationen zu derartigen Mitteln finden Sie in den Abschnitten „Anthroposophische Mittel" (→ Seite 22) und „Traditionell angewendete Mittel" (→ Seite 20).

Harnstoffhaltige Cremes und Salben

Harnstoff

Basodexan, Elacutan, Eucerin 10% Urea, Hyanit N, Linola Urea, Nubral, Widmer Carbamid

Harnstoff + hautpflegende Substanzen

Remederm

Harnstoff erhöht den Feuchtigkeitsgehalt der Haut und trägt dazu bei, sie weich und geschmeidig zu erhalten. Er verstärkt das Eindringen anderer Wirkstoffe in die Haut. *Remederm* enthält neben Harnstoff noch verschiedene weitere hautpflegende Substanzen wie zum Beispiel Vitamin A, Vitamin E und Dexpanthenol. Zur Pflege von trockener Haut sind diese Mittel geeignet.

ANWENDUNG

Sie cremen die Haut täglich ein- bis zweimal dünn ein. Achten Sie darauf, dass die Mittel nicht in die Augen gelangen, weil sie die Schleimhaut reizen können.
Harnstoff macht die Haut „durchlässiger" für alle Stoffe, die auf die Haut aufgetragen werden. Kosmetika sollten Sie daher in einem Abstand von zirka einer Stunde anwenden. Diese Eigenschaft von Harnstoff lässt sich aber auch nutzen, um die Wirkung bestimmter Arzneistoffe bei der Therapie von Hauterkrankungen zu verstärken. So dringen beispielsweise Glukokortikoide (bei Ekzemen) oder Dithranol (bei Schuppenflechte) besser in die Haut ein, wenn diese gleichzeitig mit harnstoffhaltigen Mitteln behandelt wird.

Achtung

Nubral Creme: Dieses Präparat enthält als Konservierungsmittel Parabene. Wenn Sie auf Parastoffe (→ Seite 585) allergisch reagieren, dürfen Sie dieses Mittel nicht anwenden.

Wenn Ihre Nierenfunktion gestört ist, dürfen Sie die Mittel nicht auf großen Körperflächen anwenden (z. B. ganzer Rücken).

Gegenanzeigen

Auf entzündete oder verletzte Haut dürfen Sie harnstoffhaltige Cremes nicht auftragen.

Unerwünschte Wirkungen

▶ **Keine Maßnahmen erforderlich**

Die Haut kann sich röten, brennen und schuppen, vor allem an entzündeten Stellen. Wenn die Harnstoffkonzentration über 10 Prozent liegt, kann das Brennen schmerzhaft sein. *Linola Urea* sowie *Widmer Carbamid* haben eine Harnstoffkonzentration von 12 Prozent, die von *Remederm* liegt bei 3 Prozent. Alle anderen Mittel weisen einen Harnstoffgehalt von 10 Prozent auf.

▶ **Muss beobachtet werden**

Wenn die Haut weiterhin gerötet bleibt und juckt und sich zusätzlich ein Hautausschlag mit Bläschen bildet, vertragen Sie vermutlich das Mittel nicht. Dann sollten Sie es absetzen. Sind die Hauterscheinungen (→ Seite 14) einige Tage später nicht deutlich abgeklungen, sollten Sie einen Arzt aufsuchen.

■ Ölbäder

Sojabohnenöl

Balneum Hermal

Erdnussöl + Paraffin

Balneum Hermal F

Sojabohnenöl + Paraffin

Oleobal

Paraffin + rückfettende Substanzen

Linola Fett N Ölbad

Badezusätze mit Ölen aus Sojabohnen oder Erdnüssen oder aus Paraffin fetten die Haut beim Baden und Duschen. Sie überziehen die Haut mit einem hauchdünnen Fettfilm, der verhindert, dass sich natürliche Feuchthaltefaktoren aus der Hornschicht der Haut lösen. Die Haut juckt dann weniger und trocknet auch nicht so rasch aus. Paraffin hat zusätzlich einen leicht reinigenden Effekt. Zur Pflege von trockener Haut sind Ölbäder geeignet.

Anwendung

Sie geben das Ölbad in dünnem Strahl direkt in das einlaufende Wasser, dann verteilt es sich besser. Die Wassertemperatur sollte bei 32 °C liegen, das beruhigt die Hautnerven und hat die beste rückfettende Wirkung. Mit jedem Grad mehr nimmt dieser Effekt ab. Wärmer als 36 °C sollte das Wasser auf keinen Fall sein.

Sie können das Ölbad auch unverdünnt auf die angefeuchtete Haut auftragen, müssen es dann aber anschließend gut abduschen, damit keine Reste von Detergenzien auf der Haut bleiben. Das sind Stoffe, die die Oberflächenspannung des Wassers herabsetzen, damit sich die Fettbestandteile besser verteilen.

Es genügt, wenn Sie das Ölbad alle zwei bis drei Tage anwenden.

Seife und Syndets dürfen Sie nicht gleichzeitig anwenden, weil sie die rückfettende Wirkung des Ölbads aufheben.

Nach dem Bad sollten Sie die Haut nicht abtrocknen – sonst landet der dünne Fettfilm aus dem Badewasser meist im Handtuch, selbst wenn Sie die Haut nur trockentupfen.

Achtung

Alle Ölbäder machen die Bade- oder Duschwanne sehr glitschig! Es besteht erhöhte Rutschgefahr.

Balneum Hermal F: Wenn Sie auf Erdnüsse allergisch reagieren, sollten Sie einen Badezusatz ohne Erdnussöl verwenden.

Gegenanzeigen

Unter folgenden Bedingungen dürfen Sie ein Vollbad nur nach Rücksprache mit einem Arzt nehmen:

- Es bestehen ausgedehnte Hautverletzungen.
- Sie haben eine akute Hautkrankheit.
- Sie haben Fieber oder eine infektiöse Erkrankung.
- Ihr Herz ist geschwächt (Herzinsuffizienz).
- Ihr Blutdruck ist erhöht.

Unerwünschte Wirkungen

▶ **Muss beobachtet werden**

Wenn die Haut sich rötet und juckt und sich ein Hautausschlag mit Bläschen bildet, vertragen Sie vermutlich den Badezusatz nicht. Dann sollten Sie das Mittel absetzen. Sind die Hauterscheinungen (→ Seite 14) einige Tage später nicht deutlich abgeklungen, sollten Sie einen Arzt aufsuchen.

Rückfettende Cremes und Salben

Ungesättigte Fettsäuren

Linola Creme/ Linola-Fett Creme

Vaselin + Paraffin

ESSEX Basissalbe

Vaselin + Paraffin + andere Substanzen

ESSEX Basiscreme

Diese Cremes und Salben enthalten keine pharmakologischen Wirkstoffe. Ob eine Öl-in-Wasser-(Creme) oder eine Wasser-in-Öl-Emulsion (Salbe) sinnvoller ist, richtet sich nach der Beschaffenheit der Haut:

- Eine Creme stellt eine Öl-in-Wasser-Emulsion dar und eignet sich mit ihrem hohen Wasseranteil vor allem zur Pflege von rauen Hautstellen sowie bei nässenden Hauterkrankungen (z. B. Ekzem). Cremes sind leicht abwaschbar und wirken auch etwas kühlend.
- Eine Salbe ist eine Wasser-in-Öl-Emulsion mit einem hohen Fettanteil und ist somit eher für die Pflege von trockener Haut geeignet.
- Eine Fettsalbe stellt eine Salbengrundlage ohne Wasserzusatz dar. Sie deckt die Oberfläche gut ab und eignet sich zur Pflege von sehr trockener Haut.

Einige Produkte enthalten aufgrund des hohen Wasseranteils Konservierungsstoffe. Diese Zusätze können bei sehr empfindlicher Haut Allergien auslösen (siehe Abschnitt „Unerwünschte Wirkungen").

ANWENDUNG

Sie tragen Creme, Fettcreme oder Salbe nach Bedarf auf die Haut auf.

ACHTUNG

Linola Creme: Dieses Mittel enthält als Konservierungsmittel Parabene. Wenn Sie auf Parastoffe (→ Seite 585) allergisch reagieren, dürfen Sie dieses Mittel nicht anwenden.

UNERWÜNSCHTE WIRKUNGEN

▶ **Keine Maßnahmen erforderlich**

Die Haut kann sich vorübergehend röten und etwas brennen.

▶ **Muss beobachtet werden**

Selten kann sich während der Anwendung ein allergisches Kontaktekzem ausbilden. Wenn die Haut sich verstärkt rötet und juckt, reagieren Sie vermutlich allergisch auf das Mittel. Dann sollten Sie es absetzen. Sind die Hauterscheinungen (→ Seite 14) einige Tage später nicht deutlich abgeklungen, sollten Sie einen Arzt aufsuchen.

HINWEISE

Für Schwangerschaft und Stillzeit

In der Stillzeit sollten Sie die Mittel nicht auf der Brust anwenden, damit der Säugling keine Creme- oder Salbenbestandteile mit der Muttermilch aufnimmt.

Pflanzliches Mittel

Nachtkerzenöl (äußerlich)

Linola Gamma

Die Creme mit dem Zusatz von Nachtkerzensamenöl ist eine Öl-in-Wasser-Emulsion mit einem hohen Feuchtigkeitsgehalt. Das pflanzliche Öl soll einen schützenden Fettfilm auf der Haut bilden und trockene, spröde Haut weich und geschmeidig machen. Bisher ist aber in klinischen Studien nicht ausreichend untersucht, ob der Zusatz von Nachtkerzensamenöl die Wirksamkeit einer reinen Salbengrundlage bei der Behandlung von Hauterkrankungen wie beispielsweise Neurodermitis spezifisch verbessert. Zur Pflege von trockener Haut ist das Mittel aber geeignet.

ANWENDUNG

Sie tragen die Creme täglich nach Bedarf auf. Die Umgebung der Augen müssen Sie aussparen.

ACHTUNG

Während Sie das Mittel anwenden, sollten Sie die Haut vorsichtshalber nicht der Sonne aussetzen oder ein Solarium besuchen, da keine Studien darüber vorliegen, ob das Mittel die Haut für UV-Strahlen empfindlicher macht.

Die Creme enthält als Konservierungsmittel Parabene. Wenn Sie auf Parastoffe (→ Seite 585) allergisch reagieren, dürfen Sie das Mittel nicht anwenden.

Gegenanzeigen

Auf verletzte Haut dürfen Sie das Mittel nicht auftragen.

Wechselwirkungen mit Medikamenten

Derzeit ist unbekannt, in welchem Ausmaß Nachtkerzensamenöl durch die Haut in den Blutkreislauf gelangt. Das Risiko, dass das Öl in nennenswerten Mengen in den Organismus aufgenommen wird, ist erst bei großflächiger Anwendung gegeben. Innerlich aufgenommenes Nachtkerzenöl kann möglicherweise epileptische Anfälle begünstigen. Wenn Sie dies befürchten, sollten Sie vor der Anwendung des Mittels Rücksprache mit einem Arzt halten.

Unerwünschte Wirkungen

▶ **Keine Maßnahmen erforderlich**
Gelegentlich kann sich die Haut etwas röten oder brennen.

▶ **Muss beobachtet werden**
Bildet sich ein Hautausschlag, reagieren Sie vermutlich allergisch auf das Mittel. Eine solche Allergie kann manchmal auch erst einige Zeit nach der Anwendung auftreten. Dann sollten Sie das Mittel absetzen. Sind die Hauterscheinungen (→ Seite 14) einige Tage später nicht deutlich abgeklungen, sollten Sie einen Arzt aufsuchen.

Hinweise

Für Schwangerschaft und Stillzeit
In der Stillzeit sollten Sie die Creme nicht auf der Brust anwenden, damit der Säugling die Creme nicht mit der Muttermilch aufnimmt.

Kombination: Ölbad + örtlich betäubendes Mittel

Sojabohnenöl + Polidocanol

Balneum Hermal Plus

Dieser Badezusatz enthält zusätzlich zu Sojaöl noch das örtlich betäubende Mittel Polidocanol. Der durch trockene Haut bedingte Juckreiz soll sich dadurch noch rascher und nachhaltiger bessern. In einem Wannenbad erreicht Polidocanol aber nicht die nötige Konzentration, um tatsächlich nachhaltig juckreizstillend zu wirken. Es ist sehr fraglich, ob die Wirkung dieses Badezusatzes über die des reinen Ölbades hinausgeht. Das Mittel gilt deshalb zur Pflege trockener Haut als „mit Einschränkung geeignet".

Anwendung

Sie geben das Ölbad in das einlaufende Badewasser, und zwar am besten in dünnem Strahl direkt in das laufende Wasser, damit sich die Öltröpfchen gut verteilen. Die Wassertemperatur sollte bei 32 °C liegen, das beruhigt die Hautnerven und hat die beste rückfettende Wirkung. Mit jedem Grad mehr nimmt dieser Effekt ab. Wärmer als 36 °C sollte das Wasser auf keinen Fall sein.
Sie können das Ölbad auch unverdünnt auf die angefeuchtete Haut auftragen, müssen es aber anschließend gut abduschen, damit keine Reste von Detergenzien auf der Haut bleiben. Das sind Stoffe, die die Oberflächenspannung des Wassers herabsetzen, damit sich die Fettbestandteile besser verteilen.
Achten Sie beim Baden darauf, dass das Mittel nicht in die Augen gelangt, weil es die Schleimhaut reizen kann.
Es genügt, wenn Sie das Ölbad alle zwei bis drei Tage anwenden. Wenn Sie an Neurodermitis leiden, sollten Sie nicht häufiger als einmal wöchentlich baden, da sonst die Haut zu stark austrocknet.
Seife und Syndets dürfen Sie nicht gleichzeitig anwenden, weil sie die rückfettende Wirkung des Ölbads aufheben.
Nach dem Bad sollten Sie die Haut nicht abtrocknen – sonst landet der dünne Fettfilm aus dem Badewasser meist im Handtuch, selbst wenn Sie die Haut nur trockentupfen.

Achtung

Alle Ölbäder machen die Bade- oder Duschwanne sehr glitschig! Es besteht erhöhte Rutschgefahr.

Gegenanzeigen
Unter folgenden Bedingungen dürfen Sie ein Vollbad nur nach Rücksprache mit einem Arzt nehmen:
- Es bestehen ausgedehnte Hautverletzungen.
- Sie haben eine akute Hautkrankheit.
- Sie haben Fieber oder eine infektiöse Erkrankung.
- Ihr Herz ist geschwächt (Herzinsuffizienz).
- Ihr Blutdruck ist erhöht.

Unerwünschte Wirkungen

▶ **Muss beobachtet werden**
Wenn die Haut sich rötet und juckt und sich ein Hautausschlag mit Bläschen bildet, vertragen Sie vermutlich den Badezusatz nicht. Dann sollten Sie das Mittel absetzen. Sind die Hauterscheinungen (→ Seite 14) einige Tage später nicht deutlich abgeklungen, sollten Sie einen Arzt aufsuchen.

Kombination: Harnstoff + örtlich betäubendes Mittel

Harnstoff + Polidocanol

Optiderm

Polidocanol ist ein oberflächlich betäubender Wirkstoff. Er verringert die Empfindlichkeit der Nervenenden und -fasern für Schmerz-, Kälte-, Wärme- und Druckreize. Schmerzen und Juckreiz sind dann weniger stark zu spüren.

Harnstoff erhöht den Feuchtigkeitsgehalt der Haut und trägt dazu bei, sie weich und geschmeidig zu erhalten. Die Kombination beider Wirkstoffe ist nützlich, wenn die Haut infolge des Juckreizes wundgekratzt ist oder um juckende Haut feucht zu halten. Für diesen Zweck sind die Mittel geeignet.

Anwendung

Sie tragen die Creme mehrmals täglich nach Bedarf auf die betroffenen Hautstellen auf. Achten Sie darauf, dass das Mittel nicht in die Augen gelangt, weil es die Schleimhaut reizen kann.

Harnstoff macht die Haut „durchlässiger" für alle Stoffe, die auf die Haut aufgetragen werden. Kosmetika sollten Sie daher in einem Abstand von zirka einer Stunde anwenden. Diese Eigenschaft von Harnstoff lässt sich aber auch nutzen, um die Wirkung bestimmter Arzneistoffe bei der Therapie von Hauterkrankungen zu verstärken. So dringen beispielsweise Glukokortikoide (bei Ekzemen) oder Dithranol (bei Schuppenflechte) besser in die Haut ein, wenn sie gleichzeitig mit harnstoffhaltigen Mitteln behandelt wird.

Achtung

Gegenanzeigen

Auf entzündete oder verletzte Haut dürfen Sie harnstoffhaltige Cremes nicht auftragen.

Wenn Ihre Nierenfunktion gestört ist, dürfen Sie das Mittel nicht auf großen Körperflächen anwenden (z. B. ganzer Rücken).

Unerwünschte Wirkungen

▶ **Keine Maßnahmen erforderlich**

Die Haut kann sich röten, brennen und schuppen, vor allem an entzündeten Stellen.

▶ **Muss beobachtet werden**

Wenn die Haut weiterhin gerötet bleibt und juckt und sich zusätzlich Bläschen auf der Haut bilden, reagieren Sie vermutlich allergisch auf das Mittel. Dann sollten Sie es absetzen. Sind die Hauterscheinungen (→ Seite 14) einige Tage später nicht deutlich abgeklungen, sollten Sie einen Arzt aufsuchen.

Trockene Haut

Handelsname Darreichungsform	Zusammensetzung pro 1 ml/1 g oder wie angegeben bzw. pro abgeteilte Einheit	Kleinste Packungsgröße	Unverb. Preis in Euro	Bewertung für das beanspruchte Anwendungsgebiet
Balneum Hermal	**Sojabohnenöl** 847,5 mg	200 ml	9,10	**Geeignet** zur Pflege von trockener Haut. → Seite 63
Balneum Hermal F	**Erdnussöl** 464,5 mg + **dünnflüssiges Paraffin** 470 mg	200 ml	9,50	**Geeignet** zur Pflege von trockener Haut. → Seite 63
Balneum Hermal Plus Bad	**Sojabohnenöl** 829,5 mg + **Polidocanol** 150 mg	200 ml	9,90	**Mit Einschränkung geeignet** zur Pflege der trockenen Haut, weil der Zusatz von Polidocanol die therapeutische Wirksamkeit gegenüber einem Ölbad allein nicht sicher verbessert. → Seite 65
Basodexan Fettcreme	**Harnstoff** 100 mg	50 g	7,34	**Geeignet** zur Pflege von trockener Haut. → Seite 62
Basodexan Softcreme Creme	100 mg	50 g	7,34	
Basodexan Salbe Salbe	100 mg	50 g	7,34	**Geeignet** zur Pflege von sehr trockener Haut. → Seite 62
Elacutan Creme	**Harnstoff** 100 mg	50 g	7,08	**Geeignet** zur Pflege von trockener Haut. → Seite 62
Elacutan Fettcreme 10 % Creme	100 mg	50 g	7,08	
Elacutan Salbe Salbe	100 mg	150 g	17,05	

Hinweise zu den Tabellenspalten → Seite 34, zur Auswahl der Arzneimittel → Seite 28, zur Grundlage der Bewertung → Seiten 29, 33

Trockene Haut Fortsetzung

Hinweise zu den Tabellenspalten → Seite 34, zur Auswahl der Arzneimittel → Seite 28, zur Grundlage der Bewertung → Seiten 29, 33

Handelsname Darreichungsform	Zusammensetzung pro 1 ml/1 g oder wie angegeben bzw. pro abgeteilte Einheit	Kleinste Packungsgröße	Unverb. Preis in Euro	Bewertung für das beanspruchte Anwendungsgebiet
ESSEX Basiscreme Creme	**Dickflüssiges Paraffin** 60 mg + **Weißes Vaselin** 150 mg + **Cetylstearylalkohol** 72 mg + **Cetomacrogol 1000** 22,5 mg + **Chlorocresol** 1 mg + **Natrium-dihydrogenphosphat** 3 mg + **Phosphorsäure 85 %** 0,02 mg + **Gereinigtes Wasser** 691,48 mg	50 g	7,00	**Geeignet** zur Pflege von nässenden und rauen Hautstellen. → Seite 64
ESSEX Basissalbe Salbe	**Dickflüssiges Paraffin** 50 mg + **Weißes Vaselin** 950 mg	50 g	7,00	**Geeignet** zur Pflege von sehr trockener Haut. → Seite 64
Eucerin Salbe 10 % Urea Salbe	**Harnstoff** 100 mg	100 ml	14,90	**Geeignet** zur Pflege von trockener Haut. → Seite 62
Hyanit N Salbe	**Harnstoff** 100 mg	100 g	16,41	**Geeignet** zur Pflege von trockener Haut. → Seite 62
Linola Creme	**Ungesättigte Fettsäuren** 5 mg (Konservierungsmittel: Parabene)	50 g	7,46	**Geeignet** zur Pflege von nässenden und rauen Hautstellen. → Seite 64
Linola Fett	8,15 mg	50 g	8,53	**Geeignet** zur Pflege von trockener Haut. → Seite 64
Linola Gamma	**Nachtkerzensamenöl** 200 mg (Konservierungsmittel: Parabene)	50 g	10,65	**Geeignet** zur Pflege von trockener Haut. → Seite 64
Linola Urea Creme	**Harnstoff** 120 mg	50 g	7,40	**Geeignet** zur Pflege von trockener Haut. → Seite 62
Linola Fett N Ölbad Bad	**Isopropylmyristat-Derivat** 440 mg + **Macrogol-laurylether** 60 mg + **dickflüssiges Paraffin** 480 mg + **Poly(oxypropylen)-Derivat** 10 mg	200 ml	9,81	**Geeignet** zur Pflege von trockener Haut. → Seite 63
Nubral Creme Creme	**Harnstoff** 100 mg (Konservierungsmittel: Parabene)	75 g	10,15	**Geeignet** zur Pflege von trockener Haut. → Seite 62
Nubral Salbe Salbe	100 mg	100 g	12,71	
Oleobal medizinisches Dusch- und Badeöl Bad	**Sojabohnenöl** 500 mg + **dünnflüssiges Paraffin** 439,5 mg	200 ml	9,19	**Geeignet** zur Pflege von trockener Haut. → Seite 63

▶

Trockene Haut Fortsetzung

Handelsname Darreichungsform	Zusammensetzung pro 1 ml/1 g oder wie angegeben bzw. pro abgeteilte Einheit	Kleinste Packungsgröße	Unverb. Preis in Euro	Bewertung für das beanspruchte Anwendungsgebiet
Optiderm Creme Creme	**Harnstoff** 50 mg + **Polidocanol** 30 mg	50 g	9,25	**Geeignet** bei trockener Haut verbunden mit Juckreiz. → Seite 65
Optiderm Lotion Emulsion	**Harnstoff** 50 mg + **Polidocanol** 30 mg	100 g	15,80	
Remederm Creme	**Harnstoff** 30 mg + **Aluminiumdistearat** 8 mg + **Butandiol** 25 mg + **Dexpanthenol** 20 mg + **Dibutyladipat** 10 mg + **Distearyl-hydrogenzitrat** 28 mg + **Glyzerinmonooleat** 15,75 mg + **Glyzerinmonostearat** 8,75 mg + **Hartparaffin** 26 mg + **Isopropylmyristat** 32 mg + **Milchsäure** 2 mg + **Vitamin A** 5,3 mg + **Ölsäuredecylester** 75 mg + **dünnflüssiges Paraffin** 12,25 mg + **Pentaerythritdikokosfett-säureester** 28 mg + **Polyethylenwachs** 1,75 mg + **Propylenglykol** 26,75 mg + **Sorbitansesquioleat** 23,5 mg + **Sorbitol-Lösung 70 %** 25 mg + **Vitamin E** 10 mg + **weißes Vaselin** 17,25 mg + **gebleichtes Wachs** 14 mg	75 g	7,79	**Geeignet** zur Pflege von trockener Haut. → Seite 62
Widmer Carbamid Creme Creme	**Harnstoff** 120 mg	100 g	12,72	**Geeignet** zur Pflege von trockener Haut. → Seite 62

Hinweise zu den Tabellenspalten → Seite 34, zur Auswahl der Arzneimittel → Seite 28, zur Grundlage der Bewertung → Seiten 29, 33

Sonnenbrand

Sonnenlicht enthält einen Anteil von Strahlen, die die Haut schädigen können. Dabei handelt es sich um kurzwelliges Licht (die langwelligen Infrarotstrahlen wärmen vor allem), das jenseits des violetten Farbspektrums liegt und deshalb auch ultraviolette (UV-) Strahlung genannt wird. Das UV-Licht wird je nach Wellenlänge in UV-A und UV-B unterteilt. UV-B-Strahlen sind die gefährlicheren, weil sie noch energiereicher als UV-A-Strahlen sind.

Treffen UV-Strahlen auf die Haut, regen sie dort die Bildung von Pigment in den Pigmentzellen an, die den braunen Farbstoff Melanin an die obere Hautschicht abgeben. Dieser wird in die oberen Hautschichten eingelagert, um einen Teil des Lichts zu binden – die Haut wird braun. Außerdem verdickt sich die Oberhaut und bildet somit eine „Lichtschwiele". Der braune Farbstoff absorbiert einen Teil der Strahlung, die Lichtschwiele schwächt sie zusätzlich ab, beides schützt die unteren Hautschichten vor den energiereichen und damit auch gefährlichen UV-Strahlen.

UV-Strahlung schädigt die Haut, indem sie das Erbmaterial der Zellen verändert, aggressive Sauerstoffteilchen („freie Radikale") freisetzt und Bindegewebsfasern (Kollagen) in der Haut abbaut. Normalerweise kann die Haut solche Schäden selbst reparieren. Wird sie aber einem Übermaß an UV-Strahlen ausgesetzt, gelingt dies nicht mehr, und es können bleibende Schäden auftreten.
Je häufiger die Haut verbrennt, desto größer ist die Gefahr, dass sie dauerhaft geschädigt wird, und das bedeutet: Das Risiko für Hautkrebs steigt. Besonders gefährdet sind Kinder sowie blonde und rothaarige Menschen mit heller Haut und/oder vielen Leberflecken.

Anzeichen und Beschwerden

Die Haut wird rot, spannt und schmerzt. Ist sie stark verbrannt, bilden sich Brandblasen.

Ursachen

Ein Sonnenbrand entsteht, wenn die Haut zu lange intensiver Sonneneinstrahlung ausgesetzt war. Auslöser sind vor allem die energiereichen UVB-Strahlen.
Bestimmte Medikamente machen die Haut empfindlicher für UV-Strahlen. Dazu gehören bestimmte Antibiotika (z. B. Tetrazykline wie Doxyzyklin), Rheumamittel (Oxicame, Cox-2-Hemmer) sowie Johanniskraut (bei depressiven Stimmungen) und ein bestimmtes Schmerzmittel (Ketoprofen). Solange Sie diese Mittel einnehmen, sollten Sie direktes Sonnenlicht meiden oder die Haut mit einem Sunblocker schützen.

Vorbeugung

Vor 11 Uhr und nach 16 Uhr treffen die Sonnenstrahlen in einem weniger steilen Winkel auf die Erde als in der Zeit dazwischen, was ihre Energie abschwächt. Damit sinkt auch die Gefahr für einen Sonnenbrand. Schützen Sie die Haut möglichst mit einem Sonnenschutzmittel mit hohem Lichtschutzfaktor, das sowohl UV-A- als auch UV-B-Strahlen abhält.
Aber Vorsicht – die Wirkung all dieser Mittel hat ihre Grenzen. Auch mit Sunblocker sollten Sie sich nicht der prallen Sonne aussetzen und sich generell nicht länger als zwei bis drei Stunden in der Sonne aufhalten.
Vor allem Kinder dürfen Sie nicht unbekleidet in der Sonne spielen lassen. Ein leichtes T-Shirt und Shorts oder Hosen aus Baumwolle, ein Sonnenhut und eine Sonnenbrille schützen Haut, Kopf und Augen. Allerdings lassen die meisten Kleidungsstücke immer noch eine Restmenge an UV-Strahlung durch. Bei der Sonnenbrille sollten Sie darauf achten, dass die Gläser nachgewiesenermaßen UV-Strahlen abhalten (dafür gibt es ein Qualitätssiegel).
Im Winter, insbesondere wenn Schnee liegt, gelten für den Sonnenschutz noch strengere Regeln als im Sommer, weil die Haut im Winter nur wenig UV-Strahlung gewöhnt ist. Hinzu kommt, dass der Schnee die Sonne zusätzlich reflektiert und aufgrund der kalten Temperaturen die Intensität der Sonneneinstrahlung häufig unterschätzt wird. Beim Wintersport sowie beim Sonnenbad in der Wintersonne ist deshalb eine gut haftende Sonnencreme wichtig. Lotionen, Milch, Hydro- oder Lipogele sind in dieser Jahreszeit weniger geeignet, siehe auch unter „Creme, Milch, Gel oder Öl – und welcher Lichtschutzfaktor?" (→ nachfolgend). Für Nasenrücken und Lippen sind fettreiche Salben mit hohen Lichtschutzfaktoren ratsam, damit die Haut nicht austrocknet und rissig wird. Die Lippen lassen sich auch mit Zinksalbe (Pasta zinci mollis) vor einem Sonnenbrand schützen.

Creme, Milch, Gel oder Öl – und welcher Lichtschutzfaktor?

Der Lichtschutzfaktor bezieht sich nur auf UV-B-Strahlen und wird inzwischen europaweit von den meisten Herstellern einheitlich bestimmt (nur bei Produkten aus den USA kann es noch eine Wertangabe geben, die nicht mit der europäischen übereinstimmt). Er besagt, wie viel länger man in der Sonne bleiben kann, bevor ein Sonnenbrand entsteht. Beispiel: Ungeschützt rötet sich die Haut nach zehn Minuten, eingecremt mit einer Sonnenmilch mit Schutzfaktor 8 also erst nach 80 Minuten.
Das funktioniert aber nur etwa bis Faktor 15. Produkte mit höheren Lichtschutzfaktoren halten die UV-Strahlen nicht mehr wesentlich besser ab (Ausnahme: Sunblocker). Und: Wenn man länger als zwei bis drei Stunden in der Sonne liegt, zerstören die UV-Strahlen trotz des Sonnenschutzmittels das körpereigene Reparatursystem für Zellschäden, sodass sich die Gefahr für Hautkrebs auch ohne Sonnenbrand erhöht.
Den Angaben für die Schutzfaktoren sollten Sie ohnehin nur bedingt trauen: Die Hersteller tragen das Sonnenschutzmittel beim Test oft unverhältnismä-

ßig dick auf, und jede Haut reagiert anders, je nachdem, ob sie von Natur aus sehr hell oder leicht braun ist. Nach zwei Dritteln der erlaubten Zeit sollten Sie deshalb in den Schatten wechseln. Bedenken Sie dabei aber, dass auch im Schatten durch Streustrahlung noch reichlich UV-Strahlen vorhanden sind. Auch dort dürfen Sie also auf Sonnenschutzmittel nicht verzichten.

Mehrfaches Auftragen verlängert die maximale Schutzdauer der Mittel nicht, sondern hilft lediglich, diese aufrecht zu erhalten. Um dies an einem Beispiel zu verdeutlichen: Wenn durch ein Sonnenschutzmittel mit Schutzfaktor 20 die Zeit für „gefahrloses Sonnen" theoretisch von 5 Minuten auf 100 Minuten verlängert wird, dann kann durch ein wiederholtes Auftragen die Zeit nicht auf insgesamt 200 Minuten verlängert werden. Wenn das Sonnenschutzmittel durch Schwitzen, Baden oder Abtrocknen mit dem Handtuch nicht mehr vorhanden ist, sollten Sie die Haut jedoch erneut eincremen, damit die angestrebte Schutzdauer überhaupt erreicht werden kann.

Welches Produkt für welchen Zweck am besten geeignet ist, hängt von verschiedenen Faktoren ab:

- Cremes (Öl-in-Wasser-Zubereitungen) sind die meistverwendeten Sonnenschutzmittel. Sie lassen sich leicht auftragen und verteilen, im Vergleich zu Wasser-in-Öl-Zubereitungen aber auch wieder leichter abwaschen. Die Mittel sind geeignet bei Personen mit normaler Haut oder Mischhaut. Wenn sie einen hohen Anteil an Mikropigmenten aufweisen, schützen sie am besten.
- Fast annähernd so gut wirkt Sonnenmilch, wird aber noch leichter abgeschwitzt oder im Wasser gelöst (auch wasserfeste Produkte). Nach dem Baden und Abtrocknen muss Sonnenmilch deshalb immer neu aufgetragen werden.
- Hydrogele enthalten überwiegend chemische Lichtfilter, schirmen die UV-Strahlen also nicht vollständig ab und werden im Wasser leicht abgewaschen. Da sie kein Fett enthalten, eignen sie sich vor allem für Personen mit stark fettender Haut oder Akne.
- Fetthaltige Gele (Lipogele) sind wasserabweisend und deshalb besonders günstig für Personen, die Wassersport betreiben, sowie bei trockener Haut. Ähnliches gilt für Wasser-in-Öl-Zubereitungen, die ebenfalls Wasser abweisen und auch bei trockener Haut günstig sind.
- Mit Ölen lassen sich nur niedrige Lichtschutzfaktoren erzielen, weil das Lichtschutzmittel schlecht aus dem Öl in die Haut eindringt. Sie schützen am wenigsten. Außerdem vermindert ein geschlossener Ölfilm auf der Haut das freie Verdunsten von Schweiß und stört so den Wärme- und Flüssigkeitsaustausch.

Generell sollten Sie Sonnenschutzmittel nicht zu sparsam auftragen, sonst wird die angegebene Schutzwirkung nicht erreicht.

Allgemeine Maßnahmen

Sie können feuchtkalte Umschläge mit reinem Wasser oder Essigwasser machen und die Haut auf diese Weise kühlen. Essig wirkt zusammenziehend auf die Blutgefäße und lindert dadurch die Entzündung.

Wasserhaltige Gele, After-Sun-Produkte oder Pflegeemulsionen, auch solche mit dem Zusatz von Dexpanthenol zur Hautpflege, wirken kühlend und beruhigend auf die Haut und halten sie feucht.

Auch eine Jogurt- oder Quarkkompresse beruhigt die durch einen Sonnenbrand gereizte und schmerzende Haut. Tragen Sie Jogurt oder Quark fingerdick auf ein Baumwolltuch auf und bedecken Sie damit die geröteten Hautstellen. Mit einem trockenen Frotteehandtuch abdecken. Sobald sich die Kompresse erwärmt hat, die Auflage erneuern.

Ratsam ist es auch, viel zu trinken, weil der Körper – wie bei jeder Verbrennung – einen erhöhten Flüssigkeitsbedarf hat.

Nach einem Sonnenbrand sollten Sie die Sonne meiden, bis sich die Haut vollständig regeneriert hat und nicht mehr gerötet ist.

Wann zum Arzt?

Wenn Fieber, Schüttelfrost und Übelkeit auftreten, liegt der Verdacht auf einen Hitzschlag nahe. Dann sollten Sie möglichst rasch einen Arzt aufsuchen oder rufen. Wenn sich auf der Haut Blasen bilden, hat die Sonne die Haut sehr stark verbrannt. Auch dann sollten Sie einen Arzt um Rat fragen.

Behandlung mit Medikamenten

Hat die Sonne die Haut verbrannt und liegt das Sonnenbad erst wenige Stunden zurück, können Sie den entzündlichen Prozess bremsen, indem Sie zweimal im Abstand von zwei Stunden ein Gramm (meist zwei Tabletten) Azetylsalizylsäure (→ Seite 622) einnehmen. Diese Empfehlung gilt jedoch nur Personen mit unempfindlichem Magen, auch sollte kein Magen- oder Zwölffingerdarmgeschwür vorgekommen sein oder zurzeit bestehen.

Kortisonhaltige Mittel (→ nebenstehend) in Form von Gel- oder Cremezubereitungen kühlen die verbrannte Haut, dämpfen die Entzündung und lassen einen Sonnenbrand rasch abklingen. Salben mit diesen Wirkstoffen sind zur Behandlung eines Sonnenbrands aber nur mit Einschränkung geeignet, weil sie die Haut zu stark abdecken und so einen Hitzestau auslösen können. Kortisonhaltige Mittel dürfen Sie ohne ärztliche Beratung nicht länger als zwei Wochen anwenden.

Äußerlich anzuwendende Antihistaminika (→ nachfolgend) als Gel kühlen zwar die Haut nach einem Sonnenbrand. Dennoch sind sie ebenso wie Cremes mit Antihistaminika zur Behandlung wenig geeignet, weil die therapeutische Wirksamkeit nicht ausreichend nachgewiesen ist und die Mittel leicht Allergien auslösen können.

Ein örtlich betäubendes Mittel (→ Seite 72) kann die durch die Verbrennung verursachten Schmerzen lindern, ist aber zur Behandlung wenig geeignet, weil es ebenfalls leicht Allergien auslösen kann.

Antihistaminika (äußerlich)

Chlorphenoxamin

Systral

Dimetinden

Fenistil

Antihistaminika sollen bei Sonnenbrand die entzündliche Hautreaktion dämpfen. Die Wirkstoffe dringen jedoch schlecht in die Haut ein und können leicht Allergien auslösen. Die Wirkung der Gele beruht vor allem auf ihrem Kühleffekt. Da die therapeutische Wirksamkeit der Mittel nicht ausreichend nachgewiesen ist, sind sie zur Behandlung von Sonnenbrand wenig geeignet.

Anwendung

Gel oder Creme dürfen Sie nicht am Auge oder in Augennähe oder in der Umgebung von Schleimhäuten (Nase, Mund) anwenden. Auch auf entzündete, nässende und offene Hautstellen oder Blasen dürfen Sie sie nicht auftragen.

Achtung

Einige Präparate (siehe Tabelle) enthalten als Konservierungsmittel Parabene. Wenn Sie auf Parastoffe (→ Seite 585) allergisch reagieren, dürfen Sie diese Mittel nicht anwenden.

Unerwünschte Wirkungen

▶ **Muss beobachtet werden**

Wenn die Haut sich verstärkt rötet und juckt, reagieren Sie vermutlich allergisch auf das Mittel. Dann sollten Sie es absetzen. Sind die Hauterscheinungen (→ Seite 14) einige Tage später nicht deutlich abgeklungen, sollten Sie einen Arzt aufsuchen.

Hinweise

Für Kinder unter 14 Jahren

Bei Kindern unter zwei Jahren dürfen Sie Antihistaminika-Cremes und -Gele nicht anwenden, wenn die damit zu behandelnde Fläche größer als ein Handteller ist, weil sich sonst das Risiko für unerwünschte Wirkungen erhöht. Da die Mittel ohnehin als „wenig geeignet" bewertet werden, sollten Sie auf ihre Anwendung verzichten.

Für Schwangerschaft und Stillzeit

Es gibt keine Hinweise, dass die Mittel das Ungeborene schädigen könnten, wenn Sie sie während der Schwangerschaft anwenden. Insbesondere während der ersten drei Monate sollten Sie die Präparate aber nicht großflächig auftragen. Während der Stillzeit sollten Sie die Mittel nicht auf der Brust anwenden.

Kortisonhaltige Mittel

Hydrokortison (äußerlich)

Fenistil Hydrocort

Kortisonhaltige Mittel dämpfen die Entzündungsreaktion der Haut und sind zur kurzfristigen Behandlung von Sonnenbrand geeignet. Hydrokortison gehört zu den schwach wirkenden Substanzen aus dieser Wirkstoffgruppe.

Anwendung

Sie tragen das Mittel nach Bedarf auf die betroffenen Hautflächen auf. Achten Sie darauf, dass das Mittel nicht in die Augen gelangt. Länger als zwei Wochen dürfen Sie kortisonhaltige Präparate nicht anwenden. Bei einem Sonnenbrand dürfen Sie die Creme auch auf größere Hautflächen auftragen (z. B. ganzer Rücken oder Bauch), da ein einfacher Sonnenbrand schon nach einigen Tagen abgeklungen ist.

ACHTUNG

Gegenanzeigen

Unter folgenden Bedingungen dürfen Sie das Mittel nicht anwenden:

- Sie oder ein zu behandelndes Kind haben eine bakterielle Hautentzündung.
- Sie oder das zu behandelnde Kind haben Windpocken oder eine Gürtelrose (Zoster).
- Es besteht eine Pilzinfektion oder eine „Kupferfinne“ (Rosazea).

UNERWÜNSCHTE WIRKUNGEN

Bei dem schwach wirksamen Glukokortikoid Hydrokortison treten die nachfolgenden Nebenwirkungen nur sehr selten auf, vorausgesetzt, Sie wenden das Mittel nur kurzfristig an (nicht länger als zwei Wochen). Am größten ist die Gefahr für Nebenwirkungen bei Säuglingen und Kleinkindern.

▶ **Keine Maßnahmen erforderlich**

Aufgrund von Pigmentveränderungen kann die Haut blasser oder dunkler werden. Diese Erscheinung bildet sich wieder zurück, wenn Sie das Mittel absetzen.

▶ **Muss beobachtet werden**

Wenn die Haut sich verstärkt rötet und juckt, reagieren Sie vermutlich allergisch auf das Mittel. Dann sollten Sie es absetzen. Sind die Hauterscheinungen (→ Seite 14) einige Tage später nicht deutlich abgeklungen, sollten Sie einen Arzt aufsuchen.

Lassen die Beschwerden nach dem Absetzen des Mittels auch nach einigen Tagen nicht merklich nach, sollten Sie einen Arzt aufsuchen.

Wenn Sie Hydrokortison auf großen Flächen oder unter einem Verband anwenden, kann der Wirkstoff in den Blutkreislauf gelangen und den Hormonhaushalt beeinflussen. Beispielsweise kann sich die Blutzuckereinstellung verschlechtern.

Wenn Sie folgende Veränderungen bemerken, die insbesondere bei häufiger oder lang andauernder Anwendung auftreten, sollten Sie das Mittel absetzen und die weitere Therapie mit einem Arzt besprechen:

- Auf der Haut zeigen sich zahlreiche Pickel, ähnlich wie bei Akne (Steorid-Akne), oder eine bestehende Akne verschlimmert sich.
- Es treten Pilz- oder Herpesinfektionen auf.

HINWEISE

Für Kinder unter 14 Jahren

Bei Kindern unter sechs Jahren dürfen Sie das Mittel nur nach Rücksprache mit einem Arzt anwenden.

Für Schwangerschaft und Stillzeit

Hydrokortison können auch Schwangere anwenden, allerdings nicht in den ersten drei Monaten und nicht auf großen Hautflächen. Sicherheitshalber sollten Sie vorher Rücksprache mit einem Arzt halten.

Wenn Sie stillen, dürfen Sie das Mittel nicht an der Brust anwenden.

Örtlich betäubendes Mittel

Benzokain

Anaesthesin

Benzokain ist ein oberflächlich betäubendes Mittel. Es verringert die Empfindlichkeit der Nervenenden und -fasern für Schmerz-, Kälte-, Wärme- und Druckreize. Schmerzen und Juckreiz sind dann nicht so spürbar. Da Benzokain leicht Allergien auslösen kann, sollte es bei Sonnenbrand nicht angewendet werden, es gilt als „wenig geeignet“.

ANWENDUNG

Sie dürfen den Puder nicht auf nässenden Hautstellen anwenden, weil er mit der Feuchtigkeit verschmiert. Dann bildet sich eine Kruste, unter der sich Bakterien gut vermehren und die Entzündung weiter unterhalten können.

ACHTUNG

Wenn Sie auf Parastoffe (→ Seite 585) allergisch reagieren, dürfen Sie keine benzokainhaltigen Präparate anwenden, weil es zu einer Kreuzallergie kommen kann.

UNERWÜNSCHTE WIRKUNGEN

▶ **Keine Maßnahmen erforderlich**

Die Haut kann sich röten und brennen.

▶ **Muss beobachtet werden**

Wenn die Haut sich verstärkt rötet und juckt, reagieren Sie vermutlich allergisch auf das Mittel. Dann sollten Sie es absetzen. Sind die Hauterscheinungen (→ Seite 14) einige Tage später nicht deutlich abgeklungen, sollten Sie einen Arzt aufsuchen.

Bei 3 bis 6 von 100 Behandelten ruft dann jeder weitere Kontakt mit benzokain- oder parastoffhaltigen Substanzen ein Kontaktekzem mit Hautausschlag und Juckreiz hervor.

▶ **Sofort zum Arzt**

Wenn starker Hautausschlag, Juckreiz, Herzrasen, Atemnot, Schwäche und Schwindel auftreten, müssen Sie die Anwendung sofort abbrechen und unverzüglich den Notarzt (Telefon 112) rufen, weil es sich um eine lebensbedrohliche Allergie (→ Seite 14) handeln kann.

Bei Anwendung auf großen Flächen (zum Beispiel dem ganzen Rücken) kann Benzokain eine Art Blutvergiftung (Methämoglobinämie) auslösen. Der Körper kann dann über die roten Blutkörperchen nicht mehr genügend Sauerstoff aufnehmen. Dies zeigt sich in grauer Haut, blaugrauen Lippen, Kopfschmerzen, Übelkeit, Herzrasen, Atemnot und Unruhe. Treten solche Beschwerden auf, müssen Sie sofort einen Arzt aufsuchen.

Hinweise

Für Kinder unter 14 Jahren

Bei Kindern unter zwei Jahren sollten Sie den Puder sicherheitshalber nicht anwenden.

Für Schwangerschaft und Stillzeit

Stillende Frauen dürfen den Puder nicht an der Brust anwenden.

Sonnenbrand

Handelsname Darreichungsform	Zusammensetzung pro 1 ml/1 g oder wie angegeben bzw. pro abgeteilte Einheit	Kleinste Packungsgröße	Unverb. Preis in Euro	Bewertung für das beanspruchte Anwendungsgebiet
Anaesthesin N Puder Puder	**Benzokain** 60 mg	50 g	6,75	**Wenig geeignet** bei Sonnenbrand, um die damit verbundenen Schmerzen zu lindern. Benzokain kann leicht Allergien auslösen. Der Puder hat einen kühlenden Effekt. → Seite 72
Fenistil Gel Gel	**Dimetindenmaleat** 1 mg (Konservierungsmittel: Parabene)	20 g	4,91	**Wenig geeignet** bei Sonnenbrand, weil die therapeutische Wirksamkeit nicht ausreichend nachgewiesen ist und der Wirkstoff Allergien auslösen kann. Das Gel hat einen kühlenden Effekt. → Seite 71
Fenistil Hydrocort Creme 0,25 % Creme	**Hydrokortison** 2,5 mg	20 g	6,50	**Geeignet** bei Entzündungen der Haut, wie beispielsweise Sonnenbrand, zur zeitlich und örtlich begrenzten Anwendung (nicht länger als zwei Wochen). → Seite 71
Systral Creme Creme	**Chlorphenoxamin-hydrochlorid** 15 mg (Konservierungsmittel: Parabene)	20 g	3,95	**Wenig geeignet** bei Sonnenbrand, weil die therapeutische Wirksamkeit nicht ausreichend nachgewiesen ist und der Wirkstoff Allergien auslösen kann. → Seite 71
Systral Gel Gel	15 mg (Konservierungsmittel: Parabene)	20 g	3,95	**Wenig geeignet** bei Sonnenbrand, weil die therapeutische Wirksamkeit nicht ausreichend nachgewiesen ist und der Wirkstoff Allergien auslösen kann. Das Gel hat einen kühlenden Effekt. → Seite 71

Hinweise zu den Tabellenspalten → Seite 34, zur Auswahl der Arzneimittel → Seite 28, zur Grundlage der Bewertung → Seiten 29, 33

Insektenstiche

Stechlustige Mücken und Bremsen können einem die schönsten Sommertage verleiden. Vor allem in feuchtwarmer Umgebung fühlen sie sich wohl, zum Beispiel in der Nähe von Tümpeln, Teichen oder feuchten Stellen in Wiesen und im Wald. Besonders stechfreudig sind sie an Gewittertagen mit hoher Luftfeuchtigkeit sowie morgens und abends während der Dämmerung.
Zecken lauern im Unterholz und Gebüsch bis ein Meter Höhe, an Waldrändern, Lichtungen oder Bächen. Auch auf ungemähten Wiesen und in Gärten können Zecken vorkommen. Sie werden dort im Vorbeigehen unbemerkt abgestreift und lassen sich auf der Haut nieder.

Anzeichen und Beschwerden

Wenn Mücken oder Bremsen zustechen, rötet sich die Haut an der Einstichstelle, und es entsteht eine heftig juckende Quaddel, die sich innerhalb einiger Tage zurückbildet.
Einen Zeckenstich spüren Sie meist nicht. Erst wenn Sie die Haut absuchen, erkennen Sie die Zecke an einem zirka ein bis zwei Millimeter großen schwarzen Punkt. Hat sie sich mit Blut voll gesogen, ist sie erheblich dicker (ca. zehn Millimeter) und fällt wieder von der Haut ab. Zurück bleibt ein winziger blutiger Fleck, der manchmal etwas juckt und ansonsten rasch verheilt.
Es besteht ein relativ hohes Risiko, dass Zecken bestimmte Bakterien (Borrelien) übertragen, die eine Haut-, Hirnhaut- und Gelenkentzündung hervorrufen können (Lyme-Borreliose). Etwa jede dritte Zecke in Europa ist mit Borrelien infiziert. Sehr viel seltener werden mit dem Speichel der Zecken auch Viren übertragen, die eine Gehirnentzündung (Frühsommer-Meningo-Enzephalitis, abgekürzt FSME) auslösen. Zecken, die FSME übertragen, kommen nur in bestimmten Landstrichen häufig vor.

Bei Kindern

Bei Kindern stehen nach einem Stich einer mit Borrelien infizierten Zecke Fieber, Kopfschmerzen sowie eine plötzlich auftretende einseitige Lähmung des Gesichtsmuskels im Vordergrund.
Eine FSME-Infektion verläuft bei Kindern im Vergleich zu Erwachsenen in der Regel deutlich leichter und bis zu einem Alter von 14 Jahren meist ohne bleibende Schäden.

Ursachen

Mücken, Bremsen und Zecken saugen mit ihrem Stechrüssel Blut aus den oberen Hautschichten. Der dabei abgegebene Speichel enthält Stoffe, die die Haut reizen und den teilweise heftigen Juckreiz auslösen.

Vorbeugung

Insektenabwehrmittel, auch Repellents genannt, enthalten Stoffe, die Insekten abschrecken. Dann lassen sie sich oft gar nicht erst auf der Haut nieder. Mücken, Bremsen und Zecken lassen sich damit gleichermaßen fernhalten. Einen hundertprozentig zuverlässigen Schutz bieten diese Mittel aber nicht.
Leichte Sommerkleidung, die Arme und Beine bedeckt, macht es Mücken und Bremsen schwer, eine freie Hautstelle zu finden, an der sie zustechen können. Ein Moskitonetz über dem Bett oder Fliegengitter vor den Fenstern halten die Mücken nachts fern und garantieren einen ungestörten Schlaf.
Beim Picknick sollten Sie Süßspeisen, Wurst oder Fleisch nicht offen stehen lassen, weil solche Speisen Bienen und vor allem Wespen anlocken.
Bienen, Wespen und Hornissen nicht mit hastigen Bewegungen verscheuchen, das macht die Tiere nur aggressiv und erhöht ihre Stechfreudigkeit.
In Rollladenkästen, alten Bäumen und unter Dachgiebeln nisten Wespen und Hornissen besonders gerne. Stochern Sie dort nicht ungeschützt herum. Ein plötzlich aufgeschreckter Schwarm ist besonders aggressiv.
Laufen Sie möglichst nicht mit bloßen Beinen in hohem Gras, durch Farnwedel oder durchs Unterholz. Dort lauern Zecken – sie lassen sich nicht, wie viele immer noch meinen, von Bäumen fallen. Wenn Sie bei einer Wanderung feste Schuhe, Socken oder Kniestrümpfe und lange Hosen tragen, sind Sie bis zu einem gewissen Maß geschützt. Allerdings können die Zecken auch auf der Kleidung entlang wandern, bis sie eine Stelle finden, an der die Haut nicht bedeckt ist.
Eine Impfung schützt nicht vor dem Zeckenstich, sondern nur vor einer FSME, und auch das nur begrenzt. Die Impfung empfiehlt sich wegen der damit verbundenen Risiken nur, wenn Sie im Frühjahr oder Sommer in einem Gebiet wandern oder zelten, in dem Zecken häufig mit FSME-Erregern infiziert sind (z. B. Bayern, Österreich, Schwäbische Alb, Schwarzwald,

Vogesen). Sie ist bei Kindern ebenso wie bei Erwachsenen möglich.

Allgemeine Maßnahmen

Ein Tropfen Spucke kann den starken Juckreiz lindern. Ähnliche Dienste leistet ein Eiswürfel, mit dem Sie kurz über den Stich streichen, oder Sie legen für fünf Minuten eine Scheibe Zitrone oder Zwiebel auf die Stichstelle. Wenn Sie die Haut um den Mückenstich herum zwischen zwei Fingern etwas kneifen oder mit den Fingernägeln eindrücken, lässt der Juckreiz ebenfalls etwas nach.

Nicht kratzen! Das Kratzen reizt die Haut und verschlimmert den Juckreiz eher, als dass es ihn lindert. Wird die Haut blutig gekratzt, kann sich die Wunde infizieren.

Suchen Sie nach einem Spaziergang oder einer Wanderung immer die gesamte Hautoberfläche (nicht nur die unbedeckten Hautstellen) auf Zecken ab, auch Haaransatz, Kopf, Achselhöhlen, Kniekehlen und die Genitalregion. Wenn Sie das Tier innerhalb von zwölf Stunden nach dem Zustechen entfernen können, ist das Risiko klein, dass es mit dem Speichel schon die Erreger der Lyme-Borreliose übertragen hat. FSME-Viren werden dagegen sofort übertragen.

Eine Zecke entfernen – aber richtig

Wenn Sie eine Zecke auf der Haut entdecken, sollten Sie sie so schnell wie möglich entfernen. Hat sich das Insekt noch nicht länger als zwölf Stunden auf der Haut niedergelassen, ist die Wahrscheinlichkeit gering, dass es schon Borrelien übertragen hat.

Am einfachsten lässt sich das Tier entfernen, indem Sie es mit einer Pinzette möglichst dicht über der Haut fassen und vorsichtig herausziehen. Nicht quetschen! Sie können auch ein Vereisungsspray aufsprühen, das die Zecke sofort betäubt. Sie lässt sich dann noch leichter abziehen.

Benutzen Sie kein Öl und keinen Klebstoff, um das Insekt zu ersticken – in solchen Stresssituationen gibt die Zecke vermehrt Speichel ab, und das Infektionsrisiko steigt. Ein in der Haut zurückgebliebener Stechrüssel bedeutet jedoch meist keine Gefahr.

Wann zum Arzt?

Wenn die Haut um einen Insekten- oder Zeckenstich stark anschwillt, sich entzündet und eitert, sollten Sie einen Arzt aufsuchen.

Bildet sich an der Stichstelle ein großer roter Fleck oder ein Bereich mit einem runden roten Rand (Erythem), besteht der Verdacht, dass eine Zecke Borrelien übertragen hat. Beobachten Sie den Bereich um den Zeckenstich und die Haut am ganzen Körper genau, oft entwickelt sich das Erythem erst ein bis zwei Wochen nach dem Stich und möglicherweise auch an einer Stelle, die weitab von der Stichstelle liegt. Sobald Sie einen solchen Fleck bemerken, müssen Sie sich unverzüglich in ärztliche Behandlung begeben.

Auch wenn Sie nach einem Zeckenstich unerklärliche Schmerzen in einem Gelenk spüren, wenn ein Gelenk anschwillt oder wenn Sie Kopfschmerzen und Fieber bekommen, sollten Sie sofort einen Arzt aufsuchen.

Eine Lyme-Borreliose muss so schnell wie möglich mit Antibiotika behandelt werden. Nähere Informationen finden Sie im HANDBUCH MEDIKAMENTE der Stiftung Warentest oder im Internet unter www.medikamente-im-test.de.

Behandlung mit Medikamenten

Alle nachfolgend genannten Medikamente werden eingesetzt, um die mit einem Insektenstich verbundenen Beschwerden zu lindern.

Ein örtlich betäubendes Mittel (→ Seite 77) kann zwar den Juckreiz lindern, da es aber leicht Allergien auslösen kann, ist es zur Behandlung von Insektenstichen wenig geeignet.

Auch äußerlich anzuwendende Gele mit Antihistaminika (→ Seite 77) sind wenig geeignet, weil der Wirkstoff nicht schnell und tief genug in die Haut eindringt und gegen den Juckreiz nicht wirkt. Der juckreizlindernde Effekt beruht in erster Linie auf der kühlenden Wirkung des Gels. Außerdem können diese Mittel leicht Allergien auslösen.

Insektenabwehrmittel

Gegen Insektenstiche können Sie sich schützen, indem Sie Flüssigkeiten mit Insekten abschreckenden Inhaltsstoffen auf die Haut auftragen. Zu diesen Mitteln gehören:

- *Anti Brumm Naturel* mit Citriodiol, einem Bestandteil des ätherischen Öls aus einer chinesischen Eukalyptusart (Eucalyptus maculata citriodon) sowie *Zedan SP* mit einer Mischung aus ätherischen Ölen aus Zedernholz, Nelke, Palmarosa, Citronella, Eukalyptus, Minze und anderen
- *Anti Brumm Forte, Azaron before* Tropen Gel/Spray, *Nobite* Hautschutzgel/-lotion mit dem Wirkstoff Diethyltoluamid (DEET)
- *Autan Active/Family, Azaron before Moskito- und Mückenschutz* Spraylotion Tropen, *Azaron before Zeckenschutz* Spraylotion, *Nobite Sensitive* mit dem Wirkstoff Icaridin (Hydroxy-isobutyl-piperidin-carboxylat, auch Bayrepel® genannt)
- *Zanzarin* mit einer Kombination aus Aloe vera, Jojobaester und ätherischen Ölen

Bei diesen Präparaten handelt es sich nicht um Arzneimittel, für den Vertrieb ist keine behördliche Zulassung erforderlich, sodass sich die Produkte nicht nach den für das Handbuch „Medikamente ohne Rezept" geltenden Grundsätzen bewerten lassen.

Der wissenschaftlichen Literatur zufolge schützen Mittel mit DEET oder Icaridin am besten gegen Insektenstiche. Diese Wirkstoffe sind vor allem angezeigt, wenn Insekten abgewehrt werden sollen, die Krankheiten übertragen (z. B. Moskitos mit Malaria-Erregern, Zecken mit Erregern für Frühsommer-Meningoenzephalitis oder Borreliose). Die Schutzwirkung dieser Mittel hält etwa zwei bis drei Stunden vor, wie lange genau, hängt von den Umgebungsbedingungen (Temperatur, Luftfeuchtigkeit, Wind, Schwitzen) und von der Art der Insekten ab.

Für DEET liegen die längsten praktischen Erfahrungen vor. Es wehrt sowohl tag- wie auch nachtaktive Stechinsekten gut ab. Deshalb wird DEET vor allem in malariagefährdeten Gebieten als Mittel der ersten Wahl empfohlen, um Anopheles-Mücken, die Überträger von Malaria-Erregern, abzuwehren. In Deutschland und Europa jedoch ist der Wirkstoff Icaridin vorzuziehen, nicht zuletzt wegen des angenehmeren Geruchs, vor allem aber wegen seiner besseren Verträglichkeit. Die bisher vorliegenden klinischen Untersuchungen legen nahe, dass Icaridin ähnlich gut und zuverlässig wirkt wie DEET; dieses hat jedoch den Nachteil, dass es besonders gut durch die Haut in den Blutkreislauf eindringt und dann unerwünschte Wirkungen auf das Nervensystem entfalten kann (z. B. Taubheitsgefühle und Kribbeln, bei großflächiger Anwendung aber auch Hirnschädigungen und Krampfanfälle). Wenn Sie andere Medikamente auf der Haut anwenden, die das Eindringen von Wirkstoffen in die Haut erleichtern (z. B. harnstoffhaltige Hautpflegemittel, salizylsäurehaltige Mittel), oder wenn Sie das Mittel auf großen Flächen auftragen (z. B. ganzer Oberkörper), besteht ein höheres Risiko, dass DEET Nervenschäden hervorruft. Auch sollten Sie darauf achten, dass Sie Sprühnebel aus Sprays nicht einatmen.

DEET kann sowohl die Haut reizen, als auch Kunstfasern, Uhrenarmbänder und lackierte Flächen angreifen. In Schwangerschaft und Stillzeit sowie bei Kindern unter drei Jahren sollten Sie DEET nicht anwenden.

Wenn Sie DEET zusammen mit einem Sonnenschutzmittel, das chemische Filtersubstanzen enthält, anwenden, sollten Sie dieses zuerst auftragen, und dann erst das Insektenabwehrmittel. Zu beachten ist, dass Sie dann kürzer als gewohnt in der Sonne bleiben dürfen, weil DEET die Wirkung des Sonnenschutzmittels um bis zu ein Drittel verringern kann.

Mückenschutzmittel mit ätherischen Ölen riechen zwar deutlich besser als die chemischen Produkte, wirken aber weniger sicher und deutlich kürzer als diese. Am ehesten sind Präparate mit dem ätherischen Öl aus Eucalyptus maculata citriodon oder Citronella ratsam, weil diese Öle Insekten noch am stärksten abschrecken.

Alle Mittel dürfen Sie nicht auf offenen Hautstellen oder in der Nähe von Schleimhäuten anwenden. Wenn die Haut sich nach dem Auftragen rötet, juckt und schuppt, sollten Sie das Mittel absetzen. Dann reagieren Sie vermutlich allergisch auf die darin enthaltenen Stoffe. Wegen der möglicherweise giftigen Wirkung müssen Sie alle Mittel außerhalb der Reichweite von Kinderhänden aufbewahren.

In Ausgabe 5/2008 der Zeitschrift „test" berichtet die Stiftung Warentest **über einen Test von zwanzig verschiedenen Mitteln zur Zeckenabwehr. Zwölf davon schnitten mit „mangelhaft" ab, lediglich drei Mittel gelten als „befriedigend"** *(Anti Brumm Naturel, Autan Family Care Zeckenschutz* **und** *Quartett Anti Zecke Hautspray).*

Antihistaminika (äußerlich)

Bamipin

Soventol

Chlorphenoxamin

Systral

Dimetinden

Fenistil

Tripelennamin

Azaron

Antihistaminikahaltige Gele können bei Insektenstichen den Juckreiz lindern – allerdings nicht aufgrund des darin enthaltenen Antihistaminikums, sondern weil das Gel auf der Haut verdunstet und diese dabei kühlt. Antihistaminika selbst dringen nicht ausreichend tief in die Haut ein, eine juckreizdämpfende Wirkung ist nicht zu erwarten, die therapeutische Wirksamkeit nicht ausreichend nachgewiesen. Die Mittel gelten deshalb als „wenig geeignet".

Da die Mittel bei Insektenstichen nur kurze Zeit (drei bis vier Tage) und punktförmig angewendet werden, besteht kaum die Gefahr, dass Sie auf die Wirkstoffe allergisch reagieren, was bei längerer Anwendung auf größeren Hautflächen eher vorkommt.

ANWENDUNG

Am Auge, in Augennähe oder in der Umgebung von Schleimhäuten dürfen Sie die Mittel nicht einnehmen. Auch auf entzündete, nässende und offene Hautstellen oder Blasen dürfen Sie sie ebenfalls nicht auftragen.

ACHTUNG

Einige Präparate (siehe Tabelle) enthalten als Konservierungsmittel Parabene. Wenn Sie auf Parastoffe (→ Seite 585) allergisch reagieren, dürfen Sie diese Mittel nicht anwenden.

UNERWÜNSCHTE WIRKUNGEN

▶ **Muss beobachtet werden**

Wenn die Haut sich verstärkt rötet und juckt, reagieren Sie vermutlich allergisch auf das Mittel. Dann sollten Sie es absetzen. Sind die Hauterscheinungen (→ Seite 14) einige Tage später nicht deutlich abgeklungen, sollten Sie einen Arzt aufsuchen.

HINWEISE

Für Kinder unter 14 Jahren

Bei Kindern unter zwei Jahren dürfen Sie Antihistaminika-Cremes und -Gele nicht anwenden, wenn die damit zu behandelnde Fläche größer als ein Handteller ist, weil sich sonst das Risiko für unerwünschte Wirkungen erhöht. Da die Mittel ohnehin als „wenig geeignet" bewertet werden, sollten Sie generell auf ihre Anwendung verzichten.

Für Schwangerschaft und Stillzeit

Es gibt keine Hinweise, dass die Mittel das Ungeborene schädigen könnten, wenn Sie sie während der Schwangerschaft anwenden. Insbesondere während der ersten drei Monate sollten Sie die Präparate aber nicht großflächig auftragen. Während der Stillzeit sollten Sie die Mittel nicht auf der Brust anwenden.

Örtlich betäubendes Mittel

Benzokain

Anaesthesin

Benzokain ist ein oberflächlich betäubendes Mittel. Es verringert die Empfindlichkeit der Nervenenden und -fasern für Schmerz-, Kälte-, Wärme- und Druckreize. Schmerzen und Juckreiz sind dann nicht so deutlich spürbar. Da der Wirkstoff jedoch leicht Allergien auslösen kann, sollten Sie ihn nicht anwenden. Zur Behandlung von Insektenstichen sind benzokainhaltige Mittel wenig geeignet.

ANWENDUNG

Wenn Sie das Mittel nicht länger als drei bis vier Tage anwenden, ist das Risiko für eine Allergie gering.

Sie dürfen den Puder nicht auf nässenden Hautstellen anwenden, weil er mit der Feuchtigkeit verschmiert. Dann bildet sich eine Kruste, unter der sich Bakterien gut vermehren und die Entzündung weiter unterhalten können.

ACHTUNG

Wenn Sie auf Parastoffe (→ Seite 585) allergisch reagieren, dürfen Sie keine benzokainhaltigen Präparate anwenden, weil es zu einer Kreuzallergie kommen kann.

UNERWÜNSCHTE WIRKUNGEN

▶ **Keine Maßnahmen erforderlich**

Die Haut kann sich röten und brennen.

▶ **Muss beobachtet werden**

Wenn die Haut sich verstärkt rötet und juckt, sollten Sie das Mittel nicht weiter verwenden. Sind die Hauterscheinungen (→ Seite 14) einige Tage später nicht deutlich abgeklungen, sollten Sie einen Arzt aufsuchen.

Bei 3 bis 6 von 100 Behandelten ruft dann jeder weitere Kontakt mit benzokain- oder parastoffhaltigen Substanzen ein Kontaktekzem mit Hautausschlag und Juckreiz hervor.

▶ **Sofort zum Arzt**

Wenn starker Hautausschlag, Juckreiz, Herzrasen, Atemnot, Schwäche und Schwindel auftreten, müssen Sie die Anwendung sofort abbrechen und unverzüglich den Notarzt (Telefon 112) rufen, weil es sich um eine lebensbedrohliche Allergie (→ Seite 14) handeln kann.

Bei Anwendung auf großen Flächen (z. B. dem ganzen Rücken) kann Benzokain eine Art Blutvergiftung (Methämoglobinämie) auslösen. Der Körper kann dann über die roten Blutkörperchen nicht mehr genügend Sauerstoff aufnehmen. Dies zeigt sich in grauer Haut, blau-grauen Lippen, Kopfschmerzen, Übelkeit, Herzrasen, Atemnot und Unruhe. Treten solche Beschwerden auf, müssen Sie sofort einen Arzt aufsuchen.

HINWEISE

Für Kinder unter 14 Jahren

Bei Kindern unter zwei Jahren sollten Sie den Puder sicherheitshalber nicht anwenden.

Für Schwangerschaft und Stillzeit

Stillende Frauen dürfen den Puder nicht an der Brust anwenden.

Insektenstiche

Handelsname Darreichungsform	Zusammensetzung pro 1 ml/1 g oder wie angegeben bzw. pro abgeteilte Einheit	Kleinste Packungsgröße	Unverb. Preis in Euro	Bewertung für das beanspruchte Anwendungsgebiet
Anaesthesin N Puder Puder	**Benzokain** 60 mg	50 g	6,75	**Wenig geeignet** bei Insektenstichen. Benzokain kann leicht Allergien auslösen. → Seite 77
Azaron Stift	**Tripelennamin-hydrochlorid** 20 mg	5,75 g	6,75	**Wenig geeignet** bei Insektenstichen, weil die therapeutische Wirksamkeit nicht ausreichend nachgewiesen ist. → Seite 77
Fenistil Gel Gel	**Dimetindenmaleat** 1 mg (Konservierungsmittel: Parabene)	20 g	4,91	**Wenig geeignet** bei Insektenstichen, weil die therapeutische Wirksamkeit nicht ausreichend nachgewiesen ist. Das Gel allein wirkt kühlend und lindert den Juckreiz. → Seite 77
Soventol Gel Gel	**Bamipinlaktat** 20 mg	20 g	4,75	**Wenig geeignet** bei Insektenstichen, weil die therapeutische Wirksamkeit nicht ausreichend nachgewiesen ist. Das Gel allein wirkt kühlend und lindert den Juckreiz. → Seite 77
Systral Creme Creme	**Chlorphenoxamin-hydrochlorid** 15 mg (Konservierungsmittel: Parabene)	20 g	3,95	**Wenig geeignet** bei Insektenstichen, weil die therapeutische Wirksamkeit nicht ausreichend nachgewiesen ist. → Seite 77
Systral Gel Gel	15 mg (Konservierungsmittel: Parabene)	20 g	3,95	**Wenig geeignet** bei Insektenstichen, weil die therapeutische Wirksamkeit nicht ausreichend nachgewiesen ist. Das Gel allein wirkt kühlend und lindert den Juckreiz. → Seite 77

Hinweise zu den Tabellenspalten → Seite 34, zur Auswahl der Arzneimittel → Seite 28, zur Grundlage der Bewertung → Seiten 29, 33

Fußpilz

Pilze finden sich auch bei gesunden Menschen auf Haut und Schleimhäuten, allerdings in so geringer Menge, dass man davon normalerweise nichts spürt und nicht erkrankt. Erst wenn der Säureschutzmantel der Haut zerstört oder die Haut durch Wasser aufgeweicht wird, können Pilze in die Haut eindringen und sich stark vermehren. Besonders häufig geschieht das in den Zwischenräumen der Fußzehen, weil sich dort Feuchtigkeit sammelt. Ein feuchtwarmes Milieu und aufgequollene Haut bieten Pilzsporen einen idealen Nährboden, auf dem sie gut auskeimen können.

Anzeichen und Beschwerden

Wenn die Pilze die Haut – meist in den Zehenzwischenräumen – mit einem feinen, fädigen Geflecht durchziehen, reißt sie ein und lässt sich dann leicht abschälen. Die Stellen können jucken und nässen, was das Wachstum der Pilze zusätzlich fördert.

Ursachen

Es gibt verschiedene Arten von Hautpilzen, Auslöser von Fußpilz sind fast immer Pilze aus der Gruppe der Fadenpilze (Dermatophyten) und nur selten Hefepilze (Candida).

Vorbeugung

In Schwimmbad, Sauna, Fitness-Center und Hotelzimmer sollten Sie nicht barfuß gehen, weil dabei mit Pilzsporen behaftete Hautschuppen anderer Menschen an Ihren Füßen hängen bleiben, sodass Sie sich infizieren können. Benutzen Sie Bade-, Sport- und Hausschuhe.
Fußduschen in Schwimmbädern spülen zwar solche Hautschuppen ab, die Desinfektionsmittel in der Sprühflüssigkeit können den Pilzen allerdings nichts anhaben. Sie müssen die Füße also trotzdem immer sorgfältig abtrocknen – am besten mit einem Föhn –, um zu vermeiden, dass sich Pilze in die feuchten Stellen einnisten.
Juckende Hautstellen nicht kratzen – unter den Fingernägeln verschleppen Sie die Pilzsporen sonst auf andere Hautbereiche.

Allgemeine Maßnahmen

Wenn Sie die Zehenzwischenräume trocken halten, finden Pilze schlechte Wachstumsbedingungen vor. Sie sollten deshalb darauf achten, dass Sie die Füße nach dem Waschen immer sorgfältig abtrocknen.
Pilze vertragen kein saures Milieu. Wenn Sie also dafür sorgen, dass der Säureschutzmantel der Haut intakt bleibt, tragen Sie dazu bei, dass Pilze keinen guten Nährboden haben. Verzichten Sie deshalb auf normale Seifen und benutzen Sie stattdessen pH-neutrale Syndets.
Schuhe und Strümpfe sollten aus atmungsaktiven Materialien bestehen, damit die Feuchtigkeit nach außen abgegeben werden kann. Kunstfasern ohne diese Eigenschaften stauen die Feuchtigkeit auf der Haut, wodurch diese aufweicht. Dabei wird der Säureschutzmantel zerstört – Pilzsporen können sich dann leichter einnisten, auskeimen und ausbreiten.
Socken und Strümpfe sollten Sie täglich wechseln und bei 60 °C waschen, um daran haftende Pilze abzutöten.

Wann zum Arzt?

Wenn Sie noch nie Fußpilz gehabt haben, die Symptome also noch nicht sicher kennen, sollten Sie einen Arzt aufsuchen. Die Haut zwischen den Zehen kann auch durch Feuchtigkeit aufquellen – bedingt beispielsweise durch ein ungünstiges Mikroklima in verschiedenem Schuhwerk (Sportschuhe) – und sich weißlich verfärben. Nicht immer verbirgt sich dahinter eine Pilzinfektion.
Flammt die Infektion erneut auf oder tritt sie später noch einmal in Erscheinung und sind Sie sich aufgrund der Symptome sicher, dass es sich um Fußpilz handelt, können Sie die Mittel auch ohne ärztlichen Rat anwenden.
Wenn sich die Beschwerden nach zweiwöchiger konsequenter Anwendung der Pilzmittel nicht gebessert haben, sollten Sie einen Arzt aufsuchen.

Behandlung mit Medikamenten

Fußpilz sollten Sie mit geeigneten Breitbandpilzmitteln aus der Gruppe der Imidazole (→ Seite 84) behandeln. Dazu gehören die Wirkstoffe Bifonazol, Clotrimazol, Econazol und Miconazol. Teilweise enthalten die Präparate zusätzlich Zinkoxid, das die Haut etwas austrocknet und schützt, siehe Antipilzmittel + Zinkoxid (→ Seite 87). Bei Fußpilz kann das insbesondere bei der Anwendung zwischen den Zehen sinnvoll sein.
Ebenfalls geeignet sind Mittel aus der Gruppe der -Allylamine (→ Seite 82) oder der Wirkstoff Amorol-

fin (→ Seite 83). Die Wirksamkeit entspricht den Mitteln aus der Gruppe der Imidazole.
Präparate mit dem Wirkstoff Nystatin (→ Seite 86) wirken nur gegen Hefepilze und sind sinnvoll, wenn ein Arzt festgestellt hat, dass die Infektion tatsächlich auf Hefepilze (Candida) zurückgeht. Das gilt auch für Präparate mit einem nystatinhaltigen Antipilzmittel + Zinkoxid (→ Seite 87).
Der Wirkstoff Tolnaftat (→ Seite 87) wirkt nur gegen Fadenpilze. In diesen Fällen ist es geeignet. Tolnaftathaltige Mittel sollten Sie deshalb nur anwenden, wenn ein Arzt festgestellt hat, dass Fadenpilze die Infektion verursacht haben.
Angeboten werden auch Mittel mit dem Wirkstoff Dequalinium (→ Seite 84), der eigentlich ein Desinfektionsmittel ist. Als Antipilzmittel ist diese Substanz wenig geeignet, weil sie zu unspezifisch wirkt. Imidazolhaltige Mittel sind vorzuziehen.
Antipilzmittel als Puder sollten Sie nur zur Nachbehandlung anwenden, wenn die Infektion selbst bereits abgeklungen ist. Parallel dazu können Sie den Puder einige Wochen lang in die Schuhe streuen, um dort noch vorhandene Pilze abzutöten.
Grundsätzlich müssen Sie Pilzinfektionen noch etwa zwei Wochen weiterbehandeln, auch wenn die Pilze schon verschwunden sind und die Haut verheilt ist. Wenn Sie dies nicht berücksichtigen, besteht die Gefahr, dass die Infektion immer wieder von neuem aufflackert.

Salbe, Lotion, Gel, Spray oder Puder?
Welche Zubereitung eines Antipilzmittels für die Behandlung am günstigsten ist, hängt davon ab, welche Körperstelle betroffen ist:
- An den Füßen sind Spray, Lösung, Creme und Gel leicht aufzutragen und erreichen auch Hautfalten.
- An behaarten Stellen sind Lösung oder Spray sinnvoll, weil die Haare damit nicht verschmieren oder verkleben.
- Im Windelbereich sollten abdeckende Pasten verwendet werden, weil sie die Haut vor dem Feuchtwerden schützen.

Grundsätzlich gilt: Auf nässenden Stellen flüssige Mittel verwenden (Lösung, Spray), auf trockenen feste (Salbe, Creme, Puder). Puder sollten Sie nur zur Nachbehandlung anwenden, wenn die akute Pilzinfektion bereits abgeklungen ist, denn er haftet nicht so gut auf der Haut. Bei Fußpilz können Sie zum Beispiel die Schuhe damit auspudern, um neuen Pilzinfektionen vorzubeugen. Länger als einige Monate sollte dies aber nicht geschehen, weil die Pilze gegen die Wirkstoffe unempfindlich werden können.

Nagelpilz

Pilze können sich auf, in und unter den Nägeln einnisten. Meist sind die Fußnägel dafür anfälliger als die Fingernägel, vor allem wenn Sie in Ihren Schuhen häufig schwitzen und die Nägel dadurch etwas weich werden.

Anzeichen und Beschwerden

Die Nägel verfärben sich gelblich braun, werden brüchig und reißen leicht ein. Manchmal lösen sie sich etwas vom Untergrund ab, sodass Sie den Nagelputzer tief unter den Nagel schieben können, ohne dass dies schmerzhaft wäre.

Ursachen

Wenn Nagelhaut oder -bett durch Risse oder Schnitte verletzt sind, können Pilze eindringen und sich vermehren. Auch wenn die Nägel durch zu viel Feuchtigkeit (z. B. Schweißfüße) aufquellen, finden Pilze gute Wachstumsbedingungen vor.

Allgemeine Maßnahmen

Schneiden Sie Fuß- und Fingernägel kurz und säubern Sie sie regelmäßig.

Wann zum Arzt?

Eine Nagelpilzinfektion können Sie schwer selbst erkennen und behandeln, weil das Pilzgeflecht den gesamten Nagel bis tief in das Nagelbett hinein durchziehen kann, ohne dass Sie dies sehen. Wenn Sie Anzeichen für eine Nagelpilzinfektion finden, sollten Sie besser gleich einen Arzt aufsuchen.

Behandlung mit Medikamenten

Wenn nur wenige Nägel betroffen sind – maximal fünf gleichzeitig – und Sie den Pilz zweifelsfrei und sehr frühzeitig erkennen, können Sie versuchen, ihn mit äußerlich anzuwendenden Mitteln zu bekämpfen. Allerdings ist nicht unbedingt garantiert, dass der Wirkstoff tief genug in den Nagel eindringt.

Wenn der Nagel vor dem Auftragen des Arzneimittels mithilfe von Nagelfeilen oder Schleifpapier abgefeilt wird, lässt sich das Eindringen des Wirkstoffs jedoch verbessern. Alternativ kann auch eine 40-prozentige Harnstoffcreme aufgetragen werden, um den Nagel aufzuweichen.

Für eine solche Behandlung – insbesondere im Frühstadium einer Nagelpilzinfektion – eignen sich die Wirkstoffe Ciclopirox (→ Seite 83) und Amorolfin (→ Seite 83), die Sie als Nagellack auftragen. Der Lack dringt gut in den Nagel ein, muss aber regelmäßig angewendet werden, damit die Wirkstoffkonzentration im Nagel ständig aufrechterhalten bleibt. Meist dauert es Monate, bis der Nagel pilzfrei nachgewachsen ist. Anschließend sollten Sie den Lack noch weitere vier Wochen lang konsequent auftragen, damit sich nicht erneut ein Pilz einnistet. Sie können ihn auch in großen Abständen immer wieder einmal anwenden, um weiterem Pilzbefall vorzubeugen.

Kombinationen mit Harnstoff (→ Seite 88) sind zur Behandlung von Nagelpilzen ebenfalls geeignet. Der Zusatz von Harnstoff zu dem Antipilzmittel Bifonazol trägt dazu bei, den Wirkstoff tiefer in den Nagel eindringen zu lassen. Das Präparat *Onychomal* enthält keinen pilztötenden Wirkstoff, sondern nur Harnstoff und hautpflegende Substanzen. Es ist zum Ablösen der pilzbefallenen Nägel mit Einschränkung geeignet, weil noch nicht ausreichend nachgewiesen ist, ob die Dosierung von Harnstoff mit 20 Prozent genügt, um den Nagel aufzuweichen.

Für eine alleinige Anwendung von Imidazolen (→ Seite 84) sowie eines Gels mit dem Wirkstoff Naftifin aus der Gruppe der Allylamine (→ Seite 82) ist die therapeutische Wirksamkeit bei der Behandlung von Nagelpilzen nicht ausreichend nachgewiesen. Es ist nicht klar, ob die Mittel überhaupt tief genug in den Nagel eindringen können und die Pilznester unter dem Nagel erreichen. Werden diese nicht zuverlässig abgetötet, wächst das Pilzgeflecht aus tief im Nagelbett befindlichen Nestern wieder nach, sodass selbst eine monatelange Anwendung nicht den erwünschten Erfolg hat. Diese Mittel gelten – wenn sie als einzige eingesetzt werden – daher für die Behandlung eines Nagelpilzes als „wenig geeignet". Sie sind allenfalls zur Pilzbekämpfung am Nagelboden anzuwenden, wenn der Nagel vorher mit harnstoffhaltigen Salben aufgelöst wurde.

Meist genügt es nicht, den Pilzbefall allein mit äußerlich anzuwendenden Mitteln zu bekämpfen. Dies gilt vor allem, wenn mehr als fünf Nägel zugleich befallen sind oder wenn der Pilz sich über mehr als ein Drittel bis über die Hälfte des Nagels ausgedehnt hat. Dann ist es sinnvoller, die Infektion mit pilztötenden Mitteln zum Einnehmen zu behandeln. Informationen zu diesen rezeptpflichtigen Präparaten finden Sie im HANDBUCH MEDIKAMENTE der Stiftung Warentest oder im Internet unter www.medikamente-im-test.de.

Pilz im Windelbereich

Viele Babys oder auch Erwachsene, die Windeln tragen müssen (z. B. wegen einer Inkontinenz), haben irgendwann einmal entzündete Haut im Windelbereich (Windeldermatitis), vor allem, wenn die Vorlage nicht häufig genug gewechselt wird und Stoffe aus dem Urin die Haut reizen. Auf dieser Grundlage kann eine Pilzinfektion im Windelbereich entstehen. Denn die feuchtwarme Hülle einer nassen Windel bietet Pilzen, die in geringer Anzahl auf gesunder Haut siedeln, einen idealen Nährboden. Sie können sich stark vermehren und breiten sich dann über den gesamten Windelbereich aus.

Anzeichen und Beschwerden

Wenn sich die Haut unter einer Windel am Gesäß rötet, bedeutet das noch nicht, dass sich Pilze eingenistet haben. Meist ist sie nur gereizt. Hinweise auf eine Pilzinfektion sind Juckreiz und schuppende, gerötete Hautränder. Auch kann sich die Haut entzünden und sehr berührungsempfindlich sein. Häufig bilden sich kleine Bläschen oder Krusten.

Deutliche Hinweise auf eine Pilzinfektion sind: anhaltende Hautrötung mit relativ scharf abgegrenztem dunkelrotem, schuppendem Rand, gerötete Leistenfalten, Durchfall.

Ursachen

Nasse Windeln weichen die Haut auf. Die feuchte Haut kann dann den alkalischen Urin nicht mehr gut abpuffern. Aus dem Urin entsteht stark hautreizender Ammoniak, der den Säureschutzmantel der Haut zerstört und so ideale Voraussetzungen schafft, dass sich Pilze ansiedeln. Vor allem Hefepilze (Candida) können sich in diesem Milieu gut vermehren. Sie sind die häufigsten Verursacher einer Pilzinfektion im Windelbereich.

Allgemeine Maßnahmen

Gerötete und somit gereizte Haut unter der Windel beruhigt sich, wenn Sie die Windeln oft wechseln, damit die Haut möglichst trocken bleibt. Ist sie sehr stark gerötet und entzündet, sollten Sie sie nach dem Waschen oder Baden mit einem Föhn trocknen (Gebläse auf lauwarm oder kühl einstellen) oder an der Luft trocknen lassen. Je häufiger Sie die Windel weglassen können, desto besser.

Bei empfindlicher Haut sollten Sie auf Obstsäfte verzichten (Ausnahme: Bananen-Saft). Diese können die Haut gerade im Windelbereich reizen und Pilzinfektionen begünstigen.

Wann zum Arzt?

Wenn Sie noch keine Erfahrung mit der Behandlung eines Windelausschlags haben, sollten Sie die wunden Stellen einem Arzt zeigen, bevor Sie den Ausschlag selbst behandeln. Später werden Sie die typischen Anzeichen aus Erfahrung kennen.

Tritt die Hautreizung trotz der allgemeinen Maßnahmen ständig wieder auf oder ist der Ausschlag nach sieben bis zehn Tagen immer noch nicht abgeklungen, sollten Sie einen Arzt aufsuchen.

Wenn Sie davon ausgegangen sind, dass eine Pilzinfektion vorliegt und Sie die Haut deshalb mit den hier als „geeignet" bewerteten Mitteln behandelt haben, die Haut aber trotzdem auch nach drei bis fünf Tagen weiterhin stark gerötet ist und schmerzt, sollten Sie ebenfalls einen Arzt aufsuchen.

Behandlung mit Medikamenten

Hefepilze können Sie am besten mit Nystatin (→ Seite 86) bekämpfen, das speziell gegen diese Pilzart gut wirkt. Manche Nystatinpräparate enthalten zusätzlich Zinkoxid, das die Haut etwas austrocknet und sie vor hautreizenden Stoffen aus dem Urin schützt. Die Kombination aus einem nystatinhaltigen Antipilzmittel + Zinkoxid (→ Seite 87) ist deshalb bei einer Pilzinfektion im Windelbereich sinnvoll.

Auch Bäder, Puder und Lotionen mit synthetischem Gerbstoff (→ Seite 86) können die pilzbedingte Entzündung lindern und den Juckreiz dämpfen. Da sie die Pilze jedoch nicht ursächlich bekämpfen, sollten Sie sie nur ergänzend zu Nystatin einsetzen.

Andere Wirkstoffe gegen Pilze wie Imidazole (→ Seite 84) und Allylamine (→ nebenstehend) sind bei einem Windelausschlag nur sinnvoll, wenn ein Arzt festgestellt hat, dass die Windeldermatitis nicht auf Hefepilze zurückzuführen ist. Für die Selbstbehandlung einer Pilzinfektion im Windelbereich werden diese Mittel deshalb als „mit Einschränkung geeignet" bewertet.

Allylamine

Naftifin

exoderil

Terbinafin

Lamisil

Zu dieser Wirkstoffgruppe gehören die Substanzen Naftifin und Terbinafin, die beide gegen Hautpilze wirken.

Naftifin wird lokal bei Haut- und Nagelpilzen angewendet. Zur Behandlung von Hautpilzen wie Fußpilz ist das Mittel geeignet. Bei pilzbedingtem Windelausschlag ist das Mittel nur mit Einschränkung geeignet, weil bei solchen Pilzinfektionen das gegen Hefepilze wirkende Nystatin (→ Seite 86) in aller Regel ausreicht. Bei Nagelpilzen jedoch ist die therapeutische Wirksamkeit nicht ausreichend nachgewiesen. Auch ist unklar, ob der Wirkstoff im nicht vorbehandelten Nagel tief genug eindringt, um das Pilzgeflecht zu erreichen. Zur Behandlung von Nagelpilzen ist Naftifin deshalb wenig geeignet.

Terbinafin hemmt das Wachstum von Hefepilzen, andere Pilzarten werden abgetötet. Gleichzeitig wirkt es gegen einige Bakterienarten. Zur Behandlung von Fußpilz ist Terbinafin geeignet. Bei pilzbedingtem Windelausschlag ist das Mittel jedoch nur mit Einschränkung geeignet, weil bei solchen Pilzinfektionen das gegen Hefepilze wirkende Nystatin (→ Seite 86) in aller Regel ausreicht.

Anwendung

Sie tragen Gel, Creme oder Spray ein- bis zweimal täglich auf die betroffenen Hautstellen oder Nägel auf.

Wenn Sie sehr empfindliche Haut haben, sollten Sie statt der Creme besser das Gel oder den Spray anwenden, weil dieses keine Hilfsstoffe wie Cetyl- oder Stearylalkohol enthält, die die Haut leicht reizen können. Gel und Spray sollten Sie jedoch nicht am Auge oder in der Nähe von Schleimhäuten anwenden, weil sie Alkohol enthalten, der die Schleimhäute reizt und ein unangenehmes Brennen hervorruft.

Unerwünschte Wirkungen

- Keine Maßnahmen erforderlich

  Gelegentlich (bei Naftifin bei 5 bis 6 von 100 Behandelten) rötet sich die Haut, juckt und brennt. Die Haut kann sehr trocken werden. Bei Naftifin gilt das für 3 von 100 Behandelten.

- **Muss beobachtet werden**

  Wenn die Haut sich verstärkt rötet und juckt und sich ein Hautausschlag mit Bläschen bildet, reagieren Sie vermutlich allergisch auf das Mittel. Dann sollten Sie es absetzen. Sind die Hauterscheinungen (→ Seite 14) einige Tage später nicht deutlich abgeklungen, sollten Sie einen Arzt aufsuchen.

Hinweise

Für Kinder unter 14 Jahren

Lamisil Dermgel/Spray: Mangels Erfahrungen sollten Sie diese Mittel bei Kindern nicht anwenden.

Lamisil Creme: Mangels Erfahrungen sollten Sie dieses Mittel nicht bei Kindern unter fünf Jahren anwenden.

Für Schwangerschaft und Stillzeit

In der Stillzeit dürfen Sie die Mittel nicht auf der Brust auftragen.

Amorolfin

Loceryl

Amorolfin wirkt gegen alle Pilzarten gleichermaßen gut, die therapeutische Wirksamkeit ist ausreichend belegt. Der Lack wird bei Nagelpilzen eingesetzt, die Creme bei Pilzinfektionen der Haut, zum Beispiel bei Fußpilz. Für die Anwendung bei diesen Pilzerkrankungen ist Amorolfin geeignet. Bei Pilzinfektionen im Windelbereich ist die Creme nur mit Einschränkung geeignet, weil diese Pilzerkrankungen meist auf Hefepilze zurückgehen, die vorwiegend mit Nystatin (→ Seite 86) behandelt werden sollten.

Anwendung

Creme: Sie tragen die Creme einmal täglich auf die betroffenen Stellen auf. Sie sollten sie nicht weniger als zwei, aber auch nicht länger als sechs Wochen anwenden.

Lack: Den Lack zur Behandlung der Nägel tragen Sie ein- bis zweimal wöchentlich auf. Die Nageloberfläche feilen Sie vorher an, damit der Lack besser eindringt. Feilen zur einmaligen Anwendung liegen der Packung bei. Sie können zum Feilen auch herkömmliches Schleifpapier (120er Körnung) verwenden. Schleifpapier und Feile müssen Sie ebenso wie den Schleifstaub anschließend wegwerfen, damit Sie die Pilzsporen nicht weitertragen. Wenn Ihnen das Anfeilen selbst nicht gut gelingt (z. B. bei Zehennägeln), sollten Sie eine andere Person darum bitten.
Bevor Sie eine neue Lackschicht auftragen, beseitigen Sie die alte Schicht mit den der Packung beiliegenden Alkoholtupfern oder herkömmlichem Nagellackentferner. Die Therapie setzen Sie so lange fort, bis der Nagel pilzfrei nachwächst.

Unerwünschte Wirkungen

- Keine Maßnahmen erforderlich

  Die Haut kann sich röten, jucken, brennen. Der Nagellack kann den Nagel verfärben und das Nagelbett reizen.

- **Muss beobachtet werden**

  Bilden sich auf der Haut oder am Nagelrand kleine Bläschen, reagieren Sie vermutlich allergisch auf das Mittel. Dann sollten Sie es absetzen. Sind die Hauterscheinungen (→ Seite 14) einige Tage später nicht deutlich abgeklungen, sollten Sie einen Arzt aufsuchen.

Hinweise

Für Kinder unter 14 Jahren

Über die Risiken einer Anwendung bei Kindern gibt es keine Erkenntnisse. Sicherheitshalber sollten sie nicht mit Amorolfin behandelt werden.

Für Schwangerschaft und Stillzeit

Es liegen keine Erfahrungen über die Anwendung in Schwangerschaft und Stillzeit vor. Sie sollten Amorolfin deshalb besser nicht anwenden.

Ciclopirox

Ciclopirox Winthrop Nagellack, Nagel Batrafen

Ciclopirox hemmt das Pilzwachstum ähnlich gut wie Imidazole. Der Wirkstoff wird vor allem bei Nagelpilzen eingesetzt, weil das Mittel als Lack aufgetragen werden kann. Dadurch verbleibt der antimykotische Wirkstoff lange auf der Nageloberfläche. Das ist besonders bei der langwierigen Behandlung von Nagelpilzinfektionen vorteilhaft. Die therapeutische Wirksamkeit – insbesondere im Frühstadium der Erkrankung – ist gut belegt, das Mittel zur äußerlichen Behandlung von Nagelpilzinfektionen geeignet.

Anwendung

In den ersten vier Wochen der Behandlung tragen Sie den Lack alle zwei Tage auf, im folgenden Monat alle drei Tage, danach nur noch einmal in der Woche, bis der Nagel schließlich gesund nachgewachsen ist.

Bevor Sie den Lack zum ersten Mal aufpinseln, feilen Sie die Nageloberfläche mit den der Packung beiliegenden Einweg-Nagelfeilen oder Schleifpapier (120er Körnung) etwas an, damit der Wirkstoff besser eindringt. Wenn Ihnen das selbst nicht gut gelingt – zum Beispiel bei Fußnägeln –, sollten Sie eine andere Person darum bitten. Das Schleifpapier werfen Sie anschließend weg, ebenso den Schleifstaub, beides kann Pilzsporen enthalten. Bevor Sie die nächste Lackschicht aufbringen, entfernen Sie die vorherige mit den der Packung beigelegten Alkoholtupfern oder normalem Nagellackentferner und feilen anschließend die Nageloberfläche wie beschrieben an. Erst danach pinseln Sie die neue Lackschicht auf den Nagel.

Bei der Behandlung müssen Sie viel Geduld aufbringen. Nagelpilze sind sehr hartnäckig und lassen sich nur bekämpfen, wenn Sie das Mittel konsequent und langfristig anwenden. Wenn der Nagel nach sechs bis neun Monaten immer noch nicht pilzfrei nachgewachsen ist, sollten Sie einen Arzt aufsuchen. Dann ist vermutlich eine Behandlung mit verschreibungspflichtigen Tabletten angezeigt.

Unerwünschte Wirkungen

▶ **Keine Maßnahmen erforderlich**

Die Haut um den Nagel herum kann sich bei Kontakt mit dem Lack röten, jucken und brennen.

▶ **Muss beobachtet werden**

Bilden sich auf der Haut um den Nagel Bläschen oder ein schmerzhafter, juckender Ausschlag, reagieren Sie vermutlich allergisch auf das Mittel. Dann sollten Sie es absetzen. Sind die Hauterscheinungen (→ Seite 14) einige Tage später nicht deutlich abgeklungen, sollten Sie einen Arzt aufsuchen.

Hinweise

Für Kinder unter 14 Jahren

Mangels Erfahrungen sollten Sie den Wirkstoff bei Kindern nicht anwenden.

Für Schwangerschaft und Stillzeit

Über die Risiken einer Anwendung in Schwangerschaft und Stillzeit gibt es keine Erkenntnisse. Sicherheitshalber sollten Sie das Mittel daher nicht anwenden.

■

Dequalinium

Evazol

Dequalinium ist ein desinfizierender Wirkstoff, der verschiedene Arten von Bakterien und Pilzen abtötet. Er wird auch bei Pilzinfektionen an der Haut eingesetzt, wirkt aber weniger spezifisch als andere Antipilzmittel, zum Beispiel Imidazole (→ nachfolgend). Diese sind bei Haut- und Fußpilzinfektionen vorzuziehen. Dequalinium wird zur Behandlung von Pilzinfektionen als „wenig geeignet" angesehen.

Unerwünschte Wirkungen

▶ **Sofort zum Arzt**

In seltenen Fällen (bei weniger als 1 von 1 000 Behandelten) kann der Wirkstoff Haut oder Schleimhaut so schädigen, dass sie abstirbt. Das zeigt sich daran, dass sich Haut oder Schleimhaut weißlich verfärbt und sich scharf von der übrigen gesunden Haut oder Schleimhaut abgrenzt. Wenn Sie derartige Hautveränderungen feststellen, sollten Sie das Mittel nicht mehr weiter anwenden und unverzüglich einen Arzt aufsuchen.

■ Imidazole

Bifonazol

Bifomyk, Bifon, Canesten EXTRA, Mycospor

Clotrimazol

Antifungol HEXAL, Canesten, Canifug, Cloderm, Clotrimazol AL, Clotrimazol-CT, Clotrimazol Heumann, Cutistad, Fungizid-ratiopharm, Gilt, Myko Cordes, Mykohaug C

Econazol

Epi-Pevaryl

Ketoconazol

Nizoral

Miconazol

Daktar, Micotar

Sertaconazol

Mykosert, Zalain

Zu den Imidazolen gehören die Wirkstoffe Bifonazol, Clotrimazol, Econazol, Ketoconazol, Miconazol und Sertaconazol. In niedriger Konzentration hemmen Imidazole das Wachstum der Pilze, in hoher töten sie sie ab. Sie wirken gegen viele Pilzarten gleichermaßen. Zur Behandlung von Fußpilz sind alle Wirkstoffe geeignet.

Bei Nagelpilzinfektionen ist die therapeutische Wirksamkeit von Imidazolen in der üblichen Zubereitungsart als Creme oder Lösung nicht ausreichend nachgewiesen. Es ist unklar, ob die Wirkstoffe überhaupt tief genug in den Nagel eindringen und die Pilznester unter dem Nagel erreichen. Werden diese nicht zuverlässig abgetötet, wächst das Pilzgeflecht aus tief im Nagelbett befindlichen Nestern wieder nach, sodass selbst eine monatelange Anwendung nicht den erwünschten Erfolg hat. Aus diesem Grund werden Imidazole als Creme oder Lösung bei Nagelpilzen als „wenig geeignet“ angesehen, es sei denn der Nagel wurde vorher mit harnstoffhaltigen Salben aufgelöst.

Pilzinfektionen im Windelbereich gehen meist auf Hefepilze (Candida) zurück. Bei dieser Pilzart genügt es oft, den spezifisch gegen Hefepilze wirkenden Wirkstoff Nystatin (→ Seite 86) anzuwenden. Reicht dessen Wirkung nicht aus oder hat ein Arzt festgestellt, dass die Infektion nicht auf Hefepilze zurückgeht, können auch die gegen mehrere Pilzarten gleichermaßen wirksamen Imidazole angewendet werden.

Die therapeutische Wirksamkeit aller Substanzen ist ausreichend belegt.

Anwendung

Die Präparate gibt es als Creme, Lösung, Pumpspray oder Puder. Puder sollten Sie nur zur Nachbehandlung anwenden, wenn die Haut nicht mehr nässt, sonst verklumpt der Puder und wirkt nicht breitflächig genug.

Fußpilz

Sie tragen die Mittel ein- bis zweimal täglich auf die betroffenen Hautstellen auf. Da die Pilze oft sehr hartnäckig sind, müssen Sie die Behandlung noch mindestens zwei Wochen fortsetzen, auch wenn die Beschwerden bereits verschwunden sind. Länger als drei Monate hintereinander sollten die Mittel nicht angewendet werden. Ist der Fußpilz dann immer noch vorhanden, sollten Sie mit einem Arzt besprechen, ob die Infektion mit innerlich anzuwendenden Mitteln behandelt werden sollte.

Nagelpilz

Sie massieren die Mittel zwei Minuten lang in jeden betroffenen Nagel ein. Damit das Mittel etwas besser in den Nagel eindringen kann und gleichzeitig die Nagelmasse verringert wird, können Sie den Nagel vorher mit Schleifpapier (120er Körnung) bearbeiten. Den Schleifstaub müssen Sie allerdings sorgfältig zusammenfegen und gemeinsam mit dem Schleifpapier entsorgen, sonst können die Pilze auf andere Personen übertragen werden.

Achtung

Econazol, Ketoconazol: Diese Mittel dürfen Sie nicht am Auge anwenden, weil sie die Schleimhaut stark reizen. Wenn das Auge dennoch mit dem Wirkstoff in Kontakt gekommen ist, müssen Sie es sofort mit klarem Wasser gut ausspülen. Wenn Sie danach noch weiterhin Beschwerden haben, müssen Sie einen Augenarzt aufsuchen.

Einige Mittel enthalten als Konservierungsmittel Parabene (siehe Tabelle). Wenn Sie auf Parastoffe (→ Seite 585) allergisch reagieren, dürfen Sie diese Mittel nicht anwenden.

Wechselwirkungen mit Medikamenten

Imidazolhaltige Präparate sollten Sie nicht gleichzeitig mit anderen pilztötenden Wirkstoffen (z. B. Nystatin) anwenden, weil beide dann schlechter wirken.

Unerwünschte Wirkungen

▶ **Keine Maßnahmen erforderlich**

Die Haut kann sich röten, brennen oder jucken.

▶ **Muss beobachtet werden**

Wenn die Haut sich verstärkt rötet und juckt, reagieren Sie vermutlich allergisch auf das Mittel. Dann sollten Sie es absetzen. Sind die Hauterscheinungen (→ Seite 14) einige Tage später nicht deutlich abgeklungen, sollten Sie einen Arzt aufsuchen.

Hinweise

Für Schwangerschaft und Stillzeit

Für die Anwendung in der Schwangerschaft liegen mit Clotrimazol die meisten Erfahrungen vor.

In der Stillzeit dürfen Sie die Mittel nicht auf der Brust anwenden, damit der Säugling die Wirkstoffe nicht mit der Muttermilch aufnimmt.

Nystatin

Biofanal, Candio-Hermal, Lederlind, MORONAL, Mykundex mono, Nystaderm, Nystatin „Lederle"

Nystatin hemmt in niedrigen Konzentrationen das Wachstum der Pilze, in hohen tötet es die Pilze ab. Es wirkt nur gegen Hefepilze (z. B. Candida albicans), die häufigsten Verursacher von Pilzinfektionen im Windelbereich, nicht jedoch gegen Infektionen mit Fadenpilzen, wie zum Beispiel Fußpilz. Der Wirkstoff wird nicht in den Blutkreislauf aufgenommen und kann deshalb auch schon bei Neugeborenen und Säuglingen angewendet werden.

Die therapeutische Wirksamkeit bei Hefepilzinfektionen ist gut belegt. Für diesen Anwendungsbereich ist das Mittel geeignet. Bei Fußpilz dagegen wird Nystatin ohne vorherige ärztliche Diagnose als „wenig geeignet" erachtet, weil diese Pilzinfektion selten auf Hefepilze zurückgeht.

Anwendung

Sie tragen das Mittel auf die gesäuberte Haut auf, bei einer Windeldermatitis bei jedem Windelwechsel. Ist der Ausschlag abgeklungen, müssen Sie die Creme noch weitere drei bis fünf Tage lang anwenden, um einem Rückfall vorzubeugen.

Achtung

Nystaderm Creme: Dieses Mittel enthält als Konservierungsmittel Parabene. Wenn Sie auf Parastoffe (→ Seite 585) allergisch reagieren, dürfen Sie es nicht anwenden.

Wechselwirkungen mit Medikamenten

Nystatinhaltige Präparate sollten Sie nicht gleichzeitig mit anderen Antipilzmitteln (z. B. Imidazole) anwenden, weil beide dann schlechter wirken.

Unerwünschte Wirkungen

▶ **Muss beobachtet werden**

Sehr selten (bei 1 von 1 000 Behandelten) kommt es vor, dass die Haut sich verstärkt rötet und juckt. Dann reagieren Sie vermutlich auf das Mittel allergisch, und Sie sollten es absetzen. Sind die Hauterscheinungen (→ Seite 14) einige Tage später nicht deutlich abgeklungen, sollten Sie einen Arzt aufsuchen.

Synthetischer Gerbstoff (äußerlich)

Tannolact, Tannosynt

Synthetischer Gerbstoff bewirkt, dass die an der Hautoberfläche vorhandenen Eiweißstoffe an den wunden Hautstellen gerinnen und sich eine Art künstlicher Schorf bildet. Dadurch zieht sich die Haut etwas zusammen (adstringierende Wirkung), Bakterien und Pilzen wird der Nährboden entzogen. Der Gerbstoff wirkt also nicht direkt gegen Pilze, sondern wirkt leicht antientzündlich, dämpft den Juckreiz und stabilisiert die Haut. Zur unterstützenden Behandlung einer Pilzinfektion – immer nur zusätzlich zu Antipilzmitteln, z. B. Nystatin (→ nebenstehend) – ist synthetischer Gerbstoff geeignet.

Anwendung

Sie waschen die Haut bei jedem Wickeln mit gerbstoffhaltigem Wasser ab oder baden das Gesäß darin. Seife dürfen Sie nicht gleichzeitig verwenden, weil der Gerbstoff dann nicht mehr wirkt. Anschließend lassen Sie die Haut an der Luft trocknen oder föhnen sie trocken (am Föhn Kaltstufe einstellen).

Lotion und Creme verteilen Sie bei jedem Windelwechsel dünn auf den betroffenen Hautstellen. Die Lotion müssen Sie vor der Anwendung gut schütteln, damit sich die Wirkstoffe in der Lösung verteilen. Waschen Sie sich die Hände anschließend sorgfältig, damit Sie das Mittel nicht versehentlich ins Auge reiben.

Achtung

Badezusatz: Bei größeren Hautverletzungen, fieberhaften oder infektiösen Erkrankungen sowie bei Herzschwäche und hohem Blutdruck dürfen Sie keine warmen Vollbäder nehmen oder müssen vorher Rücksprache mit einem Arzt halten. Außerdem müssen Sie darauf achten, dass die Wanne kein Metall enthält, sondern voll emailliert oder aus Kunststoff ist. Wenn Gerbstoff mit Metall in Berührung kommt, kann sich dieses verfärben.

Unerwünschte Wirkungen

▶ **Keine Maßnahmen erforderlich**

Die Haut kann sich röten und brennen. Die Creme kann die Haut stark austrocknen.

▶ **Muss beobachtet werden**

Wenn die Haut gerötet bleibt und juckt und sich zusätzlich Bläschen auf der Haut bilden, reagieren Sie vermutlich allergisch auf das Mittel. Dann sollten Sie es absetzen. Sind die Hauterscheinungen (→ Seite 14) einige Tage später nicht deutlich abgeklungen, sollten Sie einen Arzt aufsuchen.

Hinweise

Für Kinder unter 14 Jahren

Vor allem bei Kleinkindern müssen Sie sorgfältig darauf achten, dass die Präparate nicht ins Auge gelangen.

Tolnaftat

Tonoftal

Tolnaftat wirkt nur gegen Fadenpilze. Das Mittel ist zur Behandlung von Fußpilz geeignet, wenn ein Hautarzt festgestellt hat, dass die Infektion auf diese Pilzart zurückgeht und Tolnaftat die Pilze abtöten kann. Die therapeutische Wirksamkeit ist ausreichend belegt.

Anwendung

Sie tragen Lösung oder Creme ein- bis zweimal täglich auf die betroffenen Hautstellen auf. Am Auge oder in der Nähe von Schleimhäuten sollten Sie das Mittel nicht anwenden, weil es die Schleimhäute reizt und ein unangenehmes Brennen hervorruft.

Unerwünschte Wirkungen

▶ **Keine Maßnahmen erforderlich**

Die Haut kann sich röten, brennen und jucken.

▶ **Muss beobachtet werden**

Das Präparat enthält verschiedene Hilfsstoffe, die Allergien auslösen können. Bilden sich auf der Haut Bläschen oder ein schmerzhafter, juckender Ausschlag, reagieren Sie vermutlich allergisch auf das Mittel. Dann sollten Sie es absetzen. Sind die Hauterscheinungen (→ Seite 14) einige Tage später nicht deutlich abgeklungen, sollten Sie einen Arzt aufsuchen.

Hinweise

Für Schwangerschaft und Stillzeit

Während der Stillzeit sollten Sie das Mittel nicht auf der Brust anwenden.

Kombinationen: Antipilzmittel + Zinkoxid

Clotrimazol + Zinkoxid

Antifungol HEXAL Heilpaste

Miconazol + Zinkoxid

INFECTOSOOR Zinksalbe

Nystatin + Zinkoxid

Multilind, Mykoderm Heilsalbe mit Nystatin und Zinkoxid, Mykundex Heilsalbe

In diesen Präparaten ist den pilzabtötenden Wirkstoffen Clotrimazol oder Miconazol (beide aus der Gruppe der Imidazole) beziehungsweise Nystatin zusätzlich Zinkoxid beigefügt, das die Haut etwas austrocknet. Bei Pilzinfektionen ist das vorteilhaft, weil es das Abheilen der entzündeten Haut unterstützt.

Die nystatinhaltigen Mittel werden vorzugsweise bei Pilzinfektionen im Windelbereich eingesetzt, da diese in der Regel durch Hefepilze hervorgerufen werden und Nystatin speziell gegen diese Pilze gut wirkt. Für diesen Anwendungsbereich gelten die Mittel als „geeignet". Bei Fußpilz dagegen ist Nystatin ohne vorherige ärztliche Diagnose wenig geeignet, weil diese Pilzinfektion selten auf Hefepilze zurückgeht.

Die imidazolhaltigen Präparate wirken als Breitspektrum-Pilzmittel und werden vornehmlich bei Fuß- und Hautpilzinfektionen eingesetzt. Zur Behandlung von Fußpilz sind sie geeignet, bei Pilzinfektionen im Windelbereich gelten sie als „mit Einschränkung geeignet", weil diese vorwiegend auf Hefepilze zurückgehen, die mit Nystatin gut behandelt werden können. Ein Breitspektrum-Antipilzmittel ist dafür meist nicht erforderlich.

Anwendung

Sie tragen die Creme mehrmals täglich auf die betroffenen Hautstellen auf. Wenn Sie eine Pilzinfektion im Windelbereich damit behandeln, cremen Sie die Haut bei jedem Windelwechsel neu ein.

Achtung

Wechselwirkungen mit Medikamenten

Wenden Sie die Mittel nicht gleichzeitig mit anderen Antipilzmitteln an, weil die Wirkstoffe sich dann gegenseitig in ihrer Wirksamkeit behindern.

UNERWÜNSCHTE WIRKUNGEN

▶ **Keine Maßnahmen erforderlich**
Die Haut kann sich röten, jucken oder brennen.

▶ **Muss beobachtet werden**
Wenn die Haut sich verstärkt rötet und juckt, reagieren Sie vermutlich allergisch auf das Mittel. Dann sollten Sie es absetzen. Sind die Hauterscheinungen (→ Seite 14) einige Tage später nicht deutlich abgeklungen, sollten Sie einen Arzt aufsuchen.

HINWEISE

Für Schwangerschaft und Stillzeit
In der Stillzeit dürfen Sie die Mittel nicht auf der Brust anwenden.

Kombinationen mit Harnstoff

Bifonazol + Harnstoff
Canesten EXTRA Nagelset

Harnstoff + hautpflegende Substanzen
Onychomal

Canesten EXTRA Nagelset: Mithilfe von Harnstoff (in einer Konzentration von 40 Prozent) kann der pilzabtötende Wirkstoff Bifonazol besser in den Nagel eindringen und sich der Nagel leichter ablösen. Zur Behandlung von Nagelpilzen ist das Präparat geeignet.

Onychomal: Harnstoff verändert die Struktur und Eigenschaften des Keratins in Haut und Nägeln. Der Nagel wird aufgeweicht und lässt sich leichter ablösen. Diese Wirkung zeigt sich verlässlich allerdings erst ab einer 40-prozentigen Konzentration von Harnstoff. In diesem Mittel beträgt die Konzentration nur 20 Prozent. Ob auch diese Konzentration genügt, den Nagel in einer angemessenen Zeit abzulösen, wenn die Salbe unter einem dichten Verband aufgetragen wird und deshalb intensiver einwirken kann, ist noch nicht ausreichend geklärt. Deshalb gilt dieses Präparat als „mit Einschränkung geeignet".

ANWENDUNG

Grundsätzlich gilt: Bei der Behandlung müssen Sie viel Geduld aufbringen. Nagelpilze sind hartnäckig und lassen sich nur bekämpfen, wenn Sie das Mittel konsequent und langfristig anwenden. Wenn der Pilz nach sechs bis neun Monaten immer noch nicht verschwunden ist, sollten Sie mit dem Arzt sprechen, ob eine Behandlung mit Tabletten angezeigt ist. Waschen Sie sich nach jeder Anwendung des Mittels sorgfältig die Hände, damit Sie den Wirkstoff nicht an Augen oder Schleimhäute verschleppen. Harnstoff kann diese stark reizen.

Canesten EXTRA Nagelset: Sie streichen die Salbe auf den betroffenen Nagel auf und verschließen ihn luftdicht mit einem Pflaster. Das Pflaster wechseln Sie täglich und baden Hand oder Fuß zehn Minuten lang in lauwarmem Wasser, um den Nagel aufzuweichen. Bevor Sie erneut Salbe auftragen und den Nagel wieder mit einem Pflaster verschließen, schaben Sie die aufgeweichte Nagelschicht ab. Diesen Vorgang wiederholen Sie, bis sich alle vom Pilz befallenen Nagelteile abgelöst haben und ein gesunder Nagel nachgewachsen ist.

Onychomal: Sie streichen die Creme messerrückendick auf den betroffenen Nagel auf und decken ihn mit einem passend zurechtgeschnittenen Stück Plastikfolie wasser- und luftdicht ab. Darüber kommt ein normaler Verband. Achtung – die Plastikfolie soll beim Verbinden nicht verrutschen! Damit die Haut neben dem Nagel nicht zu stark aufweicht, decken Sie sie vorher mit etwas Zinksalbe ab. Nach fünf bis zehn Tagen können die aufgeweichten Nagelteile abgelöst werden. Bei Bedarf die Behandlung wiederholen, bis alle pilzbefallenen Nagelteile entfernt werden konnten und der Nagel pilzfrei nachwächst. Anschließend sollten Nagelbett und -reste noch eine Zeit lang mit einem Antipilzmittel weiterbehandelt werden, um einer Infektion durch möglicherweise verbliebene Pilzsporen vorzubeugen. Wird die Haut neben dem zu behandelnden Nagel trotz der Abdeckung mit Zinksalbe zu stark in Mitleidenschaft gezogen, können Sie die Behandlung für einen bis vier Tage unterbrechen.

ACHTUNG

Wechselwirkungen mit Medikamenten

Canesten EXTRA Nagelset: Sie dürfen die Mittel nicht gleichzeitig mit einem anderen Antipilzmittel anwenden, weil beide Mittel sich gegenseitig in ihrer Wirkung blockieren.

Onychomal: Starke Säuren und alkalische Lösungen (z. B. scharfe Haushaltreiniger) können den Wirkstoff zersetzen, sodass er unwirksam wird.

Unerwünschte Wirkungen

▶ **Keine Maßnahmen erforderlich**

Canesten EXTRA Nagelset: Die Haut kann sich röten, jucken oder brennen.

Onychomal: Bei etwa 20 Prozent der Patienten können leichte Schmerzen auftreten, was jedoch praktisch nie dazu führt, dass die Therapie abgesetzt werden muss. Wenn das Mittel versehentlich auf die gesunde Haut aufgebracht wird, kann sich diese röten, brennen und schuppen. Dies gilt umso mehr für akut entzündete oder geschädigte Haut. Waschen Sie die Haut dann gut ab. In der Regel gesundet sie danach von allein.

▶ **Muss beobachtet werden**

Canesten EXTRA Nagelset: Wenn die Haut sich verstärkt rötet und juckt und sich ein Hautausschlag mit Bläschen bildet, reagieren Sie vermutlich allergisch auf das Mittel. Dann sollten Sie es absetzen. Sind die Hauterscheinungen (→ Seite 14) einige Tage später nicht deutlich abgeklungen, sollten Sie einen Arzt aufsuchen.

Onychomal: Reizt der Harnstoff die den infizierten Nagel umgebende gesunde Haut so sehr, dass sie sich entzündet, sollten Sie das Mittel absetzen. Bessern sich die Beschwerden auch nach dem Absetzen nicht, suchen Sie einen Arzt auf.

Fußpilz, Nagelpilz, Pilz im Windelbereich

Handelsname Darreichungsform	Zusammensetzung pro 1 ml/1 g oder wie angegeben bzw. pro abgeteilte Einheit	Kleinste Packungsgröße	Unverb. Preis in Euro	Bewertung für das beanspruchte Anwendungsgebiet
Antifungol HEXAL Creme	**Clotrimazol** 10 mg	25 g	3,95	**Geeignet** bei Pilzinfektionen wie Fußpilz. **Mit Einschränkung geeignet** bei pilzbedingtem Windelausschlag. Dieser geht meist auf Hefepilze zurück, für deren Behandlung ein Breitspektrum-Antipilzmittel wie Clotrimazol nicht nötig ist. → Seite 84
Antifungol HEXAL Lösung	10 mg	20 ml	3,95	
Antifungol HEXAL Pumpspray Spray	10 mg	30 ml	4,57	
Antifungol HEXAL Heilpaste Paste	**Clotrimazol** 10 mg + **Zinkoxid** 150 mg	25 g	4,95	**Geeignet** bei Pilzinfektionen wie Fußpilz. **Mit Einschränkung geeignet** bei pilzbedingtem Windelausschlag. Dieser geht meist auf Hefepilze zurück, für deren Behandlung ein Breitspektrum-Antipilzmittel wie Clotrimazol nicht nötig ist. → Seite 87
Bifomyk Creme 1 % Creme	**Bifonazol** 10 mg	25 g	7,63	**Geeignet** bei Pilzinfektionen wie Fußpilz. **Mit Einschränkung geeignet** bei pilzbedingtem Windelausschlag. Dieser geht meist auf Hefepilze zurück, für deren Behandlung ein Breitspektrum-Antipilzmittel wie Bifonazol nicht nötig ist. → Seite 84
Bifomyk Lösung Lösung	10 mg	15 ml	6,37	
Bifon Creme Creme	**Bifonazol** 10 mg	15 g	3,70	**Geeignet** bei Pilzinfektionen wie Fußpilz. **Mit Einschränkung geeignet** bei pilzbedingtem Windelausschlag. Dieser geht meist auf Hefepilze zurück, für deren Behandlung ein Breitspektrum-Antipilzmittel wie Bifonazol nicht nötig ist. → Seite 84
Bifon Gel Gel	10 mg	15 g	3,70	
Bifon Lösung Lösung	10 mg	15 ml	6,31	
Bifon Lösung Pumpspray	10 mg	25 ml	9,70	

Hinweise zu den Tabellenspalten → Seite 34, zur Auswahl der Arzneimittel → Seite 28, zur Grundlage der Bewertung → Seiten 29, 33

▶

Fußpilz, Nagelpilz, Pilz im Windelbereich Fortsetzung

Handelsname Darreichungsform	Zusammensetzung pro 1 ml/1 g oder wie angegeben bzw. pro abgeteilte Einheit	Kleinste Packungsgröße	Unverb. Preis in Euro	Bewertung für das beanspruchte Anwendungsgebiet
Biofanal Salbe	**Nystatin** 100 000 I.E.	25 g	8,37	**Geeignet** bei Pilzinfektionen im Windelbereich und anderen nystatinempfindlichen Hautpilzen. **Wenig geeignet** bei Fußpilz ohne vorherige Diagnose, weil dieser selten durch Hefepilze verursacht wird. Bei Fußpilz sind Imidazole vorzuziehen. → Seite 86
Candio-Hermal Softpaste	**Nystatin** 100 000 I.E.	20 g	7,12	**Geeignet** bei Pilzinfektionen im Windelbereich. → Seite 86
Candio-Hermal Creme	100 000 I.E.	20 g	7,12	**Geeignet** bei Pilzinfektionen im Windelbereich und anderen nystatinempfindlichen Hautpilzen. **Wenig geeignet** bei Fußpilz ohne vorherige Diagnose, weil dieser selten durch Hefepilze verursacht wird. Bei Fußpilz sind Imidazole vorzuziehen. → Seite 86
Candio-Hermal Salbe	100 000 I.E.	20 g	7,12	
Canesten Creme	**Clotrimazol** 10 mg	20 g	6,15	**Geeignet** bei Pilzinfektionen wie Fußpilz. **Mit Einschränkung geeignet** bei pilzbedingtem Windelausschlag. Dieser geht meist auf Hefepilze zurück, für deren Behandlung ein Breitspektrum-Antipilzmittel wie Clotrimazol nicht nötig ist. **Wenig geeignet** bei Nagelpilz, weil die therapeutische Wirksamkeit nicht ausreichend nachgewiesen ist. Allenfalls anwendbar, wenn zuvor der Nagel mit harnstoffhaltigen Mitteln entfernt wurde. → Seite 84
Canesten Pumpspray	10 mg	30 ml	7,63	
Canesten EXTRA Creme	**Bifonazol** 10 mg	20 g	8,19	**Geeignet** bei Pilzinfektionen wie Fußpilz. **Mit Einschränkung geeignet** bei pilzbedingtem Windelausschlag. Dieser geht meist auf Hefepilze zurück, für deren Behandlung ein Breitspektrum-Antipilzmittel wie Bifonazol nicht nötig ist. → Seite 84
Canesten EXTRA Spray	10 mg	25 ml	10,53	
Canesten EXTRA Nagelset Salbe und Pflaster	**Bifonazol** 10 mg + **Harnstoff** 40 mg	10 g	31,55	**Geeignet** bei Nagelpilzen zur äußerlichen Anwendung. → Seite 88
Canifug-Creme Creme	**Clotrimazol** 10 mg	20 g	3,80	**Geeignet** bei Pilzinfektionen wie Fußpilz. **Mit Einschränkung geeignet** bei pilzbedingtem Windelausschlag. Dieser geht meist auf Hefepilze zurück, für deren Behandlung ein Breitspektrum-Antipilzmittel wie Clotrimazol nicht nötig ist. → Seite 84
Canifug-Lösung Lösung	10 mg	30 ml	5,45	
Ciclopirox Winthrop Nagellack Lösung	**Ciclopirox** 80 mg	1,5 g	19,96	**Geeignet** bei Nagelpilzinfektionen zur äußerlichen Anwendung. → Seite 83
Cloderm Puder Puder	**Clotrimazol** 10 mg	30 g	6,00	**Geeignet** zur Nachbehandlung von Fußpilz nach ausgeheilter Infektion. → Seite 84
Cloderm-Creme 1 % Creme	10 mg	20 g	3,02	**Geeignet** bei Pilzinfektionen wie Fußpilz. **Mit Einschränkung geeignet** bei pilzbedingtem Windelausschlag. Dieser geht meist auf Hefepilze zurück, für deren Behandlung ein Breitspektrum-Antipilzmittel wie Clotrimazol nicht nötig ist. → Seite 84

Hinweise zu den Tabellenspalten → Seite 34, zur Auswahl der Arzneimittel → Seite 28, zur Grundlage der Bewertung → Seiten 29, 33

Fußpilz, Nagelpilz, Pilz im Windelbereich Fortsetzung

Hinweise zu den Tabellenspalten → Seite 34, zur Auswahl der Arzneimittel → Seite 28, zur Grundlage der Bewertung → Seiten 29, 33

Handelsname Darreichungsform	Zusammensetzung pro 1 ml/1 g oder wie angegeben bzw. pro abgeteilte Einheit	Kleinste Packungsgröße	Unverb. Preis in Euro	Bewertung für das beanspruchte Anwendungsgebiet
Cloderm liquid 1 %	**Clotrimazol** 10 mg	30 ml	5,44	**Geeignet** bei Pilzinfektionen wie Fußpilz. **Mit Einschränkung geeignet** bei pilzbedingtem Windelausschlag. Dieser geht meist auf Hefepilze zurück, für deren Behandlung ein Breitspektrum-Antipilzmittel wie Clotrimazol nicht nötig ist. → Seite 84
Cloderm Lösung	10 mg	50 ml	8,41	
Clotrimazol AL 1 % Creme	**Clotrimazol** 10 mg	20 g	2,74	**Geeignet** bei Pilzinfektionen wie Fußpilz. **Mit Einschränkung geeignet** bei pilzbedingtem Windelausschlag. Dieser geht meist auf Hefepilze zurück, für deren Behandlung ein Breitspektrum-Antipilzmittel wie Clotrimazol nicht nötig ist. → Seite 84
Clotrimazol AL 1 % Pumpspray	10 mg	30 ml	4,39	
Clotrimazol-CT Creme	**Clotrimazol** 10 mg	20 g	3,01	**Geeignet** bei Pilzinfektionen wie Fußpilz. **Mit Einschränkung geeignet** bei pilzbedingtem Windelausschlag. Dieser geht meist auf Hefepilze zurück, für deren Behandlung ein Breitspektrum-Antipilzmittel wie Clotrimazol nicht nötig ist. → Seite 84
Clotrimazol-CT Pumpspray	10 mg	40 ml	5,22	
Clotrimazol Heumann Creme	**Clotrimazol** 10 mg	20 g	3,32	**Geeignet** bei Pilzinfektionen wie Fußpilz. **Mit Einschränkung geeignet** bei pilzbedingtem Windelausschlag. Dieser geht meist auf Hefepilze zurück, für deren Behandlung ein Breitspektrum-Antipilzmittel wie Clotrimazol nicht nötig ist. → Seite 84
Cutistad Puder	**Clotrimazol** 10 mg	30 g	6,00	**Geeignet** zur Nachbehandlung von Fußpilz nach ausgeheilter Infektion. → Seite 84
Cutistad Creme	10 mg	20 g	3,49	**Geeignet** bei Pilzinfektionen wie Fußpilz. **Mit Einschränkung geeignet** bei pilzbedingtem Windelausschlag. Dieser geht meist auf Hefepilze zurück, für deren Behandlung ein Breitspektrum-Antipilzmittel wie Clotrimazol nicht nötig ist. → Seite 84
Cutistad Lösung	10 mg	15 ml	3,33	
Cutistad Pumpspray	10 mg	30 ml	4,82	
Daktar 2 % Creme Creme	**Miconazolnitrat** 20 mg	30 g	12,07	**Geeignet** bei Pilzinfektionen wie Fußpilz. **Mit Einschränkung geeignet** bei pilzbedingtem Windelausschlag. Dieser geht meist auf Hefepilze zurück, für deren Behandlung ein Breitspektrum-Antipilzmittel wie Miconazol nicht nötig ist. → Seite 84
Epi-Pevaryl Lotion	**Econazolnitrat** 10 mg	30 ml	13,28	**Geeignet** bei Pilzinfektionen wie Fußpilz. **Mit Einschränkung geeignet** bei pilzbedingtem Windelausschlag. Dieser geht meist auf Hefepilze zurück, für deren Behandlung ein Breitspektrum-Antipilzmittel wie Econazol nicht nötig ist. → Seite 84

Fußpilz, Nagelpilz, Pilz im Windelbereich Fortsetzung

Handelsname Darreichungsform	Zusammensetzung pro 1 ml/1 g oder wie angegeben bzw. pro abgeteilte Einheit	Kleinste Packungsgröße	Unverb. Preis in Euro	Bewertung für das beanspruchte Anwendungsgebiet

Hinweise zu den Tabellenspalten → Seite 34, zur Auswahl der Arzneimittel → Seite 28, zur Grundlage der Bewertung → Seiten 29, 33

Handelsname Darreichungsform	Zusammensetzung	Kleinste Packungsgröße	Unverb. Preis in Euro	Bewertung
Epi-Pevaryl Creme	**Econazolnitrat** 10 mg	30 g	12,07	**Geeignet** bei Pilzinfektionen wie Fußpilz. **Mit Einschränkung geeignet** bei pilzbedingtem Windelausschlag. Dieser geht meist auf Hefepilze zurück, für deren Behandlung ein Breitspektrum-Antipilzmittel wie Econazol nicht nötig ist. **Wenig geeignet** bei Nagelpilz, weil die therapeutische Wirksamkeit nicht ausreichend nachgewiesen ist. Allenfalls anwendbar, wenn zuvor der Nagel mit harnstoffhaltigen Mitteln entfernt wurde. → Seite 84
Evazol Creme	**Dequaliniumchlorid** 4 mg	10 g	3,89	**Wenig geeignet** bei Fuß- und Nagelpilz sowie bei Pilzinfektionen im Windelbereich, weil das Mittel zu unspezifisch wirkt und die therapeutische Wirksamkeit bei Pilzinfektionen nicht ausreichend belegt ist. → Seite 84
exoderil Creme	**Naftifin-hydrochlorid** 10 mg	20 g	9,70	**Geeignet** bei Pilzinfektionen wie Fußpilz. **Mit Einschränkung geeignet** bei pilzbedingtem Windelausschlag. Dieser geht meist auf Hefepilze zurück, für deren Behandlung ein Breitspektrum-Antipilzmittel wie Naftifin nicht nötig ist. → Seite 82
exoderil Gel	10 mg	20 g	9,70	**Geeignet** bei Pilzinfektionen wie Fußpilz. **Mit Einschränkung geeignet** bei pilzbedingtem Windelausschlag. Dieser geht meist auf Hefepilze zurück, für deren Behandlung ein Breitspektrum-Antipilzmittel wie Naftifin nicht nötig ist. **Wenig geeignet** bei Nagelpilz, weil die therapeutische Wirksamkeit nicht ausreichend nachgewiesen ist. Allenfalls anwendbar, wenn zuvor der Nagel mit harnstoffhaltigen Mitteln entfernt wurde. → Seite 82
Fungizid-ratiopharm Creme	**Clotrimazol** 10 mg	20 g	4,30	**Geeignet** bei Pilzinfektionen wie Fußpilz. **Mit Einschränkung geeignet** bei pilzbedingtem Windelausschlag. Dieser geht meist auf Hefepilze zurück, für deren Behandlung ein Breitspektrum-Antipilzmittel wie Clotrimazol nicht nötig ist. → Seite 84
Fungizid-ratiopharm Pumpspray	10 mg	40 ml	6,15	
Gilt Creme	**Clotrimazol** 10 mg	20 g	3,38	**Geeignet** bei Pilzinfektionen wie Fußpilz. **Mit Einschränkung geeignet** bei pilzbedingtem Windelausschlag. Dieser geht meist auf Hefepilze zurück, für deren Behandlung ein Breitspektrum-Antipilzmittel wie Clotrimazol nicht nötig ist. → Seite 84
Gilt Lösung	10 mg	20 ml	4,17	
Gilt Pumpspray	10 mg	50 ml	8,37	
INFECTOSOOR Zinksalbe Salbe	**Miconazolnitrat** 2,5 mg + **Zinkoxid** 150 mg	15 g	11,80	**Mit Einschränkung geeignet** bei pilzbedingtem Windelausschlag. Dieser geht meist auf Hefepilze zurück, für deren Behandlung ein Breitspektrum-Antipilzmittel wie Miconazol nicht nötig ist. → Seite 87

Fußpilz, Nagelpilz, Pilz im Windelbereich Fortsetzung

Handelsname Darreichungsform	Zusammensetzung pro 1 ml/1 g oder wie angegeben bzw. pro abgeteilte Einheit	Kleinste Packungsgröße	Unverb. Preis in Euro	Bewertung für das beanspruchte Anwendungsgebiet
Lamisil Creme Creme	**Terbinafin-hydrochlorid** 10 mg	15 g	8,35	**Geeignet** bei Pilzinfektionen wie Fußpilz. **Mit Einschränkung geeignet** bei pilzbedingtem Windelausschlag. Dieser geht meist auf Hefepilze zurück, für deren Behandlung ein Breitspektrum-Antipilzmittel wie Terbinafin nicht nötig ist. → Seite 82
Lamisil DermGel Gel	**Terbinafin** 10 mg	15 g	8,95	**Geeignet** bei Pilzinfektionen wie Fußpilz. **Mit Einschränkung geeignet** bei pilzbedingtem Windelausschlag. Dieser geht meist auf Hefepilze zurück, für deren Behandlung ein Breitspektrum-Antipilzmittel wie Terbinafin nicht nötig ist. → Seite 82
Lamisil Spray Spray	**Terbinafin-hydrochlorid** 10 mg	15 ml	9,60	**Geeignet** bei Pilzinfektionen wie Fußpilz. **Mit Einschränkung geeignet** bei pilzbedingtem Windelausschlag. Dieser geht meist auf Hefepilze zurück, für deren Behandlung ein Breitspektrum-Antipilzmittel wie Terbinafin nicht nötig ist. → Seite 82
Lederlind Heilpaste Paste	**Nystatin** 100 000 I.E.	25 g	8,10	**Geeignet** bei Pilzinfektionen im Windelbereich und anderen nystatinempfindlichen Hautpilzen. **Wenig geeignet** bei Fußpilz ohne vorherige Diagnose, weil dieser selten durch Hefepilze verursacht wird. Bei Fußpilz sind Imidazole vorzuziehen. → Seite 86
Loceryl Creme Creme	**Amorolfin** 2,5 mg	20 g	10,98	**Geeignet** bei Pilzinfektionen wie Fußpilz. **Mit Einschränkung geeignet** bei pilzbedingtem Windelausschlag. Dieser geht meist auf Hefepilze zurück, für deren Behandlung ein Breitspektrum-Antipilzmittel wie Amorolfin nicht nötig ist. → Seite 83
Loceryl Nagellack Lösung	50 mg	3 ml	35,97	**Geeignet** bei Nagelpilzen zur äußerlichen Anwendung. → Seite 83
Micotar Creme Creme	**Miconazolnitrat** 20 mg	20 g	4,11	**Geeignet** bei Pilzinfektionen wie Fußpilz. **Mit Einschränkung geeignet** bei pilzbedingtem Windelausschlag. Dieser geht meist auf Hefepilze zurück, für deren Behandlung ein Breitspektrum-Antipilzmittel wie Miconazol nicht nötig ist. → Seite 84
Micotar Loesung Lösung	**Miconazol** 20 mg	10 ml	5,97	**Geeignet** bei Pilzinfektionen wie Fußpilz. **Mit Einschränkung geeignet** bei pilzbedingtem Windelausschlag. Dieser geht meist auf Hefepilze zurück, für deren Behandlung ein Breitspektrum-Antipilzmittel wie Miconazol nicht nötig ist. → Seite 84

Hinweise zu den Tabellenspalten → Seite 34, zur Auswahl der Arzneimittel → Seite 28, zur Grundlage der Bewertung → Seiten 29, 33

Fußpilz, Nagelpilz, Pilz im Windelbereich Fortsetzung

Handelsname Darreichungsform	Zusammensetzung pro 1 ml/1 g oder wie angegeben bzw. pro abgeteilte Einheit	Kleinste Packungsgröße	Unverb. Preis in Euro	Bewertung für das beanspruchte Anwendungsgebiet
MORONAL Salbe Salbe	**Nystatin** 100 000 I.E.	20 g	7,12	**Geeignet** bei Pilzinfektionen im Windelbereich und anderen nystatinempfindlichen Hautpilzen. **Wenig geeignet** bei Fußpilz ohne vorherige Diagnose, weil dieser selten durch Hefepilze verursacht wird. Bei Fußpilz sind Imidazole vorzuziehen. → Seite 86
Multilind Heilsalbe mit Nystatin Paste	**Nystatin** 100 000 I.E. + **Zinkoxid** 200 mg	25 g	8,00	**Geeignet** bei Pilzinfektionen im Windelbereich und anderen nystatinempfindlichen Hautpilzen. → Seite 87
Mycospor Creme	**Bifonazol** 10 mg	20 g	8,39	**Geeignet** bei Pilzinfektionen wie Fußpilz. **Mit Einschränkung geeignet** bei pilzbedingtem Windelausschlag. Dieser geht meist auf Hefepilze zurück, für deren Behandlung ein Breitspektrum-Antipilzmittel wie Bifonazol nicht nötig ist. → Seite 84
Mycospor Lösung	10 mg	20 ml	9,70	
Mycospor Pumpspray	10 mg	25 ml	11,34	
Myko Cordes Creme	**Clotrimazol** 10 mg	25 g	6,65	**Geeignet** bei Pilzinfektionen wie Fußpilz. **Mit Einschränkung geeignet** bei pilzbedingtem Windelausschlag. Dieser geht meist auf Hefepilze zurück, für deren Behandlung ein Breitspektrum-Antipilzmittel wie Clotrimazol nicht nötig ist. → Seite 84
Mykoderm Heilsalbe mit Nystatin und Zinkoxid Salbe	**Nystatin** 100 000 I.E. + **Zinkoxid** 100 mg	25 g	5,05	**Geeignet** bei Pilzinfektionen im Windelbereich und anderen nystatinempfindlichen Hautpilzen. → Seite 87
Mykohaug C Creme	**Clotrimazol** 10 mg	25 g	2,93	**Geeignet** bei Pilzinfektionen wie Fußpilz. **Mit Einschränkung geeignet** bei pilzbedingtem Windelausschlag. Dieser geht meist auf Hefepilze zurück, für deren Behandlung ein Breitspektrum-Antipilzmittel wie Clotrimazol nicht nötig ist. → Seite 84
Mykosert Creme	**Sertaconazolnitrat** 20 mg (Konservierungsmittel: Parabene)	20 g	7,97	**Geeignet** bei Pilzinfektionen wie Fußpilz. **Mit Einschränkung geeignet** bei pilzbedingtem Windelausschlag. Dieser geht meist auf Hefepilze zurück, für deren Behandlung ein Breitspektrum-Antipilzmittel wie Sertaconazol nicht nötig ist. → Seite 84
Mykundex mono Salbe	**Nystatin** 100 000 I.E.	25 g	7,12	**Geeignet** bei Pilzinfektionen im Windelbereich und anderen nystatinempfindlichen Hautpilzen. **Wenig geeignet** bei Fußpilz ohne vorherige Diagnose, weil dieser selten durch Hefepilze verursacht wird. Bei Fußpilz sind Imidazole vorzuziehen. → Seite 86
Mykundex Heilsalbe Salbe	**Nystatin** 100 000 I.E. + **Zinkoxid** 200 mg	25 g	7,93	**Geeignet** bei Pilzinfektionen im Windelbereich und anderen nystatinempfindlichen Hautpilzen. → Seite 87

Hinweise zu den Tabellenspalten → Seite 34, zur Auswahl der Arzneimittel → Seite 28, zur Grundlage der Bewertung → Seiten 29, 33

Fußpilz, Nagelpilz, Pilz im Windelbereich Fortsetzung

Handelsname Darreichungsform	Zusammensetzung pro 1 ml/1 g oder wie angegeben bzw. pro abgeteilte Einheit	Kleinste Packungsgröße	Unverb. Preis in Euro	Bewertung für das beanspruchte Anwendungsgebiet
Hinweise zu den Tabellenspalten → Seite 34, zur Auswahl der Arzneimittel → Seite 28, zur Grundlage der Bewertung → Seiten 29, 33				
Nagel Batrafen	**Ciclopirox** 80 mg	3 g	30,82	**Geeignet** bei Nagelpilzinfektionen zur äußerlichen Anwendung. → Seite 83
Nagel Batrafen A Lösung	80 mg	3 g	30,74	
Nizoral Creme Creme	**Ketoconazol** 20 mg	15 g	6,62	**Geeignet** bei Pilzinfektionen wie Fußpilz. **Mit Einschränkung geeignet** bei pilzbedingtem Windelausschlag. Dieser geht meist auf Hefepilze zurück, für deren Behandlung ein Breitspektrum-Antipilzmittel wie Ketoconazol nicht nötig ist. → Seite 84
Nystaderm Creme Creme	**Nystatin** 100 000 I.E. (Konservierungsmittel: Parabene)	20 g	7,12	**Geeignet** bei Pilzinfektionen im Windelbereich und anderen nystatinempfindlichen Hautpilzen. **Wenig geeignet** bei Fußpilz ohne vorherige Diagnose, weil dieser selten durch Hefepilze verursacht wird. Bei Fußpilz sind Imidazole vorzuziehen. → Seite 86
Nystaderm Paste Paste	100 000 I.E.	20 g	7,12	
Nystatin „Lederle" Creme	**Nystatin** 100 000 I.E.	25 g	8,37	**Geeignet** bei Pilzinfektionen im Windelbereich und anderen nystatinempfindlichen Hautpilzen. **Wenig geeignet** bei Fußpilz ohne vorherige Diagnose, weil dieser selten durch Hefepilze verursacht wird. Bei Fußpilz sind Imidazole vorzuziehen. → Seite 86
Nystatin „Lederle" Paste	100 000 I.E.	25 g	8,37	
Nystatin „Lederle" Salbe	100 000 I.E.	25 g	8,37	
Onychomal Creme	**Harnstoff** 200 mg	10 g	6,15	**Mit Einschränkung geeignet** zum Ablösen pilzbefallener Nägel. Die therapeutische Wirksamkeit der niedrigen Harnstoffmenge in der Creme (20 %) ist noch nicht ausreichend nachgewiesen. → Seite 88
Tannolact Lotio 1 % Lotion	**Synthetischer Gerbstoff** 10 mg	75 g	5,90	**Geeignet** zur Unterstützung der Behandlung von Pilzinfektionen im Windelbereich, immer nur zusätzlich zu Antipilzmitteln. Synthetischer Gerbstoff bekämpft nicht die Pilze, sondern wirkt leicht antientzündlich, dämpft den Juckreiz und stabilisiert die Haut. → Seite 86
Tannosynt flüssig Bad	**Synthetischer Gerbstoff** 400 mg	100 g	9,97	**Geeignet** zur Unterstützung der Behandlung von Pilzinfektionen im Windelbereich, immer nur zusätzlich zu Antipilzmitteln. Synthetischer Gerbstoff bekämpft nicht die Pilze, sondern wirkt leicht antientzündlich, dämpft den Juckreiz und stabilisiert die Haut. → Seite 86
Tannosynt Creme Creme	10 mg	20 g	4,95	
Tonoftal Creme	**Tolnaftat** 10 mg	20 g	12,07	**Geeignet**bei nachgewiesenem Befall der Füße mit Fadenpilzen. **Wenig geeignet** bei Fußpilz ohne vorherige Diagnose, weil dieser selten durch Fadenpilze verursacht wird. Bei Fußpilz sind Imidazole vorzuziehen. → Seite 87
Tonoftal Lösung	10 mg	30 ml	17,77	

▶

Fußpilz, Nagelpilz, Pilz im Windelbereich Fortsetzung

Handelsname Darreichungsform	Zusammensetzung pro 1 ml/1 g oder wie angegeben bzw. pro abgeteilte Einheit	Kleinste Packungsgröße	Unverb. Preis in Euro	Bewertung für das beanspruchte Anwendungsgebiet
Zalain Creme	**Sertaconazolnitrat** 20 mg (Konservierungsmittel: Parabene)	20 g	8,07	**Geeignet** bei Pilzinfektionen wie Fußpilz. **Mit Einschränkung geeignet** bei pilzbedingtem Windelausschlag. Dieser geht meist auf Hefepilze zurück, für deren Behandlung ein Breitspektrum-Antipilzmittel wie Sertaconazol nicht nötig ist. → Seite 84

Hinweise zu den Tabellenspalten → Seite 34, zur Auswahl der Arzneimittel → Seite 28, zur Grundlage der Bewertung → Seiten 29, 33

Desinfektion von Haut und Wunden

Nach kleinen Verletzungen und bei verschmutzten Schürfwunden kann es sinnvoll sein, die Wunde selbst sowie die umgebende Haut zu desinfizieren. Sie kann sich dann nicht mit Bakterien, Pilzen oder Viren zum Beispiel aus Erde, Steinen oder Sand infizieren. Weitere Maßnahmen zum Spülen der Wunde sind meist überflüssig und stören nur den Heilungsprozess.

Desinfektionsmittel sind auch sinnvoll, wenn Wasser und Seife zum Reinigen der Haut nicht genügen, zum Beispiel wenn eine Spritze gegeben oder ein Verband angelegt werden soll.

Bei Neugeborenen wird häufig der Nabelschnurstummel desinfiziert, bis er an der abgeklemmten Stelle von selbst abfällt.

Allgemeine Maßnahmen

Oberflächliche Schürfwunden können Sie mit fließendem Wasser abspülen, um Erdreste und kleine Steinchen abzuwaschen. Tiefe Wunden müssen Sie bluten lassen, weil damit auch die Krankheitskeime ausgeschwemmt werden.

Um die Hände zu reinigen, genügt es meist, diese mit Wasser und Seife gründlich zu waschen.

Bei Kindern

Zur Nabelpflege bei Neugeborenen reicht meist ein sauberes Pflaster oder ein Mullverband.

Wann zum Arzt?

Wenn sich die Haut in der Umgebung einer Wunde trotz der Desinfektion entzündet, sollten Sie einen Arzt aufsuchen.

Zur Behandlung schwerwiegender Wunden wie offene Geschwüre und bei Wundliegen aufgrund langer Bettlägerigkeit (Dekubitalgeschwüre) kann der Arzt rezeptfreie Desinfektionsmittel mit Jodverbindungen weiterhin zulasten der gesetzlichen Krankenkassen verordnen. Antiseptika können nur noch auf Kassenrezept verschrieben werden, wenn sie im Rahmen einer Selbstkatheterisierung eingesetzt werden. Näheres hierzu finden Sie unter der Überschrift „Ausnahmeliste" (→ Seite 694).

Bei Kindern

Wenn der Nabel bei Neugeborenen länger als vier Tage nässt, kann ein Nabelgranulom vorliegen. Dieses muss ärztlich behandelt werden.

Behandlung mit Medikamenten

Wenn Sie die hier besprochenen Präparate einsetzen, um eine Wunde zu desinfizieren, sollten Sie dies so selten wie möglich tun, weil die Mittel bei häufigem Gebrauch die Wundheilung auch verzögern können. Wenn Sie die Wunde mit sauberem, lauwarmem Wasser abgespült haben, genügt meist ein einmaliges Desinfizieren unmittelbar nach der Verletzung.

Geeignete Hautdesinfektionsmittel sind Alkohole (→ Seite 97), die Kombination aus zwei Alkoholen (→ Seite 101) sowie jodhaltige Mittel (→ Seite 100). Mit diesen Mitteln können Sie gesunde Haut in der Umgebung einer Wunde desinfizieren oder die Hände, wenn Sie einen Verband anlegen wollen.

Zu diesem Zweck eignet sich auch *Octenisept* aus der Gruppe der Kombinationspräparate mit Alkohol + anderen Substanzen (→ Seite 102). Es enthält als Alkohol die Komponente Phenoxyethanol, der auf der

Haut besonders wenig brennt, was sehr angenehm ist, wenn verletzte Haut desinfiziert werden muss. Alle weiteren Präparate aus dieser Wirkstoffgruppe sind zur Hautdesinfektion nur mit Einschränkung geeignet. Der Zusatz des Desinfektionsmittels Benzalkonium zu Isopropylalkohol in *Cutasept F* erhöht das Risiko für Allergien. Personen, die zu Allergien neigen, sollten dieses Mittel nicht anwenden. Das gilt auch für bromhaltige Desinfektionsmittel wie *Dibromol*. Die Kombination mehrerer Desinfektionsmittel in *Sterillium* oder *Kodan forte* verbessert nicht die therapeutische Wirksamkeit, erhöht aber das Risiko für unerwünschte Wirkungen.

Ob ein Präparat aus der Gruppe der chemischen Antiseptika (→ Seite 98) sinnvoll ist, kommt auf die Art des Wirkstoffs an. Die desinfizierende Wirksamkeit von Dequaliniumchlorid in *Evazol* ist geringer als die von Alkohol und jodhaltigen Mitteln. Es gehört ebenso wie Chinolinol und Chlorhexidin als Spray nicht mehr zu den bevorzugten Antiseptika. Chlorhexidin kann die Wundheilung hemmen und sollte daher nur einmalig zur Erstversorgung einer frischen Wunde eingesetzt werden. Die drei Mittel gelten als „mit Einschränkung geeignet". Alkohole und jodhaltige Mittel wirken sicher, sind verträglicher und deshalb vorzuziehen. Wasserstoffperoxid ist zur Reinigung von Wunden und Wundrändern mit Einschränkung geeignet, weil es nur für sehr kurze Zeit und insgesamt schwach wirkt.

Eine Kombination aus zwei Antiseptika (→ Seite 103), die vorwiegend zur Desinfektion von Ohrlöchern angewendet wird, ist wegen eines erhöhten Allergierisikos seiner Bestandteile nur mit Einschränkung geeignet.

Der Wirkstoff Clioquinol ist zur Hautdesinfektion wenig geeignet, weil er über die Haut in den Blutkreislauf aufgenommen wird und bei großflächiger Anwendung unerwünschte Wirkungen hervorrufen kann.

Auch die Anwendung des Farbstoffes Ethacridin zur Desinfektion von Wunden gilt mittlerweile als überholt. Der Wirkstoff kann die Wundheilung hemmen und wirkt im Vergleich zu geeigneten Mitteln nur unzureichend. Außerdem löst Ethacridin häufig Kontaktallergien aus. Alkohole und jodhaltige Mittel sind verträglicher und deshalb vorzuziehen.

Die Kombination Antiseptikum + hautpflegende Substanz (→ Seite 102) ist ebenfalls nur mit Einschränkung geeignet, weil nicht ausreichend belegt ist, dass der Zusatz von Dexpanthenol zu Chlorhexidin die therapeutische Wirksamkeit erhöht. In der Regel ist dieser hautpflegende Wirkstoff nicht erforderlich.

Wann sind Desinfektionsmittel wirklich nötig?
In Deutschland werden Desinfektionsmittel häufig unnötig eingesetzt, vor allem die Kombinationen aus Alkohol und chemischen Antiseptika. Waschbecken, Toilettenbrille, -deckel oder sonstige Gegenstände in Bad und WC müssen damit nicht abgewischt werden, denn die im häuslichen Bereich normalerweise vorhandenen Keime haben meist keinen Krankheitswert.
Auch wenn ein Kind oder eine andere Person im familiären Umfeld erkrankt ist, sind Desinfektionsmittel nicht nötig, es sei denn, es handelt sich um eine gefährliche Infektion wie beispielsweise Hepatitis B. In allen übrigen Fällen reicht es völlig aus, wenn Sie sich möglichst oft die Hände mit Seife waschen, Handtücher und Wischlappen täglich wechseln und bei mindestens 60 °C waschen.

Alkohol

Ethanol

Alkohol 70% „Hetterich"

Isopropylalkohol

Isopropanol 70% Bombastus , Isopropylalkohol 70% „Hetterich"

Ethanol und Isopropylalkohol (auch Isopropanol genannt) sind beides Alkohole. Sie schädigen die Hülle von Bakterien, Pilzen und Viren und töten sie auf diese Weise ab. Allerdings muss der Alkohol konzentriert genug und zu bestimmten Anteilen mit Wasser vermischt sein. Bewährt hat sich eine 70-prozentige Lösung. Zur Hautdesinfektion sind beide Wirkstoffe geeignet.

ANWENDUNG

Träufeln Sie etwas Alkohol auf ein Tuch oder einen Tupfer und reiben Sie die Haut damit ab, oder sprühen Sie etwas Flüssigkeit direkt auf die Haut und verreiben Sie sie dort mit einem sauberen Tuch.

Zur Desinfektion der Hände geben Sie den Alkohol direkt auf die Haut, verreiben ihn und lassen die Hände an der Luft trocknen. Wenn Sie die Hände häufig mit diesen Mitteln desinfizieren müssen, sollten Sie sie immer wieder gut mit Cremes oder Lotionen pflegen, damit der Säureschutzmantel der Haut nicht dauerhaft zerstört wird.

Achtung

Alkohol dürfen Sie nicht auf offenen Wunden oder Schleimhäuten anwenden.

Unerwünschte Wirkungen

- **Keine Maßnahmen erforderlich**

Alkohol entfettet die Haut, die dadurch stark austrocknet. Wenn Sie die Mittel häufig anwenden, kann es sein, dass die Haut etwas spannt. Offene Hautstellen wie Schürfwunden brennen, wenn sie mit Alkohol in Berührung kommen.

Hinweise

Für Kinder unter 14 Jahren

Isopropylalkohol: Dieses Mittel sollten Sie bei Frühgeborenen und Säuglingen nicht anwenden, weil es deren noch sehr empfindliche Haut zu stark austrocknet und irritiert.

Antiseptika

Chinolinol-Kaliumsulfat

Chinosol

Chlorhexidin

Hansaplast med Spray

Clioquinol

Linola-sept

Dequalinium

Evazol

Ethacridin

Rivanol

Wasserstoffperoxid

Wasserstoffperoxid-Lösung-3%, Wasserstoffperoxid-Lösung-3% DAB 10

Alle diese Mittel wirken keimtötend:

Chinolinol blockiert die Vermehrung von Bakterien. Der Wirkstoff ist mit Kaliumsulfat versetzt, weil er sich dann besser löst. Chinolinol ist therapeutisch wirksam und wenig giftig und deshalb als Desinfektionsmittel für Haut und Wunden einsetzbar. Allerdings besteht ein Risiko für allergische Reaktionen, sodass Chinolinol – auch angesichts dessen, dass es verträglichere Mittel gibt – nur als „mit Einschränkung geeignet" gilt.

Chlorhexidin schädigt die Wand von Bakterien, sodass sie sich nicht mehr gut vermehren können. Zwar hält die Wirkung dieses Desinfektionsmittels lange an, aber es hemmt auch gleichzeitig die Wundheilung. Da besser wirksame und verträglichere Mittel zur Verfügung stehen, gilt der Spray nur als „mit Einschränkung geeignet". Zur einmaligen Desinfektion bei akuten kleineren Verletzungen ist das Mittel vertretbar.

Clioquinol ist ein jodhaltiges Desinfektionsmittel. Es hemmt das Wachstum von Bakterien und Pilzen und tötet sie ab. Clioquinol wird relativ gut in die Haut aufgenommen und gelangt somit auch in den Blutkreislauf. Es darf nicht großflächig angewendet werden, weil es schwere Nervenschäden bis hin zur Erblindung verursachen kann. Aus diesem Grund ist es als Desinfektionsmittel wenig geeignet.

Dequalinium tötet Bakterien und Pilze ab. Die therapeutische Wirksamkeit ist jedoch geringer als die von Alkohol oder jodhaltigen Mitteln, diese sind deshalb vorzuziehen.

Auch Ethacridin wirkt keimvernichtend, tötet aber nicht alle wichtigen Erreger sicher ab. Darüber hinaus kann es die Wundheilung hemmen, und das Risiko für Kontaktallergien ist bei diesem Wirkstoff besonders hoch. Mittlerweile gilt das Mittel daher zur Desinfektion von Wunden als verzichtbar und wird als „wenig geeignet" erachtet.

Wasserstoffperoxid kann dazu beitragen, dass sich blutgetränkte oder mit Wundsekret verklebte Verbände leichter ablösen lassen. Die keimtötende Wirkung ist vernachlässigbar gering und nur von kurzer Dauer. Möglicherweise säubert der durch Enzyme des Wundsekrets freigesetzte Sauerstoff die Wunde eher auf mechanische Weise (durch Bläschenbildung) als chemisch über das Abtöten von Bakterien und Viren. Zum Auswaschen von Wunden sowie zur Reinigung von Wundrändern ist das Mittel daher mit Einschränkung geeignet. In Wundtaschen darf es jedoch nicht eingebracht werden.

Anwendung

An den Augen oder in der Nähe von Schleimhäuten dürfen Sie keines der Mittel anwenden, weil sie diese stark reizen. Sind trotzdem Schleimhäute damit in Berührung gekommen, müssen Sie die Stellen sofort gründlich mit viel lauwarmem Wasser spülen.

Wenden Sie die Mittel an, um die Hände zu desinfizieren, müssen Sie diese immer wieder gut mit Cremes oder Lotionen pflegen, damit sich der Säureschutzmantel der Haut wieder regenerieren kann.

Chinosol: Für Waschungen, Umschläge, Teilbäder lösen Sie eine Tablette in zwei bis vier Liter Wasser auf.

Chlorhexidin: Sie sprühen das Mittel aus etwa zehn Zentimeter Entfernung auf die Wunde. Seife dürfen Sie nicht gleichzeitig benutzen, weil diese die desinfizierende Wirkung schwächt.

Evazol: Sie tragen das Mittel zwei- bis dreimal täglich dünn auf. Die Anwendung ist zeitlich unbeschränkt möglich.

Rivanol: Lösen Sie eine Tablette in 100 Milliliter (0,1-prozentige Lösung) oder in 200 Milliliter (0,05-prozentige Lösung) warmem abgekochtem (oder destilliertem) Wasser unter ständigem Rühren auf. Für feuchte Umschläge nehmen Sie die höhere Konzentration (0,1-prozentig oder die 1-prozentige Fertiglösung), für Spülungen oder Bäder genügt eine 0,05-prozentige Lösung.
Die Salbe tragen Sie dreimal täglich auf die betroffenen Hautstellen auf.

Wasserstoffperoxid-Lösung-3%: Vor der Anwendung die Lösung fünf- bis zehnfach verdünnen (ein bis zwei Esslöffel Lösung auf ein Glas Wasser). Bewahren Sie die verdünnte Lösung nur in dunklen Glasbehältern auf, weil sie sich sonst zersetzt. Achten Sie darauf, dass die Lösung nicht mit Metall oder Seife in Berührung kommt, beides macht Wasserstoffperoxid unwirksam.

Achtung

Chlorhexidin: Auf tiefe Wunden oder großflächige Verletzungen (größer als ein Handteller) sowie auf Geschwüre („offenes Bein") oder schlecht durchblutetem Gewebe dürfen Sie den Spray nicht anwenden.

Clioquinol: Dieser Wirkstoff darf nicht großflächig angewendet werden, weil es dann schwere Nervenschäden bis hin zur Erblindung verursachen kann. Das Mittel darf auch nicht im Ohr angewendet werden, weil es bei verletztem Trommelfell das Innenohr schädigen kann.

Ethacridin: Wenn Sie die behandelte Haut der Sonne aussetzen, können allergische Reaktionen auftreten: Die Haut rötet sich, juckt, nässt, oft bilden sich auch kleine Bläschen. Sie sollten das Mittel in diesem Fall nicht weiter verwenden. Dann verschwinden auch die Beschwerden.

Wasserstoffperoxid-Lösung-3%: Wenn Sie an dem selten vorkommenden, genetisch bedingten Mangel des Enzyms Katalase (Akatalasämie) leiden, sollten Sie dieses Mittel nicht anwenden, weil die ohnehin schwache Wirkung durch den Enzymmangel noch weiter abgeschwächt wird.

Linola sept: Die Creme enthält als Konservierungsmittel Parabene. Wenn Sie auf Parastoffe (→ Seite 585) allergisch reagieren, dürfen Sie dieses Mittel nicht anwenden.

Gegenanzeigen

Linola-sept: Dieses Mittel dürfen Sie nicht anwenden, wenn Sie auf Jod allergisch reagieren oder eine Überfunktion der Schilddrüse haben. Das in Clioquinol gebundene Jod kann dann dazu führen, dass die Schilddrüse zu viel Hormon produziert, was mit starken Beschwerden verbunden ist (Herzrasen, Schweißausbrüche, Nervosität).

Wechselwirkungen mit Medikamenten

Wasserstoffperoxid-Lösung-3%: Dieses Mittel dürfen Sie nicht gleichzeitig mit jodhaltigen Desinfektionsmitteln anwenden, weil sich beide Mittel gegenseitig unwirksam machen.

Unerwünschte Wirkungen

Linola-sept, *Rivanol*: Diese Mittel verfärben Haut, Haare, Fingernägel und Wäsche. Die Flecken lassen sich nicht ab- oder herauswaschen. Die Verfärbungen von Haut, Haaren und Nägeln wachsen mit der Zeit heraus.

Wasserstoffperoxid-Lösung-3%: Wasserstoffperoxid kann Textilien bleichen, auch in verdünnter Form.

▶ **Keine Maßnahmen erforderlich**
Die Haut kann sich beim Auftragen der Mittel röten und brennen.

▶ **Muss beobachtet werden**
Wenn sich auf der Haut Bläschen bilden, die Haut juckt und schmerzt, reagieren Sie vermutlich allergisch auf das Mittel. Dann sollten Sie es absetzen. Sind die Hauterscheinungen (→ Seite 14) einige Tage später nicht deutlich abgeklungen, sollten Sie einen Arzt aufsuchen.

Linola-sept: Gelangt dieser Wirkstoff über verletzte Haut ins Blut, kann er dort Jod freisetzen. Besteht eine Schilddrüsenfunktionsstörung – was nicht immer mit Beschwerden einhergeht –, kann dieses Jod dazu führen, dass die Schilddrüse zu viele Hormone freisetzt. Das verursacht dann

Herzrasen, Unruhe, Schwitzen, Gewichtsabnahme, Schlafstörungen, hohen Blutdruck.

Rivanol: Dieses Mittel kann vermehrt Krampfanfälle und Kopfschmerzen auslösen. Wenn Sie auf den Wirkstoff allergisch reagieren, kann das Gesicht anschwellen und am ganzen Körper können sich rote Stellen mit Quaddeln bilden (Nesselsucht, Urtikaria). Setzen Sie das Mittel dann ab und suchen Sie einen Arzt auf.

▶ **Sofort zum Arzt**

Wenn starker Hautausschlag, Juckreiz, Herzrasen, Atemnot, Schwäche und Schwindel auftreten, müssen Sie die Anwendung sofort abbrechen und unverzüglich den Notarzt (Telefon 112) rufen, weil es sich um eine lebensbedrohliche Allergie (→ Seite 14) handeln kann.

Evazol: Wenn sich die Haut an fest umschriebenen Stellen, die sich von der übrigen Haut oder Schleimhaut deutlich abgrenzen, weißlich verfärbt, müssen Sie das Mittel sofort absetzen und einen Arzt aufsuchen. Die Verfärbung ist ein Zeichen, dass das Mittel die Haut zu stark angreift und das Gewebe sich zersetzt (Nekrose). Am ehesten geschieht das, wenn Sie das Mittel unter den Achseln und im Genitalbereich anwenden.

Linola-sept: Treten Herzrasen, Fieber, Schwitzen, Unruhe, Angst, Erbrechen, Durchfall auf oder reagieren Sie auf Ansprache apathisch, sollte sofort ein Arzt gerufen werden. Das sind Anzeichen für eine lebensbedrohliche Schilddrüsenüberfunktion, die unverzüglich behandelt werden muss.

Hinweise

Für Kinder unter 14 Jahren

Hansaplast med Spray, *Linola-sept*: Bei Säuglingen dürfen Sie diese Mittel nicht anwenden.

Für Schwangerschaft und Stillzeit

Chinosol, *Linola-sept*, *Rivanol*: Diese Mittel dürfen Sie in Schwangerschaft und Stillzeit nicht anwenden.

Chlorhexidin: Dieses Mittel sollten Sie während der Schwangerschaft nicht großflächig anwenden.

Jodhaltige Mittel

Jodlösung

Jodtinktur „Hetterich“

Povidon-Jod

Betaisodona, Braunovidon, Freka-Cid, Mercuchrom-Jod, Polysept, PVP-Jod-ratiopharm, Sepso J

Jod tötet Bakterien, Pilze und Viren sehr wirksam ab und ist zur Desinfektion von Wunden und Haut geeignet. Jodtinktur enthält reines Jod, bei den anderen Mitteln ist es an die Trägersubstanz Polyvinylpyrrolidon gebunden und wird dann als Povidon-Jod bezeichnet. In der Wunde wird das Jod freigesetzt und tötet dann die Mikroorganismen ab. Mit jodhaltigen Mitteln können Sie kleine und große Wunden sowie die umgebende Haut gut desinfizieren.

Anwendung

Auf intakte Haut und oberflächliche Schürfwunden können Sie Salbe, Tinktur oder Lösung direkt auftragen. Auf fettiger Haut lassen Sie das Mittel mindestens zehn Minuten einziehen, auf trockener Haut genügt eine Einwirkungszeit von einer Minute.

Für feuchte Umschläge verdünnen Sie die konzentrierte Lösung mit Wasser (ein Teil Lösung auf die doppelte, fünf- oder zehnfache Menge Wasser), tränken ein sauberes Tuch damit und legen es auf die Wunde. Sie können auch den verletzten Körperteil in der verdünnten Lösung baden. Offene oder tiefe Wunden dürfen Sie nicht mit Jod spülen, weil dabei zu viel Jod in den Körper gelangen würde. Solche Verletzungen gehören gleich in ärztliche Behandlung.

Achtung

Jodtinktur brennt auf verletzter Haut sehr stark, Povidon-Jod wird dagegen auch auf Wunden gut vertragen.

Gegenanzeigen

Wenn Sie eine Überfunktion der Schilddrüse (Hyperthyreose) haben, dürfen Sie keine jodhaltigen Desinfektionsmittel anwenden, weil diese die Schilddrüsenfunktion noch weiter anregen, was mit starken Beschwerden verbunden sein kann (Herzrasen, Schweißausbrüche, Nervosität).

Unerwünschte Wirkungen

▶ **Keine Maßnahmen erforderlich**

Die Haut kann sich röten.

▶ **Muss beobachtet werden**

Wenn sich auf der Haut Bläschen bilden und die Haut sich verstärkt rötet und juckt, reagieren Sie vermutlich allergisch auf Jod. Dann sollten Sie das Mittel absetzen. Sind die Hauterscheinungen (→ Seite 14) einige Tage später nicht deutlich abgeklungen, sollten Sie einen Arzt aufsuchen.

▶ **Sofort zum Arzt**

Wenn sich der Hautausschlag verstärkt und zusätzlich Juckreiz, Herzrasen, Atemnot, Schwäche und Schwindel auftreten, müssen Sie die Anwendung sofort abbrechen und unverzüglich den Notarzt (Telefon 112) rufen, weil es sich um eine lebensbedrohliche Allergie (→ Seite 14) handeln kann.

Treten Herzrasen, Fieber, Schwitzen, Unruhe, Angst, Erbrechen, Durchfall auf oder reagieren Sie auf Ansprache apathisch, sollte sofort ein Arzt gerufen werden. Das sind Anzeichen für eine lebensbedrohliche Schilddrüsenüberfunktion, die unverzüglich behandelt werden muss.

HINWEISE

Für Kinder unter 14 Jahren

Säuglinge bis einschließlich zum sechsten Lebensmonat dürfen Sie nicht mit diesen Mitteln behandeln.

Für Schwangerschaft und Stillzeit

In der Schwangerschaft sollten Sie diese Mittel vor allem ab dem dritten Monat vermeiden, weil Jod durch den Mutterkuchen in den kindlichen Kreislauf gelangt und die noch unreife Schilddrüse des Kindes zu stark anregt. Wenn Sie schwanger geworden sind, während Sie eines der Mittel benutzt haben, sollten Sie es sofort absetzen.

In der Stillzeit dürfen Sie jodhaltige Mittel nicht anwenden, weil diese in die Muttermilch übergehen und die Schilddrüsenfunktion des Babys zu stark anregen.

Kombination: Zwei Alkohole

Ethanol + 1-Propanol

Softa-Man acute

Ethanol + Isopropylalkohol

Softasept N

Ethanol und Isopropylalkohol (auch Propanol genannt) sind beides Alkohole. Sie schädigen die Hülle von Bakterien, Pilzen und Viren und töten sie auf diese Weise ab. Allerdings muss der Alkohol konzentriert genug und zu bestimmten Anteilen mit Wasser vermischt sein. Bewährt hat sich eine 70-prozentige Lösung. Zur Hautdesinfektion ist das Mittel geeignet.

ANWENDUNG

Träufeln Sie etwas Flüssigkeit auf ein Tuch oder etwas Zellstoff und tupfen Sie die Haut damit ab.

Zur Händedesinfektion geben Sie den Alkohol direkt auf die Haut, verreiben ihn und lassen die Hände an der Luft trocknen. Wenn Sie die Hände häufig desinfizieren müssen, sollten Sie sie zwischendurch immer wieder mit Cremes oder Lotionen pflegen, damit der Säureschutzmantel der Haut nicht dauerhaft zerstört wird.

Die Mittel sind nach Anbruch zwölf Monate lang haltbar. Wenden Sie sie danach noch an, ist die desinfizierende Wirkung nicht mehr gewährleistet. Restbestände geben Sie in der Apotheke ab oder schütten sie auf einen Lappen und lassen die Flüssigkeit an der frischen Luft verdunsten.

ACHTUNG

Alkohol dürfen Sie nicht auf offenen Wunden oder Schleimhäuten anwenden.

UNERWÜNSCHTE WIRKUNGEN

▶ **Keine Maßnahmen erforderlich**

Alkohol entfettet die Haut, die dadurch stark austrocknet. Wenn Sie die Mittel häufig anwenden, kann es sein, dass die Haut etwas spannt und gereizt ist.

Offene Hautstellen wie Schürfwunden brennen, wenn sie mit Alkohol in Berührung kommen.

▶ **Muss beobachtet werden**

Wenn sich die Haut stark rötet und juckt und sich zusätzlich Bläschen bilden, reagieren Sie vermutlich allergisch auf die Alkohole. Setzen Sie das Mittel dann ab. Sind die Hauterscheinungen (→ Seite 14) einige Tage später nicht deutlich abgeklungen, sollten Sie einen Arzt aufsuchen.

HINWEISE

Die Mittel sind feuergefährlich. Wenden Sie sie nur in gut durchlüfteten Räumen an. Falls Sie aus Versehen größere Mengen verschütten, sollten Sie Feuerquellen sofort beseitigen und die Flüssigkeit mit Lappen aufnehmen und an der frischen Luft verdunsten lassen. Nicht auswaschen – Alkohol sollte nicht ins Abwasser geraten oder über den Haushaltsmüll entsorgt werden.

Für Kinder unter 14 Jahren

Bei Frühgeborenen und Säuglingen sollten Sie das Mittel nicht anwenden, weil Isopropylalkohol deren noch sehr empfindliche Haut zu stark austrocknet und irritiert.

Kombinationen: Alkohol + andere Substanzen

Isopropylalkohol + Benzalkonium

Cutasept F

Phenoxyethanol + Octenidin

Octenisept

Ethanol + Isopropylalkohol + Mecetronium

Sterillium

Isopropylalkohol + 1-Propanol + Biphenylol

Kodan Forte

Isopropylalkohol
+ Dibrom-dichlor-dihydroxyphenylmethan
+ Natrium-3,5-dibrom-4-hydroxybenzolsulfonat

Dibromol

In diesen Mitteln ist Alkohol mit verschiedenen chemischen Desinfektionsmitteln kombiniert. Die keimtötende Wirkung soll damit verstärkt werden. Möglicherweise können solche Kombinationspräparate tatsächlich ein etwas größeres Spektrum an Krankheitskeimen (nicht jedoch deren Dauerstadien, die Sporen) abtöten. Allerdings steigt durch die Kombination mehrerer Substanzen oft auch das Risiko für Allergien. Diese Mittel sind deshalb zur Hautdesinfektion nur mit Einschränkung geeignet.

Da *Octenisept* mit Octenidin ein verträgliches Antiseptikum und mit Phenoxyethanol einen Alkohol enthält, der auf Wunden nicht brennt, gilt das Mittel als „geeignet".

ANWENDUNG

Sie tragen die Mittel auf die zu desinfizierenden Hautstellen auf oder verreiben sie auf den Händen und lassen sie einige Minuten einwirken. In der Umgebung der Augen dürfen Sie die Mittel nicht anwenden, weil die Inhaltsstoffe die Schleimhaut reizen. Haben Sie etwas davon ins Auge bekommen, müssen Sie es rasch mit klarem Wasser spülen. Halten die Beschwerden an, sollten Sie einen Augenarzt aufsuchen.

Benutzen Sie die Mittel, um die Hände zu desinfizieren, müssen Sie diese immer wieder gut mit Cremes oder Lotionen pflegen, damit der Säureschutzmantel der Haut nicht dauerhaft zerstört wird.

Alle Mittel sollten Sie möglichst nicht länger als vier bis sechs Tage hintereinander benutzen.

ACHTUNG

Octenisept: Dieses Mittel dürfen Sie nicht im Ohr anwenden.

UNERWÜNSCHTE WIRKUNGEN

▶ **Keine Maßnahmen erforderlich**

Die Haut kann sich röten und brennen.

▶ **Muss beobachtet werden**

Wenn sich auf der Haut Bläschen bilden und die Stelle schmerzt, reagieren Sie vermutlich allergisch auf das Mittel. Dann sollten Sie es absetzen. Sind die Hauterscheinungen (→ Seite 14) einige Tage später nicht deutlich abgeklungen, sollten Sie einen Arzt aufsuchen.

HINWEISE

Für Kinder unter 14 Jahren

Cutasept F, Dibromol, Kodan Forte, Sterillium: Säuglinge sollten Sie mit diesen Mitteln nicht behandeln, weil der darin enthaltene Isopropylalkohol deren empfindliche Haut angreifen kann.

Dibromol: Bei Kindern und Jugendlichen unter 18 Jahren dürfen Sie dieses Mittel nicht anwenden, weil es die Haut reizen kann.

Für Schwangerschaft und Stillzeit

Dibromol: In Schwangerschaft und Stillzeit sollten Sie dieses Mittel nicht anwenden, sondern ein besser verträgliches bevorzugen.

Kombination: Antiseptikum + hautpflegende Substanz

Chlorhexidin + Dexpanthenol

Bepanthen Antiseptische Wundcreme

Dieses Mittel enthält das Antiseptikum Chlorhexidin sowie den hautpflegenden Wirkstoff Dexpanthenol. Die desinfizierende Wirksamkeit von Chlorhexidin ist ausreichend belegt. Allerdings gibt es keinen Beleg dafür, dass der Zusatz von Dexpanthenol die keimtötende Wirksamkeit verbessert oder Wunden schneller heilen lässt. Der Zusatz von Dexpanthenol ist zur Hautdesinfektion in der Regel nicht erforderlich. Da Dexpanthenol jedoch als gut verträglich gilt, wird das Mittel als „mit Einschränkung geeignet" bewertet.

ANWENDUNG

Sie tragen die Creme bei jedem Verbandwechsel dünn auf die Wunde auf. Am Auge oder in Augennähe sollten Sie das Mittel nicht verwenden, weil Chlorhexidin die Augenschleimhaut stark reizt. Sie dürfen die Haut nicht gleichzeitig mit Seife abwaschen, weil diese die keimtötende Wirkung des Mittels aufhebt.

Wenden Sie das Mittel nicht unter einem luftdichten Verband an, da sonst ein höheres Risiko für unerwünschte Wirkungen besteht.

ACHTUNG

Gegenanzeigen

Wenn es sich um eine tiefe Wunde oder ein „offenes Bein" (Ulcus cruris) handelt, sollten Sie das Mittel nicht anwenden.

UNERWÜNSCHTE WIRKUNGEN

▶ **Keine Maßnahmen erforderlich**

Nach dem Auftragen kann die Haut vorübergehend etwas brennen.

▶ **Muss beobachtet werden**

In Einzelfällen kann nach dem Auftragen als allergische Reaktion auf Chlorhexidin ein Kontaktekzem entstehen. Wenn sich ein juckender Ausschlag oder Bläschen auf der Haut ausbilden, reagieren Sie vermutlich allergisch auf das Mittel. Dann sollten Sie es absetzen. Sind die Hauterscheinungen (→ Seite 14) einige Tage später nicht deutlich abgeklungen, sollten Sie einen Arzt aufsuchen.

▶ **Sofort zum Arzt**

Wenn sich Hautausschlag und Juckreiz verschlimmern und zusätzlich Herzrasen, Atemnot, Schwäche und Schwindel auftreten, müssen Sie die Anwendung sofort abbrechen und unverzüglich den Notarzt (Telefon 112) rufen, weil es sich um eine lebensbedrohliche Allergie (→ Seite 14) handeln kann.

HINWEISE

Für Schwangerschaft und Stillzeit

In der Schwangerschaft können Sie das Mittel auf kleinen Hautflächen anwenden.

In der Stillzeit sollten Sie die Creme nicht auf der Brust anwenden, damit der Säugling die Wirkstoffe nicht mit der Muttermilch aufnimmt.

Kombination: Zwei Antiseptika

Biphenylol + Chlorocresol

OHRLOCH-ANTISEPT

Biphenylol und Chlorocresol sind phenolische Verbindungen, die keimtötend wirken. Da Chlorocresol jedoch häufig Allergien hervorruft, gilt das Mittel zur Desinfektion von Ohrlöchern nur als „mit Einschränkung geeignet".

ANWENDUNG

Sie träufeln einige Tropfen des Mittels auf ein Wattepad und betupfen damit das Ohrloch. Bei frisch gestochenen Ohr- oder Piercing-Löchern können Sie das Mittel auch auftragen, ohne den Schmuck herauszunehmen, bis der Stichkanal verheilt ist.

Seife dürfen Sie nicht gleichzeitig anwenden, weil diese die desinfizierende Wirkung schwächt oder ganz zunichte macht.

ACHTUNG

Wenn Sie das Mittel nicht am Ohr, sondern bei Piercings an anderen Körperstellen anwenden, dürfen Sie dies nicht in der Nähe von Schleimhäuten tun, weil das Mittel diese stark reizt. Achten Sie deshalb auch darauf, dass das Mittel nicht ins Auge gelangt.

UNERWÜNSCHTE WIRKUNGEN

▶ **Keine Maßnahmen erforderlich**

Die Haut kann sich röten und brennen.

▶ **Muss beobachtet werden**

Wenn sich auf der Haut Bläschen bilden und die Haut sich verstärkt rötet und juckt, reagieren Sie vermutlich allergisch auf das Mittel. Dann sollten Sie es absetzen. Sind die Hauterscheinungen (→ Seite 14) einige Tage später nicht deutlich abgeklungen, sollten Sie einen Arzt aufsuchen.

HINWEISE

Für Kinder unter 14 Jahren

Bei Säuglingen und Kindern bis drei Jahre dürfen Sie das Mittel nicht anwenden.

Desinfektion von Haut und Wunden

Handelsname Darreichungsform	Zusammensetzung pro 1 ml/1 g oder wie angegeben bzw. pro abgeteilte Einheit	Kleinste Packungsgröße	Unverb. Preis in Euro	Bewertung für das beanspruchte Anwendungsgebiet
Alkohol 70 % „Hetterich" Lösung	**Ethanol 70 %**	100 ml	7,75	**Geeignet** zur Hautdesinfektion. → Seite 97
Bepanthen Antiseptische Wundcreme Creme	**Chlorhexidin-bisglukonat** 5 mg + **Dexpanthenol** 50 mg	20 g	4,61	**Mit Einschränkung geeignet** zur Desinfektion von Wunden. Es ist nicht ausreichend belegt, dass die fixe Kombination wirksamer ist als das Antiseptikum allein. Der Zusatz von Dexpanthenol ist in der Regel nicht erforderlich. → Seite 102
Betaisodona Lösung Lösung	**Povidon-Jod** 100 mg	30 ml	4,49	**Geeignet** zur Desinfektion von Haut und Wunden. → Seite 100
Betaisodona Salbe Salbe	100 mg	25 g	4,69	
Betaisodona Wundgaze Salbengaze	300 mg pro 100 cm²	10 Stück	16,54	
Braunovidon Salbe	**Povidon-Jod** 100 mg	20 g	4,11	**Geeignet** zur Desinfektion von Haut und Wunden. → Seite 100
Braunovidon Salbengaze Salbengaze	14 g pro 100 cm²	10 Stück	27,45	
Chinosol 0,5 g	**Chinolinolsulfat-Kaliumsulfat** 476 mg	5 Stück	5,40	**Mit Einschränkung geeignet** zur Hautdesinfektion. Es stehen besser verträgliche Mittel zur Verfügung. → Seite 98
Chinosol 1 g Tabletten	**Chinolinolsulfat-Kaliumsulfat** 952 mg	5 Stück	6,50	
Cutasept F Lösung	**Isopropylalkohol** 630 mg + **Benzalkoniumchlorid** 0,25 mg	50 ml	2,18	**Mit Einschränkung geeignet** zur Hautdesinfektion, weil Benzalkonium Allergien hervorrufen kann. → Seite 102
Dibromol Tinktur	**Isopropylalkohol** 550 mg + **Dibrom-dichlor-dihydroxy-diphenylmethan** 1 mg + **Natrium-3,5-dibrom-4-hydroxybenzolsulfonat** 10 mg	50 ml	8,48	**Mit Einschränkung geeignet** zur Hautdesinfektion, weil die bromhaltigen Wirkstoffkomponenten Allergien hervorrufen können. → Seite 102
Evazol Creme	**Dequaliniumchlorid** 4 mg	10 g	3,89	**Mit Einschränkung geeignet** zur Desinfektion von Haut und Wunden. Die desinfizierende Wirksamkeit ist geringer als bei Alkohol und jodhaltigen Mitteln. Diese sind deshalb vorzuziehen. → Seite 98
Freka-Cid Puderspray Puderspray	**Povidon-Jod** 27 mg	50 ml	7,49	**Geeignet** zur Desinfektion von Haut und Wunden. → Seite 100
Freka-Cid Salbe Salbe	100 mg	20 g	4,11	
Hansaplast med Spray Lösung	**Chlorhexidin-diglukonat** 10 mg	50 ml	ca. 5,54	**Mit Einschränkung geeignet** zur Wunddesinfektion. Es stehen besser wirksame und verträglichere Mittel zur Verfügung. → Seite 98
Isopropanol 70% Bombastus Lösung	**Isopropylalkohol** 628 mg	250 ml	3,70	**Geeignet** zur Hautdesinfektion. → Seite 97

Hinweise zu den Tabellenspalten → Seite 34, zur Auswahl der Arzneimittel → Seite 28, zur Grundlage der Bewertung → Seiten 29, 33

Desinfektion von Haut und Wunden Fortsetzung

Handelsname Darreichungsform	Zusammensetzung pro 1 ml/1 g oder wie angegeben bzw. pro abgeteilte Einheit	Kleinste Packungsgröße	Unverb. Preis in Euro	Bewertung für das beanspruchte Anwendungsgebiet
Hinweise zu den Tabellenspalten → Seite 34, zur Auswahl der Arzneimittel → Seite 28, zur Grundlage der Bewertung → Seiten 29, 33				
Isopropylalkohol 70 % „Hetterich" Lösung	**Isopropylalkohol** 628 mg	100 ml	3,23	**Geeignet** zur Hautdesinfektion. → Seite 97
Jodtinktur „Hetterich" Lösung	**Jod** 25 mg + **Kaliumjodid** 25 mg	30 ml	5,84	**Geeignet** zur Desinfektion von Haut und Wunden. → Seite 100
Kodan Tinktur Forte farblos Tinktur	**Isopropylalkohol** 450 mg + **1-Propanol** 100 mg + **Biphenylol** 2 mg	6 ml	2,05	**Mit Einschränkung geeignet** zur Hautdesinfektion, weil der Zusatz von Biphenylol die therapeutische Wirksamkeit des Mittels nicht verbessert, aber das Risiko für unerwünschte Wirkungen erhöhen kann. → Seite 102
Linola-sept Creme	**Clioquinol** 5 mg (Konservierungsmittel: Parabene)	15 g	6,27	**Wenig geeignet** zur Hautdesinfektion, weil der Wirkstoff in die Haut aufgenommen wird und zu unerwünschten Wirkungen führen kann. → Seite 98
Mercuchrom-Jod Lösung Lösung	**Povidon-Jod** 100 mg	30 ml	3,24	**Geeignet** zur Desinfektion von Haut und Wunden. → Seite 100
Octenisept Lösung	**Phenoxyethanol** 20 mg + **Octenidin-dihydrochlorid** 1 mg	15 ml	2,67	**Geeignet** zur Desinfektion von Haut und Wunden. → Seite 102
OHRLOCH-ANTISEPT Lösung	**Biphenylol** 0,5 mg + **Chlorocresol** 3 mg	3 ml	1,94	**Mit Einschränkung geeignet** zur Desinfektion von Ohrlöchern, weil Chlorocresol Allergien hervorrufen kann. → Seite 103
Polysept Lösung Lösung	**Povidon-Jod** 100 mg	30 ml	3,49	**Geeignet** zur Desinfektion von Haut und Wunden. → Seite 100
Polysept Salbe Salbe	100 mg	20 g	4,11	
PVP-Jod-ratiopharm Salbe	**Povidon-Jod** 100 mg	25 g	4,69	**Geeignet** zur Desinfektion von Haut und Wunden. → Seite 100
Rivanol Lösung 1 % Lösung	**Ethacridinlaktat** 1 mg	100 ml	5,40	**Wenig geeignet** zur Desinfektion von Haut und Wunden. Das Mittel hemmt die Wundheilung, wirkt nur unzureichend und kann häufig Allergien auslösen. → Seite 98
Rivanol Salbe Salbe	2 mg	25 g	7,50	
Rivanol 0,1 g	100 mg	5 Stück	5,75	
Rivanol Tabletten 1,0 g Tabletten	1 g	5 Stück	13,60	
Sepso J Lösung	**Povidon-Jod** 100 mg	10 ml	2,15	**Geeignet** zur Desinfektion von Haut und Wunden. → Seite 100
Sepso J Salbe	100 mg	25 g	4,59	
Softa-Man acute Lösung	**Ethanol** 450 mg + **1-Propanol** 180 mg	100 ml	ca. 3,06	**Geeignet** zur Hautdesinfektion. → Seite 101
Softasept N Lösung	**Ethanol** 741 mg + **Isopropylalkohol** 100 mg	250 ml	ca. 8,97	**Geeignet** zur Hautdesinfektion. → Seite 101
Sterillium Lösung	**Isopropylalkohol** 450 mg + **1-Propanol** 300 mg + **Mecetronium-etilsulfat** 2 mg	100 ml	3,63	**Mit Einschränkung geeignet** zur Hautdesinfektion, weil Mecetronium Allergien hervorrufen kann. → Seite 102

▶

Desinfektion von Haut und Wunden Fortsetzung

Handelsname Darreichungsform	Zusammensetzung pro 1 ml/1 g oder wie angegeben bzw. pro abgeteilte Einheit	Kleinste Packungsgröße	Unverb. Preis in Euro	Bewertung für das beanspruchte Anwendungsgebiet
Wasserstoffperoxid-Lösung 3% (Beyvers) Lösung	**Wasserstoffperoxid** 30 mg	100 ml	1,82	**Mit Einschränkung geeignet** als Wundwaschmittel zur Reinigung von Wundrändern. Das Mittel wirkt nur für sehr kurze Zeit und insgesamt schwach. → Seite 98
Wasserstoffperoxid-Lösung 3% DAB 10 (Apomix PKH) Lösung	**Wasserstoffperoxid** 30 mg	100 g	4,03	**Mit Einschränkung geeignet** als Wundwaschmittel zur Reinigung von Wundrändern. Das Mittel wirkt nur für sehr kurze Zeit und insgesamt schwach. → Seite 98

Hinweise zu den Tabellenspalten → Seite 34, zur Auswahl der Arzneimittel → Seite 28, zur Grundlage der Bewertung → Seiten 29, 33

Wundpflege

Die Haut wird wund, wenn sie durch zu starke Reibung gereizt wird. Bleibt der Reiz bestehen, kann sich die Stelle entzünden.

Eine Wunde an der Haut schließt sich normalerweise wieder von selbst, indem das Blut gerinnt und eine Kruste bildet, die den Heilungsprozess im Inneren abschirmt. Die neue Haut kann auf diese Weise rasch nachwachsen. Bei größeren Wunden mit Gewebezerstörungen bildet sich unter dem Schorf Granulationsgewebe aus Fress- und Faserzellen sowie Blutgefäßen. Auf diesem Gewebe können die Hautzellen von den Rändern zur Mitte der Wunde hin wachsen und diese mit der Zeit verschließen. Die Wundheilung ist also ein Vorgang, der durch eine leichte Entzündungsreaktion positiv beeinflusst wird. Hemmt man die Entzündung, verzögert sich die Heilung. Wenn sich eine Wunde allerdings mit Bakterien infiziert, entzündet sie sich stärker und beginnt zu eitern.

Anzeichen und Beschwerden

Die Haut rötet sich und schmerzt. Eine offene Wunde blutet, nässt und schmerzt. Infiziert sie sich, eitert sie, und es bildet sich am Wundrand oder an der infizierten Stelle ein roter Saum, der sehr berührungs- und druckempfindlich ist.

Bei stillenden Frauen kann die Brustwarze wund werden. Sie rötet sich stark, die Haut ist trocken und rissig. Jeder Stillvorgang verursacht dann starke Schmerzen.

Ursachen

Raue Oberflächen können die Haut wund scheuern. Auch wenn Haut auf Haut reibt, kann die Stelle wund werden.

Oberflächliche Schürfwunden, tiefe offene Wunden oder Risse sind meist die Folge von Unfällen.

Wunde Brustwarzen entstehen meist dadurch, dass das Kind nicht richtig angelegt wird und die Brustwarze nicht ganz erfasst. Normalerweise umschließt das Baby mit seinem Mund die gesamte Brustwarze einschließlich eines Teils des Warzenvorhofs. Hat der Säugling die Brustwarze nicht tief genug eingesaugt, gleitet sie immer wieder etwas aus dem Mund heraus und wird durch die ständige Reibung wund gescheuert.

Vorbeugung

Weiche Stoffe schützen die Haut vor dem Wundscheuern.

Damit die Brustwarzen beim Stillen nicht wund werden, sollten Sie schon vor der Geburt die Brust „abhärten", indem Sie sie täglich kalt abduschen und mit einem trockenen Waschlappen abrubbeln (gut eignen sich Frotteelappen, die Sie an der Luft trocknen, dann bleiben sie etwas rauer). Ist das Kind geboren, sollten Sie es anfangs nicht zu lange an der Brust nuckeln lassen. Das Saugbedürfnis lässt sich auch an einem Finger befriedigen. Das richtige Anlegen des Babys sollte eine Hebamme zeigen. Lassen Sie nach jedem Stillen etwas Muttermilch auf der Brustwarze antrocknen, das pflegt die Haut und hält sie geschmeidig.

Allgemeine Maßnahmen

Wenn keine hautpflegenden Cremes wie zum Beispiel weiche Zinkpaste zur Hand sind, können Sie wunde Haut auch mit einem Quarkwickel beruhigen. Dafür streichen Sie eine Schicht kalten Quark messerrückendick auf die Haut und decken sie mit einem Baumwolltuch ab. Sie nehmen den Quark ab, sobald er sich erwärmt hat. Den Umschlag können Sie beliebig oft wiederholen.

Verletzte Haut decken Sie mit einem Pflaster ab. Meist genügt das, um sie ausreichend vor weiteren Reizen zu schützen. Das Verbandmaterial sollte dabei nicht mit der Wundoberfläche verkleben. Vor allem offene Wunden dürfen durch den Verband nicht völlig von der Luft abgeschlossen werden, weil das Wundsekret sonst über der Wunde eine „feuchte Kammer" bildet, in der sich Bakterien besonders gut vermehren.

Tiefe Wunden müssen Sie kurz bluten lassen, weil das ausfließende Blut die Wunde reinigt. Hält die Blutung unvermindert an, müssen Sie sie mit einem Druckverband stoppen. Sie können die unverletzte Haut in der unmittelbaren Umgebung der Wunde mit Alkohol (→ Seite 97) oder jodhaltigen Mitteln (→ Seite 100) desinfizieren – allerdings ist das nicht unbedingt notwendig.

Die Wunde selbst sollten Sie nicht berühren und keinesfalls auswaschen. Nur über Schürfwunden können Sie fließendes kaltes Wasser laufen lassen, um Schmutz abzuspülen. Anschließend verbinden Sie die Wunde oder decken sie mit einem Pflaster ab.

Wenn die Brustwarzen beim Stillen wund werden, brauchen Sie nicht abzustillen, sollten aber unverzüglich eine Hebamme um Rat fragen. Sie kann Ihnen zeigen, wie Sie das Kind so anlegen, dass die Brustwarzen nicht wund werden. Salben oder Cremes zur Wundpflege sollten Sie nicht anwenden (siehe Abschnitt „Behandlung mit Medikamenten").

Wann zum Arzt?

Wenn das Blut pulsierend aus der Wunde schießt, ist eine Arterie verletzt worden. Dann müssen Sie versuchen, das Blutgefäß abzudrücken, indem Sie oder eine Hilfsperson über der Wunde einen Druckverband anlegen. Außerdem müssen Sie sofort einen Arzt aufsuchen beziehungsweise den Notarzt (Telefon 112) rufen. Es besteht die Gefahr zu verbluten.

Große offene Wunden und tiefe Risse sollten immer ärztlich behandelt werden. Wenn sich die Wundränder entzünden oder die Wunde stark eitert, sollten Sie ebenfalls einen Arzt aufsuchen.

Auch wenn sich eine Wunde nach einer Woche immer noch nicht schließt oder wunde Hautstellen weiterhin gerötet sind und schmerzen, sollten Sie einen Arzt zurate ziehen.

Behandlung mit Medikamenten

Unter dem Begriff „Wundpflege" ist vor allem die Pflege der Haut bei Schrunden, Rissen und Rhagaden zu verstehen. Denn offene Wunden oder solche, über denen sich bereits eine Kruste gebildet hat, sollten nicht mit Arzneimitteln behandelt, sondern besser ganz in Ruhe gelassen werden – die Natur vermag besser als jedes Medikament, die Haut wieder zuheilen zu lassen. Lediglich unmittelbar nach der Verletzung können Sie die Stelle mit geeigneten Mitteln zur Desinfektion von Wunden (→ Seite 96) keimfrei machen.

Wundpflegemittel sollen bei oberflächlichen Schürfwunden die Haut befeuchten und verletzte Stellen pflegen. Dazu eignen sich hautpflegende Substanzen (→ Seite 109) wie Dexpanthenol oder Zinkoxid ebenso wie pflanzliche Wundpflegemittel (→ Seite 109) mit Extrakten aus Hamamelis oder Kamille. Zum Abdecken oberflächlicher Wunden, insbesondere von Schürfwunden, können Sie fetthaltige Wundgaze (z. B. *Sofra Tüll sine*) verwenden, weil diese mit der Wunde nicht verklebt und sich gut wechseln lässt (einmal täglich), bis sich die Wunde verschlossen hat.

Das Antibiotikum (→ Seite 108) Tyrothrizin ist bei oberflächlichen Hautverletzungen mit Einschränkung geeignet, sofern die Wunde tatsächlich bakteriell infiziert ist und Eiter austritt. Verschlimmert sich trotz der Behandlung die Entzündungsreaktion, muss ein Arzt hinzugezogen werden. Bei stark eiternden Wunden genügen äußerlich anzuwendende Antibiotika nicht, sie müssen mit verschreibungspflichtigen Antibiotika in Tablettenform behandelt werden. In diesem Fall ist aber immer ärztlicher Rat notwendig. Über Einzelheiten dieser Behandlung und über Antibiotika-Tabletten können Sie sich im HANDBUCH MEDIKAMENTE der Stiftung Warentest oder im Internet unter www.medikamente-im-test.de informieren.

Wundpflegemittel mit einem Antiseptikum + anderen Substanzen (→ Seite 110) sind zur Behandlung von Wunden wenig geeignet, weil die therapeutische Wirksamkeit nicht ausreichend nachgewiesen ist.

Contractubex, eine Kombination aus Pflanzenextrakten + anderen Substanzen (→ Seite 111) soll verhindern, dass sich wulstige Narben bilden. Ob das tatsächlich gelingt, ist jedoch nicht ausreichend nachgewiesen. Das Mittel wird deshalb als „wenig geeignet" erachtet.
Wenn Sie Salben oder Cremes zur Wundpflege im Intimbereich einsetzen, beachten Sie bitte auch die Hinweise bei der Anwendung von Kondomen (→ Seite 409).

Anthroposophische, homöopathische und traditionell angewendete Mittel

Zu den meistgekauften Mitteln gehören auch *Calendula Gel/Wundsalbe Weleda* und *Calendumed*. Bei *Calendula Gel/Wundsalbe Weleda* handelt es sich um ein Präparat der anthroposophischen Therapierichtung, bei *Calendumed* um ein Präparat der Homöopathie. Ebenfalls zu den meistgekauften Mitteln gehören *Kamillan flüssig* mit Extrakten aus Kamillenblüten und Schafgarbenkraut, *Desitin Salbe* mit Zinkoxid und Lebertran, *Echinacin Salbe Madaus* mit Extrakt aus Purpursonnenhut sowie *Zinksalbe-CT* mit Zinkoxid, Lebertran und Glyzerin. Dabei handelt es sich um Präparate, die von der Arzneimittelbehörde als „traditionell angewendet" zugelassen wurden.
All diese Mittel lassen sich nach den Grundsätzen dieses Buches nicht bewerten. Sie werden deshalb nicht näher besprochen. Allgemeine Informationen zu den genannten Therapierichtungen Anthroposophie und Homöopathie finden Sie in den Abschnitten „Anthroposophische Arzneimittel" (→ Seite 22) und „Homöopathische Arzneimittel" (→ Seite 21). Was „traditionell angewendete" Präparate sind, lesen Sie im Abschnitt „Traditionell angewendete Mittel" (→ Seite 20).

Antibiotikum

Tyrothrizin

Tyrosur

Tyrothrizin ist ein Antibiotikum, das die Vermehrung von Bakterien auf der Wunde hemmt. Lokal anzuwendende Antibiotika rufen leicht Allergien hervor, außerdem besteht immer die Gefahr, dass Bakterien gegen die Wirkstoffe resistent werden. Dann stehen Antibiotika für einen Einsatz in anderen Zubereitungsarten – als Tablette, Kapsel, Zäpfchen oder Injektionslösung – nicht mehr zur Verfügung, wenn schwere Infektionen im Körper bekämpft werden müssen. Da Tyrothrizin jedoch ein Antibiotikum ist, das ausschließlich lokal eingesetzt wird, zudem der Wirkstoff so gut wie nicht in den Körper aufgenommen wird und auch nur ein geringes Allergiepotenzial hat, ist der Einsatz des Mittels für kurze Zeit vertretbar, sofern eine Wunde bakteriell infiziert ist und Eiter austritt. Verschlimmert sich trotz Behandlung die Entzündungsreaktion oder verstärkt sich der Eiterfluss, muss ein Arzt zurate gezogen werden. Bei stark eiternden Wunden genügen äußerlich anzuwendende Antibiotika nicht. Solche Wunden müssen mit verschreibungspflichtigen Antibiotika, die Sie als Tabletten einnehmen, behandelt werden.
Die Wundheilung selbst wird durch die Gabe äußerlich anzuwendender Antibiotika nicht beschleunigt. Für die Behandlung von Wunden ist Tyrothrizin mit Einschränkung geeignet.

Anwendung

Sie tragen das Gel ein- bis zweimal täglich auf die betroffenen Hautstellen auf oder pudern diese ein. Nässende und tiefe Wunden sowie Geschwüre dürfen nicht mit dem Puder behandelt werden, weil dieser mit der Feuchtigkeit verklumpt und sich eine Kruste bildet, unter der sich Bakterien gut vermehren können. Er sollte nur auf trockenen und kleinen oberflächlichen Wunden und nicht in der Nähe von Augen und Nase angewendet werden, weil er die Schleimhäute reizen kann.

Unerwünschte Wirkungen

▶ **Keine Maßnahmen erforderlich**
Die Haut kann sich röten und brennen.

▶ **Muss beobachtet werden**
Wenn sich auf der Haut Bläschen oder Blasen bilden und zusätzlich Juckreiz auftritt, reagieren Sie vermutlich allergisch auf das Mittel. Dann sollten Sie es absetzen. Sind die Hauterscheinungen (→ Seite 14) einige Tage später nicht deutlich abgeklungen, sollten Sie einen Arzt aufsuchen.

Hinweise

Für Schwangerschaft und Stillzeit
In Schwangerschaft und Stillzeit sollten Sie das Mittel nur nach vorheriger Rücksprache mit einem Arzt anwenden.

Hautpflegende Substanzen

Dexpanthenol

Bepanthen, Panthenol Chauvin, Panthenol-CT, Panthenol Heumann, Panthenol Lichtenstein, Panthenol-ratiopharm

Zinkoxid

Mitosyl N, PANTEDERM N, Zinkoxidsalbe/-emulsion LAW, Zinksalbe Lichtenstein

Wund- und Heilsalben mit hautpflegenden Substanzen sollen die Wunde abdecken und die Bildung von Granulationsgewebe fördern.

Dexpanthenol ist ein gut haut- und wundverträglicher Stoff, der von dem „Hautvitamin“ Pantothensäure abgeleitet ist. Es ist nicht sicher nachgewiesen, dass Dexpanthenol die Wundheilung beschleunigt. Zur Pflege von oberflächlichen Schürfwunden und Wundrändern sind Cremes mit Dexpanthenol aber geeignet.

Salben und Cremes mit Zinkoxid decken wund geriebene oder aufgeschürfte Haut sowie Wundränder gut ab und fördern die Wundheilung, weil sie verhindern, dass die Haut austrocknet.

Die Mittel sind in aller Regel gut verträglich. Zur Wundpflege oder zur unterstützenden Behandlung bei der Wundheilung sind diese Präparate geeignet.

Anwendung

Sie tragen Paste, Salbe, Spray, Emulsion oder Lösung bei jedem Verbandwechsel oder mehrmals täglich neu auf. Puder eignet sich nicht bei nässenden Wunden, weil er mit dem Wundsekret verklumpt und die Heilung eher verzögert.

Achtung

Einige Mittel (siehe Tabelle) enthalten als Konservierungsmittel Parabene. Wenn Sie auf Parastoffe (→ Seite 585) allergisch reagieren, dürfen Sie diese Mittel nicht anwenden.

Panthenol Chauvin: Wenn Sie den Sprühnebel versehentlich einatmen, kann dies einen Asthma-Anfall auslösen. Achten Sie deshalb darauf, den Spray immer nur punktuell und nicht in der Nähe der Atemwege anzuwenden.

Wechselwirkungen mit Medikamenten

Zinkoxid: Dieser Wirkstoff kann die Wirkung anderer äußerlich aufzutragender Mittel einschränken. Wenn die Haut also noch mit anderen Wirkstoffen behandelt werden soll, müssen Sie die Salbe, Emulsion oder Reste davon vorher vollständig entfernen.

Unerwünschte Wirkungen

▶ Keine Maßnahmen erforderlich

Die Haut kann sich röten und brennen.

▶ **Muss beobachtet werden**

Wenn die Haut weiterhin gerötet bleibt, juckt und sich zusätzlich Bläschen auf der Haut bilden, reagieren Sie vermutlich allergisch auf das Mittel. Dann sollten Sie es absetzen. Sind die Hauterscheinungen (→ Seite 14) einige Tage später nicht deutlich abgeklungen, sollten Sie einen Arzt aufsuchen.

Pflanzliche Wundpflegemittel

Hamamelis

Hametum

Kamille

Kamillan supra, KAMILLIN EXTERN ROBUGEN, Kamillin Konzentrat Robugen, Kamillosan

Diese Mittel sollen die Wundheilung fördern.

Rinde, Blätter und Zweige des Zauberstrauchs (Hamamelis) sind reich an Gerbstoffen, die auf der Haut zusammenziehend (adstringierend) und entzündungshemmend wirken.

Die ätherischen Öle der Kamille enthalten verschiedene Wirkstoffe mit entzündungshemmenden Eigenschaften, zum Beispiel Levomenol und Chamazulen. Der Bestandteil Levomenol bremst darüber hinaus das Wachstum von Bakterien und Pilzen. Chamazulen wirkt antientzündlich und schmerzlindernd und kann auf diese Weise die Wundheilung beschleunigen.

Zur Wundpflege sind die Mittel geeignet.

Anwendung

Salbe, Creme oder Lösung tragen Sie mehrmals täglich auf die wunden Hautstellen oder Schürfwunden auf. Gegebenenfalls decken Sie die Wunde mit etwas Mull ab. Für Sitzbäder und Waschungen oder feuchte Auflagen lösen Sie 1 bis 30 Milliliter der Lösung in einem Liter Wasser.

Achtung

Einige Mittel enthalten Alkohol (siehe Tabelle) und können auf offenen Wunden brennen.

Kamillosan Creme: Dieses Mittel enthält als Konservierungsmittel Parabene. Wenn Sie auf Parastoffe (→ Seite 585) allergisch reagieren, dürfen Sie das Mittel nicht anwenden.

Gegenanzeigen

Kamille: Wenn Sie auf Korbblütlergewächse allergisch reagieren, dürfen Sie kamillenhaltige Mittel nicht anwenden. Echte Kamille verursacht jedoch selten Allergien. Meist gehen diese darauf zurück, dass das Präparat mit Hundskamille verunreinigt ist, was häufig vorkommt. Ob ein Produkt nur echte Kamille enthält, erkennen Sie daran, dass auf der Packung oder im Beipackzettel hinter dem Inhaltsstoff Kamille die Abkürzung „(DAB)" steht. Sie gibt an, dass die im Produkt enthaltene Kamille den Regeln des Deutschen Arzneibuchs (DAB) entspricht und auf Verunreinigungen geprüft wurde. Das DAB schreibt vor, dass nur echte Kamille verwendet werden darf.

UNERWÜNSCHTE WIRKUNGEN

▶ **Keine Maßnahmen erforderlich**
Die Haut kann sich röten.

▶ **Muss beobachtet werden**
In Einzelfällen kann die Haut nach dem Auftragen der Präparate anschwellen, brennen und stark jucken. Dann sollten Sie die Mittel absetzen. Haben sich die Hauterscheinungen (→ Seite 14) auch einige Tage danach nicht merklich gebessert, sollten Sie einen Arzt aufsuchen. Die Gefahr für eine solche allergische Reaktion ist größer, wenn Sie bereits gegen andere Pflanzen allergisch reagieren.

HINWEISE

Für Kinder unter 14 Jahren

Kamille: Für Kamillenbäder bei Säuglingen verdünnen Sie 10 bis 20 Milliliter Kamillenextrakt-Lösung mit 10 bis 20 Liter Wasser, für Umschläge nehmen Sie 1 bis 2 Milliliter Kamillenextrakt-Lösung auf 1 bis 2 Liter Wasser.

Hametum: In der Schwangerschaft dürfen Sie dieses Mittel wegen des Gerbstoffgehalts nur auf kleinen Flächen und nicht länger als zwei Wochen anwenden.

Kombinationen: Antiseptikum + andere Substanzen

Benzethonium + Glyzerol + Harnstoff + Natriumalginat + Natrium-dihydrogenphosphat + Natrium-monohydrogenphosphat + Polidocanol

Brand- und Wundgel Medice

Pyolysin + Zinkoxid + Salizylsäure

Pyolysin

Diese beiden Mittel enthalten Substanzen, die Bakterien abtöten und die Wundheilung fördern sollen.

Benzethonium ist ein chemisches Desinfektionsmittel (Antiseptikum), das leicht Allergien auslösen kann. Harnstoff soll das Eindringen des Wirkstoffs in die Haut fördern, ist in diesem Mittel dafür aber zu niedrig konzentriert. Polidocanol wirkt örtlich betäubend und soll auf diese Weise Schmerzen lindern. Glyzerol, Natriumalginat, Natrium-dihydrogenphosphat und Natrium-monohydrogenphosphat sind Hilfsstoffe, die die Gelbildung fördern beziehungsweise stabilisierend wirken. Das Gel soll vor allem bei kleinen Hautverbrennungen eingesetzt werden, wo es kühlend und dadurch schmerzlindernd wirken soll. Da die Kombination der Wirkstoffe jedoch nicht sinnvoll ist, gilt das Mittel als „wenig geeignet". Es ist als Medizinprodukt (→ Seite 26) zugelassen, nicht als Arzneimittel.

Als Pyolysin bezeichnet die Herstellerfirma ein Filtrat aus der Kultur verschiedener Bakterienarten. Dieses Filtrat soll Stoffe enthalten, die Bakterien bekämpfen. Die therapeutische Wirksamkeit gilt jedoch trotz einer vorgelegten, allerdings unkontrollierten Studie (das heißt, das Mittel wurde weder mit einem Scheinmedikament – Placebo – noch mit einer anderen erwiesenermaßen wirksamen Substanz verglichen) als nicht ausreichend bestätigt. Zinkoxid dient der Hautpflege, Salizylsäure löst oberflächliche Hautschuppen ab, was bei Wunden jedoch wenig sinnvoll ist. Deshalb ist auch dieses Mittel zur Behandlung von Wunden oder zur Wundpflege wenig geeignet.

ACHTUNG

Gegenanzeigen

Auf großflächigen Wunden (größer als ein Handteller) sollten Sie diese Mittel nicht anwenden.

UNERWÜNSCHTE WIRKUNGEN

▶ **Keine Maßnahmen erforderlich**
Die Haut kann sich röten und brennen.

▶ **Muss beobachtet werden**
Wenn die Haut sich verstärkt rötet und juckt und sich Bläschen bilden, reagieren Sie vermutlich allergisch auf das Mittel. Dann sollten Sie es absetzen. Sind die Hauterscheinungen (→ Seite 14) einige Tage später nicht deutlich abgeklungen, sollten Sie einen Arzt aufsuchen.

Kombination: Pflanzenextrakt + andere Substanzen

Zwiebelextrakt + Heparin + Allantoin

Contractubex

Zwiebelextrakt soll entzündungshemmend und antiallergisch wirken und das Wachstum bestimmter Zellen (Fibroblasten) bremsen, die wulstige Narben hervorrufen. Heparin behindert die Blutgerinnung, hemmt aber auch Entzündungen und kann das Zellwachstum verringern. Diese Eigenschaften sind für die Narbenbehandlung wichtiger als der Einfluss auf die Blutgerinnung. Allantoin beruhigt die Haut und soll die Wundheilung fördern. Die Kombination von pflanzlichen und chemischen Wirkstoffen in diesem Mittel ist nicht sinnvoll, die therapeutische Wirksamkeit nicht ausreichend nachgewiesen. Das Präparat gilt deshalb als „wenig geeignet".

ACHTUNG

Das Mittel enthält als Konservierungsmittel Parabene. Wenn Sie auf Parastoffe (→ Seite 585) allergisch reagieren, dürfen Sie dieses Mittel nicht anwenden.

UNERWÜNSCHTE WIRKUNGEN

▶ **Keine Maßnahmen erforderlich**

Die Haut kann sich röten.

Wenn sich die Haut an der Narbe rötet oder anschwillt, sollten Sie das Mittel absetzen. Tritt Juckreiz auf, deutet dies nach Angaben des Herstellers darauf hin, dass sich das Narbengewebe im Sinne der Behandlung umbaut.

▶ **Muss beobachtet werden**

Wenn die Haut sich verstärkt rötet und juckt und sich Bläschen bilden, reagieren Sie vermutlich allergisch auf das Mittel. Dann sollten Sie es absetzen. Sind die Hauterscheinungen (→ Seite 14) einige Tage später nicht deutlich abgeklungen, sollten Sie einen Arzt aufsuchen.

Wundpflege

Handelsname Darreichungsform	Zusammensetzung pro 1 ml/1 g oder wie angegeben bzw. pro abgeteilte Einheit	Kleinste Packungsgröße	Unverb. Preis in Euro	Bewertung für das beanspruchte Anwendungsgebiet
Bepanthen Lösung Lösung	**Dexpanthenol** 50 mg (Konservierungsmittel: Parabene)	50 ml	4,01	**Geeignet** zur Wundpflege. → Seite 109
Bepanthen Wund- und Heilsalbe Salbe	50 mg	20 g	4,11	
Brand- und Wundgel Medice Gel	**Benzethoniumchlorid** + **Glyzerol** + **Harnstoff** + **Natriumalginat** + **Natrium-dihydrogenphosphat** + **Natrium-monohydrogenphosphat** + **Polidocanol** keine Mengenangabe	25 g	4,97	**Wenig geeignet** zur Wundpflege. Nicht sinnvolle Kombination. Benzethonium kann leicht Allergien auslösen. Harnstoff ist zu niedrig konzentriert und verbessert die therapeutische Wirksamkeit nicht. Medizinprodukt. → Seite 110
Contractubex Gel Gel	**Auszug aus Zwiebel** 100 mg + **Allantoin** 10 mg + **Heparin-Natrium** 50 I.E. (Konservierungsmittel: Parabene)	30 g	16,72	**Wenig geeignet** zur Behandlung von Narben, weil die therapeutische Wirksamkeit nicht ausreichend nachgewiesen ist. Nicht sinnvolle Kombination aus pflanzlichen und chemischen Wirkstoffen. → Seite 111

Hinweise zu den Tabellenspalten → Seite 34, zur Auswahl der Arzneimittel → Seite 28, zur Grundlage der Bewertung → Seiten 29, 33

▶

Wundpflege Fortsetzung

Handelsname Darreichungsform	Zusammensetzung pro 1 ml/1 g oder wie angegeben bzw. pro abgeteilte Einheit	Kleinste Packungsgröße	Unverb. Preis in Euro	Bewertung für das beanspruchte Anwendungsgebiet
Hametum Extrakt	**Auszug aus Hamamelisblättern, -zweigen** 250 mg	50 ml	5,51	**Geeignet** zur Wundpflege. → Seite 109
Hametum Wund- und Heilsalbe Salbe	62,5 mg	20 g	3,32	
Kamillan supra Lösung	**Auszug aus Kamillenblüten** 1 g *Enthält 48% Alkohol*	30 ml	4,45	**Geeignet** zur Wundpflege. → Seite 109
KAMILLIN EXTERN ROBUGEN Bad	**Auszug aus Kamillenblüten** 942 mg	6 x 40 ml	7,40	**Geeignet** zur Wundpflege. → Seite 109
Kamillin Konzentrat Robugen Lösung	958 mg *Enthält 48% Alkohol*	40 ml	5,20	
Kamillosan Wund- und Heilbad Bad	**Auszug aus Kamillenblüten** 1 000 mg	250 ml	13,70	**Geeignet** zur Wundpflege. → Seite 109
Kamillosan Creme Creme	20 mg (Konservierungsmittel: Parabene)	20 g	4,30	
Kamillosan Konzentrat Lösung	994,7 mg *Enthält 42,8% Alkohol*	30 ml	4,45	
Kamillosan Salbe Salbe	10 mg	20 g	4,30	
Mitosyl N Salbe	**Zinkoxid** 270 mg	65 g	8,37	**Geeignet** zur Wundpflege. → Seite 109
PANTEDERM N Salbe	**Zinkoxid** 100 mg	35 g	3,72	**Geeignet** zur Wundpflege. → Seite 109
Panthenol Chauvin Spray	**Dexpanthenol** 46,3 mg	130 g	8,95	**Geeignet** zur Wundpflege. → Seite 109
Panthenol-CT Creme	**Dexpanthenol** 50 mg	35 g	2,36	**Geeignet** zur Wundpflege. → Seite 109
Panthenol Heumann Creme Creme	**Dexpanthenol** 50 mg	20 g	2,00	**Geeignet** zur Wundpflege. → Seite 109
Panthenol-Lösung Lichtenstein Lösung	**Dexpanthenol** 50 mg (Konservierungsmittel: Parabene)	50 ml	3,22	**Geeignet** zur Wundpflege. → Seite 109
Panthenol-Salbe Lichtenstein Salbe	50 mg	40 g	2,70	
Panthenol-ratiopharm Wundbalsam Creme	**Dexpanthenol** 50 mg	35 g	3,20	**Geeignet** zur Wundpflege. → Seite 109
Pyolysin-Salbe Salbe	**Pyolysin** 250 mg **+ Zinkoxid** 69 mg **+ Salizylsäure** 5 mg	30 g	4,95	**Wenig geeignet** zur Wundpflege. Die therapeutische Wirksamkeit ist bisher nicht ausreichend nachgewiesen worden. → Seite 110

Hinweise zu den Tabellenspalten → Seite 34, zur Auswahl der Arzneimittel → Seite 28, zur Grundlage der Bewertung → Seiten 29, 33

Wundpflege Fortsetzung

Handelsname Darreichungsform	Zusammensetzung pro 1 ml/1 g oder wie angegeben bzw. pro abgeteilte Einheit	Kleinste Packungsgröße	Unverb. Preis in Euro	Bewertung für das beanspruchte Anwendungsgebiet
Tyrosur Gel	**Tyrothrizin** 1 mg	5 g	4,70	**Mit Einschränkung geeignet** bei Wunden, die bakteriell infiziert sind. Der Stellenwert der lokalen Anwendung von Tyrothrizin in der Wundheilung ist noch nicht abschließend zu bewerten. → Seite 108
Tyrosur Puder	1 mg	5 g	5,25	**Mit Einschränkung geeignet** bei Wunden, die bakteriell infiziert sind. Der Stellenwert der lokalen Anwendung von Tyrothrizin in der Wundheilung ist noch nicht abschließend zu bewerten. Außerdem verklumpt der Puder mit dem Wundsekret. Bei nässenden Wunden ist das Gel vorzuziehen. → Seite 108
Zinkoxidemulsion LAW Emulsion	**Zinkoxid** 250 mg	50 g	3,95	**Geeignet** zur Wundpflege. → Seite 109
Zinkoxidsalbe LAW Salbe	100 mg	25 g	2,93	
Zinkpaste LAW Paste	200 mg	50 g	3,45	
Zinksalbe Lichtenstein Salbe	**Zinkoxid** 100 mg	40 g	5,09	**Geeignet** zur Wundpflege. → Seite 109

Hinweise zu den Tabellenspalten → Seite 34, zur Auswahl der Arzneimittel → Seite 28, zur Grundlage der Bewertung → Seiten 29, 33

Übermäßiges Schwitzen

Schwitzen ist ein normaler körperlicher Vorgang, mit dem der Organismus die Körperoberfläche bei hohen Temperaturen kühlt. Der abgesonderte Schweiß verdunstet auf der Haut und entzieht ihr dabei Wärme. Viele Menschen schwitzen zudem bei starker Anspannung oder Erregung. Übermäßiges Schwitzen unterscheidet sich von dieser gesunden Körperreaktion dadurch, dass oft ohne erkennbaren Anlass besonders viel Schweiß abgegeben wird.

Anzeichen und Beschwerden

Achselhöhlen, Handflächen und Fußsohlen sind ständig feucht, der Schweiß rinnt schon bei geringer Aufregung in Strömen über den Körper.

Ursachen

Wenn Menschen leicht erregbar sind, geraten sie oft besonders schnell und stark ins Schwitzen. Dabei handelt es sich um eine Reaktion des Nervensystems auf die emotionale Spannung. Typisch sind die Schweißausbrüche zum Beispiel bei Lampenfieber und in Prüfungssituationen.

Frauen können in den Wechseljahren, wenn der Hormonhaushalt des Körpers aus dem Gleichgewicht gerät, Schweißausbrüche bekommen. Nähere Informationen finden Sie unter „Beschwerden in den Wechseljahren" (→ Seite 413).

Darüber hinaus kann eine übermäßige Produktion von Schilddrüsenhormon (Hyperthyreose) dazu führen, dass die Schweißdrüsen vermehrt Flüssigkeit absondern.

Übergewicht, Alkohol, Kaffee, scharf gewürzte Speisen und Tabak können übermäßiges Schwitzen zusätzlich fördern.

Vermehrtes Schwitzen kann außerdem auftreten bei Infektionskrankheiten, Tumorerkrankungen oder als Nebenwirkung bestimmter Arzneimittel wie beispielsweise bei Levodopa und anderen Substanzen (bei Parkinsonkrankheit) oder Fluoxetin und Paroxetin (bei Depressionen).

Allgemeine Maßnahmen

Entspannungsübungen (Yoga, autogenes Training) können dazu beitragen, dass Sie sich nicht ungewollt rasch aufregen und dabei heftig schwitzen.

Tragen Sie luftdurchlässige Kleidung aus Naturfasern (Baumwolle, Leinen, dünne Wolle), die Feuchtigkeit gut aufsaugen kann. Wolle hat den großen Vorzug, dass sie auch noch in feuchtem Zustand wärmt. Reine Seide staut die Wärme eher, was nachteilig ist, wenn Sie schnell schwitzen.

Duschen Sie täglich und verwenden Sie ein Deo, damit sich kein unangenehmer Körpergeruch bildet. Wenn Sie an den Füßen viel schwitzen, sollten Sie so oft wie möglich barfuß laufen, die Schuhe täglich wechseln und immer gut auslüften lassen.

Wann zum Arzt?

Wenn die Schweißausbrüche sehr stark sind und am ganzen Körper auftreten, sollten Sie einen Arzt aufsuchen.

Wenn auch die als „geeignet" erachteten Medikamente Ihre Beschwerden nicht ausreichend lindern und die Schweißbildung an Händen oder Füßen Sie stark belastet, sollten Sie sich in ärztliche Behandlung begeben. Möglicherweise kann dann ein spezielles Verfahren (Leitungswasseriontophorese) hilfreich sein. Dabei werden Hände oder Füße in einem Bad aus Leitungswasser auf Metallplatten gelegt, die an einen schwachen Gleichstrom angeschlossen sind. Der Wirkmechanismus ist bisher nicht geklärt. Ob die Krankenkassen dieses Verfahren übernehmen, muss individuell erfragt werden. Wenn sich aufgrund der Behandlung in der Arztpraxis gezeigt hat, dass sich das übermäßige Schwitzen aufgrund der Leitungswasseriontophorese bessert, übernehmen die gesetzlichen Krankenversicherungen in der Regel die Kosten für ein Gerät zur Weiterbehandlung zuhause.

Behandlung mit Medikamenten

In Apotheken sind spezielle Deos mit Aluminiumsalzen in Konzentrationen zwischen 3 Prozent (bei schwach ausgeprägtem Schwitzen) und 20 Prozent (bei sehr starken Schweißausbrüchen) erhältlich. Die Aluminiumsalze bilden zusammen mit der Feuchtigkeit auf der Haut Komplexe, die die Ausführgänge der Schweißdrüsen verengen und verstopfen und auf diese Weise den Schweißausbruch verhindern. Sie werden vorzugsweise in den Achselhöhlen sowie auf Hand- oder Fußflächen aufgetragen (nicht großflächig auf größeren Hautabschnitten). Diese Präparate gibt es als Fertigprodukte in Form von Gel, Creme oder Lösung, sie können aber auch nach Rezeptur des Arztes in der Apotheke hergestellt werden. Wässrige Lösungen werden oft besser vertragen als alkoholische. Diese Mittel sind bei übermäßigem Schwitzen die Mittel der ersten Wahl und zur Behandlung geeignet. Sie werden hier aber nicht näher besprochen, da es sich nicht um Arzneimittel, sondern um Kosmetika handelt beziehungsweise um Rezepturen, die in der Apotheke hergestellt werden müssen, und in der Marktauswahl (→ Seite 28) für dieses Buch nicht berücksichtigt wurden.

Darüber hinaus können Mittel mit synthetischem Gerbstoff (→ Seite 115) die Schweißproduktion etwas verringern und das Wachstum der geruchsbildenden Bakterien auf der Haut verlangsamen. Diese Präparate sind zur unterstützenden Behandlung von übermäßigem Schwitzen geeignet. Zur Behandlung von starken Schweißausbrüchen reicht ihre Wirkung nicht aus.

Auch ein Präparat mit Methenamin (→ nachfolgend) soll übermäßiges Schwitzen bremsen. Allerdings ist nicht nachgewiesen, dass dies tatsächlich gelingt, vor allem nicht auf Dauer. Da das Mittel die Haut reizen und Allergien hervorrufen kann, ist von seiner Anwendung eher abzuraten. Zur Behandlung von übermäßigem Schwitzen ist es wenig geeignet.

Methenamin

Antihydral

Wenn der Wirkstoff mit Schweiß in Berührung kommt, wird Formaldehyd freigesetzt. Formaldehyd wirkt zusammenziehend und wandelt Eiweißstoffe, die natürlicherweise im Schweiß enthalten sind, in feste Bestandteile um. Außerdem hemmt es das Bakterienwachstum. Der genaue Wirkmechanismus, mit dem Methenamin den Schweißfluss bremsen soll, ist nicht bekannt. Die therapeutische Wirksamkeit bei übermäßigem Schwitzen ist nicht ausreichend nachgewiesen, das Mittel gilt deshalb als „wenig geeignet". Im Tierversuch wirkt das aus Methenamin freigesetzte Formaldehyd in sehr hoher Dosierung krebsfördernd. Ob dieses Risiko auch bei Menschen besteht, ist umstritten. Da das Mittel sowieso als „wenig geeignet" bewertet wird, sollten Sie es besser nicht anwenden.

Anwendung

Auf Blasen, nässenden Hautstellen und in der Umgebung von Schleimhäuten (Genitalbereich) dürfen Sie das Mittel nicht anwenden, weil es die Haut stark reizen kann. Wenn die Haut durch das Mittel zu stark austrocknet (vor allem an Händen und Füßen), können Sie etwas fetthaltige Hautcreme auftragen.

Achtung

Gegenanzeigen

Wenn Sie auf Formaldehyd allergisch reagieren, dürfen Sie das Mittel nicht anwenden.

Unerwünschte Wirkungen

▶ **Keine Maßnahmen erforderlich**

Die Haut kann sich röten und jucken.

▶ **Muss beobachtet werden**

Wenn sich ein Hautausschlag mit Bläschen und Juckreiz bildet und die Haut schuppt, reagieren Sie vermutlich allergisch auf das Mittel. Dann sollten Sie es absetzen. Sind die Hauterscheinungen (→ Seite 14) einige Tage später nicht deutlich abgeklungen, sollten Sie einen Arzt aufsuchen.

Hinweise

Für Schwangerschaft und Stillzeit

Über die Risiken einer Anwendung in Schwangerschaft und Stillzeit gibt es keine Erkenntnisse. Da das Mittel ohnehin als „wenig geeignet“ bewertet wird, sollten Sie darauf verzichten.

Synthetischer Gerbstoff (äußerlich)

Tannolact, Tannosynt

Synthetischer Gerbstoff bewirkt, dass sich die Haut an der Oberfläche etwas zusammenzieht (adstringierende Wirkung), wodurch der Schweißfluss abnehmen kann. Darüber hinaus verlangsamt der Gerbstoff das Wachstum der geruchsbildenden Bakterien auf der Haut und wirkt auf diese Weise leicht geruchsbindend.

Anwendung

Sie baden nach Bedarf mit dem Badezusatz oder waschen sich ein- bis zweimal täglich damit, vor allem an den Stellen, an denen Sie übermäßig schwitzen. Alternativ tragen Sie dort ein- bis zweimal täglich die Lotion auf. Waschen Sie sich nach jeder Anwendung sorgfältig die Hände, damit Sie das Mittel nicht versehentlich ins Auge reiben.

Achtung

Badezusatz: Bei größeren Hautverletzungen, fieberhaften oder infektiösen Erkrankungen sowie bei Herzschwäche und hohem Blutdruck dürfen Sie keine warmen Vollbäder nehmen oder müssen vorher Rücksprache mit einem Arzt halten. Außerdem müssen Sie darauf achten, dass die Wanne kein Metall enthält, sondern voll emailliert oder aus Kunststoff ist. Wenn Gerbstoff mit Metall in Berührung kommt, kann sich dieses verfärben.

Tannosynt Lotio: Dieses Mittel enthält als Konservierungsmittel Parabene. Wenn Sie auf Parastoffe (→ Seite 585) allergisch reagieren, dürfen Sie es nicht anwenden.

Unerwünschte Wirkungen

▶ **Keine Maßnahmen erforderlich**

Die Haut kann sich röten und brennen.

▶ **Muss beobachtet werden**

Wenn die Haut gerötet bleibt, juckt und sich zusätzlich Bläschen auf der Haut bilden, reagieren Sie vermutlich allergisch auf das Mittel. Dann sollten Sie es absetzen. Sind die Hauterscheinungen (→ Seite 14) einige Tage später nicht deutlich abgeklungen, sollten Sie einen Arzt aufsuchen.

Hinweise

Für Kinder unter 14 Jahren

Vor allem bei Kleinkindern muss sorgfältig darauf geachtet werden, dass die Stoffe nicht ins Auge gelangen.

Übermäßiges Schwitzen

Handelsname Darreichungsform	Zusammensetzung pro 1 ml/1 g oder wie angegeben bzw. pro abgeteilte Einheit	Kleinste Packungsgröße	Unverb. Preis in Euro	Bewertung für das beanspruchte Anwendungsgebiet
Antihydral Salbe	**Methenamin** 130 mg	70 g	6,15	**Wenig geeignet** bei übermäßigem Schwitzen, weil die therapeutische Wirksamkeit nicht ausreichend nachgewiesen ist. → Seite 114
Tannolact Pulver 40 % Pulver	**Synthetischer Gerbstoff** 4 g	10 Stück	11,97	**Geeignet** zur unterstützenden Behandlung bei übermäßigem Schwitzen. → Seite 115
Tannosynt flüssig Bad	**Synthetischer Gerbstoff** 400 mg	100 g	9,97	**Geeignet** zur unterstützenden Behandlung bei übermäßigem Schwitzen. → Seite 115
Tannosynt Lotio Lotion	10 mg (Konservierungsmittel: Parabene)	100 g	8,20	

Hinweise zu den Tabellenspalten → Seite 34, zur Auswahl der Arzneimittel → Seite 28, zur Grundlage der Bewertung → Seiten 29, 33

Abszess

Ein Abszess ist eine Eiterbeule, die sich häufig direkt unter der Haut bildet (bei stillenden Frauen zum Beispiel in der Brust). Oftmals ist sie vom umgebenden Gewebe abgekapselt.

Anzeichen und Beschwerden

Die Haut über der eitrigen Beule ist heiß, rot und sehr berührungs- oder druckempfindlich. Liegt der Abszess direkt unter der Haut, ist er als harter, derber Knoten fühlbar. Fieber kann, muss aber nicht auftreten. Manchmal sind die Lymphknoten in der Umgebung des Abszesses geschwollen.

Je mehr Eiter sich im Abszess ansammelt, desto größer wird der Druck auf die umgebende Kapsel. Irgendwann platzt diese auf, und der Eiter ergießt sich mitsamt den abgestorbenen Zellen und den Bakterien ins umliegende Gewebe. Wenn sich der Abszess direkt unter der Haut gebildet hat, bricht er oft nach außen durch. Vorher ist die Haut unmittelbar über der Beule extrem prall und zum Zerreißen gespannt. Kurz vor dem Durchbruch zeigt sich in der Mitte des Abszesses eine weißlich gefärbte Stelle. Dort ist die Haut so dünn, dass der Eiter erkennbar durchscheint. Kleine Abszesse heilen manchmal von selbst ab, wenn es dem Körper gelingt, die Bakterien aus eigener Kraft abzutöten und die abgestorbenen Zellen rasch abzubauen. Anschließend kann ein verhärteter Knoten zurückbleiben.

Ursachen

Meist sind durch kleine Verletzungen (Stiche, Risse, Schnitte) ins Körperinnere eingedrungene Bakterien die Ursache eines Abszesses. Sie setzen sich im Gewebe fest und vermehren sich dort. Der Körper versucht, die Infektion mithilfe der weißen Blutkörperchen zu bekämpfen. Dabei gehen Blut- und Gewebezellen zugrunde, die kleine von Flüssigkeit und Eiter gefüllte Hohlräume hinterlassen. Damit sich die Entzündung nicht zu stark ausdehnt, bildet sich um den Abszessherd herum oft eine Art Kapsel. In deren Inneren schwelt die Entzündung jedoch weiter.

Bei stillenden Frauen bildet sich ein Abszess in der Brustdrüse meist infolge eines Milchstaus und der daraus häufig entstehenden Brustdrüsenentzündung. Ein Milchstau beruht meist auf Überanstrengung und Stress, auch kann es sein, dass das Baby nicht richtig angelegt wird oder die Brustwarze nicht gut fasst.

Vorbeugung

Einem Brustabszess in der Stillzeit können Sie vorbeugen, wenn Sie bei einem Milchstau oder einer Brustdrüsenentzündung das Baby trotzdem so oft wie möglich anlegen. Auflagen mit kühlem Quark dämpfen die Entzündung. Wird die stillende Mutter von häuslichen oder beruflichen Aufgaben weitestgehend entlastet und kann sich ganz auf sich und das Baby konzentrieren, tritt ein Milchstau kaum auf, und die Brust entzündet sich dann auch nicht.

Bei allen Stillproblemen sollten Sie eine Hebamme um Rat fragen. Sie kann Ihnen auch zeigen, wie der Säugling richtig angelegt wird. Oft bildet sich damit eine beginnende Entzündung rasch und ohne weitere Maßnahmen zurück, und der Milchstau löst sich auf.

Allgemeine Maßnahmen

Feuchtwarme Umschläge können dazu beitragen, dass der Abszess schneller „reif" wird.

Wann zum Arzt?

Auch wenn es zur Behandlung von Abszessen Medikamente ohne Rezept zu kaufen gibt, sollten Sie dennoch bei Anzeichen, die nahe legen, dass es sich um einen Abszess handelt, zum Arzt gehen und keine Selbstbehandlung versuchen. Größere Abszesse, die stark schmerzen und prall von Eiter gefüllt sind, sollten Sie schnell vom Arzt behandeln lassen. Er sticht den Abszess unter örtlicher Betäubung auf, damit Eiter und abgestorbene Zellen abfließen können, und reinigt die Wunde, sodass sie rasch verheilen kann.

Behandlung mit Medikamenten

Zugsalben (→ nachfolgend) mit Schieferöl oder Terpentin sind ohne Rezept erhältlich. Sie können dazu beitragen, einen Abszess schneller reifen zu lassen, sodass der Arzt ihn leichter öffnen kann. Solche Mittel sollten jedoch allenfalls als überbrückende Maßnahme nach Rücksprache mit dem Arzt angewendet werden. Hierfür sind sie geeignet.

Zugsalben

Ammonium-bituminosulfonat

Ichtholan, Schwarze Salbe Lichtenstein N, Thiobitum

Natrium-bituminosulfonat

Ichtholan T

Lärchenterpentin + Terpentinöl

Ilon Abszess-Salbe

Schieferöl- und terpentinhaltige Salben weichen die Haut über dem Abszess auf und bewirken, dass der Abszess rascher „reif" wird. Die Mittel sind zur unterstützenden Behandlung geeignet. Sobald sich der Entzündungsbereich zusammenzieht und somit härter und praller geworden ist, muss der Abszess vom Arzt operativ geöffnet werden.

ANWENDUNG

Sie tragen die Salbe einmal täglich dick auf die Haut über dem Abszess auf und decken sie gut mit einem Verband ab. Bevor Sie neue Salbe auftragen, waschen Sie angetrocknete Salbenreste mit lauwarmem Wasser und etwas milder Waschlotion ab. Achten Sie darauf, dass die Salbe nicht mit Augen oder Schleimhäuten in Kontakt kommt, weil sie diese stark reizen kann. Vorsicht: Die dunklen Salben können Kleidung und Wäsche verfärben.

UNERWÜNSCHTE WIRKUNGEN

▶ **Keine Maßnahmen erforderlich**

Die Haut kann sich röten und brennen.

▶ **Muss beobachtet werden**

Wenn die Haut weiterhin gerötet bleibt, juckt und sich zusätzlich Bläschen auf der Haut bilden, reagieren Sie vermutlich allergisch auf das Mittel. Dann sollten Sie es absetzen. Sind die Hauterscheinungen (→ Seite 14) einige Tage später nicht deutlich abgeklungen, sollten Sie einen Arzt aufsuchen.

HINWEISE

Für Kinder unter 14 Jahren

Bei Kindern und Jugendlichen sollten nur die schwächer konzentrierten Präparate (10- bis 20-prozentig) eingesetzt werden, weil kindliche Haut empfindlicher reagiert als die von Erwachsenen.

Für Schwangerschaft und Stillzeit

In Schwangerschaft und Stillzeit sollten Sie Zugsalben grundsätzlich nur nach Rücksprache mit einem Arzt anwenden.

Abszess

Handelsname Darreichungsform	Zusammensetzung pro 1 ml/1 g oder wie angegeben bzw. pro abgeteilte Einheit	Kleinste Packungsgröße	Unverb. Preis in Euro	Bewertung für das beanspruchte Anwendungsgebiet
Ichtholan 10 % Salbe *20 % Salbe* *50 % Salbe* Salbe	**Ammonium-bituminosulfonat** 100 mg 200 mg 500 mg	15 g 15 g 25 g	7,93 8,58 12,89	**Geeignet** zur unterstützenden Behandlung von Abszessen als Zugsalbe. → Seite 117
Ichtholan T Gel	**Natrium-bituminosulfonat, hell** 200 mg	20 g	9,73	**Geeignet** zur unterstützenden Behandlung von Abszessen als Zugsalbe. → Seite 117
Ilon Abszess-Salbe Salbe	**Lärchenterpentin** 54 mg + **gereinigtes Terpentinöl** 72 mg	25 g	8,85	**Geeignet** zur unterstützenden Behandlung von Abszessen als Zugsalbe. → Seite 117
Schwarze Salbe 50% Lichtenstein N Salbe	**Ammonium-bituminosulfonat** 500 mg	40 g	11,28	**Geeignet** zur unterstützenden Behandlung von Abszessen als Zugsalbe. → Seite 117
Thiobitum 20 % Salbe	**Ammonium-bituminosulfonat** 200 mg	25 g	5,75	**Geeignet** zur unterstützenden Behandlung von Abszessen als Zugsalbe. → Seite 117

Hinweise zu den Tabellenspalten → Seite 34, zur Auswahl der Arzneimittel → Seite 28, zur Grundlage der Bewertung → Seiten 29, 33

Hühneraugen, Warzen

Hühneraugen sind kleine schmerzhafte Ansammlungen verhornter Hautzellen von drei bis fünfzehn Millimeter Durchmesser. Sie bilden eine verdickte Hornhaut – vornehmlich an den Zehen, besonders häufig am kleinen Zeh.
Bei Warzen ist außer der Hornschicht auch die Oberhaut verdickt. Sie können überall am Körper entstehen, vorwiegend jedoch an Händen und Füßen. Sie reichen oft tief in die Haut hinein, was äußerlich nicht zu erkennen ist (z. B. bei Dornwarzen).

Anzeichen und Beschwerden

Schmerzen im Bereich der Druckstelle am Zeh sind erste Hinweise dafür, dass sich ein Hühnerauge bildet. Ist es bereits vorhanden, schmerzt es vor allem, wenn enge Schuhe Druck auf den Zeh ausüben.
Warzen zeigen sich meist als 1 bis 10 Millimeter große runde Erhebungen. Sie verursachen meist keine Beschwerden. Wenn sie allerdings dicker werden oder an der Fußsohle sitzen, wo sie beim Laufen ständig belastet werden, können sie sehr schmerzhaft sein.

Ursachen

Zu enge Schuhe, die vor allem seitlich und von oben auf die Zehen drücken, sind meist die Ursache, dass ein Hühnerauge entstehen kann.
Warzen bilden sich aufgrund einer Infektion mit bestimmten Viren (Papillomaviren).

Allgemeine Maßnahmen

Tragen Sie bequeme Schuhe, die den Füßen genügend Platz und Bewegungsspielraum lassen, dann schmerzen die Hühneraugen nicht, und es bilden sich auch keine neuen. Wenn Sie die Füße regelmäßig pflegen, entdecken Sie Hühneraugen oft schon so frühzeitig, dass es genügt, dem betroffenen Zeh in anderen Schuhen mehr Platz zu gönnen.
Warzen verschwinden oft von selbst wieder. Damit die Viren nicht auf andere Familienmitglieder übertragen werden, sollten Sie Ihr Handtuch nicht mit anderen teilen und täglich wechseln. Haben Sie Warzen an den Füßen, sollten Sie nicht barfuß gehen.
Eine Vereisung macht nur Sinn, wenn sie vom Arzt vorgenommen wird, der über entsprechende Geräte verfügt. Dabei muss flüssiger Stickstoff mit einer Temperatur von minus 196 °C angewendet werden. Geräte für die Heimanwendung erreichen höchstens minus 30 °C, was nicht genügt, um die Warzen nachhaltig zu beseitigen.

Wann zum Arzt?

Wenn Sie mehrere große Hühneraugen haben, sollten Sie einen Arzt zurate ziehen, ebenso wenn sich das Hühnerauge entzündet.
Hautveränderungen, die Sie nicht eindeutig als normale Hautwarzen erkennen, sollten Sie nicht selbst behandeln, sondern vom Hautarzt prüfen und dann gezielt behandeln lassen.

Behandlung mit Medikamenten

Hühneraugen und Warzen können Sie gut mit Salizylsäure (→ Seite 120) behandeln. Auch die Kombination aus Salizylsäure + Milchsäure (→ Seite 121) ist dafür geeignet.
Chloressigsäure (→ nachfolgend) reizt die Haut etwas mehr und ist daher nur mit Einschränkung geeignet. Die Kombination aus Salizylsäure + Essigsäure (→ Seite 121) ist ebenfalls nur mit Einschränkung geeignet, weil die therapeutische Wirksamkeit von Essigsäure weniger gut untersucht ist und die Kombination nicht besser wirkt als Salizylsäure allein. Auch reizt Essigsäure die Haut stärker als Salizylsäure oder Milchsäure.
Bei keinem der Wirkstoffe ist garantiert, dass Hühneraugen oder Warzen dauerhaft verschwinden. Vor allem Warzen, die aufgrund einer Virusinfektion entstehen, bilden sich häufig erneut und oft an derselben Stelle. Da ihre Wurzeln aber nie tiefer als bis in die Oberhaut hinein reichen, besteht bei konsequenter und wiederholter Anwendung eine große Chance, dass diese Mittel letztlich doch die Warzen beseitigen können.

Chloressigsäure

Acetocaustin

Mit Chloressigsäure lassen sich die stark verhornten Hautschichten von Warzen gut aufweichen und ablösen. Allerdings verätzt das Mittel die Haut sehr viel stärker als Salizylsäure und ist deshalb zur Behandlung von Warzen nur mit Einschränkung geeignet. Das Mittel ist als Medizinprodukt (→ Seite 26) zugelassen, nicht als Arzneimittel.

Anwendung

Waschen Sie die betroffene Hautstelle gründlich mit Wasser und Seife und trocknen Sie sie sorgfältig ab. Anschließend tupfen Sie mit dem der Packung beiliegenden Spatel einmal wöchentlich eine kleine Menge des Mittels auf die Warze und lassen es antrocknen. Die umgebenden Hautschichten sollten Sie mit Zinkpaste oder Vaselin abdecken, damit sie nicht verätzt werden. Vor der nächsten Anwendung sollten Sie die betroffenen Hautstellen warm baden und die aufgeweichten Hautschichten abtragen.
Sie können davon ausgehen, dass es mehrere Wochen dauert, bis Sie die Warze auf diese Weise Schicht für Schicht abgetragen haben.
Achten Sie darauf, dass Sie das Mittel nicht in der Nähe von Schleimhäuten, Augen, Nase oder Mund anwenden. Auch Warzen im Genitalbereich dürfen Sie damit nicht behandeln.

Achtung

Wenn die Warze blutet oder eingerissen und verletzt ist, dürfen Sie das Mittel erst anwenden, wenn die Haut wieder verheilt ist.

Gegenanzeigen

Unter folgenden Bedingungen dürfen Sie das Mittel nicht anwenden:

- Die Warze wurde operativ entfernt, vereist oder gelasert. Anschließend dürfen Sie das Mittel eine Woche lang nicht anwenden, falls die Warze noch nicht vollständig verschwunden ist.
- Sie haben Diabetes mellitus und in Folge davon eine Empfindungsstörung in den Gliedmaßen, an denen die Warzen sitzen (Fuß, Hand).
- Sie haben arterielle Durchblutungsstörungen in den Beinen.

Auch Muttermale, Dorn-, Stech-, Flach- und Alterswarzen sowie Warzen an den Fußsohlen dürfen Sie mit dem Mittel nicht behandeln.
Wenn Ihre Haut dazu neigt, sehr wulstige Narben (Keloide) zu bilden, sollten Sie das Mittel nicht anwenden, weil Chloressigsäure diese Tendenz verstärken kann. An den behandelten Stellen bilden sich dann harte, erhabene Knötchen mit verhornter, graugelblicher Oberfläche.

Unerwünschte Wirkungen

▶ **Keine Maßnahmen erforderlich**

Bei weniger als 1 von 10 Behandelten kann sich die Haut röten und brennen. Diese Hautreizungen treten vor allem dann auf, wenn Sie das Mittel unmittelbar nach Entfernen einer Warze oder auf verletzte Warzen aufbringen oder wenn die gesunde Haut vor der Behandlung nicht mit Zinksalbe oder Vaselin abgedeckt wurde.

▶ **Muss beobachtet werden**

Bildet sich ein Hautausschlag mit Bläschen, kann es sein, dass Sie auf das Mittel allergisch reagieren (bei weniger als 1 von 10 000 Behandelten). Dann sollten Sie das Mittel absetzen. Sind die Hauterscheinungen (→ Seite 14) einige Tage später nicht deutlich abgeklungen, sollten Sie einen Arzt aufsuchen.

Bei weniger als 1 von 10 000 Behandelten kann es an der behandelten Stelle zu einer überschießenden Narbenbildung kommen. Sollten Sie eine deutliche Verhärtung und gegebenenfalls Verfärbung der Haut bemerken, sollten Sie diese einem Arzt zeigen.

HINWEISE

Für Schwangerschaft und Stillzeit

Über die Risiken einer Anwendung in Schwangerschaft und Stillzeit gibt es keine Erkenntnisse. Sicherheitshalber sollten Sie das Mittel daher nicht anwenden.

Salizylsäure

Allgäuer Latschenkiefer Schrunden Salbe Akut, Collomack TOPICAL, Eidechse Fuss-Schälkur, Gehwol Hühneraugen-Pflaster extra stark/ Schälpaste, Guttaplast, Hansaplast Hühneraugen-Pflaster, Verrucid, Warz-ab N, WURZELTOD

Salizylsäure weicht stark verhornte Haut auf. Auf diese Weise können Sie Hühneraugen oder Warzen Schicht für Schicht abtragen. Die therapeutische Wirksamkeit ist belegt, das Mittel zur Behandlung von Hühneraugen und Warzen geeignet.

ANWENDUNG

Waschen Sie die Füße beziehungsweise die betroffene Hautstelle gründlich mit Wasser und Seife und trocknen Sie sie sorgfältig ab. Anschließend tragen Sie das Mittel ein- bis zweimal täglich direkt auf das Hühnerauge oder die Warze auf. Die umgebende Haut decken Sie mit etwas Zinkpaste oder Vaselin ab, damit sie nicht von der Säure verätzt wird. Waschen Sie sich anschließend gründlich die Hände, damit Sie den Wirkstoff nicht auf empfindliche Haut (Nagelbett, Gesicht) und Schleimhäute (Augen) bringen.

Mehr als zwei Gramm Salizylsäure täglich sollten Sie nicht verwenden. Wenn Sie Guttaplast Pflaster verwenden, sollten Sie nicht mehr als ein Pflaster aufkleben. Salben und Pasten sollten Sie nicht länger als eine Woche anwenden.

Das Pflaster wechseln Sie alle zwei bis drei Tage. Damit das Pflaster nicht verrutscht, sollten Sie es mit Klebeband fixieren.

Nach drei bis vier Tagen baden Sie die betroffenen Körperteile in warmem Wasser. Hat sich auf der Warze oder dem Hühnerauge ein Film gebildet, ziehen Sie diesen vorher ab. Anschließend können Sie die aufgeweichten Hautschichten leicht abschaben. Meist müssen Sie die Behandlung mehrfach wiederholen.

ACHTUNG

Warzen im Gesicht dürfen Sie nicht mit Salizylsäure behandeln. Auch auf verletzter Haut oder blutenden Wunden dürfen Sie die Mittel nicht anwenden.

Wenn Ihre Nierenfunktion gestört ist, sollten Sie vor der Anwendung dieser Mittel Rücksprache mit einem Arzt halten.

UNERWÜNSCHTE WIRKUNGEN

▶ **Keine Maßnahmen erforderlich**

Wenn Sie das Mittel aus Versehen auf gesunde Haut auftragen, kann diese sich röten und brennen.

▶ **Muss beobachtet werden**

Bildet sich ein Hautausschlag mit Bläschen und Juckreiz, reagieren Sie vermutlich allergisch auf das Mittel. Dann sollten Sie es absetzen. Sind die Hauterscheinungen (→ Seite 14) einige Tage später nicht deutlich abgeklungen, sollten Sie einen Arzt aufsuchen. Eine allergische Reaktion auf Salizylsäure bei äußerlicher Anwendung auf der Haut wird jedoch nur in sehr seltenen Ausnahmefällen beobachtet.

HINWEISE

Für Kinder unter 14 Jahren

Bei Säuglingen sollten Sie die Mittel nicht anwenden, bei älteren Kindern dürfen Sie insgesamt nicht mehr als 0,2 Gramm Salizylsäure täglich verwenden, und dies nicht länger als maximal eine Woche. Achten Sie deshalb auf die Dosierung des jeweiligen Mittels. Bei *Guttaplast* entsprechen 0,2 Gramm etwa einem Siebtel des Pflasters. Mehrere Pflasterstücke sollten Sie nicht gleichzeitig anwenden.

Für Schwangerschaft und Stillzeit

In der Schwangerschaft sollten Sie die Mittel nur auf kleinen Flächen anwenden (nicht größer als eine 2-Euro-Münze).

In der Stillzeit können Sie die Mittel anwenden, sollten aber darauf achten, dass der Säugling nicht mit den behandelten Stellen in Berührung kommt oder an diesen nuckelt, beispielsweise bei Warzen an den Fingern.

Kombinationen: Salizylsäure + andere Substanzen

Salizylsäure + Milchsäure

Clabin plus/N Lösung, Duofilm, Lebewohl, W-Tropfen

Salizylsäure + Essigsäure

Gehwol Hühneraugen-Tinktur extra stark

Salizylsäure, Milchsäure und Essigsäure weichen die Hornhaut auf, sodass sie besser abgetragen werden kann. Zur Behandlung von Hühneraugen und Warzen sind Mittel mit Salizylsäure und Milchsäure geeignet. Die Kombination aus Salizylsäure und Essigsäure reizt die Haut stärker und wird deshalb als „mit Einschränkung geeignet“ erachtet.

Anwendung

Waschen Sie die Füße beziehungsweise die betroffene Hautstelle gründlich mit Wasser und Seife und trocknen Sie sie sorgfältig ab. Anschließend tragen Sie das Mittel zwei- bis dreimal täglich direkt auf die Warze oder das Hühnerauge auf. Die gesunde Haut in der Umgebung sollten Sie mit Vaselin oder Zinkpaste abdecken, damit sie nicht verätzt wird.

Waschen Sie sich anschließend gründlich die Hände, damit Sie die Wirkstoffe nicht versehentlich auf empfindliche Haut (Augen, Schleimhäute) bringen.

Mehr als zwei Gramm Salizylsäure täglich sollten Erwachsene nicht verwenden.

Wenn sich auf der behandelten Stelle ein Film gebildet hat, sollten Sie diesen abziehen oder abrubbeln, bevor Sie den Wirkstoff erneut auftragen.

Nach etwa vier bis sechs Wochen sollte das Hühnerauge beziehungsweise die Warze verschwunden sein.

Wenn Sie ein Pflaster verwenden, müssen Sie darauf achten, dass der wirkstoffhaltige Kern des Pflasters ausschließlich das Hühnerauge oder die Warze bedeckt und nicht etwa gesunde Haut. Wenn Sie das Pflaster nach drei Tagen abziehen, löst sich meist das ganze Hühnerauge mit ab. Bleiben Reste übrig, können Sie diese mit einem weiteren Pflaster abtragen. Zeigt sich unter den abgelösten Schichten weiche, rosige Haut, kleben Sie kein neues Pflaster mehr auf.

Achtung

Warzen im Gesicht dürfen Sie nicht mit Salizylsäure behandeln. Auch auf verletzter Haut oder blutenden Wunden dürfen Sie die Mittel nicht anwenden.

Wenn Ihre Nierenfunktion gestört ist, sollten Sie vor der Anwendung dieser Mittel Rücksprache mit einem Arzt halten.

Unerwünschte Wirkungen

▶ **Keine Maßnahmen erforderlich**

Wenn Sie das Mittel aus Versehen auf gesunde Haut auftragen, kann diese sich röten und brennen.

▶ **Muss beobachtet werden**

Bildet sich ein Hautausschlag mit Bläschen und Juckreiz, reagieren Sie vermutlich allergisch auf das Mittel. Dann sollten Sie es absetzen. Sind die Hauterscheinungen (→ Seite 14) einige Tage später nicht deutlich abgeklungen, sollten Sie einen Arzt aufsuchen. Eine allergische Reaktion auf Salizylsäure bei äußerlicher Anwendung auf der Haut wird jedoch nur in sehr seltenen Fällen beobachtet.

Hinweise

Für Kinder unter 14 Jahren

Bei Säuglingen sollten Sie die Mittel nicht anwenden, bei älteren Kindern dürfen Sie insgesamt nicht mehr als 0,2 Gramm Salizylsäure täglich verwenden, und dies nicht länger als maximal eine Woche.

Für Schwangerschaft und Stillzeit

In der Schwangerschaft sollten Sie die Mittel nur auf kleinen Flächen anwenden (nicht größer als eine 2-Euro-Münze).

In der Stillzeit können Sie die Mittel anwenden, sollten aber darauf achten, dass der Säugling nicht mit den behandelten Stellen in Berührung kommt oder an diesen nuckelt, beispielsweise bei Warzen an den Fingern.

Hühneraugen, Warzen

Handelsname Darreichungsform	Zusammensetzung pro 1 ml/1 g oder wie angegeben bzw. pro abgeteilte Einheit	Kleinste Packungsgröße	Unverb. Preis in Euro	Bewertung für das beanspruchte Anwendungsgebiet
Hinweise zu den Tabellenspalten → Seite 34, zur Auswahl der Arzneimittel → Seite 28, zur Grundlage der Bewertung → Seiten 29, 33				
Acetocaustin Lösung	**Chloressigsäure** 500 mg	1 ml	12,62	**Mit Einschränkung geeignet** bei Warzen, weil Chloressigsäure die Haut stärker reizt als Salizylsäure. Medizinprodukt. → Seite 119
Allgäuer Latschenkiefer Schrunden Salbe Akut Salbe	**Salizylsäure** 100 mg	10 g	7,20	**Geeignet** bei Hühneraugen. → Seite 120
Clabin N	**Salizylsäure** 140 mg + **Milchsäure** 46 mg	8 g	7,49	**Geeignet** bei Hühneraugen und Warzen. → Seite 121
Clabin plus Lösung	**Salizylsäure** 167 mg + **Milchsäure** 167 mg	15 ml	7,49	**Geeignet** bei Warzen. → Seite 121
Collomack TOPICAL Lösung	**Salizylsäure** 174 mg	10 ml	5,90	**Geeignet** bei Hühneraugen. → Seite 120
Duofilm Lösung	**Salizylsäure** 167 mg + **Milchsäure** 167 mg	15 ml	7,59	**Geeignet** bei Warzen. → Seite 121
Eidechse Fuss-Schälkur Salbe	**Salizylsäure** 400 mg	20 ml	5,20	**Geeignet** bei Hühneraugen. → Seite 120
Gehwol Schälpaste Paste	**Salizylsäure** 400 mg	20 ml	4,95	**Geeignet** bei Hühneraugen. → Seite 120
Gehwol Hühneraugen-Pflaster extra stark Pflaster	32 mg	8 Stück	2,85	
Gehwol Hühneraugen-Tinktur extra stark Lösung	**Salizylsäure** 140 mg + **Essigsäure** 26 mg	15 ml	4,95	**Mit Einschränkung geeignet** bei Hühneraugen, weil Essigsäure die Haut stärker reizt als Salizylsäure. → Seite 121
Guttaplast 6 x 9 cm Pflaster	**Salizylsäure** 1 390 mg	1 Stück	4,82	**Geeignet** bei Hühneraugen. → Seite 120
Hansaplast Hühneraugen-Pflaster Pflaster	**Salizylsäure** 40 mg	8 Stück	ca. 4,05	**Geeignet** bei Hühneraugen. → Seite 120
LEBEWOHL FLÜSSIG Lösung	**Salizylsäure** 105,7 mg + **Milchsäure** 105,7 mg	10 ml	3,49	**Geeignet** bei Hühneraugen. → Seite 121
Lebewohl Hühneraugen-Pflaster	**Salizylsäure** 350 mg + **Milchsäure** 11 mg pro 1 g Pflastermasse	3 Stück	1,49	
Lebewohl Hühneraugen-pflaster extra stark Pflaster	**Salizylsäure** 22 mg + **Milchsäure** 0,671 mg	8 Stück	3,10	
Verrucid Lösung	**Salizylsäure** 100 mg	10 ml	10,98	**Geeignet** bei Hühneraugen und Warzen. → Seite 120
Warz-ab N Lösung	**Salizylsäure** 100 mg	10 ml	5,11	**Geeignet** bei Hühneraugen und Warzen. → Seite 120
W-Tropfen Lösung	**Salizylsäure** 120 mg + **Milchsäure** 49 mg	11,5 g	4,52	**Geeignet** bei Hühneraugen. → Seite 121
WURZELTOD Spezial-Warzen-Pflaster Pflaster	**Salizylsäure** 7,5 mg	6 Stück	9,06	**Geeignet** bei Hühneraugen und Warzen. → Seite 120

Haarausfall

Haare und Frisur prägen in hohem Maße unser äußeres Erscheinungsbild. Wenn die Haare ausfallen, kann sich dadurch also das Aussehen erheblich verändern – mit entsprechend einschneidenden Folgen für das Selbstwertgefühl. Allerdings ist ein geringer täglicher Verlust an Haaren kein Grund zur Besorgnis – die Kopfhaut bildet ständig neue Haare und stößt alte ab. So bleiben normalerweise pro Tag etwa 100 Haare in Bürste oder Kamm hängen. Ob sich das bemerkbar macht, hängt mit davon ab, wie dicht der Haarwuchs von Natur aus ist. Bei vollem Haar fällt auch ein Verlust von mehr als 100 Haaren täglich nicht sonderlich auf, während er bei sehr schütterem Haar schon klar erkennbar ist.

Anzeichen und Beschwerden

Beim Kämmen oder Bürsten gehen auf dem ganzen Kopf einzelne Haare aus (diffuser Haarausfall). Fallen die Haare büschelweise aus und lassen rund abgegrenzte kahle Stellen zurück, spricht man vom „kreisrunden Haarausfall".

Ursachen

Diffuser Haarausfall ist meist eine normale Alterserscheinung und keine Krankheit. Wenn sich bei jüngeren Männern an der Stirn „Geheimratsecken" oder auf dem Oberkopf eine Glatze bildet, ist das meist erblich bedingt.

Häufig fallen die Haare vermehrt aus, wenn sich im Leben sehr einschneidende Veränderungen ereignen (Krankheit, Schwangerschaft, Stress, Berufswechsel, Todesfälle). Auch ein Eisenmangel (Anämie) kann vorübergehend Haarausfall verursachen.

Ebenso können Medikamente Haarausfall bedingen. Dazu gehören Medikamente bei Krebs oder Rheuma sowie Lipidsenker (bei hohen Cholesterinwerten), Betablocker und ACE-Hemmer (bei hohem Blutdruck), Lithium (bei Depressionen), Heparin (bei erhöhter Thrombosegefahr), Medikamente bei HIV-Infektionen, Mittel gegen Epilepsie und Vitamin A (in Multivitaminpräparaten).

Bei Frauen können Hormonschwankungen dazu beitragen, dass sich die Haare lichten. Frauen, die viel männliche Geschlechtshormone (Androgene) bilden oder deren Haarwurzeln zu viele Bindestellen für männliche Hormone aufweisen, haben häufig dünnes, schütteres Haar. Das ist auch der Grund, warum bei Frauen in und nach den Wechseljahren die Haare etwas ausdünnen. Dann dominieren eher die männlichen Hormone, während die weiblichen zurückgehen, weil der Körper nur noch wenig Östrogene bildet.

Allgemeine Maßnahmen

Eine geschickt geschnittene Frisur, ein Haarteil, eine Perücke können den Haarverlust kaschieren oder kahle Stellen verdecken.

Wann zum Arzt?

Wenn der Haarausfall wochenlang unvermindert anhält (mehr als 100 Haare pro Tag), sollten Sie einen Arzt aufsuchen.

Kreisrunden Haarausfall sollten Sie immer ärztlich abklären und behandeln lassen.

Behandlung mit Medikamenten

Ein Haarwasser mit Minoxidil (→ nachfolgend) ist bei androgenbedingtem Haarausfall nur mit Einschränkung geeignet, weil die Wirkung meist hinter den Erwartungen zurückbleibt und der Haarausfall sofort wieder weitergeht, wenn das Mittel abgesetzt wird. Über eine langfristige Anwendung und die damit verbundenen Risiken liegen noch zu wenige Daten vor. Haarwasser mit Östrogen (→ Seite 125) soll den Haarwuchs anregen. Ob dies tatsächlich gelingt, ist jedoch noch nicht ausreichend nachgewiesen. Die hier besprochenen Mittel gelten deshalb als „wenig geeignet".

■

Minoxidil

Regaine

Minoxidil ist ein Wirkstoff, der ursprünglich zur Blutdrucksenkung entwickelt wurde und dafür in Tablettenform auch eingesetzt wird, weil er stark gefäßerweiternd wirkt. In klinischen Studien konnte man jedoch beobachten, dass sich gleichzeitig der Haarwuchs verbessert, deshalb wurde ein Haarwasser mit Minoxidil entwickelt. Der Wirkmechanismus bei Haarausfall ist jedoch nicht genau bekannt. Möglicherweise wird die Haarwurzel besser durchblutet, denkbar ist auch, dass das Mittel die Neubildung von Blutgefäßen fördert, wodurch die Blutgefäße durchlässiger werden und mehr Wachstumsfaktoren vorhanden sind. Beides kommt auch dem Wachstum der Haarwurzel zugute.

Da Männer und Frauen verschiedene Dosierungen von Minoxidil benötigen, um die erwünschte Wirkung zu erreichen, gibt es das Mittel in zwei Varianten, eine für Männer mit 50 Milligramm Minoxidil pro Milliliter Haarwasser, eine für Frauen mit 20 Milligramm. Da Frauen nach den Studienergebnissen besser auf den Wirkstoff ansprechen, genügen bei ihnen schon geringere Mengen.

Das Mittel kommt vor allem infrage, wenn der Haarausfall durch einen Überschuss an männlichen Geschlechtshormonen (Androgene) bedingt ist. Bei Männer kann sich dann der Haarausfall verlangsamen, sodass sich eine Glatze nur verzögert ausbildet. Auch bei Frauen mit androgenetischem Haarausfall regt Minoxidil den Haarwuchs wieder an.

Die Erfolgsaussichten sind am besten, wenn der Haarausfall noch nicht lange besteht und nur kleine Kopfhautflächen betroffen sind. Häufig entspricht das Ergebnis jedoch nicht den subjektiven Erwartungen. Ein kosmetisch akzeptables Ergebnis findet sich nur bei etwa 10 bis 20 von 100 Behandelten. Wird das Mittel weggelassen, setzt der Haarausfall unvermindert wieder ein. Auch ist zu bedenken, dass sich Minoxidil nachteilig auf Herz und Kreislauf auswirken kann (schneller Herzschlag, Brustenge), was insbesondere bei einer Langzeitbehandlung bedeutsam werden kann. Über Behandlungszeiträume von mehr als einem Jahr liegen jedoch keine Daten vor. Deshalb ist Minoxidil bei Haarausfall nur mit Einschränkung geeignet.

Anwendung

Sie tragen zweimal täglich einen Milliliter Haarwasser auf die betroffenen Bereiche der trockenen Kopfhaut auf. Anschließend sollten Sie vier Stunden warten, bis die Haare wieder mit Wasser in Berührung kommen. Mehr als die empfohlene Menge dürfen Sie nicht verwenden, ganz unabhängig von der Größe der kahlen Stellen. Bei Männern sollte die Glatze jedoch nicht größer als 3 bis 10 Zentimeter im Durchmesser sein.

Es dauert etwa zwei (bei Männern) bis vier Monate (bei Frauen), bis der Behandlungserfolg sichtbar wird. Bessert sich der Haarausfall nach vier Monaten (bei Männern) beziehungsweise acht Monaten (bei Frauen) nicht nennenswert, sollte die Behandlung abgebrochen werden.

Achten Sie darauf, dass die alkoholhaltige Lösung nicht mit Augen, Schleimhäuten und Wunden in Berührung kommt, weil das Mittel dann auf der Haut brennt und diese reizt. Wenn es dennoch zu einem Kontakt kommt, das Mittel sofort mit reichlich Wasser abspülen.

Wegen der begrenzten Haltbarkeit sollten Sie das Mittel innerhalb eines Monats aufbrauchen.

Achtung

„Geheimratsecken" sollten nicht mit Minoxidil behandelt werden – für diese Form des Haarausfalls liegen keine Erfahrungen vor. Frauen sollten nicht die Lösung für Männer anwenden, um den Haarwuchs noch stärker zu fördern, weil dann die Gefahr besteht, dass an anderen Stellen des Körpers vermehrt Haare wachsen (z. B. im Gesicht).

Achten Sie darauf, dass Sie das Mittel beim Auftragen nicht einatmen. Es kann die Schleimhäute in den Atemwegen reizen und bei empfindlichen Personen Asthmaanfälle auslösen (z. B. bei Asthma, chronischer Bronchitis).

Wenn Sie das Haarwasser zusammen mit anderen Haarpflegeprodukten anwenden oder in gechlortem Wasser schwimmen gehen, können die Haare etwas heller werden. Bereits vorhandene Haare können dicker werden und vermehrt Farbstoffe einlagern, sodass sie dunkler erscheinen.

Gegenanzeigen

Unter folgenden Bedingungen dürfen Sie das Mittel nicht anwenden:

- Sie haben blutdrucksenkende Medikamente mit Minoxidil nicht vertragen.
- Der Haarausfall ist nicht hormonell bedingt.

Unter folgenden Bedingungen sollten Sie das Mittel nur nach Rücksprache mit einem Arzt anwenden:

- Sie haben eine Herz-Kreislauf-Erkrankung.
- Sie haben hohen Blutdruck und/oder erhalten aufgrunddessen blutdrucksenkende Medikamente.

Wechselwirkungen mit Medikamenten

Sie dürfen das Haarwasser nicht zusammen mit Arzneimitteln anwenden, die Sie ebenfalls auf der Kopfhaut anwenden und/oder die die Aufnahme von Medikamenten durch die Kopfhaut verstärken (z. B. harnstoff- oder salizylsäurehaltige Mittel).

Unerwünschte Wirkungen

▶ **Keine Maßnahmen erforderlich**

Aufgrund des Alkoholgehalts kann das Mittel die Haut etwas austrocknen und reizen, sodass sie sich schuppt.

Insbesondere zu Beginn der Behandlung können vorübergehend vermehrt Haare ausfallen, weil sich Minoxidil auf den Haarwuchszyklus auswirkt. Gleichzeitig verstärkt sich aber auch der Haarwuchs, sodass dieser anfängliche Haarverlust innerhalb von wenigen Wochen wieder ausgeglichen ist.

▶ **Muss beobachtet werden**

Bei 1 bis 10 von 1 000 Behandelten können sich an anderen Körperstellen vermehrt Haare bilden (z. B. im Gesicht).

Wenn das Mittel den Blutdruck senkt und Brustschmerzen, Schwindel, Schwächegefühl auftreten oder sich der Herzschlag beschleunigt, sollte die Behandlung abgebrochen werden. Das gilt auch, wenn Sie vermehrt Flüssigkeit einlagern (erkennbar an geschwollenen Händen und Füßen), wenn Sie aus unerklärten Gründen plötzlich an Gewicht zunehmen oder wenn sich die Kopfhaut anhaltend rötet und gereizt ist.

Bei 1 bis 10 von 100 Behandelten rötet sich die Haut, und es ensteht ein juckender Hautausschlag. Dann reagieren Sie vermutlich allergisch auf das Mittel, und Sie sollten es absetzen. Sind die Hauterscheinungen (→ Seite 14) einige Tage später nicht deutlich abgeklungen, sollten Sie einen Arzt aufsuchen.

▶ **Sofort zum Arzt**

In Einzelfällen ist es vorgekommen, dass sich auf der Haut große Blasen bilden, ähnlich wie bei einer Verbrennung. Ein solches „Stevens-Johnson-Syndrom" (→ Seite 14) ist sehr gefährlich und bedarf umgehend ärztlicher Behandlung.

Hinweise

Für Kinder unter 14 Jahren

Mangels Erfahrungen sollte das Mittel bei ihnen nicht angewendet werden.

Für Schwangerschaft und Stillzeit

Sie dürfen das Haarwasser nicht anwenden.

Für ältere Menschen

Regaine Männer 5% Lösung ist nur für Männer zwischen 18 und 49 Jahren zugelassen, weil das Mittel in Studien nur an Männern dieser Altersgruppe geprüft wurde.

Östrogen

17-alpha-Estradiol

Ell-Cranell alpha, pantostin

Bei dem Östrogen in diesem Mittel – 17-alpha-Estradiol – handelt es sich nicht um das körpereigene weibliche Geschlechtshormon, das in verschiedenen Hormonpräparaten enthalten ist, die zum Beispiel bei Beschwerden in den Wechseljahren verordnet werden. 17-alpha-Estradiol gehört zwar zu den Östrogenen, wirkt aber nur sehr schwach hormonell. Viel dominanter ist die Wirkung als Hemmstoff für ein bestimmtes Enzym (5-alpha-Reduktase), das die Umwandlung des männlichen Geschlechtshormons Testosteron in das wirksamere Dihydrotestosteron ermöglicht. Dihydrotestosteron, das bei Männern und Frauen gleichermaßen vorhanden ist, kann den Haarwuchs an den Haarwurzeln behindern und auf diese Weise Haarausfall fördern. Wird dieses Hormon gar nicht erst gebildet, weil 17-alpha-Estradiol dies blockiert, wachsen auch wieder mehr Haare.

Obwohl einige Studien mit diesen Mitteln vorliegen, ist die therapeutische Wirksamkeit bei Haarausfall noch nicht ausreichend nachgewiesen. Die Mittel gelten deshalb als „wenig geeignet". Denkbar ist die Anwendung des Mittels aber bei Männern und Frauen, bei denen ein hormonell bedingter (androgenetischer) Haarausfall behandelt werden soll.

Anwendung

Mit einer sichtbaren Wirkung können Sie frühestens nach ein bis zwei Monaten rechnen. Länger als ein Jahr sollten Sie das Mittel nicht anwenden.

Unerwünschte Wirkungen

▶ **Keine Maßnahmen erforderlich**

Der Alkoholanteil in dem Haarwasser kann dazu führen, dass die Kopfhaut sich rötet und brennt.

▶ **Muss beobachtet werden**

Wenn die Haut gerötet bleibt, juckt und sich zusätzlich Bläschen auf der Haut bilden, reagieren Sie vermutlich allergisch auf das Mittel. Dann sollten Sie es absetzen. Sind die Hauterscheinungen (→ Seite 14) einige Tage später nicht deutlich abgeklungen, sollten Sie einen Arzt aufsuchen.

Hinweise

Für Kinder unter 14 Jahren

Bei Kindern und Jugendlichen bis 18 Jahre sollten Sie die Mittel nicht anwenden.

Für Schwangerschaft und Stillzeit

Über die Risiken einer Anwendung in Schwangerschaft und Stillzeit gibt es keine Erkenntnisse. Da die Mittel ohnehin als „wenig geeignet" bewertet werden, sollten Sie darauf verzichten.

Haarausfall

Handelsname Darreichungsform	Zusammensetzung pro 1 ml/1 g oder wie angegeben bzw. pro abgeteilte Einheit	Kleinste Packungsgröße	Unverb. Preis in Euro	Bewertung für das beanspruchte Anwendungsgebiet
Ell-Cranell alpha 0,03 % Lösung	**17-alpha-Estradiol** 0,25 mg	100 ml	21,99	**Wenig geeignet** bei Haarausfall, weil die therapeutische Wirksamkeit bisher nicht ausreichend nachgewiesen wurde. → Seite 125
pantostin Lösung	**17-alpha-Estradiol** 0,25 mg	100 ml	20,99	**Wenig geeignet** bei Haarausfall, weil die therapeutische Wirksamkeit bisher nicht ausreichend nachgewiesen wurde. → Seite 125
Regaine Frauen *Regaine Männer 5% Lösung* Lösung	**Minoxidil** 20 mg 50 mg	60 ml 60 ml	29,90 45,60	**Mit Einschränkung geeignet** bei androgenetischem Haarausfall. Das Behandlungsergebnis ist kosmetisch häufig nicht zufriedenstellend. Die Wirkung auf den Haarwuchs hält nur so lange vor, wie das Mittel angewendet wird. Wegen fehlender Daten sind die Risiken einer Dauerbehandlung nicht zu beurteilen. → Seite 123

Hinweise zu den Tabellenspalten → Seite 34, zur Auswahl der Arzneimittel → Seite 28, zur Grundlage der Bewertung → Seiten 29, 33

Läusebefall

Trotz guter hygienischer Bedingungen kommt es immer wieder vor, dass sich Läuse verbreiten. Vor allem Kindergärten und Schulen sind betroffen, meist mehrmals jährlich, insbesondere im Herbst und Winter, wenn die Kinder Mützen und Jacken tragen. Kopfläuse befallen – wie der Name schon sagt – die Haare am Kopf. Die graubraunen Läuse sind zwei bis drei Millimeter groß und ernähren sich von Blut aus der Kopfhaut. Auf dem Kopf können Läuse etwa einen Monat überleben. Die Weibchen legen in dieser Zeit bis zu 150 klebrige Eier (Nissen), die sie in Kopfnähe an die Haare heften. Nach ein bis zwei Wochen schlüpfen daraus gelblich-weiße Larven, die eine Woche später geschlechtsreif sind und bis dahin nicht wandern. Erst wenn sie ausgewachsen sind, gehen sie auf Wanderschaft und können dann auch andere Personen befallen. Ohne Wirtsperson können erwachsene Läuse zwei, ausnahmsweise auch drei Tage überleben, ohne Blut zu saugen.

Filzläuse sind im Unterschied zu Kopfläusen gelblich gefärbt und rund. Sie nisten sich in Scham-, Brust- und Achselhaaren ein.

Anzeichen und Beschwerden

Der Speichel der Läuse verursacht einen starken Juckreiz, weshalb die Haut häufig blutig gekratzt wird. Teilweise schuppt sie auch und entzündet sich, bei Kopfläusen vor allem hinter den Ohren und im Nacken. Läuse übertragen aber keine Krankheitserreger. Manchmal dauert es Wochen oder Monate, bis die Beschwerden deutlich werden. In dieser Zeit können die Läuse dann bereits auf viele Menschen übergegangen sein.

Ursachen

Ein Befall mit Kopfläusen ist kein Zeichen mangelnder Hygiene. Kopfläuse verbreiten sich auch bei sorgfältiger Körperpflege, wenn ein mit Nissen besetztes Haar einer anderen Person auf die Kleidung gerät oder über Kämme, Bürsten, Mützen, Schals oder Kapuzen von mit Läusen befallenen Menschen.
Viele Kinder wissen oft nicht, dass sie Läuse haben, und so kann eine ganze Schulklasse oder ein ganzer Kindergarten innerhalb weniger Tage durch ein einziges Kind angesteckt werden.
Dies geschieht besonders leicht, wenn die Kinder auf engem Raum spielen, die Köpfe zusammenstecken oder enggedrängt in öffentlichen Verkehrsmitteln stehen. Eine Übertragung ist auch denkbar, wenn sie Mützen, Fahrradhelme oder Schals untereinander tauschen, in denen sich mit Läusen befallene Haare verstecken. Auch in den Zinken von Kämmen oder Bürsten können Läuse oder mit Läusen befallene Haare hängenbleiben und sich bei gemeinschaftlicher Nutzung dieser Gegenstände ausbreiten.
Filzläuse werden über Körperkontakt oder beim Geschlechtsverkehr übertragen, manchmal auch durch Kleidungsstücke oder Bettwäsche, in der sie sich einige Tage lang auch ohne Wirt halten können.

Vorbeugung

Halten Sie Ihre Kinder dazu an, Bürsten, Mützen, Fahrradhelme und Schals nicht mit anderen Kindern zu tauschen und tun Sie das auch selbst nicht. Eine nach unten offene, nach oben verschlossene Plastikhülle über Jacke oder Mantel kann in Schule oder Kindergarten vor einer Übertragung der Läuse an der Garderobe schützen. Auch Kopftücher können dazu beitragen, dass die Läuse nicht von einem zum anderen wandern, wenn die Kinder beim Spielen oder Lernen die Köpfe zusammenstecken.

Allgemeine Maßnahmen

Treten Kopfläuse bei einem Kindergarten-, Hort- oder Schulkind auf, müssen die Läuse mit einer als wirksam geltenden Behandlung sicher abgetötet werden, bevor das Kind diese Einrichtungen wieder besuchen darf. Außerdem müssen die Haare mit einem Nissenkamm sorgfältig ausgekämmt werden, um möglichst alle Nissen vollständig zu entfernen. Kontrollieren Sie täglich bei sämtlichen Kontaktpersonen, ob Läuse „übergewandert" sind.

Es versteht sich von selbst, dass ein Kontakt mit den von Läusen befallenen Haaren vermieden werden sollte. Benutzte Bürsten und Kämme legen Sie zehn Minuten lang in 60 °C heißes Wasser oder übergießen sie – wenn es das Material erlaubt – mit kochendem Wasser und lassen sie zehn Minuten darin liegen.
Bei Kopflausbefall ist es sinnvoll, am Tag der Behandlung die Bettwäsche abzuziehen und bei mindestens 60 °C zu waschen. Nur noch in besonderen Fällen, etwa bei besonders starkem Läusebefall, wird empfohlen, auch Mützen und Schals, anderweitig benutzte Decken und Kopfkissen sowie Kuscheltiere bei mindestens 60 °C zu waschen, für zwei Wochen in einem verschließbaren Plastikbeutel aufzubewahren oder für einen Tag einzufrieren.
Bei Filzläusen empfiehlt es sich, Unterwäsche, Handtücher und Bettwäsche jeden Tag zu wechseln und bei mindestens 60 °C zu waschen, bis sicher ist, dass die Läuse vernichtet sind. Textilien, die keine Hitze vertragen, müssen in einem gut verschließbaren Plastiksack mindestens sechs Wochen bei Zimmertemperatur aufbewahrt werden. Auf diese Weise werden die Läuse und deren Larven ausgehungert. In kühleren Jahreszeiten dürfen Sie den Plastiksack nicht im Freien (Balkon, Terrasse) aufbewahren, weil die Läuse bei niedrigen Temperaturen in eine Kältestarre fallen. Sobald Sie die Sachen dann wieder in Zimmerwärme bringen, erwachen die Läuse zu neuem Leben. Nur wenn Sie die Gegenstände in einem gut verschlossenen Plastiksack ein bis zwei Tage in die Tiefkühltruhe (bei mindestens minus 10 °C) legen, sterben die Läuse auch in der Kälte ab.

Wann zum Arzt?

Wenn die Läuse nach einem Behandlungsversuch nicht verschwunden sind, sollten Sie einen Arzt aufsuchen. Kleinkinder sollten immer ärztlich behandelt werden.

Behandlung mit Medikamenten

Grundsätzlich müssen alle Personen behandelt werden, bei denen geschlechtsreife Läuse oder Larven gefunden wurden oder bei denen Läuseeier (Nissen) am Haarschaft kleben, die weniger als einen Zentimeter vom Kopf entfernt sind. Insektenvernichtungsmittel machen Läusen zuverlässig den Garaus.
Grundlage von pyrethrumähnlichen Läusemitteln (→ Seite 131) sind natürliche oder synthetische Wirkstoffe aus Chrysanthemenblüten (Pyrethrine). Diese

vernichten die Insekten mitsamt ihren Larven schnell und zuverlässig. Der natürliche Pyrethrumextrakt ist in seiner therapeutischen Wirksamkeit gegen Läuse gut belegt und gilt als gut verträglich. Zur Behandlung von Kopfläusen ist *Goldgeist forte* geeignet. Zu den synthetischen Pyrethrinen gehört der Wirkstoff Permethrin. Er wirkt meist zuverlässig und lange gegen Läuse und Nissen, *InfectoPedicul* ist deshalb ebenfalls zur Behandlung von Kopfläusen geeignet. Bei beiden Mitteln müssen die Anwendungshinweise strikt beachtet werden. Um der zunehmenden Resistenz der Läuse gegenüber den Wirkstoffen zu begegnen, sollten die Mittel nicht vorbeugend angewendet werden, etwa weil bei anderen Menschen Läuse aufgetreten sind. Auch von einer langfristigen Anwendung ist abzusehen.

Seit einigen Jahren stehen auch Präparate mit Kokosöl (→ Seite 130) oder Dimeticon (→ Seite 129) sowie andere Kombinationen (→ Seite 134) wie beispielsweise Mischungen aus verschiedenen natürlichen Ölen zur Verfügung. Angesichts der zunehmenden Resistenz der Läuse gegen chemische Wirkstoffe ist es zu begrüßen, dass solche Mittel vermehrt im Handel sind. Allerdings haben diese Präparate diverse Nachteile, die es noch nicht erlauben, sie für eine breite Anwendung zu empfehlen.

Die genannten Mittel sind aufgrund ihrer physikalischen Wirkungsweise nicht als Arzneimittel, sondern als Medizinprodukte im Handel, für die andere Zulassungsbestimmungen gelten. Zwar liegen Laboruntersuchungen vor, die zeigen, dass die Mittel in der Lage sind, Läuse abzutöten. Aussagekräftige Studien an Menschen, die die therapeutische Wirksamkeit für Deutschland nachweisen, fehlen jedoch. Lediglich die Hersteller von *EtoPril* und der Kombination *NYDA* haben jeweils eine Studie vorgelegt, in denen die Mittel im Vergleich zu Pyrethrinen getestet wurden. Da jedoch beide Studien im Ausland durchgeführt wurden, wo andere Ausgangsbedingungen herrschen, ist eine Übertragung der Ergebnisse auf hiesige Verhältnisse nicht ohne weiteres möglich. Mit den bisher vorliegenden Daten bleibt unklar, ob dimeticonhaltige Mittel hierzulande an die Wirksamkeit der chemischen Insektizide heranreichen. Dimeticon ist deshalb mit Einschränkung geeignet, wenn Mittel mit Permethrin oder Pyrethrumextrakt nicht angewendet werden können. Dies gilt auch für die dimeticonhaltige Kombination *NYDA*.

Alle anderen Mittel gelten als „wenig geeignet", weil sich ihre therapeutische Wirksamkeit nicht beurteilen lässt: Entweder fehlen Studien gänzlich oder sie sind nicht vollständig veröffentlicht oder nicht aussagekräftig genug. Auch lässt sich nicht einschätzen, ob die Kombination der verschiedenen Wirkstoffe tatsächlich sinnvoll ist.

Für Kinder bis zum vollendeten zwölften Lebensjahr oder für Jugendliche mit Entwicklungsstörungen bis zum vollendeten 18. Lebensjahr sind dimeticonhaltige Mittel (→ Seite 129) sowie die dimeticonhaltige Kombination *NYDA* (→ Seite 134) seit Juli 2008 verordnungsfähig. Alle anderen Medizinprodukte dürfen nicht zulasten der gesetzlichen Krankenversicherung verschrieben werden. Der Wirkstoff Allethrin (→ Seite 133), in *Jacutin Pedicul Spray*, gehört zur Gruppe der Insektenvernichtungsmittel und ist gegen Läuse sehr zwirksam. Das Mittel ist allerdings nur als Spray im Handel. Bei der Anwendung besteht daher die Gefahr, dass sich der Wirkstoff als Tröpfchennebel unkontrolliert im Raum verteilt und eingeatmet wird, was das Risiko für unerwünschte Wirkungen beträchtlich erhöht. Deshalb gilt dieses Mittel als „wenig geeignet".

Auf der Entwesungsliste des Bundesamtes für Verbraucherschutz und Lebensmittelsicherheit sind solche Schädlingsbekämpfungsmittel genannt, die bei behördlich angeordneten Behandlungen durch die Gesundheitsämter genutzt werden dürfen. Aus unserer Auswahl gehören dazu: *Goldgeist forte*, *InfectoPedicul*, *Jacutin Pedicul Fluid*, *Jacutin Pedicul Spray*, *mosquito LäuseShampoo* und *NYDA*.

Neue Medikamente

Neu auf dem Markt als Medizinprodukt (→ Seite 26) ist das Läusemittel *Liberalice DUO LP-Pro Lotion* mit dem Wirkstoff Oxyphthirine, einem Gemisch aus Triglyzeriden und Lipid-Estern. Ähnlich wie Dimeticon soll das Öl-in-Wasser-Gemisch die Atemöffnungen der Läuse verschließen, sodass diese ersticken. Zudem soll das Mittel die am Haar festgeklebten Nissen ablösen, wodurch diese sich mit dem Nissenkamm besser entfernen lassen.

Anders als in der Produktwerbung nahegelegt wurde, handelt es sich nicht um das einzige Läusemittel ohne Insektizide. Auch liegen bislang keine Studien zur therapeutischen Wirksamkeit vor, die nachweisen, dass *Liberalice* mindestens so wirksam ist wie die sonst gegen Läuse eingesetzten Mittel. Dazu gehören Insektizide oder das als insektizidfreie Alternative an-

wendbare Dimeticon, dessen Wirksamkeit besser belegt ist als die von Oxyphthirine.
Zwar wurde in Laboruntersuchungen eine gute läuse- und nissenabtötende Wirkung von *Liberalice* gefunden, es ist aber unklar, ob – wie vom Hersteller angegeben – beim Menschen eine einmalige Anwendung tatsächlich genügt, um die Läuse und Nissen zuverlässig abzutöten. Dafür sind weitere unabhängige Untersuchungen nötig.

Dimeticon

EtoPril , Jacutin Pedicul Fluid

EtoPril besteht aus einer Mischung von zwei Silikonölen: Dimeticon, das als Wirkstoff deklariert ist und eine höhere Viskosität hat als das als Trägersubstanz bezeichnete Cyclomethicon. Letzteres verbessert die „Kriecheigenschaften" des Öls, sodass die Lösung gut in die Körperöffnungen der Läuse eindringen kann. Cyclomethicon ist leicht flüchtig, es verdampft nach dem Auftragen langsam an der Luft, sodass Dimeticon zurückbleibt und die Läuse umhüllt, wodurch deren Atemöffnungen verstopft werden, sodass die Läuse ersticken.
Das Silikonöl ummantelt auch die an den Haaren haftenden Nissen. Die darin wachsenden Larven ersticken und können nicht mehr ausreifen und schlüpfen. Da es einige Zeit dauert, bis die Atemöffnungen wirklich komplett verschlossen sind, muss die Lösung acht Stunden auf den Haaren verbleiben. *Jacutin Pedicul Fluid* enthält reines Dimeticon, für das andere Anwendungsempfehlungen gelten. Das Wirkprinzip ist aber das Gleiche. Beide Mittel sind als Medizinprodukte (→ Seite 26) zugelassen, nicht als Arzneimittel.
Nachdem Laboruntersuchungen gezeigt hatten, dass Dimeticon Läuse zuverlässig abtöten kann, liegt nun eine klinische Studie zu *EtoPril* vor. Sie stammt allerdings aus England und vergleicht die Wirksamkeit von *EtoPril* mit der eines pyrethrumähnlichen Läusemittels, das als Insektizid wirkt. Solche Mittel waren bislang die einzig zuverlässigen Läusekiller, haben aber den Nachteil, dass sie als Insektizide die Nerven schädigen können, vor allem bei zu häufiger und nicht fachgerechter Anwendung. Außerdem besteht das Risiko, dass die Läuse gegen die Mittel resistent werden. Beide Probleme gibt es mit Dimeticon nicht. Die Studie war also darauf angelegt, herauszufinden, ob Dimeticon auch in der Anwendung am Menschen zuverlässig Läuse abtötet und hierin dem Insektengift ebenbürtig ist.
Das gelang nicht ganz, denn bei bis zu 30 Prozent der damit Behandelten versagte Dimeticon. Worauf das zurückzuführen ist, ist noch unklar. Aber auch bei dem Insektengift gab es eine Reihe von Probanden, bei denen das Mittel nicht mehr wirkte. Es ist bekannt, dass in England Läuse bereits gegen die Anwendung von Insektiziden unempfindlich geworden sind, weil diese Mittel falsch oder zu häufig eingesetzt wurden. Möglicherweise war dies auch der Grund, warum das Insektizid in der Studie nicht überzeugend wirkte. Auf Deutschland sind diese Ergebnisse nicht ohne weiteres übertragbar, weil die Resistenzlage in England anders ist als in Deutschland. Um den Stellenwert von Dimeticon bei der Behandlung von Läusebefall in Deutschland endgültig zu bestimmen, bedarf es daher einer Studie, die zeigt, dass Dimeticon und Insektizide hierzulande in ihrer Wirksamkeit mindestens gleichwertig sind. Mittel mit Dimeticon gelten daher als „mit Einschränkung geeignet".
Wenn trotz sorgfältiger und korrekter Anwendung der pyrethrumähnlichen Mittel und konsequenter Vorbeugemaßnahmen immer wieder Läuse auftreten, ist ein Behandlungsversuch mit Dimeticon jedoch sinnvoll. Auch wenn chemische Mittel aus Gründen der Verträglichkeit und des Umweltschutzes abgelehnt werden, sind die dimeticonhaltigen Mittel eine Alternative. Es ist jedoch strikt darauf zu achten, dass die Anwendungshinweise genau eingehalten werden.

Anwendung

EtoPril massieren Sie in die trockenen Haare ein, bis diese ganz von dem Öl benetzt sind und belassen es mindestens acht Stunden auf den Haaren. Bei 10 cm langem, glattem Haar genügen 25 ml des Öls, bei längerem Haar brauchen Sie entsprechend mehr davon. Achten Sie darauf, dass Sie das Öl während des Auftragens nicht einatmen und lüften Sie den Raum gut, bevor Sie die Haare an der Luft trocknen lassen. Nach der Einwirkzeit waschen Sie das Mittel mit normalem Shampoo aus. Auch wenn der Hersteller angibt, dass ein zusätzliches Auskämmen der Haare mit einem Nissenkamm nicht notwendig ist, empfiehlt sich dieses dennoch, um die Nissen und Läuse wirklich vollständig zu entfernen.

Nach einer Woche müssen Sie die Behandlung wiederholen, um Larven abzutöten, die aus überlebenden Nissen noch geschlüpft sein könnten.

Jacutin Pedicul fluid massieren Sie ebenfalls in die trockenen Haare ein, sodass diese vollständig von dem Mittel durchtränkt sind. Bei kurzem, glattem Haar genügen hierfür 25 bis 50 ml, bei langem Haar brauchen Sie bis zu 100 ml Öl. Achten Sie darauf, dass Sie das Öl während des Auftragens nicht einatmen und lüften Sie den Raum gut. Der Hersteller gibt an, dass das Öl bereits nach zehn Minuten wieder mit Shampoo ausgewaschen werden kann. Diese Angabe beruht auf Ergebnissen von Laboruntersuchungen an Läusen. Wenn sie auch für die Anwendung am Menschen gelten soll, muss das Mittel in ausreichender Menge auf die Haare aufgebracht worden sein. Anschließend müssen Sie die Haare sorgfältig mit einem engzinkigen Nissenkamm (am besten aus Metall) auskämmen. Anschließend kontrollieren Sie die Kopfhaut täglich auf erneuten Läusebefall. Zehn Tage nach der ersten Anwendung muss die Prozedur in jedem Fall wiederholt werden, um möglicherweise nicht abgetötete Nissen und nachträglich geschlüpfte Larven abzutöten.

ACHTUNG

Achten Sie darauf, dass das Öl nicht mit den Augen in Kontakt kommt, weil es die Bindehaut reizen kann. Ist dennoch etwas davon ins Auge geraten, spülen Sie es mit reichlich Wasser sofort ab.

EtoPril: Sorgen Sie dafür, dass während der Behandlung keine Feuerquelle im Raum vorhanden ist (Elektrostrahler mit glühenden Heizstäben, Toaster, Gas-Durchlauferhitzer, Föhn, Zigaretten, Kerzen). Das Mittel ist feuergefährlich, und es ist bereits vorgekommen, dass Kinder in Flammen standen, weil sich das Mittel durch Funkenflug auf dem Kopf entzündet hat.

UNERWÜNSCHTE WIRKUNGEN

▶ **Keine Maßnahmen erforderlich**

Die Kopfhaut kann sich vorübergehend röten und leicht brennen.

▶ **Muss beobachtet werden**

Wenn sich die Kopfhaut dauerhaft rötet und sich ein Ausschlag ausbildet, ist dies vermutlich Zeichen einer Allergie. Brechen Sie die Behandlung dann ab und waschen Sie das Mittel gut aus den Haaren aus. Sind die Hauterscheinungen (→ Seite 14) einige Tage später nicht deutlich abgeklungen, sollten Sie einen Arzt aufsuchen.

HINWEISE

Für Kinder unter 14 Jahren

Bei Säuglingen und Kleinkindern sollte eine Läusebehandlung unter Aufsicht eines Arztes erfolgen.

Für Schwangerschaft und Stillzeit

Sie können das Mittel anwenden. Es bestehen keine Risiken für das Ungeborene oder den Säugling.

Kokosöl

Aesculo Gel „L"

Kokosöl soll die Atemöffnungen der Läuse verstopfen und die Insekten somit abtöten. Zusätzlich soll es die Kittsubstanz auflösen, mit der die Läuseeier (Nissen) an den Haaren haften, sodass sich die Nissen besser auskämmen lassen. Da keine aussagekräftige Studie zur Anwendung am Menschen vorliegt, lässt sich die therapeutische Wirksamkeit des Mittels nicht beurteilen, es gilt deshalb als „wenig geeignet". *Aesculo Gel* ist als Medizinprodukt (→ Seite 26) zugelassen, nicht als Arzneimittel.

ANWENDUNG

Vor der Anwendung müssen Sie die Flasche gut schütteln und das Mittel auf die feuchten Haare auftragen. Die Anwendungsmenge richtet sich nach der Haarlänge. Bei sehr langem und dichtem Haar sind bis zu 100 ml des Mittels erforderlich. Es muss eine Stunde einwirken und kann dann mit Shampoo ausgewaschen werden. Anschließend müssen Sie die Haare mit einem Metall-Nissenkamm gründlich auskämmen, um die an den Haaren haftenden Läuseeier (Nissen) zu entfernen. Die ganze Prozedur müssen Sie nach drei bis fünf sowie ein weiteres Mal nach acht bis zehn Tagen wiederholen, um auch diejenigen Läuse zu erwischen, die beim ersten Mal noch nicht abgetötet worden sind.

ACHTUNG

Achten Sie darauf, dass das Gel nicht mit den Augen in Kontakt kommt, weil es die Bindehaut reizen kann. Ist dennoch etwas ins Auge geraten, spülen Sie es mit reichlich Wasser sofort ab.

Unerwünschte Wirkungen

- ▶ **Keine Maßnahmen erforderlich**
  Das Mittel kann die Kopfhaut reizen.
- ▶ **Muss beobachtet werden**
  Wenn sich die Kopfhaut rötet und sich ein Ausschlag ausbildet, ist dies vermutlich Zeichen einer Allergie. Brechen Sie die Behandlung dann ab und waschen Sie das Mittel gut aus den Haaren aus. Sind die Hauterscheinungen (→ Seite 14) einige Tage später nicht deutlich abgeklungen, sollten Sie einen Arzt aufsuchen.

Hinweise

Für Schwangerschaft und Stillzeit

Sie können das Mittel anwenden. Es bestehen keine Risiken für das Ungeborene oder den Säugling.

Pyrethrumähnliche Läusemittel

Permethrin

InfectoPedicul

Pyrethrum

Goldgeist forte

Diese Mittel enthalten natürliche oder synthetische Wirkstoffe aus Chrysanthemenblüten, die als Insektizide wirken.

Der synthetische Wirkstoff Permethrin ist ein starkes Insektizid, und seine Wirkung hält lange vor – das hat Vor- und Nachteile. Der Vorteil ist, dass das Mittel Läuse mitsamt den Nissen meist schnell und zuverlässig abtötet. Der Nachteil besteht darin, dass auch nach Abschluss der Behandlung aufgrund der langen Wirkdauer von Permethrin Wirkstoffreste in den Haaren oder auf der Kopfhaut verbleiben können. Diese Wirkstoffreste sind dann aber nicht mehr hoch konzentriert. Dann besteht die Gefahr, dass Nissen schlüpfen, die die erste Behandlung überlebt haben. Diese werden mit den niedrigeren Konzentrationen nicht mehr sicher abgetötet, sondern werden möglicherweise unempfindlich (resistent) gegen Permethrin. Auch wird der Wirkstoff leicht durch die Haut in den Blutkreislauf aufgenommen und kann so möglicherweise das Risiko für unerwünschte Wirkungen erhöhen. Aus all diesen Gründen ist das Mittel nur unter strikter Beachtung der Gebrauchsinformation und ausschließlich dann anzuwenden, wenn tatsächlich Kopfläuse vorhanden sind, und nicht etwa vorbeugend, wenn bei anderen Kindern Läuse aufgetreten sind. Unter diesen Voraussetzungen gilt das Mittel als „geeignet".

Pyrethrum, der Wirkstoff in *Goldgeist forte*, wird aus Chrysanthemenblüten gewonnen und ist ein natürliches Pyrethrin. Es wird schneller abgebaut als die synthetischen Wirkstoffe Permethrin und Allethrin, weshalb das Risiko für unerwünschte Wirkungen (vor allem Nervenschäden) geringer ist. Bis Mitte 2006 enthielt *Goldgeist forte* zusätzlich zu Pyrethrum die Wirkstoffe Piperonylbutoxid, Chlorocresol (ein Desinfektionsmittel) und Diethylenglykol (Lösungsmittel). Diese drei Substanzen sind jetzt nicht mehr als Wirkstoffe, sondern als Hilfsmittel deklariert. Das Produkt gilt deshalb als Monopräparat und somit zur Behandlung als „geeignet", wenn die Anwendungshinweise strikt beachtet werden. Der Zusatz von Chlorocresol kann jedoch weiterhin Allergien begünstigen.

Anwendung

Kopfläuse

Sie durchtränken die Haare mit der Flüssigkeit und verreiben das Mittel gut auf der Kopfhaut. Bei langem Haar müssen Sie etwa 50 ml *Infectopedicul* anwenden, bei kurzem Haar genügen 25 ml. Bei *Goldgeist forte* sind etwa 75 ml erforderlich, wenn lange Haare behandelt werden sollen, bei kurzem Haar reichen 30 bis 35 ml. Damit Ihre Hände mit der Flüssigkeit nicht in Berührung kommen, sollten Sie Plastikhandschuhe tragen. Achten Sie darauf, dass das Mittel nicht mit Mund, Nase, Augen oder anderen Schleimhäuten in Berührung kommt, weil es diese stark reizen kann.

Den Haaransatz an Stirn und Nacken sowie hinter den Ohren müssen Sie besonders sorgfältig bearbeiten, weil sich die Läuse dort gern sammeln. Beginnen Sie mit der Behandlung außen und arbeiten Sie sich langsam zur Kopfmitte vor. Anschließend lassen Sie die Flüssigkeit 30 bis 45 Minuten lang trocknen und waschen die Haare dann mehrmals gründlich mit klarem, warmen Wasser aus. Damit keine Läuse oder Nissen in den Haaren hängen bleiben, kämmen Sie den ganzen Schopf anschließend Strähne für Strähne mit einem engzinkigen Kamm durch. Solche speziellen Nissenkämme erhalten Sie in Apotheken. Anschließend sollten Sie die Haare drei Tage lang nicht mit Shampoo waschen.

Eine einmalige Anwendung der Mittel kann ausreichen, es ist aber nicht sicher, dass die Läuse damit hundertprozentig weg sind. Deshalb empfiehlt es sich generell, die Behandlung nach acht bis zehn Tagen noch einmal zu wiederholen. Kämmen Sie sicherheitshalber in den nachfolgenden Tagen weiterhin die Haare sorgfältig aus – auch bei den Kontaktpersonen. Falls – trotz strikter Einhaltung dieser Anwendungsempfehlungen – immer noch Läuse oder Nissen vorhanden sind, ist es unter Umständen ratsam, ein Mittel mit einem anderen Wirkstoff zu wählen. Möglicherweise sind die Läuse gegen das zuerst verwendete Mittel bereits resistent.

Filzläuse

Sie behandeln die gesamte behaarte Genitalregion wie bei Kopfläusen beschrieben. Wenn der gesamte Körper stark behaart ist, müssen Sie nachsehen, ob sich die Läuse auch auf Bauch, Brust, Armen, Beinen oder in den Achselhöhlen – bei Kindern in Wimpern und Augenbrauen – angesiedelt haben.

ACHTUNG

Lüften Sie nach der Behandlung den Raum gründlich.

Sorgen Sie dafür, dass während der Behandlung keine Feuerquelle im Raum vorhanden ist (Elektrostrahler mit glühenden Heizstäben, Toaster, Gas-Durchlauferhitzer, Föhn, Zigaretten, Kerzen). Die Mittel sind feuergefährlich, und es ist bereits vorgekommen, dass Kinder in Flammen standen, weil sich das Mittel durch Funkenflug auf dem Kopf entzündet hat.

Wenn Sie ein Aquarium oder Terrarium haben, sollten Sie Abstand dazu halten, weil die Mittel auch für Fische und Reptilien giftig sind.

UNERWÜNSCHTE WIRKUNGEN

▶ **Keine Maßnahmen erforderlich**

Die mit dem Mittel behandelte Haut kann sich röten, brennen, prickeln, jucken. Solche Symptome verschwinden meist nach ein bis zwei Stunden wieder.

Goldgeist forte: Wenn Sie das Mittel täglich mehrfach angewendet haben, kann die Haut stark austrocknen und schuppen.

▶ **Muss beobachtet werden**

Falls die Haut weiterhin gerötet bleibt, juckt und sich ein Hautausschlag mit Bläschen bildet, reagieren Sie vermutlich allergisch auf das Mittel. Dann sollten Sie es absetzen. Sind die Hauterscheinungen (→ Seite 14) einige Tage später nicht deutlich abgeklungen, sollten Sie einen Arzt aufsuchen.

Goldgeist forte: Wenn sich die Bindehaut entzündet, Sie lichtscheu werden und/oder die Augenlider anschwellen, sollten Sie das Mittel nicht weiter verwenden. Haben sich diese Beschwerden nach zwei Tagen nicht wieder gelegt, sollten Sie einen Arzt aufsuchen.

▶ **Sofort zum Arzt**

Wenn starker Hautausschlag, Juckreiz, Herzrasen, Atemnot, Schwäche und Schwindel auftreten, müssen Sie die Anwendung sofort abbrechen und unverzüglich den Notarzt (Telefon 112) rufen, weil es sich um eine lebensbedrohliche Allergie (→ Seite 14) handeln kann.

InfectoPedicul: Wenn Sie ein Kribbeln oder Taubheitsgefühle an Körper oder Gliedmaßen spüren sollten Sie sofort einen Arzt aufsuchen. Es kann sich um durch Permethrin hervorgerufene Schädigungen des Nervensystems handeln.

HINWEISE

Für Kinder unter 14 Jahren

Säuglinge sollten mit den Mitteln möglichst erst ab dem dritten Lebensmonat behandelt werden. Auch bei Kleinkindern ist besondere Vorsicht geboten. Kinder sollten mit diesen Mitteln generell nur unter ärztlicher Aufsicht behandelt werden.

Für Schwangerschaft und Stillzeit

Die Mittel können in die Haut eindringen und unerwünschte Wirkungen hervorrufen. In der Schwangerschaft sollten Sie sie nur anwenden, wenn allgemeine Maßnahmen oder ein Behandlungsversuch mit dem nicht verordnungspflichtigen Wirkstoff Dimeticon die Läuse nicht nachhaltig beseitigen konnten.

Auch während der Stillzeit sind diese Mittel nur nach Rücksprache mit einem Arzt anzuwenden. Sicherheitshalber sollten Sie während der Anwendung eine dreitägige Stillpause einlegen.

Kombination mit Allethrin

Allethrin + Piperonylbutoxid

Jacutin Pedicul Spray

Allethrin ist ein stark wirksames Nervengift, das Insekten abtötet. Piperonylbutoxid verhindert, dass das Mittel sich unter Lichteinwirkung zersetzt und unwirksam wird. In Kombination mit Piperonylbutoxid wirkt Allethrin stärker giftig auf die Insekten. Obwohl das Mittel die Läuse zuverlässig abtötet, wird es mit „wenig geeignet" bewertet, denn es ist nur als Spray im Handel. Beim Einsprühen der Haare lässt es sich kaum vermeiden, dass sich die feinen Tröpfchen in der Atemluft verteilen und mit eingeatmet werden. Das kann Asthmaanfälle auslösen und das Risiko für unerwünschte Wirkungen, vor allem auf das Nervensystem, erhöhen.

Anwendung

Sie dürfen den Spray nicht einfach auf den Haaren verteilen, sondern müssen Strähne für Strähne damit einsprühen. Bei kurzem Haar genügt pro Strähne ein einmaliger Sprühstoß, bei längerem Haar müssen Sie zweimal sprühen. Wenn Sie die Flasche dicht über der Kopfhaut halten und nach oben und zur Seite hin mit der Hand abdecken, gelangt nicht so viel Sprühnebel in die umgebende Atemluft. Sicherheitshalber sollten Sie sich und der zu behandelnden Person einen Mundschutz umbinden (Baumwolltuch). Gelangt etwas von dem Sprühnebel versehentlich in die Augen, sollten Sie diese sofort mit reichlich Wasser spülen.

Nach 30 Minuten Einwirkzeit wird das Mittel mit einem normalen Shampoo mehrfach ausgewaschen. Nach acht bis zehn Tagen müssen Sie die Behandlung wiederholen, um sicherzugehen, dass später geschlüpfte Larven noch abgetötet werden.

Auf geschädigte oder verwundete Haut dürfen Sie das Mittel nicht aufbringen. Auch müssen Sie darauf achten, dass das Mittel nicht mit Mund, Nase sowie anderen Schleimhäuten oder offenen Wunden in Berührung kommt.

Achtung

Lüften Sie nach der Behandlung den Raum gründlich. Sorgen Sie dafür, dass sich während des Einsprühens keine Feuerquelle im Raum befindet (Elektrostrahler mit glühenden Heizstäben, Toaster, Gas-Durchlauferhitzer, Föhn, Zigaretten, Kerzen, Kaminfeuer). Bisher ist es zwar noch nicht vorgekommen, dass sich das Mittel auf dem Kopf entzündet hat, aber vorsichtshalber sollten Sie diesen Hinweis dennoch beachten.

Wenn Sie ein Aquarium oder Terrarium haben, sollten Sie Abstand dazu halten, weil das Mittel auch für Fische und Reptilien giftig ist.

Gegenanzeigen

Wenn Sie oder die zu behandelnde Person Husten, Asthma oder eine andere Erkrankung der Atemwege haben, sollten Sie den Spray nicht verwenden, weil trotz aller Schutzmaßnahmen versehentlich Tröpfchen eingeatmet werden, die schwere Asthmaanfälle oder Atembeschwerden auslösen können.

Unerwünschte Wirkungen

▶ **Keine Maßnahmen erforderlich**

Die mit dem Mittel behandelte Haut kann sich röten, brennen, jucken, prickeln. Ein Risiko für Hautreizungen besteht vor allem bei Menschen mit sehr empfindlicher Haut, zum Beispiel bei blonden Kleinkinder.

▶ **Muss beobachtet werden**

Falls die Haut weiterhin gerötet bleibt, juckt und sich ein Hautausschlag mit Bläschen bildet, reagieren Sie vermutlich allergisch auf das Mittel. Dann sollten Sie es absetzen. Sind die Hauterscheinungen (→ Seite 14) einige Tage später nicht deutlich abgeklungen, sollten Sie einen Arzt aufsuchen. Das gilt auch, wenn Taubheitsgefühle oder ein Kribbeln auf der Haut nach zwei Tagen nicht verschwunden ist.

Wird der Sprühnebel versehentlich eingeatmet, kann dieser die Schleimhäute reizen und Atemnot, Asthmaanfälle, Übelkeit, Erbrechen oder Durchfall auslösen.

▶ **Sofort zum Arzt**

Wenn Sie ein Kribbeln oder Taubheitsgefühle an Körper oder Gliedmaßen spüren, sollten Sie sofort einen Arzt aufsuchen. Es kann sich um durch Allethrin hervorgerufene Nervenschäden handeln.

Hinweise

Für Kinder unter 14 Jahren

Säuglinge sollten nicht mit dem Mittel behandelt werden. Auch bei Kleinkindern ist besondere Vorsicht geboten. Bei ihnen sollte das Mittel nur unter ärztlicher Aufsicht angewendet werden.

Für Schwangerschaft und Stillzeit

In den ersten drei Monaten der Schwangerschaft sowie in der Stillzeit dürfen Sie das Mittel nicht anwenden. Da das Mittel als „wenig geeignet" erachtet wird, sollten Sie es sicherheitshalber auch im weiteren Verlauf der Schwangerschaft nicht anwenden.

Andere Kombinationen

Cocamido-propylbetain + Natrium-laurethsulfat + Sojabohnenöl

mosquito LäuseShampoo

Dimeticon + Jojobawachs + mittelkettige Triglyzeride

NYDA

Anisöl + Isopropylalkohol + Kokosöl + Ylang-Ylang-Öl

Paranix

Diese Medizinprodukte (→ Seite 26) enthalten Öle, die die Läuse umhüllen, deren Atemöffnungen verstopfen und die Insekten auf diese Weise ersticken sollen. Die Öle ummanteln auch die an den Haaren haftenden Nissen. Dadurch sollen die darin wachsenden Larven nicht mehr ausreifen und schlüpfen. Die Öle – und in *mosquito LäuseShampoo* auch die waschaktiven Substanzen – lösen zusätzlich die Kittsubstanz, mit der die Nissen an den Haaren haften, sodass sie sich besser auskämmen lassen.

mosquito LäuseShampoo enthält Sojaöl und Kokosölderivate als Waschsubstanzen. Es liegen bislang keine Studien vor, die die Anwendung dieses Mittels am Menschen dokumentieren und seine therapeutische Wirksamkeit ausreichend nachweisen. Es gilt deshalb als „wenig geeignet".

Der Hersteller empfiehlt, das Shampoo nicht nur bei nachgewiesenem Läusebefall, sondern auch vorbeugend einzusetzen. Es ist jedoch nicht erwiesen, dass diese Prophylaxe sinnvoll ist und andere Kontaktpersonen vor Läusebefall bewahrt. Sie erübrigt auch nicht die sorgfältige Kontrolle der Kontaktpersonen auf Läuse.

NYDA besteht aus einer Mischung aus zwei verschiedenen Silikonölen (Dimeticon): einem schwer flüchtigen mit höherer und einem leicht flüchtigen mit niedrigerer Viskosität sowie Jojobawachs und Fetten (Triglyzeride).

Nachdem Laboruntersuchungen gezeigt hatten, dass Silikonöle Läuse zuverlässig abtöten können, liegt seit September 2008 für *NYDA* nun auch eine klinische Studie vor. Sie vergleicht die Wirksamkeit von *NYDA* mit der eines pyrethrumähnlichen Läusemittels, das als Insektizid wirkt, bei brasilianischen Kindern mit starkem Läusebefall, die für die Studie ihr häusliches Umfeld verlassen mussten. Insektizide waren bislang die einzig zuverlässigen Läusekiller, haben aber den Nachteil, dass sie als Insektizide die Nerven schädigen können, vor allem bei zu häufiger und nicht fachgerechter Anwendung. Außerdem besteht das Risiko, dass die Läuse gegen die Mittel resistent werden. Beide Probleme gibt es mit Silikonölen nicht. Die Studie sollte zeigen, dass *NYDA* besser wirkt als ein Insektizid. Für *NYDA* ergab sich tatsächlich ein besseres Ergebnis. Es könnte jedoch sein, dass das Insektengift nur deshalb schlechter abgeschnitten hat, weil die Läuse dagegen bereits resistent geworden sind. In welchem Ausmaß das in Brasilien bereits der Fall ist, lässt sich nicht sagen. Da Resistenzraten je nach Region und Land unterschiedlich sind, können Studienergebnisse aus einem Land ohnehin nicht auf ein anderes Land übertragen werden. Dies gilt auch für die Studie an brasilianischen Kindern. Um den Stellenwert von *NYDA* bei der Behandlung von Läusebefall in Deutschland endgültig zu bestimmen, bedarf es daher einer Studie, die zeigt, dass *NYDA* und Insektizide hierzulande in ihrer Wirksamkeit mindestens gleichwertig sind. Da die therapeutische Wirksamkeit von *NYDA* in diesem Sinne noch nicht ausreichend nachgewiesen ist, gilt das Mittel als „mit Einschränkung geeignet".

NYDA ist nur als Pumpspray erhältlich. Somit besteht bei der Anwendung die Möglichkeit, dass der Ölnebel auch eingeatmet wird und bei Personen mit Asthma oder anderen Erkrankungen der Atemwege Asthmaanfälle oder Atembeschwerden auslösen kann.

Paranix besteht aus einer Mischung aus drei Ölen (aus Anis, Kokos und Ylang-Ylang). Es liegen zwar Studien zur Anwendung am Menschen vor, sie sind jedoch methodisch so mangelhaft, dass die Ergebnisse nicht aussagekräftig sind. Auch ist nicht nachvollziehbar, warum gerade diese drei Öle miteinander vermischt werden. Das Mittel gilt deshalb als „wenig geeignet". Da auch *Paranix* nur als Spray erhältlich ist, besteht bei diesem Mittel ebenfalls die Möglichkeit, dass der ölhaltige Nebel eingeatmet werden und bei empfindlichen Personen Asthmaanfälle oder Atembeschwerden auslösen kann.

ANWENDUNG

NYDA: Von *NYDA* sollten Sie pro Anwendung mindestens doppelt so viel Shampoo wie bei einer üblichen Haarwäsche verwenden. Nach dem Auftragen müssen Sie es 45 Minuten einwirken lassen und die Haare dann mit dem Nissenkamm auskämmen. Anschließend dürfen Sie die Haare nicht waschen, sondern müssen das Mittel noch mindestens acht Stunden, am besten über Nacht, auf dem Kopf belassen. Erst danach dürfen Sie die Haare mit einem normalen Shampoo auswaschen.

Nach acht bis zehn Tagen muss die Behandlung mit *NYDA* wiederholt werden, um gegebenenfalls in der Zwischenzeit noch geschlüpfte Larven abzutöten.

Paranix, mosquito LäuseShampoo: Bei *Paranix* und *mosquito LäuseShampoo* müssen Sie die Haare nach dem Auswaschen gründlich mit einem Nissenkamm durchkämmen, um Läuse und Nissen zu entfernen. Bis zur erneuten Behandlung nach acht bis zehn Tagen sollten Sie täglich kontrollieren, ob Läuse auftreten. Wenn ja, sollten Sie die Behandlung schon früher wiederholen, in jedem Fall aber nach acht bis zehn Tagen. Die für eine Behandlung erforderliche Menge des jeweiligen Produkts hängt davon ab, wie dicht und wie lang die Haare sind. Keinesfalls dürfen Sie die Mittel zu sparsam auftragen: alle Haare müssen hinreichend von den Spraylösungen benetzt sein.

Paranix müssen Sie mindestens 15 Minuten einwirken lassen.

Die Therapie mit *mosquito LäuseShampoo* ist relativ aufwendig und umfasst pro Anwendung insgesamt drei Haarwäschen, bei denen das Mittel jeweils zweimal 30 Minuten lang einwirken muss. Sie müssen sich bei der Anwendung sehr genau an die Anwendungshinweise halten und dürfen das Mittel auf keinen Fall zu sparsam auftragen, weil es die Haare sonst nicht intensiv genug benetzt.

ACHTUNG

Achten Sie darauf, dass die Mittel nicht mit den Augen in Kontakt kommen, weil sie die Bindehaut reizen können. Ist dennoch etwas davon ins Auge geraten, spülen Sie die betroffene Stelle sofort mit reichlich Wasser.

NYDA, Paranix: Diese Mittel enthalten leicht entzündliche Stoffe. Sie müssen unbedingt dafür Sorge tragen, dass sich während des Einsprühens keine Feuerquelle im Raum befindet (Elektrostrahler mit glühenden Heizstäben, Toaster, Gas-Durchlauferhitzer, Föhn, Zigaretten, Kerzen, Kaminfeuer).

UNERWÜNSCHTE WIRKUNGEN

▶ **Keine Maßnahmen erforderlich**

Die Mittel können die Kopfhaut reizen.

▶ **Muss beobachtet werden**

Wenn sich die Kopfhaut rötet und sich ein Ausschlag ausbildet, ist dies vermutlich Zeichen einer Allergie. Brechen Sie die Behandlung dann ab und waschen Sie das Mittel gut aus den Haaren aus. Sind die Hauterscheinungen (→ Seite 14) einige Tage später nicht deutlich abgeklungen, sollten Sie einen Arzt aufsuchen.

NYDA, Paranix: Gelangt etwas von dem Sprühnebel in Mund, Nase oder Augen und bleiben trotz sofortigen Spülens mit Wasser Augen- oder Schleimhautreizungen bestehen, sollten Sie einen Arzt aufsuchen.

Wenn Sie Asthma oder andere Erkrankungen der Atemwege haben und den Sprühnebel versehentlich einatmen, können Asthmaanfälle oder Atembeschwerden vorkommen.

mosquito LäuseShampoo: Dieses Mittel enthält als waschaktive Substanz das Tensid Cocamidopropylbetain, das Allergien auslösen kann. Achten Sie bei diesem Mittel deshalb besonders sorgfältig auf allergische Reaktionen.

HINWEISE

Für Kinder unter 14 Jahren

mosquito LäuseShampoo: Dieses Mittel können Sie bei Kindern ab drei Monate anwenden.

NYDA: Mangels Erfahrungen sollten Sie dieses Mittel bei Kindern unter zwei Jahren nicht anwenden.

Paranix: Dieses Mittel sollte bei Kindern erst nach dem zweiten Lebensjahr angewendet werden.

Für Schwangerschaft und Stillzeit

mosquito LäuseShampoo, Paranix: Diese Mittel können Sie in Schwangerschaft und Stillzeit anwenden. Es bestehen keine Risiken für das Ungeborene oder den Säugling.

NYDA: Dieses Mittel sollten Sie in Schwangerschaft und Stillzeit nicht anwenden.

Läusebefall

Handelsname Darreichungsform	Zusammensetzung pro 1 ml/1 g oder wie angegeben bzw. pro abgeteilte Einheit	Kleinste Packungsgröße	Unverb. Preis in Euro	Bewertung für das beanspruchte Anwendungsgebiet
Aesculo Gel „L" Gel	**Kokosöl und Kokosölderivate** keine Mengenangabe (Konservierungsmittel: Parabene)	100 ml	12,97	**Wenig geeignet** bei Läusebefall, weil die therapeutische Wirksamkeit nicht ausreichend nachgewiesen ist. Medizinprodukt. → Seite 130
EtoPril Lösung	**Dimeticon** keine Mengenangabe	100 ml	14,95	**Mit Einschränkung geeignet** bei Läusebefall. Die therapeutische Wirksamkeit ist noch nicht ausreichend nachgewiesen. Medizinprodukt. → Seite 129
Goldgeist forte Lösung	**Auszug aus Pyrethrum** 3 mg	75 ml	8,93	**Geeignet** bei Läusebefall. Die Anwendungshinweise sind strikt zu beachten. → Seite 131
InfectoPedicul Lösung	**Permethrin** 4,3 mg	50 ml	13,30	**Geeignet** bei Läusebefall. Die Anwendungshinweise sind strikt zu beachten. Wegen der Gefahr unerwünschter Wirkungen und möglicher Resistenzen sollte das Mittel nur kurzzeitig und bei nachgewiesenem Läusebefall eingesetzt werden. → Seite 131
Jacutin Pedicul Fluid Lösung	**Dimeticon** 1 ml	100 ml	14,95	**Mit Einschränkung geeignet** bei Läusebefall. Die therapeutische Wirksamkeit ist noch nicht ausreichend nachgewiesen. Medizinprodukt. → Seite 129
Jacutin Pedicul Spray Spray	**Allethrin I** 6,6 mg **+ Piperonylbutoxid** 26,4 mg	90 g	14,55	**Wenig geeignet** bei Läusebefall, weil bei der Anwendung des Sprays die Wirkstoffe versehentlich eingeatmet werden und Asthmaanfälle auslösen können. → Seite 133
mosquito LäuseShampoo Shampoo	**Cocamido-propylbetain + Natrium-laurethsulfat + Sojabohnenöl** keine Mengenangabe	100 ml	11,95	**Wenig geeignet** bei Läusebefall. Die therapeutische Wirksamkeit der Kombination ist nicht ausreichend nachgewiesen. Medizinprodukt. → Seite 134
NYDA Pumplösung	**Hoch- und niedrigviskoses Dimeticon + Jojobawachs + mittelkettige Triglyzeride + Duftstoffe** keine Mengenangabe	50 ml	12,72	**Mit Einschränkung geeignet** bei Läusebefall, weil die therapeutische Wirksamkeit noch nicht ausreichend nachgewiesen ist. Bei der Anwendung als Spray besteht die Möglichkeit, dass das Mittel eingeatmet wird und bei empfindlichen Personen Asthmaanfälle oder Atembeschwerden auslöst. Medizinprodukt. → Seite 134
Paranix Spray	**Anisöl + Isopropylalkohol + Kokosöl + Ylang-Ylang-Öl** keine Mengenangabe	60 ml	19,95	**Wenig geeignet** bei Läusebefall. Die therapeutische Wirksamkeit der Kombination ist nicht ausreichend nachgewiesen. Bei der Anwendung als Spray besteht die Möglichkeit, dass das Mittel eingeatmet wird und bei empfindlichen Personen Asthmaanfälle oder Atembeschwerden auslöst. Medizinprodukt. → Seite 134

Hinweise zu den Tabellenspalten → Seite 34, zur Auswahl der Arzneimittel → Seite 28, zur Grundlage der Bewertung → Seiten 29, 33

Krätze

Krätze (Skabies) entsteht durch Befall der Haut mit Krätzmilben. Diese Parasiten können sich ähnlich wie Läuse auch unter einwandfreien hygienischen Bedingungen ausbreiten. Sie bohren kleine Gänge in die Haut und setzen sich dort fest. Wenn Sie die unten beschriebenen Symptome bemerken, sollten Sie nicht zögern, einen Arzt aufzusuchen.

Anzeichen und Beschwerden

Die Bohrgänge der Krätzmilben hinterlassen fadenförmige knotige Linien auf der Haut, die sehr stark jucken, vor allem in der Bettwärme. Betroffen sind bei Erwachsenen häufig Fingerzwischenräume, Handgelenke, Brustwarzen und der Genitalbereich, bei Kindern eher die Fußsohlen und -knöchel, Handteller, Fingerrücken und Gesäß.

Ursachen

Krätzmilben werden durch engen Hautkontakt übertragen. Bis der erste Juckreiz auftritt, vergehen meist einige Wochen.

Allgemeine Maßnahmen

Handtücher, Laken, Bettbezüge, Wäsche und Kleidungsstücke, mit denen Sie in Berührung gekommen sind, müssen Sie während der Behandlung zwei Wochen lang bei 60 °C täglich waschen. Verträgt das Material die hohen Temperaturen nicht oder darf es nicht gewaschen werden, hängen Sie die Teile für vier bis sechs Tage an die frische Luft, klopfen sie anschließend sorgfältig aus und waschen sie dann bei der für das Wäschestück empfohlenen Wassertemperatur oder lassen es reinigen. Alternativ können Sie die Kleidung auch in einen Plastiksack legen, diesen fest verschließen, eine Woche lagern und anschließend die Kleidungsstücke waschen oder in die Reinigung geben. Ohne Hautkontakt überleben die Krätzmilben nur zwei bis drei Tage.

Wann zum Arzt?

Sobald Sie die oben beschriebenen Anzeichen entdecken, sollten Sie einen Hautarzt aufsuchen. Krätze sollten Sie nicht selbst behandeln, weil die Insektenvernichtungsmittel, mit denen sie behandelt werden muss, giftig sind und das Mittel, mit dem Krätze am sichersten zu behandeln ist, ohnehin vom Arzt verschrieben werden muss.

Behandlung mit Medikamenten

Krätze sollte mit einer rezeptpflichtigen Creme, die die Parasiten zuverlässig abtötet, behandelt werden. Nähere Informationen zu diesem Mittel finden Sie im HANDBUCH MEDIKAMENTE der Stiftung Warentest oder im Internet unter www.medikamente-im-test.de.

Einige Medikamente gegen Krätze werden rezeptfrei angeboten, sollten aber dennoch nicht ohne ärztliche Begleitung eingesetzt werden.

Präparate mit Crotamiton (→ Seite 138) sind nur mit Einschränkung geeignet, weil dieser Wirkstoff wenig zuverlässig wirkt und die Haut stark reizt.

Benzylbenzoat (→ nachfolgend) wirkt zwar recht sicher, brennt jedoch beim Auftragen auf die Haut. Da das Mittel wissenschaftlich nicht gut untersucht ist, gilt es ebenfalls als „mit Einschränkung geeignet".

■

Benzylbenzoat

Antiscabiosum

Benzylbenzoat ist ein Nervengift, das Insekten, zu denen auch Krätzmilben gehören, sowie deren Larven und Eier abtöten soll. Für Menschen ist Benzylbenzoat nur schwach giftig, solange es nur auf der Haut angewendet wird.

Das Mittel gibt es in zwei verschiedenen Konzentrationen. Die 25-prozentige Version ist für Erwachsene, die 10-prozentige für Kinder vorgesehen. Da es zur Behandlung von Krätze wirksamere und besser dokumentierte Mittel gibt, ist Benzylbenzoat nur mit Einschränkung geeignet.

ANWENDUNG

Folgendes Vorgehen ist zu empfehlen: Vor Therapiebeginn seifen Sie den ganzen Körper gründlich ab und waschen auch die Haare, am besten abends. Anschließend verteilen Sie ein Drittel des Flascheninhalts auf der gesamten Hautoberfläche vom Hals bis zu den Fußzehen und reiben die Flüssigkeit sorgfältig ein. Achten Sie genau darauf, dass Sie jeden Finger, jede Zehe und jede Körperfalte, auch im Genitalbereich, benetzen. Haben die Milben auch Gesicht und Kopfhaut befallen, müssen Sie diese Stellen ebenso mitbehandeln. Achten Sie darauf, dass das Mittel nicht mit Augen und Schleimhäuten in Berührung kommt, weil es diese stark reizt.

Diesen Vorgang wiederholen Sie an den darauf folgenden zwei Abenden, sodass Sie innerhalb von drei Tagen die ganze Flasche leeren. Am vierten Tag nehmen Sie ein Vollbad oder duschen von Kopf bis Fuß und seifen den ganzen Körper gründlich ab.

Achtung

Wechselwirkungen mit Medikamenten

Andere Mittel gegen Krätze sollten Sie nicht gleichzeitig anwenden, weil sich die Mittel in ihrer Wirkung gegenseitig behindern können.

Unerwünschte Wirkungen

▶ **Keine Maßnahmen erforderlich**

Die mit dem Mittel behandelte Haut kann sich röten, brennen und jucken.

▶ **Muss beobachtet werden**

Fühlen Sie sich unwohl und bilden sich an den behandelten Stellen Bläschen sowie sichtbare Schwellungen und tritt verstärkter Juckreiz auf, reagieren Sie vermutlich allergisch auf das Mittel. Dann sollten Sie es absetzen. Sind die Hauterscheinungen (→ Seite 14) einige Tage später nicht deutlich abgeklungen, sollten Sie einen Arzt aufsuchen.

Manchmal halten Juckreiz und Hautrötung auch nach erfolgreicher Behandlung der Krätze weiter an. Auch dann sollten Sie einen Arzt aufsuchen.

Hinweise

Für Kinder unter 14 Jahren

Kinder sollten immer unter ärztlicher Aufsicht behandelt werden, Säuglinge am besten stationär in der Klinik.

Für Schwangerschaft und Stillzeit

In der Schwangerschaft dürfen Sie das Mittel nur nach Rücksprache mit einem Arzt anwenden. In der Stillzeit sollten Sie es möglichst nicht anwenden, weil unklar ist, ob der Wirkstoff in die Muttermilch übergeht.

Crotamiton

Crotamitex

Crotamiton lindert den Juckreiz und tötet Krätzmilben ab, allerdings nicht sehr zuverlässig. Zur Behandlung von Krätze wird das Mittel als „mit Einschränkung geeignet" erachtet. Es ist als Lotion, Gel und Salbe erhältlich. Das Gel ist niedriger konzentriert als Lotion und Salbe. Bei Krätze sollten vorzugsweise Lotion oder Salbe eingesetzt werden.

Anwendung

Sie tragen das Mittel ein- bis mehrmals täglich auf die befallenen Hautstellen auf.

Achtung

Auf offenen oder aufgekratzten Hautstellen dürfen Sie das Mittel nicht anwenden, weil sich die Haut dann leicht entzündet.

Unerwünschte Wirkungen

▶ **Keine Maßnahmen erforderlich**

Die mit dem Mittel behandelte Haut kann sich röten, jucken, brennen oder sich warm anfühlen.

▶ **Muss beobachtet werden**

Wenn die Haut sich verstärkt rötet und juckt oder sich Bläschen bilden, reagieren Sie vermutlich allergisch auf das Mittel. Dann sollten Sie es absetzen. Sind die Hauterscheinungen (→ Seite 14) einige Tage später nicht deutlich abgeklungen, sollten Sie einen Arzt aufsuchen.

Wenn Sie sich schwach fühlen und Ihnen häufig schwindelig ist und wenn sich diese Symptome nach zwei Tagen nicht wieder gelegt haben, sollten Sie ebenfalls einen Arzt aufsuchen.

▶ **Sofort zum Arzt**

Wenn starker Hautausschlag, Juckreiz, Herzrasen, Atemnot, Schwäche und Schwindel auftreten, müssen Sie die Anwendung sofort abbrechen und unverzüglich den Notarzt (Telefon 112) rufen, weil es sich um eine lebensbedrohliche Allergie (→ Seite 14) handeln kann.

Krätze

Handelsname Darreichungsform	Zusammensetzung pro 1 ml/1 g oder wie angegeben bzw. pro abgeteilte Einheit	Kleinste Packungsgröße	Unverb. Preis in Euro	Bewertung für das beanspruchte Anwendungsgebiet

Hinweise zu den Tabellenspalten → Seite 34, zur Auswahl der Arzneimittel → Seite 28, zur Grundlage der Bewertung → Seiten 29, 33

Handelsname Darreichungsform	Zusammensetzung	Kleinste Packungsgröße	Unverb. Preis in Euro	Bewertung
Antiscabiosum für Kinder 10 %	**Benzylbenzoat** 100 mg	200 g	19,90	**Mit Einschränkung geeignet** bei Krätze. Es gibt besser dokumentierte und wirksamere Mittel, die allerdings verschreibungspflichtig sind. → Seite 137
Antiscabiosum 25 % Emulsion	250 mg	200 g	20,91	
Crotamitex Lotio Emulsion	**Crotamiton** 100 mg	100 ml	26,31	**Mit Einschränkung geeignet** bei Krätze. Es gibt wirksamere Mittel, die allerdings verschreibungspflichtig sind. Die entzündete Haut wird durch das Mittel oft stark gereizt. → Seite 138
Crotamitex Gel Gel	50 mg	40 g	13,01	
Crotamitex Salbe Salbe	100 mg	40 g	19,96	

Augen

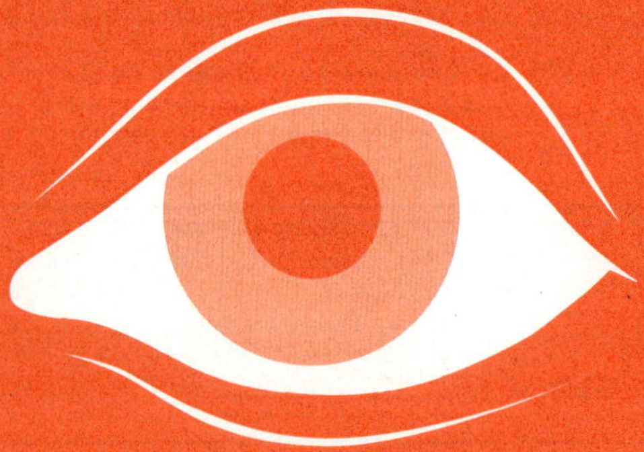

Einige Augenerkrankungen können zunächst einmal ohne ärztliche Hilfe behandelt werden. Hierzu gehören die Bindehautentzündung (→ Seite 141) und trockene Augen (→ Seite 151). Eine Verletzung der Hornhaut (→ Seite 143) hingegen sollte nur dann mit verschreibungsfreien Arzneimitteln behandelt werden, wenn der Arzt das befürwortet.

Zu den Augenerkrankungen, die sich im Laufe von Jahren unbemerkt entwickeln können, gehören die Linsentrübung (→ Seite 161) und Gefäßschäden am Auge (→ Seite 163). Sie können mit Medikamenten bisher nicht erfolgreich behandelt werden.

Augenmittel anwenden

Die meisten Menschen schließen unwillkürlich die Augen, wenn sich ein Gegenstand den Augen nähert. Das Eintropfen gelingt daher am besten, wenn Sie nach oben schauen, mit der einen Hand das Unterlid ein wenig herunterziehen und mit der anderen den Tropfen von schräg oben in die im Unterlid entstandene „Tasche" geben. Auf die gleiche Weise lassen sich Salbe oder Gel ins Auge bringen. Wenn Sie danach die Lider schließen und mit den Augen rollen, verteilt sich das Mittel gleichmäßig. Außerdem wirkt es länger auf die Augengewebe ein, wenn Sie die Augen nicht sofort wieder öffnen. Eine längere Einwirkungszeit erreichen Sie auch, wenn Sie nach dem Eintropfen mit Daumen und Zeigefinger etwa eine Minute lang auf die Nasenwurzel drücken. Damit blockieren Sie die Tränenwege, durch die der Wirkstoff abtransportiert wird.

Wenn Ihnen das Zielen mit der Tropfflasche in die Tasche des heruntergezogenen Augenlids nicht recht gelingt, sollten Sie sich zum Eintropfen hinlegen. Schließen Sie dann beim Eintropfen versehentlich die Augen, fällt der Tropfen auf das Lid. Beim Öffnen der Augen gelangt dann immer noch genug von dem Medikament auf die Horn- und Bindehaut. Es genügt, wenn Sie einen einzigen Tropfen ins Auge bringen. Schon dieser hat fast das doppelte Volumen der Tränenflüssigkeit, die das Auge fasst. Das überschüssige Augenmedikament läuft über die Wange, fließt aber auch durch die Tränenwege ab. Auf diesem Weg gelangt das Arzneimittel in den Kreislauf und kann im ganzen Körper unerwünschte Wirkungen hervorrufen.

Achten Sie darauf, dass weder der Tropfansatz noch die Tülle der Tube das Auge berühren. Sonst geben Sie möglicherweise mit jeder Anwendung des Medikaments Krankheitserreger weiter. Aus dem gleichen Grund sollten Augenmedikamente auch nicht von mehreren Personen benutzt werden.
Wenn Sie mehrere verschiedene Augenmittel gleichzeitig anwenden müssen, sollten Sie zwischen der Gabe eines jeden Mittels jeweils 15 Minuten verstreichen lassen.

Bei Kindern
Einem unruhigen Kind verabreichen Sie Augentropfen am besten, indem Sie es hinlegen und das Mittel in den inneren Lidwinkel tropfen.
Kleinkinder sind oft nach einer Mahlzeit ruhiger, sodass das Eintropfen dann leichter gelingt.

Zur Verkehrstüchtigkeit
Nach dem Eintropfen können Sie fünf bis zehn Minuten lang schlechter sehen. Mindestens eine halbe Stunde lang sehen Sie verschwommen, wenn Sie eine Salbe oder ein Gel in den Bindehautsack gestrichen haben. In dieser Zeit dürfen Sie kein Fahrzeug lenken, keine Maschinen bedienen und keine Arbeiten ohne sicheren Halt verrichten. Das Gleiche gilt, wenn Sie durch Augentropfen lichtempfindlich werden.

Bei Kontaktlinsen
Bei einer Augenentzündung sollten Sie keine Kontaktlinsen tragen. Sie beeinträchtigen die ohnehin schon belasteten Augengewebe noch zusätzlich.
Bevor Sie weitere Augenerkrankungen mit Augentropfen behandeln, sollten Sie Stabillinsen entfernen. Frühestens nach einer Viertelstunde sollten Sie sie wieder einsetzen.
Auf weiche Kontaktlinsen sollten Sie möglichst verzichten, wenn Sie wirkstoffhaltige Augentropfen anwenden. Die Medikamente können sich in den relativ großen Poren der Linsen einlagern und werden von dem Kunststoff „festgehalten". So bleiben sie erheblich länger am Auge als erwünscht. Damit steigt das Risiko für Reizungen und andere unerwünschte Wirkungen.
Solange Sie eine Augensalbe oder ein Augengel anwenden, sollten Sie überhaupt keine Kontaktlinsen tragen.

Bei Augenmitteln, die Sie lange Zeit anwenden müssen, können Konservierungsmittel (→ Seite 153) Probleme bereiten. Das Risiko steigt, wenn Sie in dieser Zeit Kontaktlinsen tragen. Darum sollten Sie bei einer Langzeittherapie nur unkonservierte Produkte verwenden – selbst wenn Ihre Kontaktlinsen aus stabilem Material sind.

Bindehautentzündung

Auf jede Art von Reizung kann die Bindehaut mit einer Entzündung (Konjunktivitis) reagieren. In deren Folge schwellen ihre Blutgefäße an, die dann als feine rote Linien das Weiße des Auges durchziehen und so sichtbar werden.
Nach ihren Ursachen werden im Wesentlichen drei Arten von Bindehautentzündung unterschieden und verschieden behandelt: die unspezifische, die allergische und die bakteriell bedingte. Angaben zur allergischen Bindehautentzündung finden Sie unter „Allergische Bindehautentzündung" (→ Seite 589), nähere Informationen zur durch Bakterien hervorgerufenen Entzündung der Bindehaut lesen Sie im HANDBUCH MEDIKAMENTE der Stiftung Warentest oder im Internet unter www.medikamente-im-test.de.

Anzeichen und Beschwerden
Bei einer Bindehautentzündung sind die Augen rot; sie können brennen, tränen, jucken und Sekret absondern. Durch das Sekret sind die Augenlider manchmal verklebt; sie lassen sich dann nur mühsam öffnen.

Ursachen
Eine Bindehautentzündung beruht meist auf dem Einwirken unspezifischer Reize wie Rauch, Staub, Zugluft und intensivem UV-Licht. Die Ursache kann auch in einer ungenügend korrigierten Fehlsichtigkeit liegen. Virusinfektionen wie Erkältungen und Masern können mit einer solchen Augenentzündung einhergehen. Weiterhin kommen Störungen des Tränenfilms infrage, der die Oberfläche des Augapfels bedeckt und die Bindehaut vor Umweltreizen schützt. Außerdem verursachen oft Fremdkörper wie ein Sandkorn oder eine Fliege Infektionen an der Bindehaut. Sie können allerdings auch größeren Schaden anrichten, wenn sie eine Verletzung der Hornhaut (→ Seite 143) des Auges hervorrufen.

Vorbeugung

- Tragen Sie bei intensiver Sonneneinstrahlung und im Solarium eine Schutzbrille.
- Bei Schweißarbeiten ist unbedingt eine Lichtschutzbrille erforderlich.
- Spezielle Schutzbrillen bewahren die Augen vor dem Eindringen eines Fremdkörpers.
- Stellen Sie im Auto den Luftstrom des Gebläses und der Klimaanlage so ein, dass die Luft nicht über das Gesicht streicht.
- Lassen Sie einmal jährlich überprüfen, ob Ihre Brille beziehungsweise Kontaktlinsen noch die richtige Korrektur haben.
- Frauen, die zu Bindehautentzündungen neigen, sollten testen, ob ein Make-up-Produkt mit anderen Inhaltsstoffen besser verträglich ist oder auf Augen-Make-up ganz verzichten.

Allgemeine Maßnahmen

Bei einer Bindehautentzündung sollten Sie Ihren Augen Ruhe gönnen. Lesen und langes Arbeiten am Bildschirm belastet die Augen. Fernsehen strengt hingegen kaum an, weil die Augen dabei nicht von Zeile zu Zeile springen müssen.

Eine Kompresse mit kaltem Wasser auf den Augen lindert die Beschwerden. Das gilt besonders für Kinder mit verklebten Augenlidern. Verwenden Sie dafür keinen Kamillentee oder ähnliche Kräuteraufgüsse; sie können eine Allergie begünstigen.

Wenn Sie vermuten, dass Ihnen ein Sandkorn oder Ähnliches ins Auge geraten ist, kann ein Augenbad helfen, dieses herauszuspülen.

Wann zum Arzt?

Augenbeschwerden gehen oft auf eine der beschriebenen harmlosen Ursachen zurück. Wenn Sie sicher sind, dass das bei Ihnen der Fall ist, können Sie eine Bindehautentzündung zwei bis drei Tage lang ohne ärztlichen Rat behandeln. Sind die Beschwerden nach dieser Zeit nicht abgeklungen, müssen Sie einen Augenarzt aufsuchen.

Wenn Sie hingegen die Symptome und Beschwerden nicht zweifelsfrei einer Ursache zuordnen können – und die Symptome vieler schwerwiegender Augenerkrankungen ähneln denen einer Bindehautentzündung –, ist ein baldiger Besuch in der Augenarztpraxis ratsam.

Eine Augenarztpraxis sollten Sie unbedingt aufsuchen, wenn zu den Augenbeschwerden noch Schmerzen hinzukommen, sich Ihre Sehfähigkeit verschlechtert oder Sie fliegende schwarze Punkte oder Flusen vor den Augen sehen.

Wenn Sie bereits aus anderen Gründen Augentropfen anwenden müssen, sollten Sie eine zusätzlich hinzukommende Bindehautentzündung nicht eigenmächtig behandeln.

Auch eine Augenentzündung, die durch Bakterien oder Viren bedingt ist, muss ausnahmslos ärztlich behandelt werden. Eine solche lässt sich unter anderem daran erkennen, dass das Sekret eitrig-dickflüssig und gelblich ist. Wie der Arzt eine solche Entzündung behandeln kann, lesen Sie im HANDBUCH MEDIKAMENTE der Stiftung Warentest oder im Internet unter www.medikamente-im-test.de.

Bei Kindern

Die Behandlung von entzündeten Augen bei Säuglingen und Kleinkindern gehört immer in die Hand eines Arztes.

Behandlung mit Medikamenten

Augenreizungen und Bindehautentzündung werden häufig mit Mitteln behandelt, die Alpha-Sympathomimetika (→ Seite 144) enthalten. Durch sie verengen sich die Blutgefäße. Da die Bindehaut nun weniger durchblutet wird, erscheint sie nicht mehr gerötet. Produkte, die ohne Konservierungsmittel abgefüllt sind, werden als „geeignet" angesehen. Sie sollten aber höchstens fünf bis sieben Tage angewendet werden – auch dann, wenn der Beipackzettel eine solche zeitliche Begrenzung nicht erwähnt. Bei längerem Gebrauch können diese Medikamente die Schleimhaut der Augen austrocknen und selbst eine Bindehautentzündung hervorrufen.

Konservierte Produkte gelten als „auch geeignet". Näheres hierzu finden Sie unter „Konservierungsmittel" (→ Seite 153).

Auch der Wirkstoff Bibrocathol (→ Seite 145) ist zur Behandlung einer Bindehautentzündung geeignet. Er steht allerdings nur als Augensalbe zur Verfügung. Da man nach deren Anwendung durch den Salbenfilm längere Zeit verschwommen sieht, ist der Gebrauch von Augenmitteln mit Bibrocathol bei einer Bindehautentzündung tagsüber nur eingeschränkt möglich. Das ist anders, wenn eine Entzündung am Lidrand, wie etwa ein Gerstenkorn, behandelt werden soll, bei der die Salbe nur an den Lidrand gestrichen wird.

Salizylsäure (→ Seite 146) ist ein schmerz- und entzündungshemmender Wirkstoff. Es gibt zwar Hinweise, dass das Mittel am Auge positive Effekte hat, solange seine therapeutische Wirksamkeit jedoch noch nicht ausreichend nachgewiesen ist, wird das Produkt als „mit Einschränkung geeignet" bewertet. Kombinationsmittel mit Alpha-Sympathomimetika + anderen Substanzen (→ Seite 147) sind wenig geeignet, um eine unspezifische Bindehautentzündung zu behandeln, da sie nicht sinnvoll zusammengesetzt sind.

Verletzung der Hornhaut

Eine geringfügige Hornhautverletzung kann nahezu unbemerkt bleiben, sich rasch wieder schließen und folgenlos vergehen. Dennoch birgt jede Verletzung der Hornhaut ein nicht unerhebliches Risiko, weil sie eine Eintrittspforte für Keime in das Augeninnere sein kann. Daraus können sich gefährliche Infektionen (Hornhautgeschwür) entwickeln.

Anzeichen und Beschwerden

Bei einer ernsthaft verletzten Hornhaut treten meist starke Schmerzen auf, und das Auge rötet sich.

Ursachen

Relativ häufig wird eine Hornhautverletzung durch Fremdkörper verursacht, zum Beispiel indem ein Zweig gegen das Auge schlägt. Auch Verätzungen mit Chemikalien und Verbrennungen sowie Lichtschäden, zum Beispiel durch intensive UV-Einstrahlung wie das „Verblitzen" beim Schweißen, kommen vor. Gezielt verletzt wird die Hornhaut bei Augenoperationen; in deren Folge kommt es unvermeidlich zu entzündlichen Gewebereaktionen.

Vorbeugung

Ein achtsamer Umgang mit gefährlichen Flüssigkeiten schützt vor Verätzungen. Schutzbrillen sind bei Arbeiten mit intensivem UV-Licht und beim Aufenthalt im Freien notwendig, wenn zum Beispiel gleißende Schnee- oder Wasserflächen die Augen strapazieren.

Allgemeine Maßnahmen

Einem verletzten oder operierten Auge sollten Sie Ruhe gönnen, zum Beispiel indem Sie es mit einer Augenklappe abdecken.

Wann zum Arzt?

Eine Hornhautverletzung sollten Sie auf keinen Fall ohne ärztlichen Rat behandeln, auch wenn einige der für diesen Zweck angebotenen Medikamente rezeptfrei erhältlich sind. War eine Unachtsamkeit oder ein Unfall die Ursache, muss das Auge untersucht und die Behandlung danach ausgerichtet werden. Zur Nachbehandlung nach einer Augenoperation können die Mittel zwar selbstständig eingesetzt werden, doch ihre Anwendung sollte auf der Anweisung eines Arztes beruhen.
Die im Folgenden besprochenen Augenmittel sollten Sie nicht länger als vier Tage anwenden. Sind die Beschwerden nach dieser Zeit nicht abgeklungen, müssen Sie einen Augenarzt aufsuchen.
In jedem Fall sollten Sie sich an eine Augenarztpraxis wenden, wenn zu den Augenbeschwerden Schmerzen hinzukommen, wenn sich die Sehfähigkeit verschlechtert oder Sie fliegende schwarze Punkte oder Flusen vor den Augen sehen.
Wie der Arzt Verletzungen der Hornhaut, zum Beispiel durch Operationen, behandeln kann, können Sie im HANDBUCH MEDIKAMENTE der Stiftung Warentest oder im Internet unter www.medikamente-im-test.de nachlesen.

Bei Kindern

Die Behandlung von entzündeten, schmerzenden Augen bei Säuglingen und Kleinkindern gehört immer in die Hand eines Arztes.

Behandlung mit Medikamenten

Dexpanthenol (→ Seite 146), ein Verwandter der B-Vitamine, soll unter anderem die Neubildung von Zellen der Hornhaut fördern. Insofern ist Dexpanthenol geeignet, eine Nachbehandlung von Verletzungen der Hornhaut infolge einer Augenoperation zu unterstützen. Die Mittel gelten als „auch geeignet", wenn sie konserviert sind.
Die Kombination: Fettartige Substanzen (→ Seite 147) ist ebenfalls geeignet, um eine Nachbehandlung nach Hornhautverletzungen infolge einer Augenoperation zu unterstützen. Sie legt einen fettigen Film über die Augen, über den die Augenlider leicht hinweggleiten können, wenn die Hornhaut zum Bei-

spiel aufgrund von Verletzungen besonders empfindlich ist. Während oder nach einer Operation kann dieses Mittel hilfreich sein, weil in diesen Situationen nicht sicher ist, dass die Augenlider richtig schließen oder die Augen durch regelmäßiges Blinzeln dafür sorgen, dass die Hornhaut immer wieder benetzt wird.

Heparin (→ Seite 146) hemmt die Blutgerinnung. In Augenmitteln soll Heparin dazu dienen, Hornhautverletzungen schneller abheilen zu lassen. Da seine therapeutische Wirksamkeit dafür jedoch nicht ausreichend nachgewiesen ist, wird die Salbe als „wenig geeignet" eingestuft.

Die Salbe mit einer Kombination aus Vitaminen (→ Seite 148) ist bei Verletzungen der Hornhaut wenig geeignet, denn die therapeutische Wirksamkeit der Vitaminkombination ist nicht ausreichend nachgewiesen.

Alpha-Sympathomimetika

Naphazolin

Proculin

Phenylephrin

Visadron

Tetryzolin

Berberil N, Ophtalmin-N, Visine Yxin

Tramazolin

Biciron

Alpha-Sympathomimetika verengen die Blutgefäße der Augenbindehaut. Der Effekt wird schnell sichtbar: Die Augen sind nicht mehr gerötet. Das hat den Wirkstoffen den Namen „Weißmacher" eingetragen. Da aus den verengten Blutgefäßen nicht mehr so viel Flüssigkeit austreten kann, tränen die Augen nicht mehr und sondern kaum noch Sekret ab. Auf diese Weise gehen die Symptome der Bindehautentzündung zurück. Die Ursache, die zu der Entzündung geführt hat, beeinflussen diese Augenmittel jedoch nicht.

Mittel mit Alpha-Sympathomimetika dürfen nicht länger als fünf bis sieben Tage angewendet werden, denn solange das Medikament wirkt, ist die Bindehaut schlecht durchblutet. Lässt die Wirkung nach, reagiert die Bindehaut mit verstärkter Durchblutung und das Auge rötet sich wieder. Werden die Mittel daraufhin erneut angewendet, verschwindet diese Rötung wieder. Die wiederholte Anwendung birgt das Problem, dass die Schleimhaut der Augen austrocknet und sich die Bindehaut verstärkt entzündet. Dieser Teufelskreis lässt sich nur durchbrechen, indem das Mittel konsequent weggelassen und abgewartet wird, bis die Rötung im Auge von sich aus vergeht.

Präparate mit Alpha-Sympathomimetika werden für eine Kurzzeittherapie als „geeignet" angesehen, wenn es sich um konservierungsmittelfreie Produkte handelt. Konservierte Produkte gelten als „auch geeignet". Näheres hierzu finden Sie unter „Konservierungsmittel" (→ Seite 153).

Von den hier besprochenen Wirkstoffen sind Naphazolin, Tetryzolin und Tramazolin zu bevorzugen, da sie längere Zeit wirken. Ihre Wirkdauer nimmt in der Reihenfolge ihrer Nennung ab. Phenylephrin wirkt hingegen nur 30 bis 90 Minuten lang.

ANWENDUNG

Diese Substanzen wirken zwischen einer halben Stunde und sechs Stunden lang. Dementsprechend werden die Augentropfen zwei- bis viermal täglich angewendet, jedoch nicht mehr als fünf Tropfen am Tag.

Hinweise zur Anwendung, zur Verkehrstüchtigkeit sowie beim Tragen von Kontaktlinsen lesen Sie unter „Augenmittel anwenden" (→ Seite 140).

ACHTUNG

Gegenanzeigen

Wenn Ihr Augeninnendruck erhöht (Engwinkelglaukom) ist, dürfen Sie keine Augentropfen mit Alpha-Sympathomimetika anwenden.

Unter folgenden Bedingungen sollten Sie die Mittel nur nach Rücksprache mit einem Arzt einsetzen, wenn dieser Nutzen und Risiken der Anwendung sorgfältig abgewogen hat:

- Sie haben eine trockene Nase (Rhinitis sicca) oder trockene Augen (→ Seite 151).
- Sie haben eine schwere Herz-Kreislauf-Erkrankung wie eine koronare Herzkrankheit oder erheblich erhöhten Blutdruck.
- Sie leiden unter einer Überfunktion des Nebennierenmarks (Phäochromozytom) oder der Schilddrüse (Hyperthyreose) oder Sie haben Diabetes.
- Sie nehmen Arzneimittel wie MAO-Hemmer (bei Depressionen) oder andere Medikamente ein, die den Blutdruck erhöhen können.

Wechselwirkungen mit Medikamenten

Wenn Sie noch andere Medikamente nehmen, ist zu beachten, dass in Kombination mit MAO-Hemmern wie Tranylcypromin und Moclobemid (bei Depressionen) der Blutdruck stark ansteigen kann. Sie sollten die Augentropfen deshalb nicht gleichzeitig mit diesen Mitteln anwenden.

Tetryzolin: Wenn Sie Augenmittel mit diesem Wirkstoff zusammen mit anderen Arzneimitteln gegen Depressionen wie Amitriptylin, Clomipramin, Imipramin, Lofepramin, Nortriptylin, Opipramol und Trimipramin anwenden, kann der Blutdruck ebenfalls ansteigen.

Unerwünschte Wirkungen

Da diese Wirkstoffe teilweise ins Blut und in den Körperkreislauf gelangen, können die Augenmittel unerwünschte Wirkungen im Herz-Kreislauf-System verursachen: Herzklopfen, Blutdruckanstieg, Herzrasen, Herzrhythmusstörungen. Allerdings ist dieses Risiko im Allgemeinen sehr gering.

▶ **Keine Maßnahmen erforderlich**

Die Augen können brennen. Für kurze Zeit können sich die Pupillen erweitern und Sie können dadurch empfindlicher gegenüber Licht werden.

Hinweise

Für Kinder unter 14 Jahren

Säuglinge und Kleinkinder unter zwei Jahren dürfen keine Augentropfen mit Alpha-Sympathomimetika bekommen. Der Wirkstoff wird in den Körperkreislauf aufgenommen und kann bei Kindern dieser Altersgruppe dazu führen, dass der Blutdruck gefährlich ansteigt. Außerdem können bei ihnen Benommenheit, Verwirrtheit und heftige Träume auftreten.

Bei Kindern zwischen zwei und sechs Jahren sollten Sie diese Augenmittel nur nach Rücksprache mit einem Arzt einsetzen.

Ab dem Schulalter können Kinder mit Augentropfen mit Alpha-Sympathomimetika behandelt werden. Für alle Altersklassen gilt, dass die Hinweise auf eine begrenzte Anwendungszeit eingehalten werden sollten.

Für Schwangerschaft und Stillzeit

Es ist nicht auszuschließen, dass die Wirkstoffe in den Körperkreislauf gelangen und unerwünschte Wirkungen hervorrufen. Sie sollten sie darum während der Schwangerschaft und Stillzeit nicht anwenden.

Für ältere Menschen

Phenylephrin: Ältere Menschen haben ein erhöhtes Risiko, dass Phenylephrin bei ihnen unerwünschte Wirkungen auf das Herz-Kreislauf-System wie beispielsweise eine Blutdruckerhöhung oder Herzrhythmusstörungen auslöst. Das Mittel sollte mit Vorsicht angewendet werden.

■

Bibrocathol

Posiformin

Bibrocathol wirkt relativ schwach gegen Bakterien, doch die für einfache Bindehautentzündungen verantwortlichen Bakterien sprechen oft gut darauf an. Außerdem wirkt es gefäßzusammenziehend, sodass die Entzündungsreaktion zurückgeht. Präparate mit Bibrocathol werden als „geeignet" beurteilt.

Dass die Substanz nur als Salbe angewendet werden kann, schränkt den Gebrauch bei einer Bindehautentzündung tagsüber ein, denn der Fettschleier auf dem Auge beeinträchtigt das Sehvermögen nachhaltig. Dies gilt weniger, wenn eine Entzündung am Lidrand, wie zum Beispiel ein Gerstenkorn, behandelt werden soll, bei der die Salbe nur an den Lidrand gestrichen wird.

Anwendung

Drei- bis fünfmal täglich kann ein Strang Salbe von etwa einem halben Zentimeter Länge ins Auge eingebracht oder auf die Lidkante gestrichen werden.

Hinweise zur Anwendung, zur Verkehrstüchtigkeit sowie beim Tragen von Kontaktlinsen lesen Sie unter „Augenmittel anwenden" (→ Seite 140).

Unerwünschte Wirkungen

▶ **Muss beobachtet werden**

Eine allergische Reaktion kann sich durch verstärktes Brennen und Jucken der Augen nach Anwendung des Mittels äußern. Je nachdem, wie heftig diese Beschwerden sind, wenden Sie sich umgehend oder innerhalb des nächsten Tages an einen Augenarzt.

Hinweise

Für Kinder unter 14 Jahren

Über die Anwendung von Bibrocathol in dieser Altersgruppe gibt es keine Erkenntnisse. Da der Wirkstoff aber in Wasser nicht löslich ist, kann er sich auch nicht im Blut verteilen und es sind keine Probleme zu erwarten.

Für Schwangerschaft und Stillzeit

Über die Anwendung von Bibrocathol in dieser Zeit gibt es keine Erkenntnisse. Da der Wirkstoff aber in Wasser nicht löslich ist, kann er sich auch nicht im Blut verteilen und es sind keine Probleme zu erwarten.

Dexpanthenol

Bepanthen Augen- und Nasensalbe, Corneregel, Pan-Ophtal Augensalbe/Gel, Panthenol-Augensalbe JENAPHARM

Dexpanthenol ist eine der Vorstufen von Pantothensäure, die zu den Vitaminen des B-Komplexes gehört und für gewisse Körperfunktionen notwendig ist. Dexpanthenol soll unter anderem die Neubildung von Zellen der Hornhaut fördern. Zudem kann das Auftragen einer Salbe bei Hornhautverletzungen als angenehm empfunden werden, weil sie die Augenbindehaut mit einem Film überzieht, durch den die Augenlider leichter über die Bindehaut gleiten.

Für die Unterstützung der Behandlung von Hornhautverletzungen, zum Beispiel nach einer Augenoperation, wird die Augensalbe als „geeignet" bewertet. Produkte mit Konservierungsmitteln gelten demgegenüber als „auch geeignet". Näheres hierzu finden Sie unter „Konservierungsmittel" (→ Seite 153).

Anwendung

Hinweise zur Anwendung, zur Verkehrstüchtigkeit sowie beim Tragen von Kontaktlinsen lesen Sie unter „Augenmittel anwenden" (→ Seite 140).

Unerwünschte Wirkungen

▶ **Muss beobachtet werden**

Vereinzelt treten Unverträglichkeitsreaktionen auf, die sich durch verstärktes Brennen und Jucken der Augen nach Anwendung der Mittel äußern. Je nachdem, wie heftig diese Beschwerden sind, wenden Sie sich umgehend oder im Laufe des nächsten Tages an den Augenarzt.

Heparin-Natrium

Heparin-POS

Heparin ist eine körpereigene Substanz, die die Blutgerinnung hemmt. Am Auge angewendet soll Heparin Blutergüsse und die Heilung von Hornhautverletzungen günstig beeinflussen. Da die therapeutische Wirksamkeit dafür jedoch nicht ausreichend nachgewiesen ist, wird das Mittel als „wenig geeignet" eingestuft.

Anwendung

Hinweise zur Anwendung, zur Verkehrstüchtigkeit sowie beim Tragen von Kontaktlinsen lesen Sie unter „Augenmittel anwenden" (→ Seite 140).

Salizylsäure

Sophtal-POS N

In Augenmitteln wirkt Salizylsäure schwach gegen Bakterien und Pilze, sodass ein positiver Einfluss auf Bindehaut- und Lidrandentzündungen denkbar ist. Möglicherweise lassen sich auch verschorfte Lidränder mithilfe dieser Augentropfen besser lösen. In klinischen Studien ist das jedoch noch nicht ausreichend nachgewiesen. Die Mittel werden als „mit Einschränkung geeignet" bewertet.

Näheres zu dem Konservierungsmittel, das den Präparaten zugesetzt ist, finden Sie unter „Konservierungsmittel" (→ Seite 153).

Anwendung

Viermal täglich soll ein Tropfen in das erkrankte Auge eingetropft werden.

Mit der unverdünnten Lösung des Augenbads sollen die Augen mithilfe einer Augenbadewanne dreimal täglich fünf Minuten lang umspült werden.

Weitere Hinweise zur Anwendung, zur Verkehrstüchtigkeit sowie beim Tragen von Kontaktlinsen lesen Sie unter „Augenmittel anwenden" (→ Seite 140).

Achtung

Salizylsäure kann die Haut und Schleimhäute reizen und allergische Reaktionen hervorrufen. Da die Konzentration in den Augentropfen aber gering ist, scheint auch das Risiko gering. Wenn Sie jedoch auf Salizylsäure allergisch reagieren, dürfen Sie die Mittel nicht anwenden.

Salizylsäurehaltige Augentropfen sollten Sie nicht einsetzen, wenn die Hornhaut verletzt ist.

Unerwünschte Wirkungen

▶ **Muss beobachtet werden**

Als Zeichen einer allergischen Reaktion kann sich das Auge verstärkt röten, jucken und Sekret absondern. Dann sollten Sie die Mittel nicht mehr anwenden. Bessern sich die Beschwerden nach dem Absetzen nicht merklich, sollten Sie einen Arzt aufsuchen.

Kombination: Fettartige Substanzen

Weißes Vaselin + dünnflüssiges Paraffin + Wollwachsalkohole

Coliquifilm

Diese Augensalbe enthält verschiedene fettartige Substanzen, die sich mit Wasser kaum mischen lassen. Das ist aber notwendig, um sie als Augenmittel einsetzen zu können. Deshalb sind als dritter Salbenbestandteil Wollwachsalkohole beigefügt, die viel Wasser aufnehmen können und sich mit den Fettbestandteilen gut mischen lassen.
Nach dem Auftragen legt diese Salbe einen fettigen Film über die Augen. Das macht den Lidschlag leichter erträglich, der sonst bei Augenverletzungen und nach -operationen als unangenehm empfunden werden kann. Außerdem kann dieses Mittel während oder nach Operationen hilfreich sein, weil in diesen Situationen nicht sicher ist, dass die Augenlider richtig schließen oder die Augen durch regelmäßiges Blinzeln dafür sorgen, dass die Hornhaut immer wieder benetzt wird.
Das Produkt ist also geeignet, um die Nachbehandlung von Verletzungen der Hornhaut infolge von Augenoperationen zu unterstützen.

ANWENDUNG

Hinweise zur Anwendung, zur Verkehrstüchtigkeit sowie beim Tragen von Kontaktlinsen lesen Sie unter „Augenmittel anwenden" (→ Seite 140).

HINWEISE

Für Schwangerschaft und Stillzeit

Diese Augensalbe kann ohne Bedenken angewendet werden.

Kombinationen: Alpha-Sympathomimetika + andere Substanzen

Naphazolin + Actinoquinol + Vitamin A

duraultra

Tetryzolin + Antazolin

Allergopos N, Spersallerg

In diesen Augentropfen sind Substanzen aus verschiedenen Gruppen miteinander kombiniert.
Aus der Gruppe der Alpha-Sympathomimetika (→ Seite 144) enthalten diese Augenmittel Naphazolin beziehungsweise Tetryzolin. Dieses sind gefäßzusammenziehende Wirkstoffe, die die Symptome einer Bindehautentzündung zurückdrängen sollen.
Duraultra enthält darüber hinaus Actinoquinol. Dieses wirkt als Schutzmittel vor UV-Licht. Damit könnten Augentropfen mit diesem Wirkstoff allenfalls nützlich sein, um einer Bindehautentzündung durch zu viel Sonnenlicht vorzubeugen. Ein solcher Effekt ist in der Praxis jedoch nicht nachweisbar. Bei starker UV-Strahlung ist es vielmehr erforderlich, eine geeignete Lichtschutzbrille zu tragen.
Hinweise zur Wirkung von Vitamin A, dem dritten Bestandteil dieser Augentropfen, finden Sie unter dem Stichwort „Vitamin A" (→ Seite 155).
Allergopos N und *Spersallerg* weisen als zweiten Inhaltsstoff Antazolin auf. Dieser gehört in die Gruppe der Antihistaminika, die sich gegen eine Allergie richten. Zur Bekämpfung einer Bindehautentzündung, die nicht auf einer Allergie beruht, genügt die gefäßverengende Substanz. Es ist nicht erwiesen, dass die Kombination mit einem Antihistaminikum demgegenüber vorteilhaft ist.
Alle Angaben zu diesen mit Antihistaminika kombinierten Augentropfen finden Sie im Kapitel „Allergische Erkrankungen" unter „Kombinationen: Alpha-Sympathomimetika + Antihistaminikum" (→ Seite 602).
Derartige Kombinationen werden aufgrund ihrer nicht ausreichend nachgewiesenen therapeutischen Wirksamkeit als „wenig geeignet" bewertet.
Näheres zu den Konservierungsmitteln, die den Präparaten zugesetzt sind, lesen Sie unter „Konservierungsmittel" (→ Seite 153).

ANWENDUNG

Hinweise zur Anwendung, zur Verkehrstüchtigkeit sowie beim Tragen von Kontaktlinsen lesen Sie unter „Augenmittel anwenden" (→ Seite 140).

ACHTUNG

Gegenanzeigen

Wann Sie diese Augentropfen nicht anwenden dürfen, lesen Sie unter „Alpha-Sympathomimetika" (→ Seite 144).

Wechselwirkungen mit Medikamenten

Was Sie bei der kombinierten Anwendung dieser Augentropfen mit anderen Arzneimitteln beachten müssen, lesen Sie unter „Alpha-Sympathomimetika“ (→ Seite 144).

Unerwünschte Wirkungen

Welche unerwünschten Wirkungen bei der Anwendung dieser Augentropfen auftreten können, lesen Sie unter „Alpha-Sympathomimetika“ (→ Seite 144).

Hinweise

Für Kinder unter 14 Jahren

Über die Anwendung in dieser Altersgruppe gibt es keine Erkenntnisse. Da die Mittel ohnehin als „wenig geeignet“ bewertet werden, sollten Sie sie nicht anwenden.

Für Schwangerschaft und Stillzeit

Über die Risiken einer Anwendung in Schwangerschaft und Stillzeit gibt es keine Erkenntnisse. Da die Mittel ohnehin als „wenig geeignet“ bewertet werden, sollten Sie sie nicht anwenden.

Kombination: Vitamine

Kalzium-Pantothenat + Vitamin A + Vitamin B_1

Regepithel

Kalzium-Pantothenat ist das Salz der Pantothensäure. Diese gehört in die Gruppe der B-Vitamine. Pantothensäure wird im Körper in den Wirkstoff Dexpanthenol, der als Medikament eingesetzt wird, verwandelt. Die Wirkungen, die für Dexpanthenol erforscht wurden, gelten demnach auch für Pantothensäure.

Dexpanthenol soll unter anderem die Neubildung von Zellen der Hornhaut fördern. Ob es den Heilungsprozess vor allem nach Hornhautverletzungen fördert, ist unklar.

Die therapeutische Wirksamkeit der Kombination aus Kalzium-Pantothenat und anderen Vitaminen bei Verletzungen der Hornhaut ist nicht ausreichend nachgewiesen. Das Mittel wird als „wenig geeignet“ eingestuft.

Anwendung

Hinweise zur Anwendung, zur Verkehrstüchtigkeit sowie beim Tragen von Kontaktlinsen lesen Sie unter „Augenmittel anwenden“ (→ Seite 140).

Hinweise

Für Schwangerschaft und Stillzeit

Das Mittel enthält Vitamin A. Wenn dieses während der Schwangerschaft in hoher Dosierung angewendet wird, erhöht sich das Risiko für Fehlbildungen beim Kind. Es ist zwar nicht anzunehmen, dass mit einer Augensalbe eine derartig große Menge Vitamin A in den Körper gelangt, da das Mittel aber ohnehin als „wenig geeignet“ bewertet wird, sollten Sie auf seine Anwendung verzichten.

Bindehautentzündung, Verletzung der Hornhaut

Handelsname Darreichungsform	Zusammensetzung pro 1 ml/1 g oder wie angegeben bzw. pro abgeteilte Einheit	Kleinste Packungsgröße	Unverb. Preis in Euro	Bewertung für das beanspruchte Anwendungsgebiet
Allergopos N Augentropfen	**Tetryzolin-hydrochlorid** 0,5 mg + **Antazolinphosphat** 0,15 mg (Konservierungsmittel: Chlorhexidinglukonat)	10 ml	5,11	**Wenig geeignet** bei Bindehautentzündung. Die therapeutische Wirksamkeit der fixen Kombination ist nicht ausreichend nachgewiesen. Das Produkt enthält Konservierungsmittel. → Seite 147
Bepanthen Augen- und Nasensalbe Salbe	**Dexpanthenol** 50 mg (ohne Konservierungsmittel)	5 g	3,39	**Geeignet** zur Unterstützung der Behandlung von Verletzungen der Hornhaut. → Seite 146
Berberil N EDO Einzeldosispipetten	**Tetryzolin-hydrochlorid** 0,5 mg pro 1 ml (ohne Konservierungsmittel)	10 x 0,5 ml	5,96	**Geeignet** bei Bindehautentzündung zur kurzzeitigen Anwendung. → Seite 144
Berberil N Augentropfen	0,5 mg (Konservierungsmittel: Benzalkoniumchlorid)	10 ml	4,41	**Auch geeignet** bei Bindehautentzündung zur kurzzeitigen Anwendung. Konservierungsmittelfreie Produkte sind vorzuziehen. → Seite 144

Hinweise zu den Tabellenspalten → Seite 34, zur Auswahl der Arzneimittel → Seite 28, zur Grundlage der Bewertung → Seiten 29, 33

Bindehautentzündung, Verletzung der Hornhaut Fortsetzung

Handelsname Darreichungsform	Zusammensetzung pro 1 ml/1 g oder wie angegeben bzw. pro abgeteilte Einheit	Kleinste Packungsgröße	Unverb. Preis in Euro	Bewertung für das beanspruchte Anwendungsgebiet
Biciron Augentropfen	**Tramazolin-hydrochlorid** 0,632 mg (Konservierungsmittel: Benzalkoniumchlorid)	10 ml	8,50	**Auch geeignet** bei Bindehautentzündung zur kurzzeitigen Anwendung. Konservierungsmittelfreie Produkte sind vorzuziehen. → Seite 144
Coliquifilm Augensalbe	**Weißes Vaselin** 573 mg + **dünnflüssiges Paraffin** 425 mg + **Wollwachsalkohole** 2 mg (ohne Konservierungsmittel)	3,5 g	6,97	**Geeignet** zur Unterstützung der Nachbehandlung von Verletzungen der Hornhaut infolge von Augenoperationen. → Seite 147
Corneregel EDO Augengel	**Dexpanthenol** 50 mg pro 1 ml (ohne Konservierungsmittel)	30 x 0,6 ml	13,45	**Geeignet** zur Unterstützung der Behandlung von Verletzungen der Hornhaut. → Seite 146
Corneregel Fluid EDO Einzeldosispipetten	50 mg pro 1 ml (ohne Konservierungsmittel)	10 x 0,6 ml	6,40	
Corneregel Augengel Augengel	50 mg (Konservierungsmittel: Cetrimid)	10 g	4,95	**Auch geeignet** zur Unterstützung der Behandlung von Verletzungen der Hornhaut. Konservierungsmittelfreie Produkte sind vorzuziehen. → Seite 146
Corneregel Fluid Augentropfen	50 mg (Konservierungsmittel: Cetrimid)	10 ml	4,95	
duraultra Augentropfen	**Naphazolinnitrat** 0,075 mg + **Actinoquinol-natriumsalz** 5 mg + **Retinolpalmitat** 500 I.E. (Konservierungsmittel: Phenylmerkuriazetat)	10 ml	6,47	**Wenig geeignet** bei Bindehautentzündung. Die therapeutische Wirksamkeit der fixen Kombination ist nicht ausreichend nachgewiesen. Das Produkt enthält Konservierungsmittel. → Seite 147
Heparin-POS Augensalbe Augensalbe	**Heparin-Natrium** 1 300 I.E. (ohne Konservierungsmittel)	5 g	6,77	**Wenig geeignet** bei Verletzungen der Hornhaut und bei Blutergüssen am Auge. Die therapeutische Wirksamkeit ist nicht ausreichend nachgewiesen. → Seite 146
Ophtalmin-N sine Einzeldosispipetten	**Tetryzolin-hydrochlorid** 0,5 mg pro 1 ml (ohne Konservierungsmittel)	20 x 0,5 ml	7,46	**Geeignet** bei Bindehautentzündung zur kurzzeitigen Anwendung. → Seite 144
Ophtalmin-N Augentropfen	0,5 mg (Konservierungsmittel: Benzalkoniumchlorid)	10 ml	4,45	**Auch geeignet** bei Bindehautentzündung zur kurzzeitigen Anwendung. Konservierungsmittelfreie Produkte sind vorzuziehen. → Seite 144
Pan-Ophtal Gel Augengel	**Dexpanthenol** 50 mg (Konservierungsmittel: Cetrimid)	10 g	4,70	**Auch geeignet** zur Unterstützung der Behandlung von Verletzungen der Hornhaut. Konservierungsmittelfreie Produkte sind vorzuziehen. → Seite 146
Pan-Ophtal Augensalbe Augensalbe	50 mg (Konservierungsmittel: Chlorobutanol)	5 g	2,99	

Hinweise zu den Tabellenspalten → Seite 34, zur Auswahl der Arzneimittel → Seite 28, zur Grundlage der Bewertung → Seiten 29, 33

Bindehautentzündung, Verletzung der Hornhaut Fortsetzung

Handelsname Darreichungsform	Zusammensetzung pro 1 ml/1 g oder wie angegeben bzw. pro abgeteilte Einheit	Kleinste Packungsgröße	Unverb. Preis in Euro	Bewertung für das beanspruchte Anwendungsgebiet
Panthenol-Augensalbe JENAPHARM Augensalbe	**Dexpanthenol** 50 mg (ohne Konservierungsmittel)	5 g	5,47	**Geeignet** zur Unterstützung der Behandlung von Verletzungen der Hornhaut. → Seite 146
Posiformin 2 % Augensalbe	**Bibrocathol** 20 mg (ohne Konservierungsmittel)	5 g	7,57	**Geeignet** bei Bindehautentzündung und vor allem bei Entzündungen der Lidkanten. Die Salbe beeinträchtigt aber die Sehfähigkeit. → Seite 145
Proculin Augentropfen	**Naphazolin-hydrochlorid** 0,3 mg (Konservierungsmittel: Benzalkoniumchlorid)	10 ml	4,41	**Auch geeignet** bei Bindehautentzündung zur kurzzeitigen Anwendung. Konservierungsmittelfreie Produkte sind vorzuziehen. → Seite 144
Regepithel Augensalbe	**Kalzium-Pantothenat** 5 mg + **Vitamin A** 10 000 I.E. + **Vitamin B1** 0,5 mg (ohne Konservierungsmittel)	5 g	10,50	**Wenig geeignet** bei Verletzungen der Hornhaut. Die therapeutische Wirksamkeit der Vitaminkombination ist nicht ausreichend nachgewiesen. → Seite 148
Sophtal-POS N Augenbad Augenbad	**Salizylsäure** 1 mg (Konservierungsmittel: Chlorhexidinglukonat)	200 ml	6,59	**Mit Einschränkung geeignet** bei Bindehautentzündung zur kurzzeitigen Anwendung. Die therapeutische Wirksamkeit ist noch nicht ausreichend nachgewiesen. Das Produkt enthält Konservierungsmittel. → Seite 146
Sophtal-POS N Augentropfen	1 mg (Konservierungsmittel: Chlorhexidinglukonat)	10 ml	4,84	
Spersallerg Augentropfen	**Tetryzolin-hydrochlorid** 0,4 mg + **Antazolin-hydrochlorid** 0,5 mg (Konservierungsmittel: Benzalkoniumchlorid)	10 ml	13,01	**Wenig geeignet** bei Bindehautentzündung. Die therapeutische Wirksamkeit der fixen Kombination ist nicht ausreichend nachgewiesen. Das Produkt enthält Konservierungsmittel. → Seite 147
Visadron Augentropfen	**Phenylephrin-hydrochlorid** 1,25 mg (Konservierungsmittel: Benzalkoniumchlorid)	10 ml	9,38	**Auch geeignet** bei Bindehautentzündung zur kurzzeitigen Anwendung. Konservierungsmittelfreie Produkte sind vorzuziehen. → Seite 144
Visine Yxin ED Einzeldosispipetten	**Tetryzolin-hydrochlorid** 0,5 mg pro 1 ml (ohne Konservierungsmittel)	10 x 0,5 ml	6,15	**Geeignet** bei Bindehautentzündung zur kurzzeitigen Anwendung. → Seite 144
Visine Yxin Augentropfen	0,5 mg (Konservierungsmittel: Benzalkoniumchlorid)	10 ml	4,70	**Auch geeignet** bei Bindehautentzündung zur kurzzeitigen Anwendung. Konservierungsmittelfreie Produkte sind vorzuziehen. → Seite 144

Hinweise zu den Tabellenspalten → Seite 34, zur Auswahl der Arzneimittel → Seite 28, zur Grundlage der Bewertung → Seiten 29, 33

Trockene Augen

Bindehaut und Hornhaut müssen ständig von einem Tränenfilm überzogen sein, damit beschwerdefreies Sehen möglich ist. Der Tränenfilm enthält neben Wasser auch Schleim und Fette. Letztere sorgen dafür, dass die Lider leicht und unbemerkt über den Augapfel gleiten können. Die Tränenflüssigkeit versorgt die Hornhaut der Augen, die nicht durchblutet ist, mit Sauerstoff und Nährstoffen und leitet die Abbauprodukte ihres Stoffwechsels ab.
Wenn nicht genügend Tränenflüssigkeit produziert wird oder ihre Zusammensetzung gestört ist, kann der Tränenfilm reißen. Dann entstehen trockene Stellen auf der Hornhaut. Dadurch verändert sich ihr Stoffwechsel und sie entzündet sich. Zudem schabt jeder Lidschlag Zellen der obersten Hornhautschicht ab. Dieses Beschwerdebild wird als „trockenes Auge" (Keratoconjunctivitis sicca) bezeichnet.

Anzeichen und Beschwerden

Die Beschwerden ähneln denen einer sehr leichten Binde- oder Hornhautentzündung. Die Augen fühlen sich trocken an. Sie können brennen und jucken, manchmal sind sie gerötet, schmerzen und sind lichtempfindlich. Der Lidschlag wird als unangenehm empfunden.
Darauf können die Augen mit einer vermehrten Tränensekretion reagieren. Das bessert die Beschwerden jedoch nicht, weil die abgesonderte Flüssigkeit vornehmlich aus Wasser besteht. Es fehlen die Schleim- und Fettstoffe, die das beschwerdefreie Gleiten über den Augapfel gewährleisten.

Ursachen

„Schlechte Luft" mit Zigarettenrauch und Ozon, Zugluft und der Luftstrom aus Klimaanlagen können die ausreichende Versorgung der Augen mit Tränenflüssigkeit ebenso beeinträchtigen wie ein trockenes, heißes Klima und intensive UV-Einstrahlung.
Bei angestrengtem Sehen empfindet man die Augen leicht als trocken, weil man dabei nicht so häufig blinzelt, wie es notwendig ist, um die Hornhaut gleichmäßig mit Tränenflüssigkeit zu benetzen. Dann können sich auf der Hornhaut „trockene Stellen" bilden, die das Gefühl der Trockenheit hervorrufen. Gründe für eine solche Augenbelastung können eine unzureichend korrigierte Fehlsichtigkeit, Bildschirmarbeit und das Tragen von Kontaktlinsen sein.
Wenn die Ränder der Augenlider beim Blinzeln nicht komplett aufeinandertreffen – etwa aufgrund einer anatomischen Besonderheit oder einer Entzündung –, trocknet die Hornhautoberfläche dort aus, wo die Lider eine Lücke lassen. Besonders unangenehm macht sich das in der Nacht bemerkbar, weil sich die Augen dann nicht ganz schließen lassen.
Die hormonellen Veränderungen in der Schwangerschaft und in den Wechseljahren können Zusammensetzung und Menge der Tränenflüssigkeit so beeinträchtigen, dass sie ein trockenes Auge begünstigen.
Bei einer Reihe von Allgemeinerkrankungen, wie Sjögren-Syndrom, Sklerodermie, rheumatoider Arthritis und Parkinsonkrankheit, wird weniger Tränenflüssigkeit produziert. Auch in Verbindung mit Diabetes, Schilddrüsenerkrankungen und manchen Virusinfektionen können Benetzungsstörungen auftreten.
Ein schwerwiegender Mangel an Vitamin A, der sich über lange Zeit entwickelt hat, geht mit Hautveränderungen einher, die auch die Augen betreffen können. Eine derartige Vitaminmangelkrankheit kommt jedoch fast nur noch in Entwicklungsländern vor.
Einige der in Augentropfen üblicherweise enthaltenen Konservierungsmittel (→ Seite 153), allen voran die Substanz Benzalkoniumchlorid, können ein trockenes Auge verursachen.
Eine Reihe innerlich angewendeter Medikamente kann zu einem trockenen Auge führen. Zu ihnen gehören die Pille, Betablocker (bei hohem Blutdruck), Antihistaminika (bei Allergien), Antidepressiva (bei Depressionen) und Vitamin-A-Säure-haltige Medikamente (bei Akne). Frauen, die nach den Wechseljahren Hormone einnehmen, haben ein erhöhtes Risiko, trockene Augen zu bekommen.

Vorbeugung

- Lüften Sie Räume, in denen geraucht wird, häufig und gründlich. Ist die Raumluft sehr trocken, sollte die Luftfeuchtigkeit erhöht werden.
- Vermeiden Sie Zugluft. Stellen Sie, wenn möglich, die Klimaanlage aus.
- Lassen Sie die Stärke Ihrer Brille kontrollieren.
- Wenn Sie als Brillenträger stundenlang Bildschirmarbeit verrichten, sollten Sie die Brillenstärke so bemessen lassen, dass Sie in einem Abstand von 50 bis 75 Zentimeter gut sehen können. Wichtig ist auch, dass der Arbeitsplatz richtig ausgeleuchtet ist. Den Augen tut es gut, wenn Sie häufiger als sonst blinzeln und jede Stunde fünf Minuten Pause einlegen.

- Wenn Sie Kontaktlinsen tragen, aber nicht genügend Tränenflüssigkeit produzieren, um die Linsen ständig gut zu benetzen, müssen Sie gegebenenfalls zur Brille wechseln.
- Wenn Sie Augentropfen anwenden müssen, sollten Sie solche ohne Konservierungsmittel (→ Seite 153) vorziehen.

Allgemeine Maßnahmen

Wenn Tränenersatzmittel die Beschwerden nicht ausreichend beheben, kann der Arzt die Tränenpünktchen, durch die die Tränenflüssigkeit abläuft, mit einer Art winzigem Stopfen verschließen. Dann steht der Binde- und Hornhaut mehr Tränenflüssigkeit zur Verfügung.
Der Stopfen löst sich entweder von selbst auf oder er verbleibt im Tränenpünktchen. Sollte sich eine Entzündung entwickeln, wird der Stopfen gezogen und die Entzündung behandelt.

Wann zum Arzt?

Die Diagnose „trockenes Auge" sollte immer der Arzt stellen, damit ernsthafte Schäden am Auge oder ursächliche Körperkrankheiten erkannt werden. Erst wenn das abgeklärt ist, können Sie die als hilfreich empfundenen Tropfen ohne ärztliches Zutun anwenden.
Bei speziellen Augenerkrankungen kann der Arzt synthetische Tränenflüssigkeit auch zulasten der gesetzlichen Krankenkassen verordnen: Sjögren-Syndrom mit deutlichen Funktionsstörungen des Grades 2, Epidermolysis bullosa, okuläres Pemphigoid, Fehlen oder Schädigung der Tränendrüse, Fazialisparese und Lagophthalmus. Näheres hierzu finden Sie unter der Überschrift „Ausnahmeliste" (→ Seite 694).

Behandlung mit Medikamenten

Die fehlende Tränenflüssigkeit wird durch künstliche Tränen ersetzt. Inhaltsstoffe dieser Augentropfen sind Filmbildner (→ Seite 155), die dafür sorgen, dass die Flüssigkeit länger im Auge haftet. Einige Präparate enthalten Kombinationen von Filmbildnern (→ Seite 156). Gegenüber Mitteln mit nur einem Wirkstoff ist das weder ein Vorteil noch ein Nachteil.
Bei einem schwerwiegenden Vitamin-A-Mangel muss das Vitamin eingenommen werden. Um die Behandlung eventueller Augenbeschwerden, die in diesem Zusammenhang auftreten können, zu unterstützen, können Augenmittel mit Vitamin A (→ Seite 155) angewendet werden. Sie werden als „geeignet" eingestuft, wenn es sich um Augentropfen oder -gele handelt, die unkonserviert sind, als „auch geeignet", wenn derartige Produkte Konservierungsmittel enthalten.
Eine Augensalbe mit Vitamin A schränkt die Sehfähigkeit tagsüber deutlich ein und wird daher zur Behandlung von trockenen Augen allgemein als „mit Einschränkung geeignet" bewertet. Ein Zusatz von Vitamin A ist zudem zur unterstützenden Behandlung nur sinnvoll, wenn sich die Beschwerden auf einen Vitamin-A-Mangel zurückführen lassen.
Augentropfen mit Dexpanthenol (→ Seite 154) werden als „mit Einschränkung geeignet" bewertet. Die therapeutische Wirksamkeit von Dexpanthenol ist bei trockenen Augen noch nicht ausreichend nachgewiesen. Das Mittel enthält aber zusätzlich zu Dexpanthenol einen Filmbildner. Durch diesen bleiben die Tropfen länger im Auge und befeuchten es.
Die Kombinationen: Filmbildner + andere Substanzen (→ Seite 156) werden als „mit Einschränkung geeignet" angesehen. Bei dem Kombinationspartner Dexpanthenol ist nicht nachgewiesen, dass er zur Linderung der Beschwerden, die der Filmbildner erzielt, noch etwas Zusätzliches beiträgt. Die Bewertung des Mittels, das neben dem Filmbildner noch Vitamin A enthält, hängt vom Beschwerdebild ab, das zu lindern es beansprucht. Da hier nur die Form der trockenen Augen besprochen wird, die nicht auf einem Vitamin-A-Mangel beruht, sondern auf den hierzulande üblichen Ursachen, wie sie oben angegeben sind, ist der Vitaminzusatz nicht notwendig. Deshalb wird es in diesem Fall als „mit Einschränkung geeignet" bewertet.
Die Kombination: Fettartige Substanzen (→ Seite 157) legt einen fettigen Film über die Augen, der die Verdunstung der Tränenflüssigkeit verringert. Dieser Effekt kann in Situationen hilfreich sein, in denen die Augenlider nicht richtig schließen oder die Augen nicht durch regelmäßiges Blinzeln dafür sorgen können, dass die Hornhaut immer wieder benetzt wird. Auch wenn die Augenhäute austrocknen, weil die Lider beim Schlafen den Augapfel nicht mehr komplett bedecken, kann die aufgetragene Salbe dem entgegenwirken. Das Mittel wird aber als „mit Einschränkung geeignet" bewertet, weil der fettige Film die Sehfähigkeit so beeinträchtigt, dass aktive Menschen es eigentlich nur zur Nacht anwenden können.

Die gleiche Einschätzung gilt für die Kombination aus Vitamin A und fettartige Substanzen (→ Seite 157). Der Zusatz von Vitamin A zu den fettartigen Substanzen könnte allenfalls von Nutzen sein, wenn die trockenen Augen auf einer Vitamin-A-Mangelerkrankung beruhen. Derartiges ist hierzulande aber nicht anzunehmen.

Augen, denen es an Tränenflüssigkeit fehlt, können eventuell gerötet sein. Dem sollte keinesfalls mit gefäßverengenden Augentropfen, den sogenannten Weißmachern, mit Wirkstoffen aus der Gruppe der Alpha-Sympathomimetika (→ Seite 144) begegnet werden.

Alle diese Augenmittel lindern zwar die Beschwerden, können die Ursache des trockenen Auges aber nicht beheben. Darum müssen sie meist relativ oft und vielfach sogar jahrelang angewendet werden. Bei diesem Langzeitgebrauch können die Konservierungsmittel (→ nachfolgend), mit denen Augenmittel üblicherweise versetzt sind, zum Problem werden. Sie bergen nämlich das Risiko, die Hornhaut der Augen zu schädigen und Allergien hervorzurufen. Unkonservierte Mittel vermeiden dieses Risiko.

Konservierungsmittel

Die Augen reagieren recht empfindlich auf Keime. Für entzündete oder verletzte Augen gilt das in besonderem Maße. Aus diesem Grund müssen Augenarzneimittel aseptisch hergestellt oder sterilisiert werden. Trotz aller Vorsicht bei der Anwendung gelangen bereits mit dem ersten Öffnen des Gefäßes Keime in das Mittel und können sich dort vermehren. Um die rasche Verkeimung von wässrigen Augenzubereitungen wie Augentropfen und -gelen, die länger als 24 Stunden benutzt werden, zu verhindern, zumindest aber zu beschränken, werden ihnen Konservierungsmittel zugesetzt. Die Konzentration des Konservierungsmittels ist so bemessen, dass seine keimtötende Wirkung etwa vier Wochen lang gewährleistet ist. Danach sollten alle angebrochenen Augenmittel weggeworfen werden. Um diesen Zeitraum nicht zu überschreiten, ist es hilfreich, auf der Packung das Datum zu notieren, wann sie geöffnet wurde.

Alle Konservierungsmittel können die Augen schädigen. Dieses gilt ganz besonders, wenn die Mittel lange Zeit und an erkrankten Augen angewendet werden. Dann sollten konservierungsmittelfreie Produkte bevorzugt werden. Unkonservierte Augenmittel können in speziellen Flaschen abgefüllt sein, aus denen man zwar Tropfen herausdrücken kann, in die aber nichts hineingelangen kann. Diese Dosiersysteme sind an dem Namenszusatz „COMOD“ zu erkennen. Sie sind sparsam und umweltschonend, weil ihre Verpackung keinen zusätzlichen Abfall darstellt. Nachteilig ist, dass ihre Handhabung nicht ganz einfach ist und unter Umständen mehr Kraft erfordert, als beispielsweise manche ältere Menschen aufbringen können. Für sie eignen sich eher jene Produkte, bei denen die unkonservierten Augentropfen in Ein-Tages-Portionen in kleinen Pipetten abgefüllt sind. Diese sollen 24 Stunden nach Anbruch weggeworfen werden. Übertriebene Sparsamkeit kann die Augengesundheit gefährden.

In den hier besprochenen Augenmitteln finden sich verschiedene Konservierungsmittel, die hinsichtlich ihres Wirkspektrums und ihres Risikos für unerwünschte Wirkungen unterschiedlich zu beurteilen sind.

Ein wichtiges Kriterium bei Konservierungsmitteln ist ihre Wirksamkeit gegenüber der Bakterienart Pseudomonas aeruginosa. Dieser „Problemkeim“ ist als Infektionsauslöser am Auge ganz besonders gefürchtet, weil er sich mit den zur Verfügung stehenden Antibiotika nur schlecht bekämpfen lässt.

Benzalkoniumchlorid

Benzalkoniumchlorid wirkt gegen die meisten Keime, die am Auge vorkommen, nicht aber gegen den „Problemkeim“ Pseudomonas. Gegen Viren wirkt Benzalkoniumchlorid nur schwach.

Benzalkoniumchlorid verringert die Stabilität des Tränenfilms und kann bei langdauernder Anwendung ein trockenes Auge verursachen. Es greift die Hornhaut des Auges bis in die tieferen Zellschichten hinein an. In der Folge wird die oberste Hornhautschicht an winzigen Stellen dünner. Aus diesen Punkten kann ein Hornhautgeschwür entstehen. Wirkt Benzalkoniumchlorid dauerhaft ein, können erhebliche Hornhautschäden auftreten. Gelegentlich treten durch Benzalkoniumchlorid Allergien auf. Wenn eine mit Benzalkoniumchlorid konservierte Tränenersatzflüssigkeit ins Auge getropft wird und einige Zeit danach Augentropfen mit einem anderen Wirkstoff, kann dieser schneller und tiefer in die Hornhaut eindringen als sonst. Auf diese Weise kann Benzalkoniumchlorid diese Substanz stärker

wirken lassen und auch ihre unerwünschten Wirkungen können verstärkt auftreten.
Mit Benzalkoniumchlorid konservierte Augentropfen sollten nicht über längere Zeit ohne augenärztliche Kontrolle angewendet werden, weil das die Augengesundheit erheblich gefährden kann.

Cetrimid
Das Wirkspektrum von Cetrimid umfasst nicht alle Bakterienarten, die am Auge bedeutsam sein können; auch gegen die speziellen „Problemkeime" am Auge richtet es nichts aus. Es ist aber effektiv gegenüber einigen Viren und hat auch eine gewisse pilztötende Wirkung.
Die unerwünschten Wirkungen von Cetrimid ähneln denen von Benzalkoniumchlorid. Zusätzlich können nach dem Eintropfen von mit Cetrimid konservierten Augentropfen Geschmacksirritationen auftreten.

Chlorhexidin
In Form der Salze Chlorhexidindiazetat und Chlorhexidinglukonat wird dieses Konservierungsmittel in Augentropfen eingesetzt. Es wirkt gegen die meisten am Auge relevanten Bakterien, jedoch nur schwach gegen die „Problemkeime". Es hemmt die Vermehrung von einigen Virus- und Pilzarten.
Chlorhexidin kann zu allergischen Reaktionen führen.

Chlorobutanol
Diese Substanz wirkt gegen Bakterien und Pilze. Auch gegen die „Problemkeime" ist sie wirksam. Chlorobutanol beeinträchtigt die Hornhaut zwar auch, aber nicht so stark wie Benzalkoniumchlorid.

Phenylmerkuriat
Diese organische Quecksilberverbindung wirkt gegen Bakterien und Pilze.
Phenylquecksilberverbindungen können allergische Reaktionen hervorrufen. Wenn sie lange Zeit auf die Augen einwirken, können Hornhautschäden auftreten. Außerdem kann die Substanz so weit ins Augeninnere eindringen, dass sie sich in der Augenlinse ablagert und diese bräunlich verfärbt. Dieses ist zwar harmlos und stört nicht die Sicht, bildet sich aber nicht wieder zurück.
Mit Phenylmerkuriat konservierte Augentropfen sollten nicht über längere Zeit ohne augenärztliche Kontrolle angewendet werden, weil das die Augengesundheit erheblich gefährden kann.

Thiomersal
Thiomersal ist ein weiteres quecksilberhaltiges Konservierungsmittel mit bakterien- und pilztötenden Eigenschaften. Auch die „Problemkeime" bekämpft es relativ gut.
Thiomersal ruft relativ häufig – manchmal auch erst mit einiger Verzögerung – allergische Reaktionen hervor, die zu einer allergischen Bindehautentzündung (→ Seite 589) führen können. Auch Augenreizungen können auftreten. Die Unbedenklichkeit der Anwendung von Thiomersal als Konservierungsmittelzusatz in Hautmitteln oder Injektionslösungen ist erheblich in Zweifel gezogen worden. Daher bemühte man sich darum, beispielsweise Impfstoffe thiomersalfrei herzustellen. In der Folge wurde es dann auch in Augenmitteln seltener eingesetzt.

Dexpanthenol

Pan-Ophtal Augentropfen

Dexpanthenol ist eine der Vorstufen von Pantothensäure, die zu den Vitaminen des B-Komplexes gehört und für gewisse Körperfunktionen notwendig ist. Dexpanthenol soll dafür sorgen, dass sich die äußere Zellschicht der Binde- und Hornhaut schneller erneuert. Ob das bei der Behandlung des trockenen Auges hilfreich ist, ist noch unklar. Die Kombination wird darum als „mit Einschränkung geeignet" bewertet. Darüber hinaus enthält das Produkt Konservierungsmittel. Näheres hierzu finden Sie unter „Konservierungsmittel" (→ Seite 153).

ANWENDUNG

Hinweise zur Anwendung, zur Verkehrstüchtigkeit sowie beim Tragen von Kontaktlinsen lesen Sie unter „Augenmittel anwenden" (→ Seite 140).

UNERWÜNSCHTE WIRKUNGEN

▶ **Muss beobachtet werden**
Vereinzelt treten Unverträglichkeitsreaktionen auf, die sich durch verstärktes Brennen und Jucken der Augen nach Anwendung der Mittel äußern. Je nachdem, wie heftig diese Beschwerden sind, wenden Sie sich umgehend oder im Laufe des nächsten Tages an den Augenarzt.

Filmbildner

Carbomer

Lacrigel, Liposic, Liquigel, Siccapos, Thilo-Tears, Vidisic, Visc Ophtal

Hypromellose

Artelac, Berberil Dry Eye, Sic Ophtal

Polyvinylalkohol

LIQUIFILM N

Povidon

Arufil, Lacophtal, Oculotect fluid, Protagent, Vidisept

Die verschiedenen Filmbildner unterscheiden sich vor allem dadurch, wie lange sie im Auge bleiben. Polyvinylalkohol haftet nur für kurze Zeit im Auge, eine mittlere Haftdauer hat Povidon. Hypromellose bleibt deutlich länger im Auge. Carbomer, das in manchen Produkten als Polyacrylsäure bezeichnet wird, haftet am längsten.

Je länger ein Filmbildner im Auge bleibt, desto seltener muss das Mittel angewendet werden. Nachteilig ist bei den anhaltend haftenden Substanzen, dass man eventuell längere Zeit verschwommen sieht.

Konservierungsmittelfreie Tränenersatzmittel gelten uneingeschränkt als „geeignet", konservierte Augenmittel werden demgegenüber als „auch geeignet" angesehen, da die Konservierungsstoffe besonders bei Langzeitgebrauch ein Risiko darstellen können. Näheres hierzu lesen Sie unter „Konservierungsmittel" (→ Seite 153).

Anwendung

Augentropfen mit Filmbildnern wenden Sie immer dann an, wenn es notwendig ist. Welches Produkt sich für Sie am besten eignet, müssen Sie ausprobieren.

Tränenersatzmittel sollten Sie nicht im Kühlschrank aufbewahren, da sie dort so zäh werden können, dass sie sich nicht mehr tropfen lassen.

Hinweise zur Anwendung, zur Verkehrstüchtigkeit sowie beim Tragen von Kontaktlinsen lesen Sie unter „Augenmittel anwenden" (→ Seite 140).

Achtung

Wechselwirkungen mit Medikamenten

Wenn Sie noch andere Augenmittel anwenden, sollten Sie diese zuerst nehmen und die künstliche Tränenflüssigkeit etwa 15 Minuten später eintropfen.

Unerwünschte Wirkungen

Diese Augenmittel können Überempfindlichkeitsreaktionen hervorrufen, die sich durch Brennen, Jucken, Rötung und Fremdkörpergefühl bemerkbar machen. Üblicherweise sind diese Erscheinungen milde. Bei unkonservierten Mitteln treten sie etwa halb so oft auf wie bei solchen mit Konservierungsmitteln.

Hinweise

Für Schwangerschaft und Stillzeit

Eine Anwendung ist ohne Bedenken möglich.

Vitamin A

Solan M, Vitafluid, Vitagel

Diese Augentropfen enthalten die im Körper wirksame Form von Vitamin A, das Retinol. Vitamin A ist unentbehrlich für den Sehvorgang in der Netzhaut des Auges.

Die Zellen der Binde- und Hornhaut des Auges benötigen Vitamin A, um wachsen und ihre Funktionen erfüllen zu können. Die Hornhaut kann, da sie nicht durchblutet ist, das Vitamin aber nur aus der Tränenflüssigkeit erhalten. Erreicht sie auf diesem Weg nicht genügend Vitamin A, kommt es zu einem Mangel, und es entwickeln sich die Symptome des trockenen Auges. Bei einem Vitamin-A-Mangel muss die Substanz eingenommen werden. Ist das Defizit behoben, vergehen die damit zusammenhängenden Augenbeschwerden. Bei schweren Augenschäden kann die Behandlung mit Vitamin-A-haltigen Augenmitteln unterstützt werden. Bei trockenen Augen aufgrund der hierzulande üblichen Ursachen – Vitamin-A-Mangelerscheinungen gibt es meist nur noch in Entwicklungsländern – ist der Einsatz von Vitamin A nicht notwendig.

Diese Augenmittel gelten als „geeignet", wenn sie konservierungsmittelfrei sind. Sind sie hingegen konserviert, werden sie als „auch geeignet" angesehen, da die Konservierungsstoffe besonders bei Langzeitgebrauch ein Risiko darstellen können. Näheres hierzu lesen Sie unter „Konservierungsmittel" (→ Seite 153).

Augensalben zur Behandlung trockener Augen werden als „mit Einschränkung geeignet" beurteilt, da sie durch den Fettschleier auf den Augen die Sehfähigkeit am Tag stark beeinträchtigen können.

Anwendung

Sie wenden die Mittel dreimal täglich, bei Bedarf auch stündlich, an, und zwar so lange, wie es notwendig erscheint.

Hinweise zur Anwendung, zur Verkehrstüchtigkeit sowie beim Tragen von Kontaktlinsen lesen Sie unter „Augenmittel anwenden" (→ Seite 140).

Hinweise

Für Schwangerschaft und Stillzeit

Wenn Vitamin A während der Schwangerschaft in hoher Dosierung angewendet wird, erhöht sich das Risiko für Fehlbildungen beim Kind. Es ist zwar nicht anzunehmen, dass mit einer Augensalbe eine derartig große Menge Vitamin A in den Körper gelangt, dennoch sollten Sie seine Anwendung überdenken.

Kombinationen: Filmbildner

Polyvinylalkohol + Povidon

Lacrimal O.K., Liquifilm O.K.

Hypromellose + Povidon + Glyzerin

Lacrisic

In diesen Tränenersatzmitteln sind zwei Filmbildner miteinander kombiniert, von denen der eine etwas dünnflüssiger ist, nur kurze Zeit am Auge bleibt und das Sehen kaum beeinträchtigt, und der andere etwas zähflüssiger ist, dafür aber länger verweilt und die Sehfähigkeit stärker behindert. Mit einer solchen Mischung versuchen die Hersteller, einen Weg zwischen möglichst langer Wirkdauer und möglichst geringer Sehbeeinträchtigung zu finden.

Das Glyzerin, das bei *Lacrisic* unter den Wirkstoffen aufgeführt ist, hat selbst keine Funktion als Filmbildner. Es ist den Augentropfen zugesetzt, damit die eigentlichen Filmbildner länger am Auge haften bleiben.

Konservierungsmittelfreie Tränenersatzmittel gelten – auch wenn sie zwei Filmbildner enthalten – uneingeschränkt als „geeignet", konservierte Augenmittel werden demgegenüber als „auch geeignet" angesehen, da die Konservierungsstoffe besonders bei Langzeitgebrauch ein Risiko darstellen können. Näheres hierzu lesen Sie unter „Konservierungsmittel" (→ Seite 153).

Alle weiteren Angaben zu Anwendung, Wechselwirkungen, unerwünschten Wirkungen sowie Hinweise finden Sie unter „Filmbildner" (→ Seite 155).

Kombinationen: Filmbildner + andere Substanzen

Hypromellose + Vitamin A

Oculotect Augentropfen

Polyvinylalkohol + Dexpanthenol

dispatenol, Siccaprotect

Die Angaben zu Filmbildnern und zur Anwendung von Vitamin A am Auge finden Sie unter „Filmbildner" (→ Seite 155) und „Vitamin A" (→ Seite 155).

Dexpanthenol ist eine der Vorstufen von Pantothensäure, die zu den Vitaminen des B-Komplexes gehört und für gewisse Körperfunktionen notwendig ist.

Dieser Wirkstoff soll dafür sorgen, dass sich die äußere Zellschicht der Binde- und Hornhaut schneller erneuert. Ob das bei der Behandlung des trockenen Auges hilfreich ist, ist noch unklar. Die Kombination wird darum als „mit Einschränkung geeignet" bewertet.

Die gleiche Bewertung erhält das Vitamin-A-haltige Mittel, denn beim Beschwerdebild des trockenen Auges, wie es hierzulande üblicherweise auftritt, ist der Zusatz von Vitamin A nicht notwendig. Das Mittel ist allenfalls anzuwenden, wenn die Augenbeschwerden auf einen Vitamin-A-Mangel zurückzuführen sind.

Anwendung

Hinweise zur Anwendung, zur Verkehrstüchtigkeit sowie beim Tragen von Kontaktlinsen lesen Sie unter „Augenmittel anwenden" (→ Seite 140).

Achtung

Wechselwirkungen mit Medikamenten

Wenn Sie noch andere Augenmittel anwenden, sollten Sie diese zuerst nehmen und das Tränenersatzmittel etwa 15 Minuten später eintropfen.

Unerwünschte Wirkungen

Diese Augenmittel können Überempfindlichkeitsreaktionen hervorrufen, die sich durch Brennen, Jucken, Rötung und Fremdkörpergefühl bemerkbar machen. Üblicherweise sind diese Erscheinungen milde. Bei unkonservierten Mitteln treten sie nur etwa halb so oft auf wie bei solchen mit Konservierungsmitteln.

Hinweise

Für Schwangerschaft und Stillzeit

Hypromellose und Vitamin A: Wenn Vitamin A während der Schwangerschaft in hoher Dosierung angewendet wird, erhöht sich das Risiko für Fehlbildungen beim Kind. Es ist zwar nicht anzunehmen, dass mit einer Augensalbe eine derartig große Menge Vitamin A in den Körper gelangt, dennoch sollten Sie die Anwendung überdenken.

Kombination: Fettartige Substanzen

Weißes Vaselin + dünnflüssiges Paraffin + Wollwachsalkohole

Coliquifilm

Diese Augensalbe enthält verschiedene fettartige Substanzen, die sich mit Wasser kaum mischen lassen. Das ist aber notwendig, um sie als Augenmittel einsetzen zu können. Deshalb sind als dritter Salbenbestandteil Wollwachsalkohole beigefügt, die viel Wasser aufnehmen können und sich mit den Fettbestandteilen gut mischen lassen.
Nach dem Auftragen legt diese Salbe einen fettigen Film über die Augen, der das Wasser der Tränenflüssigkeit am Verdunsten hindert. Das ist vor allem dann hilfreich, wenn die Lider nach Augenverletzungen und -operationen nicht richtig schließen oder wenn der natürliche Vorgang des Blinzelns gestört ist. Dann kann der fettige Film die Binde- und Hornhaut des Auges vor dem Austrocknen schützen.
Weil die aufgetragene Salbe die Sehfähigkeit aber erheblich beeinträchtigt, kann das Mittel eigentlich nur zur Nacht angewendet werden. Daher wird das Produkt zur Behandlung von trockenen Augen als „mit Einschränkung geeignet" bewertet.

ANWENDUNG

Hinweise zur Anwendung, zur Verkehrstüchtigkeit sowie beim Tragen von Kontaktlinsen lesen Sie unter „Augenmittel anwenden" (→ Seite 140).

HINWEISE

Für Schwangerschaft und Stillzeit

Diese Augensalbe kann ohne Bedenken angewendet werden.

Kombination: Vitamin A + fettartige Substanzen

Vitamin A + dickflüssiges Paraffin + dünnflüssiges Paraffin + weißes Vaselin + Wollwachs

VitA-POS

Diese Augentropfen enthalten die im Körper wirksame Form von Vitamin A, Retinol, und verschiedene fettartige Substanzen.
Vitamin A ist für den Sehvorgang unentbehrlich. Die Zellen der Binde- und Hornhaut des Auges benötigen Vitamin A, um wachsen und ihre Funktionen erfüllen zu können. Da die Hornhaut aber nicht durchblutet ist, kann sie das Vitamin nur aus der Tränenflüssigkeit erhalten. Erreicht auf diesem Weg nicht genügend Vitamin A die Hornhaut, kommt es zu einem Mangel, und es entwickeln sich die Symptome eines trockenen Auges.
Bei Vitamin-A-Mangel muss die Substanz eingenommen werden. Ist das Defizit behoben, vergehen die damit zusammenhängenden Augenbeschwerden. Bei schweren Augenschäden können Vitamin-A-haltige Augenmittel diese Behandlung unterstützen. Derartige Vitamin-A-Mangelerscheinungen gibt es allerdings meist nur noch in Entwicklungsländern. Bei trockenen Augen aufgrund der hierzulande üblichen Ursachen ist der Einsatz von Vitamin A nicht notwendig.
Die fettartigen Substanzen (Paraffin, Vaselin und Wollwachs) sind die Grundlage der Salbe. Sie selbst haben keine eigene Wirksamkeit. Doch der fettige Film dieser Salbe, der sich über die Augen legt, hindert das Wasser der Tränenflüssigkeit am Verdunsten. Das ist vor allem dann hilfreich, wenn die Lider nach Augenverletzungen und -operationen nicht richtig schließen oder wenn der natürliche Vorgang des Blinzelns gestört ist. Dann kann der fettige Film die Binde- und Hornhaut des Auges vor dem Austrocknen schützen.
Weil die aufgetragene Salbe die Sehfähigkeit aber erheblich beeinträchtigt, kann das Mittel eigentlich nur zur Nacht angewendet werden. Daher wird dieses Medizinprodukt (→ Seite 26) als „mit Einschränkung geeignet" beurteilt.

ANWENDUNG

Sie wenden die Salbe bei Bedarf – üblicherweise dreimal täglich – an, und zwar so lange, wie es notwendig erscheint.
Hinweise zur Anwendung, zur Verkehrstüchtigkeit sowie beim Tragen von Kontaktlinsen lesen Sie unter „Augenmittel anwenden" (→ Seite 140).

Hinweise

Für Schwangerschaft und Stillzeit

Wenn Vitamin A während der Schwangerschaft in hoher Dosierung angewendet wird, erhöht sich das Risiko für Fehlbildungen beim Kind. Es ist zwar nicht anzunehmen, dass mit einer Augensalbe eine derartig große Menge Vitamin A in den Körper gelangt, dennoch sollten Sie seine Anwendung überdenken.

Trockene Augen

Handelsname Darreichungsform	Zusammensetzung pro 1 ml/1 g oder wie angegeben bzw. pro abgeteilte Einheit	Kleinste Packungsgröße	Unverb. Preis in Euro	Bewertung für das beanspruchte Anwendungsgebiet

Hinweise zu den Tabellenspalten → Seite 34, zur Auswahl der Arzneimittel → Seite 28, zur Grundlage der Bewertung → Seiten 29, 33

Handelsname Darreichungsform	Zusammensetzung pro 1 ml/1 g oder wie angegeben bzw. pro abgeteilte Einheit	Kleinste Packungsgröße	Unverb. Preis in Euro	Bewertung für das beanspruchte Anwendungsgebiet
Artelac EDO Einzeldosispipetten	**Hypromellose** 1,92 mg (ohne Konservierungsmittel)	10 x 0,6 ml	6,40	**Geeignet** bei trockenen Augen. → Seite 155
Artelac Augentropfen	3,2 mg (Konservierungsmittel: Cetrimid)	10 ml	4,86	**Auch geeignet** bei trockenen Augen. Konservierungsmittelfreie Produkte sind vorzuziehen. → Seite 155
Arufil Uno Einzeldosispipetten	**Povidon** 20 mg pro 1 ml (ohne Konservierungsmittel)	30 x 0,6 ml	11,71	**Geeignet** bei trockenen Augen. → Seite 155
Arufil 2 % Augentropfen	20 mg (Konservierungsmittel: Benzalkoniumchlorid)	10 ml	3,95	**Auch geeignet** bei trockenen Augen. Konservierungsmittelfreie Produkte sind vorzuziehen. → Seite 155
Berberil Dry Eye EDO Augentropfen Einzeldosispipetten	**Hypromellose** 3,2 mg pro 1 ml (ohne Konservierungsmittel)	10 x 0,6 ml	6,40	**Geeignet** bei trockenen Augen. → Seite 155
Berberil Dry Eye Augentropfen Augentropfen	3,2 mg (Konservierungsmittel: Cetrimid)	10 ml	4,86	**Auch geeignet** bei trockenen Augen. Konservierungsmittelfreie Produkte sind vorzuziehen. → Seite 155
Coliquifilm Augensalbe	**Weißes Vaselin** 573 mg + **dünnflüssiges Paraffin** 425 mg + **Wollwachsalkohole** 2 mg (ohne Konservierungsmittel)	3,5 g	6,97	**Mit Einschränkung geeignet** bei trockenen Augen. Nur zur Behandlung während der Nacht. Das Mittel beeinträchtigt durch seinen Fettgehalt die Sehfähigkeit. → Seite 157
dispatenol Augentropfen	**Polyvinylalkohol** 14 mg + **Dexpanthenol** 30 mg (Konservierungsmittel: Benzalkoniumchlorid)	10 ml	5,76	**Mit Einschränkung geeignet** bei trockenen Augen. Der zusätzliche Nutzen von Dexpanthenol ist nicht ausreichend nachgewiesen. Das Produkt enthält Konservierungsmittel. → Seite 156
Lacophtal sine Einzeldosispipetten	**Povidon** 20 mg pro 1 ml (ohne Konservierungsmittel)	30 x 0,6 ml	12,20	**Geeignet** bei trockenen Augen. → Seite 155
Lacophtal Augentropfen	20 mg (Konservierungsmittel: Cetrimid)	10 ml	3,99	**Auch geeignet** bei trockenen Augen. Konservierungsmittelfreie Produkte sind vorzuziehen. → Seite 155
Lacrigel C sine	**Carbomer** 2 mg (ohne Konservierungsmittel)	30 x 0,6 ml	12,59	**Geeignet** bei trockenen Augen. → Seite 155
Lacrigel C Augengel	2 mg (Konservierungsmittel: Cetrimid)	10 g	4,49	**Auch geeignet** bei trockenen Augen. Konservierungsmittelfreie Produkte sind vorzuziehen. → Seite 155

Trockene Augen Fortsetzung

Handelsname Darreichungsform	Zusammensetzung pro 1 ml/1 g oder wie angegeben bzw. pro abgeteilte Einheit	Kleinste Packungsgröße	Unverb. Preis in Euro	Bewertung für das beanspruchte Anwendungsgebiet

Hinweise zu den Tabellenspalten → Seite 34, zur Auswahl der Arzneimittel → Seite 28, zur Grundlage der Bewertung → Seiten 29, 33

Handelsname Darreichungsform	Zusammensetzung pro 1 ml/1 g oder wie angegeben bzw. pro abgeteilte Einheit	Kleinste Packungsgröße	Unverb. Preis in Euro	Bewertung für das beanspruchte Anwendungsgebiet
Lacrimal O.K. Einzeldosispipetten	**Polyvinylalkohol** 14 mg + **Povidon** 6 mg pro 1 ml (ohne Konservierungsmittel)	10 x 0,6 ml	6,41	**Geeignet** bei trockenen Augen. → Seite 156
Lacrisic SE Einzeldosispipetten	**Hypromellose** 2 mg + **Povidon** 20 mg + **Glyzerin** 10 mg pro 1 ml (ohne Konservierungsmittel)	30 x 0,6 ml	17,97	**Geeignet** bei trockenen Augen. → Seite 156
Lacrisic Augentropfen	**Hypromellose** 2 mg + **Povidon** 20 mg + **Glyzerin** 10 mg (Konservierungsmittel: Benzalkoniumchlorid)	10 ml	6,56	**Auch geeignet** bei trockenen Augen. Konservierungsmittelfreie Produkte sind vorzuziehen. → Seite 156
Liposic EDO Einzeldosispipetten	**Carbomer** 2 mg pro 1 g (ohne Konservierungsmittel)	10 x 0,6 ml	6,21	**Geeignet** bei trockenen Augen. → Seite 155
Liposic	2 mg (Konservierungsmittel: Cetrimid)	10 g	4,95	**Auch geeignet** bei trockenen Augen. Konservierungsmittelfreie Produkte sind vorzuziehen. → Seite 155
Liposic Fluid Augengel	2 mg (Konservierungsmittel: Cetrimid)	10 g	4,95	
LIQUIFILM N Augentropfen	**Polyvinylalkohol** 14 mg (Konservierungsmittel: Benzalkoniumchlorid)	10 ml	5,97	**Auch geeignet** bei trockenen Augen. Konservierungsmittelfreie Produkte sind vorzuziehen. → Seite 155
Liquifilm O.K. Einzeldosispipetten	**Polyvinylalkohol** 14 mg + **Povidon** 6 mg pro 1 ml (ohne Konservierungsmittel)	30 x 0,6 ml	15,80	**Geeignet** bei trockenen Augen. → Seite 156
Liquigel Augengel	**Carbomer 974 P** 2,5 mg (Konservierungsmittel: Benzalkoniumchlorid)	10 g	6,97	**Auch geeignet** bei trockenen Augen. Konservierungsmittelfreie Produkte sind vorzuziehen. → Seite 155
Oculotect fluid sine PVD Augentropfen Einzeldosispipetten	**Povidon** 50 mg pro 1 ml (ohne Konservierungsmittel)	30 x 0,6 ml	12,52	**Geeignet** bei trockenen Augen. → Seite 155
Oculotect fluid PVD Augentropfen	50 mg (Konservierungsmittel: Benzalkoniumchlorid)	10 ml	4,05	**Auch geeignet** bei trockenen Augen. Konservierungsmittelfreie Produkte sind vorzuziehen. → Seite 155
Oculotect Augentropfen	**Hypromellose** 4 mg + **Vitamin A** 1 000 I.E. (Konservierungsmittel: Chlorhexidin-diazetat)	10 ml	6,13	**Mit Einschränkung geeignet** bei trockenen Augen. Der zusätzliche Nutzen von Vitamin A ist nicht ausreichend nachgewiesen. Allenfalls anwendbar zur Unterstützung der Behandlung von Beschwerden, die auf einen Vitamin-A-Mangel zurückzuführen sind. Das Produkt enthält Konservierungsmittel. → Seite 156

Trockene Augen Fortsetzung

Handelsname Darreichungsform	Zusammensetzung pro 1 ml/1 g oder wie angegeben bzw. pro abgeteilte Einheit	Kleinste Packungsgröße	Unverb. Preis in Euro	Bewertung für das beanspruchte Anwendungsgebiet
Pan-Ophtal Augentropfen Augentropfen	**Dexpanthenol** 50 mg (Konservierungsmittel: Cetrimid)	10 ml	4,70	**Mit Einschränkung geeignet** bei trockenen Augen. Die therapeutische Wirksamkeit von Dexpanthenol ist noch nicht ausreichend nachgewiesen. Das Mittel enthält jedoch auch einen Filmbildner, der dafür sorgt, dass die Flüssigkeit länger im Auge verbleibt. Das Produkt enthält Konservierungsmittel. → Seite 154
Protagent SE Einzeldosispipetten	**Povidon** 20 mg pro 1 ml (ohne Konservierungsmittel)	20 x 0,5 ml	17,60	**Geeignet** bei trockenen Augen. → Seite 155
Protagent Augentropfen	20 mg (Konservierungsmittel: Benzalkoniumchlorid)	10 ml	7,56	**Auch geeignet** bei trockenen Augen. Konservierungsmittelfreie Produkte sind vorzuziehen. → Seite 155
Siccapos Gel Augengel	**Carbomer** 2 mg (Konservierungsmittel: Cetrimid)	10 g	4,57	**Auch geeignet** bei trockenen Augen. Konservierungsmittelfreie Produkte sind vorzuziehen. → Seite 155
Siccaprotect Augentropfen	**Polyvinylalkohol** 14 mg + **Dexpanthenol** 30 mg (Konservierungsmittel: Benzalkoniumchlorid)	10 ml	4,57	**Mit Einschränkung geeignet** bei trockenen Augen. Der zusätzliche Nutzen von Dexpanthenol ist nicht ausreichend nachgewiesen. Das Produkt enthält Konservierungsmittel. → Seite 156
Sic Ophtal sine Einzeldosispipetten	**Hypromellose** 3,2 mg pro 1 ml (ohne Konservierungsmittel)	30 x 0,6 ml	12,59	**Geeignet** bei trockenen Augen. → Seite 155
Sic Ophtal N Augentropfen	3,2 mg (Konservierungsmittel: Cetrimid)	10 ml	4,49	**Auch geeignet** bei trockenen Augen. Konservierungsmittelfreie Produkte sind vorzuziehen. → Seite 155
Solan-M Augentropfen	**Vitamin A** 1 000 I.E. (Konservierungsmittel: Chlorobutanol)	10 ml	4,82	**Auch geeignet** zur Unterstützung der Behandlung bei trockenen Augen, wenn die Beschwerden auf einen Vitamin-A-Mangel zurückzuführen sind. Konservierungsmittelfreie Produkte sind vorzuziehen. → Seite 155
Thilo-Tears SE Einzeldosispipetten	**Carbomer** 3 mg pro 1 g (ohne Konservierungsmittel)	20 x 0,7 ml	19,90	**Geeignet** bei trockenen Augen. → Seite 155
Thilo-Tears Gel Augengel	3 mg (Konservierungsmittel: Benzalkoniumchlorid)	10 g	7,56	**Auch geeignet** bei trockenen Augen. Konservierungsmittelfreie Produkte sind vorzuziehen. → Seite 155
Vidisept EDO Einzeldosispipetten	**Povidon** 20 mg pro 1 ml (ohne Konservierungsmittel)	30 x 0,6 ml	12,95	**Geeignet** bei trockenen Augen. → Seite 155
Vidisept 2 % Augentropfen	20 mg (Konservierungsmittel: Cetrimid)	10 ml	4,45	**Auch geeignet** bei trockenen Augen. Konservierungsmittelfreie Produkte sind vorzuziehen. → Seite 155

Hinweise zu den Tabellenspalten → Seite 34, zur Auswahl der Arzneimittel → Seite 28, zur Grundlage der Bewertung → Seiten 29, 33

Trockene Augen Fortsetzung

Handelsname Darreichungsform	Zusammensetzung pro 1 ml/1 g oder wie angegeben bzw. pro abgeteilte Einheit	Kleinste Packungsgröße	Unverb. Preis in Euro	Bewertung für das beanspruchte Anwendungsgebiet
Vidisic EDO Einzeldosispipetten	**Carbomer** 2 mg (ohne Konservierungsmittel)	10 x 0,6 ml	6,40	**Geeignet** bei trockenen Augen. → Seite 155
Vidisic Augengel	2 mg (Konservierungsmittel: Cetrimid)	10 g	4,86	**Auch geeignet** bei trockenen Augen. Konservierungsmittelfreie Produkte sind vorzuziehen. → Seite 155
Visc Ophtal sine Einzeldosispipetten	**Carbomer** 2 mg pro 1 ml (ohne Konservierungsmittel)	30 x 0,6 ml	12,59	**Geeignet** bei trockenen Augen. → Seite 155
Visc Ophtal Augengel	2 mg (Konservierungsmittel: Cetrimid)	10 g	4,49	**Auch geeignet** bei trockenen Augen. Konservierungsmittelfreie Produkte sind vorzuziehen. → Seite 155
Vitafluid Augentropfen	**Vitamin A** 1 000 I.E. (Konservierungsmittel: Chlorobutanol)	10 ml	4,95	**Auch geeignet** zur Unterstützung der Behandlung bei trockenen Augen, wenn die Beschwerden auf einen Vitamin-A-Mangel zurückzuführen sind. Konservierungsmittelfreie Produkte sind vorzuziehen. → Seite 155
Vitagel Augengel	1 000 I.E. (Konservierungsmittel: Cetrimid)	10 g	4,95	
VitA-POS Augensalbe	**Vitamin A** 250 I.E. **+ dickflüssiges Paraffin + dünnflüssiges Paraffin + weißes Vaselin + Wollwachs** keine Mengenangabe (ohne Konservierungsmittel)	5 g	4,95	**Mit Einschränkung geeignet** bei trockenen Augen. Nur zur Behandlung während der Nacht. Das Mittel beeinträchtigt durch seinen Fettgehalt die Sehfähigkeit. Außerdem ist ein Nutzen von Vitamin A allenfalls für die unterstützende Behandlung belegt, wenn die Beschwerden auf einen Vitamin-A-Mangel zurückzuführen sind. Medizinprodukt. → Seite 157

Hinweise zu den Tabellenspalten → Seite 34, zur Auswahl der Arzneimittel → Seite 28, zur Grundlage der Bewertung → Seiten 29, 33

Linsentrübung

Mit etwa 60 Jahren trübt sich bei den meisten Menschen die eigentlich klare, durchsichtige Augenlinse mehr oder weniger stark ein. Diese typische Alterserscheinung wird in der Medizin als grauer Star (Katarakt) bezeichnet. Ein grauer Star kann durch eine Operation behoben werden, wenn man sich durch das gestörte Sehen im täglichen Leben beeinträchtigt fühlt.

Anzeichen und Beschwerden

Das Sehvermögen verschlechtert sich nach und nach und lässt sich durch Brille oder Kontaktlinsen nicht verbessern. Das Gesehene erscheint oft unscharf, matt, verschleiert, seltener auch verzerrt. Schließlich scheint es, als sähe man die Welt durch Milchglas. Da die Linsentrübung die Brechkraft der Linse verändert, kommen manche Menschen, die bisher eine Lesebrille brauchten, nun ohne diese aus. Viele Betroffene fühlen sich vor allem beim Autofahren in der Dunkelheit geblendet.

Ursachen

Altersbedingt verändern sich die Eiweißmoleküle, aus denen die Augenlinse aufgebaut ist. Im Zusammenhang mit dem im Alter ohnehin verlangsamten Stoffwechsel führt das dazu, dass die Linse ihre Lichtdurchlässigkeit verliert.
Von diesem altersbedingten Star sind Formen des grauen Stars abzugrenzen, die sich früher entwickeln und rasch fortschreiten können. Ursachen dafür können Augenverletzungen sein, chronische Regenbogenhautentzündung, langjährige intensive Ein-

wirkung von UV-Licht, Diabetes und langdauernde Behandlung mit kortisonhaltigen Mitteln.

Allgemeine Maßnahmen

Das durch einen grauen Star verringerte Sehvermögen lässt sich nur mit einer Operation verbessern. Sie ist die Therapie der Wahl. Medikamente richten beim grauen Star nichts aus.
Bei der Kataraktoperation wird die getrübte Augenlinse entfernt und in aller Regel durch eine Kunststofflinse, die in das Auge eingepflanzt wird, ersetzt. Den Zeitpunkt der Operation kann der Betroffene danach ausrichten, wann er sich in seinem täglichen Leben durch die verschlechterte Sehfähigkeit deutlich beeinträchtigt fühlt.

Wann zum Arzt?

Jede anhaltende Verschlechterung der Sehfähigkeit sollte von einem Augenarzt kontrolliert werden.

Behandlung mit Medikamenten

Augentropfen mit Inosin (→ nachfolgend) und mit einer Kombination (→ nebenstehend) aus verschiedenen Salzen und Sorbit werden zur Behandlung des grauen Stars angeboten. Beide Mittel werden als „wenig geeignet" bewertet, weil ihre therapeutische Wirksamkeit nicht ausreichend nachgewiesen ist.

Inosin

Antikataraktikum N

Inosin ist eine körpereigene Substanz, die im Muskel vorkommt. Aufgrund welcher Überlegung sie in Augentropfen bei grauem Star eingesetzt wird, ist unklar.
Die therapeutische Wirksamkeit dieses Mittels bei grauem Star ist nicht ausreichend nachgewiesen. Es wird als „wenig geeignet" eingestuft.
Näheres zu dem Konservierungsmittel, das dem Präparat zugesetzt ist, finden Sie unter „Konservierungsmittel" (→ Seite 153).

Anwendung

Hinweise zur Anwendung, zur Verkehrstüchtigkeit sowie beim Tragen von Kontaktlinsen lesen Sie unter „Augenmittel anwenden" (→ Seite 140).

Unerwünschte Wirkungen

▶ **Muss beobachtet werden**

Es können Augenreizungen auftreten. Da das Mittel als „wenig geeignet" eingestuft wird, sollten Sie es sofort absetzen und den Augenarzt informieren.

Kombination

Kaliumjodid + Kalziumchlorid + Natriumthiosulfat + Sorbit

LentoNit K

Kalium-, Kalzium- und Natriumsalze sind Mineralsalze, die im Körper vorkommen und für ihn wichtig sind. Was diese Stoffe in Augentropfen bei grauem Star bewirken sollen, ist jedoch nicht klar. Sorbit dient in den Tropfen als Feuchthaltemittel.
Bei diesen Augentropfen handelt es sich um ein Medizinprodukt (→ Seite 26). Es wird als „wenig geeignet" beurteilt, weil seine therapeutische Wirksamkeit nicht ausreichend nachgewiesen ist.
Näheres zu dem Konservierungsmittel, das dem Präparat zugesetzt ist, finden Sie unter „Konservierungsmittel" (→ Seite 153).

Anwendung

Hinweise zur Anwendung, zur Verkehrstüchtigkeit sowie beim Tragen von Kontaktlinsen lesen Sie unter „Augenmittel anwenden" (→ Seite 140).

Achtung

Gegenanzeigen

Unter folgenden Bedingungen dürfen Sie das Mittel nicht anwenden:

- Sie haben eine Überfunktion der Schilddrüse.
- Sie sind überempfindlich gegenüber Jod.

Hinweise

Für Kinder unter 14 Jahren

Diese Augentropfen dürfen bei Kindern nur auf Anweisung des Arztes angewendet werden.

Für Schwangerschaft und Stillzeit

In der Schwangerschaft und Stillzeit sollten Sie diese Augentropfen nur anwenden, wenn der Arzt dazu geraten hat.

Linsentrübung

Handelsname Darreichungsform	Zusammensetzung pro 1 ml/1 g oder wie angegeben bzw. pro abgeteilte Einheit	Kleinste Packungsgröße	Unverb. Preis in Euro	Bewertung für das beanspruchte Anwendungsgebiet
Antikataraktikum N Augentropfen	**Dinatriuminosin-monophosphat** 1 mg (Konservierungsmittel: Chlorhexidinglukonat)	10 ml	5,41	**Wenig geeignet** bei Linsentrübung (grauer Star). Die therapeutische Wirksamkeit ist nicht ausreichend nachgewiesen. Das Produkt enthält Konservierungsmittel. → Seite 162
LentoNit K Augentropfen	**Kaliumjodid** 5 mg + **Kalziumchlorid** 4,9 mg + **Natriumthiosulfat** 0,5 mg + **Sorbit** keine Mengenangabe (Konservierungsmittel: Chlorhexidinglukonat)	10 ml	6,70	**Wenig geeignet** bei Linsentrübung (grauer Star). Die therapeutische Wirksamkeit ist nicht ausreichend nachgewiesen. Das Produkt enthält Konservierungsmittel. Medizinprodukt. → Seite 162

Hinweise zu den Tabellenspalten → Seite 34, zur Auswahl der Arzneimittel → Seite 28, zur Grundlage der Bewertung → Seiten 29, 33

Gefäßschäden am Auge

Die meisten Augengewebe müssen ausreichend durchblutet werden, um ihre Aufgaben einwandfrei zu erfüllen. Sind die Blutgefäße brüchig, verengt oder verstopft, können sie die Gewebe nicht mehr ausreichend mit Sauerstoff versorgen. Hält dieser Zustand längere Zeit an, sind Schäden unvermeidlich. Ist die Netzhaut mangelhaft durchblutet, kann das zu bleibenden Augenschäden führen.
Gefäßschäden am Auge treten meist als Folge eines lange bestehenden unzureichend behandelten Diabetes auf. Diese sogenannte diabetische Retinopathie kann vor allem bei Menschen mit Typ-1-Diabetes und bei solchen, die schon in relativ jungen Jahren einen Typ-2-Diabetes entwickeln, bis zur Erblindung fortschreiten, wenn nicht rechtzeitig entschieden gegengesteuert wird. Älteren Menschen mit Typ-2-Diabetes bleibt diese schwerwiegende Diabetesfolge meist erspart.
Die diabetische Retinopathie ist wohl der häufigste Grund, warum die hier besprochenen Medikamente verordnet werden.

Anzeichen und Beschwerden

Zunächst treten kaum Beschwerden auf. Später nimmt die Sehfähigkeit ab, und weder Brille noch Kontaktlinsen können sie bessern.
Lagert sich später in der Netzhaut an der Stelle des schärfsten Sehens Blut oder Gewebeflüssigkeit ab, kann es sein, dass man verschwommen oder verzerrt sieht oder sogar Teile im Gesehenen „fehlen". Sie erscheinen dann als schwarze Flecken im Bild.
Eine Blutung ins Innere des Glaskörpers hinein macht sich bemerkbar, indem sich das gesamte Gesichtsfeld plötzlich verdunkelt.

Ursachen

Ist der Blutzuckerspiegel durch Diabetes viele Jahre lang erhöht, können sich die Blutgefäße verändern. Im Auge sind vor allem die Netzhaut und die Regenbogenhaut betroffen. In den Gefäßen der Netzhaut können sich Aussackungen bilden, die brüchig sind und leicht einreißen. Dadurch kann es zu Blutungen in der Netzhaut kommen. Blutgefäße, die arteriosklerotisch verändert sind, können sich gänzlich verschließen. All das führt letztlich zu Schäden am Auge, die nicht mehr zu beheben sind.

Allgemeine Maßnahmen

Mit einer möglichst guten Blutzuckereinstellung lassen sich Gefäßschäden, die als Folge eines Diabetes eintreten können, weitgehend vermeiden; bei bereits bestehenden Schäden kann die optimierte Behandlung des Blutzuckers verhindern, dass sie sich verschlimmern. Reicht bei einem Typ-2-Diabetes die Behandlung mit Tabletten nicht aus, um den Blutzucker so einzustellen, wie es notwendig ist, muss auf Insulin umgestellt werden.

Sehr wichtig ist es zudem, den Blutdruck auf normale Werte zu senken und das Rauchen aufzugeben.
Bei einem Netzhautschaden, der noch begrenzt ist, kann eine Laserbehandlung das weitere Fortschreiten verhindern.

Wann zum Arzt?

Jede abrupte Veränderung Ihrer Sehfähigkeit sollte Sie umgehend zum Augenarzt führen. Störungen, die sich allmählich entwickeln, sollte der Augenarzt bei regelmäßigen Kontrolluntersuchungen bemerken.

Behandlung mit Medikamenten

Troxerutin (→ nachfolgend) ist ein synthetisch abgewandelter Pflanzeninhaltsstoff. Ihm wird eine gefäßabdichtende Wirkung zugeschrieben. Seine therapeutische Wirksamkeit zur Behandlung von Gefäßschäden am Auge ist jedoch nicht ausreichend nachgewiesen. Dies gilt sowohl für die innerliche Anwendung in Form von Tabletten als auch für Augentropfen. Die Mittel werden als „wenig geeignet“ eingestuft.
Informationen zur Behandlung der häufigsten Grunderkrankung von Gefäßschäden finden Sie unter „Diabetes“ im HANDBUCH MEDIKAMENTE der Stiftung Warentest oder im Internet unter www.medikamente-im-test.de.

Troxerutin

Posorutin

Bei Troxerutin handelt es sich um die synthetische Abwandlung eines Pfanzeninhaltsstoffs. Es soll eine blutgefäßabdichtende Wirkung haben. Doch seine therapeutische Wirksamkeit bei Gefäßschäden am Auge ist weder für die innerliche Anwendung in Form von Tabletten noch für die in Augentropfen ausreichend nachgewiesen. Daher werden sowohl Tabletten als auch Augentropfen als „wenig geeignet“ zur Behandlung von Gefäßschäden am Auge eingestuft.
Bei den Augentropfen handelt es sich um ein konserviertes Produkt. Näheres hierzu lesen Sie unter „Konservierungsmittel“ (→ Seite 153).

ANWENDUNG

Von den Tabletten sollen dreimal täglich zwei eingenommen werden. Das entspricht einer Menge von 1 800 Milligramm Troxerutin. Die Augentropfen werden dreimal täglich angewendet.
Hinweise zur Anwendung, zur Verkehrstüchtigkeit sowie beim Tragen von Kontaktlinsen lesen Sie unter „Augenmittel anwenden“ (→ Seite 140).

UNERWÜNSCHTE WIRKUNGEN

▶ **Keine Maßnahmen erforderlich**

Tabletten: Es können ebenso Durchfall wie Verstopfung auftreten. Außerdem kann sich das Gesicht stark röten und es können sich Kopfschmerzen einstellen.

▶ **Muss beobachtet werden**

Wenn sich nach der Tabletteneinnahme die Haut oder nach der Anwendung der Augentropfen die Augen verstärkt röten und jucken, reagieren Sie vermutlich allergisch auf das Mittel. Dann sollten Sie es absetzen. Sind die Probleme einige Tage später nicht deutlich abgeklungen, sollten Sie einen Arzt aufsuchen.

HINWEISE

Zur Empfängnisverhütung

Tabletten: Wenn Sie schwanger werden wollen, sollten Sie das Mittel nicht anwenden. Tierversuche haben Hinweise auf eine gestörte Fruchtbarkeit durch die Behandlung ergeben.

Für Schwangerschaft und Stillzeit

Zur Sicherheit der Anwendung von Troxerutin in dieser Zeit liegen keine ausreichenden Untersuchungen vor. Da die Mittel ohnehin als „wenig geeignet“ beurteilt werden, sollten Sie sie besser nicht anwenden.

Gefäßschäden am Auge

Handelsname Darreichungsform	Zusammensetzung pro 1 ml/1 g oder wie angegeben bzw. pro abgeteilte Einheit	Kleinste Packungsgröße	Unverb. Preis in Euro	Bewertung für das beanspruchte Anwendungsgebiet

Hinweise zu den Tabellenspalten → Seite 34, zur Auswahl der Arzneimittel → Seite 28, zur Grundlage der Bewertung → Seiten 29, 33

Posorutin Augentropfen	**Troxerutin** 50 mg (Konservierungsmittel: Chlorhexidinglukonat)	10 ml	5,97	**Wenig geeignet** bei Gefäßschäden am Auge. Die therapeutische Wirksamkeit ist nicht ausreichend nachgewiesen. Das Produkt enthält Konservierungsmittel. → Seite 164
Posorutin Retardtabletten	300 mg	50 Stück	13,93	**Wenig geeignet** bei Gefäßschäden am Auge. Die therapeutische Wirksamkeit ist nicht ausreichend nachgewiesen. → Seite 164

Ohren

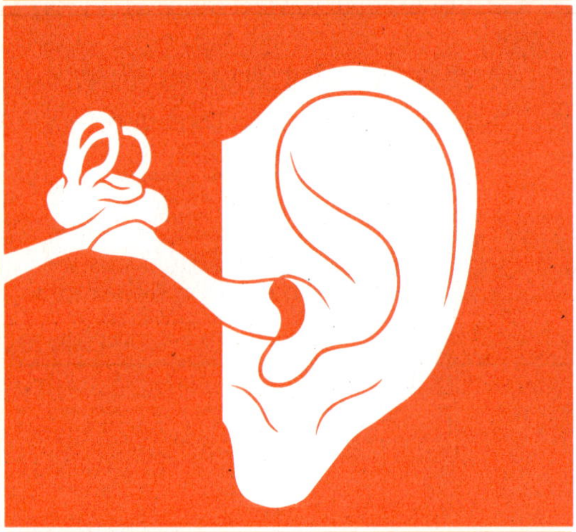

Die Ohren erfüllen zwei Funktionen: das Hören und das Aufrechterhalten des Gleichgewichts. Darum werden in diesem Abschnitt beide Gruppen von Erkrankungen besprochen. Sie finden Angaben zu Ohrenschmerzen (→ nachfolgend), Mittelohrentzündung (→ Seite 168), Ohrschmalzpfropfen (→ Seite 173) und zur Entzündung des äußeren Gehörgangs (→ Seite 170). Zusätzlich wird die Menière-Krankheit (→ Seite 174) erläutert, die den Gleichgewichtssinn stört.

Ohrenschmerzen

Ohrenschmerzen treten besonders häufig im Kindesalter auf. Drei von vier Kindern klagen in den ersten drei Lebensjahren mindestens einmal über Ohrenschmerzen; etwa ein Drittel der Kinder sogar dreimal. Bei Erwachsenen sind Ohrenschmerzen seltener und haben oft auch andere Ursachen. Die Schmerzen können zwar sehr heftig sein und dadurch Angst machen, vergehen aber meist nach wenigen Stunden.

Anzeichen und Beschwerden

Ohrenschmerzen treten im Allgemeinen im Rahmen einer Infektion der oberen Luftwege auf. Anzeichen für eine solche Infektion sind Husten und Schnupfen. Ein Ohr oder beide Ohren tun weh. Im Ohr entsteht ein Druckgefühl. Manchmal scheint der Schmerz unerträglich zu sein.

Die Ohrenschmerzen können mit Schwindel, nachlassendem Hörvermögen und Ohrgeräuschen verbunden sein.

Die Schmerzen im Zusammenhang mit einer Mittelohrentzündung können plötzlich nachlassen, wenn das Trommelfell reißt, und es kann Flüssigkeit oder Blut aus dem Ohr rinnen. Ist der Ausfluss aus dem Ohr gelblich braun und schmierig, kann es sich um Ohrenschmalz handeln, das sich durch die bei Fieber und Entzündungen erhöhte Körpertemperatur verflüssigt und aus dem Ohr läuft.

Ein nur auf einer Seite schmerzendes Ohr kann mit einer „dicken Backe" einhergehen, bei der Wange, Ohrläppchen und Hals zu einer Fläche anschwellen.

Bei Kindern

Bei kleinen Kindern können Übelkeit, Erbrechen, Durchfall und Fieber hinzukommen.

Säuglinge und Kleinkinder, die noch nicht sprechen können, schreien oder wehren sich, wenn man leicht auf ihren äußeren Gehörgang drückt oder an der Ohrmuschel zieht. Außerdem sind sie meist sehr unruhig und weinen viel.

Ursachen

Druck im Ohr, kombiniert mit erträglichen Ohrenschmerzen und nachlassendem Hörvermögen, kann auftreten, wenn der Körper Druckunterschiede nicht ausgleichen kann. Das ist zum Beispiel beim Liftfahren, bei einer Fahrt über Berge, beim Fliegen und Tauchen der Fall, wenn der Verbindungsgang zwischen Mittelohr und Rachenraum, die sogenannte eustachische Röhre, so verengt ist, dass sie den Druckausgleich nicht herstellen kann.
Eine weitere Ursache für Ohrenschmerzen kann ein Gegenstand im Ohr sein. Vor allem kleine Kinder können vieles im Gehörgang verschwinden lassen: Bohnen, Spielzeug, Perlen und Ähnliches. Das Bemühen des Körpers, sich von diesem Fremdkörper zu befreien, führt oft zu einer schmerzhaften Entzündung.
Ohrenschmerzen, die sich verstärken, wenn man am Ohrläppchen oder an der Ohrmuschel zieht, sprechen für eine Entzündung des äußeren Gehörgangs (→ Seite 170). Bei Säuglingen kann auch eine Mittelohrentzündung die Ursache sein.
Plötzlich auftretende Ohrenschmerzen, die schnell sehr heftig werden können, deuten auf eine akute Mittelohrentzündung (→ Seite 168) hin. Die Schmerzen können mit Schwindel, nachlassendem Hörvermögen und Ohrgeräuschen sowie Fieber verbunden sein. Bei einigen Kindern treten akute Mittelohrentzündungen häufiger auf (rezidivierende Otitis).
Ein „laufendes" Ohr, begleitet von schlechtem Hören und leichten Ohrenschmerzen, legt den Verdacht auf eine chronische Mittelohrentzündung (→ Seite 168) nahe.
Eine „dicke Backe" in Kombination mit Ohrenschmerzen, die meist beide Seiten betreffen, ist das typische Zeichen einer Mumpserkrankung. Da heute ein Großteil der Kinder gegen Mumps geimpft ist, ist diese Krankheit nur noch selten der Grund für Ohrenschmerzen.
Im Bereich des Ohres können auch Schmerzen empfunden werden, die ihre Ursache in anderen Organen oder Geweben haben. Infrage kommen Nase, Nebenhöhlen, Zähne, Zahnfleisch, Kiefergelenk, Zunge, Mandeln, Rachen, Kehlkopf, Luftröhre, Speiseröhre und Speicheldrüsen.

Allgemeine Maßnahmen

Bei ungenügendem Druckausgleich können Sie die Nasenflügel zudrücken und die Luft im Innern der Nase dagegen pressen, bis es in den Ohren knackt.
Die Maßnahmen bei einer akuten oder chronischen Mittelohrentzündung finden Sie unter „Mittelohrentzündung" (→ Seite 168), diejenigen bei einer Entzündung des äußeren Gehörgangs unter „Entzündung des äußeren Gehörgangs" (→ Seite 170).

Hinweise zum Gebrauch von Ohrentropfen

Kalte Flüssigkeit im Ohr ist sehr unangenehm, deshalb sollten Sie die Tropfen auf Körpertemperatur anwärmen, bevor Sie sie ins Ohr träufeln.
Am besten legen Sie sich auf die Seite und tropfen die Flüssigkeit in das obenliegende Ohr. Verschließen Sie den Gehörgang dann locker mit einem Mull- oder Wattepfropf. Wird er zu fest verschlossen, kann sich darin Feuchtigkeit stauen. Das begünstigt das Wachstum von Krankheitserregern. Bleiben Sie anschließend noch etwa 15 Minuten auf der Seite liegen, damit die Tropfen gut auf das Trommelfell einwirken können.
Als Dosierung geben die Hersteller zwischen drei und sechs Tropfen an. Diese Menge ist weniger durch den Wirkstoff bestimmt als durch die Größe des Gehörgangs. Was zu viel ist, läuft aus oder in den Wattepfropf hinein.
Die meisten Ohrentropfen dürfen bei verletztem Trommelfell nicht angewendet werden, weil die Wirkstoffe dann in das Mittelohr gelangen und von dort aus das Innenohr schädigen können. Um zu prüfen, ob das Trommelfell intakt ist oder nicht, halten Sie sich die Nase zu und schnäuzen sich wie beim Naseputzen. Ist das Trommelfell gerissen, hören Sie neben einem Knackgeräusch noch ein Pfeifen. Wer diesen Test nicht sicher durchführen kann, sollte den Zustand des Trommelfells vom Arzt beurteilen lassen.

Wann zum Arzt?

Wenn Schmerzen, die auf ungenügendem Druckausgleich beruhen, nach fünf Stunden nicht nachgelassen haben, sollten Sie einen Arzt aufsuchen.
Bei Ohrenschmerzen aus anderen Gründen ist, vor allem wenn Fieber hinzukommt, ein Arztbesuch notwendig. Jede Selbstbehandlung sollte unterbleiben,

bis eine ärztliche Diagnose gestellt worden ist. Versuchen Sie auch nicht, einen Fremdkörper aus dem Ohr zu entfernen. Selbst wenn Sie ihn sehen können, ist die Gefahr groß, mit den Manipulationen die zarte Haut im Innern des Ohres zu verletzen.

Behandlung mit Medikamenten

Bevor die Ursache der Ohrenschmerzen nicht eindeutig geklärt ist, sollte jede Behandlung unterbleiben. Auch Ohrentropfen, die rezeptfrei erhältlich sind und bei denen als Anwendungsgebiet unter anderem Ohrenschmerzen angegeben ist, sollten nicht verwendet werden. Das gilt vor allem auch deshalb, weil viele dieser Ohrentropfen nicht angewendet werden dürfen, wenn das Trommelfell ein Loch hat. Das aber kann nur ein Arzt feststellen.
Schmerzen lassen sich bis zum Arztbesuch mit Schmerzmitteln wie Ibuprofen (→ Seite 625) oder Parazetamol (→ Seite 629) überbrücken. Bei sehr kleinen Kindern wird Parazetamol bevorzugt. Ibuprofen ist erst für Kinder ab sechs Monate zugelassen.

Bei Kindern

Bei Kindern mit einem „laufenden Ohr" dürfen Ohrentropfen keinesfalls angewendet werden.

Mittelohrentzündung

Die akute Mittelohrentzündung (Otitis media) ist eine Infektionskrankheit. Sie kommt am häufigsten bei Kindern vor – vor allem in den beiden ersten Lebensjahren. Meist begleitet sie andere Infekte wie Erkältungen, Bronchitis und eine Reihe von Kinderkrankheiten. Einige Kinder haben wiederholt akute Mittelohrentzündungen. Von einer rezidivierenden Mittelohrentzündung spricht man, wenn innerhalb von sechs Monaten mindestens drei derartige Erkrankungen auftreten.
Eine chronische Mittelohrentzündung ist keine verschleppte akute Entzündung, sondern eine eigenständige Krankheit.

Anzeichen und Beschwerden

Akute Mittelohrentzündung

Ohrenschmerzen treten plötzlich auf und werden schnell sehr heftig. Später kommt Fieber hinzu. Die Schmerzen können mit Schwindel, nachlassendem Hörvermögen und Ohrgeräuschen verbunden sein. Die Schmerzen im Zusammenhang mit einer Mittelohrentzündung können plötzlich nachlassen, wenn das Trommelfell reißt. Dann kann Flüssigkeit oder Blut aus dem Ohr rinnen.

Bei Kindern

Bei Kleinkindern kann eine Mittelohrentzündung völlig schmerzlos verlaufen, sie kann sich aber auch durch Übelkeit, Erbrechen, Durchfall und Fieber äußern. Säuglinge und Kleinkinder, die noch nicht sprechen können, weinen und sind nur schwer abzulenken. Bei Druck auf den Gehörgang wehren sie sich oder fangen an zu weinen.

Chronische Mittelohrentzündung

Das Ohr „läuft", es sondert ständig Sekret ab. Das Hörvermögen kann sich verschlechtern. Wenn Schmerzen auftreten, sind sie nur leicht.

Ursachen

Akute Mittelohrentzündung

Ein Infekt der oberen Luftwege schädigt den feinen Haarteppich in der eustachischen Röhre, dem Verbindungsweg zwischen Rachen und Ohr. Dann können die Erreger nicht mehr aus der Röhre hinausbefördert werden und gelangen von dort aus ins normalerweise keimfreie Mittelohr. In der Paukenhöhle, einem Teil des Mittelohrs, rufen sie anschließend eine Entzündung hervor, durch die das Gewebe anschwillt und Sekret absondert.
Erreger der akuten Mittelohrentzündung können sowohl Viren als auch Bakterien sein. Diese können insbesondere dann Mittelohrentzündungen hervorrufen, wenn die anatomischen Gegebenheiten eine Infektion begünstigen, wie z. B. eine verkürzte eustachische Röhre, oder wenn das Abwehrsystem des Körpers geschwächt ist.

Bei Kindern

Kinder erkranken häufiger als Erwachsene an akuten Mittelohrentzündungen und anderen Infektionskrankheiten, weil ihre Immunabwehr noch nicht vollständig ausgebildet ist. Bei Säuglingen und Kleinkindern kommt als weiterer Grund hinzu, dass die eustachische Röhre bei ihnen kürzer und enger ist und flacher verläuft. Dadurch können sich die Erreger leichter ausbreiten.

Chronische Mittelohrentzündung

Ursache ist ein kleiner Defekt im Trommelfell, durch den immer wieder Keime ins Mittelohr eindringen können.

Vorbeugung

Bei Kindern

Hat ein Kind häufig Mittelohrentzündungen, sollte abgeklärt werden, ob sich im Nasen-Rachen-Raum Wucherungen, sogenannte Polypen (Rachenmandeln), gebildet haben. Manchmal kann es sinnvoll sein, diese entfernen zu lassen, damit das Mittelohr wieder besser belüftet wird.

Neuere Untersuchungen stellen aber den Nutzen dieses Vorgehens infrage, wenn damit allgemein weiteren Mittelohrentzündungen vorgebeugt werden soll. Die Polypen zu entfernen, kann demnach allenfalls erwogen werden, wenn ein Kind mehr als drei Mittelohrentzündungen im halben Jahr oder mehr als vier solcher Erkrankungen im Jahr hat und es dafür keine andere Erklärung gibt als die Polypen.

Allgemeine Maßnahmen

Wärme kann die Schmerzen lindern. Legen Sie eine Wärmflasche, ein mit erwärmtem Öl getränktes Tuch oder einen Umschlag mit warmem Kartoffelbrei auf das Ohr. Prüfen Sie die Temperatur vorher an der Wange, damit Sie die Ohrmuschel nicht verletzen.

Bei Kindern

Für Kinder kann ein Dunstumschlag hilfreich sein. Legen Sie dazu ein feuchtes Tuch auf das Ohr, decken Sie es mit einer Plastikfolie ab und befestigen Sie das Ganze mit einem warmen Wolltuch. Dieser Umschlag kann bis zur Besserung stündlich wiederholt werden. Häufig bekommen Kinder mit chronischer Mittelohrentzündung ein sogenanntes Paukenröhrchen eingesetzt. Durch dieses wird das Mittelohr belüftet. Das geschieht in der Annahme, dass Kinder mit chronischer Mittelohrentzündung schlecht hören und darunter vor allem ihre geistige Entwicklung leiden kann. Dieses ließ sich jedoch nicht bestätigen. Eine Studie, in der solche Kinder über lange Zeit beobachtet wurden, hat gezeigt, dass man sogar bei Kindern unter drei Jahren nichts versäumt, wenn sie ein Paukenröhrchen erst eingesetzt bekommen, wenn ihre beidseitige Mittelohrentzündung neun Monate lang angedauert hat. Ist nur ein Ohr betroffen, kann die Wartezeit sogar ein Jahr betragen. Doch selbst dann ist es fraglich, ob das Paukenröhrchen die befürchtete Entwicklungsverzögerung überhaupt verhindert.

Chronische Mittelohrentzündung

Diese Erkrankung lässt sich nur heilen, indem das defekte Trommelfell durch eine künstliche Membran ersetzt wird (Tympanoplastik).

Wann zum Arzt?

Eine Mittelohrentzündung sollten Sie keinesfalls selbst behandeln, auch wenn einige der für diesen Zweck angebotenen Medikamente rezeptfrei erhältlich sind. Suchen Sie bei starken Ohrenschmerzen, die die ersten Anzeichen für eine Mittelohrentzündung sein können, unbedingt einen Arzt auf.

Behandlung mit Medikamenten

Wie der Arzt eine Mittelohrentzündung behandeln kann, lesen Sie im HANDBUCH MEDIKAMENTE der Stiftung Warentest oder im Internet unter www.medikamente-im-test.de.

Akute Mittelohrentzündung

Die meisten Mittelohrentzündungen heilen spontan und brauchen nicht behandelt zu werden. Das gilt auch bei Kindern. Besonders wenn die Ohrerkrankung im Rahmen einer Erkältung auftritt, ist anzunehmen, dass sie von Viren ausgelöst wurde. Gegen diese gibt es kein wirksames Medikament. Die bei Mittelohrentzündungen oft verordneten Antibiotika bekämpfen Bakterien, gegen Viren richten sie nichts aus. Antibiotika sollten bei Kindern nur in drei Situationen eingesetzt werden, in denen anzunehmen ist, dass an der Infektion Bakterien beteiligt sind: Wenn das Kind jünger ist als zwei Jahre – insbesondere wenn beide Ohren betroffen sind –, wenn ein älteres Kind schon bei Erkrankungsbeginn sehr starke Beschwerden (z. B. „laufendes Ohr" mit Fieber) hat oder wenn sich die Krankheitszeichen nach drei Tagen nicht deutlich gebessert haben.

Schmerzen lassen sich bis zum Arztbesuch mit Schmerzmitteln wie Ibuprofen (→ Seite 625) oder Parazetamol (→ Seite 629) überbrücken. Bei sehr kleinen Kindern wird dabei Parazetamol bevorzugt. Ibuprofen ist erst für Kinder ab sechs Monate zugelassen. Bei einer Mittelohrentzündung können Nasentropfen oder -sprays mit Salzlösung (→ Seite 231) hilfreich sein. Sie regen den Sekretfluss aus der Nase und dem Verbindungsgang von Mittelohr und Rachen, der eustachischen Röhre, an. Sind diese Hohlräume frei, wird das Mittelohr wieder besser belüftet. Nasentropfen oder -sprays mit schleimhautabschwellenden Mitteln (→ Seite 231) erzielen den gleichen Effekt, indem sie die Schleimhaut der Nase abschwellen lassen. Sie dürfen generell nicht öfter als dreimal täglich und nicht länger als fünf bis sieben Tage eingesetzt werden. Säuglinge und Kleinkinder sollten diese Mittel möglichst gar nicht bekommen.

Um eine Mittelohrentzündung zu behandeln, eignen sich Ohrentropfen mit der Kombination: Örtlich betäubendes Mittel + Schmerzmittel (→ Seite 171) nicht. Die therapeutische Wirksamkeit der äußerlichen Anwendung des Schmerzmittels Phenazon ist bei Ohrenentzündungen nicht ausreichend nachgewiesen. Zudem erreichen die Wirkstoffe den Entzündungsort nicht, wenn das Trommelfell intakt ist. Hat es aber bereits ein Loch, besteht die Gefahr, dass die Wirkstoffe in das Innenohr gelangen und es schädigen. Diese Ohrentropfen werden daher als „wenig geeignet" bewertet.

Anthroposophische, homöopathische und traditionell angewendete Mittel

Zu den meistgekauften Mitteln gehören auch *Aconit Wala, Levisticum Wala* und *Otovowen Ohrentropfen.* Bei den ersten beiden handelt es sich um anthroposophische Präparate, bei dem dritten um ein homöopathisches Mittel. Diese Mittel lassen sich nach den Grundsätzen dieses Buches nicht bewerten und werden deshalb nicht näher besprochen. Allgemeine Informationen zu den genannten Therapierichtungen finden Sie in den Abschnitten „Anthroposophische Arzneimittel" (→ Seite 22) und „Homöopathische Arzneimittel" (→ Seite 21).

Entzündung des äußeren Gehörgangs

Drei Faktoren müssen zusammenkommen, um im äußeren Gehörgang eine Entzündung (Otitis externa) entstehen zu lassen: Verletzung, Feuchtigkeit und Keime.

Anzeichen und Beschwerden

Schmerzen im Ohr, die sehr heftig werden können. Diese können sich verstärken, wenn Sie am Ohrläppchen oder an der Ohrmuschel ziehen, oder sie treten beim Kauen auf.

Starker Juckreiz deutet auf eine Pilzinfektion hin.

Ursachen

Entzündliche Hautveränderungen (Ekzem) im Ohr werden von Chemikalien oder allergieauslösenden Substanzen, wie Nickel oder Kosmetika, ausgelöst. Eine Entzündung kann aber auch von Bakterien, seltener von Pilzen, verursacht sein. Ihre Eintrittspforte sind winzige Verletzungen der Haut, wie sie zum Beispiel entstehen, wenn man versucht, mit einem Gegenstand Ohrenschmalz aus dem Ohr zu entfernen, oder sich im Ohr kratzt. Wenn Wasser – besonders warmes – lange einwirkt, weicht die Haut auf. Die im Ohr zurückbleibende Feuchtigkeit schafft dann ein Klima, in dem sich Keime gut vermehren können. Solche Entzündungen werden sehr schmerzhaft, wenn der Gehörgang anschwillt oder sogar verstopft. Das kann zum Beispiel geschehen, wenn Ohrenschmalz, das sich im Gehörgang verhärtet und einen Ohrschmalzpfropfen (→ Seite 173) gebildet hat, durch einwirkendes Wasser aufquillt.

Nur selten kommt ein Furunkel, die bakterielle Entzündung eines Haarbalgs, als Ursache in Betracht.

Vorbeugung

Die Ohren sollten warmgehalten und nach jedem Kontakt mit Wasser gut ausgetrocknet werden. Benutzen Sie hierfür nur ein Handtuch, keine Wattestäbchen. Wer zu Ohrentzündungen neigt, kann beim Schwimmen Ohrstöpsel tragen, die das Wasser am Eindringen hindern.

Die Haut im Ohr hat – wie die gesamte Körperhaut – einen Säureschutzmantel. Ist er intakt, können sich Infektionen kaum ausbreiten. Sehr trockene Haut, die spannt und stark schuppt, lässt auf einen gestörten Säureschutz schließen. Dann kann es hilfreich sein, die Ohrmuschel mit einer Hautlotion oder -creme mit einem pH-Wert von etwa 5 einzureiben. Oder es kann einmal täglich eine 2,5-prozentige Essigsäurelösung in die Ohren eingeträufelt werden. Die Lösung können Sie sich in der Apotheke besorgen oder aus klarem Branntweinessig, der mit der entsprechenden Menge abgekochtem Wasser verdünnt wird, selbst herstellen.

Allgemeine Maßnahmen

Solange die Ohren entzündet sind, sollten Sie nichts ins Ohr stecken: keine Ohrstöpsel als Gehörschutz, kein Hörgerät, keine Im-Ohr-Hörer, kein Stethoskop.

Wann zum Arzt?

Eine Entzündung des äußeren Gehörgangs sollten Sie auf keinen Fall selbst behandeln, auch wenn einige der für diesen Zweck angebotenen Medikamente rezeptfrei erhältlich sind. Suchen Sie bei starken Ohrenschmerzen oder anderen Anzeichen für eine Entzündung des äußeren Gehörgangs unbedingt einen Arzt auf.

Wenn Flüssigkeit aus dem Ohr austritt, ist anzunehmen, dass das Trommelfell verletzt ist. Lassen Sie auch das umgehend von einem Arzt überprüfen.

Behandlung mit Medikamenten

Wie der Arzt eine Entzündung des äußeren Gehörgangs behandeln kann, lesen Sie im HANDBUCH MEDIKAMENTE der Stiftung Warentest oder im Internet unter www.medikamente-im-test.de.

Schmerzen lassen sich bis zum Arztbesuch mit Schmerzmitteln wie Ibuprofen (→ Seite 625) oder Parazetamol (→ Seite 629) überbrücken. Bei sehr kleinen Kindern wird Parazetamol bevorzugt. Ibuprofen ist erst für Kinder ab sechs Monate zugelassen.

Die Schmerzen lassen aber ohnehin schnell nach, wenn die Entzündung zurückgeht. Ohrentropfen mit Glyzerol (→ nachfolgend) werden eingesetzt, weil Glyzerol auf der Haut gut haftet und ihr Wasser entziehen kann. Dadurch sollen die Schmerzen nachlassen und die Schwellung zurückgehen. Kontrollierte klinische Untersuchungen, die belegen, dass sich die Anwendung dieser Ohrentropfen bei Entzündungen des äußeren Gehörgangs lindernd auswirkt, fehlen jedoch. Mithin werden diese Ohrentropfen als „wenig geeignet" bewertet.

Sie können allenfalls bei Menschen mit besonders empfindlichen Ohren eingesetzt werden, um den Gehörgang zu pflegen, beispielsweise nach dem Schwimmen, wenn Wasser ins Ohr eingedrungen ist, und nach dem langen Tragen von Im-Ohr-Hörern. Dann können die erwärmten Tropfen ins Ohr geträufelt werden, und die Öffnung wird mit einem Wattebausch locker verschlossen.

Glyzerol

Otodolor soft

Glyzerol – allgemein als Glyzerin bekannt – fühlt sich zwar ölig an, ist aber eine Substanz, die sich mit Wasser gut mischt. Außerdem haftet es gut auf der Haut. Weil es viel Wasser binden kann, entzieht es der Haut Feuchtigkeit. Diese Eigenschaft von Glyzerol legt nahe, dass es damit möglich sein müsste, dem Ohrgewebe, das infolge einer Entzündung angeschwollen ist, so viel Wasser zu entziehen, dass die Schwellung zurückgeht. Wenn das gelänge, müssten auch die Schmerzen nachlassen, die im Gefolge einer solchen Schwellung meist auftreten. Allerdings gibt es keine kontrollierten klinischen Untersuchungen, die belegen, dass sich diese theoretischen Überlegungen in der Praxis bestätigen.

Da die therapeutische Wirksamkeit von Glyzerol demnach nicht nachgewiesen ist, wird das Medizinprodukt (→ Seite 26) für die Behandlung von Ohrentzündungen als „wenig geeignet" eingestuft. Es kann allerdings zur Pflege besonders empfindlicher Ohren eingesetzt werden. Dazu werden die Tropfen ins Ohr geträufelt und die Öffnung anschließend locker mit einem Wattebausch verschlossen.

Anwendung

Näheres zur Anwendung lesen Sie unter „Hinweise zum Gebrauch von Ohrentropfen" (→ Seite 167).

Achtung

Gegenanzeigen

Wenn das Trommelfell verletzt ist, dürfen Sie die Tropfen nicht anwenden.

Unerwünschte Wirkungen

▶ **Muss beobachtet werden**

Wenn die Haut sich verstärkt rötet und juckt oder sich ein schuppender, juckender Ausschlag bildet, reagieren Sie vermutlich allergisch auf das Mittel. Dann sollten Sie es absetzen. Sind die Hautveränderungen (→ Seite 14) einige Tage später nicht deutlich abgeklungen, sollten Sie einen Arzt aufsuchen.

Kombination: Örtlich betäubendes Mittel + Schmerzmittel

Prokain + Phenazon

Otalgan

Prokain ist ein Mittel zur örtlichen Betäubung, ein sogenanntes Lokalanästhetikum. Dieser Wirkstoff hemmt die Erregbarkeit der Nerven, sodass man den Schmerz nicht mehr spürt. Bei Ohrenschmerzen ist ein Erfolg allerdings kaum zu erwarten, da nur der Ort der Entzündung betäubt wird, Schmerzen im Ohr aber auch auf andere Weise wahrgenommen werden. Es kommt hinzu, dass Prokain die Haut nur geringfügig durchdringt und damit tieferliegende Nerven kaum erreicht.

Phenazon wirkt bei Schmerzen und Entzündungen und wird als Schmerzmittel zum Einnehmen eingesetzt. Dass es bei der Anwendung in Ohrentropfen therapeutisch wirksam ist, ist nicht ausreichend nachgewiesen. Bei einer Mittelohrentzündung mit intaktem Trommelfell erreicht ohnehin keiner der Wirkstoffe den Ort, der von der Entzündung betroffen ist. Unter anderem waren es diese Gründe, die dazu geführt haben, das Mittel bei Mittelohrentzündungen als „wenig geeignet" zu bewerten.

Anwendung

Lassen die Beschwerden nicht bald nach der Behandlung nach oder sind die Schmerzen sehr stark, sollten Sie sich innerhalb der nächsten 24 Stunden in ärztliche Behandlung begeben. Näheres zur Anwendung lesen Sie unter „Hinweise zum Gebrauch von Ohrentropfen" (→ Seite 167).

Achtung

Gegenanzeigen

Unter folgenden Bedingungen dürfen Sie das Mittel nicht anwenden:

- Sie reagieren allergisch auf Metamizol oder Propyphenazon (beide bei Schmerzen). Dann ist anzunehmen, dass Phenazon bei Ihnen dieselbe Reaktion auslöst.
- Ihre Blutbildung ist gestört (akute intermittierende Porphyrie).
- Ihr Trommelfell ist geschädigt oder Sie haben eine Entzündung des äußeren Gehörgangs.

Wechselwirkungen mit Medikamenten

Wenn Sie noch andere Medikamente nehmen, ist zu beachten, dass Ohrentropfen mit Prokain nicht gleichzeitig mit anderen Medikamenten im Gehörgang angewendet werden dürfen. Es kann sein, dass sich die Mittel gegenseitig verdünnen und dadurch an Wirkung verlieren.

Unerwünschte Wirkungen

▶ **Muss beobachtet werden**

Wenn die Haut sich verstärkt rötet und juckt oder sich ein schuppender, juckender Ausschlag bildet, reagieren Sie vermutlich allergisch auf das Mittel. Dann sollten Sie es absetzen. Sind die Hautveränderungen (→ Seite 14) einige Tage später nicht deutlich abgeklungen, sollten Sie einen Arzt aufsuchen.

Hinweise

Für Kinder unter 14 Jahren

Das Mittel darf bei Kindern unter drei Jahren nicht ohne ärztlichen Rat angewendet werden.

Für Schwangerschaft und Stillzeit

Es ist zwar unwahrscheinlich, dass Phenazon aus Ohrentropfen in den Blutkreislauf gelangt. Da das Mittel aber ohnehin als „wenig geeignet" bewertet wird, sollten Sie darauf verzichten.

Ohrenschmerzen, Mittelohrentzündung, Entzündung des äußeren Gehörgangs

Handelsname Darreichungsform	Zusammensetzung pro 1 ml/1 g oder wie angegeben bzw. pro abgeteilte Einheit	Kleinste Packungsgröße	Unverb. Preis in Euro	Bewertung für das beanspruchte Anwendungsgebiet
Otalgan Ohrentropfen	**Prokain-hydrochlorid** 10 mg + **Phenazon** 50 mg	10 g	5,20	**Wenig geeignet** bei Ohrenschmerzen und Mittelohrentzündung. Nicht sinnvolle Kombination. Für das Schmerzmittel Phenazon ist die therapeutische Wirksamkeit bei diesen Anwendungsgebieten nicht ausreichend nachgewiesen. → Seite 171
Otodolor soft Ohrentropfen	**Glyzerol** 1 g	7 g	4,61	**Wenig geeignet** bei Ohrentzündungen, da die therapeutische Wirksamkeit nicht ausreichend nachgewiesen ist. Allenfalls zur Pflege des äußeren Gehörgangs. Medizinprodukt. → Seite 171

Hinweise zu den Tabellenspalten → Seite 34, zur Auswahl der Arzneimittel → Seite 28, zur Grundlage der Bewertung → Seiten 29, 33

Ohrschmalzpfropfen

Im äußeren knorpeligen Teil des Gehörgangs wird das Ohrenschmalz gebildet. Es schützt die Haut der Gehörgänge vor einer Besiedelung mit Bakterien und Pilzen.
Ohrenschmalz ist flüssig, sodass es durch die Kaubewegungen langsam nach außen transportiert und beim Waschen entfernt werden kann.
Bei unsachgemäßer Reinigung kann das Ohrenschmalz in der Tiefe des Ohres zusammengedrückt werden. Auch durch viel feinen Staub, der in das Ohr dringt, kann sich das Ohrenschmalz verfestigen. Kommt dieser Ohrschmalzpfropfen mit Wasser in Kontakt, kann er aufquellen und den Gehörgang blockieren.

Anzeichen und Beschwerden

Es besteht ein Druckgefühl im Ohr. Ferner kann es im Ohr jucken, eventuell tut es weh. Das Hörvermögen kann nachlassen.

Ursachen

Das Ohrenschmalz kann nicht abfließen. Der häufigste Grund dafür ist, dass versucht wurde, das Ohr zum Beispiel mit einem Wattestäbchen zu reinigen. Dabei bleibt immer ein Rest Ohrenschmalz im Ohr zurück, der bei wiederholten Reinigungsprozeduren tiefer in Richtung Trommelfell geschoben wird. So kann sich dort Ohrenschmalz ansammeln, das sich verhärtet und nicht mehr vom Ohr selbst nach außen transportiert werden kann.
Ein anlagebedingt enger Bau des Gehörgangs ist seltener die Ursache.

Vorbeugung

Die Ohren sollten nicht mit Wattestäbchen oder Ähnlichem gereinigt werden. Es genügt, die äußere Ohrmuschel zu säubern.

Allgemeine Maßnahmen

Einen Ohrschmalzpfropfen können Sie versuchen aufzuweichen, indem Sie einige Tropfen eines auf Körpertemperatur angewärmten Speiseöls in den Gehörgang träufeln. Nach 20 bis 30 Minuten füllen Sie eine Ohrenspritze – das ist ein Gummiball mit einer verlängerten Spitze, den Sie in der Apotheke kaufen können – mit körperwarmem Wasser und spülen damit mehrmals das Ohr aus. Statt einer Ohrenspritze können Sie auch eine Spritze ohne Kanüle mit einem Fassungsvernögen von mindestens 50 Milliliter verwenden. Möglicherweise müssen Sie diese Prozedur öfter wiederholen.

Wann zum Arzt?

Besteht bei Ihnen gerade eine akute Infektion der oberen Atemwege, können Ihre Ohrenbeschwerden dadurch bedingt sein. Dann sollte ein Arzt die Ursachen der Beschwerden klären.

Bei Kindern

Ohrschmalzpfropfen sollten vor allem bei Kindern in den beiden ersten Lebensjahren vom Arzt entfernt werden.

Behandlung mit Medikamenten

Sowohl mit dem Mittel mit Ölsäure-Polypeptid-Kondensat (→ nachfolgend) als auch mit dem Kombinationsmittel aus Docusat-Natrium + Alkohol + Glyzerin (→ Seite 174) können Sie versuchen, das festsitzende Ohrenschmalz aufzuweichen und anschließend mit Wasser aus dem Ohr herauszuspülen. Hierzu sind allerdings keine medizinischen Ohrentropfen erforderlich. In aller Regel genügt es, gewöhnliches Speiseöl anzuwenden.

■

Ölsäure-Polypeptid-Kondensat

Cerumenex N

Die ölige Substanz weicht das verhärtete Ohrenschmalz auf. Bei diesem Mittel handelt es sich um ein Medizinprodukt (→ Seite 26).

ANWENDUNG

Mit der Pipette werden einige Tropfen des Mittels in den Gehörgang geträufelt und dieser anschließend locker mit Watte verschlossen. Nach 20 bis 30 Minuten muss das Mittel samt gelöstem Ohrenschmalz mit warmem Wasser mehrmals sorgfältig ausgespült werden. Es dürfen keine Arzneimittelreste im Ohr bleiben. Sie können zu Reizungen führen.
Das Mittel sollte höchstens zweimal am Tag angewendet werden, auch wenn das Ohrenschmalz noch nicht ganz entfernt ist. Bei häufigerem Gebrauch können Hautreizungen auftreten.

UNERWÜNSCHTE WIRKUNGEN

▶ **Keine Maßnahmen erforderlich**

Wirkt das Mittel länger als eine halbe Stunde ein oder wird es mehrmals am Tag angewendet, kann es zu Reizungen und ekzemartigen Entzündungen im Gehörgang kommen. Das Gleiche ist möglich, wenn Sie das Mittel nicht sorgfältig ausspülen.

Ist eine solche unerwünschte Wirkung aufgetreten, benutzen Sie das Mittel nicht mehr. Die Veränderungen sollten dann wieder verschwinden.

▶ **Muss beobachtet werden**

Bildet sich der Ausschlag im Gehörgang nach zwei bis drei Tagen nicht zurück, sollten Sie einen Arzt aufsuchen.

■

Docusat-Natrium + Alkohol + Glyzerin

Otowaxol

Alle drei Inhaltsstoffe dieses Präparats weichen verhärtetes Ohrenschmalz auf. Bei diesen Ohrentropfen handelt es sich um ein Medizinprodukt (→ Seite 26).

Anwendung

Sie geben zehn Tropfen des Mittels direkt aus der Flasche in den Gehörgang und verschließen diesen locker mit Watte. Nach fünf bis zehn Minuten spülen Sie das Mittel samt gelöstem Ohrenschmalz mit warmem Wasser aus dem Ohr.

Ohrschmalzpfropfen

Handelsname Darreichungsform	Zusammensetzung pro 1 ml/1 g oder wie angegeben bzw. pro abgeteilte Einheit	Kleinste Packungsgröße	Unverb. Preis in Euro	Bewertung für das beanspruchte Anwendungsgebiet
Cerumenex N Ohrentropfen	**Ölsäure-Polypeptid-Kondensat** 87 mg	10 ml	12,22	**Geeignet**, um Ohrschmalzpfropfen aufzulösen. Medizinprodukt. → Seite 173
Otowaxol Ohrentropfen	**Docusat-Natrium** 50 mg + **Ethanol 96 %** 150 mg + **Glyzerin** 100 mg	10 ml	9,97	**Geeignet**, um Ohrschmalzpfropfen aufzulösen. Medizinprodukt. → Seite 174

Hinweise zu den Tabellenspalten → Seite 34, zur Auswahl der Arzneimittel → Seite 28, zur Grundlage der Bewertung → Seiten 29, 33

Menière-Krankheit

Charakteristikum der Menière-Krankheit ist ein anfallartig auftretender Schwindel, der mit Übelkeit verbunden ist. Den Betroffenen scheint es, als würde sich die Umgebung um sie drehen. Bei 80 von 100 Betroffenen hören die Anfälle innerhalb von fünf bis zehn Jahren von selbst auf.

Über Schwindelgefühle klagen etliche Menschen. Allerdings ist die Menière-Krankheit relativ selten die Ursache. Viel häufiger tritt Schwindel im Zusammenhang mit anderen Erkrankungen auf. Besonders oft liegt der Grund dafür in einer Störung im Zentralnervensystem und wird dann als Lagerungsschwindel bezeichnet. Schwindel, der nicht auf der Menière-Krankheit beruht, muss anders behandelt werden als mit den hier besprochenen Medikamenten.

Anzeichen und Beschwerden

Ein Menière-Anfall kann Minuten, aber auch Stunden dauern, jedoch kaum länger als einen Tag. Zu ihm gehören immer drei Gruppen von Symptomen:

- Schwindel, Übelkeit und Erbrechen und unkontrollierbares Augenzittern.
- Geräusche im Ohr wie beim Tinnitus. Zu Beginn betreffen die Beschwerden nur ein Ohr. Im weiteren Verlauf sind es dann oft beide Ohren.
- Nachlassendes Hörvermögen auf dem betroffenen Ohr und unter Umständen ein Druckgefühl. Auch dieses betrifft zunächst nur ein Ohr, später beide Ohren.

Ursachen

Die Erkrankung geht vom Gleichgewichtsorgan im Innenohr aus; mitunter ist auch das Hörorgan betroffen. Manchmal lassen sich Stress, psychische Faktoren und Entzündungen als Auslöser eines Menière-Anfalls ausmachen. Die meisten Aspekte der Erkran-

kung sind allerdings noch ungeklärt. Derzeit geht man davon aus, dass sich beim Menière-Anfall im Innenohr Folgendes abspielt:
Das gesamte Innenohr und auch das Innere der Bogengänge, die von einer Art „Schlauch" durchzogen sind, sind mit Flüssigkeit gefüllt. Im Menière-Anfall sind die Schläuche in den Bogengängen wahrscheinlich praller gefüllt als üblich, entweder weil zu viel Flüssigkeit produziert wird oder nicht genügend abfließen kann. Der Druck beeinträchtigt das Gleichgewichtsempfinden, was über Nervenbahnen im Gehirn Übelkeit und Erbrechen auslöst. Wenn Hörstörungen auftreten, beruhen sie darauf, dass auch die Haarzellen im Gehörorgan geschädigt wurden. Der Anfall endet, wenn der ursprüngliche Druck in den Bogengängen wiederhergestellt ist.
Zu Beginn der Erkrankung bildet sich der Schaden im Gleichgewichtsorgan wieder zurück; hält die Krankheit an, wird er jedoch irreparabel.

Allgemeine Maßnahmen

Manchen Menschen mit Menière-Krankheit hilft es, wenn sie Stress nicht mehr so stark als Belastung empfinden. Mit Verhaltenstherapie und Entspannungstraining lässt sich lernen, Belastungen besser zu bewältigen.
Beim akuten Anfall wird Bettruhe als hilfreich empfunden.
Wer mit der Menière-Krankheit leben muss, profitiert möglicherweise von krankengymnastischen Übungen.
Wenn medikamentöse Maßnahmen erfolglos geblieben sind, kann eine sogenannte Saccotomie infrage kommen. Bei diesem Verfahren schafft man für die gestaute Flüssigkeit im Innenohr operativ eine Abflussmöglichkeit. Das Hörvermögen bleibt dabei erhalten.

Wann zum Arzt?

Eine Menière-Krankheit sollten Sie keinesfalls selbst behandeln, auch wenn einige der für diesen Zweck angebotenen Medikamente rezeptfrei erhältlich sind. Suchen Sie bei starken Schwindelattacken mit den beschriebenen Begleitsymptomen unbedingt einen Arzt auf.
Wenn Sie in der Zeit bis zum Arztbesuch Übelkeit und Erbrechen, die den Schwindel begleiten können, lindern wollen, können Sie Diphenhydramin (→ Seite 270) einnehmen.

Behandlung mit Medikamenten

Wie der Arzt eine Menière-Krankheit behandeln kann, lesen Sie im HANDBUCH MEDIKAMENTE der Stiftung Warentest oder im Internet unter www.medikamente-im-test.de.
Für den nichtverschreibungspflichtigen Wirkstoff Dimenhydrinat (→ nachfolgend), der sich aus dem Antihistaminikum Diphenhydramin und dem Wirkstoff 8-Chlortheophyllin zusammensetzt, ist die therapeutische Wirksamkeit bei vom Innenohr ausgehendem Schwindel (vestibulärer Schwindel) nicht ausreichend nachgewiesen. Diese Art von Schwindel gehört zu den Symptomen der Menière-Krankheit. Medikamente mit Dimenhydrinat werden als „wenig geeignet" beurteilt.

Anthroposophische, homöopathische und traditionell angewendete Mittel

Zu den meistgekauften Mitteln gehören auch *Vertigoheel Mischung* und *Vertigoheel Tabletten*. Dabei handelt es sich um homöopathische Präparate, die sich nach den Grundsätzen dieses Buches nicht bewerten lassen und deshalb nicht näher besprochen werden. Allgemeine Informationen zu der genannten Therapierichtung finden Sie im Abschnitt „Homöopathische Arzneimittel" (→ Seite 21).

Antihistaminikum

Dimenhydrinat

Vertigo-Vomex

Dimenhydrinat ist ein Salz des Antihistaminikums Diphenhydramin mit 8-Chlortheophyllin. Dieses Salz wird im Körper sofort gespalten. Die eigentliche Wirksubstanz ist das frei werdende Diphenhydramin, das das Brechzentrum im Gehirn dämpft und dadurch Übelkeit und Schwindel lindert. 8-Chlortheophyllin, mit dem das Salz gebildet wird, war wohl ursprünglich in der Vorstellung ausgewählt worden, den müde machenden Effekt von Diphenhydramin auszugleichen. In der Praxis bringt der Zusatz von 8-Chlortheophyllin jedoch keinen zusätzlichen Vorteil. Um Übelkeit und Erbrechen zu bekämpfen, genügt Diphenhydramin.
Dass Dimenhydrinat die Schwindelanfälle verhindert oder unterbricht, die die Menière-Krankheit charakterisieren, ist nicht ausreichend nachgewiesen. Die Mittel werden als „wenig geeignet" bewertet.

Anwendung

Die Retardkapseln und Zäpfchen enthalten so viel Wirkstoff, dass eine Anwendung in achtstündigem Abstand genügt, um im Blut einen gleichmäßigen Wirkstoffspiegel zu erzielen.

Da die Anfälle nach einiger Zeit meist von selbst aufhören, sollte der Arzt immer wieder versuchen, das Mittel abzusetzen.

Achtung

Gegenanzeigen

Unter folgenden Bedingungen dürfen Sie Dimenhydrinat nicht anwenden:

- Sie haben einen grünen Star (Glaukom).
- Sie leiden an Epilepsie.
- Ihre Prostata ist vergrößert, und Sie können die Blase nicht vollständig entleeren.
- Sie leiden an einer speziellen Störung der Blutbildung (Porphyrie).

Unter folgenden Bedingungen darf Dimenhydrinat nur eingesetzt werden, wenn der Arzt Nutzen und Risiko besonders sorgfältig abgewogen hat:

- Ihr Herz schlägt unregelmäßig oder zu langsam.
- Sie haben Asthma.
- Ihr Magenausgang ist verengt.

Wechselwirkungen mit Medikamenten

▶ **Unbedingt beachten**

In Kombination mit bestimmten Medikamenten kann Dimenhydrinat – insbesondere bei einer Dauerbehandlung – zu lebensbedrohlichen Herzrhythmusstörungen führen. Zu diesen Medikamenten gehören solche, mit denen Herzrhythmusstörungen behandelt werden (z. B. Flecainid, Amiodaron), Mittel bei Allergien (z. B. Terbinafin), Mittel bei Infektionen (z. B. Erythromyzin), Mittel wie Thiazide, mit denen Bluthochdruck und Nierenstörungen behandelt werden und durch die der Kaliumspiegel im Blut absinken kann, sowie Mittel bei Psychosen (z. B. Chlorpromazin und Haloperidol). Näheres hierzu finden Sie unter „Torsade de pointes" (→ Seite 16).

Unerwünschte Wirkungen

▶ **Keine Maßnahmen erforderlich**

Mehr als 1 von 100 Personen, die Dimenhydrinat einnehmen, fühlen sich müde, schwindlig und in der Reaktionsfähigkeit eingeschränkt. Manche können ihre Blase nicht richtig entleeren, bei anderen fühlt sich der Mund trocken an.

▶ **Muss beobachtet werden**

Sehstörungen und ein Druckgefühl im Auge können darauf hinweisen, dass der Augeninnendruck angestiegen ist. Dann sollte ein Arzt den Druck im Auge kontrollieren.

Wenn Sie sich längere Zeit erschöpft fühlen und häufig Infektionen oder Fieber haben, sollte der Arzt Ihr Blut untersuchen. Es kann eine Blutbildungsstörung (→ Seite 15) vorliegen.

Rote, juckende, entzündliche Flecken an den Unterarmen und an der Mundschleimhaut treten bei weniger als 1 von 1 000 Behandelten auf. Dabei kann es sich um eine Knötchenflechte handeln.

▶ **Sofort zum Arzt**

Menschen, deren Augeninnendruck unbemerkt an der oberen Grenze liegt, können einen akuten Glaukomanfall erleiden. Dann wird das Auge rot, hart und schmerzt, und es treten Sehstörungen auf. Es kann auch sein, dass sich die Pupille erweitert und bei Lichteinfall nicht wieder verengt. Ein Glaukomanfall ist ein Notfall, der sofort ärztlich behandelt werden muss!

Bei Erregung, Unruhe, Verwirrtheit und Stimmungsschwankungen (Euphorie und Depressionen), Bewegungsstörungen und Krampfanfällen sollten Sie sich umgehend in ärztliche Behandlung begeben.

Das Reaktionsvermögen kann so stark eingeschränkt und die Müdigkeit so ausgeprägt sein, dass der Behandelte nur noch schlecht ansprechbar ist, sehr langsam reagiert und unregelmäßig oder sehr flach atmet. In dieser Situation muss sofort ein Arzt gerufen werden!

Hinweise

Für Schwangerschaft und Stillzeit

Dimenhydrinat kann Wehen hervorrufen. Die Mittel sollten daher im letzten Schwangerschaftsdrittel nicht angewendet werden.

Der Wirkstoff geht in geringer Menge in die Muttermilch über. Wenn Sie nicht abstillen wollen, sollten Sie das Mittel sicherheitshalber nicht anwenden.

Zur Verkehrstüchtigkeit

Wenn Ihre Reaktionsfähigkeit beeinträchtigt ist oder Sehstörungen auftreten, sollten Sie kein Fahrzeug lenken, keine Maschinen bedienen und keine Arbeiten ohne sicheren Halt verrichten.

Menière-Krankheit

Handelsname Darreichungsform	Zusammensetzung pro 1 ml/1 g oder wie angegeben bzw. pro abgeteilte Einheit	Kleinste Packungsgröße	Unverb. Preis in Euro	Bewertung für das beanspruchte Anwendungsgebiet
Vertigo-Vomex SR Retardkapseln Retardkapseln	**Dimenhydrinat** 120 mg	10 Stück	5,65	**Wenig geeignet** bei Menière-Krankheit. Dimenhydrinat besteht aus Diphenhydramin und 8-Chlortheophyllin. Zur Bekämpfung von Übelkeit und Erbrechen reicht Diphenhydramin aus. Chlortheophyllin bringt keinen zusätzlichen Nutzen, kann aber das Risiko für unerwünschte Wirkungen erhöhen. Die therapeutische Wirksamkeit bei Menière-Schwindel ist nicht ausreichend nachgewiesen. → Seite 175
Vertigo-Vomex S Suppositorien Zäpfchen	80 mg	10 Stück	7,15	

Hinweise zu den Tabellenspalten → Seite 34, zur Auswahl der Arzneimittel → Seite 28, zur Grundlage der Bewertung → Seiten 29, 33

Mund, Hals, Atemwege

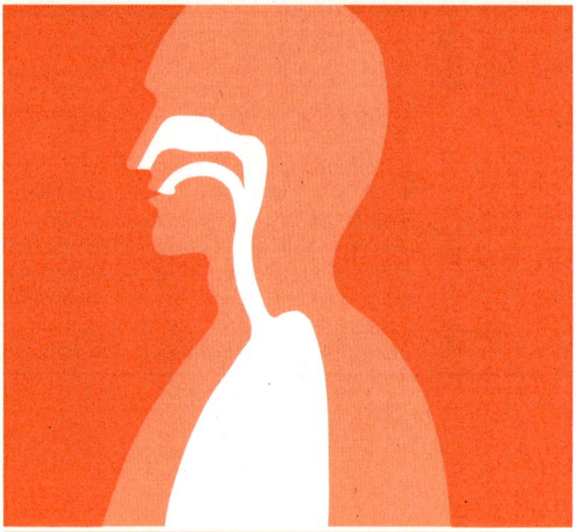

Die Mundhöhle ist von zahlreichen nützlichen Mikroorganismen besiedelt (Mundflora), die in einem biologisch sinnvollen Gleichgewicht stehen. Wird es gestört, können sich Krankheitserreger wie Bakterien und Pilze ausbreiten, sodass sich die Mundschleimhaut entzündet (→ nachfolgend) oder sich eine Pilzinfektion (→ Seite 194) ausbreitet. Eine Erkältung (→ Seite 208) ist fast immer durch Viren bedingt, die sich – ausgehend von der Nasenschleimhaut – im ganzen Rachenraum festsetzen und neben Schnupfen (→ Seite 227) und Nebenhöhlenentzündung (→ Seite 229) auch Halsentzündung (→ Seite 197) oder Husten (→ Seite 248) verursachen können.

Entzündungen von Mundschleimhaut und Zahnfleisch

Die Zellen der Mundschleimhaut teilen sich rasch und häufig, sodass sich das Gewebe oft erneuert. Die meisten Verletzungen heilen deshalb innerhalb kurzer Zeit von selbst. Die Schleimhaut ist überaus aufnahmefähig für Arzneimittel und andere Stoffe. Entzündungen der Mundschleimhaut können die ganze Mundhöhle erfassen (Stomatitis) oder auf kleine Stellen in den Wangentaschen, an der Innenseite der Lippen, auf der Zunge oder am Gaumen begrenzt bleiben (Aphthen).

Eine Entzündung des Zahnhalteapparats (Parodontitis) beginnt an den am Zahn ansetzenden Zahnfleischrändern (Gingivitis) und breitet sich von dort in die Tiefe und über größere Flächen aus. Bei einer Parodontitis ist der Kieferknochen mit erfasst.

Bei Kindern

Bei Kindern in den ersten vier Lebensjahren können Aphthen in der gesamten Mundhöhle auftreten (Stomatitis aphthosa).

Anzeichen und Beschwerden

Dass die Mundschleimhaut sich entzündet hat, ist vor allem daran zu spüren, dass sie schmerzt und stark gerötet ist. Manchmal ist sie auch leicht geschwollen oder von Bläschen oder weißen cremigen Flecken übersät.

Aphthen zeigen sich in der Regel als einzeln stehende weißlich gelbliche, rotgeränderte kleine wunde Stellen an der Mundschleimhaut, die sehr schmerzempfindlich sind und normalerweise innerhalb von ein bis zwei Wochen wieder verschwinden. Manchmal

entwickeln sich auch größere Wundflächen, die nicht so schnell abheilen. Sie können nur hin und wieder vorkommen oder auch wiederholt im Abstand von wenigen Wochen oder Monaten auftreten.
Wenn sich das Zahnfleisch entzündet hat, blutet es häufig beim Zähneputzen, vor allem zwischen den Zähnen. Später schwellen die Zahnfleischränder an und sind stark gerötet. Das Zähneputzen wird dann meist ziemlich schmerzhaft. Bei einer fortgeschrittenen Parodontitis ist oft das gesamte Zahnfleisch schwammig aufgequollen.

Bei Kindern

Bei schmerzhaften und zahlreichen Aphthen wollen vor allem Kleinkinder häufig nichts essen. Wenn sie auch nicht trinken, ist die Gefahr groß, dass die Kinder austrocknen. Dies kann mit hohem Fieber einhergehen. Gelegentlich ist dann eine stationäre Behandlung im Krankenhaus nicht zu vermeiden.

Ursachen

Scharfkantige, harte Speisen (z. B. Knochensplitter, Krusten) und heiße Getränke können die Mundschleimhaut verletzen. Auch wenn man sich beim Kauen auf die Lippe oder in die Innenseite der Wange beißt, entstehen Verletzungen, die sich entzünden können. Vorstehende Zähne und überstehende Ränder an Füllungen und Kronen können ebenfalls die Mundschleimhaut verletzen.
Bakterielle Zahnbeläge (Plaque) bilden sich rasch auf der Zahnoberfläche. Wenn die Zähne nicht täglich zweimal von diesem Belag befreit werden, entsteht nach wenigen Tagen eine Gingivitis. Eine Zahnfleischentzündung ist also meist die Folge mangelhafter Mundhygiene. Darüber hinaus bilden die Bakterien in der Plaque Säuren, die den Zahnschmelz angreifen, wodurch Karies entsteht.
Eine gute Grundlage für Bakterien bietet auch Zahnstein (an Zahnrändern), der aus mineralisierter Plaque besteht.
Schlecht sitzende Zahnprothesen verursachen Druckstellen, die sich häufig entzünden. Sitzt die Prothese zu locker, können sich in Lücken und Hohlräumen Bakterien einnisten und Entzündungen hervorrufen. Da beim Kauen der Druck von den künstlichen Zähnen auf den Kieferknochen übertragen wird und nicht – wie bei natürlichen Zähnen und Implantaten – in den Knochen hinein, verlieren Prothesen mit der Zeit ihren passgenauen Sitz und müssen dann neu angepasst werden.
Vitaminmangel, Durchblutungsstörungen, Diabetes und Hormonschwankungen können eine Entzündung zusätzlich begünstigen.
Mundschleimhaut und Zahnfleisch können sich auch entzünden, wenn Sie auf metall- oder kunststoffhaltige Zahnfüllungen allergisch reagieren, Bleichmittel für die Zähne benutzen, oder Zahnersatz und Materialien, die der Zahnarzt einsetzt (Spritzen, Latexhandschuhe, jodhaltige Materialien, Gebissabdruckmasse) nicht vertragen.
Eine Infektion mit Viren und Pilzen wird begünstigt, wenn die Abwehrkräfte geschwächt sind (z. B. während oder nach einer Krankheit, nach einer Geburt, bei anhaltendem Stress). Auch eine Behandlung mit Glukokortikoiden zum Inhalieren (bei Asthma) oder Antibiotika (bei Infektionen) stören die Mundflora und begünstigen die Ausbreitung von Erregern.
Bestimmte stark wirksame Medikamente (z. B. solche, die im Rahmen einer Chemotherapie bei Krebs gegeben werden) hemmen die Zellteilung in allen Geweben, deren Zellen sich schnell teilen. Das betrifft dann auch die Mundschleimhaut. Erneuert sich das Gewebe aber nicht rasch genug, wird es anfällig für Krankheitserreger, vor allem für Bakterien. Eine Stomatitis ist deshalb eine häufige unerwünschte Begleiterscheinung einer Chemotherapie.
Die Anfälligkeit für Aphthen ist erhöht, wenn ein Mangel an Eisen, Folsäure, Vitamin B_{12} oder eine Glutenüberempfindlichkeit besteht. Aber auch Stress, scharfe Speisen und saure Getränke können Aphthen fördern.

Bei Kindern

Häufigste Ursache von Zahnfleisch- oder Mundschleimhautentzündungen bei Kindern sind mangelnde Mundhygiene und ein kariöses Milchgebiss. Auch eine Erstinfektion mit Herpesviren oder eine schlecht sitzende Zahnspange kann dazu führen, dass sich die Mundschleimhaut entzündet.
Bei Säuglingen entzündet sich das Zahnfleisch oft, wenn die ersten Zähne durchbrechen.

Vorbeugung

Putzen Sie sich am besten nach jeder Mahlzeit, aber mindestens zweimal täglich gründlich die Zähne. Benutzen Sie dafür eine Bürste mit weichen oder mittelharten Borsten. Wenn Sie eine Handzahnbürste benutzen, setzen Sie diese schräg (in einem Winkel von 45 Grad) auf den Zahnfleischsaum. Sodann lösen Sie die Plaque mit kurzen, vibrierenden Bewegungen mit

gleichmäßigem Druck und bürsten sie mit einer leichten Drehbewegung in Richtung Zahnkrone ab (Bass-Technik).
Für Kinder sind diese Putzregeln meist zu schwierig, und sie werden sie kaum täglich einhalten können. Sie können die Zähne an Außen- und Innenseiten mit rotierenden Bewegungen bürsten und zum Abschluss die Kauflächen reinigen (Rotationstechnik).
Wenn Sie eine elektrische Zahnbürste benutzen, gelten andere Regeln. Entnehmen Sie diese am besten der Gebrauchsanleitung für die Zahnbürste.
Hat sich Plaque angesammelt oder Zahnstein gebildet, sollten Sie beides im Rahmen einer professionellen Zahnreinigung beim Zahnarzt entfernen lassen. Es gibt immer Stellen, die Sie mit der Zahnbürste nicht erreichen, auch wenn Sie noch so sorgfältig bürsten. Dort können sich dann Nester mit Plaque-Bakterien bilden, von denen eine Parodontitis ihren Ausgang nehmen kann.
Im Anschluss an eine professionelle Zahnreinigung werden Zähne und Zahnhälse meist mit Fluoridlack eingepinselt, der sie weniger anfällig für Bakterien und die von diesen abgegebenen Säuren macht.
Wenn Sie eine Zahnprothese tragen, sollten Sie deren Sitz vom Zahnarzt regelmäßig kontrollieren lassen. Der Zahnarzt prüft auch, ob sich die Mundschleimhaut unter der Prothese verändert hat.
Bei einer Zahnspange ist darauf zu achten, dass keine Ecken und Kanten hervorstehen, an denen sich Zunge oder Wange aufreiben können.
Falsch stehende Zähne, an denen Sie sich immer wieder verletzen, sollten Sie vom Zahnarzt korrigieren lassen.

Allgemeine Maßnahmen

Durch Plaque ausgelöste Entzündungen behandeln Sie am besten, indem Sie die Zähne zwei- bis dreimal täglich gründlich putzen.

Bei Kindern

Zahnungsbeschwerden bei Säuglingen können Sie mit im Kühlschrank gekühlten Beißringen lindern. Die leichte Zahnfleischentzündung bedarf meist keiner weiteren Behandlung.

Wann zum Arzt?

Wenn die Entzündung nicht innerhalb von zwei Wochen abgeklungen ist, müssen Sie einen Zahnarzt aufsuchen.
Eine Parodontitis sollten Sie immer vom Zahnarzt behandeln lassen. Er muss Taschen, die sich an den Zahnfleischrändern gebildet haben, regelmäßig säubern und gegebenenfalls Antibiotika einsetzen, um sie von Bakterien zu befreien und die Entzündung zu stoppen. Auch eine operative Behandlung kann erforderlich sein.
Das Präparat *Glandosane* (künstlicher Speichel) ist zwar nicht verschreibungspflichtig, gehört aber zu den Mitteln, die unter bestimmten Voraussetzungen weiterhin von der gesetzlichen Krankenversicherung erstattet werden. Zu diesen Voraussetzungen gehört, dass Sie dieses Mittel zur Behandlung von Mundtrockenheit infolge von Krebs- oder rheumatischen Erkrankungen verwenden. Näheres hierzu finden Sie unter der Überschrift „Ausnahmeliste" (→ Seite 694).

Bei Kindern

Eine Mundschleimhautentzündung, die als Folge einer Herpesinfektion auftritt, muss immer ärztlich behandelt werden.
Wenn sich schmerzhafte Bläschen in der Mundhöhle bilden (Stomatitis aphthosa), sollten Sie das Kind einem Arzt vorstellen.

Behandlung mit Medikamenten

Entzündungen von Mundschleimhaut und Zahnfleisch infolge von Verletzungen und Aphthen können ursachenbezogen nicht mit Medikamenten behandelt werden. Damit lassen sich lediglich die Symptome lindern.
Örtlich betäubende Mittel (→ Seite 184) sind geeignet, um Schmerzen abzumildern, die das entzündete Zahnfleisch verursacht.
Bei den Antiseptika (→ Seite 181) eignen sich die Wirkstoffe Chlorhexidin, Hexetidin und Povidon-Jod zur Desinfektion im Mund oder zur Unterstützung des Heilungsprozesses, wenn sich Mundschleimhaut oder Zahnfleisch infolge einer bakteriellen Infektion entzündet haben oder wenn einer Infektion vorgebeugt werden soll (z. B. nach einem zahnärztlichen Eingriff). Zu berücksichtigen ist, dass auch Bestandteile „toter Plaque", deren Bakterien bereits mit Antiseptika abgetötet wurden, Zahnfleischentzündungen unterhalten können. Deshalb sollte die Plaque vorher durch eine professionelle Zahnreinigung sorgfältig entfernt worden sein.
Das Antiseptikum Cetylpyridiniumchlorid wirkt schlechter als die Substanzen Chlorhexidin und Hexetidin gegen Plaque und kann zu allergischen Reakti-

onen führen. Es ist deshalb nur mit Einschränkung geeignet.

Die therapeutische Wirksamkeit von Hexamidin bei Mundinfektionen ist nicht ausreichend nachgewiesen. Dieses Mittel gilt deshalb als „wenig geeignet".

Der Wirkstoff Ethacridin wird zur Desinfektion im Mund mittlerweile nicht mehr empfohlen. Er ist im Vergleich zu den besser bewerteten Antiseptika weniger wirksam und ruft häufig Allergien hervor. Mittel mit Ethacridin sind deshalb zur Behandlung von Entzündungen der Mundschleimhaut wenig geeignet.

Die therapeutische Wirksamkeit einer alkoholischen Tinktur aus Myrrhe (→ Seite 184) ist noch nicht ausreichend belegt. Möglicherweise beruht der antiseptische Effekt vor allem auf dem hohen Alkoholgehalt des Arzneimittels. Dieses Mittel ist deshalb zur Behandlung von Entzündungen der Mundschleimhaut und des Zahnfleischs mit Einschränkung geeignet.

Kombinationen aus zwei Antiseptika (→ Seite 185) sind wenig geeignet, weil diese Mittel gegen Plaque nicht besser wirken als ein geeignetes Antiseptikum allein (z. B. Chlorhexidin), aber ein höheres Risiko für unerwünschte Wirkungen bergen.

Die Kombinationen aus Antiseptikum + örtlich betäubendem Mittel (→ Seite 186) aus Antiseptikum + anderen Substanzen (→ Seite 187) sowie aus örtlich betäubendem Mittel + anderen Substanzen (→ Seite 187) sind nicht sinnvoll, weil sie nicht besser wirken als die Einzelwirkstoffe.

Präparate aus Salizylsäure + pflanzlichen Wirkstoffen (→ Seite 189) sowie aus Antibiotikum + Antiseptikum + örtlich betäubendem Mittel (→ Seite 188) sind nicht sinnvoll zusammengesetzt, auch ist die therapeutische Wirksamkeit nicht ausreichend nachgewiesen. Das gilt auch für verschiedene Pflanzenkombinationen (→ Seite 190). Elektrolyte + andere Substanzen (→ Seite 189) werden bei Mundtrockenheit eingesetzt. Die therapeutische Wirksamkeit ist jedoch nicht ausreichend nachgewiesen, außerdem kann das Mittel den Zähnen bei Daueranwendung Mineralien entziehen und sie somit schädigen. Das Mittel gilt deshalb als „wenig geeignet".

Bei Kindern

Mundspülungen und Lutschtabletten sind generell erst bei Kindern ab etwa sechs Jahre sinnvoll, weil kleinere Kinder die Lösungen oder Tabletten leicht verschlucken. Bei ihnen sollten die betroffenen Stellen nur betupft oder eingepinselt werden.

Anthroposophische, homöopathische und traditionell angewendete Mittel

Zu den meistgekauften Mitteln gehören auch *Dentinox-Gel N Zahnungshilfe* mit den örtlich betäubenden Wirkstoffen Lidokain, Polidocanol und Auszügen aus Kamille, *Gargarisma zum Gurgeln* mit Aluminiumchlorid, *Kamistad Gel* mit Lidokain und Auszügen aus Kamille, *Mallebrin Konzentrat zum Gurgeln* mit dem Wirkstoff Aluminiumchlorid-hexahydrat und *Salviathymol N* mit Anisöl, Eukalyptusöl, Fenchelöl, Menthol, Nelkenöl, Pfefferminzöl, Salbeiöl, Thymol und Zimtöl. Dabei handelt es sich um Präparate, die von der Arzneimittelbehörde als „traditionell angewendet" zugelassen wurden. Solche Mittel lassen sich nach den Grundsätzen dieses Buches nicht bewerten und werden deshalb nicht näher besprochen. Allgemeine Informationen zu derartigen Mitteln finden Sie im Abschnitt „Traditionell angewendete Mittel" (→ Seite 20).

Achten Sie auf den Zuckergehalt

Viele Lutschtabletten und -pastillen enthalten Zucker und können bei übermäßigem Gebrauch oder auch wenn Sie sie nach dem Zähneputzen im Munde zergehen lassen, Karies fördern. Achten Sie deshalb darauf, ob bei den Inhalts- und Hilfsstoffen Begriffe wie Fruktose, Glukose, Saccharose, Sucrose angegeben sind. Dabei handelt es sich um verschiedene Zucker. Präparate ohne solche Süßungsmittel sollten Sie bevorzugen.

Antiseptika

Cetylpyridinium

Dobendan

Chlorhexidin

Chlorhexamed

Ethacridin

NeoChinosol

Hexamidin

Laryngomedin N

Hexetidin

Hexoral

Povidon-Jod

Betaisodona Mund-Antiseptikum

Die desinfizierenden Wirkstoffe in diesen Mitteln töten Bakterien und teilweise auch Pilze ab, die auf der Oberfläche der Mund- und Rachenschleimhaut siedeln. Zur Behandlung und Vorbeugung von Infektionen der Mundhöhle sind diese Mittel wirksam und sinnvoll, allerdings unterscheiden sich die einzelnen Wirkstoffe in ihrer Wirksamkeit.

Chlorhexidin kann Plaque-Bakterien, die eine häufige Ursache der Entzündungen im Mundraum darstellen, am besten bekämpfen. Mittel mit diesem Wirkstoff sind Standardmedikamente zur Behandlung von bakteriellen Infektionen in der Mundhöhle. Gut wirksam sind auch Hexetidin und Povidon-Jod, deren antibakterieller Effekt jedoch durch Speichel abgeschwächt wird. Diese Mittel sind zur unterstützenden Behandlung von Mundschleimhaut- und Zahnfleischentzündungen geeignet.

Auch Cetylpyridinium bekämpft Plaque-Bakterien, allerdings ist die therapeutische Wirksamkeit geringer als bei Chlorhexidin, und das Risiko für allergische Reaktionen kann erhöht sein. Deshalb ist dieser Wirkstoff nur mit Einschränkung geeignet.

Mittel mit dem Wirkstoff Ethacridin werden mittlerweile nicht mehr empfohlen, da dieses Antiseptikum weniger wirksam und schlechter verträglich ist als die besser bewerteten Wirkstoffe (z. B. Chlorhexidin). Außerdem löst Ethacridin häufig Kontaktallergien aus. Deshalb wird das Mittel als „wenig geeignet“ erachtet.

Für Hexamidin gibt es zur Anwendung bei Mundinfektionen keine aussagekräftigen klinischen Studien, sodass die therapeutische Wirksamkeit des Mittels bei dieser Indikation als nicht ausreichend nachgewiesen angesehen werden muss. Das Mittel gilt deshalb ebenfalls als „wenig geeignet“.

ANWENDUNG

Nahrungsmittel und Bestandteile aus Zahnpasten können die desinfizierende Wirkung der Mittel beeinträchtigen. Deshalb sollten Sie sie immer nach dem Essen beziehungsweise eine halbe Stunde nach dem Zähneputzen anwenden.

Nehmen Sie die vorgeschriebene Menge Lösung unverdünnt in den Mund und bewegen sie dort etwa eine halbe Minute lang. Anschließend spucken Sie sie aus. Sie dürfen den Mund nicht nachspülen, etwa um einen unangenehmen Geschmack zu vertreiben, weil dies die Wirkung der Mittel wieder zunichte machen kann.

Gel tragen Sie direkt auf die entzündeten Stellen auf. Pastillen lutschen Sie nach Bedarf.

Povidon-Jod verdünnen Sie im Verhältnis 1:4 (ein Teil Lösung, vier Teile Wasser) und spülen den Mund damit mehrmals täglich mindestens 30 Sekunden lang.

Benutzen Sie einen Spray, müssen Sie darauf achten, dass das Mittel nicht in die Augen gelangt. Geschieht dies dennoch, müssen Sie die Augen sofort mit reichlich Wasser spülen.

Alle Mittel sollten Sie ohne ärztlichen Rat nicht länger als zwei Wochen anwenden.

ACHTUNG

Einige Mittel (siehe Tabelle) enthalten Alkohol. Personen mit Alkoholproblemen dürfen diese Präparate nicht anwenden. Auch Leberkranke und Menschen mit Anfallleiden sollten den Alkoholgehalt berücksichtigen. Darüber hinaus kann Alkohol die Wirkung vieler Arzneimittel (z. B. Schlaf- und Beruhigungsmittel, Psychopharmaka, starke Schmerzmittel, einige Mittel gegen hohen Blutdruck) verstärken.

Betaisodona Mund-Antiseptikum: Wundflächen in Mund und Rachen, die größer sind als drei Zentimeter im Durchmesser, dürfen Sie nicht mit diesem Mittel behandeln, weil es dann die Schilddrüsenfunktion stören kann. Außerdem kann das Mittel Zahnspangen und -prothesen braun färben. Nehmen Sie diese vor der Behandlung deshalb besser heraus.

NeoChinosol: Die aus den Tabletten hergestellte fertige Lösung darf nicht längere Zeit im Sonnenlicht stehen, da sie sich ansonsten zersetzt. Ob die Zersetzung bereits begonnen hat, erkennen Sie an einer zunehmenden Braunfärbung.

Cetylpyridinium, Ethacridin: Diese Mittel sollten Sie nicht auf offenen Wunden oder geschwürigen Veränderungen im Mund anwenden, weil sie die Wundheilung stören können.

Gegenanzeigen

Cetylpyridinium: Dieser Wirkstoff gehört zu den quaternären Ammoniumverbindungen. Wenn Sie auf diese Stoffgruppe, die häufig auch als Konservierungsmittel verwendet wird, allergisch reagieren, sollten Sie dieses Mittel nicht anwenden.

Hexoral Spray: Dieses Mittel dürfen Sie nicht anwenden, wenn Sie Asthma oder andere Erkrankungen der Atemwege haben, weil das Spray möglicherweise Asthmaanfälle auslösen kann.

Betaisodona Mund-Antiseptikum: Dieses Mittel dürfen Sie unter folgenden Bedingungen nicht anwenden:

- Die Funktion Ihrer Schilddrüse ist gestört.
- Sie reagieren auf Jod allergisch.
- Sie werden mit radioaktivem Jod behandelt (z. B. wegen einer Schilddrüsenüberfunktion) oder bekommen es im Rahmen einer Diagnosemethode.
- Sie nehmen lithiumhaltige Medikamente ein (bei Depressionen).
- Sie haben die Hautkrankheit Dermatitis herpetiformis Duhring.

Unerwünschte Wirkungen

Ethacridin: Das Mittel haftet gut auf der Mundschleimhaut und kann Zähne und Schleimhaut vorübergehend gelb verfärben. Auch die Wäsche kann gelb werden – die Flecken lassen sich nicht ab- oder herauswaschen.

▶ **Keine Maßnahmen erforderlich**

Cetylpyridinium, Ethacridin: Die Wirkstoffe können die Wundheilung beeinträchtigen.

Chlorhexidin: Zunge und Zähne können sich bräunlich verfärben. Wenn Sie das Mittel absetzen, nimmt die Zunge nach einiger Zeit ihre normale Farbe wieder an. Unterstützend können Sie die Zunge auch vorsichtig bürsten. Zahnverfärbungen können nur beim Zahnarzt mit einer intensiven Zahnreinigung entfernt werden.

Povidon-Jod: Die Haut kann sich röten und brennen. Am Ort des Auftragens kann sich ein Wärmegefühl entwickeln, und die Haut kann sich verfärben.

Hexetidin, Chlorhexidin: Die Mittel können den Geschmack beeinträchtigen.

▶ **Muss beobachtet werden**

Chlorhexamed: In diesem Mittel liegt Chlorhexidin als Diglukonat vor. Dieses Salz ist gut wasserlöslich, wird aber deshalb auch leicht aus der Schleimhaut in den Blutkreislauf aufgenommen und kann auf diese Weise die Leberwerte ansteigen lassen.

Ethacridin: Das Mittel kann vermehrt leichte Krampfanfälle und Kopfschmerzen auslösen. Wenn das Gesicht anschwillt und sich am ganzen Körper rote Stellen mit Bläschen bilden (Nesselsucht), reagieren Sie vermutlich auf den Wirkstoff allergisch. Setzen Sie das Mittel dann ab und suchen Sie einen Arzt auf.

Povidon-Jod: Wenn sich schmerzlose oder schmerzhafte Bläschen auf der Haut bilden, können dies Anzeichen für eine Allergie sein. Diese Reaktion kann auch noch einige Tage nach Absetzen des Mittels auftreten. Wenden Sie das Mittel dann nicht weiter an. Sind die Hauterscheinungen (→ Seite 14) auch einige Tage später nicht deutlich abgeklungen, sollten Sie einen Arzt aufsuchen.

▶ **Sofort zum Arzt**

Ethacridin: Wenn starker Hautausschlag, Juckreiz, Herzrasen, Atemnot, Schwäche und Schwindel auftreten, müssen Sie die Anwendung sofort abbrechen und unverzüglich den Notarzt (Telefon 112) rufen, weil es sich um eine lebensbedrohliche Allergie (→ Seite 14) handeln kann.

Povidon-Jod: Wenn Herzrasen, Schwitzen, Fieber, Angst, Unruhe, Erbrechen, Durchfall und Verwirrtheit auftreten, kann es sich um eine lebensbedrohliche Schilddrüsenüberfunktion handeln. Rufen Sie dann sofort einen Arzt.

Hinweise

Für Kinder unter 14 Jahren

Kinder unter sechs Jahren sollten keine Lutschtabletten, -pastillen oder Lösungen bekommen. In diesem Alter verschlucken sie die Tabletten oft, bevor diese sich aufgelöst haben. Auch Gurgellösungen werden eher hinuntergeschluckt als wieder ausgespuckt.

Verschluckt ein Kind eines der Mittel in größerer Menge, äußert sich die einsetzende Vergiftung in Übelkeit und Erbrechen oder Durchfall. Dann sollten Sie sofort eine Vergiftungszentrale anrufen oder einen Arzt aufsuchen.

Hexoral Spray: Dieses Mittel enthält Menthol, was bei Kleinkindern dazu führen kann, dass sich die Muskulatur in den Bronchien verkrampfen und Atemnot auslösen kann.

Povidon-Jod: Dieses Mittel dürfen Sie bei Neugeborenen und Säuglingen bis zu sechs Monaten nicht anwenden, weil es die Schleimhaut leicht durchdringt, in den Blutkreislauf gerät und dann die Schilddrüsenfunktion stört.

Bedenken Sie, dass einige Mittel (siehe Tabelle) Alkohol enthalten. Mittel ohne Alkohol sind vorzuziehen.

Für Schwangerschaft und Stillzeit

Alle Mittel sollten Sie in der Schwangerschaft und Stillzeit vorsichtshalber nicht anwenden, da es dafür keine ausreichenden Erfahrungen gibt. Bedenken Sie auch, dass einige Mittel (siehe Tabelle) Alkohol enthalten. Mittel ohne Alkohol sind vorzuziehen.

Povidon-Jod: Dieses Mittel dürfen Schwangere nicht anwenden, weil es die Schilddrüse des Ungeborenen vergrößern oder zu einer Überfunktion anregen kann. Sind Sie während der Anwendung des Mittels schwanger geworden, sollten Sie mit dem Frauenarzt darüber sprechen.

Für ältere Menschen

Povidon-Jod: Bei älteren Menschen ist die Gefahr einer durch Jod ausgelösten Störung der Schilddrüsenfunktion erhöht.

Örtlich betäubende Mittel

Lidokain

Dynexan

Polidocanol

Recessan

Lidokain und Polidocanol setzen die Schmerzempfindlichkeit herab, indem sie die Reizleitung in den Nerven blockieren. Auf diese Weise wirken sie leicht betäubend. Es ist belegt, dass beide Substanzen bei Mundschleimhautentzündungen gut schmerzlindernd wirken, beide Mittel sind zu diesem Zweck geeignet.

Anwendung

Bei Bedarf tragen Sie mit einem sauberen Finger eine etwa erbsengroße Menge auf die erkrankte Stelle auf und massieren Gel oder Salbe leicht ein. Unmittelbar danach lässt der Schmerz nach. Sie können die betroffenen Stellen so lange behandeln, bis die Entzündung abgeklungen ist.

Wenn die Beschwerden nach zwei Wochen immer noch bestehen, sollten Sie einen Zahnarzt aufsuchen.

Achtung

Gegenanzeigen

Lidokain: Unter folgenden Bedingungen sollten Sie dieses Mittel nur nach Rücksprache mit einem Arzt anwenden:

- Sie haben schwere Herzrhythmusstörungen.
- Sie haben eine akute Herzschwäche.
- Sie haben eine schwere Nieren- oder Lebererkrankung.

Unerwünschte Wirkungen

▶ Muss beobachtet werden

Wenn sich ein juckender Hautausschlag ausbildet (bei weniger als 1 von 10 000 Behandelten), handelt es sich vermutlich um eine Allergie auf einen der Wirkstoffe. Wenden Sie das Mittel dann nicht weiter an. Haben sich die Hauterscheinungen (→ Seite 14) auch einige Tage danach nicht merklich gebessert, sollten Sie einen Arzt aufsuchen.

Hinweise

Für Kinder unter 14 Jahren

Bei Kindern sollten Sie die Mittel nicht häufiger als dreimal täglich anwenden.

Recessan: Dieses Mittel dürfen Sie wegen des Gehalts an Menthol nicht bei Kindern unter zwei Jahren anwenden. Das ätherische Öl kann dazu führen, dass sich die Atemwege verkrampfen und eine lebensbedrohliche Atemnot auftritt.

Für Schwangerschaft und Stillzeit

Es fehlen ausreichende Erfahrungen zur Anwendung der Mittel in Schwangerschaft und Stillzeit. Sicherheitshalber sollten Sie es deshalb nicht anwenden.

Pflanzliches Mittel

Myrrhe

Myrrhentinktur „Hetterich“, Thüringer Myrrhentinktur

Myrrhe wirkt gewebestraffend (adstringierend) und soll auf diese Weise Entzündungen dämpfen. Die therapeutische Wirksamkeit bei Zahnfleischentzündungen ist jedoch noch nicht ausreichend nachgewiesen. Möglicherweise beruht ein lindernder Effekt vor allem auf dem hohen Alkoholgehalt, der keimtötend wirkt. Bei Mundschleimhaut- und Zahnfleischentzündungen gilt das Mittel als „mit Einschränkung geeignet“.

Anwendung

Sie tragen die Myrrhentinktur zwei- bis dreimal täglich direkt auf die Mundschleimhaut oder das Zahnfleisch auf. Auf offenen Stellen kann das aufgrund des Alkoholgehalts etwas brennen. Sie können die Tinktur auch mit etwas Wasser verdünnen, den Mund mit der Lösung spülen und diese danach ausspucken.

Achtung

Myrrhentinktur ist eine hochprozentige alkoholische Lösung. Personen mit Alkoholproblemen dürfen das Mittel nicht anwenden. Leberkranke und Menschen mit Anfallleiden sollten den Alkoholgehalt berücksichtigen, auch wenn dieses Mittel nicht geschluckt wird.

Hinweise

Für Kinder unter 14 Jahren

Bedenken Sie, dass Myrrhentinktur Alkohol enthält. Kinder unter zwölf Jahren sollten daher nicht mit diesem Mittel behandelt werden.

Für Schwangerschaft und Stillzeit

Das Mittel enthält hochprozentigen Alkohol. In Schwangerschaft und Stillzeit sollten Sie es deshalb nicht anwenden.

Kombinationen: Zwei Antiseptika

Amyl-metacresol + Dichlorbenzylalkohol

Dobendan Cool, Dobendan Strepsils Synergie Honig & Zitrone, Dobendan Synergie Honig & Zitrone

Benzalkoniumchlorid + Dequaliniumchlorid

Dequonal

Dichlorbenzylalkohol und Amyl-metacresol sowie Benzalkonium und Dequalinium sind Antiseptika und können Bakterien und teilweise auch Pilze abtöten. Trotzdem sind alle Mittel bei Mundschleimhautentzündung wenig geeignet. Zum einen ist die therapeutische Wirksamkeit bei durch Plaque ausgelösten Mundschleimhautentzündungen weniger gut belegt als bei Chlorhexidin. Zum anderen ist nicht ausreichend nachgewiesen, dass die Kombination aus den beiden Wirkstoffen wirksamer ist als ein Antiseptikum allein. Dafür kann sich das Risiko für unerwünschte Wirkungen erhöhen. Monopräparate mit Chlorhexidin sind deshalb vorzuziehen.

Zitronen- und Pfefferminzöl sowie Honig dienen als Geschmacksstoffe, um den unangenehmen Eigengeschmack der Antiseptika zu übertönen. Insbesondere in der Produktwerbung der Dobendan-Präparate wird der Eindruck erweckt, als handele es sich um eine „natürliche" Behandlung. Die Geschmacksstoffe tragen aber nichts zur therapeutischen Wirksamkeit der Lutschtabletten bei. Die eigentlichen Wirkstoffe sind die Antiseptika. Das gilt auch für *Dobendan Cool*, das neben den Antiseptika Pfefferminzaroma, Menthol, Spearmint-Aroma, Eukalyptusöl und den kühlend wirkenden Zuckeraustauschstoff Xylitol enthält und so im Mund einen angenehmen Kühleffekt produziert, der jedoch mit der therapeutischen Wirksamkeit nichts zu tun hat.

Anwendung

Wenn die Entzündung nach drei Tagen nicht deutlich nachgelassen hat oder sich womöglich noch verschlimmert hat, sollten Sie einen Zahnarzt aufsuchen.

Dobendan: Mehr als acht Tabletten täglich sollten Sie von diesen Mitteln nicht lutschen.

Achtung

Dequonal: Dieses Mittel enthält Alkohol. Personen mit Alkoholproblemen dürfen es nicht anwenden. Auch Leberkranke und Menschen mit Anfallleiden sollten den Alkoholgehalt berücksichtigen, auch wenn dieses Mittel nicht geschluckt wird.

Wenn Sie Asthma oder andere Erkrankungen der Atemwege haben, sollten Sie den Spray nicht anwenden, weil er das Risiko für Asthmaanfälle erhöht.

Größere Wundflächen im Mund sollten Sie nicht mit dem Mittel behandeln, weil dann das Risiko steigt, dass die Wirkstoffe ins Blut gelangen und eine allergische Reaktion hervorrufen.

Zudem kann *Dequonal* die Wundheilung verzögern.

Gegenanzeigen

Dequonal: Benzalkonium und Dequalinium gehören zu den quaternären Ammoniumverbindungen. Wenn Sie auf diese Stoffgruppe, die häufig auch als Konservierungsmittel verwendet wird, allergisch reagieren, sollten Sie dieses Mittel nicht anwenden.

Unerwünschte Wirkungen

▶ **Keine Maßnahmen erforderlich**

Dobendan: Bei weniger als 1 von 10 000 Behandelten kommt es zu Magen-Darm-Beschwerden und Übelkeit, die wieder verschwinden, wenn Sie das Mittel nicht mehr anwenden.

Dequonal: Wenn Sie dieses Mittel über längere Zeit anwenden, können sich Zunge und Zähne bräunlich verfärben. Wenn Sie es absetzen, nimmt die Zunge nach einiger Zeit ihre normale Farbe wieder an. Unterstützend können Sie die Zunge auch vorsichtig bürsten. Zahnverfärbungen können nur beim Zahnarzt mit einer intensiven Zahnreinigung entfernt werden.

Das Mittel kann vorübergehend das Geschmacksempfinden beeinträchtigen.

▶ **Muss beobachtet werden**

Bei 1 bis 10 von 1 000 Behandelten rötet sich die Mundschleimhaut und es bilden sich Bläschen. Dann reagieren Sie vermutlich allergisch auf das Mittel und sollten es absetzen. Sind die Hauterscheinungen (→ Seite 14) einige Tage später nicht deutlich abgeklungen, sollten Sie einen Arzt aufsuchen.

HINWEISE

Für Kinder unter 14 Jahren

Dobendan: Kinder und Jugendliche unter 14 Jahren sollten dieses Mittel nicht bekommen.

Dequonal: Bedenken Sie, dass dieses Mittel Alkohol enthält. Mittel ohne Alkohol sind vorzuziehen. Zudem sollten Lösungen bei Kindern unter vier Jahren nicht angewendet werden, weil sie eher hinuntergeschluckt als wieder ausgespuckt werden. Verschluckt ein Kind eines der Mittel in größerer Menge, äußert sich die einsetzende Vergiftung in Übelkeit und Erbrechen oder Durchfall. Dann sollten Sie sofort eine Vergiftungszentrale anrufen oder einen Arzt aufsuchen.

Für Schwangerschaft und Stillzeit

Dobendan: Mangels Erfahrung sollten Sie dieses Mittel nicht oder nur nach Rücksprache mit einem Arzt einnehmen.

Dequonal: Mangels Erfahrung sollten Sie dieses Mittel nicht oder nur nach Rücksprache mit einem Arzt einnehmen. Bedenken Sie zudem, dass dieses Mittel Alkohol enthält. Mittel ohne Alkohol sind vorzuziehen.

Kombination: Antiseptikum + örtlich betäubendes Mittel

Cetylpyridinium + Benzokain

Dolo-Dobendan

In diesem Mittel ist ein antiseptischer Wirkstoff (Cetylpyridinium) mit einem örtlich betäubenden Wirkstoff (Benzokain) kombiniert. Benzokain setzt das Schmerzempfinden herab, indem es die Reizleitung in den Nerven blockiert. Antiseptische Wirkstoffe töten Bakterien ab.

Die therapeutische Wirksamkeit beider Wirkstoffgruppen gilt als belegt, ihre Kombination ist aber dennoch nicht sinnvoll: Benzokain kann Allergien auslösen, Cetylpyridinium ist gegen Plaque nicht so wirksam wie Chlorhexidin. Im Vergleich zu Mitteln mit Chlorhexidin allein besteht bei diesem Kombinationsmittel ein höheres Risiko für unerwünschte Wirkungen. Es gilt deshalb als „wenig geeignet"; als „geeignet" erachtete Monopräparate sind vorzuziehen.

ANWENDUNG

Dolo-Dobendan Lutschtabletten: Von den Lutschtabletten sollten Sie nicht mehr als acht täglich anwenden.

Wenn die Entzündung nach zwei Wochen immer noch besteht, sollten Sie einen Zahnarzt aufsuchen.

ACHTUNG

Dolo-Dobendan Lösung: Das Mittel enthält Alkohol. Personen mit Alkoholproblemen dürfen sie nicht anwenden. Auch Leberkranke und Menschen mit Anfallleiden sollten den Alkoholgehalt berücksichtigen. Darüber hinaus kann Alkohol die Wirkung vieler Arzneimittel (z. B. Schlaf- und Beruhigungsmittel, Psychopharmaka, starke Schmerzmittel, einige Mittel bei hohem Blutdruck) verstärken.

Gegenanzeigen

Wenn größere Wundflächen behandelt werden müssen, sollten Sie das Mittel nicht anwenden. Dann steigt das Risiko, dass die Wirkstoffe ins Blut gelangen und eine allergische Reaktion hervorrufen. Außerdem kann es die Wundheilung offener Wunden stören.

Wenn Sie auf Parastoffe (→ Seite 585) allergisch reagieren, dürfen Sie dieses Mittel nicht anwenden, weil Benzokain zu dieser Stoffgruppe gehört.

Wenn Sie auf bestimmte Konservierungsstoffe (quaternäre Ammoniumverbindungen) allergisch reagieren, sollten Sie dieses Mittel ebenfalls nicht anwenden, weil Cetylpyridinium zu dieser Stoffgruppe gehört.

UNERWÜNSCHTE WIRKUNGEN

▶ **Keine Maßnahmen erforderlich**

Das Mittel kann die Wundheilung beeinträchtigen.

▶ **Muss beobachtet werden**

Wenn sich die Schleimhaut rötet und schmerzt, kann es sein, dass Sie die Wirkstoffe nicht vertragen. Vor allem Benzokain kann leicht solche allergischen Reaktionen auslösen. Setzen Sie das Mittel dann ab. Haben sich die Hauterscheinungen (→ Seite 14) auch einige Tage danach nicht merklich gebessert, sollten Sie einen Arzt aufsuchen.

▶ **Sofort zum Arzt**

Bei Kleinkindern kann Benzokain dazu führen, dass der rote Blutfarbstoff nicht mehr genügend Sauerstoff binden kann (Methämoglobinämie). Wenn das Kind eine bläuliche Hautfarbe und Atemnot bekommt, müssen Sie sofort den Arzt rufen.

Hinweise

Für Kinder unter 14 Jahren

Bei Kindern unter sechs Jahren sollten Lutschtabletten und Lösungen nicht angewendet werden. Säuglinge und Kleinkinder verschlucken die Tabletten oft, bevor diese sich vollständig aufgelöst haben; Gurgellösungen werden eher hinuntergeschluckt als wieder ausgespuckt. Da die Mittel ohnehin als „wenig geeignet" bewertet werden, sollten auch ältere Kinder nicht damit behandelt werden.

Verschluckt ein Kind eines der Mittel in größerer Menge, äußert sich die einsetzende Vergiftung in Übelkeit und Erbrechen oder Durchfall. Dann sollten Sie sofort eine Vergiftungszentrale anrufen oder einen Arzt aufsuchen.

Bedenken Sie, dass die Lösung Alkohol enthält. Mittel ohne Alkohol sind vorzuziehen.

Für Schwangerschaft und Stillzeit

Da es keine ausreichenden Erfahrungen zur Sicherheit bei einer Anwendung während der Schwangerschaft und Stillzeit gibt und die Mittel bei Mundschleimhaut- und Zahnfleischentzündungen ohnehin wenig geeignet sind, sollten Sie sie nicht anwenden.

Dolo-Dobendan Lösung: Bedenken Sie auch, dass die Lösung Alkohol enthält. Mittel ohne Alkohol sind vorzuziehen.

Kombination: Antiseptika + andere Substanzen

Amyl-metacresol + Dichlorbenzylalkohol + Menthol

neo-angin

Amyl-metacresol und Dichlorbenzylalkohol sind Antiseptika, die desinfizierend wirken. Menthol ist das ätherische Öl der Pfefferminze und wirkt leicht kühlend auf entzündeter Schleimhaut, außerdem sorgt es für frischen Atem.

Die Kombination der Wirkstoffe ist nicht sinnvoll, weil zwei Antiseptika nicht besser wirken als eines, das Risiko für unerwünschte Wirkungen jedoch zunimmt. Das Mittel gilt deshalb als „wenig geeignet". Das beigefügte Menthol hat auf die Wirkung keinen nennenswerten Einfluss.

Unerwünschte Wirkungen

▶ **Keine Maßnahmen erforderlich**

Die Lutschtabletten können die Mundschleimhaut angreifen und reizen, vor allem wenn sie über längere Zeit in der Backentasche verbleiben.

Hinweise

Für Kinder unter 14 Jahren

Kinder unter sechs Jahren sollten dieses Mittel nicht bekommen. Kleinkinder verschlucken die Tabletten oft, bevor diese sich vollständig aufgelöst haben. Da das Mittel ohnehin als „wenig geeignet" bewertet wird, sollten Sie auch bei älteren Kindern darauf verzichten.

Für Schwangerschaft und Stillzeit

Da es keine ausreichenden Erfahrungen zur Sicherheit bei einer Anwendung während der Schwangerschaft und Stillzeit gibt und die Mittel bei Mundschleimhaut- und Zahnfleischentzündungen ohnehin „wenig geeignet" sind, sollten Sie sie nicht anwenden.

Kombinationen: Örtlich betäubendes Mittel + andere Substanzen

Polidocanol + Kälberblut

Solcoseryl

Lidokain + Kamille + Salbei

Parodontal-Mundsalbe

Polidocanol und Lidokain sind örtlich betäubende Wirkstoffe, die das Schmerzempfinden herabsetzen, indem sie die Reizweiterleitung in den Nerven blockieren.

Über die Wirkung von getrocknetem eiweißfreiem Kälberblutkonzentrat gibt es in der wissenschaftlichen Fachliteratur keine Angaben. Angeblich soll es dazu beitragen, dass sich Wunden schneller schließen, so zum Beispiel bei Verletzungen der Mundschleimhaut, Prothesendruckstellen, aufgeschürftem Zahnfleisch nach der Entfernung von Zahnstein oder nach operativen zahnärztlichen Eingriffen. Solche Wunden heilen jedoch meist auch ohne medikamentöse Hilfe schnell ab. Angesichts des BSE-Risikos sollten Arzneimittel mit Extrakten aus Rinderbestandteilen nicht mehr verwendet werden. Das Mittel ist deshalb wenig geeignet. Monopräparate mit Polidocanol oder Lidokain sind vorzuziehen.

Der Zusatz von Kamille und Salbei zu Lidokain soll Entzündungen dämpfen. Es ist jedoch nicht ausreichend nachgewiesen, dass diese pflanzlichen Wirkstoffe die Wirksamkeit des Mittels verbessern, das Mittel gilt deshalb als „wenig geeignet". Präparate mit Lidokain allein sind vorzuziehen.

ACHTUNG

Beide Mittel enthalten Parabene. Diese Konservierungsmittel können Allergien auslösen. Wenn Sie auf Parastoffe (→ Seite 585) allergisch reagieren, dürfen Sie diese Mittel nicht anwenden.

Gegenanzeigen

Parodontal Mundsalbe: Unter folgenden Bedingungen sollten Sie das Mittel nur nach Rücksprache mit einem Arzt anwenden:

- Sie haben schwere Herzrhythmusstörungen.
- Sie haben eine akute Herzschwäche.
- Sie haben eine schwere Nieren- oder Lebererkrankung.

UNERWÜNSCHTE WIRKUNGEN

▶ **Muss beobachtet werden**

In seltenen Fällen (bei weniger als 1 von 1 000 Behandelten) kann die Schleimhaut nach dem Auftragen der Salben anschwellen, brennen und stark jucken. Dann reagieren Sie vermutlich allergisch auf einen Bestandteil der Mittel. Setzen Sie das Mittel dann ab. Haben sich die Beschwerden auch einige Tage danach nicht merklich gebessert, sollten Sie einen Arzt aufsuchen.

Parodontal-Mundsalbe: Die Gefahr für eine derartige allergische Reaktion ist größer, wenn Sie auf Korb- oder Lippenblütler allergisch reagieren, Kamille und Salbei gehören zu diesen Pflanzengruppen.

HINWEISE

Für Kinder unter 14 Jahren

Parodontal-Mundsalbe: Dieses Mittel sollten Sie nicht bei Säuglingen anwenden.

Für Schwangerschaft und Stillzeit

Parodontal-Mundsalbe: Es fehlen ausreichende Erfahrungen zur Anwendung dieses Mittels in Schwangerschaft und Stillzeit. Da das Mittel ohnehin wenig geeignet ist, sollten Sie auf seine Anwendung verzichten.

■ Kombinationen: Antibiotikum + Antiseptikum + örtlich betäubendes Mittel

Tyrothrizin + Benzalkonium + Benzokain

Dorithricin original

Tyrothrizin + Cetrimonium + Lidokain

Lemocin

Diese Mittel enthalten zusätzlich zu einem Antiseptikum (Benzalkonium oder Cetrimonium) und einem örtlichen Betäubungsmittel (Benzokain oder Lidokain) das Antibiotikum Tyrothrizin. Bei Entzündungen der Mundschleimhaut ist die Kombination dieser drei Substanzen nicht sinnvoll. Schmerzen lassen aufgrund des örtlichen Betäubungsmittels zwar nach. Die keimtötende Wirkung der Antiseptika auf Plaque ist aber gering. Zudem wirkt Tyrothrizin als Antibiotikum nur oberflächlich und erreicht die in den Schleimhautfurchen und Zahnfleischtaschen siedelnden Bakterien nicht. Aus diesen Gründen gelten die Mittel als „wenig geeignet".

Zur Schmerzlinderung sind Monopräparate mit Chlorhexidin oder Lidokain vorzuziehen.

ANWENDUNG

Auf größeren offenen Stellen im Mund oder Rachenraum sollten Sie die Mittel nicht anwenden.

ACHTUNG

Gegenanzeigen

Benzalkonium und Cetrimonium gehören zu den quaternären Ammoniumverbindungen. Wenn Sie auf diese Stoffgruppe, die häufig auch als Konservierungsmittel verwendet wird, allergisch reagieren, sollten Sie die Mittel nicht anwenden.

Dorithricin original Halstabletten: Wenn Sie auf Parastoffe (→ Seite 585) allergisch reagieren, dürfen Sie dieses Mittel nicht anwenden, weil Benzokain zu dieser Stoffgruppe gehört.

UNERWÜNSCHTE WIRKUNGEN

▶ **Muss beobachtet werden**

Wenn sich die Schleimhaut rötet und schmerzt, kann es sein, dass Sie die Wirkstoffe nicht vertragen. Setzen Sie das Mittel dann ab. Haben sich die Hauterscheinungen (→ Seite 14) auch einige Tage danach nicht merklich gebessert, sollten Sie einen Arzt aufsuchen. Das Risiko für eine solche allergische Reaktion ist wegen des Benzokain-Anteils bei *Dorithricin original Halstabletten* größer als bei *Lemocin*.

▶ **Sofort zum Arzt**

Dorithricin original Halstabletten: Bei Kleinkindern kann Benzokain dazu führen, dass der rote Blutfarbstoff nicht mehr genügend Sauerstoff binden kann (Methämoglobinämie). Wenn das Kind eine bläuliche Hautfarbe und Atemnot bekommt, müssen Sie sofort den Arzt rufen.

Hinweise

Für Kinder unter 14 Jahren

Bei Kindern unter sechs Jahren sollten Lutschtabletten nicht angewendet werden. Säuglinge und Kleinkinder verschlucken die Tabletten oft, bevor diese sich vollständig aufgelöst haben. Da die Mittel ohnehin als „wenig geeignet" bewertet werden, sollten auch ältere Kinder nicht damit behandelt werden.

Verschluckt ein Kind eines der Mittel in größerer Menge, äußert sich die einsetzende Vergiftung in Übelkeit und Erbrechen oder Durchfall. Dann sollten Sie sofort eine Vergiftungszentrale anrufen oder einen Arzt aufsuchen.

Für Schwangerschaft und Stillzeit

Über die Risiken einer Anwendung in Schwangerschaft und Stillzeit gibt es keine Erkenntnisse. Da die Mittel ohnehin als „wenig geeignet" bewertet werden, sollten Sie darauf verzichten.

Kombination: Elektrolyte + andere Substanzen

Carmellose + Kaliumchlorid + Kaliumhydrogenphosphat + Kalziumchlorid + Magnesiumchlorid + Natriumchlorid + Sorbit

Glandosane

Das Mittel dient als künstlicher Speichel, wenn nicht von selbst ausreichend Speichel produziert wird (Mundtrockenheit). Es besteht aus einer Mischung verschiedener Mineralstoffe (Elektrolyte), deren Zusammensetzung der des natürlichen Speichels ähneln soll. Sorbit ist ein Zuckeraustauschstoff, Carmellose dient als Filmbildner, um die Flüssigkeit geschmeidig zu machen.

Die therapeutische Wirksamkeit ist nicht ausreichend nachgewiesen. Außerdem können die Wirkstoffe bei langfristiger Anwendung die Zähne angreifen. Das Mittel ist deshalb wenig geeignet, um Mundtrockenheit zu bekämpfen.

Achtung

Wenn Sie Zuckeraustauschstoffe nicht vertragen, dürfen Sie dieses Mittel nicht anwenden.

Unerwünschte Wirkungen

▶ **Muss beobachtet werden**

Wenn Sie das Mittel über längere Zeit (mehr als vier Wochen) anwenden, kann es zu einer Demineralisierung der Zähne kommen.

▶ **Sofort zum Arzt**

Wenn Sie größere Mengen der Spraylösung aus Versehen verschluckt haben, sollten Sie einen Arzt aufsuchen. Da das Mittel verschiedene Kaliumsalze enthält, kann es dann zu gefährlichen Verschiebungen im Mineralhaushalt kommen. Hinweise dafür sind Schwindel oder Schwarzwerden vor Augen, Herzstolpern bis hin zum Herzstillstand, Krämpfe oder Lähmungen der Muskulatur.

Kombination: Salizylsäure + pflanzliches Mittel

Salizylsäure + Rhabarber

Pyralvex

Salizylsäure wirkt entzündungshemmend und schmerzlindernd. In der Mundhöhle sollen Salizylate aber nicht angewendet werden, weil sie die oberste Schicht der Mundschleimhaut ablösen. Rhabarberwurzelextrakt soll gewebestraffend (adstringierend) wirken und das Wachstum von Bakterien hemmen. Die therapeutische Wirksamkeit bei Entzündungen der Mundhöhle ist jedoch nicht ausreichend belegt.

Zur Behandlung von Mundschleimhaut- und Zahnfleischentzündungen ist das Mittel wenig geeignet.

Achtung

Das Mittel enthält Alkohol. Personen mit Alkoholproblemen dürfen es nicht anwenden. Auch Leberkranke und Menschen mit Anfallleiden sollten den Alkoholgehalt berücksichtigen. Darüber hinaus kann Alkohol die Wirkung vieler Arzneimittel (z. B. Schlaf- und Beruhigungsmittel, Psychopharmaka, starke Schmerzmittel, einige Mittel bei hohem Blutdruck) verstärken.

Gegenanzeigen

Wenn Ihre Nieren nicht mehr richtig arbeiten, sollten Sie das Mittel nur nach Rücksprache mit einem Arzt anwenden, wenn dieser Nutzen und Risiken der Behandlung sorgfältig abgewogen hat.

Unerwünschte Wirkungen

▶ **Keine Maßnahmen erforderlich**

Die oberste Schicht der Mundschleimhaut kann sich ablösen.

Hinweise

Für Kinder unter 14 Jahren

Bedenken Sie, dass das Mittel Alkohol enthält. Da das Mittel ohnehin wenig geeignet ist, sollten Sie es Kindern nicht geben.

Für Schwangerschaft und Stillzeit

Über die Risiken einer Anwendung in Schwangerschaft und Stillzeit gibt es keine Erkenntnisse. Da das Mittel ohnehin wenig geeignet ist und zudem Alkohol enthält, sollten Sie darauf verzichten.

Pflanzenkombinationen

Anis + Kamille + Pfefferminze

Kamillosan Mundspray

Kamille + Nelke + Pfefferminze + Salbei

Sedative Bombastus N

Die in diesen Präparaten enthaltenen ätherischen Öle sollen die Entzündung bekämpfen, Bakterien abtöten und Schmerzen lindern. Dass dies gelingt, ist allerdings nicht ausreichend nachgewiesen. Die Kombination von mehr als drei verschiedenen Wirkstoffen ist nicht sinnvoll. Die Mittel gelten deshalb zur Behandlung von Mundschleimhaut- und Zahnfleischentzündungen als „wenig geeignet".

Achtung

Die Mittel enthalten Alkohol. Personen mit Alkoholproblemen dürfen sie nicht anwenden. Auch Leberkranke und Menschen mit Anfallleiden sollten den Alkoholgehalt berücksichtigen, auch wenn diese Mittel nicht geschluckt werden.

Wenn Sie auf Korbblütlergewächse allergisch reagieren, sollten Sie die Mittel ebenfalls nicht anwenden, weil Kamille zu dieser Pflanzengruppe gehört.

Unerwünschte Wirkungen

▶ **Keine Maßnahmen erforderlich**

Die Mittel können die Schleimhaut reizen, sodass sie sich rötet.

▶ **Muss beobachtet werden**

Werden die ätherischen Öle aus Versehen eingeatmet, kann dies Hustenanfälle auslösen. Bei besonders empfindlichen Personen können sich die Bronchien verengen und Atemnotanfälle auslösen. Dann sollten Sie die Mittel nicht mehr anwenden.

Hinweise

Für Kinder unter 14 Jahren

Präparate mit Pfefferminzöl oder Menthol sollten Kinder unter sechs Jahren nicht bekommen, weil diese ätherischen Öle dazu führen können, dass sich die Muskulatur in den Bronchien verkrampft, was Atemnot zur Folge hat. Da diese Mittel ohnehin als „wenig geeignet" bewertet werden, sollten Sie auch bei älteren Kindern darauf verzichten.

Bedenken Sie, dass die Mittel Alkohol enthalten. Mittel ohne Alkohol sind vorzuziehen.

Für Schwangerschaft und Stillzeit

Bedenken Sie, dass die Mittel Alkohol enthalten. Über die Risiken einer Anwendung in Schwangerschaft und Stillzeit gibt es zudem keine ausreichenden Erkenntnisse. Da die Mittel ohnehin als „wenig geeignet" bewertet werden, sollten Sie darauf verzichten.

Entzündungen von Mundschleimhaut und Zahnfleisch

Handelsname Darreichungsform	Zusammensetzung pro 1 ml/1 g oder wie angegeben bzw. pro abgeteilte Einheit	Kleinste Packungsgröße	Unverb. Preis in Euro	Bewertung für das beanspruchte Anwendungsgebiet
Hinweise zu den Tabellenspalten → Seite 34, zur Auswahl der Arzneimittel → Seite 28, zur Grundlage der Bewertung → Seiten 29, 33				
Betaisodona Mund-Antiseptikum Lösung	**Povidon-Jod** 75 mg *Enthält 36% Alkohol*	100 ml	11,04	**Geeignet** zur vorübergehenden unterstützenden Behandlung von Mundschleimhaut- und Zahnfleischentzündungen. → Seite 181
Chlorhexamed 1 % Gel	**Chlorhexidin-diglukonat** 10 mg	50 g	8,98	**Geeignet** zur vorübergehenden unterstützenden Behandlung von Mundschleimhaut- und Zahnfleischentzündungen. → Seite 181
Chlorhexamed DIREKT 1 % Gel Gel	10 mg	9 g	6,97	
Chlorhexamed-Fluid	1 mg *Enthält 7,2% Alkohol*	200 ml	7,97	
Chlorhexamed FORTE 0,2 % Lösung	2 mg *Enthält 7% Alkohol*	200 ml	8,98	
Chlorhexamed FORTE 0,2 % Mundsprühlösung	2 mg *Enthält 7% Alkohol*	50 ml	9,94	
Dequonal Gurgellösung	**Benzalkoniumchlorid** 0,35 mg **+ Dequaliniumchlorid** 0,15 mg *Enthält 6% Alkohol*	200 ml	7,97	**Wenig geeignet** bei Mundschleimhautentzündungen, weil die Kombination aus zwei Antiseptika nicht wirksamer ist als ein Antiseptikum allein, aber ein höheres Risiko für unerwünschte Wirkungen birgt. → Seite 185
Dequonal Sprühlösung	**Benzalkoniumchlorid** 0,35 mg **+ Dequaliniumchlorid** 0,15 mg *Enthält 6% Alkohol*	50 ml	8,98	
Dobendan Lösung Lösung	**Cetylpyridiniumchlorid** 5 mg pro 10 ml *Enthält 16% Alkohol*	200 ml	8,00	**Mit Einschränkung geeignet** bei Mundschleimhaut- und Zahnfleischentzündungen. Das Mittel wirkt weniger stark gegen Plaque und birgt außerdem die Gefahr allergischer Reaktionen. → Seite 181
Dobendan Lutschpastillen	1,4 mg	24 Stück	6,50	
Dobendan Cool 1,2 mg/0,6 mg	**Dichlorbenzylalkohol** 1,2 mg **+ Amyl-metacresol** 0,6 mg	24 Stück	8,50	**Wenig geeignet** bei Mundschleimhautentzündungen, weil die Kombination aus zwei Antiseptika nicht wirksamer ist als ein Antiseptikum allein, aber ein höheres Risiko für unerwünschte Wirkungen birgt. → Seite 185
Dobendan Strepsils Zuckerfrei	**Cetylpyridiniumchlorid** 2,5 mg	24 Stück	6,90	**Mit Einschränkung geeignet** bei Mundschleimhaut- und Zahnfleischentzündungen. Das Mittel wirkt weniger stark gegen Plaque und birgt außerdem die Gefahr allergischer Reaktionen. → Seite 181
Dobendan Strepsils Synergie Honig & Zitrone	**Dichlorbenzylalkohol** 1,2 mg **+ Amyl-metacresol** 0,6 mg	24 Stück	6,90	**Wenig geeignet** bei Mundschleimhautentzündungen, weil die Kombination aus zwei Antiseptika nicht wirksamer ist als ein Antiseptikum allein, aber ein höheres Risiko für unerwünschte Wirkungen birgt. → Seite 185
Dobendan Synergie Honig & Zitrone Lutschtabletten	**Dichlorbenzylalkohol** 1,2 mg **+ Amyl-metacresol** 0,6 mg	24 Stück	6,50	

►

Entzündungen von Mundschleimhaut und Zahnfleisch Fortsetzung

Handelsname Darreichungsform	Zusammensetzung pro 1 ml/1 g oder wie angegeben bzw. pro abgeteilte Einheit	Kleinste Packungsgröße	Unverb. Preis in Euro	Bewertung für das beanspruchte Anwendungsgebiet
Dolo-Dobendan 5 mg, 40 mg/10 ml Lösung Lösung	**Cetylpyridiniumchlorid** 0,5 mg + **Benzokain** 4 mg *Enthält 15% Alkohol*	200 ml	9,90	**Wenig geeignet** bei Mundschleimhaut- und Zahnfleischentzündungen, weil Benzokain leicht Allergien hervorrufen kann. Monopräparate mit geeignetem Antiseptikum oder einem schmerzstillenden Stoff sind vorzuziehen. → Seite 186
Dolo-Dobendan 1,4 mg/10 mg Lutschtabletten Lutschtabletten	**Cetylpyridiniumchlorid** 1,4 mg + **Benzokain** 10 mg	24 Stück	8,50	
Dorithricin Halstabletten Lutschtabletten	**Tyrothrizin** 0,5 mg + **Benzalkoniumchlorid** 1 mg + **Benzokain** 1,5 mg	20 Stück	6,32	**Wenig geeignet** bei Mundschleimhaut- und Zahnfleischentzündungen. Nicht sinnvolle Kombination. Das Antibiotikum Tyrothrizin wirkt nur oberflächlich und erreicht tiefer im Gewebe siedelnde Bakterien nicht. Benzokain kann leicht Allergien hervorrufen. → Seite 188
Dynexan Mundgel Gel	**Lidokain-hydrochlorid** 20 mg	10 g	6,41	**Geeignet** bei Mundschleimhaut- und Zahnfleischentzündungen als schmerzlinderndes Mittel. → Seite 184
Glandosane	**Carmellose-Natrium** 10,15 mg + **Kaliumchlorid** 1,218 mg + **Kalium-hydrogenphosphat** 0,348 mg + **Kalziumchlorid** 0,148 mg + **Magnesiumchlorid** 0,052 mg + **Natriumchlorid** 0,856 mg + **Sorbit** 30,45 mg	50 ml	11,86	**Wenig geeignet** bei Mundtrockenheit, weil die therapeutische Wirksamkeit nicht ausreichend nachgewiesen ist. Bei langfristiger Anwendung können die Zähne geschädigt werden. → Seite 189
Glandosane aromatisiert Sprühlösung	**Carmellose-Natrium** 10,15 mg + **Kaliumchlorid** 1,218 mg + **Kalium-hydrogenphosphat** 0,348 mg + 0,148 mg + **Magnesiumchlorid** 0,052 mg + **Natriumchlorid** 0,856 mg + **Sorbit** 30,45 mg	50 ml	11,86	
Hexoral Lösung	**Hexetidin** 1 mg *Enthält 5,1% Alkohol*	200 ml	8,65	**Geeignet** zur vorübergehenden unterstützenden Behandlung von Mundschleimhaut- und Zahnfleischentzündungen. → Seite 181
Hexoral Spray Sprühlösung	2 mg	40 ml	9,60	

Hinweise zu den Tabellenspalten → Seite 34, zur Auswahl der Arzneimittel → Seite 28, zur Grundlage der Bewertung → Seiten 29, 33

Entzündungen von Mundschleimhaut und Zahnfleisch Fortsetzung

Handelsname Darreichungsform	Zusammensetzung pro 1 ml/1 g oder wie angegeben bzw. pro abgeteilte Einheit	Kleinste Packungs-größe	Unverb. Preis in Euro	Bewertung für das beanspruchte Anwendungsgebiet
Hinweise zu den Tabellenspalten → Seite 34, zur Auswahl der Arzneimittel → Seite 28, zur Grundlage der Bewertung → Seiten 29, 33				
Kamillosan Mund- und Rachenspray	**Auszug aus Kamillenblüten** 366,5 mg + **Anisöl** 7 mg + **Kamillenöl** 0,7 mg + **Pfefferminzöl** 18,5 mg *Enthält 25% Alkohol*	30 ml	7,70	**Wenig geeignet** bei Mundschleimhaut- und Zahnfleischentzündungen, weil die therapeutische Wirksamkeit nicht ausreichend nachgewiesen ist. Allenfalls anzuwenden zur unterstützenden Behandlung. → Seite 190
Kamillosan Mundspray Spray	**Auszug aus Kamillenblüten** 366,5 mg + **Anisöl** 7 mg + **Kamillenöl** 0,7 mg + **Pfefferminzöl** 18,5 mg *Enthält 25% Alkohol*	30 ml	7,70	
Laryngomedin N Sprühlösung	**Hexamidin-diisethionat** 1 mg *Enthält 1% Alkohol*	45 g	13,74	**Wenig geeignet** bei Mundschleimhaut- und Zahnfleischentzündungen, weil die therapeutische Wirksamkeit nicht ausreichend nachgewiesen ist. → Seite 181
Lemocin Lutschtabletten	**Tyrothrizin** 4 mg + **Cetrimoniumbromid** 2 mg + **Lidokain** 1 mg	20 Stück	5,25	**Wenig geeignet** bei Mundschleimhaut- und Zahnfleischentzündungen. Nicht sinnvolle Kombination. Das Antibiotikum Tyrothrizin wirkt nur oberflächlich und erreicht tiefer im Gewebe siedelnde Bakterien nicht. → Seite 188
Myrrhentinktur „Hetterich" Tinktur	**Auszug aus Myrrhe** 1 g *Enthält 85% Alkohol*	30 ml	3,16	**Mit Einschränkung geeignet** bei Mundschleimhaut- und Zahnfleischentzündungen. Die bislang vorliegenden Studien reichen noch nicht aus, um die therapeutische Wirksamkeit abschließend nachzuweisen. → Seite 184
neo-angin Halstabletten	**Dichlorbenzylalkohol** 1,2 mg + **Amyl-metacresol** 0,6 mg + **Menthol** 5,9 mg	24 Stück	6,40	**Wenig geeignet** bei Mundschleimhaut- und Zahnfleischentzündungen. Nicht sinnvolle Kombination. Monopräparate mit einem geeigneten Antiseptikum sind vorzuziehen. → Seite 187
neo-angin Halstabletten zuckerfrei Lutschtabletten	**Dichlorbenzylalkohol** 1,2 mg + **Amyl-metacresol** 0,6 mg + **Menthol** 5,72 mg	24 Stück	7,40	
NeoChinosol Gurgeltabletten	**Ethacridinlaktat** 25 mg	20 Stück	3,05	**Wenig geeignet** bei Mundschleimhautentzündungen. Das Mittel ist schlecht verträglich. Es stehen bessere Alternativen zur Verfügung. → Seite 181
Parodontal-Mundsalbe Salbe	**Auszug aus Kamillenblüten** 120 mg + **Auszug aus Salbeiblättern** 120 mg + **Lidokain** 10 mg (Konservierungsmittel: Parabene)	6 g	3,49	**Wenig geeignet** bei Mundschleimhaut- und Zahnfleischentzündungen. Lidokain wirkt als oberflächlich schmerzstillendes Mittel. Ein Zusatznutzen durch die Verwendung von zwei verschiedenen Pflanzenextrakten ist nicht ausreichend nachgewiesen. → Seite 187
Pyralvex-Lösung Lösung	**Salizylsäure** 10 mg + **Auszug aus Rhabarberwurzel** 50 mg *Enthält 59,5% Alkohol*	10 ml	8,41	**Wenig geeignet** bei Mundschleimhaut- und Zahnfleischentzündungen, weil die therapeutische Wirksamkeit nicht ausreichend nachgewiesen ist. Salizylate sollten in der Mundhöhle nicht angewendet werden. → Seite 189
Recessan Salbe	**Polidocanol** 30 mg	10 g	6,88	**Geeignet** bei Mundschleimhaut- und Zahnfleischentzündungen als schmerzlinderndes Mittel. → Seite 184

Entzündungen von Mundschleimhaut und Zahnfleisch Fortsetzung

Handelsname Darreichungsform	Zusammensetzung pro 1 ml/1 g oder wie angegeben bzw. pro abgeteilte Einheit	Kleinste Packungsgröße	Unverb. Preis in Euro	Bewertung für das beanspruchte Anwendungsgebiet
Sedative Bombastus N Lösung	**Auszug aus Kamillenblüten** 30 mg + **Nelkenöl** 60 mg + **Pfefferminzöl** 50 mg + **Salbeiöl** 30 mg *Enthält 82% Alkohol*	10 ml	3,70	**Wenig geeignet** bei Mundschleimhaut- und Zahnfleischentzündungen, weil die therapeutische Wirksamkeit nicht ausreichend nachgewiesen ist. Nicht sinnvolle Kombination aus mehr als drei Wirkstoffen. → Seite 190
Solcoseryl Dental Adhäsivpaste Paste	**Dialysekonzentrat aus Kälberblut** 2,125 mg + **Polidocanol** 10 mg (Konservierungsmittel: Parabene)	5 g	9,67	**Wenig geeignet** bei Mundschleimhautentzündungen, weil das Mittel nicht sinnvoll zusammengesetzt ist. Extrakte aus Rinderbestandteilen sollten wegen der BSE-Gefahr in Arzneimitteln nicht mehr verwendet werden, zumal die therapeutische Wirksamkeit von Kälberblutkonzentrat nicht ausreichend nachgewiesen ist. → Seite 187
Thüringer Myrrhentinktur Tinktur	**Auszug aus Myrrhe** 1 g *Enthält 85% Alkohol*	20 ml	ca. 1,98	**Mit Einschränkung geeignet** bei Mundschleimhaut- und Zahnfleischentzündungen. Die bislang vorliegenden Studien reichen noch nicht aus, um die therapeutische Wirksamkeit abschließend nachzuweisen. → Seite 184

Hinweise zu den Tabellenspalten → Seite 34, zur Auswahl der Arzneimittel → Seite 28, zur Grundlage der Bewertung → Seiten 29, 33

Pilzinfektionen im Mund

Pilze besiedeln vorwiegend Haut und Schleimhäute. In der Mundhöhle mit ihrem feuchtwarmen Milieu finden sie einen besonders guten Nährboden, wenn die normalerweise vorhandenen Schutzmechanismen versagen. Infektionen mit Hefepilzen (Candida) im Mund werden auch als Soor bezeichnet.

Anzeichen und Beschwerden

Weiße Pusteln und cremige Flecken auf der Mundschleimhaut, die sich abstreifen lassen, oder eine weiß belegte Zunge können bedeuten, dass sich ein Pilz ausgebreitet hat.

Ursachen

Pilzinfektionen im Mund werden fast immer durch Candida-Hefepilze verursacht. Dass sich diese Pilze ausbreiten können, kann verschiedene Gründe haben:

- Ihr Abwehrsystem ist durch Krankheit oder bestimmte Behandlungen (z. B. eine Strahlentherapie) geschwächt.
- Sie nehmen Medikamente ein, die das Wachstum von Pilzen begünstigen. Dazu gehören Antibiotika (bei Infektionen), Glukokortikoide (bei Entzündungen, Immunreaktionen) und Zytostatika (bei Krebs).
- Es besteht ein Diabetes, und die Blutzuckerwerte sind nicht gut eingestellt.
- Sie tragen eine Zahnprothese und haben diese nicht sorgfältig genug gereinigt.

Bei Kindern

Neugeborene und Säuglinge im ersten Lebensjahr können an einer Pilzinfektion erkranken, weil ihr Immunsystem noch nicht zur Abwehr in der Lage ist. Babys, die gestillt werden, können sich anstecken, wenn die Mutter unbemerkt eine Pilzinfektion an der Brust hat. Auch unsaubere Fläschchen können Pilzinfektionen übertragen.

Vorbeugung

Wenn Sie eine Zahnprothese tragen, sollten Sie diese regelmäßig reinigen und den Sitz ein- bis zweimal jährlich vom Zahnarzt kontrollieren lassen.

Wann zum Arzt?

Bei jeder Veränderung der Mundschleimhaut, die länger als zwei Wochen besteht, sollten Sie einen Zahnarzt aufsuchen. Haben sich weißliche Beläge auf der Mundschleimhaut gebildet oder sind Bereiche der Mundschleimhaut gerötet, sollten Sie ebenfalls einen Arzt aufsuchen. Dies sind Hinweise auf eine Pilzinfektion, deren Ursachen grundsätzlich ärztlich abgeklärt werden sollten.
Die hier besprochenen Medikamente sind nicht rezeptpflichtig, können bei Pilzinfektionen im Mund oder im Rachenraum aber dennoch vom Arzt verordnet werden. Näheres hierzu finden Sie unter der Überschrift „Ausnahmeliste" (→ Seite 694).

Behandlung mit Medikamenten

Eine Pilzinfektion im Mund muss immer medikamentös behandelt werden. Dafür eignen sich Antipilzmittel (→ nachfolgend) mit den Wirkstoffen Miconazol und Nystatin. Bei Kindern unter zwei Jahren werden miconazolhaltige Mundgele mittlerweile als Mittel der ersten Wahl empfohlen, da dieser Wirkstoff bei ihnen besser wirkt als nystatinhaltige Zubereitungen. Bei allen anderen Personen mit Pilzinfektionen im Mund ohne Anzeichen einer Immunschwäche können Nystatin und Miconazol gleichermaßen eingesetzt werden.

Antipilzmittel

Miconazol

INFECTOSOOR, Micotar, Mykoderm

Nystatin

MORONAL Suspension, Nystaderm Mundgel

Miconazol und Nystatin töten Pilze ab und hemmen deren Vermehrung. Miconazol wirkt als Breitbandantipilzmittel gegen verschiedene Pilzarten, Nystatin vornehmlich gegen Hefepilze (Candida albicans), auf die Pilzinfektionen im Mund häufig zurückgehen. Die Wirksamkeit gegen Candida-Hefepilze ist für beide Wirkstoffe erwiesen, die Mittel deshalb zur Behandlung von Pilzinfektionen im Mund geeignet.

Anwendung

Wenden Sie die Mittel drei- bis viermal täglich an, am besten nach den Mahlzeiten oder vor dem Schlafengehen. Gleichgültig, welche Zubereitung Sie verwenden, behalten Sie das Mittel so lange wie möglich im Mund, den Rest können Sie runterschlucken oder ausspucken.
Auch wenn keine Beläge oder Rötungen als Zeichen eines Pilzbefalls mehr zu sehen sind, müssen Sie die Behandlung weitere drei bis sieben Tage lang fortsetzen, um gegebenenfalls noch vorhandene Pilzsporen abzutöten.
Besteht die Pilzinfektion nach zweiwöchiger Behandlung immer noch, sollten Sie einen Arzt aufsuchen.

Achtung

Einige Präparate (siehe Tabelle) enthalten als Konservierungsmittel Parabene. Wenn Sie auf Parastoffe (→ Seite 585) allergisch reagieren, dürfen Sie diese Mittel nicht anwenden.

Gegenanzeigen

Miconazol: Unter folgenden Bedingungen dürfen Sie dieses Mittel nicht anwenden:

- Sie haben eine Lebererkrankung.
- Sie nehmen wegen erhöhter Thrombosegefahr Mittel mit den Wirkstoffen Warfarin oder Phenprocoumon ein.
- Sie haben Schlafstörungen und nehmen dagegen den Wirkstoff Triazolam.
- Sie haben Herzrhythmusstörungen und werden mit Chinidin behandelt.
- Ihre Blutfette sind erhöht und Sie nehmen dagegen Mittel mit den Wirkstoffen Lovastatin oder Simvastatin ein.
- Sie haben eine Allergie und nehmen Mittel mit den Wirkstoffen Mizolastin oder Terfenadin ein.

Bei all diesen Präparaten besteht ein erhöhtes Risiko für Wechselwirkungen.

Wechselwirkungen mit Medikamenten

Miconazol: Wenn Sie noch andere Arzneimittel anwenden, ist zu beachten:

- Miconazol verstärkt die Wirkung von Phenytoin und Carbamazepin (bei Epilepsien). Der Arzt sollte dann gegebenenfalls die Dosis verringern.
- Miconazol erhöht die Konzentration von Ciclosporin (nach Transplantationen) im Blut.
- Bei gleichzeitiger Anwendung von Sildenafil (zur Potenzsteigerung) kann der Blutdruck stark sinken. Dies ist besonders bei Herz-Kreislauf-Erkrankungen zu beachten.
- Miconazol sollten Sie nicht gleichzeitig mit anderen Antipilzmitteln anwenden, weil sich dann das Risiko für unerwünschte Wirkungen erhöht. Zudem kann sich die Wirkung bestimmter Antipilzmittel (z. B. Amphotericin) abschwächen.

▶ Unbedingt beachten

Miconazol verstärkt die Wirkung von Sulfonylharnstoffen (bei Typ-2-Diabetes) und von Chinidin (bei Herzrhythmusstörungen). Näheres hierzu lesen Sie unter „Mittel zur Blutzuckersenkung: verstärkte Wirkung“ (→ Seite 11) und „Mittel bei Herzrhythmusstörungen: verstärkte Wirkung“ (→ Seite 12).

Miconazol verstärkt auch die Wirkung der gerinnungshemmenden Wirkstoffe Phenprocoumon und Warfarin, die bei erhöhter Thrombosegefahr als Tabletten eingenommen werden. Sie müssen deshalb die Blutgerinnung häufiger als sonst selbst kontrollieren oder vom Arzt kontrollieren lassen und gegebenenfalls nach Absprache mit dem Arzt die Dosis der Gerinnungshemmer verringern. Näheres hierzu lesen Sie unter „Mittel zur Blutverdünnung: verstärkte Wirkung“ (→ Seite 11).

Miconazol dürfen Sie nicht gleichzeitig mit dem Antihistaminikum Terfenadin und Mizolastin (bei Allergien) anwenden, weil sich dann die unerwünschten Wirkungen dieses Medikaments (z. B. schwere Herzrhythmusstörungen) verstärken können. Näheres hierzu lesen Sie unter „Mittel bei Herzrhythmusstörungen: verstärkte Wirkung“ (→ Seite 12).

Miconazol verstärkt die Wirkung, aber auch die unerwünschten Wirkungen von Lovastatin und Simvastatin (blutfettsenkende Mittel, bei koronarer Herzkrankheit). Dadurch steigt die Gefahr für eine bestimmte schwerwiegende Form von Muskelerkrankungen (Myopathie), die bei diesen Mitteln als unerwünschte Wirkung auftreten kann. Wenn es nicht vertretbar ist, die Statine vorübergehend abzusetzen, kann der Arzt stattdessen Mittel mit Fluvastatin oder eventuell auch Pravastatin verordnen, bis die Miconazol-Behandlung abgeschlossen ist.

Miconazol verzögert die Verstoffwechselung von Triazolam (bei Schlafstörungen). Das Schlafmittel wirkt dadurch deutlich länger und unerwünschte Wirkungen (wie z. B. Schläfrigkeit am Tag, Gedächtnislücken) treten häufiger auf.

Unerwünschte Wirkungen

▶ Keine Maßnahmen erforderlich

Es können Brechreiz, Erbrechen und leichter Durchfall auftreten, meist jedoch erst nach längerer Anwendung. Wenn Sie das Mittel absetzen, legen sich die Beschwerden wieder.

▶ Muss beobachtet werden

Die Mittel können die Schleimhaut reizen, sodass sie brennt und juckt. Diese Beschwerden legen sich wieder, wenn Sie das Mittel nach Abschluss der Behandlung absetzen. Bessert sich die Reizung auch einige Tage nach dem Absetzen nicht merklich, sollten Sie einen Arzt aufsuchen.

Es kann sich auch ein Hautausschlag ausbilden. Treten gleichzeitig Schmerzen auf und bilden sich Bläschen, handelt es sich vermutlich um eine Allergie. Bei solchen Hauterscheinungen (→ Seite 14) sollten Sie einen Arzt aufsuchen.

Hinweise

Für Schwangerschaft und Stillzeit

In Schwangerschaft und Stillzeit sollten Sie Mittel mit Nystatin vorziehen.

Miconazol-Gel: Tragen Sie das Gel nicht auf die Brust auf, auch wenn Sie bei einem gestillten Säugling eine Pilzinfektion im Mund behandeln wollen. Miconazol kann auf der Brusthaut Rötungen oder Bläschen hervorrufen.

Pilzinfektionen im Mund

Handelsname Darreichungsform	Zusammensetzung pro 1 ml/1 g oder wie angegeben bzw. pro abgeteilte Einheit	Kleinste Packungsgröße	Unverb. Preis in Euro	Bewertung für das beanspruchte Anwendungsgebiet
INFECTOSOOR Mundgel Gel	**Miconazol** 20 mg	20 g	8,20	**Geeignet** bei Pilzinfektionen im Mund. → Seite 195
Micotar Mundgel Gel	**Miconazol** 20 mg	20 g	6,62	**Geeignet** bei Pilzinfektionen im Mund. → Seite 195
MORONAL Suspension Suspension	**Nystatin** 100 000 I.E. (Konservierungsmittel: Parabene)	30 ml	7,89	**Geeignet** bei Hefepilzinfektionen im Mund. → Seite 195
Mykoderm Mund-Gel Gel	**Miconazol** 20 mg	20 g	5,90	**Geeignet** bei Pilzinfektionen im Mund. → Seite 195
Nystaderm Mundgel Gel	**Nystatin** 100 000 I.E. (Konservierungsmittel: Parabene)	25 ml	6,62	**Geeignet** bei Hefepilzinfektionen im Mund. → Seite 195

Hinweise zu den Tabellenspalten → Seite 34, zur Auswahl der Arzneimittel → Seite 28, zur Grundlage der Bewertung → Seiten 29, 33

Halsentzündung

Eine Halsentzündung ist oft das erste Anzeichen eines grippalen Infekts. Meist klingt sie nach wenigen Tagen ab und geht dann in Schnupfen und Husten über.

Anzeichen und Beschwerden

Der Hals kratzt und ist rau, die Stimme klingt belegt und heiser. Das Schlucken fällt schwer und ist schmerzhaft, weil die Schleimhaut im Rachen geschwollen und entzündet ist. Häufig setzen gleichzeitig Kopfschmerzen, Mattigkeit und Fieber ein. Bei Kindern kommen sehr schnell Husten und Schnupfen hinzu.

Ursachen

Die Mehrzahl aller Halsentzündungen – etwa 90 Prozent – wird durch Viren verursacht. Bakterielle Infektionen kommen vergleichsweise selten vor.
In seltenen Fällen können sich auf der durch die Viren vorgeschädigten Schleimhaut Bakterien vermehren (vorwiegend Streptokokken) und dann eine bakterielle Entzündung auf den Mandeln auslösen (Tonsillitis, Angina).

Allgemeine Maßnahmen

Wichtig ist, dass Sie viel Speichel produzieren. Dieser befeuchtet die Rachenschleimhaut, was das Schlucken erleichtert und die Entzündung dämpft. Speichel enthält darüber hinaus Abwehrstoffe, die die Viren bekämpfen. Sie können die Speichelproduktion anregen, indem Sie saure Drops oder Hustenbonbons lutschen oder Kaugummi kauen. Achten Sie darauf, dass die Produkte möglichst keinen Zucker (→ Seite 181) enthalten.
Trockene Luft reizt entzündete Schleimhaut. Sorgen Sie für eine hohe Luftfeuchtigkeit, indem Sie feuchte Tücher über die Heizung hängen oder Wasserschalen im Raum aufstellen. Außerdem sollten Sie viel trinken (z. B. Tee).

Wann zum Arzt?

Wenn die Körpertemperatur über 39 °C ansteigt, das Fieber länger als ein bis zwei Tage anhält, ein ausgeprägtes Krankheitsgefühl einsetzt, die Lymphknoten am Hals stark anschwellen und sich auf den Mandeln eitrige Pusteln oder ein schmieriger, gelblicher Belag zeigt, sollten Sie einen Arzt aufsuchen. Er muss klären, ob es sich um eine bakterielle Infektion handelt, die eventuell mit Antibiotika zum Einnehmen behandelt werden muss.
Bei Kindern
Wenn zu der Halsentzündung ein Hautausschlag hinzukommt, kann es sich um Scharlach handeln. Dann sollten Sie das Kind einem Arzt vorstellen.

Behandlung mit Medikamenten

Eine durch eine Virusinfektion ausgelöste Halsentzündung brauchen Sie nicht medikamentös zu behandeln. Sie heilt innerhalb weniger Tage von allein ab. Die obengenannten allgemeinen Maßnahmen – insbesondere das Lutschen von zuckerfreien Bonbons zur Befeuchtung der Rachenschleimhäute – tragen dazu bei, die Beschwerden abzumildern. Auch Lutschtabletten oder Bonbons mit einem Konzentrat aus schwarzer Johannisbeere (*Grether's Blackcurrant Pastilles*) oder Salbei und Vitamin C (*Dallmann's Salbei Bonbons*) schmecken gut und regen den Speichelfluss an. Die Heiserkeit kann sich dadurch etwas bessern. Auf die Halsentzündung selbst haben die Mittel keinen Einfluss.

Lutschtabletten mit lokal schmerzstillender Wirkung können eingesetzt werden, um akute Halsschmerzen für kurze Zeit zu lindern. Diese örtlich betäubenden Mittel (→ Seite 184) werden unter „Entzündungen von Mundschleimhaut und Zahnfleisch" näher besprochen.

Dobendan Synergie Honig & Zitrone ist ein Mittel aus zwei Antiseptika, das zur Behandlung von Halsschmerzen massiv beworben wird, dafür aber nicht zugelassen ist, sondern nur zur unterstützenden Behandlung von Mundschleimhautentzündungen. Bei virusbedingten Halsentzündungen sind solche Antiseptika wenig wirksam. Näheres zu diesem Mittel lesen Sie im Abschnitt „Entzündungen von Mundschleimhaut und Zahnfleisch" unter „Zwei Antiseptika" (→ Seite 185).

Der Wirkstoff Ambroxol (→ Seite 199) besitzt oberflächlich betäubende Eigenschaften, die therapeutische Wirksamkeit bei Halsschmerzen ist aber noch nicht ausreichend nachgewiesen. Das Mittel ist daher zur kurzzeitigen Anwendung mit Einschränkung geeignet. Wenig geeignet sind Lutschtabletten mit dem Schmerzmittel Flurbiprofen (→ Seite 201), weil die therapeutische Wirksamkeit dieser Substanz bei Halsschmerzen nicht ausreichend nachgewiesen ist.

Desinfizierende Mittel mit Antiseptika (→ Seite 199) sind gegen Viren wenig wirksam und bei Halsentzündungen wenig geeignet. Das gilt auch für die verschiedenen Kombinationen aus Antiseptika + örtlich betäubenden Mitteln (→ Seite 203) und Antiseptika + anderen Substanzen (→ Seite 205). Zudem ist fraglich, was es zu desinfizieren gibt – jede gesunde Mund- und Rachenschleimhaut enthält Bakterien. Diese erwünschten Bakterien abzutöten wäre bei einer Halsentzündung unklug, die krankmachenden Keime jedoch siedeln tief in den Furchen der Schleimhaut und werden von den Mitteln nicht erreicht.

Der Zusatz eines Antibiotikums ist bei Virusinfektionen unsinnig, weil Antibiotika nur Bakterien bekämpfen, gegen Viren aber nicht wirksam sind. Bei einer bakteriellen Infektion wirken örtlich anzuwendende Antibiotika in Lutschtabletten allenfalls oberflächlich und dringen nicht tief genug in die Schleimhautfurchen ein, in denen sich die Bakterien festsetzen. Die Wirkstoffe zerstören eher die gesunde Bakterienflora in der Mundhöhle, die mit dazu beiträgt, die Infektion zu bekämpfen. Zudem können sie Allergien auslösen. Mittel mit Antibiotika + Antiseptika + örtlich betäubenden Mitteln (→ Seite 204) sind bei Halsschmerzen deshalb ebenso wenig geeignet wie ein Präparat mit dem antibiotisch wirksamen Fusafungin (→ Seite 200). Handelt es sich um eine durch Streptokokken ausgelöste eitrige Mandelentzündung, muss diese mit vom Arzt zu verordnenden Antibiotika zum Einnehmen behandelt werden. Näheres dazu lesen Sie im HANDBUCH MEDIKAMENTE der Stiftung Warentest oder im Internet unter www.medikamente-im-test.de.

Die therapeutische Wirksamkeit von Pflanzenkombinationen (→ Seite 205) aus verschiedenen pflanzlichen Extrakten ist bei Halsschmerzen nicht ausreichend nachgewiesen. Diese Mittel werden deshalb ebenfalls als „wenig geeignet" erachtet.

Anthroposophische, homöopathische und traditionell angewendete Mittel

Zu den meistgekauften Mitteln gehören auch die homöopathischen Präparate *Meditonsin*, *Sinusitis Hevert* und *Tonsipret*.

Ebenfalls zu den meistgekauften Mitteln gehört *Mallebrin Konzentrat zum Gurgeln* (mit Aluminiumchlorid). Dabei handelt es sich um ein Präparat, das von der Arzneimittelbehörde als „traditionell angewendet" zugelassen wurde.

Alle diese Mittel lassen sich nach den Grundsätzen dieses Buches nicht bewerten. Sie werden deshalb nicht näher besprochen. Allgemeine Informationen zu der genannten Therapierichtung Homöopathie finden Sie im Abschnitt „Homöopathische Arzneimittel" (→ Seite 21). Was „traditionell angewendete" Mittel sind, lesen Sie im Abschnitt „Traditionell angewendete Mittel" (→ Seite 20).

Neue Medikamente

Wie *Dobendan Synergie Honig & Zitrone* enthält auch das neu eingeführte Mittel *Dobendan Cool* die Antiseptika Dichlorbenzylalkohol und Amyl-metacresol. Außerdem sind Geschmacksstoffe enthalten, die im

Mund einen Kühleffekt erzeugen. Das Mittel ist aber keineswegs nur ein wohlschmeckendes Halsbonbon, sondern vielmehr ein Arzneimittel, das „zur unterstützenden lokalen Therapie von Mundschleimhautinfektionen (Mundschleimhautentzündungen)" zugelassen ist, jedoch auch für die Behandlung von Halsschmerzen beworben wird. Bei den überwiegend durch Viren ausgelösten Rachenentzündungen sind Mittel mit Antiseptika allerdings wenig wirksam. Näheres dazu lesen Sie im Abschnitt „Entzündungen von Mundschleimhaut und Zahnfleisch" unter „Zwei Antiseptika" (→ Seite 185).

Ambroxol

Mucoangin

Ambroxol ist ein Wirkstoff, der normalerweise als schleimlösendes Mittel bei Husten verwendet wird. Als Bestandteil von Lutschtabletten soll Ambroxol örtlich betäubend wirken, sodass Halsschmerzen nachlassen.

In den bisher vorliegenden Studien ließ sich für Ambroxol im Vergleich mit Scheinmedikamenten ein leicht positiver Effekt nachweisen. Allerdings war dieser Effekt nicht sehr ausgeprägt: Die Beschwerden ließen allenfalls in den ersten Stunden etwas mehr nach als mit zuckerfreien Lutschbonbons. Ob dieser Unterschied im Vergleich zu wirkstofffreien Lutschbonbons aber von praktischer Bedeutung ist, lässt sich aufgrund der bisherigen Studienergebnisse noch nicht beantworten. Die Mittel sind deshalb bei Halsentzündungen mit Einschränkung geeignet, um Halsschmerzen zu lindern.

Anwendung

Länger als drei Tage sollten Sie die Mittel nicht anwenden. Halten die Beschwerden weiterhin an oder setzt hohes Fieber ein, sollten Sie einen Arzt aufsuchen.

Unerwünschte Wirkungen

▶ **Keine Maßnahmen erforderlich**

Bei weniger als 1 von 100 Behandelten fühlt sich die Zunge taub an und der Geschmack kann sich verändern. Dies liegt an der örtlich betäubenden Wirkung von Ambroxol.

Außerdem kann es sein, dass Sie häufiger Stuhlgang haben oder dass Durchfall auftritt. Beides legt sich wieder, wenn Sie das Mittel absetzen.

▶ **Muss beobachtet werden**

Bei weniger als 1 von 100 Behandelten treten leichte Störungen des oberen Magen-Darm-Bereiches wie zum Beispiel Aufstoßen, Erbrechen, Übelkeit und Mundtrockenheit auf. Bei Übelkeit und Erbrechen sollten Sie das Mittel absetzen. Haben sich die Beschwerden auch einige Tage danach nicht merklich gebessert, sollten Sie einen Arzt aufsuchen.

Wenn die Haut sich verstärkt rötet und juckt, reagieren Sie vermutlich allergisch auf das Mittel (bei weniger als 1 von 1000 Behandelten). Dann sollten Sie es absetzen. Sind die Hauterscheinungen einige Tage später nicht deutlich abgeklungen, sollten Sie einen Arzt aufsuchen.

▶ **Sofort zum Arzt**

Wenn starker Hautausschlag, Juckreiz, Herzrasen, Atemnot, Schwäche und Schwindel auftreten, müssen Sie die Anwendung sofort abbrechen und unverzüglich den Notarzt (Telefon 112) rufen, weil es sich um eine lebensbedrohliche Allergie (→ Seite 14) handeln kann. Diese tritt bei weniger als 1 von 10 000 Anwendern auf.

Hinweise

Für Kinder unter 14 Jahren

Kinder unter zwölf Jahren sollten die Mittel nicht bekommen.

Für Schwangerschaft und Stillzeit

In der Schwangerschaft sollten Sie die Mittel sicherheitshalber nicht anwenden, vor allem nicht in den ersten drei Monaten. Wenn möglich, sollten Sie auch in der Stillzeit darauf verzichten.

Antiseptika

Cetylpyridinium

Dobendan

Hexamidin

Laryngomedin N

Die antiseptischen Wirkstoffe in den hier aufgeführten Präparaten wirken alle desinfizierend. Sie töten Bakterien und Pilze ab, allerdings nur oberflächlich. Mikroorganismen in tieferen Schleimhautschichten erreichen sie nicht. Gegen Viren, die Halsentzündungen meist verursachen, sowie gegen Streptokokken-Bakterien, die ebenfalls häufig an Halsentzündungen beteiligt sind, sind Antiseptika nur lückenhaft oder gar nicht wirksam.

Da die Wirkstoffe in diesen Antiseptika auch die nützlichen Bakterien in der Mund- und Rachenschleimhaut abtöten, gegen die Virusinfektion, die einer Halsentzündung in der Regel zugrunde liegt, jedoch kaum etwas ausrichten können, gelten diese Mittel als „wenig geeignet".

Achtung

Laryngomedin N: Dieses Mittel enthält Alkohol. Personen mit Alkoholproblemen dürfen diese Mittel nicht anwenden. Auch Leberkranke und Menschen mit Anfallleiden sollten den Alkoholgehalt berücksichtigen.

Darüber hinaus kann Alkohol die Wirkung vieler Arzneimittel (z. B. Schlaf- und Beruhigungsmittel, Psychopharmaka, starke Schmerzmittel, einige Mittel bei hohem Blutdruck) verstärken.

Achten Sie bei der Anwendung darauf, dass Sie während des Sprühstoßes die Luft anhalten. Ansonsten besteht die Gefahr, dass sich die Atemwege verkrampfen und ein Asthmaanfall auftritt. Dies gilt insbesondere, wenn Sie Asthma oder andere Erkrankungen der Atemwege haben, bei denen die Bronchien überempfindlich reagieren.

Cetylpyridinium: Dieses Mittel dürfen Sie nicht auf offenen Wunden im Mund anwenden, weil es die Wundheilung stören kann.

Gegenanzeigen

Cetylpyridinium: Dieser Wirkstoff gehört zu den quaternären Ammoniumverbindungen. Wenn Sie auf diese Stoffgruppe, die häufig auch als Konservierungsmittel verwendet wird, allergisch reagieren, dürfen Sie dieses Mittel nicht anwenden.

Unerwünschte Wirkungen

▶ **Keine Maßnahmen erforderlich**

Cetylpyridinium: Während der Anwendung können sich die Zähne und die Zunge bräunlich verfärben. Dies vergeht wieder, wenn das Mittel abgesetzt wird. Außerdem kann Cetylpyridinium die Wundheilung beeinträchtigen.

▶ **Muss beobachtet werden**

Wenn sich die Mundschleimhaut verstärkt rötet oder juckt und sich kleine Bläschen bilden, reagieren Sie vielleicht allergisch auf das Mittel. Dann sollten Sie es nicht mehr weiter anwenden. Vergehen die Beschwerden einige Tage nach dem Absetzen nicht, wenden Sie sich an einen Arzt.

Hinweise

Für Kinder unter 14 Jahren

Lutschpastillen sollten Sie Kindern unter sechs Jahren nicht geben. Die Kinder verschlucken die Tabletten oft, bevor sie sich aufgelöst haben. Verschluckt ein Kind eines der Mittel in größerer Menge, äußert sich die einsetzende Vergiftung in Übelkeit und Erbrechen oder Durchfall. Dann müssen Sie sofort eine Vergiftungszentrale anrufen oder einen Arzt aufsuchen.

Da alle Antiseptika als „wenig geeignet" bewertet werden, sollten Sie diese bei Kindern nicht anwenden.

Laryngomedin N: Dieses Mittel sollten Sie Kindern unter drei Jahren nicht ohne Rücksprache mit einem Arzt geben. Bedenken Sie zudem, dass dieses Mittel Alkohol enthält. Mittel ohne Alkohol sind vorzuziehen.

Für Schwangerschaft und Stillzeit

Über die Risiken einer Anwendung der Mittel in Schwangerschaft und Stillzeit gibt es keine Erkenntnisse. Da alle Präparate ohnehin als „wenig geeignet" bewertet werden, sollten Sie darauf verzichten.

Laryngomedin N: Bedenken Sie, dass dieses Mittel Alkohol enthält. Mittel ohne Alkohol sind vorzuziehen.

Fusafungin

Locabiosol

Fusafungin ist als Spray ein oberflächlich wirkendes Antibiotikum gegen Staphylokokken und soll Entzündungen in Nasen- und Rachenraum bekämpfen. Diese werden jedoch fast immer durch Viren ausgelöst, gegen die Antibiotika unwirksam sind. Überdies wirken oberflächlich anzuwendende Antibiotika bei bakteriellen Entzündungen im Nasen- und Rachenraum nicht ausreichend, weil sie die meist in den tiefen Schleimhautfurchen siedelnden Bakterien nicht erreichen. Dies gelingt nur mit Antibiotika zum Einnehmen, die über den Blutkreislauf wirken.

Die therapeutische Wirksamkeit von Fusafungin bei bakteriellen Infektionen im Nasen- und Rachenraum ist nicht ausreichend nachgewiesen. Das Mittel gilt deshalb als „wenig geeignet".

ACHTUNG

Wenn Sie Asthma oder andere Erkrankungen der Atemwege haben, bei denen die Bronchien überempfindlich reagieren, dürfen Sie den Spray nicht anwenden. Wenn Sie das Mittel aus Versehen einatmen, können sich die Atemwege verkrampfen und einen Asthmaanfall auslösen.

UNERWÜNSCHTE WIRKUNGEN

▶ **Keine Maßnahmen erforderlich**

Es können Trockenheitsgefühle in Nase, Mund und Rachen sowie Niesreiz auftreten.

▶ **Muss beobachtet werden**

Wenn die Haut sich verstärkt rötet und juckt, reagieren Sie vermutlich allergisch auf das Mittel. Dann sollten Sie es absetzen. Sind die Hauterscheinungen (→ Seite 14) einige Tage später nicht deutlich abgeklungen, sollten Sie einen Arzt aufsuchen.

▶ **Sofort zum Arzt**

Wenn starker Hautausschlag, Juckreiz, Herzrasen, Atemnot, Schwäche und Schwindel auftreten, müssen Sie die Anwendung sofort abbrechen und unverzüglich den Notarzt (Telefon 112) rufen, weil es sich um eine lebensbedrohliche Allergie (→ Seite 14) handeln kann.

HINWEISE

Für Kinder unter 14 Jahren

Kinder unter zwölf Jahren sollten nicht mit dem Mittel behandelt werden.

Für Schwangerschaft und Stillzeit

Da keine ausreichenden Erfahrungen zur Anwendung des Mittels in Schwangerschaft und Stillzeit vorliegen und es ohnehin als „wenig geeignet" erachtet wird, sollten Sie es sicherheitshalber nicht anwenden.

Flurbiprofen

Dobendan Direkt Flurbiprofen

Flurbiprofen ist ein schmerz- und entzündungsdämpfender Wirkstoff aus der Gruppe der nichtsteroidalen Antirheumatika, die auch bei rheumatischen Erkrankungen eingesetzt werden. Der Wirkstoff soll aus den Lutschtabletten rasch über die Mund- und Rachenschleimhaut aufgenommen werden und innerhalb von 30 Minuten wirken.

Die derzeit vorliegenden Studien zur Anwendung bei Halsentzündungen sind aber wenig aussagekräftig und können die therapeutische Wirksamkeit bei Halsschmerzen im Vergleich zu Scheinmedikamenten nicht ausreichend nachweisen. Außerdem besteht die Gefahr, dass Flurbiprofen die Mundschleimhaut schädigt. Das Mittel gilt deshalb als „wenig geeignet".

ANWENDUNG

Mehr als fünf Tabletten täglich sollten Sie nicht lutschen und die Tabletten auch nicht länger als drei Tage hintereinander anwenden.

Nehmen Sie das Mittel nicht unmittelbar vor dem Einschlafen, weil die Lutschtablette dann möglicherweise in einer Backentasche liegenbleibt, somit längeren Kontakt mit der Mundschleimhaut hat und diese schädigen kann.

ACHTUNG

Gegenanzeigen

Unter folgenden Bedingungen dürfen Sie das Mittel nicht anwenden:

- Sie haben oder hatten ein Magen- oder Zwölffingerdarmgeschwür.
- Sie neigen zu Magen-Darm-Blutungen.
- Der Dickdarm ist stark entzündet.
- Die Blutbildung ist gestört oder Sie leiden an Blutgerinnungsstörungen.
- Sie haben nach Anwendung von nichtsteroidalen Antirheumatika (z. B. Ibuprofen, Diclofenac, bei Rheuma, Muskel- und Gelenkschmerzen) oder Azetylsalizylsäure (bei Schmerzen) einen Asthmaanfall erlitten oder allergisch auf diese Stoffe reagiert.
- Sie müssen wegen anderer Erkrankungen mit nichtsteroidalen Antirheumatika behandelt werden. Dann dürfen Sie nicht zusätzlich Flurbiprofen einnehmen, weil sich dadurch das Risiko für unerwünschte Wirkungen deutlich erhöht.

Unter folgenden Bedingungen dürfen Sie das Mittel nur nach Rücksprache mit einem Arzt einnehmen, wenn dieser Nutzen und Risiken sorgfältig abgewogen hat:

- Sie haben Asthma.
- Die Funktion von Herz, Nieren oder Leber ist beeinträchtigt. Das gilt besonders für ältere Menschen über 60 Jahre.
- Ihr Blutdruck ist zu hoch.

Wechselwirkungen mit Medikamenten

Wenn Sie noch andere Medikamente anwenden, ist zu beachten:

- Flurbiprofen schwächt die Wirkung von blutdrucksenkenden Medikamenten (ACE-Hemmer, Betablocker, Diuretika). Wenn Sie solche Mittel einnehmen müssen, sollten Sie den Blutdruck häufig kontrollieren und, falls er steigt, auf die Lutschtabletten mit Flurbiprofen verzichten.
- Wenn Sie Flurbiprofen zusammen mit ACE-Hemmern einnehmen, besteht ein erhöhtes Risiko für Nierenfunktionsstörungen.
- Flurbiprofen kann die Wirkung von harntreibenden Mitteln (Diuretika), vor allem der starkwirkenden Diuretika (z. B. Furosemid) erheblich vermindern; zusätzlich wird die Ausscheidung von Kalium gehemmt. Wenn Sie kaliumsparende Diuretika wie Triamteren einnehmen, kann dadurch der Kaliumgehalt des Blutes viel zu hoch ansteigen. Das macht sich durch Müdigkeit bis zur Apathie, Muskelschwäche und Herzrhythmusstörungen bemerkbar. Beide Mittel sollten Sie deshalb besser nicht gleichzeitig anwenden.
- Wenn Sie Flurbiprofen zusammen mit kortisonhaltigen Mitteln (bei Entzündungen, Immunreaktionen) einnehmen, besteht ein stark erhöhtes Risiko für Magen-Darm-Geschwüre und -Blutungen.
- Wenn Sie mit Lithium (bei manisch-depressiver Erkrankung) behandelt werden, kann Flurbiprofen die Lithiumspiegel im Blut so erhöhen, dass erhebliche unerwünschte Wirkungen von Lithium auftreten.
- Wenn Sie Flurbiprofen zusammen mit Ciclosporin einnehmen, besteht eine erhöhte Gefahr für eine Nierenschädigung.

▶ Unbedingt beachten

Flurbiprofen dürfen Sie nicht zusammen mit einer anderen Substanz aus dieser Gruppe, mit COX-2-Hemmern oder mehr als 500 Milligramm Azetylsalizylsäure am Tag (alle bei Schmerzen, Fieber, Gelenkbeschwerden) einnehmen. Bei der Kombination von nichtsteroidalen Antirheumatika mit Azetylsalizylsäure genügt bereits eine Dosierung von mehr als 100 Milligramm ASS am Tag, um das Risiko für Magen-Darm-Geschwüre und in der Folge das für Blutungen ansteigen zu lassen. Derartige Kombinationen können sogar unbeabsichtigt zustande kommen, weil einige dieser Wirkstoffe auch in Grippemitteln enthalten sein können.

Flurbiprofen kann die Wirkung der gerinnungshemmenden Mittel Phenprocoumon und Warfarin sowie von Clopidogrel, Prasugrel und Tiklopidin, die bei erhöhter Thrombosegefahr als Tabletten eingenommen werden, verstärken. Dadurch erhöht sich das Risiko für Blutungen. Näheres hierzu finden Sie unter „Mittel zur Blutverdünnung: verstärkte Wirkung" (→ Seite 11).

UNERWÜNSCHTE WIRKUNGEN

▶ Keine Maßnahmen erforderlich

Bei mehr als 10 von 100 Behandelten verändert sich das Geschmacksempfinden. Auch können Brennen oder Wärmegefühl im Mund entstehen. Etwa 3 von 100 spüren ein Kribbeln im Mund. Bei 1 von 100 wird der Mund trocken.

Etwa 2 von 100 Behandelten erleiden Magenbeschwerden und Durchfall.

Kopfschmerzen treten bei etwa 3 von 100 Behandelten auf.

▶ Muss beobachtet werden

Bei 1 von 100 Behandelten bilden sich Geschwüre an der Mundschleimhaut aus. Dann sollten Sie das Mittel absetzen. Gehen die Geschwüre nicht im Laufe der nächsten Tage zurück, sollten Sie einen Arzt aufsuchen.

Wenn die Haut sich verstärkt rötet und juckt, reagieren Sie vermutlich allergisch auf das Mittel (bei 1 bis 2 von 1 000 Behandelten). Dann sollten Sie es absetzen. Sind die Hauterscheinungen (→ Seite 14) einige Tage später nicht deutlich abgeklungen, sollten Sie einen Arzt aufsuchen.

Bei Daueranwendung kann Flurbiprofen die Nieren (→ Seite 16) schädigen. Wenn Sie bemerken, dass Ihre Beine anschwellen, weil dort zu viel Flüssigkeit zurückgehalten wird, sollten Sie sich an einen Arzt wenden.

Wenn Flurbiprofen Magengeschwüre verursacht, können diese oft unbemerkt bleiben. Sie können sich aber auch durch Magenschmerzen äußern und den Stuhl schwarz färben. Je nachdem, wie heftig die Beschwerden sind, sollten Sie sich umgehend an den Arzt wenden oder ihn im Laufe des nächsten Tages aufsuchen.

Flurbiprofen kann auch die Leber (→ Seite 16) schädigen. Treten Übelkeit, Erbrechen und/oder dunkel gefärbter Urin auf und ist der Stuhl auffällig hell, sollten Sie einen Arzt aufsuchen.

▶ **Sofort zum Arzt**
Wenn starker Hautausschlag, Juckreiz, Herzrasen, Atemnot, Schwäche und Schwindel auftreten, müssen Sie die Einnahme sofort einstellen und unverzüglich einen Notarzt (Telefon 112) rufen, da es sich um eine lebensbedrohliche Allergie (→ Seite 14) handeln kann. Diese unerwünschte Wirkung tritt jedoch nur sehr selten und nur dann auf, wenn Sie Flurbiprofen länger und in höherer Dosis als empfohlen einnehmen.

Hinweise

Für Kinder unter 14 Jahren
Kinder unter zwölf Jahren sollten die Lutschtabletten nicht bekommen.

Für Schwangerschaft und Stillzeit
Im letzten Drittel der Schwangerschaft dürfen Sie das Mittel nicht anwenden, weil es dazu führen kann, dass sich beim ungeborenen Kind ein Lungenhochdruck ausbildet. Auch in den Monaten davor sollten Sie das Mittel nur nach Rücksprache mit einem Arzt verwenden.
In der Stillzeit sollten Sie die Lutschtabletten nicht anwenden.

Für ältere Menschen
Sie sollten das Mittel nur nach Rücksprache mit einem Arzt anwenden.

Kombinationen: Antiseptika + örtlich betäubende Mittel

Cetylpyridinium + Benzokain
Dolo-Dobendan
Cetylpyridinium + Dequalinium + Lidokain
WICK Sulagil

In diesen Präparaten ist ein antiseptischer Wirkstoff – Cetylpyridinium oder Dequalinium – mit einem örtlich betäubenden Wirkstoff – Benzokain oder Lidokain – kombiniert. Antiseptika töten Bakterien und Pilze ab, allerdings nur oberflächlich. Bei Lutschtabletten ist die desinfizierende Wirkung ohnehin gering, weil die Konzentration des Antiseptikums am Zielort – in den Furchen der Rachenschleimhaut – zu niedrig ist. Bakterien, die Mandel- und Rachenentzündungen auslösen (Streptokokken), können damit nicht abgetötet werden, weil der Wirkstoff nicht tief genug ins Gewebe eindringt. Gegen Viren sind Antiseptika nur lückenhaft oder gar nicht wirksam.
Benzokain und Lidokain blockieren die Weiterleitung von Impulsen in den Nervenbahnen und dämpfen auf diese Weise das Schmerzempfinden. Halsschmerzen werden dann als weniger stark empfunden. Benzokain kann jedoch leicht Allergien hervorrufen.
Die Kombination der beiden Wirkstoffgruppen ist bei virusbedingten Halsentzündungen nicht sinnvoll, die Mittel sind deshalb wenig geeignet.

Anwendung

Dolo-Dobendan: Mehr als acht Pastillen pro Tag sollten Sie nicht lutschen.
Wick Sulagil: Das Mittel dürfen Sie nicht häufiger als sechsmal am Tag und nicht länger als fünf Tage hintereinander anwenden. Sonst besteht die Gefahr, dass sich eine allergische Reaktion entwickelt.

Achtung

Auf offenen Wunden im Mund dürfen Sie die Mittel nicht anwenden, weil sie die Wundheilung stören können.
Wick Sulagil: Dieses Mittel enthält Alkohol. Personen mit Alkoholproblemen dürfen es nicht anwenden. Auch Leberkranke und Personen mit Anfallleiden sollten den Alkoholgehalt berücksichtigen. Darüber hinaus kann Alkohol die Wirkung vieler Arzneimittel (z. B. Schlaf- und Beruhigungsmittel, Psychopharmaka, starke Schmerzmittel, einige Mittel bei hohem Blutdruck) verstärken.

Gegenanzeigen
Cetylpyridinium und *Dequalinium*: Diese Wirkstoffe gehören zu den quaternären Ammoniumverbindungen. Wenn Sie auf diese Stoffgruppe, die häufig auch als Konservierungsmittel verwendet wird, allergisch reagieren, dürfen Sie beide Mittel nicht anwenden.
Dolo-Dobendan: Benzokainhaltige Mittel dürfen Sie nicht anwenden, wenn Sie eine Allergie auf Parastoffe (→ Seite 585) haben.

Unerwünschte Wirkungen

▶ **Keine Maßnahmen erforderlich**
Cetylpyridiniumchlorid: Während der Anwendung können sich die Zähne und die Zunge bräunlich verfärben. Dies vergeht wieder, wenn das Mittel abgesetzt wird. Außerdem kann es die Wundheilung beeinträchtigen.

▶ **Muss beobachtet werden**
Wenn sich die Schleimhaut rötet und schmerzt, kann es sein, dass Sie die Wirkstoffe nicht vertragen. Vor allem Benzokain kann leicht solche Hauterscheinungen (→ Seite 14) auslösen.

Setzen Sie das Mittel dann ab. Haben sich die Beschwerden auch einige Tage danach nicht merklich gebessert, sollten Sie einen Arzt aufsuchen.

Hinweise

Für Kinder unter 14 Jahren

Dolo-Dobendan: Bei Kleinkindern kann Benzokain dazu führen, dass der rote Blutfarbstoff nicht mehr genügend Sauerstoff binden kann (Methämoglobinämie). Wenn das Kind eine bläuliche Hautfarbe und Atemnot bekommt, müssen Sie sofort einen Arzt rufen.

Lutschtabletten sollten Sie Kindern unter sechs Jahren nicht geben. Die Kinder verschlucken die Tabletten oft, bevor sie sich aufgelöst haben. Verschluckt ein Kind eines der Mittel in größerer Menge, äußert sich die einsetzende Vergiftung in Übelkeit und Erbrechen oder Durchfall. Dann müssen Sie sofort eine Vergiftungszentrale anrufen oder einen Arzt aufsuchen.

Da alle hier besprochenen Präparate als „wenig geeignet“ bewertet werden, sollten Sie diese bei Kindern nicht anwenden.

Wick Sulagil: Bedenken Sie, dass dieses Mittel Alkohol enthält. Mittel ohne Alkohol sind vorzuziehen.

Für Schwangerschaft und Stillzeit

Da es keine ausreichenden Erfahrungen zur Sicherheit bei der Anwendung während Schwangerschaft und Stillzeit gibt und beide Mittel bei Halsentzündungen ohnehin wenig geeignet sind, sollten Sie sie nicht anwenden

Wick Sulagil: Bedenken Sie, dass dieses Mittel Alkohol enthält. Mittel ohne Alkohol sind vorzuziehen.

Kombinationen: Antibiotikum + Antiseptikum + örtlich betäubendes Mittel

Tyrothrizin + Benzalkonium + Benzokain

Dorithricin original

Tyrothrizin + Cetrimonium + Lidokain

Lemocin

Diese Mittel enthalten zusätzlich zu einem Antiseptikum (Benzalkonium, Cetrimonium) und einem örtlich betäubenden Mittel (Benzokain, Lidokain) das Antibiotikum Tyrothrizin. Halsschmerzen lassen aufgrund des örtlichen Betäubungsmittels Benzokain oder Lidokain nach. Benzokain löst jedoch häufig Allergien aus. Antiseptika töten Bakterien und Pilze ab, allerdings nur oberflächlich. Mikroorganismen in tieferen Schleimhautschichten erreichen sie nicht. Gegen Viren, die Mandel- und Rachenentzündungen meist verursachen, sind Antiseptika nur lückenhaft oder gar nicht wirksam. Das Lokalantibiotikum wirkt oberflächlich gegen Bakterien wachstumshemmend, auch hier werden die in tieferen Schleimhautschichten siedelnden Bakterien nicht erreicht. Gegen Viren ist Tyrothrizin gar nicht wirksam. Die Kombination eines Antibiotikums mit einem Antiseptikum ist daher nicht sinnvoll. Beide Mittel sind zur Behandlung von Halsentzündungen wenig geeignet.

Wenn es darum geht, Halsschmerzen vorübergehend zu lindern, sind Monopräparate mit Lidokain vorzuziehen.

Anwendung

Auf größeren offenen Stellen im Mund oder Rachenraum sollten Sie die Mittel nicht anwenden. Länger als fünf Tage sollten Sie keines der Mittel anwenden, weil sonst möglicherweise eine durch Streptokokken ausgelöste Halsentzündung zu lange unbehandelt bleibt.

Achtung

Gegenanzeigen

Benzalkonium und Cetrimonium gehören zu den quaternären Ammoniumverbindungen. Wenn Sie auf diese Stoffgruppe, die häufig auch als Konservierungsmittel verwendet wird, allergisch reagieren, dürfen Sie beide Mittel nicht anwenden.

Dorithricin original: Wenn Sie auf Parastoffe (→ Seite 585) allergisch reagieren, dürfen Sie dieses Mittel nicht anwenden, weil Benzokain zu dieser Stoffgruppe gehört.

Unerwünschte Wirkungen

▶ **Muss beobachtet werden**

Wenn sich die Schleimhaut rötet und schmerzt, kann es sein, dass Sie die Wirkstoffe nicht vertragen. Setzen Sie die Mittel dann ab. Haben sich die Beschwerden auch einige Tage danach nicht merklich gebessert, sollten Sie einen Arzt aufsuchen. Das Risiko für solche Hauterscheinungen (→ Seite 14) ist wegen des Benzokain-Anteils bei *Dorithricin original Halstabletten* größer als bei *Lemocin*.

Hinweise

Für Kinder unter 14 Jahren

Dorithricin original: Bei Kleinkindern kann Benzokain dazu führen, dass der rote Blutfarbstoff nicht mehr genügend Sauerstoff binden kann (Methämoglobinämie). Wenn das Kind eine bläuliche

Hautfarbe und Atemnot bekommt, müssen Sie sofort einen Arzt rufen.

Bei Kindern unter sechs Jahren sollten Lutschtabletten nicht angewendet werden. Säuglinge und Kleinkinder verschlucken die Tabletten oft, bevor diese sich vollständig aufgelöst haben. Da die Mittel ohnehin als „wenig geeignet" bewertet werden, sollten auch ältere Kinder nicht damit behandelt werden.

Verschluckt ein Kind eines der Mittel in größerer Menge, äußert sich die einsetzende Vergiftung in Übelkeit und Erbrechen oder Durchfall. Dann sollten Sie sofort eine Vergiftungszentrale anrufen oder einen Arzt aufsuchen.

Für Schwangerschaft und Stillzeit

Über die Risiken einer Anwendung in Schwangerschaft und Stillzeit gibt es keine Erkenntnisse. Da die Mittel ohnehin als „wenig geeignet" bewertet werden, sollten Sie darauf verzichten.

Kombination: Antiseptika + andere Substanzen

Amyl-metacresol + Dichlorbenzylalkohol + Menthol

neo-angin

Amyl-metacresol und Dichlorbenzylalkohol sind Antiseptika, die desinfizierend wirken. Sie töten Bakterien und Pilze ab, allerdings nur oberflächlich. Mikroorganismen in tieferen Schleimhautschichten erreichen sie nicht. Gegen Viren, die Halsentzündungen meist verursachen, sind Antiseptika nur lückenhaft oder gar nicht wirksam. Menthol ist das ätherische Öl der Pfefferminze und wirkt leicht kühlend auf der entzündeten Schleimhaut, außerdem sorgt es für frischen Atem.

Da die Wirkstoffe in diesen Antiseptika auch die nützlichen Bakterien in der Mund- und Rachenschleimhaut abtöten, gegen die Virusinfektion, die der Halsentzündung zugrunde liegt, jedoch kaum etwas ausrichten können, gelten die Mittel als „wenig geeignet".

UNERWÜNSCHTE WIRKUNGEN

▶ **Keine Maßnahmen erforderlich**

Die Lutschtabletten können die Mundschleimhaut angreifen und reizen, vor allem, wenn sie über längere Zeit in der Backentasche verbleiben.

HINWEISE

Für Kinder unter 14 Jahren

Lutschtabletten sollten Sie Kindern unter sechs Jahren generell nicht geben, weil sie die Tabletten oft verschlucken, bevor diese sich vollständig aufgelöst haben. Da beide Mittel ohnehin als „wenig geeignet" bewertet werden, sollten Sie auch bei älteren Kindern darauf verzichten.

Für Schwangerschaft und Stillzeit

Für die Anwendung während Schwangerschaft und Stillzeit liegen keine ausreichenden Erfahrungen vor. Da beide Mittel ohnehin als „wenig geeignet" erachtet werden, sollten Sie sicherheitshalber darauf verzichten.

Pflanzenkombination

Kamille + Anis + Pfefferminze

Kamillosan Mundspray

Die in diesem Präparat enthaltenen ätherischen Öle sollen die Halsentzündung lindern, Bakterien abtöten, die Atemwege erweitern, das Atemzentrum stimulieren und festsitzenden Schleim lösen. Dass dies gelingt, ist nicht ausreichend nachgewiesen. Zur Behandlung von Halsentzündungen ist das Mittel deshalb wenig geeignet.

ACHTUNG

Das Mittel enthält Alkohol. Personen mit Alkoholproblemen dürfen es nicht anwenden. Auch Leberkranke und Menschen mit Anfallleiden sollten den Alkoholgehalt berücksichtigen. Darüber hinaus kann Alkohol die Wirkung vieler Arzneimittel (z. B. Schlaf- und Beruhigungsmittel, Psychopharmaka, starke Schmerzmittel, einige Mittel bei hohem Blutdruck) verstärken.

Gegenanzeigen

Sie dürfen das Mittel nicht anwenden, wenn Sie gegen Korbblütlergewächse wie Kamille allergisch reagieren.

UNERWÜNSCHTE WIRKUNGEN

▶ **Keine Maßnahmen erforderlich**

Ätherische Öle können die Schleimhaut reizen, sodass sie sich rötet.

▶ **Muss beobachtet werden**

Wenn Sie die ätherischen Öle einatmen, kann dies Hustenanfälle auslösen. Bei besonders empfindlichen Personen können sich die Bronchien verengen und Atemnotanfälle auslösen. Dann sollten Sie das Mittel nicht mehr anwenden.

Wenn Sie auf Korbblütlergewächse allergisch reagieren, kann der Bestandteil Kamille allergische Reaktionen (→ Seite 14) auslösen. Das äußert sich in Form von Atembeschwerden, Hautausschlag oder Übelkeit und Erbrechen. Setzen Sie das Mittel dann ab. Haben sich die Beschwerden auch einige Tage danach nicht merklich gebessert, sollten Sie einen Arzt aufsuchen.

Hinweise

Für Kinder unter 14 Jahren

Ätherische Öle sollten bei Kindern unter zwei Jahren nicht angewendet werden, weil sie dazu führen können, dass sich die Atemwege verkrampfen und lebensbedrohliche Atemnot auslösen können. Da das Mittel ohnehin als „wenig geeignet" bewertet wird, sollten Sie darauf verzichten.

Bedenken Sie, dass das Mittel Alkohol enthält. Alkoholfreie Mittel sind vorzuziehen.

Für Schwangerschaft und Stillzeit

Bedenken Sie, dass das Mittel Alkohol enthält. Über die Risiken einer Anwendung in Schwangerschaft und Stillzeit gibt es keine Erkenntnisse. Da das Mittel ohnehin als „wenig geeignet" bewertet wird, sollten Sie darauf verzichten.

Halsentzündung

Handelsname Darreichungsform	Zusammensetzung pro 1 ml/1 g oder wie angegeben bzw. pro abgeteilte Einheit	Kleinste Packungsgröße	Unverb. Preis in Euro	Bewertung für das beanspruchte Anwendungsgebiet
Dobendan Lutschpastillen	**Cetylpyridiniumchlorid** 1,4 mg	24 Stück	6,50	**Wenig geeignet** bei Halsentzündungen, weil die therapeutische Wirksamkeit nicht ausreichend nachgewiesen ist. Halsentzündungen werden meist durch Viren verursacht, gegen die Antiseptika nur lückenhaft oder gar nicht wirksam sind. Bakterien in tieferen Schleimhautschichten werden nicht erreicht. → Seite 199
Dobendan Direkt Flurbiprofen 8,75 mg Lutschtabletten	**Flurbiprofen** 8,75 mg	24 Stück	8,50	**Wenig geeignet** bei Halsentzündungen, weil die therapeutische Wirksamkeit nicht ausreichend nachgewiesen ist. Das Mittel kann die Mundschleimhaut schädigen. → Seite 201
Dobendan Strepsils Zuckerfrei Lutschtabletten	**Cetylpyridiniumchlorid** 2,5 mg	24 Stück	6,90	**Wenig geeignet** bei Halsentzündungen, weil die therapeutische Wirksamkeit nicht ausreichend nachgewiesen ist. Halsentzündungen werden meist durch Viren verursacht, gegen die Antiseptika nur lückenhaft oder gar nicht wirksam sind. Bakterien in tieferen Schleimhautschichten werden nicht erreicht. → Seite 199
Dolo-Dobendan 1,4 mg/10 mg Lutschtabletten Lutschtabletten	**Cetylpyridiniumchlorid** 1,4 mg + **Benzokain** 10 mg	24 Stück	8,50	**Wenig geeignet** bei Halsentzündungen, weil die therapeutische Wirksamkeit nicht ausreichend nachgewiesen ist. Halsentzündungen werden meist durch Viren verursacht, gegen die Antiseptika nur lückenhaft oder gar nicht wirksam sind. Bakterien in tieferen Schleimhautschichten werden nicht erreicht. Benzokain kann leicht Allergien hervorrufen. → Seite 203
Dorithricin Halstabletten Lutschtabletten	**Tyrothrizin** 0,5 mg + **Benzalkoniumchlorid** 1 mg + **Benzokain** 1,5 mg	20 Stück	6,32	**Wenig geeignet** bei Halsentzündungen. Nicht sinnvolle Kombination. Das Antibiotikum Tyrothrizin wirkt nur oberflächlich und erreicht tiefer im Gewebe siedelnde Bakterien nicht. Benzokain kann leicht Allergien hervorrufen. → Seite 204

Hinweise zu den Tabellenspalten → Seite 34, zur Auswahl der Arzneimittel → Seite 28, zur Grundlage der Bewertung → Seiten 29, 33

Halsentzündung Fortsetzung

Handelsname Darreichungsform	Zusammensetzung pro 1 ml/1 g oder wie angegeben bzw. pro abgeteilte Einheit	Kleinste Packungsgröße	Unverb. Preis in Euro	Bewertung für das beanspruchte Anwendungsgebiet

Hinweise zu den Tabellenspalten → Seite 34, zur Auswahl der Arzneimittel → Seite 28, zur Grundlage der Bewertung → Seiten 29, 33

Kamillosan Mund- und Rachenspray	**Auszug aus Kamillenblüten** 366,5 mg + **Anisöl** 7 mg + **Kamillenöl** 0,7 mg + **Pfefferminzöl** 18,5 mg *Enthält 25% Alkohol*	30 ml	7,70	**Wenig geeignet** bei Halsentzündungen, weil die therapeutische Wirksamkeit nicht ausreichend nachgewiesen ist. → Seite 205
Kamillosan Mundspray Spray	**Auszug aus Kamillenblüten** 366,5 mg + **Anisöl** 7 mg + **Kamillenöl** 0,7 mg + **Pfefferminzöl** 18,5 mg *Enthält 25% Alkohol*	30 ml	7,70	
Laryngomedin N Sprühlösung	**Hexamidin-diisethionat** 1 mg *Enthält 1% Alkohol*	45 g	13,74	**Wenig geeignet** bei Halsentzündungen, weil die therapeutische Wirksamkeit nicht ausreichend nachgewiesen ist. Halsentzündungen werden meist durch Viren verursacht, gegen die Antiseptika nur lückenhaft oder gar nicht wirksam sind. Bakterien in tieferen Schleimhautschichten werden nicht erreicht. → Seite 199
Lemocin Lutschtabletten	**Tyrothrizin** 4 mg + **Cetrimoniumbromid** 2 mg + **Lidokain** 1 mg	20 Stück	5,25	**Wenig geeignet** bei Halsentzündungen. Nicht sinnvolle Kombination. Das Antibiotikum Tyrothrizin wirkt nur oberflächlich und erreicht tiefer im Gewebe siedelnde Bakterien nicht. → Seite 204
Locabiosol S Inhalierspray 5 mg/ml Lösung	**Fusafungin** 5 mg	10 ml	12,95	**Wenig geeignet** bei Infektionen im Hals- und Nasenbereich, weil die therapeutische Wirksamkeit nicht ausreichend nachgewiesen ist. → Seite 200
Mucoangin	**Ambroxol-hydrochlorid** 20 mg	20 Stück	6,90	**Mit Einschränkung geeignet** bei Halsentzündungen, um die Schmerzen zu lindern. Die therapeutische Wirksamkeit ist noch nicht ausreichend nachgewiesen. → Seite 199
Mucoangin gegen Halsschmerzen Minze	20 mg	20 Stück	6,90	
Mucoangin gegen Halsschmerzen Waldbeere Lutschtabletten	20 mg	18 Stück	6,50	
neo-angin Halstabletten	**Dichlorbenzylalkohol** 1,2 mg + **Amyl-metacresol** 0,6 mg + **Menthol** 5,9 mg	24 Stück	6,40	**Wenig geeignet** bei Halsentzündungen, weil die therapeutische Wirksamkeit nicht ausreichend nachgewiesen ist. Halsentzündungen werden meist durch Viren verursacht, gegen die Antiseptika nur lückenhaft oder gar nicht wirksam sind. Bakterien in tieferen Schleimhautschichten werden nicht erreicht. → Seite 205
neo-angin Halstabletten zuckerfrei Lutschtabletten	**Dichlorbenzylalkohol** 1,2 mg + **Amyl-metacresol** 0,6 mg + **Menthol** 5,72 mg	24 Stück	7,40	
WICK Sulagil Halsspray Dosieraerosol	**Cetylpyridiniumchlorid** 1,2 mg + **Dequaliniumchlorid** 0,3 mg + **Lidokain-hydrochlorid** 4 mg *Enthält 20% Alkohol*	15 ml	8,59	**Wenig geeignet** bei Halsentzündungen, weil die therapeutische Wirksamkeit nicht ausreichend nachgewiesen ist. Halsentzündungen werden meist durch Viren verursacht, gegen die Antiseptika nur lückenhaft oder gar nicht wirksam sind. Bakterien in tieferen Schleimhautschichten werden nicht erreicht. → Seite 203

Erkältung

Zu den typischen Erkältungskrankheiten zählen Atemwegsinfekte wie Schnupfen und Nebenhöhlenentzündung, Mandel- und Rachenentzündung sowie Husten und akute Bronchitis. Bei Kindern kommt meist Fieber hinzu. Derartige Erkältungskrankheiten werden auch als „grippaler Infekt" bezeichnet.

Anzeichen und Beschwerden

Die Nase läuft, der Hals kratzt, Kopf- und Gliederschmerzen sowie ein unangenehmer Hustenreiz setzen ein, oft verbunden mit einer erhöhten Körpertemperatur. Von Fieber spricht man, wenn die Temperatur auf mehr als 38 °C (im After gemessen) ansteigt. Wenn Sie die Temperatur im Mund oder im Ohr messen, können die Werte bis zu einem halben Grad tiefer liegen. Fieber unter der Achsel zu messen ist nicht empfehlenswert, weil die gemessenen Werte zu ungenau sind. Die zuverlassigsten Ergebnisse liefert die rektale Messmethode.

Leichtes Fieber ist durchaus sinnvoll: Durch die erhöhte Temperatur wird das Immunsystem aktiviert. Das wiederum führt dazu, dass die Erkältungsviren rascher abgetötet werden. Fieber bis 38,5 °C (rektal gemessen) sollten Sie also nicht senken – sonst verlängert sich die Krankheitsdauer. Es gibt allerdings keine eindeutige Empfehlung, ab welcher Temperatur Fieber unbedingt gesenkt oder ein Arzt aufgesucht werden muss. Beides ist abhängig vom körperlichen Zustand und den Begleiterkrankungen sowie der persönlichen Erfahrung im Umgang mit Fieber. Bei Erwachsenen gelten Temperaturen über 39 °C (rektal gemessen) als hohes Fieber. Dieser Wert wird daher häufig als Grenzwert genannt, ab dem Fieber gesenkt werden sollte – mit Hausmitteln oder medikamentös. Organschäden treten erst ab Temperaturen um 42 °C auf.

Bei Kindern

Neben den obengenannten Anzeichen sind Trinkunlust und Appetitlosigkeit typische Hinweise auf eine Erkältung. Bei Kindern steigt das Fieber oft über 38,5 °C (rektal gemessen) an. Erst Temperaturen ab 39,5 °C (rektal gemessen) gelten als hohes Fieber, das medikamentös oder mit Hausmitteln gesenkt werden sollte.

Bei älteren Menschen

Bei älteren Menschen mit chronischen Krankheiten (z. B. Diabetes mellitus, koronare Herzkrankheit) besteht bei hohem Fieber unter Umständen die Gefahr des Austrocknens. Sie sollten bei Fieber darauf achten, genug zu trinken.

Ursachen

Erkältungen werden fast immer durch Viren ausgelöst. Dabei gibt es rund 200 verschiedene Arten, die meist durch Tröpfcheninfektion beim Husten und Niesen sowie beim Händeschütteln übertragen werden.

Ihren Namen tragen Erkältungskrankheiten nicht ohne Grund: Kühlt der Körper durch frostige Temperaturen, kalte Nässe, Feuchtigkeit oder Zugluft aus, kann das Abwehrsystem die Viren schlechter bekämpfen. Sie vermehren sich auf den Schleimhäuten und führen dann zu den bekannten Beschwerden.

Bei Kindern

Kleinkinder bekommen besonders häufig Erkältungen, weil ihr Immunsystem noch nicht ausgereift ist. Die körpereigene Abwehr entsteht erst während und nach solchen durchgemachten Infektionen, denn dabei bildet der Körper spezifische Verbindungen aus (Antikörper oder Immunglobuline), die sich an Krankheitserreger anhaften können und diese unschädlich machen. Bis zu zehn unkomplizierte grippale Infekte oder Erkältungen pro Jahr gelten als normal. Sie brauchen sich also keine Sorgen zu machen, wenn Ihr Kind nahezu alle vier bis sechs Wochen eine Schniefnase entwickelt oder hustet. Es reicht aus, die akuten Beschwerden zu lindern.

Vorbeugung

Verwenden Sie in Erkältungszeiten kein Besteck und keine Gläser oder Flaschen, die bereits von anderen Menschen benutzt wurden. Waschen Sie sich möglichst oft die Hände und vermeiden Sie das Händeschütteln, enge Umarmungen oder Küsse mit erkälteten Personen.

Ein bis zum Mund hochgezogener Schal schützt vor Tröpfcheninfektionen, Handschuhe verhindern die Übertragung der Viren an Haltegriffen in Bussen, U- und S-Bahnen.

Wer sich abhärtet, ist weniger anfällig für Erkältungen. Gute Methoden dafür sind warmkalte Wechselduschen am Morgen (immer mit kalt aufhören) sowie regelmäßige Saunabesuche. Beides trägt dazu bei, dass der Körper sich Temperaturunterschieden gut anpassen kann. Auch Kneipp-Maßnahmen sollen den Körper unempfindlicher für Infekte machen:

- Wassertreten (zwei Minuten mit warmen Füßen im Storchengang in der Badewanne durch kaltes Wasser laufen),
- Trockenbürstenmassagen (im Uhrzeigersinn zum Herzen hin),
- kalte Kniegüsse (den Wasserstrahl von den Außenseiten des Fußes über die Wade, Kniekehle und die Innenseite des Unterschenkels zum Fuß zurückführen).

Gegen eine Grippe (Influenza) können Sie sich impfen lassen. Näheres hierzu lesen Sie unter „Grippe und grippaler Infekt" (→ Seite 210) im HANDBUCH MEDIKAMENTE der Stiftung Warentest oder im Internet unter www.medikamente-im-test.de.

Allgemeine Maßnahmen

Was bei Schnupfen, Halsentzündung und Husten jeweils ratsam ist, erfahren Sie in den Abschnitten zu „Schnupfen" (→ Seite 227), „Halsentzündung" (→ Seite 197) und „Husten" (→ Seite 248).

Sorgen Sie für eine hohe Luftfeuchtigkeit (feuchte Tücher über der Heizung, Zimmerpflanzen). Trockene Luft macht die Atemwege anfällig für Viren.

Hohes Fieber können Sie mit Wadenwickeln senken. Um die gesunde Reaktion des Körpers auf den Infekt nicht zu stören, sollten Sie aber Fieber bis 38,5 °C (rektal gemessen) nicht senken. Ab wann Sie Medikamente einsetzen sollten, ist in erster Linie abhängig von Ihrem Befinden und eventuellen Zusatzerkrankungen. Angaben hierzu finden Sie unter dem Stichwort „Fieber" (→ Seite 620).

Bei Kindern

Kinder brauchen vor allem (Bett-)Ruhe, Wärme und ausreichend Flüssigkeit (z. B. Tee).

Wann zum Arzt?

Wenn hohes Fieber (über 39 °C rektal gemessen) trotz allgemeiner Maßnahmen (siehe oben) länger als zwei bis drei Tage anhält, sollten Sie einen Arzt zurate ziehen.

Besteht der Verdacht auf eine Influenzainfektion (echte Grippe), sollten Sie diese immer möglichst rasch ärztlich behandeln lassen.

Bei Kindern

Wenn Kurzatmigkeit oder ein „bellender" Husten hinzukommen oder das fiebernde Kind nicht ausreichend trinken will, sollten Sie es dem Arzt vorstellen, ebenso wenn sich Fieber über 39,5 °C (rektal gemessen) mit Wadenwickeln oder lauwarmen Körperwaschungen nicht innerhalb von zwei bis drei Tagen senken lässt. Auch wenn verschiedene Infekte ineinander übergehen, ohne dass die Krankheitszeichen vorher weitgehend abgeklungen sind, sollten Sie mit dem Kind zum Arzt gehen.

Behandlung mit Medikamenten

Erkältungskrankheiten können mit Medikamenten nicht ursächlich behandelt werden. Allenfalls lassen sich die Beschwerden lindern. Welche Mittel bei Schnupfen, Halsentzündung und Husten sinnvoll sind, erfahren Sie in den einzelnen Abschnitten „Schnupfen" (→ Seite 227), „Halsentzündung" (→ Seite 197), „Husten" (→ Seite 248).

Ein Schmerz- und Fiebermittel (→ Seite 211) mit dem Wirkstoff Parazetamol bekämpft Kopf- und Gliederschmerzen und wirkt fiebersenkend. Allerdings ist dafür kein speziell als Erkältungsmittel ausgewiesenes Präparat nötig. Auch die üblicherweise für die Behandlung von Schmerzen angebotenen Mittel erfüllen diesen Zweck. Diese Präparate finden Sie im Kapitel „Schmerzen" unter dem Stichwort „Parazetamol" (→ Seite 629). Ähnlich wirken auch Mittel mit Azetylsalizylsäure (→ Seite 622) oder Ibuprofen (→ Seite 625).

Die üblicherweise als Grippemittel (→ Seite 213) angebotenen Präparate sind nicht sinnvoll zusammengesetzt und deshalb bei Erkältungen wenig geeignet. Ätherische Öle zum Einreiben und Inhalieren (→ Seite 219) sowie Erkältungsbäder (→ Seite 220) und Erkältungstees (→ Seite 221) können die Krankheitsdauer nicht beeinflussen, aber die bei Erkältungskrankheiten auftretenden Beschwerden lindern und somit die Behandlung unterstützen. Allerdings sollte die Zusammensetzung der Mittel übersichtlich bleiben – mehr als drei Kombinationspartner werden als nicht sinnvoll erachtet, diese Präparate sind deshalb wenig geeignet. Für Erkältungstees mit Lindenblüten, Weidenrinde oder Quendelkraut liegen keine ausreichend aussagekräftigen Studien vor, sie sichern aber eine ausreichende Flüssigkeitszufuhr und gelten daher als „mit Einschränkung geeignet". Die Empfehlung, viel zu trinken, beruht allerdings nicht auf klinischen Untersuchungen, sondern entspringt der Erfahrung. Eventuell kann viel trinken aber auch riskant sein, vor allem bei Patienten mit einer Herzschwäche.

Ein Immunstimulans (→ Seite 212) aus Extrakten des Sonnenhuts (Echinacea) ist zur unterstützenden Behandlung bei Erkältungen mit Einschränkung geeignet, wobei die Gegenanzeigen wegen der möglichen unerwünschten Wirkungen besonders zu beachten sind. Die bislang vorliegenden Studien sind insgesamt widersprüchlich und reichen derzeit nicht aus, um die therapeutische Wirksamkeit abschließend zu bewerten.

Eine Bakterienzubereitung (→ Seite 211) zur Immunstimulation bei häufig wiederkehrenden Erkältungen ist ebenfalls mit Einschränkung geeignet. Die bisher vorliegenden Studienergebnisse reichen noch nicht aus, um die therapeutische Wirksamkeit und Langzeitverträglichkeit abschließend zu bewerten.

Pflanzenkombinationen (→ Seite 218) mit verschiedenen Pflanzenextrakten sind bei Erkältungen wenig geeignet, weil die therapeutische Wirksamkeit nicht ausreichend nachgewiesen ist.

Ein Immunstimulans (→ Seite 218) aus Lebensbaum, Sonnenhut und Wildem Indigo ist zur Behandlung von Atemwegsinfekten im Rahmen einer Erkältung wenig geeignet, weil die therapeutische Wirksamkeit in klinischen Studien nicht ausreichend nachgewiesen ist.

Bei Kindern

Erkältungen bei Kindern sollten Sie vorwiegend mit allgemeinen Maßnahmen und Hausmitteln behandeln, weil es sich meist um harmlose Krankheiten handelt, die von selbst ausheilen. Welche Mittel bei den einzelnen Symptomen sinnvoll sind, steht in den Abschnitten „Schnupfen" (→ Seite 227), „Halsentzündung" (→ Seite 197), „Husten" (→ Seite 248).

Auch bei Kindern gilt, dass Fieber bis 38,5 °C sinnvoll ist. Der Körper entwickelt es als Abwehrmechanismus zur Erregerbekämpfung: Durch die erhöhte Temperatur wird das Immunsystem aktiviert. Das wiederum führt dazu, dass die Erkältungsviren rascher abgetötet werden. Es gibt allerdings keinen allgemeingültigen Grenzwert, ab wann Fieber im Rahmen einer Erkältung bei Kindern gesenkt werden muss. Dies ist abhängig vom Allgemeinzustand des Kindes. Bei Kindern gelten Temperaturen ab 39,5 °C als hohes Fieber, das mit allgemeinen oder medikamentösen Maßnahmen gesenkt werden sollte.

Anthroposophische, homöopathische und traditionell angewendete Mittel

Zu den meistgekauften Mitteln gehören auch *Weleda Ferrum phosphoricum comp.* sowie *Contramutan D, Contramutan N, Contramutan Tropfen, Gripp-Heel, metavirulent* und *toxi-loges*. Das erstgenannte Mittel gehört zur anthroposophischen Therapierichtung, bei den anderen handelt es sich um Präparate der Homöopathie.

Ebenfalls zu den meistgekauften Mitteln gehören *tetesept Erkältungsbad N* mit Eukalyptus-, Kiefernnadel-, Terpentin-, Thymianöl und Kampfer sowie *tetesept Kinderbad Erkältungs-Bad* mit Eukalyptus-, Fichtennadel-, Kiefernnadel-, Pfefferminz-, Terpentinöl und Kampfer. Dabei handelt es sich um Präparate, die von der Arzneimittelbehörde als „traditionell angewendet" zugelassen wurden. All diese Mittel lassen sich nach den Grundsätzen dieses Buches nicht bewerten. Sie werden deshalb nicht näher besprochen. Allgemeine Informationen zu den genannten Therapierichtungen finden Sie in den Abschnitten „Homöopathische Arzneimittel" (→ Seite 21) und „Traditionell angewendete Mittel" (→ Seite 20).

Grippe und grippaler Infekt

Durch Viren bedingte Atemwegsinfektionen, die mit Schnupfen, Husten und Halsschmerzen einhergehen, werden auch als „grippaler Infekt" bezeichnet. Eine durch ganz bestimmte Virustypen (Influenza-Viren) ausgelöste „echte" Grippe (Influenza) dauert länger und verläuft schwerer. Häufige, aber nicht zwingende Kennzeichen einer Grippe sind das gleich zu Beginn einsetzende hohe Fieber (um 39 bis 40 °C), heftige Kopf-, Muskel- und Gliederschmerzen sowie ein starkes allgemeines Krankheitsgefühl. Oft sind die Augen sehr lichtempfindlich, und das Bedürfnis nach Ruhe und Schlaf ist groß. Bei Klein- und Schulkindern können Bauchschmerzen und Durchfall hinzukommen. Eine Grippe ist meist erst nach zwei bis drei Wochen überstanden.

Gegen Grippe gibt es eine Impfung, die jedes Jahr im Herbst angeboten wird und ungefähr sechs Monate vorhält. Die Zusammensetzung des Impfstoffs richtet sich nach dem jährlich wechselnden aktuellen Virustyp. Die Impfung schützt also nur für eine Saison, nicht länger. Sie wird allgemein allen Personen über 60 Jahre empfohlen, vor allem aber chronisch Kranken (z. B. bei Asthma, chronischen Herz-Kreislauf-Erkrankungen), für die eine Influenza-Erkrankung ein erhöhtes Gesundheitsrisiko darstellt. Auch Personen, die beruflich viel mit anderen Menschen in Kontakt kommen oder täglich öffentliche Verkehrsmittel benutzen und dadurch ein erhöhtes Ansteckungsrisiko haben, sollten sich mit einer Impfung schützen.

Bakterienzubereitung

Enterococcus faecalis

Symbioflor 1

Symbioflor 1 besteht aus einer Zubereitung von Bakterien der Spezies Enterococcus faecalis, die zu den Streptokokken gehören. Diese Bakterien reizen das Immunsystem unspezifisch dazu, vermehrt Abwehrzellen zu bilden, mit denen sich der Organismus dann besser gegen Krankheitserreger aller Art wehren kann.

Das Präparat wird vor allem bei ständig wiederkehrenden Atemwegsinfekten eingesetzt. Die bisher vorliegenden Studien reichen noch nicht aus, um die therapeutische Wirksamkeit für dieses Einsatzgebiet abschließend bewerten zu können. Das Mittel gilt daher als „mit Einschränkung geeignet".

ANWENDUNG

Eine angebrochene Flasche müssen Sie im Kühlschrank aufbewahren und innerhalb von drei Wochen verwenden, weil sich sonst die Bakterien in der Flüssigkeit zu stark vermehren. Das Präparat riecht etwas unangenehm und kann trüb werden, was aber nicht bedeutet, dass es verdorben ist.

ACHTUNG

Da Bakterienzubereitungen immunmodulierend wirken, ist zu bedenken, dass dadurch auch bisher unterdrückte Immunreaktionen provoziert werden können. So können sich entzündliche Prozesse verschlimmern oder es kann eine bisher ruhende Autoimmunerkrankung, bei der das Abwehrsystem körpereigene Zellen und Gewebe angreift, aktiviert werden. Schwere chronische Krankheiten, denen solche Autoimmunprozesse zugrunde liegen, könnten dann ausbrechen.

UNERWÜNSCHTE WIRKUNGEN

▶ **Keine Maßnahmen erforderlich**

Vereinzelt können Magen- oder Kopfschmerzen sowie Mundtrockenheit auftreten.

HINWEISE

Für Schwangerschaft und Stillzeit

Bevor Sie das Mittel in Schwangerschaft und Stillzeit einnehmen, sollte der Arzt Nutzen und Risiken der Anwendung sorgfältig abwägen.

Schmerz- und Fiebermittel

Parazetamol

CONTAC ERKÄLTUNGS-TRUNK, Grippostad Heißgetränk

Parazetamol wirkt nachgewiesenermaßen schmerzlindernd und fiebersenkend und ist zur Behandlung dieser Symptome geeignet. Bei Erkältungen ist es jedoch selten erforderlich, das Fieber zu senken – normalerweise steigt es nicht über 39 °C an. Fieber bis 39 °C ist auch bei Erwachsenen nicht besorgniserregend und muss nicht medikamentös gesenkt werden, weil es dazu beiträgt, dass der Virusinfekt vom Abwehrsystem gut bekämpft werden kann.

Auf den Verlauf der Erkältung hat das Mittel keinen Einfluss.

ANWENDUNG

Sie lösen maximal sechsmal täglich einen Beutel mit Parazetamol-Pulver in einem Glas Wasser auf und trinken die Flüssigkeit. Nehmen Sie das Mittel am besten vor dem Essen ein, weil die Wirkung sonst verzögert eintritt.

Bei Parazetamol liegen die Menge, die zur vollen Wirkung notwendig ist, und die, ab der es giftig wirkt, sehr nahe beieinander. Halten Sie sich deshalb unbedingt an die Dosierungsempfehlungen. Hinweise zur Vermeidung einer Überdosierung finden Sie unter „Parazetamol-Vergiftung" (→ Seite 630).

ACHTUNG

Die Einnahme von Parazetamol – insbesondere in Kombination mit Koffein – über sehr lange Zeit und in einer Menge, die die Höchstdosis von 4 Gramm pro Tag überschreitet, birgt das Risiko, dass Dauerkopfschmerzen entstehen. Auch das Risiko für unerwünschte Wirkungen, insbesondere für schwere Schäden an den Nieren, steigt. Bei einer gestörten Leberfunktion, wie sie zum Beispiel bei Alkoholmissbrauch oder Leberentzündungen vorkommt, wird Parazetamol nur langsam abgebaut. Dann kann eine sonst ungefährliche Dosis bereits Vergiftungserscheinungen hervorrufen. Hinweise zur Vermeidung einer Überdosierung finden Sie unter „Parazetamol-Vergiftung" (→ Seite 630).

Gegenanzeigen

Wenn Ihre Leberfunktion stark eingeschränkt ist, dürfen Sie Parazetamol nicht einnehmen.

Wechselwirkungen mit Medikamenten

Folgende Medikamente können die Leber für die Giftwirkung von Parazetamol empfindlicher machen: Phenobarbital, Phenytoin und Carbamazepin (alle bei Epilepsien), Isoniazid und Rifampizin (bei Tuberkulose).

Wechselwirkungen mit Speisen und Getränken

Wenn Sie häufig mehr als zwei Gläser alkoholhaltiger Getränke am Tag trinken, kann die Leber bereits empfindlicher für die Giftwirkung von Parazetamol sein. Sie sollten dann besser ein anderes Schmerz- oder Fiebermittel wählen und weniger Alkohol trinken.

UNERWÜNSCHTE WIRKUNGEN

▶ **Keine Maßnahmen erforderlich**

Bei Fieber verstärkt Parazetamol das Schwitzen. Magenschmerzen, Aufstoßen, Übelkeit und Durchfall (bei mehr als 10 von 100 Behandelten) sind harmlos und vergehen, wenn das Mittel nicht mehr eingenommen wird.

▶ **Muss beobachtet werden**

Wenn die Haut sich verstärkt rötet und juckt, reagieren Sie vermutlich allergisch auf das Mittel. Dann sollten Sie es absetzen. Sind die Hauterscheinungen (→ Seite 14) einige Tage später nicht deutlich abgeklungen, sollten Sie einen Arzt aufsuchen.

Die Mittel können – besonders bei Überdosierung und Daueranwendung – Leberschäden (→ Seite 16) hervorrufen. Treten Übelkeit, Erbrechen und/oder dunkel gefärbter Urin auf und ist der Stuhl auffällig hell, sollten Sie einen Arzt aufsuchen.

▶ **Sofort zum Arzt**

Die Mittel können die Leber (→ Seite 16) schwer schädigen. Wenn sich die Haut gelb färbt – möglicherweise begleitet von starkem Juckreiz am ganzen Körper –, sollten Sie sofort einen Arzt aufsuchen.

Anhaltende Nierenschmerzen, eine plötzlich verringerte Urinmenge oder Blut im Urin sollten Sie ebenfalls sofort zum Arzt führen. Es besteht der Verdacht, dass die regelmäßige Einnahme von Parazetamol eine Schmerzmittel-Niere ausgelöst hat, die zum Nierenversagen (→ Seite 16) führen kann. Ab welcher Menge Parazetamol einen solchen Nierenschaden auslöst, ist noch nicht sicher; er wird aber wahrscheinlich, wenn die Nierendurchblutung verringert ist. Das ist vor allem dann der Fall, wenn Parazetamol mit anderen Schmerzmitteln kombiniert oder in einer Menge, die die Höchstdosis überschreitet, eingenommen wird.

HINWEISE

Für Kinder unter 14 Jahren

Kinder fiebern rasch, wenn sie krank sind, und das Fieber steigt oft schnell und recht hoch. Viele Eltern meinen, sie müssten dem sofort entgegenwirken und warten in ihrer Sorge nicht ab, bis das einmal verabreichte Parazetamol gewirkt hat, sondern geben viel zu früh eine weitere Dosis. Dabei dauert es gut eine Stunde, bis die fiebersenkende Wirkung von Parazetamol einsetzt. Das Medikament sollte deshalb frühestens nach vier bis sechs Stunden erneut gegeben werden.

Aufgrund der Dosierung dürfen die genannten Mittel nur Kindern mit einem Körpergewicht von mehr als 40 Kilogramm gegeben werden.

Für Schwangerschaft und Stillzeit

Parazetamol kann während der Schwangerschaft und Stillzeit angewendet werden, wenn eine Schmerzbehandlung notwendig ist oder Fieber dringend gesenkt werden muss. Allerdings kann es während der Schwangerschaft etwas schwächer wirken.

Pflanzliches Mittel: Immunstimulans

Sonnenhut

ECHINACEA-ratiopharm, ECHINACEA STADA, Echinacin, Esberitox mono, PASCOTOX purpurea

Extrakte aus dem Kraut oder der Wurzel des Sonnenhuts sollen die Schleimhäute unempfindlicher gegenüber Krankheitserregern machen sowie die Aktivität des Immunsystems anregen und auf diese Weise Infekten, vor allem Erkältungen, vorbeugen. Dabei besteht allerdings das Risiko, dass bisher ruhende Autoimmunprozesse aktiviert werden, bei denen das Abwehrsystem körpereigene Zellen und Gewebe angreift. Schwere chronische Krankheiten, denen solche Autoimmunprozesse zugrunde liegen, könnten dann ausbrechen.

Verschiedene Studien zeigen, dass Echinacea das Immunsystem aktivieren kann – allerdings vor allem dann, wenn es noch nicht durch Krankheitsprozesse geschwächt ist. Es ist also nicht sinnvoll, das Mittel erst dann einzunehmen, wenn die Erkältung schon deutlich spürbar eingesetzt hat, sondern – wenn überhaupt – sofort bei den ersten Krankheitsanzeichen (Kribbeln in der Nase, rauer Hals). Extrakte aus dem Kraut von Echinacea können dann bei Erwachsenen die Dauer und Schwere einer Erkältung möglicherweise positiv beeinflussen. Bei Kindern ließ sich dagegen kein klarer Unterschied zwischen Echinacea und einem Scheinmedikament (Placebo) nachweisen. Auch kamen bei den Kindern, die Echinacea einnahmen, mehr unerwünschte Wirkungen vor (z. B. Hautausschlag) als bei Kindern, die nur das Scheinmedikament erhielten. Dass Echinacea-purpurea-Extrakt vorbeugend wirksam ist, ist ebenfalls nicht ausreichend nachgewiesen.

Insgesamt ist die Datenlage zu Echinacea also recht uneinheitlich. Ein abschließendes Urteil ist noch nicht möglich. Zur unterstützenden Behandlung von Erkältungen gilt der Wirkstoff daher als „mit Einschränkung geeignet".

Anwendung

Länger als zwei Wochen sollten Sie das Mittel nicht ununterbrochen einnehmen.

Achtung

Einige Mittel (siehe Tabelle) enthalten Alkohol. Personen mit Alkoholproblemen dürfen diese Mittel nicht einnehmen. Auch Leberkranke und Menschen mit Anfallleiden sollten den Alkoholgehalt berücksichtigen. Darüber hinaus kann Alkohol die Wirkung vieler Arzneimittel (z. B. Schlaf- und Beruhigungsmittel, Psychopharmaka, starke Schmerzmittel, einige Mittel bei hohem Blutdruck) verstärken.

Gegenanzeigen

Unter folgenden Bedingungen dürfen Sie die Mittel nicht einnehmen:

- Sie leiden unter einer Autoimmunerkrankung, bei der das Abwehrsystem körpereigene Strukturen angreift, wie zum Beispiel multiple Sklerose, rheumatoide Arthritis, Kollagenosen (z. B. Lupus erythematodes), Schuppenflechte (Psoriasis).
- Sie haben Tuberkulose, Leukämie, Aids oder sind HIV-infiziert.
- Sie haben eine chronische Viruserkrankung (z. B. Hepatitis).
- Sie reagieren auf Korbblütlergewächse (Kamille, Ringelblume) allergisch. Sonnenhut gehört ebenfalls zu dieser Pflanzengruppe.

Unerwünschte Wirkungen

▶ **Muss beobachtet werden**

Wenn die Haut sich verstärkt rötet und juckt, reagieren Sie vermutlich allergisch auf das Mittel. Dann sollten Sie es absetzen. Sind die Hauterscheinungen (→ Seite 14) einige Tage später nicht deutlich abgeklungen, sollten Sie einen Arzt aufsuchen.

▶ **Sofort zum Arzt**

Wenn starker Hautausschlag, Juckreiz, Herzrasen, Atemnot, Schwäche und Schwindel auftreten, müssen Sie die Anwendung sofort abbrechen und unverzüglich den Notarzt (Telefon 112) rufen, weil es sich um eine lebensbedrohliche Allergie (→ Seite 14) handeln kann.

Hinweise

Für Kinder unter 14 Jahren

Bedenken Sie, dass einige Mittel (siehe Tabelle) Alkohol enthalten. Mittel ohne Alkohol sind vorzuziehen.

Für Schwangerschaft und Stillzeit

Über die Risiken einer Anwendung in Schwangerschaft und Stillzeit gibt es keine ausreichenden Erkenntnisse. Sicherheitshalber sollten Sie die Mittel daher nicht anwenden.

Bedenken Sie, dass einige Mittel (siehe Tabelle) Alkohol enthalten. Mittel ohne Alkohol sind vorzuziehen.

Kombinationen: „Grippemittel"

Azetylsalizylsäure + Pseudoephedrin

Aspirin COMPLEX

Parazetamol + Phenylephrin

Doregrippin

Parazetamol + Norephedrin + Dextromethorphan

WICK DayMed Erkältungs-Kapseln für den Tag

Parazetamol + Doxylamin + Ephedrin + Dextromethorphan

WICK MediNait

Parazetamol + Phenylephrin + Guaifenesin + Vitamin C

WICK DayMed Erkältungs-Getränk für den Tag

Parazetamol + Chlorphenamin + Koffein + Vitamin C

Grippostad C

Diese Mittel kombinieren mehrere Wirkstoffe miteinander, die gegen verschiedene Erkältungssymptome helfen sollen.

Azetylsalizylsäure (abgekürzt ASS) und Parazetamol lindern Schmerzen, senken Fieber und dämpfen Entzündungen. Nähere Angaben zur Wirkung von Azetylsalizylsäure und Parazetamol finden Sie im Kapitel „Schmerzen, Fieber" unter den Stichwörtern „Azetylsalizylsäure" (→ Seite 622) und „Parazetamol" (→ Seite 629).

Dextromethorphan bremst den Hustenreiz, was nur erforderlich und sinnvoll ist, wenn der Husten noch nicht „produktiv" ist, also noch kein Schleim abgehustet wird. Mittel mit solchen Wirkstoffen sollten nur zur Nacht eingenommen werden, wenn der Husten den Schlaf beeinträchtigt. Tagsüber können sie das Abhusten bereits gelösten Schleims blockieren, was nicht sinnvoll ist. Weitere Informationen zu diesem Wirkstoff finden Sie im Abschnitt „Husten" unter dem Stichwort „Hustenstillende Mittel" (→ Seite 250).

Ephedrin, Norephedrin, Phenylephrin und Pseudoephedrin verengen die Blutgefäße, wodurch die Schleimhaut in den Atemwegen abschwillt und eine durch Schnupfen verstopfte Nase frei wird. Diese Wirkung lässt sich durch Nasentropfen allerdings wesentlich besser, schonender und gezielter erreichen. Werden die Wirkstoffe eingenommen, haben sie meist starke unerwünschte Wirkungen (Herzrasen, Blutdruckanstieg, Unruhe, Nervosität). Diese Risiken stehen in keinem Verhältnis zur möglichen – aber bei Erkältungen nicht ausreichend nachgewiesenen – therapeutischen Wirksamkeit.

Chlorphenamin und Doxylamin sind Antihistaminika, die normalerweise allergische Reaktionen unterdrücken. Diese Mittel unterbinden die Ausschüttung des Gewebehormons Histamin und verhindern dadurch, dass die Schleimhäute anschwellen. Ob das aber bei einem grippalen Infekt tatsächlich nötig und sinnvoll ist, ist fraglich. Außerdem wird der Schleim in den Bronchien eher zäher als flüssiger, kann also nicht so gut abgehustet werden. Das ist bei Erkältungen eher nachteilig. Alle hier genannten Wirkstoffe machen zudem müde, was tagsüber sehr störend sein kann und das Reaktionsvermögen beeinträchtigt. Weitere Informationen zu Antihistaminika finden Sie unter „Allergische Erkrankungen" (→ Seite 596).

Guaifenesin erhöht das Schleimvolumen in den Bronchien und soll dadurch festsitzendes Sekret lösen. Im Vergleich zu anderen sekretlösenden Wirkstoffen ist es jedoch weniger gut untersucht. Weitere Informationen zu diesen Substanzen finden Sie im Abschnitt „Husten" unter dem Stichwort „Sekretlösende Mittel" (→ Seite 252).

Koffein wirkt anregend und soll die Müdigkeit bekämpfen, die bei Erkältungen ein Signal für das Ruhebedürfnis des Körpers ist. In *Grippostad C* ist es aber wohl vor allem zugefügt, um die müde machende Wirkung des Antihistaminikums Chlorphenamin auszugleichen, was Koffein jedoch nicht zu leisten vermag. Vitamin C wird dem Mittel zugesetzt, um den Verlauf eines schon bestehenden grippalen Infektes abzukürzen. Es ist jedoch nicht belegt, dass dies damit gelingt.

Alle hier aufgeführten Kombinationspräparate sind nicht sinnvoll zusammengesetzt und zur Behandlung von Erkältungen wenig geeignet. Die Symptome einer Erkältung lassen sich besser mit Hausmitteln oder gezielt mit Einzelsubstanzen bekämpfen.

Achtung

Die Einnahme von Azetylsalizylsäure und Parazetamol – insbesondere in Kombination mit Koffein – über sehr lange Zeit und in einer Menge, die die Höchstdosis überschreitet, birgt das Risiko für Dauerkopfschmerzen. Auch das Risiko für unerwünschte Wirkungen, insbesondere das für schwere Schäden an den Nieren steigt.

Aspirin Complex Granulat: Während der letzten drei Tage vor einer Zahnbehandlung oder einer geplanten Operation sollten Sie kein ASS einnehmen. Schon eine einzige ASS-Tablette kann die Zeit, bis das Blut gerinnt, erheblich verlängern.

Parazetamolhaltige Mittel: Bei einer gestörten Leberfunktion, wie sie zum Beispiel bei Alkoholmissbrauch oder Leberentzündungen vorkommt, wird Parazetamol nur langsam abgebaut. Dann kann eine sonst ungefährliche Dosis bereits zu Vergiftungserscheinungen führen. Hinweise zur Vermeidung einer Überdosierung finden Sie unter „Parazetamol-Vergiftung" (→ Seite 630).

WICK MediNait Erkältungssaft für die Nacht: Dieses Mittel enthält Alkohol. Personen mit Alkoholproblemen dürfen es nicht einnehmen. Auch Leberkranke und Menschen mit Anfallleiden sollten den Alkoholgehalt berücksichtigen. Darüber hinaus kann Alkohol die Wirkung vieler Arzneimittel (z. B. Schlaf- und Beruhigungsmittel, Psychopharmaka, starke Schmerzmittel, einige Mittel bei hohem Blutdruck) verstärken.

Gegenanzeigen

Aspirin Complex, Doregrippin, Wick Daymed Erkältungs-Getränk/Kapseln für den Tag, Wick MediNait: Unter folgenden Bedingungen dürfen Sie diese Mittel nicht oder nur nach Rücksprache mit einem Arzt anwenden:

- Ihre Niere ist geschädigt.
- Die Leberfunktion ist erheblich gestört.
- Der Blutdruck ist zu hoch.
- Sie haben eine Herzerkrankung.
- Der Augeninnendruck ist erhöht (Glaukom).
- Sie haben eine Überfunktion der Schilddrüse.
- Sie haben eine vergrößerte Prostata und Probleme beim Wasserlassen.
- Sie sind an Diabetes erkrankt.
- Sie haben einen Tumor im Nebennierenmark (Phäochromozytom).
- Sie haben arterielle Durchblutungsstörungen oder eine Hirnblutung.
- Sie nehmen Medikamente aus der Gruppe der MAO-Hemmer ein (z. B. Tranylcypromin, bei Depressionen).
- Sie nehmen Methotrexat (bei rheumatoider Arthritis, Krebs) in einer Dosierung von mehr als 15 Milligramm pro Woche ein.

Aspirin complex dürfen Sie darüber hinaus nicht anwenden, wenn Sie ein Magen- oder Zwölffingerdarmgeschwür haben oder hatten, zu Blutungen neigen oder gerinnungshemmende Medikamente einnehmen. Auch wenn Sie Asthma haben, zu Allergien neigen oder die Nase durch Polypen verstopft ist, dürfen Sie dieses Mittel nicht einnehmen.

Wick Daymed Erkältungs-Getränk/Kapseln für den Tag und *Wick Medi Nait* dürfen Sie außerdem nicht anwenden, wenn Sie an Asthma erkrankt sind, eine chronisch obstruktive Lungenerkrankung (COPD) oder eine Lungenentzündung haben oder wenn Ihre Atmung anderweitig beeinträchtigt ist.

Grippostad C dürfen Sie unter folgenden Bedingungen nicht einnehmen:

- Ihre Niere ist geschädigt.
- Die Leberfunktion ist erheblich gestört.
- Der Augeninnendruck ist erhöht (Glaukom).
- Sie haben eine vergrößerte Prostata und Probleme beim Wasserlassen.
- Sie haben eine Überfunktion der Schilddrüse.
- Sie haben oder hatten ein Magen- oder Zwölffingerdarmgeschwür.

Wechselwirkungen mit Medikamenten

Wenn Sie noch andere Medikamente nehmen, ist zu beachten:

Aspirin Complex Granulat:

- Wird ASS zusammen mit „Rheumamedikamenten" (NSAR) angewendet, wie sie bei Gelenkbeschwerden vielfach eingenommen werden, steigt das Risiko für Schäden am Magen.
- Kortisonhaltige Mittel können bei innerlicher Anwendung die schädliche Wirkung von ASS auf den Magen verstärken. Dadurch steigt das Risiko für Blutungen.
- Durch ASS kann Methotrexat, das bei entzündlichem Rheuma und Krebs eingesetzt wird, erheblich stärker wirken.
- Das Gleiche gilt für die gleichzeitige Einnahme von Lithium (bei Depressionen).
- ASS kann die Wirkung von Phenytoin und Valproinsäure (bei Epilepsien) verstärken. Nehmen Sie ASS nur ab und zu ein, ist das Problem gering; dauert die Behandlung länger als ein paar Wochen, steigt das Risiko für unerwünschte Wirkungen der Epilepsiemittel. Eventuell muss der Arzt dann die Konzentration des Epilepsiemittels im Blut bestimmen und die Dosierung entsprechend verringern.
- ASS kann die Wirkung von blutdrucksenkenden Mitteln vermindern.
- Pseudoephedrin kann die Wirkung von Antidepressiva und MAO-Hemmern (z. B. Tranylcypromin, bei Depressionen und Parkinsonkrankheit) verstärken. Dadurch kann der Blutdruck stark ansteigen bis hin zur bedrohlichen hypertensiven Krise. Diese Mittel dürfen Sie deshalb nicht gleichzeitig mit *Aspirin Complex* einnehmen (siehe auch Abschnitt „Gegenanzeigen").
- Der Blutdruck kann auch ansteigen, wenn Sie gleichzeitig Medikamente einnehmen, die wie Pseudoephedrin zur Gruppe der Sympathomimetika gehören: Appetitzügler, Aufputschmittel (Amphetamine) oder Mittel gegen zu niedrigen Blutdruck. Sie sollten beide Wirkstoffe deshalb nicht gleichzeitig einnehmen.

Parazetamol: Folgende Medikamente können die Leber für die Giftwirkung von Parazetamol empfindlicher machen: Phenobarbital, Phenytoin und

Carbamazepin (bei Epilepsien), Isoniazid und Rifampizin (bei Tuberkulose).

WICK DayMed Erkältungs-Getränk/Kapseln für den Tag, WICK MediNait: Wenn Sie diese Mittel gleichzeitig mit Schlaf- und Beruhigungsmitteln einnehmen, kann sich deren dämpfende Wirkung verstärken.
Wenn Sie die Mittel gleichzeitig mit MAO-Hemmern (bei Depressionen, Parkinsonkrankheit) einnehmen, können sie unruhig und nervös machen bis hin zu starker Erregung und hohem Fieber. Auch der Blutdruck kann bedrohlich ansteigen.

Doregrippin: Der Blutdruck kann ansteigen, wenn Sie dieses Mittel gleichzeitig mit reserpinhaltigen Mitteln (z. B. *Modenol, Briserin N*, bei hohem Blutdruck) oder mit trizyklischen Antidepressiva (Wirkstoffe z. B. Amitriptylin, Clomipramin, Doxepin, Imipramin, Nortriptylin, Trimipramin, bei Depressionen) einnehmen.

Grippostad C, WICK MediNait: Diese Mittel verstärken die Wirkung von Substanzen, die auf das zentrale Nervensystem wirken, dazu gehören kodeinhaltige Hustenstiller, Neuroleptika (z. B. die Wirkstoffe Fluspirilen, Sulpirid, bei Depressionen), reserpinhaltige Mittel gegen hohen Blutdruck (z. B. *Modenol, Briserin N*). In Kombination mit trizyklischen Antidepressiva mit Wirkstoffen wie zum Beispiel Amitriptylin, Clomipramin, Doxepin, Imipramin, Nortriptylin, Trimipramin (alle bei Depressionen) können sich deren unerwünschte Wirkungen (Harnverhalt, Sehstörungen, Mundtrockenheit) verstärken.

▶ **Unbedingt beachten**

Aspirin Complex Granulat: In Kombination mit gerinnungshemmenden Mitteln wie Phenprocoumon und Warfarin (bei erhöhter Thrombosegefahr) verstärkt ASS deren gerinnungshemmende Wirkung. Dadurch erhöht sich das Risiko für innere Blutungen. Diese Wechselwirkung ist von der ASS-Dosierung abhängig. Wenn Sie die genannten Wirkstoffe einnehmen, dürfen Sie daher ASS nicht gleichzeitig anwenden. Näheres hierzu siehe „Mittel zur Blutverdünnung: verstärkte Wirkung" (→ Seite 11).
ASS kann in einer Dosierung von mehr als 1 Gramm pro Tag die Wirkung von Sulfonylharnstoff-Tabletten (bei Typ-2-Diabetes) verstärken. Dann werden Unterzuckerungen wahrscheinlicher. Näheres hierzu siehe „Mittel zur Blutzuckersenkung: verstärkte Wirkung" (→ Seite 11).

Wechselwirkungen mit Speisen und Getränken

Aspirin Complex Granulat: Größere Mengen oder regelmäßiger Konsum von Alkohol können die schädliche Wirkung von ASS auf den Magen verstärken. Dann steigt das Risiko für Magen- und Zwölffingerdarmgeschwüre und -blutungen.

Doregrippin, Grippostad C, WICK DayMed Erkältungs-Getränk/Kapseln für den Tag, WICK MediNait: Bei Personen, die häufig mehr als drei Gläser alkoholhaltiger Getränke am Tag trinken, kann die Leber bereits empfindlicher für die Giftwirkung von Parazetamol sein.

Unerwünschte Wirkungen

Aspirin Complex Granulat: Es gelten alle Angaben zu den unerwünschten Wirkungen von Mitteln mit Azetylsalizylsäure (→ Seite 622).

Doregrippin, Grippostad C, WICK DayMed Erkältungs-Getränk/Kapseln für den Tag, WICK MediNait: Es gelten alle Angaben zu den unerwünschten Wirkungen von Mitteln mit Parazetamol (→ Seite 629).

Dextromethorphan: Dieser Wirkstoff kann dazu führen, dass ein Test auf illegale Drogen positiv ausfällt. Wenn Sie sich einem solchen Test unterziehen müssen, sollten Sie darauf hinweisen, dass Sie dieses Mittel einnehmen.

▶ **Keine Maßnahmen erforderlich**

WICK DayMed Erkältungs-Kapseln für den Tag, WICK MediNait: Gelegentlich können leichte Magen-Darm-Beschwerden mit Übelkeit und Erbrechen auftreten. Außerdem kann es sein, dass Sie etwas müde werden und Ihnen schwindelig wird.

WICK DayMed Erkältungs-Getränk/Kapseln für den Tag: Mundtrockenheit, leichte Schlaflosigkeit, Kopfschmerzen, Schwindelgefühl. Diese Symptome vergehen, wenn Sie die Mittel nicht mehr einnehmen.

Grippostad C: Es können Müdigkeit und Mundtrockenheit vorkommen. Beides vergeht wieder, wenn Sie das Mittel nicht mehr einnehmen.

▶ **Muss beobachtet werden**

Aspirin Complex Granulat, Doregrippin, WICK Daymed Erkältungs-Getränk/Kapseln für den Tag, WICK MediNait: Der Puls kann sich beschleunigen, der Blutdruck ansteigen, wodurch Ihnen unwohl und/oder schwindelig werden kann. Wenn Herzrasen mit einem Ruhepuls von über

100 Schlägen pro Minute auftritt, sollten Sie einen Arzt aufsuchen.

Aspirin Complex Granulat, Grippostad C, WICK Daymed Erkältungs-Getränk/Kapseln für den Tag, WICK MediNait: Bei Männern mit vergrößerter Prostata können Beschwerden beim Wasserlassen auftreten. Dabei bestehen trotz Harndrangs Schwierigkeiten, die Blase zu entleeren. Wenn solche Beschwerden auftreten, sollten Sie einen Arzt aufsuchen.

Aspirin Complex Granulat: Treten Wahnvorstellungen, Euphorie und Halluzinationen auf, sollten Sie das Mittel absetzen. Bleiben diese Phänomene weiterhin bestehen, sollten Sie einen Arzt aufsuchen.

Grippostad C: Wenn Sie nur verschwommen sehen können und die „Scharfeinstellung" mit den Augen nicht möglich ist, sollten Sie einen Arzt aufsuchen.

WICK Daymed Erkältungs-Getränk/Kapseln für den Tag, WICK MediNait: Die in diesen Mitteln enthaltenen gefäßverengenden Wirkstoffe können die Durchblutung in den Beinen beeinträchtigen, was sich durch Schmerzen beim Gehen bemerkbar macht. Dann sollten Sie das Präparat absetzen und einen Arzt aufsuchen.

▶ Sofort zum Arzt

Aspirin Complex Granulat, Doregrippin: Wenn Schmerzen hinter dem Brustbein auftreten und von Angstgefühlen, Unruhe, Atemnot, Blässe und Schweißausbruch begleitet sind, sollten Sie umgehend einen Arzt aufsuchen, insbesondere wenn diese Symptome erstmalig auftreten.

Grippostad C, WICK MediNait: Der Augeninnendruck kann bis hin zu einem Glaukomanfall ansteigen. Ein solcher Glaukomanfall äußert sich mit Augenschmerzen, unscharfem Sehen, unwirklichem Farbempfinden, geröteten Augen. Die Augäpfel können sich hart anfühlen. Dann sollten Sie unverzüglich einen Augenarzt aufsuchen.

Hinweise

Für Kinder unter 14 Jahren

Kindern sollten Sie keines der Grippemittel geben, zumal sie alle als „wenig geeignet" bewertet werden.

Aspirin Complex Granulat: Generell gilt, dass Kinder unter zwölf Jahren (in manchen Fällen auch Jugendliche) kein ASS einnehmen sollten, vor allem wenn sie einen Virusinfekt wie Grippe oder Windpocken haben. Dabei besteht das seltene Risiko, dass ASS ein Reye-Syndrom auslöst, bei dem schwere Leber- und Hirnschäden möglich sind. Erstes Symptom ist lang anhaltendes Erbrechen; später ist das Kind nur noch schlecht ansprechbar und hat Zustände wie im Delirium (Bewusstseinsstörungen, keine zeitliche und räumliche Orientierung, das Sehen von Trugbildern, Schwitzen, Zittern und Unruhe). Rufen Sie bei solchen Anzeichen sofort den Arzt. Diese Nebenwirkung kann zum Tod führen.

WICK MediNait Erkältungssaft für die Nacht: Bedenken Sie, dass dieses Mittel Alkohol enthält. Mittel ohne Alkohol sind vorzuziehen.

Für Schwangerschaft und Stillzeit

Während der Schwangerschaft und Stillzeit sollten Sie keines der Mittel anwenden, dies umso mehr, da sie alle als „wenig geeignet" erachtet werden.

Für ältere Menschen

Aspirin Complex Granulat: Bei Menschen über 60 Jahre ist das Risiko für Magen-Darm-Blutungen besonders groß. Jeder zweite über 70-Jährige verstoffwechselt Azetylsalizylsäure nur noch verzögert. Dann genügt eine geringere Dosis; andernfalls muss mit vermehrten und schwereren unerwünschten Wirkungen gerechnet werden. Da aber kaum jemand weiß, ob diese verringerte Verstoffwechselung besteht, empfiehlt es sich für alle älteren Menschen, ASS generell in niedrigerer Dosierung einzunehmen.

Ältere Menschen können darüber hinaus mit verstärkter Unruhe und Nervosität besonders empfindlich auf Pseudoephedrin reagieren.

Zur Verkehrstüchtigkeit

Aspirin Complex Granulat: Das Mittel kann die Reaktionsfähigkeit beeinträchtigen, vor allem bei gleichzeitigem Alkoholkonsum. Sie sollten deshalb kein Fahrzeug lenken, keine Maschinen bedienen und keine Arbeiten ohne sicheren Halt verrichten.

Grippostad C, WICK MediNait: Die in diesen Mitteln enthaltenen müde machenden Antihistaminika können Ihre Reaktionsfähigkeit beeinträchtigen. Wenn Sie diese Präparate einnehmen, sollten Sie kein Fahrzeug lenken und keine Maschinen bedienen und keine Arbeiten ohne sicheren Halt verrichten.

Pflanzenkombination: Immunstimulans

Lebensbaum + Sonnenhut + Wilder Indigo

Esberitox

Lebensbaum (Thuja occidentalis) enthält ätherisches Öl sowie Gerbstoffe und Harze, die schweiß- und wassertreibend wirken. Extrakte aus Sonnenhut (Echinacea) sollen das Abwehrsystem aktivieren. Wilder Indigo soll die Schleimhäute unempfindlicher gegenüber Krankheitserregern machen. Es liegen jedoch keine klinischen Studien vor, die die therapeutische Wirksamkeit der Einzelbestandteile sowie der Pflanzenkombination ausreichend nachweisen. Das Mittel gilt deshalb als „wenig geeignet".

ACHTUNG

Gegenanzeigen

Unter folgenden Bedingungen dürfen Sie das Mittel nicht einnehmen:

- Sie leiden unter einer Autoimmunerkrankung, bei der das Abwehrsystem körpereigene Strukturen angreift, wie zum Beispiel multiple Sklerose, rheumatoide Arthritis, Kollagenosen (zum Beispiel Lupus erythematodes), Schuppenflechte (Psoriasis).
- Sie haben Tuberkulose, Leukämie, Aids oder sind HIV-infiziert.
- Sie haben eine chronische Viruserkrankung (z. B. Hepatitis).
- Sie reagieren auf Korbblütlergewächse (Kamille, Ringelblume) allergisch. Sonnenhut gehört ebenfalls zu dieser Pflanzengruppe.

UNERWÜNSCHTE WIRKUNGEN

▶ **Muss beobachtet werden**

Wenn die Haut sich rötet und juckt, reagieren Sie vermutlich allergisch auf das Mittel. Dann sollten Sie es absetzen. Sind die Hauterscheinungen (→ Seite 14) einige Tage später nicht deutlich abgeklungen, sollten Sie einen Arzt aufsuchen.

▶ **Sofort zum Arzt**

Wenn starker Hautausschlag, Juckreiz, Herzrasen, Atemnot, Schwäche und Schwindel auftreten, müssen Sie die Anwendung sofort abbrechen und unverzüglich den Notarzt (Telefon 112) rufen, weil es sich um eine lebensbedrohliche Allergie (→ Seite 14) handeln kann.

HINWEISE

Für Kinder unter 14 Jahren

Da unbekannt ist, ob und wie sich die Einnahme von *Esberitox* auf das sich entwickelnde Immunsystem von Kindern auswirkt, sollten Sie Kinder unter vier Jahren nicht damit behandeln.

Für Schwangerschaft und Stillzeit

Für die Anwendung während Schwangerschaft und Stillzeit liegen keine ausreichenden Erfahrungen vor. Sicherheitshalber sollten Sie daher auf die Einnahme verzichten.

Pflanzenkombinationen

Kapuzinerkresse + Meerrettichwurzel

ANGOCIN

Eichenrinde + Eibisch + Kamillenblüten + Löwenzahn + Schafgarbe + Schachtelhalm + Walnussblätter

Imupret

Kapuzinerkresse und Meerrettich enthalten Senföle. Nach der Einnahme werden Senföle über die Lunge wieder ausgeatmet und sollen dabei keimtötend wirken. Die therapeutische Wirksamkeit ist jedoch nicht ausreichend nachgewiesen, *Angocin* gilt deshalb als „wenig geeignet".

Die sieben verschiedenen Pflanzenextrakte in *Imupret* sollen die Abwehrkraft steigern, Hustenreiz lindern und die Entzündungen im Rahmen der Erkältung dämpfen. Zumindest für die Extrakte aus Löwenzahn, Schafgarbe und Schachtelhalm liegen keine Hinweise vor, dass sie sich bei Erkältungen positiv auswirken können. Auch gelten Mittel, die sich aus mehr als drei Komponenten zusammensetzen, als nicht sinnvoll zusammengesetzt. Aus diesen Gründen und weil keine klinischen Studien vorliegen, die die therapeutische Wirksamkeit ausreichend nachweisen, gilt *Imupret* bei Erkältungen als „wenig geeignet". Das Mittel war früher in identischer Zusammensetzung unter dem Namen *Tonsilgon* auf dem Markt.

ACHTUNG

Imupret: Dieses Mittel enthält Alkohol. Personen mit Alkoholproblemen dürfen diese Mittel nicht einnehmen. Auch Leberkranke und Menschen mit Anfallleiden sollten den Alkoholgehalt berücksichtigen. Darüber hinaus kann Alkohol die Wirkung vieler Arzneimittel (z. B. Schlaf- und Beruhigungsmittel, Psychopharmaka, starke Schmerzmittel, einige Mittel bei hohem Blutdruck) verstärken.

Gegenanzeigen

Angocin: Wenn Sie eine akute Nierenentzündung oder ein Magen- oder Zwölffingerdarmgeschwür haben, dürfen Sie das Mittel nicht anwenden.

Imupret: Wenn Sie auf Korbblütlergewächse allergisch reagieren, dürfen Sie dieses Mittel nicht einnehmen, weil Kamille, Löwenzahn und Schafgarbe ebenfalls zu dieser Pflanzengruppe gehören.

Unerwünschte Wirkungen

▶ Keine Maßnahmen erforderlich

Angocin: Es können Verdauungsstörungen auftreten, insbesondere wenn Sie einen empfindlichen Magen oder Darm haben. Dann sollten Sie die Dosis verringern oder das Mittel ganz absetzen.

▶ **Muss beobachtet werden**

Imupret: Wenn die Haut sich verstärkt rötet und juckt, reagieren Sie vermutlich allergisch auf das Mittel. Dann sollten Sie es absetzen. Sind die Hauterscheinungen (→ Seite 14) einige Tage später nicht deutlich abgeklungen, sollten Sie einen Arzt aufsuchen.

Hinweise

Für Kinder unter 14 Jahren

Angocin: Kinder unter vier Jahren dürfen dieses Mittel nicht bekommen.

Imupret: Bedenken Sie, dass dieses Mittel Alkohol enthält. Mittel ohne Alkohol sind vorzuziehen.

Für Schwangerschaft und Stillzeit

Mangels Erfahrungen sollten Sie beide Mittel nicht anwenden. Bedenken Sie auch, dass *Imupret* Alkohol enthält. Mittel ohne Alkohol sind vorzuziehen.

Ätherische Öle zum Einreiben und Inhalieren

Cineol

Soledum Balsam

Eukalyptusöl + Fichtennadelöl

Babix-Inhalat

Eukalyptusöl + Kiefernnadelöl

Eucabal, Pinimenthol Erkältungsbalsam mild, Pinimenthol Erkältungsinhalat, Sanopinwern, Transpulmin Kinderbalsam S

Kampfer + Menthol

WICK Inhalierstift

Cineol + Kampfer + Menthol

Transpulmin Balsam/Inhalator

Eukalyptusöl + Fichtennadelöl + Pfefferminze

Bronchoforton Salbe/Inhalator

Eukalyptusöl + Kiefernnadelöl + Menthol

Pinimenthol

Eukalyptusöl + Kampfer + Menthol + Terpentinöl

WICK VapoRub

Anisöl + Eukalyptusöl + Kampfer + Koniferenöl +Thymianöl + Thymol

Pulmotin

Kajeputöl + Kampfer + Menthol + Nelkenöl + Pfefferminzöl

Tiger Balm weiß

Die in diesen Präparaten enthaltenen leicht flüchtigen ätherischen Pflanzenöle regen die Tätigkeit der Flimmerhärchen in der Nasen- und Bronchialschleimhaut an. Sie setzen die Oberflächenspannung in den Lungenbläschen herab, was dazu führen kann, dass Sauerstoff und Kohlendioxid besser ausgetauscht und Schleim leichter abtransportiert wird.

Werden die Mittel auf die Haut aufgetragen oder in heißem Wasser gelöst, verdunsten die ätherischen Öle rasch und reichern sich in der Raumluft an. Bei Erkältungen, vor allem bei Schnupfen und Husten, kann dies das Atmen erleichtern. Auf den Verlauf der Erkältung haben diese Mittel ansonsten keinen Einfluss.

Die Präparate sind zur Behandlung von Erkältungen mit Einschränkung geeignet, weil die bislang vorliegenden Studien noch nicht ausreichen, um die therapeutische Wirksamkeit abschließend zu beurteilen. Mehr als drei Komponenten sollten die Präparate nicht enthalten. Mittel mit mehr als drei ätherischen Ölen gelten deshalb als „wenig geeignet".

Anwendung

Sie reiben morgens und abends oder nach Bedarf eine kirschgroße Portion Salbe auf Brust und Rücken. Ziehen Sie ein Baumwoll-T-Shirt und einen Wollpulli darüber oder wickeln Sie einen Wollschal um den Oberkörper, um ihn gut warm zu halten.

Zum Inhalieren lösen Sie das Mittel in heißem Wasser oder geben die Tropfen in ein Inhalationsgerät.

Achtung

Pulmotin, Tiger Balm weiß, Transpulmin Balsam/Inhalator, Wick Inhalierstift, Wick VapoRub: Diese Mittel enthalten Kampfer. Achten Sie strikt darauf, dass sie für Kinderhände unerreichbar aufbewahrt werden. Kampfer kann bei versehentlicher Einnahme in großen Mengen schwere Nervenschäden bis hin zu Krampfanfällen und Koma auslösen.

Transpulmin: Dieses Mittel enthält als Konservierungsmittel Parabene. Wenn Sie auf Parastoffe (→ Seite 585) allergisch reagieren, dürfen Sie es nicht anwenden.

Gegenanzeigen

Wenn Sie Asthma oder andere Atemwegserkrankungen haben (z. B. Keuchhusten, Pseudokrupp), dürfen Sie diese Mittel nicht anwenden, weil die ätherischen Öle die Bronchialschleimhaut so stark reizen können, dass Atembeschwerden bis hin zu einem Asthmaanfall auftreten können.

UNERWÜNSCHTE WIRKUNGEN

▶ **Keine Maßnahmen erforderlich**

Die Haut kann sich röten und jucken. Die Schleimhäute können durch das Einatmen der ätherischen Öle gereizt werden, sodass Hustenreiz auftritt.

▶ **Muss beobachtet werden**

Wenn die Haut sich verstärkt rötet und juckt, reagieren Sie vermutlich allergisch auf das Mittel. Dann sollten Sie es absetzen. Sind die Hauterscheinungen (→ Seite 14) einige Tage später nicht deutlich abgeklungen, sollten Sie einen Arzt aufsuchen.

HINWEISE

Für Kinder unter 14 Jahren

Bei Säuglingen und Kleinkindern sind in ganz seltenen Fällen Überempfindlichkeitsreaktionen beobachtet worden. Anzeichen dafür sind beschleunigter Puls, beeinträchtigte Atmung und Krampfneigung. Wenn Sie solche Symptome bei Ihrem Kind feststellen, sollten Sie das Mittel nicht weiter anwenden und unverzüglich einen Arzt aufsuchen.

Bei Kindern genügt eine erbsengroße Portion Salbe.

Cineol-, Eukalyptusöl-, Kampfer-, Pfefferminzöl- und mentholhaltige Präparate dürfen Sie bei Säuglingen und Kleinkindern unter zwei Jahren keinesfalls im Bereich von Nase und Mund anwenden, weil sie Verkrampfungen der Stimmritze, des Kehlkopfs und der Atemwege und damit eine lebensbedrohliche Atemnot auslösen können. Deshalb dürfen Kinder mit den Mitteln auch nicht inhalieren.

Erkältungsbäder

Eukalyptusöl

Klosterfrau Erkältung Medizinal Bad, Pinimenthol Erkältungsbad für Kinder

Eukalyptusöl + Kampfer

Kneipp Erkältungsbad Spezial

Eukalyptusöl + Kampfer + Menthol

Pinimenthol Erkältungsbad

Die in diesen Präparaten enthaltenen leicht flüchtigen ätherischen Pflanzenöle regen die Tätigkeit der Flimmerhärchen in der Nasen- und Bronchialschleimhaut an, wodurch die Selbstreinigungskraft von Nase und Atemwegen steigt. Sie setzen die Oberflächenspannung in den Lungenbläschen herab, was dazu beitragen kann, dass Schleim leichter abtransportiert wird.

Im heißen Badewasser gelöst verdunsten die Öle rasch und reichern sich in der Atemluft an. Außerdem werden sie über die gesamte Hautoberfläche aufgenommen. Bei Erkältungen, vor allem bei Schnupfen und Husten, können sie das Atmen erleichtern und sind zur unterstützenden Behandlung mit Einschränkung geeignet. Auf den Verlauf der Erkältung haben diese Mittel ansonsten keinen Einfluss.

ANWENDUNG

Länger als 20 Minuten sollten Sie sich nicht im Wasser aufhalten.

ACHTUNG

Kneipp Erkältungsbad Spezial, Pinimenthol Erkältungsbad: Diese Badezusätze enthalten Kampfer. Achten Sie strikt darauf, dass diese Präparate für Kinderhände unerreichbar aufbewahrt werden. Kampfer kann bei versehentlicher Einnahme in großen Mengen schwere Nervenschäden bis hin zu Krampfanfällen und Koma auslösen.

Gegenanzeigen

Wenn Sie Asthma oder andere Atemwegserkrankungen haben (bei Kindern z. B. Keuchhusten, Pseudokrupp), dürfen Sie Erkältungsbäder mit ätherischen Ölen nicht anwenden, weil die Öle die Bronchialschleimhaut so stark reizen können, dass Atembeschwerden bis hin zu einem Asthmaanfall auftreten können.

Unter folgenden Bedingungen sollten Sie die Bäder nur anwenden, wenn ein Arzt Nutzen und Risiken sorgfältig abgewogen hat:

- Große Teile der Haut sind verletzt.

- Es besteht eine akute Hautkrankheit.
- Sie oder das Kind haben einen schweren fieberhaften Infekt.
- Sie haben eine Herzschwäche.
- Der Blutdruck ist zu hoch.

UNERWÜNSCHTE WIRKUNGEN

▶ **Muss beobachtet werden**

Ätherische Öle in der Atemluft können die Atemwege reizen und Husten oder Atemnot bis hin zum Asthmaanfall auslösen.

Wenn die Haut sich verstärkt rötet und juckt, reagieren Sie vermutlich allergisch auf das Mittel. Dann sollten Sie es absetzen. Sind die Hauterscheinungen (→ Seite 14) einige Tage später nicht deutlich abgeklungen, sollten Sie einen Arzt aufsuchen.

HINWEISE

Für Kinder unter 14 Jahren

Bäder mit ätherischen Ölen dürfen Sie bei Säuglingen und Kleinkindern unter zwei Jahren nicht anwenden, weil die ätherischen Öle Verkrampfungen der Stimmritze, des Kehlkopfs und der Atemwege und damit eine lebensbedrohliche Atemnot auslösen können. Bei größeren Kindern ist die Anwendung vertretbar, da die Konzentration der ätherischen Öle in der Badezimmerluft relativ gering ist.

Für Schwangerschaft und Stillzeit

In der Schwangerschaft sollten Sie die Bäder wegen der kreislaufbelastenden Wirkung nur nach Rücksprache mit einem Arzt anwenden.

Erkältungstees

Lindenblüten

H&S Lindenblüten, Sidroga Lindenblüten

Lindenblüten + Weidenrinde

Bad Heilbrunner Erkältungs-Tee N

Holunderblüten + Lindenblüten + Mädesüß

Sidroga Erkältungstee N

Holunderblüten + Lindenblüten + Thymian

H&S Erkältungstee

Lindenblüten wirken schweißtreibend. Weidenrinde und Mädesüßblüten enthalten Salizylate, die schmerzlindernd wirken. Allerdings ist der Anteil dieser Substanzen im Teeaufguss sehr gering. Mädesüßblüten verleihen dem Tee jedoch einen aromatischen Duft. Holunderblüten wirken schweißtreibend und schleimlösend. Ob die beschriebenen Wirkungen tatsächlich auch positive Effekte auf den Krankheitsverlauf einer Erkältung haben, ist nicht ausreichend beschrieben. Zur therapeutischen Wirksamkeit der Tees liegen keine Studien vor. Die Tees sichern aber eine hinreichende Flüssigkeitszufuhr und sind deshalb mit Einschränkung geeignet.

ACHTUNG

Gegenanzeigen

Bad Heilbrunner Erkältungs-Tee N, Sidroga Erkältungstee N: Unter folgenden Bedingungen sollten Sie diese Tees wegen der darin möglicherweise enthaltenen Salizylate nicht anwenden:

- Sie haben Asthma.
- Sie haben ein Magen- oder Zwölffingerdarmgeschwür.
- Ihre Niere ist geschädigt.
- Ihre Leber funktioniert nur eingeschränkt.

HINWEISE

Für Kinder unter 14 Jahren

Bad Heilbrunner Erkältungs-Tee N, Sidroga Erkältungstee N: Tees mit Weidenrinde oder Mädesüß sollte Kindern aufgrund des unangenehmen Geschmacks und der möglicherweise darin enthaltenen Salizylate nicht gegeben werden.

Für Schwangerschaft und Stillzeit

Bad Heilbrunner Erkältungs-Tee N, Sidroga Erkältungstee N: Tees mit Weidenrinde oder Mädesüß sollten Sie in der Schwangerschaft wegen der darin möglicherweise enthaltenen Salizylate nicht trinken.

Erkältung

Handelsname Darreichungsform	Zusammensetzung pro 1 ml/1 g oder wie angegeben bzw. pro abgeteilte Einheit	Kleinste Packungsgröße	Unverb. Preis in Euro	Bewertung für das beanspruchte Anwendungsgebiet
ANGOCIN Anti-Infekt N Filmtabletten	**Kapuzinerkressenkraut** 200 mg + **Meerrettichwurzel** 80 mg	50 Stück	9,06	**Wenig geeignet** bei Atemwegserkrankungen und grippalen Infekten, weil die therapeutische Wirksamkeit nicht ausreichend nachgewiesen ist. → Seite 218
Aspirin COMPLEX GRANULAT Granulatbeutel	**Azetylsalizylsäure** 500 mg + **Pseudoephedrin-hydrochlorid** 30 mg	10 Stück	7,96	**Wenig geeignet** bei Erkältungen, weil das Mittel nicht sinnvoll zusammengesetzt ist. Um Schmerzen zu lindern und Fieber zu senken, genügt Azetylsalizylsäure allein. Bei gleichzeitig auftretendem Schnupfen ist die kurzzeitige Anwendung von lokal abschwellenden Nasentropfen verträglicher und daher vorzuziehen. → Seite 213
Babix-Inhalat N Inhalat	**Eukalyptusöl** 286 mg + **Fichtennadelöl** 714 mg	5 ml	4,14	**Mit Einschränkung geeignet** bei Atemwegserkrankungen und grippalen Infekten. Die bislang vorliegenden Studien reichen noch nicht aus, um die therapeutische Wirksamkeit abschließend nachzuweisen. → Seite 219
Bad Heilbrunner Erkältungs-Tee N Filterbeutel	**Lindenblüten** 0,4 g + **Weidenrinde** 1,2 g pro 2 g	8 Stück	ca. 2,26	**Mit Einschränkung geeignet** zur unterstützenden Behandlung von Erkältungen. Die bislang vorliegenden Studien reichen noch nicht aus, um die therapeutische Wirksamkeit abschließend nachzuweisen. Der Tee trägt zur hinreichenden Flüssigkeitszufuhr bei. → Seite 221
Bronchoforton Salbe Salbe	**Eukalyptusöl** 100 mg + **Fichtennadelöl** 100 mg + **Pfefferminzöl** 50 mg	40 g	6,97	**Mit Einschränkung geeignet** bei Erkältungen. Die bislang vorliegenden Studien reichen noch nicht aus, um die therapeutische Wirksamkeit abschließend nachzuweisen. → Seite 219
Bronchoforton Salbe mit Inhalator und VaPor Salbe und Inhalator	**Eukalyptusöl** 100 mg + **Fichtennadelöl** 100 mg + **Pfefferminzöl** 50 mg	100 g	15,34	
CONTAC ERKÄLTUNGS-TRUNK Pulverbeutel	**Parazetamol** 600 mg	10 Stück	8,97	**Geeignet** bei Erkältungen als schmerzlinderndes und fiebersenkendes Mittel. → Seite 211
Doregrippin Filmtabletten	**Parazetamol** 500 mg + **Phenylephrin-hydrochlorid** 10 mg	20 Stück	8,48	**Wenig geeignet** bei Erkältungen, weil das Mittel nicht sinnvoll zusammengesetzt ist. Um Schmerzen zu lindern und Fieber zu senken, genügt Parazetamol allein. Bei gleichzeitig auftretendem Schnupfen ist die kurzzeitige Anwendung von lokal abschwellenden Nasentropfen verträglicher und daher vorzuziehen. → Seite 213
ECHINACEA-ratiopharm Liquid	**Auszug aus Purpursonnenhutkraut** 800 mg *Enthält 22% Alkohol*	50 ml	5,90	**Mit Einschränkung geeignet** zur unterstützenden Behandlung bei häufig wiederkehrenden Atemwegsinfekten. Die bislang vorliegenden Studien reichen noch nicht aus, um die therapeutische Wirksamkeit abschließend nachzuweisen. → Seite 212
ECHINACEA-ratiopharm Liquid alkoholfrei Lösung	**Auszug aus Purpursonnenhutkraut** 37,5 mg	50 ml	5,90	
ECHINACEA-ratiopharm 100 Tabletten	100 mg	20 Stück	5,20	

Hinweise zu den Tabellenspalten → Seite 34, zur Auswahl der Arzneimittel → Seite 28, zur Grundlage der Bewertung → Seiten 29, 33

Erkältung Fortsetzung

Handelsname Darreichungsform	Zusammensetzung pro 1 ml/1 g oder wie angegeben bzw. pro abgeteilte Einheit	Kleinste Packungsgröße	Unverb. Preis in Euro	Bewertung für das beanspruchte Anwendungsgebiet
ECHINACEA STADA Classic Lösung	**Auszug aus Purpursonnenhutkraut** 800 mg *Enthält 22% Alkohol*	50 ml	6,00	**Mit Einschränkung geeignet** zur unterstützenden Behandlung bei häufig wiederkehrenden Atemwegsinfekten. Die bislang vorliegenden Studien reichen noch nicht aus, um die therapeutische Wirksamkeit abschließend nachzuweisen. → Seite 212
ECHINACEA STADA Lutschtabletten zuckerfrei Lutschtabletten	77 mg	50 Stück	11,23	
Echinacin Madaus Liquidum Liquidum	**Auszug aus Purpursonnenhutkraut** 800 mg *Enthält 22% Alkohol*	50 ml	10,75	**Mit Einschränkung geeignet** zur unterstützenden Behandlung bei häufig wiederkehrenden Atemwegsinfekten. Die bislang vorliegenden Studien reichen noch nicht aus, um die therapeutische Wirksamkeit abschließend nachzuweisen. → Seite 212
Echinacin Saft Lösung	23,4 mg	100 ml	11,45	
Echinacin Madaus Capsetten Pastillen	88,5 mg	20 Stück	9,10	
Echinacin Tabletten Madaus Tabletten	100 mg	50 Stück	11,28	
Esberitox mono Tropfen Lösung	**Auszug aus Purpursonnenhutkraut** 640 mg *Enthält 22% Alkohol*	50 ml	9,10	**Mit Einschränkung geeignet** zur unterstützenden Behandlung bei häufig wiederkehrenden Atemwegsinfekten. Die bislang vorliegenden Studien reichen noch nicht aus, um die therapeutische Wirksamkeit abschließend nachzuweisen. → Seite 212
Esberitox Tabletten Tabletten	3,2 mg Auszug aus **Lebensbaumspitzen und -blättern** + **Purpursonnenhutwurzel** + **Sonnenhutwurzel** + **Wilder Indigo** (Verhältnis 1:1,85:1,85:4,92)	60 Stück	8,50	**Wenig geeignet** zur unterstützenden Behandlung von Atemwegsinfekten, weil die therapeutische Wirksamkeit der Einzelwirkstoffe und der Kombination nicht ausreichend nachgewiesen ist. → Seite 218
Eucabal-Balsam S Emulsion	**Eukalyptusöl** 100 mg + **Kiefernnadelöl** 30 mg	25 ml	3,68	**Mit Einschränkung geeignet** bei Erkältungen. Die bislang vorliegenden Studien reichen noch nicht aus, um die therapeutische Wirksamkeit abschließend nachzuweisen. → Seite 219
Grippostad Heißgetränk Pulverbeutel	**Parazetamol** 600 mg	10 Stück	8,00	**Geeignet** bei Erkältungen als schmerzlinderndes und fiebersenkendes Mittel. → Seite 211
Grippostad C Kapseln	**Parazetamol** 200 mg + **Chlorphenamin-hydrogenmaleat** 2,5 mg + **Koffein** 25 mg + **Vitamin C** 150 mg	20 Stück	7,44	**Wenig geeignet** bei Erkältungen und grippalen Infekten, weil das Mittel nicht sinnvoll zusammengesetzt ist. Um Schmerzen zu lindern und Fieber zu senken, genügt Parazetamol allein. → Seite 213

Hinweise zu den Tabellenspalten → Seite 34, zur Auswahl der Arzneimittel → Seite 28, zur Grundlage der Bewertung → Seiten 29, 33

►

Erkältung Fortsetzung

Handelsname Darreichungsform	Zusammensetzung pro 1 ml/1 g oder wie angegeben bzw. pro abgeteilte Einheit	Kleinste Packungsgröße	Unverb. Preis in Euro	Bewertung für das beanspruchte Anwendungsgebiet

Hinweise zu den Tabellenspalten → Seite 34, zur Auswahl der Arzneimittel → Seite 28, zur Grundlage der Bewertung → Seiten 29, 33

Handelsname Darreichungsform	Zusammensetzung	Kleinste Packungsgröße	Unverb. Preis in Euro	Bewertung
H&S Lindenblüten	**Lindenblüten** 1,5 g	20 Stück	2,55	**Mit Einschränkung geeignet** zur unterstützenden Behandlung von Erkältungen. Die bislang vorliegenden Studien reichen noch nicht aus, um die therapeutische Wirksamkeit abschließend nachzuweisen. Der Tee trägt zur hinreichenden Flüssigkeitszufuhr bei. → Seite 221
H&S Erkältungstee Filterbeutel	**Holunderblüten** 800 mg + **Lindenblüten** 600 mg + **Thymian** 400 mg pro 2 g	20 Stück	3,40	
Imupret Tropfen Lösung	29 g Auszug aus **Eibischwurzel** 0,4 g + **Eichenrinde** 0,2 g + **Kamillenblüten** 0,3 g + **Löwenzahnkraut** 0,4 g + **Schachtelhalmkraut** 0,5 g + **Schafgarbenkraut** 0,4 g + **Walnussblätter** 0,4 g pro 100 g *Enthält 19% Alkohol*	50 ml	9,90	**Wenig geeignet** bei immer wiederkehrenden Atemwegserkrankungen, weil die therapeutische Wirksamkeit nicht ausreichend nachgewiesen ist. Nicht sinnvolle Kombination aus mehr als drei pflanzlichen Inhaltsstoffen. → Seite 218
Imupret Dragees Dragees	**Eibischwurzel** 8 mg + **Eichenrinde** 4 mg + **Kamillenblüten** 6 mg + **Löwenzahnkraut** 4 mg + **Schachtelhalmkraut** 10 mg + **Schafgarbenkraut** 4 mg + **Walnussblätter** 12 mg	50 Stück	9,90	
Klosterfrau Erkältung Medizinal Bad Badezusatz	**Eukalyptusöl** 257,7 mg	100 ml	ca. 6,62	**Mit Einschränkung geeignet** zur unterstützenden Behandlung von Atemwegsinfekten. Die bislang vorliegenden Studien reichen noch nicht aus, um die therapeutische Wirksamkeit abschließend nachzuweisen. → Seite 220
Kneipp Erkältungsbad Spezial Badezusatz	**Eukalyptusöl** 400 mg + **Kampfer** 25 mg	100 ml	4,95	**Mit Einschränkung geeignet** zur unterstützenden Behandlung von Erkältungen. Die bislang vorliegenden Studien reichen noch nicht aus, um die therapeutische Wirksamkeit abschließend nachzuweisen. → Seite 220
PASCOTOX purpurea Tabletten	**Auszug aus Purpursonnenhutwurzel** 100 mg	20 Stück	7,89	**Mit Einschränkung geeignet** zur unterstützenden Behandlung bei häufig wiederkehrenden Atemwegsinfekten. Die bislang vorliegenden Studien reichen noch nicht aus, um die therapeutische Wirksamkeit abschließend nachzuweisen. → Seite 212

Erkältung Fortsetzung

Handelsname Darreichungsform	Zusammensetzung pro 1 ml/1 g oder wie angegeben bzw. pro abgeteilte Einheit	Kleinste Packungsgröße	Unverb. Preis in Euro	Bewertung für das beanspruchte Anwendungsgebiet
Hinweise zu den Tabellenspalten → Seite 34, zur Auswahl der Arzneimittel → Seite 28, zur Grundlage der Bewertung → Seiten 29, 33				
Pinimenthol Erkältungsbad für Kinder ab 2 Jahren Badezusatz	**Eukalyptusöl** 140 mg	190 ml	ca. 8,03	**Mit Einschränkung geeignet** zur unterstützenden Behandlung von Atemwegsinfekten. Die bislang vorliegenden Studien reichen noch nicht aus, um die therapeutische Wirksamkeit abschließend nachzuweisen. → Seite 220
Pinimenthol Erkältungssalbe Eucalyptusöl Kiefernnadelöl Menthol Creme	**Eukalyptusöl** 200 mg **+ Kiefernnadelöl** 177,8 mg **+ Menthol** 27,2 mg	20 g	4,26	**Mit Einschränkung geeignet** bei Erkältungen. Die bislang vorliegenden Studien reichen noch nicht aus, um die therapeutische Wirksamkeit abschließend nachzuweisen. → Seite 219
Pinimenthol Inhalierset Salbe und Inhalator	**Eukalyptusöl** 200 mg **+ Kiefernnadelöl** 177,8 mg **+ Menthol** 27,2 mg	100 g	14,67	
Pinimenthol Erkältungsbad Badezusatz	**Eukalyptusöl** 133,5 mg **+ Kampfer** 21,5 mg **+ Menthol** 6,5 mg	125 ml	ca. 5,60	**Mit Einschränkung geeignet** zur unterstützenden Behandlung von Erkältungen. Die bislang vorliegenden Studien reichen noch nicht aus, um die therapeutische Wirksamkeit abschließend nachzuweisen. → Seite 220
Pinimenthol Erkältungsbalsam mild Balsam	**Eukalyptusöl** 100 mg **+ Kiefernnadelöl** 100 mg	20 g	4,26	**Mit Einschränkung geeignet** bei Erkältungen. Die bislang vorliegenden Studien reichen noch nicht aus, um die therapeutische Wirksamkeit abschließend nachzuweisen. → Seite 219
Pinimenthol Erkältungsinhalat Lösung	**Eukalyptusöl** 500 mg **+ Kiefernnadelöl** 500 mg	5 ml	3,49	
Pulmotin Salbe	**Anisöl** 15 mg **+ Eukalyptusöl** 50 mg **+ Kampfer** 20 mg **+ Koniferenöl** 12,5 mg **+ Thymianöl** 3 mg **+ Thymol** 3 mg	25 g	4,64	**Wenig geeignet** bei Atemwegserkrankungen und grippalen Infekten. Nicht sinnvolle Kombination von sechs verschiedenen ätherischen Ölen. → Seite 219
Sanopinwern Inhalationslösung	**Eukalyptusöl** 500 mg **+ Kiefernnadelöl** 500 mg	20 ml	5,75	**Mit Einschränkung geeignet** bei Erkältungen. Die bislang vorliegenden Studien reichen noch nicht aus, um die therapeutische Wirksamkeit abschließend nachzuweisen. → Seite 219
Sidroga Lindenblüten	**Lindenblüten** 1,8 g	20 Stück	2,72	**Mit Einschränkung geeignet** zur unterstützenden Behandlung von Erkältungen. Die bislang vorliegenden Studien reichen noch nicht aus, um die therapeutische Wirksamkeit abschließend nachzuweisen. Der Tee trägt zur hinreichenden Flüssigkeitszufuhr bei. → Seite 221
Sidroga Erkältungstee N Filterbeutel	**Holunderblüten** 400 mg **+ Lindenblüten** 800 mg **+ Mädesüßblüten** 600 mg pro 2 g	20 Stück	4,15	**Mit Einschränkung geeignet** zur unterstützenden Behandlung von Erkältungen. Die bislang vorliegenden Studien reichen noch nicht aus, um die therapeutische Wirksamkeit abschließend nachzuweisen. Der Tee trägt zur hinreichenden Flüssigkeitszufuhr bei. → Seite 221
Soledum Balsam Balsam	**Cineol** 150 mg	20 ml	6,15	**Mit Einschränkung geeignet** bei Atemwegserkrankungen und grippalen Infekten. Die bislang vorliegenden Studien reichen noch nicht aus, um die therapeutische Wirksamkeit abschließend nachzuweisen. → Seite 219

►

Erkältung Fortsetzung

Handelsname Darreichungsform	Zusammensetzung pro 1 ml/1 g oder wie angegeben bzw. pro abgeteilte Einheit	Kleinste Packungsgröße	Unverb. Preis in Euro	Bewertung für das beanspruchte Anwendungsgebiet
Symbioflor 1 Suspension	**Enterococcus faecalis (Zellen und Autolysat)** 1,5–4,5 x 10^7	50 ml	12,10	**Mit Einschränkung geeignet**, um die Häufigkeit von ständig wiederkehrenden Atemwegsinfekten zu verringern. Die bislang vorliegenden Studien reichen noch nicht aus, um die therapeutische Wirksamkeit abschließend zu bewerten. → Seite 211
Tiger Balm weiß Balsam	**Cajeputöl** 130 mg + **Kampfer** 250 mg + **Menthol** 79 mg + **Nelkenöl** 15 mg + **Pfefferminzöl** 160 mg	4 g	ca. 1,93	**Wenig geeignet** bei Erkältungen. Nicht sinnvolle Kombination von fünf verschiedenen ätherischen Ölen. → Seite 219
Transpulmin Balsam Creme	**Cineol** 100 mg + **Kampfer** 25 mg + **Menthol** 50 mg (Konservierungsmittel: Parabene)	40 g	6,50	**Mit Einschränkung geeignet** bei Erkältungen. Die bislang vorliegenden Studien reichen noch nicht aus, um die therapeutische Wirksamkeit abschließend nachzuweisen. → Seite 219
Transpulmin Balsam + Inhalator Kombipackung Creme und Inhalator	**Cineol** 100 mg + **Kampfer** 25 mg + **Menthol** 50 mg (Konservierungsmittel: Parabene)	100 g	15,90	
Transpulmin Kinderbalsam S Creme	**Eukalyptusöl** 100 mg + **Kiefernnadelöl** 30 mg (Konservierungsmittel: Parabene)	20 g	4,45	**Mit Einschränkung geeignet** bei Erkältungen. Die bislang vorliegenden Studien reichen noch nicht aus, um die therapeutische Wirksamkeit abschließend nachzuweisen. → Seite 219
WICK DayMed Erkältungs-Getränk für den Tag Pulverbeutel	**Parazetamol** 500 mg + **Phenylephrin-hydrochlorid** 10 mg + **Guaifenesin** 100 mg + **Vitamin C** 50 mg	10 Stück	9,47	**Wenig geeignet** bei grippalen Infekten, weil das Mittel nicht sinnvoll zusammengesetzt ist. Die einzelnen Erkältungssymptome sollten besser getrennt behandelt werden. → Seite 213
WICK DayMed Erkältungs-Kapseln für den Tag Kapseln	**Parazetamol** 325,0 mg + **Norephedrin-hydrochlorid** 12,5 mg + **Dextromethorphan-hydrobromid** 10,0 mg	20 Stück	9,47	**Wenig geeignet** bei grippalen Infekten, weil das Mittel nicht sinnvoll zusammengesetzt ist. Die einzelnen Erkältungssymptome sollten besser getrennt behandelt werden. → Seite 213
WICK Inhalierstift N Stift	**Kampfer** 415 mg + **Menthol** 415 mg pro 1 g	1 Stück	3,99	**Mit Einschränkung geeignet** bei verstopfter Nase. Die bislang vorliegenden Studien reichen noch nicht aus, um die therapeutische Wirksamkeit abschließend nachzuweisen. → Seite 219
WICK MediNait Erkältungs-Saft für die Nacht Saft	**Parazetamol** 20 mg + **Doxylaminsuccinat** 0,25 mg + **Ephedrin** 0,21mg + **Dextromethorphan-hydrobromid** 0,5 mg *Enthält 18% Alkohol*	90 ml	9,37	**Wenig geeignet** bei grippalen Infekten, weil das Mittel nicht sinnvoll zusammengesetzt ist. Die einzelnen Erkältungssymptome sollten besser getrennt behandelt werden. → Seite 213
WICK VapoRub Salbe	**Eukalyptusöl** 13,5 mg + **Kampfer** 54,6 mg + **Menthol** 28,2 mg + **Terpentinöl** 47,1 mg	25 g	5,79	**Wenig geeignet** bei Erkältungen. Nicht sinnvolle Kombination von vier verschiedenen ätherischen Ölen. → Seite 219

Hinweise zu den Tabellenspalten → Seite 34, zur Auswahl der Arzneimittel → Seite 28, zur Grundlage der Bewertung → Seiten 29, 33

Schnupfen

Schnupfen gehört zu den häufigsten „banalen“ Infekten. Infolge einer Virusinfektion entzündet sich die Nasenschleimhaut (Rhinitis) und sondert vermehrt Sekret ab, in dem die Flimmerhärchen der Schleimhautzellen förmlich „ertrinken“. Ihrer Reinigungsfunktion können sie dann nicht mehr gerecht werden.

Anzeichen und Beschwerden

Ein Schnupfen beginnt meist mit Kribbeln in der Nase und verstärktem Niesreiz. Durch vermehrtes Niesen versucht der Körper, die Krankheitserreger wieder abzustoßen. Auch Fieber trägt dazu bei, das Abwehrsystem zu aktivieren und die Viren rasch wieder loszuwerden.
Innerhalb von ein bis zwei Tagen schwillt die Nasenschleimhaut an und bildet vermehrt Flüssigkeit. Beides führt dazu, dass sich die Nase „verstopft“ anfühlt und nicht mehr gut durch die Nase eingeatmet werden kann. Gleichzeitig nimmt der Geschmackssinn ab, auch Gerüche werden nicht mehr gut wahrgenommen.

Bei Kindern

Vor allem bei Kindern „läuft“ die Nase, und die Nasenlöcher röten sich schmerzhaft. Häufig kommt als Begleitsymptom noch Husten hinzu.

Ursachen

Schnupfen wird durch Viren ausgelöst.

Vorbeugung

Wer während der Heizperiode, wenn die Zimmerluft meist besonders trocken ist, die Nase täglich mit einer Salzlösung spült, bekommt seltener einen Schnupfen. Für solche Spülungen lösen Sie einen Teelöffel Kochsalz in einem Liter lauwarmem Wasser und füllen die Flüssigkeit in eine Nasendusche (erhältlich in Apotheken und bei manchen Krankenkassen). Setzen Sie den Stutzen der Kanne an das linke Nasenloch, beugen den Kopf über dem Waschbecken schräg nach rechts, heben die Kanne etwas an und öffnen den Mund. Dabei fließt die Flüssigkeit durch den Stutzen in das linke Nasenloch hinein, hinter der Nasenscheidewand zur anderen Seite und durch das rechte Nasenloch wieder hinaus. Wenn Sie den Mund dabei ständig offen halten, fließt die Flüssigkeit nicht oder nur in sehr geringen Mengen in den Rachen. Anschließend putzen Sie die Nase und wiederholen den Vorgang auf der anderen Seite. Die Salzlösung müssen Sie täglich frisch zubereiten, weil sich sonst Krankheitserreger darin vermehren.
Sie können die Nase auch mit lauwarmem Leitungswasser spülen – denn bisher ist nicht untersucht worden, ob die Salzlösung wesentlich nützlicher ist als das normale Wasser.

Bei Kindern

Kindern können Sie die Nase spülen, indem Sie die Salzlösung mit einer Tropfpipette mehrmals täglich in die Nase träufeln.

Allgemeine Maßnahmen

Wenn die Raumluft nicht so trocken ist, kann man auch mit verstopfter Nase leichter atmen. Um die Luft anzufeuchten, können Sie Wasserschalen im Raum aufstellen oder feuchte Tücher über die Heizung hängen. Zimmerpflanzen sorgen ebenfalls für ein besseres Raumklima.
Lüften Sie die Räume mehrmals täglich gründlich, auch dadurch wird die Luft meist etwas feuchter.
Allgemein wird die Empfehlung gegeben, viel zu trinken, damit der Schleim flüssig bleibt. Diese Empfehlung fußt aber nicht auf klinischen Untersuchungen, sondern entspringt vielmehr der Erfahrung. Eventuell kann es auch riskant sein, viel zu trinken, vor allem wenn Sie eine Herzschwäche haben. Dann wird die vermehrt aufgenommene Flüssigkeit nicht schnell genug wieder ausgeschieden sie belastet deshalb den Kreislauf zusätzlich. Bei Kindern genügt eine normale Flüssigkeitszufuhr.
Festsitzender Schleim kann mithilfe eines Kopfdampfbads besser abfließen. Bringen Sie einen Liter Wasser zum Kochen und gießen Sie es in eine Schüssel. Beugen Sie nun den mit einem großen Frotteehandtuch bis zu den Schultern abgedeckten Kopf darüber und atmen Sie die aufsteigenden Dämpfe durch die Nase tief ein.
Sie können einem Liter Wasser auch neun Gramm Kochsalz zufügen. Die Salzlösung muss dann über Vernebler inhaliert werden. Bei einem normalen Kopfdampfbad bleiben die Salze an Topf oder Schüssel hängen und gelangen nicht in die Atemwege.
Wenn Sie an Asthma leiden, sollten Sie mit dem Inhalieren vorsichtig sein, da es bei Ihnen Asthmaanfälle auslösen kann.

Wann zum Arzt?

Wenn der Schnupfen nach einer Woche immer noch nicht abgeklungen ist, das Fieber anhält und trotz allgemeiner Maßnahmen länger als fünf Tage Schmerzen hinter der Stirn oder den Wangenknochen bestehen, sollten Sie einen Arzt aufsuchen. Dann besteht der Verdacht auf eine bakterielle Nebenhöhlenentzündung, die ärztlich behandelt werden sollte.

Behandlung mit Medikamenten

„Ohne Medikamente dauert ein Schnupfen sieben Tage, mit ihnen eine Woche", sagt der Volksmund. Zu Recht, denn gegen Schnupfenviren gibt es noch kein wirksames Mittel. Alle Medikamente, die Sie bei Schnupfen einsetzen können, lindern die Symptome allenfalls vorübergehend, und auch das nicht immer zuverlässig. Den Verlauf des Schnupfens beeinflussen sie nicht und kürzen ihn auch nicht ab.

Salzlösungen (→ Seite 231), wie wir sie im Abschnitt „Vorbeugung" empfohlen haben, gibt es auch als Fertigprodukt zu kaufen. Sie befeuchten die Nasenschleimhaut und erleichtern so das Atmen. Sie werden als „geeignet" bewertet. Der Zusatz von Dexpanthenol kann die Pflege der Nasenschleimhaut in dieser Zeit unterstützen.

Bei manchen Mitteln ist angegeben, dass sie auch abschwellend auf die entzündete Nasenschleimhaut wirken. Dies ist jedoch nicht ausreichend nachgewiesen, für diesen Zweck gelten die salzhaltigen Lösungen deshalb als „wenig geeignet".

Nasensalbe ist geeignet, um den Naseneingang zu pflegen. Wird sie tiefer ins Nasenloch eingestrichen, kann das darin enthaltene Vaselin die Härchen in der Nasenschleimhaut verkleben lassen, was die Selbstreinigungskraft der Nase hemmt.

Schleimhautabschwellende Mittel (→ Seite 231) sowie die Kombination Schleimhautabschwellendes Mittel + Dexpanthenol (→ Seite 235) sind geeignet, um eine verstopfte Nase wieder frei zu machen. Alle diese Mittel dürfen Sie aber nur wenige Tage anwenden, weil sonst die Nasenschleimhaut Schaden nehmen kann. Der Zusatz von Dexpanthenol kann die Pflege der Nasenschleimhaut unterstützen, insbesondere wenn diese sehr empfindlich oder leicht entzündet ist.

Nasentropfen mit Dexpanthenol (→ Seite 230) sind geeignet, um die Nasenschleimhaut zu pflegen oder zu befeuchten, zum Beispiel bei einer durch lange Anwendung von schleimhautabschwellenden Mitteln bedingten Nasentropfen-Nase (→ Seite 232).

Bei allen Nasensprays und -tropfen sollten Sie Präparate ohne Konservierungsmittel bevorzugen, weil Konservierungsmittel (wie z. B. Benzalkoniumchlorid) die Bewegung der Flimmerhärchen in der Nasenschleimhaut behindern. Dadurch verringert sich die Selbstreinigungskraft der Nase, was bei Schnupfen nachteilig ist.

Saft und Kapseln mit pflanzlichen Mitteln (→ Seite 236) sollen bei Schnupfen zähes Nasensekret lösen. Die therapeutische Wirksamkeit dieser Mittel ist jedoch noch nicht ausreichend nachgewiesen, deshalb sind sie nur mit Einschränkung geeignet.

Das Antiseptikum (→ Seite 230) Silbereiweiß-Azetyltannat ist wenig geeignet zur Behandlung eines Schnupfens, da die therapeutische Wirksamkeit dieses Wirkstoffs nicht ausreichend nachgewiesen ist.

Die Kombination schleimhautabschwellendes Mittel + Antihistaminikum (→ Seite 233) zum Einnehmen ist nicht sinnvoll und deshalb abzulehnen. Zur Behandlung von Schnupfen ist dieses Mittel wenig geeignet. Lokal anzuwendende Mittel sind vorzuziehen.

Nase putzen – aber richtig!

Triefende Schniefnasen müssen geputzt werden, aber richtig: Halten Sie immer ein Nasenloch zu und schnauben Sie das Sekret durch das andere aus. Lautstarkes „Trompeten" ist beim Naseputzen eher schädlich. Durch den kurzen, aber starken Druck wird der Schleim mitsamt den Viren nach oben und in die Nebenhöhlen hineingepresst. Das fördert dort den Sekretrückstau, was besonders problematisch ist, weil der Schleim aus den Nebenhöhlen schlechter abfließen kann als aus der Nase selbst. Staut sich der Schleim jedoch in den Nebenhöhlen, bildet er einen guten Nährboden für Bakterien. So kann aufgrund falscher Schnäuztechnik aus einem harmlosen Schnupfen unter Umständen eine langwierige Nebenhöhlenentzündung werden.

Nebenhöhlenentzündung

In unmittelbarer Nachbarschaft der Nase liegen die Nebenhöhlen. Sie sind über siebartig durchlöcherte Kammern mit dem Naseninneren verbunden. Setzen sich die Schnupfenviren in diesem Höhlensystem fest, entzünden sich die Schleimhäute im Inneren dieses Höhlensystems und es entsteht eine Nebenhöhlenentzündung (Sinusitis), was vor allem bei Kindern häufig vorkommt.
Gelangen Viren oder Bakterien über einen Verbindungsgang (eustachische Röhre) aus dem Rachen ins Mittelohr, kann eine Mittelohrentzündung (→ Seite 168) entstehen.

Anzeichen und Beschwerden

Bei einer Nebenhöhlenentzündung (Sinusitis) sind neben den Schleimhäuten der Naseninnenwand auch die der Nebenhöhlen entzündet. Diese schwellen an und verstopfen die Nase. Nisten sich auf der durch die Schnupfenviren geschädigten Schleimhaut jedoch Bakterien ein, werden die Beschwerden deutlich schwerer und unangenehmer: Starke Kopfschmerzen und ein anhaltendes unangenehmes Druckgefühl in Stirn, Wangen und Kiefer treten auf, ebenso Fieber (über 38,5 °C). Häufig verstärken sich die Schmerzen morgens beim Aufstehen oder wenn Sie sich bücken.

Bei Kindern

Bei Kleinkindern sind die Nebenhöhlen noch nicht voll entwickelt, können sich aber trotzdem entzünden. Anzeichen dafür sind hohes Fieber, Trinkunlust und eitriger Schnupfen mit gelbgrün gefärbtem Sekret, das leicht eintrocknet und gelbliche Krusten am Naseneingang bildet.

Ursachen

Eine akute Nebenhöhlenentzündung geht meist auf eine Virusinfektion zurück.
Eine bakterielle Sinusitis beruht meist darauf, dass das Sekret aus den Nebenhöhlen schlechter abfließt als aus der Nase und die Nebenhöhlen bei stark geschwollenen Schleimhäuten nicht ausreichend belüftet werden. Beides bietet Bakterien einen guten Nährboden, zumal die Schleimhaut durch die Viren bereits vorgeschädigt ist. Auf diese Weise kann sich die Entzündung verstärken und eventuell sogar chronisch werden.

Allgemeine Maßnahmen

Wie bei einem Schnupfen ist es sinnvoll, dafür zu sorgen, dass sich der Schleim rasch verflüssigt und ausgeschnäuzt werden kann. Siehe auch unter „Vorbeugung" (→ Seite 227) und unter „Allgemeine Maßnahmen" (→ Seite 227) im Abschnitt „Schnupfen". Dann bleiben auch die Nebenhöhlen eher frei, und das Sekret fließt besser ab.

Wann zum Arzt?

Halten die obengenannten Beschwerden (Druckgefühl, Kopfschmerzen, Fieber) trotz allgemeiner Maßnahmen länger als 10 bis 14 Tage an, sollten Sie einen Arzt aufsuchen. Dann besteht der Verdacht, dass in den Nebenhöhlen eine bakterielle Infektion aufgetreten ist.

Behandlung mit Medikamenten

Eine virusbedingte akute Nebenhöhlenentzündung heilt bei durchschnittlich 70 Prozent der Patienten innerhalb von 10 bis 14 Tagen von selbst aus.
Zur unterstützenden Behandlung sind Salzlösungen (→ Seite 231), die als Inhalation (nur mit speziellen Inhalatoren) oder zur Nasenspülung verwendet werden, geeignet. Damit die Salze auch bis in die Nebenhöhlen gelangen, müssen sie mit speziellen Verneblern inhaliert werden. Wird die Lösung mit einem Kopfdampfbad eingeatmet, gelangt nur der Wasserdampf in die Atemwege, die Salze bleiben am Boden des Topfes zurück. Es gibt allerdings noch keine Studien, die zeigen, dass bei der Behandlung von Nebenhöhlenentzündungen eine vernebelte Kochsalzlösung einer reinen Wasserdampfinhalation überlegen ist. Wahrscheinlich genügt bereits die Inhalation von Wasserdampf allein, um die Schleimhäute ausreichend zu befeuchten.
Zusätzlich können Sie myrtolhaltige Mittel einsetzen. Sie können dazu beitragen, dass sich das Sekret in den Nebenhöhlen verflüssigt und besser abfließen kann. Informationen zu diesen Präparaten finden Sie im Abschnitt „Husten" unter dem Stichwort „Pflanzliche Hustenmittel" (→ Seite 255).
Schleimhautabschwellende Mittel (→ Seite 231) können den Abfluss des vermehrt gebildeten Sekrets aus den Nebenhöhlen unterstützen. Damit lässt sich verhindern, dass sich das Sekret in den Nebenhöhlen staut und diese sich entzünden (und in der Folge – vor allem bei Kindern unter drei Jahren – auch das Mittelohr). Für diesen Zweck ist die therapeutische Wirk-

samkeit aber noch nicht ausreichend nachgewiesen, die Mittel sind deshalb nur mit Einschränkung geeignet.

Ein pflanzliches Mittel (→ Seite 236) zur innerlichen Anwendung aus fünf verschiedenen Pflanzeninhaltsstoffen ist zur Behandlung von Nebenhöhlenentzündungen wenig geeignet, weil die Kombination nicht sinnvoll und die therapeutische Wirksamkeit nicht ausreichend nachgewiesen ist.

Ist eine Nebenhöhlenentzündung nach 10 bis 14 Tagen trotz allgemeiner Maßnahmen noch nicht abgeklungen, hat sich die Schleimhaut in den Nebenhöhlen stark entzündet oder haben sich die Beschwerden sogar noch verstärkt, begleitet von hohem Fieber über 38,5 °C, besteht der Verdacht auf eine bakterielle Nebenhöhlenentzündung. Diese sollte mit Antibiotika zum Einnehmen behandelt werden, beispielsweise mit Penizillinen. Der Einsatz von Antibiotika sollte diesen schweren Fällen vorbehalten bleiben. Näheres hierzu lesen Sie im HANDBUCH MEDIKAMENTE der Stiftung Warentest oder im Internet unter www.medikamente-im-test.de.

Anthroposophische, homöopathische und traditionell angewendete Mittel

Zu den meistgekauften Mitteln gehören auch *Euphorbium comp. SN* und *Sinusitis Hevert*. Dabei handelt es sich um homöopathische Präparate, die sich nach den Grundsätzen dieses Buches nicht bewerten lassen und deshalb nicht näher besprochen werden. Allgemeine Informationen zu der genannten Therapierichtung finden Sie im Abschnitt „Homöopathische Mittel“ (→ Seite 21).

Antiseptikum

Silbereiweiß-Azetyltannat

Rhinoguttae Argenti

Silbereiweiß-Azetyltannat wirkt antibakteriell und desinfizierend. Die Tropfen enthalten mit Chlorhexidin ein weiteres Antiseptikum, das jedoch als Konservierungsmittel deklariert ist. Schnupfen wird durch Viren ausgelöst. Gegen diese wirken Antiseptika nur ungenügend.

Die therapeutische Wirksamkeit des Mittels bei durch Viren bedingtem Schnupfen ist nicht ausreichend nachgewiesen, das Mittel gilt deshalb als „wenig geeignet“.

Anwendung

Länger als fünf bis sieben Tage sollten Sie das Mittel nicht anwenden.

Achtung

Das Mittel enthält als Konservierungsmittel Chlorhexidin. Mittel ohne Konservierungsstoffe sind vorzuziehen.

Unerwünschte Wirkungen

▶ **Muss beobachtet werden**

Gelegentlich kommt es vor, dass der Wirkstoff die Nasenschleimhaut reizt. Dann sollten Sie das Mittel absetzen. Haben sich die Beschwerden auch einige Tage danach nicht merklich gebessert, sollten Sie einen Arzt aufsuchen.

Hinweise

Für Schwangerschaft und Stillzeit

Über die Anwendung in Schwangerschaft und Stillzeit liegen keine Erkenntnisse vor. Da das Mittel als „wenig geeignet“ bewertet wird, sollten Sie es sicherheitshalber nicht anwenden.

Dexpanthenol

NasenSpray-ratiopharm Panthenol, nasic-cur, Otriven Pflege mit Dexpanthenol

Dexpanthenol pflegt und befeuchtet die Nasenschleimhaut, zum Beispiel während eines Schnupfens oder bei einer durch zu lange Anwendung von schleimhautabschwellenden Mitteln bedingten „Nasentropfen-Nase“ (→ Seite 232).

Achtung

Nasic-cur enthält als Konservierungsstoff Benzalkoniumchlorid, das die Bewegungen der Flimmerhärchen und damit die Selbstreinigung der Nasenschleimhaut beeinträchtigt. Bei langfristiger Anwendung kann es die Nasenschleimhaut direkt schädigen. Präparate ohne Konservierungsstoffe sind deshalb vorzuziehen.

Unerwünschte Wirkungen

▶ **Muss beobachtet werden**

In Einzelfällen kann Dexpanthenol Juckreiz und Hautrötungen auslösen, was darauf hindeutet, dass Sie das Mittel nicht vertragen. Dann sollten Sie es absetzen. Sind die Hauterscheinungen (→ Seite 14) einige Tage später nicht deutlich abgeklungen, sollten Sie einen Arzt aufsuchen.

Salzlösungen

Isotonische Kochsalzlösung

NasenSpray PUR ratiopharm, Olynth salin

Meerwasser

Rhinomer

Natürliches Emser Salz

EMSER INHALATIONSLÖSUNG, EMSER NASENSALBE sensitiv, EMSER NASENSPRAY, EMSER NASENTROPFEN, EMSER SALZ

Meersalz + Dexpanthenol

mar plus

Isotonische Kochsalzlösung wird steril zubereitet und besteht aus Wasser und Kochsalz. Die Salzkonzentration (0,9 Prozent) entspricht derjenigen im menschlichen Blutplasma.

Meerwasser wird steril aufbereitet, sodass es nicht mehr durch Mikroorganismen verunreinigt ist, Mineralstoffe und Spurenelemente aber erhalten bleiben.

Natürliches Emser Salz wird aus der Thermalquelle in Bad Ems gewonnen und enthält neben Mineralstoffen noch einige Spurenelemente.

Dexpanthenol soll die durch den Schnupfen angegriffene Nasenschleimhaut pflegen und schützen.

Alle salzhaltigen Lösungen und Sprays befeuchten die Nasenschleimhaut und machen das Nasensekret alkalischer. Dadurch wird der Schleim dünnflüssiger und fließt leichter ab. Auch verkrustete Borken auf der entzündeten Schleimhaut lösen sich besser. Für diesen Zweck sind die Produkte geeignet. Es ist jedoch nicht ausreichend nachgewiesen, dass sie auch die Nasenschleimhaut abschwellen lassen. Für diesen Zweck werden die Mittel als „wenig geeignet" erachtet.

Einige Mittel sind als Medizinprodukte (→ Seite 26) zugelassen (siehe Tabelle), nicht als Arzneimittel.

EMSER NASENSALBE sensitiv enthält als Salbengrundlage Vaselin, was die Härchen in der Nasenschleimhaut leicht verkleben lässt und somit die Selbstreinigungskraft der Nase hemmt. Die Salbe sollte deshalb nicht tief in die Nasenlöcher gestrichen werden. Sie eignet sich vorzugsweise zur Pflege des Naseneingangs und der Nasenflügel.

ACHTUNG

Olynth salin (Nasentropfen): Dieses Mittel enthält als Konservierungsstoff Benzalkoniumchlorid, das die Bewegungen der Flimmerhärchen und damit die Selbstreinigung der Nasenschleimhaut beeinträchtigt. Bei langfristiger Anwendung kann es die Nasenschleimhaut direkt schädigen. Präparate ohne Konservierungsstoffe sind deshalb vorzuziehen.

UNERWÜNSCHTE WIRKUNGEN

▶ **Keine Maßnahmen erforderlich**

EMSER NASENSPRAY, EMSER NASENTROPFEN, EMSER SALZ: Diese Mittel können auf der Nasenschleimhaut etwas brennen.

▶ **Muss beobachtet werden**

Natürliches Emser Salz: Wenn Sie Asthma haben und mit der Salzlösung inhalieren, kann es vorkommen, dass sich die Bronchien verengen. Brechen Sie das Inhalieren dann ab.

HINWEISE

Für Kinder unter 14 Jahren

Salzlösungen zur Anwendung in der Nase sind auch für Kinder geeignet.

EMSER NASENSALBE sensitiv: Dieses Mittel sollten Sie nicht bei Kindern unter sechs Jahren anwenden. Es enthält als Duftstoffe verschiedene ätherische Öle wie Menthol, Kampher und Eucalyptol.

Schleimhautabschwellende Mittel

Naphazolin

Rhinex Nasenspray mit Naphazolin

Oxymetazolin

Nasivin, WICK Sinex

Tramazolin

Ellatun, Rhinospray

Xylometazolin

GeloNasal, Imidin, Nasengel/-spray/-tropfen AL, Nasenspray-CT, Nasenspray Heumann, Nasenspray/-Tropfen HEXAL, NasenGel/Spray/Tropfen-ratiopharm, Nasentropfen STADA, Olynth, Otriven, schnupfen endrine, Snup, stas

Alle hier genannten Wirkstoffe gehören zur Gruppe der Alpha-Sympathomimetika und sind in ihrer Wirkung vergleichbar. Sie verengen die Blutgefäße in der Nasenschleimhaut, wodurch diese abschwillt und weniger Sekret bildet. Die Folge ist, dass die Nase und ebenso die Zugänge zu den Nebenhöhlen wieder frei werden. Krankheitserreger können sich dort dann nicht so leicht vermehren, der Schleim fließt besser ab. Da die bisherigen Studien hierzu jedoch keine eindeutigen Ergebnisse liefern, gelten die Mittel zur Behandlung von Nebenhöhlenentzündungen als „mit Einschränkung geeignet".

Die Mittel wirken vor allem lokal und werden nur geringfügig ins Blut aufgenommen.

Bei manchen Präparaten ist als Anwendungsbereich „allergischer Schnupfen" angegeben, was nahe legt, dass die Mittel bedenkenlos über längere Zeit angewendet werden können. Das ist jedoch nicht richtig: Alle schleimhautabschwellenden Mittel dürfen nicht länger als höchstens fünf bis sieben Tage lang eingesetzt werden. Siehe auch „Vorsicht: Nasentropfen-Nase!" (→ Seite 233).

ANWENDUNG

Innerhalb einer viertel bis einer halben Stunde wird die Nase frei.

Alle schleimhautabschwellenden Mittel dürfen Sie keinesfalls häufiger als dreimal täglich und höchstens fünf bis sieben Tage lang anwenden. Benutzen Sie sie häufiger und länger, können sie die Nasenschleimhaut irreversibel schädigen. Siehe auch „Vorsicht: Nasentropfen-Nase!" (→ Seite 233).

ACHTUNG

Viele Mittel (siehe Tabelle) enthalten als Konservierungsstoff Benzalkoniumchlorid, das die Bewegungen der Flimmerhärchen und damit die Selbstreinigung der Nasenschleimhaut beeinträchtigt. Bei langzeitiger Anwendung kann es die Nasenschleimhaut direkt schädigen. Präparate ohne Konservierungsstoffe sind deshalb vorzuziehen.

Gegenanzeigen

Bei trockener Nasenschleimhaut dürfen Sie die Mittel nicht anwenden.

Unter folgenden Bedingungen sollten Sie die Mittel nur nach Rücksprache mit einem Arzt einsetzen, wenn dieser Nutzen und Risiken der Anwendung sorgfältig abgewogen hat:

- Der Augeninnendruck ist erhöht, insbesondere bei einem Engwinkelglaukom.
- Sie haben eine schwere Herz-Kreislauf-Erkrankung (z. B. koronare Herzkrankheit, Herzinfarkt, Schlaganfall, hoher Blutdruck).
- Sie haben einen Tumor im Nebennierenmark (Phäochromozytom).
- Ihre Schilddrüse produziert zu viel Hormon.
- Sie haben Diabetes.

Wechselwirkungen mit Medikamenten

Wenn Sie gleichzeitig Mittel aus der Gruppe der trizyklischen Antidepressiva (z. B. Amitriptylin, Clomipramin, Doxepin, Imipramin, Nortriptylin, Trimipramin) oder MAO-Hemmer (z. B. Tranylcypromin, bei Depressionen, Parkinsonkrankheit) anwenden, kann der Blutdruck ansteigen.

UNERWÜNSCHTE WIRKUNGEN

▶ Muss beobachtet werden

Wenn Sie die Mittel längere Zeit und in hoher Dosierung anwenden, kann sich der Puls beschleunigen und der Blutdruck ansteigen.

HINWEISE

Für Kinder unter 14 Jahren

Für Säuglinge und Kleinkinder unter sechs Jahren gibt es spezielle Präparate mit geringerem Wirkstoffgehalt. Bei ihnen sollten Sie die Mittel nur anwenden, wenn dies wirklich zwingend erforderlich ist, zum Beispiel am Abend, damit die Kinder einschlafen können. Bei Säuglingen kann es sinnvoll sein, das Mittel vor dem Stillen oder Füttern zu geben, weil sie mit verstopfter Nase nicht gut trinken können. Aber speziell in dieser Altersgruppe sollten Sie mit diesen Mitteln besonders zurückhaltend umgehen, weil bei Säuglingen die Fläche der Nasen- und Rachenschleimhaut im Verhältnis zum Körpergewicht besonders groß ist. So wird vergleichsweise viel Wirkstoff in den Kreislauf aufgenommen, wodurch sich das Risiko für unerwünschte Wirkungen erhöht.

Für Schwangerschaft und Stillzeit

Über die Risiken einer Anwendung in Schwangerschaft und Stillzeit gibt es keine Erkenntnisse. Sicherheitshalber sollten Sie die Mittel daher nicht oder nur nach Rücksprache mit einem Arzt anwenden.

Für ältere Menschen

Ältere Menschen spüren häufiger unerwünschte Wirkungen auf Herz und Kreislauf.

Vorsicht: Nasentropfen-Nase!

Abschwellende Nasentropfen werden oft zu lange und zu häufig angewendet. Benutzen Sie sie öfter als dreimal täglich oder länger als fünf bis sieben Tage, besteht das Risiko, dass die Schleimhaut wieder anschwillt, sobald Sie das Mittel absetzen. Weil Sie meinen, der Schnupfen sei noch nicht überstanden, benutzen Sie das Mittel erneut. So geraten Sie zwangsläufig in einen Teufelskreis, der es kaum noch erlaubt, das Mittel wegzulassen.

Ist die Schleimhaut aber so oft und so lange den Wirkstoffen ausgesetzt, bleiben die Blutgefäße dauerhaft eng gestellt. Die Schleimhaut beginnt zu schrumpfen und sondert kaum noch Sekret ab, sodass sie trocken bleibt. Auch die Flimmerhärchen, die normalerweise Krankheitserreger und störende Fremdkörper (z. B. Staubkörnchen) nach draußen befördern, sind dann anhaltend in ihrer Funktion gestört. Dadurch wird die Nase erst recht anfällig für Viren und Bakterien und entzündet sich ständig erneut. Dieses Krankheitsbild wird „Nasentropfen-Nase" genannt.

Sie sollten schleimhautabschwellende Mittel deshalb nur anwenden, wenn Sie sie unbedingt brauchen (z. B. abends zum Einschlafen). Dies gilt vor allem für Kinder.

Leiden Sie bereits aufgrund einer Daueranwendung von schleimhautabschwellenden Mitteln an einer Nasentropfen-Nase, kann der Teufelskreis durchbrochen werden, indem zunächst eins der beiden Nasenlöcher von dem gefäßverengenden Stoff „entwöhnt" wird, während im anderen Nasenloch weiterhin das abschwellende Mittel angewendet wird. Zur „Entwöhnungsbehandlung" eignen sich Salzlösungen oder Nasentropfen mit Dexpanthenol. Wenn Sie durch das so behandelte Nasenloch wieder frei atmen können, beginnt die Entwöhnung des zweiten Nasenlochs.

Ein Nasenöl (*Coldastop*) soll die Nasenschleimhaut pflegen, wenn sie durch eine langdauernde Behandlung mit schleimhautabschwellenden Mitteln geschädigt worden ist. Ob die in dem Öl enthaltenen Vitamine A und E einen Beitrag zur Wirksamkeit des Mittels leisten, ist jedoch eher zweifelhaft. Das Öl kann die Funktion der Flimmerhärchen einschränken. Wenn winzige Fetttröpfchen aus Versehen eingeatmet werden, droht eine Lungenentzündung (Lipidpneumonie). Diese nachteiligen Eigenschaften gelten auch für andere Nasenöle.

Kombination: Schleimhautabschwellendes Mittel + Antihistaminikum (innerlich)

Pseudoephedrin + Triprolidin

Rhinopront Kombi

In diesen Tabletten zum Einnehmen sind ein schleimhautabschwellender Wirkstoff (Pseudoephedrin) und ein müde machendes Antihistaminikum (Triprolidin) miteinander kombiniert. Schleimhautabschwellende Wirkstoffe sind als Nasentropfen/-spray wirksamer. Bei innerlicher Anwendung haben sie oft unerwünschte Wirkungen auf Herz und Kreislauf: Sie erhöhen den Blutdruck und beschleunigen den Herzschlag. Antihistaminika werden normalerweise bei allergischem Schnupfen eingesetzt, bei einem durch eine Virusinfektion bedingten Erkältungsschnupfen machen sie keinen Sinn und bleiben wirkungslos.

Die Kombination beider Wirkstoffe in einem Schnupfenmittel ist nicht sinnvoll, überdies die therapeutische Wirksamkeit nicht ausreichend nachgewiesen. Das Mittel gilt deshalb als „wenig geeignet".

ACHTUNG

Gegenanzeigen

Unter folgenden Bedingungen dürfen Sie das Mittel nicht anwenden:

- Der Augeninnendruck ist erhöht.
- Sie haben eine schwere koronare Herzkrankheit.
- Ihr Herz schlägt sehr schnell (Tachykardie).
- Sie haben Durchblutungsstörungen oder hatten eine Hirnblutung.
- Die Funktion von Leber und Nieren ist stark eingeschränkt.
- Ihr Blutdruck ist erhöht.
- Sie leiden an Depressionen und werden zurzeit oder wurden in den vorangegangenen zwei Wochen deshalb mit MAO-Hemmern (z. B. Moclobemid, Tranylcypromin) behandelt.
- Sie haben Beschwerden durch eine vergrößerte Prostata.
- Sie können die Harnblase nicht vollständig entleeren.

Unter folgenden Bedingungen sollten Sie das Mittel nur nach Rücksprache mit einem Arzt einsetzen, wenn dieser Nutzen und Risiken der Anwendung sorgfältig abgewogen hat:

- Sie haben Diabetes.
- Sie haben eine Schilddrüsenüberfunktion (Hyperthyreose).
- Der Augeninnendruck ist erhöht.
- Sie haben Herzrhythmusstörungen, erhöhten Blutdruck oder schon einmal einen Herzinfarkt erlitten.

Wechselwirkungen mit Medikamenten

Wenn Sie noch andere Medikamente anwenden, ist zu beachten:

- Das Mittel kann die beruhigende Wirkung von Schlaf- und Beruhigungsmitteln sowie die müde machende Wirkung von Antihistaminika (bei Allergien) verstärken.
- Nehmen Sie Mittel aus der Gruppe der MAO-Hemmer (bei Depressionen, Parkinsonkrankheit) ein oder haben sie solche Mittel in den vorangegangenen zwei Wochen eingenommen, kann der Blutdruck stark ansteigen und Kopfschmerzen, Sehstörungen sowie Erregungszustände hervorrufen. Diese Mittel dürfen Sie daher nicht gleichzeitig anwenden.
- Wenn Sie trizyklische Antidepressiva (z. B. Amitriptylin, Clomipramin, Doxepin, Imipramin, Nortriptylin, Trimipramin, bei Depressionen) einnehmen, kann ebenfalls der Blutdruck ansteigen. Sie sollten deshalb während der Einnahme, vor allem anfangs, häufiger als gewöhnlich den Blutdruck messen oder messen lassen.
- Der Blutdruck kann auch ansteigen, wenn Sie gleichzeitig Medikamente einnehmen, die wie Pseudoephedrin zur Gruppe der Sympathomimetika gehören: Appetitzügler, Aufputschmittel (Amphetamine), schleimhautabschwellende Nasentropfen/-sprays (bei Schnupfen) oder Wirkstoffe wie Bromocriptin, Pergolid, Lisurid, Cabergolin (alle bei Parkinsonkrankheit) oder Ergotamin, Dihydroergotamin (bei niedrigem Blutdruck). Solche Mittel sollten Sie nicht gleichzeitig einnehmen.
- Das Mittel kann die Wirkung von blutdrucksenkenden Wirkstoffen (z. B. Betablocker, Methyldopa) verringern.

Wechselwirkungen mit Speisen und Getränken

Wenn Sie Alkohol trinken, wirkt das Mittel stärker.

Unerwünschte Wirkungen

▶ **Muss beobachtet werden**

Häufig macht das Mittel müde, vor allem bei Behandlungsbeginn.

Gelegentlich kann sich ein Hautausschlag ausbilden. Die Haut kann dabei zusätzlich gereizt sein. Wenn die Haut sich rötet, juckt und sich zusätzlich Bläschen auf der Haut bilden, reagieren Sie vermutlich allergisch auf das Mittel. Dann sollten Sie es absetzen. Sind die Hauterscheinungen (→ Seite 14) einige Tage später nicht deutlich abgeklungen, sollten Sie einen Arzt aufsuchen.

Der Puls kann sich beschleunigen, der Blutdruck ansteigen, wodurch Ihnen unwohl und/oder schwindelig werden kann. Beginnt das Herz zu rasen, sollten Sie das Mittel absetzen und möglichst bald einen Arzt aufsuchen.

Bei Männern mit vergrößerter Prostata können Beschwerden beim Wasserlassen auftreten. Dabei bestehen trotz Harndrangs Schwierigkeiten, die Blase zu entleeren. Wenn solche Beschwerden auftreten, sollten Sie das Mittel absetzen und einen Arzt aufsuchen.

Das Mittel kann die Schleimhäute in Mund, Nase und Rachen austrocknen. Wenn die Schleimhäute unangenehm spannen, leicht bluten, oder wenn sich Borken bilden, sollten Sie das Mittel absetzen.

Wenn Schlafstörungen auftreten, sollten Sie das Mittel absetzen. Treten sogar Halluzinationen auf, sollten Sie einen Arzt aufsuchen.

▶ **Sofort zum Arzt**

Der Augeninnendruck kann ansteigen. Ein solcher Glaukomanfall äußert sich mit Augenschmerzen, unscharfem Sehen, unwirklichem Farbempfinden, geröteten Augen. Die Augäpfel können sich hart anfühlen. Wenn Sie solche Anzeichen spüren, sollten Sie umgehend einen Augenarzt aufsuchen.

Hinweise

Für Kinder unter 14 Jahren

Kinder unter zwölf Jahren dürfen dieses Mittel nicht einnehmen. Da es ohnehin als „wenig geeignet" bewertet wird, sollten Sie es auch älteren Kindern nicht geben.

Für Schwangerschaft und Stillzeit

Über die Risiken einer Anwendung in Schwangerschaft und Stillzeit gibt es keine Erkenntnisse.

Da das Mittel ohnehin als „wenig geeignet" bewertet wird, sollten Sie darauf verzichten.

Für ältere Menschen

Sie sollten das Mittel nicht einnehmen, da vermehrt mit unerwünschten Wirkungen zu rechnen ist.

Zur Verkehrstüchtigkeit

Wenn das Mittel Sie müde macht, kann Ihre Reaktionsfähigkeit beeinträchtigt sein. Sie sollten dann kein Fahrzeug lenken, keine Maschinen bedienen und keine Arbeiten ohne sicheren Halt verrichten.

Kombination: Schleimhautabschwellendes Mittel + Dexpanthenol

Xylometazolin + Dexpanthenol

Nasic

Xylometazolin ist ein Alpha-Sympathomimetikum. Es verengt die Blutgefäße in der Nasenschleimhaut, wodurch diese abschwillt und weniger Sekret bildet. Die Folge ist, dass die Nase und ebenso die Zugänge zu den Nebenhöhlen wieder frei werden. Krankheitserreger können sich dort dann nicht so leicht vermehren, der Schleim fließt besser ab. Das Mittel wirkt vor allem lokal und wird nur geringfügig ins Blut aufgenommen.

Dexpanthenol pflegt und befeuchtet die Nasenschleimhaut, was bei Personen mit leicht entzündeter oder empfindlicher Nasenschleimhaut hilfreich sein kann.

Die Kombination der beiden Wirkstoffe ist unter diesem Gesichtspunkt sinnvoll, das Mittel zur Behandlung von Schnupfen geeignet.

Da *Nasic* Konservierungsmittel enthält, gilt es nur als „auch geeignet". *Nasic o.K.* ist vorzuziehen.

ANWENDUNG

Dieses Mittel dürfen Sie keinesfalls häufiger als dreimal täglich und höchstens fünf bis sieben Tage lang anwenden. Benutzen Sie es häufiger und länger, können sie die Nasenschleimhaut irreversibel schädigen „Nasentropfen-Nase" (→ Seite 232).

ACHTUNG

Nasic für Kinder und *Nasic für Erwachsene und Schulkinder* enthalten als Konservierungsstoff Benzalkoniumchlorid, das die Bewegungen der Flimmerhärchen und damit die Selbstreinigung der Nasenschleimhaut beeinträchtigt. Bei langfristiger Anwendung kann es die Nasenschleimhaut direkt schädigen. Präparate ohne Konservierungsstoffe sind deshalb vorzuziehen.

Gegenanzeigen

Unter folgenden Bedingungen muss der Arzt Nutzen und Risiken der Anwendung sorgfältig abwägen:

- Der Augeninnendruck ist erhöht, insbesondere bei einem Engwinkelglaukom.
- Sie haben eine schwere Herz-Kreislauf-Erkrankung (z. B. koronare Herzkrankheit, Herzinfarkt, Schlaganfall, hoher Blutdruck).
- Sie haben einen Tumor im Nebennierenmark (Phäochromozytom).
- Ihre Schilddrüse produziert zu viel Hormon.
- Sie haben Diabetes.

Wechselwirkungen mit Medikamenten

Wenn Sie gleichzeitig Mittel aus der Gruppe der trizyklischen Antidepressiva (z. B. Amitriptylin, Clomipramin, Doxepin, Imipramin, Nortriptylin, Trimipramin) oder MAO-Hemmer (z. B. Tranylcypromin, bei Depressionen, Parkinsonkrankheit) anwenden, kann der Blutdruck ansteigen.

UNERWÜNSCHTE WIRKUNGEN

▶ **Muss beobachtet werden**

Wenn Sie das Mittel längere Zeit und in hoher Dosierung anwenden, kann sich der Puls beschleunigen und der Blutdruck ansteigen.

In Einzelfällen kann Dexpanthenol Juckreiz und Hautrötungen auslösen, was darauf hindeutet, dass Sie das Mittel nicht vertragen. Dann sollten Sie es absetzen. Sind die Hauterscheinungen (→ Seite 14) einige Tage später nicht deutlich abgeklungen, sollten Sie einen Arzt aufsuchen.

HINWEISE

Für Kinder unter 14 Jahren

Für Säuglinge und Kinder unter sechs Jahren gibt es spezielle Präparate mit geringerem Wirkstoffgehalt. Bei ihnen sollten Sie das Mittel nur anwenden, wenn dies wirklich zwingend erforderlich ist, zum Beispiel am Abend, damit die Kinder einschlafen können. Bei Säuglingen kann es sinnvoll sein, das Mittel vor dem Stillen oder Füttern zu geben, weil sie mit verstopfter Nase nicht gut trinken können.

Kinder ab sechs Jahre bekommen die gleiche Dosis wie Erwachsene.

Für Schwangerschaft und Stillzeit

Über die Risiken einer Anwendung in Schwangerschaft und Stillzeit gibt es keine Erkenntnisse. Sicherheitshalber sollten Sie das Mittel nicht anwenden, zumal unklar ist, ob die Wirkstoffe in die Muttermilch übergehen.

Für ältere Menschen

Ältere Menschen spüren häufiger unerwünschte Wirkungen auf Herz und Kreislauf.

Kombinationen: Pflanzliche Mittel (innerlich)

Primel + Thymian

Sinuforton Saft

Anis + Primel + Thymian

Sinuforton Kapseln

Enzian + Holunder + Primel + Sauerampfer + Verbene

Sinupret

Extrakte aus Thymiankraut und Primelwurzel sowie ätherisches Anisöl sollen zähes Nasensekret lösen, die Aktivität der Flimmerhärchen in der Nasenschleimhaut anregen und auf diese Weise dafür sorgen, dass der Schleim sich verflüssigt und ausgeschnäuzt werden kann. Die bisher vorliegenden Studien reichen jedoch nicht aus, um die therapeutische Wirksamkeit abschließend nachzuweisen. Die Mittel sind deshalb nur mit Einschränkung geeignet.

Die in *Sinupret* enthaltenen Pflanzenextrakte sollen schleimlösend wirken und somit bei den Beschwerden einer Nasennebenhöhlenentzündung hilfreich sein. Die Kombination der Inhaltsstoffe ist aber nicht ausreichend begründet, da nicht für jeden einzelnen Wirkstoff eine therapeutische Wirksamkeit nachgewiesen ist. Kombinationspräparate, in denen zweifelhaft wirksame Inhaltsstoffe enthalten sind, gelten als nicht sinnvoll zusammengesetzt und sind wenig geeignet.

Achtung

Sinupret Saft/Tropfen: Diese Mittel enthalten Alkohol. Personen mit Alkoholproblemen dürfen sie nicht einnehmen. Auch Leberkranke und Menschen mit Anfallleiden sollten den Alkoholgehalt berücksichtigen. Darüber hinaus kann Alkohol die Wirkung vieler Arzneimittel (z. B. Schlaf- und Beruhigungsmittel, Psychopharmaka, starke Schmerzmittel, einige Mittel bei hohem Blutdruck) verstärken.

Sinforton: Wenn Sie auf Lippenblütlergewächse (Birke, Beifuß, Sellerie) allergisch reagieren, dürfen Sie dieses Mittel nicht einnehmen. Thymian gehört ebenfalls zu dieser Pflanzengruppe.

Unerwünschte Wirkungen

▶ **Keine Maßnahmen erforderlich**

Es können Übelkeit und Magenschmerzen auftreten.

▶ **Muss beobachtet werden**

Wenn die Haut sich rötet, juckt und sich zusätzlich Bläschen auf der Haut bilden, reagieren Sie vermutlich allergisch auf das Mittel. Dann sollten Sie es absetzen. Sind die Hauterscheinungen (→ Seite 14) einige Tage später nicht deutlich abgeklungen, sollten Sie einen Arzt aufsuchen.

Hinweise

Für Kinder unter 14 Jahren

Sinuforton Saft kann Kindern ab einem Jahr gegeben werden, *Sinupret* Saft und Tropfen Kindern ab zwei Jahre. *Sinupret* Liquitabs und Dragees können Sie Kindern ab sechs Jahre geben, *Sinupret forte* und *Sinuforton* Kapseln erst ab zwölf Jahre.

Sinupret Saft/Tropfen: Bedenken Sie, dass diese Mittel Alkohol enthalten. Mittel ohne Alkohol sind vorzuziehen.

Für Schwangerschaft und Stillzeit

Sinuforton: Ätherische Öle können in geringen Mengen in die Muttermilch übergehen. Dadurch kann sich der Geschmack der Milch verändern, was Stillprobleme nach sich ziehen kann.

Sinupret Saft/Tropfen: Bedenken Sie, dass diese Mittel Alkohol enthalten. Mittel ohne Alkohol sind vorzuziehen.

Schnupfen, Nebenhöhlenentzündung

Handelsname Darreichungsform	Zusammensetzung pro 1 ml/1 g oder wie angegeben bzw. pro abgeteilte Einheit	Kleinste Packungsgröße	Unverb. Preis in Euro	Bewertung für das beanspruchte Anwendungsgebiet

Hinweise zu den Tabellenspalten → Seite 34, zur Auswahl der Arzneimittel → Seite 28, zur Grundlage der Bewertung → Seiten 29, 33

Handelsname Darreichungsform	Zusammensetzung	Kleinste Packungsgröße	Unverb. Preis in Euro	Bewertung
Ellatun N Nasenspray Nasenspray	**Tramazolin** 1 mg (Konservierungsmittel: Benzalkoniumchlorid)	10 ml	7,50	**Auch geeignet** bei Schnupfen für Schulkinder und Erwachsene als schleimhautabschwellendes Mittel zur kurzzeitigen Anwendung. Präparate ohne Konservierungsstoffe sind vorzuziehen. → Seite 231
Ellatun N Nasentropfen Nasentropfen	1 mg (Konservierungsmittel: Benzalkoniumchlorid)	10 ml	7,50	
EMSER INHALATIONSLÖSUNG Inhalationsampullen	**Natürliches Emser Salz** 58,75 mg (ohne Konservierungsmittel)	20 Stück	10,25	**Geeignet** bei Schnupfen und Nebenhöhlenentzündung, um die Nasenschleimhaut zu befeuchten und zu reinigen. Medizinprodukt. → Seite 231
EMSER NASENSALBE sensitiv Nasensalbe	60 mg (ohne Konservierungsmittel)	8 g	4,09	**Geeignet** bei Schnupfen, um den Nasenvorhof zu pflegen. Medizinprodukt. → Seite 231
EMSER NASENSPRAY Nasenspray	11,75 mg (ohne Konservierungsmittel)	15 ml	5,13	**Geeignet** bei Schnupfen und Nebenhöhlenentzündung, um die Nasenschleimhaut zu befeuchten und zu reinigen. **Wenig geeignet** als schleimhautabschwellendes Mittel, weil die therapeutische Wirksamkeit hierfür nicht ausreichend nachgewiesen ist. → Seite 231
EMSER NASENTROPFEN Nasentropfen	11,75 mg (ohne Konservierungsmittel)	15 ml	7,13	
EMSER SALZ	2,95 g	20 Stück	9,08	
EMSER SALZ mit Nasanita Nasendusche junior Beutel	1,475 g	20 Stück	12,95	
GeloNasal Spray 0,1 % Nasenspray	**Xylometazolin-hydrochlorid** 1 mg (Konservierungsmittel: Benzalkoniumchlorid)	10 ml	2,76	**Auch geeignet** bei Schnupfen für Schulkinder und Erwachsene als schleimhautabschwellendes Mittel zur kurzzeitigen Anwendung. Präparate ohne Konservierungsstoffe sind vorzuziehen. → Seite 231
GeloNasal-Tropfen 0,05 % Nasentropfen	0,5 mg (Konservierungsmittel: Benzalkoniumchlorid)	10 ml	1,94	**Auch geeignet** bei Schnupfen für Kinder von 2 bis 6 Jahren als schleimhautabschwellendes Mittel zur kurzzeitigen Anwendung. Präparate ohne Konservierungsstoffe sind vorzuziehen. → Seite 231
Imidin Schnupfenspray 0,1 %	**Xylometazolin-hydrochlorid** 1 mg (ohne Konservierungsmittel)	10 ml	4,49	**Geeignet** bei Schnupfen für Schulkinder und Erwachsene als schleimhautabschwellendes Mittel zur kurzzeitigen Anwendung. → Seite 231
Imidin N Nasenspray	1 mg (Konservierungsmittel: Benzalkoniumchlorid)	10 ml	3,20	**Auch geeignet** bei Schnupfen für Schulkinder und Erwachsene als schleimhautabschwellendes Mittel zur kurzzeitigen Anwendung. Präparate ohne Konservierungsstoffe sind vorzuziehen. → Seite 231
Imidin Nasenspray für Schulkinder Nasenspray	1 mg (Konservierungsmittel: Benzalkoniumchlorid)	10 ml	3,20	
Imidin N Nasentropfen Nasentropfen	1 mg (Konservierungsmittel: Benzalkoniumchlorid)	10 ml	3,20	

▶

Schnupfen, Nebenhöhlenentzündung Fortsetzung

Handelsname Darreichungsform	Zusammensetzung pro 1 ml/1 g oder wie angegeben bzw. pro abgeteilte Einheit	Kleinste Packungsgröße	Unverb. Preis in Euro	Bewertung für das beanspruchte Anwendungsgebiet
mar plus 5 % Nasen-Pflegespray	**Meerwasser** 50 mg + **Dexpanthenol** 50 mg (ohne Konservierungsmittel)	20 ml	5,25	**Geeignet** bei Schnupfen, um die Nasenschleimhaut zu befeuchten und zu reinigen. Medizinprodukt. → Seite 231
mar plus Nasenspray Nasenspray	**Meerwasser** 250 mg + **Dexpanthenol** 10 mg (ohne Konservierungsmittel)	20 ml	4,85	
Nasenspray AL Nasenspray	**Xylometazolin-hydrochlorid** 1 mg (Konservierungsmittel: Benzalkoniumchlorid)	10 ml	2,38	**Auch geeignet** bei Schnupfen für Schulkinder und Erwachsene als schleimhautabschwellendes Mittel zur kurzzeitigen Anwendung. Präparate ohne Konservierungsstoffe sind vorzuziehen. → Seite 231
Nasengel AL Nasengel	1 mg (Konservierungsmittel: Benzalkoniumchlorid)	10 g	2,38	**Auch geeignet** bei Schnupfen für Schulkinder und Erwachsene als schleimhautabschwellendes Mittel zur kurzzeitigen Anwendung. Präparate ohne Konservierungsstoffe sind vorzuziehen. **Mit Einschränkung geeignet** bei Nebenhöhlenentzündung zur kurzzeitigen Anwendung. Das Mittel kann den Sekretabfluss unterstützen. Die bislang vorliegenden Studien reichen noch nicht aus, um die therapeutische Wirksamkeit abschließend nachzuweisen. → Seite 231
Nasentropfen AL 0,05 %	0,5 mg (Konservierungsmittel: Benzalkoniumchlorid)	10 ml	1,76	**Auch geeignet** bei Schnupfen für Kinder von 2 bis 6 Jahren als schleimhautabschwellendes Mittel zur kurzzeitigen Anwendung. Präparate ohne Konservierungsstoffe sind vorzuziehen. **Mit Einschränkung geeignet** bei Nebenhöhlenentzündung zur kurzzeitigen Anwendung. Das Mittel kann den Sekretabfluss unterstützen. Die bislang vorliegenden Studien reichen noch nicht aus, um die therapeutische Wirksamkeit abschließend nachzuweisen. → Seite 231
0,1 % Nasentropfen	1 mg (Konservierungsmittel: Benzalkoniumchlorid)	10 ml	2,03	**Auch geeignet** bei Schnupfen für Schulkinder und Erwachsene als schleimhautabschwellendes Mittel zur kurzzeitigen Anwendung. Präparate ohne Konservierungsstoffe sind vorzuziehen. **Mit Einschränkung geeignet** bei Nebenhöhlenentzündung zur kurzzeitigen Anwendung. Das Mittel kann den Sekretabfluss unterstützen. Die bislang vorliegenden Studien reichen noch nicht aus, um die therapeutische Wirksamkeit abschließend nachzuweisen. → Seite 231

Hinweise zu den Tabellenspalten → Seite 34, zur Auswahl der Arzneimittel → Seite 28, zur Grundlage der Bewertung → Seiten 29, 33

Schnupfen, Nebenhöhlenentzündung Fortsetzung

Handelsname Darreichungsform	Zusammensetzung pro 1 ml/1 g oder wie angegeben bzw. pro abgeteilte Einheit	Kleinste Packungsgröße	Unverb. Preis in Euro	Bewertung für das beanspruchte Anwendungsgebiet
NasenSpray-ratiopharm Panthenol Nasenspray	**Dexpanthenol** 50 mg (ohne Konservierungsmittel)	20 ml	4,05	**Geeignet** bei Schnupfen, um die Nasenschleimhaut zu befeuchten und zu pflegen. → Seite 230
NasenSpray PUR ratiopharm Nasenspray	**Isotonische Kochsalzlösung** (ohne Konservierungsmittel)	10 ml	2,62	**Geeignet** bei Schnupfen, um die Nasenschleimhaut zu befeuchten und zu reinigen. Medizinprodukt. → Seite 231
NasenTropfen-ratiopharm Erwachsene Nasentropfen	**Xylometazolin-hydrochlorid** 1 mg (ohne Konservierungsmittel)	10 ml	3,20	**Geeignet** bei Schnupfen für Schulkinder und Erwachsene als schleimhautabschwellendes Mittel zur kurzzeitigen Anwendung. → Seite 231
NasenSpray-ratiopharm Kinder	0,5 mg (ohne Konservierungsmittel)	10 ml	1,94	**Geeignet** bei Schnupfen für Kinder von 2 bis 6 Jahren als schleimhautabschwellendes Mittel zur kurzzeitigen Anwendung. **Mit Einschränkung geeignet** bei Nebenhöhlenentzündung zur kurzzeitigen Anwendung. Das Mittel kann den Sekretabfluss unterstützen. Die bislang vorliegenden Studien reichen noch nicht aus, um die therapeutische Wirksamkeit abschließend nachzuweisen. → Seite 231
NasenSpray-ratiopharm Erwachsene Nasenspray	1 mg (ohne Konservierungsmittel)	10 ml	3,20	**Geeignet** bei Schnupfen für Schulkinder und Erwachsene als schleimhautabschwellendes Mittel zur kurzzeitigen Anwendung. **Mit Einschränkung geeignet** bei Nebenhöhlenentzündung zur kurzzeitigen Anwendung. Das Mittel kann den Sekretabfluss unterstützen. Die bislang vorliegenden Studien reichen noch nicht aus, um die therapeutische Wirksamkeit abschließend nachzuweisen. → Seite 231
NasenTropfen-ratiopharm Kinder Nasentropfen	0,5 mg (ohne Konservierungsmittel)	10 ml	1,94	**Geeignet** bei Schnupfen für Kinder von 2 bis 6 Jahren als schleimhautabschwellendes Mittel zur kurzzeitigen Anwendung. **Mit Einschränkung geeignet** bei Nebenhöhlenentzündung zur kurzzeitigen Anwendung. Das Mittel kann den Sekretabfluss unterstützen. Die bislang vorliegenden Studien reichen noch nicht aus, um die therapeutische Wirksamkeit abschließend nachzuweisen. → Seite 231
NasenGel-ratiopharm Nasengel	1 mg (Konservierungsmittel: Benzalkoniumchlorid)	10 g	2,99	**Auch geeignet** bei Schnupfen für Schulkinder und Erwachsene als schleimhautabschwellendes Mittel zur kurzzeitigen Anwendung. Präparate ohne Konservierungsstoffe sind vorzuziehen. → Seite 231

Hinweise zu den Tabellenspalten → Seite 34, zur Auswahl der Arzneimittel → Seite 28, zur Grundlage der Bewertung → Seiten 29, 33

Schnupfen, Nebenhöhlenentzündung Fortsetzung

Handelsname Darreichungsform	Zusammensetzung pro 1 ml/1 g oder wie angegeben bzw. pro abgeteilte Einheit	Kleinste Packungsgröße	Unverb. Preis in Euro	Bewertung für das beanspruchte Anwendungsgebiet

Hinweise zu den Tabellenspalten → Seite 34, zur Auswahl der Arzneimittel → Seite 28, zur Grundlage der Bewertung → Seiten 29, 33

Handelsname Darreichungsform	Zusammensetzung	Kleinste Packungsgröße	Unverb. Preis in Euro	Bewertung
Nasenspray K HEXAL	**Xylometazolin-hydrochlorid** 0,5 mg (Konservierungsmittel: Benzalkoniumchlorid)	10 ml	1,94	**Auch geeignet** bei Schnupfen für Kinder von 2 bis 6 Jahren als schleimhautabschwellendes Mittel zur kurzzeitigen Anwendung. Präparate ohne Konservierungsstoffe sind vorzuziehen. → Seite 231
Nasenspray E HEXAL Nasenspray	1 mg (Konservierungsmittel: Benzalkoniumchlorid)	10 ml	2,99	**Auch geeignet** bei Schnupfen für Schulkinder und Erwachsene als schleimhautabschwellendes Mittel zur kurzzeitigen Anwendung. Präparate ohne Konservierungsstoffe sind vorzuziehen. → Seite 231
Nasentropfen K HEXAL Nasentropfen	0,5 mg (Konservierungsmittel: Benzalkoniumchlorid)	10 ml	1,94	**Auch geeignet** bei Schnupfen für Kinder von 2 bis 6 Jahren als schleimhautabschwellendes Mittel zur kurzzeitigen Anwendung. Präparate ohne Konservierungsstoffe sind vorzuziehen. → Seite 231
Nasenspray-CT 0,1 % Nasenspray	**Xylometazolin-hydrochlorid** 1 mg (ohne Konservierungsmittel)	10 ml	2,56	**Geeignet** bei Schnupfen für Schulkinder und Erwachsene als schleimhautabschwellendes Mittel zur kurzzeitigen Anwendung. **Mit Einschränkung geeignet** bei Nebenhöhlenentzündung zur kurzzeitigen Anwendung. Das Mittel kann den Sekretabfluss unterstützen. Die bislang vorliegenden Studien reichen noch nicht aus, um die therapeutische Wirksamkeit abschließend nachzuweisen. → Seite 231
Nasenspray Heumann Nasenspray	**Xylometazolin-hydrochlorid** 1 mg (Konservierungsmittel: Benzalkoniumchlorid)	10 ml	2,57	**Auch geeignet** bei Schnupfen für Schulkinder und Erwachsene als schleimhautabschwellendes Mittel zur kurzzeitigen Anwendung. Präparate ohne Konservierungsstoffe sind vorzuziehen. → Seite 231
Nasentropfen STADA 0,05 %	**Xylometazolin-hydrochlorid** 0,5 mg (Konservierungsmittel: Benzalkoniumchlorid)	10 ml	1,94	**Auch geeignet** bei Schnupfen für Kinder von 2 bis 6 Jahren als schleimhautabschwellendes Mittel zur kurzzeitigen Anwendung. Präparate ohne Konservierungsmittel sind vorzuziehen. → Seite 231
0,1 % Nasentropfen	1 mg (Konservierungsmittel: Benzalkoniumchlorid)	10 ml	2,82	**Auch geeignet** bei Schnupfen für Schulkinder und Erwachsene als schleimhautabschwellendes Mittel zur kurzzeitigen Anwendung. Präparate ohne Konservierungsstoffe sind vorzuziehen. → Seite 231
nasic O.K.	**Xylometazolin-hydrochlorid** 1 mg + **Dexpanthenol** 50 mg (ohne Konservierungsmittel)	10 ml	6,15	**Geeignet** bei Schnupfen für Schulkinder und Erwachsene als schleimhautabschwellendes Mittel zur kurzzeitigen Anwendung. → Seite 235
nasic für Kinder O.K. Nasenspray	**Xylometazolin-hydrochlorid** 0,5 mg + **Dexpanthenol** 50 mg (ohne Konservierungsmittel)	10 ml	5,45	**Geeignet** bei Schnupfen für Kinder zwischen 2 und 6 Jahren als schleimhautabschwellendes Mittel zur kurzzeitigen Anwendung. → Seite 235

Schnupfen, Nebenhöhlenentzündung Fortsetzung

Handelsname Darreichungsform	Zusammensetzung pro 1 ml/1 g oder wie angegeben bzw. pro abgeteilte Einheit	Kleinste Packungsgröße	Unverb. Preis in Euro	Bewertung für das beanspruchte Anwendungsgebiet
Nasic für Kinder	**Xylometazolin-hydrochlorid** 0,5 mg + **Dexpanthenol** 50 mg (Konservierungsmittel: Benzalkoniumchlorid)	10 ml	5,45	**Auch geeignet** bei Schnupfen für Kinder zwischen 2 und 6 Jahren als schleimhautabschwellendes Mittel zur kurzzeitigen Anwendung. Präparate ohne Konservierungsmittel sind vorzuziehen. → Seite 235
Nasic für Erwachsene und Schulkinder Nasenspray	**Xylometazolin-hydrochlorid** 1 mg + **Dexpanthenol** 50 mg (Konservierungsmittel: Benzalkoniumchlorid)	10 ml	5,75	**Auch geeignet** bei Schnupfen für Schulkinder und Erwachsene als schleimhautabschwellendes Mittel zur kurzzeitigen Anwendung. Präparate ohne Konservierungsmittel sind vorzuziehen. → Seite 235
nasic-cur Nasenspray	**Dexpanthenol** 50 mg (Konservierungsmittel: Benzalkoniumchlorid)	20 ml	5,28	**Auch geeignet** bei Schnupfen, um die Nasenschleimhaut zu befeuchten und zu pflegen. Präparate ohne Konservierungsmittel sind vorzuziehen. → Seite 230
Nasivin sanft 0,025 %	**Oxymetazolin-hydrochlorid** 0,25 mg (ohne Konservierungsmittel)	10 ml	4,75	**Geeignet** bei Schnupfen für Kleinkinder über 1 Jahr als schleimhautabschwellendes Mittel zur kurzzeitigen Anwendung. **Mit Einschränkung geeignet** bei Nebenhöhlenentzündung zur kurzzeitigen Anwendung. Das Mittel kann den Sekretabfluss unterstützen. Die bislang vorliegenden Studien reichen noch nicht aus, um die therapeutische Wirksamkeit abschließend nachzuweisen. → Seite 231
0,05 % Dosierspray	0,5 mg (ohne Konservierungsmittel)	10 ml	5,90	**Geeignet** bei Schnupfen für Schulkinder und Erwachsene als schleimhautabschwellendes Mittel zur kurzzeitigen Anwendung. **Mit Einschränkung geeignet** bei Nebenhöhlenentzündung zur kurzzeitigen Anwendung. Das Mittel kann den Sekretabfluss unterstützen. Die bislang vorliegenden Studien reichen noch nicht aus, um die therapeutische Wirksamkeit abschließend nachzuweisen. → Seite 231
Nasivin sanft 0,01 % Dosiertropfen	0,1 mg (ohne Konservierungsmittel)	5 ml	4,75	**Geeignet** bei Schnupfen für Säuglinge unter 1 Jahr als schleimhautabschwellendes Mittel zur kurzzeitigen Anwendung. **Mit Einschränkung geeignet** bei Nebenhöhlenentzündung zur kurzzeitigen Anwendung. Das Mittel kann den Sekretabfluss unterstützen. Die bislang vorliegenden Studien reichen noch nicht aus, um die therapeutische Wirksamkeit abschließend nachzuweisen. → Seite 231
Nasivin ohne Konservierungsstoffe Dosierspray für Kleinkinder Nasenspray	0,25 mg (ohne Konservierungsmittel)	10 ml	4,75	**Geeignet** bei Schnupfen für Kleinkinder über 1 Jahr als schleimhautabschwellendes Mittel zur kurzzeitigen Anwendung. **Mit Einschränkung geeignet** bei Nebenhöhlenentzündung zur kurzzeitigen Anwendung. Das Mittel kann den Sekretabfluss unterstützen. Die bislang vorliegenden Studien reichen noch nicht aus, um die therapeutische Wirksamkeit abschließend nachzuweisen. → Seite 231

Hinweise zu den Tabellenspalten → Seite 34, zur Auswahl der Arzneimittel → Seite 28, zur Grundlage der Bewertung → Seiten 29, 33

Schnupfen, Nebenhöhlenentzündung Fortsetzung

Handelsname Darreichungsform	Zusammensetzung pro 1 ml/1 g oder wie angegeben bzw. pro abgeteilte Einheit	Kleinste Packungsgröße	Unverb. Preis in Euro	Bewertung für das beanspruchte Anwendungsgebiet

Hinweise zu den Tabellenspalten → Seite 34, zur Auswahl der Arzneimittel → Seite 28, zur Grundlage der Bewertung → Seiten 29, 33

Handelsname Darreichungsform	Zusammensetzung	Kleinste Packungsgröße	Unverb. Preis in Euro	Bewertung
Nasivin ohne Konservierungsstoffe Dosierspray für Erwachsene und Schulkinder Nasenspray	**Oxymetazolin-hydrochlorid** 0,5 mg (ohne Konservierungsmittel)	10 ml	5,90	**Geeignet** bei Schnupfen für Schulkinder und Erwachsene als schleimhautabschwellendes Mittel zur kurzzeitigen Anwendung. **Mit Einschränkung geeignet** bei Nebenhöhlenentzündung zur kurzzeitigen Anwendung. Das Mittel kann den Sekretabfluss unterstützen. Die bislang vorliegenden Studien reichen noch nicht aus, um die therapeutische Wirksamkeit abschließend nachzuweisen. → Seite 231
Nasivin gegen Schnupfen 0,05 % Dosierspray	0,5 mg (Konservierungsmittel: Benzalkoniumchlorid)	10 ml	5,45	**Auch geeignet** bei Schnupfen für Schulkinder und Erwachsene als schleimhautabschwellendes Mittel zur kurzzeitigen Anwendung. Präparate ohne Konservierungsstoffe sind vorzuziehen. **Mit Einschränkung geeignet** bei Nebenhöhlenentzündung zur kurzzeitigen Anwendung. Das Mittel kann den Sekretabfluss unterstützen. Die bislang vorliegenden Studien reichen noch nicht aus, um die therapeutische Wirksamkeit abschließend nachzuweisen. → Seite 231
Nasivin gegen Schnupfen 0,05 % Nasentropfen	0,5 mg (Konservierungsmittel: Benzalkoniumchlorid)	10 ml	4,08	
Nasivin gegen Schnupfen 0,05 % Spray	0,5 mg (Konservierungsmittel: Benzalkoniumchlorid)	10 ml	5,09	
Olynth 0,05 % Schnupfen Dosierspray ohne Konservierungsstoffe	**Xylometazolin-hydrochlorid** 0,5 mg (ohne Konservierungsmittel)	10 ml	3,58	**Geeignet** bei Schnupfen für Kinder von 2 bis 6 Jahren als schleimhautabschwellendes Mittel zur kurzzeitigen Anwendung. **Mit Einschränkung geeignet** bei Nebenhöhlenentzündung zur kurzzeitigen Anwendung. Das Mittel kann den Sekretabfluss unterstützen. Die bislang vorliegenden Studien reichen noch nicht aus, um die therapeutische Wirksamkeit abschließend nachzuweisen. → Seite 231
0,1 % Schnupfen Dosierspray ohne Konservierungsstoffe Nasenspray	1 mg (ohne Konservierungsmittel)	10 ml	4,61	**Geeignet** bei Schnupfen für Schulkinder und Erwachsene als schleimhautabschwellendes Mittel zur kurzzeitigen Anwendung. **Mit Einschränkung geeignet** bei Nebenhöhlenentzündung zur kurzzeitigen Anwendung. Das Mittel kann den Sekretabfluss unterstützen. Die bislang vorliegenden Studien reichen noch nicht aus, um die therapeutische Wirksamkeit abschließend nachzuweisen. → Seite 231
Olynth 0,05 % Schnupfen Dosierspray Dosierspray	0,5 mg (Konservierungsmittel: Benzalkoniumchlorid)	10 ml	1,94	**Auch geeignet** bei Schnupfen für Kinder zwischen 2 und 6 Jahren als schleimhautabschwellendes Mittel zur kurzzeitigen Anwendung. Präparate ohne Konservierungsstoffe sind vorzuziehen. **Mit Einschränkung geeignet** bei Nebenhöhlenentzündung zur kurzzeitigen Anwendung. Das Mittel kann den Sekretabfluss unterstützen. Die bislang vorliegenden Studien reichen noch nicht aus, um die therapeutische Wirksamkeit abschließend nachzuweisen. → Seite 231

Schnupfen, Nebenhöhlenentzündung Fortsetzung

Handelsname Darreichungsform	Zusammensetzung pro 1 ml/1 g oder wie angegeben bzw. pro abgeteilte Einheit	Kleinste Packungsgröße	Unverb. Preis in Euro	Bewertung für das beanspruchte Anwendungsgebiet
Olynth 0,1 % Dosierspray	**Xylometazolin-hydrochlorid** 1 mg (Konservierungsmittel: Benzalkoniumchlorid)	10 ml	3,89	**Auch geeignet** bei Schnupfen für Schulkinder und Erwachsene als schleimhautabschwellendes Mittel zur kurzzeitigen Anwendung. Präparate ohne Konservierungsstoffe sind vorzuziehen. **Mit Einschränkung geeignet** bei Nebenhöhlenentzündung zur kurzzeitigen Anwendung. Das Mittel kann den Sekretabfluss unterstützen. Die bislang vorliegenden Studien reichen noch nicht aus, um die therapeutische Wirksamkeit abschließend nachzuweisen. → Seite 231
Olynth 0,1 % Nasenspray	1 mg (Konservierungsmittel: Benzalkoniumchlorid)	10 ml	3,55	
Olynth 0,025 % Schnupfen Lösung	0,25 mg (Konservierungsmittel: Benzalkoniumchlorid)	10 ml	1,24	**Auch geeignet** bei Schnupfen für Säuglinge und Kinder bis 2 Jahre als schleimhautabschwellendes Mittel zur kurzzeitigen Anwendung. Präparate ohne Konservierungsstoffe sind vorzuziehen. **Mit Einschränkung geeignet** bei Nebenhöhlenentzündung zur kurzzeitigen Anwendung. Das Mittel kann den Sekretabfluss unterstützen. Die bislang vorliegenden Studien reichen noch nicht aus, um die therapeutische Wirksamkeit abschließend nachzuweisen. → Seite 231
0,05 % Schnupfen Lösung	0,5 mg (Konservierungsmittel: Benzalkoniumchlorid)	10 ml	1,94	**Auch geeignet** bei Schnupfen für Kinder zwischen 2 und 6 Jahren als schleimhautabschwellendes Mittel zur kurzzeitigen Anwendung. Präparate ohne Konservierungsstoffe sind vorzuziehen. **Mit Einschränkung geeignet** bei Nebenhöhlenentzündung zur kurzzeitigen Anwendung. Das Mittel kann den Sekretabfluss unterstützen. Die bislang vorliegenden Studien reichen noch nicht aus, um die therapeutische Wirksamkeit abschließend nachzuweisen. → Seite 231
0,1 % Nasentropfen	1 mg (Konservierungsmittel: Benzalkoniumchlorid)	10 ml	3,20	**Auch geeignet** bei Schnupfen für Schulkinder und Erwachsene als schleimhautabschwellendes Mittel zur kurzzeitigen Anwendung. Präparate ohne Konservierungsstoffe sind vorzuziehen. **Mit Einschränkung geeignet** bei Nebenhöhlenentzündung zur kurzzeitigen Anwendung. Das Mittel kann den Sekretabfluss unterstützen. Die bislang vorliegenden Studien reichen noch nicht aus, um die therapeutische Wirksamkeit abschließend nachzuweisen. → Seite 231
Olynth salin Dosierspray ohne Konservierungsstoffe Dosierspray	**Isotonische Kochsalzlösung** (ohne Konservierungsmittel)	15 ml	4,30	**Geeignet** bei Schnupfen, um die Nasenschleimhaut zu befeuchten und zu reinigen. Medizinprodukt. → Seite 231
Olynth salin Nasentropfen	(Konservierungsmittel: Benzalkoniumchlorid)	15 ml	4,30	**Auch geeignet** bei Schnupfen, um die Nasenschleimhaut zu befeuchten und zu reinigen. Präparate ohne Konservierungsmittel sind vorzuziehen. Medizinprodukt. → Seite 231

Hinweise zu den Tabellenspalten → Seite 34, zur Auswahl der Arzneimittel → Seite 28, zur Grundlage der Bewertung → Seiten 29, 33

Schnupfen, Nebenhöhlenentzündung Fortsetzung

Handelsname Darreichungsform	Zusammensetzung pro 1 ml/1 g oder wie angegeben bzw. pro abgeteilte Einheit	Kleinste Packungsgröße	Unverb. Preis in Euro	Bewertung für das beanspruchte Anwendungsgebiet
Otriven gegen Schnupfen 0,05 % Dosierspray ohne Konservierungsstoffe	**Xylometazolin-hydrochlorid** 0,5 mg (ohne Konservierungsmittel)	10 ml	1,94	**Geeignet** bei Schnupfen für Kinder ab 2 Jahre als schleimhautabschwellendes Mittel zur kurzzeitigen Anwendung. **Mit Einschränkung geeignet** bei Nebenhöhlenentzündung zur kurzzeitigen Anwendung. Das Mittel kann den Sekretabfluss unterstützen. Die bislang vorliegenden Studien reichen noch nicht aus, um die therapeutische Wirksamkeit abschließend nachzuweisen. → Seite 231
Otriven 0,1 % Dosierspray ohne Konservierungsstoffe Dosierspray	1 mg (ohne Konservierungsmittel)	10 ml	3,89	**Geeignet** bei Schnupfen für Schulkinder und Erwachsene als schleimhautabschwellendes Mittel zur kurzzeitigen Anwendung. **Mit Einschränkung geeignet** bei Nebenhöhlenentzündung zur kurzzeitigen Anwendung. Das Mittel kann den Sekretabfluss unterstützen. Die bislang vorliegenden Studien reichen noch nicht aus, um die therapeutische Wirksamkeit abschließend nachzuweisen. → Seite 231
Otriven gegen Schnupfen 0,1 % Einzeldosispipetten	1 mg (ohne Konservierungsmittel)	40 x 0,3ml	11,60	
Otriven gegen Schnupfen 0,1 % Nasengel Nasengel	1 mg (Konservierungsmittel: Benzalkoniumchlorid)	10 g	3,58	**Auch geeignet** bei Schnupfen für Schulkinder und Erwachsene als schleimhautabschwellendes Mittel zur kurzzeitigen Anwendung. Präparate ohne Konservierungsstoffe sind vorzuziehen. **Mit Einschränkung geeignet** bei Nebenhöhlenentzündung zur kurzzeitigen Anwendung. Das Mittel kann den Sekretabfluss unterstützen. Die bislang vorliegenden Studien reichen noch nicht aus, um die therapeutische Wirksamkeit abschließend nachzuweisen. → Seite 231
Otriven gegen Schnupfen Nasenspray 0,1 %	1 mg (Konservierungsmittel: Benzalkoniumchlorid)	10 ml	3,70	
Otriven gegen Schnupfen 0,1 % Dosierspray Menthol-frisch Nasenspray	1 mg (Konservierungsmittel: Benzalkoniumchlorid)	10 ml	4,95	
Otriven 0,025 % Nasentropfen	0,25 mg (Konservierungsmittel: Benzalkoniumchlorid)	10 ml	1,24	**Auch geeignet** bei Schnupfen für Säuglinge und Kinder bis 2 Jahre als schleimhautabschwellendes Mittel zur kurzzeitigen Anwendung. Präparate ohne Konservierungsstoffe sind vorzuziehen. **Mit Einschränkung geeignet** bei Nebenhöhlenentzündung zur kurzzeitigen Anwendung. Das Mittel kann den Sekretabfluss unterstützen. Die bislang vorliegenden Studien reichen noch nicht aus, um die therapeutische Wirksamkeit abschließend nachzuweisen. → Seite 231
0,05 % Nasentropfen Nasentropfen	0,5 mg (Konservierungsmittel: Benzalkoniumchlorid)	10 ml	1,94	**Auch geeignet** bei Schnupfen für Kinder zwischen 2 und 6 Jahren als schleimhautabschwellendes Mittel zur kurzzeitigen Anwendung. Präparate ohne Konservierungsstoffe sind vorzuziehen. **Mit Einschränkung geeignet** bei Nebenhöhlenentzündung zur kurzzeitigen Anwendung. Das Mittel kann den Sekretabfluss unterstützen. Die bislang vorliegenden Studien reichen noch nicht aus, um die therapeutische Wirksamkeit abschließend nachzuweisen. → Seite 231

Hinweise zu den Tabellenspalten → Seite 34, zur Auswahl der Arzneimittel → Seite 28, zur Grundlage der Bewertung → Seiten 29, 33

Schnupfen, Nebenhöhlenentzündung Fortsetzung

Hinweise zu den Tabellenspalten → Seite 34, zur Auswahl der Arzneimittel → Seite 28, zur Grundlage der Bewertung → Seiten 29, 33

Handelsname Darreichungsform	Zusammensetzung pro 1 ml/1 g oder wie angegeben bzw. pro abgeteilte Einheit	Kleinste Packungsgröße	Unverb. Preis in Euro	Bewertung für das beanspruchte Anwendungsgebiet
Otriven 0,1 % Nasentropfen Nasentropfen	**Xylometazolin-hydrochlorid** 1 mg (Konservierungsmittel: Benzalkoniumchlorid)	10 ml	3,02	**Auch geeignet** bei Schnupfen für Schulkinder und Erwachsene als schleimhautabschwellendes Mittel zur kurzzeitigen Anwendung. Präparate ohne Konservierungsstoffe sind vorzuziehen. **Mit Einschränkung geeignet** bei Nebenhöhlenentzündung zur kurzzeitigen Anwendung. Das Mittel kann den Sekretabfluss unterstützen. Die bislang vorliegenden Studien reichen noch nicht aus, um die therapeutische Wirksamkeit abschließend nachzuweisen. → Seite 231
Otriven Pflege mit Dexpanthenol Nasenspray	**Dexpanthenol** 50 mg (ohne Konservierungsmittel)	20 ml	5,25	**Geeignet** bei Schnupfen, um die Nasenschleimhaut zu befeuchten und zu pflegen. → Seite 230
Rhinex Nasenspray mit Naphazolin 0,05 % Nasenspray	**Naphazolin-hydrochlorid** 0,5 mg (Konservierungsmittel: Benzalkoniumchlorid)	10 ml	2,99	**Auch geeignet** bei Schnupfen für Schulkinder und Erwachsene als schleimhautabschwellendes Mittel zur kurzzeitigen Anwendung. Präparate ohne Konservierungsstoffe sind vorzuziehen. **Mit Einschränkung geeignet** bei Nebenhöhlenentzündung zur kurzzeitigen Anwendung. Das Mittel kann den Sekretabfluss unterstützen. Die bislang vorliegenden Studien reichen noch nicht aus, um die therapeutische Wirksamkeit abschließend nachzuweisen. → Seite 231
Rhinoguttae Argenti diacetylotannici proteinici 3 % SR Nasentropfen	**Silbereiweiß-Azetyltannat** 30 mg (Konservierungsmittel: Chlorhexidin-diglukonat)	10 ml	6,16	**Wenig geeignet** bei Schnupfen, weil die therapeutische Wirksamkeit nicht ausreichend nachgewiesen ist. → Seite 230
Rhinomer 1 (Soft)	**Isotonisiertes Meerwasser** (ohne Konservierungsmittel)	115 ml	10,98	**Geeignet** bei Schnupfen, um die Nasenschleimhaut zu befeuchten und zu reinigen. Medizinprodukt. → Seite 231
2 (Medium)	(ohne Konservierungsmittel)	135 ml	10,98	
3 (Intensiv) Lösung	(ohne Konservierungsmittel)	135 ml	10,98	
Rhinomer Nasenspray Nasenspray	(ohne Konservierungsmittel)	20 ml	5,40	
Rhinopront Kombi Tabletten Tabletten	**Pseudoephedrin-hydrochlorid** 60 mg + **Triprolidin-hydrochlorid** 2,5 mg	20 Stück	5,65	**Wenig geeignet** bei Schnupfen. Nicht sinnvolle Kombination. → Seite 233
Rhinospray plus bei Schnupfen Dosierspray	**Tramazolin-hydrochlorid** 1,264 mg (Konservierungsmittel: Benzalkoniumchlorid)	10 ml	5,65	**Auch geeignet** bei Schnupfen für Schulkinder und Erwachsene als schleimhautabschwellendes Mittel zur kurzzeitigen Anwendung. Präparate ohne Konservierungsstoffe sind vorzuziehen. **Mit Einschränkung geeignet** bei Nebenhöhlenentzündung zur kurzzeitigen Anwendung. Das Mittel kann den Sekretabfluss unterstützen. Die bislang vorliegenden Studien reichen noch nicht aus, um die therapeutische Wirksamkeit abschließend nachzuweisen. → Seite 231
Rhinospray bei Schnupfen Nasenspray	1,264 mg (Konservierungsmittel: Benzalkoniumchlorid)	12 ml	5,65	

Schnupfen, Nebenhöhlenentzündung Fortsetzung

Handelsname Darreichungsform	Zusammensetzung pro 1 ml/1 g oder wie angegeben bzw. pro abgeteilte Einheit	Kleinste Packungsgröße	Unverb. Preis in Euro	Bewertung für das beanspruchte Anwendungsgebiet
schnupfen endrine Spray 0,1 % Nasenspray	**Xylometazolin-hydrochlorid** 1 mg (Konservierungsmittel: Benzalkoniumchlorid)	10 ml	4,86	**Auch geeignet** bei Schnupfen für Schulkinder und Erwachsene als schleimhautabschwellendes Mittel zur kurzzeitigen Anwendung. Präparate ohne Konservierungsstoffe sind vorzuziehen. → Seite 231
schnupfen endrine Tropfen 0,1 % Nasentropfen	1 mg (Konservierungsmittel: Benzalkoniumchlorid)	10 ml	4,86	
Sinuforton Kapseln mit Anis bei Erkältung Kapseln	**Anisöl** 30 mg + **Auszug aus Primelwurzel** 36 mg + **Auszug aus Thymiankraut** 70 mg	20 Stück	6,97	**Mit Einschränkung geeignet** bei Schnupfen, um den zähflüssigen Schleim zu lösen. Die bislang vorliegenden Studien reichen noch nicht aus, um die therapeutische Wirksamkeit abschließend nachzuweisen. → Seite 236
Sinuforton Saft bei Erkältung Saft	Auszüge aus **Primelwurzel** 3,25 mg + **Thymiankraut** 22,5 mg	100 ml	7,97	**Mit Einschränkung geeignet** bei Schnupfen, um den zähflüssigen Schleim zu lösen. Die bislang vorliegenden Studien reichen noch nicht aus, um die therapeutische Wirksamkeit abschließend nachzuweisen. → Seite 236
Sinupret Dragees	**Enzianwurzel** 6 mg + **Holunderblüten** 18 mg + **Primelblüten** 18 mg + **Sauerampferkraut** 18 mg + **Verbenenkraut** 18 mg	50 Stück	10,20	**Wenig geeignet** bei Nebenhöhlenentzündung, weil die therapeutische Wirksamkeit dieser Kombination nicht ausreichend nachgewiesen ist. Nicht sinnvolle Kombination. → Seite 236
forte Dragees	**Enzianwurzel** 12 mg + **Holunderblüten** 36 mg + **Primelblüten** 36 mg + **Sauerampferkraut** 36 mg + **Verbenenkraut** 36 mg	20 Stück	8,65	
Sinupret Saft Saft	10 g Auszug aus **Enzianwurzel** + **Holunderblüten** + **Primelblüten** + **Sauerampferkraut** + **Verbenenkraut** (Verhältnis 1:3:3:3:3) pro 100 g *Enthält 8% Alkohol*	100 ml	9,10	
Sinupret LIQUITABS Tabletten zur Herstellung einer Suspension	**Enzianwurzel** 6 mg + **Holunderblüten** 18 mg + **Primelblüten** 18 mg + **Sauerampferkraut** 18 mg + **Verbenenkraut** 18 mg	30 Stück	7,65	
Sinupret Tropfen	29 g Auszug aus **Enzianwurzel** + **Holunderblüten** + **Primelblüten** + **Sauerampferkraut** + **Verbenenkraut** (Verhältnis 1:3:3:3:3) pro 100 g *Enthält 19% Alkohol*	100 g	10,20	

Hinweise zu den Tabellenspalten → Seite 34, zur Auswahl der Arzneimittel → Seite 28, zur Grundlage der Bewertung → Seiten 29, 33

Schnupfen, Nebenhöhlenentzündung Fortsetzung

Handelsname Darreichungsform	Zusammensetzung pro 1 ml/1 g oder wie angegeben bzw. pro abgeteilte Einheit	Kleinste Packungsgröße	Unverb. Preis in Euro	Bewertung für das beanspruchte Anwendungsgebiet
Snup akut Nasenspray 0,05%	**Xylometazolin-hydrochlorid** 0,5 mg (ohne Konservierungsmittel)	15 ml	2,70	**Geeignet** bei Schnupfen für Kinder zwischen 2 und 6 Jahren als schleimhautabschwellendes Mittel zur kurzzeitigen Anwendung. **Mit Einschränkung geeignet** bei Nebenhöhlenentzündung zur kurzzeitigen Anwendung. Das Mittel kann den Sekretabfluss unterstützen. Die bislang vorliegenden Studien reichen noch nicht aus, um die therapeutische Wirksamkeit abschließend nachzuweisen. → Seite 231
Snup Schnupfenspray 0,05%	0,5 mg (ohne Konservierungsmittel)	10 ml	1,94	
Snup akut Nasenspray 0,1%	1 mg (ohne Konservierungsmittel)	15 ml	4,57	**Geeignet** bei Schnupfen für Schulkinder und Erwachsene als schleimhautabschwellendes Mittel zur kurzzeitigen Anwendung. **Mit Einschränkung geeignet** bei Nebenhöhlenentzündung zur kurzzeitigen Anwendung. Das Mittel kann den Sekretabfluss unterstützen. Die bislang vorliegenden Studien reichen noch nicht aus, um die therapeutische Wirksamkeit abschließend nachzuweisen. → Seite 231
Snup Schnupfenspray 0,1% Nasenspray	1 mg (ohne Konservierungsmittel)	10 ml	3,17	
stas Nasenspray E Dosierspray	**Xylometazolin-hydrochlorid** 1 mg (Konservierungsmittel: Benzalkoniumchlorid)	10 ml	3,49	**Auch geeignet** bei Schnupfen für Schulkinder und Erwachsene als schleimhautabschwellendes Mittel zur kurzzeitigen Anwendung. Präparate ohne Konservierungsstoffe sind vorzuziehen. → Seite 231
stas Nasenspray E Nasenspray	1 mg (Konservierungsmittel: Benzalkoniumchlorid)	10 ml	2,46	
WICK Sinex Dosierspray	**Oxymetazolin-hydrochlorid** 0,5 mg (Konservierungsmittel: Chlorhexidin-diglukonat, Benzalkoniumchlorid)	10 ml	5,59	**Auch geeignet** bei Schnupfen für Schulkinder und Erwachsene als schleimhautabschwellendes Mittel zur kurzzeitigen Anwendung. Präparate ohne Konservierungsstoffe sind vorzuziehen. **Mit Einschränkung geeignet** bei Nebenhöhlenentzündung zur kurzzeitigen Anwendung. Das Mittel kann den Sekretabfluss unterstützen. Die bislang vorliegenden Studien reichen noch nicht aus, um die therapeutische Wirksamkeit abschließend nachzuweisen. → Seite 231
WICK Sinex	0,5 mg (Konservierungsmittel: Chlorhexidin-diglukonat, Benzalkoniumchlorid)	15 ml	4,59	
WICK Sinex avera Nasenspray Nasenspray	0,5 mg (Konservierungsmittel: Chlorhexidin-diglukonat, Benzalkoniumchlorid)	15 ml	5,97	

Hinweise zu den Tabellenspalten → Seite 34, zur Auswahl der Arzneimittel → Seite 28, zur Grundlage der Bewertung → Seiten 29, 33

Husten

Husten ist ein wichtiger Schutzreflex und ein sinnvoller Reinigungsvorgang, mit dem der Organismus störende Fremdkörper aller Art (Staub, Brotkrümel, Schmutzpartikel aus der Luft, Krankheitskeime) aus den Atemwegen hinausbefördert. Um das Abhusten zu erleichtern, werden die Partikel mit Schleim umhüllt, sodass sie ausgespuckt werden können. Jeder Mensch produziert deshalb in den Bronchien zirka 100 Milliliter Schleim pro Tag.

Bei einer Erkältung entzündet sich die Bronchialschleimhaut (Bronchitis). Dadurch entsteht ein häufiger und starker Hustenreiz. Die entzündeten Bronchien sondern vermehrt zähes Sekret ab. Dieses bremst die Tätigkeit der Flimmerhärchen, die die Bronchien auskleiden und normalerweise dafür sorgen, dass störende Partikel abgehustet werden.

Zu unterscheiden ist die akute von der chronischen Bronchitis. Eine akute Bronchitis dauert vier bis sieben Tage und tritt meist im Zusammenhang mit einer Erkältung (→ Seite 208) oder einem grippalen Infekt auf und ist nach etwa einer Woche wieder vorbei. Als chronisch gilt eine Bronchitis, wenn der Husten mindestens drei Monate lang fast täglich auftritt und sich dies innerhalb von zwei aufeinanderfolgenden Jahren wiederholt. Hält er jahrelang an, nimmt die Anzahl der Flimmerhärchen in den Bronchien mit der Zeit immer weiter ab, sodass der Selbstreinigungsprozess der Bronchialschleimhaut nicht mehr gewährleistet ist, was meist in chronischer Atemnot und einer Überblähung der Lunge (Lungenemphysem) endet. Näheres zu diesem Krankheitsbild und seiner Behandlung lesen Sie im HANDBUCH MEDIKAMENTE der Stiftung Warentest oder im Internet unter www.medikamente-im-test.de.

Bei Kindern

Vorschulkinder haben oft fünf- bis sechsmal jährlich eine Bronchitis. Nur wenn sie länger als drei Wochen anhält, handelt es sich um eine „komplizierte Bronchitis“, die in eine chronische Bronchitis münden kann und weitergehende Maßnahmen erfordert.

Anzeichen und Beschwerden

Am Beginn steht meist ein trockener, oft schmerzhafter Reizhusten, der einige Tage nach den ersten Erkältungssymptomen (Schnupfen, Heiserkeit) auftritt. In dieser Zeit sind die Bronchien bereits gereizt, produzieren aber noch nicht viel Schleim. Erst auf dem Höhepunkt der Entzündung nach zwei bis drei Tagen bildet die Bronchialschleimhaut vermehrt Sekret, und der Husten wird „produktiv“. Der trockene Reizhusten legt sich und der vorher festsitzende Schleim kann abgehustet werden. Der Auswurf ist dann oft gelblich gefärbt.

Bei Kindern

Wenn ein Säugling oder Kleinkind kurzatmig ist und bei der Atmung ein Giemen oder Pfeifen auftritt, handelt es sich meist um eine obstruktive Bronchitis, die etwa 20 bis 30 Prozent der Kinder dieses Alters betrifft. Sie wird am Anfang in der Regel durch einen speziellen Virus (RS-Virus) ausgelöst, in der Folge kann sie auch durch einfache Erkältungsviren verursacht werden. Ungefähr 70 Prozent der betroffenen Kinder überwinden diese Erkrankung nach dem fünften Lebensjahr. Bei den restlichen Kindern entwickelt sich ein Asthma bronchiale.

Ursachen

Ein akuter Husten wird fast immer durch Erkältungsviren ausgelöst.

Auf dem festsitzenden Schleim können sich leicht Bakterien einnisten, sodass zusätzlich eine bakterielle Bronchitis entsteht. Bei Säuglingen, Kleinkindern und älteren Menschen, denen das Abhusten schwer fällt, sowie bei Lungenkranken ist das Risiko dafür besonders groß.

Bei anhaltendem Sodbrennen können die vor allem nachts im Liegen aus dem Magen aufsteigenden und eingeatmeten Säuretröpfchen die Bronchien schädigen und krampfartige Hustenanfälle auslösen.

Außerdem kann Husten als unerwünschte Wirkung von Arzneimitteln vorkommen, zum Beispiel von ACE-Hemmern (bei hohem Blutdruck). Dieser Husten ist immer „unproduktiv“, das heißt, es wird nicht vermehrt Schleim gebildet, sondern es besteht ein trockener Hustenreiz.

Darüber hinaus kann Husten im Zusammenhang mit einer Herzschwäche auftreten. Auch Tumoren in Lunge oder Bronchien sowie Tuberkulose können anhaltenden Husten provozieren.

Bei Kindern

Bei Kindern beruhen häufig auftretende Bronchitiden darauf, dass das Immunsystem noch nicht genügend Abwehrstoffe gegen die auslösenden Viren gebildet hat. An den Infekten reift diese Immunität. Trockener Reizhusten, der vor allem nachts auftritt, weist darauf hin, dass das Kind über die Nase nicht ausreichend ein- und ausatmen kann (z. B. aufgrund von vergrößerten Rachenmandeln oder Nasenpolypen). Er kann aber auch ein erstes Anzeichen für eine Asthmaerkrankung sein. Tritt zusätzlich Erbrechen auf, kann sich dahinter ein Keuchhusten verbergen. Bei einer Erkältung kommt es häufig vor, dass der Kehlkopf entzündlich gereizt ist, was einen rauen, bellenden Husten und Atemnot („Krupp-Husten") zur Folge hat.

Allgemeine Maßnahmen

Allgemein wird empfohlen, viel zu trinken (zwei bis drei Liter täglich), damit der Schleim flüssig bleibt und besser abgehustet werden kann. Diese Empfehlung fußt aber nicht auf klinischen Untersuchungen, sondern entspringt vielmehr der Erfahrung. Eventuell kann viel trinken auch riskant sein, vor allem bei Patienten mit einer Herzschwäche, da die vermehrt aufgenommene Flüssigkeit nicht schnell genug wieder ausgeschieden wird und so den Kreislauf zusätzlich belastet. Bei Kindern genügt die normale Flüssigkeitsmenge.

Sorgen Sie dafür, dass die Raumluft nicht zu trocken ist. Sie können sie anfeuchten, indem Sie nasse Tücher über die Heizung hängen oder Wasserschalen aufstellen. Auch Zimmerpflanzen sorgen für eine höhere Luftfeuchtigkeit.

Warme Dämpfe fördern die Durchblutung in den Schleimhäuten, befeuchten die Atemwege und tragen dazu bei, dass sich der Schleim verflüssigt. Gießen Sie kochendes Wasser in eine große Schüssel, decken Sie Kopf und Schultern mit einem großen Frotteehandtuch ab und atmen Sie die aufsteigenden Dämpfe mit geschlossenen Augen durch die Nase ein. Bei Asthmatikern oder Personen mit überempfindlichen Atemwegen kann es vorkommen, dass sich durch das Inhalieren die Bronchien verengen. Dann sollten Sie das Inhalieren abbrechen.

Hustenbonbons sorgen für eine vermehrte Speichelproduktion, was ebenfalls dazu beiträgt, dass der Hustenreiz nachlässt. Achten Sie darauf, dass die Mittel möglichst keinen Zucker (→ Seite 181) enthalten.

Dass Sie das Rauchen aufgeben sollten, versteht sich von selbst.

Bei Kindern

Es ist besonders darauf zu achten, dass das Kind genügend trinkt, aber auch nicht mehr als sonst. Häufige kleine Mengen sind besser als wenige große, die bei starkem Husten leicht Erbrechen hervorrufen können.

Warme Brustwickel mit Lavendelöl können den Hustenreiz lindern (auch bei Erwachsenen).

Wann zum Arzt?

Wenn der Husten länger als drei Wochen anhält, sollten Sie einen Arzt aufsuchen, der über die weitere Behandlung entscheiden wird.

Eine chronische Bronchitis muss immer ärztlich behandelt werden.

Insbesondere ältere Menschen und chronisch Kranke sollten bei länger andauerndem Husten besser einen Arzt aufsuchen.

Bei Kindern

Hat ein Kind erstmalig eine obstruktive Bronchitis oder besteht Kurzatmigkeit, ist ein Arztbesuch erforderlich.

Behandlung mit Medikamenten

Husten brauchen Sie nicht medikamentös zu behandeln. Er heilt von selbst oder mithilfe von Hausmitteln (siehe Abschnitt „Allgemeine Maßnahmen") innerhalb von vier bis sieben Tagen ab.

Der hustenstillende Wirkstoff (→ Seite 250) Dextromethorphan ist geeignet, den Hustenreiz zu dämpfen, vor allem bei trockenem Reizhusten. Die beiden anderen Wirkstoffe aus dieser Gruppe – Dropropizin und Pentoxyverin – sind in ihrer therapeutischen Wirksamkeit weniger gut belegt und deshalb nur mit Einschränkung geeignet. Sobald der Husten „produktiv" wird, sollten Sie auf hustenstillende Mittel verzichten.

Wenn der Husten bereits produktiv ist, ist es sinnvoll, dafür zu sorgen, dass sich festsitzender Schleim löst und abgehustet werden kann. Dafür eignen sich in erster Linie allgemeine Maßnahmen (→ nebenstehend). Sekretlösende Mittel (→ Seite 252), auch Mukolytika oder Expektoranzien genannt, wie Ambroxol und Azetylzystein, und pflanzliche Hustenmittel (→ Seite 255) mit sekretlösenden Wirkstoffen (Cineol, Efeu, Fenchel, Myrtol, Thymian) sowie Pflanzliche Kombinationen: Sekretlösende Mittel (→ Seite 257) sind dafür mit Einschränkung geeignet. Bei all diesen Substanzen sind die Studienergebnisse zur therapeutischen Wirksamkeit noch relativ unklar.

Wenn Sie tagsüber lästigen Hustenreiz lindern wollen, sind pflanzliche Hustenmittel, die Schleimstoffe enthalten (Eibisch, Isländisch Moos, Spitzwegerich), mit Einschränkung geeignet. Sie lindern das kratzende Gefühl im Hals und können dazu beitragen, dass der Hustenreiz nachlässt.

Mittel mit Bromhexin sind wenig geeignet. Dieser Wirkstoff wird im Körper zu Ambroxol abgebaut, das dann die eigentlich wirksame Substanz ist. Darüber hinaus wird Bromhexin schlechter vertragen als Ambroxol. Da Ambroxol selbst als Medikament zur Verfügung steht, gelten Mittel mit Bromhexin heute als überholt. Präparate mit dem Wirkstoff Guaifenesin sind ebenfalls wenig geeignet, weil die therapeutische Wirksamkeit nicht ausreichend nachgewiesen ist.

Ein Mittel mit einem Extrakt aus der Wurzel von Pelargonium (→ Seite 254) ist mit Einschränkung geeignet. Die bisher vorliegenden Studienergebnisse bei akuter Bronchitis lassen noch keine klare Aussage zur therapeutischen Wirksamkeit zu.

Husten- und Bronchialtees (→ Seite 258) können dazu beitragen, dass sich der Schleim gut löst oder der Hustenreiz etwas nachlässt. Dafür gelten sie als „mit Einschränkung geeignet".

Hustenanfälle, die dadurch entstehen, dass Magensaft in die Speiseröhre zurückfließt (Refluxkrankheit), was oft unbemerkt bleibt, können die genannten Mittel nicht bessern. Sie verschwinden nur, indem das bei Refluxkrankheit meist auftretende „Sodbrennen" (→ Seite 277) konsequent behandelt wird.

Anthroposophische, homöopathische und traditionell angewendete Mittel

Zu den meistgekauften Mitteln gehören auch *Monapax* Saft und Tropfen. Dabei handelt es sich um homöopathische Präparate, die sich nach den Grundsätzen dieses Buches nicht bewerten lassen und deshalb nicht näher besprochen werden. Allgemeine Informationen hierzu finden Sie im Abschnitt „Homöopathische Mittel" (→ Seite 21).

Beim Kauf von Kräutertee beachten

Kräutertee ist unterschiedlich verpackt – lose, eingeschweißt, in durchsichtigem Zellophan oder in einer Faltschachtel aus Pappe. Wenn Sie sichergehen wollen, dass die Kräuter ihre ätherischen Öle und Inhaltsstoffe auch nach längerer Lagerung noch bewahrt haben, sollten Sie darauf achten, dass lose Blätter, Blüten, Wurzeln oder Samen sowie gepulverte Ware luftdicht eingeschweißt und vor Feuchtigkeit und Licht geschützt verpackt sind.

Wenn Sie den Tee in der Apotheke kaufen, dürfen Sie sicher sein, qualitätsgeprüfte Ware zu bekommen. In Drogerie- oder Supermärkten ist das nicht unbedingt der Fall. Ungeprüfte Ware kann Verunreinigungen wie Insekten, Schneckengehäuse, Metallteile enthalten, von Schimmelpilzen befallen sein oder aufgrund falscher Lagerung zu wenig ätherische Öle enthalten.

Hustenstillende Mittel

Dextromethorphan

Hustenstiller-ratiopharm Dextromethorphan, NeoTussan, Silomat DMP, Wick Husten-Pastillen/-Sirup gegen Reizhusten

Dropropizin

Larylin Husten-Stiller

Pentoxyverin

Sedotussin, Silomat Pentoxyverin

Dextromethorphan und Pentoxyverin unterdrücken den Hustenreiz, indem sie den Hustenreflex über das zentrale Nervensystem hemmen. Die therapeutische Wirksamkeit von Dextromethorphan ist gut belegt, das Mittel ist zur kurzzeitigen Behandlung von Husten ohne Auswurf geeignet. Allerdings ist Dextromethorphan in *Wick Husten-Pastillen gegen Reizhusten mit Honig* vergleichsweise niedrig dosiert. Um den Wirkstoff in ausreichender Menge einzunehmen, müssen Sie täglich mindestens zehn Pastillen lutschen.

Dropropizin setzt die Reizschwelle für bestimmte Nervenbindestellen in den Bronchien („Hustenrezeptoren") herab und blockiert diese Rezeptoren, sodass der Hustenreflex unterbrochen wird.

Pentoxyverin hat sowohl zentrale wie auch periphere Wirkungen und wirkt vermutlich über beide Mechanismen. Die therapeutische Wirksamkeit ist für Dropropizin und Pentoxyverin weniger gut belegt als für Dextromethorphan. Sie sind deshalb nur mit Einschränkung geeignet.

Anwendung

Alle Mittel sollten Sie vorzugsweise abends anwenden, und zwar nur solange der Husten nicht „produktiv" ist, also noch kein Schleim abgehustet werden kann, sonst sammelt sich das Sekret in den Bronchien. Zum einen bildet es dann einen guten Nährboden für Bakterien, zum anderen behindert es die Atmung.

Die Wirkung aller Mittel setzt innerhalb einer Stunde ein und hält etwa vier bis sechs Stunden vor.

Wenn Sie die Mittel abends vor dem Schlafengehen oder in der Nacht anwenden wollen, sollten Sie darauf achten, dass sie zuckerfrei (→ Seite 181) sind, sonst können sie Karies fördern.

ACHTUNG

Einige Mittel (siehe Tabelle) enthalten als Konservierungsstoff Parabene. Wenn Sie auf Parastoffe (→ Seite 585) allergisch reagieren, dürfen Sie diese Mittel nicht anwenden.

Wick Husten-Sirup gegen Reizhusten mit Honig: Dieses Mittel enthält Alkohol. Personen mit Alkoholproblemen dürfen es nicht einnehmen. Auch Leberkranke und Menschen mit Anfallleiden sollten den Alkoholgehalt berücksichtigen. Darüber hinaus kann Alkohol die Wirkung vieler Arzneimittel (z. B. Schlaf- und Beruhigungsmittel, Psychopharmaka, starke Schmerzmittel, einige Mittel bei hohem Blutdruck) verstärken.

Gegenanzeigen

Unter folgenden Bedingungen dürfen Sie keine hustenstillenden Mittel anwenden:

Dextromethorphan:
- Sie haben Asthma.
- Sie haben eine chronisch-obstruktive Bronchitis (COPD).
- Sie haben eine Lungenentzündung.
- Ihre Atmung ist anderweitig beeinträchtigt.

Wenn Ihre Leberfunktion eingeschränkt ist, sollte das Mittel nur in Rücksprache mit einem Arzt angewendet werden.

Dropropizin:
- Sie haben eine schwere Herz-Kreislauf-Erkrankung (z. B. koronare Herzkrankheit, Herzinfarkt).
- Die Funktion von Leber oder Nieren ist stark eingeschränkt.

Pentoxyverin: Diese Mittel sollten Sie nicht anwenden, wenn die Funktion Ihrer Leber stark eingeschränkt ist.

Unter folgenden Bedingungen sollten Sie Pentoxyverin nur nach Rücksprache mit einem Arzt anwenden:
- Die Funktion Ihrer Nieren ist stark eingeschränkt.
- Der Augeninnendruck ist erhöht (Glaukom).
- Ihre Prostata ist vergrößert und Sie haben Beschwerden beim Wasserlassen.

Wechselwirkungen mit Medikamenten

Wenn Sie noch andere Medikamente nehmen, ist zu beachten:

Hustenblocker dürfen Sie nicht gleichzeitig mit sekretlösenden Mitteln anwenden, weil sich beide in ihrer Wirkung gegenseitig blockieren.

Dextromethorphan: Bei gleichzeitiger Einnahme von MAO-Hemmern (z. B. Tranylcypromin, bei Depressionen, Parkinsonkrankheit) können Erregungszustände und hohes Fieber auftreten.

Dropropizin: Dieses Mittel kann die Wirkung von blutdrucksenkenden Mitteln verstärken.

Dextromethorphan, Pentoxyverin: Diese Wirkstoffe können die Wirkung von Mitteln, die die Gehirnfunktion dämpfen, verstärken. Dazu gehören zum Beispiel Benzodiazepine (bei Angst), Schlafmittel, Mittel bei Depressionen und Psychosen sowie einige Antihistaminika (bei Allergien).

Wechselwirkungen mit Speisen und Getränken

Wenn Sie Alkohol trinken, machen alle Mittel stärker müde.

UNERWÜNSCHTE WIRKUNGEN

▶ **Keine Maßnahmen erforderlich**

Dextromethorphan: Dieser Wirkstoff löst bei 1 von 10 Behandelten leichte Übelkeit und Schwindel aus. Wenn Sie das Mittel absetzen, legt sich beides wieder.

Dropropizin: Bei 1 bis 10 von 1 000 Behandelten kommt es zu Müdigkeit und Magen-Darm-Beschwerden (z. B. leichter Durchfall). Wenn Sie das Mittel absetzen, legt sich das wieder.

Pentoxyverin: Bei 1 bis 10 von 1 000 Behandelten tritt Müdigkeit auf. Bei 1 bis 10 von 100 Behandelten kommt es zu Magen-Darm-Beschwerden. Wenn Sie das Mittel absetzen, verschwinden die Symptome wieder.

▶ **Muss beobachtet werden**

Dextromethorphan, Pentoxyverin: Selten kommt es vor, dass als Zeichen einer Unverträglichkeitsreaktion die Haut juckt und sich rötet oder dass sich die Atemwege krampfartig verengen. Treten Atembeschwerden auf, sollten Sie einen Arzt aufsuchen. Bei allergischen Hauterscheinungen setzen Sie das Mittel ab. Haben sich die Hauterscheinungen (→ Seite 14) auch einige Tage danach nicht merklich gebessert, sollten Sie ebenfalls einen Arzt aufsuchen.

Dextromethorphan: Wenn die Atmung langsamer wird oder wenn Ihnen beim Aufstehen schwindelig oder schwarz vor Augen wird, sollten Sie die Dosis verringern.

Dropropizin: Wenn die Haut sich verstärkt rötet und juckt, reagieren Sie vermutlich allergisch auf das Mittel. Dann sollten Sie es absetzen. Sind die Hauterscheinungen (→ Seite 14) einige Tage später nicht deutlich abgeklungen, sollten Sie einen Arzt aufsuchen.

Selten kann vermehrt Herzklopfen auftreten oder der Blutdruck absinken, was sich durch Schwindel bemerkbar macht. Vermutlich ist Dropropizin dann zu hoch dosiert. Verringern Sie dann die Dosis oder setzen Sie das Mittel ab.

▶ Sofort zum Arzt

Dextromethorphan: Wenn Sie unter Atemwegserkrankungen wie zum Beispiel Asthma leiden, kann es in seltenen Fällen vorkommen, dass sich Wasser in der Lunge sammelt und die Atmung noch stärker erschwert ist. Auch Asthmaanfälle können ausgelöst werden. Dann sollten Sie umgehend einen Arzt aufsuchen.

Dropropizin: Wenn zusätzlich zu Hautausschlag und Juckreiz Herzrasen, Atemnot, Schwäche und Schwindel auftreten, müssen Sie die Anwendung sofort abbrechen und unverzüglich einen Notarzt (Telefon 112) rufen, weil es sich um eine lebensbedrohliche Allergie (→ Seite 14) handeln kann. Diese tritt aber nur in Einzelfällen auf.

HINWEISE

Für Kinder unter 14 Jahren

Hustenblocker sollten Sie bei Kindern nur kurzzeitig einsetzen (z. B. ein bis zwei Tage lang abends, um einen ruhigen Schlaf zu ermöglichen). Anhaltender Husten kann ein Hinweis auf beginnendes Asthma sein und darf nicht ständig mit Hustenblockern unterdrückt werden.

Beachten Sie auch unbedingt die Dosierungsangaben für Kinder in der Packungsbeilage.

Dextromethorphan: Diesen Wirkstoff dürfen Sie bei Kindern unter zwei Jahren nur anwenden, wenn der Arzt dies ausdrücklich befürwortet hat. Geben Sie dem Kind das Mittel dann vorzugsweise als Saft.

Dropropizin: Diesen Wirkstoff dürfen Sie bei Kindern unter zwölf Jahren nicht anwenden.

Pentoxyverin: Mittel mit diesem Wirkstoff dürfen Sie bei Kindern in den ersten sechs Lebensmonaten nicht einsetzen. Kindern unter zwei Jahren sollten Sie die Mittel nur nach vorheriger Rücksprache mit einem Arzt geben, weil es sein kann, dass der Wirkstoff die Atmung beeinträchtigt. Kinder, die zu Krampfanfällen neigen, sollten Sie während der Anwendung genau beobachten.

Da andere, besser verträgliche Mittel zur Verfügung stehen, sollten Sie diesen bei Kindern generell den Vorzug geben.

Wick Husten-Sirup gegen Reizhusten mit Honig: Bedenken Sie, dass dieses Präparat Alkohol enthält. Mittel ohne Alkohol sind vorzuziehen.

Für Schwangerschaft und Stillzeit

In der Stillzeit sollten Sie keines der Mittel einnehmen, weil alle Wirkstoffe in die Muttermilch übergehen und beim Säugling Atemstörungen auslösen können.

Dextromethorphan: Diesen Wirkstoff können Sie während der gesamten Schwangerschaft anwenden. Es gibt bisher keine Hinweise, dass die Einnahme das Ungeborene schädigt. Sie sollten Dextromethorphan aber nur für kurze Zeit und nur nach Rücksprache mit einem Arzt anwenden.

Dropropizin, Pentoxyverin: Diese Mittel dürfen Sie in der Schwangerschaft nicht anwenden.

Wick Husten-Sirup gegen Reizhusten mit Honig: Bedenken Sie, dass dieses Präparat Alkohol enthält. Mittel ohne Alkohol sind vorzuziehen.

Zur Verkehrstüchtigkeit

Alle hier aufgeführten Wirkstoffe können die Konzentrationsfähigkeit beeinträchtigen und müde machen. Sie sollten deshalb kein Fahrzeug lenken, keine Maschinen bedienen und keine Arbeiten ohne sicheren Halt verrichten.

Sekretlösende Mittel

Ambroxol

Ambrobeta, AmbroHEXAL, Ambroxol AL, Ambroxol-CT, Ambroxol Heumann, Ambroxol-ratiopharm, Ambroxol STADA, Expit, frenopect, LINDOXYL, Mucosolvan, Pädiamuc

Azetylzystein

ACC, Acemuc, Fluimucil, NAC-CT, NAC-ratiopharm, NAC-STADA

Bromhexin

Bisolvon, Bromhexin, Bromhexin BC

Guaifenesin

Fagusan, Wick Husten-Löser

Alle sekretlösenden Mittel sollen dazu beitragen, dass sich der festsitzende Schleim in den Bronchien löst und leichter abgehustet werden kann.

Das geschieht bei den verschiedenen Wirkstoffen auf unterschiedliche Art und Weise:
Ambroxol regt die Drüsenzellen der Bronchialschleimhaut an, mehr Sekret zu bilden. Dadurch ist der Schleim nicht mehr so klebrig und kann besser abgehustet werden. Der Wirkstoff gilt bei Husten als „mit Einschränkung geeignet".
Azetylzystein verflüssigt das Sekret, indem es über chemische Prozesse den Schleim weniger zäh macht. Auch dieser Wirkstoff wird als „mit Einschränkung geeignet" bewertet.
Bromhexin wird im Körper zu Ambroxol abgebaut, das dann die eigentlich wirksame Substanz ist. Da es Ambroxol selbst als Medikament gibt, gilt Bromhexin als Wirkstoff als „wenig geeignet", zumal Ambroxol besser vertragen wird.
Guaifenesin erhöht das Schleimvolumen und soll dadurch das festsitzende Sekret lösen. In hoher Dosis wirkt es auch beruhigend und macht müde. Im Vergleich zu den anderen sekretlösenden Mitteln ist dieser Wirkstoff weniger gut untersucht und wird deshalb als „wenig geeignet" erachtet.
Bei allen sekretlösenden Substanzen ist die therapeutische Wirksamkeit noch nicht ausreichend nachgewiesen. Zwar gibt es eine Reihe von Studien zu diesen Mitteln, die Datenlage ist jedoch weiterhin relativ unklar. Dass der Husten damit tatsächlich schneller abklingt als ohne diese Medikamente, ist noch nicht genügend belegt. Mehr als eine unterstützende Wirkung bei Husten ist von diesen Mitteln nach jetzigem Kenntnisstand nicht zu erwarten. Wenn einer der Wirkstoffe angewendet werden soll, sind Mittel mit Ambroxol den anderen Wirkstoffen vorzuziehen, weil diese Substanz am besten untersucht ist.
Unklar ist, ob die Wirkstoffe überhaupt in die Bronchien gelangen, wenn sie eingenommen werden. Auch das Inhalieren der in heißem Wasser gelösten Tropfen oder Lösung ist keine Garantie dafür, dass die Wirkstoffe die Bronchialschleimhaut erreichen. Davon ist nur auszugehen, wenn ein leistungsstarker elektrischer Vernebler benutzt wird. Solche Geräte gibt es normalerweise nicht für den Hausgebrauch, sie stehen vorwiegend in Arztpraxen zur Verfügung.

Anwendung

Sekretlösende Mittel wenden Sie zwei- bis viermal täglich an, anfangs auch häufiger.
Wenn sich der Husten nach acht bis zehn Tagen nicht löst, sollten Sie die Mittel nicht weiter verwenden und einen Arzt aufsuchen.
Wenn Sie die Mittel in den ersten Tagen mit einem hustenstillenden Wirkstoff (z. B. Dextromethorphan) kombinieren, dürfen Sie die sekretlösenden Mittel nur bis zum Nachmittag anwenden. Nehmen Sie sie später ein oder am Abend, blockieren Sie mit den hustenstillenden Mitteln, die Sie vorzugsweise abends oder vor dem Schlafengehen einnehmen, das Abhusten schon gelösten Schleims. Dieser staut sich dann in den Bronchien und bietet Bakterien einen guten Nährboden.

Ambroxol: Dieses Mittel muss hoch genug dosiert werden, damit es wirkt. In den ersten zwei bis drei Tagen sollten Sie täglich insgesamt 120 Milligramm davon einnehmen, anschließend können Sie die Dosis verringern.

Guaifenesin: Von diesem Mittel dürfen Sie nicht mehr als sechs Messbecher (6 mal 15ml) täglich einnehmen und nicht länger als drei bis fünf Tage hintereinander. Wollen Sie es länger anwenden, sollten Sie Rücksprache mit einem Arzt halten. Keinesfalls dürfen Sie das Mittel länger als zwei Wochen hintereinander anwenden.

Achtung

Einige Mittel (siehe Tabelle) enthalten Alkohol. Personen mit Alkoholproblemen dürfen sie nicht einnehmen. Auch Leberkranke und Menschen mit Anfallleiden sollten den Alkoholgehalt berücksichtigen. Darüber hinaus kann Alkohol die Wirkung vieler Arzneimittel (z. B. Schlaf- und Beruhigungsmittel, Psychopharmaka, starke Schmerzmittel, einige Mittel bei hohem Blutdruck) verstärken.
Einige Mittel (siehe Tabelle) enthalten als Konservierungsstoff Parabene. Wenn Sie auf Parastoffe (→ Seite 585) allergisch reagieren, dürfen Sie diese Mittel nicht anwenden.

Gegenanzeigen

Wenn Sie Asthma haben, dürfen Sie die Mittel nicht inhalieren, weil sich die Bronchien dabei verkrampfen können, was Atemnot auslöst.

Ambroxol, Bromhexin: Wenn die Funktion ihrer Leber oder Niere stark eingeschränkt ist, sollten Sie dieses Mittel nur anwenden, wenn der Arzt Nutzen und Risiken sorgfältig abgewogen hat.

Meist ist dann eine niedrigere Dosierung sinnvoll.

Azetylzystein: Wenn Sie ein Magen- oder Zwölffingerdarmgeschwür haben oder an Asthma leiden, sollte der Arzt ebenfalls Nutzen und Risiken einer Anwendung dieses Mittels sorgfältig abwägen.

Guaifenesin: Dieses Mittel dürfen Sie nicht einnehmen, wenn Sie an einer Magen-Darm-Erkrankung leiden. Wenn Ihre Nieren nur eingeschränkt arbeiten, dürfen Sie das Mittel nur nach Rücksprache mit einem Arzt einnehmen.

Wechselwirkungen mit Medikamenten

Wenn Sie noch andere Medikamente nehmen, ist zu beachten, dass Sie die sekretlösenden Mittel nicht gleichzeitig mit Hustenblockern einnehmen, weil sich der Schleim in den Bronchien staut, wenn der Hustenreiz unterdrückt wird.

Azetylzystein: Wenn Sie gleichzeitig Antibiotika mit Penizillin einnehmen, sollten sie Azetylzystein im Abstand von zwei Stunden anwenden.

Guaifenesin: Wenn Sie dieses Mittel gleichzeitig mit Beruhigungsmitteln anwenden, kann sich deren Wirkung verstärken.

Unerwünschte Wirkungen

▶ **Keine Maßnahmen erforderlich**

Übelkeit, Erbrechen, Durchfall (bei weniger als 1 von 100 Behandelten).

▶ **Muss beobachtet werden**

Wenn die Haut sich verstärkt rötet und juckt, reagieren Sie vermutlich allergisch auf das Mittel. Auch Nasenbluten kann ein Hinweis auf eine solche Überempfindlichkeitsreaktion sein. Dann sollten Sie es absetzen. Sind die Hauterscheinungen (→ Seite 14) einige Tage später nicht deutlich abgeklungen, sollten Sie einen Arzt aufsuchen.

▶ **Sofort zum Arzt**

Wenn starker Hautausschlag, Juckreiz, Herzrasen, Atemnot, Schwäche und Schwindel auftreten, müssen Sie die Anwendung sofort abbrechen und unverzüglich den Notarzt (Telefon 112) rufen, weil es sich um eine lebensbedrohliche Allergie (→ Seite 14) handeln kann.

Hinweise

Für Kinder unter 14 Jahren

Von den meisten Präparaten gibt es spezielle Zubereitungen für Kinder. Inhalieren sollten Kinder diese Mittel jedoch nicht, weil der Sekretfluss dann zu stark werden und Atemnot auslösen kann.

Ambroxol, Azetylzystein, Bromhexin: Diese Mittel sollten bei Kindern unter zwei Jahren nur nach sorgfältiger Abwägung von Nutzen und Risiken und unter ärztlicher Aufsicht angewendet werden. Achten Sie bei älteren Kindern darauf, dass Sie die im Beipackzettel empfohlene Dosis korrekt einhalten.

Guaifenesin: Dieses Mittel dürfen Sie nicht bei Kindern unter 14 Jahren anwenden. Da es ohnehin als „wenig geeignet" bewertet ist, sollten Sie auch bei älteren Kindern darauf verzichten.

Bedenken Sie, dass einige Mittel (siehe Tabelle) Alkohol enthalten. Mittel ohne Alkohol sind vorzuziehen.

Für Schwangerschaft und Stillzeit

Für die Anwendung von Ambroxol oder Azetylzystein in Schwangerschaft oder Stillzeit liegen keine umfassenden Erfahrungen vor. Wenn der Husten mit Inhalieren oder allgemeinen Maßnahmen jedoch nicht ausreichend zu lindern ist, können Sie die Mittel anwenden. Halten Sie vorher sicherheitshalber Rücksprache mit einem Arzt.

Bedenken Sie auch, dass einige Mittel (siehe Tabelle) Alkohol enthalten. Mittel ohne Alkohol sind vorzuziehen.

Pflanzliches Mittel

Pelargonium

Umckaloabo

Dieses Mittel enthält einen Extrakt aus der Wurzel der südafrikanischen Kaplandpelargonie. Der Wirkmechanismus ist noch weitgehend unklar. Nach experimentellen Untersuchungen sollen die darin enthaltenen Substanzen antibakteriell und schleimlösend wirken und das Immunsystem unspezifisch anregen, mit Krankheitskeimen, vor allem Viren, besser fertig zu werden. Außerdem soll der Extrakt dazu beitragen, dass sich Viren oder Bakterien schlechter an die Schleimhaut von Nase, Mund, Rachen und Mandeln anheften können.

Die bisherigen Studienergebnisse an Erwachsenen mit akuter Bronchitis lassen noch keine klare Aussage zur therapeutischen Wirksamkeit des Mittels zu. Auch liegen keine veröffentlichten Studien zur Behandlung von Kindern mit einer akuten Bronchitis vor. *Umckaloabo* wird aber gerade bei Kindern häufig angewendet. Zur Behandlung der akuten Bronchitis ist das Mittel mit Einschränkung geeignet.

ANWENDUNG

Bessern sich die Beschwerden innerhalb einer Woche nicht deutlich oder hält hohes Fieber trotz der Behandlung mehrere Tage an, sollten Sie einen Arzt aufsuchen. Länger als drei Wochen sollten sie das Mittel nicht anwenden.

ACHTUNG

Die Tropfen enthalten Alkohol. Personen mit Alkoholproblemen dürfen das Mittel nicht einnehmen. Auch Leberkranke und Menschen mit Anfallleiden sollten den Alkoholgehalt berücksichtigen. Darüber hinaus kann Alkohol die Wirkung vieler Arzneimittel (z. B. Schlaf- und Beruhigungsmittel, Psychopharmaka, starke Schmerzmittel, einige Mittel bei hohem Blutdruck) verstärken.

Gegenanzeigen

Unter folgenden Bedingungen dürfen Sie das Mittel nicht anwenden:

- Sie haben eine erhöhte Neigung zu Blutungen oder werden wegen erhöhter Thrombosegefahr mit Medikamenten behandelt, die die Gerinnungsfähigkeit des Blutes herabsetzen.
- Sie haben eine schwere Leber- oder Nierenerkrankung.

Wechselwirkungen mit Medikamenten

▶ **Unbedingt beachten**

Umckaloabo kann möglicherweise die Wirkung der gerinnungshemmenden Mittel Phenprocoumon und Warfarin, die bei erhöhter Thrombosegefahr als Tabletten eingenommen werden, verstärken. Wenn Sie mit solchen Medikamenten behandelt werden, dürfen Sie *Umckaloabo* nicht einnehmen. Näheres hierzu lesen Sie unter „Mittel zur Blutverdünnung: verstärkte Wirkung" (→ Seite 11).

UNERWÜNSCHTE WIRKUNGEN

▶ **Keine Maßnahmen erforderlich**

Bei 1 bis 10 von 1 000 Behandelten können Magen-Darm-Beschwerden mit Sodbrennen, Übelkeit und Durchfall auftreten.

▶ **Muss beobachtet werden**

Wenn die Haut sich verstärkt rötet und juckt, reagieren Sie vermutlich allergisch auf das Mittel. Bei solchen Hauterscheinungen (→ Seite 14) sollten Sie das Mittel nicht weiter einnehmen und einen Arzt aufsuchen.

Bei 1 bis 10 von 10 000 Behandelten treten Zahnfleisch- oder Nasenbluten auf. Geschieht das wiederholt, sollten Sie einen Arzt aufsuchen.

Das Mittel enthält Cumarine, die die Leber (→ Seite 16) angreifen können. In Einzelfällen wurde über Leberschädigungen berichtet. Treten Übelkeit, Erbrechen und/oder dunkel gefärbter Urin auf und ist der Stuhl auffällig hell, sollten Sie einen Arzt aufsuchen.

▶ **Sofort zum Arzt**

Wenn starker Hautausschlag, Juckreiz, Herzrasen, Atemnot, Schwäche und Schwindel auftreten, müssen Sie die Einnahme sofort stoppen und unverzüglich den Notarzt (Telefon 112) rufen, weil es sich um eine lebensbedrohliche Allergie (→ Seite 14) handeln kann.

HINWEISE

Für Kinder unter 14 Jahren

Zur Behandlung von Säuglingen liegen keine ausreichenden Erfahrungen vor. Im ersten Lebensjahr sollten Kinder das Mittel deshalb nicht bekommen und Kinder unter sechs Jahren nur nach Rücksprache mit einem Arzt.

Bedenken Sie, dass dieses Mittel Alkohol enthält. Alkoholfreie Mittel sind vorzuziehen.

Für Schwangerschaft und Stillzeit

Bisher liegen keine ausreichenden Erfahrungen zur Anwendung während Schwangerschaft und Stillzeit vor. Sie sollten das Mittel in dieser Zeit sicherheitshalber nicht einnehmen.

Bedenken Sie, dass dieses Mittel Alkohol enthält. Alkoholfreie Mittel sind vorzuziehen.

Pflanzliche Hustenmittel

Cineol

Soledum Kapseln

Efeu

Bronchoforton Saft, espa-tussin, Hedelix, PROSPAN, Sedotussin Efeu, Sinuc

Eibisch

Phytohustil

Fenchel

Abtei Fenchelhonig

Isländisch Moos

Isla-Mint, Isla-Moos

Myrtol

Gelomyrtol

Spitzwegerich

Broncholind Hustensaft, Broncho-Sern, tetesept Husten Saft/Tropfen

Thymian

Aspecton, Bronchipret Thymian Pastillen, MELROSUM Hustensirup, Soledum Hustensaft/-tropfen, tetesept Erkältungsmedizin Erkältungskapseln, Tussamag

Die Inhaltsstoffe in diesen pflanzlichen Mitteln wirken auf verschiedene Weise, haben aber das Ziel, den Hustenreiz zu lindern oder das Abhusten festsitzenden Schleims zu erleichtern.

Cineol ist Hauptbestandteil von Eukalyptusöl. Es löst und verflüssigt den Schleim in den Bronchien, außerdem stimuliert es die Aktivität der Flimmerhärchen in den Bronchien, was das Abhusten erleichtern soll.

Bestimmte Inhaltsstoffe (Saponine) in Efeu fördern den Auswurf, indem sie die Schleimhaut etwas reizen. Efeu hat auch eine antiasthmatische Wirkung, was unter anderem bei Säuglingen und Kleinkindern mit Bronchitis von Bedeutung ist.

Eibischwurzel, Isländisch Moos und Spitzwegerich enthalten Schleimstoffe, die auf den gereizten Schleimhäuten von Mund und Rachen eine schützende Schicht bilden können. Dadurch lässt sich trockener Husten etwas lindern. Diese Wirkung entfaltet sich aber nur, wenn die Mittel lange genug im Mund gehalten werden. Mit Lutschtabletten oder -pastillen geht das etwas leichter als mit Sirup.

Fenchelöl gilt als mildes sekretlösendes Mittel. In Honig gelöst schmeckt es besonders angenehm und regt – wie auch andere ätherische Öle (zum Beispiel Pfefferminzöl) und Süßstoffe wie Honig, Zucker und Süßholzwurzel – die Speichelsekretion an. Dadurch schluckt man häufiger, was dazu beiträgt, den Hustenreiz zu lindern.

Myrtol ist ein ätherisches Öl, zu dessen botanischer Herkunft keine Angaben gemacht werden. Für „Myrtol-standardisierte" Zubereitungen liegen zwei Studien vor, die bei akuter Bronchitis und auch bei Nebenhöhlenentzündung eine Besserung der Beschwerden zeigten. Bei Husten können diese Mittel auch alternativ zu Mitteln mit dem sekretlösenden Wirkstoff Ambroxol (→ Seite 252) eingesetzt werden.

Die ätherischen Öle in Salbei und Thymian regen die Tätigkeit der sekretabgebenden Zellen in den Bronchien an und aktivieren die Flimmerhärchen. Auf diese Weise verflüssigt sich der Schleim und lässt sich besser abhusten. Darüber hinaus wirkt Thymian krampflösend, was den Hustenreiz lindert.

Für all diese pflanzlichen Wirkstoffe ist die therapeutische Wirksamkeit bei Husten noch nicht ausreichend nachgewiesen. Die Datenlage bleibt unklar, auch wenn inzwischen einige Studien vorliegen. Da nicht geklärt ist, ob der Husten mit den Mitteln tatsächlich schneller abklingt, werden diese Wirkstoffe bei Husten als „mit Einschränkung geeignet" bewertet.

Isla-Mint und *Isla-Moos* sind als Medizinprodukte (→ Seite 26) zugelassen, nicht als Arzneimittel.

ANWENDUNG

Eibisch, Isländisch Moos, Spitzwegerich: Behalten Sie Mittel mit diesen Wirkstoffen möglichst lange im Mund, damit sich die Schleimstoffe auf der Mund- und Rachenschleimhaut verteilen können. Nur dann ist mit einem hustenreizlindernden Effekt zu rechnen.

ACHTUNG

Einige Mittel (siehe Tabelle) enthalten Alkohol. Personen mit Alkoholproblemen dürfen sie nicht einnehmen. Auch Leberkranke und Menschen mit Anfallleiden sollten den Alkoholgehalt berücksichtigen. Darüber hinaus kann Alkohol die Wirkung vieler Arzneimittel (z. B. Schlaf- und Beruhigungsmittel, Psychopharmaka, starke Schmerzmittel, einige Mittel bei hohem Blutdruck) verstärken.

Einige Präparate (siehe Tabelle) enthalten als Konservierungsstoff Parabene. Wenn Sie auf Parastoffe (→ Seite 585) allergisch reagieren, dürfen Sie diese Mittel nicht anwenden.

Gegenanzeigen

Cineol, Myrtol: Wenn Sie Asthma haben oder wenn Kinder an Keuchhusten oder Pseudokrupp erkrankt sind, sollten Sie diese Mittel nur nach Rücksprache mit einem Arzt einsetzen, wenn dieser Nutzen und Risiken der Anwendung sorgfältig abgewogen hat. Denn je höher der Gehalt an ätherischen Ölen, desto größer ist die Gefahr, dass diese Krämpfe in den Atemwegen (Bronchospasmen) auslösen können.

Fenchel: Wenn Sie auf Doldengewächse allergisch reagieren, sollten Sie dieses Mittel nicht anwenden.

Myrtol: Wenn sie eine entzündliche Erkrankung im Magen-Darm-Bereich oder in den Gallenwegen haben, dürfen Sie dieses Mittel nicht anwenden.

Thymian: Wenn Sie auf Lippenblütlergewächse (Birke, Beifuß, Sellerie) allergisch reagieren, sollten Sie dieses Mittel nicht anwenden. Thymian gehört ebenfalls zu dieser Pflanzengruppe.

Wechselwirkungen mit Medikamenten

Cineol, Myrtol: Wenn Sie diese Wirkstoffe zusätzlich zu anderen Medikamenten einnehmen, kann sich der Abbau dieser anderen Arzneien in der Leber beschleunigen. Dadurch verringert oder verkürzt sich die Wirkung dieser Medikamente. Dies ist besonders zu berücksichtigen, wenn ein Organ transplantiert worden ist und Mittel zur Unterdrückung einer Abstoßungsreaktion eingenommen werden müssen – durch diese Wechselwirkung kann eine Abstoßungsreaktion einsetzen.

Unerwünschte Wirkungen

Isla-Mint: Dieses Mittel enthält Sorbitol, das Durchfälle auslösen kann, wenn Sie die Pastillen häufig oder über lange Zeit lutschen.

▶ **Keine Maßnahmen erforderlich**

Cineol, Efeu, Fenchel, Myrtol, Thymian: Selten können Übelkeit oder Magen-Darm-Verstimmungen auftreten.

▶ **Muss beobachtet werden**

Cineol, Myrtol: Beide Wirkstoffe können dazu beitragen, dass Gallen- und Nierensteine zu wandern beginnen. Wenn bei Ihnen solche Steine vorhanden sind, sollten Sie auf Beschwerden achten, die mit einer solchen Wanderung in Zusammenhang stehen (Krämpfe, Koliken), und gegebenenfalls einen Arzt aufsuchen.

Fenchel: Wenn sich während der Einnahme die Haut rötet und juckt und sich zusätzlich Bläschen bilden, reagieren Sie vermutlich allergisch auf diesen Inhaltsstoff. Dann sollten Sie das Mittel absetzen. Sind die Hauterscheinungen (→ Seite 14) einige Tage später nicht deutlich abgeklungen, sollten Sie einen Arzt aufsuchen.

Hinweise

Für Kinder unter 14 Jahren

Für die Anwendung bei Säuglingen und Kleinkindern stehen niedrig dosierte Mittel in für diese Altersgruppe besonders geeigneten Zubereitungsformen (Säfte und Zäpfchen) zur Verfügung.

Cineol, Myrtol: Bei Säuglingen und Kleinkindern unter zwei Jahren dürfen Sie keine ätherischen Öle anwenden, weil diese Krämpfe in den Atemwegen (Bronchospasmen) hervorrufen können. Bedenken Sie, dass einige Präparate (siehe Tabelle) Alkohol enthalten. Mittel ohne Alkohol sind vorzuziehen.

Für Schwangerschaft und Stillzeit

Außer für Cineol und Myrtol gibt es über die Risiken einer Anwendung in Schwangerschaft und Stillzeit keine Erkenntnisse. Sicherheitshalber sollten Sie die Mittel daher nicht oder nur nach Rücksprache mit einem Arzt anwenden.

Cineol: Dieses Mittel können Sie in Schwangerschaft und Stillzeit anwenden. In den ersten drei Schwangerschaftsmonaten sollten Sie jedoch sicherheitshalber vorher Rücksprache mit einem Arzt halten. In die Muttermilch tritt der Wirkstoff nicht über.

Myrtol: Sie müssen damit rechnen, dass der Wirkstoff in die Muttermilch übergeht und deren Geschmack verändert, was Stillprobleme nach sich ziehen kann.
Bedenken Sie, dass einige Präparate (siehe Tabelle) Alkohol enthalten. Mittel ohne Alkohol sind vorzuziehen.

Pflanzliche Kombinationen: Sekretlösende Mittel

Efeu + Thymian

Bronchipret

Primel + Thymian

Bronchicum Elixier/Tropfen, Bronchicum Kapsel, Bronchipret TP

Die Pflanzenextrakte und ätherischen Öle in diesen Mitteln sollen dazu beitragen, dass sich der festsitzende Schleim in den Bronchien verflüssigt und dann besser abhusten lässt. Bestimmte Inhaltsstoffe (Saponine) in Efeu und Primel fördern zusätzlich den Auswurf, indem sie die Schleimhaut etwas reizen. Efeu hat auch eine antiasthmatische Wirkung, was unter anderem bei Säuglingen und Kleinkindern mit Bronchitis von Bedeutung sein kann. Die ätherischen Öle in Thymian regen die Tätigkeit der sekretabgebenden Zellen in den Bronchien an und aktivieren die Flimmerhärchen. Auf diese Weise verflüssigt sich der Schleim und lässt sich besser abhusten. Darüber hinaus wirkt Thymian krampflösend, was den Hustenreiz lindern kann.

Um Husten zu lösen, genügt es, ein Mittel mit beispielsweise Efeu- oder Thymianextrakt allein anzuwenden. Die Kombination mehrerer pflanzlicher Inhaltsstoffe wirkt nicht besser. Die Studienlage ist noch nicht ausreichend klar, um die Mittel abschließend bewerten zu können. Sie gelten deshalb als „mit Einschränkung geeignet".

Achtung

Einige Mittel (siehe Tabelle) enthalten Alkohol. Personen mit Alkoholproblemen dürfen sie nicht anwenden. Auch Leberkranke und Menschen mit Anfallleiden sollten den Alkoholgehalt berücksichtigen. Darüber hinaus kann Alkohol die Wirkung vieler Arzneimittel (z. B. Schlaf- und Beruhigungsmittel, Psychopharmaka, starke Schmerzmittel, einige Mittel gegen hohen Blutdruck) verstärken.

Gegenanzeigen

Wenn Sie auf Lippenblütlergewächse (z. B. Birke, Beifuß, Sellerie) allergisch reagieren, sollten Sie die Mittel nicht anwenden, weil Thymian ebenfalls zu dieser Pflanzengruppe gehört.

Unerwünschte Wirkungen

▶ **Keine Maßnahmen erforderlich**

In seltenen Fällen können Übelkeit, Erbrechen und Durchfall auftreten.

▶ **Muss beobachtet werden**

Wenn die Haut sich rötet und juckt, reagieren Sie vermutlich allergisch auf das Mittel. Dann sollten Sie es absetzen. Sind die Hauterscheinungen (→ Seite 14) einige Tage später nicht deutlich abgeklungen, sollten Sie einen Arzt aufsuchen.

Hinweise

Für Kinder unter 14 Jahren

Bronchipret Saft TE: Dieses Mittel sollten Kinder unter einem Jahr nicht bekommen.

Bedenken Sie, dass einige Präparate (siehe Tabelle) Alkohol enthalten. Mittel ohne Alkohol sind vorzuziehen.

Für Schwangerschaft und Stillzeit

Mangels Erfahrung sollten Sie die Mittel in Schwangerschaft und Stillzeit nur anwenden, wenn der Arzt dies ausdrücklich befürwortet. Bedenken Sie auch, dass einige Präparate Alkohol enthalten. Mittel ohne Alkohol sind vorzuziehen.

Husten- und Bronchialtees

Anis + Lindenblüten + Thymian

Bad Heilbrunner Husten- und BronchialTee N

Fenchel + Spitzwegerich + Süßholzwurzel + Thymian

H&S Husten- und Bronchialtee N

Eibisch + Fenchel + Isländisch Moos + Spitzwegerich + Süßholz + Thymian

Sidroga Husten- und Bronchialtee N

Wenn Sie bei Husten darauf achten, ausreichend zu trinken, kann sich der festsitzende Schleim in den Bronchien besser lösen und leichter abgehustet werden.

Die Empfehlung, bei einem Husten mehr zu trinken als normal, entspringt aber der Erfahrung und ist bisher nicht in klinischen Untersuchungen bestätigt worden. Achten Sie darauf, dass Sie des Guten nicht zu viel tun: Eventuell kann viel trinken auch riskant sein, vor allem bei Patienten mit einer Herzschwäche, da die vermehrt aufgenommene Flüssigkeit nicht schnell genug wieder ausgeschieden wird und so den Kreislauf zusätzlich belastet.

Die in den Tees enthaltenen pflanzlichen Inhaltsstoffe und ätherischen Öle sollen das Abhusten unterstützen. Die Wirkstoffe sind aber meist zu niedrig dosiert, um tatsächlich sekretlösend wirken zu können. Dies gilt insbesondere für Tees mit vielen verschiedenen Pflanzenbestandteilen. Auch wirken Teemischungen nicht besser als einzelne Kräutertees (z. B. mit Lindenblüten oder Thymian).

Entscheidend ist bei der Anwendung von Hustentees in erster Linie die Flüssigkeitszufuhr. Sie kann dazu beitragen, dass sich der Schleim besser löst. Für diesen Zweck sind die Teezubereitungen mit Einschränkung geeignet.

Bei Kindern

Auch bei Kindern sollten Sie auf eine ausreichende Flüssigkeitszufuhr achten, was die Tees erleichtern können. Es ist aber nicht nötig, dass Kinder mehr trinken als sonst.

Achtung

Gegenanzeigen

Wenn Sie auf Lippenblütlergewächse (z. B. Birke, Beifuß, Sellerie) allergisch reagieren, sollten Sie diese Hustentees nicht trinken, weil Thymian ebenfalls zu dieser Pflanzengruppe gehört.

Unerwünschte Wirkungen

▶ **Muss beobachtet werden**

Wenn die Haut sich verstärkt rötet und juckt, reagieren Sie vermutlich allergisch auf einen Bestandteil der Teemischung. Dann sollten Sie den Tee nicht weitertrinken. Sind die Hauterscheinungen (→ Seite 14) einige Tage später nicht deutlich abgeklungen, sollten Sie einen Arzt aufsuchen.

H&S Husten- und Bronchialtee N, Sidroga Husten- und Bronchialtee N: Wenn Sie diesen Tee häufig und über einen langen Zeitraum trinken, können sich aufgrund des Süßholzanteils Veränderungen im Mineralstoffhaushalt einstellen. In Folge kann es zu hohem Blutdruck und Wasseransammlungen (Ödemen) im Körper kommen. Dann sollten Sie den Tee nicht weitertrinken. Wenn sich die Ödeme nach dem Absetzen nicht zurückbilden, sollten Sie einen Arzt aufsuchen.

Husten

Handelsname Darreichungsform	Zusammensetzung pro 1 ml/1 g oder wie angegeben bzw. pro abgeteilte Einheit	Kleinste Packungsgröße	Unverb. Preis in Euro	Bewertung für das beanspruchte Anwendungsgebiet
Abtei Fenchelhonig Sirup zum Einnehmen Sirup	**Fenchelöl** 0,5 mg	350 g	3,49	**Mit Einschränkung geeignet** bei Atemwegsinfektionen. Die hustenlösende Wirkung ist gering. → Seite 255
ACC 100	**Azetylzystein** 100 mg	20 Stück	3,02	**Mit Einschränkung geeignet** bei Husten als sekretlösendes Mittel. Die bislang vorliegenden Studien reichen noch nicht aus, um die therapeutische Wirksamkeit abschließend nachzuweisen. → Seite 252
ACC akut Hustenlöser 200	200 mg	20 Stück	4,95	
600	600 mg	10 Stück	5,45	
ACC akut Hustenlöser junior Brausetabletten	100 mg	20 Stück	3,02	
ACC Kindersaft Lösung	20 mg (Konservierungsmittel: Parabene)	100 ml	4,69	
ACC 100 Pulver	100 mg pro 3 g	20 x 3 g	3,02	
ACC tabs 100 Tabletten	100 mg	20 Stück	3,02	
Acemuc akut 200	**Azetylzystein** 200 mg	20 Stück	4,45	**Mit Einschränkung geeignet** bei Husten als sekretlösendes Mittel. Die bislang vorliegenden Studien reichen noch nicht aus, um die therapeutische Wirksamkeit abschließend nachzuweisen. → Seite 252
600 Brausetabletten	600 mg	6 Stück	2,92	
Ambrobeta 30 Brausetabletten	**Ambroxol-hydrochlorid** 30 mg	20 Stück	3,72	**Mit Einschränkung geeignet** bei Husten als sekretlösendes Mittel. Die bislang vorliegenden Studien reichen noch nicht aus, um die therapeutische Wirksamkeit abschließend nachzuweisen. → Seite 252
Ambrobeta Saft Lösung	3 mg	100 ml	2,58	
Ambrobeta 75 retard Retardkapseln	75 mg	10 Stück	4,05	
AmbroHEXAL Hustenlöser Brausetabletten	**Ambroxol-hydrochlorid** 60 mg	20 Stück	6,31	**Mit Einschränkung geeignet** bei Husten als sekretlösendes Mittel. Die bislang vorliegenden Studien reichen noch nicht aus, um die therapeutische Wirksamkeit abschließend nachzuweisen. → Seite 252
AmbroHEXAL S Hustenlöser 60 mg Filmtabletten Filmtabletten	60 mg	20 Stück	4,97	

Hinweise zu den Tabellenspalten → Seite 34, zur Auswahl der Arzneimittel → Seite 28, zur Grundlage der Bewertung → Seiten 29, 33

▶

Husten Fortsetzung

Handelsname Darreichungsform	Zusammensetzung pro 1 ml/1 g oder wie angegeben bzw. pro abgeteilte Einheit	Kleinste Packungsgröße	Unverb. Preis in Euro	Bewertung für das beanspruchte Anwendungsgebiet
AmbroHEXAL Hustentropfen 7,5 mg/ml	**Ambroxol-hydrochlorid** 7,5 mg (Konservierungsmittel: Parabene)	50 ml	2,82	**Mit Einschränkung geeignet** bei Husten als sekretlösendes Mittel. Die bislang vorliegenden Studien reichen noch nicht aus, um die therapeutische Wirksamkeit abschließend nachzuweisen. → Seite 252
AmbroHEXAL S Hustensaft 30 mg/5 ml	30 mg pro 5 ml	100 ml	4,24	
AmbroHEXAL S Hustentropfen 15 mg/ml Lösung	15 mg (Konservierungsmittel: Parabene)	50 ml	4,70	
AmbroHEXAL Hustenlöser retard 75 mg Retardkapseln	75 mg	10 Stück	4,05	
AmbroHEXAL Hustensaft für Kinder Saft	15 mg pro 5 ml	100 ml	2,48	
AmbroHEXAL Hustenlöser 30 mg Tabletten Tabletten	30 mg	20 Stück	2,56	
Ambroxol AL Saft	**Ambroxol-hydrochlorid** 3 mg (Konservierungsmittel: Parabene)	100 ml	2,46	**Mit Einschränkung geeignet** bei Husten als sekretlösendes Mittel. Die bislang vorliegenden Studien reichen noch nicht aus, um die therapeutische Wirksamkeit abschließend nachzuweisen. → Seite 252
Ambroxol AL Tropfen Lösung	7,5 mg	50 ml	2,77	
Ambroxol AL retard 75 Retardkapseln	75 mg	20 Stück	7,12	
Ambroxol AL 30 Tabletten	30 mg	20 Stück	2,55	
Ambroxol-CT Brausetabletten Brausetabletten	**Ambroxol-hydrochlorid** 30 mg	20 Stück	3,49	**Mit Einschränkung geeignet** bei Husten als sekretlösendes Mittel. Die bislang vorliegenden Studien reichen noch nicht aus, um die therapeutische Wirksamkeit abschließend nachzuweisen. → Seite 252
Ambroxol-CT Saft	3 mg	100 ml	2,56	
Ambroxol-CT Tropfen Lösung	7,5 mg	50 ml	2,86	
Ambroxol-CT 75 mg Retardkapseln Retardkapseln	75 mg	20 Stück	7,15	
Ambroxol 60 Heumann Brausetabletten Brausetabletten	**Ambroxol-hydrochlorid** 60 mg	20 Stück	6,12	**Mit Einschränkung geeignet** bei Husten als sekretlösendes Mittel. Die bislang vorliegenden Studien reichen noch nicht aus, um die therapeutische Wirksamkeit abschließend nachzuweisen. → Seite 252
Ambroxol Heumann Saft	3 mg	100 ml	2,58	
Ambroxol Heumann Tropfen Lösung	7,5 mg (Konservierungsmittel: Parabene)	50 ml	2,87	
Ambroxol Heumann 75 retard Retardkapseln	75 mg	20 Stück	7,21	
Ambroxol Heumann 30 Tabletten	30 mg	20 Stück	3,02	

Hinweise zu den Tabellenspalten → Seite 34, zur Auswahl der Arzneimittel → Seite 28, zur Grundlage der Bewertung → Seiten 29, 33

Husten Fortsetzung

Handelsname Darreichungsform	Zusammensetzung pro 1 ml/1 g oder wie angegeben bzw. pro abgeteilte Einheit	Kleinste Packungsgröße	Unverb. Preis in Euro	Bewertung für das beanspruchte Anwendungsgebiet

Hinweise zu den Tabellenspalten → Seite 34, zur Auswahl der Arzneimittel → Seite 28, zur Grundlage der Bewertung → Seiten 29, 33

Handelsname Darreichungsform	Zusammensetzung	Packungsgröße	Preis	Bewertung
Ambroxol-ratiopharm 75 mg Hustenlöser Retardkapseln	**Ambroxol-hydrochlorid** 75 mg	20 Stück	7,21	**Mit Einschränkung geeignet** bei Husten als sekretlösendes Mittel. Die bislang vorliegenden Studien reichen noch nicht aus, um die therapeutische Wirksamkeit abschließend nachzuweisen. → Seite 252
Ambroxol-ratiopharm Hustensaft Saft	3 mg	100 ml	2,58	
Ambroxol-ratiopharm 30 mg Hustenlöser	30 mg	20 Stück	2,99	
60 mg Hustenlöser Tabletten	60 mg	20 Stück	5,00	
Ambroxol-ratiopharm Hustentropfen Tropfen	7,5 mg	50 ml	2,87	
Ambroxol STADA Hustentropfen Lösung	**Ambroxol-hydrochlorid** 7,5 mg	50 ml	2,77	**Mit Einschränkung geeignet** bei Husten als sekretlösendes Mittel. Die bislang vorliegenden Studien reichen noch nicht aus, um die therapeutische Wirksamkeit abschließend nachzuweisen. → Seite 252
Ambroxol STADA Hustensaft Saft	3 mg	100 ml	2,48	
Aspecton DS Hustensaft Saft	**Auszug aus Thymiankraut** 66,9 mg	100 ml	7,49	**Mit Einschränkung geeignet** bei Husten als sekretlösendes Mittel. Die bislang vorliegenden Studien reichen noch nicht aus, um die therapeutische Wirksamkeit abschließend nachzuweisen. → Seite 256
Aspecton DS Hustentropfen Tropfen	423 mg	30 ml	7,85	
Bad Heilbrunner Husten- und BronchialTee N Filterbeutel	**Anisfrüchte** 550 mg + **Lindenblüten** 700 mg + **Thymiankraut** 550 mg pro 2 g	8 Stück	ca. 2,31	**Mit Einschränkung geeignet** zur unterstützenden Behandlung bei Husten. Ob alle Inhaltsstoffe des Tees die hustenlösende Wirkung verstärken, ist noch nicht ausreichend nachgewiesen. Die vermehrte Flüssigkeitszufuhr kann die Schleimlösung erleichtern. → Seite 258
Bisolvon Hustensaft Saft	**Bromhexin-hydrochlorid** 1,6 mg	100 ml	7,97	**Wenig geeignet** bei Husten als sekretlösendes Mittel. Bromhexin wird im Körper zu Ambroxol abgebaut. Präparate mit Ambroxol sind deshalb vorzuziehen. → Seite 252
Bisolvon Hustentropfen Tropfen	2 mg (Konservierungsmittel: Parabene)	50 ml	7,00	
Bromhexin BC 8 Dragees	**Bromhexin-hydrochlorid** 8 mg	20 Stück	2,36	**Wenig geeignet** bei Husten als sekretlösendes Mittel. Bromhexin wird im Körper zu Ambroxol abgebaut. Präparate mit Ambroxol sind deshalb vorzuziehen. → Seite 252
Bromhexin BC 12 Lösung	12 mg	30 ml	3,45	
Bromhexin Krewel Meuselbach Hustensaft 8 mg/10 ml Saft	**Bromhexin-hydrochlorid** 0,8 mg	100 ml	2,74	**Wenig geeignet** bei Husten als sekretlösendes Mittel. Bromhexin wird im Körper zu Ambroxol abgebaut. Präparate mit Ambroxol sind deshalb vorzuziehen. → Seite 252
Bromhexin Krewel Meuselbach Tabletten 12 mg Tabletten	12 mg	20 Stück	3,14	
Bromhexin Krewel Meuselbach Tropfen 8 mg/ml	8 mg *Enthält 41% Alkohol*	30 ml	3,47	
12 mg/ml Tropfen	12 mg	30 ml	3,47	

▶

Husten Fortsetzung

Handelsname Darreichungsform	Zusammensetzung pro 1 ml/1 g oder wie angegeben bzw. pro abgeteilte Einheit	Kleinste Packungsgröße	Unverb. Preis in Euro	Bewertung für das beanspruchte Anwendungsgebiet
Bronchicum Elixier	Auszüge aus **Primelwurzel** 25 mg **+ Thymiankraut** 50 mg *Enthält 5,4% Alkohol*	130 g	6,00	**Mit Einschränkung geeignet** bei Husten als sekretlösendes Mittel. Die bislang vorliegenden Studien reichen noch nicht aus, um die therapeutische Wirksamkeit abschließend nachzuweisen. → Seite 257
Bronchicum Elixier S	Auszüge aus **Primelwurzel** 25 mg **+ Thymiankraut** 50 mg *Enthält 5,46% Alkohol*	130 g	6,00	
Bronchicum Tropfen Lösug	Auszüge aus **Primelwurzel** 200 mg **+ Thymiankraut** 400 mg *Enthält 27,7% Alkohol*	30 ml	6,00	
Bronchicum Kapsel Kapseln	Auszüge aus **Primelwurzel** 37,5 mg **+ Thymiankraut** 75 mg	20 Stück	6,41	
Bronchipret Saft TE Saft	Auszüge aus **Efeublättern** 15 mg **+ Thymiankraut** 150 mg *Enthält 7% Alkohol*	50 ml	5,20	**Mit Einschränkung geeignet** bei Husten als sekretlösendes Mittel. Die bislang vorliegenden Studien reichen noch nicht aus, um die therapeutische Wirksamkeit abschließend nachzuweisen. → Seite 257
Bronchipret Tropfen Tropfen	Auszüge aus **Efeublättern** 150 mg **+ Thymiankraut** 500 mg *Enthält 19% Alkohol*	50 ml	6,90	
Bronchipret TP Filmtabletten Tabletten	Auszüge aus **Primelwurzel** 60 mg **+ Thymiankraut** 160 mg	20 Stück	8,50	**Mit Einschränkung geeignet** bei Husten als sekretlösendes Mittel. Die bislang vorliegenden Studien reichen noch nicht aus, um die therapeutische Wirksamkeit abschließend nachzuweisen. → Seite 257
Bronchipret Thymian Pastillen Pastillen	**Auszug aus Thymiankraut** 42 mg	30 Stück	5,40	**Mit Einschränkung geeignet** bei Husten als sekretlösendes Mittel. Die bislang vorliegenden Studien reichen noch nicht aus, um die therapeutische Wirksamkeit abschließend nachzuweisen. → Seite 256
Bronchoforton Saft Lösung	**Auszug aus Efeublättern** 2,5 mg	100 ml	6,77	**Mit Einschränkung geeignet** bei Husten als sekretlösendes Mittel. Die bislang vorliegenden Studien reichen noch nicht aus, um die therapeutische Wirksamkeit abschließend nachzuweisen. → Seite 255
Broncholind Hustensaft zuckerfrei	**Auszug aus Spitzwegerichkraut** 120 mg *Enthält 3,04% Alkohol*	200 ml	ca. 8,15	**Mit Einschränkung geeignet** bei Reizhusten. Die bislang vorliegenden Studien reichen noch nicht aus, um die therapeutische Wirksamkeit abschließend nachzuweisen. → Seite 256
Broncholind Saft Lösung	120 mg *Enthält 3% Alkohol*	200 ml	ca. 7,01	
Broncho-Sern Sirup	**Auszug aus Spitzwegerichkraut** 250 mg *Enthält 6% Alkohol*	150 ml	8,95	**Mit Einschränkung geeignet** bei Reizhusten. Die bislang vorliegenden Studien reichen noch nicht aus, um die therapeutische Wirksamkeit abschließend nachzuweisen. → Seite 256

Hinweise zu den Tabellenspalten → Seite 34, zur Auswahl der Arzneimittel → Seite 28, zur Grundlage der Bewertung → Seiten 29, 33

Husten Fortsetzung

Handelsname Darreichungsform	Zusammensetzung pro 1 ml/1 g oder wie angegeben bzw. pro abgeteilte Einheit	Kleinste Packungsgröße	Unverb. Preis in Euro	Bewertung für das beanspruchte Anwendungsgebiet

Hinweise zu den Tabellenspalten → Seite 34, zur Auswahl der Arzneimittel → Seite 28, zur Grundlage der Bewertung → Seiten 29, 33

espa-tussin-Hustentropfen Lösung	**Auszug aus Efeublättern** 20,8 mg	20 ml	4,59	**Mit Einschränkung geeignet** bei Husten als sekretlösendes Mittel. Die bislang vorliegenden Studien reichen noch nicht aus, um die therapeutische Wirksamkeit abschließend nachzuweisen. → Seite 255
Expit Lösung	**Ambroxol-hydrochlorid** 3 mg	100 ml	2,58	**Mit Einschränkung geeignet** bei Husten als sekretlösendes Mittel. Die bislang vorliegenden Studien reichen noch nicht aus, um die therapeutische Wirksamkeit abschließend nachzuweisen. → Seite 252
Expit T Tropfen Lösung	7,5 mg (Konservierungsmittel: Parabene)	50 ml	2,87	
Fagusan Lösung Lösung	**Guaifenesin** 13,3 mg *Enthält 10% Alkohol*	200 ml	6,19	**Wenig geeignet** bei Husten als sekretlösendes Mittel, weil die therapeutische Wirksamkeit nicht ausreichend nachgewiesen ist. Mittel mit Ambroxol sind vorzuziehen. → Seite 252
Fluimucil Hustenlöser akut 600 mg Brausetabletten	**Azetylzystein** 600 mg	10 Stück	4,72	**Mit Einschränkung geeignet** bei Husten als sekretlösendes Mittel. Die bislang vorliegenden Studien reichen noch nicht aus, um die therapeutische Wirksamkeit abschließend nachzuweisen. → Seite 252
Fluimucil junior 100 mg Brausetabletten	100 mg	20 Stück	3,02	
Fluimucil Kindersaft Saft	10 mg (Konservierungsmittel: Parabene)	50 ml	2,64	
Fluimucil Tabs 200 Tabletten	200 mg	20 Stück	4,51	
frenopect inhalat	**Ambroxol-hydrochlorid** 7,5 mg	50 ml	4,49	**Mit Einschränkung geeignet** bei Husten als sekretlösendes Mittel. Die bislang vorliegenden Studien reichen noch nicht aus, um die therapeutische Wirksamkeit abschließend nachzuweisen. → Seite 252
frenopect saft	3 mg (Konservierungsmittel: Parabene)	100 ml	2,70	
frenopect tropfen Lösung	15 mg (Konservierungsmittel: Parabene)	25 ml	2,70	
frenopect tabletten Tabletten	30 mg	20 Stück	2,57	
Gelomyrtol	**Myrtol** 120 mg	20 Stück	5,40	**Mit Einschränkung geeignet** bei Husten als sekretlösendes Mittel. Die bislang vorliegenden Studien reichen noch nicht aus, um die therapeutische Wirksamkeit abschließend nachzuweisen. → Seite 255
Gelomyrtol forte Kapseln	300 mg	20 Stück	7,65	
H&S Husten- und Bronchialtee N Filterbeutel	**Fenchel** 200 mg **+ Spitzwegerichkraut** 800 mg **+ Süßholzwurzel** 500 mg **+ Thymiankraut** 200 mg pro 2 g	20 Stück	3,40	**Mit Einschränkung geeignet** zur unterstützenden Behandlung bei Husten. Ob alle Inhaltsstoffe des Tees die hustenlösende Wirkung verstärken, ist noch nicht ausreichend nachgewiesen. Die vermehrte Flüssigkeitszufuhr kann die Schleimlösung erleichtern. → Seite 258

Husten Fortsetzung

Handelsname Darreichungsform	Zusammensetzung pro 1 ml/1 g oder wie angegeben bzw. pro abgeteilte Einheit	Kleinste Packungsgröße	Unverb. Preis in Euro	Bewertung für das beanspruchte Anwendungsgebiet

Hinweise zu den Tabellenspalten → Seite 34, zur Auswahl der Arzneimittel → Seite 28, zur Grundlage der Bewertung → Seiten 29, 33

Hedelix Hustensaft	**Auszug aus Efeublättern** 8 mg	100 ml	6,15	**Mit Einschränkung geeignet** bei Husten als sekretlösendes Mittel. Die bislang vorliegenden Studien reichen noch nicht aus, um die therapeutische Wirksamkeit abschließend nachzuweisen. → Seite 255
Hedelix s.a. Lösung	40 mg	20 ml	5,25	
Hustenstiller-ratiopharm Dextromethorphan Kapseln	**Dextromethorphan-hydrobromid** 30 mg	20 Stück	6,25	**Geeignet** zur kurzzeitigen Behandlung bei Reizhusten ohne Auswurf. → Seite 250
Isla-Mint	**Auszug aus Isländisch Moos** 80 mg	30 Stück	3,95	**Mit Einschränkung geeignet** bei Hustenreiz und Heiserkeit. Die bislang vorliegenden Studien reichen noch nicht aus, um die therapeutische Wirksamkeit abschließend nachzuweisen. Medizinprodukt. → Seite 255
Isla-Moos Pastillen	80 mg	30 Stück	3,95	
Larylin Husten-Stiller Pastillen	**Dropropizin** 20 mg	24 Stück	6,15	**Mit Einschränkung geeignet** bei Reizhusten. Die bislang vorliegenden Studien reichen noch nicht aus, um die therapeutische Wirksamkeit abschließend nachzuweisen. → Seite 250
Larylin Husten-Stiller Saft Saft	3 mg *Enthält 1% Alkohol*	200 ml	6,97	
LINDOXYL K Zäpfchen Zäpfchen	**Ambroxol-hydrochlorid** 15 mg	10 Stück	5,00	**Mit Einschränkung geeignet** bei Husten als sekretlösendes Mittel. Die bislang vorliegenden Studien reichen noch nicht aus, um die therapeutische Wirksamkeit abschließend nachzuweisen. → Seite 252
MELROSUM Hustensirup Lösung	**Auszug aus Thymiankraut** 150 mg *Enthält 5,6% Alkohol*	100 ml	6,00	**Mit Einschränkung geeignet** bei Husten als sekretlösendes Mittel. Die bislang vorliegenden Studien reichen noch nicht aus, um die therapeutische Wirksamkeit abschließend nachzuweisen. → Seite 256
Mucosolvan Brausetabletten 60 mg Brausetabletten	**Ambroxol-hydrochlorid** 60 mg	20 Stück	8,50	**Mit Einschränkung geeignet** bei Husten als sekretlösendes Mittel. Die bislang vorliegenden Studien reichen noch nicht aus, um die therapeutische Wirksamkeit abschließend nachzuweisen. → Seite 252
Mucosolvan Filmtabletten 60 mg Filmtabletten	60 mg	20 Stück	8,50	
Mucosolvan Inhalationslösung 15 mg/2 ml Inhalationslösung	7,5 mg	100 ml	7,37	
Mucosolvan Lutschpastillen 15 mg Lutschpastillen	15 mg	20 Stück	6,15	
Mucosolvan Retardkapseln 75 mg Retardkapseln	75 mg	20 Stück	9,70	
Mucosolvan Kindersaft 30 mg/5 ml	30 mg pro 5 ml	100 ml	4,26	
Mucosolvan S 30 mg/5 ml Saft	30 mg pro 5 ml	100 ml	6,15	
Mucosolvan Tropfen 30 mg/2 ml Tropfen	15 mg	50 ml	7,15	

Husten Fortsetzung

Handelsname Darreichungsform	Zusammensetzung pro 1 ml/1 g oder wie angegeben bzw. pro abgeteilte Einheit	Kleinste Packungsgröße	Unverb. Preis in Euro	Bewertung für das beanspruchte Anwendungsgebiet
NAC-CT 200 mg Tabletten Tabletten	**Azetylzystein** 200 mg	20 Stück	3,83	**Mit Einschränkung geeignet** bei Husten als sekretlösendes Mittel. Die bislang vorliegenden Studien reichen noch nicht aus, um die therapeutische Wirksamkeit abschließend nachzuweisen. → Seite 252
NAC-ratiopharm akut 200 mg Hustenlöser *600 mg Hustenlöser* Brausetabletten	**Azetylzystein** 200 mg 600 mg	10 Stück 10 Stück	2,55 4,45	**Mit Einschränkung geeignet** bei Husten als sekretlösendes Mittel. Die bislang vorliegenden Studien reichen noch nicht aus, um die therapeutische Wirksamkeit abschließend nachzuweisen. → Seite 252
NAC-ratiopharm akut 200 Hustenlöser Trinktabletten Tabletten	200 mg	10 Stück	2,55	
NAC-STADA akut 200 mg *600 mg* Brausetabletten	**Azetylzystein** 200 mg 600 mg	10 Stück 10 Stück	2,55 4,03	**Mit Einschränkung geeignet** bei Husten als sekretlösendes Mittel. Die bislang vorliegenden Studien reichen noch nicht aus, um die therapeutische Wirksamkeit abschließend nachzuweisen. → Seite 252
NeoTussan Hustensaft Suspension	**Dextromethorphan** 1,11 mg (Konservierungsmittel: Parabene)	90 ml	5,07	**Geeignet** zur kurzzeitigen Behandlung bei Reizhusten ohne Auswurf. → Seite 250
Pädiamuc Saft Lösung	**Ambroxol-hydrochlorid** 3 mg (Konservierungsmittel: Parabene)	100 ml	2,30	**Mit Einschränkung geeignet** bei Husten als sekretlösendes Mittel. Die bislang vorliegenden Studien reichen noch nicht aus, um die therapeutische Wirksamkeit abschließend nachzuweisen. → Seite 252
Phytohustil Hustenreizstiller Sirup Sirup	**Auszug aus Eibischwurzel** 356,1 mg *Enthält 1% Alkohol* (Konservierungsmittel: Parabene)	150 ml	9,10	**Mit Einschränkung geeignet** bei Reizhusten. Die bislang vorliegenden Studien reichen noch nicht aus, um die therapeutische Wirksamkeit abschließend nachzuweisen. → Seite 255
PROSPAN Husten-Brausetabletten Brausetabletten	**Auszug aus Efeublättern** 65 mg	10 Stück	4,80	**Mit Einschränkung geeignet** bei Husten als sekretlösendes Mittel. Die bislang vorliegenden Studien reichen noch nicht aus, um die therapeutische Wirksamkeit abschließend nachzuweisen. → Seite 255
PROSPAN Filmtabletten	25 mg	40 Stück	5,45	
PROSPAN Hustenliquid Lösung	35 mg	21 x 5 ml	6,50	
PROSPAN Hustensaft für Kinder Saft	7 mg	100 ml	6,15	
PROSPAN Hustentropfen Tropfen	20 mg *Enthält 47% Alkohol*	20 ml	5,25	
PROSPAN Hustenzäpfchen für Kinder Zäpfchen	80 mg	10 Stück	7,70	

Hinweise zu den Tabellenspalten → Seite 34, zur Auswahl der Arzneimittel → Seite 28, zur Grundlage der Bewertung → Seiten 29, 33

►

Husten Fortsetzung

Handelsname Darreichungsform	Zusammensetzung pro 1 ml/1 g oder wie angegeben bzw. pro abgeteilte Einheit	Kleinste Packungsgröße	Unverb. Preis in Euro	Bewertung für das beanspruchte Anwendungsgebiet
Sedotussin Hustenstiller Saft zuckerfrei Saft	**Pentoxyverin** 1,35 mg (Konservierungsmittel: Parabene)	100 ml	3,80	**Mit Einschränkung geeignet** bei Reizhusten. Die bislang vorliegenden Studien reichen noch nicht aus, um die therapeutische Wirksamkeit abschließend nachzuweisen. → Seite 250
Sedotussin Hustenstiller Tropfen Tropfen	19 mg	30 ml	7,25	
Sedotussin 8 mg Zäpfchen	8 mg	12 Stück	8,75	**Mit Einschränkung geeignet** bei Reizhusten bei Kleinkindern. Die bislang vorliegenden Studien reichen noch nicht aus, um die therapeutische Wirksamkeit abschließend nachzuweisen. → Seite 250
Sedotussin Efeu Saft Lösung	**Auszug aus Efeublättern** 8,9 mg	100 ml	6,06	**Mit Einschränkung geeignet** bei Husten als sekretlösendes Mittel. Die bislang vorliegenden Studien reichen noch nicht aus, um die therapeutische Wirksamkeit abschließend nachzuweisen. → Seite 255
Sidroga Husten- und Bronchialtee N Filterbeutel	**Bitterfenchel** 200 mg + **Eibischwurzel** 500 mg + **Isländisch Moos** 200 mg + **Süßholzwurzel** 200 mg + **Spitzwegerichkraut** 300 mg + **Thymian** 600 mg pro 2 g	20 Stück	4,15	**Mit Einschränkung geeignet** zur unterstützenden Behandlung bei Husten. Ob alle Inhaltsstoffe des Tees die hustenlösende Wirkung verstärken, ist noch nicht ausreichend nachgewiesen. Die vermehrte Flüssigkeitszufuhr kann die Schleimlösung erleichtern. → Seite 258
Silomat DMP	**Dextromethorphanhydrobromid** 10,5 mg	20 Stück	6,75	**Geeignet** zur kurzzeitigen Behandlung bei Reizhusten ohne Auswurf. → Seite 250
Silomat DMP gegen Reizhusten Lutschpastillen	10,5 mg	20 Stück	6,75	
Silomat gegen Reizhusten Pentoxyverin Saft	**Pentoxyverin** 1,35 mg (Konservierungsmittel: Parabene)	100 ml	5,90	**Mit Einschränkung geeignet** bei Reizhusten. Die bislang vorliegenden Studien reichen noch nicht aus, um die therapeutische Wirksamkeit abschließend nachzuweisen. → Seite 250
Silomat gegen Reizhusten Pentoxyverin Tropfen Lösung	19,03 mg	30 ml	7,79	
Sinuc akut Brausetabletten	**Auszug aus Efeublättern** 31,5 mg	10 Stück	4,80	**Mit Einschränkung geeignet** bei Husten als sekretlösendes Mittel. Die bislang vorliegenden Studien reichen noch nicht aus, um die therapeutische Wirksamkeit abschließend nachzuweisen. → Seite 255
Sinuc Dragees Dragees	25 mg	20 Stück	3,45	
Sinuc Saft	9 mg	100 ml	6,40	
Sinuc Tropfen Lösung	20,4 mg	20 ml	5,00	
Soledum Kapseln forte Kapseln	**Cineol** 200 mg	20 Stück	7,85	**Mit Einschränkung geeignet** bei Husten als sekretlösendes Mittel. Die bislang vorliegenden Studien reichen noch nicht aus, um die therapeutische Wirksamkeit abschließend nachzuweisen. → Seite 255
Soledum Hustentropfen Lösung	**Auszug aus Thymiankraut** 980 mg *Enthält 32% Alkohol*	20 ml	5,90	**Mit Einschränkung geeignet** bei Husten als sekretlösendes Mittel. Die bislang vorliegenden Studien reichen noch nicht aus, um die therapeutische Wirksamkeit abschließend nachzuweisen. → Seite 256

Hinweise zu den Tabellenspalten → Seite 34, zur Auswahl der Arzneimittel → Seite 28, zur Grundlage der Bewertung → Seiten 29, 33

Husten Fortsetzung

Handelsname Darreichungsform	Zusammensetzung pro 1 ml/1 g oder wie angegeben bzw. pro abgeteilte Einheit	Kleinste Packungsgröße	Unverb. Preis in Euro	Bewertung für das beanspruchte Anwendungsgebiet
Soledum Hustensaft Saft	**Auszug aus Thymiankraut** 150 mg *Enthält 5,8% Alkohol*	100 ml	6,90	**Mit Einschränkung geeignet** bei Husten als sekretlösendes Mittel. Die bislang vorliegenden Studien reichen noch nicht aus, um die therapeutische Wirksamkeit abschließend nachzuweisen. → Seite 256
Soledum Kapseln Kapseln	**Cineol** 100 mg	50 Stück	9,45	**Mit Einschränkung geeignet** bei Husten als sekretlösendes Mittel. Die bislang vorliegenden Studien reichen noch nicht aus, um die therapeutische Wirksamkeit abschließend nachzuweisen. → Seite 255
tetesept Erkältungsmedizin Erkältungskapseln Kapseln	**Thymiankraut** 500 mg	40 Stück	ca. 7,63	**Mit Einschränkung geeignet** bei Husten als sekretlösendes Mittel. Die bislang vorliegenden Studien reichen noch nicht aus, um die therapeutische Wirksamkeit abschließend nachzuweisen. → Seite 256
tetesept Hustensaft alkohol- und zuckerfrei Saft	**Auszug aus Spitzwegerichkraut** 23,3 mg (Konservierungsmittel: Parabene)	140 g	5,89	**Mit Einschränkung geeignet** bei Reizhusten. Die bislang vorliegenden Studien reichen noch nicht aus, um die therapeutische Wirksamkeit abschließend nachzuweisen. → Seite 256
tetesept Erkältungsmedizin Husten Saft Sirup	100 mg *Enthält 2,5% Alkohol* (Konservierungsmittel: Parabene)	150 g	4,89	
tetesept Bronchial-activ Husten Tropfen Tropfen	1 ml *Enthält 25% Alkohol*	40 ml	4,29	
Tussamag Hustenlösung Lösung	**Auszug aus Thymiankraut** 500 mg *Enthält 19% Alkohol*	170 ml	10,61	**Mit Einschränkung geeignet** bei Husten als sekretlösendes Mittel. Die bislang vorliegenden Studien reichen noch nicht aus, um die therapeutische Wirksamkeit abschließend nachzuweisen. → Seite 256
Tussamag Hustensaft N zuckerfrei	90 mg *Enthält 4% Alkohol*	175 g	6,50	
Tussamag Hustensaft N Saft	90 mg *Enthält 4% Alkohol*	200 g	6,50	
Umckaloabo Lösung	**Auszug aus Pelargoniumwurzel** 800 mg *Enthält 12% Alkohol*	20 ml	9,54	**Mit Einschränkung geeignet** bei akuter Bronchitis. Die therapeutische Wirksamkeit des Mittels ist noch nicht ausreichend nachgewiesen. → Seite 254
Wick Husten-Pastillen gegen Reizhusten mit Honig Lutschpastillen	**Dextrometorphan** 7,33 mg	12 Stück	4,97	**Geeignet** zur kurzzeitigen Behandlung bei Reizhusten ohne Auswurf. → Seite 250
Wick Husten-Sirup gegen Reizhusten mit Honig	**Dextrometorphanhydrobromid** 1,33 mg *Enthält 5% Alkohol*	120 ml	6,47	**Geeignet** zur kurzzeitigen Behandlung bei Reizhusten ohne Auswurf. → Seite 250
Wick Husten-Löser Sirup Sirup	**Guaifenesin** 13,3 mg *Enthält 5% Alkohol*	120 ml	6,47	**Wenig geeignet** bei Husten als sekretlösendes Mittel, weil die therapeutische Wirksamkeit nicht ausreichend nachgewiesen ist. Mittel mit Ambroxol sind vorzuziehen. → Seite 252

Hinweise zu den Tabellenspalten → Seite 34, zur Auswahl der Arzneimittel → Seite 28, zur Grundlage der Bewertung → Seiten 29, 33

Magen, Darm

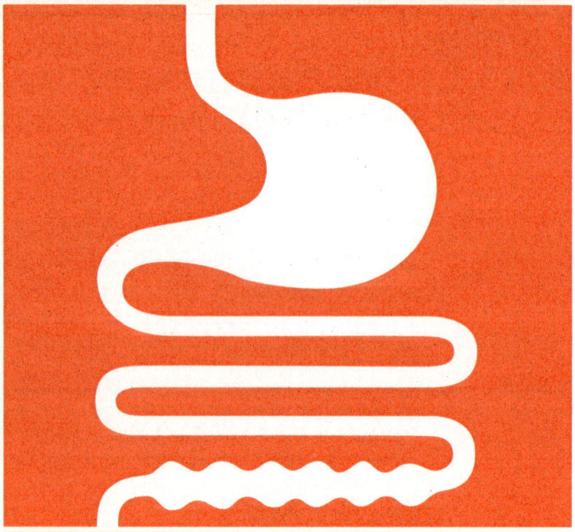

Magen und Darm sind die wichtigsten Verdauungsorgane des Körpers. Normalerweise sind die dort ablaufenden Stoffwechselvorgänge nicht wahrnehmbar, anhaltende Beschwerden in der Bauchregion sind deshalb meist Hinweise auf krankhafte Prozesse. Übelkeit und Erbrechen (→ nachfolgend) können auf Lebensmittelvergiftungen hindeuten, aber auch Folge einer Reisekrankheit sein. Sodbrennen (→ Seite 277) entsteht wenn säurehaltiger Magensaft in die Speiseröhre zurückfließt. Auch Beschwerden, die im Zusammenhang mit einem Reizmagen (→ Seite 279) auftreten, können durch zu viel Magensäure ausgelöst werden. Häufiger sind hier aber Stresssituationen oder seelische Belastungen die Ursache.
Unspezifische Verdauungsbeschwerden (→ Seite 294) wie Völlegefühl und Bauchschmerzen sowie Blähungen (→ Seite 308), Durchfall (→ Seite 313) oder Verstopfung (→ Seite 331) gehören zu den häufigsten Gründen für einen Besuch in der Apotheke oder Arztpraxis.
Unangenehm und weit verbreitet, aber in der Regel harmlos sind Hämorrhoiden (→ Seite 346). Wurmerkrankungen (→ Seite 352) kommen eher selten vor und lassen sich meist rasch und wirksam medikamentös behandeln.

Übelkeit, Erbrechen, Reisekrankheit

Übelkeit selbst ist keine Krankheit, sondern ein Warnsignal des Körpers. Er zeigt damit an, dass er etwas nicht verträgt oder auf Gerüche oder Gleichgewichtsschwankungen zu stark reagiert.
Übelkeit und ebenso das meist nachfolgende Erbrechen werden von einer speziellen Region im Hirnstamm, dem Brechzentrum, gesteuert. Dieses wird unmittelbar über Reize aus dem Magen oder über Signale aus dem Gleichgewichtsorgan im Innenohr stimuliert.

Anzeichen und Beschwerden

Ein flaues Gefühl im Magen ist das typische Anzeichen von Übelkeit. Häufig bricht gleichzeitig kalter Schweiß aus und ein Schwindelgefühl setzt ein, weil der Blutdruck abfällt. Das Gesicht ist auffallend blass. Müdigkeit, Kopfschmerzen und Angstgefühle können hinzukommen. Erbrechen verschafft dann häufig Erleichterung, insbesondere wenn die Übelkeit durch Nahrungsmittel verursacht ist.

Typisch für die Reisekrankheit ist, dass sie sich durch Erbrechen nicht bessert. Erst wenn wieder fester Boden erreicht ist, legt sich die Übelkeit langsam.

Bei Kindern

Bei vier- bis zehnjährigen Kindern treten häufig gleichzeitig mit der Übelkeit krampfartige Leibschmerzen (Nabelkoliken) und Durchfall auf, die dem Erbrechen vorausgehen.

Eine Sonderform des Erbrechens (ketonämisches Erbrechen) tritt vor allem im Kindesalter zwischen dem zweiten und zehnten Lebensjahr auf. Typisch dafür ist, dass das Kind häufig hintereinander und sehr heftig erbricht. Das Kind hat Bauchschmerzen und ist sehr durstig, erbricht aber Getrunkenes rasch wieder. Es ist häufig unterzuckert. Das Kind verströmt einen ausgeprägten Geruch nach Obst, der entsteht, weil es mit dem Urin und über die Atemluft Azeton ausscheidet.

Ursachen

Reizauslöser im Magen können verdorbene Nahrungsmittel oder Giftstoffe (z. B. aus Pilzen oder E. coli-Bakterien) sein, ebenso ein Übermaß an Fett im Essen.

Auch Schlafmangel, Hunger, abgestandene Luft, ekelerregende Gerüche, niedriger Blutdruck, Nervosität und eine Magenschleimhautentzündung oder ein Magengeschwür können Übelkeit auslösen. Sie ist zudem oft das erste Anzeichen für einen Migräneanfall.

Morgendliche Übelkeit bei Frauen ist eine häufige Begleiterscheinung in den ersten drei Monaten einer Schwangerschaft. Wenn der vierte Monat erreicht ist, legt sich das meistens wieder.

Wenn Kummer „auf den Magen schlägt" oder ein Schock noch nicht „verdaut" ist, kann beides anhaltende Übelkeit verursachen. Sie hält meist so lange an, bis das Problem gelöst ist.

Außerdem können viele Medikamente (z. B. bei Husten, Herz-Kreislauf-Erkrankungen, Pilz- und Harnweginfektionen, starken Schmerzen) sowie die Pille Übelkeit hervorrufen.

Übelkeit bis hin zum Erbrechen ist oft auch Vorbote eines Herzinfarkts, vor allem bei Frauen. Bei ihnen stehen außerdem Anzeichen wie unklare Beschwerden im oberen Bauchraum, Atemnot und Erschöpfung im Vordergrund, während bei Männern eher bis in die Arme ausstrahlende Schmerzen im Brustkorb, Schwindel, Übelkeit und Schwächegefühl als typische Warnsignale gelten. In beiden Fällen müssen Sie unverzüglich den Notarzt (Telefon 112) rufen.

Übelkeit und Erbrechen sind aber auch die typischen Symptome der Reisekrankheit. Dabei wird das Gleichgewichtsorgan im Innenohr stark gereizt, zum Beispiel durch Schiffsbewegungen bei Wellengang, Gerüttel im Flugzeug bei Turbulenzen, Autofahrten auf kurvenreicher Strecke. Der schwankende und sich ständig verändernde Untergrund vermittelt dem Gleichgewichtssinn im Innenohr keine einheitlichen Informationen. Wenn die gesamte Umgebung in Bewegung ist, haben auch die Augen keinen Fixpunkt mehr. Die Reize, die dann im Nervensystem ankommen und weitergeleitet werden, können das Brechzentrum aktivieren und Übelkeit auslösen.

Bei Kindern

Nach einem Magen-Darm-Infekt besteht bei Kindern noch etwa vier Wochen lang eine erhöhte Bereitschaft für Reisekrankheit.

Säuglinge im ersten Lebenshalbjahr können nicht reisekrank werden, weil sie sich noch nicht mit den Augen im Raum orientieren können.

Ursache des ketonämischen Erbrechens ist eine Stoffwechselstörung, bei der der Blutzuckerhaushalt aus dem Gleichgewicht kommt und sich verstärkt Ketonkörper (Azeton, Azetessigsäure) bilden, die mit dem Urin und über die Atemluft ausgeschieden werden (daher der obstähnliche Geruch, den das Kind verströmt). Auslöser für die Stoffwechselstörung sind Infekte (z. B. Grippe, Erkältung), sehr fettes Essen, seelische Konflikte (Heimweh, Trennungsängste, Schulprobleme) oder zu wenig Schlaf. Bei einigen Kindern tritt sie immer wieder auf.

Vorbeugung

Wenn Sie leicht reisekrank werden, sollten Sie auf die Platzwahl achten. Im Flugzeug liegen die ruhigsten Zonen über den Tragflächen, auf dem Schiff in der Mitte, im Bus unmittelbar hinter der Vorderachse, im Auto ist es der Beifahrersitz. Wenn Sie vor Reiseantritt eine Kleinigkeit essen, vertragen Sie die Fahrt meist besser als mit leerem Magen.

Bei Kindern

Unterbrechen Sie lange Autofahrten regelmäßig, damit sich die Kinder bewegen können.

Wenn Kindern im Auto oder Flugzeug leicht übel wird, sollten Sie Bahnreisen vorziehen.

Allgemeine Maßnahmen

Rührt die Übelkeit vom Magen her, mögen Sie meist nichts essen. Folgen Sie diesem Impuls oder essen Sie nur das, worauf Sie Lust haben, aber nichts Fettreiches. Leicht verdaulich und bekömmlich sind Haferflockensuppe, Kartoffelbrei und fettarme Brühe. Magenschonende Getränke sind stilles Mineralwasser und Kräutertee.

Wenn Ihnen auf einem Schiff übel ist, sollten Sie aufs Oberdeck an die frische Luft gehen und den Horizont ins Auge fassen. Ist der Wellengang zu stark, legen Sie sich in der Kabine flach hin oder suchen Sie sich einen Platz in der Mitte des Schiffs. Dann empfinden Sie die Schaukelbewegungen nicht ganz so heftig.

Bei Kindern

Bei ketonämischem Erbrechen sollten Sie dem Kind Flüssigkeit nur löffelweise zu trinken geben, damit es nicht alles sofort wieder ausspuckt. Ratsam sind salzig-zuckrige Getränke ohne Kohlensäure (Kräuter- oder bei älteren Kindern auch dünner schwarzer Tee mit zwei Teelöffeln Traubenzucker und einer Messerspitze Salz). Bieten Sie feste Nahrung erst an, wenn sich das Erbrechen gelegt hat. Magenschonend sind trockene, fettfreie Brötchen, eventuell mit wenig Gelee oder Honig bestrichen, wässriger Haferschleim mit Traubenzucker oder Kartoffelbrei ohne Butter oder Öl.

Wann zum Arzt?

Wenn die Übelkeit länger als zwei bis drei Tage anhält und sich durch Erbrechen nicht bessert, sollten Sie einen Arzt aufsuchen (Ausnahme: Reisekrankheit). Auch sehr heftiges Schwangerschaftserbrechen, bei dem der Magen kaum noch Speisen und Getränke verträgt, müssen Sie ärztlich behandeln lassen.

Bei Kindern

Ist nicht eindeutig, worauf die Übelkeit basiert, oder tritt Fieber über 38,5 °C auf, sollten Sie das Kind einem Arzt vorstellen.

Das unstillbare ketonämische Erbrechen sollte immer ärztlich behandelt werden.

Behandlung mit Medikamenten

Übelkeit, die vom Magen ausgeht, brauchen Sie normalerweise nicht medikamentös zu behandeln. Sie vergeht von allein wieder, wenn der Körper die Übelkeit auslösenden Stoffe verarbeitet oder ausgeschieden hat.

Zur Behandlung von Übelkeit bei Kindern, auch von ketonämischem Erbrechen, sowie bei Reisekrankheit ist Diphenhydramin aus der Gruppe der Antihistaminika (→ nachfolgend) geeignet. Der Wirkstoff Dimenhydrinat ist nur mit Einschränkung geeignet, weil er eine Verbindung aus Diphenhydramin und 8-Chlortheophyllin darstellt. 8-Chlortheophyllin trägt zur Wirkung des Antihistaminikums nichts bei, kann aber das Risiko für unerwünschte Wirkungen erhöhen.

Präparate mit Ingwer (→ Seite 272) sind bei Reisekrankheit mit Einschränkung geeignet. Ihre therapeutische Wirksamkeit ist noch nicht ausreichend nachgewiesen.

Bei Kindern

Aufgrund des anhaltenden Brechreizes geht ketonämisches Erbrechen mit einem starken Flüssigkeitsverlust einher. Kinder sollten daher immer mit einem geeigneten Anti-Brechmittel, beispielsweise dem Wirkstoff Diphenhydramin aus der Gruppe der Antihistaminika (→ nachfolgend) behandelt werden, um zu vermeiden, dass der Organismus bedrohlich austrocknet.

Anthroposophische, homöopathische und traditionell angewendete Mittel

Zu den meistgekauften Mitteln gehören auch *Vertigoheel Mischung* und *Vertigoheel Tabletten*. Dabei handelt es sich um homöopathische Präparate, die sich nach den Grundsätzen dieses Buches nicht bewerten lassen und deshalb nicht näher besprochen werden. Allgemeine Informationen zu der genannten Therapierichtung finden Sie im Abschnitt „Homöopathische Arzneimittel" (→ Seite 21).

Antihistaminika

Dimenhydrinat

Dimen, Reisegold tabs, Reisetabletten-ratiopharm, Reisetabletten Retorta, REISE-TABLETTEN STADA, Rodavan S Grünwalder, SUPERPEP, Vomacur, Vomex A

Diphenhydramin

Emesan

Dimenhydrinat und Diphenhydramin sind Antihistaminika, die üblicherweise bei der Behandlung von Allergiesymptomen eingesetzt werden. Die Wirkstoffe behindern Nervenschaltungen, die Impulse – unter anderem vom Gleichgewichtsorgan im Innenohr – zum Brechzentrum weiterleiten.

Dimenhydrinat und Diphenhydramin machen gleichermaßen müde. Bei Übelkeit aufgrund von Reisekrankheit kann das erwünscht sein – um beispielsweise während einer Schiffsreise eine ruhige Nacht zu verbringen oder im Flugzeug oder Bus schlafen zu können.

Dimenhydrinat setzt sich etwa zu gleichen Teilen aus zwei Bestandteilen zusammen: zum einen aus dem Antihistaminikum Diphenhydramin, zum anderen aus 8-Chlortheophyllin. In diese Anteile wird Dimenhydrinat auch sofort nach der Einnahme im Körper aufgespalten. Der eigentliche Wirkstoff ist das Antihistaminikum Diphenhydramin. 8-Chlortheophyllin trägt zur Wirkung des Antihistaminikums nichts bei, kann aber das Risiko für unerwünschte Wirkungen erhöhen.

Die Annahme, dass 8-Chlortheophyllin als Muntermacher den müde machenden Effekt des Antihistaminikums aufheben kann, hat sich in der Praxis nicht bestätigt. Präparate mit Dimenhydrinat werden deshalb als „mit Einschränkung geeignet" bewertet, während Diphenhydramin als „geeignet" gilt.

Anwendung

Beide Mittel gibt es in verschiedenen Zubereitungen.

Um Reisekrankheit vorzubeugen, genügt bei beiden Mitteln eine Dosis von 50 Milligramm. Die Wirkung setzt innerhalb einer Stunde ein. Dauert die Reise länger als acht Stunden, können Sie die Einnahme nach vier bis sechs Stunden wiederholen.

Von Diphenhydramin sollten Sie nicht mehr als 200 Milligramm pro Tag schlucken, von Dimenhydrinat nicht mehr als 400 Milligramm.

Wenn Sie morgendliches Schwangerschaftserbrechen unterdrücken wollen, müssen Sie das Mittel abends vor dem Schlafengehen einnehmen.

Achtung

Wenn Sie einen Allergietest machen lassen wollen, kann die Einnahme der Antihistaminika die Ergebnisse verfälschen.

Gegenanzeigen

Unter folgenden Bedingungen dürfen Sie beide Mittel nicht anwenden:

- Sie haben grünen Star (Glaukom).
- Sie leiden an Epilepsie.
- Ihre Prostata ist vergrößert, und Sie können die Blase nicht vollständig entleeren.
- Sie haben einen Tumor in der Nebenniere.

Dimenhydrinat: Wenn Sie an einer krankhaften Störung der Blutbildung leiden (Porphyrie), dürfen Sie dieses Mittel nicht einnehmen.

Unter folgenden Bedingungen sollte der Arzt Nutzen und Risiken einer Anwendung dieser Mittel sorgfältig abwägen:

- Sie haben Herzrhythmusstörungen oder eine koronare Herzkrankheit.
- Die Leberfunktion ist stark eingeschränkt.
- Sie haben Asthma bronchiale oder leiden an anderen chronischen Atembeschwerden.
- Sie haben eine Verengung im Magen-Darm-Bereich.

Wechselwirkungen mit Medikamenten

Wenn Sie noch andere Medikamente anwenden, ist zu beachten:

- Schlaf-, Beruhigungs- und Schmerzmittel verstärken die Wirkung der Antihistaminika.
- Trizyklische Antidepressiva mit Wirkstoffen wie Amitriptylin, Clomipramin, Doxepin, Imipramin, Nortriptylin oder Trimipramin und sogenannte MAO-Hemmer mit Wirkstoffen wie Tranylcypromin (bei Depressionen) verstärken die unerwünschten Wirkungen der Antihistaminika (Mundtrockenheit, Schwierigkeiten beim Wasserlassen, Sehstörungen).

▶ Unbedingt beachten

Die Mittel sollen Sie nicht gleichzeitig mit Mitteln bei Herzrhythmusstörungen, Malaria, Schizophrenie und mit bestimmten entwässernden Mitteln (Diuretika) sowie bestimmten Antibiotika anwenden. Bei einer solchen Kombination können unter Umständen lebensgefährliche Herzrhythmusstörungen auftreten. Näheres hierzu siehe „Mittel bei Herzrhythmusstörungen: verstärkte Wirkung" (→ Seite 12).

Wechselwirkungen mit Speisen und Getränken

Alkohol verstärkt die erwünschten und unerwünschten Wirkungen der Antihistaminika. Während der Einnahme sollten Sie deshalb keinen Alkohol trinken.

Unerwünschte Wirkungen

Beide Mittel können die Haut empfindlicher für Sonneneinstrahlung machen. Achten Sie deshalb im Freien immer auf einen ausreichenden Sonnenschutz und verzichten Sie während der Anwendungszeit auf den Besuch von Solarien.

▶ **Keine Maßnahmen erforderlich**

Beide Wirkstoffe machen häufig (bei mehr als 1 von 100 Behandelten) müde, vor allem zu Beginn der Behandlung. Diese tagsüber unerwünschte Wirkung kann man sich zunutze machen, wenn die Mittel abends genommen werden – dann erleichtern sie das Einschlafen. Das ist besonders bei Reisekrankheit angenehm.

Es können Mundtrockenheit und Verstopfung auftreten.

▶ **Muss beobachtet werden**

Gelegentlich kommt es zu Sehstörungen. Wenn Sie nur noch verschwommen sehen, Gegenstände nicht mehr fixieren können oder wenn Doppelbilder auftreten, sollten Sie den behandelnden Arzt informieren.

Wenn Ihnen schwindelig wird (bei mehr als 1 von 100 Behandelten) und Sie das Gefühl haben, dass sich alles um Sie herum dreht, der Boden schwankt oder kippt und diese Beschwerden sich innerhalb von 24 Stunden nicht wieder legen, sich verstärken oder wiederholen, sollten Sie einen Arzt aufsuchen.

Es können Schwierigkeiten beim Wasserlassen auftreten oder die Blase lässt sich nicht vollständig entleeren. Das betrifft vor allem Männer mit vergrößerter Prostata. Wenn Sie solche Beschwerden bemerken und als störend empfinden, sollten Sie das weitere Vorgehen mit dem Arzt besprechen.

Wenn Sie sich längere Zeit schlapp fühlen und häufig Infektionen oder Fieber haben, sollte der Arzt ihr Blut untersuchen. Es kann eine Blutbildungsstörung (→ Seite 15) vorliegen.

▶ **Sofort zum Arzt**

Wenn ein schmerzhafter Harndrang besteht, Sie aber kein Wasser lassen können, müssen Sie unverzüglich einen Arzt aufsuchen. Dies gilt vor allem für Männer mit vergrößerter Prostata.

Gelegentlich kann sich der Augeninnendruck erhöhen (bis hin zum akuten Glaukomanfall). Wenn die Augen schmerzen, Sie nur noch unscharf sehen können, die Außenwelt plötzlich in unwirkliche Farben getaucht ist, die Augen sich röten und der Augapfel sich hart anfühlt, sollten Sie unverzüglich einen Augenarzt aufsuchen.

Bei Erregung, Unruhe, Verwirrtheit (örtliche und zeitliche Desorientierung) sowie bei Stimmungsveränderungen (Euphorie oder Depression), Bewegungsstörungen und Krampfanfällen sollten Sie sich umgehend in ärztliche Behandlung begeben. Vor allem bei Kleinkindern und insbesondere bei Überdosierung kann es zu solchen Erregungszuständen kommen.

HINWEISE

Für Kinder unter 14 Jahren

Wenn Kinder erbrechen müssen, sollten sie Zäpfchen bekommen. Mittel in Form von Kaugummi sind für Kleinkinder ungeeignet.

Was die Dosierung der Mittel betrifft, so bekommen Kinder zwei bis vier Milligramm Dimenhydrinat oder Diphenhydramin pro Kilogramm Körpergewicht. Ein sechsjähriges Kind mit 20 Kilogramm Körpergewicht erhält demnach 40 bis 80 Milligramm Dimenhydrinat oder Diphenhydramin pro Tag in zwei Portionen.

Für Schwangerschaft und Stillzeit

In der Schwangerschaft sollte der Arzt Nutzen und Risiken der Anwendung dieser Mittel sorgfältig abwägen. Im letzten Schwangerschaftsdrittel dürfen Sie die Mittel nicht anwenden, weil sie vorzeitige Wehen auslösen können.

In der Stillzeit können Sie die Mittel anwenden, wenn Sie sie nur aus einem bestimmten Anlass brauchen, zum Beispiel, um eine Schiffspassage zu überstehen. Bei längerer Anwendung können sie sich störend auf die Körperfunktionen des Säuglings auswirken, weil beide Wirkstoffe in die Muttermilch übertreten.

Zur Verkehrstüchtigkeit

Beide Wirkstoffe machen müde und schränken die Reaktionsfähigkeit ein. Sie sollten deshalb keine Fahrzeuge lenken, Maschinen bedienen und keine Arbeiten ohne festen Halt verrichten.

Pflanzliches Mittel

Ingwer

ZINTONA

Pulverisierte Ingwerwurzel kann die typischen Symptome einer Reisekrankheit wie Übelkeit, Schwindel und Kaltschweißigkeit abschwächen. Es wirkt schwächer als Antihistaminika, hat aber keine wesentlichen unerwünschten Wirkungen. Da die Datenlage noch nicht ausreicht, wird das

Mittel als „mit Einschränkung geeignet" bewertet.

Es liegen zwar einige positive Hinweise zur Wirkung von Ingwerwurzel vor, die therapeutische Wirksamkeit ist jedoch aufgrund methodischer Schwächen in den Studien insgesamt noch nicht ausreichend nachgewiesen.

Anwendung

Ingwer muss genügend hoch dosiert werden, damit die erwünschte Wirkung eintritt. Die klinischen Studien legen nahe, eine halbe Stunde vor Reiseantritt etwa ein Gramm Ingwerpulver einzunehmen. Dauert die Fahrt länger als vier Stunden, können Sie die Einnahme in dieser Dosis wiederholen.

Achtung

Wenn Sie Gallensteine haben, sollten Sie Ingwer-Präparate nicht ohne Rücksprache mit einem Arzt anwenden, weil Ingwer den Gallefluss anregt und es zu einer Gallenkolik kommen kann, wenn die Steine den Abfluss der Galle behindern.

Unerwünschte Wirkungen

▶ **Keine Maßnahmen erforderlich**

In Einzelfällen kann saures Aufstoßen auftreten. Wenn Sie das Mittel absetzen, verschwinden die Beschwerden wieder.

Hinweise

Für Kinder unter 14 Jahren

Bei Kindern unter sechs Jahre sollten Sie das Mittel nicht anwenden. Kinder ab sechs Jahre erhalten die Erwachsenendosis (= 500 Milligramm).

Für Schwangerschaft und Stillzeit

Der Hersteller des Präparates empfiehlt, das Mittel während der Schwangerschaft und Stillzeit nicht anzuwenden. Klinische Studien an schwangeren Frauen zeigen jedoch, dass sich Schwangerschaftsübelkeit mit Ingwerwurzel möglicherweise lindern lässt. Schädliche Auswirkungen auf das Kind wurden in diesem Zusammenhang nicht beobachtet. Deshalb erscheint eine kurzzeitige Anwendung bei Reisekrankheit vertretbar.

Übelkeit, Erbrechen, Reisekrankheit

Handelsname Darreichungsform	Zusammensetzung pro 1 ml/1 g oder wie angegeben bzw. pro abgeteilte Einheit	Kleinste Packungsgröße	Unverb. Preis in Euro	Bewertung für das beanspruchte Anwendungsgebiet
Dimen 50 Heumann Tabletten	**Dimenhydrinat** 50 mg	20 Stück	4,61	**Mit Einschränkung geeignet** zur Vorbeugung und Behandlung von Übelkeit, Erbrechen und Reisekrankheit. Müde machendes Antihistaminikum. Dimenhydrinat besteht aus Diphenhydramin und 8-Chlortheophyllin. 8-Chlortheophyllin bringt keinen zusätzlichen Nutzen, kann aber das Risiko für unerwünschte Wirkungen erhöhen. Monopräparate mit Diphenhydramin sind vorzuziehen. → Seite 270
Emesan Tabletten Tabletten	**Diphenhydramin-hydrochlorid** 50 mg	20 Stück	3,49	**Geeignet** bei Übelkeit und Erbrechen. Müde machendes Antihistaminikum. → Seite 270
Emesan K Kinderzäpfchen	20 mg	5 Stück	3,95	**Geeignet** zur Behandlung von Übelkeit und Erbrechen bei Kindern zwischen 1 und 12 Jahren. Müde machendes Antihistaminikum. → Seite 270
E Erwachsenenzäpfchen Zäpfchen	50 mg	10 Stück	8,10	**Geeignet** zur Behandlung von Übelkeit und Erbrechen bei Kindern ab 12 Jahre und Erwachsenen. Müde machendes Antihistaminikum. → Seite 270

Hinweise zu den Tabellenspalten → Seite 34, zur Auswahl der Arzneimittel → Seite 28, zur Grundlage der Bewertung → Seiten 29, 33

▶

Übelkeit, Erbrechen, Reisekrankheit Fortsetzung

Handelsname Darreichungsform	Zusammensetzung pro 1 ml/1 g oder wie angegeben bzw. pro abgeteilte Einheit	Kleinste Packungsgröße	Unverb. Preis in Euro	Bewertung für das beanspruchte Anwendungsgebiet

Hinweise zu den Tabellenspalten → Seite 34, zur Auswahl der Arzneimittel → Seite 28, zur Grundlage der Bewertung → Seiten 29, 33

Reisegold tabs Tabletten	**Dimenhydrinat** 50 mg	10 Stück	5,75	**Mit Einschränkung geeignet** zur Vorbeugung und Behandlung von Reisekrankheit. Müde machendes Antihistaminikum. Dimenhydrinat besteht aus Diphenhydramin und 8-Chlortheophyllin. 8-Chlortheophyllin bringt keinen zusätzlichen Nutzen, kann aber das Risiko für unerwünschte Wirkungen erhöhen. Monopräparate mit Diphenhydramin sind vorzuziehen. → Seite 270
Reisetabletten-ratiopharm Tabletten	**Dimenhydrinat** 50 mg	20 Stück	3,80	**Mit Einschränkung geeignet** zur Vorbeugung und Behandlung von Reisekrankheit, Übelkeit und Erbrechen. Müde machendes Antihistaminikum. Dimenhydrinat besteht aus Diphenhydramin und 8-Chlortheophyllin. 8-Chlortheophyllin bringt keinen zusätzlichen Nutzen, kann aber das Risiko für unerwünschte Wirkungen erhöhen. Monopräparate mit Diphenhydramin sind vorzuziehen. → Seite 270
Reisetabletten Retorta Tabletten	**Dimenhydrinat** 50 mg	10 Stück	3,08	**Mit Einschränkung geeignet** bei Reisekrankheit. Müde machendes Antihistaminikum. Dimenhydrinat besteht aus Diphenhydramin und 8-Chlortheophyllin. 8-Chlortheophyllin bringt keinen zusätzlichen Nutzen, kann aber das Risiko für unerwünschte Wirkungen erhöhen. Monopräparate mit Diphenhydramin sind vorzuziehen. → Seite 270
REISETABLETTEN STADA Tabletten	**Dimenhydrinat** 50 mg	10 Stück	4,11	**Mit Einschränkung geeignet** zur Vorbeugung und Behandlung von Reisekrankheit, Übelkeit und Erbrechen. Müde machendes Antihistaminikum. Dimenhydrinat besteht aus Diphenhydramin und 8-Chlortheophyllin. 8-Chlortheophyllin bringt keinen zusätzlichen Nutzen, kann aber das Risiko für unerwünschte Wirkungen erhöhen. Monopräparate mit Diphenhydramin sind vorzuziehen. → Seite 270
Rodavan S Grünwalder Tabletten	**Dimenhydrinat** 50 mg	10 Stück	3,89	**Mit Einschränkung geeignet** zur Vorbeugung und Behandlung von Reisekrankheit, Übelkeit und Erbrechen. Müde machendes Antihistaminikum. Dimenhydrinat besteht aus Diphenhydramin und 8-Chlortheophyllin. 8-Chlortheophyllin bringt keinen zusätzlichen Nutzen, kann aber das Risiko für unerwünschte Wirkungen erhöhen. Monopräparate mit Diphenhydramin sind vorzuziehen. → Seite 270

Übelkeit, Erbrechen, Reisekrankheit Fortsetzung

Handelsname Darreichungsform	Zusammensetzung pro 1 ml/1 g oder wie angegeben bzw. pro abgeteilte Einheit	Kleinste Packungsgröße	Unverb. Preis in Euro	Bewertung für das beanspruchte Anwendungsgebiet
SUPERPEP Kaugummi-Dragées 20 mg Kaudragees	**Dimenhydrinat** 20 mg	10 Stück	7,96	**Mit Einschränkung geeignet** zur Vorbeugung und Behandlung von Übelkeit, Erbrechen und Reisekrankheit. Müde machendes Antihistaminikum. Dimenhydrinat besteht aus Diphenhydramin und 8-Chlortheophyllin. 8-Chlortheophyllin bringt keinen zusätzlichen Nutzen, kann aber das Risiko für unerwünschte Wirkungen erhöhen. Monopräparate mit Diphenhydramin sind vorzuziehen. → Seite 270
SUPERPEP Tabletten 50 mg Tabletten	50 mg	10 Stück	6,15	
Vomacur Filmtabletten	**Dimenhydrinat** 50 mg	20 Stück	3,63	**Mit Einschränkung geeignet** zur Vorbeugung und Behandlung von Reisekrankheit, Übelkeit und Erbrechen. Müde machendes Antihistaminikum. Dimenhydrinat besteht aus Diphenhydramin und 8-Chlortheophyllin. 8-Chlortheophyllin bringt keinen zusätzlichen Nutzen, kann aber das Risiko für unerwünschte Wirkungen erhöhen. Monopräparate mit Diphenhydramin sind vorzuziehen. → Seite 270
Vomacur 40	40 mg	5 Stück	3,38	**Mit Einschränkung geeignet** zur Vorbeugung und Behandlung von Reisekrankheit, Übelkeit und Erbrechen bei Kindern ab einem Körpergewicht von 6 Kilogramm. Müde machendes Antihistaminikum. Dimenhydrinat besteht aus Diphenhydramin und 8-Chlortheophyllin. 8-Chlortheophyllin bringt keinen zusätzlichen Nutzen, kann aber das Risiko für unerwünschte Wirkungen erhöhen. Monopräparate mit Diphenhydramin sind vorzuziehen. → Seite 270
70	70 mg	5 Stück	4,17	**Mit Einschränkung geeignet** zur Vorbeugung und Behandlung von Reisekrankheit, Übelkeit und Erbrechen bei Kindern ab 6 Jahre. Müde machendes Antihistaminikum. Dimenhydrinat besteht aus Diphenhydramin und 8-Chlortheophyllin. 8-Chlortheophyllin bringt keinen zusätzlichen Nutzen, kann aber das Risiko für unerwünschte Wirkungen erhöhen. Monopräparate mit Diphenhydramin sind vorzuziehen. → Seite 270
150 mg Zäpfchen	150 mg	10 Stück	8,00	**Mit Einschränkung geeignet** zur Vorbeugung und Behandlung von Reisekrankheit, Übelkeit und Erbrechen bei Kindern über 14 Jahre und Erwachsenen. Müde machendes Antihistaminikum. Dimenhydrinat besteht aus Diphenhydramin und 8-Chlortheophyllin. 8-Chlortheophyllin bringt keinen zusätzlichen Nutzen, kann aber das Risiko für unerwünschte Wirkungen erhöhen. Monopräparate mit Diphenhydramin sind vorzuziehen. → Seite 270

Hinweise zu den Tabellenspalten → Seite 34, zur Auswahl der Arzneimittel → Seite 28, zur Grundlage der Bewertung → Seiten 29, 33

Übelkeit, Erbrechen, Reisekrankheit Fortsetzung

Handelsname Darreichungsform	Zusammensetzung pro 1 ml/1 g oder wie angegeben bzw. pro abgeteilte Einheit	Kleinste Packungsgröße	Unverb. Preis in Euro	Bewertung für das beanspruchte Anwendungsgebiet
Vomex A Dragees N Dragees	**Dimenhydrinat** 50 mg	20 Stück	6,75	**Mit Einschränkung geeignet** bei Übelkeit und Erbrechen. Müde machendes Antihistaminikum. Dimenhydrinat besteht aus Diphenhydramin und 8-Chlortheophyllin. 8-Chlortheophyllin bringt keinen zusätzlichen Nutzen, kann aber das Risiko für unerwünschte Wirkungen erhöhen. Monopräparate mit Diphenhydramin sind vorzuziehen. → Seite 270
Vomex A Retardkapseln N Retardkapseln	150 mg	20 Stück	14,80	
Vomex A Sirup Sirup	3,3 mg	100 ml	8,95	**Mit Einschränkung geeignet** zur Behandlung von Erbrechen bei Kindern ab einem Körpergewicht von 6 Kilogramm. Müde machendes Antihistaminikum. Dimenhydrinat besteht aus Diphenhydramin und 8-Chlortheophyllin. 8-Chlortheophyllin bringt keinen zusätzlichen Nutzen, kann aber das Risiko für unerwünschte Wirkungen erhöhen. Monopräparate mit Diphenhydramin sind vorzuziehen. → Seite 270
Vomex A Kinder-Suppositorien 40 mg	40 mg	10 Stück	4,88	
70 mg forte	70 mg	10 Stück	5,96	**Mit Einschränkung geeignet** zur Behandlung von Erbrechen bei Kindern ab 6 Jahre. Müde machendes Antihistaminikum. Dimenhydrinat besteht aus Diphenhydramin und 8-Chlortheophyllin. 8-Chlortheophyllin bringt keinen zusätzlichen Nutzen, kann aber das Risiko für unerwünschte Wirkungen erhöhen. Monopräparate mit Diphenhydramin sind vorzuziehen. → Seite 270
Vomex A Suppositorien 150 mg Zäpfchen	150 mg	10 Stück	9,45	**Mit Einschränkung geeignet** zur Behandlung von Übelkeit und Erbrechen bei Kindern über 14 Jahre und Erwachsenen. Müde machendes Antihistaminikum. Dimenhydrinat besteht aus Diphenhydramin und 8-Chlortheophyllin. 8-Chlortheophyllin bringt keinen zusätzlichen Nutzen, kann aber das Risiko für unerwünschte Wirkungen erhöhen. Monopräparate mit Diphenhydramin sind vorzuziehen. → Seite 270
ZINTONA Kapseln	**Ingwerwurzelstockpulver** 250 mg	10 Stück	5,30	**Mit Einschränkung geeignet** zur Vorbeugung gegen Reisekrankheit. Die bislang vorliegenden Studien reichen noch nicht aus, um die therapeutische Wirksamkeit abschließend nachzuweisen. → Seite 272

Hinweise zu den Tabellenspalten → Seite 34, zur Auswahl der Arzneimittel → Seite 28, zur Grundlage der Bewertung → Seiten 29, 33

Sodbrennen

Sodbrennen gehört zu den häufigsten Beschwerden im Verdauungstrakt, vor allem bei älteren Menschen. Etwa 30 Prozent der Bevölkerung leiden an einer Refluxkrankheit mit Sodbrennen. Der brennende Schmerz in der Speiseröhre ist äußerst unangenehm. Bei jedem Zehnten, der an Sodbrennen leidet, entwickelt sich eine Speiseröhrenentzündung (Refluxösophagitis).

Ein gewisser Rückfluss des Speisebreis aus dem Magen ist natürlich und schadet nicht. Gelangen jedoch ständig größere Mengen des sauren Gemischs in die Speiseröhre (Ösophagus), verätzt dieses die empfindliche Schleimhaut in der Speiseröhre, sodass sie sich entzündet. Bleibt die Entzündung über Jahre bestehen, kann sich daraus Krebs entwickeln. Es ist also sinnvoll, den Beschwerden nachzugehen und sie konsequent zu behandeln.

Bei Kindern

In den ersten Lebensjahren kommt es häufig vor, dass etwas Mageninhalt in die Speiseröhre zurückfließt. Das ist kein Grund zur Sorge und auch keine krankhafte Störung. In dieser Zeit entwickelt sich eine Refluxkrankheit nur, wenn sich andere Krankheiten auf den Verschluss des Mageneingangs auswirken, beispielsweise Erkrankungen des Nervensystems oder ein Zwerchfellriss.

Anzeichen und Beschwerden

Sodbrennen macht sich mit einem unangenehmen Druckgefühl sowie brennenden Schmerzen hinter dem Brustbein, wo die Speiseröhre verläuft, bemerkbar. Die Beschwerden beginnen meist nach dem Essen in der Magengrube und gehen oft mit unangenehmem, saurem Aufstoßen einher, wobei kleine Mengen der zuvor geschluckten Speisen hochkommen können. Im Liegen und beim Bücken verstärken sich die Beschwerden meist.

Die vor allem nachts im Liegen aus dem Magen aufsteigenden Säuretröpfchen lösen oft Heiserkeit und krampfhafte Hustenanfälle aus.

Bei Kindern

Bei Kindern kann der aufsteigende Magensaft zu einem wochenlang anhaltenden Husten mit Heiserkeit und Atemnotanfällen führen.

Ursachen

Normalerweise verhindert der Schließmuskel (Ösophagussphinkter) am Mageneingang (Kardia), dass der Mageninhalt in die Speiseröhre zurückfließt. Wenn dieser Muskel jedoch erschlafft oder der Druck im unteren Bereich der Speiseröhre sinkt bzw. sich im Mageninneren erhöht, wird der Magen zur Speiseröhre hin nicht richtig verschlossen (Kardiainsuffizienz), und Magensaft sowie angedauter Speisebrei können in die Speiseröhre aufsteigen.

Es gibt Faktoren, die diesen Vorgang begünstigen:

- Erhebliches Übergewicht (Adipositas), ein Zwerchfellbruch (Hiatushernie), Bauchwassersucht (Aszites) sowie eine stark vergrößerte Gebärmutter im letzten Drittel der Schwangerschaft lassen den Druck im Bauchraum ansteigen.
- Fette Speisen, Alkohol und Rauchen lassen den Druck im unteren Teil der Speiseröhre absinken.
- Alkohol, Kaffee und kohlensäurehaltige Getränke regen die Magenschleimhaut an, verstärkt Säure zu produzieren, was saures Aufstoßen und Sodbrennen fördert.
- Bei Stress, Hetze, Konflikten und anhaltender Überforderung bildet der Magen besonders viel Magensaft und gibt seinen Inhalt nicht an den Zwölffingerdarm weiter.

Häufig aber bleibt die Ursache für den gestörten Verschlussmechanismus zwischen Speiseröhre und Magen ungeklärt.

Vorbeugung

- Vermeiden Sie, sich nach dem Essen hinzulegen (z. B. für einen Mittagsschlaf). Im Liegen fließt der Mageninhalt leichter in die Speiseröhre zurück als im Stehen oder Sitzen. Machen Sie lieber nach dem Essen einen Verdauungsspaziergang.
- Warten Sie nach dem Abendessen mindestens drei Stunden, bevor Sie schlafen gehen. Legen Sie sich im Bett vor allem auf die linke Seite, dann fließt saurer Speisebrei nicht so leicht in die Speiseröhre zurück.
- Essen Sie nach 20 Uhr nichts mehr und halten Sie die Abendmahlzeit klein. Dann ist der Magen nahezu leer, wenn Sie zu Bett gehen.
- Nehmen Sie lieber fünfmal täglich eine kleine Mahlzeit zu sich statt dreimal eine große. Dann ist der Magen nicht so voll.
- Essen Sie möglichst zu gleichbleibenden Zeiten, um den Magen an einen bestimmten Rhythmus zu gewöhnen.

- Fettarme, eiweißreiche Kost ist bekömmlicher und wird schneller verdaut als fettreiche.
- Häufig bessert sich das Sodbrennen, wenn Sie auf alkoholische und kohlensäurehaltige Getränke, Zigaretten, Zucker und Süßigkeiten verzichten.
- Wenn Sie von Kaffee Sodbrennen bekommen, sollten Sie die säurearmen oder von Röststoffen befreiten, koffeinfreien Sorten bevorzugen.
- Vermeiden Sie eiskalte Speisen und Getränke, weil diese die Bewegungen der Speiseröhre verringern.

Allgemeine Maßnahmen

Alle Maßnahmen, die im Abschnitt Vorbeugung aufgeführt sind, sind auch sinnvoll, wenn das Sodbrennen bereits besteht.

Wichtig ist vor allem, dass Sie nachts mit etwas erhöhtem Kopfteil schlafen (dickes Kissen, Keil unter die Matratze legen) und sich zum Einschlafen auf die linke Seite drehen. Schlafen Sie nämlich auf der rechten Seite, kann der Mageninhalt – anatomisch bedingt – leichter in die Speiseröhre zurückfließen.

Sie können ausprobieren, ob sich die Beschwerden bessern, wenn Sie Kräutertee (z. B. Kamille, Malve oder Eibisch), ein Glas stilles Mineralwasser oder rohen Kartoffelsaft (aus geraspelten und ausgedrückten Kartoffeln) trinken. Auch der beim Kauen von Kaugummi vermehrt gebildete Speichel kann die Magensäure verdünnen und Sodbrennen lindern. Milch zu trinken ist nicht ratsam, weil auch Milch den Magen anregt, vermehrt Säure zu produzieren.

Milde breiige Speisen wie zum Beispiel Karotten-, Kartoffel-, Grieß- und Reisbrei binden die Magensäure und können auf diese Weise Sodbrennen bessern. Manchmal hilft es auch, bestimmte Speisen und Getränke, die leicht Sodbrennen auslösen (z. B. Schokolade, Tomatensoße, Wein, Obstsaft), zu meiden.

Bei Übergewicht ist es ratsam, einige Kilo abzunehmen.

Wann zum Arzt?

Wenn sehr plötzlich Schmerzen in der Speiseröhre oder im Magenbereich auftreten, wenn sich die Beschwerden verändern, wenn Sie stark an Gewicht verlieren oder wenn das Sodbrennen trotz allgemeiner Maßnahmen oder einer Selbstbehandlung mit rezeptfreien Medikamenten länger als zwei Wochen anhält, sollten Sie einen Arzt aufsuchen. Zum einen muss ausgeschlossen werden, dass eine Speiseröhrenentzündung, ein Magengeschwür oder eine andere ernsthafte Erkrankung vorliegt. Zum anderen kann der Arzt stärker wirkende Medikamente verordnen, mit denen die Beschwerden noch wirksamer behandelt werden können (z. B. Protonenpumpenhemmer). Was Sie über diese Mittel wissen müssen, lesen Sie im HANDBUCH MEDIKAMENTE der Stiftung Warentest oder im Internet unter www.medikamente-im-test.de.

Bei Kindern

Wenn Kinder in den ersten Lebensjahren bei Mahlzeiten oder beim Aufstoßen auffällig unruhig werden oder über Schmerzen klagen, sollten Sie dies ärztlich abklären lassen.

Behandlung mit Medikamenten

Säurehemmende Mittel (→ Seite 283), auch H_2-Blocker genannt, bremsen die Produktion von saurem Magensaft in der Magenschleimhaut und sind bei Sodbrennen gut wirksam. Allerdings sollten die Mittel im Rahmen einer Selbstbehandlung nur kurzfristig (zwei Wochen) eingesetzt werden.

Vorübergehend auftretendes Sodbrennen können Sie auch mit Antazida (→ Seite 281) behandeln. Das sind Substanzen, die überschüssige Magensäure binden oder neutralisieren. Die Mittel wirken alle recht schnell (in zirka 20 bis 30 Minuten, auf nüchternen Magen eingenommen), allerdings ist der Effekt immer nur von kurzer Dauer.

Damit Antazida gut wirken, ist darauf zu achten, dass sie genügend Magensäure binden. Diese Säurebindungskapazität wird in Millival ausgedrückt. Empfohlen wird bei Sodbrennen eine Säurebindungskapazität von 10 bis 25 Millival pro eingenommener Dosis. Eine Säurebindungskapazität von 20 bis 25 Millival entspricht der Menge an Wirkstoff, die in der Lage ist, einen Viertelliter der im Magen gebildeten Salzsäure zu neutralisieren. Täglich wird etwa ein Liter Salzsäure im Magen gebildet. Um diese gesamte Menge zu binden, sind also 100 Millival nötig. Die Präparate sollten deshalb so dosiert sein, dass mit einer angemessenen Anzahl von Einzeldosen diese Säuremenge neutralisiert werden kann.

Die Kombination säurehemmendes Mittel + Antazida (→ Seite 286) ist bei Sodbrennen mit Einschränkung geeignet. Es ist bisher noch nicht ausreichend nachgewiesen, dass die Kombination dieser beiden Wirkstoffe wirksamer ist als ein säurehemmendes Mittel allein. Da beide Substanzen unterschiedlich lange wirken, ist es sinnvoller, sie einzeln anzuwenden: Antazida tagsüber nach Bedarf, Säurehemmer zur Nacht.

Die Kombination Antazidum + Entschäumer (→ Seite 285) ist wenig geeignet, weil die Kombination dieser beiden Wirkstoffe nicht sinnvoll und die therapeutische Wirksamkeit nicht ausreichend nachgewiesen ist. Das gilt auch für eine Kombination aus einem Aluminiumsalz mit ätherischem Öl und schwachen Säuren (→ Seite 288).

Anthroposophische, homöopathische und traditionell angewendete Mittel

Zu den meistgekauften Mitteln gehören auch *Bullrich Salz Magentabletten/Pulver* mit Natriumhydrogenkarbonat, *Luvos Heilerde 1 innerlich* und *Luvos Heilerde Kapseln* mit naturreinem Löss. Dabei handelt es sich um Präparate, die von der Arzneimittelbehörde als „traditionell angewendet" zugelassen wurden. Solche Präparate lassen sich nach den Grundsätzen dieses Buches nicht bewerten und werden deshalb nicht näher besprochen. Allgemeine Informationen zu derartigen Mitteln finden Sie im Abschnitt „Traditionell angewendete Mittel" (→ Seite 20).

Reizmagen, Reizdarm

Unter dem Oberbegriff „Reizmagen" werden Magenbeschwerden zusammengefasst, die länger als drei Monate anhalten oder immer wieder auftreten, für die es aber keine organbedingte Erklärung gibt. Es besteht dabei also keine erkennbare körperliche Erkrankung. Solche funktionellen Beschwerden werden auch als „funktionelle Dyspepsie" bezeichnet.

Wichtig ist, dass der Arzt eine Infektion mit Helicobacter pylori ausschließt, bei der ähnliche Symptome auftreten, die aber konsequent mit rezeptpflichtigen Mitteln behandelt werden sollten, damit sich keine Geschwüre bilden. Näheres zu diesen Mitteln beziehungsweise zur Behandlung von Magen- und Zwölffingerdarmgeschwüren lesen Sie im HANDBUCH MEDIKAMENTE der Stiftung Warentest oder im Internet unter www.medikamente-im-test.de.

Von einem „Reizdarmsyndrom" (Colon irritabile) ist die Rede, wenn schmerzhafte Verdauungsbeschwerden, die den Darm betreffen, in unregelmäßigem Wechsel und ohne erkennbare Ursache auftreten. Frauen leiden fast doppelt so häufig daran wie Männer, und häufig wird die Krankheit chronisch.

Anzeichen und Beschwerden

Kennzeichnend für einen Reizmagen sind brennende, krampfartige oder dumpfe Schmerzen im Oberbauch, vor allem bei nüchternem Magen. Nach dem Essen können sich die Beschwerden bessern, teilweise verstärken sie sich aber auch. Oft kommt es zu Aufstoßen, Sodbrennen, Übelkeit, Erbrechen, Völlegefühl und Schmerzen im Oberbauch, die meist Appetitlosigkeit nach sich ziehen. Auch Blähungen, Schluckbeschwerden, anhaltender Schluckauf, Mundtrockenheit oder ein Brennen auf der Zunge können vorkommen. Insgesamt variieren die Beschwerden sehr und der Leidensdruck ist hoch.

Bei jedem Dritten verlagern sich die Oberbauchbeschwerden auch in die unteren Abschnitte des Verdauungstrakts, und es kommt in unregelmäßigen Abständen zu Völlegefühl, Blähungen, Bauchschmerzen sowie Durchfall und Verstopfung im Wechsel. Häufig kommen mehrere Symptome gleichzeitig vor und bessern sich nach dem Stuhlgang, oft entsteht aber auch das Gefühl, den Darm nicht vollständig geleert zu haben. Sie zeigen sich oft tagsüber (seltener nachts) und schubweise, vorzugsweise in stressbelasteten Situationen.

Von einem Reizdarm gehen Ärzte immer dann aus, wenn die Beschwerden im zurückliegenden Jahr mindestens drei Monate lang spürbar gewesen sind oder immer wieder auftreten.

Ursachen

Reizmagen

Teilweise produziert der Magen zu viel Magensaft. Häufig werden bestimmte Lebensmittel nicht gut vertragen oder lösen die Beschwerden aus (z. B. koffeinhaltige Getränke, Zwiebelgewächse, Kohl, Milch- oder Fruchtzucker sowie Zuckerersatzstoffe). Auch Alkohol, fettreiche Kost und Bewegungsmangel können die Beschwerden hervorrufen.

Vielfach führen Stresssituationen, seelische Belastungen (Verlustängste, Trauer, unerfüllte Lebenswünsche), ständige Anspannung sowie Konflikte im Privat- oder Berufsleben zu einer funktionellen Dyspepsie.

Reizdarm

Die Ursachen für ein Reizdarmsyndrom sind ungeklärt. Vielfach spielen ebenfalls Stress, eine anhaltende seelische Belastung oder auch ein sehr unregelmäßiger Lebensstil eine Rolle.

Vorbeugung

Alle Hinweise, die unter „Sodbrennen" (→ Seite 277) genannt werden, sind auch bei einem Reizmagen sinnvoll.

Allgemeine Maßnahmen

Körperliche Betätigung sowie Entspannungsübungen wie autogenes Training, Yoga, Meditation oder Muskelentspannungstraining nach Jacobson, aber auch sportliche Betätigung wie beispielsweise Schwimmen, Wandern, Skilanglauf können für eine gelassenere Lebenseinstellung sorgen und dazu beitragen, Stresssituationen besser zu bewältigen. Bessern sich die Beschwerden damit nicht innerhalb von drei bis sechs Monaten, ist auch eine Psychotherapie zu erwägen.

Kauen Sie die Speisen beim Essen gründlich und lassen Sie sich Zeit für die Mahlzeit. Blähende Lebensmittel wie Kohl und Hülsenfrüchte sollten Sie meiden.

Manchmal hilft es, über den Tag verteilt mehrere kleine Mahlzeiten zu essen anstelle der üblichen drei großen (Frühstück, Mittag- und Abendessen).

Wann zum Arzt?

Wenn Sie unter säurebedingten Beschwerden leiden und Sodbrennen auftritt, das trotz allgemeiner Maßnahmen oder Selbstbehandlung mit rezeptfreien Arzneimitteln länger als zwei Wochen anhält, sollten Sie einen Arzt aufsuchen.

Bei einem Reizdarmsyndrom sollten Sie einen Arzt aufsuchen, wenn die Beschwerden periodisch immer wiederkehren oder sich über einen längeren Zeitraum hinweg immer mehr verstärken. Bei heftigem Durchfall sollten Sie schon nach zwei Tagen zum Arzt gehen, vor allem wenn dieser mit Fieber einhergeht. Auch wenn Blutauflagen auf dem Stuhl erkennbar sind, wenn Sie plötzlich und grundlos stark abnehmen, blass und blutarm sind oder in Ihrer Familie bereits schwere Darmerkrankungen aufgetreten sind, sollten Sie die Beschwerden möglichst bald von einem Arzt abklären lassen.

Können Entspannungsübungen Stress nicht genügend ausgleichen, sollten Sie mit einem Arzt sprechen.

Behandlung mit Medikamenten

Mit Medikamenten lassen sich nur die Symptome eines Reizmagens lindern, nicht aber seine Ursachen bekämpfen. Es liegen einige klinische Untersuchungen vor, in denen Substanzen, die bisher noch nicht für die Behandlung eines Reizmagens zugelassen sind, bei Patienten mit diesem Krankheitsbild geprüft wurden. Diese Mittel (z. B. Protonenpumpenhemmer) sind vorwiegend verschreibungspflichtig. Näheres hierzu lesen Sie im HANDBUCH MEDIKAMENTE der Stiftung Warentest oder im Internet unter www.medikamente-im-test.de.

Zur kurzzeitigen Behandlung der mit einem Reizmagen verbundenen Beschwerden – sofern diese überwiegend auf eine erhöhte Magensäureproduktion zurückgehen – sind säurehemmende Mittel (→ Seite 283), auch H_2-Blocker genannt, geeignet.

Mit Einschränkung geeignet ist eine Pflanzenkombination (→ Seite 288) aus neun verschiedenen Pflanzenextrakten (*Iberogast*). Hier gibt es zwar einige wenige Studien mit positiven Ergebnissen, die derzeitige Studienlage reicht jedoch noch nicht aus, um den therapeutischen Stellenwert dieses Mittels abschließend zu bewerten.

Pfefferminzöl (→ Seite 285) in verkapselter Form ist mit Einschränkung geeignet, um die Beschwerden eines Reizdarmsyndroms zu lindern. Hier müssen weitere Studien die bisherigen Ergebnisse noch bestätigen, bevor das Mittel allgemein empfohlen werden kann.

Eine Kombination aus Kümmel- und Pfefferminzöl (→ Seite 290) ist bei Reizdarm ebenfalls mit Einschränkung geeignet. Die derzeit vorliegenden Studien zu diesem Mittel lassen noch keine abschließende Bewertung zu.

Weder für eine Kombination aus einem Aluminiumsalz mit ätherischem Thymianöl und schwachen Säuren (→ Seite 288), noch für eine Pflanzenkombination (→ Seite 288) aus sieben verschiedenen Heilpflanzenextrakten oder einen Tee mit verschiedenen Pflanzenextrakten und Pfefferminzöl (→ Seite 290) ist die therapeutische Wirksamkeit ausreichend nachgewiesen. Diese Mittel gelten daher als „wenig geeignet".

Antazida

Almasilat

Megalac Almasilat, Simagel

Aluminium-Magnesiumsilikat

Gelusil

Aluminiumoxid (Algeldrat) + Kalziumkarbonat

Solugastril

Aluminiumoxid + Magnesiumhydroxid

Maalox, Maaloxan

Aluminiumverbindung + Natriumkarbonat (Carbaldrat)

Kompensan

Hydrotalcit

Talcid, Talidat

Magaldrat

Magaldrat-ratiopharm, Marax, Riopan

Magnesium-trisilikat

Bad Heilbrunner Gastrimint MagenTabletten

Magnesiumkarbonat + Kalziumkarbonat

Rennie

Aluminium- und/oder magnesiumhaltige Verbindungen binden den säurehaltigen Magensaft. Beide Stoffe werden häufig kombiniert, weil sie sich in ihren Eigenschaften ergänzen. Magnesium wirkt schneller, aber nicht so lange wie Aluminium, und es kann die Säure etwas besser binden. Es hat darüber hinaus leicht abführende Effekte, während Aluminium eher stopfend wirkt. Antazida können bei Sodbrennen über einen gewissen Zeitraum (nicht länger als zwei Wochen), aber nicht als Dauertherapie eingesetzt werden, wenn eine Speiseröhrenentzündung ausgeschlossen wurde. Wenn die Beschwerden länger andauern oder immer wieder auftreten, sollten Sie Ihren Arzt um Rat fragen.

Zur Therapie eines Reizmagens gelten die Mittel als „wenig geeignet", weil die therapeutische Wirksamkeit für diese Indikation nicht ausreichend nachgewiesen ist.

Hydrotalcit (in *Talcid*) und Magaldrat (in *Magaldrat-ratiopharm*, *Marax*, *Riopan*) gehören zu den sogenannten Schichtgitterantazida. Aluminium und Magnesium sind dabei gitterartig miteinander vernetzt. Das hat den Vorteil, dass die Verbindung besonders stabil ist und kaum Aluminium freigesetzt wird. Auch hält die Wirkung dieser Mittel länger an als die der anderen Antazida.

Anwendung

Sie wenden die Mittel nach Bedarf an. Tritt Sodbrennen häufig nach dem Essen auf, nehmen Sie die Mittel etwa eine Stunde nach dem Essen ein. Bildet der Magen aus anderer Ursache vermehrt Säure (z. B. aufgrund von Stress, Ärger oder Anspannung), nehmen Sie die Mittel sofort bei den ersten Anzeichen ein, unabhängig von den Mahlzeiten. Die Wirkung setzt innerhalb von etwa 20 Minuten ein und hält bis zu drei Stunden an.

Um zu vermeiden, dass in der Nacht im Liegen Magensäure in die Speiseröhre aufsteigt und Sodbrennen auslöst, nehmen Sie die letzte Portion unmittelbar vor dem Schlafengehen ein.

Kautabletten müssen Sie sorgfältig zerkauen, damit sie im Magen ihre Wirkung entfalten können. Der dabei vermehrt gebildete Speichel trägt zusätzlich dazu bei, die überschüssige Säure zu neutralisieren. Deshalb wirken Kautabletten geringfügig besser als Tabletten. Das Gleiche gilt für flüssige Antazida (Suspension, Gel).

Die Säurebindungskapazität beträgt für:

- *Bad Heilbrunner Gastrimint MagenTabletten* 5 Millival pro Tablette
- *Gelusil Lac Pulver* 1,8 bis 2,8 Millival pro Gramm
- *Gelusil Lac Tabletten* 7 bis 9 Millival pro Tablette
- *Gelusil Liquid* 23 bis 28 Millival pro 10 Milliliter
- *Kompensan Tabletten* 7,79 Millival pro Tablette
- *Maaloxan 25 mVal Kautabletten* 25 Millival pro Kautablette
- *Maalox 70 mVal Suspension* 70 Millival pro 10 Milliliter
- *Magaldrat-ratiopharm 800* 18 bis 25 Millival pro Tablette
- *Magaldrat-ratiopharm Gel* 18 bis 25 Millival pro Beutel
- *Marax 800 Suspension* 18 bis 25 Millival pro Beutel
- *Marax 800 Tabletten* 18 bis 25 Millival pro Tablette
- *Megalac Almasilat* und *Megalac Almasilat mint* Suspension 11 Millival pro Beutel
- *Rennie* 16 Millival pro Tablette
- *Riopan Magen Gel* 45,2 Millival pro Beutel
- *Riopan Magen Tabletten* 18 bis 25 Millival pro Tablette
- *Simagel* 5 Millival pro Tablette

- *Solugastril Gel* 37,5 Millival pro Beutel
- *Talcid forte* 26 Millival pro Tablette
- *Talcid, Talcid mint* 13 Millival pro Tablette
- *Talcid Suspension* 26 Millival pro Beutel
- *Talidat* 13 Millival pro Tablette.

Anzustreben ist, dass bei jeder Einnahme eine Säurebindungskapazität von 10 bis 25 Millival erreicht wird.

Achtung

Alle Antazida sollten Sie nicht längerfristig einnehmen, ohne dies mit einem Arzt besprochen zu haben, siehe Abschnitt „Unerwünschte Wirkungen" (→ Seite 283).

Einige Präparate (siehe Tabelle) enthalten als Konservierungsmittel Parabene. Wenn Sie auf Parastoffe (→ Seite 585) allergisch reagieren, dürfen Sie diese Mittel nicht anwenden.

Gegenanzeigen

Wenn Ihre Nieren eingeschränkt arbeiten oder Sie regelmäßig an die künstliche Niere (Dialyse) angeschlossen werden müssen, dürfen Sie Antazida nur nach Rücksprache mit einem Arzt einnehmen.

Kompensan, Solugastril: Wenn Sie zu Verstopfung neigen oder wenn der Dickdarm Engstellen aufweist, sollten Sie diese Mittel nicht einnehmen.

Rennie, Solugastril: Wenn Sie Nierensteine haben oder hatten, sollten Sie diese kalziumkarbonathaltigen Mittel nicht einnehmen.

Wechselwirkungen mit Medikamenten

Wenn Sie noch andere Medikamente einnehmen, ist zu beachten, dass Antazida die Wirkung fast aller anderen Medikamente beeinträchtigen, weil sie nicht nur Säure binden, sondern auch die Wirkstoffe dieser Mittel. Andere Medikamente sollten Sie deshalb zwei bis drei Stunden vor oder vier bis fünf Stunden nach diesen Antazida einnehmen.

Außerdem ist zu beachten:

- Zitronensäure (Zusatzstoff in vielen Brausetabletten) und Vitamin C (in fast allen Vitaminpräparaten, teilweise auch in Schmerzmitteln) erhöhen die unerwünschte Aufnahme von Aluminium aus dem Darm.
- Mittel aus der Gruppe der Anticholinergika mit Wirkstoffen wie Biperiden, Bornaprin, Metixen und Trihexyphenidyl (alle bei Parkinsonkrankheit) können die Aufnahme von Magnesium aus dem Darm erhöhen, weil sie die Darmbewegungen verringern. Wenn gleichzeitig die Nieren nur eingeschränkt arbeiten, wird das überschüssige Magnesium nicht genügend ausgeschieden.

Wenn Sie dann Antazida hoch dosiert und/oder langfristig anwenden, kann der Magnesiumgehalt des Blutes gefährlich ansteigen. Anzeichen hierfür sind Schläfrigkeit und Muskelschwäche. Sie sollten die Antazida dann absetzen. Treten zusätzlich weitere Symptome auf (Übelkeit, Erbrechen, Atemprobleme), sollten Sie sofort einen Arzt aufsuchen.

▶ Unbedingt beachten

Antazida können die Wirksamkeit von Phenytoin (bei Epilepsien) verringern. Dann erhöht sich die Gefahr für epileptische Anfälle. Näheres hierzu finden Sie unter „Mittel bei Epilepsien: verringerte Wirkung" (→ Seite 13). Antazida können auch die Wirkung von Antibiotika und Sulfonamiden verringern (bei Infektionen). Näheres siehe „Antibiotika/Virustatika: verringerte Wirkung" (→ Seite 13). Das gilt auch für Digitalis-Glykoside (Wirkstoffe zum Beispiel Digoxin oder Digitoxin, beide bei Herzschwäche). Näheres siehe „Mittel bei Herzschwäche: verringerte Wirkung" (→ Seite 12) und für Antiarrhythmika (bei Herzrhythmusstörungen). Näheres siehe „Mittel bei Herzrhythmusstörungen: verringerte Wirkung" (→ Seite 12). Wenn Sie diese Arzneimittel einnehmen müssen, sollten Sie unbedingt darauf achten, dass Sie die Antazida im Abstand von mehreren Stunden dazu anwenden.

Rennie, Solugastril: Aufgrund des Kalziumgehaltes dieser Mittel kann sich Kalzium im Blut anreichern. Dann kann es sein, dass Sie auf Digitalis-Glykoside (zum Beispiel Digoxin, Digitoxin, bei Herzschwäche) empfindlicher reagieren, wodurch Herzrhythmusstörungen entstehen können. Wenn Sie Digitalis-Glykoside einnehmen, sollten Sie deshalb möglichst keine kalziumhaltigen Antazida einnehmen.

Wechselwirkungen mit Speisen und Getränken

Zitrusfrüchte und Getränke mit Extrakten aus Zitrusfrüchten sollten Sie meiden, weil die darin enthaltene Zitronensäure die Aufnahme von Aluminium aus dem Darm fördert. Das gilt auch für Wein und andere säurehaltige Getränke.

Unerwünschte Wirkungen

▶ Keine Maßnahmen erforderlich

Almasilat, Bad Heilbrunner Gastrimint MagenTabletten, Maalox, Maaloxan, Magaldrat-ratiopharm, Marax, Megalac, Riopan, Simagel, Talcid, Talidat: Häufig kommt es während der Einnahme zu weichen, breiigen Stühlen. In Einzelfällen kann Durchfall auftreten. Diese unerwünschte Wirkung tritt bei Schichtgitterantazida (*Magaldrat-ratiopharm, Marax, Riopan, Talcid, Talidat*) seltener auf.

Kompensan, Solugastril: Diese Mittel können Verstopfung, Blähungen und Magendrücken verursachen.

▶ **Muss beobachtet werden**

Gelusil, Kompensan, Bad Heilbrunner Gastrimint MagenTabletten, Maalox, Maaloxan, Magaldrat-ratiopharm, Marax, Megalac Almasilat, Riopan, Simagel, Solugastril, Talcid, Talidat: Wenn Sie diese aluminiumhaltigen Mittel langfristig und in hoher Dosierung einnehmen, kann sich in seltenen Fällen Aluminium in Knochen und Nervengewebe einlagern. Die Gefahr dafür ist größer, wenn die Nierenfunktion eingeschränkt ist. Wenn Sie die Mittel über lange Zeit einnehmen, sollten Sie dies mit einem Arzt besprechen, damit er gegebenenfalls den Aluminiumgehalt im Blut bestimmen oder eine neurologische Untersuchung veranlassen kann. Der Aluminiumgehalt im Blut sollte nicht über 40 Mikrogramm pro Liter ansteigen.

Bad Heilbrunner Gastrimint MagenTabletten, Gelusil: Wenn Sie diese Mittel längerfristig und in hoher Dosierung anwenden, können sich Silikat-Nierensteine bilden.

Rennie, Solugastril: Wenn Sie diese Mittel über längere Zeit in hoher Dosierung anwenden, kann sich Kalzium im Blut anreichern, sodass es sich in den Nieren ablagern und deren Funktion einschränken kann. Auch können sich leichter Nierensteine bilden. Verwirrtheit, Muskelschwäche, Durst, häufiges Wasserlassen, Verstopfung und Juckreiz deuten auf eine solche Hyperkalzämie hin. Wenn diese Symptome bei Ihnen auftreten, sollten Sie einen Arzt aufsuchen und ihn darauf hinweisen, dass Sie diese Antazida schon lange einnehmen. Der Arzt muss dann entscheiden, welche Mineralstoffe und Elektrolyte zu bestimmen sind und welche Konsequenzen daraus zu ziehen sind.

Hinweise

Für Kinder unter 14 Jahren

Kinder unter 14 Jahren sollten die Mittel nur nach Rücksprache mit einem Arzt einnehmen.

Für Schwangerschaft und Stillzeit

Sie können Antazida anwenden, aluminiumhaltige Mittel allerdings nur kurzfristig und in niedriger Dosierung. Ist eine langfristige Einnahme nötig, sollte der Arzt den Aluminiumgehalt im Blut kontrollieren. Da aus Schichtgitterantazida (Hydrotalcit und Magaldrat) die geringste Menge Aluminium in den Körper aufgenommen wird, sollten Sie diese Wirkstoffe bevorzugen.

Für ältere Menschen

Da die Nierenleistung im Alter nachlässt und die Neigung zu Verstopfung zunimmt, sollten Sie Antazida besser nicht anwenden.

Säurehemmende Mittel

Famotidin

Famotidin-ratiopharm

Ranitidin

Ranitidin-ratiopharm, Zantic

Famotidin und Ranitidin besetzen Bindestellen für das Gewebehormon Histamin (H_2-Rezeptoren) im Magen. Diese steuern die Säureproduktion. Sind die Bindestellen blockiert, gibt die Magenschleimhaut weniger Säure ab. Aufgrund dieser Eigenschaften werden diese säurehemmenden Mittel als „H_2-Blocker" bezeichnet.
Beide Substanzen sind gleichermaßen wirksam und erprobt. Sobald die Mittel jedoch abgesetzt werden, produziert der Magen erneut Säure.
Die Mittel sind geeignet zur kurzzeitigen Anwendung bei starkem und anhaltendem Sodbrennen. Sind die Symptome trotz der Behandlung nach zwei Wochen noch vorhanden oder haben sie sich verschlimmert, sollten Sie einen Arzt aufsuchen. Wenn H_2-Blocker längerfristig eingesetzt werden sollen, muss vorher ausgeschlossen werden, dass die Beschwerden auf eine bösartige Veränderung in der Speiseröhre oder der Magenschleimhaut zurückgehen.

Anwendung

Sie nehmen die Mittel einmal täglich ein, und zwar vorzugsweise abends, weil H_2-Blocker besonders nachts wirken. Denkbar ist aber auch eine zweimal tägliche Gabe morgens und abends, unabhängig von den Mahlzeiten. Die Wirkung setzt etwa nach einer halben Stunde ein und hält zirka vier bis sechs Stunden vor.

Bei Sodbrennen dürfen Sie von Famotidin nicht mehr als zwei Tabletten (= bis zu 20 Milligramm), von Ranitidin höchstens vier Tabletten täglich (= bis 300 Milligramm) einnehmen.

ACHTUNG

Gegenanzeigen

Unter folgenden Bedingungen sollten Sie das Mittel nur nach Rücksprache mit einem Arzt einnehmen, wenn dieser Nutzen und Risiken sorgfältig abgewogen hat:

- Leber- und Nierenfunktion sind stark eingeschränkt.
- Der Herzschlag ist stark verlangsamt.
- Sie hatten bereits einmal ein Magen- oder Zwölffingerdarmgeschwür.
- Sie hatten bereits eine Refluxerkrankung.
- Sie hatten eine krankhafte Störung der Blutbildung (Porphyrie).
- Sie müssen wegen anderer Erkrankungen regelmäßig Arzneimittel einnehmen.

Wechselwirkungen mit Medikamenten

Wenn Sie noch andere Medikamente anwenden, ist zu beachten:

- H_2-Blocker schwächen die Wirkung von Itraconazol- und Ketoconazol-Tabletten (bei Pilzinfektionen). Wenn Sie diese Mittel einnehmen müssen, sollten Sie die H_2-Blocker im Abstand von zwei Stunden schlucken.
- Probenecid (bei Gicht) kann die Ausscheidung von Famotidin verringern. Dadurch wirkt es länger.

UNERWÜNSCHTE WIRKUNGEN

Säurehemmende Mittel können Haarausfall auslösen. Dieser lässt meist wieder nach, sobald das Mittel abgesetzt wird.

▶ **Keine Maßnahmen erforderlich**

Durchfall (bei mehr als 1 von 100 Behandelten). Bei weniger als 1 von 100 Behandelten kann auch Verstopfung auftreten.

Bei weniger als 1 von 100 Behandelten kommt es zu Kopfschmerzen, Müdigkeit und Schwindel. Auch Muskelschmerzen können auftreten.

▶ **Muss beobachtet werden**

Ein Hautausschlag mit Juckreiz legt nahe, dass Sie auf die Mittel allergisch reagieren. Dann sollten Sie sie absetzen. Sind die Hauterscheinungen (→ Seite 14) einige Tage später nicht deutlich abgeklungen, sollten Sie einen Arzt aufsuchen.

Wenn Sie die Mittel hoch dosiert einnehmen, können Sinnestäuschungen, Verwirrtheit sowie Erregungszustände und Depressionen vorkommen. Wenn solche Beschwerden auftreten, sollten Sie die Mittel absetzen, dann verschwinden diese Nebenwirkungen wieder.

Das Blutbild (→ Seite 15) kann sich verändern. Das Risiko für eine derartige Nebenwirkung ist allerdings gering, wenn Sie die Dosierungsempfehlungen beachten und die Mittel nicht länger als zwei Wochen einnehmen. Eine längerfristige Behandlung sollte aber nur erfolgen, wenn ein Arzt dies befürwortet, und dieser sollte dann auch das Blutbild regelmäßig überprüfen.

In seltenen Fällen können die Mittel auch die Leber (→ Seite 16) schädigen. Treten Übelkeit, Erbrechen und/oder dunkel gefärbter Urin auf und ist der Stuhl auffallend hell, sollten Sie einen Arzt aufsuchen.

▶ **Sofort zum Arzt**

Wenn ein starker Hautausschlag mit Juckreiz sowie Herzrasen, Atemnot, Schwäche und Schwindel auftreten, müssen Sie die Anwendung sofort abbrechen und unverzüglich den Notarzt (Telefon 112) rufen, weil es sich um eine lebensbedrohliche Allergie (→ Seite 14) handeln kann.

HINWEISE

Für Kinder unter 14 Jahren

Kinder sollten diese Mittel nur auf ausdrückliche Anordnung des Arztes bekommen, da keine ausreichenden Erkenntnisse über die Einnahme in diesem Alter vorliegen.

Für Schwangerschaft und Stillzeit

In der Schwangerschaft sollte der Arzt Nutzen und Risiken der Anwendung von H_2-Blockern sorgfältig abwägen. Mit Ranitidin liegen die längeren Erfahrungen vor.

Beide Wirkstoffe treten in die Muttermilch über, Famotidin jedoch nur in sehr geringer Menge. Wenn Antazida die Beschwerden nicht ausreichend lindern können, ist in der Stillzeit diese Substanz zu bevorzugen.

Pflanzliches Mittel

Pfefferminzöl

Medacalm

Dieses Mittel enthält ätherisches Pfefferminzöl, das aus den frisch geernteten, blühenden Zweigspitzen der Pfefferminze gewonnen wird. Pfefferminzöl wirkt entspannend auf die glatte Muskulatur, vor allem des Magen-Darm-Trakts, und somit krampflösend und schmerzlindernd. Auch verhindert es Gärprozesse im Darm und kann so Blähungen entgegenwirken.

Es liegen mehrere Studien vor, die zeigen, dass Pfefferminzöl bei einem Reizdarmsyndrom vor allem schmerz- und krampflösend wirkt. Allerdings sind die Studienergebnisse widersprüchlich; größere Übersichtsarbeiten finden allenfalls einen geringen Effekt. Pfefferminzöl gilt deshalb als „mit Einschränkung geeignet". Weitere Studien sind erforderlich, um den Stellenwert des Mittels bei Reizdarm besser beurteilen zu können.

ANWENDUNG

Sie dürfen die magensaftresistenten Kapseln nicht zerbeißen, weil das Pfefferminzöl sonst vorzeitig freigesetzt wird und die Schleimhaut in Mund und Speiseröhre reizen kann. Außerdem beeinträchtigt das Pfefferminzöl dann den Schließmechanismus zwischen Magen und Speiseröhre, sodass leicht Sodbrennen entsteht. Bei korrekter Anwendung wird das Öl erst dort freigesetzt, wo es wirken soll: im Darm.

Das Mittel kann so lange angewendet werden, bis die Beschwerden abgeklungen sind. Normalerweise dauert das ein bis zwei Wochen. Treten die Symptome dann erneut auf, können Sie wieder mit der Einnahme beginnen. Insgesamt sollten Sie das Mittel aber nicht länger als zwei bis drei Monate anwenden.

ACHTUNG

Gegenanzeigen

Unter folgenden Bedingungen dürfen Sie das Mittel nicht anwenden:

- Die Gallenwege sind verstopft.
- Die Gallenblase ist entzündet.
- Die Leber ist schwer geschädigt.

Wenn Sie Gallensteine haben, sollten Sie das Mittel nur einsetzen, wenn ein Arzt Nutzen und Risiken sorgfältig abgewogen hat.

Wechselwirkungen mit Medikamenten

Wenn Sie gleichzeitig säurebindende Wirkstoffe einnehmen (Antazida), besteht die Gefahr, dass sich der magensaftresistente Überzug der Kapseln vorzeitig auflöst. Dann kann Pfefferminzöl schon im Magen austreten und Magenbeschwerden sowie Sodbrennen verursachen. Können Sie auf die Einnahme der säurebindenden Mittel nicht verzichten, sollten Sie diese im Abstand von mindestens zwei Stunden zu Pfefferminzöl anwenden.

UNERWÜNSCHTE WIRKUNGEN

► **Keine Maßnahmen erforderlich**

Nicht vom Körper aufgenommenes Menthol wird über die Atemluft ausgeschieden. Während der Behandlung kann der Atem deshalb nach Pfefferminze riechen.

► **Muss beobachtet werden**

Pfefferminzöl kann die Schleimhäute angreifen. Nach dem Stuhlgang kann es daher zu schmerzhaften Hautirritationen im Afterbereich kommen, die sich lindern lassen, wenn Sie die Haut mit lauwarmem Wasser abwaschen und mit weicher Zinkpaste eincremen (Pasta Zinci mollis). Halten die Beschwerden an, sollten Sie das Pfefferminzöl nicht weiter einnehmen.

Wenn sich die Haut verstärkt rötet und juckt, reagieren Sie vermutlich allergisch auf das Mittel. Dann sollten Sie es absetzen. Sind die Hauterscheinungen (→ Seite 14) einige Tage später nicht deutlich abgeklungen, sollten Sie einen Arzt aufsuchen. Im Zusammenhang mit einer allergischen Reaktion auf Pfefferminzöl können auch Kopfschmerzen und Muskelzittern auftreten.

HINWEISE

Für Kinder unter 14 Jahren

Für die Behandlung von Kindern unter zwölf Jahren liegen keine Erfahrungen vor. Bei ihnen sollten Sie das Mittel daher nicht anwenden.

Für Schwangerschaft und Stillzeit

In Schwangerschaft und Stillzeit sollten Sie das Mittel mangels Erfahrung besser nicht einnehmen.

Kombination: Antazidum + Entschäumer

Aluminiumhydroxid + Simeticon

Paractol Kautabletten

Dieses Mittel enthält zusätzlich zu säurebindendem Aluminiumhydroxid den entschäumenden

Wirkstoff Simeticon. Dieser verringert die Oberflächenspannung von blasig aufgetriebener Flüssigkeit und kann auf diese Weise viele kleine Gasblasen in mehrere größere Blasen umwandeln. Diese platzen leichter und gehen als Gas ab. So können sich Blähungen möglicherweise bessern. Um das zu erreichen, muss der Wirkstoff allerdings hoch genug dosiert werden. Sodbrennen, das ohne Blähungen einhergeht, beeinflusst Simeticon nicht.
Eine Kombination der beiden Wirkstoffe ist für die Behandlung von Sodbrennen daher nicht sinnvoll. Das Mittel gilt als „wenig geeignet".
Alle Angaben zu säurebindenden Wirkstoffen finden Sie unter „Antazida" (→ Seite 281). Zusätzlich ist zu beachten:

Anwendung

Wenn die Nieren nur eingeschränkt arbeiten, kann Aluminium in Nerven und Knochen eingelagert werden. Bei langfristiger Anwendung sollte ein Arzt deshalb regelmäßig die Aluminiumwerte im Blut kontrollieren. Der Wert sollte nicht über 40 Mikrogramm pro Liter ansteigen.

Achtung

Sie sollten dieses Mittel nicht längerfristig einnehmen, ohne dies mit einem Arzt besprochen zu haben. Das gilt ganz besonders bei eingeschränkter Nierenfunktion.
Die Kautabletten sind zuckerhaltig. Wenn Sie sie über einen längeren Zeitraum regelmäßig verwenden, kann dies die Zähne schädigen.

Unerwünschte Wirkungen

▶ **Keine Maßnahmen erforderlich**
Aufgrund des Aluminiumgehalts kann das Mittel insbesondere bei langfristiger und hoch dosierter Einnahme stopfend wirken.

▶ **Muss beobachtet werden**
Wenn Sie das Mittel langfristig und in hoher Dosierung einnehmen, kann sich in seltenen Fällen Aluminium in Knochen und Nervengewebe einlagern. Die Gefahr dafür ist umso größer, wenn die Nierenfunktion eingeschränkt ist.

Hinweise

Für Kinder unter 14 Jahren
Die Kautabletten sollten Kinder erst nach dem sechsten Lebensjahr gegeben werden. Da das Mittel sowieso als „wenig geeignet" erachtet wird, sollten sie besser ganz darauf verzichten.

Für Schwangerschaft und Stillzeit
Über die Anwendung in Schwangerschaft und Stillzeit liegen keine Erkenntnisse vor. Da das Mittel ohnehin als „wenig geeignet" erachtet wird, sollten Sie es sicherheitshalber nicht einnehmen.

Kombination: Säurehemmendes Mittel + Antazida

Famotidin + Kalziumkarbonat + Magnesiumhydroxid

Pepciddual

Dieses Präparat enthält ein säurehemmendes Mittel – Famotidin – sowie zwei säurebindende Mittel, Kalziumkarbonat und Magnesiumhydroxid. Sodbrennen lässt sich durch diese Kombination positiv beeinflussen. Die bisher vorliegenden Studien zeigen aber noch keinen eindeutigen Vorteil für die fixe Kombination im Vergleich zu den Einzelsubstanzen. Für den Fall, dass ein säurehemmendes Mittel oder ein säurebindendes Mittel allein nicht ausreichend wirken, ist *Pepciddual* mit Einschränkung geeignet.

Anwendung

Wenn Beschwerden auftreten, zerkauen Sie eine Kautablette vollständig, aber nicht mehr als zwei Stück pro Tag. Es empfiehlt sich, ein Glas Wasser nachzutrinken.
Länger als zwei Wochen sollten Sie das Mittel nicht einnehmen. Haben sich die Beschwerden dann immer noch nicht gebessert, sollten Sie einen Arzt aufsuchen.

Achtung

Gegenanzeigen
Unter folgenden Bedingungen sollten Sie das Mittel nur nach Rücksprache mit einem Arzt einsetzen, wenn dieser Nutzen und Risiken der Anwendung sorgfältig abgewogen hat:

- Der Arzt hat bei Ihnen in der Vergangenheit bereits einmal eine erhöhte Kalziumausscheidung im Urin festgestellt, es hatten sich Nierensteine gebildet oder Kalksalze in den Nieren abgelagert.
- Die Funktion von Leber oder Nieren ist gestört.

Wechselwirkungen mit Medikamenten
Wenn Sie noch andere Medikamente einnehmen, ist zu beachten, dass antazidahaltige Mittel die Wirkung fast aller anderen Medikamente beeinträchtigen, weil sie nicht nur Säure binden, son-

dern auch die Wirkstoffe dieser Mittel. Andere Medikamente sollten Sie deshalb im Abstand von zwei bis drei Stunden vor beziehungsweise vier bis fünf Stunden nach der Einnahme von *Pepciddual* anwenden.

▶ **Unbedingt beachten**

Antazida können die Wirksamkeit von Phenytoin (bei Epilepsien) verringern. Dann erhöht sich die Gefahr für epileptische Anfälle. Näheres hierzu finden Sie unter „Mittel bei Epilepsien: verringerte Wirkung" (→ Seite 13).

Antazida können auch die Wirkung von Antibiotika und Sulfonamiden (bei Infektionen) verringern, insbesondere von Mitteln aus der Gruppe der Tetrazykline und Chinolone. Näheres siehe „Antibiotika/Virustatika: verringerte Wirkung" (→ Seite 13). Das gilt auch für Digitalis-Glykoside (bei Herzschwäche). Näheres siehe „Mittel bei Herzschwäche: verringerte Wirkung" (→ Seite 12) und für Antiarrhythmika (bei Herzrhythmusstörungen). Näheres siehe „Mittel bei Herzrhythmusstörungen: verringerte Wirkung" (→ Seite 12). Wenn Sie diese Arzneimittel einnehmen müssen, sollten Sie unbedingt darauf achten, dass Sie die Antazida im Abstand von mehreren Stunden dazu anwenden.

Aufgrund des Kalziumgehaltes in *Pepciddual* kann sich Kalzium im Blut anreichern. Dann kann es sein, dass Sie auf Digitalis-Glykoside (Wirkstoffe zum Beispiel Digoxin oder Digitoxin, bei Herzschwäche) empfindlicher reagieren, wodurch Herzrhythmusstörungen entstehen können. Wenn Sie Digitalis-Glykoside einnehmen, sollten Sie deshalb möglichst keine kalziumhaltigen Antazida einnehmen.

Unerwünschte Wirkungen

Der säurehemmende Wirkstoff in diesem Mittel kann Haarausfall auslösen. Dieser lässt meist wieder nach, sobald das Mittel abgesetzt wird.

▶ **Keine Maßnahmen erforderlich**

Bei 2 von 100 Anwendern können Blähungen und Völlegefühl auftreten. Der Stuhl kann weich und breiig werden.

Bei weniger als 1 von 100 Anwendern kommt es zu Kopfschmerzen, Müdigkeit und Schwindel. Auch Muskelschmerzen können auftreten.

▶ **Muss beobachtet werden**

Ein Hautausschlag mit Juckreiz legt nahe, dass Sie auf das Mittel allergisch reagieren. Dann sollten Sie es absetzen. Sind die Hauterscheinungen (→ Seite 14) einige Tage später nicht deutlich abgeklungen, sollten Sie einen Arzt aufsuchen.

Wenn Sie das Mittel hoch dosiert einnehmen, können Sinnestäuschungen, Verwirrtheit sowie Erregungszustände und Depressionen vorkommen. Wenn solche Beschwerden auftreten, sollten Sie das Mittel absetzen, dann verschwinden diese Nebenwirkungen wieder.

Das Blutbild (→ Seite 15) kann sich verändern. Das Risiko für eine derartige Nebenwirkung ist allerdings gering, wenn Sie die Dosierungsempfehlungen beachten und die Mittel nicht länger als zwei Wochen einnehmen. Eine längerfristige Behandlung sollte aber nur erfolgen, wenn ein Arzt dies befürwortet. Er sollte dann auch das Blutbild regelmäßig überprüfen.

In seltenen Fällen können die Mittel auch die Leber (→ Seite 16) schädigen. Treten Übelkeit, Erbrechen und/oder dunkel gefärbter Urin auf und ist der Stuhl auffallend hell, sollten Sie einen Arzt aufsuchen.

Wenn Sie dieses Mittel über längere Zeit in hoher Dosierung anwenden, kann sich Kalzium im Blut anreichern, sodass es sich in den Nieren ablagern und deren Funktion einschränken kann. Auch können sich leichter Nierensteine bilden. Das Risiko hierfür ist höher, wenn Sie Kalzium gleichzeitig auch in anderer Form einnehmen, beispielsweise als Tabletten bei Osteoporose.

Verwirrtheit, Muskelschwäche, Durst, häufiges Wasserlassen, Verstopfung und Juckreiz deuten auf eine solche Hyperkalzämie hin. Wenn diese Symptome bei Ihnen auftreten, sollten Sie einen Arzt aufsuchen und ihn darauf hinweisen, dass Sie diese Antazida schon lange einnehmen. Der Arzt muss dann entscheiden, welche Mineralstoffe und Elektrolyte zu bestimmen sind und welche Konsequenzen daraus zu ziehen sind.

▶ **Sofort zum Arzt**

Wenn ein starker Hautausschlag mit Juckreiz sowie Herzrasen, Atemnot, Schwäche und Schwindel auftreten, müssen Sie die Anwendung sofort abbrechen und unverzüglich den Notarzt (Telefon 112) rufen, weil es sich um eine lebensbedrohliche Allergie (→ Seite 14) handeln kann.

HINWEISE

Für Kinder unter 14 Jahren

Da keine ausreichenden Erkenntnisse über die Anwendung des Mittels bei Kindern vorliegen, sollten diese das Mittel nicht bekommen.

Für Schwangerschaft und Stillzeit

Eine begrenzte Anzahl von Frauen hat Mittel mit jeweils einem der in *Pepciddual* enthaltenen Wirkstoffe (Famotidin, Kalziumkarbonat oder Magnesiumhydroxid) in der Schwangerschaft eingenommen. Hinweise auf schädliche Wirkungen haben sich daraus nicht ergeben. Trotzdem sollten Sie das Mittel in der Schwangerschaft nur nach Rücksprache mit einem Arzt einnehmen. Famotidin geht nur in sehr geringen Mengen in die Muttermilch über. Soll in der Stillzeit ein säurehemmendes Mittel eingesetzt werden, ist Famotidin als Einzelsubstanz gegenüber *Pepciddual* zu bevorzugen.

Magnesiumsalze können in die Muttermilch übergehen und Durchfälle beim gestillten Kind verursachen. Deswegen sollte *Pepciddual* in der Stillzeit nicht eingenommen werden.

Kombination

Alumen + Ethanol + Medizinische Seife + Orangenöl + Thymianöl + Weinsäure + Zitronenöl + Zitronensäure

RETTERSPITZ innerlich

Dieses Medizinprodukt (→ Seite 26) enthält mit Alumen ein Aluminiumsalz (auch als Alaun bezeichnet), darüber hinaus ätherisches Thymianöl und die schwachen Säuren Zitronen- und Weinsäure. Zitronensäure kann die Aufnahme von Aluminium in den Körper steigern, die Kombination beider Stoffe ist schon aus diesem Grund zweifelhaft.

Retterspitz innerlich soll die normalen Magenverhältnisse wiederherstellen – Übersäuerungen abpuffern, zu wenig Säure ergänzen, Fäulnis und Gärung im Darm entgegenwirken, Bakterien und Pilze abtöten. Eine solche Vielfalt von Wirkungen ist kaum nachzuvollziehen und schwerlich zu erreichen. Klinische Studien, die die therapeutische Wirksamkeit des Mittels bei Sodbrennen und Reizmagen nachweisen, liegen nicht vor, das Mittel gilt deshalb als „wenig geeignet".

ACHTUNG

Das Mittel enthält Alkohol. Personen mit Alkoholproblemen dürfen es deshalb nicht anwenden. Auch Leberkranke und Menschen mit Anfallleiden sollten den Alkoholgehalt berücksichtigen. Darüber hinaus kann Alkohol die Wirkung vieler Arzneimittel (z. B. Schlaf- und Beruhigungsmittel, Psychopharmaka, starke Schmerzmittel, einige Mittel bei hohem Blutdruck) verstärken.

Gegenanzeigen

Wenn Sie aufgrund eines Nierenversagens eine Blutwäsche (Dialyse) benötigen, dürfen Sie das Mittel nicht langfristig einnehmen. Wenn Ihre Nieren nur eingeschränkt arbeiten, sollten Sie das Mittel nicht ohne Rücksprache mit einem Arzt einnehmen.

HINWEISE

Für Kinder unter 14 Jahren

Der Hersteller macht Dosierungsempfehlungen bereits für Kinder ab zwei Jahre. Bedenken Sie aber, dass das Mittel Alkohol enthält. Da das Mittel ohnehin als „wenig geeignet" erachtet wird, sollten Sie ganz darauf verzichten.

Für Schwangerschaft und Stillzeit

Bedenken Sie, dass das Mittel Alkohol enthält. Mittel ohne Alkohol sind vorzuziehen.

Pflanzenkombinationen

Angelika + Benediktenkraut + Gänsefingerkraut + Johanniskraut + Kamille + Süßholz + Wermut

Gastritol Dr. Klein

Angelika + Bittere Schleifenblume + Kamille + Kümmel + Mariendistel + Melisse + Pfefferminze + Schöllkraut + Süßholz

Iberogast

Diese beiden Mittel enthalten verschiedene Pflanzenextrakte in alkoholischer Lösung, die entzündungshemmend und krampflösend wirken und somit vor allem die bei einem Reizmagen auftretenden Beschwerden lindern sollen. *Gastritol Dr. Klein* enthält sieben verschiedene Pflanzenextrakte, deren therapeutische Wirksamkeit bei Reizmagen weder einzeln noch in der vorliegenden Kombination ausreichend nachgewiesen ist. Auch können aufgrund des Gehalts an Johanniskraut Wechselwirkungen mit anderen Medikamenten auftreten, und es besteht ein nicht zu unterschätzendes Risiko für allergische

Reaktionen. Das Mittel gilt deshalb zur Behandlung eines Reizmagens als „wenig geeignet".
Alle neun in *Iberogast* enthaltenen Pflanzenextrakte sollen vor allem die bei einem Reizmagen auftretenden Beschwerden lindern. In einigen Studien konnte gezeigt werden, dass dies auch gelingt. Noch nicht ausreichend untersucht ist allerdings, ob wirklich alle enthaltenen Pflanzenextrakte für diesen positiven Effekt erforderlich sind. Da die bisherigen Studien zudem nur einen Zeitraum von acht Wochen umfassen, kann noch nicht mit ausreichender Sicherheit gesagt werden, ob die Wirkung auch über längere Zeit anhält und mit welchen unerwünschten Wirkungen gerechnet werden muss, wenn dieser Zeitraum überschritten wird. Eine abschließende Bewertung des therapeutischen Stellenwerts dieses Mittels ist deshalb zurzeit noch nicht möglich; es gilt als „mit Einschränkung geeignet". Da *Iberogast* Schöllkraut enthält, wird eine langfristige Anwendung nicht empfohlen.

Achtung

Beide Mittel enthalten Alkohol. Personen mit Alkoholproblemen dürfen sie deshalb nicht anwenden. Auch Leberkranke und Menschen mit Anfallleiden sollten den Alkoholgehalt berücksichtigen. Darüber hinaus kann Alkohol die Wirkung vieler Arzneimittel (z. B. Schlaf- und Beruhigungsmittel, Psychopharmaka, starke Schmerzmittel, einige Mittel bei hohem Blutdruck) verstärken.

Gastritol Dr. Klein: Dieses Mittel enthält Johanniskraut. Solange Sie die Tropfen einnehmen, sollten Sie sich keiner intensiven UV-Bestrahlung aussetzen und auch Solarien meiden, da Johanniskraut die Haut für UV-Strahlen empfindlicher machen kann. Dies gilt insbesondere für Menschen mit heller Haut.

Iberogast: Dieses Mittel enthält Schöllkraut, für das bei Daueranwendung leberbelastende Wirkungen bekannt geworden sind. Deshalb sollte Schöllkraut in Arzneimitteln, die langfristig eingesetzt werden, nicht mehr verwendet werden.

Wechselwirkungen mit Medikamenten

▶ Unbedingt beachten

Gastritol Dr. Klein: Dieses Mittel enthält Johanniskraut, das die Wirksamkeit verschiedener Medikamente verringern kann. Wird diese Wechselwirkung nicht hinreichend berücksichtigt, kann das die Behandlung der anderen, zumeist schweren Erkrankungen beeinträchtigen. Auch kann es zu Problemen kommen, wenn das johanniskrauthaltige Mittel abgesetzt wird und die anderen Medikamente dann unerwartet stark wirken. Dies muss bei der Anwendung des Mittels vor allem für folgende Wirkstoffe berücksichtigt werden:

- Digoxin (bei Herzschwäche). Näheres hierzu siehe „Mittel bei Herzschwäche: verringerte Wirkung" (→ Seite 12).
- Phenprocoumon und Warfarin (bei erhöhter Thrombosegefahr). Näheres hierzu siehe „Mittel zur Blutverdünnung: verstärkte Wirkung" (→ Seite 11).
- Ciclosporin, Sirolimus, Tacrolimus (nach Organtransplantationen). Es besteht die Gefahr einer akuten Abstoßungsreaktion.
- Hormone zur Behandlung von Wechseljahrsbeschwerden oder zur Empfängnisverhütung. Es besteht das Risiko einer unerwünschten Schwangerschaft.

Unerwünschte Wirkungen

▶ Muss beobachtet werden

Die Haut kann sich röten und jucken und Bläschen bilden. Wenn Sie derartige Hauterscheinungen (→ Seite 14) bemerken, reagieren Sie vermutlich auf einen der Bestandteile des Mittels allergisch. Setzen Sie das Mittel ab. Wenn sich die Beschwerden nach einigen Tagen nicht deutlich gebessert haben, sollten Sie einen Arzt aufsuchen.

Iberogast: Dieses Mittel kann aufgrund des Schöllkrautanteils die Leber (→ Seite 16) schädigen. Treten Übelkeit, Erbrechen und/oder dunkel gefärbter Urin auf und ist der Stuhl auffällig hell, sollten Sie einen Arzt aufsuchen.

Hinweise

Für Kinder unter 14 Jahren

Bedenken Sie, dass beide Mittel Alkohol enthalten. Mittel ohne Alkohol sind vorzuziehen.

Gastritol Dr. Klein: Mangels Erfahrungen sollten Kinder unter zwölf Jahren dieses Mittel nicht bekommen.

Für Schwangerschaft und Stillzeit

Bedenken Sie, dass die Mittel Alkohol enthalten. Mittel ohne Alkohol sind vorzuziehen.

Gastritol Dr. Klein: Mangels Erfahrungen sollten Sie dieses Mittel in Schwangerschaft und Stillzeit nicht anwenden.

Iberogast: Wegen des Anteils von Süßholz ist die Anwendung in der Schwangerschaft fragwürdig. Der Blutdruck kann ansteigen.

Pflanzenkombination: Ätherische Öle

Kümmelöl + Pfefferminzöl

Enteroplant

Diese Kapseln enthalten die ätherischen Öle von Pfefferminze und Kümmel. Beide wirken krampflösend, entblähend und antibakteriell. Krämpfe, Völlegefühl und Blähungen – wie sie häufig bei einem Reizdarm auftreten – können sich damit bessern. Die derzeitige Studienlage ist allerdings noch unbefriedigend, sodass das Mittel bei Reizdarm nur „mit Einschränkung geeignet" ist. Weitere Studien sind erforderlich, um die therapeutische Wirksamkeit abschließend bewerten zu können.

ANWENDUNG

Sie nehmen zweimal täglich eine Kapsel eine halbe Stunde vor dem Essen unzerkaut und mit kalter Flüssigkeit ein. Wenn Sie die Mittel mit warmer Flüssigkeit oder gleichzeitig mit warmen Mahlzeiten einnehmen, verursachen sie häufiger unerwünschte Wirkungen (z. B. Aufstoßen, Übelkeit).

ACHTUNG

Gegenanzeigen

Unter folgenden Bedingungen dürfen Sie das Mittel nicht einnehmen:

- Der Gallengang ist verschlossen.
- Die Gallenblase ist entzündet.
- Ihre Leber ist schwer geschädigt.

Wenn Sie ein anderes Gallenleiden haben, sollte der Arzt Nutzen und Risiken der Anwendung dieses Mittels sorgfältig abwägen.

Wechselwirkungen mit Medikamenten

Wenn Sie gleichzeitig Antazida, H_2-Blocker (bei Sodbrennen) oder Protonenpumpenhemmer (bei Speiseröhrenentzündung, Magen- und Zwölffingerdarmgeschwüren) anwenden, sollten Sie *Enteroplant* im Abstand von einer Stunde dazu einnehmen, weil diese Mittel den magensaftresistenten Überzug der Kapseln zerstören. Dann werden die ätherischen Öle bereits im Magen freigesetzt, was ihre Wirksamkeit beeinträchtigt.

UNERWÜNSCHTE WIRKUNGEN

▶ **Keine Maßnahmen erforderlich**

Aufstoßen, Erbrechen, Übelkeit, Benommenheit und Kältegefühle können auftreten. Mit derartigen Beschwerden ist aber erst bei einer deutlichen Überdosierung des Mittels ab zirka 20 Kapseln täglich zu rechnen. Eine derart große Menge kommt bei bestimmungsgemäßem Gebrauch nicht zusammen.

HINWEISE

Für Kinder unter 14 Jahren

Da keine Erfahrungen vorliegen, sollte das Mittel bei Kindern unter zwölf Jahren nicht angewendet werden.

Pflanzenkombination: Tee

Pfefferminzblätter + Pfefferminzöl + Süßholz

HEUMANN Magentee SOLU-VETAN

Dieser Instant-Tee enthält Trockenextrakte aus Pfefferminze und Süßholz, die mit ätherischem Pfefferminzöl angereichert sind. Als Trägersubstanz dienen verschiedene Zucker, die insgesamt drei Viertel der Inhaltsstoffe ausmachen.

Die therapeutische Wirksamkeit bei Reizmagen ist nicht ausreichend nachgewiesen. Der Tee gilt deshalb als „wenig geeignet".

ANWENDUNG

Nach dem Öffnen ist der Tee nur maximal drei Monate haltbar, weil die ätherischen Öle sich rasch verflüchtigen. Halten die Beschwerden länger als eine Woche an, sollten Sie einen Arzt aufsuchen.

ACHTUNG

Aufgrund des hohen Zuckergehalts kann der Tee die Zähne schädigen und Karies auslösen.

Gegenanzeigen

Unter folgenden Bedingungen sollten Sie den Tee nicht trinken:

- Sie haben eine Lebererkrankung, die auf gestauter Gallenflüssigkeit beruht.
- Sie haben eine Leberzirrhose.
- Ihr Blutdruck ist zu hoch.
- Der Kaliumspiegel im Blut ist erniedrigt.
- Die Funktion Ihrer Nieren ist schwer gestört.
- Sie müssen kortisonhaltige Mittel einnehmen.

Wenn Sie Gallensteine haben, sollten Sie das Mittel nicht ohne Rücksprache mit einem Arzt einnehmen.

Wechselwirkungen mit Medikamenten

Wenn Sie den Tee länger als vier bis sechs Wochen regelmäßig und in größeren Mengen trinken, müssen Sie damit rechnen, dass aufgrund des Süßholzanteils zu viel Kalium ausgeschwemmt wird. Wenn Sie Diuretika (bei hohem Blutdruck) und/oder Abführmittel (bei Verstopfung) einnehmen, kann sich der Salzverlust noch verstärken. In der Folge kann es zu Rhythmusstörungen am Herzen kommen.

▶ **Unbedingt beachten**

Die durch den Anteil an Süßholzwurzel bedingten Kaliumverluste können die Wirkung von Digitalisglykosiden (bei Herzschwäche) verstärken. Näheres hierzu „Mittel bei Herzschwäche: verstärkte Wirkung" (→ Seite 12).

Unerwünschte Wirkungen

▶ **Muss beobachtet werden**

Die Haut kann sich röten und jucken oder Bläschen ausbilden. Wenn Sie derartige Hautveränderungen (→ Seite 14) wahrnehmen, reagieren Sie möglicherweise allergisch auf einen Bestandteil des Tees. Dann sollten Sie das Mittel absetzen. Bessern sich die Beschwerden auch einige Tage später nicht deutlich, sollten Sie einen Arzt aufsuchen.

Wenn Sie früher einmal Magenbluten oder -geschwüre hatten und der Stuhl sich während der Einnahme des Tees dunkel verfärbt oder schwarz wird, sollten Sie den Arzt aufsuchen.
Süßholz enthält Inhaltsstoffe, die in den Elektrolythaushalt des Körpers eingreifen können. Insbesondere bei längerer Anwendung kann dann der Blutdruck ansteigen, auch können sich Wassereinlagerungen im Gewebe bilden oder die Kaliumwerte im Blut absinken. Wenn Sie den Tee länger als eine Woche trinken, sollten Sie regelmäßig den Blutdruck kontrollieren. Steigt der Blutdruck an, sollten Sie das Mittel absetzen und einen Arzt aufsuchen. Auch wenn Sie eine ungewohnte Muskelschwäche bemerken, sollten Sie einen Arzt aufsuchen.

Hinweise

Für Kinder unter 14 Jahren

Kinder unter zwölf Jahren sollten den Tee nicht trinken.

Für Schwangerschaft und Stillzeit

In Schwangerschaft und Stillzeit sollten Sie den Tee nicht trinken.

Sodbrennen, Reizmagen, Reizdarm

Handelsname Darreichungsform	Zusammensetzung pro 1 ml/1 g oder wie angegeben bzw. pro abgeteilte Einheit	Kleinste Packungsgröße	Unverb. Preis in Euro	Bewertung für das beanspruchte Anwendungsgebiet
Bad Heilbrunner Gastrimint MagenTabletten Kautabletten	**Magnesium-trisilikat** 500 mg	60 Stück	ca. 5,80	**Geeignet** bei Sodbrennen zur kurzzeitigen Behandlung. Die Wirkung hält nicht lange an. → Seite 281
Enteroplant Kapseln	**Kümmelöl** 50 mg + **Pfefferminzöl** 90 mg	20 Stück	7,79	**Mit Einschränkung geeignet** bei Reizdarm. Weitere Studien sind erforderlich, um den therapeutischen Stellenwert abschließend zu bewerten. → Seite 290
Famotidin-ratiopharm Tabletten 10 mg Tabletten	**Famotidin** 10 mg	10 Stück	4,17	**Geeignet** bei Sodbrennen zur kurzzeitigen Behandlung. → Seite 283
Gastritol „Dr. Klein" Tropfen	Auszüge aus **Angelikawurzel** 5 ml + **Benediktenkraut** 5 ml + **Gänsefingerkraut** 35 ml + **Johanniskraut** 15 ml + **Kamillenblüten** 20 ml + **Süßholzwurzel** 15 ml + **Wermutkraut** 5 ml pro 100 ml *Enthält 40% Alkohol*	20 ml	5,71	**Wenig geeignet** bei Reizmagen. Nicht sinnvolle Kombination. Die therapeutische Wirksamkeit ist nicht ausreichend nachgewiesen. → Seite 288

Hinweise zu den Tabellenspalten → Seite 34, zur Auswahl der Arzneimittel → Seite 28, zur Grundlage der Bewertung → Seiten 29, 33

▶

Sodbrennen, Reizmagen, Reizdarm Fortsetzung

Handelsname Darreichungsform	Zusammensetzung pro 1 ml/1 g oder wie angegeben bzw. pro abgeteilte Einheit	Kleinste Packungsgröße	Unverb. Preis in Euro	Bewertung für das beanspruchte Anwendungsgebiet
Gelusil Lac Pulver Pulver	**Aluminiummagnesiumsilikathydrat** 156 mg	150 g	19,99	**Geeignet** bei Sodbrennen zur kurzzeitigen Behandlung. Die Wirkung hält nicht lange an. → Seite 281
Gelusil Liquid Suspensionsbeutel	2,064 g	20 Stück	12,45	
Gelusil Lac Tabletten	500 mg	20 Stück	5,20	
HEUMANN Magentee SOLU-VETAN Teepulver	**Auszug aus Pfefferminzblättern** 75 mg + **Auszug aus Süßholzwurzel** 195,6–272,7 mg + **Pfefferminzöl** 5,4 mg pro 1,2 g	30 g	5,97	**Wenig geeignet** bei Reizmagen, weil die therapeutische Wirksamkeit nicht ausreichend nachgewiesen ist. → Seite 290
Iberogast Tinktur Tinktur	Auszüge aus **Angelikawurzel** 0,1 ml + **Bitterer Schleifenblume** 0,15 ml + **Kamillenblüten** 0,2 ml + **Kümmel** 0,1 ml + **Mariendistelfrüchten** 0,1 ml + **Melissenblättern** 0,1 ml + **Pfefferminzblättern** 0,05 ml + **Schöllkraut** 0,1 ml + **Süßholzwurzel** 0,1 ml *Enthält 31% Alkohol*	20 ml	9,25	**Mit Einschränkung geeignet** bei Reizmagen. Weitere Studien sind erforderlich, um den therapeutischen Stellenwert abschließend zu bewerten. Wegen der unklaren Datenlage zur Verträglichkeit von Schöllkraut bei langfristiger Einnahme nicht als Dauermedikament anwenden. → Seite 288
Kompensan Tabletten	**Aluminiumnatrium-karbonat-dihydroxid** 300 mg	20 Stück	5,65	**Geeignet** bei Sodbrennen zur kurzzeitigen Behandlung. Die Wirkung hält nicht lange an. → Seite 281
Maalox 70 mVal Suspension Suspensionsbeutel	**Aluminiumoxid** 900 mg + **Magnesiumhydroxid** 600 mg (Konservierungsmittel: Parabene)	20 Stück	14,98	**Geeignet** bei Sodbrennen zur kurzzeitigen Behandlung. Die Wirkung hält nicht lange an. → Seite 281
Maaloxan 25 mVal Kautabletten Kautabletten	**Aluminiumoxid** 200 mg + **Magnesiumhydroxid** 400 mg	20 Stück	6,15	**Geeignet** bei Sodbrennen zur kurzzeitigen Behandlung. Die Wirkung hält nicht lange an. → Seite 281
Maaloxan 25 mVal Liquid	**Aluminiumoxid** 230 mg + **Magnesiumhydroxid** 400 mg pro 10 ml	10 Stück	6,41	
25 mVal Suspension Suspensionsbeutel	**Aluminiumoxid** 230 mg + **Magnesiumhydroxid** 400 mg (Konservierungsmittel: Parabene)	20 Stück	12,05	
Magaldrat-ratiopharm Gel-Beutel Gel	**Magaldrat** 800 mg (Konservierungsmittel: Parabene)	20 Stück	6,15	**Geeignet** bei Sodbrennen zur kurzzeitigen Behandlung. Die Wirkung hält nicht lange an. → Seite 281
Magaldrat-ratiopharm 800 Tabletten	800 mg	20 Stück	3,95	

Hinweise zu den Tabellenspalten → Seite 34, zur Auswahl der Arzneimittel → Seite 28, zur Grundlage der Bewertung → Seiten 29, 33

Sodbrennen, Reizmagen, Reizdarm Fortsetzung

Handelsname Darreichungsform	Zusammensetzung pro 1 ml/1 g oder wie angegeben bzw. pro abgeteilte Einheit	Kleinste Packungsgröße	Unverb. Preis in Euro	Bewertung für das beanspruchte Anwendungsgebiet
Marax 800 Tabletten Tabletten	**Magaldrat** 800 mg	20 Stück	6,56	**Geeignet** bei Sodbrennen zur kurzzeitigen Behandlung. Die Wirkung hält nicht lange an. → Seite 281
Medacalm magensaftresistente Kapseln	**Pfefferminzöl** 0,2 ml	50 Stück	15,70	**Mit Einschränkung geeignet** bei Reizdarmbeschwerden. Die bislang vorliegenden Studien reichen noch nicht aus, um die therapeutische Wirksamkeit abschließend nachzuweisen. → Seite 285
Megalac Almasilat *Megalac Almasilat mint* Suspension	**Almasilat** 1 000 mg pro 10 ml 1 000 mg pro 10 ml	20 x 10 ml 20 x 10 ml	10,45 10,45	**Geeignet** bei Sodbrennen zur kurzzeitigen Behandlung. Die Wirkung hält nicht lange an. → Seite 281
Paractol Kautabletten	**Aluminiumhydroxid-Gel** 500 mg + **Simeticon** 263 mg	20 Stück	7,40	**Wenig geeignet** bei Sodbrennen, weil die Kombination mit einem Entschäumer nicht sinnvoll ist. Monopräparate mit Antazida oder säurehemmende Mittel sind vorzuziehen. → Seite 285
Pepciddual Kautabletten	**Famotidin** 10 mg + **Kalziumkarbonat** 800 mg + **Magnesiumhydroxid** 165 mg	6 Stück	5,65	**Mit Einschränkung geeignet** bei Sodbrennen zur kurzzeitigen Anwendung für Patienten, bei denen ein säurehemmendes Mittel oder ein Antazidum allein nicht ausreichend wirkt. Die Überlegenheit der fixen Kombination gegenüber den Einzelkomponenten ist noch nicht ausreichend nachgewiesen. → Seite 286
Ranitidin-ratiopharm Filmtabletten 75 mg Filmtabletten	**Ranitidin** 75 mg	10 Stück	4,17	**Geeignet** bei Sodbrennen zur kurzzeitigen Behandlung. → Seite 283
Rennie Tabletten	**Kalziumkarbonat** 680 mg + **Magnesiumkarbonat** 80 mg	24 Stück	5,40	**Geeignet** bei Sodbrennen zur kurzzeitigen Behandlung. Die Wirkung hält nicht lange an. → Seite 281
RETTERSPITZ Innerlich Lösung	**Alumen** + **Ethanol** + **Medizinische Seife** + **Orangenöl** + **Thymianöl** + **Weinsäure** + **Zitronenöl** + **Zitronensäure** keine Mengenangabe	350 ml	9,20	**Wenig geeignet** bei Sodbrennen und Reizmagen. Nicht sinnvolle Kombination. Die therapeutische Wirksamkeit ist nicht ausreichend nachgewiesen. Medizinprodukt. → Seite 288
Riopan Magen Gel Gelbeutel *Riopan Magen Tabletten* Kautabletten	**Magaldrat** 1,6 g 800 mg	10 Stück 20 Stück	7,69 7,69	**Geeignet** bei Sodbrennen zur kurzzeitigen Behandlung. Die Wirkung hält nicht lange an. → Seite 281
Simagel Kautabletten	**Almasilat** 430 mg	20 Stück	4,64	**Geeignet** bei Sodbrennen zur kurzzeitigen Behandlung. Die Wirkung hält nicht lange an. → Seite 281

Hinweise zu den Tabellenspalten → Seite 34, zur Auswahl der Arzneimittel → Seite 28, zur Grundlage der Bewertung → Seiten 29, 33

Sodbrennen, Reizmagen, Reizdarm Fortsetzung

Handelsname Darreichungsform	Zusammensetzung pro 1 ml/1 g oder wie angegeben bzw. pro abgeteilte Einheit	Kleinste Packungs-größe	Unverb. Preis in Euro	Bewertung für das beanspruchte Anwendungsgebiet
Solugastril Gelbeutel	**Aluminiumoxid** 435 mg + **Kalziumkarbonat** 600 mg (Konservierungsmittel: Parabene)	20 Stück	12,85	**Geeignet** bei Sodbrennen zur kurzzeitigen Behandlung. Die Wirkung hält nicht lange an. → Seite 281
Talcid	**Hydrotalcit** 500 mg	20 Stück	5,45	**Geeignet** bei Sodbrennen zur kurzzeitigen Behandlung. Die Wirkung hält nicht lange an. → Seite 281
Talcid Kautabletten 1 000 mg Kautabletten	1 000 mg	20 Stück	6,97	
Talcid forte LIQUID Suspensionsbeutel	1 000 mg	20 x 10 ml	11,15	
Talidat	**Hydrotalcit** 500 mg	20 Stück	4,45	**Geeignet** bei Sodbrennen zur kurzzeitigen Behandlung. Die Wirkung hält nicht lange an. → Seite 281
Talidat mint Kaupastillen	500 mg	20 Stück	4,45	
Zantic 75 mg Magentabletten Filmtabletten	**Ranitidin** 75 mg	6 Stück	6,00	**Geeignet** bei Sodbrennen zur kurzzeitigen Behandlung. → Seite 283

Hinweise zu den Tabellenspalten → Seite 34, zur Auswahl der Arzneimittel → Seite 28, zur Grundlage der Bewertung → Seiten 29, 33

Verdauungsbeschwerden

Am Verdauungsvorgang sind mehrere Organe beteiligt: Schon im Mund wird die Nahrung zerkleinert, angedaut und durch die Speiseröhre in den Magen befördert. Dort wird der Speisebrei mit saurem Magensaft durchmischt und portionsweise in den Zwölffingerdarm geschoben, wo enzymhaltige Verdauungssäfte aus der Bauchspeicheldrüse und Gallenflüssigkeit aus der Leber hinzukommen. Im Dünndarm erfolgt die Aufnahme der mithilfe dieser Stoffe in kleinste Teile aufgespaltenen Nahrung ins Blut. Im Dickdarm werden den Nahrungsresten Wasser und Mineralstoffe entzogen, die unverdaulichen Rückstände werden über den Enddarm ausgeschieden. Auf diesem Weg durch Magen und Darm kann es zu diversen Störungen kommen, die Verdauungsbeschwerden verschiedener Art nach sich ziehen können.

Anzeichen und Beschwerden

Magendrücken, Bauchschmerzen und Völlegefühl zeigen an, dass mit der Verdauung im oberen Magen-Darm-Trakt etwas nicht stimmt. Beschwerden dieser Art, die länger als drei Monate anhalten oder immer wieder auftreten, für die es aber keine organbedingte Erklärung gibt, werden unter dem Begriff „Reizmagen" (funktionelle Dyspepsie, dyspeptische Beschwerden) zusammengefasst. Näheres dazu lesen Sie unter „Reizmagen" (→ Seite 279).

Völlegefühl kann auch auf Verdauungsstörungen in den unteren Darmabschnitten hinweisen; das gilt insbesondere für Blähungen, Durchfall und Verstopfung. Wie die damit verbundenen Beschwerden behandelt werden können, lesen Sie unter „Blähungen" (→ Seite 308), „Durchfall" (→ Seite 313) und „Verstopfung" (→ Seite 331). Treten die Beschwerden in unregelmäßigen Abständen und ohne erkennbare Ursache auf, handelt es sich meist um ein Reizdarmsyndrom , auch: Colon irritabile (→ Seite 279).

Schmerzen im linken Oberbauch sowie Auflagen von unverdautem, erstarrtem Fett auf dem Stuhl deuten auf eine Funktionsstörung oder eine chronische Entzündung der Bauchspeicheldrüse hin. Krampfartige Beschwerden im rechten Oberbauch sind häufig Anzeichen für Gallensteine oder eine Entzündung der Gallenblase. Näheres zu diesen Krankheitsbildern lesen Sie im HANDBUCH MEDIKAMENTE der Stiftung Warentest oder im Internet unter www.medikamente-im-test.de.

Bei Kindern
Säuglinge haben in den ersten vier Lebensmonaten häufig Bauchschmerzen oder Koliken (Dreimonatskoliken), die sich mit zunehmender Anpassung an eine angemessene Ernährung bessern.
Bei Klein- und Schulkindern treten tagsüber manchmal kolikartige Schmerzen um den Nabel herum auf (Nabelkolik).

Ursachen

Wenn Sie zu viel, zu fett oder zu spät gegessen haben, bleiben die Speisen oft wie ein Stein im Magen liegen. Fettreiche Nahrungsmittel verzögern die Entleerung des Magens. Auch wenn Sie zu schnell essen und nicht sorgfältig kauen, bleiben die Speisen oft lange im Magen liegen und verursachen Völlegefühl und Magendrücken oder -schmerzen.
Anhaltender Stress kann „auf den Magen schlagen" und die Verdauung stören.
Wenn die Bauchspeicheldrüse zu wenig Enzyme abgibt, ist die Eiweiß- und Fettverdauung gestört. Das geschieht oft bei einer chronischen Bauchspeicheldrüsenentzündung (Pankreatitis) oder bei Mukoviszidose. Beide Krankheiten müssen immer ärztlich behandelt werden.
Nahrungsmittelallergien als Ursache derartiger Beschwerden sind selten.
Bei Kindern
Bei Kindern treten Verdauungsbeschwerden häufig ohne erkennbare Ursache auf. Manchmal reagieren sie damit auf zu viel Anspannung oder Aufregung. Wenn Babys zu häufig angelegt werden und somit zu viel Nahrung verdauen müssen, kann das den Darm belasten und krampfartige Schmerzen auslösen.
Auch Würmer können Bauchschmerzen und Verdauungsbeschwerden verursachen. Was Sie darüber wissen sollten, steht unter „Wurmerkrankungen" (→ Seite 352).

Allgemeine Maßnahmen

Sorgen Sie für eine ausgewogene Ernährung mit gesunder Mischkost (viel Gemüse, Obst, Vollkornprodukte, Fisch, Geflügel; wenig Fleisch und tierische Fette).
Essen Sie langsam und kauen Sie die Speisen sorgfältig.
Achten Sie darauf, die Mahlzeiten täglich möglichst zur gleichen Zeit und das Abendessen nicht später als 20 Uhr einzunehmen. Alle Verdauungsorgane arbeiten in bestimmten Rhythmen. Ein einigermaßen gleichbleibender Rhythmus bei den täglichen Mahlzeiten unterstützt die Magen- und Darmfunktion.
Feuchte Wärme bessert Krämpfe und Verspannungen im Bauchraum. Nehmen Sie ein heißes Bad, legen Sie einen feuchtheißen Leibwickel an. Auch eine Wärmflasche auf dem Bauch wirkt entspannend.
Bewegen Sie sich viel, um die Darmtätigkeit anzuregen. Tägliches Spazierengehen kann genügen, um Verdauungsbeschwerden dauerhaft zu beseitigen.
Bei Kindern
Babys haben oft eher Durst als Hunger. Wenn das Kind also zwischen zwei Mahlzeiten unruhig wird und weint, probieren Sie erst einmal aus, ihm ein Fläschchen mit warmem Tee (z. B. Fenchel- oder Kümmeltee, ungesüßt) anzubieten.
Kleinkinder sollten Sie nicht zum Essen zwingen, wenn sie keinen Appetit haben.
Dass Kinder regelmäßig frühstücken, ein warmes Mittagessen und ein nicht zu schwer verdauliches Abendessen zu sich nehmen sollten, versteht sich von selbst. Oft bessern sich Verdauungsbeschwerden schon dadurch, dass die Mahlzeiten rhythmisch, also immer etwa zur gleichen Zeit, eingenommen werden. Kleine Zwischenmahlzeiten am Vor- und Nachmittag (Obst, belegtes Brot, Vollkornkekse) sind zusätzlich sinnvoll.
Sorgen Sie dafür, dass ein Kind mit Bauchschmerzen genügend Ruhe hat, gegebenenfalls durch Bettruhe, verbunden mit einem warmen Leibwickel.

Wann zum Arzt?

Wenn Bauchschmerzen länger als drei Tage anhalten oder wenn sich der Bauch sehr hart und verspannt anfühlt, sollten Sie einen Arzt aufsuchen. Treten Koliken auf oder besteht der Verdacht auf eine Funktionsstörung der Bauchspeicheldrüse, müssen Sie sich unverzüglich in ärztliche Behandlung begeben.
Bleiben andere Verdauungsbeschwerden trotz der allgemeinen und/oder medikamentösen Maßnahmen länger als zwei bis drei Wochen bestehen, sollten Sie sich ärztlich untersuchen lassen.
Zur Behandlung der chronischen Pankreasinsuffizienz und bei Mukoviszidose dürfen Pankreasenzyme auf Kassenrezept verordnet werden, obwohl sie als rezeptfreie Mittel normalerweise selbst zu bezahlen sind. Näheres hierzu finden Sie unter der Überschrift „Ausnahmeliste" (→ Seite 694).

Bei Kindern
Krampfartige Bauchschmerzen sollten sich innerhalb eines Tages legen, andere Verdauungsbeschwerden mit allgemeinen Maßnahmen im Lauf einer Woche verschwinden – andernfalls stellen Sie das Kind einem Arzt vor. Wenn krampfartige Beschwerden nachts oder zusammen mit Erbrechen auftreten, sollten Sie gleich einen Arzt aufsuchen.

Behandlung mit Medikamenten

Die meisten Verdauungsbeschwerden müssen nicht medikamentös behandelt werden; sie verschwinden mit den genannten allgemeinen Maßnahmen von selbst.

Enzyme (→ Seite 297) sind nur dann sinnvoll, wenn die Bauchspeicheldrüse in ihrer Funktion gestört ist und zu wenig Enzyme ausschüttet. Das kann zum Beispiel Folge einer chronischen Entzündung oder einer Mukoviszidose-Erkrankung sein. Derartige Ursachen lassen sich jedoch nur mit einer ärztlichen Untersuchung herausfinden. Ohne eine solche Diagnose brauchen Sie keine Enzyme einzunehmen, weil die von der Bauchspeicheldrüse normalerweise abgegebenen völlig ausreichen. Verdauungsbeschwerden infolge von zu reichlichem, zu fettem oder zu spät verzehrtem Essen lassen sich mit enzymhaltigen Medikamenten im Allgemeinen weder verhindern noch bessern.

Krampflösende Mittel (→ Seite 298) mit dem Wirkstoff Butylscopolamin wirken gut, wenn sie in die Vene gespritzt werden und sind bei schmerzhaften Krämpfen im Verdauungstrakt geeignet. Diese Mittel sind jedoch rezeptpflichtig. Näheres hierzu lesen Sie im HANDBUCH MEDIKAMENTE der Stiftung Warentest oder im Internet unter www.medikamente-im-test.de. Aus Tabletten oder Zäpfchen, die rezeptfrei erhältlich sind, gelangt der Wirkstoff nur unzureichend ins Blut und wirkt allenfalls lokal im Magen-Darm-Trakt schwach krampflösend. Diese Mittel sind deshalb nur mit Einschränkung geeignet.

Die Kombination Enzyme + Entschäumer (→ Seite 301) ist mit Einschränkung geeignet, wenn die Verdauungsbeschwerden auf eine verminderte Enzymbildung in der Bauchspeicheldrüse zurückgehen. Der Zusatz des Entschäumers ist bei diesem Einsatzgebiet jedoch unnötig. Mittel, die nur Pankreatin enthalten, sind vorzuziehen.

Die Kombination krampflösendes Mittel + Schmerzmittel (→ Seite 301) ist bei krampfartigen Verdauungsbeschwerden wenig geeignet. Butylscopolamin wird in Tabletten- oder Zäpfchenform nur unzureichend in den Körper aufgenommen und wirkt allenfalls lokal im Magen oder im Darm schwach krampflösend. Parazetamol wirkt zwar schmerzlindernd, aber nicht krampflösend. Dass die Kombination der beiden Wirkstoffe bei krampfartigen Beschwerden im Verdauungstrakt besser wirkt als Butylscopolamin allein, ist nicht ausreichend nachgewiesen.

Pflanzliche Mittel (→ Seite 299) mit Pfefferminzöl sind zur Behandlung von Verdauungsbeschwerden mit Einschränkung geeignet. Sie können krampflösend und entblähend wirken. Weitere Studien sind notwendig, um die therapeutische Wirksamkeit abschließend nachzuweisen. Demgegenüber ist Pfefferminztee (→ Seite 300) nur wenig geeignet, um Verdauungsbeschwerden zu behandeln, da hierfür keine aussagekräftigen klinischen Studien vorliegen. Lediglich zur unterstützenden Behandlung sind Pfefferminztees zu befürworten.

Die anderen pflanzlichen Mittel mit Galgant oder Melisse, die Pflanzenkombination aus Fenchel, Kamille und Pfefferminze (→ Seite 303), Schafgarbe- (→ Seite 300) oder Wermuttee (→ Seite 301) sowie Tees (→ Seite 303) mit einer Kombination aus verschiedenen Kräutern sind bei Verdauungsbeschwerden wenig geeignet, weil die therapeutische Wirksamkeit nicht ausreichend nachgewiesen ist. Tees sollten nicht mehr als drei verschiedene Extrakte enthalten. Ein Tee aus mehr als drei Bestandteilen bietet keine Vorteile gegenüber Teezubereitungen aus drei und weniger Heilpflanzen.

Anthroposophische, homöopathische und traditionell angewendete Mittel

Zu den meistgekauften Mitteln gehören auch *Amara Tropfen Weleda* und *Digestodoron*. Dabei handelt es sich um Mittel der anthroposophischen Therapierichtung.

Ebenfalls zu den meistgekauften Mitteln gehören *Anguraté Magentee aus Peru* mit Anguraté, *Carminativum-Hetterich Liquidum* mit Extrakten aus Fenchel, Kamille, Kümmel, Pfefferminze und Pomeranze, *Carvomin* mit Angelikawurzel, Benediktenkraut und Pfefferminzblättern, *Dreierlei Tropfen* mit Baldrian und Minzöl, *Enzym-Lefax* und *Enzynorm f* mit Extrakten aus der Magenschleimhaut vom Schwein sowie Aminosäuren und Salzsäure, *MYRRHINIL INTEST* mit Kaffeekohle, Kamille und Myrrhe, *Pepsin-Wein Blü-*

cher-Schering mit Pepsin und Pomeranze, *Pepzitrat* mit Pepsin und Zitronensäure, *Schwedentrunk Elixier* mit Auszügen aus Kardamom, Zimtrinde, Angelika-, Enzian- und Baldrianwurzel, *Theiss Bitter* mit Enzianwurzel und Ingwer sowie *Windsalbe* mit Kümmelöl. Dabei handelt es sich um Präparate, die von der Arzneimittelbehörde als „traditionell angewendet" zugelassen wurden.
All diese Mittel lassen sich nach den Grundsätzen dieses Buches nicht bewerten und werden deshalb nicht näher besprochen. Allgemeine Informationen zu der genannten Therapierichtung Anthroposophie finden Sie im Abschnitt „Anthroposophische Arzneimittel" (→ Seite 22). Was „traditionell angewendete Präparate" sind, lesen Sie im Abschnitt „Traditionell angewendete Mittel" (→ Seite 20).

Enzyme

Pankreatin

Enzym-Lefax forte Pankreatin, Kreon, Mezym, Ozym, Pangrol, Pankreatin Mikro-ratiopharm, Panzytrat

Pankreatin besteht aus Extrakten von Säugetier-Bauchspeicheldrüsen, meist vom Schwein. Es enthält vor allem die Enzyme Amylase (spaltet Kohlenhydrate), Trypsin (spaltet Eiweiß) und Lipase (spaltet Fett). Wenn die Bauchspeicheldrüse zu wenig Enzyme in den Dünndarm abgibt, können von außen zugeführte Enzyme die Nahrungsbestandteile zusätzlich aufspalten und damit dem Darm verfügbar machen. Dann können auch die Nährstoffe in ausreichendem Maße ins Blut aufgenommen werden und Fettstühle, die von unverdautem Fett herrühren, verschwinden. Wenn Verdauungsbeschwerden auf diesen Ursachen beruhen, sind enzymhaltige Mittel geeignet.

ANWENDUNG

Sie nehmen die Mittel unzerkaut mit etwas Flüssigkeit zum Essen ein. Wenn Sie die Mittel zerbeißen oder darauf herumkauen, werden die Enzyme vorzeitig im Mund freigegeben und können die Mundschleimhaut angreifen.
Entscheidend für die Dosierung ist der Lipasegehalt des Mittels. Meist reicht es, wenn Sie zu jeder Mahlzeit 40 000 Lipase-Einheiten einnehmen, damit die Fettstühle verschwinden. Bei manchen Mitteln lässt sich diese Dosis nur erreichen, wenn Sie mehrere Kapseln, Tabletten oder Beutel mit Granulat schlucken. Die Beschwerden sollten nach ein bis zwei Tagen deutlich nachlassen.
Bei einer chronischen Bauchspeicheldrüsenerkrankung müssen Sie die Mittel meist lebenslang einnehmen.

ACHTUNG

Pankreatin kann die Aufnahme von Eisen und Folsäure aus dem Darm beeinträchtigen. Darauf müssen Sie vor allem achten, wenn Sie vorsorglich Eisen- und Vitaminpräparate einnehmen, zum Beispiel während der Schwangerschaft.
Pankreatin wird meist aus Bauchspeicheldrüsen des Schweins gewonnen. Wenn Sie Schweinefleisch nicht vertragen, dürfen Sie das Mittel nicht einnehmen. Diese Herkunft des Mittels kann auch für Personen wichtig sein, die aus religiösen Gründen den Verzehr von Schweinefleisch ablehnen.

Gegenanzeigen

Bei einer akuten Bauchspeicheldrüsenentzündung dürfen Sie keine enzymhaltigen Medikamente anwenden.

Wechselwirkungen mit Medikamenten

Wenn Sie noch andere Medikamente anwenden, ist zu beachten, dass Pankreatin die Wirkung von Acarbose und Miglitol (bei Typ-2-Diabetes) verringert.

Wechselwirkungen mit Speisen und Getränken

Alkohol schwächt die Wirkung von Pankreatin ab.

UNERWÜNSCHTE WIRKUNGEN

▶ **Sofort zum Arzt**

Wenn starker Hautausschlag, Juckreiz, Herzrasen, Atemnot, Schwäche und Schwindel auftreten, müssen Sie die Anwendung sofort abbrechen und unverzüglich den Notarzt (Telefon 112) rufen, weil es sich um eine lebensbedrohliche Allergie (→ Seite 14) handeln kann, die allerdings bisher nur in wenigen Einzelfällen vorgekommen ist.

HINWEISE

Für Kinder unter 14 Jahren

Kinder brauchen in aller Regel keine enzymhaltigen Medikamente.
Kinder, die an Mukoviszidose erkrankt sind, benötigen einerseits pankreatinhaltige Mittel in hoher Dosierung. Da es andererseits bei so großen Mengen sein kann, dass sich der Dickdarm verengt und ein Darmverschluss droht, sollte sich die Dosis der Lipase-Einheiten nach der Fettzufuhr

richten. Ratsam sind 1 000 bis 3 000 Lipase-Einheiten pro Gramm Nahrungsfett. Zusätzlich sollte der Fettgehalt des Stuhls kontrolliert werden.

Bei der Anwendung der Pellets bei Kindern ist darauf zu achten, dass diese unzerkaut geschluckt werden. Ansonsten werden die Enzyme bereits im Mund freigegeben und können dort die Schleimhaut angreifen.

Für Schwangerschaft und Stillzeit

Schwangere sollten enzymhaltige Mittel nur nach Rücksprache mit einem Arzt einnehmen. Wenn der Arzt dies befürwortet, sollten Sie darauf achten, dass Sie zusätzlich Präparate mit Folsäure und Eisen in besonders hoher Dosierung schlucken, weil Enzyme die Aufnahme dieser Stoffe aus dem Darm stören.

Krampflösendes Mittel

Butylscopolamin

Buscopan

Butylscopolamin soll die Muskulatur im Darm oder in den Gallenwegen sowie der Gallenblase entspannen. Die Substanz wirkt gut und gilt als „geeignet", wenn sie in die Vene gespritzt wird, was aber nur im Rahmen einer ärztlichen Behandlung möglich ist, da diese Mittel verordnungspflichtig sind. Näheres hierzu lesen Sie im HANDBUCH MEDIKAMENTE der Stiftung Warentest oder im Internet unter www.medikamente-im-test.de.

Aus dem Darm wird der Wirkstoff nur unzureichend aufgenommen. Wenn das Mittel als Tablette oder Zäpfchen angewendet wird, wirkt es allenfalls direkt im Magen-Darm-Bereich schwach krampflösend und gilt deshalb bei krampfartigen Beschwerden im Verdauungstrakt als „mit Einschränkung geeignet".

ACHTUNG

Gegenanzeigen

Unter folgenden Bedingungen dürfen Sie die Mittel nicht anwenden:

- Sie haben Engstellen und Blockaden im Magen-Darm-Trakt.
- Der Dickdarm ist aufgrund chronischer Verstopfung stark erweitert (Megakolon).
- Sie können aufgrund einer Prostatavergrößerung nur eingeschränkt Wasser lassen, oder es besteht bereits ein Harnverhalt.
- Der Druck im Augeninneren ist erhöht (Engwinkelglaukom).
- Ihr Herz schlägt zu schnell (Tachykardie), oder es besteht eine Herzrhythmusstörung mit zu schnellem Herzschlag (Tachyarrhythmie).
- Sie haben die (selten vorkommende) Muskelkrankheit Myasthenia gravis.

Wechselwirkungen mit Medikamenten

Wenn Sie noch andere Medikamente anwenden, ist zu beachten:

- Butylscopolamin verstärkt die Wirkung und die unerwünschten Wirkungen von Amantadin (bei Parkinsonkrankheit), trizyklischen Antidepressiva (bei Depressionen) und Antihistaminika (bei Allergien).
- Wenn Sie das Mittel gleichzeitig mit Beta-Sympathomimetika (bei Asthma) anwenden, kann sich der Herzschlag beschleunigen.
- Bei gleichzeitiger Einnahme von Metoclopramid (bei Übelkeit, Erbrechen) verringern sich die Mittel gegenseitig in ihrer Wirkung.

▶ **Unbedingt beachten**

Das Mittel verstärkt die Wirkung von Chinidin und Disopyramid (bei Herzrhythmusstörungen). Näheres hierzu finden Sie unter „Mittel bei Herzrhythmusstörungen: verstärkte Wirkung" (→ Seite 12).

UNERWÜNSCHTE WIRKUNGEN

▶ **Keine Maßnahmen erforderlich**

Der Mund kann sich trocken anfühlen und die Schweißproduktion kann nachlassen, wobei sich die Haut röten und heiß werden kann.

Es können Beschwerden beim Wasserlassen einsetzen (z. B. Nachtröpfeln, schwächerer Harnstrahl).

Die Anpassungsfähigkeit der Augen an das Nah- und Fernsehen kann nachlassen (Akkomodationsstörung).

Alle diese Störungen sind meist gering ausgeprägt und treten nur vorübergehend auf.

▶ **Muss beobachtet werden**

Halten die im vorigen Abschnitt genannten Beschwerden länger als fünf bis sieben Tage an oder tritt ein Harnverhalt auf, sollten Sie einen Arzt aufsuchen.

Wenn die Haut sich verstärkt rötet und juckt, reagieren Sie vermutlich allergisch auf das Mittel. Auch Nasenbluten kann ein Hinweis auf eine solche Überempfindlichkeitsreaktion sein. Dann sollten Sie es absetzen. Sind die Hauterscheinungen (→ Seite 14) oder das Nasenbluten einige Tage später nicht deutlich abgeklungen, sollten Sie einen Arzt aufsuchen.

Der Herzschlag kann sich beschleunigen und sich bis zum Herzrasen steigern. Wenden Sie sich bei solchen Herzrhythmusstörungen an den Arzt.

▶ **Sofort zum Arzt**

Bei weniger als 1 von 10 000 Behandelten kommt es vor, dass das Mittel einen Glaukomanfall auslöst. Wenn Sie Schmerzen am oder im Auge spüren, sollten Sie unverzüglich einen Augenarzt aufsuchen.

Wenn sich Hautausschlag und Juckreiz verstärken und zusätzlich Herzrasen, Atemnot, Schwäche und Schwindel auftreten, müssen Sie die Anwendung sofort abbrechen und unverzüglich den Notarzt (Telefon 112) rufen, weil es sich um eine lebensbedrohliche Allergie (→ Seite 14) handeln kann, die bei weniger als 1 von 10 000 Behandelten vorkommt.

Hinweise

Für Kinder unter 14 Jahren

Für die Anwendung bei Kindern unter sechs Jahren gibt es keine ausreichenden Erfahrungen. Daher sollten sie die Mittel nicht bekommen.

Für Schwangerschaft und Stillzeit

In Schwangerschaft und Stillzeit sollten Sie die Mittel nur anwenden, wenn der Arzt dies ausdrücklich für gerechtfertigt hält.

Zur Verkehrstüchtigkeit

Wenn sich die Anpassungsfähigkeit der Augen verschlechtert, sollten Sie kein Fahrzeug lenken, keine Maschinen bedienen oder Arbeiten ohne sicheren Halt verrichten.

Pflanzliche Mittel

Galgant

Galganttabletten

Melisse

Gastrovegetalin

Pfefferminze

Divalol, spasmo gallo sanol N

Galgantwurzel enthält ätherische Öle, Scharfstoffe und Flavonoide. Diese sollen krampflösend, entzündungshemmend und antibakteriell wirken. Die therapeutische Wirksamkeit bei allgemeinen Verdauungsbeschwerden ist nicht ausreichend nachgewiesen. Das Mittel gilt deshalb als „wenig geeignet" und kann allenfalls zur unterstützenden Behandlung eingesetzt werden.

Melissenblätter enthalten ätherische Öle und Flavonoide. Den Extrakten aus Melissenblättern wird eine leicht beruhigende, verdauungsfördernde und krampflösende Wirkung zugeschrieben. Eine therapeutische Wirksamkeit ist in klinischen Studien bisher allerdings nicht ausreichend belegt, das Mittel gilt deshalb als „wenig geeignet" und kann allenfalls zur unterstützenden Behandlung eingesetzt werden.

Pfefferminze wirkt krampflösend und entblähend bei krampfartigen Beschwerden im oberen Magen-Darm-Bereich. Die derzeitige Studienlage ist allerdings noch unbefriedigend, sodass das Mittel als „mit Einschränkung geeignet" eingestuft wird. Weitere Studien sind notwendig, um die therapeutische Wirksamkeit abschließend bewerten zu können.

Achtung

Divalol: Die Tropfen dürfen nicht in die Augen gelangen, da das ätherische Öl die Bindehaut stark reizt. Auch mit offenen Wunden sollte das Öl nicht in Berührung kommen. Haben Sie das Öl versehentlich an die Hände bekommen, sollten Sie diese sofort gründlich waschen.

Gegenanzeigen

Pfefferminze: Unter folgenden Bedingungen dürfen Sie die Mittel nicht anwenden:

- Der Gallengang ist durch Steine verstopft.
- Die Gallenblase ist entzündet.
- Der Darm ist entzündet.
- Die Leber ist schwer geschädigt.

Wenn Sie Gallensteine haben, die keine Beschwerden verursachen, sollten Sie die Mittel nur einsetzen, wenn ein Arzt Nutzen und Risiken sorgfältig abgewogen hat.

Unerwünschte Wirkungen

▶ **Muss beobachtet werden**

Divalol, spasmo gallo sanol N: Wenn Sie einen empfindlichen Magen haben, können bei Daueranwendung dieser Mittel Magenbeschwerden vorkommen. Vor allem Sodbrennen kann auftreten, insbesondere wenn der Übergang von der Speiseröhre zum Magen nicht richtig schließt (Refluxerkrankung). Wenn derartige Beschwerden auftreten, sollten Sie das Mittel nicht weiter anwenden. Pfefferminzöl kann die Schleimhäute angreifen. Nach dem Stuhlgang kann es daher zu schmerz-

haften Hautirritationen im Afterbereich kommen, die sich lindern lassen, wenn Sie die Haut mit lauwarmem Wasser abwaschen und mit weicher Zinkpaste (Pasta Zinci mollis) eincremen. Halten die Beschwerden an, sollten Sie das Pfefferminzöl nicht weiter einnehmen.
Wenn sich die Haut verstärkt rötet und juckt, reagieren Sie vermutlich allergisch auf das Mittel. Dann sollten Sie es absetzen. Sind die Hauterscheinungen (→ Seite 14) einige Tage später nicht deutlich abgeklungen, sollten Sie einen Arzt aufsuchen.

HINWEISE

Für Kinder unter 14 Jahren

Divalol: Aufgrund des Mentholgehalts dürfen Kinder unter sechs Jahren kein Pfefferminzöl bekommen. Bewahren Sie die Tropfen unbedingt so auf, dass sie für Kinderhände unerreichbar sind.
Wenn das mentholhaltige Pfefferminzöl – insbesondere bei Kindern unter zwei Jahren – in die Nähe von Mund und Nase gelangt, können sich die Atemwege verkrampfen.

Galgant Tabletten Jura, spasmo gallo sanol N: Mangels Erfahrung sollten Sie diese Mittel bei Kindern unter zwölf Jahren nicht anwenden.

Für Schwangerschaft und Stillzeit

Galgant, Melisse: Über die Risiken einer Anwendung dieser Pflanzenextrakte in Schwangerschaft und Stillzeit gibt es keine Erkenntnisse. Da die Mittel ohnehin als „wenig geeignet" bewertet werden, sollten Sie darauf verzichten.

Pfefferminze: In der Schwangerschaft sollten Sie diese Mittel nicht ohne Rücksprache mit dem Arzt anwenden.

Pflanzliches Mittel: Pfefferminztee

Pfefferminzblätter

H&S Pfefferminzblätter, Pfefferminzblätter Bombastus, Sidroga Pfefferminzblätter

Die Blätter der Pfefferminze enthalten ätherische Öle mit Bitter- und Gerbstoffen, die Verdauungsbeschwerden und Bauchkrämpfe möglicherweise lindern können. Pfefferminzöl in konzentrierter Form wirkt verdauungsfördernd, krampflösend und regt den Gallefluss an. Für die Anwendung von Pfefferminzblättern als Teezubereitung liegen keine Studien vor, die eine therapeutische Wirksamkeit ausreichend nachweisen. Zur unterstützenden Behandlung kann Pfefferminztee jedoch eingesetzt werden.

ACHTUNG

Gegenanzeigen

Wenn Sie schon einmal Probleme mit der Gallenblase oder Gallensteine hatten, sollten Sie Pfefferminztee nicht ohne Rücksprache mit einem Arzt trinken

UNERWÜNSCHTE WIRKUNGEN

▶ **Muss beobachtet werden**

Wenn Sie große Mengen Pfefferminztee trinken und einen empfindlichen Magen haben, kann es zu Magenbeschwerden kommen. Dann sollten Sie nicht mehr so viel oder vorläufig gar keinen Pfefferminztee mehr trinken.

HINWEISE

Für Kinder unter 14 Jahren

Kinder zwischen vier und zehn Jahren erhalten über den Tag verteilt Tee aus drei bis fünf Gramm (= zwei bis drei Teebeutel), Kinder zwischen zehn und 16 Jahren Tee aus drei bis sechs Gramm (= zwei bis vier Teebeutel).

Pflanzliches Mittel: Schafgarbentee

Schafgarbenkraut

Sidroga Schafgarbe

Schafgarbe enthält ätherische Öle mit Bitter- und Gerbstoffen, die den Gallefluss anregen und krampflösend wirken sollen, was sich auf Verdauungsbeschwerden möglicherweise positiv auswirken kann. Allerdings liegen keine klinischen Studien vor, die die therapeutische Wirksamkeit von Schafgarbentee nachweisen. Deshalb gilt der Tee als „wenig geeignet" und sollte allenfalls unterstützend angewendet werden.

ACHTUNG

Gegenanzeigen

Wenn Sie auf Korbblütlergewächse allergisch reagieren, dürfen Sie diesen Tee nicht trinken, weil auch Schafgarbe zu dieser Pflanzengruppe gehört.

UNERWÜNSCHTE WIRKUNGEN

▶ **Muss beobachtet werden**

Wenn die Haut sich verstärkt rötet und juckt, reagieren Sie vermutlich allergisch auf Schafgarbe. Dann sollten Sie den Tee nicht weiter trinken. Sind die Hauterscheinungen (→ Seite 14) einige Tage später nicht deutlich abgeklungen, sollten Sie einen Arzt aufsuchen.

Hinweise

Für Kinder unter 14 Jahren

Für Kinder unter zwölf Jahren gibt es keine ausreichend dokumentierte Erfahrung für die längerfristige Anwendung von Schafgarbe.

Für Schwangerschaft und Stillzeit

Es ist unklar, ob die langfristige Anwendung von Schafgarbe in der Schwangerschaft sicher ist.

Pflanzliches Mittel: Wermuttee

Wermutkraut

H&S Wermutkraut, Sidroga Wermut, Wermutkraut Bombastus

Die Wermutpflanze enthält Bitterstoffe, die den Appetit anregen. Auch sollen sie die Abgabe von Gallenflüssigkeit und damit die Verdauung fördern. Die therapeutische Wirksamkeit bei Verdauungsbeschwerden ist nicht ausreichend nachgewiesen. Die Tees gelten deshalb als „wenig geeignet" und können allenfalls zur unterstützenden Behandlung eingesetzt werden.

Anwendung

Verwenden Sie nicht mehr als einen Filterbeutel oder 1 bis 1,5 Gramm Wermutkraut (ein knapper Teelöffel) pro Tasse (= 0,15 Liter), sonst wird er ungenießbar. Süßen Sie den Tee mit Honig oder Zucker, wenn Sie den bitteren Geschmack nicht mögen. Länger als drei bis vier Wochen sollten Sie den Tee nicht trinken.

Achtung

Gegenanzeigen

Wenn Sie an einem Magen- oder Zwölffingerdarmgeschwür leiden, dürfen Sie keinen Wermuttee trinken.

Unerwünschte Wirkungen

▶ **Keine Maßnahmen erforderlich**

Wenn Sie den Tee zu stark angesetzt haben, können Kopfschmerzen, Übelkeit und Erbrechen auftreten.

Hinweise

Für Kinder unter 14 Jahren

Für Kinder kommt Wermuttee wegen des Geschmacks nicht infrage.

Kombination: Enzyme + Entschäumer

Pankreatin + Simeticon

Meteozym

Dieses Mittel enthält Enzyme, die aus tierischen Bauchspeicheldrüsen (meist vom Schwein) gewonnen werden und die Verdauung anregen sollen, sowie den entschäumenden Wirkstoff Simeticon, der Blähungen lindern soll.

Die Kombination beider Wirkstoffe in diesem Mittel ist bei Verdauungsbeschwerden nicht sinnvoll. Enzyme sind nur erforderlich, wenn eine nachgewiesene Funktionsstörung der Bauchspeicheldrüse vorliegt. Schwer Verdauliches wird durch die zusätzliche Einnahme von Enzymen nicht leichter verdaulich. Zur Behandlung von Blähungen reicht eine entschäumende Substanz allein aus.

Bei Verdauungsbeschwerden aufgrund verminderter Enzymbildung in der Bauchspeicheldrüse ist das Mittel nur mit Einschränkung geeignet. Mittel mit Pankreatin allein sind vorzuziehen.

Anwendung

Sie nehmen das Mittel mehrmals täglich ein. Wenn damit Blähungen gelindert werden sollen, sollte Simeticon mit 240 bis 800 Milligramm täglich dosiert werden.

Alle weiteren Angaben zu Pankreatin finden Sie unter „Enzyme" (→ Seite 297).

Kombination: Krampflösendes Mittel + Schmerzmittel

Butylscopolamin + Parazetamol

Buscopan plus

Butylscopolamin ist ein krampflösendes Mittel, Parazetamol ein Schmerzmittel ohne krampflösende Wirkung. Es kann lediglich bei einer bestimmten Darmerkrankung (Divertikelkrankheit) die Beschwerden etwas lindern. Die Wirksamkeit dieser fixen Kombinationen bei krampfartigen Verdauungsbeschwerden ist nicht ausreichend belegt. Das Mittel gilt deshalb als „wenig geeignet".

Anwendung

Mehr als sechs Tabletten oder vier Zäpfchen täglich dürfen Sie nicht anwenden. Der Abstand zwischen den jeweiligen Anwendungen muss bei den Tabletten mindestens acht, bei den Zäpfchen mindestens sechs Stunden betragen. Wenn die Bauchkrämpfe trotzdem nach drei bis vier Tagen immer noch anhalten, sollten Sie einen Arzt aufsuchen.

Hinweise zur Vermeidung einer Überdosierung des Inhaltsstoffs Parazetamol finden Sie unter „Parazetamol-Vergiftung" (→ Seite 630).

ACHTUNG

Wenn Sie das Mittel zu hoch dosieren und mehr als 4 Gramm Parazetamol pro Tag einnehmen, besteht aufgrund des Parazetamolanteils die Gefahr von schweren Leber- und Nierenschäden. Vermeiden Sie zudem die Kombination des Mittels mit anderen parazetamolhaltigen Schmerz- oder Grippemitteln.

Gegenanzeigen

Unter folgenden Bedingungen dürfen Sie die Mittel nicht anwenden:

- Sie haben Engstellen und Blockaden im Magen-Darm-Trakt.
- Der Dickdarm ist aufgrund chronischer Verstopfung stark erweitert (Megakolon).
- Sie können aufgrund einer Prostatavergrößerung nur eingeschränkt Wasser lassen, oder es besteht bereits ein Harnverhalt.
- Der Druck im Augeninneren ist erhöht (Engwinkelglaukom).
- Ihr Herz schlägt zu schnell (Tachykardie), oder es besteht eine Herzrhythmusstörung mit zu schnellem Herzschlag (Tachyarrhythmie).
- Sie haben die (selten vorkommende) Muskelkrankheit Myasthenia gravis.
- Ihre Leberfunktion ist stark eingeschränkt, beispielsweise durch chronischen Alkoholmissbrauch.

Wenn Leber oder Nieren geschädigt sind, sollten Sie das Mittel nur nach Rücksprache mit einem Arzt einnehmen, wenn dieser Nutzen und Risiken sorgfältig abgewogen hat.

Wechselwirkungen mit Medikamenten

Wenn Sie noch andere Medikamente anwenden, ist zu beachten:

- Das Mittel verstärkt die Wirkung und die unerwünschten Wirkungen von Amantadin (bei Parkinsonkrankheit), trizyklischen Antidepressiva (bei Depressionen) und Antihistaminika (bei Allergien).
- Wenn Sie die Mittel gleichzeitig mit Beta-Sympathomimetika (bei Asthma) anwenden, kann sich der Herzschlag beschleunigen.
- Bei der gleichzeitigen Einnahme mit Metoclopramid (bei Übelkeit, Erbrechen) verringern sich die Mittel gegenseitig in ihrer Wirkung.
- Folgende Medikamente können die Leber für die Giftwirkung von Parazetamol empfindlicher machen: Phenobarbital, Phenytoin und Carbamazepin (bei Epilepsien), Isoniazid und Rifampizin (bei Tuberkulose).

▶ **Unbedingt beachten**

Das Mittel verstärkt die Wirkung von Chinidin und Disopyramid (bei Herzrhythmusstörungen). Näheres hierzu finden Sie unter „Mittel bei Herzrhythmusstörungen: verstärkte Wirkung" (→ Seite 12).

Wechselwirkungen mit Speisen und Getränken

Wenn Sie öfter mehr als drei Gläser Alkohol am Tag trinken, kann die Leber empfindlicher auf Parazetamol reagieren. Sie sollten dann besser auf das Mittel verzichten.

UNERWÜNSCHTE WIRKUNGEN

▶ **Keine Maßnahmen erforderlich**

Aufgrund des Anteils an Parazetamol kann sich bei Fieber das Schwitzen verstärken.
Magenschmerzen, Aufstoßen, Übelkeit und Durchfall (bei mehr als 10 von 100 Anwendern) sind harmlos und vergehen, wenn die Mittel nicht mehr angewendet werden.
Aufgrund des Anteils an Butylscopolamin kann sich der Mund trocken anfühlen und die Schweißproduktion nachlassen. Dabei kann sich die Haut röten und heiß werden. Es können Beschwerden beim Wasserlassen wie zum Beispiel Nachtröpfeln oder ein schwächerer Harnstrahl einsetzen. Die Augen können sich schlechter an den Wechsel zwischen Nah- und Fernsehen anpassen (Akkommodationsstörung). Alle diese Störungen sind meist gering ausgeprägt und treten nur vorübergehend auf.

▶ **Muss beobachtet werden**

Halten die im vorigen Abschnitt genannten Beschwerden länger als fünf bis sieben Tage an oder tritt ein Harnverhalt auf, sollten Sie einen Arzt aufsuchen.
Wenn die Haut sich verstärkt rötet und juckt, reagieren Sie vermutlich allergisch auf die Mittel. Auch Nasenbluten kann ein Hinweis für eine solche Überempfindlichkeitsreaktion sein. Dann sollten Sie die Mittel absetzen. Sind die Hauterscheinungen (→ Seite 14) oder das Nasenbluten einige Tage später nicht deutlich abgeklungen, sollten Sie einen Arzt aufsuchen.
Der Herzschlag kann sich beschleunigen und sich bis zum Herzrasen steigern. Wenden Sie sich bei solchen Herzrhythmusstörungen an den Arzt.

▶ **Sofort zum Arzt**

Bei weniger als 1 von 10 000 Behandelten kommt es vor, dass die Mittel einen Glaukomanfall auslösen. Wenn Sie Schmerzen am oder im Auge spüren, sollten Sie unverzüglich einen Augenarzt aufsuchen.

Wenn sich Hautausschlag und Juckreiz verstärken und zusätzlich Herzrasen, Atemnot, Schwäche und Schwindel auftreten, müssen Sie die Anwendung sofort abbrechen und unverzüglich den Notarzt (Telefon 112) rufen, weil es sich um eine lebensbedrohliche Allergie (→ Seite 14) handeln kann, die bei weniger als 1 von 10 000 Behandelten vorkommt.

HINWEISE

Für Kinder unter 14 Jahren

Kinder unter zwölf Jahren sollten die Mittel nicht bekommen.

Für Schwangerschaft und Stillzeit

In Schwangerschaft und Stillzeit sollte der Arzt Nutzen und Risiken des Einsatzes dieser Mittel sorgfältig abwägen.

Pflanzenkombination

Fenchel + Kamille + Pfefferminze

Gastricholan-L

Die ätherischen Öle und Inhaltsstoffe dieser Pflanzen sollen die Verdauung anregen sowie schmerzhafte Bauchkrämpfe und Blähungen lindern. Extrakt aus Pfefferminzblättern wirkt krampflösend und entblähend bei krampfartigen Beschwerden im oberen Magen-Darm-Bereich. Die therapeutische Wirksamkeit des Mittels ist nicht ausreichend nachgewiesen, es gilt deshalb als „wenig geeignet". Aufgrund seiner Zusammensetzung kann es bei Verdauungsbeschwerden jedoch unterstützend eingesetzt werden.

ACHTUNG

Dieses Mittel enthält Alkohol. Personen mit Alkoholproblemen dürfen es nicht einnehmen. Auch Leberkranke und Menschen mit Anfallleiden sollten den Alkoholgehalt berücksichtigen. Darüber hinaus kann Alkohol die Wirkung vieler Arzneimittel (z. B. Schlaf- und Beruhigungsmittel, Psychopharmaka, starke Schmerzmittel, einige Mittel bei hohem Blutdruck) verstärken.

Gegenanzeigen

Sie dürfen das Mittel nicht anwenden, wenn Sie auf Korbblütler allergisch reagieren, da Kamille zu dieser Pflanzenart gehört.

Auch wenn Sie Gallensteine haben, sollten Sie auf das Mittel verzichten.

UNERWÜNSCHTE WIRKUNGEN

▶ **Muss beobachtet werden**

Verunreinigungen mit Hundskamille können allergische Reaktionen auslösen. Wenn die Haut sich verstärkt rötet und juckt, sollten Sie das Mittel absetzen. Sind die Hauterscheinungen (→ Seite 14) einige Tage später nicht deutlich abgeklungen, sollten Sie einen Arzt aufsuchen. Schwellen in Folge einer allergischen Reaktion die Schleimhäute an und treten Atembeschwerden auf, sollten Sie umgehend einen Arzt aufsuchen.

HINWEISE

Für Kinder unter 14 Jahren

Mangels Erfahrung und aufgrund des Alkoholgehalts sollten Kinder unter zwölf Jahren dieses Mittel nicht bekommen.

Für Schwangerschaft und Stillzeit

Bedenken Sie, dass dieses Mittel Alkohol enthält. Mittel ohne Alkohol sind vorzuziehen.

Das in ätherischem Fenchelöl enthaltene Fenchon kann in hoher Dosierung und bei langer Anwendungsdauer bewirken, dass sich die Gebärmutter zusammenzieht und somit vorzeitige Wehen einsetzen. Wenn Sie das Mittel über einen längeren Zeitraum und in hoher Dosierung einnehmen wollen, sollten Sie vorher Rücksprache mit einem Arzt halten.

Pflanzenkombinationen: Tees

Anis + Fenchel + Kümmel

Anis-Fenchel-Kümmel Bombastus, H&S

Fenchel-Anis-Kümmel

Kamille + Pfefferminze + Schafgarbe

Sidroga Magen-Darm-Beruhigungstee

Anis + Fenchel + Kamille + Kümmel + Schafgarbe

H&S Magen- und Darmtee

Die pflanzlichen Inhaltsstoffe in diesen Tees sollen die Verdauung anregen und krampflösend wirken. Die therapeutische Wirksamkeit bei Verdauungsbeschwerden ist jedoch nicht ausreichend nachgewiesen, die Tees gelten deshalb als „wenig geeignet". Zur unterstützenden Behandlung können die Tees aus Anis, Fenchel und Kümmel sowie der Tee aus Kamille, Pfefferminze und Schafgarbe jedoch eingesetzt werden.

H&S Magen- und Darmtee enthält unnötig viele

verschiedene Bestandteile und kann deshalb nicht empfohlen werden.

ACHTUNG

Gegenanzeigen

H&S Magen- und Darmtee, Sidroga Magen-Darm-Beruhigungstee: Wenn Sie auf Korbblütlergewächse allergisch reagieren, dürfen Sie diese Tees nicht trinken, da Schafgarbe und Kamille zu dieser Pflanzengruppe gehören.

UNERWÜNSCHTE WIRKUNGEN

▶ **Muss beobachtet werden**

Wenn sich die Haut rötet und juckt und sich zudem Bläschen bilden, vertragen Sie vermutlich einen der Inhaltsstoffe nicht. Wenn sich die Atemwege verengen und Atembeschwerden auftreten, kann dies ebenfalls ein Zeichen für eine solche Allergie (→ Seite 14) sein. Dann sollten Sie den Tee nicht weiter trinken. Haben sich die Beschwerden auch einige Tage danach nicht merklich gebessert, sollten Sie einen Arzt aufsuchen.

HINWEISE

Für Schwangerschaft und Stillzeit

Fenchelhaltige Tees sollten Schwangere nicht über mehrere Wochen hinweg trinken, weil das in ätherischem Fenchelöl enthaltene Fenchon in hoher Dosierung und bei langfristiger Anwendung bewirken kann, dass sich die Gebärmutter zusammenzieht und somit vorzeitige Wehen ausgelöst werden.

Verdauungsbeschwerden

Handelsname Darreichungsform	Zusammensetzung pro 1 ml/1 g oder wie angegeben bzw. pro abgeteilte Einheit	Kleinste Packungsgröße	Unverb. Preis in Euro	Bewertung für das beanspruchte Anwendungsgebiet
Anis-Fenchel-Kümmel Bombastus Filterbeutel	**Anisfrüchte** 600 mg + **Fenchelfrüchte** 1 g + **Kümmelfrüchte** 400 mg	20 Stück	2,55	**Wenig geeignet** bei Verdauungsbeschwerden, weil die therapeutische Wirksamkeit nicht ausreichend nachgewiesen ist. Allenfalls anzuwenden zur unterstützenden Behandlung. → Seite 303
Buscopan Dragees	**Butylscopolaminiumbromid** 10 mg	20 Stück	7,50	**Mit Einschränkung geeignet** bei krampfartigen Beschwerden im Verdauungstrakt. Der Wirkstoff wird aus Dragees nur unzureichend in den Körper aufgenommen und wirkt allenfalls lokal im Magen-Darm-Trakt schwach krampflösend. → Seite 298
Buscopan Zäpfchen Zäpfchen	10 mg	10 Stück	8,95	**Mit Einschränkung geeignet** bei krampfartigen Beschwerden im Verdauungstrakt. Der Wirkstoff wird aus Zäpfchen nur schlecht in den Körper aufgenommen und wirkt allenfalls lokal im Magen-Darm-Trakt schwach krampflösend. → Seite 298
Buscopan plus Filmtabletten	**Butylscopolaminiumbromid** 10 mg + **Parazetamol** 500 mg	20 Stück	9,90	**Wenig geeignet** bei krampfartigen Beschwerden im Verdauungstrakt. Butylscopolamin wird aus Tabletten nur unzureichend in den Körper aufgenommen. Parazetamol wirkt schmerzhemmend, aber nicht krampflösend und trägt nur in bestimmten Fällen (z. B. Divertikelkrankheit) zur Linderung von Beschwerden bei. → Seite 301
Buscopan plus Zäpfchen	**Butylscopolaminiumbromid** 10 mg + **Parazetamol** 800 mg	5 Stück	8,10	**Wenig geeignet** bei krampfartigen Beschwerden im Verdauungstrakt. Butylscopolamin wird aus Zäpfchen nur unzureichend in den Körper aufgenommen. Parazetamol wirkt schmerzhemmend, aber nicht krampflösend und trägt nur in bestimmten Fällen (z. B. Divertikelkrankheit) zur Linderung von Beschwerden bei. → Seite 301

Hinweise zu den Tabellenspalten → Seite 34, zur Auswahl der Arzneimittel → Seite 28, zur Grundlage der Bewertung → Seiten 29, 33

Verdauungsbeschwerden Fortsetzung

Handelsname Darreichungsform	Zusammensetzung pro 1 ml/1 g oder wie angegeben bzw. pro abgeteilte Einheit	Kleinste Packungsgröße	Unverb. Preis in Euro	Bewertung für das beanspruchte Anwendungsgebiet
Hinweise zu den Tabellenspalten → Seite 34, zur Auswahl der Arzneimittel → Seite 28, zur Grundlage der Bewertung → Seiten 29, 33				
Divalol Galletropfen Tropfen	**Pfefferminzöl** 1 g	20 ml	ca. 4,56	**Mit Einschränkung geeignet** bei krampfartigen Beschwerden im oberen Magen-Darm-Trakt. Die bislang vorliegenden Studien reichen noch nicht aus, um die therapeutische Wirksamkeit abschließend nachzuweisen. → Seite 299
Enzym-Lefax forte Pankreatin Kapseln Kapseln	**Pankreatin** 223,3 – 274,05 mg (= **Triacylglycerollipase** 20 000 I.E. + **Amylase** 18 040 I.E. + **Proteasen** 1 012 I.E.)	50 Stück	29,60	**Geeignet** bei Verdauungsbeschwerden aufgrund verminderter Enzymbildung in der Bauchspeicheldrüse. → Seite 297
Galganttabletten 0,1 JURA Tabletten	**Galgantwurzelstockpulver** 108 mg	100 Stück	5,75	**Wenig geeignet** bei Verdauungsbeschwerden, weil die therapeutische Wirksamkeit nicht ausreichend nachgewiesen ist. Allenfalls anzuwenden zur unterstützenden Behandlung. → Seite 299
Gastricholan-L Tropfen	Auszug aus **Fenchel** + **Kamillenblüten** + **Pfefferminzblättern** (Verhältnis 6,4:7,9:5,8) *Enthält 32% Alkohol*	30 ml	4,75	**Wenig geeignet** bei Verdauungsbeschwerden, weil die therapeutische Wirksamkeit nicht ausreichend nachgewiesen ist. Allenfalls anzuwenden zur unterstützenden Behandlung. → Seite 303
Gastrovegetalin Kapseln	**Auszug aus Melissenblättern** 225 mg	20 Stück	4,70	**Wenig geeignet** bei Verdauungsbeschwerden, weil die therapeutische Wirksamkeit nicht ausreichend nachgewiesen ist. Allenfalls anzuwenden zur unterstützenden Behandlung. → Seite 299
Gastrovegetalin Lösung	100 mg	50 ml	7,40	
H&S Pfefferminzblätter	**Pfefferminzblätter** 1,5 g	20 Stück	2,55	**Wenig geeignet** bei Verdauungsbeschwerden, weil die therapeutische Wirksamkeit nicht ausreichend nachgewiesen ist. Allenfalls anzuwenden zur unterstützenden Behandlung. → Seite 300
H&S Wermutkraut	**Wermutkraut** 1,5 g	20 Stück	2,55	**Wenig geeignet** bei Verdauungsbeschwerden, weil die therapeutische Wirksamkeit nicht ausreichend nachgewiesen ist. Allenfalls anzuwenden zur unterstützenden Behandlung. → Seite 301
H&S Fenchel-Anis-Kümmel	**Anisfrüchte** 800 mg + **Fenchelfrüchte** 800 mg + **Kümmelfrüchte** 400 mg	20 Stück	2,55	**Wenig geeignet** bei Verdauungsbeschwerden, weil die therapeutische Wirksamkeit nicht ausreichend nachgewiesen ist. Allenfalls anzuwenden zur unterstützenden Behandlung. → Seite 303
H&S Magen- und Darmtee mild Filterbeutel	**Anisfrüchte** 400 mg + **Fenchelfrüchte** 400 mg + **Kamillenblüten** 200 mg + **Kümmelfrüchte** 400 mg + **Schafgarbenkraut** 600 mg	20 Stück	3,40	**Wenig geeignet** bei Verdauungsbeschwerden, weil die therapeutische Wirksamkeit nicht ausreichend nachgewiesen ist. → Seite 303

►

Verdauungsbeschwerden Fortsetzung

Handelsname Darreichungsform	Zusammensetzung pro 1 ml/1 g oder wie angegeben bzw. pro abgeteilte Einheit	Kleinste Packungsgröße	Unverb. Preis in Euro	Bewertung für das beanspruchte Anwendungsgebiet
Hinweise zu den Tabellenspalten → Seite 34, zur Auswahl der Arzneimittel → Seite 28, zur Grundlage der Bewertung → Seiten 29, 33				
Kreon Granulat Beutel	**Pankreatin** 300 mg (= **Triacylglycerollipase** 20 800 I.E. + **Amylase** 20 800 I.E. + **Proteasen** 1 250 I.E.)	50 Stück	26,11	**Geeignet** bei Verdauungsbeschwerden aufgrund verminderter Enzymbildung in der Bauchspeicheldrüse. → Seite 297
Kreon 10 000	**Pankreatin** 150 mg (= **Lipase** 10 000 I.E. + **Amylase** 8 000 I.E. + **Proteasen** 600 I.E.)	50 Stück	14,67	
25 000	**Pankreatin** 300 mg (= **Triacylglycerollipase** 25 000 I.E. + **Amylase** 18 000 I.E. + **Proteasen** 1 000 I.E.)	50 Stück	30,19	
40 000 Kapseln	**Pankreatin** 400 mg (= **Triacylglycerollipase** 40 000 I.E. + **Amylase** 30 000 I.E. + **Proteasen** 2 000 I.E.)	50 Stück	43,70	
Kreon für Kinder Pellets	**Pankreatin** 603,6 mg (= **Triacylglycerollipase** 50 000 I.E. + **Amylase** 36 000 I.E. + **Proteasen** 2 000 I.E.)	20 g	24,22	
Meteozym Tabletten	**Simeticon** 100 mg + **Pankreatin** 500 mg (= **Triacylglycerollipase** 15 000 I.E. + **Amylase** 11 000 I.E. + **Proteasen** 900 I.E.)	20 Stück	8,35	**Mit Einschränkung geeignet** bei Verdauungsbeschwerden aufgrund verminderter Enzymbildung in der Bauchspeicheldrüse. Der Zusatz von Simeticon ist in diesem Anwendungsbereich unnötig. Mittel, die nur Pankreatin enthalten, sind vorzuziehen. → Seite 301
Mezym F Filmtabletten	**Pankreatin** 300 mg (= **Triacylglycerollipase** 10 000 I.E. + **Amylase** 7 500 I.E. + **Proteasen** 375 I.E.)	20 Stück	6,15	**Geeignet** bei Verdauungsbeschwerden aufgrund verminderter Enzymbildung in der Bauchspeicheldrüse. → Seite 297
Ozym 10 000	**Pankreatin** 150,15 mg (= **Triacylglycerollipase** 10 000 I.E. + **Amylase** 9 000 I.E. + **Proteasen** 500 I.E.)	50 Stück	14,67	**Geeignet** bei Verdauungsbeschwerden aufgrund verminderter Enzymbildung in der Bauchspeicheldrüse. → Seite 297
20 000 Kapseln	**Pankreatin** 300,30 mg (= **Triacylglycerollipase** 20 000 I.E. + **Amylase** 18 000 I.E. + **Proteasen** 1 000 I.E.)	50 Stück	25,32	
Ozym 40 000 Kapseln	**Pankreatin** 319,05–414,35 mg (= **Triacylglycerollipase** 40 000 I.E. + **Amylase** 25 000 I.E. + **Proteasen** 1 500 I.E.)	50 Stück	43,70	

Verdauungsbeschwerden Fortsetzung

Handelsname Darreichungsform	Zusammensetzung pro 1 ml/1 g oder wie angegeben bzw. pro abgeteilte Einheit	Kleinste Packungsgröße	Unverb. Preis in Euro	Bewertung für das beanspruchte Anwendungsgebiet
Pangrol 20 000 Filmtabletten	**Pankreatin** (= **Triacylglycerollipase** 20 000 I.E. + **Amylase** 12 000 I.E. + **Proteasen** 900 I.E.)	50 Stück	12,84	**Geeignet** bei Verdauungsbeschwerden aufgrund verminderter Enzymbildung in der Bauchspeicheldrüse. → Seite 297
Pangrol 10 000	**Pankreatin** (= **Triacylglycerollipase** 10 000 I.E. + **Amylase** 9 000 I.E. + **Proteasen** 500 I.E.)	50 Stück	14,65	
25 000	**Pankreatin** (= **Triacylglycerollipase** 25 000 I.E. + **Amylase** 22 500 I.E. + **Proteasen** 1 250 I.E.)	50 Stück	30,17	
40 000 Kapseln	**Pankreatin** 319 – 414 mg (= **Triacylglycerollipase** 40 000 I.E. + **Amylase** 25 000 I.E. + **Proteasen** 1 800 I.E.)	50 Stück	43,66	
Pankreatin Mikro-ratiopharm 20 000 Kapseln	**Pankreatin** 300,30 mg (= **Triacylglycerollipase** 20 000 I.E. + **Amylase** 18 000 I.E. + **Proteasen** 1 000 I.E.)	50 Stück	20,36	**Geeignet** bei Verdauungsbeschwerden aufgrund verminderter Enzymbildung in der Bauchspeicheldrüse. → Seite 297
Panzytrat 10 000	**Pankreatin** (= **Triacylglycerollipase** 10 000 I.E. + **Amylase** 9 000 I.E. + **Proteasen** 500 I.E.)	50 Stück	14,67	**Geeignet** bei Verdauungsbeschwerden aufgrund verminderter Enzymbildung in der Bauchspeicheldrüse. → Seite 297
25 000	**Pankreatin** (= **Triacylglycerollipase** 25 000 I.E. + **Amylase** 12 000 I.E. + **Proteasen** 800 I.E.)	50 Stück	30,19	
40 000 Kapseln	**Pankreatin** (= **Triacylglycerollipase** 40 000 I.E. + **Amylase** 15 000 I.E. + **Proteasen** 900 I.E.)	50 Stück	43,70	
Panzytrat ok Mikrotabletten	**Pankreatin** (= **Triacylglycerollipase** 20 000 I.E. + **Amylase** 18 000 I.E. + **Proteasen** 1 000 I.E.) pro Messlöffel	20 g	24,22	

Hinweise zu den Tabellenspalten → Seite 34, zur Auswahl der Arzneimittel → Seite 28, zur Grundlage der Bewertung → Seiten 29, 33

►

Verdauungsbeschwerden Fortsetzung

Handelsname Darreichungsform	Zusammensetzung pro 1 ml/1 g oder wie angegeben bzw. pro abgeteilte Einheit	Kleinste Packungsgröße	Unverb. Preis in Euro	Bewertung für das beanspruchte Anwendungsgebiet
Pfefferminzblätter Bombastus Filterbeutel	Pfefferminzblätter 1,5 g	20 Stück	2,55	**Wenig geeignet** bei Verdauungsbeschwerden, weil die therapeutische Wirksamkeit nicht ausreichend nachgewiesen ist. Allenfalls anzuwenden zur unterstützenden Behandlung. → Seite 300
Sidroga Pfefferminzblätter	Pfefferminzblätter 1,5 g	20 Stück	3,15	**Wenig geeignet** bei Verdauungsbeschwerden, weil die therapeutische Wirksamkeit nicht ausreichend nachgewiesen ist. Allenfalls anzuwenden zur unterstützenden Behandlung. → Seite 300
Sidroga Schafgarbe	Schafgarbenkraut 1,5 g	20 Stück	3,40	**Wenig geeignet** bei Verdauungsbeschwerden, weil die therapeutische Wirksamkeit nicht ausreichend nachgewiesen ist. Allenfalls anzuwenden zur unterstützenden Behandlung. → Seite 300
Sidroga Wermut	Wermutkraut 1,5 g	20 Stück	3,40	**Wenig geeignet** bei Verdauungsbeschwerden, weil die therapeutische Wirksamkeit nicht ausreichend nachgewiesen ist. Allenfalls anzuwenden zur unterstützenden Behandlung. → Seite 301
Sidroga Magen-Darm-Beruhigungstee Filterbeutel	Kamillenblüten 800 mg + Pfefferminzblätter 400 mg + Schafgarbenkraut 600 mg pro 2 g	20 Stück	4,15	**Wenig geeignet** bei Verdauungsbeschwerden, weil die therapeutische Wirksamkeit nicht ausreichend nachgewiesen ist. Allenfalls anzuwenden zur unterstützenden Behandlung. → Seite 303
spasmo gallo sanol N Dragees	Pfefferminzöl 37,5 mg	30 Stück	16,99	**Mit Einschränkung geeignet** bei krampfartigen Beschwerden im oberen Magen-Darm-Trakt. Die bislang vorliegenden Studien reichen noch nicht aus, um die therapeutische Wirksamkeit abschließend nachzuweisen. → Seite 299
Wermutkraut Bombastus Filterbeutel	Wermutkraut 1,5 g	20 Stück	2,55	**Wenig geeignet** bei Verdauungsbeschwerden, weil die therapeutische Wirksamkeit nicht ausreichend nachgewiesen ist. Allenfalls anzuwenden zur unterstüt- zenden Behandlung. → Seite 301

Hinweise zu den Tabellenspalten → Seite 34, zur Auswahl der Arzneimittel → Seite 28, zur Grundlage der Bewertung → Seiten 29, 33

Blähungen

Blähungen gehören zu den häufigsten Verdauungsbeschwerden. Eine gewisse Gasbildung im Darm, vor allem von Kohlendioxid, ist allerdings normal. Es wird im Dünndarm ins Blut aufgenommen und über die Lunge ausgeatmet. Erst wenn sich übermäßig viel Gas bildet, wird der Darm schmerzhaft gebläht.
Der Hauptanteil der Darmgase ist geruchlos und besteht aus Kohlendioxid, Sauerstoff, Wasserstoff und Stickstoff. Der unangenehme Geruch kommt zustande, wenn Darmbakterien Pflanzenfasern abbauen und bei diesem Gärprozess Spuren von Schwefelwasserstoff, flüchtige Fettsäuren (Buttersäure und andere) und andere Gase entstehen.

Anzeichen und Beschwerden

Die Darmgase können den Bauch schmerzhaft auftreiben (Meteorismus). Häufig gehen vermehrt Winde ab (Flatulenz).

Bei Kindern
Darmbedingte Dreimonatskoliken bei Babys beginnen meist um die achte Lebenswoche herum und können bis zum sechsten Lebensmonat anhalten.

Ursachen

Vielerlei Ursachen können mit dazu beitragen, dass sich im Darm vermehrt Gas bildet:

- Bestimmte Lebensmittel können Blähungen fördern. Dazu gehören Hülsenfrüchte, Kohl, Zwiebeln sowie Ballaststoffe (z. B. in Vollkornprodukten, Gemüse, Obst) und kohlensäurehaltige Getränke.
- Eine zu fette und üppige Mahlzeit kann die Verdauungskapazität in den oberen Darmabschnitten überfordern, sodass viele Nahrungsbestandteile noch unverdaut in die tieferen Darmabschnitte gelangen. Die dort einsetzenden Abbauprozesse können zu Blähungen führen.
- Große Mengen kohlensäurehaltiger Getränke wie Mineralwasser, Cola, Limonade oder Sekt erhöhen den Gasgehalt im Darm und können Ursache von Blähungen sein.
- Wenn Sie wegen Magenbeschwerden oder Sodbrennen säurebindende Mittel einnehmen, die Hydrogenkarbonat enthalten, wird vermehrt Kohlendioxid gebildet, das mit dem Speisebrei in den Darm gelangt und diesen aufbläht.
- Zuckeraustauschstoffe wie Fruktose, Sorbit und Xylit (z. B. in Kaugummi, zuckerfreien Bonbons, Diät-Fertiggerichten, Diabetiker-Spezialprodukten) verursachen häufig Blähungen.
- Hastig gegessene Speisen rufen leichter Blähungen hervor als sorgfältig und in Ruhe gekaute.
- Stress und zu wenig Bewegung fördern Blähungen.
- Wenn ein angeborener Mangel an milchzuckerspaltenden Enzymen vorliegt (Laktasemangel), wird Milchzucker (Laktose) nicht vertragen, was sich unter anderem durch Blähungen bemerkbar machen kann.
- Die Aufnahmefähigkeit des Darmes für bei der Verdauung gebildete Gase kann verringert sein, oft in Folge einer Herzschwäche (Rechtsherzinsuffizienz) oder einer Behandlung mit Antibiotika.
- Wenn die Darmbewegung (Peristaltik) vermindert ist, kommt es häufig zu Blähungen, vor allem im Rahmen eines Reizdarmsyndroms (Colon irritabile).

Bei Kindern
Bei Säuglingen beruhen Blähungen in den ersten Wochen nach der Geburt meist auf Anpassungsschwierigkeiten an das neue Leben außerhalb des Mutterleibs und die veränderte Ernährung.
Die etwas später auftretenden darmbedingten Dreimonatskoliken sind häufig Folge eines Überangebots an Nahrung, wenn der kindliche Darm damit überfordert ist, die Milch zu verarbeiten. Bei gestillten Kindern kommen sie seltener vor.

Vorbeugung

- Essen Sie möglichst regelmäßig und zu etwa gleichbleibenden Zeiten.
- Kauen Sie die Speisen sorgfältig und schlingen Sie das Essen nicht hastig hinunter.
- Verzichten Sie auf blähende Nahrungsmittel und kohlensäurehaltige Getränke.
- Machen Sie einen Verdauungsspaziergang. Die Bewegung hilft mit, die Darmtätigkeit anzuregen.
- Wenn Sie viel sitzen müssen, sollten Sie täglich 30 Minuten laufen oder schnell gehen oder auf andere Weise für Bewegung sorgen.
- Sorgen Sie dafür, dass Sie sich nach einem anstrengenden Arbeitstag entspannen können.

Bei Kindern
Denken Sie daran, dass Babys häufig weniger Hunger als vielmehr Durst haben. Wenn Sie das Kind nicht stillen, sollten Sie ihm zwischendurch, wenn es unruhig wird, ein Fläschchen mit warmem Tee anbieten und Milch nur zu den regelmäßigen Mahlzeiten.

Allgemeine Maßnahmen

Alle vorbeugenden Maßnahmen sind auch sinnvoll, wenn Blähungen auftreten, zumal eine medikamentöse Behandlung meist weniger erfolgversprechend ist. Vor allem Bewegung trägt dazu bei, dass Gase, die sich im Darm aufgestaut haben, abgehen können. Bei schmerzhaften Blähungen sind feuchtwarme Umschläge oder kreisend im Uhrzeigersinn ausgeführte Bauchmassagen hilfreich.
Bei einem Laktasemangel müssen Sie konsequent auf milchzuckerhaltige Lebensmittel verzichten. Nur bestimmte Käsesorten wie beispielsweise Emmentaler oder Appenzeller enthalten sehr wenig Laktose und werden meist gut vertragen. Auch Jogurt ist erlaubt, da die darin enthaltenen Milchsäurebakterien helfen, Laktose abzubauen.

Bei Kindern
Massieren Sie den Bauch des Säuglings bei jedem Wickeln mit einem einfachen Massageöl (Mandelöl, Olivenöl, Kümmelöl) mit sanftem Druck im Uhrzei-

gersinn. Dadurch wird die Darmbewegung angeregt, Blähungen lösen sich. Ähnlich hilfreich wirkt auch eine Massage des Afters. Der Darm wird dadurch stimuliert, Stuhl und Gase abzugeben.
Enger Körperkontakt beruhigt und entkrampft auch den Darm: Tragen Sie das Baby in einem Tragetuch möglichst dicht am Körper. Auf diese Weise fühlt es sich gehalten und geborgen, Verspannungen können sich lösen.
Säuglinge sollten mindestens sechs bis neun Monate lang gestillt werden. Muttermilch verträgt und verdaut der kindliche Darm am besten.

Wann zum Arzt?

Wenn die Blähungen trotz der genannten allgemeinen Maßnahmen länger als zwei bis drei Wochen anhalten und sich die Schmerzen noch verstärken, sollten Sie einen Arzt aufsuchen.

Behandlung mit Medikamenten

Eine medikamentöse Behandlung von Blähungen ist nur sinnvoll, wenn die vorbeugenden und allgemeinen Maßnahmen nicht ausreichend wirken. Bei den meisten Mitteln ist der Effekt jedoch gering.
Entschäumer (→ nebenstehend) können kleine Gasblasen in großvolumigere umwandeln. Manchmal gehen die Winde dann leichter ab. Ob diese Mittel Blähungen tatsächlich bessern können, ist jedoch noch nicht ausreichend nachgewiesen. Zudem muss beachtet werden, dass die Mittel ausreichend hoch dosiert werden müssen. Bei Säuglingen sollten allgemeine Maßnahmen vorgezogen werden.
Wenig geeignet ist ein Kombinationspräparat aus Entschäumer + Enzymen (→ Seite 311). Enzyme haben auf Blähungen keinen Einfluss und sind deshalb entbehrlich.
Tees (→ Seite 312) aus Anis, Fenchel und Kümmel können unterstützend eingesetzt werden, um Blähungen zu mildern. Klinische Studien, die die therapeutische Wirksamkeit nachweisen, fehlen allerdings.

Anthroposophische, homöopathische und traditionell angewendete Mittel

Zu den meistgekauften Mitteln gehören auch *Carum carvi Zäpfchen*. Dabei handelt es sich um ein Präparat der anthroposophischen Therapierichtung.
Ebenfalls zu den meistgekauften Mitteln gehören *Carminativum-Hetterich Liquidum* mit Extrakten aus Fenchel, Kamille, Kümmel, Pfefferminze und Pomeranze sowie *Windsalbe* mit Kümmelöl. Dabei handelt es sich um Präparate, die als „traditionell angewendet" zugelassen wurden.
All diese Mittel lassen sich nach den Grundsätzen dieses Buches nicht bewerten und werden deshalb nicht näher besprochen. Allgemeine Informationen zur anthroposophischen Therapierichtung finden Sie im Abschnitt „Anthroposophische Arzneimittel" (→ Seite 22). Was „traditionell angewendete" Präparate sind, finden Sie im Abschnitt „Traditionell angewendete Mittel" (→ Seite 20).

Entschäumer

Dimeticon

sab simplex Kautabletten

Simeticon

Espumisan, Lefax, sab simplex Suspension, Simethicon-ratiopharm

Dimeticon und Simeticon verringern die Oberflächenspannung von blasig aufgetriebenem Darminhalt und können auf diese Weise viele kleine Gasblasen in mehrere größere Blasen umwandeln. Diese platzen leichter und gehen dann als Gas ab oder werden leichter resorbiert. Auf diese Weise lassen sich Gasansammlungen im Darm zwar nicht verhindern, aber möglicherweise gehen die Winde dann schneller ab und blähen den Bauch nicht so sehr auf. Allerdings ist darauf zu achten, dass die Mittel hoch genug dosiert werden. Beide Wirkstoffe werden nicht in den Blutkreislauf aufgenommen.
Die therapeutische Wirksamkeit beider Substanzen ist umstritten. In klinischen Studien zeigten sich unterschiedliche Ergebnisse, die derzeit zu der Einschätzung führen, dass keiner der beiden Wirkstoffe die Aufnahmefähigkeit des Darmes für Gase steigern kann. Auch die Abgabe der Gase über verstärkte Darmbewegungen lässt sich mit Dimeticon und Simeticon nur wenig fördern. Die Mittel gelten deshalb als „mit Einschränkung geeignet".
Blähungen bei Säuglingen sollten vorzugsweise mit allgemeinen Maßnahmen behandelt werden, da die therapeutische Wirksamkeit der Entschäumer auch bei ihnen nicht ausreichend belegt ist.
Lefax extra Flüssigkapseln sind als Medizinprodukt (→ Seite 26) zugelassen, nicht als Arzneimittel.

Anwendung

Um die erwünschten Effekte zu erzielen, müssen Dimeticon und Simeticon mit 240 bis 800 Milligramm täglich ausreichend dosiert werden. Diese Menge sollten Sie in mehreren Portionen über den Tag verteilt möglichst zu oder nach den Mahlzeiten einnehmen.

Mengen unter 240 Milligramm täglich haben bei Erwachsenen und Jugendlichen wahrscheinlich lediglich den Effekt eines Scheinmedikaments (Placebo).

Achtung

Espumisan Perlen: Dieses Präparat enthält als Konservierungsmittel Parabene. Wenn Sie auf Parastoffe (→ Seite 585) allergisch reagieren, dürfen Sie es nicht anwenden.

Hinweise

Für Kinder unter 14 Jahren

Wegen der höheren Wirkstoffmengen in den Kautabletten sollten Sie diese Kindern erst ab dem sechsten Lebensjahr geben, Flüssigkapseln sogar erst nach dem 14. Lebensjahr. Suspensionen können auch Säuglinge bekommen.

Für Schwangerschaft und Stillzeit

Beide Wirkstoffe können Sie in Schwangerschaft und Stillzeit anwenden, da sie nicht über den Darm in den Blutkreislauf aufgenommen werden.

Kombination: Entschäumer + Enzyme

Simeticon + Pankreatin

Meteozym

Dieses Mittel enthält zusätzlich zu dem entschäumenden Wirkstoff Simeticon, der Blähungen lindern soll, den Wirkstoff Pankreatin. Dieser besteht aus Extrakten von Säugetier-Bauchspeicheldrüsen, meist vom Schwein, und soll die Verdauung anregen. Pankreatin enthält vor allem die Enzyme Amylase (spaltet Kohlenhydrate), Trypsin (spaltet Eiweiß) und Lipase (spaltet Fett).

Die Kombination beider Wirkstoffe ist bei Verdauungsbeschwerden nicht sinnvoll. Enzyme sind nur erforderlich, wenn eine nachgewiesene Funktionsstörung der Bauchspeicheldrüse vorliegt. Schwer Verdauliches wird durch die zusätzliche Einnahme von Enzymen nicht leichter verdaulich. Für die Behandlung von Blähungen ist die therapeutische Wirksamkeit von Simeticon noch nicht ausreichend belegt, der Zusatz von Enzymen ist unnötig. *Meteozym* ist bei Blähungen deshalb wenig geeignet.

Enzymhaltige Kautabletten sind aus einem weiteren Grund nicht zu empfehlen: Die Wirkstoffe werden beim Zerkauen bereits in der Mundhöhle freigesetzt, was die Mundschleimhaut angreifen kann. Außerdem werden Enzyme im Magen durch säurehaltigen Magensaft inaktiviert. Da, wo sie wirken sollen – im Darm –, kommen sie also gar nicht erst an.

Anwendung

Um Blähungen zu lindern, sollte Simeticon mit 240 bis 800 Milligramm täglich dosiert werden.

Achtung

Pankreatin kann die Aufnahme von Eisen und Folsäure aus dem Darm beeinträchtigen. Darauf müssen Sie vor allem achten, wenn Sie vorsorglich Eisen- und Vitaminpräparate einnehmen, zum Beispiel während der Schwangerschaft.

Dass Pankreatin aus inneren Organen vorwiegend von Schweinen gewonnen wird, ist von Personen zu beachten, die aus religiösen Gründen den Verzehr von Schweinefleisch ablehnen.

Gegenanzeigen

Bei einer akuten Bauchspeicheldrüsenentzündung dürfen Sie keine enzymhaltigen Medikamente anwenden.

Wechselwirkungen mit Medikamenten

Wenn Sie andere Medikamente anwenden, ist zu beachten, dass Pankreatin die Wirkung von Acarbose und Miglitol (bei Typ-2-Diabetes) verringert.

Unerwünschte Wirkungen

▶ **Sofort zum Arzt**

Wenn starker Hautausschlag, Juckreiz, Herzrasen, Atemnot, Schwäche und Schwindel auftreten, müssen Sie die Anwendung sofort abbrechen und unverzüglich den Notarzt (Telefon 112) rufen, weil es sich um eine lebensbedrohliche Allergie (→ Seite 14) handeln kann, die allerdings bisher nur in wenigen Einzelfällen vorgekommen ist.

Hinweise

Für Schwangerschaft und Stillzeit

Da das Mittel nicht sinnvoll zusammengesetzt ist und als „wenig geeignet" erachtet wird, sollten Sie darauf verzichten. Wenn Sie es dennoch einnehmen wollen, müssen Sie beachten, ausreichend Eisen und Folsäure zu sich zu nehmen, weil die Enzyme die Aufnahme dieser Stoffe in Magen und Darm stören.

Pflanzenkombination: Tees

Anis + Fenchel + Kümmel

Anis-Fenchel-Kümmel Bombastus, H&S Fenchel-Anis-Kümmel

Die Samen von Anis, Fenchel und Kümmel enthalten ätherische Öle, die die Verdauung fördern sollen. Bisher ist jedoch noch nicht nachgewiesen worden, dass dies auch gelingt. Die Tees gelten deshalb als „wenig geeignet". Zur unterstützenden Behandlung bei Blähungen können sie jedoch eingesetzt werden.

UNERWÜNSCHTE WIRKUNGEN

► **Muss beobachtet werden**

Wenn sich die Haut rötet und juckt und sich zudem Bläschen bilden, vertragen Sie vermutlich einen der Inhaltsstoffe nicht. Dann sollten Sie das Mittel absetzen. Sind die Hauterscheinungen (→ Seite 14) einige Tage später nicht deutlich abgeklungen, sollten Sie einen Arzt aufsuchen. Wenn sich die Atemwege verengen und Atembeschwerden auftreten, kann dies ebenfalls ein Zeichen für eine Allergie (→ Seite 14) sein. Dann sollten Sie den Tee nicht weiter trinken. Haben sich die Beschwerden auch einige Tage danach nicht merklich gebessert, sollten Sie einen Arzt aufsuchen.

HINWEISE

Für Schwangerschaft und Stillzeit

Fenchelhaltige Tees sollten Schwangere nicht über mehrere Wochen trinken, weil das in ätherischem Fenchelöl enthaltene Fenchon in hoher Dosierung und bei langfristiger Anwendung bewirken kann, dass sich die Gebärmutter zusammenzieht und somit vorzeitige Wehen ausgelöst werden.

Blähungen

Handelsname Darreichungsform	Zusammensetzung pro 1 ml/1 g oder wie angegeben bzw. pro abgeteilte Einheit	Kleinste Packungsgröße	Unverb. Preis in Euro	Bewertung für das beanspruchte Anwendungsgebiet
Hinweise zu den Tabellenspalten → Seite 34, zur Auswahl der Arzneimittel → Seite 28, zur Grundlage der Bewertung → Seiten 29, 33				
Anis-Fenchel-Kümmel Bombastus Filterbeutel	**Anisfrüchte** 600 mg + **Fenchelfrüchte** 1 g + **Kümmelfrüchte** 400 mg	20 Stück	2,55	**Wenig geeignet** bei Blähungen, weil die therapeutische Wirksamkeit nicht ausreichend nachgewiesen ist. Allenfalls anzuwenden zur unterstützenden Behandlung. → Seite 312
Espumisan Emulsion Emulsion	**Simeticon** 40 mg	30 ml	4,49	**Mit Einschränkung geeignet** bei Blähungen. Die therapeutische Wirksamkeit ist noch nicht ausreichend nachgewiesen. Auf eine ausreichend hohe Dosierung ist zu achten. → Seite 310
Espumisan Perlen Kapseln	40 mg (Konservierungsmittel: Parabene)	25 Stück	4,45	
Espumisan Kautabletten Kautabletten	42,33 mg	20 Stück	4,30	
H&S Fenchel-Anis-Kümmel Filterbeutel	**Anisfrüchte** 800 mg + **Fenchelfrüchte** 800 mg + **Kümmelfrüchte** 400 mg	20 Stück	2,55	**Wenig geeignet** bei Blähungen, weil die therapeutische Wirksamkeit nicht ausreichend nachgewiesen ist. Allenfalls anzuwenden zur unterstützenden Behandlung. → Seite 312
Lefax extra Flüssigkapseln Kapseln	**Simeticon** 125 mg	20 Stück	6,59	**Mit Einschränkung geeignet** bei Blähungen. Die therapeutische Wirksamkeit ist noch nicht ausreichend nachgewiesen. Auf eine ausreichend hohe Dosierung ist zu achten. Medizinprodukt. → Seite 310

Blähungen Fortsetzung

Handelsname Darreichungsform	Zusammensetzung pro 1 ml/1 g oder wie angegeben bzw. pro abgeteilte Einheit	Kleinste Packungsgröße	Unverb. Preis in Euro	Bewertung für das beanspruchte Anwendungsgebiet
Lefax Kautabletten	**Simeticon** 42 mg	20 Stück	5,57	**Mit Einschränkung geeignet** bei Blähungen. Die therapeutische Wirksamkeit ist noch nicht ausreichend nachgewiesen. Auf eine ausreichend hohe Dosierung ist zu achten. → Seite 310
Lefax extra Kautabletten Kautabletten	105 mg	20 Stück	6,59	
Lefax Pump-Liquid Suspension	41,2 mg	50 ml	7,79	
Meteozym Tabletten	**Simeticon** 100 mg + **Pankreatin** 500 mg (= **Triacylglycerollipase** 15 000 I.E. + **Amylase** 11 000 I.E. + **Proteasen** 900 I.E.)	20 Stück	8,35	**Wenig geeignet** bei Blähungen. Nicht sinnvolle Kombination. Die therapeutische Wirksamkeit von Simeticon ist noch nicht ausreichend nachgewiesen. Der Zusatz von Enzymen ist in diesem Anwendungsbereich unnötig. → Seite 311
sab simplex Kautabletten Kautabletten	**Dimeticon** 80 mg	20 Stück	5,31	**Mit Einschränkung geeignet** bei Blähungen. Die therapeutische Wirksamkeit ist noch nicht ausreichend nachgewiesen. Auf eine ausreichend hohe Dosierung ist zu achten. → Seite 310
sab simplex Suspension Suspension	**Simeticon** 69,19 mg	30 ml	8,29	**Mit Einschränkung geeignet** bei Blähungen. Die therapeutische Wirksamkeit ist noch nicht ausreichend nachgewiesen. Auf eine ausreichend hohe Dosierung ist zu achten. → Seite 310
Simethicon-ratiopharm Kautabletten Kautabletten	**Simeticon** 85 mg	20 Stück	3,58	**Mit Einschränkung geeignet** bei Blähungen. Die therapeutische Wirksamkeit ist noch nicht ausreichend nachgewiesen. Auf eine ausreichend hohe Dosierung ist zu achten. → Seite 310

Hinweise zu den Tabellenspalten → Seite 34, zur Auswahl der Arzneimittel → Seite 28, zur Grundlage der Bewertung → Seiten 29, 33

Durchfall

Durchfall (Diarrhö) ist ein Symptom, das anzeigt, dass der Darm – aus verschiedenen Ursachen – die ihm über die Nahrung zur Verfügung gestellten Nährstoffe nicht richtig aufnehmen und/oder dem Speisebrei im Dickdarm nicht genügend Wasser entziehen kann. Diese Reaktion ist an sich noch kein Grund zur Sorge: Der Darm reinigt sich damit zum Beispiel von krankmachenden Keimen und Giftstoffen (Toxinen). Erst wenn der Durchfall anhält und der Körper damit viel Wasser und Mineralstoffe (Elektrolyte) verliert, ist er behandlungsbedürftig.

Jeder Erwachsene hat durchschnittlich zweimal jährlich Durchfall, Kleinkinder weitaus häufiger, da ihr Darm in den ersten Lebensjahren noch nicht über die für eine gute Abwehr von Krankheitserregern nötige bakterielle Darmflora verfügt. Diese bildet sich erst im Lauf der Zeit heraus.

Bei Kindern

Bei Säuglingen und Kleinkindern können starke Durchfälle von Anfang an bedrohlich sein, weil Kinder über keine großen Flüssigkeitsreserven verfügen.

Bei Kindern zwischen neun Monaten und drei Jahren kann nach einem akuten Darminfekt eine Krabbler-Diarrhö auftreten

Anzeichen und Beschwerden

Der Darm gibt über mehrere Tage hinweg häufiger als dreimal täglich sehr flüssigen bis wässrigen Stuhl ab. Bauchkrämpfe können, müssen aber nicht gleichzeitig auftreten.

Der Durchfall ist häufig gleich zu Beginn von Erbrechen begleitet. Beides führt zu einem raschen Flüssigkeitsverlust. Die Kinder werden unruhig, benommen und ihre Schleimhäute sind trocken. Auch Krampfanfälle können häufig zusammen mit sehr hohem Fieber (über 39,5 °C) auftreten.

Bei Kindern

Bei der Krabbler-Diarrhö ist der Stuhl mal von normaler Konstistenz, mal wässrig. Bauchschmerzen treten nicht auf, auch gedeiht das Kind normal. Diese Stuhlunregelmäßigkeiten können mehrere Monate lang anhalten und sind unbedenklich.

Ursachen

Wenn bestimmte Viren oder Bakterien über den Verzehr von Nahrungsmitteln in den Darm gelangen, beeinträchtigen die von ihnen abgegebenen Giftstoffe den Transport von Salzen und Wasser durch die Darmwand. Diese werden dann nicht mehr aus dem Darm aufgenommen, sondern teilweise sogar vermehrt in das Darminnere ausgeschieden. Dadurch verflüssigt sich der Stuhl, und die Darmmuskulatur verstärkt ihre Bewegungen, was sich mit Krämpfen bemerkbar machen kann.

Kolibakterien und Viren verursachen in unseren Breiten meist nur leichte Durchfälle, die innerhalb von zwei bis drei Tagen wieder vorbei sind.

Setzt der Durchfall erst nach der Rückkehr von einer Reise in die Tropen oder in Länder mit mangelhaften hygienischen Bedingungen ein, beruht er meist auf einer Infektion durch dort häufig vorkommende Amöben oder Bakterien (z. B. Staphylokokken, Salmonellen und Shigellen) oder kann auch auf eine Malariainfektion hindeuten. Solche Infektionen dürfen Sie nicht selbst behandeln, weil sich damit oft schwere, lang anhaltende und häufig blutige Durchfälle verbinden, die mit rezeptpflichtigen Medikamenten behandelt werden müssen. Welche Erreger für den Durchfall verantwortlich sind, zeigt eine Stuhluntersuchung beim Arzt.

Häufig ist Durchfall eine Begleiterscheinung einer Therapie mit Antibiotika. Diese stark wirksamen Medikamente töten nicht nur krankheitserregende Bakterien ab, sondern auch gesunde Mikroorganismen, die den Darm besiedeln und eine gute Verdauung garantieren.

Auch andere Medikamente können Durchfall auslösen, beispielsweise magnesiumhaltige säurebindende Mittel (Antazida, bei Sodbrennen), Eisenpräparate (bei Blutarmut) und Zytostatika (bei Krebs, rheumatoider Arthritis).

Ortswechsel und veränderte Ernährungsgewohnheiten (Reise, Umzug) führen bei vielen Menschen zu Durchfall.

Seelische Belastungen und Stress können vorübergehenden Durchfall auslösen.

Durchfall kann auch im Zusammenhang mit einem Reizdarmsyndrom oder einer Schilddrüsenüberfunktion auftreten.

Bei Kindern

Bei nicht gestillten Babys kann Durchfall darauf beruhen, dass der Darm das Kuhmilcheiweiß aus der Flaschenkost nicht verträgt. Kommt es zu Durchfällen, wenn dem Kind die erste festere Beikost angeboten wird, kann dies ein Hinweis auf eine Unverträglichkeitsreaktion auf Klebereiweiß (Gluten) sein, das in den meisten Getreidearten (Weizen, Roggen, Gerste) enthalten ist. Glutenfrei ist zum Beispiel Reis, Buchweizen oder Mais. Hafer ist häufig mit glutenhaltigen Getreidesorten verunreinigt.

Bei Säuglingen ist Durchfall oft Begleiterscheinung einer anderen Krankheit (z. B. Mittelohrentzündung, Harnweginfekt).

Bei Klein- und Schulkindern sind harmlose Virusinfektionen, die rasch von allein wieder abklingen, die häufigste Ursache für Durchfall.

Vorbeugung

In Gebieten, deren hygienische Bedingungen zu wünschen übrig lassen, sollten Sie folgende Hinweise beachten:

- Essen Sie frisches Obst nur geschält und vor allem keine bereits geschnittenen Stücke von Wassermelonen, weil diese oft mit Leitungswasser gespritzt werden, um das Gewicht und damit den Verkaufspreis zu erhöhen. Die Qualität des Leitungswassers vor Ort können Sie kaum beurteilen.
- Essen Sie keine Rohkost (Gemüse, Salat), kein rohes oder nicht durchgegartes Fleisch und keine rohen Meeresfrüchte. Beim Kochen und Braten werden Krankheitserreger abgetötet.
- Vorsicht bei aufgewärmten oder warmgehaltenen Speisen! Stehen diese länger als ein bis zwei Stunden in der Wärme, können sich Viren und Bakterien darin explosionsartig vermehren.
- Einige Speisen sollten Sie gänzlich meiden: Eiscreme (enthält rohes Ei und damit möglicherweise Salmonellen), mit rohem Eigelb zubereitete Nach-

speisen (z. B. Tiramisu, Zabaione), verdünnte Obstsäfte, Eiswürfel (sie werden häufig aus Leitungswasser zubereitet, das nicht unbedingt keimfrei ist).

- Getränke sollten Sie nur aus industriell abgefüllten Flaschen trinken, die vor Ihren Augen geöffnet wurden, also nicht schon offen auf den Tisch kommen.
- Bei Verdacht auf unreines Leitungswasser sollten Sie auch zum Zähneputzen abgekochtes Wasser oder Mineralwasser benutzen.

Allgemeine Maßnahmen

Die wichtigste Maßnahme bei Durchfall – gleich welcher Ursache – besteht darin, Wasser und Mineralsalze rasch zu ersetzen, also viel zu trinken, und zwar mehr als sonst: drei bis vier Liter täglich sollten es sein, um zu vermeiden, dass der Körper zu sehr austrocknet. Das gilt insbesondere für ältere Menschen. Geeignet sind dafür alle leicht gesüßten Tees und Säfte, die zur Hälfte mit abgekochtem Wasser oder Mineralwasser verdünnt werden. Ratsam ist es, dazu etwas Salzgebäck zu essen, da Salz in Verbindung mit Zucker vom Darm besser aufgenommen werden kann. Auch Brühe und stilles Mineralwasser mit einer Prise Zucker ersetzen die beim Durchfall im Übermaß ausgeschiedenen Mineralsalze. Die früher häufig gegebene Empfehlung, Colagetränke zusammen mit Salzstangen zu sich zu nehmen, gilt inzwischen als überholt.

Eine selbstgemischte Zucker-Salz-Lösung, siehe „Elektrolytlösung – selbstgemischt" (→ Seite 316), hat eine ähnliche Zusammensetzung wie die in Apotheken erhältlichen Elektrolytmischungen.

Auch ein Aufguss aus getrockneten Heidelbeeren, mit Wasser verdünnter Heidelbeersaft, eine Karottensuppe aus passierten Möhren und Brühe, ein mit Brühe zubereiteter Haferschleim, eine zerquetschte Banane oder ein geriebener Apfel können den Durchfall lindern.

Feuchtwarme Leibwickel können Bauchkrämpfe lindern. Meist sind ein bis zwei Tage Bettruhe sinnvoll.

Bei Kindern

Bei Kindern müssen Sie ganz besonders darauf achten, dass der Flüssigkeits- und Mineralsalzverlust rasch ausgeglichen wird, weil der kindliche Organismus nur über geringe Flüssigkeitsreserven verfügt. Wenn Kleinkinder und Säuglinge Durchfall haben und gleichzeitig auch erbrechen, sollten Sie ihnen die Flüssigkeit mit dem Löffel in kleinen Portionen, dafür aber umso häufiger, einflößen.

Kinder mit Krabbler-Diarrhö können normal essen. Allerdings sollten Sie ihnen möglichst keine Frucht- und Obstsäfte zu trinken geben.

Wann zum Arzt?

Unter folgenden Bedingungen sollten Sie Durchfall nicht (mehr) selbst behandeln:

- Der Durchfall hält länger als zwei bis drei Tage an.
- Sie haben Fieber über 38,5 °C mit oder ohne Schüttelfrost und Kopfschmerzen.
- Sie müssen erbrechen.
- Der Stuhl ist blutig und schleimig.
- Der Bauch ist aufgetrieben und fühlt sich hart an (Hinweis auf eine Darmlähmung).
- Sie haben eine chronisch-entzündliche Darmerkrankung (Colitis ulcerosa, Morbus Crohn), Diabetes oder eine andere chronische Krankheit.
- Sie sind schwanger.
- Sie sind gerade von einer Reise zurückgekehrt, und es besteht der Verdacht, dass der Durchfall auf eine Infektion mit Bakterien oder Amöben zurückgeht, die Sie während dieser Reise bekommen haben.

Ein Präparat mit Escherichia-coli-Bakterien Stamm Nissle 1917 (Handelsname *MUTAFLOR*) kann weiterhin vom Arzt zulasten der gesetzlichen Krankenkassen verordnet werden, wenn Sie eine chronisch-entzündliche Darmentzündung (Colitis ulcerosa) haben, die Entzündung gerade nicht aktiv ist (Remissionsphase) und wenn Sie Mittel mit dem Wirkstoff Mesalazin (rezeptpflichtig) nicht vertragen. Näheres hierzu finden Sie unter der Überschrift „Ausnahmeliste" (→ Seite 694).

Bei Kindern

Kinder unter zwei Jahren sollten generell ärztlich behandelt werden, weil sie bei Durchfall schnell zu viel Wasser verlieren und austrocknen. Ältere Kinder sollten Sie dem Arzt vorstellen, wenn sie nicht genügend trinken wollen.

Eine stationäre Behandlung im Krankenhaus ist erforderlich, wenn der Gewichtsverlust 5 bis 10 Prozent des Körpergewichts überschreitet, ebenso bei anhaltendem Fieber oder blutigen Durchfällen.

Behandlung mit Medikamenten

Hält der Durchfall nur ein bis zwei Tage an, brauchen Sie ihn gar nicht medikamentös zu behandeln – dann reichen die allgemeinen Maßnahmen. Alle für die Selbstmedikation verfügbaren Medikamente behan-

deln nicht die Ursachen des Durchfalls, sondern nur dessen Begleiterscheinungen.
Grundlage der Behandlung ist eine ausreichende Zufuhr von Flüssigkeit und Elektrolyten, um so die durchfallbedingten Wasser- und Salzverluste zu ersetzen. Elektrolytmischungen (→ Seite 318) sind – vor allem bei Kindern – dafür die wichtigsten Mittel. Die Pulver sind so zusammengesetzt, dass der Darm die Stoffe leicht aufnehmen kann, auch wenn der Durchfall noch eine Zeit lang anhält. Auf die Ursachen des Durchfalls haben die Präparate keinen Einfluss.
Der Wirkstoff Loperamid (→ Seite 320) ist geeignet, um die Darmbewegungen zu hemmen und den Darm ruhigzustellen, sodass schmerzhafte Krämpfe nachlassen. Das bedeutet aber gleichzeitig, dass schädliche Stoffe, wie zum Beispiel die giftigen Stoffwechselprodukte von Bakterien und Viren, die den Durchfall ausgelöst haben können, länger im Darm verbleiben. Präparate mit Loperamid sollen deshalb nur kurze Zeit angewendet werden und nur dann, wenn der Durchfall von sehr schmerzhaften Darmkrämpfen begleitet ist.
Präparate mit Hefe (→ Seite 319) sind bei akutem Durchfall mit Einschränkung geeignet, weil die therapeutische Wirksamkeit noch nicht ausreichend nachgewiesen ist. Weitere Studien hierzu sind erforderlich.
Smektit (→ Seite 323) bindet Wasser und Giftstoffe sowie Mikroorganismen im Darm. Der Stuhl wird dadurch fester. Die Wirkung ist allerdings weniger sicher als bei Loperamid und die therapeutische Wirksamkeit nicht ausreichend nachgewiesen. Smektit gilt deshalb als „wenig geeignet“ und sollte bei Durchfall allenfalls zur unterstützenden Behandlung eingesetzt werden.
Die Kombination aus Smektit + Antazida (→ Seite 326) ist nicht sinnvoll und bei Durchfall nicht zu empfehlen. Dieses Kombinationspräparat wird deshalb als „wenig geeignet“ bewertet.
Loperamid + Dimeticon (→ Seite 325) miteinander zu kombinieren, ist in der Regel nicht sinnvoll, weil bei Durchfall meist keine Blähungen auftreten, die Dimeticon als entschäumender Wirkstoff lindern könnte. Das Mittel gilt deshalb als „wenig geeignet“.
Bei allen anderen Präparaten ist die therapeutische Wirksamkeit nicht ausreichend nachgewiesen. Das gilt sowohl für medizinische Kohle (→ Seite 322) und Nifuroxazid (→ Seite 322) als auch für die Wirkstoffe Ethacridin (→ Seite 319) oder Tanninalbuminat (→ Seite 323) und ebenso für ein pflanzliches Mittel (→ Seite 324) mit einem Extrakt aus Uzarawurzel sowie für Bakterien oder Bakterienstoffwechselprodukte (→ Seite 317).
Auch Kombinationspräparate aus Tanninalbuminat + Ethacridin (→ Seite 325) oder Pektin + Kamille (→ Seite 326), die beide nicht sinnvoll zusammengesetzt sind, gelten als „wenig geeignet“, da die therapeutische Wirksamkeit bei Durchfall nicht ausreichend nachgewiesen ist.

Bei Kindern

Kinder sollten nach den Richtlinien der Weltgesundheitsorganisation WHO nur mit Elektrolytmischungen (→ Seite 318) behandelt werden. Darüber hinaus haben neuere Studien ergeben, dass Hefe-Präparate einen im Zusammenhang mit einer Antibiotikabehandlung auftretenden Durchfall gut lindern können. Alle anderen Medikamente sind bei Kindern entbehrlich.

Anthroposophische, homöopathische und traditionell angewendete Mittel

Zu den meistgekauften Mitteln gehören auch *Hylak N* Tropfen mit Stoffwechselprodukten von Lactobazillus helveticus, *Hylak plus acidophilus* mit Stoffwechselprodukten von Lactobazillus helveticus und Lactobazillus acidophilus, *Luvos Heilerde 1 innerlich* mit naturreinem Löss, *MYRRHINIL INTEST* mit Kaffeekohle, Kamille und Myrrhe sowie *Paidoflor* mit Lactobazillus acidophilus. Dabei handelt es sich um Präparate, die von der Arzneimittelbehörde als „traditionell angewendet“ zugelassen wurden. Solche Präparate lassen sich nach den Grundsätzen dieses Buches nicht bewerten und werden deshalb nicht näher besprochen. Allgemeine Informationen zu derartigen Mitteln finden Sie im Abschnitt "Traditionell angewendete Mittel“ (→ Seite 20).

Elektrolytlösung – selbstgemischt

Eine im richtigen Verhältnis gemischte Zucker-Salz-Lösung gibt dem Körper rasch die nötigen Mineralstoffe zurück, die er für wichtige Stoffwechselvorgänge braucht. Geben Sie in einen halben Liter stilles Mineralwasser (oder abgekochtes kaltes Leitungswasser) einen Teelöffel Kochsalz, sieben bis acht Teelöffel Traubenzucker (ersatzweise Haushaltszucker) und einen halben Liter Orangensaft. Mischen Sie alles gründlich durch und trinken Sie über den Tag verteilt insgesamt zwei Liter der je-

weils frisch zubereiteten Lösung. Anstelle von Orangensaft können Sie auch andere Fruchtsäfte, Kräuter- oder Früchtetee verwenden.
Wenn Sie nur Wasser trinken wollen, lösen Sie drei Esslöffel Rohrzucker und einen Teelöffel Kochsalz in einem Liter abgekochtem Wasser auf.

Bakterien oder Bakterien-Stoffwechselprodukte

Enterococcus faecalis

Symbioflor 1

Escherichia coli

Colibiogen, MUTAFLOR, Symbioflor 2

Escherichia coli + Enterococcus faecalis (nicht lebensfähig)

Pro-Symbioflor

Bakterien wie Escherichia coli und Enterococcus faecalis besiedeln den gesunden Darm. Sie können durch ihren Stoffwechsel die Verdauung unterstützen und sind an der Aufnahme von Vitaminen beteiligt.

MUTAFLOR, *Symbioflor 1* und *Symbioflor 2* enthalten lebensfähige, *Colibiogen* und *Pro-Symbioflor* abgetötete Bakterien und deren Stoffwechselprodukte. Vieles spricht dafür, dass für eine mögliche Wirksamkeit lebende Bakterien benötigt werden.

Alle Präparate sollen die gestörte Darmflora wieder aufbauen oder die eingedrungenen Krankheitserreger in ihrem Wachstum bremsen und somit neutralisieren. Auch eine Anregung des Immunsystems wird diskutiert. Ob dies tatsächlich gelingt, ist nicht ausreichend nachgewiesen. Außerdem ist es fraglich, ob die genannten Mittel – sofern sie nicht als Dragees oder Kapseln mit einem magensaftresistenten Überzug versehen sind – nicht bereits durch die Magensäure inaktiviert werden.

Die Mittel sollen das Immunsystem unspezifisch dazu anregen, vermehrt Abwehrzellen zu bilden, mit denen sich der Organismus dann besser gegen Krankheitserreger aller Art wehren kann. Sie werden häufig bei oder nach einer Behandlung mit Antibiotika verschrieben, um zu verhindern, dass die Darmflora geschädigt wird, oder um sie wieder aufzubauen. Auch hierfür gibt es keine ausreichenden Wirksamkeitsbelege. Eine wirksame Vorbeugung mit lebenden Bakterien wurde zwar in einigen Studien berichtet; benötigt werden aber Untersuchungen an größeren Patientenzahlen und über längere Zeiträume.

Alle Mittel werden zur Behandlung von Durchfall deshalb als „wenig geeignet" erachtet.

Achtung

Bei Säuglingen mit Abwehrschwäche und Patienten mit stark verringerter Immunabwehr ist bei der Verabreichung von lebensfähigen Bakterien Vorsicht geboten, da in Einzelfällen Blutvergiftungen beschrieben wurden.

Colibiogen oral: Dieses Mittel enthält Alkohol. Personen mit Alkoholproblemen dürfen das Mittel nicht einnehmen. Auch Leberkranke und Menschen mit Anfallleiden sollten den Alkoholgehalt berücksichtigen. Darüber hinaus kann Alkohol die Wirkung vieler Arzneimittel (z. B. Schlaf- und Beruhigungsmittel, Psychopharmaka, starke Schmerzmittel, einige Mittel bei hohem Blutdruck) verstärken.

Gegenanzeigen

Wenn Sie Fieber über 38,5 °C und/oder Blut im Stuhl haben (Hinweis auf eine schwere bakterielle Infektion, die anders behandelt werden muss), dürfen Sie keines der Mittel einnehmen.

Unerwünschte Wirkungen

▶ **Keine Maßnahmen erforderlich**

Wenn Blähungen oder Magen-Darm-Beschwerden wie Bauchschmerzen oder -krämpfe auftreten, sollten Sie das Mittel niedriger dosieren. Meist bessern sich die Symptome im Lauf der Behandlung.

▶ **Sofort zum Arzt**

Bei schwerkranken und immungeschwächten Personen (z. B. HIV-Infektion, Krebserkrankung, Immunsuppression nach Transplantation eines fremden Organs) kann es passieren, dass Bakterien die Darmwand durchdringen und sich über das Blut im Körper verbreiten. Diese Infektion der inneren Organe äußert sich in Fieberschüben, extremer körperlicher Schwäche bis hin zu Bewusstlosigkeit und Kreislaufkollaps. Sollten Sie solche Symptome bemerken, sollten Sie unverzüglich den Notarzt (Telefon 112) rufen.

Hinweise

Für Kinder unter 14 Jahren

Colibiogen oral: Dieses Mittel enthält Alkohol. Bei Kindern sind Mittel ohne Alkohol vorzuziehen.

Für Schwangerschaft und Stillzeit

Colibiogen, Pro-Symbioflor, Symbioflor 1, Symbioflor 2: Bevor Sie das Mittel in Schwangerschaft und Stillzeit einnehmen, sollte der Arzt Nutzen und Risiken der Anwendung sorgfältig abwägen.

Colibiogen oral: Dieses Mittel enthält Alkohol. Mittel ohne Alkohol sind vorzuziehen.

Elektrolytmischungen

Glukose + Kaliumchlorid + Natriumchlorid + Natriumzitrat

Elotrans, Oralpädon

Diese fertigen Mischungen aus Zucker und Mineralsalzen (Elektrolyten) ersetzen die bei Durchfall mit der Flüssigkeit vermehrt ausgeschiedenen Elektrolyte. Die Inhaltsstoffe sind so zusammengestellt und dosiert, dass der Darm sie optimal aufnehmen kann.

Die Mittel enthalten sowohl Salze als auch Zucker, weil die Stoffe kombiniert besser über den Darm ins Blut aufgenommen werden können. Dann können die Zellen auch wieder vermehrt Wasser aus dem Nahrungsbrei aufnehmen. Zucker und Mineralsalze werden für zahlreiche Stoffwechselvorgänge benötigt.

Die Mittel sind geeignet, um die Zufuhr von Flüssigkeit und Elektrolyten sicherzustellen – darin besteht die Grundlage einer jeden Durchfallbehandlung. Auf die Ursachen des Durchfalls selbst haben die Elektrolytmischungen jedoch keinen Einfluss.

ANWENDUNG

Sie lösen das in einem Beutel enthaltene Pulver in 200 Milliliter abgekochtem und abgekühltem Wasser oder Tee auf. Die vorgeschriebene Menge müssen Sie genau einhalten, weil die Lösung sonst nicht die nötige Konzentration aufweist und schlechter wirkt. Bei Raumtemperatur bleibt die Flüssigkeit etwa eine Stunde lang frisch; wenn Sie sie in den Kühlschrank stellen, bis zu 24 Stunden. Länger sollten Sie sie nicht aufbewahren, sonst können sich darin Krankheitserreger vermehren.

Tritt gleichzeitig Erbrechen auf, sollten Sie die Flüssigkeit häufig, aber nur löffelweise zu sich nehmen.

Über den Tag verteilt können Sie bis zu vier Liter dieser Lösung trinken.

ACHTUNG

Wenn Sie Diabetes haben, müssen Sie beachten, dass die Mittel Glukose enthalten und Sie die Dosis der Medikamente beziehungsweise des Insulins entsprechend anpassen müssen.

Gegenanzeigen

Unter folgenden Bedingungen dürfen Sie die Elektrolytmischungen nicht anwenden:

- Die Nieren arbeiten nicht richtig, sodass sehr wenig Urin ausgeschieden wird.
- Es tritt unstillbares Erbrechen auf.
- Es kommt zu Bewusstseinsstörungen oder einem Schock.

Unter folgenden Bedingungen sollten Sie die Mittel nur nach Rücksprache mit einem Arzt einsetzen, wenn dieser Nutzen und Risiken der Anwendung sorgfältig abgewogen hat:

- Sie haben eine Herzschwäche.
- Ihr Blutdruck ist zu hoch.

Wechselwirkungen mit Medikamenten

▶ **Unbedingt beachten**

Die Elektrolytmischungen können die Wirkung von Digitalis-Wirkstoffen wie Digitoxin, Digoxin (bei Herzschwäche) herabsetzen. Wenn Sie solche Medikamente einnehmen, sollten Sie die Elektrolytmischungen nicht ohne Rücksprache mit einem Arzt anwenden. Dieser sollte den Kaliumspiegel im Blut überwachen, solange Sie die Elektrolytmischungen einnehmen. Näheres hierzu finden Sie unter „Mittel bei Herzschwäche: verringerte Wirkung" (→ Seite 12).

UNERWÜNSCHTE WIRKUNGEN

▶ **Keine Maßnahmen erforderlich**

Das in den Mitteln enthaltene Kalium kann den Magen reizen und Übelkeit und Erbrechen auslösen. In diesem Fall sollte das Mittel löffelweise verabreicht werden.

HINWEISE

Für Kinder unter 14 Jahren

Kinder, die noch gestillt werden, bekommen zuerst die Trinklösung und werden dann gestillt, bis sie satt sind. Bei der Elektrolytlösung ist eine Menge von zirka 50 Milliliter Flüssigkeit pro Kilogramm Körpergewicht innerhalb von sechs Stunden angemessen.

Wenn die Kinder gleichzeitig erbrechen, sollten Sie die Elektrolytlösung in kleinsten Mengen mit dem Löffel einflößen. Hat sich der Durchfall nach zwei bis drei Tagen nicht deutlich gebessert, sollten Sie erneut einen Arzt aufsuchen.

Ethacridin

Metifex

Ethacridin tötet einige Bakterienarten ab und soll Krämpfe lindern. Durchfall soll es vorbeugen, indem es die Oberfläche der Darmschleimhaut zusammenzieht und somit den Flüssigkeitsverlust begrenzt. Antibakteriell wirkende Substanzen sind bei Durchfall jedoch meist nicht erforderlich, zumal sie auch die nützlichen Darmbakterien abtöten. Außerdem löst Ethacridin leicht Allergien aus. Die therapeutische Wirksamkeit ist nicht ausreichend nachgewiesen, das Mittel deshalb wenig geeignet.

Achtung

Gegenanzeigen

Wenn Sie Fieber über 38,5 °C oder Blut im Stuhl haben (Hinweis auf eine schwere bakterielle Infektion, die anders behandelt werden muss), dürfen Sie das Mittel nicht anwenden.

Unerwünschte Wirkungen

▶ **Keine Maßnahmen erforderlich**

Vereinzelt können vorübergehende Oberbauchbeschwerden (Druckgefühl), Übelkeit oder Erbrechen auftreten.

Der Magen- und Darminhalt verfärbt sich gelb, was dazu führen kann, dass in der Unterwäsche gelbe Flecken entstehen.

▶ **Muss beobachtet werden**

Wenn sich die Haut rötet und juckt oder wenn sich die Atemwege verengen, reagieren Sie vermutlich allergisch auf das Mittel. Dann sollten Sie es absetzen. Sind die Hauterscheinungen (→ Seite 14) einige Tage später nicht deutlich abgeklungen, sollten Sie einen Arzt aufsuchen.

▶ **Sofort zum Arzt**

Wenn sich der juckende Hautausschlag verstärkt und zusätzlich Herzrasen, Atemnot, Schwäche und Schwindel auftreten, müssen Sie das Mittel sofort absetzen und unverzüglich den Notarzt (Telefon 112) rufen, weil es sich um eine lebensbedrohliche Allergie (→ Seite 14) handeln kann. Diese kommt jedoch nur in Einzelfällen vor.

Hinweise

Für Kinder unter 14 Jahren

Der Hersteller gibt an, dass das Mittel Kindern ab zehn Jahre gegeben werden kann. Da das Mittel aber als „wenig geeignet" erachtet wird, sollten Kinder es besser nicht bekommen.

Für Schwangerschaft und Stillzeit

Über die Risiken einer Anwendung in Schwangerschaft und Stillzeit gibt es keine Erkenntnisse. Da das Mittel ohnehin als „wenig geeignet" bewertet wird, sollten Sie darauf verzichten.

Hefe

Saccharomyces boulardii

Hamadin N, Omniflora Akut, Perenterol, Perocur, Santax

Diese Mittel enthalten Trockenhefe mit lebensfähigen Zellen von Saccharomyces boulardii (auch: Saccharomyces cerevisiae). Das ist eine Wildhefeart, die das Wachstum schädlicher Mikroorganismen im Darm behindert und somit auch die Wirkung der bakteriellen Giftstoffe auf die Darmschleimhaut hemmt. Außerdem sollen sie das im Darm befindliche Immunsystem anregen und so dazu beitragen, dass sich die gesunde Darmflora nach einer Infektion oder Antibiotikatherapie rasch regeneriert beziehungsweise widerstandsfähiger wird.

Durchfall, der im Rahmen einer Antibiotikabehandlung auftritt, kann durch Trockenhefe möglicherweise verhindert werden, jedoch ist die Studienlage für eine allgemeine Empfehlung noch nicht eindeutig genug. Auch stehen Studien aus, die die therapeutische Wirksamkeit der Mittel zur Vorbeugung von Reisedurchfall zweifelsfrei nachweisen. Hat der Durchfall bereits eingesetzt, bessert er sich mit den Hefepräparaten allein meist nicht deutlich – die Erkrankungsdauer kann allenfalls um einige Stunden reduziert werden. Da die Hefe-Präparate überdies zu schwerwiegenden Krankheitszuständen bis hin zur Sepsis führen können, wenn eine schwere Erkrankung oder eine Immunschwäche vorliegt, gelten sie bei akutem Durchfall nur als „mit Einschränkung geeignet".

Anwendung

Um Reisedurchfall vorzubeugen, beginnen Sie fünf Tage vor der Abreise mit der Einnahme des

Mittels und hören erst drei bis fünf Tage nach der Rückkehr wieder auf.

Wenn der Durchfall akut oder im Zusammenhang mit einer Antibiotikaeinnahme auftritt, nehmen Sie das Mittel noch drei bis fünf Tage nach Abklingen der Beschwerden ein.

ACHTUNG

Gegenanzeigen

Wenn Sie Hefe nicht vertragen, dürfen Sie diese Mittel nicht einnehmen. Auch wenn Sie Fieber über 38,5 °C oder Blut im Stuhl haben (Hinweis auf eine schwere bakterielle Infektion, die anders behandelt werden muss), dürfen Sie die Mittel nicht anwenden.

Ist Ihr Immunsystem geschwächt (beispielsweise bei einer HIV-Infektion, nach Bestrahlungen oder während der Einnahme von Chemotherapeutika im Rahmen einer Krebserkrankung sowie bei schwerem Rheuma), sollten Sie diese Mittel nicht anwenden, da die Gefahr besteht, dass die Mittel eine schwere innerliche Pilzinfektion bedingen können.

Perenterol Junior: Dieses Mittel enthält Fruktose. Bei Säuglingen, bei denen eine mögliche Fruktoseunverträglichkeit noch nicht erkannt ist, oder bei älteren Kindern und Erwachsenen mit einer solchen Unverträglichkeit ist das problematisch.

Wechselwirkungen mit Medikamenten

Wenn Sie noch andere Medikamente einnehmen, ist zu beachten:

Itraconazol- und Ketoconazol-Tabletten (bei Pilzinfektionen) machen Hefepräparate unwirksam, weil sie Hefe abtöten.

Wechselwirkungen mit Speisen und Getränken

Sie sollten die Mittel nicht zusammen mit Alkohol oder heißen Speisen einnehmen, weil beides Hefe unwirksam macht.

UNERWÜNSCHTE WIRKUNGEN

▶ **Keine Maßnahmen erforderlich**

Bei mehr als 1 von 10 Anwendern kommt es unter der Behandlung zu Blähungen, die wieder vergehen, sobald das Mittel nicht mehr eingenommen wird.

▶ **Muss beobachtet werden**

Wenn die Haut sich verstärkt rötet und juckt, reagieren Sie vermutlich allergisch auf das Mittel. Dann sollten Sie es absetzen. Sind die Hauterscheinungen (→ Seite 14) einige Tage später nicht deutlich abgeklungen, sollten Sie einen Arzt aufsuchen.

▶ **Sofort zum Arzt**

Wenn sich der Hautausschlag verstärkt und zusätzlich Juckreiz, Herzrasen, Atemnot, Schwäche und Schwindel auftreten, müssen Sie das Mittel sofort absetzen und unverzüglich den Notarzt (Telefon 112) rufen, weil es sich um eine lebensbedrohliche Allergie (→ Seite 14) handeln kann.

Bei schwerkranken und immungeschwächten Personen (z. B. HIV-Infektion, Krebserkrankung, Immunsuppression nach Transplantation eines fremden Organs) kann es passieren, dass Hefepilze die Darmwand durchdringen und sich über das Blut im Körper verbreiten. Diese Infektion der inneren Organe äußert sich in Fieberschüben, extremer körperlicher Schwäche bis hin zu Bewusstlosigkeit und Kreislaufkollaps. Sollten Sie solche Symptome bemerken, sollten Sie unverzüglich den Notarzt (Telefon 112) rufen.

HINWEISE

Für Kinder unter 14 Jahren

Kinder ab zwei Jahre können die gleiche Dosis wie Erwachsene bekommen. Bei ihnen sollten Sie besonders darauf achten, dass sie genug trinken.

Loperamid

Imodium akut, Lopedium akut, Loperamid akut 1A Pharma, Loperamid akut Heumann, Loperamid AL akut, Loperamid-CT akut, Loperamid-ratiopharm akut, Loperamid STADA akut, Loperhoe akut

Loperamid gehört zu den opiumähnlichen Wirkstoffen (Opioiden). Bei Durchfall wird eine der sonst unerwünschten Wirkungen dieser Substanzen genutzt: der lähmende Effekt auf die glatte Muskulatur des Darms. Die Darmbewegungen werden stark gehemmt, Krämpfe treten dann nicht mehr auf. Flüssigkeit und Nährstoffe können wieder besser aufgenommen werden, weil der Darminhalt nicht so schnell ausgeschieden wird.

Das hat allerdings auch Nachteile. Liegt dem Durchfall eine Infektion mit Viren oder Bakterien zugrunde, die giftige Stoffwechselprodukte ausscheiden, bleiben auch die Keime und deren schädliche Stoffe länger im Darm und können stärker wirken. Aus diesem Grund sollten Sie diese Mittel nur kurzfristig anwenden, wenn der Durchfall von starken Darmkrämpfen begleitet ist. Unter diesen Voraussetzungen sind die Mittel geeignet.

Anwendung

Sie nehmen das Mittel mehrmals täglich ein, aber nicht länger als zwei Tage. Mehr als zwölf Milligramm täglich (das entspricht sechs Kapseln, Plättchen oder Tabletten) sollten Sie nicht einnehmen.

Hält der Durchfall trotzdem länger als zwei Tage unvermindert an, müssen Sie in jedem Fall einen Arzt hinzuziehen.

Achtung

Gegenanzeigen

Unter folgenden Bedingungen dürfen Sie Loperamid nicht einnehmen:

- Der Durchfall tritt während oder kurz nach einer Antibiotika-Therapie auf.
- Der Durchfall geht auf einen akuten Schub einer Colitis ulcerosa zurück.
- Ihr Bauch ist aufgetrieben und fühlt sich hart an (Hinweis auf eine Darmlähmung).
- Sie haben Fieber über 38,5 °C und/oder Blut im Stuhl (Hinweis auf eine schwere bakterielle Infektion, die anders behandelt werden muss).

Wenn Ihre Leber nur eingeschränkt arbeitet, sollte ein Arzt Nutzen und Risiken der Anwendung sorgfältig abwägen.

Wechselwirkungen mit Medikamenten

Wenn Sie gleichzeitig Medikamente mit dem Wirkstoff Verapamil (bei hohem Blutdruck), Ketoconazol (bei Pilzinfektionen), Chinidin (bei Herzrhythmusstörungen) oder Ritonavir (spezielles Arzneimittel bei HIV-Infektionen und AIDS) einnehmen müssen, kann es sein, dass Loperamid verzögert ausgeschieden wird und sich seine unerwünschten Wirkungen auf das Gehirn verstärken. Dies kann die Atmung beeinträchtigen.

Unerwünschte Wirkungen

▶ Keine Maßnahmen erforderlich

Gelegentlich können Kopfschmerzen auftreten. Selten kommt es zu Müdigkeit, Schwindelgefühl und Mundtrockenheit.

▶ Muss beobachtet werden

Wenn – was nur selten vorkommt – Juckreiz und Hautausschlag auftreten, kann es sein, dass Sie den Wirkstoff nicht vertragen. Dann sollten Sie das Mittel absetzen. Sind die Hauterscheinungen (→ Seite 14) einige Tage später nicht deutlich abgeklungen, sollten Sie einen Arzt aufsuchen.

Selten treten Übelkeit und Bauchkrämpfe auf. Halten die Beschwerden länger als zwei bis drei Tage an, sollten Sie erneut den Arzt aufsuchen.

Eine Verstopfung kann darauf hindeuten, dass das Mittel zu hoch dosiert ist. Dann sollten Sie das Mittel sofort absetzen, um einen Darmverschluss zu vermeiden.

▶ Sofort zum Arzt

Wenn sich der Hautausschlag verstärkt und zusätzlich Juckreiz, Herzrasen, Atemnot, Schwäche und Schwindel auftreten, müssen Sie das Mittel sofort absetzen und unverzüglich den Notarzt (Telefon 112) rufen, weil es sich um eine lebensbedrohliche Allergie (→ Seite 14) handeln kann.

In Einzelfällen kann eine Darmlähmung vorkommen. Wenn heftige Bauchschmerzen, Blähungen, Erbrechen auftreten, der Bauch stark aufgetrieben ist, kein Stuhlgang möglich ist und Sie sich sehr unwohl fühlen, müssen Sie sich sofort in ärztliche Behandlung begeben.

Hinweise

Für Kinder unter 14 Jahren

Kinder unter zwei Jahren dürfen diese Mittel nicht bekommen. Sie sollten nur mit Elektrolytmischungen und – soweit erforderlich – mit dem verschreibungspflichtigen Racecadotril (Näheres hierzu finden Sie im HANDBUCH MEDIKAMENTE der Stiftung Warentest oder im Internet unter www.medikamente-im-test.de) behandelt werden, und auch das grundsätzlich unter ärztlicher Aufsicht.

Auch Kinder zwischen zwei und zwölf Jahren dürfen Loperamid wegen der Gefahr schwerer unerwünschter Wirkungen nicht ohne Rücksprache mit einem Arzt bekommen.

Für Schwangerschaft und Stillzeit

Über die Risiken einer Anwendung in der Schwangerschaft gibt es keine Erkenntnisse. Sicherheitshalber sollten Sie das Mittel daher nicht anwenden.

In der Stillzeit dürfen Sie Loperamid nicht einnehmen, weil es in die Muttermilch übergeht.

Medizinische Kohle

Kohle-Compretten, Kohle-Hevert

Medizinische Kohle besteht aus vermahlenen, verkohlten Pflanzenmaterialien, deren feinporige Oberfläche die ausgeprägte Fähigkeit hat, chemische Substanzen zu binden. Das ist vor allem bei Vergiftungen nützlich, bei Durchfall jedoch eher von untergeordneter Bedeutung. Die therapeutische Wirksamkeit ist nicht ausreichend nachgewiesen, die Mittel gelten deshalb als „wenig geeignet".

ANWENDUNG

Die Dosis kann auf bis zu insgesamt 50 Tabletten täglich erhöht werden. Allerdings müssen Sie darauf achten, drei bis vier Liter Flüssigkeit pro Tag zu trinken, damit der Darminhalt nicht verklumpt und sich festsetzt.

ACHTUNG

Gegenanzeigen

Wenn Sie Fieber über 38,5 °C oder Blut im Stuhl haben (Hinweis auf eine schwere bakterielle Infektion, die anders behandelt werden muss), dürfen Sie die Mittel nicht anwenden.

Wechselwirkungen mit Medikamenten

Wenn Sie noch andere Medikamente einnehmen, ist zu beachten, dass medizinische Kohle die Wirkstoffe anderer Medikamente bindet und damit deren Wirkung verringert. Sie sollten diese Mittel deshalb nur im Abstand von zwei Stunden einnehmen.

UNERWÜNSCHTE WIRKUNGEN

▶ **Keine Maßnahmen erforderlich**

Der Stuhl färbt sich schwarz, da die Kohle unverändert wieder ausgeschieden wird.

▶ **Sofort zum Arzt**

Wenn medizinische Kohle in sehr hohen Dosen (z. B. bei Vergiftungen) eingenommen wird und Sie zudem nicht genügend trinken, klumpt der Stuhl zusammen und es kann sich eine Verstopfung bis hin zum Darmverschluss entwickeln. Anzeichen für einen Darmverschluss sind neben Verstopfung auch Übelkeit und Erbrechen sowie Blähungen und heftige kolikartige Bauchschmerzen. Dann sollten Sie schnell einen Arzt aufsuchen.

HINWEISE

Für Kinder unter 14 Jahren

Sie erhalten die Hälfte der für Erwachsene vorgesehenen Dosis, sollten aber besser nur mit Elektrolytmischungen und gegebenenfalls mit Hefepräparaten behandelt werden.

Für ältere Menschen

Sie müssen besonders darauf achten, genügend zu trinken.

Nifuroxazid

PENTOFURYL

Nifuroxazid tötet Bakterien ab. Solche Wirkstoffe sind jedoch in unseren Breiten bei Durchfall in der Regel nicht erforderlich, weil er häufig durch Viren ausgelöst wird. Gegen diese sind antibakterielle Substanzen nicht wirksam. Außerdem verlaufen selbst bakterielle Infektionen hierzulande leicht und sind auch ohne antibakterielle Behandlung innerhalb weniger Tage vorbei. Zudem ist die therapeutische Wirksamkeit von Nifuroxazid bei Durchfall nicht ausreichend nachgewiesen, das Mittel gilt deshalb als „wenig geeignet".

ANWENDUNG

Innerhalb von zwei bis vier Tagen soll sich die Anzahl der Durchfälle verringern. Hält der Durchfall trotzdem länger als zwei Tage unvermindert an, sollten Sie einen Arzt aufsuchen. Länger als sieben Tage sollten Sie das Mittel nicht anwenden.

ACHTUNG

PENTOFURYL Saft: Dieses Präparat enthält als Konservierungsmittel Parabene. Wenn Sie auf Parastoffe (→ Seite 585) allergisch reagieren, dürfen Sie das Mittel nicht anwenden.

Dieses Mittel enthält Alkohol. Personen mit Alkoholproblemen dürfen diese Mittel nicht einnehmen. Auch Leberkranke und Menschen mit Anfallleiden sollten den Alkoholgehalt berücksichtigen. Darüber hinaus kann Alkohol die Wirkung vieler Arzneimittel (z. B. Schlaf- und Beruhigungsmittel, Psychopharmaka, starke Schmerzmittel, einige Mittel bei hohem Blutdruck) verstärken.

Gegenanzeigen

Wenn Sie Fieber über 38,5 °C oder Blut im Stuhl haben (Hinweis auf eine schwere bakterielle Infektion, die anders behandelt werden muss), dürfen Sie das Mittel nicht anwenden.

Unerwünschte Wirkungen

▶ **Muss beobachtet werden**

Bauchschmerzen, Übelkeit und Erbrechen kommen vor. Halten die Beschwerden länger als zwei bis drei Tage an, sollten Sie einen Arzt aufsuchen. Wenn die Haut sich verstärkt rötet und juckt, reagieren Sie vermutlich allergisch auf das Mittel. Dann sollten Sie es absetzen. Sind die Hauterscheinungen (→ Seite 14) einige Tage später nicht deutlich abgeklungen, sollten Sie einen Arzt aufsuchen.

▶ **Sofort zum Arzt**

Wenn sich der Hautausschlag verstärkt und zusätzlich Juckreiz, Herzrasen, Atemnot, Schwäche und Schwindel auftreten, müssen Sie das Mittel sofort absetzen und unverzüglich den Notarzt (Telefon 112) rufen, weil es sich um eine lebensbedrohliche Allergie (→ Seite 14) handeln kann.

Hinweise

Für Kinder unter 14 Jahren

PENTOFURYL Saft: Dieses Mittel enthält Alkohol. Bei Kindern sind Mittel ohne Alkohol vorzuziehen.

Für Schwangerschaft und Stillzeit

Da keine Erfahrungen vorliegen, sollten Sie die Mittel nicht einnehmen.

Smektit

Colina

Smektit ist ein Bestandteil von Tonerde und besteht aus Aluminium-Magnesium-Schichtgittersilikat. Es wird nicht in den Blutkreislauf aufgenommen. Smektit bindet Flüssigkeit und Giftstoffe sowie Mikroorganismen im Darm. Der Stuhl wird dadurch fester. Dennoch müssen Flüssigkeit und Salze, die bei Durchfall verlorengehen, ersetzt werden.

Die therapeutische Wirksamkeit von Smektit bei Durchfall ist nicht ausreichend nachgewiesen. Das Mittel gilt deshalb als „wenig geeignet“ und kann allenfalls unterstützend eingesetzt werden.

Achtung

Gegenanzeigen

Wenn Sie Fieber über 38,5 °C oder Blut im Stuhl haben (Hinweis auf eine schwere bakterielle Infektion, die anders behandelt werden muss), dürfen Sie das Mittel nicht anwenden. Auch wenn Sie in der Vergangenheit über längere Zeit an einer schweren Verstopfung gelitten haben, sollten Sie das Mittel besser nicht anwenden.

Wechselwirkungen mit Medikamenten

Wenn Sie noch andere Medikamente einnehmen, ist zu beachten, dass Smektit die Wirkstoffe anderer Arzneimittel bindet und somit deren Aufnahme aus dem Darm behindert, was die Wirksamkeit beeinträchtigt. Sie sollten andere Medikamente deshalb im Abstand von mindestens ein bis zwei Stunden einnehmen.

Unerwünschte Wirkungen

▶ **Muss beobachtet werden**

Wenn Verstopfung auftritt, sollten Sie die Dosis des Mittels verringern.

Wenn – was nur selten vorkommt – Juckreiz und Hautausschlag auftreten, kann es sein, dass Sie den Wirkstoff nicht vertragen. Dann sollten Sie das Mittel absetzen. Sind die Hauterscheinungen (→ Seite 14) einige Tage später nicht deutlich abgeklungen, sollten Sie einen Arzt aufsuchen.

Hinweise

Für Kinder unter 14 Jahren

Insbesondere bei Kindern müssen Sie darauf achten, dass sie während der Einnahme des Mittels ausreichend Flüssigkeit trinken. Ansonsten besteht die Gefahr, dass sich der Darminhalt verhärtet.

Für ältere Menschen

Sie müssen ebenfalls sehr darauf achten, genügend zu trinken.

Tanninalbuminat

Tannalbin

Tannine sind Gerbsäuren, die mit Eiweißstoffen unlösliche Verbindungen eingehen. Bei Durchfall sollen diese die Darmschleimhaut abdichten und somit den Flüssigkeitsverlust begrenzen. Die Bindung von Tannin an das Eiweiß Albumin (= Tanninalbuminat) verhindert, dass Tannin bereits in Mund und Magen auf Nahrungseiweiße und Verdauungsenzyme sowie Eiweißbestandteile der Schleimhäute einwirkt.

Das Mittel soll vor allem Reisedurchfall vorbeugen. Die therapeutische Wirksamkeit hierfür ist jedoch nicht ausreichend nachgewiesen, *Tannalbin* gilt deshalb als „wenig geeignet“.

Achtung

Gegenanzeigen

Wenn Sie Fieber über 38,5 °C oder Blut im Stuhl haben (Hinweis auf eine schwere bakterielle Infektion, die anders behandelt werden muss), dürfen Sie das Mittel nicht anwenden.

Wechselwirkungen mit Medikamenten

Tannin kann die Aufnahme von anderen Arzneimitteln aus dem Darm behindern. Andere Arzneimittel sollten Sie deshalb im Abstand von zwei Stunden einnehmen.

Unerwünschte Wirkungen

▶ **Muss beobachtet werden**

Wenn die Haut sich verstärkt rötet und juckt, reagieren Sie vermutlich allergisch auf den in dem Präparat enthaltenen Eiweißstoff Albumin. Dann sollten Sie das Mittel absetzen. Sind die Hauterscheinungen (→ Seite 14) einige Tage später nicht deutlich abgeklungen, sollten Sie einen Arzt aufsuchen.

Hinweise

Für Kinder unter 14 Jahren

Der Hersteller gibt an, dass Tanninalbuminat Kindern ab fünf Jahre gegeben werden kann. Da es aber als „wenig geeignet" erachtet wird, sollten Kinder es nicht bekommen.

Für Schwangerschaft und Stillzeit

Über die Risiken einer Anwendung in Schwangerschaft und Stillzeit gibt es keine Erkenntnisse. Da das Mittel ohnehin als „wenig geeignet" bewertet wird, sollten Sie darauf verzichten.

Pflanzliches Mittel

Uzarawurzel

UZARA

Extrakte aus der Uzarawurzel sollen die Darmmuskulatur erschlaffen lassen. Dadurch können sich Krämpfe lösen, und der Durchfall soll nachlassen. Die therapeutische Wirksamkeit ist jedoch nicht ausreichend nachgewiesen, das Mittel gilt deshalb als „wenig geeignet".

Achtung

UZARA Lösung N: Dieses Mittel enthält Alkohol. Personen mit Alkoholproblemen dürfen es nicht einnehmen. Auch Leberkranke und Menschen mit Anfallleiden sollten den Alkoholgehalt berücksichtigen. Darüber hinaus kann Alkohol die Wirkung vieler Arzneimittel (z. B. Schlaf- und Beruhigungsmittel, Psychopharmaka, starke Schmerzmittel, einige Mittel bei hohem Blutdruck) verstärken.

Gegenanzeigen

Wenn Sie Fieber über 38,5 °C oder Blut im Stuhl haben (Hinweis auf eine schwere bakterielle Infektion, die anders behandelt werden muss), oder wenn sie gleichzeitig mit Herzglykosiden wie Digoxin (bei Herzschwäche) behandelt werden, dürfen Sie das Mittel nicht anwenden.

Wenn Sie bereits Erregungsleitungsstörungen am Herzen haben, sollten Sie das Mittel nur nach Rücksprache mit einem Arzt einnehmen.

Wechselwirkungen mit Medikamenten

▶ **Unbedingt beachten**

Wenn Sie Digitalis-Wirkstoffe wie Digitoxin oder Digoxin (bei Herzschwäche) einnehmen, sollten Sie *Uzara* nur nach Rücksprache mit einem Arzt anwenden, weil der Pflanzenextrakt die Wirkung der Digitalis-Wirkstoffe möglicherweise verstärken kann. Näheres hierzu finden Sie unter „Mittel bei Herzschwäche: verstärkte Wirkung" (→ Seite 12). Misst der Arzt die Wirkspiegel der Digitalis-Glykoside im Blut, kann *Uzara* das Ergebnis verfälschen.

Unerwünschte Wirkungen

▶ **Muss beobachtet werden**

Wenn die Haut sich verstärkt rötet und juckt, reagieren Sie vermutlich allergisch auf einen Bestandteil des Pflanzenextraktes. Dann sollten Sie das Mittel absetzen. Sind die Hauterscheinungen (→ Seite 14) einige Tage später nicht deutlich abgeklungen, sollten Sie einen Arzt aufsuchen.

Hinweise

Für Kinder unter 14 Jahren

UZARA Lösung N sollten Kinder unter zwölf Jahren nicht bekommen. Bedenken Sie auch, dass das Mittel Alkohol enthält. Andere, als „geeignet" erachtete Mittel ohne Alkohol sind vorzuziehen.

UZARA N Dragees sollten nicht an Kinder unter sechs Jahren verabreicht werden.

UZARA SAFT sollten Kinder unter zwei Jahren nicht erhalten.

Für Schwangerschaft und Stillzeit

Es liegen keine ausreichenden Erfahrungen zur Anwendung von Uzarawurzel bei Schwangeren und Stillenden vor. Da das Mittel als „wenig geeignet" erachtet wird, sollten Sie sicherheitshalber darauf verzichten.

UZARA Lösung N: Bedenken Sie, dass dieses Mittel Alkohol enthält. Mittel ohne Alkohol sind vorzuziehen.

Kombination
Loperamid + Dimeticon
Imodium akut plus

In diesem Mittel ist das opiumähnlich wirkende Loperamid mit dem Entschäumer Dimeticon kombiniert. Loperamid stellt die Darmbewegungen ruhig, Dimeticon soll Blähungen lindern. Die Kombination der beiden Wirkstoffe ist nicht sinnvoll, weil Durchfall selten mit Blähungen einhergeht. Außerdem muss Dimeticon sehr hoch dosiert werden, um die erwünschten Wirkungen zu entfalten, was bei dem vorliegenden Kombinationspräparat dazu führen kann, dass eine zu hohe Dosis Loperamid eingenommen wird. Das Mittel wird deshalb als „wenig geeignet" erachtet.

Alle weiteren Angaben finden Sie unter „Loperamid" (→ Seite 320).

Zusätzlich ist zu beachten:

Anwendung

Meist genügen zwei Tabletten pro Tag, um den Durchfall zu stoppen. Keinesfalls dürfen Sie mehr als sechs Tabletten täglich einnehmen. Das Mittel darf nicht länger als 2 Tage ohne Arzt angewendet werden.

Hinweise

Für Kinder unter 14 Jahren

Kinder unter zwölf Jahren sollten dieses Mittel nicht bekommen. Älteren Kindern und Jugendlichen können Sie es geben, aber nicht mehr als vier Tabletten täglich.

Kombination
Tanninalbuminat + Ethacridin
Tannacomp

Dieses Mittel kombiniert den Gerbstoff Tannin, gebunden an das Eiweiß Albumin (= Tanninalbuminat), mit dem antibakteriell wirkenden Ethacridin. Beide sollen vor allem bewirken, dass der Darm nicht so viel Flüssigkeit ausscheidet. Ethacridin und Albumin können leicht Allergien auslösen. Die Kombination der beiden Wirkstoffe ist nicht sinnvoll, die therapeutische Wirksamkeit bei Durchfall nicht ausreichend nachgewiesen. Das Mittel gilt deshalb als „wenig geeignet".

Achtung

Gegenanzeigen

Wenn Sie Fieber über 38,5 °C oder Blut im Stuhl haben (Hinweis auf eine schwere bakterielle Infektion, die anders behandelt werden muss), dürfen Sie das Mittel nicht anwenden.

Wechselwirkungen mit Medikamenten

Tannin kann die Aufnahme von anderen Arzneimitteln aus dem Darm behindern. Andere Arzneimittel sollten Sie deshalb im Abstand von zwei Stunden einnehmen.

Unerwünschte Wirkungen

▶ **Keine Maßnahmen erforderlich**

Es können Appetitlosigkeit, Übelkeit, Brechreiz und Erbrechen auftreten. Diese Symptome verschwinden, wenn Sie das Mittel absetzen.

▶ **Muss beobachtet werden**

Wenn die Haut sich verstärkt rötet und juckt, reagieren Sie vermutlich allergisch auf den in dem Präparat enthaltenen Eiweißstoff Albumin. Dann sollten Sie das Mittel absetzen. Sind die Hauterscheinungen (→ Seite 14) einige Tage später nicht deutlich abgeklungen, sollten Sie einen Arzt aufsuchen.

▶ **Sofort zum Arzt**

Wenn sich der juckende Hautausschlag verstärkt und zusätzlich Herzrasen, Atemnot, Schwäche und Schwindel auftreten, müssen Sie das Mittel sofort absetzen und unverzüglich den Notarzt (Telefon 112) rufen, weil es sich um eine lebensbedrohliche Allergie (→ Seite 14) handeln kann. Diese kommt jedoch nur selten vor.

Hinweise

Für Kinder unter 14 Jahren

Der Hersteller gibt an, dass das Mittel auch Kindern ab fünf Jahre ohne Rücksprache mit einem Arzt gegeben werden kann. Da es aber als „wenig geeignet" bewertet wird, sollten Kinder es nicht bekommen.

Für Schwangerschaft und Stillzeit

Über die Risiken einer Anwendung in Schwangerschaft und Stillzeit gibt es keine Erkenntnisse. Da das Mittel ohnehin als „wenig geeignet" bewertet wird, sollten Sie darauf verzichten.

Kombination: Smektit + Antazida

Smektit + Aluminiumhydroxid-Magnesiumkarbonat

Colina Spezial

In diesem Mittel ist Smektit mit einem säurebindenden Mittel (Antazidum) kombiniert. Die therapeutische Wirksamkeit bei Durchfall soll sich damit verbessern. Dass das tatsächlich gelingt, ist allerdings nicht ausreichend nachgewiesen. Das Mittel gilt deshalb als „wenig geeignet".

ACHTUNG

Wenn die Nieren nur eingeschränkt arbeiten, kann Aluminium in Nerven und Knochen eingelagert werden. Bei langfristiger oder hoch dosierter Anwendung sollte der Arzt deshalb regelmäßig die Aluminiumspiegel im Blut kontrollieren. Der Wert sollte nicht über 40 Mikrogramm pro Liter ansteigen.

Gegenanzeigen

Wenn Sie Fieber über 38,5 °C oder Blut im Stuhl haben (Hinweis auf eine schwere bakterielle Infektion, die anders behandelt werden muss), dürfen Sie das Mittel nicht anwenden.

Wenn schwere Funktionsstörungen der Nieren bestehen oder wenn Sie regelmäßig an die künstliche Niere (Dialyse) angeschlossen werden müssen, dürfen Sie das Mittel ebenfalls nicht einnehmen.

Wechselwirkungen mit Medikamenten

Smektit und Antazida beeinträchtigen die Wirkung fast aller anderen Medikamente, weil sie nicht nur Säure binden, sondern auch die Wirkstoffe dieser Mittel. Andere Medikamente sollten Sie deshalb im Abstand von mindestens ein bis zwei Stunden einnehmen.

Außerdem ist zu beachten:

- Zitronensäure (Zusatzstoff in vielen Brausetabletten) und Vitamin C (in fast allen Vitaminpräparaten, teilweise auch in Schmerzmitteln) können die unerwünschte Aufnahme von Aluminium aus dem Darm erhöhen.
- Mittel aus der Gruppe der Anticholinergika mit Wirkstoffen wie Biperiden, Bornaprin, Metixen und Trihexyphenidyl (alle bei Parkinsonkrankheit) verringern die Darmbewegungen und können dadurch die Aufnahme von Magnesium aus dem Darm erhöhen. Wenn gleichzeitig die Nieren nur eingeschränkt arbeiten, wird das überschüssige Magnesium nicht genügend ausgeschieden. Wenn Sie dann magnesiumhaltige Antazida hoch dosiert und/oder langfristig anwenden, kann der Magnesiumspiegel im Blut gefährlich ansteigen. Anzeichen hierfür sind Schläfrigkeit und Muskelschwäche. Sie sollten die magnesiumhaltigen Antazida dann absetzen. Treten zusätzlich weitere Symptome auf (Übelkeit, Erbrechen, Atemprobleme), sollten Sie sofort einen Arzt aufsuchen.

Wechselwirkungen mit Speisen und Getränken

Zitrusfrüchte und Getränke mit Extrakten aus Zitrusfrüchten sollten Sie meiden, weil die darin enthaltene Zitronensäure die Aufnahme von Aluminium aus dem Darm fördert. Das gilt auch für Wein und andere säurehaltige Getränke.

UNERWÜNSCHTE WIRKUNGEN

▶ **Muss beobachtet werden**

Wenn Verstopfung auftritt, sollten Sie die Dosis des Mittels verringern.

Wenn – was nur selten vorkommt – Juckreiz und Hautausschlag auftreten, kann es sein, dass Sie den Wirkstoff nicht vertragen. Dann sollten Sie das Mittel absetzen. Sind die Hauterscheinungen (→ Seite 14) einige Tage später nicht deutlich abgeklungen, sollten Sie einen Arzt aufsuchen.

HINWEISE

Für Schwangerschaft und Stillzeit

Über die Anwendung in Schwangerschaft und Stillzeit gibt es keine Erkenntnisse. Da das Mittel ohnehin als „wenig geeignet" bewertet wird, sollten Sie darauf verzichten.

Für ältere Menschen

Da die Nierenleistung im Alter nachlässt und die Neigung zu Verstopfung zunimmt, sollten Sie antazidahaltige Mittel besser nicht anwenden.

Kombination

Pektin + Kamille

Diarrhoesan

In diesem Mittel ist der pflanzliche Quellstoff Pektin mit Kamille kombiniert. Pektin soll das Stuhlvolumen erhöhen, indem es Wasser bindet, und so den Darminhalt festigen. Kamillenextrakt wirkt entzündungshemmend.

Zwar nimmt die Anzahl der Durchfälle etwas ab, wenn das Mittel eingenommen wird, allerdings geschieht das meist auch ohne Medikamente. Den Flüssigkeitsverlust beeinflusst das Mittel nicht. Da weder für die einzelnen Bestandteile noch für die Kombination die therapeutische Wirksamkeit ausreichend nachgewiesen ist, gilt das Mittel als „wenig geeignet".

ACHTUNG

Dieses Mittel enthält Alkohol. Personen mit Alkoholproblemen dürfen das Mittel nicht einnehmen. Auch Leberkranke und Menschen mit Anfallleiden sollten den Alkoholgehalt berücksichtigen. Darüber hinaus kann Alkohol die Wirkung vieler Arzneimittel (z. B. Schlaf- und Beruhigungsmittel, Psychopharmaka, starke Schmerzmittel, einige Mittel bei hohem Blutdruck) verstärken.

Gegenanzeigen

Wenn Sie Fieber über 38,5 °C oder Blut im Stuhl haben (Hinweis auf eine schwere bakterielle Infektion, die anders behandelt werden muss), dürfen Sie das Mittel nicht anwenden.

Wenn Sie auf Korbblütlergewächse allergisch reagieren, dürfen Sie dieses Mittel nicht einnehmen, weil Kamille zu dieser Pflanzengruppe gehört.

Wechselwirkungen mit Medikamenten

Wenn Sie noch andere Medikamente einnehmen, ist zu beachten, dass das Mittel die Wirkstoffe anderer Arzneimittel binden und somit deren Aufnahme aus dem Darm behindern kann, was die Wirksamkeit beeinträchtigt. Sie sollten diese Medikamente deshalb nur im Abstand von zwei bis drei Stunden einnehmen.

UNERWÜNSCHTE WIRKUNGEN

▶ **Muss beobachtet werden**

Wenn die Haut sich verstärkt rötet und juckt, reagieren Sie vermutlich allergisch auf das Mittel. Dann sollten Sie das Mittel absetzen. Derartige allergische Reaktionen können sich insbesondere an der Mundschleimhaut zeigen. Sind die Hauterscheinungen (→ Seite 14) einige Tage später nicht deutlich abgeklungen, sollten Sie einen Arzt aufsuchen.

HINWEISE

Für Kinder unter 14 Jahren

Kinder ab vier Jahre erhalten die Hälfte der Erwachsenendosis (= Teelöffel statt Esslöffel). Dieses Mittel enthält Alkohol. Bei Kindern sind Mittel ohne Alkohol vorzuziehen.

Für Schwangerschaft und Stillzeit

Dieses Mittel enthält Alkohol. Mittel ohne Alkohol sind vorzuziehen.

Durchfall

Handelsname Darreichungsform	Zusammensetzung pro 1 ml/1 g oder wie angegeben bzw. pro abgeteilte Einheit	Kleinste Packungsgröße	Unverb. Preis in Euro	Bewertung für das beanspruchte Anwendungsgebiet
Colibiogen Kinder	**Zellfreie Lösung aus Escherichia-coli-Bakterien** $1{,}3 \times 10^8$	50 ml	23,95	**Wenig geeignet** bei akutem Durchfall, weil die therapeutische Wirksamkeit nicht ausreichend nachgewiesen ist. → Seite 317
Colibiogen oral Lösung	$2{,}3 \times 10^8$ *Enthält 4,8% Alkohol*	100 ml	46,96	
Colina	**Smektit** 3 g	10 Stück	7,28	**Wenig geeignet** bei akutem Durchfall, weil die therapeutische Wirksamkeit nicht ausreichend nachgewiesen ist. Allenfalls anzuwenden zur unterstützenden Behandlung. → Seite 323
Colina Spezial Beutel	**Smektit** 3 g **+ Aluminiumhydroxid-Magnesiumkarbonat** 125 mg	20 Stück	12,52	**Wenig geeignet** bei akutem Durchfall, weil die Kombination mit einem säurebindenden Mittel nicht sinnvoll ist. → Seite 326
Diarrhoesan Lösung	**Apfelpektin** 32 mg **+ Auszug aus Kamillenblüten** 25 mg *Enthält 1,5% Alkohol*	200 ml	8,95	**Wenig geeignet** bei Durchfall, weil die therapeutische Wirksamkeit nicht ausreichend nachgewiesen ist. → Seite 326

Hinweise zu den Tabellenspalten → Seite 34, zur Auswahl der Arzneimittel → Seite 28, zur Grundlage der Bewertung → Seiten 29, 33

▶

Durchfall Fortsetzung

Handelsname Darreichungsform	Zusammensetzung pro 1 ml/1 g oder wie angegeben bzw. pro abgeteilte Einheit	Kleinste Packungsgröße	Unverb. Preis in Euro	Bewertung für das beanspruchte Anwendungsgebiet

Hinweise zu den Tabellenspalten → Seite 34, zur Auswahl der Arzneimittel → Seite 28, zur Grundlage der Bewertung → Seiten 29, 33

Handelsname Darreichungsform	Zusammensetzung	Kleinste Packungsgröße	Unverb. Preis in Euro	Bewertung
Elotrans Beutel	**Glukose** 4,0 g **+ Kaliumchlorid** 300 mg **+ Natriumchlorid** 700 mg **+ Natriumzitrat** 590 mg	10 Stück	4,72	**Geeignet** bei akutem Durchfall zum Ausgleich des Elektrolytverlustes. → Seite 318
Hamadin N Kapseln	**Trockenhefe aus Saccharomyces boulardii** 250 mg	10 Stück	4,95	**Mit Einschränkung geeignet** bei akutem Durchfall. Die therapeutische Wirksamkeit ist noch nicht ausreichend nachgewiesen. Es liegen Hinweise auf positive Effekte bei Durchfall infolge einer Antibiotikaeinnahme sowie zur Vorbeugung gegen Reisedurchfall vor, die jedoch in weiteren Studien bestätigt werden müssen. → Seite 319
Imodium akut N Tabletten	**Loperamid-hydrochlorid** 2 mg	6 Stück	4,95	**Geeignet** bei akutem Durchfall zur kurzzeitigen Anwendung. → Seite 320
Imodium akut Kapseln	2 mg	6 Stück	4,80	
Imodium akut lingual Plättchen Plättchen	2 mg	6 Stück	5,63	
Imodium akut plus Kautabletten	**Loperamid-hydrochlorid** 2 mg **+ Polydimethylsiloxan** 125 mg	6 Stück	5,25	**Wenig geeignet** bei akutem Durchfall, weil die Kombination mit einem Entschäumer in der Regel nicht sinnvoll ist. Monopräparate mit Loperamid sind vorzuziehen. Allenfalls für Patienten, die neben Durchfall auch an schweren Blähungen leiden. → Seite 325
Kohle-Compretten Tabletten	**Medizinische Kohle** 250 mg	30 Stück	7,49	**Wenig geeignet** bei akutem Durchfall, weil die therapeutische Wirksamkeit nicht ausreichend nachgewiesen ist. → Seite 322
Kohle-Hevert Tabletten	**Medizinische Kohle** 250 mg	20 Stück	4,39	**Wenig geeignet** bei akutem Durchfall, weil die therapeutische Wirksamkeit nicht ausreichend nachgewiesen ist. → Seite 322
Lopedium akut ISO Brausetabletten	**Loperamid-hydrochlorid** 2 mg	10 Stück	3,99	**Geeignet** bei akutem Durchfall zur kurzzeitigen Anwendung. → Seite 320
Lopedium akut bei akutem Durchfall Kapseln	2 mg	10 Stück	2,99	
Lopedium T akut bei akutem Durchfall Tabletten	2 mg	10 Stück	2,99	
Loperamid akut-1 A Pharma Kapseln	**Loperamid-hydrochlorid** 2 mg	10 Stück	2,36	**Geeignet** bei akutem Durchfall zur kurzzeitigen Anwendung. → Seite 320
Loperamid AL akut Kapseln	**Loperamid-hydrochlorid** 2 mg	10 Stück	2,36	**Geeignet** bei akutem Durchfall zur kurzzeitigen Anwendung. → Seite 320
Loperamid-CT akut 2 mg Hartkapseln Kapseln	**Loperamid-hydrochlorid** 2 mg	10 Stück	2,64	**Geeignet** bei akutem Durchfall zur kurzzeitigen Anwendung. → Seite 320
Loperamid akut Heumann Tabletten	**Loperamid-hydrochlorid** 2 mg	10 Stück	3,02	**Geeignet** bei akutem Durchfall zur kurzzeitigen Anwendung. → Seite 320

Durchfall Fortsetzung

Handelsname Darreichungsform	Zusammensetzung pro 1 ml/1 g oder wie angegeben bzw. pro abgeteilte Einheit	Kleinste Packungsgröße	Unverb. Preis in Euro	Bewertung für das beanspruchte Anwendungsgebiet
Loperamid-ratiopharm akut Filmtabletten	**Loperamid-hydrochlorid** 2 mg	10 Stück	2,99	**Geeignet** bei akutem Durchfall zur kurzzeitigen Anwendung. → Seite 320
Loperamid STADA akut Kapseln	**Loperamid-hydrochlorid** 2 mg	10 Stück	2,38	**Geeignet** bei akutem Durchfall zur kurzzeitigen Anwendung. → Seite 320
Loperhoe akut Kapseln	**Loperamid-hydrochlorid** 2 mg	6 Stück	2,93	**Geeignet** bei akutem Durchfall zur kurzzeitigen Anwendung. → Seite 320
Metifex Dragees	**Ethacridinlaktat** 200 mg	20 Stück	7,79	**Wenig geeignet** zur Vorbeugung und Behandlung von akutem Durchfall, weil die therapeutische Wirksamkeit nicht ausreichend nachgewiesen ist. → Seite 319
MUTAFLOR Suspension Suspension	**Lebensfähige Bakterien Escherichia coli** 10^8	5 x 1 ml	22,43	**Wenig geeignet** bei Durchfall, weil die therapeutische Wirksamkeit nicht ausreichend nachgewiesen ist. → Seite 317
Omniflora Akut Kapseln	**Trockenhefe aus Saccharomyces boulardii** 250 mg	10 Stück	4,95	**Mit Einschränkung geeignet** bei akutem Durchfall. Die therapeutische Wirksamkeit ist noch nicht ausreichend nachgewiesen. Es liegen Hinweise auf positive Effekte bei Durchfall infolge einer Antibiotikaeinnahme sowie zur Vorbeugung gegen Reisedurchfall vor, die jedoch in weiteren Studien bestätigt werden müssen. → Seite 319
Oralpädon 240 Neutral	**Glukose-monohydrat** 3,56 g + **Kaliumchlorid** 300 mg + **Natriumchlorid** 470 mg + **Dinatrium-hydrogenzitrat** 530 mg	10 Stück	4,72	**Geeignet** bei akutem Durchfall zum Ausgleich des Elektrolytverlustes. → Seite 318
240 Erdbeere	**Glukose-monohydrat** 3,56 g + **Kaliumchlorid** 300 mg + **Natriumchlorid** 470 mg + **Dinatrium-hydrogenzitrat** 530 mg	10 Stück	4,72	
240 Apfel-Banane Beutel	**Glukose-monohydrat** 3,56 g + **Kaliumchlorid** 300 mg + **Natriumchlorid** 470 mg + **Dinatrium-hydrogenzitrat** 530 mg	10 Stück	4,72	
PENTOFURYL Kapseln	**Nifuroxazid** 200 mg	14 Stück	8,50	**Wenig geeignet** bei Durchfall, weil die therapeutische Wirksamkeit nicht ausreichend nachgewiesen ist und antibakterielle Wirkstoffe in aller Regel nicht notwendig sind. → Seite 322
PENTOFURYL Saft Suspension	100 mg pro 5 ml *Enthält 1,3 % Alkohol* (Konservierungsmittel: Parabene)	125 ml	11,63	
Perenterol Junior 250 mg Pulver Beutel	**Trockenhefe aus Saccharomyces boulardii** 250 mg	10 Stück	5,16	**Mit Einschränkung geeignet** bei akutem Durchfall. Die therapeutische Wirksamkeit ist noch nicht ausreichend nachgewiesen. Es liegen Hinweise auf positive Effekte bei Durchfall infolge einer Antibiotikaeinnahme sowie zur Vorbeugung gegen Reisedurchfall vor, die jedoch in weiteren Studien bestätigt werden müssen. → Seite 319
Perenterol 50 mg Kapseln	50 mg	20 Stück	7,24	
forte 250 mg Kapseln Kapseln	250 mg	10 Stück	6,90	

Hinweise zu den Tabellenspalten → Seite 34, zur Auswahl der Arzneimittel → Seite 28, zur Grundlage der Bewertung → Seiten 29, 33

Durchfall Fortsetzung

Handelsname Darreichungsform	Zusammensetzung pro 1 ml/1 g oder wie angegeben bzw. pro abgeteilte Einheit	Kleinste Packungsgröße	Unverb. Preis in Euro	Bewertung für das beanspruchte Anwendungsgebiet

Hinweise zu den Tabellenspalten → Seite 34, zur Auswahl der Arzneimittel → Seite 28, zur Grundlage der Bewertung → Seiten 29, 33

Handelsname Darreichungsform	Zusammensetzung	Kleinste Packungsgröße	Unverb. Preis in Euro	Bewertung
Perocur forte Kapseln	**Trockenhefe aus Saccharomyces boulardii** 250 mg	10 Stück	4,95	**Mit Einschränkung geeignet** bei akutem Durchfall. Die therapeutische Wirksamkeit ist noch nicht ausreichend nachgewiesen. Es liegen Hinweise auf positive Effekte bei Durchfall infolge einer Antibiotikaeinnahme sowie zur Vorbeugung gegen Reisedurchfall vor, die jedoch in weiteren Studien bestätigt werden müssen. → Seite 319
Pro-Symbioflor Suspension	**Steriles Autolysat von Escherichia coli- und Enterococcus faecalis-Bakterien** 1,5–4,5 x 10^7	50 ml	13,05	**Wenig geeignet** bei akutem Durchfall, weil die therapeutische Wirksamkeit nicht ausreichend nachgewiesen ist. → Seite 317
Santax S Hartkapseln Kapseln	**Trockenhefe aus Saccharomyces boulardii** 250 mg	10 Stück	8,28	**Mit Einschränkung geeignet** bei akutem Durchfall. Die therapeutische Wirksamkeit ist noch nicht ausreichend nachgewiesen. Es liegen Hinweise auf positive Effekte bei Durchfall infolge einer Antibiotikaeinnahme sowie zur Vorbeugung gegen Reisedurchfall vor, die jedoch in weiteren Studien bestätigt werden müssen. → Seite 319
Symbioflor 1	**Enterococcus faecalis (Zellen und Autolysat)** 1,5–4,5 x 10^7	50 ml	12,10	**Wenig geeignet** bei akutem Durchfall, weil die therapeutische Wirksamkeit nicht ausreichend nachgewiesen ist. → Seite 317
Symbioflor 2 Suspension	**Escherichia coli-Bakterien (Zellen und Autolysat)** 1,5–4,5 x 10^7	50 ml	12,10	**Wenig geeignet** bei akutem Durchfall, weil die therapeutische Wirksamkeit nicht ausreichend nachgewiesen ist. → Seite 317
Tannacomp Filmtabletten	**Tanninalbuminat** 500 mg **+ Ethacridinlaktat** 50 mg	20 Stück	8,82	**Wenig geeignet** zur Vorbeugung und Behandlung von akutem Durchfall, weil die therapeutische Wirksamkeit nicht ausreichend nachgewiesen ist. → Seite 325
Tannalbin Kapseln	**Tanninalbuminat** 250 mg	20 Stück	6,78	**Wenig geeignet** zur unterstützenden Behandlung bei akutem Durchfall, weil die therapeutische Wirksamkeit nicht ausreichend nachgewiesen ist. → Seite 323
Tannalbin Tabletten	500 mg	20 Stück	7,24	
UZARA N Dragees	**Auszug aus Uzarawurzel** 40 mg	20 Stück	5,97	**Wenig geeignet** bei akutem Durchfall, weil die therapeutische Wirksamkeit nicht ausreichend nachgewiesen ist. → Seite 324
UZARA Lösung N	40 mg *Enthält 43% Alkohol*	30 ml	7,97	
UZARA SAFT Lösung	7,56 mg	100 ml	7,49	

Verstopfung

Verstopfung (Obstipation) ist eine weit verbreitete Verdauungsstörung, vor allem bei älteren Menschen über 60 Jahre. Jeder Dritte aus dieser Altersgruppe – Frauen zwei- bis dreimal häufiger als Männer – klagt darüber, zu selten Stuhlgang zu haben. Ob dies aber tatsächlich behandlungsbedürftig ist, hängt ganz vom Einzelfall ab. Menschen, die ihren Darm normalerweise täglich entleeren, fühlen sich schon verstopft, wenn ihnen dies zwei Tage hintereinander nicht möglich ist. Andere, die nur dreimal wöchentlich Stuhlgang haben, sprechen erst dann von einer Verstopfung, wenn sie an drei bis vier Tagen hintereinander keinen Stuhl absetzen können.
Häufig kommt es auch vor, dass sich der Stuhl im Enddarm sammelt und dort verhältnismäßig lange liegen bleibt.

Bei Kindern
Wenn Säuglinge gestillt werden, kann es sein, dass sie bis zu zwei Wochen keinen Stuhlgang haben, ohne dass dies bedenklich oder Anzeichen einer Verstopfung wäre. Auch ist bei gestillten Kindern der Stuhl von weicher Konsistenz. Werden die Kinder auf normale Kost umgestellt, kann es eher mal vorkommen, dass die Verdauung Probleme bereitet.

Anzeichen und Beschwerden

Eine akute Verstopfung liegt vor, wenn Sie weniger als dreimal in der Woche Stuhlgang haben. Häufig tritt gleichzeitig ein unangenehmes Völlegefühl im Bauch auf, der sich oft auch aufgetrieben und prall anfühlt. Kann Stuhl abgesetzt werden, ist dieser meist recht hart, was die Darmentleerung zusätzlich erschwert und oft auch schmerzhaft macht.
Eine chronische Verstopfung besteht, wenn der Stuhlgang generell nur selten möglich und sehr hart ist und/oder der Stuhl nur unter starkem Pressen abgegeben werden kann und/oder das Gefühl besteht, dass der Darm nicht vollständig entleert ist.

Ursachen

Verstopfung kann sehr verschiedene Ursachen haben:

- Sie bewegen sich zu wenig. Dann wird auch der Darm träge.
- Sie trinken zu wenig. Je weniger Flüssigkeit dem Darm zur Verfügung steht, desto schlechter kann er den Speisebrei verarbeiten.
- Sie essen viel Weißbrot, Schokolade oder andere Süßigkeiten. Diese Lebensmittel enthalten zu wenig Ballaststoffe und regen die Darmtätigkeit zu wenig an.
- Sie haben den Stuhldrang immer wieder unterdrückt.
- Kummer und Stress können die Darmtätigkeit verlangsamen.
- Veränderte klimatische Bedingungen durch einen Ortswechsel sowie ein Wechsel in den Lebens- und Ernährungsgewohnheiten (Reise, Umzug) sind für den Darm gewöhnungsbedürftig und es kann sein, dass er vorübergehend etwas träge wird.
- In der Schwangerschaft wird die Darmtätigkeit häufig durch die stark vergrößerte Gebärmutter eingeschränkt.
- Ist der Beckenboden geschwächt (z. B. nach einer Geburt), wölbt sich oft ein Stück des Mastdarms in die Scheide hinein. In dieser Ausstülpung kann der Stuhl lange liegen bleiben und austrocknen, was den Stuhlgang erschwert und verzögert.
- Sie leiden unter einem Reizdarmsyndrom (Colon irritabile).
- Sie nehmen Medikamente ein, die auch stopfend wirken können, zum Beispiel säurebindende Mittel (Antazida, bei Sodbrennen), Mittel aus der Gruppe der Anticholinergika mit Wirkstoffen wie Biperiden, Bornaprin, Metixen, Trihexyphenidyl (bei Parkinsonkrankheit), Beruhigungs- und Schlafmittel, blutdrucksenkende Mittel, Schmerzmittel aus der Gruppe der Opioide mit den Wirkstoffen Morphin, Dihydrocodein, Tramadol sowie kodeinhaltige Hustenmittel.

Vorbeugung

- Treiben Sie Sport oder machen Sie jeden Tag einen halbstündigen Spaziergang.
- Trinken Sie täglich mindestens zwei Liter Flüssigkeit (Wasser, Tee, verdünnte Säfte). Nur wenn Sie eine Herzschwäche haben, sollten Sie nicht mehr als 1,5 Liter täglich trinken.
- Essen Sie genügend Ballaststoffe in Form von Vollkornbrot und -produkten, rohem Gemüse, frischem Obst mit Schale. Die unverdaulichen Pflanzenfasern binden Wasser und regen die Darmtätigkeit an.
- Natürliche Quellstoffe sind Leinsamen, Weizenkleie und indischer Flohsamen. Sie können sie am besten mit Jogurt oder mit reichlich Flüssigkeit vermischt zu sich nehmen. Die Quellstoffe binden im Darm erhebliche Mengen Wasser und tragen so dazu

bei, dass der Darminhalt weich bleibt und zügig weiter befördert wird.

- Gehen Sie täglich zur gleichen Zeit zur Toilette (z. B. morgens nach dem Aufstehen), um den Darm an einen bestimmten Rhythmus zu gewöhnen, und nehmen Sie sich dafür ausreichend Zeit.

Allgemeine Maßnahmen

Alle im Abschnitt Vorbeugung genannten Maßnahmen sind auch sinnvoll, wenn Verstopfung vorliegt. Ein Glas lauwarmes Wasser, Orangen- oder Grapefruitsaft, am Morgen auf nüchternen Magen getrunken, kann die Darmentleerung zusätzlich anregen. Auch Sauerkraut – als Gemüse oder Saft – sowie frisches oder getrocknetes Obst (z. B. Pflaumen, Feigen, eventuell mit Jogurt gemischt) wirken abführend. Alle diese Maßnahmen erfordern jedoch etwas Ausdauer und Geduld, weil es einige Tage dauert, bis sich ein Erfolg zeigt.

Wann zum Arzt?

Bleibt der Stuhlgang trotz der vorbeugenden und allgemeinen Maßnahmen länger als vier Tage aus, sollten Sie einen Arzt aufsuchen. Auch wenn Sie den Darm trotz eines Abführmittels länger als zwei Tage nicht entleeren können, sollten Sie sich ärztlich behandeln lassen.

Unter folgenden Bedingungen kann der Arzt Abführmittel zulasten der Krankenkasse verordnen:

- Sie haben Krebs.
- Sie haben sackähnliche Ausstülpungen im Darm (Divertikel) oder diese Divertikel haben sich entzündet.
- Der Dickdarm ist krankhaft erweitert (Megacolon).
- Es besteht eine Mukoviszidose.
- Der Darm ist aufgrund einer Nervenschädigung gelähmt (neurogene Darmlähmung).
- Es steht ein diagnostischer Eingriff bevor (z. B. Darmspiegelung).
- Die Nierenfunktion ist chronisch gestört, und Sie erhalten deshalb phosphatbindende Arzneimittel.
- Sie werden mit morphinhaltigen Schmerzmitteln behandelt.

Darüber hinaus dürfen Präparate mit Flohsamen und Flohsamenschalen zur unterstützenden Behandlung mit Quellmitteln auch bei Morbus Crohn oder Kurzdarmsyndrom sowie bei Durchfall, der im Zusammenhang mit einer HIV-Infektion auftritt, zulasten der Krankenkassen verordnet werden. Näheres hierzu finden Sie unter der Überschrift „Ausnahmeliste" (→ Seite 694).

Behandlung mit Medikamenten

Normalerweise kommt der Darm mit den vorbeugenden und allgemeinen Maßnahmen innerhalb von ein bis zwei Wochen wieder in Schwung. Medikamentöse Abführhilfen (Laxanzien) sollten Sie nur unter folgenden Bedingungen anwenden:

- Sie sind längere Zeit bettlägerig und können sich nicht ausreichend bewegen.
- Sie dürfen beim Stuhlgang nicht stark pressen, zum Beispiel nach einem Herzinfarkt, Leistenbruch oder nach einer Thrombose.
- Sie haben Divertikel, die die Darmtätigkeit massiv behindern.
- Sie müssen dauerhaft Medikamente einnehmen, die eine Verstopfung hervorrufen können, zum Beispiel morphinhaltige Schmerzmittel.

Bedenken Sie, dass die Nahrung etwa 24 bis 48 Stunden benötigt, um den Darm zu passieren. Haben Sie den Darm mithilfe eines Abführmittels entleert, werden zwei bis drei Tage vergehen, bis wieder erneuter Stuhlgang möglich sein wird.

Osmotische Abführmittel (→ Seite 335) mit Laktulose, mineralhaltige Mischungen (→ Seite 339) zum Trinken sowie pflanzliche Quellmittel (→ Seite 338) wie Flohsamen vergrößern das Stuhlvolumen, indem sie vermehrt Wasser binden, und regen so die Darmbewegung an. Eine akute Verstopfung lässt sich damit gut beheben. Diese Mittel sind auch angebracht, um den Stuhl weich zu machen, wenn starkes Pressen vermieden werden soll.

Harte Kotballen im Enddarm lassen sich am besten mit mineralhaltigen Mischungen (→ Seite 339) als Klistier oder Zäpfchen oder mit Gleitmitteln (→ Seite 334) mit Glyzerin erweichen, die ebenfalls als Klistiere oder Zäpfchen angewendet werden. Das zu den Gleitmitteln zählende Paraffin wird nicht lokal im Enddarm angewendet, sondern als Emulsion eingenommen. Es ist bei Verstopfung wenig geeignet, weil es zu hohe Risiken birgt.

Darmreizende Abführmittel (→ Seite 333) sollten Sie nur kurzfristig anwenden, weil sie rasch dazu führen, dass der Darm sich an den Reiz gewöhnt und so eine Abhängigkeit von dem Abführmittel eintritt. Außerdem besteht bei längerfristiger Anwendung der Mittel die Gefahr eines Kaliummangels, der seinerseits die Verstopfung weiter verstärken kann.

Pflanzliche Abführmittel (→ Seite 337) aus Sennesblättern oder -früchten reizen die Darmwand ebenso und dürfen nur kurzfristig angewendet werden. Diese Mittel sollten Sie den aloehaltigen Präparaten vorziehen, weil Aloe die Darmwand sehr stark reizt. Abführtees (→ Seite 341) sind sinnvoll, wenn sie Sennesblätter oder -früchte und nicht mehr als zwei Wirkstoffe enthalten. Andere Pflanzenkombinationen (→ Seite 340) sind nicht sinnvoll zusammengesetzt und wenig geeignet, um eine Verstopfung zu beheben.

Bei Kindern

Generell gilt: Verstopfung bei Kindern sollten Sie möglichst ohne Abführmittel behandeln. Dauert es vier Tage oder mehr, bis ein Kind den Darm entleert, ist der Stuhl sehr hart und kann er nur unter Schmerzen abgesetzt werden, können Sie ihn am ehesten mit Laktulose (→ Seite 335), mit einem Gleitmittel (→ Seite 334) als Klistier oder Lecicarbon-Zäpfchen für Säuglinge oder Kinder aus der Gruppe der mineralhaltigen Mischungen (→ Seite 339) weich machen. Anschließend sollten allgemeine und vorbeugende Maßnahmen dafür sorgen, dass der Darm wieder regelmäßig entleert werden kann.

Abführmittel nur kurze Zeit anwenden!

Alle Abführmittel (Laxanzien) sollten Sie nur ein bis zwei Wochen lang anwenden, nicht länger und keinesfalls ständig. Das gilt insbesondere für alle darmreizenden Wirkstoffe. Quellmittel wie Flohsamenschalen, Leinsamen und Weizenkleie oder das wasserbindende Mittel Laktulose können Sie auch länger als zwei Wochen anwenden, wenn dies medizinisch geboten ist – allerdings nicht ohne Rücksprache mit einem Arzt.

Wenn Sie die Mittel regelmäßig täglich einnehmen, verliert der Körper zu viel Wasser und vor allem zu viele Mineralsalze (Elektrolyte). Das lässt den Darm noch träger werden und führt Sie innerhalb kurzer Zeit in einen regelrechten Teufelskreis. Denn der Darm gewöhnt sich daran, nur noch mithilfe dieser Mittel zu funktionieren. Mit der Zeit braucht er dann immer größere Mengen, damit die gewünschte Reaktion einsetzt. Viele Menschen werden auf diese Weise regelrecht „abhängig" von den Medikamenten – ohne sie klappt es mit dem Stuhlgang überhaupt nicht mehr.

Zu warnen ist auch vor dem Irrglauben, mit Abführmitteln ließe sich abnehmen. Das trifft sicher nicht zu, und Sie schaden Ihrer Gesundheit, wenn Sie die Mittel zu diesem Zweck missbrauchen.

Frauen sollten bedenken, dass Abführmittel die Sicherheit der Pille beeinträchtigen können. Die Wirkstoffe bleiben dann zu kurze Zeit im Dünndarm, um in ausreichender Menge ins Blut aufgenommen zu werden. Dann können sie auch ihre Wirkung nicht wie erwartet entfalten. Wenn Sie die Pille nehmen und Abführmittel nur einmalig anwenden sollen, müssen Sie deshalb darauf achten, dass Sie das Abführmittel erst drei bis vier Stunden nach der Pille einnehmen.

Darmreizende Abführmittel

Bisacodyl

Bekunis, Dulcolax

Natriumpicosulfat

Agiolax Pico, Dulcolax NP, Laxoberal, Regulax Picosulfat

Bisacodyl und Natriumpicosulfat reizen die Darmwand. Diese reagiert darauf mit verstärkten Bewegungen. Der Speisebrei wird dadurch schneller befördert und die Reste demzufolge auch zügig ausgeschieden.

Die therapeutische Wirksamkeit beider Substanzen für die kurzzeitige Anwendung bei Verstopfung ist belegt.

ANWENDUNG

Die Mittel nehmen Sie einmal täglich ein, vorzugsweise abends. Die Wirkung setzt nach etwa zehn Stunden ein.

Alle darmreizenden Abführmittel dürfen Sie keinesfalls länger als ein bis zwei Wochen anwenden, weil sich der Darm sonst an sie gewöhnt und ohne den Reiz nicht mehr von selbst abführt. Näheres dazu lesen Sie unter „Abführmittel nur kurze Zeit anwenden!" (→ nebenstehend).

ACHTUNG

Wenn Sie Insulin spritzen (bei Diabetes), sollten Sie den Blutzucker häufiger kontrollieren, weil durch die Abführmittel verstärkt Kalium ausgeschwemmt wird und sich durch den erhöhten Kaliumverlust die Wirkung des Insulins verringern kann. Dann müssen Sie mehr Insulin als gewohnt spritzen, um den Blutzucker ausreichend zu senken.

Wenn Sie herzkrank sind, Medikamente mit Digitalis-Wirkstoffen (z. B. Digoxin oder Digitoxin, bei Herzschwäche) oder entwässernde Mittel (Diuretika, bei hohem Blutdruck) einnehmen, muss der Arzt die Kaliumwerte im Blut regelmäßig prüfen.

Gegenanzeigen

Unter folgenden Bedingungen dürfen Sie diese Mittel nicht anwenden:

- Sie haben einen Darmverschluss.
- Sie leiden an einer chronisch-entzündlichen Darmerkrankung (Colitis ulcerosa, Morbus Crohn).
- Sie haben Bauchschmerzen ungeklärter Ursache.
- Sie haben einen erheblichen Flüssigkeitsmangel.

Wechselwirkungen mit Medikamenten

Bisacodyl: Wenn Sie gleichzeitig mit diesem Mittel säurebindende Medikamente einnehmen (Antazida, bei Sodbrennen), können Magenbeschwerden auftreten. Nehmen Sie die Antazida deshalb im Abstand von etwa einer halben Stunde ein.

Natriumpicosulfat: Antibiotika (bei Infektionen) schwächen die Wirkung von Natriumpicosulfat ab.

▶ **Unbedingt beachten**

In hoher Dosierung verstärken beide Wirkstoffe den Verlust von Kalium. Wenn Sie gleichzeitig Medikamente einnehmen, die den Kaliumverlust noch verstärken, zum Beispiel entwässernde Medikamente (Diuretika, bei hohem Blutdruck) oder kortisonhaltige Präparate (bei Entzündungen), besteht die Gefahr, dass aufgrund des Kaliummangels Herzrhythmusstörungen auftreten.

Wenn Sie die Abführmittel in hoher Dosierung oder über einen Zeitraum, der über die empfohlene Anwendungsdauer hinausgeht, gleichzeitig mit Digitalis-Glykosiden (bei Herzschwäche) oder Präparaten mit Amiodaron oder Flecainid (bei Herzrhythmusstörungen) einnehmen, kann sich die Wirkung dieser Mittel verstärken. Näheres lesen Sie unter „Mittel bei Herzschwäche: verstärkte Wirkung" (→ Seite 12) und „Mittel bei Herzrhythmusstörungen: verstärkte Wirkung" (→ Seite 12).

Wechselwirkungen mit Speisen und Getränken

Lakritze (wird aus Süßholzwurzel hergestellt) sollten Sie während der Anwendung dieser Mittel nicht essen, weil dies den Verlust an Kalium verstärken kann und sich das Risiko für Herzrhythmusstörungen erhöht.

Bisacodyl: Dieses Mittel dürfen Sie nicht mit Milch oder Milchprodukten (Jogurt, Quark, Käse) einnehmen, weil diese die Wirksamkeit beeinträchtigen.

UNERWÜNSCHTE WIRKUNGEN

▶ **Keine Maßnahmen erforderlich**

Es können Bauchschmerzen und -krämpfe sowie Durchfall vorkommen.

▶ **Muss beobachtet werden**

Bei langfristiger und zu häufiger Anwendung können die Mittel den Mineralstoffhaushalt stören und insbesondere einen Kaliummangel verursachen. Hinweise darauf sind Muskelschwäche, anhaltende Verstopfung und Herzrhythmusstörungen. Suchen Sie dann möglichst rasch einen Arzt auf.

HINWEISE

Für Kinder unter 14 Jahren

Kinder unter zwei Jahren dürfen kein Bisacodyl, Kinder unter vier Jahren kein Natriumpicosulfat bekommen.

Für Schwangerschaft und Stillzeit

In der Schwangerschaft sollten Sie diese Mittel nicht anwenden.

In der Stillzeit können Sie beide Wirkstoffe anwenden.

Gleitmittel

Glyzerin

Babylax, Glycilax

Paraffin

Obstinol

Mit Glyzerin-Klistieren oder -Zäpfchen lassen sich im Enddarm liegende harte Stuhlballen gut erweichen, sodass sie besser ausgeschieden werden können. Der Wirkstoff wird nicht ins Blut aufgenommen und eignet sich deshalb auch gut zur Behandlung von Kindern und Schwangeren.

Paraffin gilt wegen der möglichen unerwünschten Wirkungen (→ Seite 335) als überholtes Abführmittel und ist deshalb bei Verstopfung wenig geeignet.

ANWENDUNG

Die Paraffin-Emulsion dürfen Sie nur aufrecht und nicht kurz vor dem Schlafengehen einnehmen. Länger als eine Woche sollten Sie das Mittel nicht einnehmen.

Achtung

Paraffin: Bei langfristiger Einnahme wird die Aufnahme fettlöslicher Vitamine (Vitamin A, D, E und K) verringert, wodurch sich Vitaminmangelerscheinungen entwickeln können.

Gegenanzeigen

Beide Mittel dürfen Sie bei einem Darmverschluss und bei Bauchschmerzen ungeklärter Ursache nicht anwenden.

Paraffin dürfen Sie darüber hinaus nicht einnehmen, wenn Sie nicht gut schlucken können oder Ihr Magen sich nicht richtig entleert. Auch wenn das Bewusstsein ständig oder zeitweise getrübt ist, sollte Paraffin nicht gegeben werden.

Unerwünschte Wirkungen

▶ **Keine Maßnahmen erforderlich**

Glyzerin: Wenn die Schleimhaut am Enddarm geschädigt ist oder Sie empfindliche Schleimhäute haben, kann das Mittel ein leichtes Brennen verursachen.

Paraffin: Bei Überdosierung können Stuhlinkontinenz und Hautschäden am After und im Analbereich auftreten.

▶ **Sofort zum Arzt**

Paraffin: Wenn Sie die Paraffin-Emulsion länger als eine Woche einnehmen, besteht die Gefahr, dass sie sich in den Lymphknoten ablagert und sich Knötchen im Gewebe (Granulome) bilden.

Wenn Sie sich an dem Mittel verschlucken und es aus Versehen in die Atemwege gerät, kann sich eine spezielle Form der Lungenentzündung (Lipidpneumonie) ausbilden. Sie verläuft oft lange Zeit ohne Beschwerden. Treten Atembeschwerden auf, müssen diese von einem Arzt abgeklärt werden.

Hinweise

Für Kinder unter 14 Jahren

Paraffin: Kinder unter zwei Jahren dürfen dieses Mittel nicht bekommen. Kinder unter sechs Jahren sollten das Mittel nicht ohne Rücksprache mit einem Arzt einnehmen.

Für Schwangerschaft und Stillzeit

Paraffin: Dieses Mittel sollten Sie während Schwangerschaft und Stillzeit nicht anwenden.

Osmotische Abführmittel

Laktulose

Bifiteral, Lactulose AL, Lactulose Hexal, Lactulose Neda, Lactulose-ratiopharm, Lactulose-saar, Lactulose STADA

Magnesiumsulfat (Bittersalz)

F.X. Passage SL

Laktulose ist ein synthetischer Zucker und besteht aus den Einfachzuckern Galaktose und Fruktose. Laktulose wird im Dickdarm durch Enzyme der dort lebenden Bakterien zu Milch- und Essigsäure sowie Methan und Wasserstoff abgebaut. Dadurch sind Zucker und Säuren im Darm höher konzentriert als im umgebenden Gewebe. Dieser Konzentrationsunterschied führt dazu, dass vermehrt Wasser in den Darm zurückfließt, um den höher konzentrierten Darminhalt so zu verdünnen, dass sich die Konzentration wieder an die des umgebenden Gewebes angleicht (Osmose). Der erhöhte Wassergehalt steigert das Volumen des Darminhalts, regt die Darmbewegungen an und macht den Stuhl weich. Abführmittel (Laxanzien) mit solchen Eigenschaften werden auch als osmotische Laxanzien oder Osmolaxanzien bezeichnet und sind geeignet, eine Verstopfung zu behandeln.

Magnesiumsulfat ist auch als Bittersalz bekannt. Es wirkt stärker abführend als Laktulose. Der Darm lässt sich damit gut einmalig komplett entleeren (z. B. vor einer Fastenkur). Bei längerer Anwendung kann Bittersalz den Mineralstoffhaushalt empfindlich stören. Zur kurzzeitigen Anwendung ist das Mittel bei Verstopfung jedoch geeignet.

Anwendung

Laktulose nehmen Sie nach Bedarf ein- bis mehrmals täglich ein. Die Wirkung setzt – in Abhängigkeit von der Dosis – nach zwei bis zehn Stunden ein. Der Wirkstoff kann nach Rücksprache mit einem Arzt auch länger als zwei Wochen angewendet werden.

Bittersalz lösen Sie in Wasser auf und trinken die Flüssigkeit morgens auf nüchternen Magen oder abends vor dem Schlafengehen. Die Wirkung setzt etwa zehn Stunden später ein, bei hoher Dosierung schon früher. Länger als ein bis drei Tage hintereinander sollten Sie das Mittel nicht anwenden.

Bei Kindern

Kinder nehmen 2 Milliliter pro Kilogramm Körpergewicht ein.

Achtung

Wenn Sie Insulin spritzen (bei Diabetes), sollten Sie den Blutzucker häufiger kontrollieren, weil durch die Abführmittel verstärkt Kalium ausgeschwemmt wird und sich durch den erhöhten Kaliumverlust die Wirkung des Insulins verringern kann. Dann müssen Sie mehr Insulin als gewohnt spritzen, um den Blutzucker ausreichend zu senken.

Gegenanzeigen

Beide Mittel dürfen Sie nicht anwenden, wenn Sie an einer chronisch-entzündlichen Darmerkrankung leiden (z. B. Colitis ulcerosa, Morbus Crohn). Auch bei krampfartigen Bauchschmerzen ungeklärter Ursache, bei Fieber und Erbrechen sowie bei Flüssigkeitsmangel sollten Sie die Mittel nicht einnehmen.

Laktulose: Dieses Mittel dürfen Sie nicht einnehmen, wenn Sie Galaktose (Bestandteil von Milchzucker) nicht vertragen und eine galaktosearme Kost einhalten müssen. Näheres zu Laktose-Unverträglichkeit (→ Seite 309) lesen Sie im Abschnitt „Blähungen" unter „Ursache".

Bittersalz: Dieses Mittel dürfen Sie nicht anwenden, wenn die Funktion Ihrer Nieren eingeschränkt ist oder Elektrolytstörungen vorliegen.

Wechselwirkungen mit Medikamenten

Bittersalz: Wenn Sie noch andere Medikamente anwenden, ist zu beachten, dass dieses Mittel die Wirkung einer bestimmten Sorte von Antibiotika (Tetrazykline, z. B. Doxyzyklin) abschwächen kann.

▶ **Unbedingt beachten**

In hoher Dosierung und bei langfristiger Anwendung verstärken beide Wirkstoffe den Verlust von Kalium. Wenn Sie gleichzeitig Medikamente einnehmen, die ebenfalls zu einem Kaliumverlust führen, zum Beispiel entwässernde Medikamente (Diuretika, bei hohem Blutdruck) oder kortisonhaltige Präparate (bei Entzündungen), besteht die Gefahr, dass aufgrund des Kaliummangels Herzrhythmusstörungen auftreten.

Wenn Sie die Abführmittel in hoher Dosierung oder über einen Zeitraum, der über die empfohlene Anwendungsdauer hinausgeht, gleichzeitig mit Digitalis-Glykosiden (Wirkstoffe z. B. Digitoxin oder Digoxin, bei Herzschwäche) oder Präparaten mit Amiodaron oder Flecainid (bei Herzrhythmusstörungen) einnehmen, kann sich die Wirkung dieser Mittel verstärken. Näheres hierzu finden Sie unter „Mittel bei Herzschwäche: verstärkte Wirkung" (→ Seite 12) beziehungsweise unter „Mittel bei Herzrhythmusstörungen: verstärkte Wirkung" (→ Seite 12).

Unerwünschte Wirkungen

▶ **Keine Maßnahmen erforderlich**

Zu Beginn der Einnahme können leichte Bauchschmerzen und Blähungen auftreten.

▶ **Muss beobachtet werden**

Bei hoher Dosierung können Übelkeit, Erbrechen und Durchfall einsetzen. Halten diese Beschwerden nach zwei bis drei Tagen immer noch an, sollten Sie einen Arzt aufsuchen. Bei heftigem Durchfall und Erbrechen oder bei sehr wässrigem Durchfall sollten Sie innerhalb von 24 Stunden einen Arzt aufsuchen, weil es sonst zu bedrohlichen Salz- und Flüssigkeitsverlusten kommen kann.

Bei langfristiger und zu häufiger Anwendung können die Mittel den Mineralstoffhaushalt stören und insbesondere einen Kaliummangel verursachen. Hinweise darauf sind Muskelschwäche, anhaltende Verstopfung und Herzrhythmusstörungen. Suchen Sie dann möglichst rasch einen Arzt auf.

▶ **Sofort zum Arzt**

Bittersalz: Bei längerfristiger Einnahme und Einnahme sehr hoher Dosen kann es insbesondere bei eingeschränkter Nierenfunktion zu einer Magnesiumvergiftung kommen. Wenn Sie sehr müde sind, Bewegungseinschränkungen bis hin zu Lähmungserscheinungen bemerken oder Ihr Herz nicht mehr regelhaft arbeitet, sollten Sie umgehend einen Arzt aufsuchen.

Hinweise

Für Schwangerschaft und Stillzeit

In Schwangerschaft und Stillzeit können Sie die Mittel kurzfristig anwenden.

Für ältere Menschen

Bei langfristiger Anwendung sollte ein Arzt die Kaliumkonzentration im Blut regelmäßig kontrollieren, um Veränderungen im Kaliumhaushalt rechtzeitig zu erkennen.

Benötigen ältere, bewegungseingeschränkte Menschen Abführmittel, ist Laktulose vorzuziehen, weil das Risiko für unerwünschte Wirkungen im Vergleich zu anderen Abführmitteln insgesamt gering ist.

Pflanzliche Abführmittel

Aloe

Kräuterlax

Sennesblätter/-früchte

Alasenn, Dragees 19 Senna, Jacobus Schwedenkräuter-N, Midro Abführ Tabletten, Neda, Ramend Abführ-Tabletten

Aloe und Sennesblätter reizen die Darmwand und regen auf diese Weise den Darm an, sich häufiger zusammenzuziehen. Dadurch wird der Speisebrei schneller befördert und Wasser im Darm zurückgehalten.

Beide Mittel wirken unterschiedlich stark. Aloe-Extrakt wirkt drastisch abführend und sollte wegen der teilweise schwerwiegenden unerwünschten Wirkungen nicht mehr angewendet werden. Mittel mit diesem Wirkstoff gelten deshalb als „wenig geeignet". Die Wirkung von Sennesblättern ist etwas milder, weshalb diese Mittel mit Ausnahme von *Jacobus Schwedenkräuter-N* zur kurzzeitigen Anwendung geeignet sind. Die Inhaltsstoffe in *Jacobus Schwedenkräuter-N* wirken zwar ebenfalls abführend, da das Mittel aber mit hochprozentigem Alkohol zubereitet werden muss, ist es wenig geeignet.

ANWENDUNG

Sie wenden die Mittel nach Bedarf an und zwar in möglichst geringer Dosierung. Achten Sie strikt auf die im Beipackzettel empfohlene Menge und nehmen Sie nicht eigenmächtig mehr ein.

Alle darmreizenden Abführmittel dürfen Sie keinesfalls länger als ein bis zwei Wochen anwenden, weil sich der Darm sonst an sie gewöhnt und ohne den Reiz nicht mehr von selbst abführt. Näheres dazu lesen Sie unter „Abführmittel nur kurze Zeit anwenden!" (→ Seite 333).

Jacobus Schwedenkräuter-N: Dieses Mittel wird mit einem halben Liter Korn oder Wacholderschnaps zubereitet und stellt eine Art Kräuterlikör dar.

ACHTUNG

Wenn Sie Insulin spritzen (bei Diabetes), sollten Sie den Blutzucker häufiger kontrollieren, weil durch die Abführmittel verstärkt Kalium ausgeschwemmt wird und sich durch den erhöhten Kaliumverlust die Wirkung des Insulins verringern kann. Dann müssen Sie mehr Insulin als gewohnt spritzen, um den Blutzucker ausreichend zu senken.

Jacobus Schwedenkräuter-N: Der fertige Trunk enthält Alkohol. Personen mit Alkoholproblemen dürfen ihn nicht einnehmen. Auch Leberkranke und Menschen mit Anfallleiden sollten den Alkoholgehalt berücksichtigen. Darüber hinaus kann Alkohol die Wirkung vieler Arzneimittel (z. B. Schlaf- und Beruhigungsmittel, Psychopharmaka, starke Schmerzmittel, einige Mittel bei hohem Blutdruck) verstärken.

Gegenanzeigen

Unter folgenden Bedingungen dürfen Sie die Mittel nicht anwenden:

- Sie haben einen Darmverschluss.
- Sie leiden an einer chronisch-entzündlichen Darmerkrankung (Colitis ulcerosa, Morbus Crohn).
- Sie haben Bauchschmerzen ungeklärter Ursache.
- Sie haben einen Flüssigkeits- oder Elektrolytmangel.

Wechselwirkungen mit Medikamenten

Wenn Sie über längere Zeit Präparate einnehmen, die Süßholzwurzel in hoher Dosierung enthalten, kann sich der Kaliumverlust weiter verstärken. Dann erhöht sich das Risiko für Herzrhythmusstörungen.

▶ Unbedingt beachten

In hoher Dosierung führen die Wirkstoffe zu Kaliumverlust im Blut. Wenn Sie gleichzeitig Medikamente einnehmen, die den Kaliumverlust weiter verstärken, zum Beispiel entwässernde Medikamente (Diuretika, bei hohem Blutdruck) oder kortisonhaltige Präparate (bei Entzündungen), besteht die Gefahr, dass aufgrund des Kaliummangels Herzrhythmusstörungen auftreten. Wenn Sie die Abführmittel in hoher Dosierung oder über einen Zeitraum, der über die empfohlene Anwendungsdauer hinausgeht, gleichzeitig mit Digitalis-Glykosiden (bei Herzschwäche) oder Präparaten mit Amiodaron oder Flecainid (bei Herzrhythmusstörungen) einnehmen, kann sich die Wirkung dieser Mittel verstärken. Näheres hierzu finden Sie unter „Mittel bei Herzschwäche: verstärkte Wirkung" (→ Seite 12) beziehungsweise unter „Mittel bei Herzrhythmusstörungen: verstärkte Wirkung" (→ Seite 12).

Wechselwirkungen mit Speisen und Getränken

Lakritze (wird aus Süßholzwurzel hergestellt) sollten Sie während der Anwendung dieser Mittel nicht essen, weil dies den Verlust an Kalium verstärken kann und sich das Risiko für Herzrhythmusstörungen erhöht.

UNERWÜNSCHTE WIRKUNGEN

Aloe wirkt drastischer als Sennesblätter oder -früchte. Die im Folgenden genannten unerwünschten Wirkungen können daher bei Aloe häufiger auftreten.

▶ **Keine Maßnahmen erforderlich**

Der Harn kann sich im Laufe der Behandlung rötlich färben. Dies ist harmlos. Auch kann es zu einer Pigmentierung der Darmschleimhaut kommen (Pseudomelanose). Diese bildet sich nach Absetzen der Mittel meist wieder zurück.

▶ **Muss beobachtet werden**

In Einzelfällen verursachen die Mittel krampfartige Magen Darm Beschwerden. Dann sollten Sie die Dosis verringern.

Wenn sich der Urin auffällig dunkel verfärbt, könnte er rote Blutkörperchen enthalten. Gehen Sie dann baldmöglichst zum Arzt.

Bei langfristiger und zu häufiger Anwendung können die Mittel den Mineralstoffhaushalt stören und insbesondere einen Kaliummangel verursachen. Hinweise darauf sind Muskelschwäche, anhaltende Verstopfung und Herzrhythmusstörungen. Suchen Sie dann möglichst rasch einen Arzt auf.

Aloe: Aufgrund der stark darmreizenden Wirkung können sich bestehende Hämorrhoiden verschlimmern. Dann sollten Sie das Mittel absetzen. Haben sich die Beschwerden auch einige Tage danach nicht merklich gebessert, sollten Sie einen Arzt aufsuchen.

HINWEISE

Für Kinder unter 14 Jahren

Kinder unter zwölf Jahren dürfen diese Mittel nicht bekommen.

Für Schwangerschaft und Stillzeit

In Schwangerschaft und Stillzeit sollten Sie diese Mittel nicht anwenden. Die Mittel können dazu führen, dass sich die Gebärmuttermuskulatur vorzeitig zusammenzieht. Für Aloe-Extrakt wird zudem diskutiert, dass das Mittel auch eine abführende Wirkung beim Ungeborenen haben kann.

Für ältere Menschen

Aloe: Dieses Mittel wirkt stark hautreizend. Wenn es von Menschen mit Inkontinenz eingenommen wird, ist darauf zu achten, dass die Vorlage häufig gewechselt wird, um zu vermeiden, dass der Stuhl längere Zeit mit der Haut in Kontakt ist.

Pflanzliches Quellmittel

Flohsamen

Mucofalk

Flohsamen (Plantago ovata) gehören zu den Quellmitteln und können bei ausreichendem Flüssigkeitsangebot bis zum 200-fachen ihres Gewichts an Wasser aufnehmen. Derart aufgequollen, erhöhen sie das Stuhlvolumen und erleichtern die Darmentleerung. Zur Behandlung von Verstopfung sind die Mittel geeignet.

ANWENDUNG

Sie verrühren das Pulver in reichlich Flüssigkeit und trinken die Mischung vor den Mahlzeiten. Die letzte Portion sollten Sie spätestens eine Stunde vor dem Schlafengehen einnehmen.

Mittel mit Flohsamen können Sie auch länger als zwei Wochen anwenden. Dies sollten Sie aber zunächst mit einem Arzt besprechen.

ACHTUNG

Während der Einnahme dieser Mittel müssen Sie ausreichend trinken (zwei Liter täglich), sonst besteht die Gefahr, dass der Darminhalt verklumpt und den Darm verschließt.

Wenn Sie Diabetes haben und Insulin spritzen, sollten Sie den Blutzucker häufiger kontrollieren, weil die Mittel die Aufnahme von Kohlenhydraten in den Organismus verzögern können. Gegebenenfalls müssen Sie dann weniger Insulin spritzen.

Gegenanzeigen

Unter folgenden Bedingungen dürfen Sie Flohsamen nicht einnehmen:

- Sie haben einen Darmverschluss.
- Ihr Darm oder Ihre Speiseröhre sind stellenweise verengt.
- Sie haben Bauchschmerzen ungeklärter Ursache.
- Sie haben sehr harten Stuhl (Kotsteine, Kotstau) oder sind nicht in der Lage, ausreichend zu trinken (zwei Liter täglich).

Wechselwirkungen mit Medikamenten

Wenn Sie noch andere Medikamente nehmen, ist zu beachten:

- Sie dürfen Flohsamen nicht mit Medikamenten kombinieren, die die Darmmuskulatur lähmen (z. B. morphinähnliche Schmerzmittel).
- Flohsamen binden andere Arzneistoffe, was deren Wirksamkeit beeinträchtigt. Sie sollten die Mittel deshalb immer im Abstand von mindestens einer Stunde einnehmen. Dies ist vor allem bei starkwirkenden Arzneimitteln zu beachten wie Schilddrüsenhormonen (bei Schilddrüsenerkrankungen), Herzglykosiden (bei Herzschwäche) und Cumarinen (bei erhöhter Thrombosegefahr).

UNERWÜNSCHTE WIRKUNGEN

▶ **Muss beobachtet werden**

Wenn die Haut sich verstärkt rötet und juckt, reagieren Sie vermutlich allergisch auf Flohsamen. Dann sollten Sie das Mittel absetzen. Sind die Hauterscheinungen (→ Seite 14) einige Tage später nicht deutlich abgeklungen, sollten Sie einen Arzt aufsuchen.

▶ **Sofort zum Arzt**

Wenn sich der juckende Hautausschlag verstärkt und zusätzlich Herzrasen, Atemnot, Schwäche und Schwindel auftreten, müssen Sie das Mittel sofort absetzen und unverzüglich den Notarzt (Telefon 112) rufen, weil es sich um eine lebensbedrohliche Allergie (→ Seite 14) handeln kann. Diese kommt jedoch nur in Einzelfällen vor.

HINWEISE

Für Kinder unter 14 Jahren

Kinder unter zwölf Jahren sollten das Mittel nicht bekommen.

Kombinationen: Mineralhaltige Mischungen

Natrium-hydrogenphosphat + Natrium-monohydrogenphosphat

Freka-Clyss

Natrium-hydrogenkarbonat + Natrium-hydrogenphosphat

Lecicarbon

Natriumzitrat + Natrium-laurylsulfoazetat

Microklist

Natriumhydrogenphosphat + Natriummonohydrogenphosphat + Natriumbenzoat

1xklysma salinisch

Kaliumchlorid + Macrogol + Natriumchlorid + Natrium-hydrogenkarbonat

isomol, Movicol

klysma salinisch, *Freka-Clyss*, *Microklist*, *Movicol*: Diese mineralhaltigen Mischungen binden Wasser und lassen dadurch im Enddarm verhärteten Stuhl aufquellen. Derart weich gemacht, lässt er sich besser ausscheiden.

Lecicarbon: Dieses Mittel wirkt über die langsame Freisetzung von Kohlendioxid im Enddarm. Das regt die Darmtätigkeit an und löst die Darmentleerung aus.

Beide Mittel sind zur Behandlung von Verstopfung geeignet. Die Klistiere eignen sich vor allem zur Auflösung harter Kotballen im Enddarm. *Freka-Clyss* und *klysma salinisch* sind als Medizinprodukte (→ Seite 26) zugelassen, nicht als Arzneimittel.

ACHTUNG

Freka-Clyss: Dieses Präparat enthält als Konservierungsmittel Parabene. Wenn Sie auf Parastoffe (→ Seite 585) allergisch reagieren, dürfen Sie das Mittel nicht anwenden.

Gegenanzeigen

Unter folgenden Bedingungen dürfen Sie die Mittel nicht anwenden:

- Sie haben einen Darmverschluss.
- Sie leiden an einer chronisch-entzündlichen Darmerkrankung (Colitis ulcerosa, Morbus Crohn).
- Sie haben Bauchschmerzen ungeklärter Ursache.

Die Trinklösung dürfen Sie nicht einnehmen, wenn Ihre Nierenfunktion eingeschränkt ist. Klistiere und Zäpfchen dürfen Sie nicht anwenden, wenn Sie Hämorrhoiden, Fissuren oder andere Erkrankungen im Rektum oder Analkanal haben.

UNERWÜNSCHTE WIRKUNGEN

▶ **Keine Maßnahmen erforderlich**

Movicol: Es können Darmkollern, Trommelbauch und Bauchschmerzen auftreten.

klysma salinisch, *Lecicarbon*, *Microklist*, *Freka-Clyss*: Vereinzelt können die Mittel die Haut am After reizen und ein leichtes Brennen verursachen.

▶ **Sofort zum Arzt**

isomol, *Movicol*: Diese Mittel enthalten Macrogol. Dieser Wirkstoff steht im Verdacht, bedrohliche Elektrolytstörungen hervorrufen zu können. Wenn nach der Einnahme der Mittel starkes und wiederholtes Erbrechen oder Krampfanfälle auftreten, sollten Sie einen Arzt aufsuchen und den Elektrolythaushalt kontrollieren lassen. Dies gilt besonders, wenn Ihre Nieren nur eingeschränkt arbeiten, eine Herzschwäche besteht oder wenn Sie wasserausschwemmende Mittel (Diuretika, bei hohem Blutdruck) oder Antidepressiva (bei Depressionen) einnehmen, weil dann die Gefahr von Elektrolytstörungen bereits durch diese Medikamente erhöht ist.

HINWEISE

Für Kinder unter 14 Jahren

klysma salinisch, Freka-Clyss: Bei Kindern unter zwei Jahren dürfen diese Mittel nicht angewendet werden.

Movicol: Dieses Mittel sollten Kinder unter zwölf Jahren nicht bekommen.

Pflanzenkombinationen

Aloe + Schöllkraut

Chol-Kugeletten

Flohsamenschalen + Sennesfrüchte

Agiolax

Aloe wirkt sehr stark reizend auf die Darmwand und regt auf diese Weise den Darm an, sich häufiger zusammenzuziehen. Dadurch wird der Speisebrei schneller befördert und Wasser im Darm zurückgehalten. Schöllkraut regt den Gallefluss an und soll dadurch verdauungsfördernd wirken. Inzwischen sind jedoch leberschädigende Wirkungen von Schöllkraut bekannt geworden. Daher sollte dieser Wirkstoff in Arzneimitteln nicht mehr angewendet werden. Aufgrund ihrer Zusammensetzung gelten *Chol-Kugeletten* als „wenig geeignet".

Flohsamenschalen (Plantago ovata) gehören zu den Quellmitteln und können bei ausreichendem Flüssigkeitsangebot bis zum 200-fachen ihres Gewichts an Wasser aufnehmen. Derart aufgequollen, erhöhen sie das Stuhlvolumen und erleichtern die Darmentleerung. *Agiolax* enthält zusätzlich zu diesem Quellmittel die darmreizenden Sennesfrüchte. Da als Abführmittel Quellstoffe beziehungsweise wasserbindende Mittel allein genügen würden, gilt dieses Mittel als „mit Einschränkung geeignet".

ANWENDUNG

Alle darmreizenden Abführmittel dürfen Sie keinesfalls länger als ein bis zwei Wochen anwenden, weil sich der Darm sonst an sie gewöhnt und ohne den Reiz nicht mehr von selbst abführt. Näheres dazu lesen Sie unter „Abführmittel nur kurze Zeit anwenden!" (→ Seite 333). Bei *Chol-Kugeletten* kommt hinzu, dass das darin enthaltene Schöllkraut leberschädigend wirken kann.

ACHTUNG

Wenn Sie Insulin spritzen, sollten Sie den Blutzucker häufiger kontrollieren, weil durch die Abführmittel verstärkt Kalium ausgeschwemmt wird und sich durch den erhöhten Kaliumverlust die Wirkung des Insulins verringern kann. Dann müssen Sie mehr Insulin als gewohnt spritzen, um den Blutzucker ausreichend zu senken.

Gegenanzeigen

Unter folgenden Bedingungen dürfen Sie die Mittel nicht anwenden:

- Sie haben einen Darmverschluss.
- Sie leiden an einer chronisch-entzündlichen Darmerkrankung (Colitis ulcerosa, Morbus Crohn).
- Sie haben Bauchschmerzen ungeklärter Ursache.
- Sie haben einen Flüssigkeits- oder Elektrolytmangel.

Chol-Kugeletten: Wenn Ihre Leber nur eingeschränkt arbeitet oder Sie eine Lebererkrankung haben, dürfen Sie dieses Mittel nicht anwenden. Das gilt auch, wenn Sie andere Medikamente einnehmen, die die Leber schädigen können.

Wechselwirkungen mit Medikamenten

Wenn Sie über längere Zeit Präparate einnehmen, die Süßholzwurzel in hoher Dosierung enthalten, kann sich der Kaliumverlust weiter verstärken. Dann erhöht sich das Risiko für Herzrhythmusstörungen.

Agiolax: Flohsamen binden andere Arzneistoffe, was deren Wirksamkeit beeinträchtigen kann. Sie sollten die Mittel deshalb im Abstand von mindestens einer Stunde einnehmen.

▶ Unbedingt beachten

In hoher Dosierung schwemmen die Wirkstoffe Kalium aus dem Blut aus. Wenn Sie gleichzeitig Medikamente einnehmen, die den Kaliumverlust noch verstärken, zum Beispiel entwässernde Medikamente (Diuretika, bei hohem Blutdruck) oder kortisonhaltige Präparate (bei Entzündungen), besteht die Gefahr, dass aufgrund des Kaliummangels Herzrhythmusstörungen auftreten.

Wenn Sie die Abführmittel in hoher Dosierung oder über einen Zeitraum, der über die empfohlene Anwendungsdauer hinausgeht, gleichzeitig mit Digitalis-Glykosiden (bei Herzschwäche) oder Präparaten mit Amiodaron oder Flecainid (bei Herzrhythmusstörungen) einnehmen, kann sich die Wirkung dieser Mittel verstärken. Näheres hierzu finden Sie unter „Mittel bei Herzschwäche: verstärkte Wirkung" (→ Seite 12) beziehungsweise unter „Mittel bei Herzrhythmusstörungen: verstärkte Wirkung" (→ Seite 12).

Wechselwirkungen mit Speisen und Getränken

Lakritze (wird aus Süßholzwurzel hergestellt) sollten Sie während der Anwendung dieser Mittel nicht essen, weil dies den Verlust an Kalium verstärken kann und sich das Risiko für Herzrhythmusstörungen erhöht.

Unerwünschte Wirkungen

▶ **Keine Maßnahmen erforderlich**

Der Harn kann sich im Laufe der Behandlung rötlich färben. Dies ist harmlos. Auch kann es zu einer Pigmentierung der Darmschleimhaut kommen. Diese bildet sich nach Absetzen der Mittel meist wieder zurück.

▶ **Muss beobachtet werden**

In Einzelfällen verursachen die Mittel krampfartige Magen-Darm-Beschwerden. Dann sollten Sie die Dosis verringern.

Wenn sich der Urin auffällig dunkel verfärbt, könnte er rote Blutkörperchen enthalten. Gehen Sie dann baldmöglichst zum Arzt.

Bei langfristiger und zu häufiger Anwendung können die Mittel den Mineralstoffhaushalt stören und insbesondere einen Kaliummangel verursachen. Hinweise darauf sind Muskelschwäche, anhaltende Verstopfung und Herzrhythmusstörungen. Suchen Sie dann möglichst rasch einen Arzt auf.

Agiolax: Wenn die Haut sich verstärkt rötet und juckt, reagieren Sie vermutlich allergisch auf die in diesem Mittel enthaltenen Flohsamen. Dann sollten Sie es absetzen. Sind die Hauterscheinungen (→ Seite 14) einige Tage später nicht deutlich abgeklungen, sollten Sie einen Arzt aufsuchen.

Chol-Kugeletten: Das Mittel kann die Leber (→ Seite 16) schädigen. Treten Übelkeit, Erbrechen und/oder dunkel gefärbter Urin auf und ist der Stuhl auffällig hell, sollten Sie einen Arzt aufsuchen.

▶ **Sofort zum Arzt**

Agiolax: Wenn sich der juckende Hautausschlag verstärkt und zusätzlich Herzrasen, Atemnot, Schwäche und Schwindel auftreten, müssen Sie das Mittel sofort absetzen und unverzüglich den Notarzt (Telefon 112) rufen, weil es sich um eine lebensbedrohliche Allergie (→ Seite 14) handeln kann. Diese kommt jedoch nur in Einzelfällen vor.

Chol-Kugeletten: Das Mittel kann die Leber (→ Seite 16) schwer schädigen. Wenn sich die Haut gelb färbt – möglicherweise begleitet von starkem Juckreiz am ganzen Körper –, sollten Sie sofort einen Arzt aufsuchen.

Hinweise

Für Kinder unter 14 Jahren

Agiolax, Chol-Kugeletten: Diese Mittel dürfen Kinder unter zehn Jahren nicht bekommen.

Für Schwangerschaft und Stillzeit

In Schwangerschaft und Stillzeit sollten Sie die Mittel nicht anwenden. Sie können dazu führen, dass sich die Gebärmuttermuskulatur vorzeitig zusammenzieht. Für Aloe-Extrakt wird zudem diskutiert, dass er auch beim Ungeborenen eine abführende Wirkung haben kann.

Abführtees

Sennesblätter

Bekunis Tee, Midro Tee, Ramend Abführtee instant N

Sennesblätter reizen die Darmwand und regen den Darm an, sich häufiger zusammenzuziehen. Dadurch wird der Speisebrei schneller befördert und Wasser im Darm zurückgehalten.

Zur kurzzeitigen Anwendung bei Verstopfung sind diese Abführtees geeignet.

Anwendung

Alle Abführtees trinken Sie am besten abends vor dem Schlafengehen, dann wirken sie am nächsten Morgen. Alle darmreizenden Abführmittel dürfen Sie keinesfalls länger als ein bis zwei Wochen anwenden, weil sich der Darm sonst an sie gewöhnt und ohne den Reiz nicht mehr von selbst abführt. Näheres dazu lesen Sie unter „Abführmittel nur kurze Zeit anwenden!" (→ Seite 333).

ACHTUNG

Wenn Sie Insulin spritzen (bei Diabetes), sollten Sie den Blutzucker häufiger kontrollieren, weil durch die Abführtees verstärkt Kalium ausgeschwemmt wird. Durch den erhöhten Kaliumverlust kann sich die Wirkung des Insulins verringern. Dann müssen Sie mehr Insulin als gewohnt spritzen, um den Blutzucker ausreichend zu senken.

Gegenanzeigen

Unter folgenden Bedingungen dürfen Sie die Tees nicht anwenden:

- Sie haben einen Darmverschluss.
- Sie leiden an einer chronisch-entzündlichen Darmerkrankung (Colitis ulcerosa, Morbus Crohn).
- Sie haben Bauchschmerzen ungeklärter Ursache.
- Sie haben einen Flüssigkeits- oder Elektrolytmangel.

Wechselwirkungen mit Medikamenten

Wenn Sie gleichzeitig Präparate einnehmen, die größere Mengen Süßholzwurzel enthalten, kann sich der Kaliumverlust weiter verstärken. Damit erhöht sich das Risiko für Herzrhythmusstörungen.

▶ **Unbedingt beachten**

In hoher Dosierung schwemmen die Wirkstoffe zu viel Kalium aus dem Blut aus. Wenn Sie gleichzeitig Medikamente einnehmen, die den Kaliumverlust noch verstärken, zum Beispiel entwässernde Medikamente (Diuretika, bei hohem Blutdruck) oder kortisonhaltige Präparate (bei Entzündungen), besteht die Gefahr, dass aufgrund des Kaliummangels Herzrhythmusstörungen auftreten.

Wenn Sie die Abführtees stark konzentriert oder über eine Zeitdauer, die über die empfohlene Anwendungsdauer hinausgeht, gleichzeitig mit Digitalis-Glykosiden (bei Herzschwäche) oder Präparaten mit dem Wirkstoff Amiodaron (bei Herzrhythmusstörungen) einnehmen, kann sich die Wirkung dieser Mittel verstärken. Näheres hierzu finden Sie unter „Mittel bei Herzschwäche: verstärkte Wirkung" (→ Seite 12) beziehungsweise unter „Mittel bei Herzrhythmusstörungen: verstärkte Wirkung" (→ Seite 12).

Wechselwirkungen mit Speisen und Getränken

Lakritze (wird aus Süßholzwurzel hergestellt) sollten Sie während der Anwendung dieser Mittel nicht essen, weil dies den Verlust an Kalium verstärken kann und sich das Risiko für Herzrhythmusstörungen erhöht.

UNERWÜNSCHTE WIRKUNGEN

▶ **Keine Maßnahmen erforderlich**

In Einzelfällen verursachen die Tees krampfartige Magen-Darm-Beschwerden. Dann sollten Sie die Dosis verringern.

Der Harn kann sich im Laufe der Behandlung rötlich färben. Dies ist harmlos. Auch kann es zu einer Pigmentierung der Darmschleimhaut kommen. Diese bildet sich nach Absetzen meist wieder zurück.

▶ **Muss beobachtet werden**

Wenn sich der Urin auffällig dunkel verfärbt, könnte er rote Blutkörperchen enthalten. Gehen Sie dann baldmöglichst zum Arzt.

Bei langfristiger und zu häufiger Anwendung können die Tees den Mineralstoffhaushalt stören und insbesondere einen Kaliummangel verursachen. Hinweise darauf sind Muskelschwäche, anhaltende Verstopfung und Herzrhythmusstörungen. Suchen Sie dann möglichst rasch einen Arzt auf.

HINWEISE

Für Kinder unter 14 Jahren

Kinder sollten diese Tees nicht bekommen.

Für Schwangerschaft und Stillzeit

In Schwangerschaft und Stillzeit sollten Sie die Tees nicht trinken.

Verstopfung

Handelsname Darreichungsform	Zusammensetzung pro 1 ml/1 g oder wie angegeben bzw. pro abgeteilte Einheit	Kleinste Packungs-größe	Unverb. Preis in Euro	Bewertung für das beanspruchte Anwendungsgebiet

Hinweise zu den Tabellenspalten → Seite 34, zur Auswahl der Arzneimittel → Seite 28, zur Grundlage der Bewertung → Seiten 29, 33

Agiolax Pico Pastillen	**Natriumpicosulfat** 5 mg	20 Stück	4,13	**Geeignet** bei Verstopfung zur kurzzeitigen Anwendung. → Seite 333
Agiolax Granulat	**Sennesfrüchte** 68–132 mg + **Flohsamen** 520 mg + **Flohsamenschalen** 22 mg	100 g	5,59	**Mit Einschränkung geeignet** bei Verstopfung zur kurzzeitigen Anwendung. Kombination aus wasserbindenden Quellstoffen (Flohsamen/-schalen) und darmreizenden Sennesfrüchten. Wasserbindende Mittel allein sind vorzuziehen. → Seite 340
Alasenn Kräutergranulat Granulat	**Sennesblätter** 578 mg + **Tinnevelly-Sennesfrüchte** 385,3 mg	33 g	8,39	**Geeignet** bei Verstopfung zur kurzzeitigen Anwendung. → Seite 337
Babylax Klistier	**Glyzerin** 1 800 mg pro 3,6 g	3 x 3,6 g	4,80	**Geeignet** bei Verstopfung zur Entleerung des Enddarms bei Säuglingen und Kindern. → Seite 334
Bekunis Dragees	**Bisacodyl** 5 mg	45 Stück	7,40	**Geeignet** bei Verstopfung zur kurzzeitigen Anwendung. → Seite 333
Bekunis Instant Tee Tee	Auszug aus **Alexandriner-Sennesfrüchten** + **Tinnevelly-Sennesfrüchten** 100–166,5 mg pro Dosierlöffel	240 ml	9,90	**Geeignet** bei Verstopfung zur kurzzeitigen Anwendung. → Seite 341
Bekunis KRÄUTERTEE N Tee mit Dosierlöffel	**Sennesblätter** 600 mg	55 g	4,45	**Geeignet** bei Verstopfung zur kurzzeitigen Anwendung. → Seite 341
Bifiteral Beutel	**Laktulose** 1 g	10 x 10 g	5,65	**Geeignet** bei Verstopfung. → Seite 335
Bifiteral Sirup	667 mg	200 ml	4,95	
Chol-Kugeletten Neu Dragees	Auszüge aus **Schöllkraut** 30–45 mg + **Aloe** 27,5–35 mg	30 Stück	13,98	**Wenig geeignet** bei Verstopfung. Nicht sinnvolle Kombination aus einem darmreizenden, drastisch wirkenden Abführmittel (Aloe) und einem Gallemittel (Schöllkraut). Schöllkraut kann die Leber schädigen. → Seite 340
Dragees 19 Senna Dragees	**Auszug aus Sennesblättern** 93–127 mg	28 Stück	5,53	**Geeignet** bei Verstopfung zur kurzzeitigen Anwendung. → Seite 337
Dulcolax Dragees	**Bisacodyl** 5 mg	10 Stück	2,80	**Geeignet** bei Verstopfung zur kurzzeitigen Anwendung. → Seite 333
Dulcolax Zäpfchen	10 mg	6 Stück	5,40	
Dulcolax NP Tropfen	**Natriumpicosulfat-monohydrat** 7,5 mg	15 ml	7,40	**Geeignet** bei Verstopfung zur kurzzeitigen Anwendung. → Seite 333
Freka-Clyss Klistier	**Natrium-dihydrogenphosphat** 16 g + **Natrium-monohydrogenphosphat** 6 g (Konservierungsmittel: Parabene)	120 ml	ca. 2,23	**Geeignet** bei Verstopfung, vor allem zur Entleerung des Enddarms. Medizinprodukt. → Seite 339

Verstopfung Fortsetzung

Handelsname Darreichungsform	Zusammensetzung pro 1 ml/1 g oder wie angegeben bzw. pro abgeteilte Einheit	Kleinste Packungsgröße	Unverb. Preis in Euro	Bewertung für das beanspruchte Anwendungsgebiet

Hinweise zu den Tabellenspalten → Seite 34, zur Auswahl der Arzneimittel → Seite 28, zur Grundlage der Bewertung → Seiten 29, 33

Handelsname Darreichungsform	Zusammensetzung	Kleinste Packungsgröße	Unverb. Preis in Euro	Bewertung
F.X. Passage SL Pulver	**Magnesiumsulfat** 300 mg	200 g	9,70	**Geeignet** bei Verstopfung zur kurzzeitigen Anwendung. → Seite 335
Glycilax für Kinder	**Glyzerin** 0,75 g	6 Stück	3,05	**Geeignet** bei Verstopfung zur Entleerung des Enddarms bei Säuglingen und Kindern. → Seite 334
für Erwachsene Zäpfchen	1 g	6 Stück	3,55	**Geeignet** bei Verstopfung zur Entleerung des Enddarms bei Erwachsenen. → Seite 334
isomol Trinklösung	**Macrogol 3 350** 13 125 mg + **Natriumchlorid** 351 mg + **Natrium-hydrogen-karbonat** 179 mg + **Kaliumchlorid** 47 mg pro 13,81 g	10 x 13,81 g	9,38	**Geeignet** bei Verstopfung. → Seite 339
Jacobus Schwedenkräuter-N Pulver	**Tinnevelly-Sennesfrüchte** 400–560 mg	40 g	5,90	**Wenig geeignet** bei Verstopfung. Sennesfrüchte sind zwar geeignet bei Verstopfung, wenn sie kurzzeitig eingesetzt werden, die Zubereitungsform mit hochprozentigem Alkohol ist jedoch abzulehnen. → Seite 337
1xklysma salinisch Klysma	**Natrium-hydrogenphosphat** 16 g + **Natrium-monohydrogen-phosphat** 2,98 g + **Natriumbenzoat** 0,12 g pro 100 ml	135 ml	5,55	**Geeignet** bei Verstopfung, vor allem zur Entleerung des Enddarms. Medizinprodukt. → Seite 339
Kräuterlax 15 mg Kräuter-Dragees zum Abführen Dragees	**Auszug aus Aloe** 41,25–52,5 mg	10 Stück	2,32	**Wenig geeignet** bei Verstopfung. Aloe wirkt drastischer und stärker irritierend auf den Darm als geeignete Mittel und kann vermehrt zu Nebenwirkungen führen. Mittel mit besserer Verträglichkeit sind vorzuziehen. → Seite 337
Lactulose AL Sirup Sirup	**Laktulose** 667 mg	200 ml	4,39	**Geeignet** bei Verstopfung. → Seite 335
Lactulose Hexal 667 g/l Sirup	**Laktulose** 667 mg	200 ml	4,88	**Geeignet** bei Verstopfung. → Seite 335
Lactulose Neda Sirup	**Laktulose** 663 mg	200 ml	4,95	**Geeignet** bei Verstopfung. → Seite 335
Lactulose-ratiopharm Sirup	**Laktulose** 667 mg	200 ml	4,91	**Geeignet** bei Verstopfung. → Seite 335
Lactulose-saar Sirup	**Laktulose** 650 mg	200 ml	4,95	**Geeignet** bei Verstopfung. → Seite 335
Lactulose STADA Sirup	**Laktulose** 667 mg	200 ml	4,41	**Geeignet** bei Verstopfung. → Seite 335
Laxoberal Abführ-Perlen Kapseln	**Natriumpicosulfat** 2,5 mg	50 Stück	12,35	**Geeignet** bei Verstopfung zur kurzzeitigen Anwendung. → Seite 333
Laxoberal Tabletten	5 mg	20 Stück	5,85	
Laxoberal Tropfen	7,5 mg	15 ml	7,40	

Verstopfung Fortsetzung

Handelsname Darreichungsform	Zusammensetzung pro 1 ml/1 g oder wie angegeben bzw. pro abgeteilte Einheit	Kleinste Packungsgröße	Unverb. Preis in Euro	Bewertung für das beanspruchte Anwendungsgebiet

Hinweise zu den Tabellenspalten → Seite 34, zur Auswahl der Arzneimittel → Seite 28, zur Grundlage der Bewertung → Seiten 29, 33

Handelsname Darreichungsform	Zusammensetzung	Kleinste Packungsgröße	Unverb. Preis in Euro	Bewertung
Lecicarbon S CO2-Laxans	**Natrium-hydrogenkarbonat** 125 mg + **Natrium-dihydrogen-phosphat** 170 mg	10 Stück	5,32	**Geeignet** bei Verstopfung zur Entleerung des Enddarms bei Säuglingen. → Seite 339
Lecicarbon K CO2-Laxans	**Natrium-hydrogenkarbonat** 250 mg + **Natrium-dihydrogen-phosphat** 340 mg	10 Stück	5,36	**Geeignet** bei Verstopfung zur Entleerung des Enddarms bei Kindern. → Seite 339
Lecicarbon E CO2-Laxans Zäpfchen	**Natrium-hydrogenkarbonat** 500 mg + **Natrium-dihydrogen-phosphat** 680 mg	10 Stück	6,62	**Geeignet** bei Verstopfung zur Entleerung des Enddarms bei Erwachsenen. → Seite 339
Microklist Klistier	**Natriumzitrat** 450 mg + **Natrium-laurylsulfoazetat** 45 mg + **Sorbit-Lösung 70 %** 4,5 g	4 Stück	7,85	**Geeignet** bei Verstopfung, vor allem zur Entleerung des Enddarms. → Seite 339
Midro Abführ Tabletten Tabletten	**Sennesfrüchte** 250–318 mg	100 Stück	3,55	**Geeignet** bei Verstopfung zur kurzzeitigen Anwendung. → Seite 337
Midro Tee Tee	**Sennesblätter** 625–750 mg	48 g	3,32	**Geeignet** bei Verstopfung zur kurzzeitigen Anwendung. → Seite 341
Movicol Trinklösung	**Macrogol 3 350** 13 125 mg + **Natriumchlorid** 351 mg + **Natrium-hydrogen-karbonat** 179 mg + **Kaliumchlorid** 47 mg pro 13,81 g	10 x 13,81 g	9,02	**Geeignet** bei Verstopfung. → Seite 339
Mucofalk Apfel	**Indische Flohsamenschalen** 3 250 mg pro 5 g	20 x 5 g	6,78	**Geeignet** bei Verstopfung. → Seite 338
Mucofalk Orange	3 250 mg pro 5 g	20 x 5 g	6,78	
Mucofalk Fit Granulat	3 250 mg pro 5 g	20 x 5 g	6,78	
Neda Früchtewürfel Würfel	**Sennesblätter** 430–640 mg + **Tinnevelly-Sennesfrüchte** 430–640 mg	15 Stück	5,96	**Geeignet** bei Verstopfung zur kurzzeitigen Anwendung. → Seite 337
Obstinol M Emulsion	**Dickflüssiges Paraffin** 9 970 mg pro 30 ml	250 ml	8,35	**Wenig geeignet** bei Verstopfung. Paraffin kann sich in Lymphknoten ablagern. → Seite 334
Ramend Abführ-Tabletten 20 mg Tabletten	**Auszug aus Alexandriner-Sennesfrüchten** 76,19–101,5 mg	20 Stück	3,99	**Geeignet** bei Verstopfung zur kurzzeitigen Anwendung. → Seite 337
Ramend Abführtee instant N Tee	Auszug aus **Alexandriner-Sennes-früchten** + **Tinnevelly-Sennes-früchten** 200–400 mg	42 g	8,95	**Geeignet** bei Verstopfung zur kurzzeitigen Anwendung. → Seite 341
Regulax Picosulfat Tropfen Lösung	**Natriumpicosulfat** 7,5 mg	20 ml	6,25	**Geeignet** bei Verstopfung zur kurzzeitigen Anwendung. → Seite 333
Regulax Picosulfat Abführ-würfel Würfel	10 mg	6 Stück	2,56	

Hämorrhoiden

Im Inneren des Enddarms (Rektum), in und über dem ringförmigen Afterschließmuskel, befinden sich mit arteriellem Blut gefüllte Schwellkörper. Sie bilden eine Art Polster, das gefüllt und entleert werden kann und dazu beiträgt, dass der Enddarm gut schließt. Wird der Darm entleert und der Schließmuskel dabei gedehnt, fließt das Blut aus den Schwellkörpern ab; zieht sich der After zusammen, strömt es wieder ein und dichtet den Analkanal ab.
Als Hämorrhoiden werden vergrößerte Blutgefäße bezeichnet, die sich unter der Hautoberfläche ausgedehnt haben. Das geschieht, wenn das Gefäßpolster längere Zeit nicht entleert wird, zum Beispiel, weil eine Verstopfung vorliegt oder der Stuhldrang unterdrückt wird. Da die Hämorrhoiden direkt unter der Hautoberfläche liegen, entzünden sie sich leicht oder reißen ein, vor allem wenn der Darminhalt sehr hart ist. Wenn beim Stuhlgang stark gepresst werden muss, können sie aus dem After hervortreten.
Hämorrhoiden werden entsprechend ihrer Ausdehnung, Größe und der Intensität der Beschwerden in vier Stadien eingeteilt:

- Stadium I: Die Schwellkörper im Enddarm sind vergrößert.
- Stadium II: Schmerzen und Blutungen mehren sich. Die Hämorrhoiden treten beim Pressen am Afterrand hervor, ziehen sich aber wieder in den Enddarm zurück, wenn der Darminhalt abgesetzt ist.
- Stadium III: Die Hämorrhoiden ziehen sich nach dem Stuhlgang nicht mehr von selbst in den Enddarm zurück, können aber mit dem Finger wieder hineingeschoben werden. Häufig entsteht das Gefühl, dass der Darm nicht vollständig entleert ist. Manchmal schließt der Aftermuskel nicht mehr dicht genug, sodass unkontrolliert etwas Stuhl abgeht.
- Stadium IV: Die Hämorrhoiden bleiben dauerhaft außerhalb des Enddarms und lassen sich mit dem Finger nicht mehr zurückschieben.

Anzeichen und Beschwerden

Hämorrhoiden liegen dicht unter der Haut im Analkanal. Die dünne Innenhaut des Enddarms wird durch den Stuhl leicht gereizt und sondert dann vermehrt Schleim ab, der sich im Afterbereich sammelt und sehr starken Juckreiz auslöst. Manchmal nässen und brennen die Stellen auch. Wenn sie sich entzünden, schwillt das umgebende Gewebe an und schmerzt, vor allem beim Sitzen und beim Stuhlgang. Meist ist dann auch die Darmentleerung behindert. Mit dem Stuhl austretendes oder dem Stuhl aufliegendes hellrotes Blut ist ein Hinweis darauf, dass Hämorrhoiden eingerissen sind. Sie heilen schnell von selbst wieder zu.

Nicht verwechseln

Im Analkanal rund um den After befinden sich auch venöse Gefäßpolster. Sie schwellen ebenfalls an und erweitern sich, wenn auf sie Druck ausgeübt wird. Häufig geschieht das im Zusammenhang mit einer Schwangerschaft oder Geburt sowie bei starkem und langem Pressen bei Verstopfung oder hartem Stuhlgang.
Solche erweiterten Venen sind keine Hämorrhoiden, allerdings können sie ähnliche Beschwerden machen wie diese, insbesondere, wenn sich in den Venen kleine Blutgerinnsel (Perianalthrombosen) bilden. Beim Sitzen verursacht die prall gestaute Vene dann meist sehr starke Schmerzen. Die Gerinnsel werden innerhalb einiger Tage vom Körper abgebaut, und die Vene erschlafft wieder. Bei starken Beschwerden kann der Arzt die angeschwollene Vene mit einem kleinen Skalpellschnitt öffnen und den Blutpfropf entfernen. Schmerzen und Druckgefühl lassen dann sofort nach.
Obwohl es sich um Thrombosen handelt, stellen Perianalthrombosen – anders als Blutgerinnsel in den Beinvenen – keine Gefahr für eine Embolie dar. Aus den oberflächlich liegenden Venen kann der Blutpfropf nicht über die Verbindungsadern zu anderen Venen weggeschwemmt werden. Das kann nur passieren, wenn sich ein Blutpfropf in den tiefen Venen befindet.

Ursachen

Hämorrhoiden bilden sich meist aufgrund einer erblichen Veranlagung. Gefördert werden sie außerdem durch Bewegungsmangel und ballaststoffarme Ernährung, die häufig Verstopfung und harten Stuhl nach sich ziehen. Starkes Pressen, langes Sitzen, Übergewicht oder die vergrößerte Gebärmutter bei einer Schwangerschaft drücken vermehrt auf den Enddarm und damit auch auf die Hämorrhoiden.
Abführmittel können dazu beitragen, dass sich Hämorrhoiden entwickeln, vor allem wenn sie häufig

eingenommen werden. Dann bleibt der Stuhl meist dünnflüssig, was dazu führt, dass die Schwellkörper im Enddarm nicht mehr regelmäßig entleert werden und sich in die Umgebung ausdehnen. Dies gilt nicht für Abführmittel, die Quellstoffe enthalten. Für Flohsamen, Leinsamen und Weizenkleie konnte in klinischen Studien gezeigt werden, dass sie die Symptome bei Hämorrhoiden verbessern und das Blutungsrisiko verringern können.

Vorbeugung

Wenn Sie mit der Nahrung ausreichend Ballaststoffe zu sich nehmen, wird der Darm nicht träge und der Stuhl nicht hart. Ballaststoffe sind unverdauliche Nahrungsbestandteile. Dazu gehören Quellstoffe in Obstschalen und Gemüse sowie die Reste der Getreidekornhülle in Vollkornprodukten. Ballaststoffe regen die Darmbewegung an, indem sie Wasser binden und den Speisebrei aufquellen lassen. Dieser wird zügig befördert und rasch ausgeschieden. Eine Verstopfung kann so gar nicht entstehen. Der Stuhl ist weich und erfordert kein langes und starkes Pressen. Wichtig ist, dass Sie täglich mindestens zwei Liter trinken, um dem Darm genügend Wasser zur Verfügung zu stellen. Wenn Sie eine Herzschwäche haben oder Ihre Nieren nur unzureichend arbeiten, sollten Sie allerdings ohne Rücksprache mit dem Arzt nicht mehr als 1,5 Liter täglich trinken.

Jede Art von Bewegung regt die Darmtätigkeit zusätzlich an und verhindert, dass sich Hämorrhoiden bilden.

Eine „Schließmuskelgymnastik" fördert die Durchblutung im Analkanal und beugt auf diese Weise der Ausdehnung der Hämorrhoidalpolster vor: Kneifen Sie dazu den Schließmuskel mehrmals täglich 30mal hintereinander zusammen.

Allgemeine Maßnahmen

Alle unter Vorbeugung genannten Maßnahmen sind auch bei bereits vorhandenen Hämorrhoiden sinnvoll.

Damit sich Hämorrhoiden nicht entzünden, sollten Sie auf eine sorgfältige Analhygiene achten:

- Reinigen Sie den Darmausgang nach dem Stuhlgang mit einem Waschlappen und lauwarmem Wasser, ersatzweise mit feuchten Toiletten- oder Baby-Öltüchern. Benutzen Sie kein hartes, raues Toilettenpapier und wischen Sie nicht zu grob über den After, sonst wird die Haut gereizt und reißt leicht ein.
- Verwenden Sie keine Seifen und Kosmetika im Analbereich. Sie reizen die Haut und fördern Entzündungen und Allergien.

Bei Hämorrhoiden im Stadium I und II genügen meist die hier und unter „Vorbeugung" genannten Hinweise. Bei ausgeprägten Hämorrhoiden im Stadium II und III ist es meist sinnvoll, die Hämorrhoiden vom Arzt veröden oder mit einem Gummiband abbinden (das Gewebe stirbt dann innerhalb weniger Tage und wird abgestoßen) zu lassen. Hämorrhoiden im Stadium IV müssen meist operativ entfernt werden.

Wann zum Arzt?

Wenn sich die Beschwerden nach einer Woche nicht bessern oder wenn Hämorrhoiden des Stadiums III bis IV vorliegen, sollten Sie einen Arzt aufsuchen. Spezialisten für Enddarmerkrankungen werden als Proktologen bezeichnet.

Auch wenn Sie Blut im Stuhl bemerken oder Hämorrhoidalknoten im Enddarmbereich stark bluten, sollten Sie einen Arzt aufsuchen.

Bei Kindern

Wenn Kinder Beschwerden im Analbereich haben, sollten Sie diese nicht selbst behandeln, sondern grundsätzlich einen Arzt aufsuchen.

Behandlung mit Medikamenten

Alle hier aufgeführten Medikamente können Hämorrhoiden nicht ursächlich behandeln, sondern nur die damit verbundenen Beschwerden bessern.

Zur Behandlung von Hämorrhoiden stehen verschiedene Zubereitungsformen zur Verfügung: Salben zum äußerlichen Auftragen oder auch zum Einführen in den Anus sowie Zäpfchen und Tamponaden (Zäpfchen mit Mullgewebe) zum Einführen. Während normale Zäpfchen nach dem Einführen vom Anus weiter nach oben in den Enddarm rutschen und damit nicht direkt am Ort der Erkrankung ihre Wirkstoffe freisetzen, verbleiben Tamponaden mithilfe des nach außen hängenden Mullstreifens länger am eigentlichen Erkrankungsort. Nachteilig ist jedoch, dass das Mullgewebe die empfindliche Haut am After reizen kann. Salben sind deshalb zu bevorzugen.

Örtlich betäubende Mittel (→ Seite 348) lindern Juckreiz und Schmerzen. Die in einem Extrakt aus Blättern und Rinde von Hamamelis (→ Seite 348) enthaltenen Gerbstoffe ziehen die Hautoberfläche zusammen und wirken auf diese Weise entzündungshemmend und juckreizstillend. Diese Mittel sind zur Behandlung der mit Hämorrhoiden einhergehenden Symptome geeignet.

Präparate, die örtlich betäubende Mittel + andere Substanzen (→ Seite 349) enthalten, sind zur Behandlung von Hämorrhoiden wenig geeignet, weil die entzündungshemmende Substanz Bufexamac häufig Allergien hervorruft.

Eine Bakterienzubereitung (→ nachfolgend) ist bei Hämorrhoiden wenig geeignet, weil die therapeutische Wirksamkeit nicht ausreichend nachgewiesen ist.

Wenn Sie diese Präparate im Intimbereich anwenden, beachten Sie auch Hinweise zur „Anwendung von Kondomen" (→ Seite 409).

Bakterienzubereitung

Escherichia coli

Posterisan

Escherichia-coli-Bakterien kommen natürlicherweise im Darm vor. Diese Salbe enthält abgetötete Coli-Bakterien und deren Stoffwechselprodukte. Sie sollen die Immunabwehr stimulieren und auf diese Weise die Schleimhaut stabilisieren sowie das Abheilen von Hautrissen fördern. Dass dies gelingt, ist jedoch nicht ausreichend nachgewiesen, das Mittel gilt deshalb als „wenig geeignet".

Unerwünschte Wirkungen

► **Muss beobachtet werden**

Wenn die Haut im Analbereich juckt und brennt, vertragen Sie vermutlich den Wirkstoff nicht. Dann sollten Sie das Mittel absetzen. Sind die Hauterscheinungen (→ Seite 14) einige Tage später nicht deutlich abgeklungen, sollten Sie einen Arzt aufsuchen.

Örtlich betäubende Mittel

Lidokain

LidoPosterine

Quinisokain

Haenal

Örtlich betäubende Mittel setzen die Schmerzempfindlichkeit herab, indem sie die Aufnahme und Weiterleitung von Reizen in den Nerven hemmen. Auf diese Weise stillen sie auch den Juckreiz. Die therapeutische Wirksamkeit ist nachgewiesen, Mittel mit diesen Wirkstoffen gelten als „geeignet".

Anwendung

Damit die Salbe gut streichfähig ist, bewahren Sie sie am besten bei Zimmertemperatur auf. Zäpfchen lagern Sie dagegen besser im Kühlschrank, damit sie fest bleiben.

Länger als eine Woche sollten Sie die Mittel nicht anwenden. Haben sich die Beschwerden dann noch nicht gebessert, sollten Sie einen Arzt aufsuchen.

Achtung

Durch die Körperwärme kann sich die Salbe etwas verflüssigen und die Wäsche verschmutzen. Mit einer 60-Grad-Wäsche lassen sich die Salbenreste aber gut entfernen.

Haenal: Dieses Präparat enthält als Konservierungsmittel Parabene. Wenn Sie auf Parastoffe (→ Seite 585) allergisch reagieren, dürfen Sie es nicht anwenden.

Unerwünschte Wirkungen

► **Muss beobachtet werden**

Wenn die Haut im Analbereich juckt und brennt, vertragen Sie vermutlich den Wirkstoff nicht. Dann sollten Sie das Mittel absetzen. Sind die Hauterscheinungen (→ Seite 14) einige Tage später nicht deutlich abgeklungen, sollten Sie einen Arzt aufsuchen.

Hinweise

Für Schwangerschaft und Stillzeit

Wenn Sie die Mittel in der Schwangerschaft anwenden, sind keine unerwünschten Wirkungen auf das Ungeborene zu befürchten, da die Wirkstoffe nur sehr wenig über Haut oder Schleimhaut in den Blutkreislauf gelangen. Dennoch sollten Sie die Mittel nur nach Rücksprache mit einem Arzt anwenden.

Pflanzliches Mittel

Hamamelis

Hametum mono

Blätter und Rinde der Zaubernuss (Hamamelis) enthalten Gerbstoffe, die die Oberfläche von Schleimhäuten zusammenziehen (adstringieren) und feine Blutgefäße (Kapillaren) abdichten. Außerdem wirken Gerbstoffe leicht örtlich betäubend und juckreizstillend. Zur Behandlung der durch Hämorrhoiden bedingten Beschwerden sind die Zäpfchen geeignet.

Unerwünschte Wirkungen

▶ **Keine Maßnahmen erforderlich**

Bei mehr als 1 von 10 Behandelten reizt der Wirkstoff die Haut im Analbereich für kurze Zeit.

▶ **Muss beobachtet werden**

Bei weniger als 1 von 100 Behandelten bildet sich ein juckender Hautausschlag mit Bläschen. Dann vertragen Sie das Mittel vermutlich nicht, und Sie sollten es absetzen. Sind die Hauterscheinungen (→ Seite 14) einige Tage später nicht deutlich abgeklungen, sollten Sie einen Arzt aufsuchen.

Hinweise

Für Schwangerschaft und Stillzeit

In der Schwangerschaft sollten Sie das Mittel nur nach Rücksprache mit einem Arzt anwenden und auch dann nicht länger als zwei Wochen.

Kombinationen: Örtlich betäubendes Mittel + andere Substanzen

Lidokain + Bismutsalz + Bufexamac

Hämoagil plus akut, Hexamon Bufexamac

Lidokain + Bismutsalz + Bufexamac + Titandioxid

Faktu akut, HAEMO-Exhirud Bufexamac, Hämo-ratiopharm, Mastu, Rectosellan Hämorrhoiden-Salbe mit Bufexamac

In diesen Präparaten ist ein örtlich betäubendes Mittel (Lidokain) mit verschiedenen anderen Wirkstoffen kombiniert. Örtlich betäubende Mittel setzen die Schmerzempfindlichkeit herab, indem sie die Aufnahme und Weiterleitung von Reizen in den Nerven hemmen. Auf diese Weise stillen sie auch den Juckreiz.

Bismutsalz wirkt schwach blutstillend und entzündungshemmend.

Bufexamac dämpft Entzündungen, bessert den Juckreiz und lindert Schmerzen. In den vergangenen Jahren hat die Häufigkeit von Allergien gegen Bufexamac jedoch so zugenommen, dass dieser Wirkstoff nicht mehr angewendet werden sollte.

Titandioxid dient als Farb- und Trägerstoff und hat einen abdeckenden Effekt.

Zur Behandlung der Beschwerden bei Hämorrhoiden genügen Monopräparate mit örtlich betäubenden Wirkstoffen (vorzugsweise Lidokain). Der Zusatz von Bismutsalz kann die schmerzlindernde Wirkung von Lidokain ergänzen. Alle hier aufgeführten Kombinationen sind nicht sinnvoll zusammengesetzt. Sie bringen gegenüber einer Behandlung mit einem Lokalanästhetikum allein keinen weiteren therapeutischen Vorteil, auch ist die therapeutische Wirksamkeit der fixen Kombinationen nicht ausreichend nachgewiesen.

Aus diesem Grund und weil alle Mittel den Wirkstoff Bufexamac enthalten, der häufig Allergien auslöst, sind diese Mittel zur Behandlung von Hämorrhoiden wenig geeignet.

Anwendung

Damit die Salbe streichfähig ist, bewahren Sie sie am besten bei Zimmertemperatur auf. Zäpfchen lagern Sie dagegen besser im Kühlschrank, damit sie fest bleiben.

Länger als eine Woche sollten Sie die Mittel nicht anwenden. Haben sich die Beschwerden dann noch nicht gebessert, sollten Sie einen Arzt aufsuchen.

Achtung

Einige Mittel (siehe Tabelle) enthalten als Konservierungsmittel Parabene. Wenn Sie auf Parastoffe (→ Seite 585) allergisch reagieren, dürfen Sie diese Mittel nicht anwenden.

Gegenanzeigen

Unter folgenden Bedingungen dürfen Sie die Mittel nicht anwenden:

- Die Hämorrhoiden bluten.
- Sie haben eine schwere Niereninsuffizienz.
- Es besteht eine Infektion der Haut in der Analregion (Syphilis, Hauttuberkulose).

Unerwünschte Wirkungen

▶ **Muss beobachtet werden**

Wenn die Haut im Analbereich juckt und brennt, vertragen Sie vermutlich den Wirkstoff nicht. Dann sollten Sie das Mittel absetzen. Sind die Hauterscheinungen (→ Seite 14) einige Tage später nicht deutlich abgeklungen, sollten Sie einen Arzt aufsuchen.

Hinweise

Für Schwangerschaft und Stillzeit

Alle Mittel sollten Sie in Schwangerschaft und Stillzeit nicht ohne Rücksprache mit einem Arzt anwenden. Da die Mittel jedoch ohnehin als „wenig geeignet“ erachtet werden, sollten Sie ganz darauf verzichten und als „geeignet“ bewertete Mittel bevorzugen.

Hämorrhoiden

Handelsname Darreichungsform	Zusammensetzung pro 1 ml/1 g oder wie angegeben bzw. pro abgeteilte Einheit	Kleinste Packungsgröße	Unverb. Preis in Euro	Bewertung für das beanspruchte Anwendungsgebiet

Hinweise zu den Tabellenspalten → Seite 34, zur Auswahl der Arzneimittel → Seite 28, zur Grundlage der Bewertung → Seiten 29, 33

Faktu akut Salbe	**Lidokain-hydrochlorid** 5 mg + **Basisches Bismutgallat** 50 mg + **Bufexamac** 50 mg + **Titandioxid** 50 mg	30 g	9,96	**Wenig geeignet** bei Hämorrhoiden, weil Bufexamac häufig Allergien auslöst. → Seite 349
Faktu akut Zäpfchen	**Lidokain-hydrochlorid** 10 mg + **Basisches Bismutgallat** 100 mg + **Bufexamac** 250 mg + **Titandioxid** 100 mg	10 Stück	8,46	
Hämoagil plus Creme akut Creme	**Lidokain-hydrochlorid** 5 mg + **Bismutdihydroxidtrihydroxybenzoat** 50 mg + **Bufexamac** 50 mg (Konservierungsmittel: Parabene)	20 g	8,98	**Wenig geeignet** bei Hämorrhoiden, weil Bufexamac häufig Allergien auslöst. → Seite 349
Hämoagil plus Zäpfchen akut Zäpfchen	**Lidokain-hydrochlorid** 10 mg + **Bismutdihydroxidtrihydroxybenzoat** 100 mg + **Bufexamac** 250 mg	10 Stück	8,98	
HAEMO-Exhirud Bufexamac Creme Creme und Applikator	**Lidokain-hydrochlorid** 5 mg + **Basisches Bismutgallat** 50 mg + **Bufexamac** 50 mg + **Titandioxid** 50 mg (Konservierungsmittel: Parabene)	30 g	9,96	**Wenig geeignet** bei Hämorrhoiden, weil Bufexamac häufig Allergien auslöst. → Seite 349
HAEMO-Exhirud Bufexamac Zäpfchen	**Lidokain-hydrochlorid** 10 mg + **Basisches Bismutgallat** 100 mg + **Bufexamac** 250 mg + **Titandioxid** 100 mg	10 Stück	6,78	
Hämo-ratiopharm Creme N Creme	**Lidokain-hydrochlorid** 5 mg + **Basisches Bismutgallat** 50 mg + **Bufexamac** 50 mg + **Titandioxid** 50 mg (Konservierungsmittel: Parabene)	30 g	7,40	**Wenig geeignet** bei Hämorrhoiden, weil Bufexamac häufig Allergien auslöst. → Seite 349
Hämo-ratiopharm Zäpfchen N Zäpfchen	**Lidokain-hydrochlorid** 10 mg + **Basisches Bismutgallat** 100 mg + **Bufexamac** 250 mg + **Titandioxid** 100 mg	10 Stück	4,95	
Haenal Salbe	**Quinisokain-hydrochlorid** 5 mg (Konservierungsmittel: Parabene)	25 g	10,66	**Geeignet** bei Hämorrhoiden, um Juckreiz und Schmerzen zu lindern. → Seite 348

Hämorrhoiden Fortsetzung

Handelsname Darreichungsform	Zusammensetzung pro 1 ml/1 g oder wie angegeben bzw. pro abgeteilte Einheit	Kleinste Packungsgröße	Unverb. Preis in Euro	Bewertung für das beanspruchte Anwendungsgebiet
Hametum mono Zäpfchen	**Auszug aus Hamamelisblättern** 400 mg	50 ml	7,79	**Geeignet** bei Hämorrhoiden, um Juckreiz und Schmerzen zu lindern. → Seite 348
Hexamon Bufexamac Creme	**Bufexamac** 50 mg + **Bismutgallat** 50 mg + **Lidokain-hydrochlorid** 5 mg (Konservierungsmittel: Parabene)	20 g	7,64	**Wenig geeignet** bei Hämorrhoiden, weil Bufexamac häufig Allergien auslöst. → Seite 349
Hexamon Bufexamac Zäpfchen	**Bufexamac** 250 mg + **Bismutgallat** 100 mg + **Lidokain-hydrochlorid** 10 mg	10 Stück	8,62	
LidoPosterine Zäpfchen mit Mulleinlage (Haemotamp)	**Lidokain** 60 mg	10 Stück	16,99	**Geeignet** bei Hämorrhoiden, um Juckreiz und Schmerzen zu lindern. → Seite 348
LidoPosterine Zäpfchen Zäpfchen	60 mg	10 Stück	8,46	
Mastu S	**Lidokain-hydrochlorid** 5 mg + **Basisches Bismutgallat** 50 mg + **Bufexamac** 50 mg + **Titandioxid** 50 mg	20 g	6,47	**Wenig geeignet** bei Hämorrhoiden, weil Bufexamac häufig Allergien auslöst. → Seite 349
Mastu akut Salbe Salbe	**Lidokain-hydrochlorid** 5 mg + **Basisches Bismutgallat** 50 mg + **Bufexamac** 50 mg + **Titandioxid** 50 mg	30 g	9,50	
Mastu S forte	**Lidokain-hydrochlorid** 10 mg + **Basisches Bismutgallat** 100 mg + **Bufexamac** 250 mg + **Titandioxid** 100 mg	10 Stück	6,78	
Mastu akut Zäpfchen Zäpfchen	**Lidokain-hydrochlorid** 10 mg + **Basisches Bismutgallat** 100 mg + **Bufexamac** 250 mg + **Titandioxid** 100 mg	10 Stück	6,78	
Posterisan Salbe in Einmaltuben Einmaltuben	**Escherichia-coli-Zubereitung** 166,7 mg	10 Stück	11,15	**Wenig geeignet** bei Hämorrhoiden, weil die therapeutische Wirksamkeit nicht ausreichend nachgewiesen ist. → Seite 348
Posterisan Salbe	166,7 mg	25 g	9,50	
Posterisan Salbe mit Analdehner Salbe	166,7 mg	25 g	12,76	
Posterisan Kombi-Packung Salbe und Zäpfchen	166,7 mg und 387,1 mg	25 g und 10 Stück	14,99	
Posterisan Zäpfchen	387,1 mg	10 Stück	7,25	
Posterisan Zäpfchen mit Mulleinlage (Haemotamp) Zäpfchen	387,1 mg	10 Stück	15,90	

Hinweise zu den Tabellenspalten → Seite 34, zur Auswahl der Arzneimittel → Seite 28, zur Grundlage der Bewertung → Seiten 29, 33

►

Hämorrhoiden Fortsetzung

Handelsname Darreichungsform	Zusammensetzung pro 1 ml/1 g oder wie angegeben bzw. pro abgeteilte Einheit	Kleinste Packungsgröße	Unverb. Preis in Euro	Bewertung für das beanspruchte Anwendungsgebiet
Rectosellan Hämorrhoiden-Salbe mit Bufexamac Salbe	**Lidokain-hydrochlorid** 5 mg + **Bismutgallat** 50 mg + **Bufexamac** 50 mg + **Titandioxid** 50 mg (Konservierungsmittel: Parabene)	20 g	7,00	**Wenig geeignet** bei Hämorrhoiden, weil Bufexamac häufig Allergien auslöst. → Seite 349

Hinweise zu den Tabellenspalten → Seite 34, zur Auswahl der Arzneimittel → Seite 28, zur Grundlage der Bewertung → Seiten 29, 33

Wurmerkrankungen

Würmer (Helminthen) sind Schmarotzer, die einen Wirt oder Zwischenwirt brauchen, um zu leben und sich zu vermehren. In Europa kommen Rund- und Bandwürmer am häufigsten vor. Andere Wurmarten sind eher ein „Souvenir" aus Urlaubsländern, sie dürfen nicht selbst behandelt werden.

Maden- und Spulwürmer

Maden- und Spulwürmer gehören zu den Rundwürmern (Nematoden). Sie sind vor allem bei Kindern weit verbreitet. Beide Wurmarten besiedeln den Darm.

Trichinen gehören ebenfalls zu den Nematoden und werden durch Verzehr von infiziertem rohem Rind- oder Schweinefleisch übertragen. Da in Deutschland das Fleisch aber regelmäßig auf Trichinenbefall kontrolliert wird, ist eine derartige Infektion hierzulande sehr selten.

Bandwurm

Ein Bandwurm besteht aus vielen einzelnen Gliedern, die jeweils einen halben bis einen Zentimeter lang sind (beim Zwergbandwurm nur zirka einen Millimeter). Ein ausgewachsener Bandwurm kann bis zu zehn Meter lang werden (Zwergbandwurm: ein bis vier Zentimeter).

Es gibt Rinder-, Schweine-, Hunde-, Fuchs-, Zwerg- und Fischbandwürmer (Echinokokken). Die Eier von Hunde- und Fuchsbandwurm haften an niedrig wachsenden Waldfrüchten (z. B. an Pilzen, Heidelbeeren, Himbeeren, Walderdbeeren) und gelangen von dort in Waldtiere (z. B. Füchse) oder auch in den Menschen. Rinder-, Schweine- und Fischbandwurm werden als Larven (Finnen) mit dem befallenen Fleisch oder Fisch aufgenommen.

Die Larven von Rinder-, Zwerg- und Fischbandwurm besiedeln den menschlichen Darm.

Gelangen Eier des Schweinebandwurms in den menschlichen Körper, entwickeln sich die Larven außerhalb des Magen-Darm-Traktes und befallen Muskulatur, zentrales Nervensystem und Augen.

Hunde- und Fuchsbandwurm setzen sich in der Leber, seltener in der Lunge oder im zentralen Nervensystem fest. Um die überlebenden Larven herum bilden sich flüssigkeitsgefüllte Blasen (Zysten), die sich abkapseln und neben den Larven auch Wurmköpfe enthalten. Im Frühstadium machen solche Zysten keine Beschwerden. Ein Befall mit Hunde- und Fuchsbandwurm wird meist zufällig entdeckt, wenn die Organe aus anderen Gründen geröntgt oder mit Ultraschall untersucht werden. Komplikationen treten auf, wenn das befallene Organ – zum Beispiel die Leber – ganz zerstört wird oder eine Zyste mit den darin befindlichen Echinokokken platzt (Superinfektion).

Fuchsbandwürmer können auch von Hunden und Katzen übertragen werden.

Bandwurminfektionen sind relativ selten geworden, seitdem rohes Fleisch und Fisch streng kontrolliert werden.

Anzeichen und Beschwerden

Madenwürmer

Starker Juckreiz am After, vor allem abends und nachts, wenn die Weibchen den Darm verlassen, um in den Falten rund um den After ihre Eier abzulegen. Die Würmer sind als feine weiße, etwa einen halben bis einen Zentimeter lange, sich bewegende Fäden zu erkennen. Auch im Stuhl sind sie sichtbar. Bei Mädchen können sich Schamlippen und Vagina entzünden.

Spulwürmer

Bauchschmerzen oder Verdauungsbeschwerden. Im Stuhl sind 15 bis 20 Zentimeter lange helle Würmer zu sehen. Die Infektion verläuft häufig symptomlos. Meist treten nur Magen-Darm-Beschwerden auf. Sind die Larven in die Lunge vorgedrungen, entstehen meist Atembeschwerden. Darüber hinaus können auch Entzündungen der Bauchspeicheldrüse oder der Gallenwege sowie Abszesse auftreten.

Bandwurm

Starker Gewichtsverlust unerklärlicher Ursache sowie Bauchschmerzen, -grummeln oder ein Blähbauch können Hinweise auf eine Bandwurminfektion sein. Beim Zwergbandwurm können auch Durchfall und Kopfschmerzen auftreten. Es kann aber auch sein, dass gar keine Beschwerden vorkommen. Mit dem Stuhl gehen Teile des Wurmes ab, die wie breite Nudeln auf dem Stuhl aufliegen. Auch in der Bett- oder Körperwäsche können sie vorkommen.

Ursachen

Maden- und Spulwürmer

Aus wurmeierhaltigem Staub, Erde, über Händeschütteln oder durch Kontakt mit Tierkot gelangen die Wurmeier in den Mund und von dort in den Darm. Wurmeier haften oft auch an mit Fäkalien gedüngten Lebensmitteln (z. B. Salat), die nicht ausreichend gewaschen oder abgekocht wurden. Kratzen sich die infizierten Kinder am meist heftig juckenden After, nehmen sie erneut Wurmeier auf, die vor allem unter den Nägeln hängen bleiben und von dort wiederum in den Mund gelangen.

Wenn bei Spulwürmern die Larve schlüpft, dringt sie durch die Wand des Dünndarms ins Lymph- und Blutgefäßsystem ein und wird bis in die Lunge getragen. Sie wird in die Lungenbläschen aufgenommen, gelangt von dort in die Atemwege und wird wieder verschluckt. Im Dünndarm reift die Larve dann zum ausgewachsenen Wurm heran und verbleibt dort.

Bandwurm

Sind Rind- oder Schweinefleisch oder Fisch mit Bandwurmfinnen infiziert und werden diese Lebensmittel roh in Form von Mett, Tartar, Carpaccio, Sushi oder nicht durchgebratenem Steak verzehrt, gelangen die Finnen in den Darm und entwickeln sich dort zum ausgewachsenen Wurm. Der Bandwurm gibt fortwährend einzelne Glieder ab, die Eier enthalten. Solange der Bandwurmkopf im Darm bleibt, bildet er ständig neue Körperglieder.

Mit dem Stuhl gelangen die Eier wieder in die Umwelt und werden von Tieren aufgenommen. Rinder, Schweine oder Fische dienen dabei als Zwischenwirt (beim Schweinebandwurm kann auch der Mensch als Zwischenwirt fungieren). In ihnen entwickeln sich aus den Eiern Bandwurmlarven (Finnen), die ins Fleisch wandern. Erst im Menschen wächst dann aus den Finnen der Bandwurm heran, und so schließt sich der Kreislauf.

Zwergbandwürmer werden über nicht sorgfältig gereinigte Nahrungsmittel aufgenommen und besiedeln den Dünndarm. Die Eier der Finnen entwickeln sich in den Dünndarmzotten und werden mit dem Stuhl ausgeschieden.

Vorbeugung

Maden- und Spulwürmer

Kinder sollten sich nach dem Spielen immer sorgfältig die Hände waschen. Unter kurz geschnittenen Fingernägeln können Wurmeier schlechter haften.

Bandwurm

Wilde Waldfrüchte sollten Sie nur gekocht (Marmelade, Kompott) oder gebraten (Pilze) zu sich nehmen.

Allgemeine Maßnahmen

- Waschen Sie sich nach jedem Stuhlgang die Hände sorgfältig mit Wasser und Seife. Benutzen Sie dafür nicht dasselbe Handtuch wie andere Familienmitglieder und wechseln Sie das Handtuch häufiger.
- Wechseln Sie Unter- und Nachtwäsche täglich und waschen Sie sie kochend heiß (95 °C), bis die Würmer vernichtet sind. Das gilt auch für Handtücher und Waschlappen.
- Wechseln Sie auch die Bettwäsche möglichst häufig und waschen Sie sie ebenfalls als Kochwäsche.
- Schneiden Sie die Fingernägel sehr kurz und bürsten Sie sie bei jedem Händewaschen ab.
- Wischen Sie regelmäßig und sorgfältig Staub.
- Abgekapselte Zysten von Fuchs- oder Hundebandwürmern sollten möglichst operativ entfernt werden.

Wann zum Arzt?

Suchen Sie unverzüglich einen Arzt auf, wenn Ihnen im Stuhl Wurmglieder oder sich noch bewegende Wurmbestandteile beziehungsweise Würmer auffallen.

Alle Wurmerkrankungen sollten Sie nicht selbst behandeln, zumal die Mittel, die tatsächlich zuverlässig wirken, ausnahmslos verschreibungspflichtig sind. Bei Madenwürmern sind das Mittel mit den Wirkstoffen Mebendazol oder Pyrantel, bei Bandwürmern Mittel mit Praziquantel. Was Sie über diese Mittel wissen sollten, lesen Sie im HANDBUCH MEDIKAMENTE der Stiftung Warentest oder im Internet unter www.medikamente-im-test.de.

Der Wirkstoff Niclosamid darf zur Behandlung eines Bandwurmbefalls zulasten der gesetzlichen Krankenkassen verordnet werden, obwohl das Mittel nicht rezeptpflichtig ist. Näheres hierzu finden Sie unter der Überschrift „Ausnahmeliste" (→ Seite 694).

Behandlung mit Medikamenten

Wenn Sie den Wurmbefall feststellen und es Ihnen nicht möglich ist, innerhalb kurzer Zeit einen Arzt aufzusuchen, um die Würmer diagnostizieren und das passende Medikament verordnen zu lassen, können Sie notfalls die Behandlung mit frei verkäuflichen Mitteln beginnen. Allerdings sollten Sie sich dennoch so schnell wie möglich in ärztliche Behandlung begeben, damit die Würmer effektiv bekämpft werden können.

Mit Pyrvinium (→ Seite 355) lassen sich Madenwürmer beseitigen. Allerdings wirkt dieses Medikament, verglichen mit rezeptpflichtigen Mitteln, nicht immer zuverlässig. Bei Madenwurmbefall ist das Mittel daher nur mit Einschränkung geeignet.

Niclosamid (→ nachfolgend) wirkt gegen Rinder-, Schweine-, Zwerg- und Fischbandwürmer. Das Mittel gilt als „geeignet" zur Behandlung bei Rinder- Zwerg- und Fischbandwurm. Beim Schweinebandwurm ist Niclosamid nur mit Einschränkung geeignet, da es die Larven dieses Bandwurms nicht abtötet. Auch deshalb sind die therapeutisch wirksameren rezeptpflichtigen Mittel vorzuziehen.

Niclosamid

Yomesan

Niclosamid ist ein Wirkstoff, mit dem Bandwürmer abgetötet werden können, vor allem auch deren Kopf. Das ist besonders wichtig, denn von ihm ausgehend bilden sich ständig neue Wurmglieder nach. Niclosamid lähmt die Atmung des Wurms. Die abgestorbenen Glieder und der Kopf können sich im Darm nicht mehr halten und werden mit dem Stuhl ausgeschieden.

Das Mittel wirkt gegen Rinder-, Zwerg- und Fischbandwürmer. Zur Behandlung dieser Bandwurmarten ist das Mittel geeignet. Die Larven des Schweinebandwurms werden damit jedoch nicht abgetötet. Bei dieser Bandwurmart ist das Mittel deshalb nur mit Einschränkung geeignet.

Anwendung

Sie nehmen vier Tabletten des Mittels auf einmal ein, am besten nach dem Frühstück. Alle Tabletten müssen Sie im Mund vollständig zerkauen und dann mit etwas Flüssigkeit schlucken.

Trinken Sie in der Zeit vor der Behandlung reichlich saure Fruchtsäfte. Sie helfen den Schleim zu beseitigen, der sich aufgrund des Wurmbefalls gebildet hat. Dann kann das Mittel besser auf die Würmer einwirken.

Damit der Bandwurm so schnell und komplett wie möglich ausgeschieden wird, können Sie zusätzlich ein Abführmittel einnehmen. Geeignet sind dafür die recht drastisch wirkenden Mittel Glauber- oder Bittersalz (→ Seite 335), die Sie zwei Stunden nach den Wurmtabletten in Wasser aufgelöst trinken. Der dadurch ausgelöste Durchfall ist erwünscht, weil der Darm damit gereinigt wird.

Zwar tötet Niclosamid die Larven des Schweinebandwurms nicht ab, bei durchfallartigem Stuhlgang kann es jedoch sein, dass auch diese Wurmstadien mit ausgeschieden werden und nicht etwa in den Magen wandern. Allerdings sind das alles keine verlässlichen Maßnahmen. Es ist nicht sicher, dass Sie den Bandwurm damit tatsächlich loswerden.

Achtung

Wechselwirkungen mit Speisen und Getränken

Unter dem Einfluss von Niclosamid wirkt Alkohol stärker. Sie sollten deshalb keine alkoholhaltigen Speisen oder Getränke zu sich nehmen, während Sie das Mittel anwenden.

Unerwünschte Wirkungen

▶ **Keine Maßnahmen erforderlich**

Unter der Behandlung kann es bei 2 bis 4 von 100 Anwendern zu Appetitlosigkeit, Brechreiz,

Diarrhö, Übelkeit und Bauchschmerzen kommen. Diese Beschwerden sind vorübergehend und verschwinden wieder, wenn die Therapie beendet ist.

▶ **Muss beobachtet werden**

Wenn die Haut sich verstärkt rötet und juckt, reagieren Sie vermutlich allergisch auf das Mittel. Dann sollten Sie es absetzen. Sind die Hauterscheinungen (→ Seite 14) einige Tage später nicht deutlich abgeklungen, sollten Sie einen Arzt aufsuchen.

HINWEISE

Für Kinder unter 14 Jahren

Kinder von zwei bis sechs Jahre nehmen einmalig zwei Tabletten. Kinder unter zwei Jahren erhalten insgesamt eine Tablette.

Für Schwangerschaft und Stillzeit

Das Mittel wird nur in geringen Mengen in den Körper aufgenommen. Wenn eine Wurmkur während der Schwangerschaft erforderlich ist, sollte diese aus Sicherheitsgründen erst im zweiten Schwangerschaftsdrittel beginnen.

In der Stillzeit sollten Sie das Mittel nicht anwenden, weil unklar ist, ob es in die Muttermilch übergeht. Ist eine Wurmkur erforderlich, sollten Sie abstillen.

Pyrvinium

Molevac, Pyrcon

Pyrvinium tötet Madenwürmer, indem es bestimmte Stoffwechselfunktionen der Würmer hemmt. Allerdings ist die Wirksamkeit im Vergleich zu rezeptpflichtigen Wirkstoffen weniger sicher, und das Mittel deshalb nur mit Einschränkung geeignet.

ANWENDUNG

Die Dosis errechnet sich nach dem Körpergewicht: Pro zehn Kilogramm sollen 50 Milligramm Pyrvinium eingenommen werden, möglichst als Einmaldosis und unabhängig von den Mahlzeiten. Wenn die einzunehmende Menge sehr groß ist, können Sie sie auch auf mehrere Portionen verteilen und dann am besten während und nach dem Essen schlucken.

Mehr als acht Dragees oder 40 Milliliter Suspension sollten Sie nicht einnehmen. Reicht das nicht aus, um die Würmer abzutöten, können Sie die Behandlung nach zwei bis vier Wochen wiederholen.

ACHTUNG

Einige Präparate enthalten Parabene (siehe Tabelle). Wenn Sie auf Parastoffe (→ Seite 585) allergisch reagieren, dürfen Sie diese Mittel nicht anwenden.

Pyrvinium färbt den Mageninhalt und Stuhl hellrot. Wird Wäsche durch Erbrochenes oder Stuhl verschmutzt, lassen sich die Flecken nicht mehr herauswaschen.

Pyrcon enthält Alkohol. Personen mit Alkoholproblemen dürfen das Mittel nicht einnehmen. Auch Leberkranke und Menschen mit Anfallleiden sollten den Alkoholgehalt berücksichtigen. Darüber hinaus kann Alkohol die Wirkung vieler Arzneimittel (zum Beispiel Schlaf- und Beruhigungsmittel, Psychopharmaka, starke Schmerzmittel, einige Mittel bei hohem Blutdruck) verstärken.

Gegenanzeigen

Wenn Ihre Leber und Nieren nicht mehr richtig arbeiten oder wenn Sie eine entzündliche Darmerkrankung haben, dürfen Sie die Mittel nicht anwenden.

HINWEISE

Für Kinder unter 14 Jahren

Kinder erhalten die gleiche Dosis wie Erwachsene.

Molevac Dragees: Dieses Mittel dürfen Kinder unter drei Jahren nicht bekommen.

Molevac Suspension: Dieses Mittel sollten Kinder unter zwölf Jahren nicht ohne Rücksprache mit einem Arzt erhalten.

Pyrcon: Dieses Mittel sollten Säuglinge nicht ohne Rücksprache mit einem Arzt und nach sorgfältigem Abwägen von Nutzen und Risiken erhalten. Bedenken Sie, dass das Mittel Alkohol enthält. Mittel ohne Alkohol sind vorzuziehen.

Für Schwangerschaft und Stillzeit

Schwangere sollten die Mittel nicht ohne Rücksprache mit einem Arzt anwenden. Für die Bemessung der Dosis wird das Körpergewicht vor der Schwangerschaft zugrunde gelegt.

Pyrcon: Dieses Mittel enthält Alkohol. Mittel ohne Alkohol sind vorzuziehen.

Wurmerkrankungen

Handelsname Darreichungsform	Zusammensetzung pro 1 ml/1 g oder wie angegeben bzw. pro abgeteilte Einheit	Kleinste Packungsgröße	Unverb. Preis in Euro	Bewertung für das beanspruchte Anwendungsgebiet

Hinweise zu den Tabellenspalten → Seite 34, zur Auswahl der Arzneimittel → Seite 28, zur Grundlage der Bewertung → Seiten 29, 33

Molevac Dragees	**Pyrvinium-embonat** 75,25 mg (Konservierungsmittel: Parabene)	8 Stück	26,70	**Mit Einschränkung geeignet** bei Befall mit Madenwürmern. Allerdings ist die Wirkung im Vergleich zu rezeptpflichtigen Mitteln unsicher. → Seite 355
Molevac Suspension	15,05 mg	25 ml	20,80	
Pyrcon Suspension	**Pyrvinium-embonat** 15 mg *Enthält 1,2% Alkohol* (Konservierungsmittel: Parabene)	25 ml	16,98	**Mit Einschränkung geeignet** bei Befall mit Madenwürmern. Allerdings ist die Wirkung im Vergleich zu rezeptpflichtigen Mitteln unsicher. → Seite 355
Yomesan Tabletten	**Niclosamid** 500 mg	4 Stück	14,64	**Geeignet** bei Fisch-, Zwerg- und Rinderbandwurmbefall. **Mit Einschränkung geeignet** bei Schweinebandwurmbefall. Die Larven werden durch den Wirkstoff nicht abgetötet. → Seite 354

Leber, Gallenblase

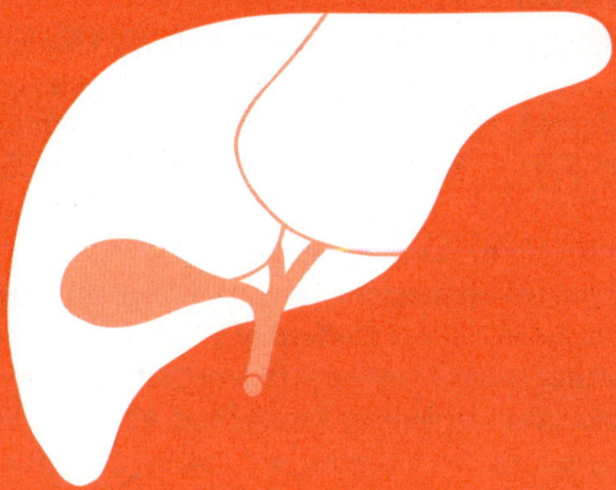

Die Leber ist zuständig für zahllose Stoffwechsel- sowie Auf- und Abbauprozesse und Entgiftungsvorgänge. Darüber hinaus bildet sie für die Fettverdauung im Darm Gallenflüssigkeit, die in der Gallenblase eingedickt und gespeichert wird. In diesem Kapitel geht es um Medikamente, die bei Leber- und Gallenbeschwerden (→ nachfolgend) eingesetzt werden.

Leber- und Gallenbeschwerden

Wenn die Leber überfordert ist und/oder zu wenig Gallenflüssigkeit abgibt, können Beschwerden im Oberbauch und Verdauungsstörungen (dyspeptische Beschwerden) entstehen. Sie beruhen vor allem darauf, dass das mit der Nahrung aufgenommene Fett nicht ausreichend abgebaut wird und den Dünndarm belastet.

Anzeichen und Beschwerden

Krampfartige Schmerzen, Appetitlosigkeit, Völlegefühl und ein unangenehmer Druck im rechten Oberbauch sind typische Anzeichen für eine gestörte Funktion der Leber und/oder eine zu niedrige Produktion von Gallenflüssigkeit. Auch Blähungen können auftreten.

Ursachen

Wenn die Leber mit dem Abbau von schädlichen Stoffen (Alkohol, Arzneimittel, Nikotin) überfordert ist, kann sie die eigentlich notwendigen Stoffwechselprozesse nicht mehr ausreichend ausführen. Dann kommt es vor, dass sie auch zu wenig Gallenflüssigkeit produziert, was die Fettverdauung beeinträchtigt.

Steine können die Abgabe von Gallenflüssigkeit aus der Gallenblase behindern und den Gallengang blockieren.

Allgemeine Maßnahmen

Wenn Sie fettarm essen, wird auch weniger Gallenflüssigkeit benötigt. Eine angegriffene Leber sollten Sie nicht zusätzlich mit Giftstoffen wie Alkohol belasten.

Wann zum Arzt?

Halten die Oberbauchbeschwerden länger als eine Woche an, sollten Sie einen Arzt aufsuchen.

Starke, kolikartige Schmerzen sind ein Hinweis auf eine Gallenblasenentzündung und/oder Gallensteine. Dann sollten Sie sich ebenfalls sofort in ärztliche Behandlung begeben.

Verfärbt sich der Urin dunkelbraun und fühlen Sie sich ständig müde und erschöpft, besteht der Verdacht auf eine Leberentzündung. Auch diese müssen Sie unbedingt ärztlich behandeln lassen. Darüber hinaus sollten Sie sofort den Arzt aufsuchen, wenn sich Ihre Haut oder das Weiße in den Augen gelb verfärben (Gelbsucht).

Wenn Sie aufgrund einer schweren Leberfunktionsstörung an Bewusstseinsstörungen (Leberkoma) oder Hirnschäden (hepatische Enzephalopathie) leiden, kann der Arzt weiterhin ein Kassenrezept für Ornithinaspartat ausstellen. Auch Laktulose kann weiterhin verordnet werden, wenn bei Leberversagen die Aufnahme von Ammoniak aus dem Darm verringert werden soll. Näheres hierzu finden Sie unter der Überschrift „Ausnahmeliste" (→ Seite 694).

Behandlung mit Medikamenten

Leberbeschwerden

Nach wie vor stehen zur Behandlung von Lebererkrankungen, die aufgrund falscher Ernährungsgewohnheiten oder übermäßigen Alkoholkonsums entstehen, keine wirksamen Arzneimittel zur Verfügung. Wenn chronischer Alkoholgenuss die Leber geschädigt hat, besteht die wirksamste Maßnahme darin, konsequent auf Alkohol zu verzichten. Wenn dies gelingt, bildet sich beispielsweise eine alkoholbedingte Fettleber auch wieder zurück, es sei denn die Leber hat sich bereits bindegewebig umgebaut (Leberzirrhose). Das kann auch durch einen Verzicht auf Alkohol nicht mehr gebessert werden.

Steigen im Rahmen eines Leberversagens die Ammoniakwerte im Blut an, wird Laktulose (→ Seite 359) eingesetzt, um den Eiweißabbau durch Darmbakterien zu bremsen und das Gehirn damit vor den schädigenden Einflüssen des Ammoniaks zu schützen. Hierfür wird auch Ornithinaspartat (→ Seite 360) eingesetzt. Beide Mittel sind geeignet, um den Ammoniakspiegel im Blut zu senken. Auf die Leberfunktion wirken sie sich allerdings nicht aus.

Der in einigen Mitteln zum Leberschutz enthaltene Extrakt aus Mariendistel (→ Seite 361) oder auch der aus Mariendistelfrüchten gewonnene Wirkstoffkomplex Silymarin kann bei hohem Alkoholkonsum weder die Leber schützen noch vor dem Zerfall bewahren, wenn eine Zirrhose bereits vorliegt. Diese Mittel sind bei Lebererkrankungen deshalb wenig geeignet und können den Verzicht auf Alkohol nicht ersetzen.

Gallenbeschwerden

Extrakte aus der Artischocke (→ Seite 361) können den Gallenfluss anregen. Allerdings sind noch weitere Untersuchungen erforderlich, um die therapeutische Wirksamkeit abschließend beurteilen zu können. Mittel mit diesem Pflanzenextrakt sind daher nur mit Einschränkung geeignet.

Der Wirkstoff Hymecromon (→ nachfolgend), diverse pflanzliche Mittel wie Pfefferminzöl (→ Seite 362) und Gelbwurz (→ Seite 361) oder Leber-/Gallentees (→ Seite 363) werden zur Behandlung von Gallenbeschwerden als „wenig geeignet" erachtet. Bei allen diesen Mitteln ist die therapeutische Wirksamkeit nicht ausreichend nachgewiesen.

Anthroposophische, homöopathische und traditionell angewendete Mittel

Zu den meistgekauften Mitteln gehören auch *Hepatodoron Tabletten*, aus der anthroposophischen Therapierichtung. Ebenfalls zu den meistgekauften Mitteln gehört *florabio Artischocke*, das Auszüge aus Artischockenblättern enthält, sowie *Rowachol* mit Menthol, alpha-Pinen, Menthon, Borneol, Kampfer, beta-Pinen und Cineol. Dabei handelt es sich um Präparate, die von der Arzneimittelbehörde als „traditionell angewendet" zugelassen wurden.

Solche Präparate lassen sich nach den Grundsätzen dieses Buches nicht bewerten und werden deshalb nicht näher besprochen. Allgemeine Informationen zu der genannten Therapierichtung Anthroposophie finden Sie im Abschnitt "Anthroposophische Mittel" (→ Seite 22). Was „traditionell angewendete" Präparate sind, lesen Sie im Abschnitt „Traditionell angewendete Mittel" (→ Seite 20).

Hymecromon

Cholspasmin forte

Hymecromon lässt, wenn es in die Vene gespritzt wird, die glatte Muskulatur in den Gallengängen erschlaffen. Dann erweitert sich auch die Mündung des Gallengangs in den Zwölffingerdarm, und die Gallenflüssigkeit kann besser abfließen. Ob diese Wirkung auch bei der Einnahme von Tabletten eintritt und sich damit die Fettverdauung und die mit der Gallenfunktionsstörung im

Zusammenhang stehenden Beschwerden verbessern lassen, ist jedoch nicht ausreichend nachgewiesen. Das Mittel gilt deshalb als „wenig geeignet".

Achtung

Gegenanzeigen

Unter folgenden Bedingungen dürfen Sie das Mittel nicht anwenden:

- Die Gallenblase ist aufgrund einer Infektion geschwollen.
- Die Gallenflüssigkeit kann nicht ungehindert durch die Gallenwege abfließen, beispielsweise weil diese durch Steine verstopft werden.
- Der Darm ist entzündet oder aufgrund einer Krebserkrankung oder einer Allergie verändert.
- Der Darm weist Engstellen auf, sodass der Speisebrei den Darm nur schwer passieren kann.
- Die Funktion von Nieren und Leber ist stark eingeschränkt.

Unerwünschte Wirkungen

▶ **Keine Maßnahmen erforderlich**

Bei längerer Anwendung und hoher Dosierung kann Durchfall auftreten. Selten kommt es zu Völlegefühl, Verstopfung oder Magendrücken.

▶ **Muss beobachtet werden**

Wenn die Haut sich verstärkt rötet und juckt, reagieren Sie vermutlich allergisch auf das Mittel. Dann sollten Sie es absetzen. Sind die Hauterscheinungen (→ Seite 14) einige Tage später nicht deutlich abgeklungen, sollten Sie einen Arzt aufsuchen.

Hinweise

Für Schwangerschaft und Stillzeit

Über die Risiken einer Anwendung in Schwangerschaft und Stillzeit gibt es keine ausreichenden Erkenntnisse. Es sollte daher im ersten Schwangerschaftsdrittel überhaupt nicht und im zweiten und dritten Schwangerschaftsdrittel sowie in der Stillzeit nur angewendet werden, wenn ein Arzt dies befürwortet.

Laktulose

Bifiteral, Lactulose AL, Lactulose Hexal, Lactulose Neda, Lactulose-ratiopharm, Lactulose-saar, Lactulose STADA

Laktulose ist ein synthetischer Zucker, der verhindert, dass sich Ammoniak im Blut anreichert. Normalerweise wird Ammoniak, wie andere Giftstoffe auch, auf dem Weg vom Darm zum Herzen von der Leber aus dem Blut herausgefiltert. Bei einer Zirrhose kann die Leber diese Funktion aber nicht mehr erfüllen. Das Blut umgeht jetzt die Leber, und so gelangen Schadstoffe direkt ins Gehirn. Dort lösen sie Symptome wie Stimmungsschwankungen, Bewusstseinstrübungen, Müdigkeit, Antriebsschwäche und Zittern aus (hepatische Enzephalopathie).

Laktulose säuert den Darminhalt an und vermindert die Aufnahme des von Bakterien gebildeten Ammoniaks. Gleichzeitig werden erhebliche Mengen Wasser gebunden, sodass der Stuhl weich wird und an Volumen zunimmt. Das dehnt den Darm und regt ihn an, den Inhalt rascher auszuscheiden. Die Mittel wirken deshalb leicht abführend.

Bei Leberversagen ist das Mittel geeignet, um Störungen der Hirnfunktion vorzubeugen und zu behandeln.

Achtung

Wenn Sie Insulin spritzen (bei Diabetes), sollten Sie den Blutzucker häufiger kontrollieren, weil durch die Abführmittel verstärkt Kalium ausgeschwemmt wird und sich durch den erhöhten Kaliumverlust die Wirkung des Insulins verringern kann. Dann müssen Sie mehr Insulin als gewohnt spritzen, um den Blutzucker ausreichend zu senken.

Gegenanzeigen

Wenn ein Darmverschluss vorliegt, dürfen Sie Laktulose nicht einnehmen.

Unter folgenden Bedingungen sollten Sie das Mittel nur nach Rücksprache mit einem Arzt anwenden, wenn dieser Nutzen und Risiken der Anwendung sorgfältig abgewogen hat:

- Sie vertragen keine Galaktose, Fruktose oder Laktose, oder Sie sind auf eine galaktose-, fruktose- oder laktosearme Kost angewiesen.
- Sie leiden an einer chronisch-entzündlichen Darmerkrankung (zum Beispiel Colitis ulcerosa, Morbus Crohn).
- Der Wasser- und Elektrolythaushalt ist gestört.

Wechselwirkungen mit Medikamenten

▶ **Unbedingt beachten**

In hoher Dosierung und bei langfristiger Anwendung verstärkt Laktulose den Verlust von Kalium. Wenn Sie gleichzeitig Medikamente einnehmen, die den Kaliumverlust noch verstärken, z. B. ent-

wässernde Mittel (bei hohem Blutdruck) oder kortisonhaltige Präparate (bei Entzündungen), besteht die Gefahr, dass aufgrund des Kaliummangels Herzrhythmusstörungen auftreten.
Wenn Sie Laktulose in hoher Dosierung oder über einen Zeitraum, der über die empfohlene Anwendungsdauer hinausgeht, gleichzeitig mit Digitalis-Glykosiden (zum Beispiel Digoxin oder Digitoxin, bei Herzschwäche) oder Präparaten mit dem Wirkstoff Amiodaron (bei Herzrhythmusstörungen) einnehmen, kann sich die Wirkung dieser Mittel verstärken. Näheres hierzu finden Sie unter „Mittel bei Herzschwäche: verstärkte Wirkung" (→ Seite 12) beziehungsweise „Mittel bei Herzrhythmusstörungen: verstärkte Wirkung" (→ Seite 12).

UNERWÜNSCHTE WIRKUNGEN

▶ **Keine Maßnahmen erforderlich**
Es können vor allem Blähungen und leichte Bauchschmerzen auftreten.

▶ **Muss beobachtet werden**
Bei hoher Dosierung können Übelkeit, Erbrechen und Durchfall auftreten. Halten die Durchfälle länger als zwei bis drei Tage an, sollten Sie mit dem Arzt sprechen. Bei sehr heftigem und/oder stark wässrigem Durchfall sollten Sie innerhalb von 24 Stunden einen Arzt aufsuchen, weil es dabei zu einem bedrohlichen Salz- und Flüssigkeitsverlust kommen kann.
Bei langfristiger Einnahme kann zu viel Kalium ausgeschwemmt werden. Wie hoch der Kaliumverlust ist, hängt davon ab, ob Sie gleichzeitig andere Medikamente einnehmen, die ebenfalls einen Kaliummangel begünstigen (zum Beispiel Diuretika, bei hohem Blutdruck). Dann können Muskelschwäche, Verstopfung (durch verzögerte Darmbewegungen) oder Herzrhythmusstörungen auftreten, siehe auch Abschnitt „Wechselwirkungen" (→ Seite 359).

HINWEISE

Für Kinder unter 14 Jahren
Bevor Kinder mit Laktulose behandelt werden, muss sichergestellt sein, dass sie keine Fruchtzucker-Unverträglichkeit haben (Fruktose-Intoleranz-Syndrom).

Für ältere Menschen
Sie sollten bei der Einnahme von Laktulose darauf achten, ausreichend zu trinken (etwa zwei Liter täglich).

■

Ornithinaspartat

Hepa-Merz

Dieses Mittel besteht aus den beiden Aminosäuren Ornithin und Aspartat. Ornithin fördert durch Aktivierung von Leberenzymen und unter Aufnahme von Ammoniak aus dem Blut die Bildung von Harnstoff. Aspartat stimuliert seinerseits die Bildung von Glutamin, das Ammoniak im Blut bindet. Dabei entsteht eine unschädliche Verbindung, die über die Nieren ausgeschieden wird. Bei Leberversagen ist das Mittel geeignet, um Störungen der Hirnfunktion vorzubeugen und zu behandeln.

ANWENDUNG

Das Granulat lösen Sie in reichlich Wasser, Tee oder Saft auf und nehmen es dreimal täglich ein, aber nicht mehr als 18 Gramm am Tag.

ACHTUNG

Gegenanzeigen
Wenn Ihre Nieren nur eingeschränkt arbeiten (Serumkreatininwert über 3 Milligramm pro 100 Milliliter), dürfen Sie das Mittel nicht anwenden.

UNERWÜNSCHTE WIRKUNGEN

▶ **Keine Maßnahmen erforderlich**
Gelegentlich können Übelkeit, Erbrechen, Magenschmerzen, Blähungen und Durchfall auftreten (bei weniger als 1 von 100 Behandelten). Sehr selten kommt es zu Gliederschmerzen (bei weniger als 1 von 10 000 Behandelten). Die Beschwerden verschwinden wieder, wenn das Mittel abgesetzt wird.

▶ **Muss beobachtet werden**
Wenn Juckreiz und Hautausschlag auftreten, reagieren Sie vermutlich auf den Farbstoff Gelborange S allergisch. Dann sollten Sie das Mittel absetzen. Sind die Hauterscheinungen (→ Seite 14) einige Tage später nicht deutlich abgeklungen, sollten Sie einen Arzt aufsuchen.

▶ **Sofort zum Arzt**
Wenn Hautausschlag und Juckreiz sich verstärken und zusätzlich Herzrasen, Atemnot, Schwäche und Schwindel auftreten, müssen Sie die Anwendung sofort abbrechen und unverzüglich den Notarzt (Telefon 112) rufen, weil es sich um eine lebensbedrohliche Allergie (→ Seite 14) handeln kann.

Hinweise

Für Kinder unter 14 Jahren

Über die Anwendung bei Kindern gibt es keine Erkenntnisse. Sicherheitshalber sollten sie das Mittel nicht bekommen.

Für Schwangerschaft und Stillzeit

Da keine Erkenntnisse vorliegen, sollten Sie das Mittel in Schwangerschaft und Stillzeit sicherheitshalber nicht anwenden.

Pflanzliches Mittel

Artischocke

Cholagogum Nattermann Artischocke, Hepar-SL, Heparstad, Valverde

Extrakte aus Artischockenblättern sollen den Gallenfluss anregen und somit die Fettverdauung fördern. Darüber hinaus lassen Tierversuche vermuten, dass die Pflanzenextrakte Leberzellen schützen und die Leberfunktion unterstützen können. In den bislang vorliegenden Studien konnten diese Wirkungen am Menschen jedoch noch nicht ausreichend belegt werden. Weitere klinische Studien sind erforderlich, um die therapeutische Wirksamkeit abschließend nachzuweisen. Bis dahin gelten die Mittel als „mit Einschränkung geeignet".

Anwendung

Sie nehmen die Mittel mehrmals täglich ein, sodass insgesamt zirka sechs Gramm Blätter oder ein Gramm Trockenextrakt erreicht werden.

Achtung

Gegenanzeigen

Wenn Sie eine Allergie gegen Korbblütler haben, dürfen Sie die Mittel nicht anwenden. Zu dieser Pflanzenfamilie gehört auch die Artischocke. Wenn die Gallenblase Steine enthält oder der Gallengang durch Steine blockiert ist, sollten Sie die Mittel nicht ohne Rücksprache mit einem Arzt anwenden.

Wechselwirkungen mit Medikamenten

Mittel mit Artischocke können die Wirkung von blutgerinnungshemmenden Mitteln (bei Thrombosen) verringern, wenn diese gleichzeitig eingenommen werden müssen. Gegebenenfalls muss dann die Dosierung der blutgerinnungshemmenden Mittel angepasst werden. Das sollten Sie mit Ihrem Arzt besprechen.

Unerwünschte Wirkungen

► Muss beobachtet werden

Sehr selten können allergische Reaktionen auftreten. Wenn ein Hautausschlag mit Juckreiz auftritt, sollten Sie das Mittel sofort absetzen. Sind die Hauterscheinungen (→ Seite 14) einige Tage später nicht deutlich abgeklungen, sollten Sie einen Arzt aufsuchen.

Hinweise

Für Kinder unter 14 Jahren

Bei Kindern unter zwölf Jahren sollten die Mittel nicht angewendet werden, weil keine ausreichenden Erkenntnisse dazu vorliegen.

Für Schwangerschaft und Stillzeit

Über die Risiken einer Anwendung in Schwangerschaft und Stillzeit gibt es keine Erkenntnisse. Sicherheitshalber sollten Sie die Mittel daher nicht anwenden.

Pflanzliches Mittel

Gelbwurz

Curcu-Truw

Dieses Mittel enthält einen Extrakt aus der Wurzel der javanischen Gelbwurz. Es liegen keine Studien vor, die die therapeutische Wirksamkeit bei Gallenbeschwerden belegen. Das Mittel gilt deshalb als „wenig geeignet".

Achtung

Gegenanzeigen

Wenn die Gallenwege blockiert sind, dürfen Sie das Mittel nicht anwenden. Wenn Sie Gallensteine haben, sollten Sie das Mittel nur nach Rücksprache mit einem Arzt anwenden.

Hinweise

Für Kinder unter 14 Jahren

Kinder unter zwölf Jahren sollten das Mittel nicht bekommen.

Für Schwangerschaft und Stillzeit

In Schwangerschaft und Stillzeit sollten Sie das Mittel nur einnehmen, wenn ein Arzt dies ausdrücklich befürwortet.

Pflanzliches Mittel

Mariendistel

ALEPA FORTE, HepaBesch, hepa-loges S, Legalon, Silymarin-CT, Silymarine Leberschutz, Silymarin STADA

Die hier besprochenen Präparate enthalten einen Gesamtextrakt aus den Früchten der Mariendis-

tel oder Silymarin, einen Wirkstoffkomplex aus verschiedenen Inhaltsstoffen der Mariendistel (z. B. Flavonoide).
Verschiedene Versuche, vor allem an Tieren, zeigen, dass Silymarin die Regeneration der Leberzellen anregen und die Produktion von Eiweißstoffen in der Zelle erhöhen kann, was für eine gute Leberfunktion nötig ist. Präparate mit Mariendistelextrakt oder Silymarin werden deshalb häufig als „Leberschutzmittel" bezeichnet. Allerdings ist bisher nicht ausreichend nachgewiesen, dass eine solche Schutzwirkung am Menschen tatsächlich eintritt oder dass damit bei bereits bestehenden Leberschäden das Organ vor weiterem Schaden bewahrt werden kann.
Alle diese Mittel werden deshalb als „wenig geeignet" erachtet. Das gilt auch für die unterstützende Behandlung bei bereits vorhandenen chronischen Lebererkrankungen, wie zum Beispiel einer alkoholbedingten Leberzirrhose. Am Menschen ließ sich bisher nur bestätigen, dass Silymarin die Leber vor Vergiftungen (z. B. durch Giftpilze) schützen und dazu beitragen kann, dass sie sich nach einer solchen Vergiftung rasch wieder regeneriert.

Achtung

Gegenanzeigen

Wenn aufgrund der Lebererkrankung eine Gelbsucht auftritt (Gelbfärbung der Haut, möglicherweise starker Juckreiz am ganzen Körper, Übelkeit, Erbrechen und/oder dunkel gefärbter Urin bei auffällig hellem Stuhl), müssen Sie einen Arzt aufsuchen.

Unerwünschte Wirkungen

▶ **Keine Maßnahmen erforderlich**

Selten wirken die Mittel leicht abführend.

Hinweise

Für Kinder unter 14 Jahren

Über die Anwendung bei Kindern unter zwölf Jahren gibt es keine ausreichenden Erkenntnisse. Sicherheitshalber sollten sie die Mittel nicht bekommen.

Für Schwangerschaft und Stillzeit

Über die Risiken einer Anwendung in Schwangerschaft und Stillzeit gibt es keine Erkenntnisse. Sicherheitshalber sollten Sie die Mittel daher nicht anwenden.

Pflanzliches Mittel

Pfefferminzöl

Divalol, spasmo gallo sanol N

Dieses Mittel enthält ätherisches Pfefferminzöl, das aus den frisch geernteten, blühenden Zweigspitzen der Pfefferminze gewonnen wird. Pfefferminzöl wirkt entspannend auf die glatte Muskulatur, vor allem des Magen-Darm-Trakts, zum Beispiel bei Verdauungsbeschwerden (→ Seite 294) oder beim Reizdarmsyndrom. Ob diese Wirkung auch für die Gallenwege zutrifft, ist durch Studien nicht ausreichend belegt. Das Mittel gilt deshalb für die Behandlung von krampfartigen Beschwerden der Gallenwege als „wenig geeignet".

Achtung

Die Tropfen dürfen nicht in die Augen gelangen, da das ätherische Öl die Bindehaut stark reizt. Haben Sie das Öl versehentlich an die Hände bekommen, sollten Sie diese sofort gründlich waschen. Auch mit offenen Wunden sollte das Öl nicht in Berührung kommen.

Gegenanzeigen

Unter folgenden Bedingungen dürfen Sie das Mittel nicht anwenden:

- Die Gallenwege sind verstopft.
- Die Gallenblase ist entzündet.
- Die Leber ist schwer geschädigt.

Wenn Sie Gallensteine haben, sollten Sie das Mittel nur einsetzen, wenn ein Arzt Nutzen und Risiken sorgfältig abgewogen hat.

Unerwünschte Wirkungen

Nicht verstoffwechseltes Menthol wird über die Atemluft ausgeschieden. Während der Behandlung kann der Atem deshalb nach Pfefferminze riechen.

▶ **Muss beobachtet werden**

Bei empfindlichen Personen kann es bei Daueranwendung zu Magenbeschwerden kommen. Vor allem Sodbrennen kann auftreten, insbesondere, wenn der Übergang von der Speiseröhre zum Magen nicht richtig schließt (Refluxerkrankung). Wenn derartige Beschwerden auftreten, sollten Sie das Mittel nicht weiter anwenden.
Pfefferminzöl kann die Schleimhäute angreifen. Nach dem Stuhlgang kann es daher zu schmerzhaften Hautirritationen im Afterbereich kommen, die sich lindern lassen, wenn Sie die Haut mit lauwarmem Wasser abwaschen und mit weicher Zinkpaste eincremen (Pasta Zinci mollis).

Halten die Beschwerden an, sollten Sie das Pfefferminzöl nicht weiter einnehmen.
Wenn sich die Haut verstärkt rötet und juckt, reagieren Sie vermutlich allergisch auf das Mittel. Dann sollten Sie es absetzen. Sind die Hauterscheinungen (→ Seite 14) einige Tage später nicht deutlich abgeklungen, sollten Sie einen Arzt aufsuchen. Im Zusammenhang mit einer allergischen Reaktion auf Pfefferminzöl können auch Kopfschmerzen und Muskelzittern auftreten.

HINWEISE

Für Kinder unter 14 Jahren

Kinder unter sechs Jahren dürfen kein Pfefferminzöl bekommen.
Pfefferminzöl enthält Menthol. Wird Menthol – insbesondere bei Kindern unter zwei Jahren – im Bereich des Gesichts, speziell in Nasennähe, aufgetragen, können sich die Atemwege verkrampfen.
Das Mittel muss so aufbewahrt werden, dass es nicht in die Hände von Kleinkindern gelangt.

Für Schwangerschaft und Stillzeit

In der Schwangerschaft sollten Sie das Mittel nicht anwenden.

Pflanzenkombinationen: Leber-/Gallentees

Mariendistel + Pfefferminze + Wermutkraut

Bad Heilbrunner GalleTee

Gelbwurz + Löwenzahn + Pfefferminze + Schafgarbe

H&S Galle- und Lebertee N, Sidroga Leber- und Gallentee N

Alle in diesen Tees enthaltenen pflanzlichen Inhaltsstoffe sollen den Gallenfluss anregen, Krämpfe lösen und somit Völlegefühl und Oberbauchschmerzen bessern. Dass dies gelingt, ist bei allen Tees nicht ausreichend nachgewiesen, sie gelten deshalb als „wenig geeignet". Als unterstützende Maßnahme können Tees aber hilfreich sein.

ACHTUNG

Bad Heilbrunner GalleTee: Da Wermut das giftige Thujon enthält, müssen Sie bei diesem Tee die Dosierungsangaben genau einhalten.

Gegenanzeigen

Unter folgenden Bedingungen dürfen Sie die Tees nicht anwenden:

- Die Gallenwege sind blockiert.
- Es hat sich aufgrund einer Gallenblasenentzündung Eiter in der Galle gesammelt (Gallenblasenempyem).
- Es besteht ein Darmverschluss.

Wenn Sie Gallensteine haben, sollten Sie die Tees nur nach Rücksprache mit einem Arzt trinken.

Bad Heilbrunner GalleTee: Da dieser Tee Wermutblätter enthält, dürfen Sie ihn nicht anwenden, wenn Sie ein Magen- oder Zwölffingerdarmgeschwür haben.

HINWEISE

Für Kinder unter 14 Jahren

Über die Anwendung bei Kindern unter zwölf Jahren gibt es keine ausreichenden Erkenntnisse. Sicherheitshalber sollten sie die Mittel nicht bekommen.

Für Schwangerschaft und Stillzeit

In Schwangerschaft und Stillzeit sollten Sie diese Tees sicherheitshalber nicht trinken.

Leber- und Gallenbeschwerden

Handelsname Darreichungsform	Zusammensetzung pro 1 ml/1 g oder wie angegeben bzw. pro abgeteilte Einheit	Kleinste Packungsgröße	Unverb. Preis in Euro	Bewertung für das beanspruchte Anwendungsgebiet
ALEPA FORTE Weichkapseln	**Auszug aus Mariendistelfrüchten** 286,5–389 mg	30 Stück	24,42	**Wenig geeignet** zur unterstützenden Behandlung bei chronischen Lebererkrankungen (zum Beispiel alkoholbedingte Leberzirrhose), weil die therapeutische Wirksamkeit nicht ausreichend nachgewiesen ist. → Seite 361

Hinweise zu den Tabellenspalten → Seite 34, zur Auswahl der Arzneimittel → Seite 28, zur Grundlage der Bewertung → Seiten 29, 33

Leber- und Gallenbeschwerden Fortsetzung

Hinweise zu den Tabellenspalten → Seite 34, zur Auswahl der Arzneimittel → Seite 28, zur Grundlage der Bewertung → Seiten 29, 33

Handelsname Darreichungsform	Zusammensetzung pro 1 ml/1 g oder wie angegeben bzw. pro abgeteilte Einheit	Kleinste Packungs-größe	Unverb. Preis in Euro	Bewertung für das beanspruchte Anwendungsgebiet
Bad Heilbrunner GalleTee mit Mariendistelfrüchten Filterbeutel	**Mariendistelfrüchte** 1 050 mg **+ Pfefferminzblätter** 350 mg **+ Wermutkraut** 175 mg pro 1,75 g	8 Stück	ca. 2,21	**Wenig geeignet** bei Gallenbeschwerden, weil die therapeutische Wirksamkeit nicht ausreichend nachgewiesen ist. Allenfalls anzuwenden zur unterstützenden Behandlung. → Seite 363
Bifiteral Beutel	**Laktulose** 1 g	10 x 10 g	5,65	**Geeignet** bei Leberversagen zur Vorbeugung gegen und Behandlung von Störungen der Hirnfunktion. → Seite 359
Bifiteral Sirup	667 mg	200 ml	4,95	
Cholagogum Nattermann Artischocke Kapsel Kapseln	**Auszug aus Artischockenblättern** 400 mg	30 Stück	11,25	**Mit Einschränkung geeignet** bei Gallenbeschwerden. Die bislang vorliegenden Studien reichen noch nicht aus, um die therapeutische Wirksamkeit abschließend nachzuweisen. → Seite 361
Cholagogum Nattermann Artischocke Liquidum Lösung	40 mg	100 ml	7,24	
Cholspasmin forte 400 mg Filmtabletten	**Hymecromon** 400 mg	30 Stück	9,97	**Wenig geeignet** bei Gallenbeschwerden, weil die therapeutische Wirksamkeit nicht ausreichend nachgewiesen ist. → Seite 358
Curcu-Truw Kapseln	**Auszug aus Curcumawurzelstock** 81 mg	30 Stück	12,95	**Wenig geeignet** bei Gallenbeschwerden, weil die therapeutische Wirksamkeit nicht ausreichend nachgewiesen ist. → Seite 361
Divalol Galletropfen Tropfen	**Pfefferminzöl** 1 g	20 ml	ca. 4,56	**Wenig geeignet** bei Gallenbeschwerden, weil die therapeutische Wirksamkeit nicht ausreichend nachgewiesen ist. → Seite 362
HepaBesch Kapseln	**Auszug aus Mariendistelfrüchten** 150–163 mg	50 Stück	24,89	**Wenig geeignet** zur unterstützenden Behandlung bei chronischen Lebererkrankungen (zum Beispiel alkoholbedingte Leberzirrhose), weil die therapeutische Wirksamkeit nicht ausreichend nachgewiesen ist. → Seite 361
hepa-loges S Kapseln	**Auszug aus Mariendistelfrüchten** 173–186,7 mg	60 Stück	27,45	**Wenig geeignet** zur unterstützenden Behandlung bei chronischen Lebererkrankungen (zum Beispiel alkoholbedingte Leberzirrhose), weil die therapeutische Wirksamkeit nicht ausreichend nachgewiesen ist. → Seite 361
Hepa-Merz Granulat 3 000	**Ornithinaspartat** 3 g pro 5 g	30 x 5 g	52,11	**Geeignet** bei Leberversagen zur Vorbeugung gegen und Behandlung von Störungen der Hirnfunktion. → Seite 360
6 000 Granulat	6 g pro 10 g	30 x 10 g	96,85	
Hepar-SL forte Kapseln	**Auszug aus Artischockenblättern** 320 mg	50 Stück	17,42	**Mit Einschränkung geeignet** bei Gallenbeschwerden. Die bislang vorliegenden Studien reichen noch nicht aus, um die therapeutische Wirksamkeit abschließend nachzuweisen. → Seite 361

Leber- und Gallenbeschwerden Fortsetzung

Handelsname Darreichungsform	Zusammensetzung pro 1 ml/1 g oder wie angegeben bzw. pro abgeteilte Einheit	Kleinste Packungsgröße	Unverb. Preis in Euro	Bewertung für das beanspruchte Anwendungsgebiet
Heparstad Kapseln	**Auszug aus Artischockenblättern** 400 mg	20 Stück	5,75	**Mit Einschränkung geeignet** bei Gallenbeschwerden. Die bislang vorliegenden Studien reichen noch nicht aus, um die therapeutische Wirksamkeit abschließend nachzuweisen. → Seite 361
H&S Galle- und Lebertee N Filterbeutel	**Gelbwurz** 300 mg + **Löwenzahn** 500 mg + **Pfefferminzblätter** 800 mg + **Schafgarbenkraut** 200 mg pro 2 g	20 Stück	3,40	**Wenig geeignet** bei Gallenbeschwerden, weil die therapeutische Wirksamkeit nicht ausreichend nachgewiesen ist. Allenfalls anzuwenden zur unterstützenden Behandlung. → Seite 363
Lactulose AL Sirup Sirup	**Laktulose** 667 mg	200 ml	4,39	**Geeignet** bei Leberversagen zur Vorbeugung gegen und Behandlung von Störungen der Hirnfunktion. → Seite 359
Lactulose Hexal 667 g/l Sirup	**Laktulose** 667 mg	200 ml	4,88	**Geeignet** bei Leberversagen zur Vorbeugung gegen und Behandlung von Störungen der Hirnfunktion. → Seite 359
Lactulose Neda Sirup	**Laktulose** 663 mg	200 ml	4,95	**Geeignet** bei Leberversagen zur Vorbeugung gegen und Behandlung von Störungen der Hirnfunktion. → Seite 359
Lactulose-ratiopharm Sirup	**Laktulose** 667 mg	200 ml	4,91	**Geeignet** bei Leberversagen zur Vorbeugung gegen und Behandlung von Störungen der Hirnfunktion. → Seite 359
Lactulose-saar Sirup	**Laktulose** 650 mg	200 ml	4,95	**Geeignet** bei Leberversagen zur Vorbeugung gegen und Behandlung von Störungen der Hirnfunktion. → Seite 359
Lactulose STADA Sirup	**Laktulose** 667 mg	200 ml	4,41	**Geeignet** bei Leberversagen zur Vorbeugung gegen und Behandlung von Störungen der Hirnfunktion. → Seite 359
Legalon Protect Madaus *Legalon forte MADAUS* Kapseln	**Auszug aus Mariendistelfrüchten** 86,5–93,3 mg 173,0–186,7 mg	100 Stück 60 Stück	45,37 50,08	**Wenig geeignet** zur unterstützenden Behandlung bei chronischen Lebererkrankungen (zum Beispiel alkoholbedingte Leberzirrhose), weil die therapeutische Wirksamkeit nicht ausreichend nachgewiesen ist. → Seite 361
Sidroga Leber- und Gallentee N Filterbeutel	**Gelbwurz** 300 mg + **Löwenzahn** 900 mg + **Pfefferminzblätter** 400 mg + **Schafgarbenkraut** 200 mg pro 2 g	20 Stück	4,15	**Wenig geeignet** bei Gallenbeschwerden, weil die therapeutische Wirksamkeit nicht ausreichend nachgewiesen ist. Allenfalls anzuwenden zur unterstützenden Behandlung. → Seite 363
Silymarin-CT Hartkapseln *Silymarin forte-CT Hartkapseln* Kapseln	**Silymarin** 117 mg 167 mg	30 Stück 30 Stück	14,95 21,96	**Wenig geeignet** zur unterstützenden Behandlung bei chronischen Lebererkrankungen (zum Beispiel alkoholbedingte Leberzirrhose), weil die therapeutische Wirksamkeit nicht ausreichend nachgewiesen ist. → Seite 361
Silymarine Leberschutz-Kapseln Kapseln	**Auszug aus Mariendistelfrüchten** 136–160 mg	60 Stück	15,74	**Wenig geeignet** zur unterstützenden Behandlung bei chronischen Lebererkrankungen (zum Beispiel alkoholbedingte Leberzirrhose), weil die therapeutische Wirksamkeit nicht ausreichend nachgewiesen ist. → Seite 361

Hinweise zu den Tabellenspalten → Seite 34, zur Auswahl der Arzneimittel → Seite 28, zur Grundlage der Bewertung → Seiten 29, 33

Leber- und Gallenbeschwerden Fortsetzung

Handelsname Darreichungsform	Zusammensetzung pro 1 ml/1 g oder wie angegeben bzw. pro abgeteilte Einheit	Kleinste Packungsgröße	Unverb. Preis in Euro	Bewertung für das beanspruchte Anwendungsgebiet
Silymarin STADA *117 mg Hartkapseln* *167 mg Hartkapseln* Kapseln	**Auszug aus Mariendistelfrüchten** 170–200 mg 242,8–285,7 mg	30 Stück 30 Stück	15,34 21,96	**Wenig geeignet** zur unterstützenden Behandlung bei chronischen Lebererkrankungen (zum Beispiel alkoholbedingte Leberzirrhose), weil die therapeutische Wirksamkeit nicht ausreichend nachgewiesen ist. → Seite 361
spasmo gallo sanol N Dragees	**Pfefferminzöl** 37,5 mg	30 Stück	16,99	**Wenig geeignet** bei Gallenbeschwerden, weil die therapeutische Wirksamkeit nicht ausreichend nachgewiesen ist. → Seite 362
Valverde Artischocke Dragees	**Auszug aus Artischockenblättern** 450 mg	50 Stück	20,47	**Mit Einschränkung geeignet** bei Gallenbeschwerden. Die bislang vorliegenden Studien reichen noch nicht aus, um die therapeutische Wirksamkeit abschließend nachzuweisen. → Seite 361

Hinweise zu den Tabellenspalten → Seite 34, zur Auswahl der Arzneimittel → Seite 28, zur Grundlage der Bewertung → Seiten 29, 33

Harnwege, Nieren

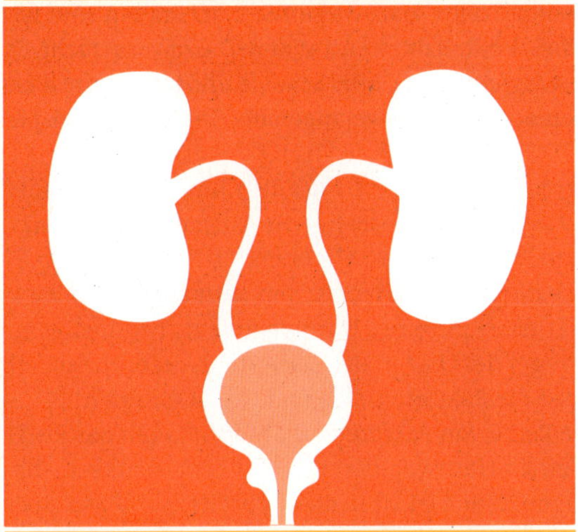

Zu den Harnwegen gehören die Nieren, die den Urin produzieren, und die Blase, die ihn bis zur Ausscheidung speichert. Unkomplizierte Blasenbeschwerden (→ nachfolgend), die meist auf einer Entzündung von Blase und Harnleitern beruhen, kennen viele Menschen, insbesondere Frauen, aus eigener Erfahrung. Einer Reihe von Menschen machen Harn- und Nierensteine (→ Seite 380) zu schaffen.

Blasenbeschwerden

Viele Menschen klagen immer mal wieder über Beschwerden beim Wasserlassen. Die einen quält häufiger unaufschiebbarer Harndrang, bei dem aber nur wenig ausgeschieden wird, andere leiden zusätzlich unter Brennen und Schmerzen. Die Hälfte der Frauen kennt diese Beschwerden, und viele Frauen klagen sogar wiederholt darüber. Demgegenüber sind nur etwa 12 Prozent der Männer betroffen.
Meist beruhen diese Beschwerden auf einer Entzündung in den unteren Harnwegen, vornehmlich der Blase. Die Betroffenen haben eine Blasenentzündung (Zystitis). Manche sprechen auch von Blasenkatarr. Die allgemeine Bezeichnung lautet untere Harnweginfektion. Diese ist meist durch Bakterien verursacht, die sich im Urin nachweisen lassen. Seltener erfasst die Infektion auch die weiter oben liegenden Abschnitte der Harnwege, also die Harnleiter. Unter Umständen kann die aufsteigende Infektion sogar das Nierengewebe erreichen (Pyelonephritis).
Brennen und Schmerzen beim Wasserlassen können auch auftreten, ohne dass sich eine Entzündung nachweisen lässt. Dann spricht man von einer Reizblase.
In der Medizin werden unkomplizierte und komplizierte Harnweginfekte unterschieden. Darüber hinaus unterteilt man sie noch in akute und sich wiederholende (rezidivierende) Infektionen. Je nach Zuordnung geht man sowohl bei der Diagnose als auch bei der Behandlung verschieden vor.
Als unkompliziert gelten Harnweginfekte, bei denen nicht zu befürchten ist, dass die Infektion schwer verlaufen oder Folgeschäden nach sich ziehen wird. Einen derart unkomplizierten Verlauf nimmt man nur bei Frauen an, die nicht schwanger sind. Bei ihnen kann man davon ausgehen, dass die Infektion von Darmkeimen hervorgerufen wurde, die sich mit den gebräuchlichen verschreibungspflichtigen Antibiotika gut behandeln lassen.

Bei allen anderen Personen und unter anderen Bedingungen, so zum Beispiel, wenn die Infektion die oberen Harnwege erreicht hat, gelten Harnweginfektionen als kompliziert.

Wiederkehrende Harnweginfektionen

Bei wiederkehrenden Infektionen müssen zwei weitere Formen unterschieden werden, weil die Zuordnung die Behandlung beeinflusst. Treten nach der ersten Behandlung innerhalb von zwei Wochen erneut Beschwerden auf, spricht man von einem „Relapse". Dann ist anzunehmen, dass die erste Behandlung noch nicht alle Erreger vollständig beseitigt hatte.

Treten die Beschwerden erst nach mehr als zwei Wochen erneut auf, handelt es sich um eine neue Infektion (Rezidiv), die aber durchaus auf den gleichen Erregern beruhen kann wie die erste Infektion. Von sich wiederholenden Infektionen sind fast nur Frauen betroffen und Kinder mit Fehlbildungen der Harnwege.

Anzeichen und Beschwerden

Bei einem Harnweginfekt muss man häufig und oft ganz dringend zur Toilette, scheidet aber nur wenig Urin aus. Beim Wasserlassen kann es brennen und sehr stark schmerzen. Manchmal ist der Urin blutig und riecht unangenehm. Schmerzen im unteren Bauchraum können hinzukommen.

Fieber, Schüttelfrost und Schmerzen in der Taillengegend legen den Verdacht nahe, dass die Entzündung die oberen Harnwege betrifft.

Bei Kindern

Bei Säuglingen können Harnweginfektionen hohes Fieber hervorrufen. Da es aber auch sein kann, dass sich solche Infektionen nicht durch Symptome äußern, die auf die Erkrankung der Blase hindeuten, muss bei einem Säugling, dessen Körpertemperatur ansteigt, ohne dass sich dafür eine schlüssige Erklärung findet, immer der Urin untersucht werden. Auch bei Kindern sind die Symptome meist nur gering ausgeprägt. Sie fühlen sich allgemein krank, haben Fieber und Bauchschmerzen. Kinder, die bereits trocken waren, können tagsüber unfreiwillig Urin verlieren und nachts wieder einnässen.

Reizblase

Es können die gleichen Beschwerden auftreten wie bei einem Harnweginfekt; meist sind sie aber weniger heftig.

Ursachen

Bei Frauen

Unkomplizierte Harnweginfekte bei Frauen sind fast immer durch Bakterien aus dem Darm verursacht. Da die Ausgänge von Darm, Scheide und Harnröhre dicht beieinander liegen, gelangen die Keime zum Beispiel bei der Toilettenhygiene leicht vom Darm über die Harnröhre in die Blase. Dass die Harnröhre bei Frauen relativ kurz ist, begünstigt die Ausbreitung der Bakterien. Wenn Frauen sehr wenig trinken und ihre Blase dementsprechend selten entleeren, kann das die Entstehung eines Harnweginfekts begünstigen. Je länger der Urin in der Blase steht, desto mehr Zeit haben die Bakterien, sich darin zu vermehren.

Eine Reihe von Faktoren erhöht bei Frauen das Risiko für einen Harnweginfekt. Beim Geschlechtsverkehr können Keime leicht in die Harnröhre gelangen. Spermientötende Mittel zur Empfängnisverhütung können die Schleimhaut reizen, sodass Infektionen leichter Fuß fassen können. Bei Frauen nach den Wechseljahren kann sich durch die verringerte Östrogenwirkung die Schleimhaut im Genitalbereich so verändern, dass Harnweginfektionen begünstigt werden.

Zwei bis vier Wochen nach der Einnahme von Antibiotika kann das Risiko für Harnweginfekte ebenfalls erhöht sein. Der Grund liegt möglicherweise darin, dass die Mittel die Scheidenflora verändern und sich Krankheitskeime dann leichter ausbreiten können. Beschwerden beim Wasserlassen können – wenn auch selten – auf einer Entzündung des Muttermunds und/oder der Harnröhre mit Chlamydien beruhen. Diese Bakterien können mit einer speziellen Untersuchung des Harns (Nukleinsäurenachweis) nachgewiesen werden. Näheres zur Behandlung einer solchen Infektion lesen Sie im HANDBUCH MEDIKAMENTE der Stiftung Warentest oder im Internet unter www.medikamente-im-test.de.

Bei Männern

Bei ihnen kommen als Erreger neben Darmbakterien verschiedene andere Bakterien infrage. Sie alle steigen von der Harnröhrenöffnung bis in die Blase auf.

Bei Kindern

Wiederkehrende Harnweginfektionen haben bei Kindern – Mädchen wie Jungen – ihren Grund oft in anatomischen Besonderheiten. Am häufigsten kommt eine Fehlbildung (vesiko-ureteraler Reflux) vor, bei der beim Wasserlassen durch den Druck in der Blase

Urin nach „oben" in die Harnleiter und in das Nierenbecken gepresst wird.
Da Mädchen ohnehin eine besonders kurze Harnröhre haben, können Keime sehr leicht in die Blase gelangen.

Reizblase

Bei einer Reizblase findet sich kein Anhaltspunkt für eine Infektion. Als Erklärung für dieses Phänomen gibt es bislang nur Vermutungen: psychische Faktoren, schwache Entzündungen mit schlecht nachweisbaren Keimen, eine Fehlfunktion der Beckenbodenmuskulatur.

Vorbeugung

- Insbesondere wenn Harnweginfektionen häufiger auftreten, sollten Sie mindestens zwei Liter Flüssigkeit am Tag trinken – es sei denn, der Arzt hat Ihnen davon abgeraten. Das kann zum Beispiel bei unzureichender Herzleistung (Herzinsuffizienz) oder bei Nierenfunktionsstörungen der Fall sein.
- Gehen Sie häufig zur Toilette und entleeren Sie dabei die Blase so vollständig wie möglich. Je länger der Urin in der Blase steht, desto mehr Bakterien enthält er.
- Halten Sie die unteren Körperpartien, vor allem die Füße, warm.
- Von den USA ausgehend, werden nun auch in Deutschland Cranberryprodukte mit dem Ziel angeboten, Harnweginfektionen vorzubeugen. Cranberrys sind eine amerikanische Art von Preiselbeeren. Ihr unverdünnter Saft schmeckt leicht bitter. Üblicherweise wird er aber verdünnt und gesüßt als Fruchtgetränk angeboten. Einige Studien mit verschiedenen Cranberryprodukten erbrachten bei Frauen mit häufigen Harnweginfektionen Hinweise auf eine vorbeugende Wirksamkeit. Für eine allgemeine Empfehlung von Cranberryprodukten ist es dennoch zu früh, da die bisher durchgeführten Studien methodische Mängel aufweisen.

Bei Frauen

- Gewöhnen Sie sich bei der Toilettenhygiene daran, von „vorn" nach „hinten" zu wischen statt umgekehrt. So reiben Sie die Darmkeime nicht über die Öffnung von Scheide und Harnröhre.
- Gehen Sie möglichst unmittelbar nach dem Geschlechtsverkehr zur Toilette. So werden in die Harnröhre eventuell eingedrungene Bakterien schnell wieder herausgespült.
- Gebrauchen Sie keine vaginal angewendeten chemischen Verhütungsmittel, Scheidenspülungen, Intimsprays und parfümierte Seife. Sie schwächen den natürlichen Schutz der Scheidenhaut.

Allgemeine Maßnahmen

- Bei Unterleibsschmerzen tut Wärme wohl, zum Beispiel in Form einer Wärmflasche auf dem Bauch oder am Rücken.
- Reichlich Flüssigkeit unterstützt die Behandlung. Ob Sie medizinische Tees, Schwarztee, Mineral- oder Leitungswasser trinken, ist dabei unerheblich.

Wann zum Arzt?

Blasenbeschwerden müssen, wenn sie zum ersten Mal auftreten, ärztlich abgeklärt werden. Nur so lässt sich die Ursache bestimmen und eine geeignete Therapie finden.
Auch eine Frau, die die Symptome bereits kennt und annehmen kann, dass es sich erneut um einen unkomplizierten Harnweginfekt handelt, muss einen Arzt kontaktieren, damit dieser die für die Behandlung geeigneten Medikamente aus der Gruppe der Antibiotika verordnen kann.
Schwangere Frauen sollten sich mit jedem Harnweginfekt in ärztliche Behandlung begeben. Bei ihnen besteht die Gefahr, dass sich eine an sich harmlose Blasenentzündung auf die Nieren ausbreitet. Eine solche Nierenbeckenentzündung kann sehr schwer verlaufen und die Funktion der Nieren beeinträchtigen.
Weiterhin sollten sich Menschen mit Diabetes, die Beschwerden beim Wasserlassen haben, unbedingt an einen Arzt wenden. Ihr Immunsystem ist oft geschwächt und wird mit den Erregern meist nicht allein fertig. Außerdem können Veränderungen in der Funktion der Nerven (diabetische Neuropathie) zu einem gestörten Harnabfluss führen.
Darüber hinaus gehört jeder komplizierte Harnweginfekt in ärztliche Hand. Bei Männern werden Harnweginfekte grundsätzlich als kompliziert angesehen, weil bei ihnen das Spektrum der Erreger sehr viel schlechter abzuschätzen ist als bei Frauen und oftmals die Prostata an dem Geschehen beteiligt ist. Ist die Prostata vergrößert, muss der Arzt entscheiden, welche Behandlung sich am besten eignet.
Ohne ärztlichen Rat sollten Sie höchstens Maßnahmen durchführen, die die Therapie unterstützen, also zum Beispiel viel trinken.

Bei starken Schmerzen und Fieber können Sie die Zeit, bis die ärztlich verordneten Medikamente wirken, überbrücken, indem Sie ein Schmerzmittel wie Ibuprofen (→ Seite 625) oder Parazetamol (→ Seite 629) einnehmen.

Bei Kindern

Säuglinge, die ohne erkennbare Ursache Fieber haben, müssen immer ärztlich untersucht werden, da häufig ein Harnweginfekt der Grund sein kann. Klagen Kinder über Schmerzen beim Wasserlassen, sollten sie möglichst bald von einem Arzt untersucht werden.

Bei Säuglingen und Kindern mit einem Harnweginfekt muss der Harntrakt sehr sorgfältig daraufhin untersucht werden, ob er Fehlbildungen oder Fehlfunktionen aufweist.

Behandlung mit Medikamenten

Die Behandlung eines unkomplizierten Harnweginfekts soll vor allem die Beschwerden beseitigen; den Urin keimfrei zu machen ist nicht unbedingt das Ziel. Die einzigen Arzneimittel, die bei Harnweginfekten sicher wirken, sind Antibiotika. Nähere Informationen hierzu finden Sie im HANDBUCH MEDIKAMENTE der Stiftung Warentest oder im Internet unter www.medikamente-im-test.de.

Alle hier besprochenen, weil meistgekauften Produkte, werden als „wenig geeignet" bewertet.

Mittel mit Methionin (→ Seite 371) säuern den Harn an. Sie werden in der Hoffnung eingenommen, dass sie die Wirkung von antibakteriell wirkenden Arzneimitteln unterstützen. Methionin ist jedoch nur sinnvoll, um einer bestimmten Art von Nierensteinen (→ Seite 380) vorzubeugen. Bei Harnweginfektionen ist die therapeutische Wirksamkeit nicht ausreichend nachgewiesen.

Zur Selbstbehandlung werden bei Harnweginfektionen überwiegend Pflanzenmittel eingesetzt. Über diese gibt es zwar positive Erfahrungsberichte, in wissenschaftlich akzeptierten Studien ist ihre therapeutische Wirksamkeit aber bislang nicht ausreichend untersucht worden. Mit ihnen allein lässt sich ein Harnweginfekt nicht angemessen behandeln. Das gilt für Fertigpräparate zum Einnehmen, die einen Extrakt von Bärentraubenblättern (→ Seite 371) oder Goldrutenkraut (→ Seite 373) enthalten, ebenso wie für Tee aus Brennnessel (→ Seite 372) oder Schachtelhalm, auch Zinnkraut genannt (→ Seite 374). Auch Pflanzenkombinationen(→ Seite 374) zum Einnehmen sind dafür wenig geeignet, ebenso wenig geeignet sind Pflanzenkombinationen als Tee (→ Seite 376), die mit mehreren Bestandteilen angeboten werden. Bei diesen kommt zu dem fehlenden Wirksamkeitsnachweis noch hinzu, dass sie keine sinnvolle Kombination darstellen.

Für Bärentraubenblätterextrakt fehlen darüber hinaus Studien, die belegen, dass krebserregende und erbgutverändernde Effekte auch auf Dauer sicher ausgeschlossen sind.

Manche Tees führen als Anwendungsgebiet nicht die Behandlung von Harnweginfektionen an, sondern die Unterstützung einer solchen Behandlung. Dazu können sie insofern etwas beitragen, als die Flüssigkeitszufuhr erhöht wird. Sie stellen also eine Art Durchspülungstherapie (→ Seite 373) dar, ohne dass deren Effekt aber auf einen spezifischen Inhaltsstoff der Teebestandteile zurückgeführt werden kann.

Reizblase

Auch zur Behandlung einer Reizblase ist die therapeutische Wirksamkeit dieser Pflanzenmittel nicht ausreichend nachgewiesen.

Anthroposophische, homöopathische und traditionell angewendete Mittel

Zu den meistgekauften Mitteln gehören auch *Canephron* Dragees und Tropfen mit Liebstöckelwurzel, Rosmarinblättern und Tausendgüldenkraut, *Curbita Kürbiskernöl Kapseln*, *Granu Fink femina*, *Granu Fink Kürbiskerne*, *Granu Fink Kürbiskerngranulat*, *Nomon mono* mit Kürbissamen und *Vollmers-Tee* mit Brennnesselkraut, Frauenmantelkraut und Grünem Hafer. Dabei handelt es sich um Präparate, die von der Arzneimittelbehörde als „traditionell angewendet" zur Unterstützung der Organfunktion oder zur Stärkung und Kräftigung der Blasenfunktion zugelassen wurden. Teilweise machen der Name oder andere Informationen der Hersteller deutlich, dass diese Arzneimittel bei verschiedenen Problemen und Beschwerden der Prostata, Harnwege oder Nieren verwendet werden sollen. Solche Präparate lassen sich nach den Grundsätzen dieses Buches nicht bewerten und werden deshalb nicht näher besprochen. Allgemeine Informationen zu derartigen Mitteln finden Sie im Abschnitt „Traditionell angewendete Mittel" (→ Seite 20).

Methionin

Acimethin, Methionin STADA

Der Körper verwendet die Aminosäure Methionin in seinem Stoffwechsel, um Eiweiße aufzubauen. Überschüssiges Methionin, wie es beispielsweise mit einem Arzneimittel zugeführt wird, wird abgebaut. Die entstehenden Produkte werden mit dem Harn ausgeschieden und lassen ihn sauer reagieren. Methionin allein reicht nicht aus, um eine Harnweginfektion zu behandeln. Da seine therapeutische Wirksamkeit dafür nicht ausreichend nachgewiesen ist, wird es als „wenig geeignet" beurteilt.

Anwendung

Wenn Methionin über längere Zeit eingenommen werden soll und eine Neigung zur Übersäuerung des Blutes besteht, muss der Arzt den Säuregehalt regelmäßig kontrollieren.

Außerdem müssen Sie bei einer Langzeitbehandlung dafür sorgen, genügend Folsäure und B-Vitamine aufzunehmen. Ein Mangel an diesen Vitaminen kann sich bei einer Behandlung mit Methionin ungünstig auswirken.

Achtung

Gegenanzeigen

Unter folgenden Bedingungen dürfen Sie Methionin nicht anwenden:

- Ihr Blut enthält zu viel Säure (Azidose).
- Sie haben einen schweren Leberschaden.
- Es liegt eine Gicht vor.
- Sie haben Blasen- oder Nierensteine aus Harnsäure, Oxalsäure oder Zystin.

Bei eingeschränkter Nierenfunktion sollte die Tagesdosis auf zwei- bis dreimal 500 Milligramm beschränkt bleiben.

Wechselwirkungen mit Medikamenten

Wenn Sie noch andere Medikamente nehmen, ist zu beachten, dass Methionin die Wirksamkeit von Levodopa (bei Parkinsonkrankheit) verringern kann.

Unerwünschte Wirkungen

▶ Muss beobachtet werden

Es können Brechreiz, Übelkeit und Durchfall auftreten. Diese sind an sich harmlos. Tritt jedoch gleichzeitig Müdigkeit auf, können es erste Symptome einer Übersäuerung des Blutes sein. Dann sollten Sie einen Arzt aufsuchen.

▶ Sofort zum Arzt

Wenn Sie sich sehr müde fühlen, erregt und schlecht ansprechbar sind, muss sofort ein Arzt gerufen werden. Wahrscheinlich hat sich die Übersäuerung des Blutes verstärkt.

Hinweise

Für Kinder unter 14 Jahren

Für die Anwendung bei Kindern unter zwölf Jahren liegen keine ausreichenden klinischen Erfahrungen vor. Daher sollten die Mittel bei ihnen nicht angewendet werden.

Für Schwangerschaft und Stillzeit

Über die Risiken einer Anwendung in Schwangerschaft und Stillzeit gibt es keine Erkenntnisse. Da das Mittel ohnehin als „wenig geeignet" bewertet wird, sollten Sie darauf verzichten.

Zur Verkehrstüchtigkeit

Hohe Dosen Methionin können schläfrig machen und dann die Fähigkeit beeinträchtigen, ein Fahrzeug zu lenken, Maschinen zu bedienen und Arbeiten ohne sicheren Halt zu verrichten.

Pflanzliches Mittel

Bärentraubenblätter

Arctuvan, Cystinol akut, Uvalysat

Erfahrungen und einige wenige Untersuchungen sprechen dafür, dass die getrockneten Blätter der Bärentraube (Arctostaphylos uva-ursi) bei Harnweginfektionen nützlich sein können. Dementsprechend hat die für Pflanzen zuständige Kommission des ehemaligen Bundesgesundheitsamts sie akzeptiert, um die Behandlung von Blasen- und Nierenkatarren zu unterstützen. Allgemein anerkannte klinische Studien, die die therapeutische Wirksamkeit von Bärentraubenblätterextrakt bei Harnweginfekten ausreichend nachweisen, fehlen jedoch.

Ebenso fehlen Daten, die belegen, dass krebserregende und erbgutverändernde Wirkungen bei einer Langzeitanwendung der Blätter sicher auszuschließen sind.

Zur Wirkungsweise gibt es bisher nur Vermutungen. Bärentraubenblätterextrakt enthält Arbutin, eine Substanz, die im Körper so umgebaut wird, dass der antibakteriell wirksame Wirkstoff Hydrochinon entsteht. Diese Freisetzung von Hydrochinon wird mit dem Einwirken bakterieller Stoffwechselprodukte in Verbindung gebracht, die bei Harnweginfektionen eine Rolle spielen. Von anderen Inhaltsstoffen der Bärentraubenblätter wird vermutet, dass sie bakterientötend wirken können. Aber auch das ist bislang nicht ausreichend nachgewiesen. Insgesamt werden diese Mittel als „wenig geeignet" bewertet.

ANWENDUNG

Wenn mit diesen Mitteln eine Durchspülungstherapie (→ Seite 373) beabsichtigt ist, müssen Sie zusätzlich viel trinken. Die Mittel allein liefern die dafür notwendige Flüssigkeitsmenge nicht. Allerdings ist der Nutzen einer Durchspülungstherapie nicht gesichert.

Mittel mit Bärentraubenblättern sollten Sie ohne ärztlichen Rat nicht länger als eine Woche und nicht öfter als fünfmal im Jahr anwenden. Diese Begrenzung wird als Schutz formuliert, weil das im Körper teilweise entstehende Hydrochinon im Verdacht steht, Krebs zu erregen und das Erbgut zu verändern.

ACHTUNG

Uvalysat Bürger Tropfen: Dieses Mittel enthält Alkohol. Personen mit Alkoholproblemen dürfen die Tropfen nicht einnehmen. Auch Leberkranke und Menschen mit Anfallleiden sollten den Alkoholgehalt berücksichtigen. Darüber hinaus kann Alkohol die Wirkung vieler Arzneimittel (z. B. Schlaf- und Beruhigungsmittel, Psychopharmaka, starke Schmerzmittel, einige Mittel bei hohem Blutdruck) verstärken.

Gegenanzeigen

Personen mit einer Herzinsuffizienz in fortgeschrittenem Stadium sollten die Wirkung dieser Mittel nicht mit einer Durchspülungstherapie (→ Seite 373) unterstützen, indem sie viel trinken. Das würde das Herz zusätzlich belasten, weil es viel Flüssigkeit bewältigen muss. Das Gleiche gilt für Menschen mit deutlich eingeschränkter Nierenfunktion.

Wechselwirkungen mit Medikamenten

Im Beipackzettel wird teilweise geraten, nicht gleichzeitig Medikamente einzunehmen, die den Harn ansäuern, da das die beanspruchte antibakterielle Wirkung der Bärentraubenblätter vermindern soll.

UNERWÜNSCHTE WIRKUNGEN

▶ **Keine Maßnahmen erforderlich**

Es können Magen-Darm-Beschwerden auftreten, die vergehen, wenn das Mittel abgesetzt wird.

HINWEISE

Für Kinder unter 14 Jahren

Kinder unter zwölf Jahren sollen nicht mit Bärentraubenblättern behandelt werden.

Uvalysat Bürger Tropfen: Bedenken Sie, dass das Mittel Alkohol enthält. Bei Kindern sind Mittel ohne Alkohol vorzuziehen.

Für Schwangerschaft und Stillzeit

Bärentraubenblätter sollten in dieser Zeit nicht angewendet werden. Für Hydrochinon besteht der Verdacht, dass es das Erbgut verändern kann. Ob die Pflanzeninhaltsstoffe in die Muttermilch übergehen, ist nicht untersucht.

Uvalysat Bürger Tropfen: Bedenken Sie, dass die Tropfen Alkohol enthalten. Mittel ohne Alkohol sind vorzuziehen.

Pflanzliches Mittel

Brennnessel

Brennnessel Bombastus, H&S Brennnesselblätter, Sidroga Brennnesselblätter

Die getrockneten Blätter der Brennnessel (Urtica dioica) werden volksmedizinisch bei vielerlei Störungen eingesetzt; auch eine wasserausschwemmende (diuretische) Wirkung wird ihnen zugesprochen. Durch klinische Studien ist das jedoch nicht belegt. Es ist nicht bekannt, welche Inhaltsstoffe diese Wirkung haben sollen. Dennoch soll Brennnesselkraut gemäß einer allgemein formulierten Zulassung angewendet werden können, um die Harnmenge zu erhöhen und die Behandlung von Beschwerden beim Wasserlassen zu unterstützen. Da Studiendaten fehlen, die einen Nutzen der Mittel bei Blasenbeschwerden belegen, werden sie als „wenig geeignet" bewertet.

ANWENDUNG

Ein Filterbeutel enthält deutlich weniger Brennnesselkraut als die vom ehemaligen Bundesgesundheitsamt eingesetzte Kommission zum Aufbrühen einer Tasse Tee angegeben hat. Die empfohlene Dosierung kann mit einem Filterbeutel nicht erreicht werden.

Blasenbeschwerden sollten Sie nicht ohne ärztlichen Rat behandeln. Dies gilt insbesondere, wenn Fieber hinzukommt und Blut im Urin ist. Auch zur Unterstützung einer Behandlung sollten Sie den Tee nicht länger als eine Woche trinken, ohne dies mit dem Arzt zu besprechen.

Achtung

Gegenanzeigen

Personen mit einer Herzinsuffizienz in fortgeschrittenem Stadium dürfen ihr Herz nicht noch dadurch zusätzlich belasten, dass es viel Flüssigkeit bewältigen muss. Für sie ist eine Durchspülungstherapie (→ nachfolgend), wie sie mit diesem Tee durchgeführt wird, nicht geeignet. Das Gleiche gilt für Menschen mit deutlich eingeschränkter Nierenfunktion.

Unerwünschte Wirkungen

▶ **Muss beobachtet werden**

Selten kann es zu Magenreizung, Hautrötung und Juckreiz (→ Seite 14) kommen – möglicherweise deshalb, weil Sie allergisch auf Brennnesselkraut reagieren. Dann sollten Sie den Tee nicht mehr anwenden. Haben sich die Beschwerden einige Tage nach dem Absetzen nicht merklich gebessert, sollten Sie einen Arzt aufsuchen.

Hinweise

Für Kinder unter 14 Jahren

Über die Risiken einer Anwendung bei Kindern unter zwölf Jahren gibt es keine Erkenntnisse. Da die Mittel ohnehin als „wenig geeignet" bewertet werden, sollten Kinder sie nicht bekommen.

Für Schwangerschaft und Stillzeit

Über die Risiken einer Anwendung während der Schwangerschaft und Stillzeit gibt es keine Erkenntnisse. Da die Mittel ohnehin als „wenig geeignet" bewertet werden, sollten Sie sie nicht anwenden.

Durchspülungstherapie

Es ist eine weit verbreitete Gewohnheit, bei Blasenproblemen einen Blasen- und Nierentee zu trinken. Er enthält getrocknete Pflanzen, denen eine wasserausschwemmende (diuretische) Wirkung nachgesagt wird. Diese soll entweder dadurch zustande kommen, dass Pflanzeninhaltsstoffe die Durchblutung der Nieren anregen, oder sie soll auf dem hohen Gehalt dieser Pflanzen an Mineralsalzen beruhen, die, wenn sie über die Nieren ausgeschieden werden, viel Wasser an sich binden.
Der Urin, der durch die Harnwege läuft, soll Keime und Entzündungsprodukte von der Schleimhaut abspülen. Eine große Urinmenge kann also dazu beitragen, die Symptome erträglicher zu machen und die Entzündung schneller zu beenden. Obwohl langjährige Erfahrungen diesen Effekt immer wieder bestätigen, ist eine direkte wasserausschwemmende Wirkung bisher für keine der entsprechenden Pflanzen sicher nachgewiesen worden. Es ist denkbar, dass der Effekt vornehmlich auf der großen Flüssigkeitsmenge beruht, die als Tee getrunken wird. Nimmt man an, dass die Pflanzeninhaltsstoffe etwas zur Wirkung beitragen, muss das Produkt, aus dem der Tee aufgebrüht wird, selbstverständlich genügend Pflanzenmaterial enthalten, und der Tee muss ausreichend häufig getrunken werden. Das frühere Bundesgesundheitsamt hat beispielsweise in den älteren Angaben zur Durchspülungstherapie 8 bis 12 Gramm Brennnesselkraut oder 6 Gramm Schachtelhalmkraut pro Tag als notwendige Dosierung genannt. Das Fassungsvermögen der meisten Filterbeutel ist jedoch so bemessen, dass eine solche Menge mit drei Beuteln pro Tag nicht zu erreichen ist.

Pflanzliches Mittel

Goldrute

Cystinol long, CYSTO FINK MONO, Solidago Steiner, Urol flux

Das Kraut der echten Goldrute (Solidago virgaurea) wirkt gemäß Erfahrungsberichten entwässernd und in Tierversuchen schwach entzündungshemmend. Die Einnahme soll sich auf Harnweginfekte positiv auswirken. Klinische Studien, die das ausreichend belegen, gibt es allerdings nicht. Auch ist nicht abschließend geklärt, welche Inhaltsstoffe für diese Wirkung verantwortlich sein können. Darum gelten die Mittel als „wenig geeignet".

Anwendung

Blasenbeschwerden sollten Sie nicht ohne ärztlichen Rat behandeln.
Wenn beabsichtigt ist, mit diesen Mitteln eine Durchspülungstherapie (→ nebenstehend) durchzuführen, müssen Sie zusätzlich viel trinken. Die Mittel allein liefern die dafür notwendige Flüssigkeitsmenge nicht.

Achtung

Gegenanzeigen

Personen mit einer Herzinsuffizienz in fortgeschrittenem Stadium sollten die Wirkung dieser Mittel nicht mit einer Durchspülungstherapie (→ nebenstehend) unterstützen, indem sie viel trinken. Das würde das Herz zusätzlich belasten, weil es viel Flüssigkeit bewältigen muss. Das Gleiche gilt für Menschen mit deutlich eingeschränkter Nierenfunktion.

Unerwünschte Wirkungen

▶ **Muss beobachtet werden**

Wenn sich die Haut verstärkt rötet und juckt, reagieren Sie vermutlich allergisch auf das Mittel. Dann sollten Sie es absetzen. Sind die Hauterscheinungen (→ Seite 14) einige Tage später nicht deutlich abgeklungen, sollten Sie einen Arzt aufsuchen.

Hinweise

Für Kinder unter 14 Jahren

Über die Risiken einer Anwendung bei Kindern unter zwölf Jahren gibt es keine Erkenntnisse. Da die Mittel ohnehin als „wenig geeignet" bewertet werden, sollten Kinder sie nicht bekommen.

Für Schwangerschaft und Stillzeit

Über die Risiken einer Anwendung während der Schwangerschaft und Stillzeit gibt es keine Erkenntnisse. Da die Mittel ohnehin als „wenig geeignet" bewertet werden, sollten Sie sie nicht anwenden.

Pflanzliches Mittel

Schachtelhalm

H&S Schachtelhalmkraut, Schachtelhalmkraut Bombastus, Sidroga Schachtelhalmkraut

Zinnkraut ist eine alte Bezeichnung für das getrocknete Kraut des Ackerschachtelhalms (Equisetum arvense). Sie rührt daher, dass mit diesem Kraut Zinngeschirr blank geputzt werden kann. Ein Tee aus Schachtelhalm dient von alters her dazu, vermehrt Wasser aus dem Körper auszuschwemmen. Man nimmt an, dass diese Wirkung auf dem Gehalt des Schachtelhalms an Flavonoiden beruht. Die für Pflanzen zuständige Kommission des ehemaligen Bundesgesundheitsamts hat Schachtelhalm als Mittel anerkannt, das zur Durchspülung bei bakteriellen und entzündlichen Erkrankungen der ableitenden Harnwege und bei Nierengrieß dienen kann. Klinische Studien, die diese Anwendung ausreichend belegen, fehlen jedoch. Produkte mit Schachtelhalm werden daher als „wenig geeignet" bewertet.

Anwendung

Blasenbeschwerden sollten Sie nicht ohne ärztlichen Rat behandeln. Dies gilt insbesondere, wenn Fieber hinzukommt und Blut im Urin ist. Auch zur Unterstützung einer Behandlung sollten Sie den Tee nicht länger als eine Woche trinken, ohne dies mit dem Arzt zu besprechen.

Achtung

Gegenanzeigen

Personen mit einer Herzinsuffizienz in fortgeschrittenem Stadium dürfen ihr Herz nicht dadurch noch zusätzlich belasten, dass es viel Flüssigkeit bewältigen muss. Für sie ist eine Durchspülungstherapie (→ Seite 373), wie sie unter Umständen mit diesem Tee durchgeführt wird, nicht geeignet. Das Gleiche gilt für Menschen mit deutlich eingeschränkter Nierenfunktion.

Pflanzenkombinationen

Bärentraubenblätter + Goldrute

Cystinol N

Kapuzinerkresse + Meerrettichwurzel

ANGOCIN

Gänsefingerkraut + Goldrute + Schachtelhalm

Solidagoren N

Goldrute + Hauhechelwurzel + Orthosiphonblätter

Aqualibra

ANGOCIN: In diesem Pflanzenmittel sind die Extrakte von Kapuzinerkresse (Tropaeolum majus) und Meerrettichwurzel (Armoracia rusticana) miteinander kombiniert. Die moderne Pflanzenheilkunde wendet keine der beiden Pflanzen bei Harnweginfektionen an. Das Mittel stellt weder eine sinnvolle Kombination dar, noch ist seine therapeutische Wirksamkeit in aussagekräftigen Studien nachgewiesen. Darum wird es als „wenig geeignet" beurteilt.

Aqualibra: Dieses Mittel enthält Pflanzenextrakte aus Goldrute, Hauhechel und Orthosiphonblättern. Jede einzelne dieser Pflanzen wird traditionell zur Durchspülung der Harnwege eingesetzt. Die therapeutische Wirksamkeit ist allerdings weder für die einzelnen Pflanzen noch für die Dreierkombination ausreichend nachgewiesen. Daher lautet die Bewertung „wenig geeignet".

Cystinol N Lösung: In dem Mittel sind zwei Pflanzenextrakte kombiniert, die bei Blasenbeschwerden häufig eingesetzt werden: Bärentraubenblätter, die gegen Bakterien wirken sollen, und Goldrutenkraut mit wasserausschwemmender Wirkung. Näheres zu „Bärentraubenblättern" (→ Seite 371), Näheres zu „Goldrute" (→ Seite 373).

Es liegen keine Studien vor, die zeigen, dass die fixe Kombination aus diesen beiden Pflanzenextrakten bei Harnweginfektionen wirksam ist; es gibt auch keinen Anhaltspunkt dafür, dass das Mittel besser wirkt als ein Präparat mit nur einem Pflanzenextrakt. Aus diesem Grund wird das Mittel als „wenig geeignet" bewertet.

Solidagoren N: Dieses Mittel enthält Pflanzenextrakte aus Gänsefingerkraut (Potentilla anserina), Goldrute und Ackerschachtelhalm. Gänsefingerkraut soll krampflösende Wirkungen haben. Untersuchungen, die diesen Effekt beim Menschen nachweisen, fehlen jedoch. Auch für die therapeutische Wirksamkeit bei Blasenbeschwerden gibt es keinen Nachweis.

Die Angaben zu Ackerschachtelhalm finden Sie unter „Schachtelhalm" (→ Seite 374), Angaben zu Goldrute unter „Goldrute" (→ Seite 373).

Dieses Mittel stellt keine sinnvolle Kombination dar. Belege, dass es bei Harnweginfekten ausreichend therapeutisch wirksam ist, liegen nicht vor. Es wird als „wenig geeignet" beurteilt.

Anwendung

Blasenbeschwerden sollten Sie nicht ohne ärztlichen Rat behandeln. Dies gilt insbesondere, wenn Fieber hinzukommt und Blut im Urin ist. Auch zur Unterstützung einer Behandlung sollten Sie die Mittel nicht länger als eine Woche anwenden, ohne dies mit dem Arzt zu besprechen.

Wenn mit diesen Mitteln eine Durchspülungstherapie (→ Seite 373) beabsichtigt ist, müssen Sie zusätzlich viel trinken. Die Mittel allein liefern die dafür notwendige Flüssigkeitsmenge nicht.

Cystinol N Lösung: Dieses Mittel enthält Bärentraubenblätter und sollte ohne ärztlichen Rat nicht länger als eine Woche und nicht öfter als fünfmal im Jahr angewendet werden, weil das aus der Pflanze teilweise entstehende Hydrochinon im Verdacht steht, nach Umwandlung im Körper Krebs zu erregen und das Erbgut zu verändern.

Achtung

Cystinol N Lösung, Solidagoren N Tropfen: Diese Mittel enthalten Alkohol. Personen mit Alkoholproblemen dürfen die Mittel nicht einnehmen. Auch Leberkranke und Menschen mit Anfallleiden sollten den Alkoholgehalt berücksichtigen. Darüber hinaus kann Alkohol die Wirkung vieler Arzneimittel (z. B. Schlaf- und Beruhigungsmittel, Psychopharmaka, starke Schmerzmittel, einige Mittel bei hohem Blutdruck) verstärken.

Gegenanzeigen

Personen mit einer Herzinsuffizienz in fortgeschrittenem Stadium sollten die Wirkung dieser Mittel nicht mit einer Durchspülungstherapie (→ Seite 373) unterstützen, indem sie viel trinken. Das würde das Herz zusätzlich belasten, weil es viel Flüssigkeit bewältigen muss. Das Gleiche gilt für Menschen mit deutlich eingeschränkter Nierenfunktion.

ANGOCIN: Das Mittel darf nicht angewendet werden, wenn Sie ein akutes Magen- oder Darmgeschwür haben.

Unerwünschte Wirkungen

▶ **Keine Maßnahmen erforderlich**

ANGOCIN, Aqualibra, Cystinol N Lösung: Es können Magen-Darm-Beschwerden auftreten, die vergehen, wenn die Mittel abgesetzt werden.

▶ **Muss beobachtet werden**

Aqualibra, Cystinol N Lösung, Solidagoren N: Wenn sich die Haut verstärkt rötet und juckt, reagieren Sie vermutlich allergisch auf die Mittel. Dann sollten Sie sie absetzen. Sind die Hauterscheinungen (→ Seite 14) einige Tage später nicht deutlich abgeklungen, sollten Sie einen Arzt aufsuchen.

Hinweise

Für Kinder unter 14 Jahren

ANGOCIN: Eine Anwendung für Kinder unter vier Jahren ist nicht vorgesehen.

Aqualibra, Cystinol N Lösung: Kinder unter zwölf Jahren sollen nicht mit Bärentraubenblättern behandelt werden.

Cystinol N Lösung, Solidagoren N: Diese Mittel enthalten Alkohol. Bei Kindern sind Mittel ohne Alkohol vorzuziehen.

Für Schwangerschaft und Stillzeit

Cystinol N Lösung: Mittel mit Bärentraubenblättern sollten in dieser Zeit nicht angewendet werden. Für Hydrochinon besteht der Verdacht, dass es das Erbgut verändern kann.

Ob die Pflanzeninhaltsstoffe in die Muttermilch übergehen, ist nicht untersucht.

Cystinol N Lösung, Solidagoren N: Diese Mittel enthalten Alkohol. Mittel ohne Alkohol sind vorzuziehen.

Pflanzenkombinationen: Tees

Birke + Goldrute

HEUMANN Blasen- und Nierentee SOLUBITRAT uro

Hauhechel + Orthosiphon

Bad Heilbrunner Nieren- und Blasentee N

Bärentraubenblätter + Birke + Quecke

Bombastus Blasen- und Nierentee

Birke + Goldrute + Orthosiphon

Harntee-Steiner, Harntee 400 TAD N

Bärentraubenblätter + Birke + Bohnenhülsen + Schachtelhalm

H&S Blasen- und Nierentee

Birke + Goldrute + Hauhechel + Orthosiphon

Sidroga Blasen- und Nierentee

Diese Teemischungen sind als Blasen- und Nierentees sehr gebräuchlich, um Beschwerden beim Wasserlassen zu erleichtern. In den hier besprochenen Produkten sind zwei bis vier verschiedene Pflanzen miteinander kombiniert. In diesen Mischungen können die einzelnen Kräuter verschiedenen Zwecken dienen: Einige sollen Hauptträger der Wirkung sein, andere sollen sie unterstützen, die dritten sollen den Tee besser aussehen und/oder angenehmer schmecken lassen. Eine medizinische Wirkung wird von diesen nicht erwartet.

Überzeugende Belege, dass die Kombination dieser Bestandteile sinnvoll und nützlich ist, um Blasenprobleme zu kurieren, fehlen.

Blasen- und Nierentees sollen vornehmlich die Harnausscheidung der Nieren erhöhen und auf diese Weise die Harnwege „spülen". Die langjährigen Erfahrungen mit diesen Tees sprechen dafür, dass eine solche Durchspülungstherapie (→ Seite 373) die Behandlung von Harnweginfekten unterstützen kann. Wissenschaftliche Studien, die die therapeutische Wirksamkeit dieser Anwendung ausreichend belegen, gibt es jedoch nicht.

Mischungen, die Bärentraubenblätter enthalten, sollen darüber hinaus Bakterien abtöten. Für diesen Zweck sind sie jedoch wenig geeignet.

Zu den in den Teemischungen enthaltenen Pflanzen im Einzelnen:

Bärentraubenblätter: Die Angaben hierzu finden Sie unter „Bärentraubenblätter" (→ Seite 371).

Birke: Die Blätter (Betula pendula, Betula pubescens) werden volksmedizinisch eingesetzt, um Wasser aus dem Körper auszuschwemmen. Es wird vermutet, dass diese Wirkung auf dem hohen Gehalt der Birkenblätter an Flavonoiden beruht; bestätigt wurde das bisher aber nicht. Die für Pflanzen zuständige Kommission des ehemaligen Bundesgesundheitsamts hat zwar akzeptiert, dass Birkenblätter unter anderem zur Durchspülung bei bakteriellen und entzündlichen Erkrankungen der ableitenden Harnwege anzuwenden sind, doch klinische Untersuchungen, die diese Wirkung ausreichend bestätigen, liegen nicht vor.

Bohnenhülsen: Die Hülsen der Gartenbohne (Phaseolus vulgaris) werden volksmedizinisch zur Entwässerung eingesetzt. Durch klinische Studien ist ihre Anwendung jedoch nicht ausreichend belegt.

Goldrute: Die Angaben hierzu finden Sie unter „Goldrute" (→ Seite 373).

Hauhechel: Die Wurzel des Hauhechels (Ononis spinosa) wirkt nachgewiesenermaßen gering wasserausschwemmend. Welcher Inhaltsstoff dafür verantwortlich sein könnte, ließ sich bisher nicht ausmachen.

Orthosiphon: Getrocknete Orthosiphonblätter (Orthosiphon aristatus), auch als „indischer Nierentee" bezeichnet, wirken entwässernd, wobei – anders als bei den meisten anderen Pflanzen – nicht nur Wasser, sondern auch Salze ausgeschieden werden. Allerdings ließ sich die Wirkung bisher keinem der Inhaltsstoffe zuordnen. Die Anwendung von Orthosiphonblättern beruht bisher ausschließlich auf Erfahrung; klinische Studien belegen die therapeutische Wirksamkeit nicht ausreichend.

Quecke: Der Wurzelstock der Quecke (Agropyron repens) wird volksmedizinisch als wassertreibende Pflanze bei Blasenentzündungen eingesetzt. Es gibt jedoch keine Untersuchungen, die eine solche Anwendung rechtfertigen.

Schachtelhalm: Die Angaben hierzu finden Sie unter „Schachtelhalm" (→ Seite 374).

Über die nicht ausreichend belegte Wirkung hinaus ist besonders bei den Produkten mit mehreren Mischungsbestandteilen und bei den in Filterbeuteln abgepackten zu kritisieren, dass allein von den jeweiligen Mengen der einzelnen Pflanzen her eine arzneiliche Wirkung nicht zu erwarten ist.

Anwendung

Blasenbeschwerden sollten Sie nicht ohne ärztlichen Rat behandeln. Dies gilt insbesondere, wenn Fieber hinzukommt und Blut im Urin ist. Auch zur Unterstützung einer Behandlung sollten Sie den Tee nicht länger als eine Woche trinken, ohne dies mit dem Arzt zu besprechen.

Bombastus Blasen- und Nierentee, H&S Blasen- und Nierentee Nr. 2: Diese Produkte enthalten Bärentraubenblätter. Sie sollten sie nicht länger als eine Woche und nicht öfter als fünfmal im Jahr anwenden, weil das aus der Pflanze teilweise entstehende Hydrochinon im Verdacht steht, Krebs zu erregen und das Erbgut zu verändern.

Achtung

Gegenanzeigen

Personen mit einer Herzinsuffizienz in fortgeschrittenem Stadium dürfen ihr Herz nicht dadurch noch zusätzlich belasten, dass es viel Flüssigkeit bewältigen muss. Für sie ist eine Durchspülungstherapie (→ Seite 373), wie sie unter Umständen mit diesen Tees durchgeführt wird, nicht geeignet. Das Gleiche gilt für Menschen mit deutlich eingeschränkter Nierenfunktion.

Unerwünschte Wirkungen

▶ **Keine Maßnahmen erforderlich**

Hautrötung und Juckreiz können vorübergehend auftreten.

▶ **Muss beobachtet werden**

Wenn sich die Haut verstärkt rötet und juckt, reagieren Sie vermutlich allergisch auf das Mittel. Dann sollten Sie es absetzen. Sind die Hauterscheinungen (→ Seite 14) einige Tage später nicht deutlich abgeklungen, sollten Sie einen Arzt aufsuchen.

Hinweise

Für Kinder unter 14 Jahren

Über die Risiken einer Anwendung bei Kindern unter zwölf Jahren gibt es keine Erkenntnisse. Da die Mittel ohnehin als „wenig geeignet" bewertet werden, sollten Kinder sie nicht bekommen.

Für Schwangerschaft und Stillzeit

Über die Risiken einer Anwendung während der Schwangerschaft und Stillzeit gibt es keine Erkenntnisse. Da die Mittel ohnehin als „wenig geeignet" bewertet werden, sollten Sie sie nicht verwenden.

Bombastus Blasen- und Nierentee, H&S Blasen- und Nierentee Nr. 2: Für diese Produkte kommt hinzu, dass sie Bärentraubenblätter enthalten. Dessen Abbauprodukt Hydrochinon steht in Verdacht, dass es das Erbgut verändern kann.

Blasenbeschwerden

Handelsname Darreichungsform	Zusammensetzung pro 1 ml/1 g oder wie angegeben bzw. pro abgeteilte Einheit	Kleinste Packungsgröße	Unverb. Preis in Euro	Bewertung für das beanspruchte Anwendungsgebiet
Hinweise zu den Tabellenspalten → Seite 34, zur Auswahl der Arzneimittel → Seite 28, zur Grundlage der Bewertung → Seiten 29, 33				
Acimethin Filmtabletten	**Methionin** 500 mg	25 Stück	8,71	**Wenig geeignet** bei Harnweginfektionen. Die therapeutische Wirksamkeit ist nicht ausreichend nachgewiesen. → Seite 371
ANGOCIN Anti-Infekt N Filmtabletten	**Kapuzinerkressenkraut** 200 mg + **Meerrettichwurzel** 80 mg	50 Stück	9,06	**Wenig geeignet** bei Harnweginfektionen. Nicht sinnvolle Kombination, deren therapeutische Wirksamkeit nicht ausreichend nachgewiesen ist. → Seite 374
Aqualibra Filmtabletten	Auszüge aus **Goldrutenkraut** 180 mg + **Hauhechelwurzel** 80 mg + **Orthosiphonblättern** 90 mg	60 Stück	21,93	**Wenig geeignet** bei Harnweginfektionen. Nicht sinnvolle Kombination, deren therapeutische Wirksamkeit nicht ausreichend nachgewiesen ist. → Seite 374
Arctuvan Bärentraubenblätter Filmtabletten	**Auszug aus Bärentraubenblättern** 425,25–519,75 mg	60 Stück	11,70	**Wenig geeignet** bei Harnweginfektionen. Die therapeutische Wirksamkeit ist nicht ausreichend nachgewiesen. Für eine Langzeitbehandlung mit Bärentraubenblättern fehlen Daten, die belegen, dass krebserregende und erbgutverändernde Wirkungen sicher auszuschließen sind. → Seite 371

▶

Blasenbeschwerden Fortsetzung

Handelsname Darreichungsform	Zusammensetzung pro 1 ml/1 g oder wie angegeben bzw. pro abgeteilte Einheit	Kleinste Packungsgröße	Unverb. Preis in Euro	Bewertung für das beanspruchte Anwendungsgebiet

Hinweise zu den Tabellenspalten → Seite 34, zur Auswahl der Arzneimittel → Seite 28, zur Grundlage der Bewertung → Seiten 29, 33

Bad Heilbrunner Nieren- und Blasentee N Filterbeutel	**Hauhechelwurzel** 680 mg + **Orthosiphonblätter** 680 mg pro 1,8 g	8 Stück	ca. 2,21	**Wenig geeignet** zur Durchspülung bei Harnweginfektionen. Nicht sinnvolle Kombination, deren therapeutische Wirksamkeit nicht ausreichend nachgewiesen ist. → Seite 376
Brennnessel Bombastus	**Brennnesselblätter** 1 g	50 g	2,30	**Wenig geeignet** zur Unterstützung der Behandlung von Blasenbeschwerden. Die therapeutische Wirksamkeit ist nicht ausreichend nachgewiesen. → Seite 372
Bombastus Blasen- und Nierentee Filterbeutel	**Bärentraubenblätter** 860 mg + **Birkenblätter** 500 mg + **Queckenwurzelstock** 500 mg pro 2 g	20 Stück	3,40	**Wenig geeignet** zur Unterstützung der Behandlung von Harnweginfekten. Nicht sinnvolle Kombination, deren therapeutische Wirksamkeit nicht ausreichend nachgewiesen ist. Für eine Langzeitbehandlung mit Bärentraubenblättern fehlen Daten, dass krebserregende und erbgutverändernde Wirkungen sicher auszuschließen sind → Seite 376
Cystinol akut Dragees Dragees	**Auszug aus Bärentraubenblättern** 238,7–297,5 mg	60 Stück	12,05	**Wenig geeignet** bei Harnweginfektionen. Die therapeutische Wirksamkeit ist nicht ausreichend nachgewiesen. Für eine Langzeitbehandlung mit Bärentraubenblättern fehlen Daten, die belegen, dass krebserregende und erbgutverändernde Wirkungen sicher auszuschließen sind. → Seite 371
Cystinol long Kapseln Kapseln	**Auszug aus Goldrutenkraut** 424,8 mg	60 Stück	24,30	**Wenig geeignet** bei Harnweginfektionen. Die therapeutische Wirksamkeit ist nicht ausreichend nachgewiesen. → Seite 373
Cystinol N Lösung Lösung	Auszüge aus **Bärentraubenblättern** 90 mg + **Goldrutenkraut** 60 mg *Enthält 24% Alkohol*	100 ml	9,90	**Wenig geeignet** zur Unterstützung der Behandlung von Harnweginfektionen. Nicht sinnvolle Kombination, deren therapeutische Wirksamkeit nicht ausreichend nachgewiesen ist. Für eine Langzeitbehandlung mit Bärentraubenblättern fehlen Daten, die belegen, dass krebserregende und erbgutverändernde Wirkungen sicher auszuschließen sind. → Seite 374
CYSTO FINK MONO Kapseln	**Auszug aus Goldrutenkraut** 424,8 mg	60 Stück	22,90	**Wenig geeignet** bei Harnweginfektionen. Die therapeutische Wirksamkeit ist nicht ausreichend nachgewiesen. → Seite 373
Harntee-Steiner Granulat	**Birkenblätter** 230 mg + **Goldrutenkraut** 150 mg + **Orthosiphonblätter** 150 mg pro 1,2 g	30 g	7,00	**Wenig geeignet** zur Durchspülung bei Harnweginfektionen. Nicht sinnvolle Kombination, deren therapeutische Wirksamkeit nicht ausreichend nachgewiesen ist. → Seite 376
Harntee 400 TAD N Tee	Auszug aus **Birkenblättern** 43,2 mg + **Goldrutenkraut** 21,33 mg + **Orthosiphonblättern** 26,01 mg	150 ml	6,97	**Wenig geeignet** zur Durchspülung bei Harnweginfektionen. Nicht sinnvolle Kombination, deren therapeutische Wirksamkeit nicht ausreichend nachgewiesen ist. → Seite 376

Blasenbeschwerden Fortsetzung

Handelsname Darreichungsform	Zusammensetzung pro 1 ml/1 g oder wie angegeben bzw. pro abgeteilte Einheit	Kleinste Packungsgröße	Unverb. Preis in Euro	Bewertung für das beanspruchte Anwendungsgebiet

Hinweise zu den Tabellenspalten → Seite 34, zur Auswahl der Arzneimittel → Seite 28, zur Grundlage der Bewertung → Seiten 29, 33

Handelsname Darreichungsform	Zusammensetzung pro 1 ml/1 g oder wie angegeben bzw. pro abgeteilte Einheit	Kleinste Packungsgröße	Unverb. Preis in Euro	Bewertung für das beanspruchte Anwendungsgebiet
HEUMANN Blasen- und Nierentee SOLUBITRAT uro Granulat	**Birkenblätter** 224 mg + **Goldrutenkraut** 250 mg pro 1,2 g	30 g	5,97	**Wenig geeignet** zur Durchspülung bei Harnweginfektionen. Nicht sinnvolle Kombination, deren therapeutische Wirksamkeit nicht ausreichend nachgewiesen ist. → Seite 376
H&S Brennesselblätter	**Brennnesselblätter** 1 800 mg	20 Stück	2,55	**Wenig geeignet** zur Unterstützung der Behandlung von Blasenbeschwerden. Die therapeutische Wirksamkeit ist nicht ausreichend nachgewiesen. → Seite 372
H&S Schachtelhalmkraut	**Schachtelhalmkraut** 2 g	20 Stück	2,55	**Wenig geeignet** zur Unterstützung der Behandlung von Blasenbeschwerden. Die therapeutische Wirksamkeit ist nicht ausreichend nachgewiesen. → Seite 374
H&S Blasen- und Nierentee Filterbeutel	**Bärentraubenblätter** 700 mg + **Birkenblätter** 300 mg + **Bohnenhülsen** 400 mg + **Schachtelhalmkraut** 400 mg pro 2 g	20 Stück	3,40	**Wenig geeignet** zur Unterstützung der Behandlung von Harnweginfekten. Nicht sinnvolle Kombination, deren therapeutische Wirksamkeit nicht ausreichend nachgewiesen ist. Für eine Langzeitbehandlung mit Bärentraubenblättern fehlen Daten, dass krebserregende und erbgutverändernde Wirkungen sicher auszuschließen sind. → Seite 376
Methionin STADA 500 mg Filmtabletten Filmtabletten	**Methionin** 500 mg	50 Stück	10,40	**Wenig geeignet** bei Harnweginfektionen. Die therapeutische Wirksamkeit ist nicht ausreichend nachgewiesen. → Seite 371
Schachtelhalmkraut Bombastus Tee	**Schachtelhalmkraut** 1 g	75 g	2,90	**Wenig geeignet** zur Unterstützung der Behandlung von Blasenbeschwerden. Die therapeutische Wirksamkeit ist nicht ausreichend nachgewiesen. → Seite 374
Sidroga Brennnesselblätter	**Brennnesselblätter** 2 g	20 Stück	3,40	**Wenig geeignet** zur Unterstützung der Behandlung von Blasenbeschwerden. Die therapeutische Wirksamkeit ist nicht ausreichend nachgewiesen. → Seite 372
Sidroga Schachtelhalmkraut	**Schachtelhalmkraut** 2 g	20 Stück	3,40	**Wenig geeignet** zur Unterstützung der Behandlung von Blasenbeschwerden. Die therapeutische Wirksamkeit ist nicht ausreichend nachgewiesen. → Seite 374
Sidroga Blasen- und Nierentee Filterbeutel	**Birkenblätter** 600 mg + **Hauhechelwurzel** 400 mg + **Orthosiphonblätter** 500 mg + **Riesengoldrutenkraut** 400 mg pro 2 g	20 Stück	4,15	**Wenig geeignet** zur Unterstützung der Behandlung von Harnweginfekten. Nicht sinnvolle Kombination, deren therapeutische Wirksamkeit nicht ausreichend nachgewiesen ist. → Seite 376
Solidagoren N Tropfen	79 ml Auszug aus **Gänsefingerkraut** 8,5 g + **Goldrutenkraut** 25 g + **Schachtelhalmkraut** 6 g pro 100 ml *Enthält 45% Alkohol*	20 ml	5,71	**Wenig geeignet** bei Harnweginfektionen. Nicht sinnvolle Kombination, deren therapeutische Wirksamkeit nicht ausreichend nachgewiesen ist. → Seite 374
Solidago Steiner Lösung Lösung	**Auszug aus Goldrutenkraut** 110 mg	100 ml	8,98	**Wenig geeignet** bei Harnweginfektionen. Die therapeutische Wirksamkeit ist nicht ausreichend nachgewiesen. → Seite 373
Solidago Steiner Tabletten	300 mg	20 Stück	9,97	

▶

Blasenbeschwerden Fortsetzung

Handelsname Darreichungsform	Zusammensetzung pro 1 ml/1 g oder wie angegeben bzw. pro abgeteilte Einheit	Kleinste Packungsgröße	Unverb. Preis in Euro	Bewertung für das beanspruchte Anwendungsgebiet
Urol flux Kapseln Kapseln	**Auszug aus Goldrutenkraut** 185,5 mg	42 Stück	10,92	**Wenig geeignet** bei Harnweginfektionen. Die therapeutische Wirksamkeit ist nicht ausreichend nachgewiesen. → Seite 373
Urol flux forte 600 mg Filmtabletten Filmtabletten	600 mg	10 Stück	9,94	
Uvalysat Bürger Dragees	**Auszug aus Bärentraubenblättern** 228–286 mg	60 Stück	12,23	**Wenig geeignet** bei Harnweginfektionen. Die therapeutische Wirksamkeit ist nicht ausreichend nachgewiesen. Für eine Langzeitbehandlung mit Bärentraubenblättern fehlen Daten, die belegen, dass krebserregende und erbgutverändernde Wirkungen sicher auszuschließen sind. → Seite 371
Uvalysat Bürger Tropfen	390–710 mg *Enthält 22% Alkohol*	30 ml	5,56	

Hinweise zu den Tabellenspalten → Seite 34, zur Auswahl der Arzneimittel → Seite 28, zur Grundlage der Bewertung → Seiten 29, 33

Harn- und Nierensteine

Im gesamten Bereich der Harnwege können sich Steine bilden (Urolithiasis): in den Nierenbecken, den Harnleitern, der Blase und der Harnröhre. Sie können an ihrem Entstehungsort bleiben, aber auch durch die Harnwege wandern. Die Steine werden nach den chemischen Verbindungen, die den Hauptanteil ihres Materials stellen, unterschieden. Am häufigsten kommen Oxalat-, Phosphat- und Uratsteine (Harnsäuresteine) vor.

Anzeichen und Beschwerden

Solange die Steine den Harnabfluss nicht behindern, verursachen sie meist keine Beschwerden. Manchmal werden sie entdeckt, wenn dem Arzt bei einer Untersuchung Blut im Urin auffällt, denn die Steine verletzen leicht die empfindlichen Gewebe der Harnwege. Außerdem können sich Bakterien an den Steinen festsetzen und Harnweginfektionen auslösen, die sich auch wiederholen können.
Behindert ein Stein jedoch den Harnabfluss oder beginnt er zu wandern, treten Nierenkoliken auf. Diese Schmerzen verlaufen wellenförmig und können unerträglich stark sein. Sie beruhen darauf, dass der gestaute Urin die Wände des Harnleiters und des Nierenbeckens dehnt und die dadurch aktivierte Muskulatur versucht, den Stein herauszupressen.

Ursachen

Urin ist eine Lösung aus Salzen. Es gibt mehrere Gründe, weshalb aus der Lösung Steine auskristallisieren. Dazu gehört unter anderem der Säuregehalt des Urins. Ändert sich dieser, lösen sich manche Salze nicht mehr so gut und fallen aus: Je saurer der Urin, desto weniger Harnsäure löst sich; je alkalischer der Urin, desto weniger Phosphate lösen sich. Auch die Zusammensetzung des Urins spielt eine Rolle. Enthält er viel Kalziumsalze, begünstigt das die Steinbildung. Eiweißhaltige Substanzen tragen ebenfalls zur Steinbildung bei; sie finden sich im Urin, wenn die Nierenfunktion gestört ist.
Anatomische Besonderheiten, die den Harnabfluss behindern, und häufige Harnweginfektionen haben ebenfalls oft eine Steinbildung zur Folge.

Vorbeugung

Um der Entstehung von Harn- und Nierensteinen vorzubeugen, ist es ratsam, täglich zwei bis zweieinhalb Liter zu trinken und noch mehr, wenn bei Hitze, Sonnenlicht und körperlicher Arbeit viel Flüssigkeit durch Schwitzen verloren geht. Außerdem wird empfohlen, vor dem Schlafengehen reichlich Flüssigkeit zu sich zu nehmen und Übergewicht zu vermeiden. Menschen mit einer unzureichenden Herzleistung (Herzinsuffizienz) sollten allerdings mit ihrem Arzt besprechen, ob sie so viel trinken dürfen.

Allgemeine Maßnahmen

Manchmal lassen sich die Schmerzen mit einem heißen Bad oder heißen Kompressen bessern.
Viel Bewegung, heiße Bäder und reichlich Flüssigkeit – egal, ob medizinischer Tee oder Wasser – können dazu beitragen, dass Nierensteine von selbst abgehen. Bei 80 Prozent der Steine ist das letztlich der Fall. Dieses abzuwarten, setzt voraus, dass die Steine eine bestimmte Größe nicht überschreiten und die Abflusswege nicht einengen. Darüber hinaus müssen die Schmerzen mit Medikamenten beherrschbar sein, und es dürfen keine fieberhaften Harnweginfekte auftreten.

Ernährung

Etwa die Hälfte der Menschen mit Harn- oder Nierensteinen weist innerhalb der nächsten zehn Jahre erneut einen Stein auf; innerhalb von 20 bis 30 Jahren trifft es sogar 80 Prozent. Es ist also sinnvoll, sich bereits nach dem ersten Stein so zu ernähren, dass das Risiko einer erneuten Steinbildung verringert wird. Für Personen, bei denen Harnsäuresteine nachgewiesen wurden, kann eine purinarme Ernährung die sonstigen Maßnahmen, mit denen einer Steinbildung vorgebeugt werden soll, unterstützen. Purine sind Bausteine des genetischen Materials im Zellkern. Sie gelangen mit der Nahrung, vor allem durch eiweißreiche Produkte wie Fleisch und Fisch, in den Körper. Purinarme Ernährung bedeutet vor allem, Innereien, Ölsardinen, Sardellen und Heringe vom Speisezettel zu streichen und den täglichen Fleischkonsum auf etwa 150 Gramm zu beschränken. Auf Alkohol sollte ganz verzichtet werden.
Menschen mit Oxalatsteinen sollten oxalatreiche Nahrungsmittel meiden. Dazu gehören Kakao, Nüsse, Okraschoten, Rhabarber und Spinat.
Außerdem soll die täglich aufgenommene Menge Kochsalz 2 Gramm nicht überschreiten. Offenbar ist das Risiko, dass sich erneut Steine bilden, geringer, wenn zusätzlich zur purin- oder oxalatarmen Ernährung auch die Kochsalzaufnahme gering ist. Letzteres lässt sich erreichen, indem das Essen salzarm zubereitet und ein natriumarmes Mineralwasser als Getränk ausgewählt wird. Darüber hinaus noch die Kalziumaufnahme einzuschränken – wie es bisher oft empfohlen wurde –, ist nicht notwendig.

Wann zum Arzt?

Jede Art von Steinbildung in den Harnwegen muss ärztlich untersucht werden. Nur so lassen sich Ursachen finden, die man möglicherweise behandeln kann. Sollten Sie es trotzdem zunächst mit einer Selbstbehandlung versuchen, müssen Sie unbedingt den Arzt einschalten, wenn Sie Blut im Urin bemerken, Fieber bekommen oder die Beschwerden länger als fünf Tage anhalten.
Um der erneuten Bildung von Steinen mit einer entsprechenden Ernährung oder Medikamenten vorbeugen zu können, sollte bereits der erste Stein im Labor auf seine Zusammensetzung untersucht werden.
Wenn der Arzt dann gemäß der Analyse des Steines ein Medikament mit Salzen der Zitronensäure verordnet, um die Steine aufzulösen, übernehmen die gesetzlichen Krankenkassen die Kosten dafür, obwohl die Mittel nicht verschreibungspflichtig sind.
Die Kosten für Mittel mit Methionin übernehmen sie, wenn verhindert werden soll, dass sich bei Menschen mit einer nervenbedingten Blasenlähmung erneut Phosphatsteine bilden und wenn Ernährungsempfehlungen und Blasenentleerungstraining erfolglos geblieben sind. Näheres hierzu finden Sie in der „Ausnahmeliste“ (→ Seite 694).

Behandlung mit Medikamenten

Die Schmerzen einer Nierenkolik gehören zu den stärksten Akutschmerzen. Wie der Arzt diese Schmerzen behandeln kann, können Sie im HANDBUCH MEDIKAMENTE der Stiftung Warentest oder im Internet unter www.medikamente-im-test.de nachlesen.
Zur Vorbeugung von Harnsäure- und Zystinsteinen eignen sich Salze der Zitronensäure (→ Seite 382). Bei Phosphatsteinen ist Methionin (→ nachfolgend) die geeignete Substanz. Pflanzenmittel mit Goldrute (→ Seite 384) sowie die Pflanzenkombinationen (→ Seite 384) zum Einnehmen oder Pflanzenkombinationen als Tee (→ Seite 385) sind hingegen wenig geeignet, um einer Steinbildung vorzubeugen. Ihre therapeutische Wirksamkeit ist nicht ausreichend nachgewiesen.

Methionin

Acimethin, Methionin STADA

Der Körper verwendet die Aminosäure Methionin in seinem Stoffwechsel, um Eiweiße aufzubauen. Überschüssiges Methionin, wie es beispielsweise mit einem Arzneimittel zugeführt wird, wird abgebaut. Die entstehenden Produkte werden mit dem Harn ausgeschieden und lassen ihn sauer reagieren. Diese Ansäuerung des Urins, die man mit Methionin erzielen kann, kann genutzt werden, um Harn- und Nierensteinen, die aus Phosphaten bestehen, vorzubeugen. Für diesen Zweck werden Präparate mit Methionin als „geeignet" bewertet.

Anwendung

Dreimal täglich sollen 500 bis 1 000 Milligramm Methionin vor den Mahlzeiten eingenommen werden. Die Behandlung kann über längere Zeit fortgeführt werden.

Wenn Methionin über längere Zeit eingenommen werden soll und eine Neigung zur Übersäuerung des Blutes besteht, muss der Arzt den Säuregehalt regelmäßig kontrollieren.

Außerdem müssen Sie bei einer Langzeitbehandlung dafür sorgen, genügend Folsäure und B-Vitamine aufzunehmen. Ein Mangel kann sich bei einer Behandlung mit Methionin ungünstig auswirken.

Achtung

Gegenanzeigen

Unter folgenden Bedingungen dürfen Sie Methionin nicht anwenden:

- Ihr Blut enthält zu viel Säure (Azidose).
- Sie haben einen schweren Leberschaden.
- Es liegt eine Gicht vor.
- Die Steine bestehen aus Harnsäure, Oxalsäure oder Zystin.

Bei eingeschränkter Nierenfunktion sollte die Tagesdosis auf zwei- bis dreimal 500 Milligramm beschränkt bleiben.

Wechselwirkungen mit Medikamenten

Wenn Sie noch andere Medikamente nehmen, ist zu beachten, dass Methionin die Wirksamkeit von Levodopa (bei Parkinsonkrankheit) verringern kann.

Unerwünschte Wirkungen

▶ Muss beobachtet werden

Es können Brechreiz, Übelkeit und Durchfall auftreten, was an sich harmlos ist. Tritt jedoch gleichzeitig Müdigkeit auf, können es erste Symptome einer Übersäuerung des Blutes sein. Dann sollten Sie einen Arzt aufsuchen.

▶ Sofort zum Arzt

Wenn Sie sich sehr müde fühlen, erregt oder schlecht ansprechbar sind, muss sofort ein Arzt gerufen werden. Wahrscheinlich hat sich die Übersäuerung des Blutes verstärkt.

Hinweise

Für Kinder unter 14 Jahren

Für die Anwendung bei Kindern unter zwölf Jahren liegen keine ausreichenden klinischen Erfahrungen vor. Daher sollten die Mittel bei ihnen nicht angewendet werden.

Für Schwangerschaft und Stillzeit

Über die Risiken einer Anwendung in Schwangerschaft und Stillzeit gibt es keine Erkenntnisse. Sicherheitshalber sollten Sie das Mittel daher nicht anwenden.

Zur Verkehrstüchtigkeit

Hohe Dosen Methionin können schläfrig machen und dann die Fähigkeit beeinträchtigen, ein Fahrzeug zu lenken, Maschinen zu bedienen und Arbeiten ohne sicheren Halt zu verrichten.

Salze der Zitronensäure

Kalium-Natrium-Hydrogenzitrat

Uralyt-U

Zitronensäure + Natriumzitrat + Kalium-hydrogenkarbonat

Blemaren N

Die Salze der Zitronensäure heißen Zitrate. Von geschluckten Zitraten wird ein Teil im Körperstoffwechsel in Bikarbonat umgebaut, das über die Nieren ausgeschieden wird und den Urin alkalisiert. Der andere Teil wird unverändert über die Nieren ausgeschieden. Beide Vorgänge tragen dazu bei, der Entstehung von Harn- und Nierensteinen, deren Hauptbestandteil Harnsäure oder Zystin ist, vorzubeugen. Für diesen Zweck werden Präparate mit Salzen der Zitronensäure als „geeignet" bewertet.

Anwendung

Bevor der Arzt Zitrate verordnet, muss er den Gehalt des Blutes an Salzen und die Nierenfunktion kontrollieren.

Dosierung und Anwendungshäufigkeit der Mittel richten sich nach dem Säuregrad des Urins, der als pH-Wert angegeben wird. Sie hängen aber auch von der Zusammensetzung der Steine ab. Mehrmals täglich muss mit Teststäbchen, die der Packung beiliegen, der pH-Wert des Urins ermittelt werden. Entsprechend dem getesteten pH-Wert und dem vom Arzt angegebenen Zielwert, wird dann eine bestimmte Anzahl Tabletten eingenommen.

Die Behandlung dauert üblicherweise zwischen vier Wochen und einem halben Jahr. Es wird empfohlen, währenddessen täglich zwei bis drei Liter zu trinken.

Zwischen der Anwendung eines zitrathaltigen Arzneimittels und einem Mittel, das Aluminium enthält (z. B. bei Magenbeschwerden), sollten mindestens zwei Stunden vergehen, da sonst zu viel Aluminium in den Körper aufgenommen werden kann.

Achtung

Gegenanzeigen

Unter folgenden Bedingungen dürfen Sie die Mittel nicht anwenden:

- Sie sind von einer Krankheit betroffen, bei der sich Kalium im Blut anreichern kann. Das ist der Fall bei erheblich eingeschränkter Nierenfunktion und der Addisonkrankheit, einer Unterfunktion der Nebennierenrinden.
- Sie sollen sich natriumarm ernähren. Das trifft auf viele Menschen mit hohem Blutdruck zu.
- Sie leiden an chronischen Harnweginfektionen, die von Bakterien ausgelöst werden, die Harnstoff spalten, zum Beispiel Klebsiella oder Proteus. Um zu wissen, ob ein aktuell bestehender Harnweginfekt von diesen Erregern verursacht wurde, muss der Arzt eine Urinkultur anlegen und die Bakterienart bestimmen. Der häufigste Erreger von Harnweginfektionen, das Darmbakterium Escherichia coli, gehört nicht zu den harnstoffspaltenden Bakterien.

Wenn Sie eine schwere Leberfunktionsstörung haben, sollten Sie die Mittel nur nach Rücksprache mit dem Arzt anwenden und nachdem er Nutzen und Risiken der Anwendung sorgfältig abgewogen hat.

Wechselwirkungen mit Medikamenten

Wenn Sie noch andere Medikamente nehmen, ist zu beachten, dass durch zitrathaltige Mittel Lithium (bei Depressionen) schwächer wirken kann.

▶ **Unbedingt beachten**

Durch die Harn- und Nierensteinmittel gelangt viel Kalium ins Blut. Wenn Sie zusätzlich kaliumsparende Diuretika wie Amilorid oder Triamteren, einen Aldosteronantagonisten wie Spironolacton, ACE-Hemmer wie Captopril und Enalapril oder Wirkstoffe wie Candesartan oder Losartan (alle meist bei hohem Blutdruck) einnehmen, kann sich im Blut zu viel Kalium anreichern. Erste Anzeichen dafür sind ein pelziges Gefühl im und um den Mund, das Gefühl, von „einer zweiten Haut umgeben zu sein“, und Muskelschwäche. Später können sich Herzrhythmusstörungen ergeben.

Ebenfalls durch den hohen Kaliumgehalt im Blut können sich die erwünschten und unerwünschten Wirkungen von Mitteln bei Herzrhythmusstörungen wie Chinidin und Flecainid verstärken. Näheres hierzu lesen Sie unter „Mittel bei Herzrhythmusstörungen: verstärkte Wirkung“ (→ Seite 12).

Mittel mit Digitalis (bei Herzschwäche) können durch die Kaliumanreicherung des Blutes schwächer wirken. Näheres hierzu finden Sie unter „Mittel bei Herzschwäche: verringerte Wirkung“ (→ Seite 12).

Unerwünschte Wirkungen

Uralyt U enthält den Farbstoff Gelborange S (E 110). Das müssen Menschen beachten, die auf Azetylsalizylsäure allergisch reagieren.

▶ **Keine Maßnahmen erforderlich**

Übelkeit, Erbrechen, Durchfall und Sodbrennen können auftreten.

▶ **Muss beobachtet werden**

- Magenschmerzen, die nicht nachlassen oder innerhalb von zwei bis drei Tagen schlimmer werden, können auf einem Magengeschwür beruhen, das zu einer Magenblutung führen kann.
- Haben Sie den Eindruck, dass Ihre Muskeln ungewöhnlich schwach sind, kann das durch den hohen Kaliumgehalt des Mittels bedingt sein. Bessern sich diese Beschwerden nach zwei bis drei Tagen nicht, sollten Sie zum Arzt gehen.

▶ **Sofort zum Arzt**

Wenn sich der Herzschlag verlangsamt und Herzstolpern (→ Seite 16) spürbar wird, dabei auch der Blutdruck absinkt und Schwindel auftritt, deutet das auf einen zu hohen Kaliumgehalt des Blutes hin. Dann sollten Sie sofort einen Arzt aufsuchen.

Durch die veränderte Blutzusammensetzung kann es zu Kribbeln, Taubheitsgefühl, Muskelzittern und Kurzatmigkeit kommen. Diese unerwünschte Wirkung betrifft vor allem Menschen mit gestörter Nierenfunktion. Wenden Sie sich dann sofort an einen Arzt.

HINWEISE

Für Kinder unter 14 Jahren

Für die Anwendung bei Kindern unter zwölf Jahren liegen keine ausreichenden klinischen Erfahrungen vor. Daher sollten die Mittel bei ihnen nicht angewendet werden.

Für ältere Menschen

Wegen der altersbedingt nachlassenden Nierenfunktion sind Kontrolluntersuchungen besonders wichtig.

Pflanzliches Mittel

Goldrute

Cystinol long, CYSTO FINK MONO, Solidagoren mono/Uro, Solidago Steiner, Urol flux

Goldrutenkraut (Solidago virgaurea) wurde in der traditionellen Medizin als Tee getrunken, um die Nierenleistung zu erhöhen. Die Verwendung bei Harn- und Nierensteinen beruht auf dem Gedanken, dass Steingrieß von viel Flüssigkeit herausgespült werden kann. Ob Goldrutenextrakt dazu beitragen kann, ist nicht ausreichend geklärt. Wahrscheinlich genügt es, reichlich zu trinken. Dass Goldrutenextrakt selbst hilft, dem Auftreten von Harn- und Nierensteinen vorzubeugen, ist nicht ausreichend nachgewiesen. Aus diesem Grund wird seine Anwendung als „wenig geeignet" bewertet.

ACHTUNG

Solidagoren Uro Tropfen: Dieses Mittel enthält Alkohol. Personen mit Alkoholproblemen dürfen das Mittel nicht einnehmen. Auch Leberkranke und Menschen mit Anfallleiden sollten den Alkoholgehalt berücksichtigen. Darüber hinaus kann Alkohol die Wirkung vieler Arzneimittel (z. B. Schlaf- und Beruhigungsmittel, Psychopharmaka, starke Schmerzmittel, einige Mittel bei hohem Blutdruck) verstärken.

Gegenanzeigen

Wenn Sie aufgrund einer gestörten Herz- oder Nierenfunktion zu Flüssigkeitsansammlungen im Gewebe (Ödemen) neigen, dürfen Sie die Flüssigkeitszufuhr nicht erhöhen.

UNERWÜNSCHTE WIRKUNGEN

▶ **Muss beobachtet werden**

Wenn die Haut sich verstärkt rötet und juckt, reagieren Sie vermutlich allergisch auf das Mittel. Dann sollten Sie es absetzen. Sind die Hauterscheinungen (→ Seite 14) einige Tage später nicht deutlich abgeklungen, sollten Sie einen Arzt aufsuchen.

HINWEISE

Für Kinder unter 14 Jahren

Über die Risiken einer Anwendung bei Kindern unter zwölf Jahren gibt es keine Erkenntnisse. Da die Mittel ohnehin als „wenig geeignet" bewertet werden, sollten Kinder sie nicht bekommen.

Solidagoren Uro Tropfen: Dieses Mittel enthält Alkohol und sollte auch aus diesem Grund bei Kindern nicht angewendet werden.

Für Schwangerschaft und Stillzeit

Über die Risiken einer Anwendung während der Schwangerschaft und Stillzeit gibt es keine Erkenntnisse. Da die Mittel ohnehin als „wenig geeignet" bewertet werden, sollten Sie sie nicht anwenden.

Pflanzenkombinationen

Gänsefingerkraut + Goldrute + Schachtelhalm

Solidagoren N

Goldrute + Hauhechelwurzel + Orthosiphonblätter

Aqualibra

Diese Mittel enthalten Pflanzenextrakte aus Gänsefingerkraut (Potentilla anserina), Goldrute und Ackerschachtelhalm beziehungsweise Goldrute, Hauhechel und Orthosiphonblättern. Gänsefingerkraut soll krampflösende Wirkungen haben. Untersuchungen, die diesen Effekt beim Menschen nachweisen, fehlen jedoch. Auch für die therapeutische Wirksamkeit bei Harn- und Nierensteinen gibt es keinen Nachweis.

Die Angaben zu den jeweiligen Pflanzen finden Sie in folgenden Abschnitten: „Schachtelhalm" (→ Seite 374), „Goldrute" (→ Seite 373), Angaben zu Hauhechel und Orthosiphonblättern unter „Pflanzenkombinationen: Tees" (→ Seite 385).

Diese Mittel stellen keine sinnvolle Kombination dar. Belege, dass sie bei Harn- und Nierensteinen ausreichend therapeutisch wirksam sind, liegen nicht vor. Darum werden sie als „wenig geeignet" beurteilt.

ACHTUNG

Solidagoren N Tropfen: Das Mittel enthält Alkohol. Personen mit Alkoholproblemen dürfen es nicht einnehmen. Auch Leberkranke und Menschen mit Anfallleiden sollten den Alkoholgehalt berücksichtigen. Darüber hinaus kann Alkohol die

Wirkung vieler Arzneimittel (z. B. Schlaf- und Beruhigungsmittel, Psychopharmaka, starke Schmerzmittel, einige Mittel bei hohem Blutdruck) verstärken.

Unerwünschte Wirkungen

▶ **Muss beobachtet werden**

Wenn die Haut sich verstärkt rötet und juckt, reagieren Sie vermutlich allergisch auf die Mittel. Dann sollten Sie sie absetzen. Sind die Hauterscheinungen (→ Seite 14) einige Tage später nicht deutlich abgeklungen, sollten Sie einen Arzt aufsuchen.

Hinweise

Für Kinder unter 14 Jahren

Solidagoren N Tropfen: Das Mittel enthält Alkohol. Bei Kindern sind Mittel ohne Alkohol vorzuziehen.

Pflanzenkombinationen: Tees

Birke + Goldrute

HEUMANN Blasen- und Nierentee SOLUBITRAT uro

Hauhechel + Orthosiphon

Bad Heilbrunner Nieren- und Blasentee N

Birke + Goldrute + Orthosiphon

Harntee-Steiner, Harntee 400 TAD N

Birke + Goldrute + Hauhechel + Orthosiphon

Sidroga Blasen- und Nierentee

Diese Teemischungen sind als Blasen- und Nierentees gebräuchlich, um Beschwerden beim Wasserlassen zu erleichtern. Hier sollen sie vornehmlich die Harnausscheidung der Nieren erhöhen, auf diese Weise die Harnwege „spülen" und dabei den Abgang von Harn- und Nierensteinen erleichtern.

In den hier besprochenen Produkten sind mal zwei, mal drei verschiedene Pflanzen miteinander kombiniert. In diesen Mischungen können die einzelnen Kräuter verschiedenen Zwecken dienen: Einige sollen Hauptträger der Wirkung sein, andere sollen sie unterstützen, die dritten sollen den Tee besser aussehen und/oder angenehmer schmecken lassen. Eine medizinische Wirkung wird von diesen nicht erwartet.

Wissenschaftliche Studien, die die therapeutische Wirksamkeit dieser Anwendung ausreichend belegen, gibt es nicht.

Zu den in den Teemischungen enthaltenen Pflanzen im Einzelnen:

Birke: Die Blätter der Birke (Betula pendula, Betula pubescens) werden volksmedizinisch eingesetzt, um Wasser aus dem Körper zu schwemmen. Es wird vermutet, dass diese Wirkung auf dem hohen Gehalt der Birkenblätter an Flavonoiden beruht; bestätigt wurde das aber bisher nicht. Die für Pflanzen zuständige Kommission des ehemaligen Bundesgesundheitsamts hat zwar akzeptiert, dass Birkenblätter unter anderem zur Durchspülung der ableitenden Harnwege angewendet werden können, doch klinische Untersuchungen, die ihre Wirkung bei Harn- und Nierensteinen ausreichend bestätigen, liegen nicht vor.

Goldrute: Die Angaben hierzu finden Sie im Abschnitt „Goldrute" (→ Seite 373).

Hauhechel: Die Wurzel des Hauhechels (Ononis spinosa) wirkt nachgewiesenermaßen gering wasserausschwemmend. Welcher Inhaltsstoff dafür verantwortlich sein könnte, ließ sich bisher nicht ausmachen.

Orthosiphon: Getrocknete Orthosiphonblätter (Orthosiphon aristatus), auch als „indischer Nierentee" bezeichnet, wirken entwässernd, wobei – anders als bei den meisten anderen Pflanzen – nicht nur Wasser, sondern auch Salze ausgeschieden werden. Allerdings ließ sich die Wirkung bisher keinem der Inhaltsstoffe zuordnen. Die Anwendung von Orthosiphonblättern beruht bisher ausschließlich auf Erfahrung; klinische Studien belegen die therapeutische Wirksamkeit nicht ausreichend.

Über die nicht ausreichend belegte Wirkung hinaus ist besonders bei den Produkten mit vielen Mischungsbestandteilen und bei den in Filterbeuteln abgepackten zu kritisieren, dass allein von den jeweiligen Mengen der einzelnen Pflanzen keine arzneiliche Wirkung zu erwarten ist.

Achtung

Gegenanzeigen

Personen mit einer Herzinsuffizienz in fortgeschrittenem Stadium dürfen ihr Herz nicht noch zusätzlich belasten, indem es viel Flüssigkeit bewältigen muss. Für sie ist eine Durchspülungstherapie (→ Seite 373), wie sie unter Umständen mit diesen Tees durchgeführt wird, nicht geeignet. Das Gleiche gilt für Menschen mit deutlich eingeschränkter Nierenfunktion.

Unerwünschte Wirkungen

- **Keine Maßnahmen erforderlich**
  Hautrötung und Juckreiz können vorübergehend auftreten.
- **Muss beobachtet werden**
  Wenn die Haut sich verstärkt rötet und juckt, reagieren Sie vermutlich allergisch auf die Mittel. Dann sollten Sie sie absetzen. Sind die Hauterscheinungen (→ Seite 14) einige Tage später nicht deutlich abgeklungen, sollten Sie einen Arzt aufsuchen.

Hinweise

Für Kinder unter 14 Jahren
Für die Anwendung bei Kindern unter zwölf Jahren liegen keine ausreichenden klinischen Erfahrungen vor. Daher sollten die Mittel bei ihnen nicht angewendet werden.

Für Schwangerschaft und Stillzeit
Über die Risiken einer Anwendung in Schwangerschaft und Stillzeit gibt es keine Erkenntnisse. Sicherheitshalber sollten Sie die Mittel daher nicht anwenden.

Harn- und Nierensteine

Handelsname Darreichungsform	Zusammensetzung pro 1 ml/1 g oder wie angegeben bzw. pro abgeteilte Einheit	Kleinste Packungsgröße	Unverb. Preis in Euro	Bewertung für das beanspruchte Anwendungsgebiet
Acimethin Filmtabletten	**Methionin** 500 mg	25 Stück	8,71	**Geeignet**, um bestimmten Arten von Harn- und Nierensteinen vorzubeugen. → Seite 381
Aqualibra Filmtabletten	Auszüge aus **Goldrutenkraut** 180 mg + **Hauhechelwurzel** 80 mg + **Orthosiphonblättern** 90 mg	60 Stück	21,93	**Wenig geeignet**, um Harn- und Nierensteinen vorzubeugen. Die therapeutische Wirksamkeit ist nicht ausreichend nachgewiesen. → Seite 384
Bad Heilbrunner Nieren- und Blasentee N Filterbeutel	**Hauhechelwurzel** 680 mg + **Orthosiphonblätter** 680 mg pro 1,8 g	8 Stück	ca. 2,21	**Wenig geeignet**, um Harn- und Nierensteinen vorzubeugen. Die therapeutische Wirksamkeit ist nicht ausreichend nachgewiesen. → Seite 385
Blemaren N-Brausetabletten Brausetabletten	**Kalium-hydrogenkarbonat** 967,5 mg + **Natriumzitrat** 835,5 mg + **Zitronensäure** 1 197 mg	100 Stück	27,12	**Geeignet**, um bestimmten Arten von Harn- und Nierensteinen vorzubeugen. → Seite 382
Cystinol long Kapseln Kapseln	**Auszug aus Goldrutenkraut** 424,8 mg	60 Stück	24,30	**Wenig geeignet**, um Harn- und Nierensteinen vorzubeugen. Die therapeutische Wirksamkeit ist nicht ausreichend nachgewiesen. → Seite 384
CYSTO FINK MONO Kapseln	**Auszug aus Goldrutenkraut** 424,8 mg	60 Stück	22,90	**Wenig geeignet**, um Harn- und Nierensteinen vorzubeugen. Die therapeutische Wirksamkeit ist nicht ausreichend nachgewiesen. → Seite 384
Harntee-Steiner Granulat	**Birkenblätter** 230 mg + **Goldrutenkraut** 150 mg + **Orthosiphonblätter** 150 mg pro 1,2 g	30 g	7,00	**Wenig geeignet**, um Harn- und Nierensteinen vorzubeugen. Die therapeutische Wirksamkeit ist nicht ausreichend nachgewiesen. → Seite 385
Harntee 400 TAD N Tee	Auszug aus **Birkenblättern** 43,2 mg + **Goldrutenkraut** 21,33 mg + **Orthosiphonblättern** 26,01 mg	150 ml	6,97	**Wenig geeignet**, um Harn- und Nierensteinen vorzubeugen. Die therapeutische Wirksamkeit ist nicht ausreichend nachgewiesen. → Seite 385

Hinweise zu den Tabellenspalten → Seite 34, zur Auswahl der Arzneimittel → Seite 28, zur Grundlage der Bewertung → Seiten 29, 33

Harn- und Nierensteine Fortsetzung

Handelsname Darreichungsform	Zusammensetzung pro 1 ml/1 g oder wie angegeben bzw. pro abgeteilte Einheit	Kleinste Packungsgröße	Unverb. Preis in Euro	Bewertung für das beanspruchte Anwendungsgebiet
Hinweise zu den Tabellenspalten → Seite 34, zur Auswahl der Arzneimittel → Seite 28, zur Grundlage der Bewertung → Seiten 29, 33				
HEUMANN Blasen- und Nierentee SOLUBITRAT uro Granulat	**Birkenblätter** 224 mg + **Goldrutenkraut** 250 mg pro 1,2 g	30 g	5,97	**Wenig geeignet**, um Harn- und Nierensteinen vorzubeugen. Die therapeutische Wirksamkeit ist nicht ausreichend nachgewiesen. → Seite 385
Methionin STADA 500 mg Filmtabletten Filmtabletten	**Methionin** 500 mg	50 Stück	10,40	**Geeignet**, um bestimmten Arten von Harn- und Nierensteinen vorzubeugen. → Seite 381
Sidroga Blasen- und Nierentee Filterbeutel	**Birkenblätter** 600 mg + **Hauhechelwurzel** 400 mg + **Orthosiphonblätter** 500 mg + **Riesengoldrutenkraut** 400 mg pro 2 g	20 Stück	4,15	**Wenig geeignet**, um Harn- und Nierensteinen vorzubeugen. Die therapeutische Wirksamkeit ist nicht ausreichend nachgewiesen. → Seite 385
Solidagoren mono Kapseln	**Auszug aus Goldrutenkraut** 360 mg	30 Stück	10,72	**Wenig geeignet**, um Harn- und Nierensteinen vorzubeugen. Die therapeutische Wirksamkeit ist nicht ausreichend nachgewiesen. → Seite 384
Solidagoren Uro	500 mg *Enthält 30% Alkohol*	50 ml	11,73	
Solidagoren N Tropfen	79 ml Auszug aus **Gänsefingerkraut** 8,5 g + **Goldrutenkraut** 25 g + **Schachtelhalmkraut** 6 g pro 100 ml *Enthält 45% Alkohol*	20 ml	5,71	**Wenig geeignet**, um Harn- und Nierensteinen vorzubeugen. Die therapeutische Wirksamkeit ist nicht ausreichend nachgewiesen. → Seite 384
Solidago Steiner Tabletten	**Auszug aus Goldrutenkraut** 300 mg	20 Stück	9,97	**Wenig geeignet**, um Harn- und Nierensteinen vorzubeugen. Die therapeutische Wirksamkeit ist nicht ausreichend nachgewiesen. → Seite 384
Uralyt-U Granulat Granulat	**Kalium-Natrium-hydrogenzitrat** 960 mg	280 g	53,69	**Geeignet**, um bestimmten Arten von Harn- und Nierensteinen vorzubeugen. → Seite 382
Urol flux Kapseln Kapseln	**Auszug aus Goldrutenkraut** 185,5 mg	42 Stück	10,92	**Wenig geeignet**, um Harn- und Nierensteinen vorzubeugen. Die therapeutische Wirksamkeit ist nicht ausreichend nachgewiesen. → Seite 384
Urol flux forte 600 mg Filmtabletten Filmtabletten	600 mg	10 Stück	9,94	

Geschlechtsorgane

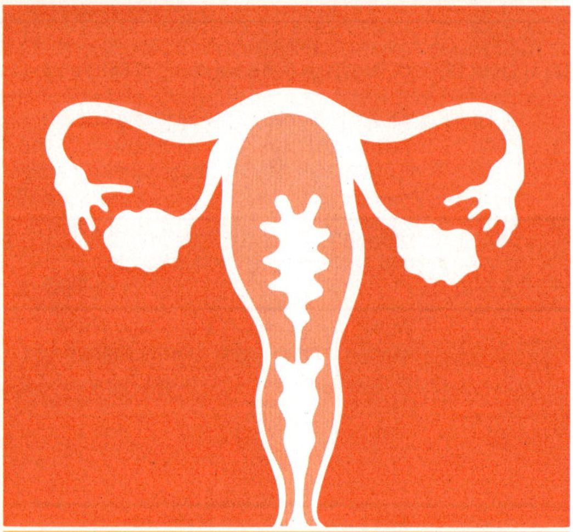

Erkrankungen der Geschlechtsorgane kommen sowohl bei Frauen als auch bei Männern vor. Allerdings äußern sie sich sehr unterschiedlich.
Fast alle Frauen haben im Laufe ihres Lebens von Zeit zu Zeit mit Infektionen im Bereich der Scheide zu tun, die nach den verursachenden Erregern in bakterielle Infektionen (→ nachfolgend) und Pilzinfektionen (→ Seite 392) unterteilt werden. Nach diesen Erregern richtet sich dann die Art der Behandlung. Manchmal wird auch eine Begleitbehandlung bei Scheideninfektionen (→ Seite 398) durchgeführt.
Eine Reihe von gesundheitlichen Fragen bei Frauen hängen mit ihrer Fruchtbarkeit zusammen. In der Zeit um die Menstruation herum können sie ein Prämenstruelles Syndrom (→ Seite 403) entwickeln. Ferner können sich Unregelmäßigkeiten im Menstruationszyklus ergeben, die unter dem Begriff Zyklusstörungen (→ Seite 403) zusammengefasst werden. Viele Frauen müssen auf Fragen zur Empfängnisverhütung (→ Seite 407) eine Antwort finden. Ältere Fauen suchen vielleicht Hilfe bei Beschwerden in den Wechseljahren (→ Seite 413).
Die häufigste Erkrankung der Geschlechtsorgane bei Männern ist die gutartige Prostatavergrößerung (→ Seite 420). Ein Teil der Männer sucht darüber hinaus Hilfe bei Erektionsstörungen (→ Seite 427).

Bakterielle Infektionen der Scheide

Bei einer bakteriellen Infektion sind in der Scheide zahlreiche unerwünschte Bakterien vorhanden, die die milchsäurebildenden Bakterien, die die Scheide normalerweise besiedeln, überwuchern. Als Erreger kommen vor allem sogenannte Anaerobier infrage, die – anders als andere Bakterien – ohne Sauerstoff besonders gut leben. Hierzu gehört die Bakterienart Gardnerella vaginalis. Da sie vermehrt Amine freisetzt, trägt diese Scheidenentzündung auch den Namen Aminkolpitis. Eine weitere Erregerart, die mit wenig Sauerstoff auskommt und häufig Auslöser einer bakteriellen Vaginose ist, sind Trichomoaden. Unter dem Begriff „Kolpitis“ werden alle Arten von Entzündungen der Scheidenhaut zusammengefasst.

Anzeichen und Beschwerden

Aminkolpitis: Sie macht sich durch Brennen und unangenehmen Ausfluss bemerkbar, der dünnflüssig ist und leicht fischig riechen kann.

Trichomonadeninfektion: Die Infektion macht sich durch Brennen und unangenehmen Ausfluss bemerkbar. Dieser ist meist gelblich-schaumig und wird als unangenehm empfunden.

Ursachen

Aminkolpitis: Sie wird durch Bakterien ausgelöst, am häufigsten durch Gardnerella vaginalis.
Trichomonadeninfektion: Der Erreger ist Trichomonas vaginalis, ein mikroskopisch kleiner Parasit. Trichomonaden werden vorwiegend beim Geschlechtsverkehr übertragen. Aber auch in von mehreren Menschen benutztem warmem Wasser kann man sich anstecken.

Vorbeugung

Der Körper hält die Voraussetzungen für ein gesundes Scheidenmilieu selbst aufrecht. Je weniger eingegriffen wird, desto besser. Auch spezielle Maßnahmen zur Hygiene sind nicht erforderlich. Der Intimbereich muss weder besonders oft noch besonders gründlich, noch auf besondere Art gereinigt werden. Aber achten Sie hierauf:

- Nach dem Stuhlgang immer von vorn nach hinten abwischen, damit Darmkeime nicht über den Genitalbereich gewischt werden.
- Tampons, die während der Menstruation benutzt werden, sollten nicht zu häufig gewechselt werden. Das kann die Scheide austrocknen.
- Manche Frauen vertragen Barrieremethoden als Verhütungsmittel nicht gut. Kondome sind mit spermientötenden Chemikalien imprägniert, Scheidenzäpfchen und -gele enthalten diese Chemikalien ebenfalls und auch ein Diaphragma wird zusammen mit einem spermientötenden Gel benutzt. All diese Substanzen können die Scheidenflora schädigen. Das wiederum leistet Scheideninfektionen Vorschub.
- Eine Reihe medizinischer Bedingungen begünstigt ebenfalls das häufige Auftreten von Scheidenentzündungen. Dazu gehört die Einnahme von Antibiotika (bei Infektionen) und von Medikamenten, die das Immunsystem unterdrücken (z. B. bei Rheuma, Krebs oder nach Organtransplantationen). Um diese möglichen Bedingungen abzuklären und gegebenenfalls zu verändern, ist ärztliche Hilfe erforderlich.

Trichomonadeninfektion: Jeder Mensch mit einer solchen Infektion sollte seine Sexualpartnerinnen und -partner von der Erkrankung informieren, damit sie sich untersuchen und gegebenenfalls behandeln lassen können. Andernfalls ist es wahrscheinlich, dass sich die Partner gegenseitig immer wieder infizieren.

Allgemeine Maßnahmen

Die Erreger können sich auf der Scheidenhaut nur vermehren, wenn deren natürliche Besiedelung mit Milchsäurebakterien gestört ist. Frauen können nach der Behandlung der Entzündung den Körper darin unterstützen, das gesunde Scheidenmilieu zu stabilisieren, indem sie zum Beispiel eine Zeit lang Jogurt mit lebenden Milchsäurebakterien in die Scheide einführen, siehe „Jogurt – vaginal angewendet" (→ Seite 398).
Darüber hinaus sollten Sie keine Vaginalspülungen oder Intimsprays anwenden und während einer Infektion keine Tampons benutzen.

Wann zum Arzt?

Wenn Sie Ausfluss bemerken, der anders ist als weißlich, klar und nahezu geruchlos, sollten Sie einen Gynäkologen aufsuchen, um den Grund dafür herausfinden zu lassen. Das Gleiche gilt, wenn zu dem Ausfluss Juckreiz, Brennen, Schmerzen beim Wasserlassen oder beim Geschlechtsverkehr hinzukommen.

Behandlung mit Medikamenten

Zur Behandlung von Scheidenentzündungen stehen spezifisch wirkende und gut erprobte Mittel mit dem Wirkstoff Metronidazol zur Verfügung, die allerdings verschreibungspflichtig sind. Nähere Informationen zu diesem Wirkstoff lesen Sie im HANDBUCH MEDIKAMENTE der Stiftung Warentest oder im Internet unter www.medikamente-im-test.de.
Die hier besprochenen, weil meistgekauften Produkte mit den Wirkstoffen Dequalinium (→ Seite 390), Hexetidin (→ Seite 390) und Povidon-Jod (→ Seite 390) werden alle als „wenig geeignet" bewertet.
Diese Desinfektionsmittel sollen laut Herstellerangaben unter anderem bei Infektionen mit Gardnerella vaginalis und Trichomonaden eingesetzt werden. Sie wirken jedoch nur unspezifisch gegen verschiedene Erreger; ihre therapeutische Wirksamkeit ist nicht ausreichend nachgewiesen.
Wenden Sie Arzneimittel im Intimbereich an, sollten Sie beachten, dass einige dieser Präparate die Reißfestigkeit von Latexkondomen und bei längerer Anwendungszeit eventuell auch die der Membran eines Diaphragmas beeinträchtigen können. Näheres

hierzu lesen Sie unter „Anwendung von Kondomen und Diaphragmen“ (→ Seite 409).

Dequalinium

Fluomycin N

Dequalinium tötet eine Reihe von Bakterienarten ab und hemmt das Wachstum von Pilzen. Die Wirkung ist jedoch so unspezifisch, dass Dequalinium als allgemeines „Desinfektionsmittel“ (Antiseptikum) einzustufen ist. Seine Wirksamkeit bei Scheideninfektionen mit Bakterien oder Trichomonaden ist nicht ausreichend nachgewiesen.

Achtung

Gegenanzeigen

Das Mittel darf bei Schleimhautgeschwüren in der Scheide und am Muttermund nicht angewendet werden.

Auch Frauen, die ihre erste Blutung noch nicht gehabt haben, sind von der Anwendung ausgeschlossen.

Unerwünschte Wirkungen

▶ **Muss beobachtet werden**

Die Scheide kann sich entzünden, und es kann aus kleinen oberflächlichen Wunden bluten (bei weniger als 1 von 1 000 Frauen). Dann wenden Sie sich an einen Arzt.

Hinweise

Beim Gebrauch von Verhütungsmitteln

Auf die Sicherheit spermientötender Substanzen sollten Sie sich während der Behandlung nicht verlassen, da deren Wirkung beeinträchtigt werden kann.

Für Schwangerschaft und Stillzeit

Während der Schwangerschaft ist es besonders wichtig, Scheideninfektionen genau zu diagnostizieren und spezifisch zu behandeln. Dafür eignet sich dieses Mittel nicht.

Einwände gegen die Anwendung von Dequalinium in der Schwangerschaft, die auf dem Inhaltsstoff beruhen, gibt es jedoch nicht. Allerdings sollten Sie die Vaginaltabletten mit dem Finger einführen. Manipulationen mit einem Applikator bergen das Risiko, Blutungen am Muttermund auszulösen.

Hexetidin

Vagi-Hex

Hexetidin tötet eine Reihe von Bakterienarten ab und hemmt das Wachstum von Pilzen. Die Substanz wird seit langem als Spüllösung zur Mundhygiene eingesetzt. Seine therapeutische Wirksamkeit bei Scheidenentzündungen, die durch Bakterien oder Trichomonaden hervorgerufen worden sind, ist nicht ausreichend belegt. Daher wird das Mittel als „wenig geeignet“ bewertet.

Unerwünschte Wirkungen

▶ **Keine Maßnahmen erforderlich**

In der Scheide kann es brennen und jucken. Diese Beschwerden vergehen nach dem Ende der Behandlung.

▶ **Muss beobachtet werden**

Wenn sich das Jucken und Brennen in der Scheide verstärkt, reagieren Sie vermutlich allergisch auf Hexetidin. Dann sollten Sie das Mittel absetzen. Sind die Hauterscheinungen (→ Seite 14) einige Tage später nicht deutlich abgeklungen, sollten Sie einen Arzt aufsuchen.

Hinweise

Beim Gebrauch von Verhütungsmitteln

Auf die Sicherheit spermientötender Substanzen sollten Sie sich während der Behandlung nicht verlassen, da deren Wirkung beeinträchtigt werden kann.

Für Schwangerschaft und Stillzeit

Während der Schwangerschaft ist es besonders wichtig, Scheideninfektionen spezifisch zu behandeln. Dafür eignet sich dieses Mittel nicht.

In den ersten drei Schwangerschaftsmonaten darf das Mittel ohnehin nicht eingesetzt werden, da es keine ausreichenden Erfahrungen über seine Sicherheit in dieser Zeit gibt. Später sollten Sie Vaginaltabletten mit dem Finger einführen. Manipulationen mit einem Applikator bergen das Risiko, Blutungen am Muttermund auszulösen.

Povidon-Jod

Traumasept Vaginal-Ovula

Im Kontakt mit Wasser entsteht aus Povidon-Jod freies Jod. Dieses wirkt zwar als Desinfektionsmittel, hat aber keine spezifische Wirkung gegenüber den Erregern, die Scheidenentzündungen auslösen. Mit derart unspezifisch wirkenden Mitteln lassen sich Scheidenentzündungen nicht angemessen behandeln. Die therapeutische Wirksamkeit ist nicht ausreichend nachgewiesen. Darum wird das Mittel als „wenig geeignet" bewertet.

Anwendung

Besonders wenn Sie das Mittel ohne ärztliche Kontrolle anwenden, sollten Sie die Behandlung nach fünf bis zehn Tagen unbedingt beenden.

Wenn Sie das Mittel während der Regelblutung anwenden, kann die Wirkung abgeschwächt sein, denn im Kontakt mit Blut kann es an Wirksamkeit verlieren.

Povidon-Jod ist intensiv gefärbt. Bei seiner Anwendung sollten Sie Slipeinlagen verwenden, um die Unterwäsche zu schützen.

Achtung

Gegenanzeigen

Unter folgenden Bedingungen dürfen Sie Povidon-Jod nicht anwenden:

- Sie haben eine Jodallergie.
- Sie leiden an einer Schilddrüsenüberfunktion. Wenn Sie dann Jod anwenden, können Sie in eine schwere Stoffwechselkrise geraten.
- Bei Ihnen liegt eine Autoimmunerkrankung vor, bei der sowohl die Haut, die einen stark juckenden Ausschlag mit Bläschen aufweist, als auch der Dünndarm betroffen sind (Dermatitis herpetiformis Duhring).
- In den kommenden ein bis zwei Wochen müssen Sie sich einer Untersuchung oder Behandlung unterziehen, bei der radioaktives Jod eingesetzt wird.
- Sie haben Ihre erste Regelblutung noch nicht gehabt.

Unter folgenden Bedingungen sollten Sie das Mittel nur nach Rücksprache mit einem Arzt einsetzen, wenn dieser Nutzen und Risiken der Anwendung sorgfältig abgewogen hat:

- Sie haben eine akute oder gerade abgeklungene Schilddrüsenerkrankung.
- Bei Ihnen wurde ein Kropf festgestellt, oder Ihre Schilddrüse weist Bereiche auf, die Hormone ungesteuert produzieren. Solche „funktionellen Autonomien" gibt es bei älteren Frauen relativ oft.

Wechselwirkungen mit Medikamenten

Sie dürfen Povidon-Jod nicht gleichzeitig mit quecksilberhaltigen Desinfektionsmitteln anwenden. Zwischen den beiden Mitteln gibt es chemische Reaktionen, in deren Folge die Gefahr besteht, sich zu verätzen.

Unerwünschte Wirkungen

▶ **Keine Maßnahmen erforderlich**

Die Haut kann sich röten und brennen. In der Scheide entsteht ein Wärmegefühl.

Durch den Farbstoff können sich Finger und Nägel verfärben. Das lässt sich kaum abwaschen, verschwindet aber mit der Zeit.

▶ **Muss beobachtet werden**

Verschlimmert sich nach dem Gebrauch des Mittels der Juckreiz in der Scheide, sind Bläschen spürbar und schmerzt dieser Bereich, sollten Sie zum Arzt gehen.

Tritt der Wirkstoff ins Blut über, weil die Haut dort, wo das Mittel aufgetragen wird, verletzt ist, kann das Jod auf die Schilddrüse wirken. Bei einer Schilddrüsenüberfunktion, die auch unbemerkt bestehen kann, kann das zusätzliche Jod dazu führen, dass die Schilddrüse zu viel Hormone freisetzt. Vor allem bei einer Anwendung über längere Zeit kann sich das durch Herzrasen, Unruhe, Schwitzen, Gewichtsabnahme, Schlafstörungen und hohen Blutdruck bemerkbar machen. Bei solchen Symptomen sollten Sie sich an einen Arzt wenden.

Um diese unerwünschte Wirkung zu vermeiden, sollten Sie das Mittel ohne ärztliche Kontrolle keinesfalls länger als zehn Tage anwenden.

Hinweise

Beim Gebrauch von Verhütungsmitteln

Auf die Sicherheit spermientötender Substanzen sollten Sie sich während der Behandlung nicht verlassen, da deren Wirkung beeinträchtigt werden kann.

Für Schwangerschaft und Stillzeit

Während der Schwangerschaft dürfen Sie Povidon-Jod nicht anwenden. Das Mittel erreicht durch die Plazenta das ungeborene Kind und kann seine Schilddrüsenfunktion beeinflussen. Auch während der Stillzeit sollten Sie Povidon-Jod nicht anwenden, da es in die Muttermilch übergeht.

Bakterielle Infektionen der Scheide

Handelsname Darreichungsform	Zusammensetzung pro 1 ml/1 g oder wie angegeben bzw. pro abgeteilte Einheit	Kleinste Packungsgröße	Unverb. Preis in Euro	Bewertung für das beanspruchte Anwendungsgebiet
Fluomycin N Vaginaltabletten	**Dequaliniumchlorid** 10 mg	6 Stück	13,90	**Wenig geeignet** bei bakteriellen Scheideninfektionen. Die therapeutische Wirksamkeit ist nicht ausreichend nachgewiesen. Eine gezielte Behandlung mit geeigneten Arzneimitteln ist vorzuziehen. Diese sind allerdings verschreibungspflichtig. → Seite 390
Traumasept Vaginal-Ovula Ovula	**Povidon-Jod** 200 mg	5 Stück	15,10	**Wenig geeignet** bei bakteriellen Scheideninfektionen. Die therapeutische Wirksamkeit ist nicht ausreichend nachgewiesen. Eine gezielte Behandlung mit geeigneten Arzneimitteln ist vorzuziehen. Diese sind allerdings verschreibungspflichtig. → Seite 390
Vagi-Hex Vaginaltabletten	**Hexetidin** 10 mg	12 Stück	15,37	**Wenig geeignet** bei bakteriellen Scheideninfektionen. Die therapeutische Wirksamkeit ist nicht ausreichend nachgewiesen. Eine gezielte Behandlung mit geeigneten Arzneimitteln ist vorzuziehen. Diese sind allerdings verschreibungspflichtig. → Seite 390

Hinweise zu den Tabellenspalten → Seite 34, zur Auswahl der Arzneimittel → Seite 28, zur Grundlage der Bewertung → Seiten 29, 33

Pilzinfektionen der Scheide

Die Scheide ist immer mit Bakterien und oft auch mit Pilzen besiedelt. In einem gesunden, leicht sauer reagierenden Milieu können sie sich aber nicht stark vermehren. Zu einer Pilzinfektion (Candidiasis), die Beschwerden verursacht, kommt es erst dann, wenn die Scheide nicht mehr in der Lage ist, Keime abzuwehren.

Anzeichen und Beschwerden

Der äußere Genitalbereich der Frau ist gerötet, geschwollen, juckt heftig und ist mit einem weißlichen Belag überzogen. Es tritt gelblicher, bröckeliger oder krümeliger Ausfluss auf.
Ist auch der Partner der Frau infiziert, sind bei ihm Vorhaut und Eichel gerötet, manchmal nässen sie. Es können weißliche Beläge auftreten. Bei einer sehr ausgeprägten Infektion kann die Vorhaut so anschwellen, dass sie sich nicht mehr zurückschieben lässt (Phimose).

Ursachen

Es liegt eine Infektion mit Hefepilzen (Candida albicans) vor. Andere Pilzarten sind selten die Ursache. Eine Reihe medizinischer Bedingungen begünstigt das Auftreten von Pilzinfektionen. Dazu gehört die Einnahme von Antibiotika (bei Infektionen) und von Medikamenten, die das Immunsystem unterdrücken (z. B. bei Rheuma, Krebs und nach Organtransplantationen). Auch sehr beleibte Frauen klagen über häufige Pilzinfektionen. Um diese Bedingungen abzuklären und gegebenenfalls zu verändern, ist ärztliche Hilfe nötig.
Wenn vaginale Pilzinfektionen innerhalb von zwei bis drei Monaten wiederkehren, obwohl es zunächst so aussieht, als hätte eine gezielte Behandlung die Erreger vertrieben, kann das verschiedene Gründe haben. Zum einen können sich Männer und Frauen beim Sex immer wieder gegenseitig infizieren, wenn bei einem Partner die Erreger noch vorhanden sind. Zum anderen haben manche Frauen offenbar Zellen in ihrer Scheidenhaut, an die sich die Pilzzellen besonders leicht anhängen können.

Infektionen treten auch bei den Frauen häufig wieder auf, deren Immunabwehr geschwächt ist, die Antibiotika einnehmen, hormonhaltige Empfängnisverhütungsmittel anwenden oder Diabetes haben. Außerdem ist es möglich, dass die übliche Dosis eines Pilzmittels nicht bei allen Frauen alle Pilzarten sicher abtötet.

Vorbeugung

Der Körper hält die Voraussetzungen für ein gesundes Scheidenmilieu selbst aufrecht. Je weniger eingegriffen wird, desto besser. Auch spezielle Maßnahmen zur Hygiene sind nicht erforderlich. Der Intimbereich muss weder besonders oft noch besonders gründlich, noch auf besondere Art gereinigt werden. Aber achten Sie hierauf:

- Nach dem Stuhlgang immer von vorn nach hinten abwischen, damit Darmkeime nicht über den Genitalbereich gewischt werden.
- Tampons, die während der Menstruation benutzt werden, sollten nicht zu häufig gewechselt werden. Das kann die Scheide austrocknen.
- Manche Frauen vertragen Barrieremethoden als Verhütungsmittel nicht gut. Kondome sind mit spermientötenden Chemikalien imprägniert, Scheidenzäpfchen und -gele enthalten diese Chemikalien ebenfalls und auch ein Diaphragma wird zusammen mit einem spermientötenden Gel benutzt. All diese Substanzen können die Scheidenflora schädigen. Das wiederum leistet Pilzinfektionen Vorschub.
- Eine Reihe weiterer medizinischer Bedingungen begünstigt ebenfalls das häufige Auftreten von Scheidenentzündungen. Dazu gehört die Einnahme von Antibiotika (bei Infektionen) und von Medikamenten, die das Immunsystem unterdrücken (z. B. bei Rheuma, Krebs oder nach Organtransplantationen). Um diese Umstände abzuklären und gegebenenfalls zu verändern, ist ärztliche Hilfe erforderlich.

Allgemeine Maßnahmen

Frauen, die dazu beitragen wollen, dass sich nach der erfolgreichen Behandlung der Pilzinfektion das gesunde Scheidenmilieu rasch wieder stabilisiert, können abends Jogurt mit lebenden Milchsäurebakterien in die Scheide einführen, siehe „Jogurt – vaginal angewendet" (→ Seite 398).

Darüber hinaus sollten Sie keine Vaginalspülungen oder Intimsprays anwenden und während einer Infektion keine Tampons benutzen.

Wiederkehrende Pilzinfektionen

Betroffene Frauen können versuchen, ob ihnen eine gezielt zuckerarme Ernährung hilft. Es gibt Berichte von Frauen, die sich so ernähren, dass sich bei ihnen die Zahl der Infektionen verringert hat. Aussagekräftige Untersuchungen fehlen dazu jedoch.

Eine weitere Möglichkeit ist, ein psychosomatisch orientiertes Gespräch zu suchen. Es kann helfen, eine andere Einstellung zu den wiederholten Scheidenentzündungen zu bekommen und so die individuelle Belastung zu verringern. Auch ein Gespräch, in dem der Frage nachgegangen wird, welcher Art die partnerschaftliche Beziehung ist, kann hilfreich sein.

Wann zum Arzt?

Wenn Sie noch nie eine Pilzinfektion der Scheide gehabt haben, die Symptome also noch nicht sicher kennen, ist eine ärztliche Untersuchung notwendig, um die Infektion zu bestimmen und den zur Behandlung geeigneten Wirkstoff auszusuchen.

Wenn die Entzündung erneut aufflammt oder später noch einmal auftritt und Sie sich aufgrund der Symptome sicher sind, dass es sich um dieselbe Ursache handelt, können Sie das Pilzmittel Clotrimazol auch ohne ärztlichen Rat anwenden.

Sie sollten sich wieder an den Arzt wenden, wenn

- die erste Behandlung die Beschwerden nicht eindeutig gebessert hat
- die selbst gekaufte Packung Pilzmittel aufgebraucht ist, ohne dass die Infektion beseitigt ist
- die Haut stark juckt und gerötet ist. Dann reagieren Sie eventuell allergisch auf das Pilzmittel und der Arzt muss eine andere Behandlungsform finden
- sie öfter als viermal im Jahr eine Pilzinfektion haben.

Das Pilzmittel Nystatin sollten Sie in jedem Fall nur nach einer ärztlichen Untersuchung anwenden, weil es nur gegen bestimmte Pilze wirksam ist.

Frauen unter 18 Jahren

Bei Frauen unter 18 Jahren sollte keine Selbstbehandlung erfolgen, selbst dann nicht, wenn die Symptome nahelegen, dass es sich um eine – erneute – Pilzinfektion handelt.

Behandlung mit Medikamenten

Gegen genitale Pilzinfektionen gibt es sicher und verlässlich wirkende Medikamente. Erste Wahl sind Wirkstoffe aus der Gruppe der Imidazole, von denen hier Clotrimazol (→ Seite 394), besprochen wird. Clotrimazol bekämpft alle Pilzarten, die als Erreger von Scheideninfektionen infrage kommen, und zusätzlich noch einige Bakterienarten. Dieser Wirkstoff wird als Scheidenmittel vaginal angewendet.

Meist genügt zur Behandlung die einmalige Anwendung eines Vaginalmittels. Auch eine lokale Drei-Tage-Behandlung ist möglich. Diese beiden Kurzzeittherapien unterscheiden sich in ihrer Erfolgsrate nicht. Die Präparate für beide Behandlungsformen sind rezeptfrei erhältlich.

Bei einer stärkeren Infektion ist eine Behandlung an sechs aufeinanderfolgenden Tagen vorzuziehen. Die entsprechenden Präparate müssen allerdings ärztlich verordnet werden.

Nur wenn feststeht, dass die Infektion ausschließlich durch Hefepilze hervorgerufen wurde, ist Nystatin (→ Seite 395) zur Behandlung geeignet. Gegen eventuell beteiligte andere Pilzarten wirkt diese Substanz nicht ausreichend. Da Sie ohne ärztliche Untersuchung aber nicht wissen können, welche Pilzart Ihre Infektion verursacht hat, müssen Sie vor der Anwendung von Nystatin den Arzt aufsuchen.

Partnerbehandlung

Tritt die Pilzinfektion zum ersten Mal auf, brauchen Sexualpartner nur behandelt zu werden, wenn die Infektion auch bei ihnen nachgewiesen ist. Kehren die Infektionen jedoch immer wieder, sollten sie sicherheitshalber auch ohne Pilznachweis behandelt werden. Männer können die Pilzerreger an der Eichel und unter der Vorhaut tragen, ohne durch Symptome darauf aufmerksam zu werden. Wenn Ihr Partner eine Woche lang regelmäßig diese Regionen mit einer Creme bestreicht, die das Pilzmittel enthält, das Sie vaginal anwenden, steigt die Chance, dass Sie sich nicht fortwährend gegenseitig anstecken.

Nähere Angaben darüber, wie der Arzt wiederkehrende Pilzinfektionen der Scheide noch behandeln kann, finden Sie im HANDBUCH MEDIKAMENTE der Stiftung Warentest oder im Internet unter www.medikamente-im-test.de.

Wenden Sie Pilzmittel im Intimbereich an, sollten Sie beachten, dass einige dieser Präparate die Reißfestigkeit von Latexkondomen und bei längerer Anwendungszeit eventuell auch die der Membran eines Diaphragmas beeinträchtigen können. Näheres hierzu lesen Sie unter „Anwendung von Kondomen und Diaphragmen" (→ Seite 409).

Imidazol

Clotrimazol

Antifungol HEXAL, Canesten GYN, Canifug, Clotrimazol AL, Fungizid-ratiopharm, KadeFungin, Mykofungin, Mykohaug

Der Wirkstoff Clotrimazol wirkt gut gegen viele Pilz- und einige Bakterienarten. Abhängig davon, wie hoch die Mittel dosiert sind, hemmen sie das Pilzwachstum nur oder sie töten die Pilze ab. Die Produkte, die zur Kurzzeitanwendung über ein oder drei Tage bestimmt sind, enthalten eine Substanzmenge, die genügt, um das Pilzwachstum noch vier Tage über den Anwendungszeitraum hinaus zu bremsen.

Ob Sie Vaginalzäpfchen (-suppositorien), -tabletten oder -creme einsetzen, ist gleich. Sie alle weisen eine Heilungsrate von 85 bis 90 Prozent auf.

Anwendung

Antifungol HEXAL 1, Canesten GYN Once: Die Pilzbehandlung mit diesen Mitteln ist eine Kurztherapie, die in der Regel einen Tag dauert. Sie führen eine Tablette oder eine Applikatorfüllung Creme in die Scheide ein.

Alle anderen hier besprochenen Produkte sind für eine Drei-Tage-Behandlung konzipiert. Sie führen also an drei aufeinanderfolgenden Tagen entweder eine Tablette oder eine Applikatorfüllung Creme in die Scheide ein.

Besonders nach der Ein-Tages-Behandlung können die Symptome noch einige Tage lang bestehen bleiben, da der Wirkstoff seine ganze Kraft erst nach und nach entfaltet.

Mit einer Creme, die den Wirkstoff enthält, den Sie als Vaginalmittel angewendet haben, können Sie zusätzlich die Vulva und eventuell den Damm und Afterausgang bestreichen, wenn dort der Juckreiz besonders stark ist. In aller Regel verschwinden diese Symptome aber ohnehin im Zuge der vaginalen Pilzbehandlung.

Die Anwendung einer Creme kann sich auch für Frauen empfehlen, deren Scheide recht trocken ist. Bei ihnen lösen sich die Vaginaltabletten nur schlecht auf.

Die Scheidenmittel wenden Sie am besten abends vor dem Schlafengehen an; dann kann sich der Wirkstoff während der Nacht gut verteilen. Tagsüber ist das nicht unbedingt gewährleistet, weil möglicherweise viel von dem Mittel aus der Scheide herausläuft.

In vielen Beipackzetteln wird geraten, die Behandlung nicht während der Menstruation durchzuführen. Diese Einschränkung gilt jedoch allenfalls für Frauen, deren Blutung so stark ist, dass anzunehmen ist, dass der Wirkstoff mit dem Blut aus der Scheide herausgeschwemmt werden könnte.

Diese Pilzmittel sollten Sie nicht zusammen mit Mitteln zur Intimhygiene wie Deos oder Waschlotionen benutzen.

ACHTUNG

Wechselwirkungen mit Medikamenten

Verwenden Sie Scheidenmittel mit Clotrimazol nicht gleichzeitig mit anderen vaginalen Pilzmitteln, die Amphoterizin oder Nystatin enthalten. Sie beeinträchtigen sich gegenseitig in ihrer Wirkung.

UNERWÜNSCHTE WIRKUNGEN

▶ **Keine Maßnahmen erforderlich**

Die Scheidenhaut kann jucken und brennen. Das bessert sich, wenn die Behandlung beendet wird.

▶ **Muss beobachtet werden**

Wenn sich das Jucken und die Rötung der Haut verstärken, reagieren Sie vermutlich allergisch auf die Mittel. Dann sollten Sie mit dem Arzt besprechen, ob Sie zu einem Wirkstoff wechseln können, der bei Ihnen keine solchen Hauterscheinungen (→ Seite 14) auslöst.

HINWEISE

Für Schwangerschaft und Stillzeit

Während der Schwangerschaft ist es besonders wichtig, Scheideninfektionen spezifisch zu behandeln. Darum ist eine ärztliche Betreuung sehr zu empfehlen.

Viele Hersteller geben in dem Beipackzettel zu ihrem Medikament an, dass es während der ersten drei Schwangerschaftsmonate nicht angewendet werden soll. Als Grund wird ein erhöhtes Risiko für eine Fehlgeburt genannt. Dieses beruht jedoch nicht auf den eingesetzten Wirkstoffen, sondern auf der Anwendung mittels Applikator. Diese Manipulation kann eine Blutung verursachen. Am besten führen Sie Vaginaltabletten mit dem Finger ein und gehen bei Cremes mit dem Applikator sehr vorsichtig um.

Richtig angewendet, können Pilzinfektionen während der gesamten Zeit der Schwangerschaft mit Clotrimazol behandelt werden. Dabei ist eine Sechs-Tage-Therapie mit den niedrigdosierten Mitteln eher zu empfehlen als eine Kurzbehandlung. Die Sechs-Tage-Mittel sind jedoch verschreibungspflichtig.

Nystatin

Biofanal, Nystatin „Lederle"

Abhängig von der eingesetzten Konzentration, hemmt Nystatin das Wachstum von Hefepilzen und einigen anderen Hautpilzarten oder tötet diese ab. Allerdings erreicht seine Wirksamkeit nur etwa 75 bis 80 Prozent; damit ist Nystatin etwas weniger zuverlässig als Clotrimazol (→ Seite 394). Nystatin wird eingesetzt, wenn Clotrimazol nicht infrage kommt.

ANWENDUNG

Wenn die Pilzinfektion zum ersten Mal auftritt oder nur leicht ist, kann eine Kurzzeittherapie durchgeführt werden. Dann führen Sie drei Tage lang jeden Abend zwei Tabletten in die Scheide ein. Sonst ist es üblich, an zwölf aufeinanderfolgenden Tagen jeweils eine Tablette einzuführen. Nach der Zwölf-Tage-Behandlung sollte bei einer ärztlichen Untersuchung kontrolliert werden, ob die Behandlung erfolgreich war. War sie es noch nicht, können Sie die Behandlung fortsetzen.

Die Scheidentabletten wenden Sie am besten abends vor dem Schlafengehen an; dann kann sich der Wirkstoff während der Nacht gut verteilen. Tagsüber ist das nicht unbedingt gewährleistet, weil möglicherweise viel von dem Mittel aus der Scheide herausläuft.

Mit einer wirkstoffhaltigen Creme können Sie zusätzlich zweimal täglich die Vulva und eventuell den Damm und Afterausgang bestreichen, wenn dort der Juckreiz besonders stark ist.

UNERWÜNSCHTE WIRKUNGEN

▶ **Keine Maßnahmen erforderlich**

Selten brennt oder juckt die Haut (bei weniger als 1 von 1 000 Frauen). Nach dem Ende der Behandlung vergeht das wieder.

▶ **Muss beobachtet werden**

Wenn die Haut sich verstärkt rötet und juckt, reagieren Sie vermutlich allergisch auf das Mittel (bei weniger als 1 von 1 000 Frauen). Dann sollten Sie es absetzen. Sind die Hauterscheinungen (→ Seite 14) einige Tage später nicht deutlich abgeklungen, sollten Sie einen Arzt aufsuchen.

► Sofort zum Arzt

Verstärken sich Hautausschlag und Juckreiz und treten zusätzlich Herzrasen, Atemnot, Schwäche und Schwindel auf (bei weniger als 1 von 1 000 Frauen), müssen Sie die Anwendung sofort abbrechen und unverzüglich den Notarzt (Telefon 112) rufen, weil eine solche allergische Reaktion (→ Seite 14) rasch lebensbedrohlich werden kann.

HINWEISE

Beim Gebrauch von Verhütungsmitteln

Auf die Sicherheit spermientötender Substanzen sollten Sie sich während der Behandlung nicht verlassen, da deren Wirkung beeinträchtigt werden kann.

Für Schwangerschaft und Stillzeit

Während der Schwangerschaft ist es besonders wichtig, Scheideninfektionen spezifisch zu behandeln. Darum ist eine ärztliche Betreuung sehr zu empfehlen.

Da Nystatin nach der Anwendung in der Scheide nicht ins Blut übertritt, ist seine Verwendung in der Schwangerschaft unbedenklich. Deshalb war es lange das Mittel der Wahl, um Pilzinfektionen bei schwangeren Frauen zu behandeln. Mittlerweile hat sich jedoch gezeigt, dass der Heilungserfolg von vaginal angewendetem Clotrimazol deutlich größer ist. Deshalb sollte diesem Mittel der Vorzug gegeben werden.

Während der gesamten Zeit sollten Sie Vaginaltabletten mit dem Finger einführen und sehr vorsichtig sein, wenn Sie eine Creme mit einem Applikator einführen. Diese Manipulation birgt das Risiko, Blutungen am Muttermund auszulösen.

Pilzinfektionen der Scheide

Handelsname Darreichungsform	Zusammensetzung pro 1 ml/1 g oder wie angegeben bzw. pro abgeteilte Einheit	Kleinste Packungsgröße	Unverb. Preis in Euro	Bewertung für das beanspruchte Anwendungsgebiet
Hinweise zu den Tabellenspalten → Seite 34, zur Auswahl der Arzneimittel → Seite 28, zur Grundlage der Bewertung → Seiten 29, 33				
Antifungol HEXAL 1	**Clotrimazol** 500 mg (1-Tages-Beh.)	5 g	6,62	**Geeignet** bei Pilzinfektionen der Scheide. → Seite 394
Antifungol HEXAL 3 Vaginalcreme	20 mg (3-Tage-Beh.)	20 g	6,21	
Antifungol HEXAL 3 Vaginaltabletten	200 mg (3-Tage-Beh.)	3 Stück	3,95	
Antifungol HEXAL 3 Kombi Vaginaltabletten und Vaginalcreme	200 mg und 10 mg (3-Tage-Beh.)	3 Stück und 20 g	7,13	
Biofanal Kombipackung Salbe und Vaginaltabletten	**Nystatin** 100 000 I.E. und 100 000 I.E. (3-Tage-Beh.)	25 g und 6 Stück	11,41	**Geeignet** bei Pilzinfektionen der Scheide, wenn nachgewiesen ist, dass es sich um Hefepilze handelt. Dazu ist aber eine ärztliche Untersuchung notwendig. → Seite 395
Biofanal Vaginaltabletten	100 000 I.E. (3-Tage-Beh.)	6 Stück	5,00	
Canesten GYN 3/ Canesten Kombipackung	**Clotrimazol** 10 mg und 200 mg (3-Tage-Beh.)	20 g und 3 Stück	11,25	**Geeignet** bei Pilzinfektionen der Scheide. → Seite 394
Canesten GYN Once Kombi Creme und Vaginaltabletten	10 mg und 500 mg (1-Tages-Beh.)	20 g und 1 Stück	15,97	
Canesten GYN 3 Vaginalcreme	20 mg (3-Tage-Beh.)	20 g	8,95	
Canesten GYN 3 Vaginaltabletten	200 mg (3-Tage-Beh.)	3 Stück	8,95	

Pilzinfektionen der Scheide Fortsetzung

Handelsname Darreichungsform	Zusammensetzung pro 1 ml/1 g oder wie angegeben bzw. pro abgeteilte Einheit	Kleinste Packungsgröße	Unverb. Preis in Euro	Bewertung für das beanspruchte Anwendungsgebiet
Canifug Cremolum 200 Kombi Creme und Vaginalzäpfchen	**Clotrimazol** 20 mg und 200 mg (3-Tage-Beh.)	20 g und 3 Stück	8,15	**Geeignet** bei Pilzinfektionen der Scheide. → Seite 394
Canifug-Vaginalcreme 2 % Vaginalcreme	20 mg (3-Tage-Beh.)	20 g	7,02	
Canifug Cremolum 200 Vaginalzäpfchen	200 mg (3-Tage-Beh.)	3 Stück	7,02	
Clotrimazol AL 2 % Vaginalcreme	**Clotrimazol** 20 mg (3-Tage-Beh.)	20 g	4,39	**Geeignet** bei Pilzinfektionen der Scheide. → Seite 394
Clotrimazol AL 200 Vaginaltabletten	200 mg (3-Tage-Beh.)	3 Stück	3,89	
Fungizid-ratiopharm 3 Creme und Vaginaltabletten	**Clotrimazol** 10 mg und 200 mg (3-Tage-Beh.)	20 g und 3 Stück	7,63	**Geeignet** bei Pilzinfektionen der Scheide. → Seite 394
Fungizid-ratiopharm 200 Vaginaltabletten	200 mg (3-Tage-Beh.)	3 Stück	6,40	
KadeFungin 3 Kombipackung Creme und Vaginaltabletten	**Clotrimazol** 20 mg und 200 mg (3-Tage-Beh.)	20 g und 3 Stück	8,35	**Geeignet** bei Pilzinfektionen der Scheide. → Seite 394
KadeFungin 3 Vaginalcreme	20 mg (3-Tage-Beh.)	20 g	7,28	
KadeFungin 3 Vaginaltabletten	200 mg (3-Tage-Beh.)	3 Stück	7,28	
Mykofungin 3 Kombipackung Creme und Vaginaltabletten	**Clotrimazol** 10 mg und 200 mg (3-Tage-Beh.)	20 g und 3 Stück	6,28	**Geeignet** bei Pilzinfektionen der Scheide. → Seite 394
Mykofungin 3 Vaginalcreme	20 mg (3-Tage-Beh.)	20 g	6,65	
Mykofungin 3 Vaginaltabletten	200 mg (3-Tage-Beh.)	3 Stück	7,33	
Mykohaug 3 Kombi Creme und Vaginaltabletten	**Clotrimazol** 10 mg und 200 mg (3-Tage-Beh.)	25 g und 3 Stück	7,13	**Geeignet** bei Pilzinfektionen der Scheide. → Seite 394
Mykohaug C3 Vaginalcreme	20 mg (3-Tage-Beh.)	20 g	4,49	
Mykohaug C3 Vaginaltabletten	200 mg (3-Tage-Beh.)	3 Stück	3,95	
Nystatin „Lederle" Kombipackung Creme und Ovula	**Nystatin** 100 000 I.E. und 100 000 I.E.	25 g und 10 Stück	12,13	**Geeignet** bei Pilzinfektionen der Scheide, wenn nachgewiesen ist, dass es sich um Hefepilze handelt. Dazu ist aber eine ärztliche Untersuchung notwendig. → Seite 395
Nystatin „Lederle" Ovula	100 000 I.E.	10 Stück	6,47	

Hinweise zu den Tabellenspalten → Seite 34, zur Auswahl der Arzneimittel → Seite 28, zur Grundlage der Bewertung → Seiten 29, 33

Begleitbehandlung bei Scheidenentzündungen

Eine gesunde Scheidenhaut ist von Milchsäurebakterien besiedelt. Zwei dieser Arten sind Lactobacillus gasseri und Lactobacillus acidophilus. Die von ihnen produzierte Milchsäure sorgt für ein saures Scheidenmilieu. In einer solchen Umgebung können sich andere Bakterien kaum vermehren.
Der Gedanke, Milchsäure oder eine andere schwache Säure von außen zuzuführen und damit die Scheidenflora so zu stärken, dass Infektionen verschwinden, ist zwar naheliegend, entbehrt aber einer medizinischen Grundlage. Weder bei bakteriellen Infektionen der Scheide noch bei Pilzinfektionen ist die Besiedelung mit milchsäurebildenden Bakterien zwangsläufig vermindert. Auch nach der Einnahme von Antibiotika ist das nicht unbedingt der Fall.
Milchsäurebildner sind nur ein Faktor unter vielen, die für ein gesundes Scheidenmilieu sorgen. Sie allein sind – wenn eine Entzündung vorliegt – nicht in der Lage, ein gesundes Scheidenmilieu aufzubauen und/oder Krankheitserreger zu beseitigen. Allenfalls können sie helfen, das gesunde Scheidenmilieu aufrechtzuerhalten, das der Körper selbst schafft, nachdem die Infektion mit einem spezifisch wirkenden Mittel erfolgreich bekämpft wurde.

Anzeichen und Beschwerden

Eine gestörte Scheidenflora kann sich durch vermehrten und in Geruch und Konsistenz veränderten Ausfluss bemerkbar machen.

Ursachen

Ursache eines entzündungsbedingt veränderten Ausflusses sind meist Infektionen mit Pilzen und Bakterien, wie zum Beispiel Gardnerella, dem Erreger der Aminkolpitis.

Vorbeugung

Der Körper hält die Voraussetzungen für ein gesundes Scheidenmilieu selbst aufrecht. Je weniger eingegriffen wird, desto besser. Spezielle Maßnahmen zur Hygiene sind nicht erforderlich. Der Intimbereich muss weder besonders oft noch besonders gründlich, noch auf besondere Art gereinigt werden. Achten Sie darauf:

- Nach dem Stuhlgang immer von vorn nach hinten abwischen, damit Darmkeime nicht über den Genitalbereich gewischt werden.
- Tampons, die während der Menstruation benutzt werden, sollten nicht zu häufig gewechselt werden; das kann die Scheide austrocknen.
- Eine Reihe medizinischer Bedingungen begünstigt das häufige Auftreten von Scheidenentzündungen. Dazu gehört die Einnahme von Antibiotika (bei Infektionen) und von Medikamenten, die das Immunsystem unterdrücken (z. B. bei Rheuma, Krebs oder nach Organtransplantationen). Um diese Umstände abzuklären und gegebenenfalls zu verändern, ist ärztliche Hilfe erforderlich.
- Manche Frauen vertragen Barrieremethoden als Verhütungsmittel nicht gut. Kondome sind mit spermientötenden Chemikalien imprägniert, Scheidenzäpfchen und -gele enthalten diese Chemikalien ebenfalls und auch ein Diaphragma wird zusammen mit einem spermientötenden Gel benutzt. All diese Substanzen können die Scheidenflora schädigen. Das wiederum leistet Pilzinfektionen Vorschub.

Allgemeine Maßnahmen

Um das Scheidenmilieu anzusäuern, kann Jogurt in die Scheide eingeführt werden, siehe „Jogurt – vaginal angewendet" (→ nachfolgend).
Darüber hinaus sollten Sie keine Vaginalspülungen oder Intimsprays anwenden und während einer Infektion keine Tampons benutzen.

Jogurt – vaginal angewendet

Nach einer angemessen behandelten und abgeheilten Infektion können Sie die Wiederherstellung eines sauren Scheidenmilieus unterstützen, indem Sie Jogurt in die Scheide einführen. Dafür eignen sich nicht erhitzter Naturjogurt und probiotischer Jogurt ohne Geschmackszusätze. Probiotischem Jogurt sind gezielt lebende Bakterien, wie Laktobazillen und/oder Bifidobakterien, zugesetzt worden. Mit dem Jogurt können Sie einen Tampon bestreichen, den Sie in die Scheide einführen und über Nacht dort lassen. Andere Möglichkeiten sind, einen Teelöffel Jogurt mit dem Finger im unteren Scheidendrittel zu verteilen oder sich in der Apotheke eine Fünf-Milliliter-Spritze ohne Kanüle zu besorgen, den Jogurt darin aufzuziehen und ihn vor dem Schlafengehen in die Scheide zu spritzen.

Wann zum Arzt?

Wenn Sie Ausfluss bemerken, der anders ist als weißlich, klar und nahezu geruchlos, sollten Sie einen Gynäkologen aufsuchen, um den Grund dafür herausfinden zu lassen. Das Gleiche gilt, wenn zu dem Ausfluss Juckreiz, Brennen, Schmerzen beim Wasserlassen oder beim Geschlechtsverkehr hinzukommen.

Behandlung mit Medikamenten

Für Vaginaltabletten mit Bakterien oder schwachen Säuren beanspruchen die Hersteller unterschiedliche Anwendungsgebiete. Mal soll damit eine bestehende Infektion behandelt, mal eine Behandlung unterstützt werden, um bei Scheidenentzündungen den Milchsäuregehalt der Scheide zu regulieren. Oder die Mittel sollen helfen, den physiologischen Säuregehalt der Scheide aufrechtzuerhalten.

Laboruntersuchungen weisen darauf hin, dass Askorbinsäure und Milchsäure bei Vaginalinfektionen möglicherweise unterstützend wirken können. Einen Wirksamkeitsnachweis stellen diese Untersuchungen aber nicht dar. Studien an Frauen belegen die therapeutische Wirksamkeit von Produkten mit milchsäurebildenden Bakterien (→ nebenstehend), Milchsäure und ihren Salzen (→ Seite 400), Vitamin C (→ Seite 400) oder milchsäurebildenden Bakterien und anderen Substanzen (→ Seite 401) bei Scheidenentzündungen nicht hinreichend. Für diesen Einsatz gelten sie also als „wenig geeignet".

Frauen, die wegen einer Infektion mit Bakterien Antibiotika einnehmen, haben ein erhöhtes Risiko für eine Pilzinfektion der Scheide. Es wurde untersucht, ob sich dieses Risiko verringert, wenn die Frauen vorbeugend ein Mittel mit milchsäurebildenden Bakterien in die Scheide einführen. Dieser Effekt ließ sich jedoch nicht nachweisen.

Allenfalls können die Mittel bei Frauen mit häufig wiederkehrenden Scheideninfektionen als Begleitmaßnahme geeignet sein. Bei ihnen muss zunächst die vorliegende Infektion mit spezifisch wirkenden Mitteln beseitigt werden. Dann kann die Frau versuchen, ob es die Kette der wiederkehrenden Entzündungen durchbricht, wenn sie nach der Behandlung ein Präparat mit Milchsäure, milchsäurebildenden Bakterien oder Vitamin C einführt. Zwar liegt auch für diese Anwendung kein allgemeingültiger Nachweis einer therapeutischen Wirksamkeit vor; weil die Behandlung aber keine nennenswerten unerwünschten Wirkungen hat, ist gegen einen solchen individuellen Therapieversuch nichts einzuwenden.

Wenden Sie Arzneimittel im Intimbereich an, sollten Sie beachten, dass einige dieser Präparate die Reißfestigkeit von Latexkondomen (→ Seite 409) beeinträchtigen können.

Milchsäurebildende Bakterien

Lactobacillus acidophilus

Vagiflor

Das Mittel enthält Bakterien, die normalerweise in der Scheide vorkommen und Milchsäure bilden. Sie sollen den Körper dabei unterstützen, ein gesundes Scheidenmilieu aufrechtzuerhalten. Ob dies therapeutisch wirklich notwendig ist, ist noch offen. Allerdings spricht nichts dagegen, wenn eine Frau eine derartige Behandlung versucht. In diesem Sinne wird dieses Medizinprodukt (→ Seite 26) als „geeignet" bewertet.

ANWENDUNG

Es kann sinnvoll sein, während der Behandlung Slipeinlagen zu verwenden, um einen eventuellen wässrigen Ausfluss aufzufangen.

Wenn Sie die Packung bei Raumtemperatur aufbewahren, können Sie etwa sechs Tage lang mit der vollen Wirkaktivität rechnen. Im Kühlschrank bei 2 bis 8 °C aufbewahrt, verlängert sich diese Zeit.

ACHTUNG

Wechselwirkungen mit Medikamenten

Wenn Sie Mittel anwenden, die sich gegen Bakterien richten, wie zum Beispiel Desinfektionsmittel oder Antibiotika – sei es lokal im Genitalbereich oder innerlich –, wirken diese auch gegen dieses Bakterienpräparat.

UNERWÜNSCHTE WIRKUNGEN

▶ **Keine Maßnahmen erforderlich**

Die Scheidenhaut kann brennen und jucken. Mit dem Ende der Behandlung verschwindet das wieder.

HINWEISE

Für Schwangerschaft und Stillzeit

Während der Schwangerschaft ist es besonders wichtig, Scheideninfektionen spezifisch zu behandeln. Dafür eignet sich dieses Mittel nicht. Einwände gegen die Anwendung von Milchsäurebildnern in der Schwangerschaft, die auf dem Inhaltsstoff beruhen, gibt es jedoch nicht. Allerdings sollten Sie die Vaginalzäpfchen mit dem

Finger einführen. Manipulationen mit einem Applikator bergen das Risiko, Blutungen am Muttermund auszulösen.

Milchsäure und ihre Salze

Kalziumlaktat

Eubiolac Verla

Milchsäure + Natriumlaktat

Vagisan

Eubiolac ist ein Medizinprodukt (→ Seite 26) und enthält Kalziumlaktat. Bei *Vagisan* handelt es sich um ein Arzneimittel. Es enthält Natriumlaktat und Milchsäure. Laktate sind die Salze der Milchsäure, aus denen nach dem Kontakt mit Wasser Milchsäure freiwird. Diese säuert das Scheidenmilieu an. Das verbessert die Lebensbedingungen der normalen, gesunden Scheidenflora und verschlechtert die der krankmachenden Keime – abgesehen von denen der Hefepilze.
Laut Herstellerangaben sollen mit *Eubiolac* Scheideninfektionen behandelt werden. Mit *Vagisan* soll eine unterstützende Behandlung durchgeführt werden, um bei Scheidenentzündungen den Milchsäuregehalt der Scheide zu regulieren. Für diese Anwendungen ist ihre therapeutische Wirksamkeit jedoch nicht ausreichend nachgewiesen. Dafür gelten beide Produkte als „wenig geeignet".
Wenn die Infektion mit einem spezifisch wirkenden Mittel beseitigt worden ist, können diese Mittel eventuell helfen, das gesunde Scheidenmilieu wieder aufzubauen, das der Körper ansonsten selbst schafft, und so erneuten Infektionen vorbeugen. Für einen solchen individuellen Therapieversuch können sie als „geeignet" angesehen werden.

Anwendung

Wenn sich die Mittel schlecht einführen lassen, weil die Scheide sehr trocken ist, können sie vorher mit ein wenig Wasser angefeuchtet werden.
Es kann sinnvoll sein, während der Behandlung Slipeinlagen zu verwenden, um einen eventuellen wässrigen Ausfluss aufzufangen.

Unerwünschte Wirkungen

▶ **Keine Maßnahmen erforderlich**

Die Scheidenhaut kann brennen und jucken. Mit dem Ende der Behandlung verschwinden diese Erscheinungen wieder.

Hinweise

Für Schwangerschaft und Stillzeit

Während der Schwangerschaft ist es besonders wichtig, Scheideninfektionen spezifisch zu behandeln. Dafür eignen sich diese Mittel nicht. Einwände gegen die Anwendung von Milchsäure in der Schwangerschaft, die auf dem Inhaltsstoff beruhen, gibt es jedoch nicht. Allerdings sollten Sie die Vaginalzäpfchen mit dem Finger einführen. Manipulationen mit einem Applikator bergen das Risiko, Blutungen am Muttermund auszulösen.

Vitamin C

Vagi-C

Vitamin C (Askorbinsäure) soll bei der vaginalen Anwendung das Scheidenmilieu ansäuern. Das verbessert die Lebensbedingungen der normalen, gesunden Scheidenflora, verschlechtert aber das „Überleben" von krankmachenden Keimen – abgesehen von denen der Hefepilze.
Der Hersteller gibt an, dass mit dem Mittel unter anderem bakteriell bedingte Scheidenentzündungen behandelt werden sollen. Die therapeutische Wirksamkeit eines solchen Vorgehens ist allerdings nicht belegt. Vitamin C als alleinige Maßnahme ist nicht geeignet, um solche Infektionen zu beseitigen. Allenfalls können diese Vaginaltabletten erneuten Infektionen vorbeugen, indem sie mithelfen, das gesunde Scheidenmilieu aufrechtzuerhalten, das der Körper selbst schafft, nachdem die Infektion mit einem spezifisch wirkenden Mittel erfolgreich bekämpft wurde.

Anwendung

Wenn sich die Vaginaltabletten schlecht einführen lassen, weil die Scheide sehr trocken ist, kann das Medikament vorher mit ein wenig Wasser angefeuchtet werden.
Es kann sinnvoll sein, während der Behandlung Slipeinlagen zu verwenden, um einen eventuellen wässrigen Ausfluss aufzufangen.

Achtung

Gegenanzeigen

Sie dürfen das Mittel nicht anwenden, wenn Sie eine Pilzinfektion im Genitalbereich haben. Pilzinfektionen bekämpft das Mittel nicht, vielmehr können entsprechende Beschwerden durch die Ansäuerung des Scheidenmilieus noch verstärkt werden. Das bedeutet, dass Sie mit der Anwendung sehr zurückhaltend sein sollten, wenn sie der Arzt nicht verordnet hat, denn krankhafter Ausfluss beruht häufig auf einer Infektion mit Pilzen.

Wechselwirkungen mit Medikamenten

Wenn Sie noch andere Medikamente nehmen, ist zu beachten, dass durch Vitamin C Mittel zur Blutverdünnung (bei erhöhter Thrombosegefahr, z. B. Warfarin, Phenprocoumon) schwächer wirken können.

Unerwünschte Wirkungen

▶ **Muss beobachtet werden**

Es können schwache Hautreaktionen mit Brennen oder Jucken auftreten. Dabei ist aber nicht sicher, ob sie auf dem Medikament beruhen oder die Anzeichen einer Hefepilzinfektion sind, die bisher unbemerkt vorgelegen hat und nun gezielt behandelt werden muss.

Hinweise

Für Schwangerschaft und Stillzeit

Während der Schwangerschaft ist es besonders wichtig, Scheideninfektionen spezifisch zu behandeln. Dafür eignet sich dieses Mittel nicht. Einwände gegen die Anwendung von Vitamin C in der Schwangerschaft, die auf dem Inhaltsstoff beruhen, gibt es jedoch nicht. Allerdings sollten Sie die Vaginaltabletten mit dem Finger einführen. Manipulationen mit einem Applikator bergen das Risiko, Blutungen am Muttermund auszulösen.

Milchsäurebildende Bakterien + andere Substanzen

Lactobacillus gasseri + Gelatine + Laktose + Palmitoylaskorbinsäure + Titandioxid

Döderlein Vaginalkapseln

Das Mittel enthält Bakterien, die normalerweise in der Scheide vorkommen und Milchsäure bilden. Die anderen aufgeführten Inhaltsstoffe dienen der Herstellung der Kapseln und haben keine spezifischen Wirkeigenschaften.

Der Hersteller bestimmt dieses Medizinprodukt (→ Seite 26) zur Behandlung von unspezifischen Störungen des Scheidenmilieus. Diese gehen häufig mit Ausfluss (Fluor vaginalis) einher und können auf einer bakteriellen Infektion beruhen. Als alleinige Maßnahme ist die therapeutische Wirksamkeit von milchsäurebildenden Bakterien zur Behandlung von bakteriellen Infektionen aber nicht belegt. Daher wird das Produkt hierfür als „wenig geeignet" bewertet.

Möglicherweise können diese Bakterien den Körper aber dabei unterstützen, das gesunde Scheidenmilieu aufrechtzuerhalten, das der Körper selbst schafft, nachdem die Infektion mit einem spezifisch wirkenden Mittel erfolgreich bekämpft wurde. Ob das therapeutisch wirklich notwendig ist, ist noch offen. Es spricht aber nichts dagegen, wenn eine Frau eine derartige Behandlung versucht. In diesem Sinne wird das Produkt als „geeignet" bewertet.

Anwendung

Es kann sinnvoll sein, während der Behandlung Slipeinlagen zu verwenden, um einen eventuellen wässrigen Ausfluss aufzufangen.

Die Packung kann bei Raumtemperatur gelagert, muss aber innerhalb von zehn Wochen aufgebraucht werden. Danach verliert das Mittel an Aktivität.

Achtung

Wechselwirkungen mit Medikamenten

Wenn Sie Mittel anwenden, die sich gegen Bakterien richten, wie zum Beispiel Desinfektionsmittel oder Antibiotika – sei es lokal im Genitalbereich oder innerlich –, wirken diese auch gegen dieses Bakterienpräparat.

Unerwünschte Wirkungen

▶ **Keine Maßnahmen erforderlich**

Die Scheidenhaut kann brennen und jucken. Mit dem Ende der Behandlung verschwindet das wieder.

Hinweise

Für Schwangerschaft und Stillzeit

Während der Schwangerschaft ist es besonders wichtig, Scheideninfektionen spezifisch zu behandeln. Dafür eignet sich dieses Mittel nicht. Einwände gegen die Anwendung von Milchsäurebildnern in der Schwangerschaft, die auf den Inhaltsstoffen beruhen, gibt es jedoch nicht. Allerdings sollten Sie die Vaginalkapseln mit dem Finger einführen. Manipulationen mit einem Applikator bergen das Risiko, Blutungen am Muttermund auszulösen.

Begleitbehandlung bei Scheidenentzündungen

Handelsname Darreichungsform	Zusammensetzung pro 1 ml/1 g oder wie angegeben bzw. pro abgeteilte Einheit	Kleinste Packungsgröße	Unverb. Preis in Euro	Bewertung für das beanspruchte Anwendungsgebiet
Döderlein Vaginalkapseln Vaginalkapseln	**Lactobacillus-gasseri-Kulturen** 2 x 10^8 – 2 x 10^9 KBE **+ Gelatine** **+ Laktose** **+ Palmitoylaskorbinsäure** **+ Titandioxid** keine Mengenangabe	10 Stück	14,96	**Wenig geeignet** bei Scheideninfektionen. Die therapeutische Wirksamkeit ist nicht ausreichend nachgewiesen. **Geeignet** als individueller Therapieversuch, um die normale Scheidenflora nach erfolgreicher Behandlung einer Infektion aufrechtzuerhalten und wiederholten Scheideninfektionen vorzubeugen. Medizinprodukt. → Seite 401
Eubiolac Verla Vaginaltabletten	**Kalziumlaktat** 61 mg	10 Stück	8,50	**Wenig geeignet** zur Behandlung von Scheideninfektionen. Die therapeutische Wirksamkeit ist nicht ausreichend nachgewiesen. **Geeignet** als individueller Therapieversuch, um die normale Scheidenflora nach erfolgreicher Behandlung einer Infektion aufrechtzuerhalten und wiederholten Scheideninfektionen vorzubeugen. Medizinprodukt. → Seite 400
Vagi-C Vaginaltabletten	**Vitamin C** 250 mg	6 Stück	8,15	**Wenig geeignet** bei Scheideninfektionen. Die therapeutische Wirksamkeit ist nicht ausreichend nachgewiesen. **Geeignet** als individueller Therapieversuch, um die normale Scheidenflora nach erfolgreicher Behandlung einer Infektion aufrechtzuerhalten und wiederholten Scheideninfektionen vorzubeugen. → Seite 400
Vagiflor Vaginalzäpfchen	**Lactobacillus-acidophilus-Kulturen** 1 g	6 Stück	13,63	**Geeignet** als individueller Therapieversuch, um die normale Scheidenflora nach erfolgreicher Behandlung einer Infektion aufrechtzuerhalten und wiederholten Scheideninfektionen vorzubeugen. Medizinprodukt. → Seite 399
Vagisan Vaginalzäpfchen	**Milchsäure** 167 mg **+ Natriumlaktat-Lösung** 100 mg	7 Stück	9,44	**Wenig geeignet** zur Behandlung von Scheideninfektionen. Die therapeutische Wirksamkeit ist nicht ausreichend nachgewiesen. **Geeignet** als individueller Therapieversuch, um die normale Scheidenflora nach erfolgreicher Behandlung einer Infektion aufrechtzuerhalten und wiederholten Scheideninfektionen vorzubeugen. → Seite 400

Hinweise zu den Tabellenspalten → Seite 34, zur Auswahl der Arzneimittel → Seite 28, zur Grundlage der Bewertung → Seiten 29, 33

Prämenstruelles Syndrom

Während des Menstruationszyklus verändert sich die Konzentration von Hormonen im Blut fortwährend und pendelt sich immer wieder auf ein neues Gleichgewicht ein. Diese ständigen Veränderungen können nicht nur das körperliche Befinden, sondern auch die Stimmung beeinflussen. Dafür wurde in der Medizin der Name „prämenstruelles Syndrom" (PMS) geprägt. Damit ist aber nicht notwendigerweise gesagt, dass Frauen unter zyklischen Beschwerden leiden und diese dann auch behandelt werden müssen.

Anzeichen und Beschwerden

Bei Befragungen zu Studienzwecken nannten Frauen annähernd 200 verschiedene Symptome, die sie im Verlauf des Zyklus bemerkten. Die wichtigsten davon: Brustschmerzen oder das Gefühl, dass die Brust spannt, Völlegefühl, Übelkeit und Aufgetriebensein, Wassereinlagerung im Gewebe (Ödeme) und dadurch Gewichtszunahme, Kopfschmerzen, depressive, missmutige Stimmung, Reizbarkeit, Angstzustände, Konzentrationsschwierigkeiten, veränderte Lust auf Sex und ungewöhnliches Essverhalten.
Die Symptome beginnen sieben bis zehn Tage vor der Menstruation und hören mit dem Einsetzen der Blutung meist schlagartig auf. Junge Frauen kennen die Symptome kaum; typischerweise treten sie erst zwischen dem 30. und 40. Lebensjahr auf.

Ursachen

Obwohl die Beschwerden im Rahmen des Menstruationszyklus beschrieben werden, gibt es bisher keine plausible Erklärung, wie beides zusammenhängen kann. Die Blutung selbst ist jedenfalls nicht die Voraussetzung dafür, dass sich ein PMS entwickelt, da das PMS sogar bei Frauen auftreten kann, deren Gebärmutter entfernt wurde – vorausgesetzt, die Eierstöcke sind funktionstüchtig und es läuft ein hormoneller Zyklus ab.
Es liegt nahe, die verschiedenen Hormone für das PMS verantwortlich zu machen. Daher wurden Behandlungsversuche mit den am Zyklus beteiligten Hormonen unternommen. Es ließ sich aber nicht schlüssig zeigen, dass diese Hormone das PMS positiv beeinflussen.

Allgemeine Maßnahmen

Hilfreich kann es sein, ein Tagebuch zu führen, in dem Sie zwei Monate lang jeden Tag protokollieren, welche Beschwerden wie häufig und wie stark auftreten. Dort tragen Sie auch ein, was Sie dagegen unternommen haben und wie sich das ausgewirkt hat. Regelmäßiger Ausdauersport wie Walking, Langlaufen und Schwimmen kann die Beschwerden bessern.

Wann zum Arzt?

Suchen Sie einen Frauenarzt auf, wenn Sie das Missbefinden sehr beeinträchtigt. Ob und welcher der vorgeschlagenen Behandlungen Sie dann zustimmen, können Sie unabhängig davon entscheiden.

Behandlung mit Medikamenten

Alle Studien zur Wirksamkeit von Medikamenten beim PMS zeigen eines ausnahmslos: die außerordentlich große Wirksamkeit einer Scheinbehandlung (Placeboeffekt). Sie liegt zwischen 50 und 90 Prozent. Die therapeutische Wirksamkeit einer Behandlung mit Keuschlammextrakt (→ Seite 405) ist noch nicht ausreichend nachgewiesen. Für eine abschließende Bewertung der Wirksamkeit bei prämenstruellen Beschwerden sind weitere Studien erforderlich.

Zyklusstörungen

Nur selten hält sich der Zyklus einer Frau an die in medizinischen Lehrbüchern angegebene Dauer von 28 Tagen. Eine Schwankungsbreite zwischen 21 und 35 Tagen ist durchaus normal. Erst wenn die Länge des Zyklus häufiger erheblich davon abweicht, ohne dass das durch die beginnenden Wechseljahre bedingt ist, spricht man von Zyklusstörungen.
Zum Symptomenkreis der Zyklusstörungen gehört es auch, wenn die Stärke und/oder die Dauer der Blutung deutlich vom Üblichen abweichen.

Anzeichen und Beschwerden

- Sehr kurze Zyklen (Polymenorrhö). Die Regel setzt in Abständen von weniger als 23 Tagen ein.
- Sehr lange Zyklen (Oligomenorrhö). Zwischen zwei Blutungen liegen mehr als 35, aber weniger als 45 Tage. Meist sind die Blutungen recht schwach.
- Sehr langdauernde und sehr starke Blutungen (Menorrhagie und Hypermenorrhö). Meist tritt beides gemeinsam auf. Als „langdauernd" gilt eine Menstru-

ation, die länger als sieben Tage anhält. Sehr stark ist sie, wenn täglich mehr als sechs Binden oder Tampons nötig sind oder wenn während einer Regel mehr als 20 gebraucht werden.

- Ausbleiben der Blutung (Amenorrhö). Entweder hat die erste Regelblutung noch nicht stattgefunden (primäre Amenorrhö), oder der Zyklus war bisher relativ regelmäßig, aber dann sind die Blutungen öfter als dreimal hintereinander ausgeblieben (sekundäre Amenorrhö), ohne dass eine Schwangerschaft vorliegt.

Ursachen

Sehr häufig gehen Zyklusstörungen auf Veränderungen in der hormonellen Steuerung zurück.
Ein Zyklus ist sehr kurz, wenn der Eisprung sehr früh stattfindet oder wenn die Phase verkürzt ist, in der vor allem das Gelbkörperhormon Progesteron produziert wird.
Sehr lange Zyklen können darauf beruhen, dass das Eibläschen nur langsam reift oder kein Eisprung stattfindet (anovulatorischer Zyklus). Meist sind dann die hormonellen Signale zwischen den Eierstöcken und den Gehirndrüsen gestört.
Sehr starke Blutungen können auftreten, wenn ein herangereifter Follikel nicht platzt. Dann bildet sich kein Gelbkörper und damit auch kein Progesteron. Auf diese Weise fehlt das hormonelle Signal, dass die aufgebaute Gebärmutterschleimhaut abgestoßen werden soll. Irgendwann kann sich diese Schleimhaut dann nicht mehr halten und löst sich in anhaltenden, oft sehr starken Blutungen ab. Solche anovulatorischen Zyklen kommen vor allem bei sehr jungen Frauen vor und bei Frauen, bei denen die Wechseljahre beginnen.
Die Erkenntnisse, welches Hormon bei welcher Art von Zyklusstörung fehlt oder überwiegt, beschreiben zwar die hormonellen Ursachen, warum sich jedoch die Hormonkonzentrationen so verschoben haben, ist damit noch nicht geklärt. Nur selten hat das einen organischen Grund. Meist dürfte dieser eher im psychisch-seelischen Bereich liegen.
So wirkt sich Stress jeder Art auf das komplizierte Wechselspiel der Hormone aus. „Stress" ist für den Körper alles, was ihn herausfordert und belastet, zum Beispiel intensives sportliches Training, berufliche Anforderungen oder Fasten. Aber auch Abweichungen vom alltäglichen Geschehen gehören dazu: Reisen, spät zu Bett gehen, Aufregung, große Freude, heftiger Streit. Stress veranlasst den Körper, die entsprechenden Stresshormone zu produzieren. Diese können die Gehirndrüsen so beeinflussen, dass sich durch den dann veränderten Hormonspiegel die Länge des Zyklus ändert.
Stress kann zudem die Produktion von Prolaktin steigern. Dieses Hormon wird eigentlich nur in der Stillzeit in größerer Menge ausgeschüttet, denn es reguliert die Milchbildung. Da Prolaktin darüber hinaus den Eisprung unterbinden kann, kann es bei Zyklusstörungen eine Rolle spielen. Aufgrund einer erhöhten Prolaktinproduktion kann die Regel ganz ausbleiben. An einer Stressamenorrhö sind meist außergewöhnliche körperlich-psychische Zustände beteiligt: Magersucht, Leistungssporttraining, sexuelle Traumatisierung, Lebenskonflikte und Ähnliches.
Auch Erkrankungen, Arzneimittel und Umweltgifte, wie zum Beispiel organische Lösungsmittel, Formaldehyd, Dioxine und synthetische Hormone, aber auch übermäßiger Konsum von Zigaretten und anderen Tabakwaren, können Zyklusunregelmäßigkeiten hervorrufen.

Vorbeugung

Je regelmäßiger und unbelasteter die Lebensumstände sind, desto regelmäßiger und beschwerdeärmer ist auch die Blutung.
Wenn irgend möglich, sind die obengenannten Umweltgifte zu meiden. Sind sie Teil der Arbeitssituation, ist dafür die Hilfe des betrieblichen Arbeitsschutzes notwendig.

Allgemeine Maßnahmen

Die während mehrerer Zyklen regelmäßig morgens vor dem Aufstehen gemessene Körpertemperatur, die Aufwach- oder Basaltemperatur (→ Seite 408), gibt Aufschluss darüber, ob ein Eisprung stattgefunden hat. Anhand dieser Aufzeichnungen kann der Arzt entscheiden, ob und welche Hormone er zu welchem Zeitpunkt des Zyklus durch eine Blutuntersuchung bestimmen lässt.

Wann zum Arzt?

Wenn die Blutungen ausbleiben, nachdem sie eine Zeit lang regelmäßig gewesen sind, ist es angebracht, die Ursache dafür ärztlich abklären zu lassen. Ob Sie sich dann auch einer Behandlung unterziehen, können Sie unabhängig davon entscheiden. Gründe für eine Therapie können sein, dass Sie einen plan-

bareren Monatsrhythmus wünschen oder schwanger werden möchten.
Eine ärztliche Behandlung mit Hormonen ist erforderlich, wenn starke, lang anhaltende oder häufige Blutungen eine Blutarmut hervorgerufen haben. Das Gleiche gilt, wenn die Regel längere Zeit ausbleibt. Dann ist der Östrogenspiegel sehr niedrig; das kann sogar bei jüngeren Frauen schon eine Osteoporose begünstigen.

Behandlung mit Medikamenten

Die therapeutische Wirksamkeit des Extrakts von Keuschlamm (→ nachfolgend) zur Behandlung von Zyklusstörungen ist nicht ausreichend nachgewiesen. Daher werden die entsprechenden Präparate als „wenig geeignet" beurteilt. Diese Pflanzenmittel bei unregelmäßigem Zyklus oder ausbleibenden Blutungen einzunehmen, kann bestenfalls als Behandlungsversuch gelten. Diesen sollte aber in jedem Fall ein Arzt veranlassen. Eine Selbstbehandlung mit Keuschlamm ohne ärztlichen Rat sollte unterbleiben.

Anthroposophische, homöopathische und traditionell angewendete Mittel

Zu den meistgekauften Mitteln gehören auch *Agnus Hevert femin*, *Antimast-Selz*, *Hormeel* und *Mastodynon*. Dabei handelt es sich um homöopathische Präparate, die sich nach den Grundsätzen dieses Buches nicht bewerten lassen und deshalb nicht näher besprochen werden. Allgemeine Informationen zu der genannten Therapierichtung finden Sie im Abschnitt „Homöopathische Arzneimittel" (→ Seite 21).

Pflanzliches Mittel

Keuschlamm

Agnolyt, Agnucaston, Agnus castus AL, Agnus castus STADA, agnus sanol, Biofem, Cefanorm, Femicur N, MÖNCHSPFEFFER-ratiopharm, Sarai

Untersuchungen an Tieren und isolierten Geweben weisen darauf hin, dass der Extrakt von Keuschlamm (Mönchspfeffer, Agnus castus) die Wirkung des Hormons Prolaktin im Gehirn hemmt. Damit könnten sich Zyklusstörungen beeinflussen lassen, denn dieses Hormon ist am Zyklusgeschehen beteiligt. Da die therapeutische Wirksamkeit von Keuschlammextrakt bei Zyklusstörungen jedoch in klinischen Studien nicht ausreichend nachgewiesen ist, werden die Präparate als „wenig geeignet" bewertet.

Auf das PMS könnte Keuschlamm einwirken, weil bei einigen Frauen unter anderem überhöhte Prolaktinspiegel die Ursache für das Gefühl von Brustspannen sind. Welcher Inhaltsstoff des Extrakts für eine Wirkung verantwortlich sein könnte, ist bisher ungeklärt. Darum muss man derzeit davon ausgehen, dass eine in Studien beobachtete Wirkung nur für jeweils den Extrakt oder für das Arzneimittel gilt, mit dem die Studie durchgeführt wurde. Ein anderes Produkt, das zwar aus der gleichen Pflanze, aber auf andere Weise hergestellt wurde, muss nicht notwendigerweise genauso wirken. Solange das Wirkprinzip nicht bekannt ist, muss jedes Produkt seine Wirksamkeit in eigenen Studien nachweisen.
In der bisher einzigen kontrollierten Studie zur klinischen Wirksamkeit von Agnus-castus-Extrakt bei prämenstruellem Syndrom meinten 52 Prozent der Frauen, die mit dem Keuschlammextrakt behandelt wurden, dass sich ihre Beschwerden gebessert haben. Bei den Frauen, die ein Scheinmedikament erhielten, waren es 24 Prozent. Die Untersuchung wurde allerdings mit einem in Deutschland nicht zugelassenen Extrakt durchgeführt, sodass die Ergebnisse der Studie nicht unbedingt auf die hier erhältlichen Produkte übertragbar sind.
Ob sich die hier genannten Präparate eignen, um Beschwerden im Zusammenhang mit der Regel zu lindern, lässt sich demnach nicht abschließend beurteilen.

ANWENDUNG

Bevor die Wirksamkeit der Mittel zu beurteilen ist, müssen sie mindestens zwei bis drei Wochen lang eingenommen werden. Die Hersteller raten zu einer drei- bis sechsmonatigen Behandlung. Eine solche Langzeitbehandlung sollte jedoch vom Arzt begleitet werden.

ACHTUNG

Agnolyt Tropfen, *Cefanorm Lösung*: Frauen mit Alkoholproblemen dürfen die Tropfen nicht einnehmen. Auch Frauen mit Lebererkrankungen oder mit Anfallleiden sollten den Alkoholgehalt berücksichtigen. Darüber hinaus kann Alkohol die Wirkung vieler Arzneimittel (z. B. Schlaf- und Beruhigungsmittel, Psychopharmaka, starke Schmerzmittel, einige Mittel bei hohem Blutdruck) verstärken.

Gegenanzeigen

Bei Tumoren der Hirnanhangdrüse und bei Brustkrebs dürfen Sie Mittel mit Keuschlammextrakt nicht anwenden.

Wechselwirkungen mit Medikamenten

Wenn Sie gleichzeitig Keuschlammextrakt und Medikamente wie Haloperidol oder Chlorpromazin (bei Psychosen) einnehmen, ist zu beachten, dass sich die jeweiligen Wirkungen abschwächen können.

Unerwünschte Wirkungen

▶ **Muss beobachtet werden**

Bei weniger als 1 von 1 000 Frauen können Halluzinationen, Verwirrtheit und Unruhe auftreten. Dann sollten Sie sich an einen Arzt wenden. Zwei bis drei Tage, nachdem Sie das Mittel nicht mehr eingenommen haben, sollten die Erscheinungen abgeklungen sein.

Wenn die Haut sich verstärkt rötet und juckt, reagieren Sie vermutlich allergisch auf das Mittel. Dann sollten Sie es absetzen. Sind die Hauterscheinungen (→ Seite 14) einige Tage später nicht deutlich abgeklungen, sollten Sie einen Arzt aufsuchen.

Hinweise

Für Schwangerschaft und Stillzeit

In der Schwangerschaft gibt es keinen Grund, diese Arzneimittel einzunehmen. Sollten Sie in der Zeit, als Sie die Mittel verwendet haben, schwanger geworden sein, brauchen Sie sich dennoch um die Gesundheit Ihres Kindes keine Sorgen zu machen.

Auch während der Stillzeit gibt es keinen Grund, den Zyklus zu regulieren und diese Mittel dafür einzusetzen.

Bedenken Sie darüber hinaus, dass einige flüssige Präparate Alkohol enthalten.

Prämenstruelles Syndrom, Zyklusstörungen

Handelsname Darreichungsform	Zusammensetzung pro 1 ml/1 g oder wie angegeben bzw. pro abgeteilte Einheit	Kleinste Packungsgröße	Unverb. Preis in Euro	Bewertung für das beanspruchte Anwendungsgebiet
Agnolyt Kapseln	**Auszug aus Keuschlammfrüchten** 4 mg	60 Stück	21,60	**Wenig geeignet** bei Zyklusstörungen. Die therapeutische Wirksamkeit ist nicht ausreichend nachgewiesen. Beim prämenstruellen Syndrom sind für eine abschließende Bewertung weitere Studien erforderlich. → Seite 405
Agnolyt Tropfen	90 mg *Enthält 58% Alkohol*	50 ml	11,28	
Agnucaston Filmtabletten	**Auszug aus Keuschlammfrüchten** 4 mg	30 Stück	8,65	**Wenig geeignet** bei Zyklusstörungen. Die therapeutische Wirksamkeit ist nicht ausreichend nachgewiesen. Beim prämenstruellen Syndrom sind für eine abschließende Bewertung weitere Studien erforderlich. → Seite 405
Agnus castus AL Filmtabletten	**Auszug aus Keuschlammfrüchten** 4 mg	30 Stück	4,97	**Wenig geeignet** bei Zyklusstörungen. Die therapeutische Wirksamkeit ist nicht ausreichend nachgewiesen. Beim prämenstruellen Syndrom sind für eine abschließende Bewertung weitere Studien erforderlich. → Seite 405
Agnus castus STADA Filmtabletten	**Auszug aus Keuschlammfrüchten** 4 mg	30 Stück	5,00	**Wenig geeignet** bei Zyklusstörungen. Die therapeutische Wirksamkeit ist nicht ausreichend nachgewiesen. Beim prämenstruellen Syndrom sind für eine abschließende Bewertung weitere Studien erforderlich. → Seite 405

Hinweise zu den Tabellenspalten → Seite 34, zur Auswahl der Arzneimittel → Seite 28, zur Grundlage der Bewertung → Seiten 29, 33

Prämenstruelles Syndrom, Zyklusstörungen Fortsetzung

Handelsname Darreichungsform	Zusammensetzung pro 1 ml/1 g oder wie angegeben bzw. pro abgeteilte Einheit	Kleinste Packungsgröße	Unverb. Preis in Euro	Bewertung für das beanspruchte Anwendungsgebiet
agnus sanol Kapseln	**Auszug aus Keuschlammfrüchten** 4 mg	30 Stück	8,50	**Wenig geeignet** bei Zyklusstörungen. Die therapeutische Wirksamkeit ist nicht ausreichend nachgewiesen. Beim prämenstruellen Syndrom sind für eine abschließende Bewertung weitere Studien erforderlich. → Seite 405
Biofem Filmtabletten	**Auszug aus Keuschlammfrüchten** 4 mg	30 Stück	5,75	**Wenig geeignet** bei Zyklusstörungen. Die therapeutische Wirksamkeit ist nicht ausreichend nachgewiesen. Beim prämenstruellen Syndrom sind für eine abschließende Bewertung weitere Studien erforderlich. → Seite 405
Cefanorm Kapseln	**Auszug aus Keuschlammfrüchten** 4 mg	30 Stück	7,13	**Wenig geeignet** bei Zyklusstörungen. Die therapeutische Wirksamkeit ist nicht ausreichend nachgewiesen. Beim prämenstruellen Syndrom sind für eine abschließende Bewertung weitere Studien erforderlich. → Seite 405
Cefanorm Lösung	200 mg *Enthält 55% Alkohol*	100 ml	16,92	
Femicur N Kapseln	**Auszug aus Keuschlammfrüchten** 4 mg	30 Stück	9,90	**Wenig geeignet** bei Zyklusstörungen. Die therapeutische Wirksamkeit ist nicht ausreichend nachgewiesen. Beim prämenstruellen Syndrom sind für eine abschließende Bewertung weitere Studien erforderlich. → Seite 405
MÖNCHSPFEFFER-ratiopharm Filmtabletten	**Auszug aus Keuschlammfrüchten** 4 mg	60 Stück	9,70	**Wenig geeignet** bei Zyklusstörungen. Die therapeutische Wirksamkeit ist nicht ausreichend nachgewiesen. Beim prämenstruellen Syndrom sind für eine abschließende Bewertung weitere Studien erforderlich. → Seite 405
Sarai Kapseln	**Auszug aus Keuschlammfrüchten** 4 mg	60 Stück	10,85	**Wenig geeignet** bei Zyklusstörungen. Die therapeutische Wirksamkeit ist nicht ausreichend nachgewiesen. Beim prämenstruellen Syndrom sind für eine abschließende Bewertung weitere Studien erforderlich. → Seite 405

Hinweise zu den Tabellenspalten → Seite 34, zur Auswahl der Arzneimittel → Seite 28, zur Grundlage der Bewertung → Seiten 29, 33

Empfängnisverhütung

Paare können für die Familienplanung aus einer Vielzahl von Verhütungsmethoden die für sie geeignete auswählen: Verhütung durch Messen der Temperatur und Prüfen des Scheidensekrets, Barrieremethoden mit Kondom, Diaphragma und spermientötenden Gelen oder Scheidenzäpfchen, Spirale, hormonhaltiger Vaginalring, unter die Haut gepflanztes Hormonstäbchen, Depotspritze, Hormonpflaster, Minipille, Pille, für den Notfall die „Pille danach" und als endgültigen Entschluss die Sterilisation. Da die Methoden – abgesehen von Kondom und Sterilisation – alle von der Frau angewendet werden, muss vor allem sie sich mit der getroffenen Wahl wohlfühlen. Wie positiv sie der Verhütungsmethode gegenübersteht, beeinflusst entscheidend die Sicherheit der Methode. Bei einer Frau, der die tägliche Einnahme einer Pille widerstrebt, ist es wahrscheinlicher, dass sie sie vergisst, als bei einer, die diese Methode als Segen empfindet. Nicht zuletzt dadurch erklärt sich die große Schwankungsbreite beim Pearl-Index (→ Seite 410).

Von Zeit zu Zeit sollte jede Frau überprüfen, ob die einmal getroffene Entscheidung für eine Verhütungsmethode noch „passt“: Eine veränderte Lebenssituation, zunehmendes Alter und hinzugekommene Krankheiten können es sinnvoll machen, sie zu revidieren. Das sollte ganz besonders bedacht werden, wenn es sich um die Pille oder die Spirale handelt. Folgende Fragen sind bei der Wahl der Verhütungsmethode zu beantworten:

- Wie groß ist der Anspruch an die Verhütungssicherheit? Die sichersten Methoden (Sterilisation, Implantat, Pille, Verhütungsring, -pflaster, Spirale) greifen am stärksten in den Körper ein.
- Welchen Stellenwert hat die Forderung, bald nach dem Absetzen der Methode ein Kind bekommen zu können? Die Temperatur-, Schleim- und Barrieremethoden sind in dieser Hinsicht am günstigsten.
- Wie groß ist die Bereitschaft, durch die unerwünschten Wirkungen der Methode ein gesundheitliches Risiko einzugehen? In dieser Hinsicht sind die hormonellen Mittel (Minipille, Pille, hormonhaltige Spirale, Implantat, Pflaster, Vaginalring, Spritze) am stärksten belastet.
- Wie viel Initiative besteht, sich mit den Verhütungsmethoden auseinanderzusetzen? Für die natürlichen Methoden muss die Frau mit ihrem Körper sehr vertraut sein, seine Zeichen gut wahrnehmen und deuten können. Ihre Durchführung muss erlernt und geübt werden; das Gleiche gilt für den Gebrauch eines Diaphragmas.
- Ist der Partner bereit, die Verhütung verlässlich zu übernehmen? Dafür steht, wenn eine Sterilisation nicht infrage kommt, nur das Kondom zur Verfügung. Der Coitus interruptus („Aufpassen“) ist zu unsicher und belastet das Liebesleben.
- Wie geregelt oder wechselhaft ist das Alltagsleben? Die Pille ist nur sicher, wenn sie verlässlich eingenommen wird. Ganz besondere Disziplin muss bei der sogenannten Minipille, die nur das Hormon Gestagen enthält, an den Tag gelegt werden. Wenn ein Diaphragma benutzt werden soll, muss die Frau daran denken, es mitzunehmen, wenn sie nicht zu Hause übernachtet; da es individuell angepasst ist, lässt sich nicht überall schnell Ersatz beschaffen.
- Wie häufig kommt es durchschnittlich zum Sex? Eine kontinuierliche Verhütung (Minipille, Pille, Spirale, Implantat, Pflaster) könnte unnötig sein, wenn es nur selten etwas zu verhüten gibt.

Die verschiedenen Verhütungsmethoden

Kalender- oder Rhythmusmethode nach Knaus-Ogino („Tage zählen“): Hierbei wird versucht, die fruchtbare Zeit auf der Basis der vergangenen Zyklen rechnerisch zu ermitteln. Doch selbst ein regelmäßiger Zyklus unterliegt immer wieder Schwankungen. Das macht die Methode sehr unsicher.

Temperaturmessen/Schleimbeobachtung (natürliche Familienplanung): Zur Zeit des Eisprungs, also etwa in der Mitte des Menstruationszyklus, steigt die Körpertemperatur (Basaltemperatur) von etwa 36,5 °C auf etwa 37 °C. Bis zur nächsten Blutung bleibt sie erhöht, dann sinkt sie wieder ab.

Im Voraus lässt sich der Eisprung mit dieser Methode nicht bestimmen, erst nach der Temperaturerhöhung ist klar, dass er stattgefunden hat. Um diesen Zeitpunkt eher absehen zu können, hilft die Schleimbeobachtung.

Kurz nach der Regel ist kaum Ausfluss aus der Scheide zu spüren oder zu sehen. Nach einigen Tagen beginnt sich weißlicher, zäher oder cremiger Schleim zu bilden. Kurz vor dem Eisprung entsteht im Gebärmutterhals dann so viel Schleim, dass er die Scheide herabfließt. Dieser ist dünnflüssig und durchsichtig klar. Einige Tage später ist die Scheide wieder trockener.

Die fruchtbaren Tage beginnen, wenn zum ersten Mal im Zyklus der natürliche Ausfluss spürbar wird; sie enden vier Tage nach der dünnflüssigen Schleimabsonderung. Von dem Tag bis zur nächsten Regel ist eine Schwangerschaft unwahrscheinlich.

Kombiniert man diese beiden Verfahren, ist die Verhütungssicherheit relativ hoch.

Basaltemperatur und Vaginalschleim

Basaltemperatur bestimmen

Die Basaltemperatur muss morgens vor dem Aufstehen, möglichst immer zur gleichen Zeit, gemessen werden. Am besten eignet sich dafür ein Spezialthermometer, dessen Skala besonders weit gespreizt ist. Verwenden Sie immer dasselbe Thermometer und schütteln Sie es schon am Vorabend hinunter. Reinigen Sie es mit lauwarmem Wasser.

Mit diesem Thermometer messen Sie im After oder in der Scheide mindestens fünf Minuten lang die Temperatur. Die Aussage ist nur dann verlässlich, wenn Sie vor dem Messen wenigstens sechs Stunden geschlafen haben. Neben der Schlafdauer be-

einflusst eine Reihe weiterer Faktoren die morgendliche Temperatur: Alkoholkonsum, körperliche und psychische Belastungen, fieberhafte Erkrankungen, Medikamenteneinnahme.
Die abgelesene Temperatur tragen Sie in ein Kurvenblatt ein. Wenn Ihre Temperatur dreimal hintereinander mindestens 0,2 °C über der liegt, die sechs Tage zuvor gemessen wurde, können Sie davon ausgehen, dass der Eisprung am Tag der Temperaturerhöhung stattgefunden hat. In der Zeit danach ist eine Schwangerschaft unwahrscheinlich.

Vaginalschleim beobachten

Im Allgemeinen ist der Schleim an der Scheidenöffnung spürbar. Dort sollten Sie ihn abnehmen und seine Konsistenz prüfen. Dazu nehmen Sie ein wenig Schleim zwischen Daumen und Zeigefinger und ziehen die Finger auseinander. Wenn er sich zu einem kleinen Faden spannen lässt, können Sie davon ausgehen, dass jetzt die Zeit des Eisprungs ist.
Das Schleimsymptom ist nur bei gesundem Scheidenmilieu zur Empfängnisverhütung verwertbar. Der Gebrauch von Intimsprays, Vaginalduschen, Verhütungszäpfchen und -gelen, aber auch Entzündungen verändern den Vaginalschleim und machen ihn untauglich, um daraus brauchbare Informationen für die Empfängnisverhütung abzuleiten.

Verhütungscomputer sollen helfen, die fruchtbaren Tage einer Frau im Voraus zu bestimmen. Die Modelle arbeiten nach zwei Prinzipien. Die eine Sorte (Beispiel: *Ladycomp*) zieht zur Berechnung ausschließlich die regelmäßig gemessene Morgentemperatur heran. Die andere Sorte (Beispiel: *Persona*) verwendet das Ergebnis einer Hormonanalyse des Urins, die die Frau mithilfe eines Teststäbchens vornimmt.
Die Geräte, die die gemessene Temperatur zugrundelegen, nehmen der Frau das Eintragen der Messdaten ab und berechnen die fruchtbaren Tage anhand der zwölf vorangegangenen Zyklen. Auf diese Weise werden Zyklusschwankungen berücksichtigt. Die Verhütungssicherheit erhöht sich durch die Verwendung dieser Geräte gegenüber der auf konventionelle Weise durchgeführten natürlichen Familienplanung allerdings nicht. Je nachdem, wie konsequent ein solcher Verhütungscomputer angewendet wird, kann bei korrekter Anwendung der Pearl-Index bei 0,3 liegen oder – wenn es Anwendungsfehler gibt – bei 2,4 bis 10.
Die Verhütungssicherheit ist auch nicht besser bei den Computern, die die fruchtbaren Tage anhand der Hormonkonzentration im Urin zu ermitteln versuchen. Diese kann nämlich individuell so stark schwanken, dass sich die gefundenen Werte nicht jedes Mal auswerten lassen. Dann greifen auch diese Geräte auf die in den Vormonaten gemessenen Werte zurück. Für diese Geräte wurde eine Versagerrate bis zu 20 Prozent ermittelt, wenn die Anwendungsfehler mit einbezogen wurden.
Coitus interruptus („Aufpassen"): Kurz vor dem Samenerguss zieht sich der Mann zurück. Da dennoch immer unbemerkt Samenflüssigkeit in die Scheide gelangen kann, ist die Schwangerschaftsrate hoch.
Scheidenzäpfchen: Sie werden vor dem Sex in die Scheide eingeführt und entwickeln dort einen zähen Schaum. Dieser soll die Spermien daran hindern, den Muttermund zu erreichen. Zudem wirken die in den Zäpfchen enthaltenen chemischen Substanzen spermientötend.
Kondom (Präservativ): Kondome sind ein relativ sicheres Mittel zur Empfängnisverhütung, wenn sie richtig benutzt werden. Von Vorteil ist, dass sie überall erhältlich und – nachdem man es einmal gelernt hat – leicht anzuwenden sind und als einziges Mittel auch vor sexuell übertragbaren Krankheiten schützen.
Diaphragma: Hierbei handelt es sich um eine gewölbte Membran aus Latex mit einem elastischen Ring am Rand. Das Diaphragma wird mit spermientötendem Gel bestrichen und so in die Scheide eingesetzt, dass es den Muttermund verschließt. So versperrt es dem Sperma den Weg in die Gebärmutter. Damit das Diaphragma korrekt sitzt, muss es fachgerecht angepasst werden. In der Wachstumszeit während der Pubertät, bei Gewichtsveränderungen von mehr als drei Kilogramm und nach einer Geburt muss es jeweils erneut angepasst werden.

Anwendung von Kondomen und Diaphragmen

Fett- und ölhaltige Produkte können, wenn sie im Intimbereich angewendet werden, die Reißfestigkeit von Latexkondomen beeinträchtigen. Dann besteht kein sicherer Schutz mehr vor Infektionen und einer Empfängnis. In der Scheide angewendete Arzneimittel können ebenfalls Fette oder Öle ent-

halten. Das Gleiche gilt für Verhütungs- und Gleitmittel. Manchmal ist auf der Verpackung oder in den Beipackzetteln dieser Produkte angegeben, dass sie sich auf die Sicherheit von Latexkondomen auswirken können. Diese Angabe ist jedoch nicht verpflichtend. Wenn Sie solche Produkte im Intimbereich einsetzen, sollten Sie Kondome aus Polyurethan oder Polyisopren benutzen. Deren Reißfestigkeit wird durch Fette und Öle nicht beeinträchtigt.
Beim Diaphragma können derartige Produkte nach längerer Anwendungszeit die Membran angreifen und so den Empfängnisschutz beeinträchtigen.

Portiokappe: Wenn ein Diaphragma aus anatomischen Gründen nicht benutzt werden kann – beispielsweise nach mehreren Geburten oder wenn sich die Scheidenwand gesenkt hat –, kann eine Portiokappe eine Alternative darstellen.
Spirale: Ein mit Kupfer umwickelter oder mit einem Hormon imprägnierter Kunststoffdraht wird in die Gebärmutter eingesetzt und verhindert dort, dass ein Ei befruchtet wird oder dass sich in der Gebärmutter ein befruchtetes Ei einnisten kann. Nähere Informationen hierzu finden Sie im HANDBUCH MEDIKAMENTE der Stiftung Warentest oder im Internet unter www.medikamente-im-test.de.
Pille: Das kombinierte Mittel aus den Hormonen Östrogen und Gestagen verhindert unter anderem den Eisprung. Die sogenannte Minipille, die nur das Hormon Gestagen enthält, wirkt vornehmlich dadurch, dass es Spermien den Weg in die Gebärmutter versperrt. Näheres dazu und zu anderen hormonhaltigen Verhütungsmethoden lesen Sie im HANDBUCH MEDIKAMENTE der Stiftung Warentest oder im Internet unter www.medikamente-im-test.de.

Sicherheit

Wie sicher sich mit einer Methode eine Schwangerschaft verhüten lässt, wird in der Medizin mit dem „Pearl-Index" (PI) angegeben. Diese Zahl bezeichnet, wie viele von 100 Frauen schwanger werden, wenn sie die jeweilige Verhütungsmethode ein Jahr lang anwenden. Je niedriger der PI, desto sicherer die Methode.

- Ohne Verhütungsmittel: PI 60–80
- Kalendermethode: PI 14–35
- Coitus interruptus: PI 10–38
- Scheidenzäpfchen, -gel: PI 5–42
- Kondome: PI 3–4
- Diaphragma: PI 2,0–2,5
- Spirale: PI 0,8–6
- Verhütungspflaster: PI 0,7–0,9
- Temperaturmessen/Schleimbeobachtung: PI 0,5–3
- Vaginalring: PI 0,4–1,3
- Minipille: PI 0,4–4,3
- Sterilisation: PI 0,05–0,3
- Pille (Kombinationspräparate): PI 0,03–0,1
- Implantat: PI 0–0,08

Allgemeine Maßnahmen

Wenn Sie mit wechselnden Partnern Sex haben, sollten Sie in jedem Fall Kondome zum Schutz vor Infektionskrankheiten verwenden. Auf die schützende Wirkung von Scheidenzäpfchen oder -gel sollten Sie sich nicht verlassen.

Wann zum Arzt?

Wenn Sie eine sicherere oder bequemere Methode der Empfängnisverhütung wünschen, als Sie bisher praktizieren, wenn sich Ihr Lebensstil ändert oder die Häufigkeit des Geschlechtsverkehrs, kann eine ärztliche Beratung helfen, eine den neuen Bedürfnissen besser entsprechende Verhütungsmethode zu finden. Eine derartige Beratung können Sie auch in einigen pro-familia-Beratungsstellen oder unter www.profamilia.de erhalten.
Haben Sie berechtigten Grund zur Sorge, dass die von Ihnen praktizierte Empfängnisverhütungsmethode versagt haben könnte, sollten Sie möglichst innerhalb der nächsten zwölf Stunden Ärztin oder Arzt oder eine pro-familia-Beratungsstelle aufsuchen. Sie können Ihnen die „Pille danach" verschreiben, mit der Sie eine ungewollte Schwangerschaft verhindern können, wenn Sie das Medikament bis spätestens 72 Stunden nach dem Sex einnehmen. Je früher Sie das Mittel anwenden, umso sicherer lässt sich eine Schwangerschaft verhindern. Näheres hierzu lesen Sie im HANDBUCH MEDIKAMENTE der Stiftung Warentest oder im Internet unter www.medikamente-im-test.de.

Behandlung mit Medikamenten

Im Folgenden werden die Empfängnisverhütungsmittel besprochen, die ohne ärztliches Rezept erhältlich sind. Näheres zu den rezeptpflichtigen Produkten lesen Sie im HANDBUCH MEDIKAMENTE der Stiftung Warentest oder im Internet unter www.medikamente-im-test.de.

Rezeptfrei erhältlich sind Scheidenzäpfchen und -gele mit dem Wirkstoff Nonoxinol 9 (→ nachfolgend) und eine Kombination aus Nonoxinol 9 und Zellulose-trischwefelsäureester (→ nebenstehend). Sie gelten als „mit Einschränkung geeignet“ zur Empfängnisverhütung, wenn gleichzeitig andere Maßnahmen angewendet werden. Wird nur dieser Wirkstoff eingesetzt, ist die Verhütungssicherheit nicht so groß, wie es die meisten Paare erwarten.

Wenden Sie Arzneimittel im Intimbereich an, sollten Sie beachten, dass einige dieser Präparate die Reißfestigkeit von Latexkondomen und bei längerer Anwendungszeit eventuell auch die der Membran eines Diaphragmas beeinträchtigen können. Näheres hierzu lesen Sie unter „Anwendung von Kondomen und Diaphragmen“ (→ Seite 409).

Nonoxinol 9

Contraceptivum, Patentex oval

Nonoxinol greift die äußere Zellschicht der Gewebe an, mit denen es in Kontakt kommt. Spermien werden auf diese Weise abgetötet. Die Annahme, dass dieser Effekt auch Bakterien und Viren betreffen könnte, hat sich bisher bei Prüfungen am Menschen nicht bestätigen lassen. Stattdessen ließ sich nachweisen, dass Nonoxinol bei häufiger Anwendung das Scheidenmilieu verändern und die Scheidenhaut schädigen kann, was wiederum Infektionen begünstigen kann.

Anwendung

Die Zäpfchen müssen Sie mindestens 15 Minuten vor dem Sex tief in die Scheide einführen. So lange dauert es, bis sie sich aufgelöst haben. Die Wirkung hält etwa zwei Stunden an; hat jedoch innerhalb einer Stunde kein Sexualverkehr stattgefunden, sollten Sie ein weiteres Zäpfchen einführen. Auch jeder erneute Verkehr macht ein neues Zäpfchen und 15 Minuten Wartezeit erforderlich.

Mit einer Scheidenspülung sollten Sie nach der Anwendung der Zäpfchen mindestens sechs bis acht Stunden warten, um die Verhütungssicherheit nicht zu beeinträchtigen.

Achtung

Wenn Sie eine akute Entzündung im Genitalbereich haben, sollten Sie diese zunächst auskurieren, bevor Sie diese Art der Empfängnisverhütung einsetzen.

Schaumzäpfchen und Kondom gleichzeitig anzuwenden kann die Verhütungssicherheit gegenüber dem alleinigen Gebrauch von Schaumzäpfchen erhöhen.

Wechselwirkungen mit Medikamenten

Am selben Tag sollten Sie keine Medikamente vaginal anwenden, da das die Sicherheit des Verhütungsmittels beeinträchtigen kann.

Unerwünschte Wirkungen

▶ **Keine Maßnahmen erforderlich**

Nach dem Einführen kann sich eine unangenehme Wärme entwickeln, die aber bald vergeht. Der Wirkstoff kann die Scheidenhaut reizen.

▶ **Muss beobachtet werden**

Wenn Sie das Verhütungsmittel häufig anwenden, kann das die gesunde Scheidenflora beeinträchtigen und Entzündungen und Infektionen begünstigen. Ausfluss und Brennen in der Scheide deuten auf eine Entzündung der Scheide hin, Schmerzen beim Wasserlassen auf eine Entzündung der Harnwege. Bei solchen Beschwerden sollten Sie sich an einen Frauenarzt wenden.

Kombination
Nonoxinol 9 + Zellulose-trischwefelsäureester

a-gen 53

Die empfängnisverhütende Wirkung dieses Präparats beruht vornehmlich auf dem Wirkstoff Nonoxinol 9. Er greift die äußere Zellschicht der Gewebe an, mit denen er in Kontakt kommt. Spermien werden auf diese Weise abgetötet. Die Annahme, dass dieser Effekt auch Bakterien und Viren betreffen könnte, hat sich bisher in Prüfungen am Menschen nicht bestätigen lassen. Stattdessen ließ sich nachweisen, dass Nonoxinol bei häufiger Anwendung das Scheidenmilieu verändern und die Scheidenhaut schädigen kann, was wiederum Infektionen begünstigen kann.

Zellulose-trischwefelsäureester kann die Beweglichkeit der Spermien einschränken.

Anwendung

Das Scheidenzäpfchen (Ovulum) müssen Sie mindestens 15 Minuten vor dem Sex tief in die Scheide einführen. So lange dauert es, bis es sich aufgelöst hat. Die Wirkung hält etwa zwei Stunden an; hat jedoch innerhalb einer Stunde kein Sexualverkehr stattgefunden, sollten Sie ein weiteres Zäpfchen einführen. Auch jeder erneute Sex macht ein neues Zäpfchen und 15 Minuten Wartezeit erforderlich.

Mit einer Scheidenspülung sollten Sie nach der Anwendung der Zäpfchen mindestens sechs bis acht Stunden warten, um die Verhütungssicherheit nicht zu beeinträchtigen.

Achtung

Wenn Sie eine akute Entzündung im Genitalbereich haben, sollten Sie diese zunächst auskurieren, bevor Sie diese Art der Empfängnisverhütung einsetzen.

Schaumzäpfchen und Kondom gleichzeitig anzuwenden kann die Verhütungssicherheit gegenüber dem alleinigen Gebrauch von Schaumzäpfchen erhöhen.

Wechselwirkungen mit Medikamenten

Am selben Tag sollten Sie keine Medikamente vaginal anwenden, da das die Sicherheit des Verhütungsmittels beeinträchtigen kann.

Unerwünschte Wirkungen

▶ **Keine Maßnahmen erforderlich**

Nach dem Einführen kann sich eine unangenehme Wärme entwickeln, die aber bald vergeht. Der Wirkstoff kann die Scheidenhaut reizen.

▶ **Muss beobachtet werden**

Wenn Sie das Verhütungsmittel häufig anwenden, kann das die gesunde Scheidenflora beeinträchtigen und Entzündungen und Infektionen begünstigen. Ausfluss und Brennen in der Scheide deuten auf eine Entzündung der Scheide hin, Schmerzen beim Wasserlassen auf eine Entzündung der Harnwege. Bei solchen Beschwerden sollten Sie sich an einen Frauenarzt wenden.

Empfängnisverhütung

Handelsname Darreichungsform	Zusammensetzung pro 1 ml/1 g oder wie angegeben bzw. pro abgeteilte Einheit	Kleinste Packungsgröße	Unverb. Preis in Euro	Bewertung für das beanspruchte Anwendungsgebiet
a-gen 53 Ovula	**Nonoxinol 9** 230 mg + **Zellulose-trischwefelsäureester** 100 mg	12 Stück	8,97	**Mit Einschränkung geeignet** zur Empfängnisverhütung, wenn gleichzeitig andere Maßnahmen angewendet werden (Diaphragma, Kondom). Allein angewendet ist die Verhütungssicherheit gering (Pearl-Index 5–42). → Seite 411
Contraceptivum Ovula	**Nonoxinol 9** 120 mg	10 Stück	6,77	**Mit Einschränkung geeignet** zur Empfängnisverhütung, wenn gleichzeitig andere Maßnahmen angewendet werden (Diaphragma, Kondom). Allein angewendet ist die Verhütungssicherheit gering (Pearl-Index 5–42). → Seite 411
Patentex oval Vaginalzäpfchen	**Nonoxinol 9** 75 mg	12 Stück	9,29	**Mit Einschränkung geeignet** zur Empfängnisverhütung, wenn gleichzeitig andere Maßnahmen angewendet werden (Diaphragma, Kondom). Allein angewendet ist die Verhütungssicherheit gering (Pearl-Index 5–42). → Seite 411

Hinweise zu den Tabellenspalten → Seite 34, zur Auswahl der Arzneimittel → Seite 28, zur Grundlage der Bewertung → Seiten 29, 33

Beschwerden in den Wechseljahren

Im Alter zwischen 40 und 60 Jahren endet die zyklische Hormonproduktion der Eierstöcke und damit die Fruchtbarkeit jeder Frau. Die letzte Regelblutung heißt in der Medizin Menopause.
Die sogenannten Wechseljahre (Klimakterium) durchlebt etwa ein Drittel der Frauen ohne Beschwerden.
Bei einem weiteren Drittel sind die Beschwerden so leicht, dass die Frauen keine Behandlung suchen. Das letzte Drittel der Frauen hat Beschwerden und wünscht eine Behandlung.

Anzeichen und Beschwerden

Die Beschwerden, die sich während der Wechseljahre einstellen können, sind individuell verschieden und belasten die Frauen unterschiedlich stark. Am häufigsten treten auf:

- Hitzewallungen und Schweißausbrüche
- Schlafstörungen und in der Folge Müdigkeit
- Stimmungsschwankungen
- Herzklopfen, Schwindel
- trockene Scheide.

Harnweginfektionen und Kontinenzprobleme hängen gewöhnlich nicht mit Veränderungen während der Wechseljahre zusammen. Diese Störungen können sich vielmehr im Rahmen des allgemeinen Alterungsprozesses einstellen. Für die einzelne Frau können sie aber sehr wohl belastend sein.

Ursachen

Ab einem bestimmten Alter reagieren die Eierstöcke nicht mehr wie gewohnt auf die vom Gehirn produzierten Hormone. Zunächst bleibt der Schub des Hormons aus dem Gehirn aus, der den Eisprung auslöst. Ohne Eisprung wird kein Gelbkörper und kaum Progesteron gebildet. Dadurch verkürzen oder verlängern sich die Zyklen. Fällt auch der Östrogenspiegel, bleibt die Menstruation aus. Dann versucht die Hirnanhangdrüse, den Eierstock zu stimulieren, um den Östrogenspiegel hoch zu halten. Diese Hormonausschüttungen lösen viele der typischen Wechseljahrssymptome (vor allem Hitzewallungen) aus. Erst langsam gewöhnen sich das Zwischenhirn und die Hirnanhangdrüse an die niedrigeren Östrogenspiegel.
Diese Veränderungen vollziehen sich im Allgemeinen ganz allmählich. Phasen mit geregeltem und ungeregeltem Zyklus wechseln sich ab. Nur Frauen, deren Eierstöcke operativ entfernt oder zur Behandlung einer Krankheit gezielt funktionsunfähig gemacht wurden, kommen abrupt in die Wechseljahre.
Auf welchem Wege die hormonellen Veränderungen daran beteiligt sind, Hitzewallungen auszulösen, ist noch nicht bekannt. Das Zentrum für die Wärmeregulation im Zwischenhirn und das vegetative Nervensystem können vorübergehend Überreaktionen zeigen. Diese können einerseits durch einen gesunden Lebensstil abgeschwächt und andererseits durch ungünstige Einflüsse wie Stress, Kaffee und Alkohol verstärkt werden. Wie die Frauen die Körperreaktionen in den Wechseljahren erleben, ist aber sehr unterschiedlich: Manche Frauen empfinden das Mehr an Wärme als angenehm, andere fühlen sich damit sehr unwohl.
Nach dem derzeitigen Kenntnisstand hat die Veränderung der Haut nur wenig mit Hormonen zu tun. Die Haut wird mit zunehmendem Alter, bei häufigen Sonnenbädern und durch langjähriges Rauchen faltiger. Zudem ist der Zustand der Haut durch familiäre Anlagen bestimmt. Östrogene verstärken lediglich den Wassergehalt der Haut, sodass sie glatter erscheint.
Wechseljahrsbeschwerden sind zudem nicht allein hormonell bedingt. Frauen, die mit ihrem Berufs- und Liebesleben zufrieden sind und ein stabiles Selbstwertgefühl haben, leiden deutlich seltener unter Wechseljahrsbeschwerden als andere.

Vorbeugung

Alles, was die körperliche und seelische Stabilität fördert, kann dazu beitragen, gut durch die Wechseljahre zu kommen. Dazu gehört unter anderem das, was unter „Allgemeine Maßnahmen" aufgeführt ist.
In früheren Jahren wurde die Hormonbehandlung auch unter dem Aspekt durchgeführt, dass sich mit ihr einer Reihe von Erkrankungen vorbeugen ließe, die bei Frauen mit zunehmendem Alter häufiger auftreten. Dass eine solche Behandlung im Hinblick auf Herz-Kreislauf-Erkrankungen eher schadet als nützt, hat sich inzwischen erwiesen. Zur Vorbeugung gegen eine Osteoporose kommt sie daher bei sorgfältiger Abwägung des zu erwartenden Nutzens und der möglichen Risiken nur noch in seltenen Ausnahmefällen infrage. Die Hoffnung, mit einer Hormonbehandlung dem Abbau geistiger Fähigkeiten vorbeugen zu können, hat sich mit den Ergebnissen der großen Studien der letzten Jahre ebenfalls zerschla-

gen. Frauen über 65 Jahre, die lange Zeit Hormone eingenommen haben, scheinen sogar ein höheres Risiko für eine Demenz zu haben als Frauen, die keine Hormone angewendet haben. Ähnlich ungünstig sind die Ergebnisse, wenn mit der Hormonbehandlung einer Harninkontinenz vorgebeugt werden soll. Die Frauen, die bisher keine Probleme mit der Blase hatten, hatten nach den Wechseljahren ein erhöhtes Risiko, wenn sie Hormone einnahmen. Bei denjenigen mit einer Inkontinenz vor Einnahme der Hormone verschlimmerten sich die Beschwerden nach einem Jahr Behandlung.

Allgemeine Maßnahmen

Folgende Maßnahmen können Wechseljahrserscheinungen abschwächen:

- sportliche Betätigung, vor allem Ausdauersportarten wie Gehen (Walking), Laufen (Jogging), Wandern, Skilanglaufen und Schwimmen
- regelmäßige Kaltwasserbehandlungen und Saunagänge
- Entspannungsmethoden wie Yoga und autogenes Training
- ein gezieltes Beckenbodentraining. Was ein Muss nach jeder Schwangerschaft ist, hilft auch in den Wechseljahren, die Muskulatur im Unterleib zu straffen. Damit verringern sich Probleme mit dem verlässlichen Schluss von Blase und Darm oder mit einer sich senkenden Gebärmutter.

Wann zum Arzt?

Wenn Sie sich durch die Wechseljahrsbeschwerden nachhaltig beeinträchtigt fühlen, Ihr Alltagsleben zu bewältigen, sollten Sie ein ärztliches Beratungsgespräch suchen.
Frauen, die vorzeitig, also etwa bevor sie 45 Jahre alt sind, in die Wechseljahre kommen, sollten mit ihrem Gynäkologen über die eventuell notwendige Einnahme von Hormonen sprechen.
Ein Besuch in der Arztpraxis ist auch immer dann notwendig, wenn nach einer längeren blutungsfreien Zeit erneut Blutungen auftreten. Dann muss abgeklärt werden, ob es in der Gebärmutter ein krankhaftes Schleimhautwachstum gibt.

Behandlung mit Medikamenten

Seit die Empfehlungen zur Behandlung von Wechseljahrsbeschwerden mit Hormonen sehr stark eingeschränkt worden sind, erwägen viele Frauen die Einnahme von Pflanzenmitteln, vor allem die von Traubensilberkerze (→ Seite 416), auch Schlangenwurzel, Cimicifuga racemosa, und Rhapontikrhabarber (→ Seite 415). Sie hoffen, dass diese Pflanzenextrakte Hitzewallungen und Schweißausbrüche lindern, aber keine unerwünschten Wirkungen entfalten. Einen sicheren und ausreichenden Beleg, dass Produkte mit diesen Pflanzenextrakten therapeutisch wirksam sind, gibt es jedoch nicht. Zudem fehlen Nachweise, dass die Einnahme dieser Pflanzenextrakte über lange Zeit ohne schwerwiegende unerwünschte Wirkungen bleiben wird. Vor kurzem erst wurde bekannt, dass zwischen der Langzeiteinnahme von cimicifugahaltigen Mitteln und Leberschäden möglicherweise ein Zusammenhang besteht. Aus diesen Gründen werden die Mittel als „wenig geeignet" bewertet. Auch die Kombination aus Traubensilberkerze + Johanniskraut (→ Seite 416) wird als „wenig geeignet" beurteilt, da die therapeutische Wirksamkeit dieser fixen Kombination bei Wechseljahrsbeschwerden nicht ausreichend nachgewiesen ist.
Viele Frauen, die wegen der Wechseljahre etwas einnehmen, meinen, damit allen Folgen zu begegnen, die aufgrund der nachlassenden Östrogenproduktion eintreten können. Deshalb soll hier noch einmal darauf hingewiesen werden, dass sich keines der hier besprochenen Medikamente eignet, um einer Osteoporose vorzubeugen. In den Beipackzetteln ist dieser Zweck darum auch nicht aufgeführt.
Nähere Informationen zur Vorbeugung und Behandlung einer Osteoporose finden Sie unter „Osteoporose" (→ Seite 571).
Was Sie bei Nervosität und Unruhe tun können, lesen Sie unter „Nervosität und Unruhe" (→ Seite 484).
Was bei einer depressiven Störung angezeigt ist, erfahren Sie unter „Depressive Störung" (→ Seite 489).
Wie Sie Schlafstörungen begegnen können, lesen Sie unter „Schlafstörungen" (→ Seite 486).
Näheres zur Behandlung von Wechseljahrsbeschwerden mit Hormonen finden Sie im HANDBUCH MEDIKAMENTE der Stiftung Warentest oder im Internet unter www.medikamente-im-test.de.

Anthroposophische, homöopathische und traditionell angewendete Mittel

Zu den meistgekauften Mitteln gehören auch *Cefakliman* und *Klimaktoplant N*. Dabei handelt es sich um homöopathische Präparate, die sich nach den Grundsätzen dieses Buches nicht bewerten lassen und deshalb nicht näher besprochen werden. Allgemeine Informationen zu der genannten Therapierichtung finden Sie im Abschnitt „Homöopathische Arzneimittel" (→ Seite 21).

Soja- oder Rotkleeprodukte bei Wechseljahrsbeschwerden?

Viele Frauen mit Wechseljahrsbeschwerden suchen nach Alternativen zur Hormonbehandlung. Ihnen werden Produkte mit dem Extrakt von Sojabohnen, Rotklee oder mit isolierten Isoflavonen – diese werden auf der Basis von Soja oder Rotklee hergestellt – angeboten.

Diese Produkte kamen aufgrund der Beobachtung auf den Markt, dass etwa ein Viertel der Japanerinnen über Wechseljahrsbeschwerden klagt, in den USA hingegen 85 Prozent der Frauen. Das führte zu der Vermutung, dass der Unterschied in dem reichlichen Verzehr von Sojaprodukten, wie er in Japan üblich ist, begründet sein könnte. Soja enthält sogenannte Isoflavone. Diese ähneln dem weiblichen Sexualhormon Östrogen und werden daher als „pflanzliche Östrogene" bezeichnet. Allerdings ist unklar, ob die Unterschiede im Empfinden des Wechseljahrsgeschehens bei asiatischen und amerikanischen Frauen allein auf unterschiedliche Ernährungsgewohnheiten zurückzuführen sind. Wissenschaftliche Überprüfungen konnten jedenfalls bisher nicht bestätigen, dass diese Produkte Wechseljahrsbeschwerden nennenswert beeinflussen. Eine systematische Übersichtsarbeit hat gezeigt, dass sich Hitzewallungen durch Einnahme von Rotkleeextrakt nicht verringern. Studien mit Sojaextrakt erbrachten uneinheitliche Ergebnisse.

Die Risiken lassen sich demgegenüber sehr wohl beschreiben. Sie zeigen sich vornehmlich bei einer Einnahme über längere Zeit und beruhen auf der östrogenartigen Wirkung der Isoflavone. Man geht davon aus, dass es vor allem für Frauen nach den Wechseljahren wahrscheinlicher wird, an Brustkrebs zu erkranken, wenn sie diese Produkte einnehmen. Frauen, die bereits Brustkrebs haben und zur Behandlung Tamoxifen einnehmen, beeinträchtigen womöglich dessen tumorhemmende Wirkung, wenn sie zugleich isoflavonhaltige Produkte einnehmen.

Auch eine Kropfbildung der Schilddrüse können diese Produkte möglicherweise befördern. Frauen mit einer Birkenpollenallergie reagieren wahrscheinlich auch auf Sojaprodukte allergisch.

Aufgrund dieses negativen Nutzen-Schaden-Verhältnisses rät das deutsche Bundesamt für Risikobewertung von der Einnahme isoflavonhaltiger Produkte ab. Das gilt insbesondere für Frauen mit einer Krebserkrankung, die durch Östrogen befördert wird, die ein erhöhtes Risiko für diese Erkrankungen haben, und für Frauen, deren Brustkrebs mit Tamoxifen behandelt wird. Produkte mit dem Extrakt von Rotklee, Soja oder isolierten Isoflavonen sind rezeptfrei in Drogerien, Reformhäusern, Apotheken und dem Internet erhältlich. Sie sind als Nahrungsergänzungsmittel im Handel, nicht als Arzneimittel.

Pflanzliches Mittel

Rhapontikrhabarber

Phyto-Strol

Pulverisierte Rhabarberwurzel (Rheum rhaponticum) wird schon seit Jahrhunderten als Abführmittel angewendet. Erst in jüngerer Zeit zeigte sich, dass ein Trockenextrakt aus Rhabarberwurzel die gleichen Hormonwirkungen hat wie synthetische Östrogene. Diese erklären sich durch den erheblichen Gehalt des Pflanzenextrakts an stilbenartigen Verbindungen. Stilbene sind chemische Substanzen mit östrogenartigen Wirkungen, deren Vertreter Diethylstilbestrol in den 1940er- und 1950er-Jahren unter anderem Frauen verordnet wurde, deren Schwangerschaft durch eine Früh- oder Fehlgeburt bedroht schien. Viele Jahre später stellte sich aber heraus, dass die Kinder dieser Frauen ein erhöhtes Risiko für verschiedene Krebsarten und andere schwerwiegende Gesundheitsstörungen haben. Die Substanz wird heute nicht mehr eingesetzt.

Der östrogenartig wirkende Inhaltsstoff von Rhapontikrhabarber, das Rhaponticin, gehört ebenfalls zu den Stilbenen. Darum werden die problematischen Wirkungen der anderen Stilbene auch für diesen Pflanzenextrakt befürchtet. Da es darüber hinaus keinen verlässlichen Nachweis für die therapeutische Wirksamkeit des Rhabarberwurzelextrakts bei Wechseljahrsbeschwerden gibt, wird das Präparat als „wenig geeignet" bewertet.

ACHTUNG

Unter folgenden Bedingungen dürfen Sie das Mittel nicht anwenden:

- Sie haben einen Tumor, dessen Wachstum durch Hormone angeregt wird, wie zum Beispiel Brustkrebs.
- Sie haben vaginale Blutungen, deren Ursache nicht geklärt ist.

Unerwünschte Wirkungen

▶ **Muss beobachtet werden**

Es können unregelmäßige Blutungen und Brustspannen auftreten. Hatten Sie länger als ein Jahr keine Regelblutung mehr, sollten Sie jede Blutung aus der Scheide ärztlich abklären lassen. Haben Sie jedoch noch unregelmäßig auftretende Regelblutungen, aber bereits Wechseljahrsbeschwerden, können Sie zwei bis drei Tage lang warten, ob die Blutungen von selbst aufhören. Ist das nicht der Fall, sollten sie das Mittel absetzen und einen Arzt aufsuchen.

Pflanzliches Mittel

Traubensilberkerze

Cefakliman mono, Cimicifuga AL, CIMICIFUGA-ratiopharm, Cimicifuga STADA, Cimisan, Femikliman uno, Jinda, Klimadynon, Remifemin, Sinei

Es gibt Hinweise, dass der Extrakt aus der Traubensilberkerze (auch Schlangenwurzel, Wanzenkraut, Cimicifuga racemosa) in die hormonelle Regulation eingreift. Wie es scheint, entfalten die Inhaltsstoffe ihre Wirkung aber nur im zentralen Nervensystem und an den Knochen. Da nach derzeitigem Wissen weder das Wachstum der Gebärmutterschleimhaut noch das von Brustkrebszellen gefördert wird, erhöht sich die Gefahr für Brust- und Gebärmutterschleimhautkrebs vermutlich nicht.

Die bisherigen Untersuchungen am Menschen legen nahe, dass Traubensilberkerzenextrakt bei Wechseljahrsbeschwerden bis zu einem gewissen Grad unterstützend wirksam sein kann. Dennoch ist seine therapeutische Wirksamkeit nicht sicher erwiesen.

Wie sich eine Langzeitanwendung von Traubensilberkerzenextrakt auswirken kann, ist nicht hinreichend untersucht. Bei einer Einnahmezeit bis zu sechs Monaten kann davon ausgegangen werden, dass die Mittel keine Probleme bereiten. Wenn sie aber mehrere Monate bis Jahre eingenommen werden sollen, bedeutet die unzureichende Studienlage ein nicht sicher kalkulierbares Risiko. Die Mittel gelten daher insgesamt als „wenig geeignet".

Anwendung

Wenn Ihnen das Mittel hilft und Sie es länger als drei bis höchstens sechs Monate einnehmen wollen, sollten Sie das mit einem Arzt besprechen.

Achtung

Gegenanzeigen

Sie dürfen Traubensilberkerzenextrakt nicht einnehmen, wenn Sie einen Tumor haben oder hatten, der unter dem Einfluss von Östrogen wächst. Dazu gehören manche Arten von Brustkrebs und der Gebärmutterschleimhautkrebs, eventuell auch ein Krebs der Eierstöcke.

Wechselwirkungen mit Medikamenten

Wenn Sie bereits Östrogene zur Linderung von Wechseljahrsbeschwerden anwenden, sollten Sie mit dem Arzt sprechen, bevor Sie mit der Einnahme von Traubensilberkerzenextrakt beginnen.

Unerwünschte Wirkungen

▶ **Keine Maßnahmen erforderlich**

Es können Magen-Darm-Störungen wie Magenschmerzen und Durchfall auftreten.

Durch den veränderten Hormonspiegel kann sich ein Spannungsgefühl in den Brüsten einstellen.

▶ **Muss beobachtet werden**

Wenn die Haut sich verstärkt rötet und juckt, reagieren Sie vermutlich allergisch auf das Mittel. Dann sollten Sie es absetzen. Sind die Hauterscheinungen (→ Seite 14) nach zwei bis drei Tagen nicht deutlich abgeklungen, sollten Sie einen Arzt aufsuchen.

Die Mittel können die Leber (→ Seite 16) schädigen. Treten Übelkeit, Erbrechen und/oder dunkel gefärbter Urin auf und ist der Stuhl auffällig hell, sollten Sie die Einnahme beenden und einen Arzt aufsuchen.

▶ **Sofort zum Arzt**

Die Mittel können die Leber (→ Seite 16) schwer schädigen. Wenn sich die Haut gelb färbt – möglicherweise begleitet von starkem Juckreiz am ganzen Körper –, sollten Sie sofort einen Arzt aufsuchen.

Pflanzenkombination

Traubensilberkerze + Johanniskraut

Remifemin plus

In dem Mittel ist ein Extrakt aus Traubensilberkerze, der allgemein bei Wechseljahrsbeschwerden wirken soll, mit einem aus Johanniskraut kombiniert. Der Zusatz von Johanniskraut soll die Wirkung des Mittels insbesondere dann verbessern, wenn gleichzeitig eine depressive Störung vorliegt. Auch neuere Untersuchungen zur fixen Kombination können ihre therapeutische Wirksamkeit nicht ausreichend nachweisen. Eine kontrollierte Untersuchung, die diese Kombination als sinnvoll ausweist und zeigt, dass sie besser wirkt als die Einzelbestandteile, fehlt.

Näheres zur Wirkung von Traubensilberkerze lesen Sie unter „Traubensilberkerze" (→ Seite 416). Näheres zur Wirkung von Johanniskraut finden Sie unter „Johanniskraut" (→ Seite 496).

Anwendung

Wenn Ihnen das Mittel hilft und Sie es länger als drei bis höchstens sechs Monate einnehmen wollen, sollten Sie das mit einem Arzt besprechen.

Achtung

Aufgrund des Anteils an Johanniskraut in dem Präparat sollten Sie sich keiner intensiven UV-Bestrahlung aussetzen – weder der des Sonnenlichts noch der eines Solariums.

Gegenanzeigen

Sie dürfen das Mittel nicht einnehmen, wenn Sie einen Tumor haben oder hatten, der unter dem Einfluss von Östrogen wächst. Dazu gehören manche Arten von Brustkrebs und der Gebärmutterschleimhautkrebs, eventuell auch ein Krebs der Eierstöcke.

Darüber hinaus dürfen Sie das Mittel aufgrund seines Anteils an Johanniskraut unter folgenden Bedingungen nicht anwenden:

- Sie sind besonders empfindlich gegenüber UV-Licht.
- Sie leben mit einem transplantierten Organ und müssen bestimmte Medikamente einnehmen, um eine Abstoßungsreaktion zu unterdrücken.
- Sie sind mit HIV infiziert oder haben Aids und behandeln das mit Anti-HIV-Mitteln.
- Sie leiden an einer Krebserkrankung und werden mit speziellen Krebsmedikamenten behandelt.
- Sie müssen blutverdünnende Mittel einnehmen.

Wechselwirkungen mit Medikamenten

Wenn Sie noch andere Medikamente nehmen, ist zu beachten, dass aufgrund des Anteils an Johanniskrautextrakt in dem Präparat eine Reihe von Arzneimitteln schwächer wirkt. Dazu gehören unter anderem Theophyllin (bei Asthma) und trizyklische Depressionsmittel wie Amitriptylin und Nortriptylin.

Wenn Sie bereits Östrogene zur Linderung von Wechseljahrsbeschwerden anwenden, sollten Sie mit dem Arzt sprechen, bevor Sie mit der Einnahme dieses Mittels beginnen.

▶ Unbedingt beachten

Auch die Wirksamkeit der nachfolgend aufgeführten Medikamente kann sich durch den Anteil an Johanniskrautextrakt in dem Präparat verringern. Wird diese Wechselwirkung nicht hinreichend berücksichtigt, kann das die Behandlung der zumeist schweren Erkrankungen beeinträchtigen. Andererseits kann es auch zu Problemen kommen, wenn das Mittel abgesetzt wird und die anderen Arzneimittel dann unerwartet stark wirken. Derartiges gilt vor allem für folgende Wirkstoffe:

- Digoxin (bei Herzschwäche), Näheres siehe unter „Mittel bei Herzschwäche: verringerte Wirkung" (→ Seite 12).
- Phenprocoumon und Warfarin (bei erhöhter Thrombosegefahr), Näheres siehe unter „Mittel zur Blutverdünnung: verstärkte Wirkung" (→ Seite 11).
- Die Wirkung von Imatinib und Irinotecan (spezielle Arzneimittel bei Krebserkrankungen) kann deutlich abgeschwächt werden.
- Indinavir und Nevirapin (spezielle Arzneimittel bei HIV-Infektionen und Aids), Näheres siehe unter „Antibiotika/Virustatika: verringerte Wirkung" (→ Seite 13).
- Ciclosporin, Sirolimus und Tacrolimus. Sie unterdrücken nach Organtransplantationen das Immunsystem. Wird diese Wirkung abgeschwächt, sind akute Abstoßungsreaktionen möglich.
- Einige Mittel bei Depressionen, zum Beispiel Paroxetin, Sertralin und Trazodon, können die Konzentration eines Botenstoffs im zentralen Nervensystem erhöhen. Die gleiche Wirkung hat Johanniskrautextrakt. Wird dieser mit einem dieser Medikamente gemeinsam angewendet, kann sich ein sogenanntes Serotonin-Syndrom entwickeln. Dieses äußert sich durch Erregungszustände, Bewusstseinstrübung, Muskelzittern und -zucken sowie Blutdruckabfall.

UNERWÜNSCHTE WIRKUNGEN

▶ **Keine Maßnahmen erforderlich**

Es können Magen-Darm-Störungen wie Magenschmerzen und Durchfall auftreten.

Durch den veränderten Hormonspiegel kann sich ein Spannungsgefühl in den Brüsten einstellen.

▶ **Muss beobachtet werden**

Wenn die Haut sich verstärkt rötet und juckt, reagieren Sie vermutlich allergisch auf das Mittel. Dann sollten Sie es absetzen. Sind die Hauterscheinungen (→ Seite 14) nach zwei bis drei Tagen nicht deutlich abgeklungen, sollten Sie einen Arzt aufsuchen.

Das Mittel kann die Leber (→ Seite 16) schädigen. Treten Übelkeit, Erbrechen und/oder dunkel gefärbter Urin auf und ist der Stuhl auffällig hell, sollten Sie die Einnahme beenden und einen Arzt aufsuchen.

▶ **Sofort zum Arzt**

Das Mittel kann die Leber (→ Seite 16) schwer schädigen. Wenn sich die Haut gelb färbt – möglicherweise begleitet von starkem Juckreiz am ganzen Körper –, sollten Sie sofort einen Arzt aufsuchen.

Beschwerden in den Wechseljahren

Handelsname Darreichungsform	Zusammensetzung pro 1 ml/1 g oder wie angegeben bzw. pro abgeteilte Einheit	Kleinste Packungsgröße	Unverb. Preis in Euro	Bewertung für das beanspruchte Anwendungsgebiet
Cefakliman mono Kapseln	**Auszug aus Traubensilberkerze-Wurzelstock** 2,675 mg	50 Stück	8,15	**Wenig geeignet**, um Wechseljahrsbeschwerden wie Hitzewallungen und Ähnliches zu behandeln. Um die therapeutische Wirksamkeit abschließend zu beurteilen, sind weitere Studien erforderlich. Es ist auch nicht ausreichend nachgewiesen, ob die Anwendung des Mittels über lange Zeit unbedenklich ist. → Seite 416
Cimicifuga AL Filmtabletten	**Auszug aus Traubensilberkerze-Wurzelstock** 6,5 mg	30 Stück	4,49	**Wenig geeignet**, um Wechseljahrsbeschwerden wie Hitzewallungen und Ähnliches zu behandeln. Um die therapeutische Wirksamkeit abschließend zu beurteilen, sind weitere Studien erforderlich. Es ist auch nicht ausreichend nachgewiesen, ob die Anwendung des Mittels über lange Zeit unbedenklich ist. → Seite 416
CIMICIFUGA-ratiopharm Filmtabletten	**Auszug aus Traubensilberkerze-Wurzelstock** 7 mg	50 Stück	5,20	**Wenig geeignet**, um Wechseljahrsbeschwerden wie Hitzewallungen und Ähnliches zu behandeln. Um die therapeutische Wirksamkeit abschließend zu beurteilen, sind weitere Studien erforderlich. Es ist auch nicht ausreichend nachgewiesen, ob die Anwendung des Mittels über lange Zeit unbedenklich ist. → Seite 416
Cimicifuga STADA Filmtabletten	**Auszug aus Traubensilberkerze-Wurzelstock** 6,5 mg	30 Stück	4,49	**Wenig geeignet**, um Wechseljahrsbeschwerden wie Hitzewallungen und Ähnliches zu behandeln. Um die therapeutische Wirksamkeit abschließend zu beurteilen, sind weitere Studien erforderlich. Es ist auch nicht ausreichend nachgewiesen, ob die Anwendung des Mittels über lange Zeit unbedenklich ist. → Seite 416

Hinweise zu den Tabellenspalten → Seite 34, zur Auswahl der Arzneimittel → Seite 28, zur Grundlage der Bewertung → Seiten 29, 33

Beschwerden in den Wechseljahren Fortsetzung

Handelsname Darreichungsform	Zusammensetzung pro 1 ml/1 g oder wie angegeben bzw. pro abgeteilte Einheit	Kleinste Packungsgröße	Unverb. Preis in Euro	Bewertung für das beanspruchte Anwendungsgebiet
Cimisan Filmtabletten	**Auszug aus Traubensilberkerze-Wurzelstock** 8 mg	30 Stück	6,75	**Wenig geeignet**, um Wechseljahrsbeschwerden wie Hitzewallungen und Ähnliches zu behandeln. Um die therapeutische Wirksamkeit abschließend zu beurteilen, sind weitere Studien erforderlich. Es ist auch nicht ausreichend nachgewiesen, ob die Anwendung des Mittels über lange Zeit unbedenklich ist. → Seite 416
Femikliman uno Filmtabletten	**Auszug aus Traubensilberkerze-Wurzelstock** 6,5 mg	30 Stück	4,95	**Wenig geeignet**, um Wechseljahrsbeschwerden wie Hitzewallungen und Ähnliches zu behandeln. Um die therapeutische Wirksamkeit abschließend zu beurteilen, sind weitere Studien erforderlich. Es ist auch nicht ausreichend nachgewiesen, ob die Anwendung des Mittels über lange Zeit unbedenklich ist. → Seite 416
Jinda Tabletten	**Auszug aus Traubensilberkerze-Wurzelstock** 4,5 mg	30 Stück	7,02	**Wenig geeignet**, um Wechseljahrsbeschwerden wie Hitzewallungen und Ähnliches zu behandeln. Um die therapeutische Wirksamkeit abschließend zu beurteilen, sind weitere Studien erforderlich. Es ist auch nicht ausreichend nachgewiesen, ob die Anwendung des Mittels über lange Zeit unbedenklich ist. → Seite 416
Klimadynon *Klimadynon Uno* Filmtabletten	**Auszug aus Traubensilberkerze-Wurzelstock** 2,8 mg 6,5 mg	60 Stück 30 Stück	9,25 7,85	**Wenig geeignet**, um Wechseljahrsbeschwerden wie Hitzewallungen und Ähnliches zu behandeln. Um die therapeutische Wirksamkeit abschließend zu beurteilen, sind weitere Studien erforderlich. Es ist auch nicht ausreichend nachgewiesen, ob die Anwendung des Mittels über lange Zeit unbedenklich ist. → Seite 416
Phyto-Strol magensaftresistente Tabletten	**Auszug aus Rhapontikrhabarberwurzel** 4 mg	60 Stück	27,30	**Wenig geeignet**, um Wechseljahrsbeschwerden zu behandeln. Die therapeutische Wirksamkeit ist nicht ausreichend nachgewiesen. Es ist auch nicht ausreichend nachgewiesen, ob die Anwendung des Mittels über lange Zeit unbedenklich ist. → Seite 415
Remifemin Tabletten	**Auszug aus Traubensilberkerze-Wurzelstock** 2,5 mg	60 Stück	8,75	**Wenig geeignet**, um Wechseljahrsbeschwerden wie Hitzewallungen und Ähnliches zu behandeln. Um die therapeutische Wirksamkeit abschließend zu beurteilen, sind weitere Studien erforderlich. Es ist auch nicht ausreichend nachgewiesen, ob die Anwendung des Mittels über lange Zeit unbedenklich ist. → Seite 416
Remifemin plus Dragees	Auszüge aus **Johanniskraut** (entspricht Hypericin 0,25 mg) + **Traubensilberkerze-Wurzelstock** (entspricht Deoxyactein 1 mg)	60 Stück	15,10	**Wenig geeignet**, um Wechseljahrsbeschwerden wie Hitzewallungen und Ähnliches zu behandeln. Die therapeutische Wirksamkeit der fixen Kombination ist nicht ausreichend nachgewiesen. Es ist auch nicht ausreichend nachgewiesen, ob die Anwendung des Mittels über lange Zeit unbedenklich ist. → Seite 416

Hinweise zu den Tabellenspalten → Seite 34, zur Auswahl der Arzneimittel → Seite 28, zur Grundlage der Bewertung → Seiten 29, 33

▶

Beschwerden in den Wechseljahren Fortsetzung

Handelsname Darreichungsform	Zusammensetzung pro 1 ml/1 g oder wie angegeben bzw. pro abgeteilte Einheit	Kleinste Packungsgröße	Unverb. Preis in Euro	Bewertung für das beanspruchte Anwendungsgebiet
Sinei Kapseln	**Auszug aus Traubensilberkerze-Wurzelstock** 6,5 mg	30 Stück	5,45	**Wenig geeignet**, um Wechseljahrsbeschwerden wie Hitzewallungen und Ähnliches zu behandeln. Um die therapeutische Wirksamkeit abschließend zu beurteilen, sind weitere Studien erforderlich. Es ist auch nicht ausreichend nachgewiesen, ob die Anwendung des Mittels über lange Zeit unbedenklich ist. → Seite 416

Hinweise zu den Tabellenspalten → Seite 34, zur Auswahl der Arzneimittel → Seite 28, zur Grundlage der Bewertung → Seiten 29, 33

Prostatavergrößerung

Ab etwa dem 40. Lebensjahr stellen viele Männer beim Wasserlassen Veränderungen fest, wie sie unter Anzeichen und Beschwerden beschrieben sind. Meist werden sie der Prostata angelastet, die sich ab diesem Alter häufig zu vergrößern beginnt. Allerdings können die Beschwerden auch unabhängig von der Größe der Prostata auftreten. Wie stark die Beschwerden empfunden werden, hängt ebenfalls nicht zwingend von der Größe des Organs ab.

Anzeichen und Beschwerden

Der Harnstrahl wird dünn und reißt immer wieder ab, oftmals tropft es nach. Da sich die Blase nicht mehr ganz entleeren lässt, entsteht schon kurze Zeit nach dem Wasserlassen erneut das Gefühl, zur Toilette gehen zu müssen. Diese häufigen Toilettengänge belasten vor allem nachts.

Ursachen

Mit zunehmendem Alter bilden sich beim Mann in der Prostata winzige knotige Gewebeveränderungen. Bei ungefähr der Hälfte der Männer bleiben sie mikroskopisch klein und unbemerkt, bei den anderen vergrößert sich die Drüse durch die Knoten erheblich. Die vergrößerte Prostata kann die Harnröhre einengen. Darüber hinaus vermehrt sich das Muskelgewebe, das zur Prostata gehört. Das verstärkt die Muskelspannung, was ebenfalls den Harnabfluss behindern kann. All das führt meist dazu, dass zusätzlich noch das Gewebe anschwillt und sich darin Flüssigkeit staut.

Zwischen dem 40. und 50. Lebensjahr vergrößert sich die Prostata relativ rasch; später verlangsamt sich diese Entwicklung. Ohne nachvollziehbaren Grund kann der Prozess jederzeit zum Stillstand kommen. Warum und wie es zu den Gewebeveränderungen kommt, ist noch nicht klar. Sicher ist, dass die Geschlechtshormone an den altersbedingten Veränderungen der Prostata wesentlich beteiligt sind.
Auch die Einnahme von Arzneimitteln kann Symptome hervorrufen, die den Beschwerden einer vergrößerten Prostata ähneln. Hierzu zählen trizyklische Antidepressiva wie Amitriptylin (bei Depressionen), Antihistaminika wie Clemastin (bei Allergien), krampflösende Mittel wie Butylscopolamin und Parkinsonmittel wie Biperiden.

Allgemeine Maßnahmen

Die Beschwerden belasten weniger, wenn Sie Ihre Lebensgewohnheiten den veränderten Bedingungen anpassen. Im Einzelnen bedeutet das:

- Überfüllen Sie die Harnblase nicht, indem Sie schnell große Mengen trinken.
- Gehen Sie häufig zur Toilette.
- Vermeiden Sie stundenlanges Stillsitzen.
- Halten Sie die Füße und den Unterkörper warm.
- Möglicherweise hilft es auch, wenn Sie Ihren Konsum an alkohol- und kohlensäurehaltigen Getränken einschränken und kalte Getränke sowie scharf gewürzte Speisen vermeiden.

Wenn Medikamente die Prostata nicht ausreichend verkleinern oder Sie sich mit den Beschwerden nicht mehr abfinden wollen, kann operiert werden. Zu einer Operation wird auch geraten, wenn immer wieder Störungen im Bereich der Harnwege auftreten, zum Beispiel Entzündungen oder Blasensteine. Als weitere Komplikation können sich die Harnwege so verengen, dass der Harn nicht mehr ausgeschieden werden kann und sich von der Blase in die Nieren zurückstaut. Mediziner sprechen dann von einem „Harnverhalt". Auch in dieser Situation kann über eine Operation nachgedacht werden.

Wann zum Arzt?

Alle Beschwerden beim Wasserlassen sollten grundsätzlich ärztlich abgeklärt werden – auch die oben beschriebenen Symptome, die auf eine vergrößerte Prostata schließen lassen. Vor jeder Art von Behandlung muss sich ein Arzt überzeugt haben, dass die Symptome auf einer vergrößerten Prostata beruhen und dass diese gutartig ist. Selbst wenn Sie eine Behandlung mit Pflanzenmitteln anstreben, sollte der Arzt dem zugestimmt haben.
Regelmäßige Arztbesuche sind auch erforderlich, um zu kontrollieren, ob die Behandlung mit Medikamenten fortgeführt werden kann oder ob nicht doch ein anderes Eingreifen überlegt werden sollte.

Behandlung mit Medikamenten

Solange die Beschwerden nicht sehr belastend sind, braucht nicht behandelt zu werden. Vergrößert sich das Organ weiter und verschlimmern sich die Beschwerden, kann mit Medikamenten vorgegangen werden. Die Behandlung verfolgt dann zwei Ziele: zum einen die Beschwerden zu verringern und die Prostata zu verkleinern, zum anderen die Häufigkeit von Komplikationen wie einen möglichen Harnverhalt oder die Häufigkeit von Operationen zu verringern. Da die Größe der Prostata aber nicht zwingend die Stärke der Beschwerden bestimmt, kann es Mittel geben, die die Beschwerden bessern, die Drüsengröße jedoch nicht beeinflussen. Und auch das Umgekehrte ist möglich: Die Arzneimittel verkleinern die Prostata, die Beschwerden bleiben jedoch annähernd gleich.
Für pflanzliche Mittel mit Phytosterol (→ Seite 422) und solche mit dem Extrakt aus Früchten der Sägepalme (→ Seite 423) zeigen Kurzzeitstudien, dass sie die Beschwerden lindern können. Allerdings konnte ein Sägepalmenfruchtextrakt in einer Studie, die ein Jahr lang lief, die Beschwerden nicht deutlicher verbessern als ein Scheinmedikament. Auch die jeweils ausgeschiedene Harnmenge nahm nicht stärker zu. Zudem ist noch nicht geklärt, ob die Mittel die Komplikationsrate verringern können. Sie gelten daher als „mit Einschränkung geeignet".
Von Pflanzenmitteln mit dem Extrakt aus Brennnesselwurzel (→ nachfolgend) und solchen mit Kürbissamen (→ Seite 422) nimmt man an, dass sie den Harnfluss verbessern, weil sie Entzündungen zurückdrängen und abschwellend wirken. Da ihre Wirksamkeit aber nicht ausreichend belegt ist, gelten sie als „wenig geeignet". Diese Aussage gilt sowohl für Tabletten zum Einnehmen als auch für Teezubereitungen.
Die Pflanzenkombination (→ Seite 423) aus Brennnesselwurzel und Sägepalmenfrucht ist ebenfalls wenig geeignet. Es gibt keinen ausreichenden Nachweis, dass die Kombination der beiden Pflanzenauszüge besser wirkt als jeder der beiden Extrakte für sich allein. Auch die Pflanzenkombinationen (→ Seite 423) aus Goldrute, Kürbisglobulin, Kürbiskernmehl und Zitterpappel sowie aus Goldrute, Rosskastanie und Sägepalmenfrucht gelten als „wenig geeignet", da die therapeutische Wirksamkeit der Kombinationen aus drei beziehungsweise vier verschiedenen Pflanzeninhaltsstoffen nicht ausreichend nachgewiesen ist.

Anthroposophische, homöopathische und traditionell angewendete Mittel

Zu den meistgekauften Mitteln gehört auch *GRANUFINK Prosta*. Dabei handelt es sich um ein Präparat, das von der Arzneimittelbehörde als „traditionell angewendet" zugelassen wurde. Solche Präparate lassen sich nach den Grundsätzen dieses Buches nicht bewerten und werden deshalb nicht näher besprochen. Allgemeine Informationen zu derartigen Mitteln finden Sie im Abschnitt „Traditionell angewendete Mittel" (→ Seite 20).

Pflanzliches Mittel

Brennnesselwurzel

Bazoton, Prostaforton, Prostata STADA, Prosta-Truw, Sidroga Prostata Tee, utk

Diese Mittel enthalten einen Extrakt aus den Wurzeln von Brennnesseln (Urtica dioica). Bisherige Untersuchungen an kleinen Patientengruppen weisen darauf hin, dass Brennnesselwurzelextrakt Beschwerden, die mit einer vergrößerten Prostata einhergehen, verbessern kann. Als ausreichend nachgewiesen gilt die therapeutische Wirksamkeit jedoch erst dann, wenn die Hinweise durch Studien bestätigt worden sind, an denen eine größere Zahl von Patienten über einen längeren Zeitraum teilgenommen hat. Bis diese vorliegen, wird Brennnesselwurzelextrakt als „wenig geeignet" beurteilt.

Achtung

Wenn Sie mit dem Urin Blut ausscheiden oder kein Wasser mehr lassen können, ist ärztliches Eingreifen notwendig.

Unerwünschte Wirkungen

- **Keine Maßnahmen erforderlich**
  Sodbrennen, Übelkeit, Blähungen und Durchfall können auftreten.
- **Muss beobachtet werden**
  Wenn die Haut sich verstärkt rötet und juckt, reagieren Sie vermutlich allergisch auf das Mittel. Dann sollten Sie es absetzen. Sind die Hauterscheinungen (→ Seite 14) einige Tage später nicht deutlich abgeklungen, sollten Sie einen Arzt aufsuchen.

Pflanzliches Mittel

Kürbissamen

PROSTA FINK FORTE

Der Extrakt aus den Samen des Kürbis (Cucurbita pepo) soll Beschwerden durch eine vergrößerte Prostata bessern. Für die Wirkung könnte eine Gruppe von Inhaltsstoffen verantwortlich sein, die entwässernd wirken und die Konzentration eines der männlichen Geschlechtshormone im Gewebe verringern. Da die Wirksamkeit von Kürbissamenextrakt jedoch nicht ausreichend nachgewiesen ist, wird das Mittel als „wenig geeignet" eingestuft.

Achtung

Wenn Sie mit dem Urin Blut ausscheiden oder kein Wasser mehr lassen können, ist ärztliches Eingreifen notwendig.

Unerwünschte Wirkungen

- **Keine Maßnahmen erforderlich**
  Es können leichte Magen-Darm-Beschwerden auftreten.
- **Muss beobachtet werden**
  Wenn die Haut sich verstärkt rötet und juckt, reagieren Sie vermutlich allergisch auf das Mittel. Dann sollten Sie es absetzen. Sind die Hauterscheinungen (→ Seite 14) einige Tage später nicht deutlich abgeklungen, sollten Sie einen Arzt aufsuchen.

Pflanzliches Mittel

Phytosterol

Azuprostat Sandoz, Harzol, Sitosterin Prostata

Phytosterol, auch Beta-Sitosterin genannt, ist der Hauptbestandteil eines Gemischs verschiedener Pflanzeninhaltsstoffe. Phytosterol ist in seiner chemischen Struktur dem Cholesterin verwandt. Seine Wirkung bei der Behandlung der vergrößerten Prostata beruht darauf, dass es die Bildung von Prostaglandinen bremst – Gewebehormonen, die in der vergrößerten Prostata vermehrt gebildet werden. Auf diese Weise wird der Harnfluss verbessert, und es bleibt weniger Restharn zurück.

Für die Präparate wurde in mehreren Studien, die jedoch nur bis zu sechs Monaten liefen, gezeigt, dass sie die Beschwerden, die mit einer vergrößerten Prostata zusammenhängen, bessern können. Allerdings verkleinern die Mittel die Drüse selbst nicht und es ist auch nicht sicher, ob durch sie die Komplikationen der Erkrankung seltener auftreten. Aus diesen Gründen gelten Mittel mit Beta-Sitosterin als „mit Einschränkung geeignet".

Achtung

Wenn Sie mit dem Urin Blut ausscheiden oder kein Wasser mehr lassen können, ist ärztliches Eingreifen notwendig.

Gegenanzeigen

Sie dürfen nicht mit Phytosterol behandelt werden, wenn Ihr Körper diesen Stoff übermäßig aufnimmt und in den Blutgefäßen ablagert (Phytosterolämie).

Unerwünschte Wirkungen

- **Keine Maßnahmen erforderlich**
  Selten können Bauchschmerzen und Übelkeit auftreten.
- **Muss beobachtet werden**
  Wenn die Haut sich verstärkt rötet und juckt, reagieren Sie vermutlich allergisch auf das Mittel. Dann sollten Sie es absetzen. Sind die Hauterscheinungen (→ Seite 14) nach zwei Tagen nicht deutlich abgeklungen, sollten Sie einen Arzt aufsuchen.

Pflanzliches Mittel

Sägepalmenfrucht

Prostagutt mono/uno, Prostess, Sabal STADA uno, Sabalvit, Serenoa-ratiopharm, Strogen, TALSO

Für die Sägepalme gibt es zwei botanische Namen: Sabal serrulatum im deutschsprachigen Raum und Serenoa repens im englischsprachigen Raum. Mit dem Extrakt der Früchte werden Beschwerden beim Wasserlassen behandelt, die im Zusammenhang mit einer vergrößerten Prostata auftreten.

Experimentelle Untersuchungen geben Hinweise, wie eine solche Wirkung zustande kommen kann. Demnach hemmt Sägepalmenfruchtextrakt verschiedene Enzyme, die notwendig sind, um das männliche Sexualhormon Testosteron so zu verändern, dass es an den Zielzellen in der Prostata wirken kann. Die entstehenden Hormonverbindungen tragen zum Zellwachstum der Prostata bei.

Diverse internationale Studien belegen die Wirksamkeit von verschiedenen Sägepalmenfruchtextrakten auch bei Menschen. Für die hierzulande zugelassenen Extrakte liegen allerdings nur wenige Studien vor. Die Mittel gelten daher als „mit Einschränkung geeignet". Darüber hinaus fehlen noch Langzeituntersuchungen, die klären, ob durch die Einnahme von Sägepalmenfruchtextrakt weniger Komplikationen durch die vergrößerte Prostata auftreten, wie zum Beispiel ein akuter Harnverhalt, und ob sich die Operationsrate aufgrund zunehmender Beschwerden verringern lässt. Auch eine neuere, methodisch sehr hochwertige Studie, bei der die Anwendung ein Jahr lang beobachtet wurde, hat an dieser Einschätzung noch nichts ändern können. Die Beschwerden der Studienteilnehmer haben sich nicht deutlicher verbessert als bei Anwendung eines Scheinmedikaments und auch die Harnmenge, die jeweils ausgeschieden werden konnte, hat sich nicht nennenswert vergrößert.

ACHTUNG

Wenn Sie mit dem Urin Blut ausscheiden oder kein Wasser mehr lassen können, ist ärztliches Eingreifen notwendig.

UNERWÜNSCHTE WIRKUNGEN

▶ **Keine Maßnahmen erforderlich**

Es können leichte Magen-Darm-Störungen auftreten.

Pflanzenkombinationen

Brennnesselwurzel + Sägepalmenfrucht

Prostagutt forte

Goldrute + Rosskastanie + Sägepalmenfrucht

Cefasabal

Goldrute + Kürbisglobulin + Kürbiskernmehl + Zitterpappel

PROSTAMED

In diesen Mitteln sind jeweils zwei bis vier Pflanzenextrakte kombiniert. *Prostagutt forte* und *Cefasabal* enthalten den Extrakt der Sägepalmenfrucht, dessen therapeutische Wirksamkeit bei gutartiger Prostatavergrößerung relativ gut belegt ist. Für den Extrakt von Brennnesselwurzel (→ Seite 421), der in *Prostagutt forte* noch zusätzlich enthalten ist, und für den von Goldrute (→ Seite 373) und Rosskastanie in *Cefasabal* gilt das hingegen nicht. Ob sich die Wirksamkeit von Sägepalmenfruchtextrakt durch den anderen Pflanzenextrakt verstärken lässt, ist nicht eindeutig nachgewiesen. Darum wird die Kombination beider Extrakte als „wenig geeignet" beurteilt. Bei *PROSTAMED* gibt es für keinen der Bestandteile eine schlüssige Erklärung, wie er bei Beschwerden einer vergrößerten Prostata wirken könnte. Weder für die Einzelbestandteile noch für die Kombination ist die Wirksamkeit ausreichend nachgewiesen. Darum wird auch dieses Mittel als „wenig geeignet" bewertet.

ACHTUNG

Wenn Sie mit dem Urin Blut ausscheiden oder kein Wasser mehr lassen können, ist ärztliches Eingreifen notwendig.

Cefasabal Tropfen: Männer mit Alkoholproblemen dürfen die Tropfen nicht einnehmen. Auch Männer mit Lebererkrankungen oder mit Anfallleiden sollten den Alkoholgehalt berücksichtigen. Darüber hinaus kann Alkohol die Wirkung vieler Arzneimittel (z. B. Schlaf- und Beruhigungsmittel, Psychopharmaka, starke Schmerzmittel, einige Mittel bei hohem Blutdruck) verstärken.

Gegenanzeigen

PROSTAMED dürfen Sie nicht anwenden, wenn Sie gegenüber Azetylsalizylsäure (ASS) überempfindlich sind. Dann ist anzunehmen, dass Sie auch keine Salizylsäure vertragen. Zu den Inhaltsstoffen der Zitterpappel gehören aber Salze dieser Säure.

Unerwünschte Wirkungen

▶ **Keine Maßnahmen erforderlich**

Es können leichte Magen-Darm-Störungen auftreten.

▶ **Muss beobachtet werden**

Wenn die Haut sich verstärkt rötet und juckt, reagieren Sie vermutlich allergisch auf einen Bestandteil des Mittels. Dann sollten Sie es absetzen. Sind die Hauterscheinungen (→ Seite 14) einige Tage später nicht deutlich abgeklungen, sollten Sie einen Arzt aufsuchen.

Prostatavergrößerung

Handelsname Darreichungsform	Zusammensetzung pro 1 ml/1 g oder wie angegeben bzw. pro abgeteilte Einheit	Kleinste Packungsgröße	Unverb. Preis in Euro	Bewertung für das beanspruchte Anwendungsgebiet
Azuprostat Sandoz 65 mg Weichkapseln Kapseln	**Phytosterol** 65 mg	50 Stück	14,32	**Mit Einschränkung geeignet**, um Beschwerden bei einer gutartig vergrößerten Prostata zu verringern. Die therapeutische Wirksamkeit ist noch nicht ausreichend nachgewiesen. Ob das Mittel die Häufigkeit von Komplikationen im Krankheitsverlauf verringern kann, ist noch unklar. → Seite 422
Bazoton uno Filmtabletten	**Auszug aus Brennnesselwurzel** 459 mg	30 Stück	22,10	**Wenig geeignet** bei Beschwerden bei einer gutartig vergrößerten Prostata. Die therapeutische Wirksamkeit ist nicht ausreichend nachgewiesen. → Seite 421
Cefasabal Tropfen Lösung	Auszüge aus **Goldrutenkraut** 15 mg + **Rosskastaniensamen** 25 mg + **Sägepalmenfrüchten** 5 mg *Enthält 20% Alkohol*	50 ml	16,40	**Wenig geeignet** bei Beschwerden bei einer gutartig vergrößerten Prostata. Die therapeutische Wirksamkeit der fixen Kombination ist nicht ausreichend nachgewiesen. → Seite 423
Cefasabal Tabletten	Auszüge aus **Goldrutenkraut** 3,75 mg + **Rosskastaniensamen** 6,25 mg + **Sägepalmenfrüchten** 1,25 mg	100 Stück	16,40	
Harzol Kapseln	**Phytosterol** 10 mg	50 Stück	13,49	**Mit Einschränkung geeignet**, um Beschwerden bei einer gutartig vergrößerten Prostata zu verringern. Die therapeutische Wirksamkeit ist noch nicht ausreichend nachgewiesen. Ob das Mittel die Häufigkeit von Komplikationen im Krankheitsverlauf verringern kann, ist noch unklar. → Seite 422
PROSTA FINK FORTE Kapseln	**Auszug aus Kürbissamen** 500 mg	40 Stück	21,45	**Wenig geeignet** bei Beschwerden bei einer gutartig vergrößerten Prostata. Die therapeutische Wirksamkeit ist nicht ausreichend nachgewiesen. → Seite 422

Hinweise zu den Tabellenspalten → Seite 34, zur Auswahl der Arzneimittel → Seite 28, zur Grundlage der Bewertung → Seiten 29, 33

Prostatavergrößerung Fortsetzung

Handelsname Darreichungsform	Zusammensetzung pro 1 ml/1 g oder wie angegeben bzw. pro abgeteilte Einheit	Kleinste Packungsgröße	Unverb. Preis in Euro	Bewertung für das beanspruchte Anwendungsgebiet
Hinweise zu den Tabellenspalten → Seite 34, zur Auswahl der Arzneimittel → Seite 28, zur Grundlage der Bewertung → Seiten 29, 33				
Prostaforton uno Filmtabletten	**Auszug aus Brennnesselwurzel** 285 mg	60 Stück	25,60	**Wenig geeignet** bei Beschwerden bei einer gutartig vergrößerten Prostata. Die therapeutische Wirksamkeit ist nicht ausreichend nachgewiesen. → Seite 421
Prostagutt mono	**Auszug aus Sägepalmenfrüchten** 160 mg	60 Stück	15,70	**Mit Einschränkung geeignet**, um Beschwerden bei einer gutartig vergrößerten Prostata zu verringern. Die therapeutische Wirksamkeit ist noch nicht ausreichend nachgewiesen. Ob das Mittel die Häufigkeit von Komplikationen im Krankheitsverlauf verringern kann, ist noch unklar. → Seite 423
Prostagutt uno	320 mg	60 Stück	23,70	
Prostagutt forte 160/120 mg Kapseln	Auszüge aus **Brennnesselwurzel** 120 mg **+ Sägepalmenfrüchten** 160 mg	60 Stück	24,80	**Wenig geeignet** bei Beschwerden bei einer gutartig vergrößerten Prostata. Die Überlegenheit der fixen Kombination gegenüber Sägepalmenfruchtextrakt allein ist nicht ausreichend nachgewiesen. → Seite 423
Prostagutt forte 80/60 mg Lösung	Auszüge aus **Brennnesselwurzel** 60 mg **+ Sägepalmenfrüchten** 80 mg	50 ml	18,35	
PROSTAMED Tabletten	**Kürbissamenmehl** 200 mg **+ Kürbisglobulin** 100 mg **+ Auszug aus Goldrutenkraut** 2,6 mg **+ Auszug aus Zitterpappelblättern** 6,3 mg	60 Stück	6,41	**Wenig geeignet** bei Beschwerden bei einer gutartig vergrößerten Prostata. Die therapeutische Wirksamkeit der fixen Kombination ist nicht ausreichend nachgewiesen. → Seite 423
Prostata STADA Filmtabletten	**Auszug aus Brennnesselwurzel** 125 mg	60 Stück	8,72	**Wenig geeignet** bei Beschwerden bei einer gutartig vergrößerten Prostata. Die therapeutische Wirksamkeit ist nicht ausreichend nachgewiesen. → Seite 421
Prosta-Truw Kapseln	**Auszug aus Brennnesselwurzel** 240 mg	50 Stück	16,36	**Wenig geeignet** bei Beschwerden bei einer gutartig vergrößerten Prostata. Die therapeutische Wirksamkeit ist nicht ausreichend nachgewiesen. → Seite 421
Prostess	**Auszug aus Sägepalmenfrüchten** 160 mg	100 Stück	18,46	**Mit Einschränkung geeignet**, um Beschwerden bei einer gutartig vergrößerten Prostata zu verringern. Die therapeutische Wirksamkeit ist noch nicht ausreichend nachgewiesen. Ob das Mittel die Häufigkeit von Komplikationen im Krankheitsverlauf verringern kann, ist noch unklar. → Seite 423
Prostess uno Kapseln	320 mg	50 Stück	17,90	
Sabal STADA uno 320 mg Kapseln	**Auszug aus Sägepalmenfrüchten** 320 mg	20 Stück	7,69	**Mit Einschränkung geeignet**, um Beschwerden bei einer gutartig vergrößerten Prostata zu verringern. Die therapeutische Wirksamkeit ist noch nicht ausreichend nachgewiesen. Ob das Mittel die Häufigkeit von Komplikationen im Krankheitsverlauf verringern kann, ist noch unklar. → Seite 423

▶

Prostatavergrößerung Fortsetzung

Handelsname Darreichungsform	Zusammensetzung pro 1 ml/1 g oder wie angegeben bzw. pro abgeteilte Einheit	Kleinste Packungsgröße	Unverb. Preis in Euro	Bewertung für das beanspruchte Anwendungsgebiet
Hinweise zu den Tabellenspalten → Seite 34, zur Auswahl der Arzneimittel → Seite 28, zur Grundlage der Bewertung → Seiten 29, 33				
Sabalvit	**Auszug aus Sägepalmenfrüchten** 160 mg	40 Stück	7,96	**Mit Einschränkung geeignet**, um Beschwerden bei einer gutartig vergrößerten Prostata zu verringern. Die therapeutische Wirksamkeit ist noch nicht ausreichend nachgewiesen. Ob das Mittel die Häufigkeit von Komplikationen im Krankheitsverlauf verringern kann, ist noch unklar. → Seite 423
Sabalvit uno Kapseln	320 mg	40 Stück	13,74	
Serenoa-ratiopharm 160 mg	**Auszug aus Sägepalmenfrüchten** 160 mg	60 Stück	11,70	**Mit Einschränkung geeignet**, um Beschwerden bei einer gutartig vergrößerten Prostata zu verringern. Die therapeutische Wirksamkeit ist noch nicht ausreichend nachgewiesen. Ob das Mittel die Häufigkeit von Komplikationen im Krankheitsverlauf verringern kann, ist noch unklar. → Seite 423
320 mg Kapseln	320 mg	60 Stück	19,30	
Sidroga Prostata Tee Filterbeutel	**Brennnesselwurzel** 2,068 g	20 Stück	4,90	**Wenig geeignet** bei Beschwerden bei einer gutartig vergrößerten Prostata. Die therapeutische Wirksamkeit ist nicht ausreichend nachgewiesen. → Seite 421
Sitosterin Prostata-Kapseln Kapseln	**Phytosterol** 10 mg	50 Stück	13,49	**Mit Einschränkung geeignet**, um Beschwerden bei einer gutartig vergrößerten Prostata zu verringern. Die therapeutische Wirksamkeit ist noch nicht ausreichend nachgewiesen. Ob das Mittel die Häufigkeit von Komplikationen im Krankheitsverlauf verringern kann, ist noch unklar. → Seite 422
Strogen	**Auszug aus Sägepalmenfrüchten** 160 mg	120 Stück	27,55	**Mit Einschränkung geeignet**, um Beschwerden bei einer gutartig vergrößerten Prostata zu verringern. Die therapeutische Wirksamkeit ist noch nicht ausreichend nachgewiesen. Ob das Mittel die Häufigkeit von Komplikationen im Krankheitsverlauf verringern kann, ist noch unklar. → Seite 423
Strogen uno Kapseln	320 mg	60 Stück	29,92	
TALSO UNO N 320 mg Kapseln	**Auszug aus Sägepalmenfrüchten** 320 mg	60 Stück	20,34	**Mit Einschränkung geeignet**, um Beschwerden bei einer gutartig vergrößerten Prostata zu verringern. Die therapeutische Wirksamkeit ist noch nicht ausreichend nachgewiesen. Ob das Mittel die Häufigkeit von Komplikationen im Krankheitsverlauf verringern kann, ist noch unklar. → Seite 423
utk uno Filmtabletten B 460 mg Tabletten	**Auszug aus Brennnesselwurzel** 460 mg	60 Stück	26,86	**Wenig geeignet** bei Beschwerden bei einer gutartig vergrößerten Prostata. Die therapeutische Wirksamkeit ist nicht ausreichend nachgewiesen. → Seite 421

Erektionsstörungen

Sexualstörungen sind nicht das Problem eines Mannes oder einer Frau, sondern immer das des Paares. Sowohl bei ihm als auch bei ihr greifen psychisches Erleben und Empfinden und die körperlichen Auswirkungen ineinander; zusätzlich wirkt sich aus, wie beide miteinander umgehen. Ist die innere Beziehung gestört, kann das den sexuellen Austausch auf der Ebene des Wollens und/oder des Könnens negativ beeinflussen. Was dabei jedoch Ursache, was Wirkung ist, lässt sich nur selten ausmachen.
Der sexuelle Austausch kann in einer Partnerschaft junger Menschen ebenso gestört sein wie in einer Partnerschaft älterer Menschen. Auch gibt es im Verlauf langdauernder Beziehungen immer wieder Phasen wechselnder sexueller Aktivität. Bei manchen Paaren nimmt das Interesse an sexueller Aktivität mit dem Alter ab. Aber auch Funktion und Erleben können sich mit dem Älterwerden verändern.

Anzeichen und Beschwerden

Trotz Erregung versteift sich der Penis nicht so oder nicht lange genug, wie es für Sex, der beide Partner befriedigt, notwendig wäre. Solche Erektionsstörungen – Mediziner sprechen von einer „erektilen Dysfunktion" (ED) – können vorübergehend sein, als geringfügige Störung auftreten, aber auch zu einem vollständigen Verlust der Erektionsfähigkeit führen.

Ursachen

Vorübergehende Erektionsprobleme, vor allem bei jüngeren Männern, haben ihre Ursache meist in Partnerschaftskonflikten oder erheblicher Stressbelastung. Wenn das Empfinden oder die äußeren Bedingungen nicht auf einen intimen Austausch eingestellt sind, verweigert der Körper seinen Dienst. Solche seelischen Ursachen müssen in einer eingehenden fachärztlichen Untersuchung von körperlichen Ursachen abgegrenzt werden, denn dafür können spezielle Therapieverfahren infrage kommen.
Ein weiterer häufiger Grund für Erektionsstörungen bei Männern allen Alters ist der übermäßige Konsum von Alkohol.
Anhaltende Störungen sind oft organisch bedingt und liegen auf der Ebene der Nervenversorgung, der Hormonproduktion oder der Durchblutung. Mit zunehmendem Alter treten öfter Krankheiten auf, in deren Folge beziehungsweise bei deren medikamentöser Behandlung sich Sexualstörungen einstellen können. Zu ihnen gehören:

- Herz-Kreislauf-Erkrankungen wie hoher Blutdruck und Durchblutungsstörungen, zum Beispiel in den Beinen. Die Gefäße, die die Schwellkörper mit Blut versorgen beziehungsweise das frühzeitige Abfließen des Blutes verhindern, können sich verändern. Derartige Störungen werden durch regelmäßigen Nikotinkonsum verstärkt.
- Diabetes. Je länger die Krankheit besteht, desto wahrscheinlicher sind Schäden an den Nerven und/oder Blutgefäßen, die dann zu Erektionsproblemen führen können.
- Nervenkrankheiten
- Verletzungen und Operationen im kleinen Becken, zum Beispiel an der Prostata
- Störungen der Hormonproduktion
- Medikamente. Darunter sind viele Psychopharmaka, blutdrucksenkende Mittel wie beispielsweise ACE-Hemmer und Betablocker, sowie Lipidsenker, die bei erhöhten Blutfetten und Herzkrankheiten angewendet werden. Auch Finasterid gehört dazu, ein Mittel, das unter dem Namen *Proscar* zur Behandlung der vergrößerten Prostata dient und das als *Propecia* bei Haarausfall eingesetzt wird.

Allgemeine Maßnahmen

Meiden Sie Alkohol und Nikotin. Starten Sie ein Fitnessprogramm mit viel Bewegung.
Vakuumpumpen (z. B. ErecAid System, Rapport) sind effektive Erektionshilfen, die nicht in das Körperinnere eingreifen. Der Penis wird in ein Rohr eingeführt, aus dem die Luft elektrisch abgesaugt wird, sodass ein Vakuum entsteht. Dadurch strömt mehr Blut in den Penis und er richtet sich auf. Anschließend wird das Rohr abgezogen und für etwa 30 Minuten ein Ring an der Peniswurzel angebracht. Er verhindert, dass das Blut schnell wieder abfließt.

Wann zum Arzt?

Ein im Umgang mit Sexualstörungen erfahrener Arzt kann in Gesprächen und durch Untersuchungen die Ursache der Störung zu ermitteln versuchen und Behandlungsmöglichkeiten vorschlagen. Dazu sollten sich beide Partner in der Praxis einfinden. Liegt die Ursache vornehmlich in einem Partnerschaftskon-

flikt, können geleitete Gespräche mit Mitarbeitern einer psychologischen Beratungsstelle die Partner einander wieder näherbringen.
Körperliche Ursachen lassen sich nur ärztlich beheben.
Der Gang zum Arzt ist immer unerlässlich, wenn eine effektive medikamentöse Behandlung gewünscht wird. Alle Arzneimittel, die eine Erektion verlässlich fördern können, müssen ärztlich verordnet werden. Näheres hierzu lesen Sie im HANDBUCH MEDIKAMENTE der Stiftung Warentest oder im Internet unter www.medikamente-im-test.de.

Behandlung mit Medikamenten

Bis etwa zum Jahr 2005 gab es eine Reihe von Mitteln, die zu mehr sexueller Aktivität verhelfen sollten (Aphrodisiaka). Sie enthielten Pflanzenbestandteile, wie Yohimberinde und Potenzholz, und gefäßerweiternde Substanzen, von deren durchblutungsfördernder Wirkung man sich einen stimulierenden Effekt erhoffte. Die Wirksamkeit dieser Mittel war nicht ausreichend belegt; eine befriedigende Wirkung war von ihnen nicht zu erwarten.

Seit mit *Viagra* das erste Mittel in den Handel kam, das bei Sexualstörungen unzweifelhaft wirksam ist, haben sich die Männer, deren gesundheitliche Situation nicht gegen eine Einnahme spricht, wohl diesem und seinen Nachfolgepräparaten zugewandt. Nahezu alle Hersteller der bisher von der STIFTUNG WARENTEST bewerteten nicht verschreibungspflichtigen Mittel gegen Sexualstörungen haben ihre Produkte aus dem Handel genommen.

Anthroposophische, homöopathische und traditionell angewendete Mittel

Als homöopathische Präparate sind *Cefagil, Viragil, Virilis Gastreu S* und *Yohimbin Vitalcomplex Hevert* im Handel. *Lebenskraft N* und *REPURSAN mit Potenzholz* sind als „traditionell angewendet" zugelassene Mittel erhältlich. Da sich derartige Arzneimittel nach den Grundsätzen dieses Buches nicht bewerten lassen, werden sie hier nicht näher besprochen. Allgemeine Informationen zu der ersten Gruppe von Produkten finden Sie im Abschnitt „Homöopathische Arzneimittel" (→ Seite 21), zu der zweiten im Abschnitt „Traditionell angewendete Mittel" (→ Seite 20).

Stoffwechsel

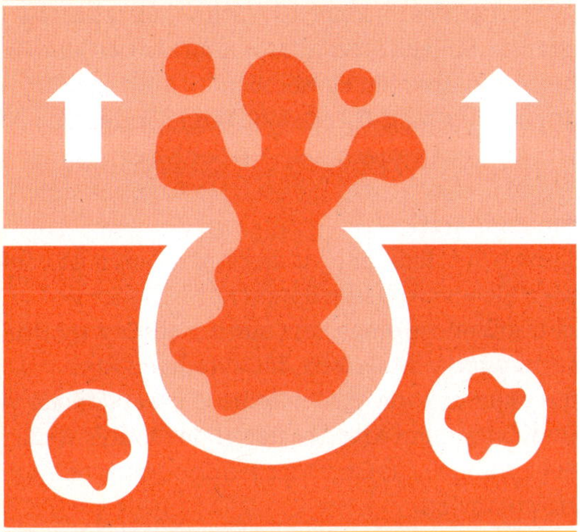

Zu den lebensnotwendigen Vorgängen im Körper gehört der Stoffwechsel. Dabei werden aufgenommene Substanzen meist über viele Zwischenstufen in andere verwandelt; es wird Energie produziert und verbraucht und vieles andere mehr.
Die jeweiligen Einzelschritte im Stoffwechsel werden oft von Hormonen und Enzymen eingeleitet und in Gang gehalten. Die übergeordnete Steuerung erfolgt durch das Hormon- und das Nervensystem.
Stoffwechselkrankheiten betreffen fast immer mehrere Körperbereiche, nur selten ein einzelnes Organ. So ist beispielsweise der Kropf (→ nachfolgend) eine Erkrankung der Schilddrüse, die sich im gesamten Körper auswirkt.

Kropf

Als Kropf (Struma) wird eine deutliche Schwellung unterhalb des Kehlkopfs bezeichnet, die die Folge einer vergrößerten Schilddrüse ist. Abhängig von der Region, in der die Menschen leben, haben zwischen 15 und 30 Prozent der Menschen in Deutschland eine derart vergrößerte Schilddrüse.
Die Schilddrüsenerkrankung wird meist zufällig festgestellt, wenn bei einer ärztlichen Untersuchung der Hals abgetastet oder der Betroffene selbst auf die Schilddrüsenvergrößerung aufmerksam wird.

Anzeichen und Beschwerden

Die Vergrößerung der Schilddrüse verläuft eine Zeit lang unbemerkt. Erst der Kropf zeigt an, dass die Regulationsfunktion der Schilddrüse gestört ist.
Ein ausgeprägter Kropf kann die Atmung beeinträchtigen.
Bei jungen Mädchen
Junge Mädchen entwickeln häufig in der Zeit der Pubertät einen Kropf. Dessen Wachstum lässt sich durch die Gabe von Jod zumeist stoppen.

Ursachen

Ein Kropf kann sowohl bei einer Schilddrüsenunterfunktion als auch bei einer -überfunktion auftreten und auch mit einer normalen Hormonproduktion der Schilddrüse einhergehen. Viele Faktoren können zu einer Schilddrüsenvergrößerung führen. Die bei weitem häufigste Ursache ist eine unzureichende Jodversorgung.

Jod ist ein unentbehrlicher Baustein für die Schilddrüsenhormone. Nimmt der Körper mit der Nahrung zu wenig Jod auf, kann die Schilddrüse nicht genügend Hormone produzieren. Darauf reagieren die Gehirndrüsen mit Steuerungshormonen. Neben vielen anderen Funktionen regen diese auf lange Zeit gesehen die Schilddrüsenzellen an, sich zu vermehren. Mit diesem zusätzlichen Gewebe versucht der Körper, den Mangel auszugleichen.
Ein Kropf, der aufgrund von Jodmangel entstanden ist, wächst, bis so viel hormonproduzierendes Gewebe vorhanden ist, dass es den Körper ausreichend mit Schilddrüsenhormonen versorgen kann. Im Alter nimmt die Tendenz des Schilddrüsengewebes, sich zu vergrößern, ab.

Vorbeugung

Der Körper benötigt nur winzige Mengen Jod. Diese kann er mit der Nahrung aufnehmen, wenn Lebensmittel und Trinkwasser genügend Jod enthalten. Die Böden in Deutschland, auf denen Gemüse, Getreide und Futterpflanzen wachsen, sind jedoch jodarm. Auch das Gestein, durch das das Regenwasser sickert und zum Grundwasser wird, das als Trinkwasser dient, enthält nur wenig Jodsalze. Allein mit diesen Lebensmitteln ist der Tagesbedarf eines Erwachsenen an Jod, nämlich 200 Mikrogramm (µg), das sind 0,2 Milligramm (mg), nicht zu decken. Darum sollten möglichst oft Nahrungsmittel, die reichlich Jod enthalten, auf dem Speiseplan stehen. Das sind vor allem Meeresfische wie Seelachs, Kabeljau und Makrele, außerdem Milch sowie bestimmte Mineralwässer.
Seit Fertigprodukte wie Brot, Käse, Wurst und Konserven mit Jodsalz hergestellt werden dürfen und auch in Kantinen und Restaurants Jodsalz verwendet wird, trägt dieses ebenfalls zur Jodversorgung bei. Dennoch nimmt ein Teil der Bevölkerung die durchschnittlich für notwendig gehaltene Menge Jod noch immer nicht auf.
Die täglich aufgenommene Jodmenge lässt sich erhöhen, wenn im Haushalt statt des üblichen Salzes jodiertes Speisesalz (Jodsalz) verwendet wird. Dieses enthält 2 Milligramm Jod in 100 Gramm Salz. Achten Sie zusätzlich beim Einkauf von Brot- und Wurstwaren darauf, ob diese mit Jodsalz hergestellt worden sind. Wenn all diese Maßnahmen keine ausreichende Jodversorgung sicherstellen, ist die Einnahme von Jodidtabletten erforderlich.
Für schwangere und stillende Frauen genügt eine bewusst jodhaltige Ernährung oft nicht, um den in dieser Zeit erhöhten Jodbedarf (Schwangere 230 Mikrogramm, Stillende 260 Mikrogramm) zu decken. Sie sollten Jodidtabletten einnehmen.
Informationen zum Thema Jodallergie finden Sie unter „Allergisch gegen Jod?" (→ Seite 432).

Wann zum Arzt?

Bemerken Sie, dass Ihr Hals dicker geworden ist oder werden Sie von Anderen darauf aufmerksam gemacht, sollten Sie einen Arzt aufsuchen. Er wird Untersuchungen veranlassen, die Aufschluss über Größe und Funktion der Schilddrüse geben. Damit kann nicht nur ein Kropf bestätigt werden, es wird auch geprüft, ob das Organ zu wenig oder zu viel Hormone produziert.
Jeder, der Jodidtabletten einnehmen möchte – und das gilt auch für schwangere und stillende Frauen sowie für Mädchen in der Pubertät –, sollte das vorher mit dem Arzt besprechen, denn es muss sichergestellt sein, dass keine Schilddrüsenüberfunktion besteht. Bei einer solchen Erkrankung, die auch unbemerkt vorliegen kann, darf keine größere Menge Jod zugeführt werden, weil sonst die Gefahr besteht, dass sich die Überfunktion verschlimmert und es zu einer akuten lebensbedrohlichen Krise kommt. Bei der Verwendung von Jodsalz besteht diese Gefahr nicht, da dessen Jodgehalt deutlich geringer ist.
Wenn Sie Jodidtabletten einnehmen wollen, um einem Kropf vorzubeugen, müssen Sie diese selbst bezahlen. Das gilt auch, wenn der Arzt zur Einnahme geraten hat. Die gesetzlichen Krankenkassen übernehmen die Kosten für jodhaltige Mittel nur, wenn der Arzt sie verordnet, um eine Schilddrüsenerkrankung zu behandeln. Näheres hierzu finden Sie unter der Überschrift „Ausnahmeliste" (→ Seite 694).

Behandlung mit Medikamenten

Präparate mit Jodid (→ Seite 431) sind geeignet, um dem Körper das Element Jod zuzuführen. Damit dienen sie sowohl der Vorbeugung gegen Schilddrüsenerkrankungen, die auf einem Jodmangel beruhen, als auch ihrer Behandlung.
Ein Kropf, der die Atmung behindert, muss unbedingt in seinem Wachstum gestoppt werden. Des Weiteren sollte ein Kropf bei Personen behandelt werden, die jünger sind als 45 Jahre, um Komplikationen zu vermeiden, die im Zusammenhang mit der Schilddrü-

senfunktionsstörung in späteren Jahren auftreten können. Bei älteren Menschen kann es genügen, die Schilddrüse regelmäßig ärztlich kontrollieren zu lassen.
Wenn der Kropf ausschließlich auf Jodmangel beruht, erfolgt die Behandlung mit einer gezielten Zufuhr von Jod. Liegen hingegen ein Mangel an Jod und ein Schilddrüsenhormonmangel gleichzeitig vor – was vor allem mit zunehmendem Alter der Fall ist –, muss zunächst das Schilddrüsenhormon als Medikament eingenommen werden. Schilddrüsenhormone sind allerdings verschreibungspflichtig. Näheres zu diesen Mitteln lesen Sie im HANDBUCH MEDIKAMENTE der Stiftung Warentest oder im Internet unter www.medikamente-im-test.de.

Jod

Kaliumjodid

Jodetten Henning, Jodid, Jodid-ratiopharm

Das Element Jod kommt in der Natur gebunden in Form seiner Salze vor, zum Beispiel als Natriumjodid und Kaliumjodid. Für die Schilddrüsenhormone braucht der Körper jedoch elementares Jod. Darum wandelt er die Jodide, die er mit der Nahrung oder – wie in diesem Fall – aus Medikamenten aufnimmt, in elementares Jod um, das die Schilddrüse in ihre Hormone einbaut.
Jod ist geeignet, einen Jodmangel zu beheben. Steht dem Körper genügend Jod zur Verfügung, kann er die erforderliche Menge Schilddrüsenhormone bilden. Ist diese vorhanden, hören die Gehirndrüsen auf, das Schilddrüsengewebe zu vermehrtem Wachstum anzuregen. Der Kropf, der durch dieses Wachstum entstanden ist, wächst nicht mehr weiter. Insbesondere bei jüngeren Menschen kann er sich sogar zurückbilden.
Wenn diese Behandlung abgeschlossen ist, können Jodidtabletten einem weiteren Jodmangel vorbeugen.

ANWENDUNG

Um einen Kropf zu verkleinern, sind üblicherweise täglich 200 Mikrogramm Jodid, bisweilen auch 400 Mikrogramm, notwendig. Später genügen meist sechs bis zwölf Monate lang täglich 100 bis 200 Mikrogramm.
Für Menschen, die die tägliche Einnahme einer Tablette nicht gewährleisten können, gibt es Produkte, die einmal pro Woche eingenommen werden. Bei diesen enthält eine Tablette so viel Jodid, dass es für eine ganze Woche ausreicht. Diese Mittel sind vor allem für Personen geeignet, die einen erhöhten Jodbedarf haben, zum Beispiel Jugendliche. Wenn Sie eines dieser Präparate verwenden, sollten Sie einen Merkkalender führen, um sicherzustellen, dass Sie die Einnahme nicht vergessen, aber auch nicht versehentlich mehr als eine Tablette in der Woche schlucken.

ACHTUNG

Bei Einnahme von Jodid ist eine Radiojodbehandlung weniger effektiv.

Gegenanzeigen

Unter folgenden Bedingungen dürfen Sie kein Jodid anwenden:
- Der Verdacht, dass ein Schilddrüsenkrebs vorliegt, ist nicht ausgeräumt.
- Es besteht eine Schilddrüsenüberfunktion.
- Sie leiden an einer speziellen Hautkrankheit (Dermatitis herpetiformis Duhring).
- Sie haben eine Unverträglichkeit gegenüber Jod.

Unter folgenden Bedingungen sollten Sie das Mittel nur nach Rücksprache mit einem Arzt einsetzen, wenn dieser Nutzen und Risiken der Anwendung sorgfältig abgewogen hat:
- Es liegt eine akute Schilddrüsenerkrankung vor oder eine solche ist gerade abgeklungen.
- In Ihrer Schilddrüse gibt es sogenannte autonome Knoten. Als solche bezeichnet man Zellbezirke, deren Hormonproduktion nicht mehr der Steuerung durch die Gehirndrüsen gehorcht. Derartiges kommt besonders bei älteren Menschen häufig vor.

Wechselwirkungen mit Medikamenten

Wenn Sie noch andere Medikamente nehmen, ist zu beachten:
- Wird Lithium (bei Depressionen) zusammen mit einer großen Menge Jodid (mehr als 1 Milligramm am Tag) eingenommen, erhöht sich das Risiko für einen Kropf und eine Schilddrüsenunterfunktion.
- Jodid verringert die Wirkung der Medikamente, die eine übermäßige Produktion von Schilddrüsenhormonen bremsen sollen.
- Der Kaliumanteil, der durch Kaliumjodid in den Körper gelangt, belastet den Kaliumhaushalt. Dieser Effekt verstärkt sich, wenn Sie zusätzlich kaliumsparende Diuretika (bei hohem Blutdruck, und Nierenfunktionsstörungen) einnehmen.

- Eine Reihe von Arzneimitteln enthält Jod. Kommt dieser Anteil zu den Jodidtabletten hinzu, kann die kritische Grenze überschritten werden, ab der unerwünschte Wirkungen zu erwarten sind. Zu diesen Arzneimitteln gehören vor allem Röntgenkontrastmittel, Povidon-Jod (→ Seite 390) und Jodtinktur (bei Hauterkrankungen, zur Desinfektion) sowie Amiodaron (bei Herzrhythmusstörungen).

Allergisch gegen Jod?

Manche Menschen meinen, sie könnten aufgrund einer Jodallergie kein jodiertes Speisesalz verwenden und keine Jodidtabletten einnehmen. Das ist jedoch ein Irrtum. Allergien auf Jod, das über den Mund aufgenommen wird, sind sehr selten. Voraussetzung für eine allergische Reaktion des Immunsystems ist, dass das Molekül der Substanz, das die Reaktion auslöst, relativ groß ist. Diese Bedingung erfüllen zum Beispiel jodhaltige Röntgenkontrast- und Desinfektionsmittel wie Povidon-Jod (→ Seite 390). Hier ist jedoch nicht das Jod für die Allergie verantwortlich, sondern das gesamte große Molekül, in dem das Jod ein Bestandteil ist.
Die Jodverbindungen, die in Jodsalz und in Tabletten enthalten sind, sind hingegen so klein, dass sie keine solche Immunantwort hervorrufen können. In ganz seltenen Einzelfällen bekommen Menschen dennoch Hautausschlag, gerötete Augen, Husten, Schnupfen und Kopfschmerzen, wenn sie mit Jodhaltigem in Kontakt kommen – allerdings muss das schon eine außergewöhnlich große Menge Jod sein. Diese Menschen vertragen kein Jod und reagieren darauf in der beschriebenen Weise. Für sie kann bereits die Jodmenge in Depottabletten, die nur einmal in der Woche eingenommen werden müssen, eine Gefahr darstellen. Die geringe Menge Jod, die in den Präparaten zur täglichen Einnahme oder im jodierten Speisesalz enthalten ist, stellt dagegen kein Problem dar.
Jodhaltige Verbindungen, die auf Haut und Schleimhaut aufgetragen werden, können zu Kontaktallergien führen; diese sind aber auf den Ort begrenzt, an dem das Mittel eingewirkt hat. Ungeachtet dieser Reaktionen kann eine überhöhte Zufuhr von Jod für Menschen mit Schilddrüsenerkrankungen gefährlich werden, weil es eine Überfunktion auslösen kann.

Unerwünschte Wirkungen

▶ Muss beobachtet werden

Wenn Sie Anzeichen bemerken, wie sie für eine Schilddrüsenunterfunktion oder -überfunktion typisch sind, sollten Sie sich an einen Arzt wenden. Symptome einer Unterfunktion sind Müdigkeit, Trägheit, depressive Stimmung, raue Haut und spröde Haare, die einer Überfunktion sind unter anderem Unruhe, schneller Herzschlag, Händezittern, Schwitzen und Gewichtsverlust. Bei Personen, die eine Schilddrüsenentzündung haben oder hatten, besteht bei Jodzufuhr das Risiko einer Unterfunktion. Sie sollten besser Schilddrüsenhormone erhalten. Bei solchen, die in der Schilddrüse unerkannte, selbstständig arbeitende Bezirke haben, die der Steuerung durch die Gehirndrüsen nicht mehr gehorchen, kann sich durch Jod eine Überfunktion entwickeln.
Fieber, Reizhusten, akneartiger Hautausschlag, Jucken und Brennen der Augen, Durchfall, Kopfschmerzen und metallischer Geschmack im Mund können Zeichen einer Unverträglichkeit von Jod sein. Von diesen Beschwerden sollten Sie einem Arzt berichten.

Jodetten Henning 1x wöchentlich 1 530 Mikrogramm Tabletten: Wenn sich die Haut rötet, juckt und sich zusätzlich Bläschen bilden, vertragen Sie das Mittel vermutlich nicht. Dann sollten Sie es absetzen und nicht weiter anwenden. Haben sich die Hauterscheinungen (→ Seite 14) einige Tage danach nicht merklich gebessert, sollten Sie einen Arzt aufsuchen.

▶ Sofort zum Arzt

Jodetten Henning 1x wöchentlich 1 530 Mikrogramm Tabletten: Wenn starker Hautausschlag, Juckreiz, Herzrasen, Atemnot, Schwäche und Schwindel auftreten, müssen Sie unverzüglich den Notarzt (Telefon 112) rufen, weil es sich um eine lebensbedrohliche Allergie (→ Seite 14) handeln kann. Allergische Reaktionen auf Jod sind allerdings sehr selten. Näheres hierzu lesen Sie unter „Allergisch gegen Jod?" (→ nebenstehend).

Hinweise

Für Kinder unter 14 Jahren

Säuglinge brauchen täglich etwa 50 Mikrogramm Jodid, Kinder bis neun Jahre etwa 100 Mikrogramm. Ein Jodmangelkropf wird bei Kindern bis zur Pubertät allein mit 100 bis

200 Mikrogramm Jodid behandelt. Diese Behandlung sollte aber immer in ärztlicher Hand liegen.

Für Schwangerschaft und Stillzeit

Ab der zehnten bis zwölften Woche produziert das ungeborene Kind seine Schilddrüsenhormone selbst. Dazu benötigt es ausreichend Jod. Deshalb sollten schwangere Frauen pro Tag etwa 230 Mikrogramm Jodid zu sich nehmen. Viel mehr darf es allerdings nicht sein, sonst schaltet sich die Schilddrüse des Kindes ab und es wird mit einer Schilddrüsenunterfunktion geboren. Das bedeutet, dass sich eine Kropfbehandlung mit hoch dosiertem Jodid während der Schwangerschaft verbietet.

Schwangere Frauen sollten die Einnahme von Jodidtabletten in jedem Fall mit einem Arzt absprechen.

Das gilt auch für stillende Frauen, die täglich etwa 260 Mikrogramm Jodid aufnehmen sollten.

Für ältere Menschen

Ältere Personen dürfen nicht mehr als 50 bis 100 Mikrogramm Jodid pro Tag einnehmen, weil sie die Hormone langsamer abbauen. Außerdem haben sie häufiger als jüngere Menschen autonome Bezirke in der Schilddrüse, die durch eine größere Jodidgabe aktiviert werden können.

Kropf

Handelsname Darreichungsform	Zusammensetzung pro 1 ml/1 g oder wie angegeben bzw. pro abgeteilte Einheit	Kleinste Packungsgröße	Unverb. Preis in Euro	Bewertung für das beanspruchte Anwendungsgebiet
Jodetten Henning 1 x wöchentlich 1 530 Mikrogramm Tabletten	**Kaliumjodid** 2 mg (entspricht 1,53 mg Jod)	14 Stück	5,65	**Geeignet** zur Vorbeugung gegen Jodmangel und bei Schilddrüsenerkrankungen, um Jod zuzuführen. → Seite 431
Jodetten 100 Henning	130,8 µg (entspricht 100 µg Jod)	50 Stück	2,77	
150 Henning	196 µg (entspricht 150 µg Jod)	50 Stück	3,58	
200 Henning Tabletten	261,6 µg (entspricht 200 µg Jod)	50 Stück	4,30	
Jodid 100 µg	**Kaliumjodid** 130,8 µg (entspricht 100 µg Jod)	50 Stück	2,50	**Geeignet** zur Vorbeugung gegen Jodmangel und bei Schilddrüsenerkrankungen, um Jod zuzuführen. → Seite 431
200 µg Tabletten	261,6 µg (entspricht 200 µg Jod)	50 Stück	3,89	
Jodid-ratiopharm 100 µg	**Kaliumjodid** 131 µg (entspricht 100 µg Jod)	50 Stück	2,40	**Geeignet** zur Vorbeugung gegen Jodmangel und bei Schilddrüsenerkrankungen, um Jod zuzuführen. → Seite 431
200 µg Tabletten	262 µg (entspricht 200 µg Jod)	50 Stück	3,55	

Hinweise zu den Tabellenspalten → Seite 34, zur Auswahl der Arzneimittel → Seite 28, zur Grundlage der Bewertung → Seiten 29, 33

Herz, Kreislauf

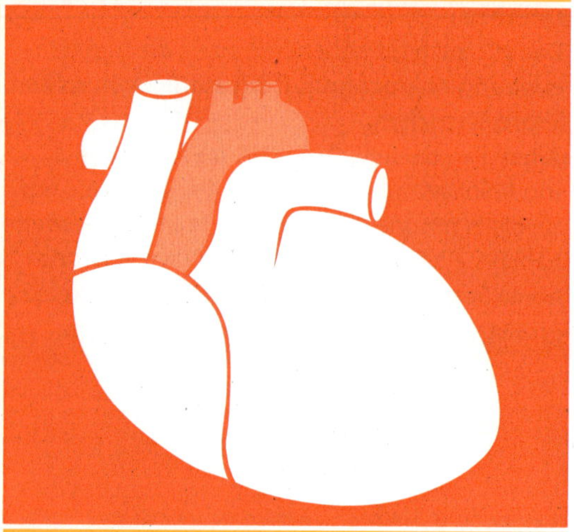

Über den Blutkreislauf finden alle Austausch- und Transportvorgänge im Organismus statt. Große, kleine und extrem feine Adern durchziehen den Körper wie ein dichtes Netz. Zentrum des Blutkreislaufs ist das Herz. In diesem Kapitel geht es um die medikamentöse Behandlung der wichtigsten Herz-Kreislauf-Erkrankungen.
Ablagerungen in den Schlagadern des Körpers, die vom Herzen weg in den Organismus führen, ziehen arterielle Durchblutungsstörungen (→ nachfolgend) nach sich, die sich nicht selten in einer koronaren Herzkrankheit und Angina Pectoris (→ Seite 436) äußern. Begünstigt wird eine solche „Arterienverkalkung" nicht nur durch hohen Blutdruck oder Rauchen, sondern auch durch erhöhte Blutfette (→ Seite 468).
Weit verbreitet sind Venenerkrankungen (→ Seite 458). Allgemeine Herz-Kreislaufbeschwerden (→ Seite 448) wie Schwindel, Leistungsschwäche und Atemnot können Ausdruck eines meist harmlosen niedrigen Blutdrucks, aber auch einer ernst zu nehmenden Herzschwäche sein.
Eine Blutarmut (→ Seite 477) entsteht vorwiegend infolge anderer Erkrankungen oder im Rahmen bestimmter Lebensphasen (z. B. Schwangerschaft, Wachstumsphasen).

Arterielle Durchblutungsstörungen

Arterien (Schlagadern) sind Blutgefäße, die das Blut vom Herzen in Kopf, Bauch, Arme und Beine befördern. In allen diesen Adern können sich Ablagerungen aus Kalk, Blutzellen und Fett (Plaques) bilden, die den Blutfluss behindern (Adernverkalkung, Arteriosklerose). Je nachdem welche Gewebe und Organe diese Arterien versorgen, ist deren Funktion dann mehr oder weniger beeinträchtigt:

- Ablagerungen in den Herzkranzgefäßen führen dazu, dass der Herzmuskel zu wenig Sauerstoff zur Verfügung hat und nicht voll funktionsfähig ist (koronare Herzkrankheit). Stockt der Blutfluss vollständig in einer oder mehreren Adern, wird der dahinter liegende Bezirk des Herzmuskels nicht mehr durchblutet und es kommt zum Herzinfarkt.
- Engstellen in den Schlagadern im Hals behindern die Sauerstoffversorgung des Gehirns und stellen somit eine latente Gefahr für einen Schlaganfall dar.
- Sind die Blutgefäße im Gehirn durch Ablagerungen „verkalkt", sind häufig Gedächtnisleistung und Ori-

entierungsfähigkeit beeinträchtigt (vaskuläre Demenz).

- Nicht selten verstopfen Ablagerungen die Arterien im Becken oder in den Beinen (periphere arterielle Verschlusskrankheit, abgekürzt PAVK). Dadurch können Behinderungen beim Gehen auftreten (Schaufensterkrankheit, medizinisch: Claudicatio intermittens, lateinisch für „vorübergehendes Hinken"). Zudem steigt das Risiko für eine Beinamputation. Bei etwa der Hälfte der PAVK-Patienten sind die Oberschenkelarterien verschlossen, bei einem Drittel geht die PAVK von den Beckenarterien aus, und eher selten (bei Menschen mit Diabetes allerdings häufiger) engen die Ablagerungen die Arterien an Unterschenkel, Fuß und Zehen ein. Die Ablagerungen bilden sich bevorzugt an einer Gefäßverzweigung (Bifurkation), in der Oberschenkelarterie (Arteria femoralis) auch an der Stelle, wo das Blutgefäß oberhalb des Knies durch eine Muskellücke (Adduktorenkanal) hindurch verläuft. Jedes Anspannen der Muskeln drückt die Ader zusammen, und dieser mechanische Reiz führt häufig dazu, dass sich dort Engstellen bilden.

Anzeichen und Beschwerden

Arterielle Durchblutungsstörungen verursachen im Anfangsstadium keine Beschwerden. Erst wenn die Arterien um über 50 bis 70 Prozent verengt sind, machen sie sich bemerkbar.

Periphere arterielle Verschlusskrankheit (PAVK)

Eine PAVK entwickelt sich schleichend und kann sich über viele Jahre, manchmal sogar über Jahrzehnte hinziehen. Zeitweise stagniert sie, dann verschlimmert sie sich wieder. Typisch sind Schmerzen in den Körperteilen unterhalb der Engstelle in der Arterie. Sind die Beckenarterien verstopft, schmerzen meist die Gesäßregion und/oder die Oberschenkel. Sind die Oberschenkelarterien betroffen, tun die Waden weh, ähnlich wie bei einem Muskelkater. Bei Ablagerungen in den Unterschenkelgefäßen zeigen sich die Beschwerden eher an den Füßen. Es kann aber ebenso gut sein, dass Waden- oder Fußschmerzen auf verengte Beckenarterien zurückgehen.

Die Schmerzen treten anfangs nur beim Gehen auf und verschwinden in Ruhe. Mit der Zeit nehmen sie so zu, dass im fortgeschrittenen Stadium nur noch wenige Meter am Stück schmerzfrei zurückgelegt werden können. Dann wird die PAVK als „Schaufensterkrankheit" bezeichnet: Man bleibt vor jedem Schaufenster stehen, weil die Schmerzen dazu zwingen und beim Stehenbleiben wieder verschwinden. Häufig sind die Füße kalt oder die Zehen fühlen sich taub und abgestorben an.

Wenn die Krankheit weiter fortschreitet, treten die Schmerzen auch in Ruhe auf, zum Beispiel nachts. Die Beschwerden bessern sich häufig, wenn das Bein aus dem Bett hängt. Viele PAVK-Kranke schlafen deshalb im Sitzen, in einer anderen Haltung ertragen sie die Schmerzen nicht.

Im letzten Krankheitsstadium ist die Durchblutung so schlecht geworden, dass Teile des Fußes absterben, meist zuerst an den Zehen (Nekrose, Gangrän). Dann droht eine Amputation.

Die PAVK wird in vier Stadien eingeteilt:

- Stadium I: Es sind Ablagerungen vorhanden, sie verursachen aber noch keine Beschwerden.
- Stadium II: Unter Belastung – zum Beispiel beim Gehen – treten Schmerzen auf. Im Stadium IIa beträgt die schmerzfreie Gehstrecke über 200 Meter, im Stadium IIb liegt sie darunter.
- Stadium III: Das Bein schmerzt auch in Ruhe.
- Stadium IV: Am Fuß oder Bein ist die Durchblutung so schlecht geworden, dass offene Geschwüre entstehen oder Gewebe abstirbt (Gangrän). Dann kann es notwendig werden, Zehen, Fuß oder Bein zu amputieren, um zu verhindern, dass sich die Gangrän ausdehnt und eine Blutvergiftung auslöst.

Durchblutungsstörungen im Gehirn

Ablagerungen in den Hals- und Kopfschlagadern können dazu führen, dass Empfindungs- und Wahrnehmungsstörungen auftreten, beispielsweise ein vorübergehendes Taubheits- und Schwächegefühl in einem Arm oder Bein, Schwierigkeiten beim Sprechen oder Sehen. Das sind Anzeichen dafür, dass das Gehirn nicht mehr genügend mit Sauerstoff versorgt wird. Solche auf Sekunden oder wenige Minuten, selten auch auf einige Stunden begrenzten, mit Blutmangel einhergehenden Anfälle (medizinisch als „transitorische ischämische Attacken" bezeichnet, abgekürzt TIA) sind meist Vorboten eines Schlaganfalls.

Durchblutungsstörungen im Gehirn können auch die Hirnleistungsfähigkeit beeinträchtigen. Eine solche vaskuläre Demenz entwickelt sich langsam und verstärkt sich über Jahre hinweg immer mehr. Im Allgemeinen beginnt sie mit Schwindelgefühlen. Mit der Zeit entwickeln sich Vergesslichkeit und Störungen der Gedächtnisleistung: Beispielsweise wird die

Geldbörse liegen gelassen, ohne dass dazu eine Erinnerung existiert; der Schlüssel steckt noch Stunden nach dem Aufschließen im Schloss, obwohl steif und fest behauptet wird, er sei abgezogen worden. Später kommen Verwirrtheit und Orientierungslosigkeit dazu, sodass die Betroffenen nicht mehr allein gelassen werden können.

Koronare Herzerkrankung

Bei körperlicher Anstrengung (Laufen, Treppensteigen, Anheben von Lasten) entsteht ein beängstigendes und schmerzhaftes Engegefühl in der Brust (Angina Pectoris). Häufig kommt das Gefühl hinzu, nicht mehr richtig durchatmen zu können. In Ruhe, also im Sitzen oder Liegen, bessern sich die Beschwerden.

Ursachen

Arterielle Durchblutungsstörungen sind meist auf Ablagerungen (Plaques) in den Blutgefäßen zurückzuführen. Sie entstehen, wenn die empfindliche Arterieninnenwand (Intima) sich verdickt. Dann beginnt die Muskulatur der Arterienwand zu wuchern, auch Fett und kalkhaltige Verbindungen lagern sich ein, sodass sich die Blutgefäße verengen (Arteriosklerose). Die Engstellen führen dazu, dass der Stoffwechsel in der Muskulatur aufgrund der gestörten Durchblutung nicht in gewohnter Form aufrechterhalten werden kann. In den Beinen entstehen dann die typischen Beschwerden (Schmerzen beim Gehen). Mit der Zeit können diese Plaques so groß werden, dass sie das Blutgefäß komplett verschließen.

Die Ablagerungen in den Blutgefäßen werden durch erbliche Faktoren, aber auch durch die Lebensweise begünstigt:

- Ungesunde Ernährung mit einem zu hohen Anteil an tierischen Fetten und gesättigten Fettsäuren (gehärtete Fette)
- Bewegungsmangel
- hoher Blutdruck
- Diabetes
- Rauchen
- Übergewicht.

Auf Ablagerungen können sich Blutgerinnsel (Thromben) bilden, die die Adern und somit auch den Blutfluss blockieren. Häufig kommt es vor, dass sich die Blutgerinnsel ablösen, mit dem Blut wegtreiben und nachfolgende kleinere Adern vollständig blockieren (Embolie).

Die Arterien, vorwiegend in Bauch, Becken und Beinen, können über lange Strecken Kalk einlagern. Dadurch werden sie hart und unelastisch, was die Durchblutung ebenfalls beeinträchtigt.

Ein hoher Gehalt an Homozystein (eine Substanz, die bei der Verarbeitung von Eiweißstoffen im Körper gebildet wird) im Blut kann auf ein erhöhtes Risiko für Arteriosklerose oder ihre Folgeerkrankungen hinweisen. Ob dieser Stoff Gefäßablagerungen selbst verursacht, ist unklar. Ein hoher Homozysteinspiegel kann auch erblich bedingt sein.

In seltenen Fällen entstehen Durchblutungsstörungen aufgrund von Entzündungen oder Krämpfen (Spasmen) in den Blutgefäßen.

Vorbeugung

Sie können selbst einiges dazu beitragen, dass die Adern möglichst frei von Ablagerungen bleiben:

- Essen Sie möglichst wenig cholesterinreiche Lebensmittel tierischen Ursprungs wie Butter, Sahne, fettreichen Käse, Fleisch, Wurst, Innereien, Schalentiere und Eigelb. Auch gehärtete Pflanzenfette und Fette mit vielen gesättigten Fettsäuren (Kokos- und Palmfett, Schmalz, Majonäse, Speck) lassen die Blutfettwerte ansteigen. Empfehlenswert ist stattdessen eine Kost mit viel Gemüse, Obst, Fisch, Geflügel und Vollkornprodukten (z. B. Nudeln, Brot, Reis und alle anderen Getreidesorten).
- Hoher Blutdruck mit Werten über 140/90 mmHg sollte konsequent behandelt werden.
- Sorgen Sie dafür, dass Sie sich täglich eine halbe Stunde bewegen: mit Spazierengehen, Gartenarbeit, Sport (geeignet sind vor allem Ausdauersportarten wie Joggen, schnelles Gehen, Schwimmen, Radfahren, Skilanglauf). Damit bauen Sie Übergewicht ab, und gleichzeitig sinkt der Blutdruck.
- Geben Sie das Rauchen auf.
- Da Stress bei einer bestehenden Arteriosklerose das Risiko für Herzinfarkt und Schlaganfall steigert, sollten Sie lernen, sich ausreichend zu entspannen.
- „Gehirn-Jogging“ in Form von spielerischen Konzentrationsübungen und Rätseln oder auch das Erlernen und Spielen eines Instruments können dazu beitragen, dass die Leistungsfähigkeit des Gehirns auch im hohen Alter möglichst lange erhalten bleibt.

Allgemeine Maßnahmen

Alles, was Durchblutungsstörungen vorbeugt, ist auch ratsam, wenn bereits Ablagerungen in den Blutgefäßen vorhanden sind. Das gilt insbesondere für das Rauchen. Sie sollten es unbedingt aufgeben. Darüber hinaus sind folgende Maßnahmen sinnvoll:

- Im Stadium II der PAVK ist ein konsequentes Gehtraining unverzichtbar, siehe auch „Das Gehtraining bei PAVK" (→ nebenstehend). Die Frage, ob ein Gehtraining auch schon im Stadium I als wichtige Behandlungsmaßnahme eingesetzt werden soll, wurde bisher in klinischen Untersuchungen noch nicht ausreichend beantwortet. Regelmäßige Bewegung ist aber in jedem Fall eine der wichtigsten Maßnahmen.
- Wenn Sie Diabetes haben, sollten Sie darauf achten, dass der Blutzucker möglichst gut reguliert wird.
- Der Blutdruck sollte nicht über 140/90 mmHg liegen.
- Verstopfte Arterien in Hals, Becken und Beinen können durch künstliche Adern ersetzt werden.
- Engstellen in den Arterien lassen sich mit einem Ballonkatheter mechanisch aufdehnen oder operativ entfernen. Ausgedehnte harte Ablagerungen in den Beinarterien können auch mit Minifräsen abgeraspelt werden. Anschließend kann ein Stent eingesetzt werden (Stents sind feinmaschige Gewebe zum Beispiel aus sehr feinem Drahtgeflecht, die die Blutgefäße auskleiden und somit offen halten).
- Zu hohe Homozysteinspiegel im Blut lassen sich senken, wenn Sie darauf achten, dass Ihre Nahrung viel Vitamin B_6, B_{12} und Folsäure enthält. Reich an Folsäure sind dunkelgrüne Blattgemüse (zum Beispiel Spinat, Mangold) und weiße Bohnen, viel Vitamin B steckt in Vollkornprodukten und allen Kohlsorten.
- Wenn aufgrund der schlechten Durchblutung bestimmte Gliedmaßen (zum Beispiel die Zehen) trotz Ballondilatation, operativer Eingriffe und eventuell einer medikamentösen Therapie mit verschreibungspflichtigen Prostaglandinen absterben, bleibt nur die Amputation, weil von den abgestorbenen Gewebeteilen lebensbedrohliche Infektionen ausgehen können.

Das Gehtraining bei PAVK

Neben der Behandlung zusätzlicher Erkrankungen oder Risikofaktoren (siehe unter „Allgemeine Maßnahmen") ist im Stadium II der PAVK ein tägliches Gehtraining besonders wichtig. Obwohl methodisch hochwertige Studien bislang fehlen, die den Nutzen eines Gehtrainings hieb- und stichfest belegen, steht nicht infrage, dass ein regelmäßiges Gehtraining bei einer PAVK mit Claudicatio intermittens die Gehstrecke insgesamt und – wichtiger noch – die schmerzfreie Gehstrecke verlängern kann. Dabei kommt es auf Ihre Initiative an: Je konsequenter Sie täglich gehen, desto wirksamer ist das Training. Der Effekt besteht darin, dass sich durch den erhöhten Sauerstoffbedarf der Muskulatur beim Gehen Umgehungsblutgefäße (Kollateralen) ausbilden, durch die sich die Durchblutung verbessert. Damit dieser Effekt eintreten kann, müssen Sie aber wirklich täglich trainieren, sonst ist der Anreiz für den Körper zu schwach. Am besten lernen Sie das richtige Gehen in einer speziellen Trainingsgruppe. In vielen Orten gibt es mittlerweile solche Gefäßsportgruppen – erkundigen Sie sich beim Arzt danach.

Das Training besteht darin, dass Sie in möglichst raschem Tempo gehen (etwa 90 bis 120 Schritte pro Minute), und zwar so lange, bis leichte bis mittelstarke Schmerzen in den Beinen auftreten. Dann bleiben Sie stehen und warten ab, bis die Schmerzen abklingen. Anschließend gehen Sie weiter, bis die Schmerzen in vergleichbarer Stärke erneut einsetzen. Das Ganze wiederholen Sie 20 bis 30 Minuten lang. Absolvieren Sie diese Übung zwei- bis dreimal täglich, sodass Sie insgesamt auf eine Trainingszeit von einer Stunde kommen.

Dieses Gehtraining ist wichtiger als alle anderen Therapiemaßnahmen und durch keine Sportart zu ersetzen. Schwimmen oder Radfahren beispielsweise können die Durchblutung in den Beinen nicht wesentlich steigern. Je mehr Sie laufen, desto besser.

In manchen Fällen jedoch ist ein Gehtraining aufgrund von Begleiterkrankungen schwierig: Im Rahmen einer Herzschwäche kann beim Laufen Atemnot auftreten, bei schwerer Arthritis oder Arthrose fällt das Gehen oft schwer, bei neurologischen Störungen wie multipler Sklerose oder bei Parkinsonkrankheit ist an ein Gehtraining ebenfalls nicht zu denken.

Wann zum Arzt?

Nahezu alle arteriellen Durchblutungsstörungen gehen mit behandlungsbedürftigen Begleiterkrankungen wie erhöhtem Blutdruck, erhöhten Blutfetten, Diabetes oder Herzkrankheiten einher. Sobald Sie Beschwerden haben, die auf arterielle Durchblutungsstörungen hinweisen (siehe unter „Anzeichen und Beschwerden"), müssen Sie daher einen Arzt aufsuchen, der klärt, in welchen Blutgefäßen sich Engstellen gebildet haben. Häufig sind dann rezeptpflichtige Medikamente erforderlich. Weitergehende Informationen zu diesen Arzneimitteln lesen Sie im HANDBUCH MEDIKAMENTE der Stiftung Warentest oder im Internet unter www.medikamente-im-test.de.

Eine Altersdemenz, die sich bei Durchblutungsstörungen im Gehirn entwickelt, sollte von Anfang an ärztlich behandelt werden.

Azetylsalizylsäure (bis zu 300 mg pro Tablette) kann nach Eingriffen an den Arterien ebenso zulasten der GKV verordnet werden wie nach einem Herzinfarkt oder Schlaganfall.

Bei Hirnleistungsstörungen im Rahmen einer Altersdemenz dürfen auch Präparate mit einem speziellen Ginkgo-biloba-Extrakt (standardisierter Aceton-Wasser-Auszug) zulasten der Kassen verordnet werden. Näheres hierzu lesen Sie unter der Überschrift „Ausnahmeliste" (→ Seite 694).

Behandlung mit Medikamenten

Bei allen arteriellen Durchblutungsstörungen ist Azetylsalizylsäure (→ nebenstehend), abgekürzt ASS, geeignet, zu verhindern, dass Blutplättchen verkleben und sich Blutgerinnsel bilden. Vorhandene Ablagerungen lassen sich damit jedoch nicht beeinflussen. ASS verringert nach einem Herzinfarkt oder Schlaganfall das Risiko für einen erneuten Herzinfarkt oder Schlaganfall. Darüber hinaus kann niedrig dosierte ASS auch das Risiko reduzieren, dass bei Patienten mit einer peripheren Verschlusskrankheit ein Herzinfarkt oder Schlaganfall oder bei Patienten mit verkalkten Hirngefäßen ein Schlaganfall auftritt.

Alle anderen für die Selbstmedikation angebotenen Medikamente zur Vorbeugung und Behandlung von Durchblutungs- oder Hirnleistungsstörungen können die Therapie mit anderen, rezeptpflichtigen Mitteln nicht ersetzen. Da für keines der rezeptfreien Mittel die therapeutische Wirksamkeit nachgewiesen ist, können Sie auf diese Präparate verzichten. Das gilt bei einer peripheren arteriellen Verschlusskrankheit sowohl für Extrakte aus Ginkgo (→ Seite 441) als auch für den gefäßerweiternden Wirkstoff Moxaverin (→ Seite 441), deren therapeutische Wirksamkeit bei peripheren arteriellen Durchblutungsstörungen nicht ausreichend nachgewiesen ist.

Bei Hirnleistungsstörungen ist der Einsatz von Gingko-biloba-Extrakt aufgrund positiver Studienberichte allenfalls gerechtfertigt, wenn besser geeignete Mittel nicht angewendet werden können. Diese Medikamente sind jedoch rezeptpflichtig. Nähere Informationen dazu lesen Sie im HANDBUCH MEDIKAMENTE der Stiftung Warentest oder im Internet unter www.medikamente-im-test.de.

Anthroposophische, homöopathische und traditionell angewendete Mittel

Zu den meistgekauften Mitteln gehören auch *Cefavora* und *Ginkgo biloba comp. HEVERT*. Dabei handelt es sich um homöopathische Präparate, die sich nach den Grundsätzen dieses Buches nicht bewerten lassen und deshalb nicht näher besprochen werden. Allgemeine Informationen zu der genannten Therapierichtung finden Sie im Abschnitt „Homöopathische Arzneimittel" (→ Seite 21).

Azetylsalizylsäure

Acesal, Aspirin protect, ASS-ISIS, ASS-ratiopharm, Godamed, HerzASS-ratiopharm

Azetylsalizylsäure, abgekürzt ASS, lindert Schmerzen, behindert aber auch die Bildung der körpereigenen Substanz Thromboxan A_2. Diese ist verantwortlich für die Klebrigkeit der Blutplättchen (Thrombozyten). Ist zu viel Thromboxan A_2 vorhanden, verklumpen die Blutplättchen leicht miteinander. Diese Thrombozytenaggregation spielt bei arteriellen Durchblutungsstörungen eine wichtige Rolle. Wird weniger Thromboxan gebildet, haften die Blutplättchen schlechter aneinander und verkleben weniger mit Ablagerungen an den Wänden der Blutgefäße, es bilden sich seltener Gerinnsel. Bereits vorhandene Ablagerungen lassen sich damit jedoch nicht beeinflussen.

ASS kann bei Personen, bei denen sich bereits ein Herzinfarkt oder ein Schlaganfall ereignet hat, einem weiteren solchen Ereignis vorbeugen.

Auch lässt sich damit verhindern, dass sich mit einem Ballonkatheter aufgedehnte Blutgefäße oder die im Rahmen einer Bypassoperation angelegten Umgehungsadern erneut verschließen. Für diese Behandlungsziele ist ASS geeignet.

Ob eine Einnahme von ASS auch vor einem ersten Herzinfarkt oder Schlaganfall nützlich ist, ist nicht eindeutig erwiesen. Eine solche Behandlung erscheint vor allem bei Personen mit einem erhöhten Risiko für Herz-Kreislauf-Erkrankungen, wie beispielsweise hohem Blutdruck oder Diabetes, sinnvoll, und einige Studien legen auch nahe, dass die Einnahme von ASS in niedriger Dosierung vor einem Herzinfarkt oder Schlaganfall schützen kann. Personen mit solchen Zusatzerkrankungen sind zwar stärker gefährdet als Gesunde, einen Herzinfarkt oder Schlaganfall zu erleiden, das Risiko ist aber dennoch relativ gering. Dem zu erwartenden Nutzen stehen nicht unerhebliche Risiken, vor allem die Gefahr von inneren Blutungen, gegenüber. Auch müssten sehr viele Menschen (bei Personen mit nur gering erhöhtem Risiko für Herz-Kreislauf-Erkrankungen wären es über 300) sehr lange Zeit (über sechs Jahre lang) vorsorglich ASS einnehmen, um einen einzigen Menschen vor einem Herzinfarkt oder Schlaganfall zu bewahren. Solange die Datenlage nicht eindeutiger ist, kann die vorbeugende Einnahme von ASS bei geringem Grundrisiko nicht empfohlen werden.

Wird niedrig dosierte Azetylsalizylsäure bei Personen mit einem erhöhten Risiko für Herz-Kreislauf-Erkrankungen eingesetzt, um einem Herzinfarkt oder Schlaganfall vorzubeugen, deuten Studienergebnisse darauf hin, dass Männer und Frauen möglicherweise unterschiedlich auf das Arzneimittel reagieren: So treten bei Frauen vor allem weniger Schlaganfälle auf, bei Männern verringert sich eher die Anzahl der Herzinfarkte. Bei beiden Geschlechtern gleichermaßen treten vermehrt unerwünschte Blutungen auf. Ob hier tatsächlich eine geschlechterspezifische Wirkung vorliegt, müssen weitere Untersuchungen erst noch bestätigen, bevor sich daraus Empfehlungen für die therapeutische Praxis ableiten lassen.

Anwendung

Sie nehmen täglich 75 bis 300 Milligramm (in aller Regel 100 Milligramm) Azetylsalizylsäure ein. Die gerinnungshemmende Wirkung tritt sehr schnell – bereits nach 30 bis 60 Minuten – ein und hält nach dem Absetzen der Mittel noch vier bis acht Tage an.

Wenn Sie die Mittel auf Dauer nehmen müssen, sollte dies immer im Rahmen einer ärztlichen Behandlung erfolgen.

Achtung

Vor einer geplanten Operation oder einem zahnärztlichen Eingriff sollten diese Mittel in der Regel abgesetzt werden, besprechen Sie das vorher mit dem Arzt.

Wegen des Risikos für Magen- und Zwölffingerdarmgeschwüre sollten Personen, bei denen ein erhöhtes Risiko für solche Geschwüre besteht, ASS nur in Kombination mit Präparaten einnehmen, die die Säureproduktion im Magen bremsen.

Gegenanzeigen

Unter folgenden Bedingungen dürfen Sie ASS nicht anwenden:

- Sie haben oder hatten ein Magen- oder Zwölffingerdarmgeschwür.
- Sie neigen aufgrund einer Veranlagung oder Krankheit zu Blutungen oder Sie nehmen gerinnungshemmende Medikamente (bei erhöhter Thrombosegefahr) ein.

Unter folgenden Bedingungen sollte der Arzt Nutzen und Risiken der Anwendung von ASS sorgfältig abwägen:

- Die Nieren sind schwer geschädigt.
- Die Funktion Ihrer Leber ist erheblich gestört.
- Sie haben Bronchialasthma oder Nasenpolypen oder neigen zu Allergien.

Wechselwirkungen mit Medikamenten

Wenn Sie noch andere Medikamente nehmen, ist zu beachten:

- Wird ASS zusammen mit bestimmten Rheumamedikamenten (NSAR) angewendet, wie sie bei Gelenkbeschwerden vielfach eingesetzt werden, steigt das Risiko für Schäden am Magen, in deren Folge Blutungen auftreten können. Dies gilt auch für Kopfschmerztabletten mit ASS (z. B. *Aspirin*, *ASS-ratiopharm*, *Thomapyrin* u. a.).
- Kortisonhaltige Mittel als Tabletten oder Spritzen/Infusionen (bei Entzündungen, Immunreaktionen) können die schädliche Wirkung von ASS auf den Magen verstärken. Dann steigt das Risiko für Blutungen.

- ASS kann die Wirkung von Methotrexat (bei Rheuma, Krebs) und Lithium (bei Depressionen) erheblich verstärken.
- ASS kann die Wirkung von Phenytoin und Valproinsäure (bei Epilepsien) verstärken. Bei dauerhafter Anwendung von ASS steigt deshalb das Risiko für unerwünschte Wirkungen der Epilepsiemittel. Eventuell muss der Arzt dann die Konzentration des Epilepsiemittels im Blut bestimmen und die Dosierung entsprechend verringern.

▶ **Unbedingt beachten**

Es gibt deutliche Hinweise darauf, dass ASS bei gleichzeitiger Dauereinnahme von Ibuprofen (bei Arthrose) nicht mehr vor einem Herzinfarkt oder Schlaganfall schützt. Sie sollten beide Mittel deshalb nicht gleichzeitig einnehmen. Ist bei Arthrose eine entzündungshemmende Behandlung erforderlich, sind Mittel mit Diclofenac vorzuziehen.

In Kombination mit Mitteln zur Blutverdünnung wie Phenprocoumon und Warfarin (bei erhöhter Thrombosegefahr) verstärkt ASS die gerinnungshemmende Wirkung. Dadurch erhöht sich das Risiko für innere Blutungen. Diese Wechselwirkung ist davon abhängig, wie hoch ASS dosiert wird. Wenn Sie die genannten Wirkstoffe einnehmen, dürfen Sie ASS nicht gleichzeitig als Schmerzmittel anwenden, weil ASS dann fünf- bis zehnmal höher dosiert wird als zur Vorbeugung von Blutgerinnseln. Näheres hierzu unter „Mittel zur Blutverdünnung: verstärkte Wirkung" (→ Seite 11).

ASS kann in einer Dosierung von mehr als 1 Gramm pro Tag die Wirkung von Sulfonylharnstoff-Tabletten (bei Typ-2-Diabetes) verstärken. Dann werden Unterzuckerungen wahrscheinlicher. Wenn Sie die genannten Wirkstoffe einnehmen, dürfen Sie ASS nicht gleichzeitig als Schmerzmittel anwenden. Näheres hierzu lesen Sie unter „Mittel zur Blutzuckersenkung: verstärkte Wirkung" (→ Seite 11).

Wechselwirkungen mit Speisen und Getränken

Größere Mengen oder regelmäßiger Konsum von Alkohol können die schädliche Wirkung von Azetylsalizylsäure auf den Magen verstärken. Dann steigt das Risiko für Magen- und Zwölffingerdarmgeschwüre und -blutungen.

Unerwünschte Wirkungen

Die folgenden unerwünschten Wirkungen können auftreten, wenn Sie niedrig dosierte Azetylsalizylsäure regelmäßig und über einen längeren Zeitraum einnehmen.

▶ **Keine Maßnahmen erforderlich**

Die verstärkte Blutungsneigung führt dazu, dass bei Stößen und Prellungen leicht blaue Flecken entstehen.

Mehr als 1 von 100 Behandelten klagen über Magen-Darm-Beschwerden wie Bauchschmerzen, Übelkeit oder Erbrechen.

▶ **Muss beobachtet werden**

Auch bei niedriger Dosierung kann es zu Magenschmerzen, Aufstoßen, Übelkeit oder Durchfall kommen. Halten die Beschwerden an, sollte eine Magenspiegelung gemacht werden, um festzustellen, ob sich ein Magengeschwür gebildet hat.

Blässe und Müdigkeit deuten auf eine Blutarmut hin. Diese kann sich bei regelmäßigem Gebrauch von ASS entwickeln, weil es sein kann, dass aus winzigen Verletzungen der Magenschleimhaut Blut austritt. Dieses Blut scheiden Sie unbemerkt mit dem Stuhl aus. Eine solche Blutarmut kann der Arzt mit einer Blutuntersuchung feststellen.

Die Zeit, bis das Blut gerinnt, verlängert sich. Verletzungen bluten dann länger als sonst. Bemerken Sie kleine rote Punkte in der Haut, kann es sein, dass Blut aus sehr feinen Blutgefäßen (Kapillaren) ins Gewebe austritt. Solche Stellen sollten Sie dem Arzt zeigen.

Wenn die Haut sich verstärkt rötet und juckt, reagieren Sie vermutlich allergisch auf das Mittel. Dann sollten Sie es absetzen. Sind die Hauterscheinungen (→ Seite 14) einige Tage später nicht deutlich abgeklungen, sollten Sie einen Arzt aufsuchen.

▶ **Sofort zum Arzt**

ASS verstärkt die Blutungsneigung. Wenn Sie Blut erbrechen oder Ihr Stuhl schwarz gefärbt ist, müssen Sie sofort den Notarzt (Telefon 112) rufen. Es kann sich um eine akute Magenblutung handeln, die lebensbedrohlich sein kann.

Wenn Sie grippeartige Beschwerden haben, sich längere Zeit abgeschlagen und müde fühlen und Halsschmerzen und Fieber auftreten, kann es sich um eine Blutbildungsstörung (→ Seite 15) durch ASS handeln, die bedrohlich werden kann. Sie müssen dann umgehend einen Arzt aufsuchen, damit er das Blutbild kontrollieren kann. Diese Blutbildungsstörungen treten am ehesten in den ersten drei Behandlungsmonaten auf.

Hörstörungen, Ohrgeräusche, Schwindel und Zustände wie im Delirium (Bewusstseinsstörungen, keine zeitliche und räumliche Orientierung, das Sehen von Trugbildern, Schwitzen, Zittern und Unruhe) lassen vermuten, dass ASS zu hoch dosiert wurde. In diesem Fall sollten Sie sich sofort an einen Arzt wenden.

Wenn starker Hautausschlag, Juckreiz, Herzrasen, Atemnot, Schwäche und Schwindel auftreten, müssen Sie die Einnahme sofort stoppen und unverzüglich den Notarzt (Telefon 112) rufen, weil es sich um eine lebensbedrohliche Allergie (→ Seite 14) handeln kann.

HINWEISE

Für Kinder unter 14 Jahren

Kinder unter zwölf Jahren dürfen keine Mittel mit Azetylsalizylsäure bekommen. Vor allem wenn sie einen Virusinfekt wie Grippe oder Windpocken haben, besteht das seltene Risiko, dass ASS ein Reye-Syndrom auslöst, bei dem schwere Leber- und Hirnschäden möglich sind. Erstes Symptom ist lang anhaltendes Erbrechen; später ist das Kind nur noch schlecht ansprechbar und hat Zustände wie im Delirium (Bewusstseinsstörungen, keine zeitliche und räumliche Orientierung, das Sehen von Trugbildern, Schwitzen, Zittern und Unruhe). Rufen Sie bei solchen Anzeichen sofort den Arzt. Diese Nebenwirkung kann zum Tod führen.

Lediglich die Schwere bestimmter Erkrankungen (z. B. das Kawasaki-Syndrom, eine schwere entzündliche Erkrankung des Lymphsystems im frühen Kindesalter) kann es in Einzelfällen notwendig machen, Azetylsalizylsäure auch bei jüngeren Kindern anzuwenden.

Für Schwangerschaft und Stillzeit

Während der gesamten Zeit der Schwangerschaft sollten Sie wegen der Gefahr von Blutungen keine Azetylsalizylsäure einnehmen. Im letzten Schwangerschaftsdrittel eingenommen, kann ASS aufgrund einer Wehenhemmung die Geburt verzögern. Darüber hinaus kann sich beim Kind die Verbindung zwischen Haupt- und Lungenschlagader vorzeitig schließen, was den Kreislauf des Kindes stark belastet.

ASS geht in die Muttermilch über, bisher sind jedoch keine Hinweise auf Schädigungen bekannt geworden, wenn die Dosierung 150 mg ASS pro Tag nicht überschreitet.

Für ältere Menschen

Bei Menschen über 60 Jahre ist das Risiko für Magen-Darm-Blutungen besonders groß. Jeder zweite über 70-Jährige verstoffwechselt Azetylsalizylsäure nur noch verzögert. Für diese Personen genügt eine geringere Dosis; andernfalls müssen sie mit vermehrten und schwereren unerwünschten Wirkungen rechnen. Da aber kaum jemand weiß, ob er zu diesem Personenkreis gehört, empfiehlt es sich für ältere Menschen, von Azetylsalizylsäure generell eine geringere Dosis einzunehmen (100 Milligramm oder weniger).

Moxaverin

Kollateral

Moxaverin soll verhindern, dass sich die Muskelzellen der glatten Muskulatur in den Wänden der Blutgefäße zusammenziehen und die Blutgefäße eng stellen können. Zurzeit gibt es jedoch keine veröffentlichte klinische Studie zur Behandlung von Durchblutungsstörungen mit Moxaverin. Die therapeutische Wirksamkeit ist demnach nicht ausreichend nachgewiesen, das Mittel gilt als „wenig geeignet".

ACHTUNG

Gegenanzeigen

Wenn Sie akute Magenbeschwerden (insbesondere Magen- oder Zwölffingerdarmgeschwüre) haben oder aufgrund einer Hirnblutung einen Schlaganfall erlitten haben, dürfen Sie das Mittel nicht anwenden.

HINWEISE

Für Schwangerschaft und Stillzeit

Über die Risiken einer Anwendung in Schwangerschaft und Stillzeit gibt es keine Erkenntnisse. Da das Mittel ohnehin als „wenig geeignet" bewertet wird, sollten Sie darauf verzichten.

Pflanzliches Mittel

Ginkgo

CRATON, Gingium, Gingobeta, Gingopret, Ginkgo Duopharm, Ginkgo-ISIS, Ginkgo Sandoz, Ginkgo Stada, GINKOBIL ratiopharm, Ginkodilat, Ginkopur, Kaveri, Rökan, Tebonin

Ginkgoextrakt wird aus den Blättern des in Asien beheimateten Ginkgo-Baumes gewonnen, die verschiedene Inhaltsstoffe (z. B. Terpene, Proanthozyanide, Heteroside, Flavone) enthalten. Wie Ginkgoextrakt wirkt und welche der verschiedenen Inhaltsstoffe an der Wirkung beteiligt sind, ist unklar. Vermutet werden verschiedene Wirkmechanismen.
Ginkgoextrakt soll

- die Blutgefäße erweitern, und zwar sowohl Arterien als auch Venen und kleinste Blutgefäße (Kapillaren)
- verhindern, dass die Blutplättchen verkleben
- „freie Radikale" einfangen, die die Zellen schädigen
- bestimmte körpereigene Stoffe (Zytokine) hemmen, die die Blutplättchen aktivieren und damit die Blutgerinnung fördern; erwartet wird, dass sich dadurch nicht so leicht Gerinnsel bilden
- die Bindestellen für die Nervenbotenstoffe Serotonin und Azetylcholin stimulieren, sodass die Reizleitung in den Nerven besser funktioniert
- die Fließeigenschaften des Blutes verbessern und die roten Blutkörperchen leichter verformbar machen, was den Blutfluss vor allem in den Kapillaren verbessern soll.

Ob alle diese Mechanismen in der Praxis eine Rolle spielen, ist jedoch unklar. So fragt es sich, ob es tatsächlich relevant ist, wenn sich die schmerzfreie Gehstrecke mit Ginkgoextrakten durchschnittlich um 30 Meter verbessern lässt, wie in manchen Studien gezeigt wurde. Ein solcher Effekt ist relativ gering und lässt sich durch nichtmedikamentöse Maßnahmen (beispielsweise ein regelmäßiges Gehtraining) ebenso gut erreichen, wenn nicht sogar übertreffen. Zudem können neuere Studien für Ginkgo biloba bei „Schaufensterkrankheit" keine Verbesserung der Gesamtgehstrecke und auch nicht der schmerzfreien Gehstrecke im Vergleich zu einem Scheinmedikament (Placebo) feststellen. Eine relevante therapeutische Wirksamkeit ist damit nicht ausreichend nachgewiesen, das Mittel gilt deshalb als „wenig geeignet".
Im Gehirn soll der Extrakt vor allem die Durchblutung verbessern und damit das Gehirn besser mit Sauerstoff versorgen. Dies könnte sich auch auf die geistige Leistungsfähigkeit positiv auswirken. In der Tat berichten einige Studien über Erfolge bei der Behandlung mit Ginkgoextrakt. Es ist aber zu bedenken, dass an diesen Studien nur relativ wenig Kranke beteiligt waren, dass die Art der Hirnleistungsstörung nicht genau definiert wurde und dass nur recht kurze Zeit behandelt wurde. Andere Studien kommen zu weniger günstigen Ergebnissen, und zudem fehlt es an Untersuchungen, die die Wirksamkeit von Ginkgoextrakt mit denen der besser geeigneten, aber verschreibungspflichtigen Arzneimittel aus der Gruppe der Azetylcholinesterase-Inhibitoren vergleichen.
Ginkgoextrakte gelten daher auch bei Hirnleistungsstörungen in der Regel als „wenig geeignet", allerdings können sie als individueller Behandlungsversuch eingesetzt werden, wenn besser geeignete, verschreibungspflichtige Mittel nicht angewendet werden können.
Wie bei allen pflanzlichen Mitteln gibt es auch bei Ginkgopräparaten das Problem, sie auf einen gleichbleibenden Wirkstoffgehalt zu standardisieren. Die Hersteller geben an, dass die Standardisierung des Extraktes für Terpenlaktone und Ginkgoflavonglykoside gilt.

Achtung

Da die Mittel die Blutgerinnung beeinflussen können, sollten sie bei einer planbaren Operation fünf bis acht Tage vorher abgesetzt werden.
Bei erhöhter Blutungsneigung sollten Sie Ginkgo-Präparate nur nach Rücksprache mit dem Arzt anwenden.

Kaveri Tropfen: Dieses Mittel enthält Alkohol. Personen mit Alkoholproblemen dürfen es nicht einnehmen. Auch Leberkranke und Menschen mit Anfallleiden sollten den Alkoholgehalt berücksichtigen. Darüber hinaus kann Alkohol die Wirkung vieler Arzneimittel (zum Beispiel Schlaf- und Beruhigungsmittel, Psychopharmaka, starke Schmerzmittel, einige Mittel bei hohem Blutdruck) verstärken.

Wechselwirkungen mit Medikamenten

Wenn Sie bei Depressionen Wirkstoffe vom Typ der Serotonin-Wiederaufnahmehemmer (abgekürzt SSRI, zum Beispiel Fluvoxamin, Fluoxetin, Paroxetin, Sertralin) einnehmen, besteht bei gleichzeitiger Einnahme von Ginkgopräparaten ein erhöhtes Risiko für das Auftreten eines Serotoninsyndroms. Dabei handelt es sich um eine schwere unerwünschte Wirkung der SSRI, die sich mit Fieber, Desorientiertheit, Erregungszuständen sowie steifen, zuckenden und verkrampften Muskeln bemerkbar macht.

Unbedingt beachten

Bei gleichzeitiger Einnahme von Arzneimitteln, die die Gerinnungsfähigkeit des Blutes herabsetzen (wie z. B. Azetylsalizylsäure, Clopidogrel, Heparin, Phenprocoumon, Prasugrel, Ticlopidin), kann sich das Risiko für Blutungen erhöhen. Näheres hierzu lesen Sie unter „Mittel zur Blutverdünnung: verstärkte Wirkung“ (→ Seite 11). Ginkgoextrakt kann die Wirkung von Medikamenten gegen Epilepsien verringern, sodass Krampfanfälle auftreten können. Näheres hierzu unter „Mittel bei Epilepsien: verringerte Wirkung“ (→ Seite 13).

Unerwünschte Wirkungen

Keine Maßnahmen erforderlich

Sehr selten kommt es zu leichter Übelkeit, Kopf- oder Bauchschmerzen.

Muss beobachtet werden

Wenn die Haut sich verstärkt rötet und juckt, reagieren Sie vermutlich allergisch auf die Mittel. Dann sollten Sie sie absetzen. Sind die Hauterscheinungen (→ Seite 14) einige Tage später nicht deutlich abgeklungen, sollten Sie einen Arzt aufsuchen.

Hinweise

Für Schwangerschaft und Stillzeit

Über die Risiken einer Anwendung in Schwangerschaft und Stillzeit gibt es keine Erkenntnisse. Sicherheitshalber sollten Sie die Mittel daher nicht anwenden.

Arterielle Durchblutungsstörungen

Handelsname Darreichungsform	Zusammensetzung pro 1 ml/1 g oder wie angegeben bzw. pro abgeteilte Einheit	Kleinste Packungsgröße	Unverb. Preis in Euro	Bewertung für das beanspruchte Anwendungsgebiet
Hinweise zu den Tabellenspalten → Seite 34, zur Auswahl der Arzneimittel → Seite 28, zur Grundlage der Bewertung → Seiten 29, 33				
Acesal 250 mg Tabletten	**Azetylsalizylsäure** 250 mg	20 Stück	2,15	**Geeignet** bei arteriellen Durchblutungsstörungen, um einen erneuten Herzinfarkt oder Schlaganfall zu verhindern und um nach Gefäßoperation oder Ballondilatation erneuten Gefäßverschlüssen vorzubeugen. → Seite 438
Aspirin protect 100	**Azetylsalizylsäure** 100 mg	40 Stück	5,09	**Geeignet** bei arteriellen Durchblutungsstörungen, um einen erneuten Herzinfarkt oder Schlaganfall zu verhindern und um nach Gefäßoperation oder Ballondilatation erneuten Gefäßverschlüssen vorzubeugen. → Seite 438
300 magensaftresistente Tabletten	300 mg	50 Stück	6,62	
ASS-ISIS 100 Tabletten	**Azetylsalizylsäure** 100 mg	50 Stück	2,12	**Geeignet** bei arteriellen Durchblutungsstörungen, um einen erneuten Herzinfarkt oder Schlaganfall zu verhindern und um nach Gefäßoperation oder Ballondilatation erneuten Gefäßverschlüssen vorzubeugen. → Seite 438
ASS-ratiopharm PROTECT 100 mg magensaftresistente Tabletten	**Azetylsalizylsäure** 100 mg	50 Stück	3,99	**Geeignet** bei arteriellen Durchblutungsstörungen, um einen erneuten Herzinfarkt oder Schlaganfall zu verhindern und um nach Gefäßoperation oder Ballondilatation erneuten Gefäßverschlüssen vorzubeugen. → Seite 438
ASS-ratiopharm 100 mg TAH Tabletten	100 mg	50 Stück	2,15	

Arterielle Durchblutungsstörungen Fortsetzung

Handelsname Darreichungsform	Zusammensetzung pro 1 ml/1 g oder wie angegeben bzw. pro abgeteilte Einheit	Kleinste Packungsgröße	Unverb. Preis in Euro	Bewertung für das beanspruchte Anwendungsgebiet
Hinweise zu den Tabellenspalten → Seite 34, zur Auswahl der Arzneimittel → Seite 28, zur Grundlage der Bewertung → Seiten 29, 33				
CRATON Filmtabletten	**Auszug aus Ginkgo-biloba-Blättern** 30 mg	40 Stück	10,40	**Wenig geeignet** bei arteriellen Durchblutungsstörungen in den Beinen, weil die therapeutische Wirksamkeit nicht ausreichend nachgewiesen ist. **Wenig geeignet** bei Hirnleistungsstörungen, weil die therapeutische Wirksamkeit nicht ausreichend nachgewiesen ist. Aufgrund positiver Studienberichte als individueller Behandlungsversuch aber gerechtfertigt, wenn besser geeignete, verschreibungspflichtige Mittel nicht eingesetzt werden können. → Seite 441
Gingium	**Auszug aus Ginkgo-biloba-Blättern** 40 mg	30 Stück	8,75	**Wenig geeignet** bei arteriellen Durchblutungsstörungen in den Beinen, weil die therapeutische Wirksamkeit nicht ausreichend nachgewiesen ist. **Wenig geeignet** bei Hirnleistungsstörungen, weil die therapeutische Wirksamkeit nicht ausreichend nachgewiesen ist. Aufgrund positiver Studienberichte als individueller Behandlungsversuch aber gerechtfertigt, wenn besser geeignete, verschreibungspflichtige Mittel nicht eingesetzt werden können. → Seite 441
Gingium spezial 80	80 mg	30 Stück	17,10	
Gingium intens 120 Filmtabletten	120 mg	30 Stück	25,45	
Gingium Tropfen	40 mg	100 ml	25,30	
Gingobeta 40 Filmtabletten	**Auszug aus Ginkgo-biloba-Blättern** 40 mg	30 Stück	8,53	**Wenig geeignet** bei arteriellen Durchblutungsstörungen in den Beinen, weil die therapeutische Wirksamkeit nicht ausreichend nachgewiesen ist. **Wenig geeignet** bei Hirnleistungsstörungen, weil die therapeutische Wirksamkeit nicht ausreichend nachgewiesen ist. Aufgrund positiver Studienberichte als individueller Behandlungsversuch aber gerechtfertigt, wenn besser geeignete, verschreibungspflichtige Mittel nicht eingesetzt werden können. → Seite 441
Gingobeta Tropfen	40 mg	100 ml	25,29	
Gingopret Filmtabletten	**Auszug aus Ginkgo-biloba-Blättern** 40 mg	30 Stück	8,95	**Wenig geeignet** bei arteriellen Durchblutungsstörungen in den Beinen, weil die therapeutische Wirksamkeit nicht ausreichend nachgewiesen ist. **Wenig geeignet** bei Hirnleistungsstörungen, weil die therapeutische Wirksamkeit nicht ausreichend nachgewiesen ist. Aufgrund positiver Studienberichte als individueller Behandlungsversuch aber gerechtfertigt, wenn besser geeignete, verschreibungspflichtige Mittel nicht eingesetzt werden können. → Seite 441
Gingopret Tropfen	40 mg	100 ml	25,75	
Ginkgo 405 Duopharm Dragees	**Auszug aus Ginkgo-biloba-Blättern** 32,4–39,7 mg	50 Stück	12,84	**Wenig geeignet** zur Förderung der Durchblutung, weil die therapeutische Wirksamkeit nicht ausreichend nachgewiesen ist. → Seite 441
Ginkgo-ISIS 50 mg Filmtabletten	**Auszug aus Ginkgo-biloba-Blättern** 50 mg	50 Stück	16,72	**Wenig geeignet** bei arteriellen Durchblutungsstörungen in den Beinen, weil die therapeutische Wirksamkeit nicht ausreichend nachgewiesen ist. **Wenig geeignet** bei Hirnleistungsstörungen, weil die therapeutische Wirksamkeit nicht ausreichend nachgewiesen ist. Aufgrund positiver Studienberichte als individueller Behandlungsversuch aber gerechtfertigt, wenn besser geeignete, verschreibungspflichtige Mittel nicht eingesetzt werden können. → Seite 441

Arterielle Durchblutungsstörungen Fortsetzung

Handelsname Darreichungsform	Zusammensetzung pro 1 ml/1 g oder wie angegeben bzw. pro abgeteilte Einheit	Kleinste Packungsgröße	Unverb. Preis in Euro	Bewertung für das beanspruchte Anwendungsgebiet
Ginkgo Sandoz 40 mg Filmtabletten	**Auszug aus Ginkgo-biloba-Blättern** 40 mg	50 Stück	13,70	**Wenig geeignet** bei arteriellen Durchblutungsstörungen in den Beinen, weil die therapeutische Wirksamkeit nicht ausreichend nachgewiesen ist. **Wenig geeignet** bei Hirnleistungsstörungen, weil die therapeutische Wirksamkeit nicht ausreichend nachgewiesen ist. Aufgrund positiver Studienberichte als individueller Behandlungsversuch aber gerechtfertigt, wenn besser geeignete, verschreibungspflichtige Mittel nicht eingesetzt werden können. → Seite 441
Ginkgo Sandoz 40 mg/ml Tropfen Tropfen	40 mg	100 ml	25,30	
Ginkgo Stada Filmtabletten	**Auszug aus Ginkgo-biloba-Blättern** 40 mg	30 Stück	8,72	**Wenig geeignet** bei arteriellen Durchblutungsstörungen in den Beinen, weil die therapeutische Wirksamkeit nicht ausreichend nachgewiesen ist. **Wenig geeignet** bei Hirnleistungsstörungen, weil die therapeutische Wirksamkeit nicht ausreichend nachgewiesen ist. Aufgrund positiver Studienberichte als individueller Behandlungsversuch aber gerechtfertigt, wenn besser geeignete, verschreibungspflichtige Mittel nicht eingesetzt werden können. → Seite 441
Ginkgo Stada Tropfen	40 mg	100 ml	25,29	
GINKOBIL-N ratiopharm	**Auszug aus Ginkgo-biloba-Blättern** 40 mg	30 Stück	8,75	**Wenig geeignet** bei arteriellen Durchblutungsstörungen in den Beinen, weil die therapeutische Wirksamkeit nicht ausreichend nachgewiesen ist. **Wenig geeignet** bei Hirnleistungsstörungen, weil die therapeutische Wirksamkeit nicht ausreichend nachgewiesen ist. Aufgrund positiver Studienberichte als individueller Behandlungsversuch aber gerechtfertigt, wenn besser geeignete, verschreibungspflichtige Mittel nicht eingesetzt werden können. → Seite 441
GINKOBIL ratiopharm 40 mg	40 mg	30 Stück	8,75	
80 mg	80 mg	30 Stück	16,95	
120 mg Filmtabletten	120 mg	30 Stück	25,20	
GINKOBIL ratiopharm Tropfen Tropfen	40 mg	100 ml	25,30	
Ginkodilat 40 mg Filmtabletten	**Auszug aus Ginkgo-biloba-Blättern** 40 mg	50 Stück	13,70	**Wenig geeignet** bei arteriellen Durchblutungsstörungen in den Beinen, weil die therapeutische Wirksamkeit nicht ausreichend nachgewiesen ist. **Wenig geeignet** bei Hirnleistungsstörungen, weil die therapeutische Wirksamkeit nicht ausreichend nachgewiesen ist. Aufgrund positiver Studienberichte als individueller Behandlungsversuch aber gerechtfertigt, wenn besser geeignete, verschreibungspflichtige Mittel nicht eingesetzt werden können. → Seite 441
Ginkodilat 40 mg/ ml Tropfen	40 mg	100 ml	25,28	
Ginkopur Filmtabletten	**Auszug aus Ginkgo-biloba-Blättern** 40 mg	60 Stück	16,26	**Wenig geeignet** bei arteriellen Durchblutungsstörungen in den Beinen, weil die therapeutische Wirksamkeit nicht ausreichend nachgewiesen ist. **Wenig geeignet** bei Hirnleistungsstörungen, weil die therapeutische Wirksamkeit nicht ausreichend nachgewiesen ist. Aufgrund positiver Studienberichte als individueller Behandlungsversuch aber gerechtfertigt, wenn besser geeignete, verschreibungspflichtige Mittel nicht eingesetzt werden können. → Seite 441
Ginkopur Tropfen	40 mg	100 ml	25,64	

Hinweise zu den Tabellenspalten → Seite 34, zur Auswahl der Arzneimittel → Seite 28, zur Grundlage der Bewertung → Seiten 29, 33

▶

Arterielle Durchblutungsstörungen Fortsetzung

Handelsname Darreichungsform	Zusammensetzung pro 1 ml/1 g oder wie angegeben bzw. pro abgeteilte Einheit	Kleinste Packungsgröße	Unverb. Preis in Euro	Bewertung für das beanspruchte Anwendungsgebiet

Hinweise zu den Tabellenspalten → Seite 34, zur Auswahl der Arzneimittel → Seite 28, zur Grundlage der Bewertung → Seiten 29, 33

Godamed 100 TAH Tabletten	**Azetylsalizylsäure** 100 mg	20 Stück	1,18	**Geeignet** bei arteriellen Durchblutungsstörungen, um einen erneuten Herzinfarkt oder Schlaganfall zu verhindern und um nach Gefäßoperation oder Ballondilatation erneuten Gefäßverschlüssen vorzubeugen. → Seite 438
HerzASS-ratiopharm 50 *100* Tabletten	**Azetylsalizylsäure** 50 mg 100 mg	100 Stück 50 Stück	2,56 2,15	**Geeignet** bei arteriellen Durchblutungsstörungen, um einen erneuten Herzinfarkt oder Schlaganfall zu verhindern und um nach Gefäßoperation oder Ballondilatation erneuten Gefäßverschlüssen vorzubeugen. → Seite 438
Kaveri 120 mg	**Auszug aus Ginkgo-biloba-Blättern** 120 mg	20 Stück	17,24	**Wenig geeignet** bei Hirnleistungsstörungen, weil die therapeutische Wirksamkeit nicht ausreichend nachgewiesen ist. Aufgrund positiver Studienberichte als individueller Behandlungsversuch aber gerechtfertigt, wenn besser geeignete, verschreibungspflichtige Mittel nicht eingesetzt werden können. → Seite 441
40 mg *50 mg* *80 mg* Filmtabletten *Kaveri 40* Tropfen	40 mg 50 mg 80 mg 40 mg *Enthält 57% Alkohol*	120 Stück 50 Stück 120 Stück 100 ml	29,48 17,33 57,86 25,13	**Wenig geeignet** bei arteriellen Durchblutungsstörungen in den Beinen, weil die therapeutische Wirksamkeit nicht ausreichend nachgewiesen ist. **Wenig geeignet** bei Hirnleistungsstörungen, weil die therapeutische Wirksamkeit nicht ausreichend nachgewiesen ist. Aufgrund positiver Studienberichte als individueller Behandlungsversuch aber gerechtfertigt, wenn besser geeignete, verschreibungspflichtige Mittel nicht eingesetzt werden können. → Seite 441
Kollateral forte Dragees	**Moxaverin-hydrochlorid** 150 mg	50 Stück	19,16	**Wenig geeignet** bei arteriellen Durchblutungsstörungen der Hirn- und Herzkranzgefäße, weil die therapeutische Wirksamkeit nicht ausreichend nachgewiesen ist. → Seite 441
Rökan *Rökan Plus 80 mg*	**Auszug aus Ginkgo-biloba-Blättern** 40 mg 80 mg	30 Stück 30 Stück	9,45 18,45	**Wenig geeignet** bei arteriellen Durchblutungsstörungen in den Beinen, weil die therapeutische Wirksamkeit nicht ausreichend nachgewiesen ist. **Wenig geeignet** bei Hirnleistungsstörungen, weil die therapeutische Wirksamkeit nicht ausreichend nachgewiesen ist. Aufgrund positiver Studienberichte als individueller Behandlungsversuch aber gerechtfertigt, wenn besser geeignete, verschreibungspflichtige Mittel nicht eingesetzt werden können. → Seite 441
Rökan Novo 120 mg Filmtabletten	120 mg	30 Stück	27,45	**Wenig geeignet** bei Hirnleistungsstörungen, weil die therapeutische Wirksamkeit nicht ausreichend nachgewiesen ist. Aufgrund positiver Studienberichte als individueller Behandlungsversuch aber gerechtfertigt, wenn besser geeignete, verschreibungspflichtige Mittel nicht eingesetzt werden können. → Seite 441

Arterielle Durchblutungsstörungen Fortsetzung

Handelsname Darreichungsform	Zusammensetzung pro 1 ml/1 g oder wie angegeben bzw. pro abgeteilte Einheit	Kleinste Packungsgröße	Unverb. Preis in Euro	Bewertung für das beanspruchte Anwendungsgebiet
Rökan Tropfen 40 mg Tropfen	**Auszug aus Ginkgo-biloba-Blättern** 40 mg	100 ml	27,50	**Wenig geeignet** bei arteriellen Durchblutungsstörungen in den Beinen, weil die therapeutische Wirksamkeit nicht ausreichend nachgewiesen ist. **Wenig geeignet** bei Hirnleistungsstörungen, weil die therapeutische Wirksamkeit nicht ausreichend nachgewiesen ist. Aufgrund positiver Studienberichte als individueller Behandlungsversuch aber gerechtfertigt, wenn besser geeignete, verschreibungspflichtige Mittel nicht eingesetzt werden können. → Seite 441
Tebonin forte 40 mg	**Auszug aus Ginkgo-biloba-Blättern** 40 mg	30 Stück	9,45	**Wenig geeignet** bei arteriellen Durchblutungsstörungen in den Beinen, weil die therapeutische Wirksamkeit nicht ausreichend nachgewiesen ist. **Wenig geeignet** bei Hirnleistungsstörungen, weil die therapeutische Wirksamkeit nicht ausreichend nachgewiesen ist. Aufgrund positiver Studienberichte als individueller Behandlungsversuch aber gerechtfertigt, wenn besser geeignete, verschreibungspflichtige Mittel nicht eingesetzt werden können. → Seite 441
spezial 80 mg	80 mg	30 Stück	18,45	
intens 120 mg	120 mg	30 Stück	27,45	**Wenig geeignet** bei Hirnleistungsstörungen, weil die therapeutische Wirksamkeit nicht ausreichend nachgewiesen ist. Aufgrund positiver Studienberichte als individueller Behandlungsversuch aber gerechtfertigt, wenn besser geeignete, verschreibungspflichtige Mittel nicht eingesetzt werden können. → Seite 441
konzent 240 mg Filmtabletten	240 mg	20 Stück	35,45	
Tebonin forte 40 mg Tropfen	40 mg	100 ml	27,50	**Wenig geeignet** bei arteriellen Durchblutungsstörungen in den Beinen, weil die therapeutische Wirksamkeit nicht ausreichend nachgewiesen ist. **Wenig geeignet** bei Hirnleistungsstörungen, weil die therapeutische Wirksamkeit nicht ausreichend nachgewiesen ist. Aufgrund positiver Studienberichte als individueller Behandlungsversuch aber gerechtfertigt, wenn besser geeignete, verschreibungspflichtige Mittel nicht eingesetzt werden können. → Seite 441

Hinweise zu den Tabellenspalten → Seite 34, zur Auswahl der Arzneimittel → Seite 28, zur Grundlage der Bewertung → Seiten 29, 33

Herz- und Kreislaufbeschwerden

Unter diesem Oberbegriff werden verschiedene unspezifische Beschwerden zusammengefasst, die mit Herz und Kreislauf zu tun haben. Vielfach ist keine organische Ursache zu erkennen, die Beschwerden können jedoch auch auf schwere körperliche Erkrankungen zurückgehen.

Anzeichen und Beschwerden

Typische Herz- und Kreislaufbeschwerden sind Müdigkeit und Leistungsschwäche, Schwindelgefühle (häufig beim Aufstehen und bei körperlich anstrengenden Tätigkeiten), Herzklopfen und unregelmäßiger Puls, wobei der Herzschlag beschleunigt oder verlangsamt sein kann. Auch Atemnot kann auftreten. Es kann auch sein, dass es für Sekunden schwarz vor den Augen wird oder sogar eine Ohnmacht auftritt. Übelkeit und Kopfschmerzen können hinzukommen. Ein Druckgefühl in der Brust ist immer ein bedrohliches Symptom, das auf Durchblutungsstörungen in den Herzkranzgefäßen hinweist und unverzüglich ärztlich behandelt werden muss.

Ursachen

Herz- und Kreislaufbeschwerden beruhen häufig auf einer Herzschwäche (Herzinsuffizienz), auf zu hohem oder – seltener – auf stark erniedrigtem Blutdruck. Bei einer Herzschwäche kann das Herz das Blut nicht mit der nötigen Kraft in den Körper pumpen. Dies kann verschiedene Gründe haben:

- Der Herzmuskel erhält aufgrund von Durchblutungsstörungen in den Herzkranzgefäßen nicht genügend Sauerstoff. Weitere Informationen dazu finden Sie unter dem Stichwort „Arterielle Durchblutungsstörungen“ (→ Seite 434).
- Ein Herzinfarkt ist vorausgegangen.
- Der Blutdruck ist zu hoch.
- Die Herzklappen sind fehlgebildet oder defekt.
- Der Herzmuskel hat sich entzündet (häufig aufgrund einer Virusinfektion).
- Es liegt eine Herzmuskelschwäche ohne erkennbare Ursache vor (idiopathische Kardiomyopathie).
- Ein hoher Alkoholkonsum hat den Herzmuskel geschädigt.
- Medikamente können den Herzmuskel schwächen. Dazu gehören spezielle Mittel gegen Herzrhythmusstörungen, Depressionen oder Tumorerkrankungen.

Auch wenn der Körper durch andere Krankheiten, zum Beispiel durch eine heftige Erkältung oder eine Virusgrippe mit hohem Fieber, geschwächt ist, kann sich das auf die Herzkraft und damit auf den Kreislauf auswirken.

Ein niedriger Blutdruck bei ansonsten gesunden Menschen ist meist anlagebedingt.

Manche Menschen reagieren auf bestimmte Witterung (insbesondere Föhn, Wärme mit hoher Luftfeuchtigkeit, Tiefdruckwetterlagen) mit einer Kreislaufschwäche (Wetterfühligkeit).

Bei Kindern

Bei Kindern kann der Wachstumsschub in der Pubertät vorübergehend zu einem niedrigen Blutdruck führen.

Vorbeugung

Alle kreislaufstabilisierenden Maßnahmen tragen dazu bei, dass der Körper mit belastenden Situationen gleich welcher Art besser fertig wird. Solche Maßnahmen sind:

- Regelmäßiges körperliches Training in Form von Sport, Spazierengehen oder anderer Bewegung. Wichtig ist, dass Sie sich kontinuierlich, am besten täglich, bewegen.
- Heißkalte Wechselduschen (warm beginnen, kalt aufhören) und Trockenbürstenmassagen bringen den Kreislauf in Schwung, vor allem am Morgen.
- Wenn Sie sich so oft wie möglich auf die Zehen stellen, kräftigen Sie die Unterschenkelmuskulatur und fördern damit auch den Rückfluss des Blutes zum Herzen, wodurch sich der Kreislauf stabilisiert.
- Ähnliches bewirkt ein Hochlegen der Beine.
- Der Salzgehalt einer Fleisch- oder Gemüsebrühe lässt einen niedrigen Blutdruck ansteigen.
- Trinken Sie ausreichend (etwa zwei Liter täglich), vor allem in der warmen Jahreszeit.
- Wenn Sie Übergewicht abbauen, wird das Herz allein dadurch wieder leistungsfähiger.

Allgemeine Maßnahmen

Die im Abschnitt Vorbeugung genannten Maßnahmen sind auch bei bereits bestehendem schwachem Kreislauf oder niedrigem Blutdruck sinnvoll.

Bei einer Herzschwäche können Sie das Herz entlasten, wenn Sie tagsüber fünf kleinere Mahlzeiten statt der üblichen drei großen einnehmen. Auch über den Tag verteilte kleine Ruhepausen verschaffen dem Herzen ein wenig Erholung. Wenn Kreislaufbeschwerden trotz dieser Maßnahmen länger als zwei Wochen anhalten, sollten Sie einen Arzt aufsuchen. Ob Sie den Salzkonsum und die Flüssigkeitszufuhr einschränken müssen, sollten Sie mit einem Arzt besprechen. Ein hoher Salzverbrauch führt dazu, dass Sie viel trinken müssen, was das Herz unter Umständen zu sehr belastet.

Wann zum Arzt?

Wenn Sie das Gefühl haben, dass Herz oder Kreislauf nicht in Ordnung sind, sollten Sie grundsätzlich einen Arzt aufsuchen. Beschwerden wie Wasseransammlungen in Armen oder Beinen, Atemnot schon bei geringer Belastung (zu Fuß über die Treppe vom Erdgeschoss in den ersten Stock gehen) oder Kurzatmigkeit können Hinweise auf eine Herzschwäche sein. Diese muss immer ärztlich behandelt werden, weil festgestellt werden muss, worauf sie beruht. Überdies sind die wirksamsten Medikamente zur Behandlung einer Herzschwäche verschreibungspflichtig (z. B. Diuretika, ACE-Hemmer). Was Sie über solche verschreibungspflichtigen Mittel wissen sollten, lesen Sie im HANDBUCH MEDIKAMENTE der Stiftung Warentest oder im Internet unter www.medikamente-im-test.de.

Schmerzen in der Herzgegend, die in den Oberkörper, in die Halsgegend oder in die Arme ausstrahlen, müssen ebenfalls schnellstmöglich ärztlich abgeklärt werden.

Bei Kindern

Wenn bei Kindern wiederholt eine Ohnmacht auftritt, ist eine ärztliche Untersuchung notwendig.

Behandlung mit Medikamenten

Niedriger Blutdruck

Ein niedriger Blutdruck muss – selbst wenn er unter Werten von 100/60 mmHg liegt – nicht zwangsläufig medikamentös behandelt werden. Meist lässt sich der Kreislauf mit allgemeinen Maßnahmen wesentlich besser und dauerhafter stabilisieren.

Kreislaufanregende Mittel (→ Seite 450) mit den Wirkstoffen Etilefrin, Midodrin oder Oxilofrin erhöhen den Blutdruck nur kurze Zeit. Diese Präparate sind mit Einschränkung geeignet. Sie sollten nur angewendet werden, wenn allgemeine Maßnahmen nicht ausreichend wirken und der Blutdruck kurzfristig angehoben werden soll. Für eine dauerhafte Behandlung sind diese Mittel nicht sinnvoll.

Herzschwäche

Eine Herzschwäche kann nach den bislang vorliegenden Erkenntnissen nicht allein mit frei verkäuflichen Mitteln wirksam behandelt werden. Dies gilt auch für Präparate, die einen Extrakt aus Weißdorn (→ Seite 452) enthalten; diese Mittel werden deshalb als „wenig geeignet“ erachtet. So fehlen beispielsweise Studien, die nachweisen, dass sich durch die alleinige Gabe von Weißdornextrakt der Krankheitsverlauf positiv beeinflussen lässt und die Lebenserwartung erhöht. Für verschreibungspflichtige Mittel dagegen (z. B. Diuretika, ACE-Hemmer) ist dies nachgewiesen. Eine nachgewiesene Herzschwäche sollte deshalb immer mit rezeptpflichtigen Mitteln behandelt werden (z. B. ACE-Hemmer). Weitergehende Informationen zu diesen verschreibungspflichtigen Arzneimitteln lesen Sie im HANDBUCH MEDIKAMENTE der Stiftung Warentest oder im Internet unter www.medikamente-im-test.de. Weißdornextrakt kann allenfalls zusätzlich zu diesen Mitteln eingenommen werden. Der zu erwartende therapeutische Effekt auf das Beschwerdebild ist jedoch gering.

Alle anderen hier besprochenen Mittel sind bei Herz- und Kreislaufbeschwerden wenig geeignet, weil ihre therapeutische Wirksamkeit nicht ausreichend nachgewiesen ist oder sie nicht sinnvoll zusammengesetzt sind. Das gilt für die Pflanzenkombination (→ Seite 452) aus Weißdorn und Kampfer ebenso wie für Kombinationspräparate aus pflanzlichen Herzglykosiden (→ Seite 454) oder eine pflanzliche „Herzsalbe“ (→ Seite 453).

Häufig wird bei Herzbeschwerden geraten, Magnesium-Präparate einzunehmen, oder auch Kombinationen aus Magnesium + anderen Substanzen (→ Seite 453). Ohne den Nachweis, dass tatsächlich ein Magnesiummangel vorliegt, ist dies jedoch nicht sinnvoll. Bislang ist nicht nachgewiesen, dass damit Herzrhythmusstörungen, einer Herzschwäche oder einem Herzinfarkt vorgebeugt werden kann.

Besteht allerdings bei einer bereits vorhandenen Herzerkrankung erwiesenermaßen ein Magnesiummangel, sollte dieser medikamentös ausgeglichen werden, weil sich sonst die Prognose verschlechtern kann. Monopräparate, die nur Magnesium enthalten, sind dann den Kombinationsmitteln vorzuziehen, allerdings immer nur zusätzlich zu anderen wirksamen Medikamenten, die ärztlich verordnet werden müssen. Nähere Informationen zu diesen verschreibungspflichtigen Mitteln lesen Sie im HANDBUCH MEDIKAMENTE der Stiftung Warentest oder im Internet unter www.medikamente-im-test.de.

Anthroposophische, homöopathische und traditionell angewendete Mittel

Zu den meistgekauften Mitteln gehören auch *Diacard* und *Homviotensin*. Dabei handelt es sich um homöopathische Präparate.

Ebenfalls zu den meistgekauften Mitteln gehört *Sidroga Misteltee*. Dabei handelt es sich um ein Präparat, das von der Arzneimittelbehörde als „traditionell angewendet" zugelassen wurde.

All diese Mittel lassen sich nach den Grundsätzen dieses Buches nicht bewerten. Sie werden deshalb nicht näher besprochen. Allgemeine Informationen zur Homöopathie finden Sie im Abschnitt „Homöopathische Arzneimittel" (→ Seite 21). Was „traditionell angewendete" Präparate sind, lesen Sie im Abschnitt „Traditionell angewendete Mittel" (→ Seite 20).

Kreislaufanregende Mittel

Etilefrin

Effortil, Thomasin

Midodrin

Gutron

Oxilofrin

Carnigen

Etilefrin, Midodrin und Oxilofrin gehören zur Gruppe der Alpha-Sympathomimetika. Das sind Substanzen, die bestimmte Wirkungen des nicht dem Willen unterworfenen Nervensystems (sympathisches Nervensystem) imitieren. Das sympathische Nervensystem reguliert unter anderem auch den Blutdruck, weil die von ihm ausgesendeten Signale dazu führen, dass sich die Blutgefäße weit oder eng stellen.

Alle drei Wirkstoffe regen bestimmte Bindestellen (Alpha-Rezeptoren) des sympathischen Nervensystems im Blutgefäßsystem und am Herzen an. Dadurch verengen sich die Blutgefäße, die Schlagkraft des Herzens verbessert sich und der Blutdruck steigt etwas an, allerdings nur kurzfristig. Bei anlagebedingt niedrigem Blutdruck reicht das nicht aus, um die Beschwerden dauerhaft zu beheben. Dann sind allgemeine Maßnahmen sinnvoller und effektiver, zumal sich in Studien gezeigt hat, dass Alpha-Sympathomimetika nicht zuverlässig wirken. Hinzu kommt, dass sich die Blutgefäße an die Substanzen gewöhnen, sodass die Mittel nach kurzer Zeit nicht mehr ausreichend wirken und der gewünschte Effekt ausbleibt.

Um den Blutdruck kurzfristig anzuheben, sind diese Mittel mit Einschränkung geeignet, für eine langfristige Behandlung jedoch nur wenig geeignet.

ACHTUNG

Einige Mittel (siehe Tabelle) enthalten Alkohol. Personen mit Alkoholproblemen dürfen sie nicht einnehmen. Auch Leberkranke und Menschen mit Anfallleiden sollten den Alkoholgehalt berücksichtigen. Darüber hinaus kann Alkohol die Wirkung vieler Arzneimittel (z. B. Schlaf- und Beruhigungsmittel, Psychopharmaka, starke Schmerzmittel, einige Mittel bei hohem Blutdruck) verstärken.

Einige Mittel (siehe Tabelle) enthalten als Konservierungsmittel Parabene. Wenn Sie auf Parastoffe (→ Seite 585) allergisch reagieren, dürfen Sie diese Mittel nicht anwenden.

Gegenanzeigen

Unter folgenden Bedingungen dürfen Sie die Mittel nicht einnehmen:

- Ihre Herzklappen sind verengt oder der Herzmuskel ist anderweitig geschädigt, sodass das Herz keine volle Leistung erbringen kann (obstruktive hypertrophe Kardiomyopathie).
- Sie haben Durchblutungsstörungen in den Herzkranzgefäßen (koronare Herzkrankheit) oder andere Arterien sind bereits durch Ablagerungen verengt.
- Sie haben Herzrhythmusstörungen. Diese können sich verschlimmern, wenn Sie kreislaufanregende Mittel einnehmen.
- Sie haben eine vergrößerte Prostata und Probleme beim Wasserlassen. Die Mittel können diese Beschwerden verstärken.
- Sie haben einen erhöhten Augeninnendruck (Engwinkelglaukom). Wenn Sie dann die kreislaufanregenden Mittel einnehmen, kann der Druck im Inneren des Auges in die Höhe schießen und einen akuten Glaukomanfall auslösen (Anzeichen sind z. B. starke Schmerzen im Auge, Sehstörungen). Wird dieser nicht umgehend behandelt, können Sie erblinden.

Wenn Sie an Diabetes oder einer Schilddrüsenerkrankung leiden, die Nieren nur eingeschränkt funktionieren und Elektrolytstörungen bestehen, sollten Sie kreislaufanregende Mittel nur nach Rücksprache mit dem Arzt einnehmen.

Wechselwirkungen mit Medikamenten

Wenn Sie noch andere Medikamente anwenden, ist zu beachten:

- Wenn Sie die Mittel gemeinsam mit Schilddrüsenhormonen (bei Schilddrüsenerkrankungen), Antihistaminika (bei Allergien) oder Mitteln gegen Depressionen anwenden, kann der Blutdruck zu stark ansteigen.
- In Kombination mit Atropin und ähnlich wirkenden krampflösenden Mitteln (Spasmolytika, als Tabletten z. B. bei Blasenbeschwerden, als Tropfen bei Augenuntersuchungen) kann es sein, dass der Herzschlag zu schnell wird.
- Sie sollten die Mittel nicht gleichzeitig mit Präparaten anwenden, die Substanzen mit ähnlicher Wirkung enthalten. Dazu gehören vor allem Grippe- und Erkältungsmittel sowie schleimhautabschwellende Nasentropfen (bei Schnupfen).

▶ **Unbedingt beachten**

In Kombination mit Digitalis-Wirkstoffen (bei Herzschwäche) können Herzrhythmusstörungen auftreten. Näheres hierzu lesen Sie unter „Mittel bei Herzschwäche: verstärkte Wirkung" (→ Seite 12).

Unerwünschte Wirkungen

Wie häufig unerwünschte Wirkungen auftreten und wie ausgeprägt sie sind, hängt davon ab, in welcher Dosierung Sie das Mittel einnehmen und wie empfindlich Ihr Körper darauf reagiert.

▶ **Keine Maßnahmen erforderlich**

Es können Herzklopfen, Schwitzen, Unruhe, Schlaflosigkeit, Erregungszustände und Muskelzittern auftreten. Wenn Sie wegen dieser Beschwerden nicht schlafen können, sollten Sie die letzte Tagesration am frühen Nachmittag und nicht erst abends einnehmen.

Auch Magen-Darm-Beschwerden und Schwindelgefühl können auftreten.

Midodrin: Häufig kommt es zu Kältegefühl (Gänsehaut) und Juckreiz.

▶ **Muss beobachtet werden**

Wenn Herzrasen mit einem Ruhepuls von über 100 Schlägen pro Minute auftritt, sollten Sie einen Arzt aufsuchen.

Midodrin: Durch Gegenregulation des Organismus kann der Puls deutlich absinken. Wenn wiederholt Werte unter 60 Schlägen pro Minute zu messen sind, sollten Sie sich an einen Arzt wenden und besprechen, ob Sie das Mittel weiterhin einnehmen sollen.

▶ **Sofort zum Arzt**

Wenn Schmerzen hinter dem Brustbein auftreten und von Angstgefühlen, Unruhe, Atemnot, Blässe und Schweißausbruch begleitet sind, sollten Sie möglichst umgehend einen Arzt aufsuchen, insbesondere, wenn diese Symptome erstmalig auftreten.

Herzrhythmusstörungen bleiben oft unbemerkt und können oft nur vom Arzt im EKG festgestellt werden. Wenn Herzrhythmusstörungen (→ Seite 16) wie Herzstolpern (Extrasystolen) auftreten oder der Herzschlag unregelmäßig wird, sollten Sie sich innerhalb von 24 Stunden an einen Arzt wenden, bei bereits bestehenden Herzkrankheiten sogar umgehend. Die Rhythmusstörungen können auch Schwindel, Ohnmacht und Krampfanfälle zur Folge haben. Dann müssen Sie sich sofort ärztlich behandeln lassen.

Hinweise

Für Kinder unter 14 Jahren

Niedriger Blutdruck bei Kindern ist kein Grund für eine medikamentöse Behandlung.

Bedenken Sie, dass zudem einige Mittel (siehe Tabelle) Alkohol enthalten. Kinder sollten keine Mittel mit Alkohol erhalten. Alkoholfreie Präparate sind vorzuziehen.

Für Schwangerschaft und Stillzeit

In der Stillzeit sollten Sie die Mittel nicht einnehmen.

Bedenken Sie, dass einige Mittel (siehe Tabelle) Alkohol enthalten. Alkoholfreie Präparate sind vorzuziehen.

Etilefrin, Oxilofrin: Diese Mittel sollten Sie während einer Schwangerschaft nicht ohne Rücksprache mit einem Arzt anwenden. Wenn in dieser Zeit ein niedriger Blutdruck überhaupt medikamentös behandelt werden soll, dann am ehesten mit Etilefrin, weil damit die meisten Erfahrungen vorliegen. Dies kann nach sorgfältiger Abwägung von Nutzen und Risiken ab dem vierten Schwangerschaftsmonat geschehen.

Midrodrin: Für diesen Wirkstoff fehlen ausreichende Erfahrungen zur Anwendung während einer Schwangerschaft, Sie dürfen ihn in dieser Zeit nicht anwenden.

Für ältere Menschen

Bevor Sie diese Mittel anwenden, sollte ein Arzt untersuchen, ob der niedrige Blutdruck andere behandlungsbedürftige Ursachen hat.

Pflanzliches Mittel

Weißdorn

Crataegutt, Faros, H&S Weißdornblätter, Ky-Cor, Orthangin, Sidroga Weißdorn (Tee), Sidroga Weißdorn Herz- und Kreislauftee, Weißdornblätter mit Blüten Bombastus (Tee)

Extrakte aus Weißdorn (Crataegus) enthalten bestimmte Pflanzenfarbstoffe (Flavonoide), die – ähnlich wie Extrakte aus dem Fingerhut (Digitalis) – die Kalziumkonzentration in den Zellen erhöhen. Dadurch soll sich die Herzkraft verstärken und die Durchblutung der Herzkranzgefäße verbessern.

Im Jahr 2008 wurde eine große Studie veröffentlicht, in der untersucht wurde, ob ein bestimmter Weißdornextrakt in hoher Dosierung (zweimal 450 mg täglich) das Risiko für plötzlichen Herztod oder Herzinfarkt bei Patienten mit leichter bis mittelschwerer Herzschwäche reduzieren kann, wenn er zusätzlich zu den Standard-Medikamenten gegeben wird, die nach den derzeitigen Leitlinien bei Herzschwäche eingesetzt werden sollen.

Die Studie ergab, dass die zusätzliche Einnahme von Weißdornextrakt die Gesamtrate von plötzlichem Herztod, Herzinfarkten und Krankenhauseinweisungen nicht senken kann. Im Vergleich mit einem Scheinmedikament (Placebo) vermag Weißdorn die typischen Herzschwäche-Beschwerden wie Atemnot und Müdigkeit zwar positiv zu beeinflussen und die Leistungsfähigkeit des Herzens zu verbessern. Ob sich dies aber auch spürbar für den Betroffenen auswirkt, ist unsicher. Der Effekt ist jedenfalls wesentlich geringer als bei verschreibungspflichtigen Mitteln wie Diuretika und ACE-Hemmern. Zudem fehlen Studien, die nachweisen, dass sich durch die alleinige Gabe von Weißdornextrakt der Krankheitsverlauf positiv beeinflussen lässt oder dass sich damit die Lebenserwartung erhöht – für die verschreibungspflichtigen Mittel liegen solche Studien vor. Sie sind deshalb bei einer Herzschwäche auf jeden Fall sinnvoll. In Absprache mit einem Arzt kann Weißdornextrakt zum Einnehmen somit allenfalls unterstützend, zusätzlich zu den wirksamen rezeptpflichtigen Mitteln, eingesetzt werden.

Die therapeutische Wirksamkeit von Weißdorntees ist nicht ausreichend nachgewiesen. Sie gelten deshalb ebenfalls als „wenig geeignet".

Unerwünschte Wirkungen

▶ Muss beobachtet werden

Selten treten Magen-Darm-Beschwerden, Schwächegefühl oder ein Hautausschlag auf. Setzen Sie die Mittel dann ab und suchen Sie einen Arzt auf.

Hinweise

Für Kinder unter 14 Jahren

Kinder unter zwölf Jahren sollten keine Weißdorn-Extrakte einnehmen.

Für Schwangerschaft und Stillzeit

Über die Risiken einer Anwendung in Schwangerschaft und Stillzeit gibt es keine Erkenntnisse. Sicherheitshalber sollten Sie die Mittel daher nicht anwenden.

Pflanzenkombination (innerlich)

Weißdorn + Kampfer

Korodin

Anders als bei den üblichen Weißdornpräparaten enthält *Korodin* einen Extrakt aus den Früchten der Pflanze. Weißdorn soll die Herzkraft verstärken und die Durchblutung der Herzkranzgefäße verbessern. Welche Wirkungen innerlich anzuwendender Kampfer auf Herzkraft, Herzschlag und/oder -rhythmus hat und worin der Wirkmechanismus besteht, ist bislang nicht ausreichend untersucht. Eine – methodisch allerdings unzureichende – Studie ergab einen geringfügigen Vorteil bei nicht organisch bedingten Herzbeschwerden für die Gruppe der mit *Korodin* behandelten Patienten im Vergleich zu der mit einem Scheinmedikament (Placebo) behandelten Gruppe. Als Nachweis der therapeutischen Wirksamkeit bei Herzschwäche reicht dies jedoch nicht aus. Das Mittel gilt deshalb als „wenig geeignet".

Anwendung

Da Kampfer nicht wasserlöslich ist, sollten Sie das Mittel nicht mit einem Getränk, sondern besser auf einem Stück Würfelzucker einnehmen. Falls Sie Diabetes haben, können Sie die Tropfen auf ein Stück Brot träufeln und dieses langsam zerkauen.

ACHTUNG

Das Mittel enthält Alkohol. Personen mit Alkoholproblemen dürfen es nicht einnehmen. Auch Leberkranke und Menschen mit Anfallleiden sollten den Alkoholgehalt berücksichtigen. Darüber hinaus kann Alkohol die Wirkung vieler Arzneimittel (z. B. Schlaf- und Beruhigungsmittel, Psychopharmaka, starke Schmerzmittel, einige Mittel bei hohem Blutdruck) verstärken.
Achten Sie außerdem strikt darauf, dass kampferhaltige Mittel für Kinderhände unerreichbar aufbewahrt werden. Kampfer kann bei Kindern schwere Vergiftungserscheinungen hervorrufen, wenn sie das Mittel versehentlich in großen Mengen schlucken. Anzeichen dafür sind Übelkeit, Erbrechen, Verwirrtheit, Krampfanfälle. Dann ist ärztliche Hilfe erforderlich.

HINWEISE

Für Kinder unter 14 Jahren

Bedenken Sie, dass das Mittel Alkohol enthält. Mittel ohne Alkohol sind vorzuziehen.

Für Schwangerschaft und Stillzeit

Über die Risiken einer Anwendung in Schwangerschaft und Stillzeit gibt es keine Erkenntnisse. Bedenken Sie auch, dass dieses Mittel Alkohol enthält. Mittel ohne Alkohol sind vorzuziehen. Da *Korodin* ohnehin als „wenig geeignet“ bewertet wird, sollten Sie darauf verzichten.

Pflanzenkombination „Herzsalbe“

Fichtennadelöl + Kampfer + Menthol + Rosmarin

Cor-Vel Truw

Die in dieser Salbe enthaltenen ätherischen Öle sollen bei nervösen Herzbeschwerden ausgleichend und beruhigend wirken. Klinische Studien dazu liegen jedoch nicht vor. Da die therapeutische Wirksamkeit nicht ausreichend nachgewiesen ist, gilt die Salbe als „wenig geeignet“.

ANWENDUNG

Nach dem Einreiben sollten Sie sich sorgfältig die Hände waschen, um die Wirkstoffe nicht versehentlich an Nase oder Augen zu bringen, da die in der Salbe enthaltenen ätherischen Öle die Schleimhäute stark reizen können. Auch auf offene Wunden dürfen Sie die Salbe nicht auftragen. Halten die Herzbeschwerden länger als ein bis zwei Tage an, sollten Sie unbedingt einen Arzt aufsuchen, um keine möglicherweise lebensrettenden Maßnahmen zu versäumen.

ACHTUNG

Gegenanzeigen

Unter folgenden Bedingungen dürfen Sie die Salbe nicht anwenden:

- Sie haben Asthma oder Keuchhusten.
- Die Haut auf der Brust ist verletzt oder verbrannt.
- Sie vertragen keine ätherischen Öle.

UNERWÜNSCHTE WIRKUNGEN

▶ Keine Maßnahmen erforderlich

Die Haut kann sich röten und jucken. Die ätherischen Öle können beim Einatmen Hustenreiz auslösen, weil sie die Schleimhäute reizen.

▶ **Muss beobachtet werden**

Wenn die Haut sich verstärkt rötet und juckt, reagieren Sie vermutlich allergisch auf das Mittel. Dann sollten Sie es absetzen. Sind die Hauterscheinungen (→ Seite 14) einige Tage später nicht deutlich abgeklungen, sollten Sie einen Arzt aufsuchen.
Wenn Sie chronisches Asthma haben, kann es sein, dass sich die Atemwege häufiger verkrampfen. Auch dann sollten Sie einen Arzt aufsuchen.

HINWEISE

Für Kinder unter 14 Jahren

Mangels Erfahrungen sollten Sie die Salbe nicht bei Kindern unter zwölf Jahren anwenden.

Für Schwangerschaft und Stillzeit

Mangels Erfahrungen sollten Sie die Salbe nicht anwenden.

Kombination: Magnesium + andere Substanzen

Magnesium + Vitamin E + Weißdorn

Protecor Herz-Schutz-Kapseln

Magnesium ist wichtig für die Funktion zahlreicher Enzyme sowie für die Steuerung von Stoffwechselvorgängen in Muskel- und Nervenzellen, auch am Herzen, was sich therapeutisch nutzen lässt. So wird zum Beispiel eine bestimmte Art von Herzrhythmusstörungen (Torsade de pointes) mit in die Vene infundiertem Magnesium in hoher Dosierung behandelt. Ein Magnesiummangel führt außerdem zu verstärkten Muskelkrämpfen, auch in den Blutgefäßen. Solche Spasmen können den Blutdruck erhöhen und Herzrhythmusstörungen auslösen. Ein Magnesiummangel tritt jedoch – außer bei einer speziellen angeborenen Magnesiummangelerkrankung – in

der Praxis selten auf, da die normale Nahrung in aller Regel genügend Magnesium enthält.
Ein ungezielter Einsatz von Magnesium, ohne dass nachgewiesenermaßen ein Mangel besteht, ist zur Behandlung oder zur Vorbeugung von Herzbeschwerden nicht sinnvoll. Die wenigen vorhandenen Studien zeigen weder für die Therapie eines Herzinfarkts noch einer Herzschwäche positive Ergebnisse. Nach einem Herzinfarkt stieg in einer Untersuchung an über 450 Patienten unter der einjährigen Dauergabe von Magnesium-Tabletten sogar das Risiko für Herzbeschwerden an, sodass eher davon abgeraten werden muss, diese Mittel generell nach einem Herzinfarkt einzunehmen. Nur wenn ein nachgewiesener Mangel an Magnesium besteht, ist es sinnvoll, diesen medikamentös auszugleichen, am besten mit Präparaten, die Magnesium allein in ausreichend hoher Dosierung enthalten.
Extrakte aus Weißdorn enthalten bestimmte Pflanzenfarbstoffe (Flavonoide), die – ähnlich wie Extrakte aus dem Fingerhut (Digitalis) – die Kalziumkonzentration in den Zellen erhöhen, wodurch sich die Herzkraft verbessern soll. Auch die Durchblutung der Herzkranzgefäße soll sich verbessern. Dass dies gelingt und dadurch Folgeerkrankungen einer Herzschwäche vermieden werden, ist für Weißdorn jedoch nicht ausreichend nachgewiesen.
Vitamin E gilt als „Radikalfänger", das heißt, es soll aggressive Sauerstoffteilchen („freie Radikale") abfangen, die die Zellwand schädigen, auch die der Herzkranzgefäße. Bisher konnte diese Schutzwirkung in großen klinischen Studien aber nicht bestätigt werden – im Gegenteil, neuere Studien weisen darauf hin, dass bei hoher Dosierung Vitamin E sogar schaden kann.
Für *Protecor* liegen keine Studien vor, die die Sinnhaftigkeit und therapeutische Wirksamkeit der Kombination dieser drei Wirkstoffe ausreichend nachweisen würden. Gemessen am Tagesbedarf für Vitamin E liegen die bei normaler Dosierung aufgenommenen Mengen eher zu hoch, bei Magnesium dagegen zu niedrig. Die offiziell empfohlene Dosierung für Weißdornextrakt wird ebenfalls nicht erreicht.
Das Mittel gilt deshalb zur Behandlung von Herz- und Kreislaufbeschwerden als „wenig geeignet".

Achtung

Wechselwirkungen mit Medikamenten

Wenn Sie magnesiumhaltige Arzneimittel gleichzeitig mit bestimmten Antibiotika (Tetrazykline, bei Infektionen) oder Eisenpräparaten einnehmen, behindern sich die Medikamente wechselseitig in der Aufnahme der Wirkstoffe.

Pflanzenkombination: Herzglykoside

Adonis + Maiglöckchen + Meerzwiebel + Oleander

Miroton

Die Inhaltsstoffe in diesen Pflanzenextrakten gehören zu den Herzglykosiden, zu denen auch die bekannten Digitalis-Wirkstoffe aus dem Fingerhut zählen. Herzglykoside bewirken eine Anreicherung von Kalzium in den Muskelzellen, auch des Herzens, wodurch sich die Herzmuskelkraft erhöht.
Der Nachteil dieser Pflanzenkombinationen besteht darin, dass eine genaue Dosierung nicht möglich ist. Der Gehalt an wirksamen Substanzen kann von Packung zu Packung schwanken. Bei allen Herzglykosiden ist jedoch eine sehr exakte Dosierung erforderlich, weil sie erst ab einer bestimmten Menge ausreichend gut, in höherer Dosierung aber schnell giftig wirken und unerwünschte Wirkungen verursachen. Deshalb muss die Dosis anhand von Blutuntersuchungen sehr genau eingestellt werden. Bei den aus mehreren pflanzlichen Herzglykosiden zusammengesetzten Mitteln ist eine solche Einstellung nicht möglich, da die einzelnen Komponenten unterschiedlich rasch ausgeschieden werden und ihre Dosis nicht einzeln verändert werden kann. Ungeklärt ist, ob der Körper die Stoffe in ausreichendem Maße aufnimmt, ob sie überhaupt zum Zielorgan, dem Herzen, gelangen und ob sie dort die erwünschten Wirkungen entfalten. Demnach ist die therapeutische Wirksamkeit des Mittels nicht ausreichend nachgewiesen und gilt als „wenig geeignet".

Achtung

Miroton Lösung enthält Alkohol. Personen mit Alkoholproblemen dürfen dieses Mittel nicht einnehmen. Auch Leberkranke und Menschen mit Anfallleiden sollten den Alkoholgehalt berücksichtigen. Darüber hinaus kann Alkohol die Wirkung vieler Arzneimittel (z. B. Schlaf- und Beruhigungsmittel, Psychopharmaka, starke Schmerzmittel, einige Mittel bei hohem Blutdruck) verstärken.

Lösung und Dragees enthalten als Konservierungsstoffe Parabene. Wenn Sie auf Parastoffe (→ Seite 585) allergisch reagieren, dürfen Sie sie nicht einnehmen.

Gegenanzeigen

Unter folgenden Bedingungen dürfen Sie das Mittel nicht anwenden:

- Sie werden bereits mit Digitalis-Wirkstoffen behandelt.
- Sie haben einen Mangel an Kalium.
- Ihr Blut enthält zu viel Kalzium.
- Ihr Herz schlägt sehr langsam (Bradykardie) oder viel zu schnell (Tachykardie).
- Sie haben eine mittelschwere bis schwere Herzinsuffizienz.
- Sie leiden an Herzrhythmusstörungen.
- Die Wände des Herzmuskels sind verdickt.

Wenn Ihre Leber oder Nieren nicht richtig funktionieren oder Störungen im Elektrolythaushalt bestehen, dürfen Sie das Mittel nur nach Rücksprache mit einem Arzt einsetzen.

Wechselwirkungen mit Medikamenten

▶ **Unbedingt beachten**

Wenn Sie noch andere Medikamente einnehmen, ist unbedingt zu beachten:

- Pflanzliche Herzglykoside dürfen Sie nicht zusätzlich zu anderen Glykosiden (z. B. Digitalis-Wirkstoffen, bei Herzschwäche) einnehmen, weil sie deren Wirkung verstärken. Näheres dazu lesen Sie unter „Mittel bei Herzschwäche: verstärkte Wirkung" (→ Seite 12).
- In Kombination mit Betablockern oder Reserpin (bei hohem Blutdruck) kann sich der Herzschlag zu stark verlangsamen.
- Die Kombination mit Mitteln, die Einfluss auf den Herzrhythmus haben können, kann zu Extraschlägen (Extrasystolen) führen. Hierzu zählen trizyklische Antidepressiva (bei Depressionen) und Sympathomimetika (bei niedrigem Blutdruck). Näheres hierzu lesen Sie unter „Mittel bei Herzrhythmusstörungen: verstärkte Wirkung" (→ Seite 12).
- Mittel, die den Kaliumgehalt des Blutes verringern, lassen Herzglykoside giftiger wirken, sodass verstärkt unerwünschte Wirkungen auftreten können. Zu diesen Präparaten gehören entwässernde Mittel (Diuretika, bei hohem Blutdruck und/oder Wasseransammlungen im Gewebe), kortisonhaltige Mittel (bei Entzündungen) und Abführmittel (bei Verstopfung). Näheres hierzu lesen Sie unter „Mittel bei Herzschwäche: verstärke Wirkung" (→ Seite 12).

Unerwünschte Wirkungen

▶ **Keine Maßnahmen erforderlich**

Es können Magen-Darm-Beschwerden mit Übelkeit, Erbrechen und Durchfall auftreten.

▶ **Sofort zum Arzt**

Übelkeit, Erbrechen und Sehstörungen wie Doppelbilder können Anzeichen einer Überdosierung sein. Wenn Sie diese Symptome bemerken, sollten Sie die Dosierung des Mittels von einem Arzt kontrollieren lassen.

Digitalis-Glykoside können alle Arten von Herzrhythmusstörungen (→ Seite 16) verursachen. Diese können meist nur mithilfe eines EKGs, das der Arzt abnehmen muss, genau diagnostiziert werden. Symptome, die Sie selbst bemerken können, sind: zu langsamer Herzschlag (deutlich unter 60 Schlägen pro Minute, abhängig von der individuell üblichen Pulsrate), zu schneller Herzschlag (mehr als 100 pro Minute), Herzstolpern. Die Herzrhythmusstörungen können auch Schwindel, kurze Ohnmachts- oder Krampfanfälle auslösen.

Bei allen genannten Beschwerden sollten Sie möglichst rasch einen Arzt aufsuchen.

Hinweise

Für Kinder unter 14 Jahren

Kinder sollten dieses Mittel nicht bekommen. Wenn bei Kindern Herzglykoside erforderlich sind, sollten ausschließlich vom Arzt zu verordnende Digitalis-Wirkstoffe verwendet werden, weil diese sich genau dosieren lassen.

Miroton Lösung: Dieses Mittel sollten Kinder schon aufgrund seines Alkoholgehalts nicht erhalten.

Für Schwangerschaft und Stillzeit

Über die Risiken einer Anwendung in Schwangerschaft und Stillzeit gibt es keine Erkenntnisse. Da das Mittel ohnehin als „wenig geeignet" bewertet wird, sollten Sie darauf verzichten.

Miroton Lösung: Bedenken Sie, dass dieses Mittel Alkohol enthält. Mittel ohne Alkohol sind vorzuziehen.

Herz- und Kreislaufbeschwerden

Handelsname Darreichungsform	Zusammensetzung pro 1 ml/1 g oder wie angegeben bzw. pro abgeteilte Einheit	Kleinste Packungsgröße	Unverb. Preis in Euro	Bewertung für das beanspruchte Anwendungsgebiet

Hinweise zu den Tabellenspalten → Seite 34, zur Auswahl der Arzneimittel → Seite 28, zur Grundlage der Bewertung → Seiten 29, 33

Handelsname Darreichungsform	Zusammensetzung	Kleinste Packungsgröße	Unverb. Preis in Euro	Bewertung
Carnigen Dragees	**Oxilofrin-hydrochlorid** 16 mg	20 Stück	6,15	**Mit Einschränkung geeignet** bei Kreislaufbeschwerden durch niedrigen Blutdruck. Nur zur kurzfristigen Anwendung, wenn nichtmedikamentöse Maßnahmen nicht ausreichend wirken. **Wenig geeignet** zur dauerhaften Behandlung von niedrigem Blutdruck, weil die therapeutische Wirksamkeit hierfür nicht ausreichend nachgewiesen ist. → Seite 450
forte Dragees Dragees	32 mg	20 Stück	9,90	
Carnigen Tropfen	20 mg *Enthält 6,9% Alkohol* (Konservierungsmittel: Parabene)	20 ml	7,44	
forte Tropfen Tropfen	40 mg *Enthält 6,9% Alkohol* (Konservierungsmittel: Parabene)	20 ml	11,23	
Cor-Vel Truw Salbe	**Fichtennadelöl** 29 mg + **Kampfer** 38 mg + **Menthol** 17 mg + **Rosmarinöl** 60 mg	25 g	9,45	**Wenig geeignet** bei Herzbeschwerden. Die therapeutische Wirksamkeit ist nicht ausreichend nachgewiesen. → Seite 453
Crataegutt 80 mg	**Auszug aus Weißdornblättern mit Blüten** 80 mg	50 Stück	15,40	**Wenig geeignet** bei eingeschränkter Herzleistung, weil die therapeutische Wirksamkeit im Gegensatz zu den rezeptpflichtigen Standardtherapeutika (z.B. ACE-Hemmer und Diuretika) deutlich geringer und insgesamt nicht ausreichend nachgewiesen ist. Allenfalls anzuwenden zur unterstützenden Behandlung nach Rücksprache mit einem Arzt, begleitend zu rezeptpflichtigen Präparaten. → Seite 452
Crataegutt novo 450	450 mg	50 Stück	18,45	
Crataegutt 600 mg Filmtabletten	600 mg	30 Stück	15,70	
Crataegutt Tropfen Tropfen	94 mg	50 ml	14,30	
Effortil Tropfen Lösung	**Etilefrin-hydrochlorid** 7,5 mg (Konservierungsmittel: Parabene)	15 ml	6,40	**Mit Einschränkung geeignet** bei Kreislaufbeschwerden durch niedrigen Blutdruck. Nur zur kurzfristigen Anwendung, wenn nichtmedikamentöse Maßnahmen nicht ausreichend wirken. **Wenig geeignet** zur dauerhaften Behandlung von niedrigem Blutdruck, weil die therapeutische Wirksamkeit hierfür nicht ausreichend nachgewiesen ist. → Seite 450
Effortil Tabletten	5 mg	50 Stück	10,20	
Faros 300 mg	**Auszug aus Weißdornblättern mit Blüten** 300 mg	50 Stück	13,70	**Wenig geeignet** bei eingeschränkter Herzleistung, weil die therapeutische Wirksamkeit im Gegensatz zu den rezeptpflichtigen Standardtherapeutika (z.B. ACE-Hemmer und Diuretika) deutlich geringer und insgesamt nicht ausreichend nachgewiesen ist. Allenfalls anzuwenden zur unterstützenden Behandlung nach Rücksprache mit einem Arzt, begleitend zu rezeptpflichtigen Präparaten. → Seite 452
600 mg Filmtabletten	600 mg	50 Stück	19,55	
Gutron Tabletten Tabletten	**Midodrin-hydrochlorid** 2,5 mg	50 Stück	27,42	**Mit Einschränkung geeignet** bei Kreislaufbeschwerden durch niedrigen Blutdruck. Nur zur kurzfristigen Anwendung, wenn nichtmedikamentöse Maßnahmen nicht ausreichend wirken. **Wenig geeignet** zur dauerhaften Behandlung von niedrigem Blutdruck, weil die therapeutische Wirksamkeit hierfür nicht ausreichend nachgewiesen ist. → Seite 450
Gutron Tropfen 1 % Tropfen	10 mg *Enthält 14,6% Alkohol*	30 ml	36,56	

Herz- und Kreislaufbeschwerden Fortsetzung

Handelsname Darreichungsform	Zusammensetzung pro 1 ml/1 g oder wie angegeben bzw. pro abgeteilte Einheit	Kleinste Packungsgröße	Unverb. Preis in Euro	Bewertung für das beanspruchte Anwendungsgebiet

Hinweise zu den Tabellenspalten → Seite 34, zur Auswahl der Arzneimittel → Seite 28, zur Grundlage der Bewertung → Seiten 29, 33

H&S Weißdornblätter Filterbeutel	**Weißdornblätter mit Blüten** 1,8 g	20 Stück	2,55	**Wenig geeignet** bei nachlassender Leistungsfähigkeit des Herzens, weil die therapeutische Wirksamkeit nicht ausreichend nachgewiesen ist. → Seite 452
Korodin Herz-Kreislauf-Tropfen Tropfen	**Auszug aus Weißdornfrüchten** 973 mg + **Kampfer** 25 mg *Enthält 60% Alkohol*	10 ml	5,05	**Wenig geeignet** bei Herz- und Kreislaufbeschwerden, weil die therapeutische Wirksamkeit nicht ausreichend nachgewiesen ist. → Seite 452
Ky-Cor f überzogene Tabletten	**Auszug aus Weißdornblättern mit Blüten** 200 mg	100 Stück	19,48	**Wenig geeignet** bei eingeschränkter Herzleistung, weil die therapeutische Wirksamkeit im Gegensatz zu den rezeptpflichtigen Standardtherapeutika (z.B. ACE-Hemmer und Diuretika) deutlich geringer und insgesamt nicht ausreichend nachgewiesen ist. Allenfalls anzuwenden zur unterstützenden Behandlung nach Rücksprache mit einem Arzt, begleitend zu rezeptpflichtigen Präparaten. → Seite 452
Miroton Dragees Dragees	Auszüge aus **Adoniskraut** 25 MSE + **Maiglöckchenkraut** 15 MSE + **Meerzwiebel** 25 MSE + **Oleanderblättern** 25 MSE (Konservierungsmittel: Parabene)	50 Stück	11,04	**Wenig geeignet** bei Kreislaufbeschwerden und eingeschränkter Herzleistung. Nicht sinnvolle Kombination aus mehreren Pflanzenextrakten, deren therapeutische Wirksamkeit nicht ausreichend nachgewiesen ist. → Seite 454
Miroton Lösung	Auszüge aus **Adoniskraut** 50 MSE + **Maiglöckchenkraut** 31,25 MSE + **Meerzwiebel** 50 MSE + **Oleanderblättern** 50 MSE *Enthält 25% Alkohol* (Konservierungsmittel: Parabene)	30 g	7,37	
Orthangin novo Filmtabletten	**Auszug aus Weißdornblättern mit Blüten** 145 mg	50 Stück	12,95	**Wenig geeignet** bei eingeschränkter Herzleistung, weil die therapeutische Wirksamkeit im Gegensatz zu den rezeptpflichtigen Standardtherapeutika (z.B. ACE-Hemmer und Diuretika) deutlich geringer und insgesamt nicht ausreichend nachgewiesen ist. Allenfalls anzuwenden zur unterstützenden Behandlung nach Rücksprache mit einem Arzt, begleitend zu rezeptpflichtigen Präparaten. → Seite 452
Protecor Herz-Schutz-Kapseln Kapseln	**Magnesium** 24 mg + **Vitamin E** 44,1 mg + **Auszug aus Weißdornbeeren, -blättern und -blüten** 50 mg	50 Stück	12,60	**Wenig geeignet** bei Herz- und Kreislaufbeschwerden. Nicht sinnvolle Kombination, da ein Nutzen von Magnesium und Vitamin E bei der Behandlung von Herz- und Kreislaufbeschwerden nicht klar erkennbar ist. Die therapeutische Wirksamkeit von Weißdornextrakt ist im Gegensatz zu den Standardtherapeutika (z. B. ACE-Hemmer und Diuretika) nicht ausreichend nachgewiesen. → Seite 453

Herz- und Kreislaufbeschwerden Fortsetzung

Handelsname Darreichungsform	Zusammensetzung pro 1 ml/1 g oder wie angegeben bzw. pro abgeteilte Einheit	Kleinste Packungsgröße	Unverb. Preis in Euro	Bewertung für das beanspruchte Anwendungsgebiet
Sidroga Weißdorn	**Weißdornblätter mit Blüten** 1,5 g	20 Stück	2,65	**Wenig geeignet** bei nachlassender Leistungsfähigkeit des Herzens, weil die therapeutische Wirksamkeit nicht ausreichend nachgewiesen ist. → Seite 452
Sidroga Weißdorn Herz- und Kreislauftee Filterbeutel	1,5 g	20 Stück	3,40	
Thomasin Tabletten Tabletten	**Etilefrin-hydrochlorid** 10 mg	50 Stück	13,58	**Mit Einschränkung geeignet** bei Kreislaufbeschwerden durch niedrigen Blutdruck. Nur zur kurzfristigen Anwendung, wenn nichtmedikamentöse Maßnahmen nicht ausreichend wirken. **Wenig geeignet** zur dauerhaften Behandlung von niedrigem Blutdruck, weil die therapeutische Wirksamkeit hierfür nicht ausreichend nachgewiesen ist. → Seite 450
Thomasin-Tropfen Tropfen	15 mg *Enthält 30% Alkohol*	20 ml	9,21	
Weißdornblätter mit Blüten Bombastus Filterbeutel	**Weißdornblätter mit Blüten** 1,5 g	20 Stück	2,55	**Wenig geeignet** bei nachlassender Leistungsfähigkeit des Herzens, weil die therapeutische Wirksamkeit nicht ausreichend nachgewiesen ist. → Seite 452

Hinweise zu den Tabellenspalten → Seite 34, zur Auswahl der Arzneimittel → Seite 28, zur Grundlage der Bewertung → Seiten 29, 33

Venenerkrankungen

Als Venen werden diejenigen Adern im Blutgefäßsystem bezeichnet, die das Blut zum Herzen hin leiten. Es gibt oberflächliche und tiefe Venen und Verbindungsvenen. Die oberflächlichen Venen verlaufen dicht unter der Hautoberfläche und sammeln das aus den feinen Blutgefäßen (Kapillaren) kommende Blut. Über Verbindungsvenen (Perforansvenen) sind die oberflächlichen mit den tiefliegenden Venen verbunden.

Ein Klappenmechanismus innerhalb der Venen verhindert, dass das Blut nach unten in die Beine zurückfließt. So kann es nur in eine Richtung strömen – zum Herzen hin. Wenn sich die Venen zu sehr weiten, schließen die Venenklappen jedoch nicht mehr richtig. Dann staut sich das Blut in den Venen, die sich dann noch mehr dehnen müssen.

Häufig erweitern sich die kleinen Venen, die unmittelbar unter der Haut verlaufen (Besenreiser). Sie scheinen dann stern-, strahlen- oder fächerförmig blaurot durch die Haut hindurch. Erschlaffen größere oberflächliche Venen, treten sie als geschlängelte Krampfadern (Varizen) hervor (primäre Varikose).

Unter dem Oberbegriff „Venenerkrankungen" sind sowohl die tiefe Venenthrombose (Phlebothrombose) zu verstehen als auch akute Entzündungen der oberflächlichen Venen (Thrombophlebitis), Krampfadern und die chronisch-venöse Insuffizienz (abgekürzt CVI).

Eine Venenthrombose bedeutet, dass eine Vene durch ein Blutgerinnsel (Thrombus) teilweise oder ganz verschlossen wird. Am häufigsten sind die Becken- und Beinvenen betroffen, insbesondere die tiefen Beinvenen in Ober- und Unterschenkel. Löst sich das Gerinnsel von der Wand, wird es mit dem Blut in die große Hohlvene und in die rechte Herzkammer geschwemmt. Von dort gelangt es mit dem Blut in die Lunge und bleibt dort in einem Blutgefäß hängen. Eine solche Lungenembolie (→ Seite 459) kann tödlich enden.

Auch bei einer akuten Entzündung der oberflächlichen Venen besteht die Gefahr, dass sich an der entzündeten Venenwand ein Blutgerinnsel (Thrombus) ablagert und den Blutfluss behindert, sodass sich eine Venenthrombose ausbildet.

Infolge einer Venenthrombose oder ausgeprägter Krampfadern entstehen mit der Zeit chronische Durchblutungsstörungen in den Venen. Eine solche chronisch-venöse Insuffizienz wird in drei Stadien eingeteilt:

- Stadium I: Nur die kleinen Venen unterhalb des Knöchels sind erweitert und bilden ein kranzartiges, bläuliches Geflecht. Tagsüber entstehende Wassereinlagerungen (Ödeme) am Knöchel verschwinden über Nacht wieder.
- Stadium II: Die Wassereinlagerungen bleiben bestehen, die Haut verfärbt sich, bildet weißliche oder bräunliche Flecken oder wird stellenweise lederartig hart.
- Stadium III: Die Haut ist dünn wie Pergament und platzt bei geringen Stößen und Verletzungen auf. Die Wunden heilen nur schwer oder gar nicht zu und entstehen leicht wieder neu („offenes Bein", Ulcus cruris).

Eine Venenthrombose und eine ausgeprägte chronisch-venöse Insuffizienz müssen immer ärztlich und mit verschreibungspflichtigen Mitteln behandelt werden. Näheres dazu erfahren Sie im HANDBUCH MEDIKAMENTE der Stiftung Warentest oder im Internet unter www.medikamente-im-test.de.

Anzeichen und Beschwerden

Wenn die Venen ihre Funktion nicht mehr richtig ausüben, macht sich das vor allem durch geschwollene Beine bemerkbar. Gleichzeitig fühlen sich die Beine müde und schwer an. Vor allem abends sind die Fußknöchel dicker als sonst. In den Beinen können ziehende oder stechende Schmerzen auftreten. Auch nächtliche Wadenkrämpfe kommen vor.

Hält der Blutstau in den Beinvenen an, kann Flüssigkeit aus dem Gewebe nicht mehr in ausreichender Menge abtransportiert werden, weil der Sog fehlt, der normalerweise dafür sorgt, dass das Wasser aus dem Gewebe in die Blutgefäße übertritt. Diese Wasseransammlungen im Gewebe (Ödeme) führen dazu, dass das Bein anschwillt, anfangs vor allem am Knöchel und Fuß (Schuhe, die morgens gut passen, sind abends zu eng), dann auch am Unterschenkel.

Eine Venenthrombose kann sich völlig ohne Beschwerden ereignen, meist zeigen sich aber Schwellungen und Schmerzen in der Wade, verbunden mit einem unangenehmen Schweregefühl und diffusen Schmerzen im ganzen Bein oder entlang den Venen. Häufig wird der Fußknöchel rechts und links der Achillessehne dick. Je nach Ausdehnung der Thrombose schwillt der gesamte Unterschenkel oder das ganze Bein an. Die Haut am Unterschenkel verfärbt sich bläulich. Zudem besteht die Gefahr einer Lungenembolie (→ nachfolgend). Wenn solche Beschwerden auftreten, müssen Sie sich sofort in ärztliche Behandlung begeben.

Lungenembolie – oft verkannt, aber lebensgefährlich

Anfänglich ist das Gerinnsel bei einer Venenthrombose nur sehr locker mit der Venenwand verbunden. Es kann leicht geschehen, dass sich der ganze Thrombus oder Teile davon ablösen und mit dem Blutstrom wegschwimmen. Aus den Beinen gelangt der Blutpfropf in die große Hohlvene im Bauch, von dort in die rechte Herzkammer und danach über die Lungenschlagader in die Lunge, wo er in einer der kleineren oder auch größeren Adern stecken bleibt und diese verstopft (Lungenembolie). Blockiert eine Embolie eines der wichtigen großen Blutgefäße, kann dies sofort tödlich sein. Verstopft sie eine kleine Ader, macht sie sich gar nicht oder mit folgenden Beschwerden bemerkbar:

- plötzlich auftretender Schmerz in der Brust
- Husten, der sich zwar immer wieder bessert, aber dann erneut auftritt
- plötzliche Atemnot
- Kreislaufschwäche
- Herzrasen
- Angstgefühl.

Wann immer Sie solche Beschwerden spüren, sollten Sie sich sofort durch einen Notarzt behandeln lassen. Eine Lungenembolie entsteht am häufigsten aus Thrombosen in den Becken- und Oberschenkelvenen.

Ursachen

Schwache Venen sind überwiegend erblich bedingt. Bestimmte Faktoren können sie jedoch begünstigen:

- Bewegungsmangel
- Übergewicht
- Schwangerschaft und Geburt
- fortgeschrittenes Alter
- langes Stehen.

Eine Venenthrombose entsteht durch Blutgerinnsel, die sich an schadhaften Stellen der Blutgefäßinnenwand bilden, besonders häufig an einer Venenklappe, weil dort das Blut verwirbelt wird. Dort sammeln sich oft Blutplättchen und verkleben leicht miteinander.

Mit der Zeit bilden sie ein größeres Klümpchen, das anfangs locker, später fester mit der Venenwand verbunden ist. Solche Blutgerinnsel entstehen häufig nach Operationen, Verletzungen, in Schwangerschaft und Wochenbett, bei einem Herzinfarkt, anhaltender Bettlägerigkeit oder bei Einnahme der Pille sowie bei einer Hormontherapie in den Wechseljahren. Auch ein angeborener Mangel an gerinnungshemmenden Stoffen, bösartige Tumore und Übergewicht begünstigen die Bildung eines Thrombus.
Sowohl aufgrund einer Venenschwäche als auch durch Thrombosen kann es dazu kommen, dass die Klappen in den tiefen Venen nicht mehr richtig schließen. Dann steigt der Druck innerhalb der Venen, und das Blut sucht sich andere Wege, um zum Herzen zurück zu gelangen, vorzugsweise die neben den tiefen Venen verlaufenden anderen Venen sowie die oberflächlich gelegenen. Diese sind aber nicht darauf ausgelegt, so große Mengen Blut zu transportieren und weiten sich immer mehr. Infolgedessen schließen auch dort die Venenklappen nicht mehr richtig, und es entstehen Krampfadern (sekundäre Varikose).
Langfristig führt das zu einer anhaltenden Mangeldurchblutung und massiven Umbauprozessen im Gewebe, in deren Folge sich häufig ein Geschwür am Unterschenkel bildet („offenes Bein", Ulcus cruris).

Bei Kindern
Wenn sich schon bei Kindern und Jugendlichen Venenerkrankungen ausbilden, beruhen diese meist auf angeborenen Fehlbildungen der Blutgefäße oder der Venenklappen.

Vorbeugung

Sie können selbst viel tun, damit sich das Blut nicht in den Beinen staut:

- Jede Form von Bewegung fördert über die Muskelpumpe den Rückfluss des Blutes in den Beinvenen.
- Wenn Sie viel stehen oder sitzen müssen, sollten Sie tagsüber Stützstrümpfe tragen und abends die Füße hochlegen, um den Abfluss des Blutes aus den Beinen zu fördern. Am günstigsten ist es, wenn Sie sich dabei auf den Boden legen und die Beine senkrecht nach oben an eine Wand lehnen. Es genügt nicht, die Beine nur auf einem Hocker oder Stuhl in Kniehöhe zu legen.
- Meiden Sie übermäßige Wärme in Form von lang andauernden heißen Bädern, Sauna, Sonne. Dabei stellen sich die Venen weit, um die Hitze aus dem Körper abzuleiten. Lässt es sich nicht vermeiden, die Beine der Wärme auszusetzen, sollten Sie möglichst häufig einen kalten Beinguss machen, um die Venen wieder zu verengen.
- Bei Langstreckenflügen sollten Sie möglichst oft auf dem Gang auf und ab laufen oder stündlich am Platz mit den Füßen wippen (20mal hintereinander von der Spitze auf die Fersen und umgekehrt). Dabei wird die Wadenmuskulatur bewegt, was auch den Rückfluss des Blutes in den Venen fördert. Bei Flügen mit einer Dauer von mehr als vier Stunden können auch Kompressionsstrümpfe die Venenfunktion verbessern. Vor allem wenn Sie rauchen, älter als 65 Jahre, übergewichtig oder schwanger sind, besteht ein höheres Risiko, dass Sie aufgrund des langen Stillsitzens eine Thrombose erleiden. Das gilt auch, wenn Sie erst kürzlich operiert wurden, wenn Sie Krebs oder eine chronische Herzkrankheit haben.
- Geben Sie das Rauchen auf, denn es schädigt die Innenwand der Blutgefäße und erhöht dadurch das Risiko, dass sich in den Venen Blutgerinnsel bilden (Thrombose), vor allem bei schwachen Venen.

Allgemeine Maßnahmen

Alle im Abschnitt Vorbeugung genannten Maßnahmen werden auch empfohlen, wenn bereits eine Venenschwäche besteht oder Krampfadern vorhanden sind.
Haben Sie ausgeprägte Krampfadern oder schwellen nach längerem Stehen Unterschenkel und Fußknöchel an, sollten Sie medizinische Kompressionsstrümpfe tragen (nicht zu verwechseln mit den in Kaufhäusern erhältlichen Stützstrümpfen). Sie üben von außen Druck auf die Venen aus und pressen diese zusammen, sodass die Venenklappen wieder besser schließen und das Blut besser abfließen kann.
Nach einer Venenthrombose sind Kompressionsverbände notwendig, die einen noch stärkeren Effekt haben als Strümpfe. Anschließend müssen – meist über Jahre hinweg – Kompressionsstrümpfe getragen werden, um eine chronisch-venöse Insuffizienz zu verhindern.

Wann zum Arzt?

Haben Sie ausgeprägte Krampfadern oder jeden Abend geschwollene Knöchel, sollten Sie einen Arzt aufsuchen, um zu besprechen, ob die Beinschwellungen Folge einer Venenerkrankung sind, wie sich die Venenfunktion verbessern lässt oder ob operative

Maßnahmen angezeigt sind, mit denen die Krampfadern entfernt werden können.
Schwillt das Bein außergewöhnlich stark an und schmerzt es zusätzlich, müssen Sie unverzüglich einen Arzt aufsuchen. Solche Beschwerden können Anzeichen für eine Venenentzündung oder Thrombose sein, die durch schwache Venen begünstigt werden kann.
Auch wenn die Durchblutung in den Beinen so stark gestört ist, dass die Beine ständig geschwollen sind, sollten Sie einen Arzt aufsuchen. Dann besteht nämlich die Gefahr, dass die kleinen Adern (Kapillaren) im Gewebe dauerhaft erweitert bleiben und durch abgelagerte Eiweißstoffe verstopft werden. Die Folge ist, dass das Gewebe nicht mehr ausreichend mit Sauerstoff versorgt und ebensowenig von Schadstoffen und Flüssigkeit befreit wird. Häufig entstehen dann offene Stellen am Bein, meist zwischen Knöchel und Wade. Hat sich ein solches Geschwür gebildet, muss es unbedingt ärztlich behandelt werden.

Behandlung mit Medikamenten

Bei schwachen Venen oder nur gering ausgebildeten Krampfadern genügen im Allgemeinen die vorbeugenden und allgemeinen Maßnahmen, um eine ausreichende Venenfunktion zu gewährleisten. Freiverkäufliche Mittel können hierzu unterstützend eingesetzt werden. Bei Venenthrombosen ist allerdings eine medikamentöse Behandlung mit verschreibungspflichtigen Arzneimitteln erforderlich. Was Sie über diese Mittel wissen müssen, lesen Sie im HANDBUCH MEDIKAMENTE der Stiftung Warentest oder im Internet unter www.medikamente-im-test.de.

Venenmittel zum Einnehmen

Unter den pflanzlichen Venenmitteln zum Einnehmen (→ Seite 463) sind Präparate mit Extrakten aus Rosskastanie bei schwachen Venen mit Einschränkung geeignet. Die therapeutische Wirksamkeit ist noch nicht ausreichend nachgewiesen; weitere Studien sind erforderlich. Die Mittel können allenfalls im Frühstadium einer Venenerkrankung oder zusätzlich zu anderen Verfahren (Kompressionsbehandlung) sinnvoll sein.
Bei allen anderen Mitteln zum Einnehmen ist die therapeutische Wirksamkeit nicht ausreichend nachgewiesen, sie werden deshalb als „wenig geeignet" erachtet. Das gilt sowohl für pflanzliche Venenmittel zum Einnehmen mit Extrakten aus Weinblättern oder Mäusedorn als auch für Rutoside (→ Seite 462) sowie für Kombinationen (→ Seite 464) aus verschiedenen Substanzen.

Venenmittel zur äußerlichen Anwendung

Bei den äußerlich anzuwendenden Venenmitteln (→ Seite 462) mit Heparin oder Mucopolysaccharidpolysulfat gelangen die Wirkstoffe kaum in ausreichender Menge durch die Haut in den Blutkreislauf. Bessern sich die Beschwerden mit diesen Mitteln dennoch, beruht dies in erster Linie auf dem Massageeffekt, der beim Einreiben zwangsläufig erfolgt, oder auf der kühlenden Wirkung der Gele. Dies lässt sich ebenso gut mit wirkstofffreien Mitteln erreichen, zum Beispiel mit im Kühlschrank gelagerten Körperölen oder Feuchtigkeitslotionen (vorzugsweise ohne Duft- und Konservierungsstoffe). Auf Venensalben, -cremes und -gele zu verzichten ist umso ratsamer, als die Wirkstoffe und Konservierungsmittel der meisten Präparate die Haut reizen und allergische Reaktionen hervorrufen können. Dies gilt im Besonderen für Zubereitungen, die Arnikaextrakt enthalten. Gerade solche Hautreizungen sind bei Venenerkrankungen und Krampfadern jedoch möglichst zu vermeiden, da die Haut oft dünner als gewöhnlich und schlechter durchblutet ist. Ekzeme treten dann schneller auf, heilen schlecht und führen leicht zu chronischen Geschwüren. Venencremes, -salben oder -gele sollten also genau bei den Indikationen nicht angewendet werden, für deren Vorbeugung und Behandlung sie im Grunde konzipiert wurden oder empfohlen werden: bei Venenentzündungen, chronischer Venenschwäche (chronisch-venöse Insuffizienz) oder nach einer Thrombose.

Anthroposophische, homöopathische und traditionell angewendete Mittel

Zu den meistgekauften Mitteln gehören auch *Aescusan Filmtabletten* mit Rosskastanie, *Antistax Crème* mit Extrakten aus Weinblättern, *Fagorutin Buchweizen-Tabletten* mit Buchweizenkraut und Troxerutin, *Fagorutin Buchweizen-Tee* aus Buchweizenkraut, *Troxerutin-ratiopharm* mit Troxerutin, *Venelbin ruscus* mit Mäusedorn und *Venostasin Creme* mit Rosskastanie. Dabei handelt es sich um Präparate, die von der Arzneimittelbehörde als „traditionell angewendet" zugelassen wurden.
All diese Mittel lassen sich nach den Grundsätzen dieses Buches nicht bewerten. Sie werden deshalb nicht näher besprochen. Was „traditionell angewendete" Präparate sind, lesen Sie im Abschnitt „Traditionell angewendete Mittel" (→ Seite 20).

Rutoside (innerlich)

Hydroxyethylrutoside

Venoruton

Troxerutin

Veno SL

Rutoside sind synthetische Pflanzenfarbstoffe, die die Blutgefäße von innen „abdichten" sollen. Auf diese Weise soll weniger Flüssigkeit ins Gewebe übertreten und die Ödembildung verhindert werden. Für diesen Wirkmechanismus gibt es bisher nur Annahmen, die therapeutische Wirksamkeit ist nicht ausreichend nachgewiesen. Die Mittel gelten deshalb als „wenig geeignet".

ACHTUNG

Venoruton Lösung: Dieses Mittel enthält Alkohol. Personen mit Alkoholproblemen dürfen das Mittel nicht einnehmen. Auch Leberkranke und Menschen mit Anfallleiden sollten den Alkoholgehalt berücksichtigen. Darüber hinaus kann Alkohol die Wirkung vieler Arzneimittel (z. B. Schlaf- und Beruhigungsmittel, Psychopharmaka, starke Schmerzmittel, einige Mittel bei hohem Blutdruck) verstärken.

UNERWÜNSCHTE WIRKUNGEN

▶ **Keine Maßnahmen erforderlich**

Magen-Darm-Störungen wie Durchfall oder auch Verstopfung können auftreten, außerdem Gesichtsröte (Flush) und Kopfschmerzen.

▶ **Muss beobachtet werden**

Wenn die Haut sich verstärkt rötet und juckt, reagieren Sie vermutlich allergisch auf die Mittel. Dann sollten Sie sie absetzen. Sind die Hauterscheinungen (→ Seite 14) einige Tage später nicht deutlich abgeklungen, sollten Sie einen Arzt aufsuchen.

HINWEISE

Bei Kinderwunsch

Troxerutin: Wenn Sie schwanger werden wollen, sollten Sie Mittel mit diesem Wirkstoff nicht anwenden, weil sich in Tierversuchen Hinweise auf Fruchtbarkeitsstörungen ergeben haben.

Für Schwangerschaft und Stillzeit

Über die Risiken einer Anwendung in Schwangerschaft und Stillzeit gibt es keine Erkenntnisse. Da die Mittel ohnehin als „wenig geeignet" bewertet werden, sollten Sie darauf verzichten.

Venoruton Lösung: Bedenken Sie, dass dieses Mittel zudem noch Alkohol enthält. Mittel ohne Alkohol sind vorzuziehen.

Venenmittel (äußerlich)

Heparin

Exhirud Heparin Gel/Salbe, Hepa-Gel/-Salbe, Heparin-CT, Heparin Heumann, Heparin-ratiopharm, Hepathromb, Hepathrombin, Thrombareduct Sandoz, Thrombocutan, Thrombophob, Venalitan, Venoruton Emulgel, vetren

Chondroitinpolysulfat

Hirudoid, SANAVEN Creme

Heparin blockiert zwei wichtige Eiweißstoffe, die dafür verantwortlich sind, dass Blutbestandteile miteinander verkleben. Auf diese Weise hemmt es die Blutgerinnung und verhindert, dass sich Gerinnsel bilden. Diese Wirkung tritt jedoch nur ein, wenn das Heparin in ausreichender Menge in den Blutkreislauf gelangt. Bei äußerlich anzuwendenden Mitteln ist dies aber nur bedingt der Fall. Die therapeutische Wirksamkeit der Cremes, Gele und Salben zur unterstützenden Behandlung von Venenerkrankungen ist nicht ausreichend nachgewiesen. Die Mittel gelten deshalb als „wenig geeignet".

Chondroitinpolysulfat (auch: Mucopolysaccharidpolysulfat, Mucopolysaccharid-polyschwefelsäureester) ähnelt in seinem Aufbau dem Heparin, wird aber noch schlechter durch die Haut aufgenommen und hat auf die Blutgerinnung und auf Venenerkrankungen keinen Einfluss. Auch für dieses Mittel ist die therapeutische Wirksamkeit nicht ausreichend nachgewiesen, es wird als „wenig geeignet" erachtet.

ANWENDUNG

Auf nässende oder offene Wunden (z. B. ein Unterschenkelgeschwür) sowie auf durch Ekzem oder Sonnenbrand entzündete Haut dürfen Sie die Mittel nicht auftragen.

ACHTUNG

Wenn Sie medizinische Kompressionsstrümpfe tragen, dürfen Sie diese erst ein bis zwei Stunden nach der Anwendung der Mittel wieder anziehen. Salbe, Creme und Gel beeinträchtigen die Elastizität des Strumpfgewebes, sodass die Strümpfe rasch verschleißen. Da Sie die Strümpfe abends sowieso ablegen, ist es ratsam, die Beine erst dann einzucremen.

Einige Präparate enthalten als Konservierungsmittel Parabene (siehe Tabelle). Wenn Sie auf Parastoffe (→ Seite 585) allergisch reagieren, dürfen Sie diese Mittel nicht anwenden.

Unerwünschte Wirkungen

▶ **Muss beobachtet werden**

Wenn die Haut sich rötet und juckt, reagieren Sie vermutlich allergisch auf die Mittel. Dann sollten Sie sie absetzen. Sind die Hauterscheinungen (→ Seite 14) einige Tage später nicht deutlich abgeklungen, sollten Sie einen Arzt aufsuchen.

Hinweise

Für Schwangerschaft und Stillzeit

Bisherige Erfahrungen mit der Anwendung bei Schwangeren und Stillenden ergaben keine Anhaltspunkte für schädigende Wirkungen.

Pflanzliche Venenmittel (innerlich)

Mäusedorn

Fagorutin Ruscus

Rosskastanie

Aescorin, Aescusan, Noricaven, Venen-Tabletten Stada, VENENTABS retard-ratiopharm, veno-biomo, Venoplant, Venopyronum, Venostasin

Weinblätter

ANTISTAX Venenkapseln/-tabletten/-tropfen

Extrakte aus Mäusedorn, Rosskastanien oder Weinblättern sollen entzündungshemmend wirken und die Blutgefäße von innen „abdichten", sodass sich im Gewebe weniger Flüssigkeit ansammelt.

In den bisher vorliegenden Studien mit Rosskastaniensamenextrakt wurde untersucht, ob der Wirkstoff verhindert, dass die Beine anschwellen. Die Studien belegen jedoch nur eine geringfügige Abnahme des Beinvolumens um 20 bis 80 Milliliter. Solche Schwankungen im Beinvolumen treten aber auch normalerweise im Laufe eines Tages auf, und es ist unklar, ob sich dieser Effekt auf den Krankheitsverlauf auswirkt. Ein Vergleich mit einer Kompressionstherapie durch Strümpfe oder Verbände ergab, dass die Tabletten ähnlich wirksam waren wie die Kompressionstherapie. Allerdings ist unklar, ob dieser Effekt auch bei einer langfristigen Behandlung anhält und das Fortschreiten der Erkrankung verhindert. Die therapeutische Wirksamkeit ist demnach noch nicht ausreichend nachgewiesen. Die Mittel gelten als „mit Einschränkung geeignet" und sollten allenfalls unterstützend eingesetzt werden, zusätzlich zu einer Kompressionsbehandlung. Vor allem bei bereits deutlich ausgeprägter Venenschwäche können sie eine Kompressionsbehandlung mit Strümpfen oder Verbänden nicht ersetzen.

Deutlich weniger Untersuchungen liegen zu Extrakten aus Weinblättern und Mäusedorn vor, die Wasseransammlungen im Gewebe ausschwemmen sollen. Wie sich das auf den Krankheitsverlauf auswirkt, lässt sich nicht einschätzen. Studien, die die Wirkung der Extrakte mit einer Kompressionstherapie mit Strümpfen oder Verbänden vergleichen, fehlen ganz. Auch eine Studie zu Weinblätterextrakt aus dem Jahr 2002 kann wegen methodischer Aspekte nicht als Beleg für einen Nutzen herangezogen werden, da ein Vergleich zur Standardtherapie fehlt. Die therapeutische Wirksamkeit ist daher nicht ausreichend nachgewiesen. Diese Mittel gelten deshalb als „wenig geeignet".

Achtung

ANTISTAX Venentropfen: Dieses Mittel enthält Alkohol. Personen mit Alkoholproblemen dürfen es nicht einnehmen. Auch Leberkranke und Menschen mit Anfallleiden sollten den Alkoholgehalt berücksichtigen. Darüber hinaus kann Alkohol die Wirkung vieler Arzneimittel (z. B. Schlaf- und Beruhigungsmittel, Psychopharmaka, starke Schmerzmittel, einige Mittel bei hohem Blutdruck) verstärken.

Unerwünschte Wirkungen

▶ **Keine Maßnahmen erforderlich**

Mäusedorn, Rosskastanie: In seltenen Fällen können Magenbeschwerden und Übelkeit auftreten.

Venostasin retard: Sehr selten können Kopfschmerzen entstehen.

▶ **Muss beobachtet werden**

Rosskastanie: Wenn die Haut sich rötet und juckt, reagieren Sie vermutlich allergisch auf das Mittel. Dann sollten Sie es absetzen. Sind die Hauterscheinungen (→ Seite 14) einige Tage später nicht deutlich abgeklungen, sollten Sie einen Arzt aufsuchen.

Hinweise

Für Schwangerschaft und Stillzeit

Über die Risiken einer Anwendung in Schwangerschaft und Stillzeit gibt es keine Erkenntnisse. Sicherheitshalber sollten Sie die Mittel daher nicht anwenden.

ANTISTAX Venentropfen: Bedenken Sie, dass dieses Mittel zudem noch Alkohol enthält. Mittel ohne Alkohol sind vorzuziehen.

Kombinationen: Venenmittel (innerlich)

Cumarin + Troxerutin

Venalot

Mäusedorn + Hesperidin-methylchalcon

Phlebodril

Troxerutin gehört zu den Rutosiden. Das sind synthetische Pflanzenfarbstoffe, die die Blutgefäße von innen „abdichten" sollen. Auf diese Weise soll weniger Flüssigkeit ins Gewebe übertreten, sodass sich keine Ödeme ausbilden. Für diesen Wirkmechanismus gibt es bisher allerdings nur Annahmen, keine ausreichenden Belege. Cumarin soll Eiweiße, die sich bei Ödemen vermehrt im Gewebe sammeln, rascher abbauen.

Extrakte aus Mäusedorn sollen entzündungshemmend wirken und die Blutgefäße von innen „abdichten". Hesperidinmethylchalcon ist ein chemisch veränderter Inhaltsstoff aus der Schale von Zitrusfrüchten und soll ebenfalls dazu beitragen, dass sich weniger Flüssigkeit im Gewebe einlagert.

Die therapeutische Wirksamkeit bei Venenerkrankungen ist für beide Präparate nicht ausreichend nachgewiesen. Sie gelten deshalb als „wenig geeignet".

Achtung

Gegenanzeigen

Venalot: Wenn Sie eine Lebererkrankung haben, sollten Sie dieses Mittel nicht ohne Rücksprache mit einem Arzt anwenden.

Unerwünschte Wirkungen

▶ **Keine Maßnahmen erforderlich**

Es können Kopfschmerzen, Gesichtsrötung (Flush) und Magen-Darm-Beschwerden auftreten.

▶ **Muss beobachtet werden**

Wenn die Haut sich rötet und juckt, reagieren Sie vermutlich allergisch auf die Mittel. Dann sollten Sie sie absetzen. Sind die Hauterscheinungen (→ Seite 14) einige Tage später nicht deutlich abgeklungen, sollten Sie einen Arzt aufsuchen.

Phlebodril: Wenn Sie Durchfall bekommen, sollten Sie die Behandlung abbrechen.

Venalot: Das Mittel kann die Leber (→ Seite 16) schädigen. Anzeichen dafür sind Übelkeit, Erbrechen und/oder dunkel gefärbter Urin sowie auffällig hell gefärbter Stuhl. Wenn Sie solche Symptome bemerken, sollten Sie einen Arzt aufsuchen.

▶ **Sofort zum Arzt**

Venalot: Das Mittel kann die Leber (→ Seite 16) schwer schädigen. Wenn sich die Haut gelb färbt – möglicherweise begleitet von starkem Juckreiz am ganzen Körper –, sollten Sie sofort einen Arzt aufsuchen. Obwohl diese Leberschäden sehr selten vorkommen, sollten sie ein Grund mehr sein, auf das Präparat zu verzichten. In Frankreich und Belgien haben die lebertoxischen Effekte dazu geführt, dass das Mittel 1997 vom Markt genommen wurde.

Hinweise

Bei Kinderwunsch

Venalot: Wenn Sie schwanger werden wollen, sollten Sie dieses Mittel nicht anwenden, weil sich in Tierversuchen Hinweise auf Fruchtbarkeitsstörungen ergeben haben.

Für Schwangerschaft und Stillzeit

Über die Risiken einer Anwendung in Schwangerschaft und Stillzeit gibt es keine Erkenntnisse. Da die Mittel ohnehin als „wenig geeignet" bewertet werden, sollten Sie darauf verzichten.

Venenerkrankungen

Handelsname Darreichungsform	Zusammensetzung pro 1 ml/1 g oder wie angegeben bzw. pro abgeteilte Einheit	Kleinste Packungsgröße	Unverb. Preis in Euro	Bewertung für das beanspruchte Anwendungsgebiet
Aescorin forte Kapseln	**Auszug aus Rosskastaniensamen** 146,5–202,4 mg	100 Stück	42,20	**Mit Einschränkung geeignet** bei Venenerkrankungen. Die bislang vorliegenden Studien reichen noch nicht aus, um die therapeutische Wirksamkeit abschließend nachzuweisen. → Seite 463
Aescusan retard 50 Retardtabletten	**Auszug aus Rosskastaniensamen** 263,2 mg	20 Stück	9,70	**Mit Einschränkung geeignet** bei Venenerkrankungen. Die bislang vorliegenden Studien reichen noch nicht aus, um die therapeutische Wirksamkeit abschließend nachzuweisen. → Seite 463
ANTISTAX Venenkapseln Kapseln	**Auszug aus Weinblättern** 180 mg	20 Stück	8,50	**Wenig geeignet** bei Venenerkrankungen, weil die therapeutische Wirksamkeit nicht ausreichend nachgewiesen ist. → Seite 463
ANTISTAX extra Venentabletten Tabletten	360 mg	30 Stück	16,95	
ANTISTAX Venentropfen Tropfen	60 mg *Enthält 21% Alkohol*	100 ml	33,00	
Exhirud Heparin Gel 60 000 I.E. Gel	**Heparin-Natrium** 600 I.E.	40 g	6,62	**Wenig geeignet** zur unterstützenden Behandlung bei Venenerkrankungen, weil die therapeutische Wirksamkeit nicht ausreichend nachgewiesen ist. → Seite 462
Exhirud Heparin Salbe 60 000 I.E. Salbe	600 I.E.	40 g	6,62	
Fagorutin Ruscus Kapseln Kapseln	**Auszug aus Mäusedornwurzelstock** 36,9 mg	80 Stück	21,02	**Wenig geeignet** zur unterstützenden Behandlung bei Venenerkrankungen, weil die therapeutische Wirksamkeit nicht ausreichend nachgewiesen ist. → Seite 463
Hepa-Gel 60.000 I.E. Lichtenstein Gel	**Heparin-Natrium** 600 I.E.	100 g	7,84	**Wenig geeignet** zur unterstützenden Behandlung bei Venenerkrankungen, weil die therapeutische Wirksamkeit nicht ausreichend nachgewiesen ist. → Seite 462
Hepa-Salbe 60.000 I.E. Lichtenstein Salbe	600 I.E. (Konservierungsmittel: Parabene)	100 g	7,84	
Heparin-CT 180.000 Gel Gel	**Heparin-Natrium** 1 800 I.E.	100 g	13,51	**Wenig geeignet** zur unterstützenden Behandlung bei Venenerkrankungen, weil die therapeutische Wirksamkeit nicht ausreichend nachgewiesen ist. → Seite 462
Heparin-CT 60.000 Salbe Salbe	600 I.E.	100 g	7,81	
Heparin 60 000 I.E. Heumann Creme Creme	**Heparin-Natrium** 600 I.E.	40 g	5,96	**Wenig geeignet** zur unterstützenden Behandlung bei Venenerkrankungen, weil die therapeutische Wirksamkeit nicht ausreichend nachgewiesen ist. → Seite 462
Heparin-ratiopharm 180 000 Gel	**Heparin-Natrium** 1 800 I.E.	100 g	15,80	**Wenig geeignet** zur unterstützenden Behandlung bei Venenerkrankungen, weil die therapeutische Wirksamkeit nicht ausreichend nachgewiesen ist. → Seite 462
Heparin-ratiopharm Sport-Gel Gel	600 I.E.	50 g	5,40	
Heparin-ratiopharm 60 000 Salbe Salbe	600 I.E.	100 g	8,75	

Hinweise zu den Tabellenspalten → Seite 34, zur Auswahl der Arzneimittel → Seite 28, zur Grundlage der Bewertung → Seiten 29, 33

►

Venenerkrankungen Fortsetzung

Handelsname Darreichungsform	Zusammensetzung pro 1 ml/1 g oder wie angegeben bzw. pro abgeteilte Einheit	Kleinste Packungs-größe	Unverb. Preis in Euro	Bewertung für das beanspruchte Anwendungsgebiet

Hinweise zu den Tabellenspalten → Seite 34, zur Auswahl der Arzneimittel → Seite 28, zur Grundlage der Bewertung → Seiten 29, 33

Handelsname Darreichungsform	Zusammensetzung	Kleinste Packungsgröße	Unverb. Preis in Euro	Bewertung
Hepathromb 60 000 Creme	**Heparin-Natrium** 600 I.E. (Konservierungsmittel: Parabene)	50 g	5,19	**Wenig geeignet** zur unterstützenden Behandlung bei Venenerkrankungen, weil die therapeutische Wirksamkeit nicht ausreichend nachgewiesen ist. → Seite 462
Hepathrombin-Gel 60 000 Gel	**Heparin-Natrium** 600 I.E.	100 g	7,83	**Wenig geeignet** zur unterstützenden Behandlung bei Venenerkrankungen, weil die therapeutische Wirksamkeit nicht ausreichend nachgewiesen ist. → Seite 462
Hepathrombin-Salbe 60 000 Salbe	600 I.E.	100 g	7,83	
Hirudoid forte Creme 445 mg/100 g Creme	**Chondroitin-polysulfat** 4,45 mg	100 g	14,95	**Wenig geeignet** bei Venenerkrankungen, weil die therapeutische Wirksamkeit nicht ausreichend nachgewiesen ist. → Seite 462
Hirudoid Gel 300 mg/100 g	3 mg	100 g	12,95	
Hirudoid forte Gel 445 mg/100 g Gel	4,45 mg	100 g	14,95	
Hirudoid Salbe 300 mg/100 g Salbe	3 mg (Konservierungsmittel: Parabene)	100 g	12,95	
Noricaven retard Tabletten	**Auszug aus Rosskastaniensamen** 263,2 mg	20 Stück	10,20	**Mit Einschränkung geeignet** bei Venenerkrankungen. Die bislang vorliegenden Studien reichen noch nicht aus, um die therapeutische Wirksamkeit abschließend nachzuweisen. → Seite 463
Phlebodril Kapseln	**Auszug aus Mäusedornwurzelstock** 75 mg + **Hesperidin-methylchalcon** 75 mg	50 Stück	15,29	**Wenig geeignet** bei Venenerkrankungen, weil die therapeutische Wirksamkeit nicht ausreichend nachgewiesen ist. → Seite 464
SANAVEN 0,3 % Creme Creme	**Chondroitin-polysulfat** 3 mg (Konservierungsmittel: Parabene)	100 g	9,50	**Wenig geeignet** bei Venenerkrankungen, weil die therapeutische Wirksamkeit nicht ausreichend nachgewiesen ist. → Seite 462
Thrombareduct Sandoz 60 000 I.E./ 100 g Gel	**Heparin-Natrium** 600 I.E.	10 g	1,50	**Wenig geeignet** zur unterstützenden Behandlung bei Venenerkrankungen, weil die therapeutische Wirksamkeit nicht ausreichend nachgewiesen ist. → Seite 462
100 000 I.E./ 100 g Gel	1 000 I.E.	100 g	12,40	
180 000 I.E./ 100 g Gel Gel	1 800 I.E.	40 g	8,95	
Thrombareduct Sandoz 60 000 I.E./ 100 g Salbe	600 I.E.	40 g	4,59	
100 000 I.E./ 100 g Salbe	1 000 I.E.	100 g	12,40	
180 000 I.E./ 100 g Salbe Salbe	1 800 I.E.	40 g	8,95	
Thrombocutan Ultra Gel 60.000 Gel	**Heparin-Natrium** 600 I.E.	100 g	7,79	**Wenig geeignet** zur unterstützenden Behandlung bei Venenerkrankungen, weil die therapeutische Wirksamkeit nicht ausreichend nachgewiesen ist. → Seite 462
Thrombocutan Ultra Salbe 60.000 Salbe	600 I.E.	100 g	7,79	
Thrombophob 60.000 Creme Creme	**Heparin-Natrium** 600 I.E.	100 g	8,97	**Wenig geeignet** zur unterstützenden Behandlung bei Venenerkrankungen, weil die therapeutische Wirksamkeit nicht ausreichend nachgewiesen ist. → Seite 462
Thrombophob 60.000 Gel Gel	600 I.E.	100 g	8,97	

Venenerkrankungen Fortsetzung

Handelsname Darreichungsform	Zusammensetzung pro 1 ml/1 g oder wie angegeben bzw. pro abgeteilte Einheit	Kleinste Packungsgröße	Unverb. Preis in Euro	Bewertung für das beanspruchte Anwendungsgebiet

Hinweise zu den Tabellenspalten → Seite 34, zur Auswahl der Arzneimittel → Seite 28, zur Grundlage der Bewertung → Seiten 29, 33

Venalitan 150 000 N Salbe Salbe	**Heparin-Natrium** 1 500 I.E.	100 g	12,61	**Wenig geeignet** zur unterstützenden Behandlung bei Venenerkrankungen, weil die therapeutische Wirksamkeit nicht ausreichend nachgewiesen ist. → Seite 462
Venalot Depot Dragees Dragees	**Troxerutin** 90 mg + **Cumarin** 15 mg	20 Stück	12,35	**Wenig geeignet** bei Venenerkrankungen, weil die therapeutische Wirksamkeit nicht ausreichend nachgewiesen ist. → Seite 464
Venen-Tabletten Stada retard Retardtabletten	**Auszug aus Rosskastaniensamen** 263,2 mg	20 Stück	8,15	**Mit Einschränkung geeignet** bei Venenerkrankungen. Die bislang vorliegenden Studien reichen noch nicht aus, um die therapeutische Wirksamkeit abschließend nachzuweisen. → Seite 463
VENENTABS retard-ratiopharm Retardtabletten	**Auszug aus Rosskastaniensamen** 263,2 mg	20 Stück	8,20	**Mit Einschränkung geeignet** bei Venenerkrankungen. Die bislang vorliegenden Studien reichen noch nicht aus, um die therapeutische Wirksamkeit abschließend nachzuweisen. → Seite 463
veno-biomo retard 50 mg Retardtabletten	**Auszug aus Rosskastaniensamen** 263,2 mg	50 Stück	17,90	**Mit Einschränkung geeignet** bei Venenerkrankungen. Die bislang vorliegenden Studien reichen noch nicht aus, um die therapeutische Wirksamkeit abschließend nachzuweisen. → Seite 463
Venoplant retard S Retardtabletten	**Auszug aus Rosskastaniensamen** 263,2 mg	20 Stück	12,95	**Mit Einschränkung geeignet** bei Venenerkrankungen. Die bislang vorliegenden Studien reichen noch nicht aus, um die therapeutische Wirksamkeit abschließend nachzuweisen. → Seite 463
Venopyronum retard Retardtabletten	**Auszug aus Rosskastaniensamen** 263,2 mg	100 Stück	55,73	**Mit Einschränkung geeignet** bei Venenerkrankungen. Die bislang vorliegenden Studien reichen noch nicht aus, um die therapeutische Wirksamkeit abschließend nachzuweisen. → Seite 463
Venoruton Active Brausetabletten	**o-(Beta) Hydroxyethylrutoside** 500 mg	20 Stück	13,70	**Wenig geeignet** bei Venenerkrankungen, weil die therapeutische Wirksamkeit nicht ausreichend nachgewiesen ist. → Seite 462
Venoruton -intens Filmtabletten	500 mg	20 Stück	11,97	
Venoruton 300 Kapseln	300 mg	50 Stück	18,00	
Venoruton Lösung	100 mg *Enthält 30,9% Alkohol*	100 ml	21,75	
Venoruton Emulgel Gel	**Heparin-Natrium** 600 I.E.	100 g	8,22	**Wenig geeignet** zur unterstützenden Behandlung bei Venenerkrankungen, weil die therapeutische Wirksamkeit nicht ausreichend nachgewiesen ist. → Seite 462
Veno SL 300 Kapseln	**Troxerutin** 300 mg	50 Stück	13,88	**Wenig geeignet** zur unterstützenden Behandlung bei Flüssigkeitsansammlungen im Gewebe (Ödemen), weil die therapeutische Wirksamkeit nicht ausreichend nachgewiesen ist. → Seite 462

►

Venenerkrankungen Fortsetzung

Handelsname Darreichungsform	Zusammensetzung pro 1 ml/1 g oder wie angegeben bzw. pro abgeteilte Einheit	Kleinste Packungsgröße	Unverb. Preis in Euro	Bewertung für das beanspruchte Anwendungsgebiet
Venostasin retard	**Auszug aus Rosskastaniensamen** 240–290 mg	20 Stück	13,90	**Mit Einschränkung geeignet** bei Venenerkrankungen. Die bislang vorliegenden Studien reichen noch nicht aus, um die therapeutische Wirksamkeit abschließend nachzuweisen. → Seite 463
Venostasin S Retardkapseln	353–400 mg	20 Stück	18,90	
vetren gel 60 000 I.E.	**Heparin-Natrium** 600 I.E.	100 g	9,50	**Wenig geeignet** zur unterstützenden Behandlung bei Venenerkrankungen, weil die therapeutische Wirksamkeit nicht ausreichend nachgewiesen ist. → Seite 462
forte Gel 150.000 I.E. Gel	1 500 I.E.	75 g	12,40	
vetren salbe 60.000 I.E. Salbe	600 I.E.	100 g	9,50	

Hinweise zu den Tabellenspalten → Seite 34, zur Auswahl der Arzneimittel → Seite 28, zur Grundlage der Bewertung → Seiten 29, 33

Erhöhte Blutfette

Es gibt zwei Arten von Blutfetten (Lipide): Cholesterin und Triglyzeride (Neutralfette). Triglyzeride sind energiereiche Verbindungen und dienen dem Organismus als Energiespeicher, in Form einer Fettschicht unter der Haut als Polster für innere Organe sowie zur Wärmeisolierung des Körpers.
Cholesterin wird in der Leber benötigt, um Gallensäuren herzustellen, die Nebennieren bauen daraus das Hormon Kortisol auf. Die normalen Körperzellen benötigen Cholesterin für den Aufbau der Zellwand, und die Geschlechtsorgane verwenden es zur Produktion der weiblichen und männlichen Hormone.
Da Cholesterin nicht wasserlöslich ist, wird es mit wasserlöslichen Eiweißkörpern (Proteine) umhüllt. Solche Fett-Eiweiß-Verbindungen werden als Lipoproteine bezeichnet. Diese lassen sich physikalisch nach ihrer Dichte unterscheiden. Die wichtigen Untergruppen des Cholesterins sind das HDL (high density lipoprotein) und das LDL (low density lipoprotein). Bei Blutuntersuchungen werden das Gesamtcholesterin sowie diese beiden Untergruppen und der daraus errechenbare Quotient (LDL geteilt durch HDL) wie auch der Quotient aus Gesamtcholesterin und HDL bestimmt. Die für Männer und Frauen gleichermaßen gültigen Richtwerte sind unter der Überschrift „Cholesterin-Richtwerte für Männer und Frauen" (→ Seite 469) zusammengestellt.
Wenn das Blut zu viel Cholesterin enthält, lagert sich dieses verstärkt in feine Risse in der Arterieninnenwand ein. Auch ein Übermaß an Triglyzeriden begünstigt Ablagerungen in den Arterien und leistet somit einer Arteriosklerose (Adernverkalkung) Vorschub. Diese bildet sich vor allem in den dünnen Herzkranzarterien aus, aber ebenso in der großen Körperschlagader (Aorta) oder in den Arterien der Beine. Näheres hierzu lesen Sie unter „Arterielle Durchblutungsstörungen" (→ Seite 434).
Ob die Blutfette ansteigen, hängt auch davon ab, wie gut der Organismus die mit der Nahrung aufgenommenen Fette verwertet. Manche Menschen können sehr fettreich essen und haben dennoch normale Cholesterinwerte. Auch ist es offenbar weniger entscheidend, wie viel Fett über die Nahrung aufgenommen wird, als vielmehr, um welches Fett es sich handelt und wie hoch der Anteil an gesättigten Fettsäuren ist. Davon und von den erblichen Anlagen hängt es ab, ob der Körper selbst viel Cholesterin herstellt und deshalb eine Neigung zu erhöhten Blutfetten und infolgedessen auch zu Arteriosklerose besteht.
Ob ein bestimmter Cholesterinspiegel das Risiko für Arteriosklerose und Herz-Kreislauf-Erkrankungen erhöht, ist abhängig von Alter, Geschlecht und Blutdruck sowie davon, ob Sie Diabetes haben und/oder rauchen. Bei gleichen Ausgangsbedingungen haben Frauen bis zum 65. Lebensjahr im Vergleich zu Männern ein insgesamt viermal niedrigeres Risiko für Herz-Kreislauf-Erkrankungen, vorausgesetzt sie haben keinen Diabetes. Wenn Sie Ihr persönliches Risiko für Herz-Kreislauf-Erkrankungen unter Be-

rücksichtigung dieser Faktoren ermitteln wollen, können Sie dies im Internet unter www.chd-taskforce.de tun. Sie müssen dazu Ihren Blutdruck und Ihre Blutfettwerte (Cholesterin und Triglyzeride) kennen.

Cholesterin-Richtwerte für Männer und Frauen

Folgende Werte gelten unter Berücksichtigung verschiedener Risikofaktoren als Richtwerte für Cholesterin:

Für Personen, bei denen keine weiteren Risikofaktoren für Arteriosklerose bestehen (Nichtraucher, normaler Blutdruck, kein Diabetes):
Gesamtcholesterin: unter 250 Milligramm/dl beziehungsweise 6,5 mmol/l
LDL: unter 160 Milligramm/dl beziehungsweise 4,0 mmol/l
HDL: über 40 Milligramm/dl beziehungsweise 1,0 mmol/l
Quotient LDL/HDL: unter 4. Diesen Quotienten bestimmen Sie, indem Sie den Wert für LDL durch den Wert von HDL teilen.

Für Personen, die Risikofaktoren für Arteriosklerose haben (Raucher, hoher Blutdruck):
Gesamtcholesterin: unter 200 Milligramm/dl beziehungsweise 5,0 mmol/l
LDL: unter 130 Milligramm/dl beziehungsweise 3,5 mmol/l
HDL: über 40 Milligramm/dl beziehungsweise 1,0 mmol/l
Quotient LDL/HDL: unter 3

Für Personen mit Arteriosklerose, Diabetes oder nach überstandenem Herzinfarkt:
Gesamtcholesterin: unter 180 Milligramm/dl beziehungsweise 4,5 mmol/l
LDL: unter 100 Milligramm/dl beziehungsweise 2,5 mmol/l
HDL: über 40 Milligramm/dl beziehungsweise 1,0 mmol/l
Quotient LDL/HDL: unter 2

Anzeichen und Beschwerden

Erhöhte Blutfette verursachen keine Beschwerden, sondern werden nur erkannt, wenn der Arzt die Blutwerte kontrolliert. Dies kann bei Personen über 35 Jahre alle zwei Jahre im Rahmen des von den gesetzlichen Krankenkassen empfohlenen Gesundheits-Checks erfolgen.

Ursachen

Die Blutfette erhöhen sich durch Lebensmittel, die reich an gesättigten Fettsäuren sind. Dazu gehören Fette tierischen Ursprungs mit viel Cholesterin, wie zum Beispiel Sahne, Butter, Butterschmalz, Gänseschmalz, aber auch pflanzliche Fette wie Erdnussöl, Kokosfett, Palmöl oder Margarine mit einem hohen Anteil an gehärteten Fetten.
In welchem Ausmaß die Blutfette ansteigen, hängt aber auch davon ab, ob das Lebensmittel noch andere, gesunde Fette enthält. So sind zum Beispiel Lachs und Makrele zwar fett- und cholesterinreiche Fischsorten, sie weisen aber zusätzlich die gesunden Fischöle (Omega-3-Fettsäuren) auf, die sich günstig auf die Blutfette auswirken.
Erhöhte Triglyzeride beruhen auf einem erhöhten Alkoholkonsum oder darauf, dass die Mahlzeiten zu viele Kohlenhydrate enthalten beziehungsweise zu kalorienreich sind. Liegt zusätzlich ein Diabetes mit schlecht kontrollierten Blutzuckerwerten vor, können die Triglyzeride ebenfalls ansteigen. Außerdem erhöhen Übergewicht, eine Behandlung mit Glukokortikoiden (bei Entzündungen, Immunreaktionen) sowie wasserausschwemmende Medikamente (Diuretika, bei hohem Blutdruck) diese Blutfette.
Es gibt auch erbliche Fettstoffwechselstörungen (familiäre Hypercholesterinämie). Dann weist die Zelloberfläche zu wenige oder keine funktionsfähige Bindestellen für LDL auf. Die Zellen können demzufolge kein LDL aufnehmen, und die Leber kann sie nicht abbauen. Auf diese Weise reichert sich LDL ständig weiter im Blut an.

Vorbeugung

Erhöhten Blutfetten können Sie vorbeugen, indem Sie in Ihrer Ernährung auf tierische Nahrungsmittel weitgehend verzichten. Das heißt, Sie essen mög-

lichst wenig Butter, Sahne, fettreichen Käse, Fleisch, Wurst, Innereien, Schalentiere und Eier (Eigelb). Auch auf gehärtete Pflanzenfette und Fette mit vielen gesättigten Fettsäuren (Kokos- und Palmfett, Schmalz, Majonäse, Speck) sollten Sie verzichten, weil sie ebenfalls die Blutfette ansteigen lassen.
Günstig ist dagegen eine „Mittelmeerkost" mit einem hohen Anteil an Gemüse und frischem Obst, Getreideprodukten (Nudeln), Meeresfischen und Olivenöl. So hat sich beispielsweise gezeigt, dass Menschen, die mindestens zweimal in der Woche eine Mahlzeit mit fettreichem Seefisch essen – zum Beispiel Japaner, Inuit, Niederländer – seltener an Herz-Kreislauf-Erkrankungen leiden. Und das, obwohl sie durchaus fettreich essen. Allerdings nehmen sie besonders gesunde Fette zu sich: vorwiegend Fischöl aus fetten Fischarten wie Makrele, Lachs, Sardelle, Hering, Forelle, Thunfisch. Die darin enthaltenen Omega-3-Fettsäuren wirken sich günstig auf die Blutfette aus und können sowohl das schädliche Cholesterin als auch die Triglyzeride senken, was möglicherweise sogar vor Herzinfarkt und Schlaganfall schützt.
Cholesterinsenkend wirken auch Sojaprodukte und Haferkleie (sechs Gramm pro Tag, das sind etwa ein bis zwei Esslöffel).
Wenn Sie sich viel bewegen, werden auch die Blutfette günstig beeinflusst. Am geeignetsten sind Ausdauersportarten wie Joggen und schnelles Gehen (Nordic Walking), Wandern, Schwimmen, Radfahren und Skilanglauf.

Allgemeine Maßnahmen

Alle im Abschnitt „Vorbeugung" beschriebenen Maßnahmen sind auch sinnvoll, um bereits erhöhte Blutfette zu senken.
Menschen mit erhöhten Triglyzeridwerten sollten täglich mindestens zwei bis vier Gramm Omega-3-Fettsäuren aufnehmen. Bei bestehender koronarer Herzkrankheit ohne erhöhte Triglyzeridwerte genügt ein Gramm täglich. Das lässt sich bereits mit zwei wöchentlichen Fischmahlzeiten mit den oben aufgeführten Fischarten erreichen – ob gekocht, geräuchert, gebeizt oder roh (z. B. als Sushi). Allerdings sollten insbesondere Schwangere, Stillende und Kinder berücksichtigen, dass viele Fische heute mit Schwermetallen belastet sind.
Bei erhöhten Triglyzeriden müssen Sie neben Fleisch und Milchprodukten mit einem hohen Anteil an gesättigten Fettsäuren auch Alkohol meiden. Fünf kleine statt drei große Mahlzeiten täglich können dazu beitragen, dass der Körper die Triglyzeride besser verwerten kann.
Wenn Sie Übergewicht haben, sollten Sie dieses möglichst abbauen. Ob die überflüssigen Pfunde ein Risiko für Herz-Kreislauf-Erkrankungen darstellen, lässt sich am besten mit dem Taillenumfang abschätzen. Dafür messen Sie mit einem Maßband den Umfang der Taille zwischen dem unteren Rippenbogen und der Oberkante des Beckens. Bei Frauen sollte der Wert nicht über 87 Zentimeter, bei Männern nicht über 101 Zentimeter liegen.
Hintergrund für diese Empfehlung ist die Erkenntnis, dass nicht nur das Gewicht allein, sondern auch die Verteilung des Fettes auf bestimmte Körperzonen das Risiko für Herz-Kreislauf-Erkrankungen beeinflusst. Denn die Fettreserven am Bauch werden anders freigesetzt und verstoffwechselt als die Depots an Gesäß und Oberschenkeln. Dickbäuchige Menschen („Apfel-Typ") sind für Herz-Kreislauf-Erkrankungen höher gefährdet als Menschen mit runden Hüften („Birnen-Typ"). Ein hoher Taillen-Hüft-Quotient bedeutet auch ein erhöhtes Risiko für Typ-2-Diabetes.
Bei einer angeborenen schweren Fettstoffwechselstörung (schwere familiäre Hypercholesterinämie) mit zum Teil extrem hohen Cholesterinwerten (über 600 Milligramm pro Deziliter), die schon im Jugendalter auftreten kann, müssen die Fette alle ein bis zwei Wochen mit speziellen Apparaten aus dem Blut herausgefiltert werden (Lipidapherese).

Wann zum Arzt?

Da Sie erhöhte Blutfette nicht selbst erkennen können, müssen Sie die Werte vom Arzt bestimmen lassen. Auch Apotheken bieten diesen Service an. Wichtig ist, dass nicht nur das Gesamtcholesterin, sondern auch die Werte für HDL und LDL sowie die Triglyzeride gemessen werden. Außerdem sollten Sie zwölf Stunden vor der Blutentnahme nichts essen.
Wenn erhöhte Blutfette festgestellt werden, sollten Sie mit Ihrem Arzt besprechen, welche Maßnahmen sinnvoll sind.

Behandlung mit Medikamenten

Erhöhte Blutfette müssen nicht zwangsläufig medikamentös gesenkt werden. Ob dies erforderlich ist, richtet sich danach, ob bei Ihnen das Risiko für Herz-Kreislauf-Erkrankungen erhöht ist. Das können Sie selbst erkennen, wenn Sie im Internet unter

www.chd-taskforce.de den Test dafür machen. Sind die Blutfette erhöht und haben Sie bisher noch keinen Herzinfarkt oder Schlaganfall erlitten, reichen die unter „Vorbeugung" und „Allgemeine Maßnahmen" genannten Hiweise meist aus, um wieder auf normale Werte zu kommen.
Sind zusätzliche Risikofaktoren für Herz-Kreislauf-Erkrankungen vorhanden (z. B. Diabetes, hoher Blutdruck), sollten rezeptpflichtige Medikamente aus der Gruppe der CSE-Hemmer (bei erhöhtem Cholesterin) oder Fibrate (Wirkstoff: Gemfibrozil, bei erhöhten Triglyzeriden) eingesetzt werden, um die Folgeerkrankungen der erhöhten Blutfette zu vermeiden (z. B. einen Herzinfarkt) oder ein erhöhtes Sterblichkeitsrisiko zu verringern. Die Einnahme ist dann sinnvoll, wenn das jährliche Risiko für das Auftreten eines Herzinfarkts oder Schlaganfalls mindestens zwei Prozent beträgt (oder 20 Prozent innerhalb der nächsten zehn Jahre). Was Sie über die Behandlung mit diesen rezeptpflichtigen Mitteln wissen sollten, lesen Sie im HANDBUCH MEDIKAMENTE der Stiftung Warentest oder im Internet unter www.medikamente-im-test.de.
Präparate mit Fischöl (→ nebenstehend) enthalten Omega-3-Fettsäuren. Diese sollen das Risiko verringern, an Herz-Kreislauf-Erkrankungen zu sterben, ähnlich wie dies geschieht, wenn man zweimal wöchentlich fettreiche Meeresfische isst, siehe Abschnitt „Vorbeugung" (→ Seite 469). Bislang ist dies aber nur für ein einziges hoch dosiertes, noch dazu verschreibungspflichtiges Präparat mit Omega-3-Fettsäuren gezeigt worden. Die bisher vorliegenden Studienergebnisse belegen daher noch nicht ausreichend, dass dies allgemein mit einer regelmäßigen Einnahme von hoch dosiertem Fischöl tatsächlich erreicht werden kann. Die hier besprochenen Mittel gelten deshalb als „mit Einschränkung geeignet", wenn die allgemeinen Maßnahmen nicht ausreichend wirken.
Phospholipide (→ Seite 473) aus Sojabohnen sind zur Behandlung oder unterstützenden Therapie erhöhter Blutfette wenig geeignet, weil die therapeutische Wirksamkeit nicht ausreichend nachgewiesen ist.
Der Wirkstoff Magnesium-pyridoxal-glutamat (→ Seite 473) sowie ein Polymer aus Schalentierpanzer (→ Seite 473) sind wenig geeignet, um erhöhte Blutfette zu senken, weil die therapeutische Wirksamkeit nicht ausreichend nachgewiesen ist. Auch eine Kombination aus Knoblauchöl mit Vitamin E und Lezithin (→ Seite 474) ist zur unterstützenden Behandlung bei erhöhten Blutfetten wenig geeignet, da es keine Studien gibt, die eine therapeutische Wirksamkeit dieser speziellen Kombination nachweisen.

Fischöl

Öl vom Hochseefisch

Ameu, Eicosan, Eicosapen

Diese Kapseln enthalten Fischöl aus Hochseefischen. Dieses ist reich an mehrfach ungesättigten Omega-3-Fettsäuren (z. B. Eicosapentaensäure und Docosahexaensäure). Diese Fettsäuren sollen das Risiko für plötzlichen Herztod verringern, die Triglyzeride im Blut senken, das Wachstum von Ablagerungen in den Blutgefäßen (atherosklerotische Plaque) bremsen, den Blutdruck senken, das Zusammenklumpen von Blutplättchen hemmen und somit die Gefahr für Blutgerinnsel verringern.
Dazu liegen verschiedene Studien vor, aus denen hervorgeht, dass Fischöl die Triglyzeridwerte im Blut absenken kann. Allerdings ist damit noch nicht belegt, dass das Mittel eine durch extrem hohe Triglyzeridwerte bedingte Bauchspeicheldrüsenentzündung abmildern oder verhindern kann. Ob sich durch die niedrigeren Triglyzeridwerte weniger Plaque bildet, ist ebenfalls noch nicht nachgewiesen. Auch ist unklar, ob die regelmäßige Einnahme von Fischöl die Sterblichkeit an Herz-Kreislauf-Erkrankungen senken kann. Diesbezüglich kommt bisher nur eine einzige Studie mit einem hoch dosierten Fischölpräparat zu einem positiven Ergebnis. Herzrhythmusstörungen können durch Fischöl möglicherweise eher gefördert als verhindert werden.
Fischöl wird deshalb als „mit Einschränkung geeignet" erachtet, wenn die Triglyzeride im Blut mit einer angemessenen Ernährung und gegebenenfalls Gewichtsabnahme nicht ausreichend sinken. Andere sinnvolle Maßnahmen, zum Beispiel der Einsatz wirksamer Medikamente (Gemfibrozil bei erhöhten Triglyzeriden, Statine bei erhöhtem Cholesterin), sollten nicht versäumt werden.

ANWENDUNG

Sie nehmen die Kapseln ein- bis zweimal täglich ein. Die Hersteller beziffern die maximale Einnahmemenge von Fischöl auf zehn Gramm, weil sonst die Gefahr für innere Blutungen steigt. Das ist vor allem zu berücksichtigen, wenn die Fischöl-Kapseln zusätzlich zu Fischmahlzeiten eingenommen werden.

Nach den Ergebnissen einer neuen Untersuchung muss aber bei bestimmten Patienten auch bei niedrigerer Dosierung mit unerwünschten Wirkungen gerechnet werden (siehe Abschnitt „Achtung").

Wenn Sie Fischöl langfristig einnehmen, sollte ein Arzt regelmäßig die Blutwerte überwachen.

Achtung

Da Fischöl die Blutgerinnung hemmen kann, sollten Sie die Mittel einige Tage vor einem operativen Eingriff absetzen.

Wenn Sie eine Leberkrankheit haben, sollte ein Arzt zwei Wochen nach Beginn der Einnahme von Fischöl und dann noch einmal drei Monate später die Leberwerte prüfen. Anschließend muss der Arzt entscheiden, ob weitere Untersuchungen nötig sind.

Die tägliche Einnahme von 1,8 Gramm Fischöl kann bei Patienten mit bereits bekannten Herzrhythmusstörungen und einem implantierten Defibrillator, einem Gerät, das bei extrem schnellem Herzschlag (Kammerflimmern) den normalen Herzrhythmus wiederherstellen soll, das Risiko für Rhythmusstörungen erhöhen. Wenn Sie Herzrhythmusstörungen haben und einen Defibrillator tragen, sollten Sie auf die Einnahme von Fischölkapseln verzichten.

Gegenanzeigen

Unter folgenden Bedingungen dürfen Sie kein Fischöl einnehmen:

- Sie haben eine akute oder subakute Bauchspeicheldrüsenentzündung.
- Sie haben eine Leberzirrhose.
- Die Gallenblase ist entzündet oder erweitert.
- Die Fettverdauung im Dünndarm ist gestört.
- Die Blutgerinnung ist beeinträchtigt.

Wechselwirkungen mit Medikamenten

▶ Unbedingt beachten

Fischöl kann die Blutgerinnung verlangsamen und die Wirkung gerinnungshemmender Medikamente (z. B. *Marcumar*, bei Vorhofflimmern oder erhöhter Thrombosegefahr) sowie der Wirkstoffe Azetylsalizylsäure und Clopidogrel (beide bei koronarer Herzkrankheit oder Schlaganfall) verstärken. Wenn Sie diese Mittel einnehmen müssen, sollten Sie selbst oder ein Arzt die Werte für die Blutgerinnung häufiger überprüfen und gegebenenfalls die Dosierung der Medikamente verändern. Näheres hierzu finden Sie unter „Mittel zur Blutverdünnung: verstärkte Wirkung" (→ Seite 11).

Unerwünschte Wirkungen

▶ Keine Maßnahmen erforderlich

Wenn Sie das Mittel in höherer Dosierung anwenden, kann gelegentlich Brechreiz auftreten. Wenn Sie nach Einnahme des Mittels aufstoßen müssen, kann es sein, dass Sie den Geschmack des Fischöls wahrnehmen, oder selbst nach Fisch riechen. Die Beschwerden sowie der Geruch und der Geschmack vergehen, wenn Sie das Mittel absetzen.

▶ Muss beobachtet werden

Wenn die Haut sich rötet und juckt und sich zusätzlich Bläschen bilden, reagieren Sie vermutlich allergisch auf das Mittel. Dann sollten Sie es absetzen. Sind die Hauterscheinungen (→ Seite 14) einige Tage später nicht deutlich abgeklungen, sollten Sie einen Arzt aufsuchen.

Wenn Sie auf die Einnahme von Azetylsalizylsäure (bei Schmerzen) mit asthmatischen Beschwerden reagieren, kann es sein, dass Fischölkapseln ebenfalls die Lungenfunktion verschlechtern.

▶ Sofort zum Arzt

Fischöl kann – vor allem in hoher Dosierung – die Blutgerinnung hemmen. Wenn Sie sich verletzen, können die Wunden länger bluten. Dann erhöht sich auch die Gefahr für innere Blutungen. Wenn Sie schon bei kleinen Stößen große blaue Flecken bekommen, sollten Sie diese sofort einem Arzt zeigen und die Gerinnungsfähigkeit des Blutes prüfen lassen.

Hinweise

Für Kinder unter 14 Jahren

Aufgrund mangelnder Erfahrungen sollten Kinder kein Fischöl bekommen.

Für Schwangerschaft und Stillzeit

Es ist denkbar, dass Fischöl bei regelmäßiger Einnahme am Ende der Schwangerschaft die Wehentätigkeit verringert. Im letzten Schwangerschaftsdrittel sollten Sie deshalb kein Fischöl zu sich nehmen. Ohnehin wird empfohlen, die Mittel aufgrund fehlender Erfahrungen nur dann anzuwenden, wenn ein Arzt dies für nötig erachtet.

Magnesium-pyridoxal-glutamat

Sedalipid

Diese Kombination aus Magnesium, Vitamin B_6 und Glutaminsäure senkt erhöhte Blutfette nur geringfügig und nicht besser als eine fisch- und gemüsebetonte „Mittelmeerkost". Ob sich damit Folgeerkrankungen vermeiden und die Sterblichkeit verringern lässt, ist nicht untersucht. Die therapeutische Wirksamkeit des Mittels gilt als nicht ausreichend belegt, das Mittel ist deshalb wenig geeignet.

Unerwünschte Wirkungen

▶ **Keine Maßnahmen erforderlich**

Leichte Verdauungsstörungen wie Appetitlosigkeit, Bauchschmerzen, Übelkeit (bei weniger als 1 von 100 Behandelten).

Phospholipide aus Sojabohnen

Lipopharm, Lipostabil, VALVERDE Cholesterin

Phospholipide sind phosphathaltige Fette, die in Sojabohnen vorkommen und deren Hauptbestandteil Lezithin ist. Phospholipide sind vor allem am Aufbau der Zellmembran beteiligt, sollen aber auch die Blutfette senken, vor allem das Cholesterin. Der Wirkmechanismus ist noch nicht geklärt. Es wird vermutet, dass die Phospholipide dazu führen, dass der „gute" Anteil des Cholesterins, das HDL, vermehrt Fett-Teilchen aus dem Blut aufnehmen und abtransportieren kann. Auch können Phospholipide möglicherweise dafür sorgen, dass weniger Cholesterin aus dem Magen-Darm-Trakt aufgenommen wird.

Es liegen einige Studien vor, in denen gezeigt werden konnte, dass Phospholipide vor allem das „schlechte" Cholesterin (LDL) verringern können. Allerdings sind die Ergebnisse widersprüchlich. Nicht untersucht ist, ob die Mittel dazu beitragen können, Herzinfarkt oder Schlaganfall zu verhindern. Da lediglich leicht erhöhte Blutfette gesenkt werden sollen, was sich ebenso gut mit gezielter Ernährung („Mittelmeerkost") und Bewegung erreichen lässt, besteht für den Einsatz von Phospholipiden keine Veranlassung. Das Mittel wird deshalb als „wenig geeignet" erachtet.

Anwendung

Sie dürfen die Weichkapseln nicht im Liegen einnehmen, weil sie dann in der Speiseröhre hängenbleiben können. Wenn Sie einen empfindlichen Magen haben, können Sie die Kapseln auch zum Essen einnehmen.

Achtung

Gegenanzeigen

Wenn Sie auf Soja allergisch reagieren, dürfen Sie die Mittel nicht einnehmen.

Valverde Cholesterin: Wenn Sie auf Erdnüsse allergisch reagieren, dürfen Sie dieses Mittel nicht einnehmen.

Wechselwirkungen mit Medikamenten

Wenn Sie gerinnungshemmende Medikamente einnehmen (z. B. *Marcumar*, bei erhöhter Thrombosegefahr), sollten Sie dem behandelnden Arzt mitteilen, dass Sie Phospholipide anwenden wollen. Möglicherweise muss dann die Dosis des gerinnungshemmenden Mittels angepasst werden.

Unerwünschte Wirkungen

▶ **Keine Maßnahmen erforderlich**

Bei 1 von 1 000 Behandelten kommt es zu Magen-Darm-Beschwerden mit Durchfall.

▶ **Muss beobachtet werden**

Phospholipide können unter Umständen die Gerinnungsfähigkeit des Blutes beeinflussen. Wenn punktförmige Blutungen in der Haut (Petechien) oder bei Frauen Zwischenblutungen auftreten, sollten Sie die Mittel nicht weiter einnehmen und einen Arzt aufsuchen.

Wenn die Haut sich verstärkt rötet und juckt, reagieren Sie vermutlich allergisch auf die Mittel. Dann sollten Sie sie absetzen. Sind die Hauterscheinungen (→ Seite 14) einige Tage später nicht deutlich abgeklungen, sollten Sie einen Arzt aufsuchen.

Hinweise

Für Kinder unter 14 Jahren

Kinder unter zwölf Jahren sollten die Mittel mangels Erfahrungen nicht bekommen.

Für Schwangerschaft und Stillzeit

Mangels Erfahrungen sollten Sie die Mittel in Schwangerschaft und Stillzeit nicht anwenden.

Polymer aus Schalentierpanzer

Chitosan

formoline

Dieses Präparat enthält den aus dem Panzer von Schalentieren gewonnenen Faserstoff Polyglucosamin (sogenanntes L 112). Er soll im Verdauungstrakt das Fett aus der Nahrung binden, um auf diese Weise die Fettaufnahme im Darm zu verringern. Gleichzeitig quillt er im Magen auf und wirkt dadurch leicht sättigend. Der Faserstoff selbst ist unverdaulich und wird mit dem Stuhl wieder ausgeschieden.

In den bisher vorliegenden Studien ließ sich allerdings nicht nachweisen, dass Polyglucosamin nennenswerte Mengen Fett binden kann. Bei Männern dauert es beispielsweise sieben Monate, bis sie durch die tägliche Einnahme von *formoline L 112* ein Pfund Körperfett verlieren. Bei Frauen steigert das Mittel die Fettausscheidung gar nicht. Es fehlen Studien, die untersuchen, ob die geringfügige Senkung der Blutfette durch den Faserstoff tatsächlich relevante Auswirkungen hat – etwa einen Herzinfarkt oder Schlaganfall vermeiden oder die Überlebenschancen erhöhen kann. Das Mittel gilt deshalb zur Senkung erhöhter Blutfette als „wenig geeignet".

Andere sinnvolle Maßnahmen, zum Beispiel der Einsatz wirksamer Medikamente (Gemfibrozil bei erhöhten Triglyzeriden, Statine bei erhöhtem Cholesterin), sollten keinesfalls versäumt werden.

Anwendung

Um einer Verstopfung vorzubeugen, sollten Sie viel trinken.

Achtung

Gegenanzeigen

Wenn Sie auf Schalentiere (z. B. Muscheln) allergisch reagieren, dürfen Sie das Mittel nicht anwenden.

Unter folgenden Bedingungen sollten Sie das Mittel nur nach Rücksprache mit einem Arzt einsetzen, wenn dieser Nutzen und Risiken der Anwendung sorgfältig abgewogen hat:

- Sie haben gerade eine Darmoperation hinter sich.
- Sie haben ernsthafte Verdauungsbeschwerden, beispielsweise eine chronische Verstopfung.
- Sie haben eine Stoffwechselstörung (z. B. Diabetes).
- Sie müssen längerfristig Medikamente einnehmen.

Wechselwirkungen mit Medikamenten

Wenn Sie noch andere Medikamente einnehmen, ist zu beachten, dass das Mittel die Aufnahme fettlöslicher Wirkstoffe (zum Beispiel von Hormonen in der Pille oder von Vitamin A und D) behindern kann. Damit wird deren Wirkung stark abgeschwächt oder ganz blockiert. Andere Arzneimittel sollten Sie deshalb im Abstand von mindestens vier Stunden einnehmen.

Unerwünschte Wirkungen

▶ **Keine Maßnahmen erforderlich**

In einzelnen Fällen kann vermehrt Fett mit dem Stuhl ausgeschieden werden, sodass sich vorübergehend dessen Konsistenz verändert. Der Stuhl ist dann lehmartig, hell und glänzend.

▶ **Muss beobachtet werden**

Wenn eine Verstopfung auftritt, haben Sie das Mittel vermutlich zu hoch dosiert. Verringern Sie dann die Dosis oder beenden Sie die Einnahme.

Wenn die Haut sich verstärkt rötet und juckt, reagieren Sie vermutlich allergisch auf das Mittel. Dann sollten Sie es absetzen. Sind die Hauterscheinungen (→ Seite 14) einige Tage später nicht deutlich abgeklungen, sollten Sie einen Arzt aufsuchen.

Hinweise

Für Frauen

Wenn Sie bei Wechseljahrsbeschwerden Hormonpräparate einnehmen, sollten Sie das Mittel nicht anwenden, weil es die Wirkung der Hormone beeinträchtigen kann. Pflaster oder auf die Haut aufzutragende Mittel sind davon nicht betroffen.

Zur Empfängnisverhütung

Da die Wirkstoffe in der Pille fettlöslich sind, kann das Mittel deren empfängnisverhütende Wirkung beeinträchtigen. Wenn Sie mit der Pille verhüten, sollten Sie das Mittel sicherheitshalber nicht anwenden.

Für Schwangerschaft und Stillzeit

Da das Mittel fettlösliche Vitamine bindet, die in Schwangerschaft und Stillzeit besonders wichtig sind, sollten Sie das Mittel in dieser Zeit nicht einnehmen.

Kombination

Knoblauchöl + Lezithin + Vitamin E

Lipidavit

Alle drei in diesem Präparat enthaltenen Wirkstoffe sollen dazu beitragen, die Blutfette zu senken. Knoblauch kann die Fließeigenschaften des Blutes verbessern und auch das Cholesterin etwas absenken, allerdings nicht in nennenswertem Ausmaß. Auch ist nicht ausreichend nachgewiesen, dass Knoblauch das Risiko für Herzin-

farkt oder Schlaganfall verringern kann. Zudem liegt Knoblauch in diesem Präparat als Knoblauchölmazerat (Kaltauszug) vor und nicht als Pulver. Die meisten Studien zur Wirksamkeit von Knoblauch bei Herz-Kreislauf-Erkrankungen sind jedoch mit Knoblauchpulver gemacht. Für das Ölmazerat fehlen aussagekräftige Studien, die eine therapeutische Wirksamkeit belegen.
Lezithin ist ein fetthaltiger Bestandteil von Zellwänden und Nervengewebe, vor allem des Gehirns. Es wird vorwiegend aus Sojasamen gewonnen und ist reich an ungesättigten Fettsäuren, die dazu beitragen können, die Blutfette zu senken.
Vitamin E gilt als Antioxidans, das Hormone, Enzyme, Lipide – zum Beispiel auch LDL-Cholesterin – und andere Vitamine davor schützt, durch aggressive Sauerstoffteilchen („freie Radikale") angegriffen und zersetzt zu werden. Aufgrund dieser Eigenschaft soll es auch davor schützen, dass freie Radikale die empfindliche Innenhaut der Blutgefäße schädigen, und auf diese Weise Arteriosklerose vorbeugen. Mangelzustände an Vitamin E kommen jedoch nur selten vor. Auch haben große Studien mittlerweile gezeigt, dass Vitamin E die Sterblichkeit an Herz-Kreislauf-Erkrankungen nicht senken kann. Im Gegenteil: Bei hoch dosierter Einnahme (über 400 I.E. täglich, das vorliegende Präparate enthält 200 I.E. pro Kapsel) erhöht sich möglicherweise das Sterblichkeitsrisiko.
Zusammenfassend lässt sich sagen, dass die fixe Kombination dieser drei Wirkstoffe nicht sinnvoll und ihre therapeutische Wirksamkeit nicht ausreichend nachgewiesen ist. Das Mittel gilt deshalb zur unterstützenden Behandlung erhöhter Blutfette als „wenig geeignet".

Achtung

Knoblauch kann die Gerinnungsfähigkeit des Blutes herabsetzen. Wenn ein operativer Eingriff bevorsteht, sollten Sie das Mittel einige Tage vorher absetzen, weil sonst die Gefahr für Blutungen zunimmt.

Wechselwirkungen mit Medikamenten

▶ **Unbedingt beachten**

Wenn Sie noch andere Medikamente einnehmen, ist zu beachten, dass hoch dosiertes Vitamin E und auch Knoblauch die Wirkung von gerinnungshemmenden Substanzen verstärken können (z. B. *Marcumar*, bei erhöhter Thrombosegefahr). Wenn Sie so ein Mittel gleichzeitig einnehmen müssen, sollten Sie selbst oder ein Arzt die Werte für die Blutgerinnung überwachen und gegebenenfalls die Dosierung verändern. Näheres hierzu finden Sie unter „Mittel zur Blutverdünnung: verstärkte Wirkung" (→ Seite 11).

Unerwünschte Wirkungen

▶ **Keine Maßnahmen erforderlich**

Die Atemluft oder auch die Haut können nach Knoblauch riechen. In seltenen Fällen treten Magen-Darm-Beschwerden, insbesondere Aufstoßen und Übelkeit, auf.

▶ **Muss beobachtet werden**

Wenn die Haut sich rötet und juckt oder wenn sich die Atemwege verengen, reagieren Sie vermutlich allergisch auf das Mittel. Dann sollten Sie es absetzen. Sind die Hauterscheinungen (→ Seite 14) einige Tage später nicht deutlich abgeklungen, sollten Sie einen Arzt aufsuchen.

Hinweise

Für Schwangerschaft und Stillzeit

Da das Mittel ohnehin als „wenig geeignet" erachtet wird, sollten Sie es in Schwangerschaft und Stillzeit sicherheitshalber nicht einnehmen.

Erhöhte Blutfette

Handelsname Darreichungsform	Zusammensetzung pro 1 ml/1 g oder wie angegeben bzw. pro abgeteilte Einheit	Kleinste Packungsgröße	Unverb. Preis in Euro	Bewertung für das beanspruchte Anwendungsgebiet
Ameu 500 mg Kapseln	**Fettes Öl vom Hochseefisch** 500 mg (Icosapent 70 mg + Doconexent 50 mg)	60 Stück	11,57	**Mit Einschränkung geeignet** zur Senkung erhöhter Triglyzeride, wenn Ernährungsumstellung und Gewichtsabnahme nicht ausreichend wirksam und besser bewertete Mittel nicht anwendbar sind. Es ist noch nicht ausreichend nachgewiesen, dass das Mittel das Risiko für Herz-Kreislauf-Erkrankungen senken kann. → Seite 471
Eicosan 500 Omega-3-Konzentrat	**Öl vom Hochseefisch** 500 mg (Icosapent 70 mg + Doconexent 50 mg)	60 Stück	10,98	**Mit Einschränkung geeignet** zur Senkung erhöhter Triglyzeride, wenn Ernährungsumstellung und Gewichtsabnahme nicht ausreichend wirksam und besser bewertete Mittel nicht anwendbar sind. Es ist noch nicht ausreichend nachgewiesen, dass das Mittel das Risiko für Herz-Kreislauf-Erkrankungen senken kann. → Seite 471
750 Omega-3-Konzentrat Kapseln	750 mg (Icosapent 105 mg + Doconexent 75 mg)	60 Stück	15,90	
Eicosapen Kapseln	**Öl vom Hochseefisch** 750 mg (Icosapent 105 mg + Doconexent 75 mg)	50 Stück	16,40	**Mit Einschränkung geeignet** zur Senkung erhöhter Triglyzeride, wenn Ernährungsumstellung und Gewichtsabnahme nicht ausreichend wirksam und besser bewertete Mittel nicht anwendbar sind. Es ist noch nicht ausreichend nachgewiesen, dass das Mittel das Risiko für Herz-Kreislauf-Erkrankungen senken kann. → Seite 471
formoline L 112 Tabletten	**Chitosan Spezifikation L 112** keine Mengenangabe	48 Stück	31,00	**Wenig geeignet** zur Senkung erhöhter Blutfette, weil die therapeutische Wirksamkeit nicht ausreichend nachgewiesen ist. Medizinprodukt. → Seite 473
Lipidavit Kapseln	**Knoblauchöl** 200 mg **+ Lezithin** 300 mg **+ Vitamin E** 200 mg	50 Stück	21,90	**Wenig geeignet** zur unterstützenden Behandlung bei erhöhten Blutfetten. Die therapeutische Wirksamkeit der fixen Kombination ist nicht ausreichend nachgewiesen. → Seite 474
Lipopharm Pflanzlicher Cholesterinsenker Weichkapseln	**Phospholipide aus Sojabohnen** 300 mg	50 Stück	23,01	**Wenig geeignet** bei erhöhten Blutfetten als Unterstützung allgemeiner Maßnahmen (Ernährung, Bewegung, Gewichtsabnahme) Die therapeutische Wirksamkeit ist nicht ausreichend nachgewiesen. → Seite 473
Lipostabil 300 mg Kapseln	**Phospholipide aus Sojabohnen** 300 mg	50 Stück	30,35	**Wenig geeignet** bei erhöhten Blutfetten als Unterstützung allgemeiner Maßnahmen (Ernährung, Bewegung, Gewichtsabnahme). Die therapeutische Wirksamkeit ist nicht ausreichend nachgewiesen. → Seite 473
Sedalipid Filmtabletten	**Magnesium-pyridoxalglutamat** 50 mg	100 Stück	53,40	**Wenig geeignet** zur Senkung erhöhter Blutfette, weil die therapeutische Wirksamkeit nicht ausreichend nachgewiesen ist. → Seite 473
VALVERDE Cholesterin 350 mg Weichkapseln	**Phospholipide aus Sojabohnen** 350 mg	60 Stück	19,90	**Wenig geeignet** bei erhöhten Blutfetten als Unterstützung allgemeiner Maßnahmen (Ernährung, Bewegung, Gewichtsabnahme). Die therapeutische Wirksamkeit ist nicht ausreichend nachgewiesen. → Seite 473

Hinweise zu den Tabellenspalten → Seite 34, zur Auswahl der Arzneimittel → Seite 28, zur Grundlage der Bewertung → Seiten 29, 33

Blutarmut

Blutarmut (Anämie) bedeutet, dass der Körper zu wenig rote Blutkörperchen (Erythrozyten) hat und es ihm an rotem Blutfarbstoff (Hämoglobin) mangelt. Hämoglobin ist ein eisenhaltiger Eiweißstoff, der den Blutkörperchen ihre rote Farbe gibt und zuständig ist für den Sauerstofftransport. An das Hämoglobin bindet sich der in der Lunge eingeatmete Sauerstoff, der über die Blutbahn zu den Organen transportiert und dort an das Gewebe abgegeben wird. Enthält das Blut zu wenig Hämoglobin, verschlechtert sich die Sauerstoffversorgung des Körpers.
Ob ein Eisenmangel und in dessen Folge auch ein Mangel an roten Blutkörperchen besteht, lässt sich anhand einer Blutuntersuchung feststellen, bei der die Serum-Ferritin-Konzentration gemessen wird. Ferritin gilt als Speichereisen, auf das der Körper bei hohem Eisenbedarf zurückgreift. Werte von 20 bis 250 Mikrogramm pro Liter liegen im Normbereich. Werte unter 12 Mikrogramm pro Liter sind ein klarer Hinweis auf einen Eisenmangel. Diese Form der Blutarmut kommt bei Frühgeborenen und Säuglingen häufig vor. Entzündliche Prozesse können die Werte der Serum-Ferritin-Konzentration verfälschen. Besteht eine Entzündung, sollte der Arzt zusätzlich die Serum-Eisen-Konzentration bestimmen, um die Diagnose zu sichern.
Wenn im Magen zu wenig von einem speziellen Transportstoff (Intrinsic Factor) produziert wird, kommt es zu einem Mangel an Vitamin B_{12}, oft begleitet von einem Mangel an Folsäure. Beides fördert eine bestimmte Form der Blutarmut, die perniziöse Anämie.
Auch ein Mangel an Vitamin B_{12} oder Folsäure kann durch eine Blutuntersuchung festgestellt werden.

Anzeichen und Beschwerden

Wie stark die Beschwerden sind, hängt davon ab, wie schnell sich das Blutbild verschlechtert. Verringert sich die Zahl der roten Blutkörperchen langsam über Monate hinweg, spüren Sie lange Zeit erst einmal gar nichts. Später fühlen Sie sich oft nur müde und schwach oder bekommen leicht Atemnot, wenn Sie sich anstrengen. Die Nägel werden rissig und brüchig oder die Zunge brennt.
Dramatisch kann es hingegen bei einer schweren Blutung werden. Bei raschem, hohem Blutverlust werden Sie ohnmächtig, weil der Kreislauf zusammenbricht.
Bei Magen- und Darmblutungen färbt sich der Stuhl auffällig schwarz.

Ursachen

Jede Art von Blutverlust kann zu einer Blutarmut und damit zu Eisenmangel führen.
Auch fleischlose Ernährung kann einen Eisenmangel nach sich ziehen.
Bei Frauen beruht ein Eisenmangel häufig auf starken und lang anhaltenden Regelblutungen. Eine Anämie entwickelt sich zwar dann nur langsam, wird aber leicht chronisch.
In der Schwangerschaft brauchen Frauen generell mehr Eisen, sodass in dieser Zeit eine Blutarmut häufiger auftreten kann.
Kinder und Jugendliche in Wachstumsphasen haben ebenfalls einen erhöhten Eisenbedarf.
Kleinkinder mit sehr häufig wiederkehrenden Infekten (mehr als acht bis zehn pro Jahr) können eine durch Eisenmangel bedingte Blutarmut entwickeln.
Unfallverletzungen, Magen-, Darm-, Nieren- oder Blasenblutungen verursachen einen raschen und hohen Blutverlust.
Bei chronischen Nierenleiden nimmt der Hämoglobingehalt ab, weil die Niere kein Erythropoietin mehr bildet. Dieses Hormon regt die Produktion der roten Blutkörperchen an. Auch bei schwerem Rheuma bildet das Knochenmark weniger rote Blutkörperchen. Bei anderen chronischen Krankheiten (z. B. Krebs, Entzündungen) kann der Körper das über die Nahrung aufgenommene Eisen schlecht verwerten.
Darmentzündungen (z. B. Morbus Crohn) können gerade jene Abschnitte betreffen, über die Eisen aufgenommen wird. Auch dadurch kann ein Eisenmangel entstehen.
Ferner können Medikamente rote Blutkörperchen zerstören und somit eine Blutarmut hervorrufen.
Eine perniziöse Anämie entsteht durch einen Mangel an Intrinsic Factor. Dieser Eiweißstoff ermöglicht die Aufnahme von Vitamin B_{12} aus dem Darm. Ist zu wenig Intrinsic Factor vorhanden, kommt es zu einem Mangel an diesem Vitamin.
Außerdem gefährden eine rein pflanzliche (vegane) Kost, eine gestörte Bildung der Verdauungssäfte im Magen, die teilweise Entfernung von Magen oder Dünndarm bei schweren Erkrankungen sowie bei

einer Besiedelung des Darmes mit einem Fischbandwurm die Vitamin-B_{12}-Versorgung.

Vorbeugung

Einer Blutarmut können Sie vorbeugen, indem Sie sich mit ausgewogener Mischkost gesund ernähren. Wenn Sie Diät halten, sich strikt vegetarisch ernähren oder Veganer sind, müssen Sie darauf achten, dass Sie trotzdem genügend Eisen und Vitamin B aufnehmen, gegebenenfalls über Vitamin- bzw. Mineralstoffprodukte.

Allgemeine Maßnahmen

Bei hohem Blutverlust sind Bluttransfusionen lebensrettend.

Wann zum Arzt?

Wenn Sie sich abgespannt und müde fühlen, Ihre Gesichtsfarbe blass und fahl ist und Ihnen häufiger schwindelig ist, kann eine Blutarmut vorliegen. Deren Ursache sollte ein Arzt feststellen.
Besteht eine Blutarmut nachgewiesenermaßen aufgrund eines Eisenmangels, können Eisen-II-Verbindungen auch weiterhin zulasten der gesetzlichen Krankenkassen verordnet werden.
Folsäure als Monopräparat darf ebenfalls weiterhin verordnet werden, wenn die Tabletten oder Kapseln mindestens fünf Milligramm Folsäure enthalten und ein schwerwiegender Folsäuremangel vorliegt, der allein durch die Ernährung nicht ausgeglichen werden kann. Außerdem ist Folsäure verordnungsfähig, wenn Medikamente wie Methotrexat (bei rheumatoider Arthritis oder Krebs) eingenommen werden müssen und ein Mangel an Folsäure verhindert werden soll. Näheres hierzu finden Sie unter der Überschrift „Ausnahmeliste" (→ Seite 694).

Behandlung mit Medikamenten

Bevor Sie Medikamente gegen Blutarmut einnehmen, sollte ein Arzt die Ursache der Blutarmut erkannt haben. Eisen zuzuführen ist nur sinnvoll, wenn es auch tatsächlich fehlt. Eisen kann chemisch in zwei Formen vorliegen, als zwei- oder als dreiwertiges Eisen. Die Tabletten enthalten zweiwertiges Eisen. Ein unkomplizierter Eisenmangel lässt sich durch - Eisen zum Einnehmen innerhalb von zwei Monaten beheben. Zweiwertiges Eisen zum Einnehmen ist dafür geeignet. Dreiwertiges Eisen zum Einnehmen dagegen ist nur mit Einschränkung geeignet, weil Eisen-III-Salze schlechter in den Körper aufgenommen werden. Ob dies bei Eisen-III-Komplexen in Form von Saft anders ist, ist noch nicht ausreichend belegt.
Die Kombination Eisen + Folsäure (→ Seite 481) ist geeignet, wenn nachgewiesenermaßen gleichzeitig ein Eisen- und Folsäuremangel besteht, was sehr selten vorkommt, oder wenn der Körper beides in größerer Menge als sonst benötigt (z. B. in der Schwangerschaft).
Vitamin B_{12} (→ Seite 480) zum Einnehmen ist zur Behandlung einer durch Mangel an Vitamin B_{12} bedingten Blutarmut nur geeignet, wenn die Aufnahme des Vitamins in Magen und Darm nicht gestört ist, zum Beispiel bei einer Mangelernährung. Liegt eine Resorptionsstörung wie beispielsweise eine perniziöse Anämie vor, muss der Arzt das Vitamin spritzen. Dafür sind die Injektionslösungen geeignet.
Um einen Folsäuremangel im Zusammenhang mit einer Blutarmut zu beheben oder den erhöhten Bedarf an Folsäure während der Schwangerschaft zu decken, sind Präparate mit Folsäure (→ Seite 480) geeignet.

Eisen zum Einnehmen

Dreisafer, Eisentabletten-ratiopharm, Eryfer, ferro sanol, Ferrum Hausmann, Ferrum Verla, Hämatopan, Haemoprotect, Lösferron, Plastufer, TARDYFERON, Vitaferro

Eisen liegt in diesen Präparaten als Eisen-II-Glyzinsulfat, Eisen-II-Sulfat oder Eisen-II-Glukonat vor. Alle drei Varianten wirken gleich und sind als zweiwertige Eisenpräparate zur Behandlung eines Eisenmangels geeignet.

Ferrum Hausmann: Dieses Mittel enthält dreiwertiges Eisen in der chemischen Form eines Komplexes. Es ist trotz einiger klinischer Studien nicht ausreichend nachgewiesen, dass der Eisen-III-Polymaltose-Komplex in vergleichbarer Weise in den Körper aufgenommen wird wie die zweiwertigen Eisensalze in den Tabletten. Daher gilt das Mittel als „mit Einschränkung geeignet".

Anwendung

Zur Behandlung einer Eisenmangelanämie werden 100 bis 200 Milligramm Eisen pro Tag empfohlen. Vor und während einer Schwangerschaft genügt es, wenn Sie 60 bis 120 Milligramm Eisen pro Tag einnehmen. Wenn Sie größere Mengen schlucken, füllen sich die Eisenspeicher nicht rascher auf, aber das Risiko für unerwünschte Wirkungen ist höher. Der Körper kann Eisen-II-Salze am besten verwerten, wenn Sie sie eine Stunde vor den Mahlzeiten mit einem Glas Wasser einnehmen. Wenn Sie Magen-Darm-Beschwerden bekommen, schlucken Sie die Tabletten besser zum Essen oder danach. Eisen-III-Polymaltose-Komplex soll dagegen zur besseren Aufnahme mit den Mahlzeiten eingenommen werden. Der Hämoglobinspiegel kann täglich maximal um 0,1 Gramm pro Deziliter Blutserum steigen. Innerhalb von fünf bis sieben Tagen macht sich das im Blutbild bemerkbar, dann bessern sich auch die Beschwerden.

Wenn sich die Blutwerte wieder normalisiert haben, sollten Sie die Eisentabletten noch zwei bis vier Monate lang weiter einnehmen, um die Speicher wieder aufzufüllen.

Erschrecken Sie nicht, wenn der Stuhl schwarz aussieht – das liegt am Eisen und ist unbedenklich, wenn die Stuhlfarbe vor der Eiseneinnahme normal war.

Achtung

Achten Sie strikt darauf, die Tabletten für Kinderhände unerreichbar aufzubewahren. Bei Kindern unter zwei Jahren können bereits ein bis zwei Gramm Eisen, also etwa 10 bis 20 Tabletten, auf einmal geschluckt, tödlich sein.

Ferrum Hausmann Lösung/Sirup: Diese Mittel enthalten als Konservierungsmittel Parabene. Wenn Sie auf Parastoffe (→ Seite 585) allergisch reagieren, dürfen Sie sie nicht anwenden.

Gegenanzeigen

Wenn Sie Eisen nicht richtig verwerten können oder in erhöhtem Maße Eisen aus dem Darm aufnehmen (Eisenspeicherkrankheit, Hämochromatose – das überschüssige Eisen lagert sich dann in Geweben und Organen ab und wird nicht ausgeschieden), dürfen Sie keine Eisenpräparate einnehmen.

Wenn Sie eine Magenschleimhautentzündung, Magen- oder Zwölffingerdarmgeschwüre oder eine entzündliche Darmerkrankung (Morbus Crohn, Colitis ulcerosa) haben, sollte der Arzt Nutzen und Risiken der Anwendung von Eisenpräparaten sorgfältig abwägen.

Wechselwirkungen mit Medikamenten

Säurebindende Mittel (Antazida, bei Sodbrennen) und Colestyramin (bei Arteriosklerose) verringern die Aufnahme des Eisens im Darm. Sie sollten die Mittel deshalb im Abstand von etwa zwei Stunden einnehmen.

Wechselwirkungen mit Speisen und Getränken

Eisenhaltige Mittel sollten Sie vorzugsweise mit Fruchtsäften einnehmen, weil Fruchtsäuren die Aufnahme von Eisen begünstigen. Alternativ können Sie die Mittel auch mit Wasser schlucken. Andere Getränke, vor allem schwarzer Tee, Kaffee und Milch, behindern die Aufnahme des Eisens und sind deshalb für die Einnahme ungeeignet.

Unerwünschte Wirkungen

▶ **Keine Maßnahmen erforderlich**

Magen-Darm-Beschwerden wie Bauchschmerzen, Übelkeit. Wenn die Beschwerden anhalten, obwohl Sie die Tabletten nicht auf nüchternen Magen, sondern zum Essen einnehmen, sollten Sie mit dem Arzt besprechen, ob Sie die Dosis verringern können.

▶ **Muss beobachtet werden**

Wenn eine anhaltende Verstopfung auftritt, sollten Sie mit dem Arzt darüber sprechen, wie Sie dieser entgegenwirken können (z. B. durch ballaststoffreiche Kost, Bewegung) oder ob Abführmittel erforderlich sind.

Bei Verwendung der Brausetabletten kann es zu Zahnverfärbungen kommen, die vermieden werden können, wenn Sie einen Trinkhalm benutzen oder die Zähne intensiv putzen.

Wenn die Haut sich rötet und juckt und sich ein Hautausschlag mit Bläschen bildet, reagieren Sie vermutlich allergisch auf die Mittel. Dann sollten Sie sie absetzen. Sind die Hauterscheinungen (→ Seite 14) einige Tage später nicht deutlich abgeklungen, sollten Sie einen Arzt aufsuchen.

▶ **Sofort zum Arzt**

Nehmen Juckreiz und Hautausschlag zu und treten zusätzlich Herzrasen, Atemnot, Schwäche und Schwindel auf, müssen Sie unverzüglich den Notarzt (Telefon 112) rufen, weil es sich um eine lebensbedrohliche Allergie (→ Seite 14) handeln kann.

Hinweise

Für Kinder unter 14 Jahren

Bei Kindern werden Eisenpräparate in Abhängigkeit vom Körpergewicht und Alter dosiert. In der Regel beträgt die Tagesdosis vier Milligramm pro Kilogramm Körpergewicht und wird auf zwei bis drei Einzeldosen verteilt.

Folsäure

Folsan

Folsäure gehört zu den B-Vitaminen und wird für die Zellteilung, den Eiweiß- und Nervenstoffwechsel benötigt. Eine Blutarmut ist oft mit einem Folsäuremangel verbunden. Folsäure ist vor allem in Hefe, Leber, Nieren, Getreide, grünem Blattgemüse (z. B. Spinat) und Nüssen enthalten, wird aber mit der Nahrung nicht immer in der nötigen Menge (150 Mikrogramm täglich) aufgenommen.

Zu einem Mangel kann es auch bei allen Formen der Mangelernährung kommen, ebenfalls bei Alkoholmissbrauch und wenn der Darm entzündet ist oder auf das Getreideklebereiweiß Gluten allergisch reagiert (Zöliakie, Sprue). Medikamente wie Methotrexat (bei Rheuma, Krebs), Cotrimoxazol (bei Harnweginfektionen), Barbiturate und Phenytoin (bei Epilepsien) können Symptome eines Folsäuremangels hervorrufen.

In Schwangerschaft, Stillzeit und Wachstumsphasen braucht der Körper mehr Folsäure als sonst, sodass auch in diesen Zeiten leicht eine Unterversorgung auftreten kann. Dann muss Folsäure zusätzlich zur Nahrung als Tablette eingenommen werden (zwischen 0,4 und 1 Milligramm täglich).

Die zusätzliche Gabe von Folsäure in den ersten drei Monaten der Schwangerschaft kann einem Neuralrohrdefekt beim Ungeborenen vorbeugen. Solche Defekte sind ein „offener Rücken" (Spina bifida) sowie eine Lippen-Kiefer-Gaumen-Spalte. Da sich das Neuralrohr schon in den ersten zwölf Wochen der Schwangerschaft ausbildet, sollten Frauen – sofern dies planbar ist – schon vier Wochen vor der Schwangerschaft (oder auch länger) mit der Einnahme von Folsäure beginnen.

Anwendung

Normalerweise genügen 0,1 bis 0,2 Milligramm Folsäure pro Tag. Da Folsäure aber so gut wie keine unerwünschten Wirkungen hat, können Sie auch größere Menge, die die Tabletten enthalten (0,4 oder 5 Milligramm), unbedenklich einnehmen.

Die Tabletten sind deshalb so hoch dosiert, weil sie auch für Frauen vor und in der Schwangerschaft geeignet sein sollen. Sie sollten das Mittel möglichst schon vor der Zeugung des Kindes einnehmen sowie in den ersten drei Monaten der Schwangerschaft, weil sich Neuralrohrdefekte sehr früh in der Embryonalentwicklung ausbilden.

Frauen, die bereits ein Kind mit Lippen-Kiefer-Gaumen-Spalte oder offenem Rücken geboren haben oder in deren Familie solche Fehlbildungen vorkommen, wird empfohlen, täglich 5 Milligramm Folsäure einzunehmen, um Fehlbildungen vorzubeugen. Für alle anderen Frauen genügt eine tägliche Dosis von 0,4 Milligramm Folsäure.

Achtung

Bevor Sie Folsäure in hoher Dosierung (über ein Milligramm täglich) einnehmen, muss ausgeschlossen sein, dass ein Mangel an Vitamin B_{12} besteht, weil Folsäure einen solchen Mangel überdecken kann.

Wechselwirkungen mit Medikamenten

Wenn Sie Phenytoin (bei Epilepsien) einnehmen, kann sich nach mehrjähriger Einnahme ein Folsäuremangel entwickeln. Wird dann Folsäure in höheren Dosen zugeführt, kann es aufgrund einer verminderten Wirkung von Phenytoin vermehrt zu Krampfanfällen kommen

Wenn Sie spezielle Medikamente einnehmen, die als Gegenspieler zu Folsäure fungieren, wie beispielsweise Methotrexat (bei rheumatoider Arthritis, Krebs), Cotrimoxazol oder Trimethoprim (bei Harnweginfekten), kann nicht ausgeschlossen werden, dass sich die Mittel gegenseitig in ihrer Wirkung hemmen.

Unerwünschte Wirkungen

▶ **Keine Maßnahmen erforderlich**

Nur bei sehr hoher Dosierung (über 15 Milligramm pro Tag) können Schlafstörungen, Erregung oder Depressionen sowie Magen-Darm-Beschwerden auftreten.

Vitamin B_{12}

B_{12}-Steigerwald, Vitamin B_{12}-JENAPHARM, Vitamin B_{12} Lichtenstein, Vitamin B_{12}-ratiopharm

Der chemische Ausdruck für Vitamin B_{12} lautet Cyanocobalamin. Die blutbildenden Zellen im Knochenmark brauchen dieses Vitamin, um Blutkörperchen herzustellen. Mit der üblichen Mischkost, die auch Fleisch beinhaltet, erhält der Körper etwa die zehnfache Menge an Vitamin B_{12}, die er benötigt (der Tagesbedarf liegt bei 2 bis 5 Mikro-

gramm). Da Vitamin B_{12} jedoch in Pflanzen nicht vorkommt, kann bei Vegetariern und Veganern, die auch auf Eier und Milchprodukte verzichten, ein Mangel entstehen. Er lässt sich durch Hefe oder Hefeextrakt sowie milchsauer vergorene Lebensmittel (Sauerkraut) ausgleichen. Auch Tabletten mit Vitamin B_{12} sind dafür geeignet.
Bei perniziöser Anämie sind Tabletten mit Vitamin B_{12} wirkungslos, weil die Wirkstoffe im Darm nicht aufgenommen werden können, da der Transportstoff Intrinsic Factor nicht vorhanden ist. Das Vitamin muss dann lebenslang vom Arzt gespritzt werden. Für diesen Zweck sind Injektionslösungen mit Vitamin B_{12} geeignet.

ANWENDUNG

Bei perniziöser Anämie muss Vitamin B_{12} zur Behandlung und auch später zur Prophylaxe regelmäßig gespritzt werden. Ist der Mangel an Vitamin B_{12} sehr ausgeprägt, sollte der Arzt über fünf Tage täglich 1 000 Mikrogramm Vitamin B_{12} in die Muskulatur spritzen. Bei perniziöser Anämie genügt anschließend meist eine Injektion von 500 Mikrogramm zunächst wöchentlich, dann alle sechs Monate.
Beruht der Vitamin-B_{12}-Mangel dagegen auf einer Mangelernährung, genügen 10 Mikrogramm täglich als Tabletten, wenn die Aufnahme nicht durch eine Magen- oder Darmstörung beeinträchtigt ist.
Schon nach zwei bis fünf Tagen bessert sich die Blutarmut.

UNERWÜNSCHTE WIRKUNGEN

Unerwünschte Wirkungen wie Akne oder allergische Reaktionen sind nur in wenigen Einzelfällen zu erwarten.

Kombination

Eisen + Folsäure

Ferro-Folsan, ferro sanol gyn, Folicombin, Hämatopan F, Plastulen, TARDYFERON-Fol

Wenn es an Eisen und Folsäure gleichzeitig mangelt, ist es sinnvoll, beide Stoffe zusammen zu ersetzen. Diese Kombinationspräparate enthalten je 20 bis 100 Milligramm Eisen und 0,20 bis 1 Milligramm Folsäure. International werden zur Vorbeugung eines Eisen- oder Folsäuremangels in der Schwangerschaft für Eisen Tagesmengen von 60 bis 120 Milligramm empfohlen, für Folsäure 0,4 bis 1 Milligramm. Höhere Mengen an Eisen sind schlechter verträglich.
Wenn das Mittel in der Frühschwangerschaft eingenommen werden soll, um einem Neuralrohrdefekt beim Ungeborenen vorzubeugen, sollte darauf geachtet werden, dass täglich mindestens 0,4 Milligramm Folsäure eingenommen werden.

ANWENDUNG

Für den täglichen Bedarf reichen eine, höchstens zwei Kapseln oder Dragees. Bei größeren Mengen bekommen Sie leicht Magenschmerzen.
Alle weiteren Angaben finden Sie unter „Eisen zum Einnehmen" (→ Seite 478) und unter „Folsäure" (→ Seite 480).

Blutarmut

Handelsname Darreichungsform	Zusammensetzung pro 1 ml/1 g oder wie angegeben bzw. pro abgeteilte Einheit	Kleinste Packungsgröße	Unverb. Preis in Euro	Bewertung für das beanspruchte Anwendungsgebiet
B$_{12}$-Steigerwald Injektionsampullen	**Cyanocobalamin** 1 000 µg pro 2 ml	5 Stück	5,05	**Geeignet** zur Behandlung einer perniziösen Anämie. → Seite 480
Dreisafer Filmtabletten	**Eisen(II)-sulfat** (entspricht 100 mg Eisen)	20 Stück	6,25	**Geeignet** bei Blutarmut mit Eisenmangel. → Seite 478
Eisentabletten-ratiopharm 50 mg	**Eisen(II)-sulfat** (entspricht 50 mg Eisen)	20 Stück	2,99	**Geeignet** bei Blutarmut mit Eisenmangel. → Seite 478
Eisentabletten-ratiopharm N 50 mg Filmtabletten	(entspricht 50 mg Eisen)	20 Stück	2,99	
Eisentabletten-ratiopharm 100 mg Filmtabletten	(entspricht 100 mg Eisen)	20 Stück	5,90	
Eryfer 100 Kapseln	**Eisen(II)-sulfat** (entspricht 100 mg Eisen)	20 Stück	6,69	**Geeignet** bei Blutarmut mit Eisenmangel. → Seite 478
Ferro-Folsan Dragees	**Eisen(II)-sulfat** (entspricht 31,25 mg Eisen) **+ Folsäure** 0,85 mg	20 Stück	3,08	**Geeignet** bei Blutarmut mit gleichzeitig bestehendem Eisen- und Folsäuremangel sowie zur Deckung des Eisen- und Folsäurebedarfs vor und während einer Schwangerschaft. → Seite 481
ferro sanol Dragees Dragees	**Eisen(II)-glyzinsulfat-Komplex** (entspricht 40 mg Eisen)	20 Stück	3,63	**Geeignet** bei Blutarmut mit Eisenmangel. → Seite 478
ferro sanol duodenal Kapseln	(entspricht 100 mg Eisen)	20 Stück	6,69	
ferro sanol Tropfen Tropfen	(entspricht 30 mg Eisen)	30 ml	4,26	
ferro sanol gyn Kapseln	**Eisen(II)-glyzinsulfat-Komplex** (entspricht 80 mg Eisen) **+ Folsäure** 1 mg	20 Stück	5,97	**Geeignet** bei Blutarmut mit gleichzeitig bestehendem Eisen- und Folsäuremangel sowie zur Deckung des Eisen- und Folsäurebedarfs vor und während einer Schwangerschaft. → Seite 481
Ferrum Hausmann Sirup Sirup	**Eisen(III)-hydroxid-Polymaltose-Komplex** (entspricht 50 mg Eisen) (Konservierungsmittel: Parabene)	200 ml	15,74	**Mit Einschränkung geeignet** bei Blutarmut mit Eisenmangel, weil der Körper dreiwertiges Eisen schlechter aufnehmen kann als zweiwertiges. → Seite 478
Ferrum Hausmann Lösung Tropfen	(entspricht 50 mg Eisen) (Konservierungsmittel: Parabene)	30 ml	10,85	
Ferrum Verla 80,5 mg Brausetabletten	**Eisen(II)-glukonat** (entspricht 80,5 mg Eisen)	20 Stück	5,40	**Geeignet** bei Blutarmut mit Eisenmangel. → Seite 478
Folicombin Dragees	**Ammoniumeisen(II)-sulfat** (entspricht 40 mg Eisen) **+ Folsäure** 0,5 mg	100 Stück	14,43	**Geeignet** bei Blutarmut mit gleichzeitig bestehendem Eisen- und Folsäuremangel sowie zur Deckung des Eisen- und Folsäurebedarfs vor und während einer Schwangerschaft. → Seite 481
Folsan 0,4 mg *5 mg* Tabletten	**Folsäure** 0,4 mg 5 mg	20 Stück 20 Stück	4,11 5,19	**Geeignet** bei Folsäuremangel und zur Deckung des Folsäurebedarfs vor und während der Schwangerschaft. → Seite 480

Hinweise zu den Tabellenspalten → Seite 34, zur Auswahl der Arzneimittel → Seite 28, zur Grundlage der Bewertung → Seiten 29, 33

Blutarmut Fortsetzung

Handelsname Darreichungsform	Zusammensetzung pro 1 ml/1 g oder wie angegeben bzw. pro abgeteilte Einheit	Kleinste Packungsgröße	Unverb. Preis in Euro	Bewertung für das beanspruchte Anwendungsgebiet
Hämatopan 50	**Eisen(II)-sulfat** (entspricht 50 mg Eisen)	20 Stück	4,22	**Geeignet** bei Blutarmut mit Eisenmangel. → Seite 478
100	(entspricht 100 mg Eisen)	20 Stück	6,69	
Hämatopan F Dragees	**Eisen(II)-sulfat** (entspricht 22 mg Eisen) **+ Folsäure** 0,2 mg	50 Stück	5,36	**Geeignet** bei Blutarmut mit gleichzeitig bestehendem Eisen- und Folsäuremangel sowie zur Deckung des Eisen- und Folsäurebedarfs vor und während einer Schwangerschaft. → Seite 481
Haemoprotect 50	**Eisen(II)-sulfat** (entspricht 50 mg Eisen)	20 Stück	2,56	**Geeignet** bei Blutarmut mit Eisenmangel. → Seite 478
100 Kapseln	(entspricht 100 mg Eisen)	20 Stück	5,53	
Lösferron Brausetabletten	**Eisen(II)-glukonat** (entspricht 80,5 mg Eisen)	20 Stück	5,78	**Geeignet** bei Blutarmut mit Eisenmangel. → Seite 478
Plastufer mite 50 mg	**Eisen(II)-sulfat** (entspricht 50 mg Eisen)	20 Stück	4,22	**Geeignet** bei Blutarmut mit Eisenmangel. → Seite 478
100 mg Kapseln	(entspricht 100 mg Eisen)	50 Stück	14,67	
Plastulen N Kapseln	**Eisen(II)-sulfat** (entspricht 102 mg Eisen) **+ Folsäure** 0,5 mg	20 Stück	6,77	**Geeignet** bei Blutarmut mit gleichzeitig bestehendem Eisen- und Folsäuremangel sowie zur Deckung des Eisen- und Folsäurebedarfs vor und während einer Schwangerschaft. → Seite 481
Plastulen Duo Weichkapseln	**Eisen(II)-sulfat** (entspricht 102 mg Eisen) **+ Folsäure** 0,5 mg	20 Stück	6,77	
TARDYFERON	**Eisen(II)-sulfat** (entspricht 80 mg Eisen)	20 Stück	5,76	**Geeignet** bei Blutarmut mit Eisenmangel. → Seite 478
TARDYFERON-Fol Dragees	**Eisen(II)-sulfat** (entspricht 80 mg Eisen) **+ Folsäure** 0,35 mg	20 Stück	6,13	**Geeignet** bei Blutarmut mit gleichzeitig bestehendem Eisen- und Folsäuremangel sowie zur Deckung des Eisen- und Folsäurebedarfs vor und während einer Schwangerschaft. → Seite 481
Vitaferro Brause Brausetabletten	**Eisen(II)-glukonat** (entspricht 80,5 mg Eisen)	20 Stück	5,32	**Geeignet** bei Blutarmut mit Eisenmangel. → Seite 478
Vitamin B₁₂ 1 000 µg inject JENAPHARM Ampullen	**Cyanocobalamin** 1 000 µg	5 Stück	4,61	**Geeignet** zur Behandlung einer perniziösen Anämie. → Seite 480
Vitamin B₁₂ Lichtenstein 1 000 µg Ampullen	**Cyanocobalamin** 1 000 µg	5 x 1 ml	5,11	**Geeignet** zur Behandlung einer perniziösen Anämie. → Seite 480
Vitamin B₁₂-ratiopharm N Ampullen	**Cyanocobalamin** 100 µg	5 Stück	2,18	**Geeignet** zur Behandlung einer perniziösen Anämie. → Seite 480
Vitamin B₁₂-ratiopharm-10 µg Tabletten Filmtabletten	10 µg	100 Stück	10,75	**Geeignet** zur Behandlung einer durch Vitamin-B₁₂-Mangel bedingten Anämie, die nicht auf einer Resorptionsstörung im Darm beruht (z. B. bei Vegetariern und Veganern). → Seite 480

Nervensystem

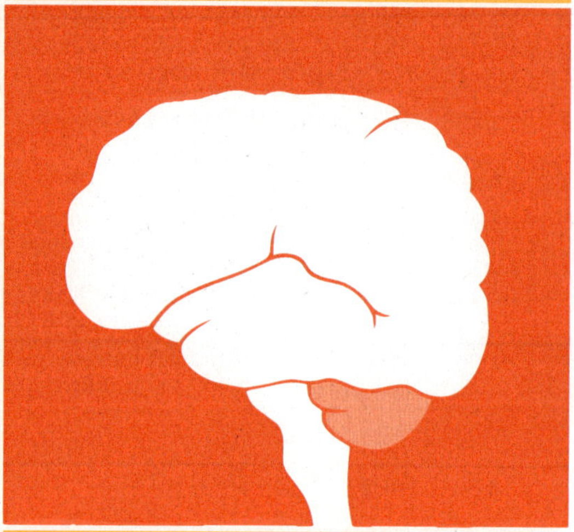

Das Nervensystem steuert Körperfunktionen wie Atmung, Kreislauf und Bewegung. Es ist auch der Ort, an dem sich psychische Erkrankungen abspielen. Nervosität und Unruhe (→ nachfolgend) ergeben sich im Alltag immer wieder einmal. Meist lassen sie sich ohne ärztliches Zutun mit Entspannungsmethoden oder pflanzlichen Mitteln lösen. Schlafstörungen (→ Seite 486), die den Alltag vorübergehend beeinträchtigen, sind meist harmlos und lassen sich mit allgemeinen Maßnahmen auffangen. Wenn sie jedoch anhalten und zu Medikamenten gegriffen wird, um Ruhe zu finden, muss die Behandlung zeitlich begrenzt bleiben, um keine Abhängigkeit zu riskieren.

Über depressive Störungen (→ Seite 489) klagen in der heutigen Zeit deutlich mehr Menschen als früher. Meist gehen die Phasen, in denen Erleben und Verhalten gestört sind, nach einiger Zeit vorüber. Vielen Betroffenen hilft eine psychotherapeutische Unterstützung; die meisten benötigen aber zumindest eine Zeit lang auch Medikamente.

Migräne (→ Seite 507) ist eine in Attacken auftretende Schmerzkrankheit, die Kopfschmerzen verursacht, aber auch mit Übelkeit und anderen Symptomen einhergehen kann. Zu ihrer Behandlung dienen nicht nur Schmerzmittel, sondern auch spezifisch wirkende Migränemittel.

Unter Neuropathien (→ Seite 525) leiden vor allem Menschen, die seit vielen Jahren Diabetes haben, und solche, die viel Alkohol trinken.

Nervosität und Unruhe

Körper, Geist und Seele sind ständig Anforderungen ausgesetzt, auf die sie reagieren müssen. Diese fortwährende Anpassungsleistung ist Stress, den zu bewältigen der Körper gut eingerichtet ist. Was aber für den Einzelnen als Stress wirkt, ist von Mensch zu Mensch verschieden. Während der eine darunter leidet, dass Beruf, Familie und Freizeit ihm viel abverlangen, quält sich ein anderer damit, dass seine Bereitschaft, etwas zu leisten, sich einzubringen und sich für andere einzusetzen, nicht genügend abgefordert wird.

Wenn Körper, Geist und Seele dauerhaft damit überfordert sind, sich belastenden Zuständen anzupassen, entwickeln sich Warnsymptome. Sehr sensible Menschen spüren diese schon früh; sie registrieren Unbehagen, Missbefinden und Anspannung. Andere brauchen stärkere Reize, um darauf aufmerksam zu werden, dass sich ihr Gleichgewicht verschoben hat. Doch so unangenehm die Störungen des Befindens sein mögen, sie laufen ab, ohne dass es dafür nachweisbare körperliche Veränderungen gibt.

Anzeichen und Beschwerden

Sie empfinden eine innere Unruhe, fühlen sich gehetzt und gereizt und reagieren bereits aus nichtigem Anlass sehr heftig. Sie zweifeln an Ihrem Wert und Ihrer Bedeutung.

Ihre Nervosität hält lange an, die Hände können zittern, die Augen zucken, das Herz kann klopfen.

Bei Tag lässt Ihre Konzentrationsfähigkeit zu wünschen übrig, am Abend können Sie schlecht einschlafen.

Sie fühlen sich ausgelaugt und abgespannt, niedergeschlagen und traurig.

Immer wieder sind Ihre Gedanken und Überlegungen von diffusen Ängsten durchzogen.

Bei Kindern

Sie können schlecht gestimmt und fortwährend unruhig aktiv, seltener auch teilnahmslos sein. Häufig schlafen sie unruhig und träumen „schlecht".

Ursachen

Körper, Geist und Seele sind an die Grenze dessen gestoßen, was sie bewältigen können. Die Symptome sind Warnsignale, die auf die Überforderung und den fehlenden Ausgleich hinweisen.

Vorbeugung

Zu einem gesunden Leben gehört der stetige Wechsel von Anspannung und Entspannung, von Aktivität und Innehalten, Stärke und Schwäche. Wer diesem natürlichen Bedürfnis nachgibt, beugt Nervosität, Unruhe und anderen Befindlichkeitsstörungen vor.

Allgemeine Maßnahmen

Alles, was entspannt, wirkt Unruhe und Nervosität entgegen: ein Spaziergang, Sport, ein Bad, Sauna, Massage.

Wann zum Arzt?

Wenn die allgemeinen Symptome anhalten oder spezielle Beschwerden hinzukommen, wie zum Beispiel Kopf- oder Rückenschmerzen, Magenprobleme, Verdauungsstörungen, sollte im Gespräch mit einem Arzt oder Psychotherapeuten geklärt werden, was gegen die Überlastung getan werden kann.

Bei Kindern

Hält das oben beschriebene Verhalten längere Zeit an, sollte ärztlich abgeklärt werden, was hinter den Beschwerden steckt. Das Kind kann eventuell unter einem „Aufmerksamkeitsdefizit-Hyperaktivitäts-Syndrom" (ADHS) leiden, was anders behandelt werden muss als eine allgemeine Unruhe oder Nervosität. Näheres zu diesem Krankheitsbild lesen Sie im HANDBUCH MEDIKAMENTE der Stiftung Warentest oder im Internet unter www.medikamente-im-test.de.

Behandlung mit Medikamenten

Nervosität und Unruhe lassen sich mit Beruhigungsmitteln dämpfen. Viele der dafür infrage kommenden Mittel dienen gleichermaßen als Beruhigungs- und Schlafmittel – je nachdem, wie stark sie wirken und wie hoch sie dosiert sind.

Baldrian (→ Seite 495) ist ein mildes Beruhigungsmittel, das in höherer Dosierung als Schlafmittel eingesetzt wird. Er gilt als „mit Einschränkung geeignet", weil seine therapeutische Wirksamkeit noch nicht ausreichend nachgewiesen ist. Dennoch ist Baldrian von allen Beruhigungsmitteln, die ohne ärztlichen Rat angewendet werden können, noch am ehesten zu empfehlen.

Industriell hergestellter Extrakt aus Johanniskraut (→ Seite 496) kann in entsprechend hoher Dosierung bei depressiven Störungen (→ Seite 489) eingesetzt werden. Für diese Fertigprodukte ist die therapeutische Wirksamkeit hinreichend belegt. Das ist anders, wenn mit dem Extrakt von Johanniskraut Nervosität und Unruhe behandelt werden sollen. Für diese Anwendung ist die therapeutische Wirksamkeit in klinischen Studien nicht belegt. Das Gleiche gilt für Tee, der aus Johanniskraut aufgegossen wird. Die beruhigende Wirkung von Baldrian ist deutlich besser belegt. Teezubereitungen aus Johanniskraut und Mittel mit Johanniskrautextrakt zum Einnehmen gelten daher bei Nervosität und Unruhe als „wenig geeignet".

Melisse (→ Seite 498) ist als Beruhigungsmittel wenig geeignet; ihre therapeutische Wirksamkeit ist weniger gut erwiesen als die von Baldrian.

Pflanzenkombinationen aus Baldrian + anderen Pflanzen (→ Seite 499) eignen sich nur eingeschränkt oder wenig, um Nervosität und Unruhe zu dämpfen,

da die jeweiligen Kombinationspartner die beruhigende Wirkung von Baldrian nicht nennenswert verstärken, manche nicht einmal ergänzen. Produkte, die nur Baldrian enthalten, sind vorzuziehen.
Wenig geeignet sind Teemischungen mit mehr als drei Bestandteilen. In ihnen sind die einzelnen Mischungspartner zu gering dosiert, um eine nennenswerte Wirkung hervorzurufen.

Bei Kindern

Bäder können bei unruhigen Kindern gegenteilig wirken: Sie aktivieren zusätzlich.

Anthroposophische, homöopathische und traditionell angewendete Mittel

Zu den meistgekauften Mitteln gehören auch *Neurexan* Tabletten und Tropfen, *Zappelin N* und *Zincum valerianicum Hevert N* Tropfen. Dabei handelt es sich um homöopathische Präparate, die sich nach den Grundsätzen dieses Buches nicht bewerten lassen und deshalb nicht näher besprochen werden. Darüber hinaus gehören auch folgende Produkte zu den meistgekauften Mitteln: *Abtei Baldrian Perlen* mit Baldrian, *Abtei Johanniskraut Rotöl Kapseln* mit Johanniskraut und Sojalezithin, *Bad Heilbrunner Johanniskrauttee* mit Johanniskraut, *Baldrian-Dispert* mit Baldrian, *KNEIPP Johanniskraut Dragees* mit Johanniskraut und *tetesept Johanniskraut Kapseln* mit Johanniskraut. Bei diesen handelt es sich um Präparate, die von der Arzneimittelbehörde als „traditionell angewendet" zur Besserung des Befindens bei nervöser oder nervlicher Belastung zugelassen wurden. Solche Präparate lassen sich nach den Grundsätzen dieses Buches nicht bewerten und werden deshalb nicht näher besprochen. Allgemeine Informationen zu derartigen Mitteln finden Sie im Abschnitt „Homöopathische Arzneimittel" (→ Seite 21) und „Traditionell angewendete Mittel" (→ Seite 20).

Schlafstörungen

Jeder Mensch muss schlafen, um sich psychisch und körperlich zu erholen. Wie viel Schlaf ein Mensch braucht, ist individuell verschieden. Vier bis fünf Stunden sollten es bei Erwachsenen mindestens sein, aber auch acht oder neun Stunden täglich sind nicht ungewöhnlich. Für alle Menschen gilt, dass das Schlafbedürfnis in der Kindheit groß ist und im Alter allmählich abnimmt.

Der Schlaf besteht aus verschiedenen Abschnitten, die etwa 90 Minuten dauern und sich wiederholen. Nach dem Übergang vom Wachen zum Schlafen ist der Schlaf noch ganz leicht. Dann folgen Tiefschlafphasen, in denen die eigentliche Erholung stattfindet. Zwischen zwei Tiefschlafphasen gibt es jeweils eine Traumphase und danach häufig eine kurze Wachphase. Dann beginnt der nächste Schlafzyklus.

Bei Kindern

Säuglinge schlafen etwa 14 Stunden am Tag, Kleinkinder zwischen 11 und 13 Stunden, Schulkinder 9 bis 10 Stunden. Bei manchen können es durchaus ein bis zwei Stunden mehr oder weniger sein. Wenn sich das Schlafverhalten plötzlich ändert, kann das auf den Beginn einer Erkrankung hinweisen.

Anzeichen und Beschwerden

Viele Menschen meinen, sie hätten Schlafstörungen, weil sie unrealistische Erwartungen an ihren Schlaf stellen. Dass man einmal länger braucht um einzuschlafen, ist ebenso normal, wie es die Wachzeiten sind, die sich zwischen den Schlafphasen einstellen können. Bei der Berechnung der Schlafzeit berücksichtigen viele weder den Mittagsschlaf noch das Einnicken vor dem Fernsehgerät.
In der Medizin ist man dazu übergegangen, statt von einer Schlafstörung von „nicht erholsamem Schlaf" zu sprechen, denn wie lange und wie gut jemand schläft, ist nicht so bedeutsam wie das Empfinden des Betroffenen, ob er in der Lage ist, seine sozialen und beruflichen Anforderungen hinreichend zu erfüllen. Müdigkeit tagsüber, häufiger Sekundenschlaf, Erschöpfung, Unruhe, Reizbarkeit und Angst können eine Folge von nicht erholsamem Schlaf sein.

Ursachen

Schlaf ist ein sensibler Zustand und sehr störanfällig. Viele Faktoren können zu Schlafstörungen führen:

- Überlastung und Stress, Sorgen, Ärger und Anspannung rauben den Schlaf.
- Äußere Bedingungen können das Einschlafen beeinträchtigen, beispielsweise Lärm, helles Licht, ein unbequemes Bett, unpassende Zudecken.
- Eine üppige Mahlzeit vier Stunden oder kürzer vor dem Zubettgehen belastet den Körper mit Verdauungsarbeit und führt zu einem unruhigen Schlaf.
- Das Koffein aus Kaffee, Tee und Cola-Getränken kann so munter machen, dass es das Einschlafen verhindert.

- Ein alkoholhaltiger Schlaftrunk fördert zwar das Einschlafen, unterbricht den Schlaf aber, wenn die Alkoholwirkung nachlässt. Darüber hinaus verliert sich die schlafanstoßende Wirkung von Alkohol mit der Zeit. Außerdem hat Alkohol so viele Kalorien, dass er erheblich zu Übergewicht beiträgt.
- Der biologische Tag-Nacht-Rhythmus fordert sein Recht. Wer dagegen anlebt, zum Beispiel durch wechselnde Arbeitszeiten oder das Überfliegen von Zeitzonen, muss mit Schlafstörungen rechnen.
- Eine Reihe von Menschen wird durch Beschwerden und Krankheiten am erholsamen Schlafen gehindert; dazu gehören Schmerzen, Fieber, Erkältungen und Asthma mit nächtlichem Husten, Übergewicht, Schilddrüsenerkrankungen, Diabetes, Ohrgeräusche, Juckreiz, das Krankheitsbild der unruhigen Beine, saures Aufstoßen, Herzkrankheit und Blasenerkrankungen. Menschen mit einer depressiven Störung wachen typischerweise morgens gegen vier Uhr auf.
- Eine während des Schlafes gestörte Atmung (Schlafapnoe-Syndrom) kann die Erholung ganz erheblich beeinträchtigen. Bei stark schnarchenden Menschen, die meist auch übergewichtig sind, treten kurzzeitige Atemstillstände relativ oft auf.
- Schlafstörungen gehören zu den üblichen Entzugserscheinungen nach dem Absetzen von Beruhigungs- und Schlafmitteln, Alkohol, Zigaretten und Drogen.
- Viele Medikamente weisen Schlafstörungen als unerwünschte Wirkung auf, so zum Beispiel Mittel bei Depressionen, blutdrucksenkende Mittel, einige Mittel bei Parkinsonkrankheit, bei Asthma und zur Entwässerung.

Bei Kindern

Plötzlich auftretenden Schlafstörungen liegen meist akute Krankheiten zugrunde wie Infektionen, Mittelohrentzündung, Wundsein im Windelbereich. Besonders für Säuglinge gilt, dass eine zu weiche Unterlage zur Unruhe beim Schlafen beitragen kann. Sensible Kinder wachen dann leichter auf.

Allgemeine Maßnahmen

- Schalten Sie Lärmquellen aus. Ist der neben Ihnen liegende Partner der Störenfried, sichern womöglich nur getrennte Schlafzimmer die Nachtruhe.
- Sorgen Sie dafür, dass Sie das Zimmer abdunkeln können.
- Schaffen Sie sich ein bequemes Bett mit wohligen Zudecken an.
- Essen Sie so, dass zwischen der letzten größeren Mahlzeit und dem Zubettgehen einige Stunden liegen.
- Wenn Ihre Nachtruhe dadurch gestört wird, dass Sie zur Toilette müssen, sollten Sie Ihre abendliche Flüssigkeitszufuhr beschränken und abends kein Medikament zur Entwässerung einnehmen.
- Trinken Sie abends weder etwas Koffeinhaltiges noch Alkohol.
- Gewöhnen Sie sich an, einen Abendspaziergang zu machen.
- Nutzen Sie alles, was Sie entspannt: eine Kopfmassage, ein lauwarmes Bad, ein Fußbad mit von lauwarm nach heiß ansteigender Temperatur.
- Gehen Sie immer zur gleichen Zeit schlafen, stehen Sie morgens immer zur gleichen Zeit auf – auch am Wochenende.
- Wenn Sie nachts aufwachen und länger als 20 Minuten wachliegen, sollten Sie aufstehen und sich beschäftigen. Gehen Sie erst wieder ins Bett, wenn Sie Müdigkeit spüren.
- Verbannen Sie die Uhr aus Ihrem Blickfeld.
- Führen Sie ein Schlaftagebuch, in das Sie eintragen, wann Sie ins Bett gegangen und wann Sie aufgestanden sind, was Sie tagsüber getan, welche Medikamente Sie eingenommen und womit Sie sich vor dem Zubettgehen beschäftigt haben. Die Auswertung dieser Aufzeichnungen kann Hinweise geben, welche Tagesereignisse sich negativ auf Ihren Schlaf auswirken.
- Älteren Menschen kann ein kompetent geleitetes „Schlaftraining" ebenso gut helfen wie die übliche medikamentöse Behandlung. Wichtig ist, dass die Betroffenen verstehen, warum ihr Schlaf beeinträchtigt ist, dass sie erfahren, wie sie ihre Schlafsituation verbessern und durch welches Verhalten sie zu einer besseren Nachtruhe beitragen können.

Bei Kindern

- Das Kind sollte vor dem Zubettgehen zur Ruhe kommen können. Das bedeutet, dass in dieser Zeit nicht mehr getobt wird, dass das Kind nicht telefoniert, fernsieht, Radio hört oder sich am Computer betätigt.
- Betten Sie das Kind in der Lage, in der es gewohnt ist, einzuschlafen.
- Einschlafrituale helfen Kindern, zur Ruhe zu kommen. Das bedeutet, dass das Zubettgehen immer nach dem gleichen Schema und mit Elementen abläuft, die das Kind beruhigen und ihm Sicherheit und

Vertrauen vermitteln. Sie können dem Kind zum Beispiel etwas erzählen, eine Geschichte vorlesen, mit ihm ein Gebet sprechen.

- Vertraute Gegenstände wie Schmusedecke oder -tier, ein spezielles Kissen oder Spielzeug überbrücken das Gefühl des Kindes, von den Eltern getrennt zu sein.
- Auch Daumen oder Schnuller können als Einschlafhilfe dienen. Auf eine Nuckelflasche mit zuckerhaltigen Getränken sollten Sie hingegen verzichten, damit die Kinderzähne nicht durch Karies gefährdet werden.

Bei folgenden Bedingungen empfiehlt sich eine spezielle Schlafberatung für Kinder:

- Das Kind signalisiert für längere Zeit, dass es sich morgens nicht erfrischt fühlt.
- Einem Schulkind fällt es schwer, im Unterricht wach zu bleiben.
- Es schläft bei Fahrten in Bus, Bahn oder Auto ein, die weniger als eine halbe Stunde dauern.
- Das Kind schnarcht während des Schlafens oft und laut.

Wann zum Arzt?

Mit allgemeinen Maßnahmen und eventuell der Unterstützung durch ein selbstgekauftes Schlafmittel können Sie versuchen, eine kurze Phase schlechten Schlafes zu überstehen. Hält die Störung jedoch länger als einen Monat an, sollten Sie sich ärztlich beraten lassen.

Ärztliche Hilfe ist auch angebracht, wenn Sie erhebliches Übergewicht haben, die Schlafstörung auf eine Erkrankung oder auf die Wirkung von Arzneimitteln zurückgeführt werden kann oder wenn es sich um eine Entzugserscheinung handelt. Schwangere Frauen sollten bei Schlafstörungen ebenfalls ärztliche Hilfe suchen.

Behandlung mit Medikamenten

Ist abzusehen, dass Sie bis zwei Nächte schlecht schlafen werden, zum Beispiel auf Reisen, und Sie das nicht hinnehmen wollen, können Sie zu einem Schlafmittel mit Doxylamin (→ Seite 493) oder Diphenhydramin (→ Seite 491) greifen. Auch wenn Ihr Schlaf ansonsten gestört ist und Sie sich am Tag ernsthaft beeinträchtigt fühlen, können Sie die Einnahme eines dieser Medikamente erwägen. Beide Wirkstoffe werden zwar als „mit Einschränkung geeignet" beurteilt, weil ihre Wirksamkeit in klinischen Studien nicht so gut beschrieben ist, wie es heute gefordert wird. Da sie aber andererseits schon seit langer Zeit verwendet werden, ist ihre schlafanstoßende Wirkung gut bekannt. Allerdings dürfen diese Schlafmittel höchstens einige Tage lang eingenommen werden, weil sich der Körper an die Substanzen gewöhnt. Dann wirken die Mittel nicht mehr ausreichend, oder es müsste eine so hohe Dosis eingenommen werden, dass unerwünschte Wirkungen zu befürchten sind.

Wenn Sie es akzeptieren können, dass sich Ihre Schlafqualität erst nach einer Weile verbessert, können Sie ein Mittel mit Baldrian (→ Seite 495) wählen. Allerdings muss der Pflanzenextrakt hoch genug dosiert sein. Die schlaffördernde Wirkung setzt nach zwei bis vier Wochen ein. Das Pflanzenmittel über diesen Zeitraum hinaus einzunehmen ist zwar unschädlich, dennoch sollten Sie eine Dauerbehandlung nicht ohne ärztlichen Rat durchführen. Mittel mit Baldrianextrakt werden bei Schlafstörungen als „mit Einschränkung geeignet" beurteilt, da mit den bisher vorliegenden Untersuchungen noch keine abschließende Empfehlung möglich ist.

Johanniskraut-Tee (→ Seite 496) ist wenig geeignet, um eine Behandlung von Schlafstörungen zu unterstützen, denn seine therapeutische Wirksamkeit ist dafür nicht ausreichend nachgewiesen. Auch mit niedrig dosiertem Johanniskrautextrakt, der als Dragees oder Tabletten im Handel ist, lassen sich Schlafstörungen nicht beheben. Handelt es sich um Schlafstörungen im Zusammenhang mit depressiven Verstimmungen, muss die Behandlung der psychischen Störung im Vordergrund stehen. Diese gehört jedoch in die Hand des Arztes.

Mischungen aus Baldrian + anderen Pflanzen (→ Seite 499) eignen sich bei Schlafstörungen nur eingeschränkt oder wenig, da die jeweiligen Kombinationspartner die beruhigende Wirkung von Baldrian nicht nennenswert verstärken, manche nicht einmal ergänzen. Produkte, die nur Baldrian enthalten – und zwar ausreichend hoch dosiert – sind vorzuziehen.

Teezubereitungen aus Melissenblättern oder Kombinationen mit Melissenextrakt sowie Kombinationen mit Johanniskraut zum Einnehmen werden ebenfalls als „wenig geeignet" angesehen, da weder die therapeutische Wirksamkeit von Melisse noch die von Johanniskraut bei Schlafstörungen ausreichend nachgewiesen ist.

Teemischungen mit mehr als drei Bestandteilen sind „wenig geeignet“. In ihnen sind die einzelnen Mischungspartner zu gering dosiert, um eine nennenswerte Wirkung hervorzurufen.

Depressive Störung

Depressionen sind psychische Erkrankungen, bei denen Erleben und Verhalten gestört sind.
Lange Zeit wurden Depressionen nach ihren vermeintlichen Ursachen unterteilt. Die heutige Einteilung orientiert sich am Schweregrad der Depression – sie kann leicht, mittelschwer oder schwer ausgeprägt sein – und daran, ob sie dazu neigt, wiederholt aufzutreten. Zu den leichten Depressionen werden auch vorübergehende, episodenartig auftretende depressive Stimmungen und Verstimmungszustände gezählt, die sich als Reaktion auf unbefriedigende, traurige oder sinnentleerte Lebensumstände einstellen können. Bei der Zuordnung wird darüber hinaus die Art der Symptome berücksichtigt. So unterscheidet man zwischen „agitiert-ängstlich-depressiven“ und „gehemmt-depressiven“ Erscheinungsformen. Eine „wahnhafte Depression“ geht mit irrationalen, unkorrigierbaren Überzeugungen einher, beispielsweise verarmt, schuldig oder unheilbar krank zu sein. Von diesen Formen von Depressionen werden die bipolaren (manisch-depressiven) Erkrankungen abgegrenzt. Hierbei wechseln Phasen von Überdrehtheit, die als Manie bezeichnet werden, mit Phasen von Depression oder Gesundheit.

Anzeichen und Beschwerden

Menschen mit Depressionen interessieren sich für nichts mehr, können sich nicht mehr motivieren. Sie sind bedrückt, schwermütig, können sich kaum oder gar nicht mehr freuen. Sie kapseln sich ab, quälen sich mit Selbstzweifeln und Selbstanklagen. Bewegungstempo und Denkgeschwindigkeit lassen nach. Oft essen die Betroffenen so wenig, dass sie erheblich an Gewicht verlieren. Der Schlaf ist fast immer schwer gestört. Meist wachen die Kranken sehr früh morgens auf oder ihr Schlaf ist zerhackt.
Obwohl das äußere Erscheinungsbild depressiv Kranker von Passivität bestimmt scheint, sind manche von ihnen innerlich sehr erregt, reizbar oder voller Wut. Viel häufiger haben sie aber das Gefühl, als Mensch nichts wert zu sein, und wünschen sich, alles hinter sich zu lassen. Solche Gedanken können sich bis zur Selbsttötungsabsicht steigern, die manchmal auch umgesetzt wird.
Bei vielen Menschen mit Depressionen schwankt das Befinden im Tagesverlauf deutlich, wobei die Stimmung morgens üblicherweise ihren Tiefpunkt hat. Darüber hinaus bestehen jahreszeitliche Schwankungen; die saisonal abhängige Depression (SAD) tritt im Winter auf.

Ursachen

Bei vielen Depressionen ist die Ursache nur teilweise bekannt. Manche Konstellationen begünstigen die Erkrankung. Diese stammen überwiegend aus fünf Bereichen:

- Familiär: Vor allem die bipolare Krankheit, bei der sich Phasen von Überdrehtheit (Manie) mit Phasen des Niedergeschlagenseins (Depression) und gesunde Phasen abwechseln, tritt in manchen Familien gehäuft auf.
- Körperlich: Viele hirnorganische Krankheiten können Depressionen verursachen. Andererseits begleiten Depressionen häufig körperliche oder andere seelische Erkrankungen, zum Beispiel Demenzerkrankungen, multiple Sklerose und Schizophrenien. Depressionen können auch unerwünschte Wirkungen von Medikamenten sein, beispielsweise von Kortison (bei Entzündungen und Immunkrankheiten) und Neuroleptika (bei Schizophrenie).
- Seelisch: Menschen, die zu Depressionen neigen, glauben, perfekt sein zu müssen, und sind unablässig bestrebt, ihren Wert durch Leistung zu beweisen – Verhaltensweisen, mit denen das Gefühl des eigenen Ungenügens ausgeglichen werden soll.
- Sozial: Der Verlust nahestehender Personen, berufliche Misserfolge und Vereinsamung verschärfen die Situation.
- Traumatisch: Nach einem schwerwiegenden, bedrohlichen, vielleicht sogar lebensbedrohlichen Ereignis wie einem schweren Unfall, Kriegs- und Gewalterfahrungen kann das Gefühl der Ohnmacht und Verzweiflung in eine Depression münden.

Man nimmt an, dass sich als Folge solcher Störungen oder Erfahrungen die Konzentration einiger Botenstoffe im Gehirn verändert und dieses die biochemischen Ausprägungen der psychischen Störung sind.

Allgemeine Maßnahmen

Bei jeder Art von melancholischer oder depressiver Stimmung tun einfühlsame Gespräche mit Nahestehenden und Vertrauten gut. Wenn diese dem Bedrückten das Gefühl vermitteln können, ihn zu verstehen und ihn durch seine Düsternis zu begleiten, kann ihm das helfen, die Auslöser zu erkennen, zu bewältigen und zu positiven Empfindungen zurückzufinden.

Psychotherapien, wie die kognitive Verhaltenstherapie, psychodynamische und interpersonale Psychotherapie, sind bei Depressionen akzeptierte Behandlungsformen. Bei leichten und mittelschweren Erkrankungen können sie eine Alternative zur Behandlung mit Medikamenten sein. Werden beide Behandlungsarten kombiniert, unterstützen sie sich gegenseitig in ihrer Wirksamkeit. Eine sehr sorgfältig durchgeführte Studie konnte zeigen, dass mäßige bis schwere depressive Episoden mit einer kognitiven Therapie ebenso erfolgreich behandelt werden können wie mit einer kontinuierlichen medikamentösen Therapie. Die Psychotherapie besserte die akute Episode in gleichem Maß wie die medikamentöse Therapie. Nach zwei Jahren waren allerdings entschieden mehr Personen, die eine kognitive Therapie erhalten hatten, rückfallfrei gegenüber denen, die nur mit Medikamenten behandelt wurden.

Schlafentzug (Wachtherapie)

Schlafentzug bedeutet, entweder die ganze Nacht über wach zu bleiben oder nach drei Stunden Schlaf geweckt und dann wach gehalten zu werden. Diese Maßnahme bessert bei manchen Menschen die Depression deutlich. Allerdings hält der Effekt nur zwei bis drei Tage an. Ein Schlafentzug wird höchstens zweimal pro Woche durchgeführt.

Lichttherapie

Eine Lichttherapie kann nur Depressionen beeinflussen, die in den lichtarmen Wintermonaten auftreten oder sich verschlimmern. Spricht der Behandelte darauf an, lässt die Depression innerhalb einer Woche nach. Dann sollte die Behandlung durchgängig während der ganzen lichtarmen Zeit fortgesetzt werden. Zwei Arten von Lichttherapie müssen unterschieden werden: die Bestrahlung mit Sonnenlicht und die Anwendung von einzelnen Strahlungsanteilen des Sonnenlichts.

Die Lichttherapie zur Behandlung von depressiven Störungen arbeitet mit Weißlicht. Bei einer solchen Lichttherapie sitzt man morgens zwischen sechs und acht Uhr ein bis zwei Stunden lang vor einer Lampe, die mit mindestens 2 500 Lux strahlt. Bei einer Lampe mit höherer Lichtintensität verkürzt sich die Behandlungszeit. Im Handel sind spezielle Lampen für diesen Zweck erhältlich; die Lichtintensität gewöhnlicher Leuchten oder Lampen reicht für eine antidepressive Wirkung nicht. Scheint die Sonne jedoch vom wolkenlosen Himmel, genügt ihr Licht auch im Winter, wenn man sich dem entsprechend lange aussetzt.

Elektrokrampftherapie (EKT)

Als Maßnahme der letzten Wahl bei schwersten Depressionen, die auf keine andere Therapie ansprechen, kann die Elektrokrampftherapie (EKT) durchgeführt werden. Dabei wird beim narkotisierten Patienten mit einem Gerät gezielt ein Krampfanfall hervorgerufen. Die Behandlung ist nicht schmerzhaft, ihre unerwünschten Wirkungen sind gering. Da sowohl Ärzte als auch Betroffene einer solchen Behandlung eher ablehnend gegenüberstehen und sie zudem einen erheblichen Aufwand erfordert, bleibt sie ganz verzweifelten Fällen vorbehalten. Für diese Menschen gilt sie allerdings als sehr wirksame Behandlungsmethode.

Wann zum Arzt?

Depressiv gefärbte Stimmungen, die nicht binnen Kurzem von selbst vergehen, sollten unbedingt ärztlich beurteilt werden. Nur in einem von Psychotherapeuten oder Arzt geleiteten Gespräch ist es möglich, die zugrunde liegenden Bedingungen zu erkennen und in den Lebenszusammenhang einzuordnen. Das wiederum ist unbedingt notwendig, um depressive Stimmungen von einer tiefer gehenden depressiven Störung abzugrenzen.

Letztere wird nicht allein durch Gespräche mit Nahestehenden oder durch Ruhe vergehen, und eine psychotherapeutische Bearbeitung braucht Zeit, bis sich ihre positiven Wirkungen zeigen. Außerdem können sich Depressionen unversehens wandeln. Was als leichte Störung begann, kann sich innerhalb von Tagen zu einer schweren Erkrankung steigern, die dann unbedingt ärztlich behandelt werden muss. Oft ist es hilfreich, ein antidepressiv wirkendes Medikament so lange einzunehmen, bis der Erfolg anderer Maßnahmen spürbar wird. Ein solches Medikament muss aber ein Arzt verordnen. Nähere Informationen zu diesen Medikamenten finden Sie im HANDBUCH MEDIKAMENTE der Stiftung Warentest oder im Internet unter www.medikamente-im-test.de.

Menschen, die von einer unerträglich scheinenden Belastung niedergedrückt werden, erleichtern sich ihre Situation häufig, indem sie zu leicht verfügbaren Hilfsmitteln greifen: Sie rauchen viel und/oder trinken reichlich Alkohol und nehmen möglicherweise zu viel und zu lange Schlaf- und/oder Schmerzmittel ein. Diese „Selbsthilfemaßnahmen" können die Gesundheit jedoch erheblich schädigen. Wer zu solchen untauglichen „Bewältigungsstrategien" neigt, sollte sich lieber an einen Arzt wenden und mit ihm eine Therapie vereinbaren, die ihm hilft, die schwere Zeit zu überbrücken.

Behandlung mit Medikamenten

Ziel einer Depressionsbehandlung im akuten Zustand ist es, Angst, das Gefühl des eigenen Unwerts, Unruhe und Schlafstörungen zu lindern. Darüber hinaus sollen Selbstbeschädigung oder Selbsttötung verhindert werden. Im weiteren Verlauf der Behandlung sollen Stimmung und Antrieb verbessert werden. Hat sich der Betroffene stabilisiert, soll die Therapie einem Rückfall entgegenwirken und damit verhindern, dass die Krankheit chronisch wird. Diese Behandlungsziele lassen sich mit rezeptfreien Produkten allenfalls bei leichten, vorübergehenden Depressionen erreichen.

Leichte Depressionen vergehen häufig nach einiger Zeit von selbst. Es kann Gründe geben, sie mit Medikamenten zu behandeln, doch unbedingt erforderlich ist das nicht. Wie die Auswertung vieler Studien gezeigt hat, liegen bei leichten depressiven Störungen der Effekt einer Behandlung mit Antidepressiva und der einer Scheinbehandlung nah beieinander.

Allerdings kann es bei einer depressiven Stimmung, die klar als Reaktion auf äußere Ereignisse zu erkennen ist, für begrenzte Zeit hilfreich sein, mit einem Schlafmittel die Nachtruhe sicherzustellen. Welches rezeptfreie Arzneimittel sich dafür eignet, lesen Sie unter „Schlafstörungen" (→ Seite 486). Diese medikamentöse Stütze sollten Sie aber nur einige Tage bis höchstens zwei Wochen lang in Anspruch nehmen.

Der Arzt kann eine depressive Störung zunächst mit dem Extrakt aus Johanniskraut (→ Seite 496) behandeln, der aber hoch genug dosiert werden muss. Zu welchen stärker wirkenden Antidepressiva er wechseln kann, wenn die Behandlung mit Johanniskrautextrakt nicht ausreicht, lesen Sie im HANDBUCH MEDIKAMENTE der Stiftung Warentest oder im Internet unter www.medikamente-im-test.de.

Diphenhydramin

Betadorm-D, Halbmond-Tabletten, Vivinox Sleep

Diphenhydramin ist ein Antihistaminikum. Solche Mittel werden üblicherweise bei Allergien eingesetzt; auch bei Übelkeit und Erbrechen kommt Diphenhydramin zum Einsatz. Dass der Wirkstoff darüber hinaus sehr müde macht, begründet seinen Einsatz als Schlafmittel.

Problematisch ist an Diphenhydramin, dass bereits nach einer Anwendungszeit von nur wenigen Tagen Gewöhnung eintreten kann. Dann wirkt die übliche Dosis des Mittels nicht mehr ausreichend und müsste gesteigert werden. Eine Abhängigkeit, bei der man aufgrund der psychischen Effekte nicht mehr von dem Mittel lassen kann, ist – anders als bei anderen Schlaf- und Beruhigungsmitteln – bei Diphenhydramin sehr selten. Dennoch sollten diese Mittel nicht länger als höchstens zwei Wochen lang eingenommen werden.

Obwohl Diphenhydramin schon lange eingesetzt wird, ist seine Wirksamkeit durch klinische Studien nicht so gut belegt, wie das heute erwartet wird. Dieses und das Problem der raschen Gewöhnung an den Wirkstoff führen dazu, dass Mittel mit Diphenhydramin als „mit Einschränkung geeignet" bewertet werden.

ANWENDUNG

Diphenhydramin nehmen Sie etwa eine halbe Stunde vor dem Schlafengehen ein. Keinesfalls sollten Sie, wenn Sie nachts aufwachen, eine weitere Tablette schlucken. Nach der Einnahme von Diphenhydramin sollten Sie mindestens sieben bis acht Stunden schlafen. Andernfalls müssen Sie damit rechnen, dass das Schlafmittel am nächsten Tag noch nachwirkt.

Diphenhydramin sollten Sie nicht länger als einige Tage hintereinander einnehmen, sonst gewöhnt sich Ihr Körper an die Substanz, und das Mittel wirkt nicht mehr ausreichend. Können Sie über längere Zeit so schlecht schlafen, dass Sie ein Schlafmittel einnehmen wollen, sollten Sie sich an einen Arzt wenden.

Haben Sie Diphenhydramin dennoch länger als zwei Wochen eingenommen, sollten Sie – um das Mittel abzusetzen – die Dosis schrittweise verringern. In dieser Zeit müssen Sie darauf gefasst sein, dass Sie deutlich schlechter schlafen als vorher.

ACHTUNG

Vor einem Allergietest sollten Sie drei Tage lang kein Diphenhydramin eingenommen haben. Es kann das Ergebnis verfälschen.

Gegenanzeigen

Unter folgenden Bedingungen dürfen Sie Diphenhydramin nicht anwenden:

- Sie haben einen grünen Star (Engwinkelglaukom).
- Sie leiden unter Epilepsie.
- Ihre Prostata ist vergrößert und Sie können die Blase nicht vollständig entleeren.
- Sie haben einen Tumor in der Nebenniere (Phäochromozytom).

Unter folgenden Bedingungen sollten Sie Diphenhydramin nur nach Rücksprache mit einem Arzt einsetzen, wenn dieser Nutzen und Risiken der Anwendung sorgfältig abgewogen hat:

- Sie leiden an Herzrhythmusstörungen oder einer koronaren Herzkrankheit.
- Ihre Leber arbeitet nur sehr eingeschränkt.
- Sie haben Asthma bronchiale oder leiden an anderen chronischen Atembeschwerden.
- Sie haben eine Verengung im Magen-Darm-Bereich.

Wechselwirkungen mit Medikamenten

Wenn Sie noch andere Medikamente anwenden, ist zu beachten:

- Medikamente, die auf das zentrale Nervensystem wirken – dazu gehören zum Beispiel auch starke Schmerzmittel und Mittel bei Epilepsien –, verstärken die Wirkung von Diphenhydramin. Auch einige blutdrucksenkende Mittel können die Müdigkeit verstärken.
- Trizyklische Antidepressiva mit Wirkstoffen wie Amitriptylin, Clomipramin, Doxepin, Imipramin, Nortriptylin oder Trimipramin (Präparate zum Beispiel *Saroten*, *Anafranil*, *Aponal*, *Tofranil*, *Nortrilen*, *Stangyl*) und MAO-Hemmer mit Wirkstoffen wie Tranylcypromin (Präparat zum Beispiel *Jatrosom*), die bei Depressionen verordnet werden, verstärken die teilweise gefährlichen unerwünschten Wirkungen von Diphenhydramin (Mundtrockenheit, Schwierigkeiten beim Wasserlassen, Sehstörungen).

▶ **Unbedingt beachten**

Diphenhydramin soll nicht gleichzeitig mit Mitteln bei Herzrhythmusstörungen, Malariamitteln, Mitteln bei Schizophrenie und bestimmten entwässernden Mitteln (Diuretika) sowie bestimmten Antibiotika angewendet werden. Bei einer solchen Kombination können unter Umständen lebensgefährliche Herzrhythmusstörungen auftreten. Näheres hierzu siehe „Mittel bei Herzrhythmusstörungen: verstärkte Wirkung" (→ Seite 12).

Wechselwirkungen mit Speisen und Getränken

Diphenhydramin dürfen Sie nicht zusammen mit alkoholhaltigen Getränken einnehmen, weil diese die Wirkung erheblich verstärken können.

UNERWÜNSCHTE WIRKUNGEN

Diphenhydramin kann, insbesondere bei Daueranwendung, die geistige Leistungsfähigkeit beeinträchtigen. Wenn Sie langsamer reagieren als früher und Ihre Aufmerksamkeit sowie Ihr Gedächtnis nachlassen, sollten Sie mit dem Arzt sprechen. Wenn Sie das Mittel absetzen, verschwinden diese Störungen wieder.

Es dauert ungefähr acht Stunden, bis die Hälfte des Wirkstoffs ausgeschieden ist. Wenn Sie kürzere Zeit schlafen, kann es sein, dass Sie aufgrund der noch in den nächsten Tag hineinreichenden Restwirkung schläfrig und benommen sind und Konzentrationsstörungen auftreten.

▶ **Keine Maßnahmen erforderlich**

Der Mund kann sich trocken anfühlen. Es kann Verstopfung eintreten.

▶ **Muss beobachtet werden**

Es können Sehstörungen auftreten, in deren Folge Sie verschwommen sehen, Gegenstände nicht mehr fixieren können oder Doppelbilder auftreten. Dann sollten Sie einen Arzt informieren und das Mittel absetzen.

Etwa 1 von 100 Behandelten empfindet Schwindel (→ Seite 15). Er bekommt das Gefühl, dass sich alles um ihn herum dreht, der Boden schwankt und kippt. Wenn sich diese Beschwerden nicht innerhalb von 24 Stunden legen, sie sich sogar verstärken oder wiederholen, sollten Sie einen Arzt informieren.

Vor allem Männer mit vergrößerter Prostata können Schwierigkeiten beim Wasserlassen bekommen, die Blase lässt sich nicht vollständig leeren. Empfinden Sie diese Beschwerden als störend, sollten Sie das weitere Vorgehen mit einem Arzt besprechen.

Wenn Sie sich längere Zeit müde und schlapp fühlen und häufig Infektionen oder Fieber haben, sollte der Arzt Ihr Blut untersuchen. Es kann eine Blutbildungsstörung (→ Seite 15) vorliegen.

▶ **Sofort zum Arzt**

Vor allem bei Männern mit vergrößerter Prostata kann der Harndrang schmerzhaft werden, sie können aber kein Wasser lassen. Dann muss unverzüglich ein Arzt aufgesucht werden.

Gelegentlich kann sich der Augeninnendruck so erhöhen, dass es zu einem Glaukomanfall kommt. Symptome dafür sind gerötete, schmerzende Augen, eine geweitete Pupille, die sich bei Lichteinfall nicht mehr verengt, und ein sich hart anfühlender Augapfel. Dann müssen Sie unverzüglich einen Augenarzt aufsuchen. Wird ein solcher akuter Glaukomanfall nicht sofort behandelt, können Sie erblinden.

Bei Erregung, Unruhe, Verwirrtheit sowie bei Stimmungsveränderungen (Euphorie und Depression), Bewegungsstörungen und Krampfanfällen sollten Sie sich umgehend in ärztliche Behandlung begeben. Vor allem bei Kleinkindern und insbesondere bei Überdosierung kann es zu solchen Erregungszuständen kommen.

Hinweise

Für Kinder unter 14 Jahren

Kinder unter zwölf Jahren sollten Diphenhydramin nicht als Schlafmittel einnehmen. Jugendliche im Alter danach sollten Schlafmittel nur nach Rücksprache mit einem Arzt erhalten.

Für Schwangerschaft und Stillzeit

In den ersten sechs Schwangerschaftsmonaten ist eine Einnahme von Diphenhydramin akzeptabel. Im letzten Schwangerschaftsdrittel dürfen Sie Diphenhydramin nicht anwenden, weil es vorzeitige Wehen auslösen kann.

Wenn Sie stillen, können Sie Diphenhydramin von Zeit zu Zeit anwenden. Eine längere Einnahme kann sich störend auf die Körperfunktionen des Säuglings auswirken, weil der Wirkstoff in die Muttermilch übertritt.

Für ältere Menschen

Bei älteren Menschen können die Mittel unter Umständen stärker wirken. Dies gilt insbesondere, wenn die Nierenfunktion eingeschränkt ist. Daher sollten sie die Mittel niedriger dosieren.

Zur Verkehrstüchtigkeit

Diphenhydramin macht müde und schränkt die Reaktionsfähigkeit ein. Sie sollten deshalb kein Fahrzeug lenken, keine Maschinen bedienen und keine Arbeiten ohne festen Halt verrichten.

■

Doxylamin

Gittalun, Hoggar Night, Schlafsterne

Doxylamin ist ein Antihistaminikum (→ Seite 596) und gehört zu den Wirkstoffen, die bei Allergien innerlich eingesetzt werden. Die bei der Allergiebehandlung weniger erwünschte Wirkung von Doxylamin, sehr müde zu machen, wird bei Schlafstörungen als erwünschte Wirkung genutzt: Hier dient es als Schlafmittel.

Die schlaffördernde Wirkung von Doxylamin ist gut bekannt. Problematisch ist an dem Wirkstoff, dass er die Schlafstruktur verändert und bereits nach einer Anwendungszeit von nur wenigen Tagen eine Gewöhnung eintreten kann. Dann wirkt die übliche Dosis der Mittel nicht mehr ausreichend und müsste gesteigert werden. Eine Abhängigkeit, bei der man aufgrund der psychischen Effekte nicht mehr von dem Mittel lassen kann, ist – anders als bei anderen Schlaf- und Beruhigungsmitteln – bei Doxylamin sehr selten. Dennoch sollten diese Mittel keinesfalls länger als höchstens zwei Wochen lang angewendet werden.

Vor allem aufgrund der Gewöhnungsgefahr werden Mittel mit Doxylamin als „mit Einschränkung geeignet“ beurteilt.

Anwendung

Von Doxylamin nehmen Sie eine halbe Stunde vor dem Schlafengehen 20 bis 50 Milligramm ein. Keinesfalls sollten Sie, wenn Sie nachts aufwachen, eine weitere Tablette schlucken.

Nach der Einnahme von Doxylamin sollten Sie mindestens sieben bis acht Stunden schlafen. Andernfalls müssen Sie damit rechnen, dass das Schlafmittel am nächsten Tag noch nachwirkt.

Doxylamin sollten Sie nicht länger als einige Tage hintereinander einnehmen, sonst gewöhnt sich Ihr Körper an die Substanz, und das Mittel wirkt nicht mehr ausreichend. Können Sie über längere Zeit so schlecht schlafen, dass Sie ein Schlafmittel einnehmen wollen, sollten Sie sich an einen Arzt wenden.

Haben Sie Doxylamin dennoch länger als zwei Wochen eingenommen, sollten Sie – um das Mittel abzusetzen – die Dosis schrittweise verringern. In dieser Zeit müssen Sie darauf gefasst sein, dass Sie deutlich schlechter schlafen als vorher.

Achtung

Vor einem Allergietest sollten Sie drei Tage lang kein Doxylamin eingenommen haben. Es kann das Ergebnis verfälschen.

Gegenanzeigen

Unter folgenden Bedingungen dürfen Sie Doxylamin nicht anwenden:

- Sie können Ihre Blase nicht mehr vollständig entleeren. Das ist besonders häufig der Fall bei Männern, deren Prostata vergrößert ist.
- Sie haben einen grünen Star (Engwinkelglaukom).
- Sie haben einen Tumor an den Nebennieren (Phäochromozytom).
- Sie leiden an Epilepsie.
- Sie nehmen gleichzeitig MAO-Hemmer wie Tranylcypromin (bei Depressionen) ein.

Unter folgenden Bedingungen sollten Sie die Mittel nur nach Rücksprache mit einem Arzt einsetzen, wenn dieser Nutzen und Risiken der Anwendung sorgfältig abgewogen hat:

- Sie leiden an Herzrhythmusstörungen oder einer koronaren Herzkrankheit, oder Ihr Blutdruck ist erhöht.
- Ihre Leber arbeitet nur eingeschränkt.
- Sie haben Asthma bronchiale oder leiden an anderen chronischen Atembeschwerden.
- Sie leiden an der Refluxerkrankung.

Wechselwirkungen mit Medikamenten

Wenn Sie noch andere Medikamente nehmen, ist zu beachten:

- Einige unerwünschte Wirkungen von Doxylamin – zum Beispiel trockener Mund, Schwierigkeiten, die Blase zu entleeren, Herzenge (Angina Pectoris) – verstärken sich, wenn Sie gleichzeitig Medikamente einnehmen, die ebenfalls diese unerwünschten Wirkungen auslösen. Zu diesen zählen einige Parkinsonmittel und manche Mittel bei Depressionen.
- Medikamente, die auf das zentrale Nervensystem wirken – dazu gehören zum Beispiel starke Schmerzmittel und Mittel bei Epilepsien –, verstärken die Wirkung von Doxylamin.

▶ **Unbedingt beachten**

Doxylamin dürfen Sie nicht zusammen mit MAO-Hemmern anwenden (z. B. Tranylcypromin bei Depressionen). Bei dieser Kombination kann es zu dem potenziell lebensbedrohlichen Serotonin-Syndrom kommen mit Erregungszuständen, Bewusstseinstrübungen, Muskelzittern und -zucken sowie Blutdruckabfall.

Wechselwirkungen mit Speisen und Getränken

Doxylamin dürfen Sie nicht zusammen mit alkoholhaltigen Getränken einnehmen, weil diese die Wirkung erheblich verstärken können.

Unerwünschte Wirkungen

Doxylamin kann, insbesondere bei Daueranwendung, die geistige Leistungsfähigkeit beeinträchtigen. Wenn Sie langsamer reagieren als früher und Ihre Aufmerksamkeit sowie Ihr Gedächtnis nachlassen, sollten Sie mit dem Arzt sprechen. Wenn Sie das Mittel absetzen, verschwinden diese Störungen wieder.

Es dauert ungefähr acht Stunden, bis die Hälfte des Wirkstoffs ausgeschieden ist. Wenn Sie kürzere Zeit schlafen, kann es sein, dass die noch in den nächsten Tag hineinreichende Restwirkung Sie schläfrig und benommen macht und Konzentrationsstörungen auftreten.

▶ **Keine Maßnahmen erforderlich**

Der Mund kann sich trocken anfühlen. Es kann Verstopfung eintreten.

▶ **Muss beobachtet werden**

Es können Sehstörungen auftreten, in deren Folge Sie verschwommen sehen, Gegenstände nicht mehr fixieren können oder Doppelbilder auftreten. Dann sollten Sie einen Arzt informieren und das Mittel absetzen.

Etwa 1 von 100 Behandelten empfindet Schwindel (→ Seite 15). Er bekommt das Gefühl, dass sich alles um ihn herum dreht, der Boden schwankt und kippt. Wenn sich diese Beschwerden nicht innerhalb von 24 Stunden legen, sie sich sogar verstärken oder wiederholen, sollten Sie einen Arzt informieren.

Vor allem Männer mit vergrößerter Prostata können Schwierigkeiten beim Wasserlassen bekommen. Die Blase lässt sich dann nicht vollständig leeren. Empfinden Sie diese Beschwerden als störend, sollten Sie das weitere Vorgehen mit einem Arzt besprechen.

Wenn Sie sich längere Zeit müde und schlapp fühlen und häufig Infektionen oder Fieber haben, sollte der Arzt Ihr Blut untersuchen. Es kann eine Blutbildungsstörung (→ Seite 15) vorliegen.

▶ **Sofort zum Arzt**

Vor allem bei Männern mit vergrößerter Prostata kann der Harndrang schmerzhaft werden, sie können aber kein Wasser lassen. Dann muss unverzüglich ein Arzt aufgesucht werden.

Gelegentlich kann sich der Augeninnendruck so erhöhen, dass es zu einem Glaukomanfall kommt. Symptome dafür sind gerötete, schmerzende Augen, eine geweitete Pupille, die sich bei Lichteinfall nicht mehr verengt, und ein sich hart anfühlender Augapfel. Dann müssen Sie unverzüglich einen Augenarzt aufsuchen. Wird ein solcher akuter Glaukomanfall nicht sofort behandelt, können Sie erblinden.

Bei Erregung, Unruhe, Verwirrtheit sowie bei Stimmungsveränderungen (Euphorie und Depression), Bewegungsstörungen und Krampfanfällen sollten Sie sich umgehend in ärztliche Behandlung begeben. Vor allem bei Kleinkindern und insbesondere bei Überdosierung kann es zu solchen Erregungszuständen kommen.

HINWEISE

Für Kinder unter 14 Jahren

Kinder ab zwei Jahre können mit Doxylamin behandelt werden. Dazu eignen sich Säfte, mit denen sich das Schlafmittel kindgerecht dosieren lässt. Diese gehören aber nicht zu den Präparaten der diesem Buch zugrunde liegenden Marktauswahl (→ Seite 28). Die hier besprochenen Tabletten sind für Kinder zu hoch dosiert.

Für Schwangerschaft und Stillzeit

Nach den bisherigen Erfahrungen mit der Anwendung von Doxylamin in der Schwangerschaft besteht für das Kind keine Gefahr, wenn der Wirkstoff nur kurze Zeit eingenommen wird. Auch während der Stillzeit ist eine gelegentliche Einnahme unbedenklich. Nehmen Sie Doxylamin längere Zeit ein, kann es sein, dass das Kind schläfrig oder unruhig wird.

Für ältere Menschen

Bei älteren Menschen kommt es häufiger vor als bei jüngeren, dass ihre Gehirnleistung eingeschränkt ist. Bei ihnen kann sich dieses Problem verschlimmern, wenn sie Doxylamin einnehmen, und sie können häufiger bewusstlos werden.

Menschen über 60 Jahre können nach der Einnahme der Schlafmittel eher unruhig werden anstatt einzuschlafen.

Zur Verkehrstüchtigkeit

Aufgrund der beschriebenen unerwünschten Wirkungen können die Mittel Ihre Reaktionsfähigkeit beeinträchtigen. Sie sollten deshalb kein Fahrzeug lenken, keine Maschinen bedienen und keine Arbeiten ohne sicheren Halt verrichten.

Pflanzliches Mittel

Baldrian

Abtei Baldrian Forte Beruhigungsdragees, Abtei Nachtruhe Einschlaftropfen, Baldriantinktur „Hetterich", Baldriparan Stark für die Nacht, Euvegal Balance, Ivel mono, Kneipp Baldrian, Sedonium, Thüringer Baldriantinktur

Baldrian (Valeriana officinalis) ist ein pflanzliches Hausmittel, das als wässriger (Tee) oder alkoholischer Auszug (Tinktur, Tropfen) eingenommen werden kann. Der überwiegende Teil der hier besprochenen Fertigprodukte enthält einen industriell hergestellten Auszug (Trockenextrakt) aus Baldrianwurzel.

Viele Inhaltsstoffe des Baldrians sind identifiziert worden. Welche jedoch zur schlafanstoßenden Wirkung beitragen, ist bisher nicht geklärt.

Die schlaffördernde Wirkung von Baldrianpräparaten wird in einigen Untersuchungen als schwach bis kaum nachweisbar eingestuft. Andere Untersuchungen hingegen zeigten durchaus eine Wirkung. Allerdings setzt diese erst nach einer Einnahmezeit von zwei bis vier Wochen ein.

Da sich die therapeutische Wirksamkeit von Baldrianextrakt noch nicht abschließend beurteilen lässt, werden die Produkte als „mit Einschränkung geeignet" bewertet.

ANWENDUNG

Als Beruhigungsmittel können Sie Baldrian tagsüber einnehmen. Halten Sie sich dann an den unteren Grenzbereich der Dosierung, der für das Produkt angegeben ist.

Um Baldrian als Schlafhilfe anzuwenden, nehmen Sie etwa eine halbe Stunde vor dem

Schlafengehen je nach Produkt die Anzahl Tabletten oder Dragees ein, die der Menge von etwa 600 Milligramm Trockenextrakt oder 2 bis 3 Gramm getrockneter Baldrianwurzel entsprechen.
Baldrian kann über längere Zeit angewendet werden.

Achtung

Einige Präparate enthalten Alkohol (siehe Tabelle). Personen mit Alkoholproblemen dürfen die Tropfen nicht einnehmen. Auch Leberkranke und Menschen mit Anfallleiden sollten den Alkoholgehalt berücksichtigen. Darüber hinaus kann Alkohol die Wirkung vieler Arzneimittel (z. B. Schlaf- und Beruhigungsmittel, Psychopharmaka, starke Schmerzmittel, einige Mittel bei hohem Blutdruck) verstärken.

Hinweise

Für Kinder unter 14 Jahren

Kinder unter drei Jahren sollen Zubereitungen mit Baldrian gar nicht bekommen. Kinder zwischen drei und zwölf Jahren sollten die Mittel nur nach Rücksprache mit einem Arzt einnehmen. Bedenken Sie, dass einige Mittel Alkohol enthalten. Mittel ohne Alkohol sind vorzuziehen.

Abtei Baldrian Forte Beruhigungsdragees, Baldriparan Stark für die Nacht, Euvegal Balance, Kneipp Baldrian, Thüringer Baldriantinktur: Diese Mittel dürfen von Kindern bis zwölf Jahre nicht eingenommen werden.

Ivel, Sedonium: Diese Mittel sollen von Kindern unter sechs Jahren nicht eingenommen werden.

Für Schwangerschaft und Stillzeit

Systematische Untersuchungen zu den Auswirkungen einer Einnahme von Baldrianextrakt während der Schwangerschaft und Stillzeit fehlen. Da die bisherigen Erfahrungen aber keinen Hinweis auf Risiken ergeben haben, ist eine Anwendung bei Bedarf vertretbar.
Bedenken Sie dabei jedoch, dass einige Mittel Alkohol enthalten. Mittel ohne Alkohol sind vorzuziehen.

Pflanzliches Mittel

Johanniskraut

Esbericum, Felis, H&S Johanniskraut, Hyperforat, Hypericum STADA, Jarsin, Johanniskraut AL, Johanniskraut Bombastus, JOHANNISKRAUT-ratiopharm, Kira, Kneipp Johanniskraut-Tee, Laif, Neuroplant, Neurovegetalin, Psychotonin, Remotiv, Sidroga Johanniskraut, Spilan, Texx

Tee aus getrocknetem Johanniskraut (Hypericum perforatum) wurde früher getrunken, um allgemein ausgleichend zu wirken. In den 1990er-Jahren hat die Kommission des ehemaligen Bundesgesundheitsamts, die das Erkenntnismaterial über Pflanzen ausgewertet hat, zugestimmt, dass Johanniskraut zur Behandlung von nervöser Unruhe und Schlafstörungen unterstützend eingesetzt werden kann.
Später wurden Extrakte industriell hergestellt, die mit der Indikation „psychovegetative Störungen (nervöse Beschwerden ohne organische Ursache), depressive Verstimmungszustände, Angst und/oder Unruhe“ in den Handel kamen. Bei einigen Johanniskrautprodukten sind diese Anwendungsgebiete noch heute aufgeführt.
Vor einiger Zeit zeigten Studien, in denen die Teilnehmer im Tagesverlauf etwa 900 Milligramm eines speziellen Johanniskrautextrakts (*Jarsin 300*) einnahmen, dass diese Zubereitung bei depressiven Störungen eines bestimmten Schweregrads ähnlich effektiv wirkt wie ein herkömmliches chemisches Antidepressivum. Auch Untersuchungen mit anderen Produkten legen nahe, dass die therapeutische Wirksamkeit dieser Mittel bei einer vorübergehenden depressiven Störung der von chemischen Antidepressiva vergleichbar ist.
Zur Behandlung von Depressionen im Allgemeinen wird Johanniskraut als „mit Einschränkung geeignet“ bewertet, weil noch nicht klar ist, welchen Stellenwert dieses Pflanzenmittel einnimmt, wenn zur Behandlung einer Depression eine längerfristige Anwendung von Arzneimitteln notwendig wird. Darüber hinaus müssen seine Vor- und Nachteile auch im Vergleich mit anderen Antidepressiva gesehen werden. Da die vorliegenden Studien eine antidepressive Wirkung von Johanniskrautextrakt zumindest wahrscheinlich machen, ist es vertretbar, ihn bei depressiven Verstimmungszuständen beziehungsweise bei vorübergehender depressiver Störung einzusetzen – vorausgesetzt, er wird ausreichend hoch dosiert.
Bis heute ist nicht sicher geklärt, auf welchen Inhaltsstoffen die Wirkung von Johanniskraut be-

ruht. Es spricht aber einiges dafür, dass es sich unter anderem um Hyperforin handeln kann, das aus Johanniskraut isoliert werden kann. Denn Hyperforin hindert ebenso wie Johanniskrautextrakt (Gesamtextrakt) verschiedene Botenstoffe daran, in die Verbindungsstellen der Nervenzellen aufgenommen zu werden. Ein Mangel dieser Botenstoffe an jenen Stellen wird mit den Symptomen einer Depression in Zusammenhang gebracht. Auch die Wirkung der chemischen Antidepressiva setzt dort an. Allerdings zeigen auch hyperforinfreie Johanniskrautextrakte antidepressive Wirkungen. Es dürften also noch weitere Verbindungen an der Wirkung von Johanniskrautextrakt beteiligt sein.

Anwendung

Um die Behandlung von Nervosität und Unruhe mit einem Tee zu unterstützen, werden im Tagesverlauf etwa 2 bis 4 Gramm Johanniskraut für erforderlich gehalten.

Um mit dem Extrakt von Johanniskraut einer depressiven Störung zu begegnen, sollten täglich etwa 900 Milligramm eingenommen werden – verteilt auf zwei Portionen immer zur selben Tageszeit. Nur bei einer sehr leichten Verstimmung oder um die mit einer höheren Dosierung erreichte Verbesserung zu erhalten, können 300 bis 600 Milligramm Extrakt genügen.

Bei der Auswahl des Präparats sollte eines bevorzugt werden, das angibt, wie viel Gesamtextrakt mit einer Tablette eingenommen wird. Manche Produkte beziehen sich noch auf den Gehalt an Hypericin, weil man dieses eine Zeit lang für die wirksame Substanz hielt. Da das mittlerweile jedoch recht unwahrscheinlich ist, ist der Gehalt an Gesamtextrakt die verlässlichere Basis, um die Dosierung zu berechnen.

Ob Johanniskrautextrakt das Befinden bessert, lässt sich frühestens nach zwei Wochen beurteilen. Ist es jedoch nach vier bis sechs Wochen noch unverändert oder hat es sich gar verschlechtert, ist eine andere Behandlung zu erwägen.

Achtung

Solange Sie Johanniskraut einnehmen, sollten Sie sich keiner intensiven UV-Bestrahlung aussetzen – weder der des natürlichen Lichts noch der eines Solariums.

Gegenanzeigen

Unter folgenden Bedingungen dürfen Sie Johanniskraut nicht anwenden:

- Sie leiden an einer schweren depressiven Störung.
- Sie sind besonders empfindlich gegenüber UV-Licht.
- Sie leben mit einem transplantierten Organ und müssen bestimmte Medikamente einnehmen, um eine Abstoßungsreaktion zu unterdrücken.
- Sie sind mit HIV infiziert oder haben Aids und behandeln das mit Anti-HIV-Mitteln.
- Sie leiden an einer Krebserkrankung und werden mit speziellen Krebsmedikamenten behandelt.
- Sie müssen blutverdünnende Mittel einnehmen.
- Sie nehmen als Empfängnisverhütungsmittel die Pille ein.

Wechselwirkungen mit Medikamenten

Wenn Sie noch andere Medikamente nehmen, ist zu beachten, dass eine Reihe von Arzneimitteln durch Johanniskrautextrakt schwächer wirkt. Dazu gehören Theophyllin (bei Asthma), trizyklische Depressionsmittel wie Amitriptylin und Nortriptylin, möglicherweise auch Simvastatin (bei erhöhten Blutfettwerten), Midazolam (zur Beruhigung) und Verapamil (bei hohem Blutdruck, Herzrhythmusstörungen, koronarer Herzkrankheit).

▶ Unbedingt beachten

Auch die Wirksamkeit der nachfolgend aufgeführten Medikamente kann sich durch Johanniskrautextrakt verringern. Wird diese Wechselwirkung nicht hinreichend berücksichtigt, kann das die Behandlung der zumeist schweren Erkrankungen beeinträchtigen. Andererseits kann es auch zu Problemen kommen, wenn das Johanniskraut abgesetzt wird und die Mittel dann unerwartet stark wirken. Derartiges gilt vor allem für folgende Wirkstoffe:

- Digoxin (bei Herzschwäche). Näheres hierzu finden Sie unter „Mittel bei Herzschwäche: verringerte Wirkung“ (→ Seite 12).
- Phenprocoumon und Warfarin (bei erhöhter Thrombosegefahr). Näheres hierzu finden Sie unter „Mittel zur Blutverdünnung: verstärkte Wirkung“ (→ Seite 11).

- Imatinib und Irinotecan (spezielle Arzneimittel bei Krebserkrankungen).
- Indinavir und Nevirapin (spezielle Arzneimittel bei HIV-Infektionen und Aids). Näheres hierzu finden Sie unter „Virustatika: verringerte Wirkung“ (→ Seite 13).
- Ciclosporin, Sirolimus und Tacrolimus. Sie unterdrücken nach Organtransplantationen das Immunsystem. Wird diese Wirkung abgeschwächt, sind akute Abstoßungsreaktionen möglich.
- Johanniskrautextrakt kann die Konzentration eines Botenstoffs im zentralen Nervensystem erhöhen. Die gleiche Wirkung haben einige andere Depressionsmittel, so zum Beispiel Paroxetin, Sertralin (sogenannte SSRI), Trazodon und einige ähnliche Substanzen. Wird Johanniskrautextrakt mit einem dieser Medikamente gemeinsam angewendet, kann sich ein Serotonin-Syndrom entwickeln. Dieses äußert sich durch Erregungszustände, Bewusstseinstrübung, Muskelzittern und -zucken sowie Blutdruckabfall.

Unerwünschte Wirkungen

▶ **Keine Maßnahmen erforderlich**

Etwa 2 von 100 Anwendern bekommen Kopfschmerzen, weniger als 1 von 100 bemerkt Appetitlosigkeit, Übelkeit, Bauchschmerzen, Durchfall, Müdigkeit und Unruhe.

▶ **Muss beobachtet werden**

Es kann ein Hautausschlag (→ Seite 14) auftreten (bei weniger als 1 von 100 Anwendern), den der Arzt begutachten sollte.

Es können Menstruationsstörungen, wie zum Beispiel Zwischenblutungen, auftreten. Das betrifft weniger als 1 von 1 000 Frauen.

Hinweise

Für Kinder unter 14 Jahren

Über die Risiken einer Anwendung bei Kindern unter zwölf Jahren gibt es keine Erkenntnisse. Sicherheitshalber sollten sie keinen Johanniskrautextrakt bekommen.

Zur Empfängnisverhütung

Durch die Einnahme von Johanniskrautextrakt kann sich die Wirkung der Hormone in der Pille vermindern. Dann kann eine Empfängnis nicht mehr sicher verhütet werden und es ist eine ungewollte Schwangerschaft möglich. Wenn Sie auf eine sichere Verhütung Wert legen, sollten Sie bei der Einnahme eines Johanniskrautextraktpräparats Barrieremethoden wie Kondom oder Diaphragma einsetzen.

Für Schwangerschaft und Stillzeit

Über die Risiken einer Anwendung in Schwangerschaft und Stillzeit gibt es keine Erkenntnisse. Sicherheitshalber sollten Sie die Mittel nicht anwenden.

Für ältere Menschen

Aufgrund seiner guten Verträglichkeit kann sich Johanniskrautextrakt für ältere Menschen besonders eignen, vorausgesetzt, sie werden nicht mit Medikamenten behandelt, bei denen die genannten Wechselwirkungen zu befürchten sind.

Pflanzliches Mittel

Melisse

Bad Heilbrunner Melissen-Tee, H&S Melissenblätter, Sidroga Melissenblätter

Melisse wird volksmedizinisch als Beruhigungsmittel gebraucht. Dabei wird aus den getrockneten Blättern der Zitronenmelisse (Melissa officinalis) ein Tee aufgebrüht.

Melisse enthält ein ätherisches Öl aus verschiedenen Bestandteilen. Welche Bestandteile der Melisse beruhigend oder schlaffördernd wirken könnten, ist nicht bekannt. Da auch die therapeutische Wirksamkeit von Melisse nicht ausreichend nachgewiesen ist, werden Präparate mit Melissenblättern als „wenig geeignet“ beurteilt.

Anwendung

1,5 bis 4,5 Gramm getrocknete Melissenblätter sollen mit heißem Wasser aufgebrüht werden und zehn Minuten ziehen. Einen solchen Tee kann man mehrmals am Tag trinken, als Einschlafhilfe auch vor dem Zubettgehen.

Die Filterbeutel enthalten 1,5 beziehungsweise 1,6 Gramm Melissenblätter. Wenn Sie pro Tasse einen Beutel verwenden, liegt die Dosierung des Tees an der unteren Grenze der Empfehlung.

Melissentee können Sie ohne Bedenken längere Zeit trinken.

Hinweise

Für Kinder unter 14 Jahren

Melisse kann in jedem Lebensalter angewendet werden. Allerdings ist ihre therapeutische Wirksamkeit auch bei Kindern nicht gesichert.

Pflanzenkombinationen: Baldrian + andere Pflanzen

Baldrian + Hopfen

Abtei Nachtruhe Einschlafkapseln, Alluna, Baldrian-Dispert Nacht, Luvased, Nervenruh Nacht, Solaguttae Baldrian-Hopfen, Vivinox NIGHT, Zirkulin

Baldrian + Johanniskraut

Hyperesa, Sedariston Konzentrat

Baldrian + Melisse

Euvegal, Sedariston Tropfen für die Nacht

Baldrian + Johanniskraut + Passionsblume

NEURAPAS balance

Baldrian + Hopfen + Passionsblume

Kytta-Sedativum, Moradorm-S, Vivinox DAY

Baldrian + Hopfen + Melisse

Baldriparan zur Beruhigung, H&S Schlaf-und Nerventee, Sedacur forte Beruhigungsdragees

Baldrian + Melisse + Johanniskraut

Sedariston Tropfen plus

Baldrian + Melisse + Passionsblume

Bad Heilbrunner Schlaf- und NervenTee

Baldrian + Hopfen + Passionsblume + Pfefferminze

Sidroga Schlaf- und Nerventee N

Diese Produkte enthalten Baldrianextrakt als beruhigendes oder schlafförderndes Mittel, kombiniert mit dem Extrakt verschiedener Pflanzenmittel. Bei den Tees sind nicht die Extrakte, sondern die getrockneten und geschnittenen Pflanzenteile miteinander vermengt. Die Angaben zu den einzelnen Pflanzen finden Sie unter Baldrian (→ Seite 495), Johanniskraut (→ Seite 496), Melisse (→ Seite 498).

Hopfen wird volksmedizinisch bei Unruhe, Angst und Schlafstörungen gebraucht. Dabei wird aus den getrockneten Hopfenzapfen – das sind die weiblichen Blütenstände des Hopfens (Humulus lupulus) – ein Tee aufgebrüht. Manchmal wird mit den Hopfenblüten auch das Kopfkissen für die Nacht gefüllt.

Frisch gepflückter Hopfen enthält ein ätherisches Öl, Bitterstoffe, Gerbstoffe und eine chemische Substanz, die beruhigend wirkt. Diese Bestandteile zersetzen sich jedoch rasch, wenn der Hopfen getrocknet wird. Auch wenn aus Hopfen ein Extrakt bereitet und dann zu festen Arzneiformen verarbeitet wird, verlieren sich diese Inhaltsstoffe.

Passionsblume, dem getrockneten Produkt aus Passiflora incarnata, wird eine Anwendung bei nervösen Unruhezuständen zuerkannt.

Die Blätter der Pfefferminze (Mentha piperita) werden unter anderem bei Beschwerden im oberen Magen-Darm-Bereich eingesetzt. Ihr Einsatz als Wirkstoff eines Beruhigungs- und Schlaftees ist nicht begründet.

Die Bewertung der Kombinationsmittel aus Baldrian und Hopfen oder aus Baldrian, Hopfen und Passionsblume lautet „mit Einschränkung geeignet" und orientiert sich an der für Baldrian. Es gibt keine Untersuchungen, die zeigen, dass es vorteilhaft ist, Baldrian mit einer anderen Pflanze zusammen anzuwenden. Ein reines Baldrianprodukt in ausreichend hoher Dosierung ist in jedem Fall vorzuziehen. Diese Aussage gilt auch für die nachfolgend genannten Mischungen, wenn sie Unruhe dämpfen und den Schlaf fördern sollen.

Mittel, in denen Baldrian mit Melisse kombiniert ist, werden als „wenig geeignet" eingestuft, da die therapeutische Wirksamkeit von Melisse als Schlaf- und Beruhigungsmittel nicht ausreichend nachgewiesen ist.

Die Kombination aus Baldrian und Johanniskraut gilt bei Nervosität, Unruhe und Schlafstörungen als „wenig geeignet", denn sie wird nicht als sinnvoll angesehen. Dies gilt auch, wenn das Mittel zusätzlich noch Melisse enthält.

Eine Mischung aus Baldrian, Johanniskraut und Passionsblume soll bei leichten, vorübergehenden depressiven Verstimmungszuständen eingesetzt werden. Hierfür ist sie wenig geeignet, denn die Kombination ist nicht sinnvoll. Bei einer solchen Störung sind Mittel, die nur Johanniskraut enthalten – und zwar in ausreichender Dosierung – vorzuziehen.

Die Kombination gilt bei Nervosität und Unruhe als „wenig geeignet", da sie nicht als sinnvoll angesehen wird. Ein Produkt, das nur Baldrian in ausreichend hoher Dosierung enthält, ist vorzuziehen.

Für die Teezubereitung mit vier Bestandteilen – Baldrian, Hopfen, Passionsblume und Pfefferminze – liegen keine Studien zur therapeutischen Wirksamkeit vor. Außerdem werden Teezubereitungen mit mehr als drei Bestandteilen nicht als sinnvoll erachtet. Daher lautet die Bewertung „wenig geeignet".

In den Teemischungen sind die beruhigenden und schlaffördernden Bestandteile sehr gering bemessen oder sogar unterdosiert. Besonders die Filterbeutel fassen nicht die für eine sinnvolle Behandlung notwendige Menge an Pflanzenmaterial. Solche Mischungen werden als „wenig geeignet" beurteilt.

ACHTUNG

Vivinox NIGHT: Dieses Präparat enthält Parabene. Diese Konservierungsmittel können Allergien auslösen. Wenn Sie auf Parastoffe (→ Seite 585) allergisch reagieren, dürfen Sie dieses Mittel nicht anwenden.

Einige Präparate enthalten Alkohol (siehe Tabelle). Personen mit Alkoholproblemen dürfen die Mittel nicht einnehmen. Auch Leberkranke und Menschen mit Anfallleiden sollten den Alkoholgehalt berücksichtigen. Darüber hinaus kann Alkohol die Wirkung vieler Arzneimittel (z. B. Schlaf- und Beruhigungsmittel, Psychopharmaka, starke Schmerzmittel, einige Mittel bei hohem Blutdruck) verstärken.

Hyperesa, NEURAPAS balance, Sedariston: Diese Produkte enthalten Johanniskraut. Daher sollten Sie sich keiner intensiven UV-Bestrahlung aussetzen – weder der des natürlichen Lichts noch der eines Solariums.

Gegenanzeigen

Hyperesa, NEURAPAS balance, Sedariston: Unter welchen Bedingungen Sie diese Produkte nicht einnehmen dürfen, lesen Sie unter „Johanniskraut" (→ Seite 496).

Wechselwirkungen mit Medikamenten

Hyperesa, NEURAPAS balance, Sedariston: Welche Wechselwirkungen bei diesen Präparaten aufgrund ihres Anteils an Johanniskraut zu beachten sind, lesen Sie unter „Johanniskraut" (→ Seite 496).

UNERWÜNSCHTE WIRKUNGEN

Hyperesa, NEURAPAS balance, Sedariston: Welche unerwünschten Wirkungen bei diesen Präparaten aufgrund ihres Anteils an Johanniskraut möglich sind, lesen Sie unter „Johanniskraut" (→ Seite 496).

HINWEISE

Für Kinder unter 14 Jahren

Über die Anwendung bei Kindern gibt es keine gesicherten Erkenntnisse. Sicherheitshalber sollten Sie ihnen die Mittel nicht geben.

Bedenken Sie auch, dass einige Mittel Alkohol enthalten. Mittel ohne Alkohol sind vorzuziehen.

Zur Empfängnisverhütung

Durch die Einnahme von Johanniskrautextrakt kann sich die Wirkung der Hormone in der Pille vermindern, es ist eine ungewollte Schwangerschaft möglich. Wenn Sie auf eine sichere Verhütung Wert legen, sollten Sie bei der Einnahme eines Johanniskrautextraktpräparats Barrieremethoden wie Kondom oder Diaphragma einsetzen.

Für Schwangerschaft und Stillzeit

Über die Risiken einer Anwendung in Schwangerschaft und Stillzeit gibt es keine Erkenntnisse. Sicherheitshalber sollten Sie die Mittel nicht anwenden.

Bedenken Sie auch, dass einige Mittel Alkohol enthalten.

Nervosität und Unruhe, Schlafstörungen, depressive Störung

Handelsname Darreichungsform	Zusammensetzung pro 1 ml/1 g oder wie angegeben bzw. pro abgeteilte Einheit	Kleinste Packungsgröße	Unverb. Preis in Euro	Bewertung für das beanspruchte Anwendungsgebiet
Abtei Baldrian Forte Beruhigungsdragees Dragees	**Auszug aus Baldrianwurzel** 450 mg	30 Stück	5,49	**Mit Einschränkung geeignet** bei Nervosität, Unruhe und Schlafstörungen. Die bislang vorliegenden Studien reichen noch nicht aus, um die therapeutische Wirksamkeit abschließend nachzuweisen. → Seite 495
Abtei Nachtruhe Einschlaftropfen Lösung	1 g *Enthält 66% Alkohol*	50 ml	2,99	**Mit Einschränkung geeignet** bei Nervosität, Unruhe und Schlafstörungen. Die bislang vorliegenden Studien reichen noch nicht aus, um die therapeutische Wirksamkeit abschließend nachzuweisen. Nichtflüssige Mittel und solche ohne Alkohol sind vorzuziehen. → Seite 495

Hinweise zu den Tabellenspalten → Seite 34, zur Auswahl der Arzneimittel → Seite 28, zur Grundlage der Bewertung → Seiten 29, 33

Nervosität und Unruhe, Schlafstörungen, depressive Störung Fortsetzung

Handelsname Darreichungsform	Zusammensetzung pro 1 ml/1 g oder wie angegeben bzw. pro abgeteilte Einheit	Kleinste Packungsgröße	Unverb. Preis in Euro	Bewertung für das beanspruchte Anwendungsgebiet
Hinweise zu den Tabellenspalten → Seite 34, zur Auswahl der Arzneimittel → Seite 28, zur Grundlage der Bewertung → Seiten 29, 33				
Abtei Nachtruhe Einschlafkapseln Kapseln	Auszüge aus **Baldrianwurzel** 200 mg **+ Hopfenzapfen** 35 mg	40 Stück	4,99	**Mit Einschränkung geeignet** bei Schlafstörungen. Mittel, die nur Baldrian – ausreichend hoch dosiert – enthalten, sind vorzuziehen. → Seite 499
Alluna Nacht zum Einschlafen Filmtabletten	Auszüge aus **Baldrianwurzel** 187 mg **+ Hopfenzapfen** 41,88 mg	25 Stück	7,49	**Mit Einschränkung geeignet** bei Nervosität, Unruhe und Schlafstörungen. Mittel, die nur Baldrian – ausreichend hoch dosiert – enthalten, sind vorzuziehen. → Seite 499
Bad Heilbrunner Melissen-Tee	**Melissenblätter** 1,6 g	8 Stück	ca. 2,21	**Wenig geeignet** bei Nervosität und Unruhe. Die therapeutische Wirksamkeit ist nicht ausreichend nachgewiesen. Als pflanzliches Beruhigungsmittel ist Baldrian vorzuziehen. → Seite 498
Bad Heilbrunner Schlaf- und NervenTee N Filterbeutel	**Baldrianwurzel** 525 mg **+ Melissenblätter** 394 mg **+ Passionsblumenkraut** 480 mg pro 1,75 g	8 Stück	ca. 2,21	**Wenig geeignet** bei Nervosität, Unruhe und Schlafstörungen. Die therapeutische Wirksamkeit von Melisse ist nicht ausreichend nachgewiesen. Mittel, die nur Baldrian – ausreichend hoch dosiert – enthalten, sind vorzuziehen. → Seite 499
Baldrian-Dispert Nacht zum Einschlafen Filmtabletten	Auszüge aus **Baldrianwurzel** 200 mg **+ Hopfenzapfen** 68 mg	25 Stück	7,85	**Mit Einschränkung geeignet** bei Schlafstörungen. Mittel, die nur Baldrian – ausreichend hoch dosiert – enthalten, sind vorzuziehen. → Seite 499
Baldriantinktur „Hetterich" Lösung	**Auszug aus Baldrianwurzel** 1 g *Enthält 65% Alkohol*	50 ml	3,18	**Mit Einschränkung geeignet** bei Nervosität, Unruhe und Schlafstörungen. Die bislang vorliegenden Studien reichen noch nicht aus, um die therapeutische Wirksamkeit abschließend nachzuweisen. Nichtflüssige Mittel und solche ohne Alkohol sind vorzuziehen. → Seite 495
Baldriparan Stark für die Nacht Dragees	**Auszug aus Baldrianwurzel** 441,35 mg	30 Stück	ca. 10,54	**Mit Einschränkung geeignet** bei Schlafstörungen. Die bislang vorliegenden Studien reichen noch nicht aus, um die therapeutische Wirksamkeit abschließend nachzuweisen. → Seite 495
Baldriparan zur Beruhigung überzogene Tabletten	Auszüge aus **Baldrianwurzel** 95 mg **+ Hopfenzapfen** 15 mg **+ Melissenblättern** 85 mg	40 Stück	10,20	**Wenig geeignet** bei Nervosität, Unruhe und Schlafstörungen. Die therapeutische Wirksamkeit von Melisse ist nicht ausreichend nachgewiesen. Mittel, die nur Baldrian – ausreichend hoch dosiert – enthalten, sind vorzuziehen. → Seite 499
Betadorm-D Tabletten	**Diphenhydramin-hydrochlorid** 50 mg	10 Stück	4,70	**Mit Einschränkung geeignet** bei Schlafstörungen. Nicht länger als einige Tage anwenden, da sonst Gewöhnung eintreten kann, die Wirkung nachlässt sowie zahlreiche Nebenwirkungen auftreten können. → Seite 491
Esbericum 250 mg Filmtabletten	**Auszug aus Johanniskraut** 250 mg	60 Stück	19,80	**Geeignet** bei leichten, vorübergehenden depressiven Störungen, wenn eine Behandlung mit Arzneimitteln gewünscht wird. → Seite 496

►

Nervosität und Unruhe, Schlafstörungen, depressive Störung Fortsetzung

Handelsname Darreichungsform	Zusammensetzung pro 1 ml/1 g oder wie angegeben bzw. pro abgeteilte Einheit	Kleinste Packungsgröße	Unverb. Preis in Euro	Bewertung für das beanspruchte Anwendungsgebiet
Hinweise zu den Tabellenspalten → Seite 34, zur Auswahl der Arzneimittel → Seite 28, zur Grundlage der Bewertung → Seiten 29, 33				
Euvegal Balance 500	**Auszug aus Baldrianwurzel** 500 mg	40 Stück	12,20	**Mit Einschränkung geeignet** bei Nervosität, Unruhe und Schlafstörungen. Die bislang vorliegenden Studien reichen noch nicht aus, um die therapeutische Wirksamkeit abschließend nachzuweisen. → Seite 495
Euvegal 320/160 mg Filmtabletten	Auszüge aus **Baldrianwurzel** 320 mg + **Melissenblättern** 160 mg	25 Stück	15,20	**Wenig geeignet** bei Nervosität, Unruhe und Schlafstörungen. Die therapeutische Wirksamkeit von Melisse ist nicht ausreichend nachgewiesen. Mittel, die nur Baldrian – ausreichend hoch dosiert – enthalten, sind vorzuziehen. → Seite 499
Euvegal Entspannungs- und Einschlaftropfen Lösung	Auszüge aus **Baldrianwurzel** 47,2 mg + **Melissenblättern** 35,4 mg *Enthält 56% Alkohol*	50 ml	12,95	
Felis 650 Filmtabletten	**Auszug aus Johanniskraut** 650 mg	30 Stück	15,40	**Geeignet** bei leichten, vorübergehenden depressiven Störungen, wenn eine Behandlung mit Arzneimitteln gewünscht wird. → Seite 496
Felis 425 Kapseln	425 mg	30 Stück	8,00	
Gittalun Trinktabletten Brausetabletten	**Doxylaminsuccinat** 25 mg	10 Stück	6,75	**Mit Einschränkung geeignet** bei Schlafstörungen. Nicht länger als einige Tage anwenden, da sonst Gewöhnung eintreten kann, die Wirkung nachlässt sowie zahlreiche Nebenwirkungen auftreten können. → Seite 493
Halbmond-Tabletten Tabletten	**Diphenhydramin-hydrochlorid** 50 mg	10 Stück	4,41	**Mit Einschränkung geeignet** bei Schlafstörungen. Nicht länger als einige Tage anwenden, da sonst Gewöhnung eintreten kann, die Wirkung nachlässt sowie zahlreiche Nebenwirkungen auftreten können. → Seite 491
Hoggar Night Tabletten	**Doxylaminsuccinat** 25 mg	10 Stück	4,39	**Mit Einschränkung geeignet** bei Schlafstörungen. Nicht länger als einige Tage anwenden, da sonst Gewöhnung eintreten kann, die Wirkung nachlässt sowie zahlreiche Nebenwirkungen auftreten können. → Seite 493
H&S Johanniskraut	**Johanniskraut** 2 g	20 Stück	2,55	**Wenig geeignet** zur Unterstützung der Behandlung von Nervosität, Unruhe und Schlafstörungen. Die therapeutische Wirksamkeit ist nicht ausreichend nachgewiesen. Als pflanzliches Beruhigungsmittel ist Baldrian vorzuziehen. → Seite 496
H&S Melissenblätter	**Melissenblätter** 1,5 g	20 Stück	2,55	**Wenig geeignet** bei Nervosität und Unruhe. Die therapeutische Wirksamkeit ist nicht ausreichend nachgewiesen. Als pflanzliches Beruhigungsmittel ist Baldrian vorzuziehen. → Seite 498
H&S Schlaf-und Nerventee Filterbeutel	**Baldrianwurzel** 600 mg + **Hopfenzapfen** 400 mg + **Melissenblätter** 600 mg pro 2 g	20 Stück	3,40	**Wenig geeignet** bei Nervosität, Unruhe und Schlafstörungen. Die therapeutische Wirksamkeit von Melisse ist nicht ausreichend nachgewiesen. Mittel, die nur Baldrian – ausreichend hoch dosiert – enthalten, sind vorzuziehen. → Seite 499

Nervosität und Unruhe, Schlafstörungen, depressive Störung Fortsetzung

Handelsname Darreichungsform	Zusammensetzung pro 1 ml/1 g oder wie angegeben bzw. pro abgeteilte Einheit	Kleinste Packungsgröße	Unverb. Preis in Euro	Bewertung für das beanspruchte Anwendungsgebiet
Hyperesa Kapseln	Auszüge aus **Baldrianwurzel** 170 mg **+ Johanniskraut** 106,9 mg	30 Stück	11,17	**Wenig geeignet** bei Nervosität, Unruhe und Schlafstörungen. Nicht sinnvolle Kombination. → Seite 499
Hyperforat 250 mg Filmtabletten	**Auszug aus Johanniskraut** 250 mg	30 Stück	6,41	**Geeignet** bei leichten, vorübergehenden depressiven Störungen, wenn eine Behandlung mit Arzneimitteln gewünscht wird. → Seite 496
Hypericum STADA 425 Kapseln	**Auszug aus Johanniskraut** 425 mg	30 Stück	7,18	**Geeignet** bei leichten, vorübergehenden depressiven Störungen, wenn eine Behandlung mit Arzneimitteln gewünscht wird. → Seite 496
Ivel mono Tabletten	**Auszug aus Baldrianwurzel** 300 mg	25 Stück	7,74	**Mit Einschränkung geeignet** bei Nervosität, Unruhe und Schlafstörungen. Die bislang vorliegenden Studien reichen noch nicht aus, um die therapeutische Wirksamkeit abschließend nachzuweisen. → Seite 495
Jarsin 300 *450* *750* Dragees	**Auszug aus Johanniskraut** 300 mg 450 mg 750 mg	60 Stück 25 Stück 30 Stück	16,01 9,23 18,00	**Geeignet** bei leichten, vorübergehenden depressiven Störungen, wenn eine Behandlung mit Arzneimitteln gewünscht wird. → Seite 496
Johanniskraut AL Kapseln	**Auszug aus Johanniskraut** 425 mg	30 Stück	7,18	**Geeignet** bei leichten, vorübergehenden depressiven Störungen, wenn eine Behandlung mit Arzneimitteln gewünscht wird. → Seite 496
Johanniskraut Bombastus Tee	**Johanniskraut** 100 g	100 g	3,00	**Wenig geeignet** zur Unterstützung der Behandlung von Nervosität, Unruhe und Schlafstörungen. Die therapeutische Wirksamkeit ist nicht ausreichend nachgewiesen. Als pflanzliches Beruhigungsmittel ist Baldrian vorzuziehen. → Seite 496
JOHANNISKRAUT-ratiopharm 425 Kapseln	**Auszug aus Johanniskraut** 425 mg	30 Stück	8,00	**Geeignet** bei leichten, vorübergehenden depressiven Störungen, wenn eine Behandlung mit Arzneimitteln gewünscht wird. → Seite 496
Kira 300 Dragees	**Auszug aus Johanniskraut** 300 mg	30 Stück	9,70	**Geeignet** bei leichten, vorübergehenden depressiven Störungen, wenn eine Behandlung mit Arzneimitteln gewünscht wird. → Seite 496
Kneipp Baldrian Extrakt	**Auszug aus Baldrianwurzel** 322 mg	40 Stück	6,95	**Mit Einschränkung geeignet** bei Nervosität und Unruhe. Die bislang vorliegenden Studien reichen noch nicht aus, um die therapeutische Wirksamkeit abschließend nachzuweisen. → Seite 495
Kneipp Baldrian 500 Filmtabletten	**Baldrianwurzel** 500 mg	90 Stück	5,45	**Mit Einschränkung geeignet** bei Nervosität, Unruhe und Schlafstörungen. Die bislang vorliegenden Studien reichen noch nicht aus, um die therapeutische Wirksamkeit abschließend nachzuweisen. → Seite 495

Hinweise zu den Tabellenspalten → Seite 34, zur Auswahl der Arzneimittel → Seite 28, zur Grundlage der Bewertung → Seiten 29, 33

▶

Nervosität und Unruhe, Schlafstörungen, depressive Störung Fortsetzung

Handelsname Darreichungsform	Zusammensetzung pro 1 ml/1 g oder wie angegeben bzw. pro abgeteilte Einheit	Kleinste Packungsgröße	Unverb. Preis in Euro	Bewertung für das beanspruchte Anwendungsgebiet
Kneipp Johanniskraut-Tee Filterbeutel	**Johanniskraut** 2 g	10 Stück	1,15	**Wenig geeignet** zur Unterstützung der Behandlung von Nervosität, Unruhe und Schlafstörungen. Die therapeutische Wirksamkeit ist nicht ausreichend nachgewiesen. Als pflanzliches Beruhigungsmittel ist Baldrian vorzuziehen. → Seite 496
Kytta-Sedativum Dragees Dragees	Auszüge aus **Baldrianwurzel** 150 mg **+ Hopfenzapfen** 30 mg **+ Passionsblumenkraut** 80 mg	40 Stück	9,45	**Mit Einschränkung geeignet** bei Nervosität, Unruhe und Schlafstörungen. Mittel, die nur Baldrian – ausreichend hoch dosiert – enthalten, sind vorzuziehen. → Seite 499
Laif 900 BALANCE Filmtabletten	**Auszug aus Johanniskraut** 900 mg	20 Stück	14,45	**Geeignet** bei leichten, vorübergehenden depressiven Störungen, wenn eine Behandlung mit Arzneimitteln gewünscht wird. → Seite 496
Laif 600 Tabletten	612 mg	20 Stück	13,30	**Wenig geeignet** bei Nervosität und Unruhe. Die therapeutische Wirksamkeit ist nicht ausreichend nachgewiesen. Als pflanzliches Beruhigungsmittel ist Baldrian vorzuziehen. **Geeignet** bei leichten, vorübergehenden depressiven Verstimmungszuständen, wenn eine Behandlung mit Arzneimitteln gewünscht wird. → Seite 496
Luvased Nacht zum Einschlafen überzogene Tabletten	Auszüge aus **Baldrianwurzel** 160 mg **+ Hopfenzapfen** 40 mg	40 Stück	7,50	**Mit Einschränkung geeignet** bei Nervosität, Unruhe und Schlafstörungen. Mittel, die nur Baldrian – ausreichend hoch dosiert – enthalten, sind vorzuziehen. → Seite 499
Moradorm-S Filmtabletten	Auszüge aus **Baldrianwurzel** 240 mg **+ Hopfenzapfen** 80 mg **+ Passionsblumenkraut** 98 mg	20 Stück	5,90	**Mit Einschränkung geeignet** bei Unruhe. Mittel, die nur Baldrian – ausreichend hoch dosiert – enthalten, sind vorzuziehen. → Seite 499
Nervenruh Nacht Einschlafdragees Dragees	Auszüge aus **Baldrianwurzel** 250 mg **+ Hopfenzapfen** 65 mg	40 Stück	ca. 5,40	**Mit Einschränkung geeignet** bei Schlafstörungen. Mittel, die nur Baldrian – ausreichend hoch dosiert – enthalten, sind vorzuziehen. → Seite 499
NEURAPAS balance Filmtabletten	Auszüge aus **Baldrianwurzel** 28 mg **+ Johanniskraut** 60 mg **+ Passionsblumenkraut** 32 mg	20 Stück	7,54	**Wenig geeignet** bei Nervosität und Unruhe. Die therapeutische Wirksamkeit des Mittels ist nicht ausreichend nachgewiesen. Nicht sinnvolle Kombination. Mittel, die nur Baldrian – ausreichend hoch dosiert – enthalten, sind vorzuziehen. **Wenig geeignet** bei leichten, vorübergehenden depressiven Verstimmungszuständen. Nicht sinnvolle Kombination. Mittel, die nur Johanniskraut – ausreichend hoch dosiert – enthalten, sind vorzuziehen. → Seite 499
Neuroplant aktiv Filmtabletten	**Auszug aus Johanniskraut** 600 mg	20 Stück	12,55	**Geeignet** bei leichten, vorübergehenden depressiven Störungen, wenn eine Behandlung mit Arzneimitteln gewünscht wird. → Seite 496

Hinweise zu den Tabellenspalten → Seite 34, zur Auswahl der Arzneimittel → Seite 28, zur Grundlage der Bewertung → Seiten 29, 33

Nervosität und Unruhe, Schlafstörungen, depressive Störung Fortsetzung

Handelsname Darreichungsform	Zusammensetzung pro 1 ml/1 g oder wie angegeben bzw. pro abgeteilte Einheit	Kleinste Packungsgröße	Unverb. Preis in Euro	Bewertung für das beanspruchte Anwendungsgebiet
Neurovegetalin Kapseln	**Auszug aus Johanniskraut** 425 mg	30 Stück	8,20	**Geeignet** bei leichten, vorübergehenden depressiven Störungen, wenn eine Behandlung mit Arzneimitteln gewünscht wird. → Seite 496
Psychotonin Kapseln	**Auszug aus Johanniskraut** 306 mg	60 Stück	27,00	**Wenig geeignet** bei Nervosität und Unruhe. Die therapeutische Wirksamkeit ist nicht ausreichend nachgewiesen. Als pflanzliches Beruhigungsmittel ist Baldrian vorzuziehen. **Geeignet** bei leichten, vorübergehenden depressiven Verstimmungszuständen, wenn eine Behandlung mit Arzneimitteln gewünscht wird. → Seite 496
Remotiv Filmtabletten	**Auszug aus Johanniskraut** 250 mg	30 Stück	10,98	**Geeignet** bei leichten, vorübergehenden depressiven Störungen, wenn eine Behandlung mit Arzneimitteln gewünscht wird. → Seite 496
Schlafsterne Tabletten	**Doxylaminsuccinat** 30 mg	10 Stück	3,08	**Mit Einschränkung geeignet** bei Schlafstörungen. Nicht länger als einige Tage anwenden, da sonst Gewöhnung eintreten kann, die Wirkung nachlässt sowie zahlreiche Nebenwirkungen auftreten können. → Seite 493
Sedacur forte Beruhigungsdragees Dragees	Auszüge aus **Baldrianwurzel** 75 mg **+ Hopfenzapfen** 23 mg **+ Melissenblättern** 45 mg	60 Stück	11,10	**Wenig geeignet** bei Nervosität, Unruhe und Schlafstörungen. Die therapeutische Wirksamkeit von Melisse ist nicht ausreichend nachgewiesen. Mittel, die nur Baldrian – ausreichend hoch dosiert – enthalten, sind vorzuziehen. → Seite 499
Sedariston Konzentrat Kapseln	Auszüge aus **Baldrianwurzel** 50 mg **+ Johanniskraut** 100 mg	30 Stück	8,95	**Wenig geeignet** bei Nervosität, Unruhe, Schlafstörungen und zur unterstützenden Behandlung von leichten, vorübergehenden depressiven Verstimmungszuständen. Nicht sinnvolle Kombination. → Seite 499
Sedariston Tropfen für die Nacht	Auszüge aus **Baldrian** 0,5 ml **+ Melissenblättern** 0,5 ml *Enthält 65% Alkohol*	50 ml	12,65	**Wenig geeignet** bei Nervosität, Unruhe und Schlafstörungen. Die therapeutische Wirksamkeit von Melisse ist nicht ausreichend nachgewiesen. Mittel, die nur Baldrian – ausreichend hoch dosiert – enthalten, sind vorzuziehen. → Seite 499
Sedariston Tropfen plus Lösung	Auszüge aus **Baldrianwurzel** 0,2 ml **+ Johanniskraut** 0,2 ml **+ Melissenblättern** 0,2 ml *Enthält 53% Alkohol*	20 ml	7,00	**Wenig geeignet** bei Nervosität, Unruhe und Schlafstörungen. Nicht sinnvolle Kombination. Die therapeutische Wirksamkeit von Melisse und Johanniskraut ist bei diesen Beschwerden nicht ausreichend nachgewiesen. → Seite 499
Sedonium 300 mg Dragees	**Auszug aus Baldrianwurzel** 300 mg	50 Stück	14,60	**Mit Einschränkung geeignet** bei Nervosität, Unruhe und Schlafstörungen. Die bislang vorliegenden Studien reichen noch nicht aus, um die therapeutische Wirksamkeit abschließend nachzuweisen. → Seite 495

Hinweise zu den Tabellenspalten → Seite 34, zur Auswahl der Arzneimittel → Seite 28, zur Grundlage der Bewertung → Seiten 29, 33

▶

Nervosität und Unruhe, Schlafstörungen, depressive Störung Fortsetzung

Handelsname Darreichungsform	Zusammensetzung pro 1 ml/1 g oder wie angegeben bzw. pro abgeteilte Einheit	Kleinste Packungs-größe	Unverb. Preis in Euro	Bewertung für das beanspruchte Anwendungsgebiet
Sidroga Johanniskraut	**Johanniskraut** 1,75 g	20 Stück	3,40	**Wenig geeignet** zur Unterstützung der Behandlung von Nervosität, Unruhe und Schlafstörungen. Die therapeutische Wirksamkeit ist nicht ausreichend nachgewiesen. Als pflanzliches Beruhigungsmittel ist Baldrian vorzuziehen. → Seite 496
Sidroga Melissenblätter	**Melissenblätter** 1,5 g	20 Stück	3,40	**Wenig geeignet** bei Nervosität und Unruhe. Die therapeutische Wirksamkeit ist nicht ausreichend nachgewiesen. Als pflanzliches Beruhigungsmittel ist Baldrian vorzuziehen. → Seite 498
Sidroga Schlaf- und Nerventee N Filterbeutel	**Baldrianwurzel** 800 mg + **Hopfenzapfen** 400 mg + **Passionsblumenkraut** 400 mg + **Pfefferminzblätter** 300 mg pro 2 g	20 Stück	4,15	**Wenig geeignet** bei Nervosität, Unruhe und Schlafstörungen. Die therapeutische Wirksamkeit von Pfefferminze ist nicht ausreichend nachgewiesen. Teezubereitungen mit mehr als drei Bestandteilen sind nicht sinnvoll. Mittel, die nur Baldrian – ausreichend hoch dosiert – enthalten, sind vorzuziehen. → Seite 499
Solaguttae Baldrian-Hopfen Dragees	Auszüge aus **Baldrianwurzel** 80 mg + **Hopfenzapfen** 40 mg	60 Stück	ca. 4,64	**Mit Einschränkung geeignet** bei Nervosität, Unruhe und Schlafstörungen. Mittel, die nur Baldrian – ausreichend hoch dosiert – enthalten, sind vorzuziehen. → Seite 499
Spilan Kapseln 425 mg Kapseln	**Auszug aus Johanniskraut** 425 mg	30 Stück	10,42	**Geeignet** bei leichten, vorübergehenden depressiven Störungen, wenn eine Behandlung mit Arzneimitteln gewünscht wird. → Seite 496
Texx 300 Filmtabletten	**Auszug aus Johanniskraut** 300 mg	30 Stück	7,96	**Geeignet** bei leichten, vorübergehenden depressiven Störungen, wenn eine Behandlung mit Arzneimitteln gewünscht wird. → Seite 496
Thüringer Baldriantinktur Tinktur	**Auszug aus Baldrianwurzel** 1 g *Enthält 66,3% Alkohol*	50 ml	ca. 2,24	**Mit Einschränkung geeignet** bei Nervosität, Unruhe und Schlafstörungen. Die bislang vorliegenden Studien reichen noch nicht aus, um die therapeutische Wirksamkeit abschließend nachzuweisen. Nichtflüssige Mittel und solche ohne Alkohol sind vorzuziehen. → Seite 495
Vivinox Sleep Schlafdragees Dragees	**Diphenhydramin-hydrochlorid** 25 mg	20 Stück	6,65	**Mit Einschränkung geeignet** bei Schlafstörungen. Nicht länger als einige Tage anwenden, da sonst Gewöhnung eintreten kann, die Wirkung nachlässt sowie zahlreiche Nebenwirkungen auftreten können. → Seite 491
Vivinox Sleep Schlaftabletten stark Tabletten	50 mg	20 Stück	7,15	
Vivinox DAY Beruhigungsdragees	Auszüge aus **Baldrianwurzel** 72 mg + **Hopfenzapfen** 16 mg + **Passionsblumenkraut** 60,9 mg	40 Stück	7,40	**Mit Einschränkung geeignet** bei Nervosität, Unruhe und Schlafstörungen. Mittel, die nur Baldrian – ausreichend hoch dosiert – enthalten, sind vorzuziehen. → Seite 499
Vivinox NIGHT Einschlafdragees Dragees	Auszüge aus **Baldrianwurzel** 187,5 mg + **Hopfenzapfen** 45 mg (Konservierungsmittel: Parabene)	40 Stück	11,10	

Hinweise zu den Tabellenspalten → Seite 34, zur Auswahl der Arzneimittel → Seite 28, zur Grundlage der Bewertung → Seiten 29, 33

Nervosität und Unruhe, Schlafstörungen, depressive Störung Fortsetzung

Handelsname Darreichungsform	Zusammensetzung pro 1 ml/1 g oder wie angegeben bzw. pro abgeteilte Einheit	Kleinste Packungsgröße	Unverb. Preis in Euro	Bewertung für das beanspruchte Anwendungsgebiet
Zirkulin Einschlafdragees Baldrian u. Hopfen Dragees	Auszüge aus **Baldrianwurzel** 160 mg + **Hopfenzapfen** 40 mg	40 Stück	3,99	**Mit Einschränkung geeignet** bei Nervosität, Unruhe und Schlafstörungen. Mittel, die nur Baldrian – ausreichend hoch dosiert – enthalten, sind vorzuziehen. → Seite 499

Hinweise zu den Tabellenspalten → Seite 34, zur Auswahl der Arzneimittel → Seite 28, zur Grundlage der Bewertung → Seiten 29, 33

Migräne

Die internationale Kopfschmerzgesellschaft hat 251 verschiedene Typen von Kopfschmerzen klassifiziert (www.ihs-classification.org) – das zeigt, wie unterschiedlich diese Beschwerden sein können. Nach ihren Ursachen werden Kopfschmerzen in zwei große Gruppen unterteilt. Die eine Gruppe umfasst Kopfschmerzen als eigenständige Krankheiten. Zu diesen primären Kopfschmerzerkrankungen gehört unter anderem die Migräne. Zu der anderen Gruppe gehören Kopfschmerzen, die zum Beispiel durch hohen Blutdruck oder Schmerzmittel ausgelöst sind.

Bei Kindern

Sogar Kleinkinder können schon Migräneattacken haben. Bis zum 15. Lebensjahr sind etwa 10 bis 20 von 100 Kindern von wiederkehrenden Kopfschmerzen betroffen. Bei etwa 15 von 100 Kindern beruhen die Kopfschmerzen auf einer echten Migräne. Etwa die Hälfte dieser Kinder gehört auch im Erwachsenenalter zu den Migränebetroffenen.

Anzeichen und Beschwerden

Von einer Migräne geht man aus, wenn anfallweise auftretende Kopfschmerzen, die zwischen 4 und 72 Stunden andauern, mindestens zwei der folgenden Merkmale aufweisen:

- Sie betreffen nur eine Seite des Kopfes.
- Sie fühlen sich klopfend oder pulsierend an.
- Sie sind mäßig bis stark und steigern sich.
- Sie verstärken sich bei Bewegung.

Zusätzlich muss noch eines der folgenden Symptome hinzukommen:

- Übelkeit oder Erbrechen
- Lichtempfindlichkeit
- Geräuschempfindlichkeit.

Den eigentlichen Schmerzen geht bei etwa 10 von 100 Betroffenen eine sogenannte Aura voraus: Viele sehen zunächst flimmernde, sternförmige Figuren, später einen schwarzen Fleck. Weiterhin können während dieser Phase Schwindel und Sprachstörungen sowie Missempfindungen, Lähmungen und auch Bewusstlosigkeit auftreten.

Migräneanfälle treten meist ein- bis sechsmal pro Monat auf.

Bei den verschiedenen Kopfschmerzarten müssen Migräne und Spannungskopfschmerzen besonders sorgfältig unterschieden werden. Das ist wichtig, weil der Wirkstoff Naratriptan, der ohne Rezept erhältlich ist und schon bei den ersten Anzeichen eines Migräneanfalls eingenommen werden soll, nur bei Migräne wirkt, nicht bei Spannungskopfschmerzen. Letztere betreffen gewöhnlich beide Kopfhälften, und der Schmerz fühlt sich dumpf und drückend an, nicht pulsierend. In der Regel verschlimmern sich Spannungskopfschmerzen auch nicht bei Bewegung. Sie können nahezu täglich auftreten und sind bei jungen Erwachsenen besonders häufig.

Bei Kindern

Bei Kindern können Kribbeln in Armen und Beinen, Sprachstörungen und halbseitige Lähmungen, die zunächst nicht von Kopfschmerzen begleitet sind, als Vorläuferformen der Migräne auftreten. Auch Herzrasen, Hautrötungen, Harndrang und Bauchschmerzen kommen vor.

Ursachen

Die Bereitschaft, eine Migräne zu entwickeln, hängt von verschiedenen Faktoren ab. Menschen, die dafür anfällig sind, können plötzliche Veränderungen nicht wie andere abfangen. Sie können zum Beispiel schon überfordert sein, wenn sie einmal später als gewohnt

ins Bett gehen und dann länger schlafen. Der typische Migräneanfall am Wochenende beruht auf der Entspannung, die gegenüber dem Stress der Woche eine nicht zu bewältigende Veränderung darstellt.
Frauen kann der schwankende Hormonspiegel im Zyklusgeschehen belasten oder die Hormone in Verhütungsmitteln lösen einen Migräneanfall aus. Nach den Wechseljahren werden solche Anfälle üblicherweise seltener und schwächer. Werden Wechseljahrsbeschwerden allerdings mit Hormonpräparaten behandelt, können weiterhin Migräneanfälle auftreten.
Weitere Reize, die einen Migräneanfall auslösen können, sind zum Beispiel Hunger, Stress, unregelmäßige Lebensführung und plötzliche Veränderungen. Daneben werden als Auslöser auch Nahrungsmittel diskutiert wie Alkohol, besonders Rotwein, bestimmte Käsesorten, Gewürze wie Muskat und Südfrüchte.
Bei Kindern können häufiges Fernsehen und Bewegungsmangel einen Migräneanfall auslösen.
Während des Migräneanfalls ist der Energieumsatz im Gehirn erhöht – so erklären sich die veränderten Sinneseindrücke und Empfindungen. Dadurch werden an den Arterien der Hirnhäute übermäßig viel Entzündungsstoffe freigesetzt. Am Ende dieses Prozesses ist um die Blutgefäße im Gehirn eine Entzündungsreaktion entstanden, die den typischen Kopfschmerz bedingt.

Allgemeine Maßnahmen

Beim akuten Migräneanfall tut es gut, im abgedunkelten Raum zu liegen. Auch kalte Kompressen lindern den Druck.
Regelmäßige Entspannungsübungen wie progressive Muskelentspannung nach Jacobson, autogenes Training oder ein gezieltes Bewegungstraining tragen dazu bei, Stress im Alltag abzubauen, sodass Migräneanfälle seltener auftreten. Auch psychotherapeutische Maßnahmen haben sich bewährt. Geeignet sind vor allem Hypnose und ein Stressimmunisierungstraining.
Eine Akupunkturbehandlung können zum Beispiel Personen erwägen, die einer Therapie mit Medikamenten skeptisch gegenüberstehen. In zwei großen, gut aufgebauten Studien, die in Deutschland durchgeführt wurden, hat sich gezeigt, dass eine regelgerecht durchgeführte Akupunktur die Häufigkeit von Migräneattacken verringert. Dies tut sie aber nicht besser als eine Scheinakupunktur. Scheinakupunktur bedeutete, dass andere Punkte gestochen wurden als solche, die die traditionelle chinesische Medizin für Migräne vorsieht, dass weniger tief eingestochen wurde und dass die Nadeln nicht stimuliert wurden.
Wenn Sie von Migräne betroffen sind, sollten Sie unbedingt ein Kopfschmerztagebuch oder einen Migränekalender führen. Nur so kommen Sie Art, Dauer und Auslöser der Anfälle auf die Spur. Der Arzt kann anhand der Aufzeichnungen feststellen, welche Medikamente und wie viel Sie davon eingenommen haben.

Wann zum Arzt?

Wenn Sie aufgrund der Beschwerden annehmen, dass Sie zum ersten Mal einen Migräneanfall erleben, sollten Sie möglichst einen Arzt aufsuchen, der beurteilt, ob die Vermutung richtig ist oder nicht. Besonders wichtig ist das, wenn Sie älter sind als 50 Jahre und sich migräneartige Kopfschmerzen erstmals einstellen.
Kommen Sie bei einem leichten Migräneanfall ohne Übelkeit allein mit einem Schmerzmittel aus, können Sie sich dieses ohne ärztliche Verordnung in der Apotheke besorgen. In der Regel ist für eine angemessene Migränebehandlung aber ärztliche Hilfe erforderlich. Die dazu üblicherweise eingesetzten Medikamente waren nämlich bis vor kurzem verschreibungspflichtig. Zwar kann seit wenigen Monaten ein stärker wirkendes Mittel für die Behandlung mittelschwerer bis schwerer Migräneanfälle in kleiner Menge ohne Rezept in der Apotheke gekauft werden, doch sollte dieses Vorgehen möglichst mit einem Arzt abgesprochen sein.
Brauchen Sie an mehr als zehn Tagen im Monat Schmerzmittel, sollten Sie sich an einen Arzt wenden.
Geht Ihre Migräneattacke mit Übelkeit und Erbrechen einher, ist ebenfalls ein Arztbesuch notwendig, denn alle stärker wirksamen Mittel gegen Übelkeit und Erbrechen sind verschreibungspflichtig.
Ein Arztkontakt ist auch erforderlich, sobald sich die Migräne verschlimmert, die Anfälle also länger dauern, schwerer verlaufen, häufiger auftreten oder die bisherige Medikation nicht mehr ausreichend wirkt.

Migränevorbeugung

Mit einer gezielten medikamentösen Migränevorbeugung lassen sich die Zahl der Anfälle und ihre Intensität vermindern, und es werden Kopfschmerzen vermieden, die als Reaktion auf die häufige Einnahme von Schmerzmitteln entstehen können. Ein

solches Vorgehen erscheint sinnvoll, wenn es monatlich mehr als sieben Migränetage gibt.
Eine wirksame Migräneprophylaxe ist allerdings nur mit verschreibungspflichtigen Medikamenten möglich. Darüber hinaus handelt es sich um eine Langzeitbehandlung, die in jedem Fall unter ärztlicher Kontrolle stattfinden muss. Nähere Informationen hierzu lesen Sie im HANDBUCH MEDIKAMENTE der Stiftung Warentest oder im Internet unter www.medikamente-im-test.de.

Bei Kindern

Kopfschmerzen gehören bei Kindern zu den häufigsten Störungen. Bei Kindern unter fünf Jahren sollten sie immer zum Anlass genommen werden, sie ärztlich abklären zu lassen, um ernste Ursachen auszuschließen. Beschreiben die Kinder migräneartige Kopfschmerzen, muss dies ebenfalls von einem Arzt abgeklärt werden.
Seh-, Sprech- oder Bewegungsstörungen sowie unstillbares Erbrechen oder Wesensveränderungen des Kindes sollten Sie zum Arzt führen.

Behandlung mit Medikamenten

Bei der Therapie wird unterschieden, ob ein akuter Anfall gestoppt oder weiteren Migräneanfällen vorgebeugt werden soll.
Die Behandlung richtet sich danach, ob ein Anfall leicht oder schwer ist. Die Einstufung nimmt der Migränebetroffene entsprechend seiner Erfahrung selbst vor.
Bei einer leichten Migräneattacke ohne Übelkeit kann es genügen, ein Schmerzmittel einzunehmen. Geeignet sind für diesen Zweck Azetylsalizylsäure (→ Seite 510) und Ibuprofen (→ Seite 512). Bei leichten Migräneattacken und bei Kindern kann auch Parazetamol (→ Seite 629) eingesetzt werden. Hat der Arzt ein Mittel gegen Übelkeit verordnet, weil auch diese bekämpft werden muss, wird dieses Mittel 15 bis 30 Minuten vor dem Schmerzmittel eingenommen. Der schmerzlindernde Effekt dieser Mittel hält vier bis sechs Stunden an.
Am schnellsten wirken Schmerzmittel in flüssiger Form, zum Beispiel aufgelöst aus Brausetabletten. Nach 30 bis 45 Minuten sollten die Schmerzen vergangen sein. Kehren die Kopfschmerzen wieder, nachdem sie sich gebessert hatten, kann die Schmerzmittelgabe wiederholt werden. Die Dosis über die jeweils angegebene Menge hinaus zu steigern, ist wenig sinnvoll. Die Mittel wirken dadurch weder besser noch länger.
Erweist sich eine solche Behandlung von Migräneanfällen wiederholt als unzureichend, sollte Naratriptan aus der Reihe der Triptane (→ Seite 517) eingesetzt werden. Diese speziellen Migränemedikamente wirken bei einem mittelschweren oder schweren Migräneanfall am besten. Sie werden als „geeignet" bewertet, wenn die Behandlung mit Schmerzmitteln nicht ausreicht.
Die therapeutische Wirksamkeit von Phenazon (→ Seite 516) bei Migräne ist nur durch eine einzige Studie belegt. Um das Risiko einschätzen zu können, das sich mit dieser Substanz möglicherweise verbindet, gibt es keine hinreichenden Unterlagen. Die Substanz wird als „mit Einschränkung geeignet" bewertet, zumal es geeignete, besser zu beurteilende Schmerzmittel gibt.
Die Kombination aus zwei Schmerzmitteln und Koffein (→ Seite 520) hat keinen größeren Nutzen als Mittel mit nur einem Schmerzwirkstoff. Die Kombinationspartner verbessern die Wirksamkeit nicht nennenswert, können aber das Risiko für unerwünschte Wirkungen steigern. Die Kombination mit Koffein kann zudem den Missbrauch fördern. Diese Kombination wird daher als „wenig geeignet" bei Migräne beurteilt.
Pflanzenmittel mit Pestwurz (→ Seite 519) sind zur Behandlung von Migräneanfällen wenig geeignet. Pestwurz steht im Verdacht, schwerwiegende Leberschädigungen hervorzurufen. Diesem Risiko braucht sich niemand auszusetzen, da es für Migräne risikoarme geeignete Arzneimittel gibt.
Zur Vorbeugung von Migräneattacken kann Pestwurz möglicherweise hilfreich sein, das Mittel ist dafür aber noch nicht zugelassen. Die bisher vorliegenden Studien reichen außerdem noch nicht aus, um diese Wirksamkeit als nachgewiesen anzusehen. Auch hier gilt, dass es Medikamente mit nachgewiesener Wirksamkeit gibt. Allerdings sind sie verschreibungspflichtig.

Anthroposophische, homöopathische und traditionell angewendete Mittel

Zu den meistgekauften Mitteln gehören auch *ANTIMIGREN* und *Kephalodoron*. Bei *Kephalodoron* handelt es sich um ein Präparat der anthroposophischen Therapierichtung, bei *ANTIMIGREN* um ein homöopathisches Präparat.

Diese Mittel lassen sich nach den Grundsätzen dieses Buches nicht bewerten. Sie werden deshalb nicht näher besprochen. Allgemeine Informationen zu den genannten Therapierichtungen Anthroposophie und Homöopathie finden Sie im Abschnitt „Anthroposophische Arzneimittel" (→ Seite 22) und „Homöopathische Arzneimittel" (→ Seite 21).

Azetylsalizylsäure

ASPIRIN MIGRÄNE

Azetylsalizylsäure (ASS) wirkt schmerzdämpfend, fiebersenkend und in höherer Dosierung entzündungshemmend. Zur Anwendung beim akuten Migräneanfall wird sie als „geeignet" eingestuft.

ASS hemmt die Synthese von Prostaglandinen, einer Gruppe hormonähnlicher Substanzen, die in vielen Organen vorkommen. Gemeinsam mit anderen Stoffen unterhalten Prostaglandine jene Prozesse, die eine Entzündung ausmachen. Außerdem sensibilisieren einige Prostaglandine die Nervenendigungen für die Wirkung von schmerzübertragenden Substanzen.

Im Magen-Darm-Trakt schützen Prostaglandine die Schleimhaut. Durch die ASS-Wirkung verringert sich dieser Schutzeffekt. So erklären sich die häufigen und bei einigen Personen gravierenden unerwünschten Wirkungen von ASS auf Magen und Darm.

Eine Besonderheit von Azetylsalizylsäure ist ihre tagelang anhaltende gerinnungshemmende Wirkung. Diese Eigenschaft nutzt man bei Erkrankungen, bei denen die Gerinnungsfähigkeit des Blutes herabgesetzt werden soll, zum Beispiel nach einem Herzinfarkt und Schlaganfall. Bei der Schmerzbehandlung ist sie hingegen von Nachteil. Darum wird heute meist Ibuprofen vorgezogen, das kaum gerinnungshemmende Eigenschaften hat.

ANWENDUNG

Erwachsene brauchen 500 bis 1 000 Milligramm Azetylsalizylsäure, um Schmerzen ausreichend zu dämpfen. Eine zweite Dosis sollte frühestens nach vier bis sechs Stunden eingenommen werden.

Bei diesem Präparat handelt es sich um Brausetabletten, die aufgelöst eingenommen werden. Damit ist sichergestellt, dass die für die Einnahme von ASS erforderliche Menge Wasser getrunken wird.

Mit 4 Gramm ASS ist die Tageshöchstdosis erreicht. Die möglicherweise tödliche Einzeldosis liegt bei 8 bis 10 Gramm ASS. Die ersten Anzeichen einer Vergiftung sind meist Schwindel und Ohrensausen.

ACHTUNG

Während der letzten drei Tage vor einer Zahnbehandlung oder einer geplanten Operation sollten Sie kein ASS einnehmen. Schon eine einzige ASS-Tablette kann die Zeit, bis das Blut gerinnt, erheblich verlängern.

Wird Azetylsalizylsäure – insbesondere in Kombination mit Koffein – öfter als zehn Tage im Monat eingenommen, können Dauerkopfschmerzen entstehen. Auch das Risiko für Schäden an den Nieren steigt.

Gegenanzeigen

Unter folgenden Bedingungen dürfen Sie Azetylsalizylsäure nicht anwenden:

- Sie haben oder hatten ein Magen- oder Zwölffingerdarmgeschwür.
- Nach der Anwendung von Salizylaten oder NSAR haben Sie bereits einmal einen Asthmaanfall erlitten, allergische Hautreaktionen oder einen allergischen Schnupfen gehabt. Dann sind nach der Anwendung von ASS die gleichen Reaktionen zu befürchten.
- Sie neigen aufgrund einer Veranlagung oder Krankheit zu Blutungen oder Sie nehmen gerinnungshemmende Medikamente (bei erhöhter Thrombosegefahr) ein.
- Sie leiden an einer nicht ausreichend behandelten schweren Herzschwäche.
- Sie nehmen Methotrexat (bei entzündlichem Rheuma, Krebserkrankungen) in einer Dosierung von mehr als 15 Milligramm pro Woche ein.

Unter folgenden Bedingungen sollten Sie das Mittel nur nach Rücksprache mit einem Arzt einsetzen, wenn dieser Nutzen und Risiken der Anwendung sorgfältig abgewogen hat:

- Sie haben einen Nierenschaden.
- Die Funktion Ihrer Leber ist gestört.
- Sie haben Asthma oder Nasenpolypen oder neigen zu Allergien.

Wechselwirkungen mit Medikamenten

Wenn Sie noch andere Medikamente nehmen, ist zu beachten:

- Wird ASS zusammen mit nichtsteroidalen Antirheumatika (bei Schmerzen, Fieber, Gelenkerkrankungen) angewendet, steigt das Risiko für Schäden am Magen.
- Kortisonhaltige Mittel können bei innerlicher Anwendung die schädliche Wirkung von ASS auf den Magen verstärken. Dadurch steigt das Risiko für Blutungen.
- Durch ASS können Methotrexat (bei entzündlichem Rheuma, Krebserkrankungen) und Lithium (bei manisch-depressiven Erkrankungen) erheblich stärker wirken.
- ASS kann die Wirkung von Phenytoin und Valproinsäure (bei Epilepsien) verstärken. Nehmen Sie ASS nur ab und zu ein, ist das Problem gering. Dauert die Behandlung länger als ein paar Wochen, steigt das Risiko für unerwünschte Wirkungen der Epilepsiemittel. Eventuell muss der Arzt dann die Konzentration des Epilepsiemittels im Blut bestimmen und die Dosierung entsprechend verringern.
- ASS kann die Wirkung von blutdrucksenkenden Mitteln vermindern.
- Durch selektive Serotoninwiederaufnahmehemmer (SSRI, bei Depressionen) können sich die unerwünschten Wirkungen von ASS auf den Magen und die Blutgerinnung verstärken. Bei einem erhöhten Risiko für Magenblutungen sollten Sie diese Kombination möglichst vermeiden.

▶ **Unbedingt beachten**

ASS verstärkt die Wirkung der gerinnungshemmenden Mittel Phenprocoumon und Warfarin, die bei erhöhter Thrombosegefahr als Tabletten eingenommen werden. Diese Wechselwirkung hängt von der ASS-Dosierung ab. Bei der ASS-Menge, die für eine Schmerzbehandlung notwendig ist, ist sie besonders ausgeprägt. Wenn Sie die genannten Wirkstoffe einnehmen, dürfen Sie ASS nicht gleichzeitig als Schmerzmittel anwenden. Näheres hierzu finden Sie unter „Mittel zur Blutverdünnung: verstärkte Wirkung“ (→ Seite 11).

ASS kann in einer Dosierung von mehr als 1 Gramm pro Tag die Wirkung von Sulfonylharnstoff-Tabletten (bei Typ-2-Diabetes) verstärken. Dann werden Unterzuckerungen wahrscheinlicher. Näheres hierzu finden Sie unter „Mittel zur Blutzuckersenkung: verstärkte Wirkung“ (→ Seite 11).

Wechselwirkungen mit Speisen und Getränken

Größere Mengen oder regelmäßiger Konsum von Alkohol können die unerwünschten Wirkungen von Azetylsalizylsäure auf den Magen verstärken. Dann steigt das Risiko für Magen- und Zwölffingerdarmgeschwüre und -blutungen.

Unerwünschte Wirkungen

▶ **Keine Maßnahmen erforderlich**

Magenschmerzen, Aufstoßen, Übelkeit oder Durchfall treten bei mehr als 10 von 100 Anwendern auf. Sie sind harmlos und vergehen, wenn sie das Schmerzmittel absetzen.

▶ **Muss beobachtet werden**

Halten die beschriebenen Magenbeschwerden an, sollte eine Magenspiegelung gemacht werden, um festzustellen, ob sich ein Magengeschwür gebildet hat.

Blässe und Müdigkeit deuten auf eine Blutarmut hin. Diese kann sich bei regelmäßigem Gebrauch von ASS entwickeln, weil es dabei aus winzigen Verletzungen der Magenschleimhaut bluten kann. Das Blut scheiden Sie unbemerkt mit dem Stuhl aus. Diese unerwünschte Wirkung kann der Arzt mit einer Blutuntersuchung feststellen.

Durch ASS verlängert sich die Zeit, bis das Blut gerinnt. Dann blutet es zum Beispiel nach einem Schnitt in den Finger länger als sonst. Bemerken Sie kleine rote Punkte in der Haut, kann es sich um Einblutungen handeln, die der Arzt beurteilen sollte.

Wenn die Haut sich verstärkt rötet und juckt, reagieren Sie vermutlich allergisch auf das Mittel. Dann sollten Sie es absetzen. Sind die Hauterscheinungen (→ Seite 14) einige Tage später nicht deutlich abgeklungen, sollten Sie einen Arzt aufsuchen.

▶ **Sofort zum Arzt**

Wenn starker Hautausschlag, Juckreiz, Herzrasen, Atemnot, Schwäche und Schwindel auftreten, müssen Sie die Einnahme sofort stoppen und unverzüglich den Notarzt (Telefon 112) rufen, weil es sich um eine lebensbedrohliche Allergie (→ Seite 14) handeln kann. Eine solche Überempfindlichkeit tritt bei Menschen häufiger auf, die unter Nasenpolypen, Nesselsucht oder Asthma leiden, und die auf Alkohol, Farbstoffe oder Lebensmittelzusätze allergisch reagieren. Sie sollten vorsichtshalber ein anderes Schmerzmittel, zum Beispiel Parazetamol, wählen.

Wenn Sie Blut erbrechen oder Ihr Stuhl schwarz gefärbt ist, müssen Sie sofort den Notarzt (Telefon 112) rufen! Es kann sich um eine akute Magenblutung handeln. Das Risiko besteht bereits, wenn Sie täglich 100 Milligramm ASS einnehmen.

Wenn Sie grippeartige Beschwerden haben, sich längere Zeit abgeschlagen und müde fühlen und Halsschmerzen und Fieber auftreten, kann es sich um eine Blutbildungsstörung (→ Seite 15) handeln, die bedrohlich werden kann. Sie müssen dann umgehend den Arzt aufsuchen, damit er das Blutbild kontrollieren kann.

Hörstörungen, Ohrgeräusche, Schwindel und Zustände wie im Delirium (Bewusstseinsstörungen, keine zeitliche und räumliche Orientierung, das Sehen von Trugbildern, Schwitzen, Zittern und Unruhe) lassen vermuten, dass ASS zu hoch dosiert wurde. In diesem Fall sollten Sie sich sofort an einen Arzt wenden.

Anhaltende Nierenschmerzen, eine plötzlich verringerte Urinmenge oder Blut im Urin sollten Sie sofort zum Arzt führen. Es besteht der Verdacht, dass die regelmäßige Einnahme von ASS eine Schmerzmittel-Niere ausgelöst hat, die zum Nierenversagen (→ Seite 16) führen kann. Ab welcher Menge ASS einen solchen Nierenschaden auslöst, ist noch nicht sicher; er wird aber wahrscheinlich, wenn die Nierendurchblutung verringert ist. Das ist vor allem dann der Fall, wenn ASS mit anderen Schmerzmitteln kombiniert eingenommen wird.

Hinweise

Für Kinder unter 14 Jahren

Kinder unter zwölf Jahren sollten Migränekopfschmerzen nicht mit Azetylsalizylsäure behandeln. Vor allem wenn sie gleichzeitig einen Virusinfekt wie Grippe oder Windpocken haben, besteht das seltene Risiko, dass ASS ein Reye-Syndrom auslöst, bei dem schwere Leber- und Hirnschäden möglich sind. Erstes Symptom ist lang anhaltendes Erbrechen. Später ist das Kind nur noch schlecht ansprechbar und hat Zustände wie im Delirium (Bewusstseinsstörungen, keine zeitliche und räumliche Orientierung, das Sehen von Trugbildern, Schwitzen, Zittern und Unruhe). Rufen Sie bei solchen Anzeichen sofort einen Arzt. Diese Nebenwirkung kann zum Tod führen.

Für Schwangerschaft und Stillzeit

Zur Akutbehandlung von Schmerzen in der Schwangerschaft stehen Parazetamol und in den ersten sechs Schwangerschaftsmonaten auch Ibuprofen an erster Stelle. Doch wenn Sie gelegentlich ASS als Schmerzmittel eingenommen haben und davon nicht mehr als 1 500 Milligramm am Tag, haben Sie nichts zu befürchten. Haben Sie hingegen während des letzten Schwangerschaftsdrittels ASS regelmäßig und in hoher Dosierung eingenommen, sollte beim Kind die Verbindung zwischen Haupt- und Lungenschlagader mittels Ultraschall kontrolliert werden.

Während der Stillzeit gilt das Gleiche: Parazetamol und Ibuprofen sind in dieser Zeit die Schmerzmittel der Wahl. Dennoch ist die gelegentliche Einnahme von ASS in einer Menge bis 1 500 Milligramm am Tag vertretbar.

Für ältere Menschen

Bei Menschen über 60 Jahre ist das Risiko für Magen-Darm-Blutungen besonders groß. Sie sollten bei Migräne ein magenverträglicheres Mittel einnehmen.

Ibuprofen

Aktren spezial, Dolormin Migräne, EUDORLIN Migräne, IBU-ratiopharm, Migränin Ibuprofen, Spalt Migräne

Ibuprofen gehört zu den nichtsteroidalen Antirheumatika (NSAR). Vertreter dieser Gruppe wirken entzündungshemmend und schmerzstillend. Mit der Bezeichnung „nichtsteroidal" grenzt man diese Arzneimittel aufgrund ihrer chemischen Struktur von den ebenfalls entzündungshemmenden Kortisonen ab, die in ihrem Molekül – anders als die NSAR – einen Steroid-Ring haben. NSAR lindern Schmerzen und dämmen Entzündungen ein, weil sie die Synthese von Prostaglandinen hemmen. Prostaglandine sind Gewebehormone, von denen es mehrere Arten mit unterschiedlichen Aufgaben gibt. Die einen treiben, neben anderen Stoffen, das Entzündungsgeschehen an. Andere schützen zum Beispiel die Schleimhaut in Magen und Darm. Die hier besprochenen Substanzen gehören zu den klassischen NSAR, welche die Produktion aller Prostaglandine gleichermaßen bremsen. Daher können sie den Magen und Darm schwer schädigen. Dabei besteht das Risiko, dass sich im Magen-Darm-Trakt ein Geschwür entwickelt, aus dem es bluten und das in den Bauchraum durchbrechen kann.

Das Risiko für Schäden durch NSAR hängt von der Dosierung ab, aber auch davon, wie schnell die Substanz aus dem Körper ausgeschieden wird. Für Magen und Darm ist es besonders schädlich, wenn der Arzneistoff lange wirkt.

Ibuprofen ist ein kurz wirksamer Wirkstoff, von dem nach vier Stunden mehr als die Hälfte abgebaut oder ausgeschieden ist. Er wird als „geeignet" bewertet, um Migränekopfschmerzen zu behandeln. Damit sind alle Präparate mit Ibuprofen geeignet, mit denen man die unter „Anwendung" angegebene Menge Wirkstoff einnehmen kann, nicht nur die, die das Wort „Migräne" im Namen tragen.

Es wird empfohlen, Ibuprofen nur bei Bedarf und in der geringstmöglichen Dosierung anzuwenden. Der Grund ist die Unsicherheit, ob die Substanz bei Daueranwendung das Risiko für Herz-Kreislauf-Erkrankungen erhöhen kann.

Anwendung

Sobald ein Migräneanfall naht, sollen die Tabletten zusammen mit einem großen Glas Wasser eingenommen werden.

Die übliche Einzeldosis bei Erwachsenen und Kindern über 13 Jahre sind 400 Milligramm. Bis zur Tageshöchstdosis von 1 200 Milligramm Ibuprofen kann die Anwendung alle vier bis sechs Stunden wiederholt werden.

Ohne ärztlichen Rat sollten Sie Ibuprofen nicht öfter als zehnmal im Monat anwenden.

Achtung

Es wird vermutet, dass größere Mengen oder regelmäßiger Konsum von Alkohol die schädliche Wirkung von Ibuprofen auf den Magen verstärken kann. Dann steigt das Risiko für Magen- und Zwölffingerdarmgeschwüre und -blutungen.

Gegenanzeigen

Unter folgenden Bedingungen dürfen Sie Ibuprofen nicht anwenden:

- Sie haben oder hatten nach der Einnahme von NSAR schon einmal ein aktives Magen-Darm-Geschwür oder Blutungen im Magen-Darm-Trakt.
- Nach der Anwendung von Azetylsalizylsäure (bei Schmerzen, rheumatischen Erkrankungen) oder Mitteln mit vergleichbarer Wirkung haben Sie einmal einen Asthmaanfall erlitten, allergische Hautreaktionen oder einen allergischen Schnupfen gehabt. Dann sind nach der Anwendung von Ibuprofen die gleichen Reaktionen zu befürchten.
- Ihre Blutbildung ist gestört oder Sie haben ungeklärte Blutungen.
- Sie leiden an einer schweren chronisch-entzündlichen Darmerkrankung.
- Sie leiden an einer schweren unkontrollierten Herzschwäche.

Ibuprofen sollten Sie nicht zusammen mit einer anderen Substanz aus dieser Gruppe, mit COX-2-Hemmern oder mehr als 500 Milligramm Azetylsalizylsäure am Tag (alle bei Schmerzen, Fieber, Gelenkbeschwerden) einnehmen. Bei der Kombination von Ibuprofen mit Azetylsalizylsäure genügt bereits eine Dosierung von mehr als 100 Milligramm ASS am Tag, um das Risiko für Magen-Darm-Geschwüre und in der Folge das für Blutungen ansteigen zu lassen. Derartige Kombinationen können sogar unbeabsichtigt zustande kommen, weil einige dieser Wirkstoffe auch in Kombinationsmitteln gegen Grippe oder in Lutschtabletten bei Halsschmerzen enthalten sein können.

Unter folgenden Bedingungen sollten Sie die Mittel nur nach Rücksprache mit einem Arzt einsetzen, wenn dieser Nutzen und Risiken der Anwendung sorgfältig abgewogen hat. Wenn Sie die Mittel dann über längere Zeit einnehmen sollen, sollte der Wirkstoff niedrig dosiert und Ihr Gesundheitszustand häufig kontrolliert werden:

- Ihr Risiko für ein Magen-Darm-Geschwür ist erhöht, zum Beispiel weil Sie schon einmal – unabhängig von der Einnahme von NSAR – eine solche Erkrankung hatten oder Sie bereits älter sind.
- Sie haben eine Lebererkrankung.
- Ihr Blutdruck ist erhöht.
- Ihr Herz arbeitet unzureichend (Herzschwäche) oder Sie haben Flüssigkeitsansammlungen im Gewebe. Da sich durch die regelmäßige Einnahme von Ibuprofen die Nierenfunktion verschlechtern kann und dann mehr Flüssigkeit im Körper zurückbleibt, können sich die genannten Störungen verschlimmern.

- Wird Ibuprofen hoch dosiert und lange Zeit angewendet, kann es zu Nierenschäden kommen. Besteht bereits eine Funktionseinschränkung der Nieren oder der Leber, sollte mit einer verringerten Dosis behandelt werden.
- Sie haben gerade eine größere Operation hinter sich gebracht.

Wechselwirkungen mit Medikamenten

Wenn Sie noch andere Medikamente nehmen, ist zu beachten:

- Ibuprofen schwächt die Wirkung aller blutdrucksenkenden Arzneimittel (Betablocker, ACE-Hemmer, Diuretika). Deshalb muss bei gleichzeitiger Verordnung die Dosierung der Blutdruckmittel überprüft und gegebenenfalls erhöht werden. Zusammen mit ACE-Hemmern steigt außerdem das Risiko, dass sich eine Nierenfunktionsstörung entwickelt.
- Die Wirkung harntreibender Mittel (Diuretika), und unter ihnen besonders die der starkwirkenden, wird von Ibuprofen stark vermindert; zusätzlich wird die Ausscheidung von Kalium gehemmt. Dadurch kann der Kaliumgehalt des Blutes viel zu hoch steigen. Das macht sich durch Müdigkeit bis zur Apathie, durch Muskelschwäche und Herzrhythmusstörungen bemerkbar. Bei der gleichzeitigen Einnahme von NSAR und Diuretika muss die Nierenfunktion häufiger kontrolliert werden.
- Bei der Kombination von Ibuprofen und kortisonhaltigen Mitteln (bei Entzündungen, Immunreaktionen) vergrößert sich das Risiko für Magen-Darm-Geschwüre und -Blutungen erheblich.
- Die gemeinsame Anwendung mit selektiven Serotonin-Wiederaufnahmehemmern (SSRI, bei Depressionen) kann das Risiko für eine Magenblutung erhöhen.
- Wenn Sie Lithium einnehmen (bei manisch-depressiven Erkrankungen) und zusätzlich noch Ibuprofen, kann der Lithiumblutspiegel so steigen, dass erhebliche unerwünschte Wirkungen eintreten.
- Wenn Ibuprofen gemeinsam mit Ciclosporin (bei rheumatoider Arthritis), Tacrolimus (nach Organtransplantationen) oder Methotrexat (bei rheumatoider Arthritis, Krebserkrankungen) angewendet wird, kann sich die Giftigkeit der letztgenannten Medikamente verstärken. Ist die gemeinsame Anwendung unumgänglich, muss die Nierenfunktion sorgfältig beobachtet werden.
- Ibuprofen kann die blutgerinnungshemmende Wirkung von niedrig dosierter Azetylsalizylsäure beeinträchtigen und so die Schutzwirkung auf Herz und Kreislauf verringern. Wird diese Kombination längere Zeit beibehalten, sollte Ibuprofen frühestens eine halbe Stunde nach der Einnahme von Azetylsalizylsäure angewendet werden oder mindestens acht Stunden vorher. Eine andere Möglichkeit wäre, auf Diclofenac statt Ibuprofen auszuweichen.

▶ Unbedingt beachten

Ibuprofen kann die Wirkung von gerinnungshemmenden Mitteln wie Phenprocoumon und Warfarin sowie von Clopidogrel, Prasugrel und Tiklopidin, die bei erhöhter Thrombosegefahr als Tabletten eingenommen werden, verstärken. Dadurch erhöht sich das Risiko für innere Blutungen. Näheres hierzu finden Sie unter „Mittel zur Blutverdünnung: verstärkte Wirkung" (→ Seite 11).

Ibuprofen kann – insbesondere zu Beginn der Behandlung – die Wirkung von Metformin, das bei Typ-2-Diabetes eingenommen wird, verstärken. Dann steigt das Risiko für die lebensbedrohliche Nebenwirkung von Metformin, eine Übersäuerung des Blutes (Laktazidose). Besonders gefährdet sind Menschen mit eingeschränkter Nierenfunktion.

Wechselwirkungen mit Speisen und Getränken

Es wird vermutet, dass eine größere Menge oder regelmäßiger Konsum von Alkohol die unerwünschten Wirkungen dieser Arzneistoffe auf den Magen verstärken kann. Dann steigt das Risiko für Magen- und Zwölffingerdarmgeschwüre und -blutungen.

UNERWÜNSCHTE WIRKUNGEN

Am häufigsten ruft Ibuprofen unerwünschte Wirkungen im Magen-Darm-Trakt hervor. Etwa jeder Zehnte blutet in der Folge unbemerkt aus der Schleimhaut von Magen und Darm. In Ausnahmefällen kann sich dadurch eine Blutarmut entwickeln. Sie äußert sich durch Konzentrationsschwäche, Neigung zu Kopfschmerzen, rasche Ermüdbarkeit, eventuell raue und rissige Haut sowie brüchige Nägel. Eine Blutarmut lässt sich durch eine Blutuntersuchung feststellen.

Manche unerwünschten Wirkungen treten bei Menschen häufiger auf, die Asthma haben oder bei denen die Schleimhaut der Atemwege aufgrund einer Überempfindlichkeit leicht anschwillt. Darum sollten Menschen mit Asthma, Heuschnupfen oder Allergien die erste Dosis von Ibuprofen, wenn sie das Mittel zuvor noch nicht angewendet haben, unter ärztlicher Aufsicht einnehmen.

Bei Personen mit einer Nierenfunktionsstörung oder einer Herz-Kreislauf-Erkrankung und bei solchen, die entwässernde Mittel (Diuretika) einnehmen, ist das Risiko erhöht, dass sich vor allem in den Beinen Gewebewasser ansammelt (Ödeme).

Wenn Sie Ibuprofen längere Zeit anwenden, können Kopfschmerzen auftreten, die auf dem Medikament beruhen. Diese dürfen Sie nicht zu bekämpfen versuchen, indem Sie die Dosis des Mittels erhöhen. Vielmehr sollten Sie mit einem Arzt über eine geänderte Behandlung sprechen.

▶ **Keine Maßnahmen erforderlich**

Mehr als 10 von 100 Anwendern klagen über Magenbeschwerden mit Übelkeit und Sodbrennen und über Bauchschmerzen, Blähungen, Völlegefühl und Durchfall.

▶ **Muss beobachtet werden**

Bei bis zu 10 von 100 Personen treten Magengeschwüre auf, die oft unbemerkt bleiben. Sie können sich aber auch äußern, indem Magenschmerzen erstmals auftreten, und durch eine Schwarzfärbung des Stuhls. Je nachdem, wie heftig die Beschwerden sind, sollten Sie sich dann umgehend an einen Arzt wenden oder ihn im Laufe des nächsten Tages aufsuchen.

Etwa 1 von 10 000 Behandelten entwickelt eine Herzschwäche oder einen Nierenschaden (→ Seite 16). Ein Zeichen dafür können anschwellende Beine sein. Bei diesem Symptom sollten Sie sich an einen Arzt wenden.

Es können Ohrgeräusche und Schwindel auftreten. Wiederholen sich diese Symptome oder werden sie schlimmer, sollten Sie dies mit einem Arzt besprechen.

Ibuprofen kann die Blutbildung (→ Seite 15) beeinträchtigen. Das macht sich durch Müdigkeit und verminderte Leistungsfähigkeit bemerkbar. Sind derartige Beschwerden unerklärlich, halten sie länger als ein bis zwei Wochen an oder verschlimmern sie sich, sollten Sie einen Arzt kontaktieren.

Wenn die Haut sich verstärkt rötet und juckt, reagieren Sie vermutlich allergisch auf das Mittel. Bei 1 bis 2 von 100 Anwendern treten solche Reaktionen auf. Dann sollten Sie das Mittel absetzen. Sind die Hauterscheinungen (→ Seite 14) einige Tage später nicht deutlich abgeklungen, sollten Sie einen Arzt aufsuchen.

Die Mittel können Leberschäden (→ Seite 16) hervorrufen. Treten Übelkeit, Erbrechen und/oder dunkel gefärbter Urin auf und ist der Stuhl auffällig hell, sollten Sie einen Arzt aufsuchen.

▶ **Sofort zum Arzt**

Die Mittel können – insbesondere bei Dauertherapie – die Leber (→ Seite 16) schwer schädigen. Wenn sich die Haut gelb färbt – möglicherweise begleitet von starkem Juckreiz am ganzen Körper –, sollten Sie sofort einen Arzt aufsuchen.

Vereinzelt setzt Minuten bis Stunden nach dem Beginn der Behandlung eine schwere allergische Reaktion (→ Seite 14) ein. Ihre Symptome sind starker Hautausschlag, Anschwellen der Schleimhaut des Kehlkopfs, Atemnot, Blutdruckabfall (Schwindel, Schwarzwerden vor den Augen), Herzjagen, Schock. In diesem Fall dürfen Sie das Arzneimittel keinesfalls mehr einnehmen. Vielmehr sollte sofort der Notarzt (Telefon 112) gerufen werden.

Aus einem Magengeschwür kann es bluten oder es kann sogar die Magenwand durchbrechen. Das kann plötzlich einsetzende Dauerschmerzen verursachen, die in den Rücken ausstrahlen, außerdem kann Blut erbrochen werden. Bei solchen Anzeichen sollte sofort der Notarzt (Telefon 112) gerufen werden.

Hinweise

Für Kinder unter 14 Jahren

Kinder ab dem sechsten Lebensmonat können bis zu dreimal täglich 7,5 bis 10 Milligramm Ibuprofen pro Kilogramm Körpergewicht erhalten. Bei Kindern zwischen sechs und neun Jahren sollte die Einzeldosis nicht mehr als 200 Milligramm ausmachen, die Tageshöchstdosis liegt bei 600 Milligramm.

Für Schwangerschaft und Stillzeit

Für die Anwendung von Ibuprofen in der Schwangerschaft liegen zahlreiche Daten vor. Daraus wird die Empfehlung abgeleitet, dass

Ibuprofen in den ersten sechs Schwangerschaftsmonaten für kurze Zeit angewendet werden kann.
Im letzten Schwangerschaftsdrittel dürfen Sie Ibuprofen nicht einnehmen. Durch das Mittel kann sich beim Kind die Verbindung zwischen Haupt- und Lungenschlagader vorzeitig schließen, was den Kreislauf des Kindes überlastet. Außerdem kann sich bei der Frau Wasser im Gewebe einlagern (Ödeme). Auch die Wehen können gehemmt und die Geburt dadurch verzögert werden.
In der Stillzeit können Sie Ibuprofen kurzzeitig anwenden, wenn Sie die empfohlene Dosierung nicht überschreiten.

Für ältere Menschen

Menschen im höheren Alter scheiden Ibuprofen verzögert aus. Für sie genügt eine geringere Dosis; andernfalls müssen sie mit vermehrten und schwereren unerwünschten Wirkungen rechnen. Vor allem Magenblutungen bis hin zum Magendurchbruch kommen bei ihnen häufiger vor als bei jüngeren Menschen.

Zur Verkehrstüchtigkeit

Ibuprofen beeinträchtigt die Verkehrstüchtigkeit normalerweise nicht. Wenn Sie aber schwere Kopfschmerzen bekommen, Ihnen schwindlig wird oder Sie müde werden, kann das Ihre Fähigkeit beeinträchtigen, ein Fahrzeug zu lenken, Maschinen zu bedienen und Arbeiten ohne sicheren Halt zu verrichten.

Phenazon

Migräne-Kranit, Migränin Phenazon

Seit mehr als 100 Jahren wird Phenazon als schmerzlinderndes Mittel gebraucht. Doch noch immer ist nicht ausreichend geklärt, welcher Mechanismus dem genau zugrunde liegt. Derzeit geht man davon aus, dass der Wirkstoff die Produktion von Prostaglandinen hemmt und im Gehirn schmerzstillend wirkt. Näheres hierzu finden Sie unter „Azetylsalizylsäure“ (→ Seite 510).
Die schmerzlindernde Wirkung von Phenazon beim akuten Migräneanfall wurde bisher nur in einer einzigen Studie belegt. Auch hinsichtlich seiner Risiken – insbesondere bei Anwendung über lange Zeit und sehr selten auftretender, aber bedrohlicher Nebenwirkungen – ist Phenazon nur schlecht untersucht. Vor allem um dieses Risiko besser einschätzen zu können, sind weitere Forschungsarbeiten erforderlich. Da es eine Vielzahl anderer Wirkstoffe gibt, deren Eigenschaften gut dokumentiert sind und die bei Migräne als „geeignet“ bewertet werden, gelten Präparate mit Phenazon als „mit Einschränkung geeignet“.

Anwendung

Die Mittel gibt es als Zäpfchen und Tabletten. Die Zäpfchen sollen möglichst nach dem Stuhlgang in den Enddarm eingeführt werden. Damit das leichter gelingt, können sie in der Hand etwas erwärmt werden.
Etwa eine halbe Stunde nach der Anwendung von Phenazon sollten die Schmerzen deutlich nachlassen.

Achtung

Wird Phenazon öfter als zehn Tage im Monat eingenommen, können Dauerkopfschmerzen entstehen. Auch das Risiko für Schäden an den Nieren steigt.

Gegenanzeigen

Phenazon dürfen Sie nicht anwenden, wenn bei Ihnen die Bildung des roten Blutfarbstoffs schwerwiegend gestört ist (akut intermittierende Porphyrie).
Unter folgenden Bedingungen sollten Sie Phenazon nur nach Rücksprache mit einem Arzt einsetzen, wenn dieser Nutzen und Risiken der Anwendung sorgfältig abgewogen hat:

- Sie haben Nesselsucht, Asthma oder eine chronische Atemweginfektion oder Sie haben auf die Anwendung anderer Schmerz- oder Rheumamittel schon einmal überempfindlich reagiert. Dann ist bei Anwendung von Phenazon das Risiko erhöht, dass der Kreislauf versagt.
- Sie leiden an einer Blutbildungsstörung.

Wechselwirkungen mit Medikamenten

Wenn Sie Betablocker oder Kalziumantagonisten einnehmen (bei hohem Blutdruck, Herzkrankheiten), kann Phenazon langsamer ausgeschieden werden. Dann kann es länger wirken und die Gefahr von unerwünschten Wirkungen steigt. Das Gleiche gilt, wenn Sie die Pille zur Empfängnisverhütung einnehmen.
Phenazon kann den Abbau von gerinnungshemmenden Mitteln wie Phenprocoumon und Warfarin, die bei erhöhter Thrombosegefahr als Tabletten eingenommen werden, beschleunigen.

Wenn Sie Phenazon zusammen mit diesen Mitteln einnehmen, kann die Blutgerinnung weniger stark gehemmt sein als es notwendig ist. Dann kann das Herzinfarkt- und Schlaganfallrisiko, das durch diese Mittel gesenkt werden soll, wieder erhöht sein.

Unerwünschte Wirkungen

▶ **Muss beobachtet werden**

Wenn die Haut sich verstärkt rötet und juckt, reagieren Sie vermutlich allergisch auf das Mittel. Dann sollten Sie es absetzen. Sind die Hauterscheinungen (→ Seite 14) einige Tage später nicht deutlich abgeklungen, sollten Sie einen Arzt aufsuchen.

▶ **Sofort zum Arzt**

Wenn starker Hautausschlag, Juckreiz, Herzrasen, Atemnot, Schwäche und Schwindel auftreten, müssen Sie die Anwendung sofort stoppen und unverzüglich den Notarzt (Telefon 112) rufen. Es kann sich um eine lebensbedrohliche Allergie (→ Seite 14) handeln. Eine solche Überempfindlichkeit ist häufiger, wenn Sie unter Nesselsucht, chronischen Atemweginfektionen oder Asthma leiden.

Nierenschmerzen und eine verringerte Harnproduktion deuten auf eine Nierenschädigung (→ Seite 16) hin. Solche Symptome sollten Sie sofort zum Arzt führen.

Bei Fieber mit Halsschmerzen und Schüttelfrost sollten Sie sofort den Arzt informieren. Es können die ersten Symptome einer Blutbildungsstörung (→ Seite 15) sein. Besonders die Zahl der weißen Blutkörperchen, die bei der Infektionsabwehr eine wichtige Rolle spielen, können durch Phenazon abnehmen (Agranulozytose).

Hinweise

Für Kinder unter 14 Jahren

Die Tabletten sollten bei Kindern unter zwölf Jahren, die Zäpfchen bei Kindern unter 15 Jahren nicht angewendet werden.

Für Schwangerschaft und Stillzeit

Phenazon darf während der Schwangerschaft und Stillzeit nicht angewendet werden.

Für ältere Menschen

Bei älteren Menschen kann Phenazon länger wirken als bei jüngeren. Daher sollten sie eine geringere Dosis einehmen.

Triptan

Naratriptan

FORMIGRAN

Naratriptan gehört in die Gruppe der Triptane. Sie beeinflussen das Migränegeschehen auf drei Wegen. Sie verengen die großen Blutgefäße im Gehirn, hemmen bestimmte Fasern im Trigeminusnerv, sodass weniger entzündungsfördernde Substanzen freigesetzt werden, und blockieren die Übertragung der Schmerzempfindung im Gehirn.

Triptane gelten als die Arzneimittel, die bei Migräne derzeit am besten wirksam sind.

Verglichen mit den anderen, jedoch verschreibungspflichtigen Triptanen, gilt Naratriptan als schwächeres, dafür aber besser verträgliches Medikament. Naratriptan wird als „geeignet" bewertet, um mittelschwere und schwere Attacken zu behandeln, wenn Schmerzmittel nicht ausreichend wirksam sind oder nicht angewendet werden können. Allerdings ist zu beachten, dass es ausschließlich bei Migräne wirkt – nicht bei Spannungskopfschmerzen. Migräne lässt sich anhand ihrer typischen Anzeichen und Beschwerden von anderen Kopfschmerzarten gut abgrenzen.

Naratriptan eignet sich besonders für Menschen, deren Migräneattacken langsam einsetzen und lange anhalten. Es kann in jeder Phase des Migräneanfalls verwendet werden. Allerdings wirkt Naratriptan besser, je früher es eingesetzt wird. Zusätzliche Magen- und Schmerzmittel sind nicht notwendig. Nach der Einnahme von Naratriptan kehren die Kopfschmerzen selten noch einmal zurück. Damit verringert sich die Gefahr, durch häufigen Gebrauch von Schmerzmitteln einen Dauerkopfschmerz hervorzurufen.

Anwendung

Nach Möglichkeit wenden Sie das Mittel sofort an, wenn Sie eine Migräneattacke herannahen fühlen. Haben Sie keine Wirkung verspürt, ist es sinnlos, das Mittel bei derselben Attacke noch einmal einzusetzen. Lassen die Schmerzen nach, setzen aber nach mehreren Stunden erneut ein, hat das Arzneimittel für die Dauer des Anfalls nicht ausgereicht. Frühestens vier Stunden nach der ersten Einnahme können Sie eine zweite Dosis anwenden. Die Höchstdosis innerhalb von

24 Stunden ist 5 Milligramm; das entspricht zwei Tabletten.

Weil nach zu häufiger Anwendung Dauerkopfschmerzen auftreten können, sollten Sie Naratriptan höchstens an zehn Tagen pro Monat einnehmen.

Achtung

Gegenanzeigen

Unter folgenden Bedingungen dürfen Sie Naratriptan nicht anwenden:

- Ihre Herzkranzgefäße werden nicht ausreichend mit Sauerstoff versorgt, zum Beispiel bei Angina Pectoris, Koronarspasmen, Herzinfarkt oder erhöhtem Blutdruck.
- Sie leiden an Durchblutungsstörungen in den Händen (Raynaud-Krankheit) oder den Beinen (arterielle Verschlusskrankheit).
- Sie haben bereits einmal Symptome einer vorübergehenden Durchblutungsstörung der Hirngefäße (TIA) gehabt oder einen Schlaganfall erlitten.
- Ihre Leber- oder Nierenfunktion ist gestört.
- Sie haben eine spezielle Form von Migräne. Beispielsweise eine hemiplegische Migräne, die mit einer Aura und einer Bewegungsschwäche auf einer Körperseite einhergeht. Oder eine sogenannte Basilarismigräne, bei der die Aurasymptome mit unbeholfenen und ungerichteten Bewegungen, Sprachstörungen, Ohrgeräuschen und Bewusstseinsstörungen einhergehen. Auch bei einer ophthalmoplegischen Migräne, bei der eine Augenmuskelschwäche auftritt, dürfen Triptane nicht angewendet werden.

Naratriptan darf nicht zugleich mit Mutterkornalkaloid-Präparaten oder Mitteln, die sich von Mutterkornalkaloiden ableiten, angewendet werden. Mit diesen werden beispielsweise Migräne, niedriger Blutdruck und Parkinsonkrankheit behandelt.

Wenn Sie Risikofaktoren für Herz-Kreislauf-Erkrankungen aufweisen, sollten Sie Naratriptan nur nach Rücksprache mit einem Arzt einsetzen, nachdem dieser Nutzen und Risiken der Anwendung sorgfältig abgewogen hat. Zu diesen Risikofaktoren gehören Diabetes, erhöhte Blutfettwerte, Rauchen oder die Anwendung eines Nikotinpräparats, Übergewicht sowie eine familiäre Belastung für Herz-Kreislauf-Erkrankungen. Diese Vorsichtsmaßnahme gilt insbesondere für Männer über 40 Jahre und für Frauen nach den Wechseljahren.

Wechselwirkungen mit Medikamenten

Wenn Sie noch andere Medikamente nehmen, ist zu beachten:

- Bei der gemeinsamen Anwendung von Naratriptan und Johanniskrautprodukten (bei depressiven Störungen) können die Nebenwirkungen häufiger auftreten.
- Frauen, die zur Empfängnisverhütung ein hormonhaltiges Mittel verwenden, haben ein erhöhtes Schlaganfallrisiko, wenn Sie zugleich Naratriptan anwenden.

▶ Unbedingt beachten

Naratriptan kann in Kombination mit Sibutramin (zur Gewichtsreduktion) und SSRI (bei Depressionen) sehr selten ein Serotonin-Syndrom auslösen. Dieses äußert sich durch Fieber, Desorientiertheit, Erregungszustände, steife, zuckende und verkrampfte Muskeln, kann sich bis zu Bewusstseinstrübung und Blutdruckabfall steigern und lebensbedrohlich werden. Bei entsprechenden Symptomen sollte der Arzt aufgesucht werden. Wird Naratriptan nicht mehr angewendet, bilden sich die Beschwerden innerhalb von 24 Stunden zurück.

Naratriptan darf nicht gemeinsam mit Produkten angewendet werden, die Mutterkornalkaloide und davon abgeleitete Substanzen enthalten. Diese werden zum Beispiel bei Migräne, niedrigem Blutdruck und Parkinsonkrankheit eingesetzt. Bei einer solchen Kombination können sich die Blutgefäße derart verengen, dass das Risiko vor allem für Schäden am Herzen ansteigt. Als Zeichen dafür können vermehrt Angina-Pectoris-Anfälle auftreten. Zwischen der Anwendung der beiden Substanzen sollten mindestens 24 Stunden Abstand liegen.

Unerwünschte Wirkungen

Wenn Naratriptan mehrere Monate lang an mehr als zehn Tagen im Monat eingenommen wird, kann es einen Dauerkopfschmerz auslösen. Häufen sich die Migräneattacken, besprechen Sie das mit einem Arzt. Ohne seine Zustimmung sollten Sie Naratriptan keinesfalls häufiger einnehmen. Es kann nämlich sein, dass sich eine Abhängigkeit entwickelt.

Wenn Sie auf Sulfonamide (Bestandteil von z. B. Cotrimoxazol, bei bakteriellen Infektionen) allergisch reagieren, kann es sein, dass Sie auch Naratriptan nicht vertragen.

- **Keine Maßnahmen erforderlich**

In verschiedenen Körperteilen kann sich ein Wärmegefühl entwickeln, Sie können verstärkt schwitzen. Bei 1 von 1 000 Personen können sich die Gliedmaßen unangenehm und schwer anfühlen.

Der Mund kann trocken sein. Es können sich Geschmacksstörungen einstellen.

- **Muss beobachtet werden**

Bei 1 von 1 000 Behandelten steigt der Blutdruck an. Wenn Sie ohnehin hohen Blutdruck haben, sollten Sie ihn öfter messen und Veränderungen mit einem Arzt besprechen.

Bei mehr als 1 von 100 Behandelten stellen sich Übelkeit, Erbrechen und Durchfall ein.

Ebenso viel Personen sind müde und benommen, empfinden Schwindel (→ Seite 15) und klagen über ein gestörtes Empfinden in den Gliedmaßen. Dieses sollten Sie mit einem Arzt besprechen.

Bei mehr als 1 von 100 Personen treten Muskel- oder Gelenkschmerzen auf.

Bei weniger als 1 von 10 000 Behandelten färbt sich aufgrund von Durchblutungsstörungen die Haut an Beinen und Armen bläulich oder weißlich. Dann sollten Sie einen Arzt aufsuchen.

Bei 1 bis 10 von 10 000 Behandelten rötet sich die Haut und juckt. Ebenso häufig rötet sich das Gesicht und schwillt an. Dann reagieren Sie vermutlich allergisch auf Naratriptan. Bei solchen Hauterscheinungen (→ Seite 14) sollten Sie einen Arzt aufsuchen.

- **Sofort zum Arzt**

Wenn starker Hautausschlag, Juckreiz, Herzrasen, Atemnot, Schwäche und Schwindel auftreten, müssen Sie die Anwendung sofort beenden und unverzüglich den Notarzt (Telefon 112) rufen, weil es sich um eine lebensbedrohliche Allergie (→ Seite 14) handeln kann. Eine derartige Reaktion tritt bei 1 von 1 000 behandelten Personen auf.

Bei Herzschmerzen (Angina Pectoris), Engegefühl in der Brust, Herzrasen und Schwindel (→ Seite 15) rufen Sie am besten sofort einen Arzt. Es kann sich um einen Herzinfarkt handeln. Da Naratriptan die Blutgefäße verengt, sind Menschen mit koronarer Herzkrankheit besonders gefährdet.

Bei Sprachstörungen, Sehstörungen unterschiedlicher Art, Taubheit und Lähmungen sollten Sie sofort einen Arzt rufen. Es kann sich um einen Schlaganfall handeln, bei dem ein Blutgefäß im Kopf verschlossen ist.

Naratriptan kann Krampfanfälle auslösen. Rufen Sie in diesem Fall sofort einen Arzt.

Hinweise

Für Kinder unter 14 Jahren

Über die Risiken einer Anwendung bei Kindern und Jugendlichen unter 18 Jahren gibt es keine Erkenntnisse. Kinder über zwölf Jahre, deren Migräne so belastend ist, dass die Anwendung eines Triptans notwendig erscheint, können den Wirkstoff Sumatriptan in Form eines Nasensprays anwenden. Dieser ist allerdings verschreibungspflichtig.

Für Schwangerschaft und Stillzeit

Über die Risiken einer Anwendung in der Schwangerschaft gibt es keine ausreichenden Erkenntnisse. Sicherheitshalber sollten Sie Naratriptan daher nicht anwenden. Haben Sie das Mittel in den ersten beiden Schwangerschaftsmonaten eingenommen, sollten Sie das weitere Vorgehen mit Ihrem Gynäkologen besprechen.

Naratriptan geht in die Muttermilch über. Haben Sie es angewendet, müssen Sie 24 Stunden mit dem Stillen aussetzen.

Für ältere Menschen

Wie sich Naratriptan bei Menschen über 65 Jahre auswirkt, ist nicht ausreichend dokumentiert. Vorsichtshalber sollten sie es nicht anwenden.

Zur Verkehrstüchtigkeit

Wenn Sie sich benommen, müde oder schwindlig fühlen oder schlecht sehen, sollten Sie kein Fahrzeug lenken, keine Maschinen bedienen und keine Arbeiten ohne sicheren Halt verrichten.

Pflanzliches Mittel

Pestwurz

Petadolex

Die Inhaltsstoffe des Wurzelstocks der Pestwurz (Petasites) sollen schmerzlindernd und entkrampfend wirken. Daher ist das Mittel zugelassen, um Schmerzen aufgrund von Verkrampfungen und Verspannungen, beispielsweise bei Migräne, Rücken- und Nackenproblemen, zu behandeln.

Studien, die eine therapeutische Wirksamkeit von Pestwurzextrakt bei akuten Migräneanfällen zeigen, fehlen. In verschiedenen Untersuchungen wurde aber geprüft, ob Pestwurz therapeutisch wirksam ist, um Migräneanfällen vorzubeugen. Für eine solche Anwendung ist das Mittel jedoch zurzeit nicht zugelassen. Die Untersuchungen kommen zwar zu dem Ergebnis, dass Pestwurz besser wirkt als ein Scheinmedikament. Ob es jedoch Standardmedikamenten, wie zum Beispiel Metoprolol, überlegen oder zumindest gleichwertig ist, lässt sich nicht sagen. Darüber hinaus fehlen Studien, die die Verträglichkeit des Mittels bei Langzeitanwendung zeigen.

Zur Behandlung von Migräneanfällen ist die therapeutische Wirksamkeit des Mittels nicht ausreichend nachgewiesen. Es wird als „wenig geeignet" bewertet.

Darüber hinaus gibt es Sicherheitsbedenken. Die Pflanze enthält Pyrrolizidinalkaloide (PA), welche die Leber schwer schädigen können. Dem auf dem Markt befindlichen Mittel sind nach Angaben des Herstellers diese Stoffe zwar durch ein spezielles Herstellungsverfahren entzogen. Weil es bei der Herstellung des Extrakts jedoch Qualitätsprobleme gegeben hat und der Grenzwert für die Pyrrolizidinalkaloide überschritten wurde, musste der Hersteller in der Vergangenheit einzelne Produktionsreihen aus Deutschland und der Schweiz zurückrufen. In Deutschland wurden zudem bei einzelnen Patienten schwere Leberschädigungen mit der Einnahme dieses Pestwurz-Wurzelextrakts in Verbindung gebracht. Daraufhin hat die schweizerische Arzneimittelbehörde den Vertrieb des ebenfalls nach dem speziellen Produktionsverfahren hergestellten Pestwurz-Wurzelextrakts in der Schweiz verboten.

ANWENDUNG

Bei Migräne wird eine Daueranwendung empfohlen. Wenn Sie dem folgen und das Mittel länger als vier Wochen einnehmen, sollten Sie regelmäßig alle vier bis sechs Wochen Ihre Leberwerte bestimmen lassen. Sind diese über längere Zeit erhöht, sollten Sie das Mittel absetzen.

ACHTUNG

Gegenanzeigen

Sie sollten das Mittel nicht anwenden, wenn Sie eine Leberfunktionsstörung haben.

UNERWÜNSCHTE WIRKUNGEN

▶ **Keine Maßnahmen erforderlich**

Es sind leichte Magenbeschwerden möglich.

▶ **Muss beobachtet werden**

Wenn die Haut sich verstärkt rötet und juckt, reagieren Sie vermutlich allergisch auf das Mittel. Dann sollten Sie es absetzen. Sind die Hauterscheinungen (→ Seite 14) einige Tage später nicht deutlich abgeklungen, sollten Sie einen Arzt aufsuchen.

Das Mittel kann Leberschäden (→ Seite 16) hervorrufen. Treten Übelkeit, Erbrechen und/oder dunkel gefärbter Urin auf und ist der Stuhl auffällig hell, sollten Sie einen Arzt aufsuchen.

▶ **Sofort zum Arzt**

Das Mittel kann die Leber (→ Seite 16) schwer schädigen. Wenn sich die Haut gelb färbt – möglicherweise begleitet von starkem Juckreiz am ganzen Körper –, sollten Sie sofort einen Arzt aufsuchen.

HINWEISE

Für Kinder unter 14 Jahren

Das Mittel gehört noch nicht zu den sicheren Therapiemöglichkeiten, da klinische Studien fehlen, die die therapeutische Wirksamkeit sowie Verträglichkeit bei Kindern ausreichend nachweisen.

Für Schwangerschaft und Stillzeit

Bislang sind keine negativen Auswirkungen einer Einnahme während der Schwangerschaft bekannt geworden. Ob die Inhaltsstoffe in die Muttermilch übergehen, ist nicht bekannt. Da das Mittel ohnehin als „wenig geeignet" bewertet wird, sollten Sie es in dieser Zeit nicht anwenden.

Kombination: Zwei Schmerzmittel + Koffein

Azetylsalizylsäure + Parazetamol + Koffein

Thomapyrin INTENSIV

Azetylsalizylsäure und Parazetamol wirken schmerzstillend. Beide Wirkstoffe miteinander zu kombinieren steigert die therapeutische Wirksamkeit jedoch nicht zuverlässig. Stattdessen können die unerwünschten Wirkungen beider Substanzen auftreten.

Darüber hinaus enthält dieses Präparat Koffein. Koffein wird aus dem Magen schnell ins Blut aufgenommen und gelangt ins zentrale Nervensystem. Es belebt, steigert die Aufmerksamkeit und regt die Atmung an. Kombiniert mit Schmerzwirkstoffen, soll es die schmerzstillende Wirkung verstärken. Die belebende Wirkung des Koffeins kann aber dazu verleiten, solche Mittel öfter und länger einzunehmen, als es angeraten ist. Bei Dauergebrauch lässt die erwünschte Wirkung nach, sodass die Dosis möglicherweise weiter erhöht wird. Damit steigt das Risiko für Nierenschäden durch die eingenommenen Schmerzstoffe. Darüber hinaus nimmt das Risiko für unerwünschte Wirkungen mit jedem Kombinationspartner zu.

Solche Kombinationen werden als „wenig geeignet" bewertet, auch wenn ihre schmerzstillende Wirkung nicht infrage steht. Mittel mit einem einzelnen Schmerzwirkstoff sind vorzuziehen. Diese Aussage ändert sich auch nicht nach der kürzlich veröffentlichten, aufwendigen Studie, die die Sinnhaftigkeit der Dreierkombination bei der Behandlung akuter Schmerzen zeigen sollte. Abgesehen von methodischen Mängeln, die die Ergebnisse dieser Studie grundsätzlich infrage stellen, bleibt die Frage nach der Langzeitverträglichkeit weiterhin offen. Des Weiteren wurde nicht untersucht, warum zwei verschiedene Schmerzstoffe anstelle eines Einzelwirkstoffs verwendet werden sollen. Gegenüber Mitteln mit nur einem Schmerzwirkstoff hat die Kombination keinen größeren Nutzen.

Anwendung

Die Tabletten sollen im Verlauf einer Mahlzeit geschluckt und dazu mindestens ein Glas Wasser getrunken werden.

Hinweise zur Vermeidung einer Überdosierung des Inhaltsstoffs Parazetamol finden Sie unter „Parazetamol-Vergiftung" (→ Seite 630).

Achtung

Wird dieses Kombinationsmittel öfter als zehn Tage im Monat eingenommen, können Dauerkopfschmerzen entstehen. Auch das Risiko für Schäden an den Nieren steigt.

Außerdem können Müdigkeit, Muskelschmerzen, Nervosität und andere nervenbedingte Symptome auftreten. Diese klingen nur dann innerhalb weniger Tage ab, wenn das Schmerzmittel nicht mehr angewendet wird. Eine erneute Einnahme sollte nicht ohne ärztlichen Rat erfolgen.

Bei einer gestörten Leberfunktion, wie sie zum Beispiel bei Alkoholmissbrauch oder Leberentzündungen vorkommt, kann Parazetamol stärker wirken. Dann kann eine sonst ungefährliche Dosis bereits zu Vergiftungserscheinungen führen.

Gegenanzeigen

Unter folgenden Bedingungen dürfen Sie dieses Mittel nicht nehmen:

- Sie haben oder hatten ein Magen- oder Zwölffingerdarmgeschwür.
- Sie leiden an einer nicht ausreichend behandelten schweren Herzschwäche.
- Nach der Anwendung von Salizylaten oder NSAR haben Sie bereits einmal einen Asthmaanfall erlitten, allergische Hautreaktionen oder einen allergischen Schnupfen gehabt. Dann sind nach der Anwendung von ASS die gleichen Reaktionen zu befürchten.
- Sie neigen aufgrund einer Veranlagung oder Krankheit zu Blutungen oder nehmen gerinnungshemmende Mittel (bei erhöhter Thrombosegefahr) ein.
- Sie nehmen Methotrexat (bei entzündlichem Rheuma, Krebserkrankungen) in einer Dosierung von mehr als 15 Milligramm pro Woche ein.
- Sie haben eine schwere Leberfunktionsstörung.

Unter folgenden Bedingungen sollten Sie das Mittel nur nach Rücksprache mit einem Arzt einsetzen, wenn dieser Nutzen und Risiken der Anwendung sorgfältig abgewogen hat:

- Sie haben einen Nierenschaden.
- Die Funktion Ihrer Leber ist gestört.
- Sie haben Asthma oder Nasenpolypen oder neigen zu Allergien.
- Sie haben eine Überfunktion der Schilddrüse.
- Sie leiden unter Herzrhythmusstörungen, bei denen das Herz sehr schnell schlägt.

Wechselwirkungen mit Medikamenten

Wenn Sie noch andere Medikamente nehmen, ist zu beachten:

- Werden diese Produkte zusammen mit nichtsteroidalen Antirheumatika (bei Schmerzen, Fieber, Gelenkerkrankungen) angewendet, steigt das Risiko für Schäden am Magen.
- Kortisonhaltige Mittel können bei innerlicher Anwendung die schädliche Wirkung des ASS-Anteils in den Tabletten auf den Magen verstärken. Dadurch steigt das Risiko für Blutungen.
- Durch den ASS-Anteil in den Tabletten können Methotrexat (bei entzündlichem Rheuma, Krebs-

erkrankungen) und Lithium (bei manisch-depressiven Erkrankungen) erheblich stärker wirken.

- Der ASS-Anteil in den Tabletten kann die Wirkung von Phenytoin und Valproinsäure (bei Epilepsien) verstärken. Nehmen Sie das Mittel nur ab und zu ein, ist das Problem gering. Dauert die Behandlung länger als ein paar Wochen, steigt das Risiko für unerwünschte Wirkungen der Epilepsiemittel. Eventuell muss der Arzt dann die Konzentration des Epilepsiemittels im Blut bestimmen und die Dosierung entsprechend verringern.
- Durch den ASS-Anteil in den Tabletten kann sich die Wirkung von blutdrucksenkenden Mitteln vermindern.
- Durch selektive Serotoninwiederaufnahmehemmer (SSRI, bei Depressionen) können sich die unerwünschten Wirkungen von ASS auf den Magen und die Blutgerinnung verstärken. Bei einem erhöhten Risiko für Magenblutungen sollten Sie diese Kombination möglichst vermeiden.
- Folgende Medikamente können die Leber empfindlicher für die schädliche Wirkung dieses Kombinationsmittels machen: Phenobarbital, Phenytoin und Carbamazepin (bei Epilepsien), Isoniazid und Rifampizin (bei Tuberkulose).
- Wenn Sie mit der Pille verhüten, Cimetidin (bei Magen- und Zwölffingerdarmgeschwüren) oder Gyrasehemmer (bei bakteriellen Infektionen) einnehmen, kann Koffein länger wirken.
- Durch Koffein kann Theophyllin (bei Asthma) länger wirken.
- Schilddrüsenhormone und Substanzen, die anregend wirken, wie zum Beispiel Ephedrin (in Erkältungsmitteln), verstärken die Wirkung von Koffein auf das Herz. Es kann dann noch schneller schlagen.

▶ **Unbedingt beachten**

Der ASS-Anteil in den Tabletten verstärkt die Wirkung der gerinnungshemmenden Mittel Phenprocoumon und Warfarin, die bei erhöhter Thrombosegefahr als Tabletten eingenommen werden. Dadurch erhöht sich das Risiko für innere Blutungen. Diese Wechselwirkung ist von der ASS-Dosierung abhängig. Bei der ASS-Menge, die für eine Schmerzbehandlung notwendig ist, ist sie besonders ausgeprägt. Wenn Sie die genannten Wirkstoffe einnehmen, dürfen Sie daher ASS nicht gleichzeitig als Schmerzmittel anwenden. Näheres hierzu unter „Mittel zur Blutverdünnung: verstärkte Wirkung“ (→ Seite 11).

Wenn der ASS-Anteil in den Tabletten insgesamt die Menge von 1 Gramm pro Tag übersteigt, kann dies die Wirkung von Sulfonylharnstoff-Tabletten (bei Typ-2-Diabetes) verstärken. Dann werden Unterzuckerungen wahrscheinlicher. Näheres hierzu unter „Mittel zur Blutzuckersenkung: verstärkte Wirkung“ (→ Seite 11).

Wechselwirkungen mit Speisen und Getränken

Größere Mengen oder regelmäßiger Konsum von Alkohol können die unerwünschten Wirkungen des Mittels verstärken. Wegen des ASS-Anteils in den Tabletten steigt dann das Risiko für Magen- und Zwölffingerdarmgeschwüre und -blutungen. Für die Giftwirkung des Parazetamol-Anteils in den Tabletten wird die Leber empfindlicher.

UNERWÜNSCHTE WIRKUNGEN

▶ **Keine Maßnahmen erforderlich**

Es können Magenschmerzen, Aufstoßen, Übelkeit oder Durchfall auftreten. Diese sind harmlos und vergehen, wenn Sie das Schmerzmittel absetzen.

Aufgrund des Parazetamol-Anteils in den Tabletten kann sich bei Fieber das Schwitzen verstärken.

Der Anteil an Koffein kann Schlaflosigkeit, Unruhe, Herzrasen und Zittern hervorrufen. Werden koffeinhaltige Präparate nach längerem Gebrauch abgesetzt, können Kopfschmerzen, Müdigkeit und Nervosität auftreten.

▶ **Muss beobachtet werden**

Halten die oben beschriebenen Magenbeschwerden an, sollte eine Magenspiegelung gemacht werden, um festzustellen, ob sich ein Magengeschwür gebildet hat.

Blässe und Müdigkeit deuten auf eine Blutarmut hin. Diese kann sich bei regelmäßigem Gebrauch von ASS entwickeln, weil es dabei aus winzigen Verletzungen der Magenschleimhaut bluten kann. Das Blut scheiden Sie unbemerkt mit dem Stuhl aus. Diese unerwünschte Wirkung kann der Arzt mit einer Blutuntersuchung feststellen.

Durch den ASS-Anteil in den Tabletten verlängert sich die Zeit, bis das Blut gerinnt. Dann blutet es zum Beispiel nach einem Schnitt in den Finger länger als sonst. Bemerken Sie kleine rote Punkte in der Haut, kann es sich um Einblutungen handeln, die der Arzt beurteilen sollte.

Wenn die Haut sich verstärkt rötet und juckt, reagieren Sie vermutlich auf einen Bestandteil des Mittels allergisch. Dann sollten Sie es absetzen. Sind die Hauterscheinungen (→ Seite 14) einige Tage später nicht deutlich abgeklungen, sollten Sie einen Arzt aufsuchen.
Aufgrund des Parazetamol-Anteils in den Tabletten kann das Mittel Leberschäden (→ Seite 16) hervorrufen. Treten Übelkeit, Erbrechen und/oder dunkel gefärbter Urin auf und ist der Stuhl auffällig hell, sollten Sie einen Arzt rufen.

▶ **Sofort zum Arzt**

Wenn starker Hautausschlag, Juckreiz, Herzrasen, Atemnot, Schwäche und Schwindel auftreten, müssen Sie die Einnahme sofort stoppen und unverzüglich den Notarzt (Telefon 112) rufen, weil es sich um eine lebensbedrohliche Allergie (→ Seite 14) handeln kann. Eine solche Überempfindlichkeit tritt bei Menschen häufiger auf, die unter Nasenpolypen, Nesselsucht oder Asthma leiden, und die auf Alkohol, Farbstoffe oder Lebensmittelzusätze allergisch reagieren.
Wenn Sie Blut erbrechen oder Ihr Stuhl schwarz gefärbt ist, müssen Sie sofort den Notarzt (Telefon 112) rufen! Es kann sich um eine akute Magenblutung handeln. Das Risiko besteht bereits, wenn Sie täglich 100 Milligramm ASS einnehmen.
Wenn Sie grippeartige Beschwerden haben, sich längere Zeit abgeschlagen und müde fühlen und Halsschmerzen und Fieber auftreten, kann es sich um eine Blutbildungsstörung (→ Seite 15) handeln, die bedrohlich werden kann. Sie müssen dann umgehend den Arzt aufsuchen, damit er das Blutbild kontrollieren kann.
Hörstörungen, Ohrgeräusche, Schwindel und Zustände wie im Delirium (Bewusstseinsstörungen, keine zeitliche und räumliche Orientierung, das Sehen von Trugbildern, Schwitzen, Zittern und Unruhe) lassen vermuten, dass ASS zu hoch dosiert wurde. In diesem Fall sollten Sie sich sofort an einen Arzt wenden.
Anhaltende Nierenschmerzen, eine plötzlich verringerte Urinmenge oder Blut im Urin sollten Sie sofort zum Arzt führen. Es besteht der Verdacht, dass die regelmäßige Einnahme von Schmerzmitteln eine Schmerzmittel-Niere ausgelöst hat, die zum Nierenversagen (→ Seite 16) führen kann. Ab welcher Menge ein solcher Nierenschaden entsteht, ist noch nicht sicher. Er wird aber wahrscheinlich, wenn die Nierendurchblutung verringert ist. Das ist vor allem dann der Fall, wenn mehrere Schmerzmittel kombiniert eingenommen werden.
Das Mittel kann die Leber (→ Seite 16) schwer schädigen. Wenn sich die Haut gelb färbt – möglicherweise begleitet von starkem Juckreiz am ganzen Körper –, sollten Sie sofort einen Arzt aufsuchen.

HINWEISE

Für Kinder unter 14 Jahren

Kinder unter zwölf Jahren sollten keine Mittel mit Azetylsalizylsäure bekommen. Vor allem wenn sie einen Virusinfekt wie Grippe oder Windpocken haben, besteht das seltene Risiko, dass ASS ein Reye-Syndrom auslöst, bei dem schwere Leber- und Hirnschäden möglich sind. Erstes Symptom ist lang anhaltendes Erbrechen. Später ist das Kind nur noch schlecht ansprechbar und hat Zustände wie im Delirium (Bewusstseinsstörungen, keine zeitliche und räumliche Orientierung, das Sehen von Trugbildern, Schwitzen, Zittern und Unruhe). Rufen Sie bei solchen Anzeichen sofort den Arzt. Diese Nebenwirkung kann zum Tod führen.

Für Schwangerschaft und Stillzeit

Kombinationsschmerzmittel sollten Sie weder in der Schwangerschaft noch in der Stillzeit einnehmen. In dieser Zeit sind Präparate, die nur den Wirkstoff Parazetamol enthalten, als Schmerzmittel die bessere Wahl.

Für ältere Menschen

Bei Menschen über 60 Jahre ist das Risiko für Magen-Darm-Blutungen besonders groß. Jeder zweite über 70-Jährige verstoffwechselt Azetylsalizylsäure nur noch verzögert. Für diese Personen genügt eine geringere Dosis; andernfalls müssen sie mit vermehrten und schwereren unerwünschten Wirkungen rechnen. Da aber kaum jemand weiß, ob er zu diesem Personenkreis gehört, empfiehlt es sich für ältere Menschen, von Azetylsalizylsäure generell eine geringere Dosis einzunehmen.

Migräne

Handelsname Darreichungsform	Zusammensetzung pro 1 ml/1 g oder wie angegeben bzw. pro abgeteilte Einheit	Kleinste Packungsgröße	Unverb. Preis in Euro	Bewertung für das beanspruchte Anwendungsgebiet

Hinweise zu den Tabellenspalten → Seite 34, zur Auswahl der Arzneimittel → Seite 28, zur Grundlage der Bewertung → Seiten 29, 33

Handelsname Darreichungsform	Zusammensetzung pro 1 ml/1 g oder wie angegeben bzw. pro abgeteilte Einheit	Kleinste Packungsgröße	Unverb. Preis in Euro	Bewertung für das beanspruchte Anwendungsgebiet
Aktren spezial Kapseln	**Ibuprofen** 400 mg	10 Stück	5,88	**Geeignet** bei einem akuten Migräneanfall. → Seite 512
ASPIRIN MIGRÄNE Brausetabletten	**Azetylsalizylsäure** 500 mg	12 Stück	6,40	**Geeignet** bei einem akuten Migräneanfall. → Seite 510
Dolormin Migräne Filmtabletten	**Ibuprofen, DL-Lysinsalz** 684 mg (entspricht 400 mg Ibuprofen)	10 Stück	6,40	**Geeignet** bei einem akuten Migräneanfall. → Seite 512
EUDORLIN Migräne Filmtabletten	**Ibuprofen** 400 mg	10 Stück	3,99	**Geeignet** bei einem akuten Migräneanfall. → Seite 512
FORMIGRAN 2,5 mg Filmtabletten Filmtabletten	**Naratriptan** 2,5 mg	2 Stück	9,97	**Geeignet** bei einem mittelschweren bis schweren Migräneanfall, wenn Schmerzmittel nicht ausreichen oder nicht angewendet werden können. → Seite 517
IBU-ratiopharm 500 Lysinat Schmerztabletten Filmtabletten	**Ibuprofen-Lysinsalz** 500 mg (entspricht 292,6 mg Ibuprofen)	10 Stück	3,80	**Geeignet** bei einem akuten Migräneanfall. → Seite 512
Migräne-Kranit 500 mg Tabletten Tabletten	**Phenazon** 500 mg	10 Stück	4,24	**Mit Einschränkung geeignet** bei einem akuten Migräneanfall. Die therapeutische Wirksamkeit von Phenazon bei Migräne wurde bisher nur in einer einzigen Studie gezeigt. Die möglichen Risiken sind im Vergleich zu geeigneten Schmerzmitteln weiterhin schlecht untersucht. Es stehen besser zu beurteilende und geeignete Schmerzmittel zur Verfügung. → Seite 516
Migräne-Kranit 500 mg Zäpfchen Zäpfchen	500 mg	10 Stück	10,26	
Migränin Phenazon 500 mg Tabletten	**Phenazon** 500 mg	20 Stück	7,40	**Mit Einschränkung geeignet** bei einem akuten Migräneanfall. Die therapeutische Wirksamkeit von Phenazon bei Migräne wurde bisher nur in einer einzigen Studie gezeigt. Die möglichen Risiken sind im Vergleich zu geeigneten Schmerzmitteln weiterhin schlecht untersucht. Es stehen besser zu beurteilende und geeignete Schmerzmittel zur Verfügung. → Seite 516
Migränin 400 mg Ibuprofen Dragees Dragees	**Ibuprofen** 400 mg	12 Stück	4,95	**Geeignet** bei einem akuten Migräneanfall. → Seite 512
Petadolex Kapseln Kapseln	**Auszug aus Pestwurz-Wurzelstock** 25 mg	50 Stück	18,97	**Wenig geeignet** bei Migräne. Das Mittel steht im Verdacht, schwerwiegende Leberschädigungen hervorzurufen. Zur Behandlung von akuten Migräneanfällen fehlen klinische Untersuchungen. Allenfalls als individueller Therapieversuch, um Migräne vorzubeugen, wenn die verschreibungspflichtigen Mittel nicht eingesetzt werden können oder nicht vertragen werden. → Seite 519

Migräne Fortsetzung

Handelsname Darreichungsform	Zusammensetzung pro 1 ml/1 g oder wie angegeben bzw. pro abgeteilte Einheit	Kleinste Packungsgröße	Unverb. Preis in Euro	Bewertung für das beanspruchte Anwendungsgebiet
Spalt Liqua Migräne	**Ibuprofen** 400 mg	10 Stück	5,85	**Geeignet** bei einem akuten Migräneanfall. → Seite 512
Spalt MIGRÄNE Kapseln	400 mg	10 Stück	6,15	
Thomapyrin INTENSIV Tabletten	**Azetylsalizylsäure** 250 mg **+ Parazetamol** 250 mg **+ Koffein** 50 mg	20 Stück	5,90	**Wenig geeignet** bei einem akuten Migräneanfall. Nicht sinnvolle Kombination. Die Kombination aus ASS und Parazetamol bietet keinen zusätzlichen therapeutischen Vorteil, birgt aber die Gefahr zusätzlicher unerwünschter Wirkungen. Koffein kann den Missbrauch fördern. Mittel mit nur einem Wirkstoff sind vorzuziehen. → Seite 520

Hinweise zu den Tabellenspalten → Seite 34, zur Auswahl der Arzneimittel → Seite 28, zur Grundlage der Bewertung → Seiten 29, 33

Neuropathien

Als Neuropathie werden Veränderungen an den Nerven bezeichnet, die unterschiedliche Ursachen haben, aber fast immer Schmerzen (Neuralgie) oder Empfindungsstörungen hervorrufen. Von Polyneuropathie spricht man, wenn mehrere Nerven betroffen sind, und zwar vor allem die Nerven beider Beine. Zu den Neuropathien gehören auch Nervenentzündungen, die in der Fachsprache als Polyneuritiden bezeichnet werden. Sie sind durch ein entzündliches, die Nerven veränderndes Geschehen gekennzeichnet.

Bei einer Neuralgie tritt der Schmerz immer in dem Bereich auf, der von dem betroffenen Nerv versorgt wird. So ruft eine Trigeminusneuralgie, bei der zunächst der zweite oder dritte Ast des Trigeminusnervs von der Veränderung betroffen ist, beispielsweise Schmerzen auf nur einer Seite des Gesichts hervor.

Anzeichen und Beschwerden

Die bei Neuropathien veränderten Nervenfunktionen äußern sich durch eine gestörte Empfindungsfähigkeit und Schmerzen. Infolge der gestörten Empfindungsfähigkeit kann es vor allem in Füßen und Händen, Beinen und Armen kribbeln. Sie können sich ungewöhnlich kalt oder warm anfühlen. Die Schmerzen erscheinen manchen Menschen brennend und anhaltend, bei anderen schießt der Schmerz blitzartig ein und vergeht bald wieder. Schmerzen, die von den Nerven in Randbereichen des Körpers wie Händen und Füßen ausgehen, bezeichnen Mediziner als periphere neuropathische Schmerzen. Eine typische Erkrankung, die diese Art von Symptomen hervorruft, ist die diabetische Polyneuropathie, eine Spätfolge des Diabetes, bei der viele Nerven geschädigt sind. Wenn Gefühlsnerven (sensible Nerven) betroffen sind, werden trotz der Schmerzen weder Berührung noch Schmerz oder Temperaturänderungen ausreichend wahrgenommen.

Sind von der Neuropathie Nerven betroffen, die Bewegungsabläufe steuern (motorische Nerven), können Lähmungserscheinungen und Muskelschwund auftreten.

Sind Teile des Nervensystems, die nicht vom Willen gesteuert werden (autonome oder vegetative Nerven) von der Neuropathie betroffen, kann die Hautdurchblutung gestört sein, im Gewebe kann sich Flüssigkeit ansammeln (Ödeme) und es können Blasen-, Darm- und Sexualstörungen auftreten.

Ursachen

Als Ursachen für die Schädigung einzelner Nerven kommen Druckschädigungen oder Unfallfolgen (z. B. Zerrungen, Prellungen) infrage, die sich auf die Nervenfunktion auswirken und so eine Neuropathie auslösen können.

Zu den Ursachen von Polyneuropathien zählen Stoffwechselkrankheiten wie Diabetes und Nierenversa-

gen, Schädigungen durch Alkohol (→ nebenstehend) oder Medikamente. Beispielsweise können Nitrofurantoin (bei Harnweginfektionen), manche Antibiotika sowie Mittel gegen Virusinfektionen, Mittel bei Krebs und Vitamin B_6 in hoher Dosierung Neuropathien auslösen.
Auch in der Folge von Infektionen kann es Neuropathien geben. Ein Beispiel sind die lang anhaltenden Schmerzen nach einer Gürtelrose, die auf einer Infektion mit Herpesviren beruht. Die durch Zeckenbiss übertragenen Borrelien verursachen die Lyme-Borreliose, die in der Folge zu Nervenschäden führen kann. Zu den Immunerkrankungen wird das Guillain-Barré-Syndrom gerechnet, bei dem die Nervenschädigungen so weit fortschreiten können, dass sogar Lähmungen der Atemmuskulatur möglich sind.
Nur selten sind mangelnde Durchblutung, unzureichende Ernährung, Gifte wie Blei und Thallium oder eine Strahlenbehandlung die Ursache der Nervenstörung.
Die Schmerzen gehen von den Nervenzellen selbst oder ihren Fortsätzen aus, die verändert, geschädigt oder abgestorben sind. Derartige nervenbedingte Schmerzen können zu komplizierten Langzeitfolgen führen: Die Nerven selbst ändern ihre Funktion, die Reizleitung zwischen einzelnen Nervenfasern verändert sich und die Schmerzen werden in Rückenmark und Gehirn anders verarbeitet als vorher.

Allgemeine Maßnahmen

Bei alkoholbedingten Schäden ist Abstinenz die Grundvoraussetzung für eine Besserung.
Medikamente, die zu Polyneuropathien führen können, müssen abgesetzt und durch andere Wirkstoffe ersetzt werden, die keine derartigen Nebenwirkungen aufweisen.

Wann zum Arzt?

Bei nervenbedingten Beschwerden, deren Ursache nicht bekannt ist, müssen Sie einen Arzt aufsuchen. Wissen Sie, welche Störung Ihre Probleme verursacht, und die Beschwerden belasten Sie merklich, brauchen Sie ebenfalls ärztliche Hilfe, denn die Arzneimittel, deren therapeutische Wirksamkeit und Verträglichkeit sich beurteilen lassen, sind verschreibungspflichtig. Nähere Informationen zu diesen Mitteln finden Sie im HANDBUCH MEDIKAMENTE der Stiftung Warentest oder im Internet unter www.medikamente-im-test.de.

Nervenschäden durch Alkohol

Durch einen über längere Zeit erheblichen Alkoholkonsum kann sich ein Vitamin-B-Mangel entwickeln. Dafür gibt es verschiedene Gründe. Zum einen geht ein Alkoholmissbrauch häufig mit einer mangelhaften und ungesunden Ernährung einher, die nicht genügend Vitamine enthält. Zum anderen schädigt Alkohol die Schleimhaut des Magen-Darm-Traktes, sodass der Körper Vitamine nicht mehr vollständig aufnehmen kann. Da bei hohem Alkoholkonsum zudem eine größere Menge B-Vitamine gebraucht wird als sonst, kann sich ein Vitamin-B-Mangel entwickeln. Davon sind vor allem die Nerven betroffen, die Arme und Beine versorgen. Die Mehrzahl aller Polyneuropathien beruht allerdings auf der schädigenden (toxischen) Wirkung des Alkohols selbst.

Behandlung mit Medikamenten

Je nach Ursache wird bei neuropathischen Beschwerden unterschiedlich vorgegangen. Bei einer diabetischen Polyneuropathie zum Beispiel ist eine intensivierte Insulintherapie die wichtigste Behandlungsmethode.
Ein nachgewiesener Vitamin-B-Mangel zum Beispiel bei Alkoholmissbrauch macht entsprechende Medikamente erforderlich, die den Vitaminmangel beheben.
Andere neuropathische Beschwerden können sich innerhalb von Wochen bis Monaten ohne jede Therapie bessern. Ist das nicht der Fall, lassen sich meist nur die Symptome lindern. In den Studien dazu wurde vor allem die schmerzlindernde Wirkung bestimmter Arzneimittel untersucht.
Nervenbedingte Schmerzen lassen sich mit „gewöhnlichen“ Schmerzmitteln, wie Ibuprofen, Metamizol oder Parazetamol, in aller Regel nicht ausreichend lindern. Bei neuropathischen Schmerzen werden vielmehr Mittel erfolgreich eingesetzt, deren Hauptanwendungsgebiet eigentlich andere Krankheiten sind. Sehr gut belegt ist beispielsweise die therapeutische Wirksamkeit von Amitriptylin, das bei Depressionen eingesetzt wird. Auch Carbamazepin und Gabapentin, Mittel zur Behandlung von Epilepsien, werden bei neuropathischen Schmerzen erfolgreich eingesetzt. Näheres zu diesen verschreibungspflichtigen Medikamenten finden Sie im HANDBUCH MEDIKAMENTE

der Stiftung Warentest oder im Internet unter www.medikamente-im-test.de.
Alle anderen Mittel, die in der Vergangenheit häufig verordnet wurden und im Folgenden besprochen werden, sind nicht verschreibungspflichtig. Damit dürfen sie seit Anfang 2004 nicht mehr zulasten der gesetzlichen Krankenversicherungen verschrieben werden.
Alpha-Liponsäure (→ nachfolgend) wird zur Behandlung von Neuropathien als „wenig geeignet" bewertet, da die therapeutische Wirksamkeit nicht ausreichend nachgewiesen ist. Allerdings kann im Einzelfall versucht werden, ob die Substanz Beschwerden bei diabetischer Nervenschädigung bessern kann. Voraussetzung ist, dass die Beschwerden trotz optimaler Blutzuckereinstellung bestehen bleiben und auch durch die Behandlung mit Antidepressiva oder Epilepsiemitteln nicht ausreichend zu lindern sind.
Die Vitamin-B-Kombination (→ Seite 528) wird ebenfalls als „wenig geeignet" angesehen, da sie nicht sinnvoll zusammengesetzt ist. Beruht die Neuropathie auf einem nachgewiesenen Vitaminmangel, muss das fehlende Vitamin gezielt einzeln eingenommen werden. Bei Produkten, die Vitamin B_6 hoch dosiert enthalten, kommt hinzu, dass dieses Vitamin selbst Neuropathien auslösen kann, wenn es lange Zeit in hoher Dosierung eingenommen wird.
Die therapeutische Wirksamkeit der Kombination aus Cytidin + Uridin (→ Seite 529) ist nicht ausreichend nachgewiesen. Daher wird auch dieses Produkt als „wenig geeignet" beurteilt.

Alpha-Liponsäure

Alpha-Lipon STADA, biomo-lipon, espa-lipon, Liponsäure-ratiopharm, Neurium, Thioctacid, Tromlipon

Die körpereigene Substanz Alpha-Liponsäure unterstützt die Funktion von Enzymen in den Zellen. Darüber hinaus fängt sie freie Sauerstoffradikale ab. Diese sehr aggressiven Sauerstoffverbindungen entstehen bei diversen Stoffwechselprozessen. Eine schlüssige Antwort auf die Frage, welche Rolle diese Sauerstoffradikale beim Auftreten von Krankheiten spielen, gibt es noch nicht. Trotzdem wurden Medikamente auf den Markt gebracht, wie zum Beispiel solche mit Alpha-Liponsäure, die Sauerstoffradikale inaktivieren sollen. Dafür, wie diese Substanz therapeutisch wirken könnte, gibt es allenfalls Hinweise aus Tierexperimenten.
Die größte Patientengruppe mit Neuropathien stellen Typ-2-Diabetiker. Alpha-Liponsäure ist zugelassen für „Missempfindungen bei diabetischer Polyneuropathie". Doch die Studien, die die Wirksamkeit belegen sollen, sind äußerst kritisch zu werten. Das Ergebnis einer Untersuchung, in der Menschen mit Diabetes Alpha-Liponsäure als Lösung gespritzt bekamen, wurde so interpretiert, dass die Substanz die Beschwerden bessern kann; allerdings waren die Teilnehmer dieser Studie derart schlecht eingestellt, dass die richtige Therapie in einer besseren Blutzuckereinstellung bestanden hätte. Deshalb reicht diese Studie nicht aus, um den therapeutischen Nutzen von Alpha-Liponsäure bei diabetischer Neuropathie zu belegen.
Für die Behandlung mit Alpha-Liponsäure in Tablettenform fehlt der überzeugende Nachweis, dass sie überhaupt etwas bewirkt.
Die zusammengefasste Bewertung lautet daher „wenig geeignet". Allerdings kann bei Missempfindungen aufgrund diabetischer Neuropathie ein Behandlungsversuch unternommen werden, wenn durch eine optimale Blutzuckereinstellung sowie die Behandlung mit geeigneten Mitteln bei neuropathischen Beschwerden die Symptome nicht zufrieden stellend therapiert werden konnten.

ANWENDUNG

Üblicherweise beginnt die Behandlung, indem zwei Wochen lang täglich 600 Milligramm des Mittels infundiert werden. Weil schnell gespritzte Alpha-Liponsäure schlecht vertragen wird, verdünnt man sie mit Kochsalzlösung und lässt diese Mischung in etwa einer halben Stunde in die Vene laufen. Anschließend soll die Behandlung mit Tabletten fortgeführt werden, die eine halbe Stunde vor dem Essen geschluckt werden sollen.
Nach der ersten Woche mit Infusionen sind die Beschwerden häufig deutlich abgeklungen. Das ist aber bei etwa der Hälfte der Personen mit einer schmerzhaften Erkrankung so, wenn sie Infusionen bekommen haben – egal, ob mit oder ohne Wirkstoff. Dieser Placeboeffekt vergeht nach ein bis zwei Wochen wieder.

ACHTUNG

Wechselwirkungen mit Medikamenten

Wenn Sie noch andere Medikamente nehmen, ist zu beachten:

- Bei einer Krebsbehandlung mit Cisplatin dürfen Sie nicht zugleich Alpha-Liponsäure bekommen; das Krebsmittel wird sonst unwirksam.
- Eisen- oder magnesiumhaltige Mittel (Eisen bei Blutarmut, Magnesium bei Sodbrennen) dürfen Sie nicht zusammen mit Alpha-Liponsäure zum Einnehmen anwenden, weil sie das Mittel binden und unwirksam machen.

▶ **Unbedingt beachten**

Wenn Sie Ihren Diabetes mit Insulin oder Sulfonylharnstoff-Tabletten behandeln, müssen Sie die Dosierung des Diabetesmittels nach ärztlicher Anweisung verringern. Andernfalls können Unterzuckerungen auftreten. Näheres hierzu finden Sie unter „Mittel zur Blutzuckersenkung: verstärkte Wirkung" (→ Seite 11).

Wechselwirkungen mit Speisen und Getränken

Sie sollten die Medikamente mindestens eine halbe Stunde vor dem Essen einnehmen und Milch und Milchprodukte meiden. Diese enthalten Kalzium, das die Alpha-Liponsäure bindet und unwirksam macht.

UNERWÜNSCHTE WIRKUNGEN

▶ **Keine Maßnahmen erforderlich**

Das Geschmacksempfinden kann sich verändern, außerdem kann es zu Magen-Darm-Beschwerden mit Übelkeit und Erbechen sowie Bauchschmerzen kommen.

▶ **Muss beobachtet werden**

Durch das Medikament kann der Blutzuckerspiegel sinken. Vor allem Menschen mit Diabetes können dadurch in eine gefährliche Unterzuckerung geraten. Diese macht sich durch Schwindel, Kopfschmerzen, verstärktes Schwitzen und Sehstörungen bemerkbar. Sie müssen also ihren Blutzuckerspiegel häufiger kontrollieren als üblich, besonders zu Beginn der Behandlung.

▶ **Sofort zum Arzt**

Wenn starker Hautausschlag, Juckreiz, Herzrasen, Atemnot, Schwäche und Schwindel auftreten, müssen Sie die Anwendung sofort stoppen und unverzüglich den Notarzt (Telefon 112) rufen, weil es sich um eine lebensbedrohliche Allergie (→ Seite 14) handeln kann. Mit dieser unerwünschten Wirkung ist vor allem zu rechnen, wenn das Mittel gespritzt wird.

HINWEISE

Für Kinder unter 14 Jahren

Für die Anwendung bei Kindern liegen keine ausreichenden Erfahrungen vor, daher sollten sie mit den Mitteln nicht behandelt werden.

Für Schwangerschaft und Stillzeit

Über die Risiken einer Anwendung in der Schwangerschaft gibt es keine Erkenntnisse. Da die Mittel ohnehin als „wenig geeignet" bewertet werden, sollten Sie darauf verzichten.

■ Vitamin-B-Kombination

Vitamin B_1 + Vitamin B_6

milgamma, Neuro-Lichtenstein, Neuro-ratiopharm N, Neuro STADA, Neurotrat S forte

Vitamin B_1 (Aneurin oder Thiamin) sowie der Vitamin-B_1-Abkömmling Benfotiamin und Vitamin B_6 (Pyridoxin) gehören in die Gruppe der B-Vitamine. Sie unterstützen die Arbeit von Enzymen in den Körperzellen. Der Körper muss diese B-Vitamine aus der Nahrung aufnehmen, weil er sie – wie fast alle Vitamine – nicht selbst bilden kann. Mit der üblichen Ernährung wird der Körper ausreichend mit B-Vitaminen versorgt. Bei einseitiger Ernährung, Alkoholmissbrauch und bei Menschen mit Magen-Darm-Erkrankungen, durch die die Nahrungsbestandteile nur schlecht aufgenommen werden (Malabsorptionssyndrom), können jedoch Vitaminmangelkrankheiten auftreten.

Ein Mangel an Vitamin B_6 äußert sich vornehmlich durch Polyneuropathien. Ist nachgewiesen, dass die Erkrankung auf dem Mangel dieses Vitamis beruht – was sehr selten vorkommt –, muss nur dieses spezielle Vitamin zugeführt werden. Dass es wirksam ist, zeigt sich nach kurzer Zeit, indem die Symptome verschwinden. Auch bestimmte Neuropathien, die Folge einer Arzneibehandlung sind, wie etwa nach der Tuberkulosebehandlung mit Isoniazid, sprechen auf die Gabe von Vitamin B_6 an.

Meist bekommen jedoch auch diejenigen Menschen B-Vitamine verordnet, deren Neuropathie andere Ursachen hat. Ungeprüft werden die positiven Effekte, die die B-Vitamine bei Mangelzuständen haben, auf die Behandlung von Neuropathien aus anderer Ursache übertragen. In diesen Fällen sind die Vitamine jedoch nutzlos. Kombinationen aus Vitamin B_1 und B_6 werden als „wenig geeignet" bewertet, da ihre therapeutische Wirksamkeit als Kombination bei Neuropathien nicht ausreichend nachgewiesen ist. Es kommt hinzu, dass Vitamin B_6 selbst Nervenstörungen hervorrufen kann, wenn es in hoher Dosierung und über längere Zeit angewendet wird.

ANWENDUNG

Eine Neuropathiebehandlung mit Vitaminen wird oft mit den verschreibungspflichtigen Injektionen begonnen und mit Tabletten fortgesetzt. Die Therapie dauert üblicherweise ein Vierteljahr, wird vereinzelt aber auch länger durchgeführt.

ACHTUNG

Wechselwirkungen mit Medikamenten

Wenn Sie Levodopa (bei Parkinsonkrankheit) einnehmen, ist zu beachten, dass es durch Vitamin B_6 schwächer wirken kann.

UNERWÜNSCHTE WIRKUNGEN

▶ **Muss beobachtet werden**

Vereinzelt können Schweißausbrüche, erhöhter Puls und Hautreaktionen (→ Seite 14) mit Juckreiz und Nesselsucht auftreten, die auf dem Gehalt an Vitamin B_1 beruhen.

Treten diese Beschwerden wiederholt auf oder sind sie sehr stark ausgeprägt, sollten Sie das Mittel absetzen und den Arzt beim nächsten Mal davon informieren.

HINWEISE

Für Schwangerschaft und Stillzeit

Wenden Sie die Mittel nicht ohne Rücksprache mit einem Arzt an. Während der Schwangerschaft dürfen die Mittel nur bei nachgewiesenem Vitaminmangel eingesetzt werden. In der Stillzeit können hohe Dosen Vitamin B_6 die Milchproduktion hemmen.

■ Kombination

Cytidin + Uridin

Keltican N Kapseln

Cytidin und Uridin sind Bausteine der Nukleinsäuren, aus denen das genetische Material im Zellkern besteht. Das Medikament basiert auf der Idee, dass sich geschädigte Nervenzellen besser regenerieren können, wenn ihnen viel Baumaterial zur Verfügung steht. Da jedoch keine klinischen Studien vorliegen, die die therapeutische Wirksamkeit ausreichend belegen, wird das Mittel als „wenig geeignet" bewertet.

ACHTUNG

Gegenanzeigen

Wenn Sie Herzrhythmusstörungen oder eine nicht ausreichend behandelte Herzschwäche haben, muss ein Arzt den zu erwartenden Nutzen sorgfältig gegen die möglichen Risiken abwägen.

Wechselwirkungen mit Medikamenten

▶ **Unbedingt beachten**

Wenn Sie noch andere Medikamente nehmen, ist zu beachten, dass die Wirkung einiger Krebsmittel (Rubrouracil, Cytarabin) und die der HIV-Medikamente Zidovudin und Zalcitabin abgeschwächt werden kann. Näheres hierzu finden Sie unter „Virustatika: verringerte Wirkung" (→ Seite 13).

HINWEISE

Für Schwangerschaft und Stillzeit

Über die Risiken einer Anwendung in der Schwangerschaft gibt es keine Erkenntnisse. Da das Mittel ohnehin als „wenig geeignet" bewertet wird, sollten Sie darauf verzichten.

Neuropathien

Handelsname Darreichungsform	Zusammensetzung pro 1 ml/1 g oder wie angegeben bzw. pro abgeteilte Einheit	Kleinste Packungsgröße	Unverb. Preis in Euro	Bewertung für das beanspruchte Anwendungsgebiet
Alpha-Lipon STADA 600 mg Filmtabletten Filmtabletten	**Alpha-Liponsäure** 600 mg	30 Stück	25,22	**Wenig geeignet** bei Neuropathien. Die therapeutische Wirksamkeit ist nicht ausreichend nachgewiesen. Bei Missempfindungen aufgrund diabetischer Neuropathie kann ein Behandlungsversuch unternommen werden. → Seite 527
biomo-lipon 600 mg Filmtabletten Filmtabletten	**Alpha-Liponsäure** 600 mg	30 Stück	25,22	**Wenig geeignet** bei Neuropathien. Die therapeutische Wirksamkeit ist nicht ausreichend nachgewiesen. Bei Missempfindungen aufgrund diabetischer Neuropathie kann ein Behandlungsversuch unternommen werden. → Seite 527
biomo-lipon 600 mg Infusionslösungskonzentrat Infusionslösungskonzentrat	600 mg pro 24 ml	5 x 24 ml	39,39	
espa-lipon 600 mg Filmtabletten Filmtabletten	**Alpha-Liponsäure** 600 mg	30 Stück	26,05	**Wenig geeignet** bei Neuropathien. Die therapeutische Wirksamkeit ist nicht ausreichend nachgewiesen. Bei Missempfindungen aufgrund diabetischer Neuropathie kann ein Behandlungsversuch unternommen werden. → Seite 527
espa-lipon 600 mg Injektionslösung Injektionslösung	600 mg pro 24 ml	5 x 24 ml	49,92	
Keltican N Kapseln	**Cytidin-5'-monophosphat-Dinatriumsalz** 2,5 mg + **Uridin** 0,63 mg	20 Stück	15,92	**Wenig geeignet** bei Neuropathien. Die therapeutische Wirksamkeit ist nicht ausreichend nachgewiesen. → Seite 529
Liponsäure-ratiopharm 600 mg Filmtabletten	**Alpha-Liponsäure** 600 mg	30 Stück	25,45	**Wenig geeignet** bei Neuropathien. Die therapeutische Wirksamkeit ist nicht ausreichend nachgewiesen. Bei Missempfindungen aufgrund diabetischer Neuropathie kann ein Behandlungsversuch unternommen werden. → Seite 527
Liponsäure-ratiopharm 300 p.i.	300 mg pro 12 ml	20 x 12 ml	104,22	
600 mg p.i. Infusionslösungskonzentrat	600 mg pro 24 ml	5 x 24 ml	49,81	
milgamma 100 Dragees	**Benfotiamin** 100 mg + **Vitamin B_6** 100 mg	30 Stück	19,55	**Wenig geeignet** bei Neuropathien. Das Mittel ist nicht sinnvoll zusammengesetzt. Beruht die Neuropathie auf einem Vitaminmangel, muss das jeweilige Vitamin gezielt gegeben werden. Vitamin B_6 ist hoch dosiert und kann bei Langzeitanwendung selbst Neuropathien auslösen. → Seite 528
milgamma 300 mg Filmtabletten Filmtabletten	**Benfotiamin** 300 mg + **Vitamin B_6** 100 mg	30 Stück	30,26	
milgamma NA Kapseln	**Benfotiamin** 40 mg + **Vitamin B_6** 90 mg	30 Stück	14,70	
Neurium HEXAL 600 Filmtabletten	**Alpha-Liponsäure** 600 mg	30 Stück	25,44	**Wenig geeignet** bei Neuropathien. Die therapeutische Wirksamkeit ist nicht ausreichend nachgewiesen. Bei Missempfindungen aufgrund diabetischer Neuropathie kann ein Behandlungsversuch unternommen werden. → Seite 527
Neurium 600 injekt Infusionslösungskonzentrat	600 mg pro 24 ml	5 x 24 ml	49,77	
Neuro-Lichtenstein N Dragees	**Vitamin B_1** 100 mg + **Vitamin B_6** 100 mg	50 Stück	9,23	**Wenig geeignet** bei Neuropathien. Das Mittel ist nicht sinnvoll zusammengesetzt. Beruht die Neuropathie auf einem Vitaminmangel, muss das jeweilige Vitamin gezielt gegeben werden. Vitamin B_6 ist hoch dosiert und kann bei Langzeitanwendung selbst Neuropathien auslösen. → Seite 528

Hinweise zu den Tabellenspalten → Seite 34, zur Auswahl der Arzneimittel → Seite 28, zur Grundlage der Bewertung → Seiten 29, 33

Neuropathien Fortsetzung

Handelsname Darreichungsform	Zusammensetzung pro 1 ml/1 g oder wie angegeben bzw. pro abgeteilte Einheit	Kleinste Packungsgröße	Unverb. Preis in Euro	Bewertung für das beanspruchte Anwendungsgebiet
Neuro-ratiopharm N Filmtabletten Filmtabletten	**Vitamin B_1** 100 mg **+ Vitamin B_6** 100 mg	50 Stück	9,50	**Wenig geeignet** bei Neuropathien. Das Mittel ist nicht sinnvoll zusammengesetzt. Beruht die Neuropathie auf einem Vitaminmangel, muss das jeweilige Vitamin gezielt gegeben werden. Vitamin B_6 ist hoch dosiert und kann bei Langzeitanwendung selbst Neuropathien auslösen. → Seite 528
Neuro STADA Filmtabletten	**Vitamin B_1** 100 mg **+ Vitamin B_6** 100 mg	20 Stück	4,41	**Wenig geeignet** bei Neuropathien. Das Mittel ist nicht sinnvoll zusammengesetzt. Beruht die Neuropathie auf einem Vitaminmangel, muss das jeweilige Vitamin gezielt gegeben werden. Vitamin B_6 ist hoch dosiert und kann bei Langzeitanwendung selbst Neuropathien auslösen. → Seite 528
Neurotrat S forte Filmtabletten	**Vitamin B_1** 100 mg **+ Vitamin B_6** 100 mg	20 Stück	5,28	**Wenig geeignet** bei Neuropathien. Das Mittel ist nicht sinnvoll zusammengesetzt. Beruht die Neuropathie auf einem Vitaminmangel, muss das jeweilige Vitamin gezielt gegeben werden. Vitamin B_6 ist hoch dosiert und kann bei Langzeitanwendung selbst Neuropathien auslösen. → Seite 528
Thioctacid 600 HR Filmtabletten *Thioctacid 600 T* *Thioctacid T direkt* Injektionslösung	**Alpha-Liponsäure** 600 mg 600 mg pro 24 ml 600 mg pro 50 ml	30 Stück 5 x 24 ml 5 x 50 ml	33,46 52,60 92,59	**Wenig geeignet** bei Neuropathien. Die therapeutische Wirksamkeit ist nicht ausreichend nachgewiesen. Bei Missempfindungen aufgrund diabetischer Neuropathie kann ein Behandlungsversuch unternommen werden. → Seite 527
Tromlipon 300 Filmtabletten *600 Filmtabletten* Filmtabletten *Tromlipon 600 Injektionslösung* Injektionslösung	**Alpha-Liponsäure** 300 mg 600 mg 600 mg pro 24 ml	30 Stück 30 Stück 5 x 24 ml	18,35 33,08 59,55	**Wenig geeignet** bei Neuropathien. Die therapeutische Wirksamkeit ist nicht ausreichend nachgewiesen. Bei Missempfindungen aufgrund diabetischer Neuropathie kann ein Behandlungsversuch unternommen werden. → Seite 527

Hinweise zu den Tabellenspalten → Seite 34, zur Auswahl der Arzneimittel → Seite 28, zur Grundlage der Bewertung → Seiten 29, 33

Bewegungssystem

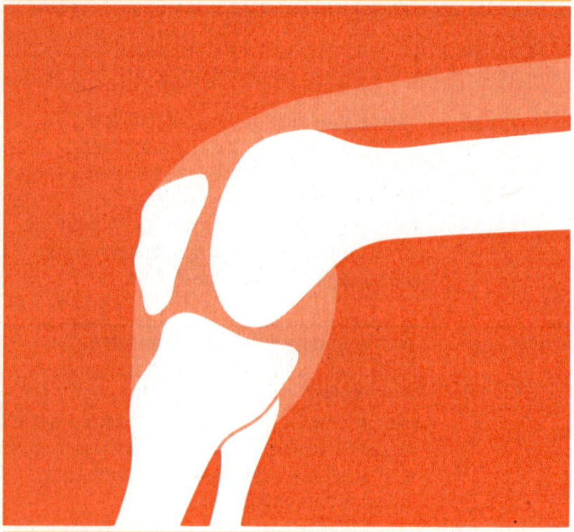

Erkrankungen von Knochen, Muskeln, Sehnen, Bändern und Gelenken schränken die Beweglichkeit ein und können dadurch das Wohlbefinden erheblich beeinträchtigen. Prellungen, Zerrungen und Verstauchungen (→ Seite 540) sind häufig die Folge einer Verletzung bei alltäglichen Bewegungen oder sportlicher Aktivität. Oft wählt man hier eine äußerliche Behandlung. In aller Regel vergehen die Beschwerden aber relativ rasch.
Rheumatische Beschwerden, Kreuz- und Rückenbeschwerden und Verspannungen (→ nachfolgend) hingegen, quälen die Betroffenen oft anhaltend. Bei der Behandlung setzt man auf schmerzstillende und entzündungshemmende Mittel, die teilweise auch äußerlich angewendet werden.
Auf die gleiche Behandlung greift man bei Gelenkbeschwerden (→ Seite 537) zurück, die auf einer Arthrose beruhen. Sie machen vielen, vor allem älteren Menschen das Leben schwer.
Osteoporose (→ Seite 571) tritt vornehmlich im Alter auf und betrifft deutlich mehr Frauen als Männer. Bei dieser Erkrankung verlieren die Knochen ihre Festigkeit. Die Behandlung soll diesen Prozess aufhalten.
Bei manchen Menschen ist der Schlaf durch nächtliche Wadenkrämpfe (→ Seite 569) beeinträchtigt. In der Regel kann ein solcher Krampf durch Dehnungsübungen wieder gelöst werden.

Rheumatische Beschwerden, Kreuz- und Rückenbeschwerden, Verspannungen

Rheumatische Beschwerden
Viele Menschen sprechen von „Rheuma", wenn sie schlecht in Gang kommen, die Gelenke schmerzen und es ihnen Mühe macht, sich zu bewegen. Meist handelt es sich dabei um abnutzungsbedingte Beschwerden. Rheuma kann jedoch weit mehr sein: eine Erkrankung des ganzen Körpers, die sich vornehmlich, aber nicht nur in Gelenkbeschwerden äußert. In der Medizin unterscheidet man zahlreiche Erkrankungen des rheumatischen Formenkreises.
An der Einteilung von Rheuma, wie die Lehrbücher der Medizin sie vornehmen, orientieren sich die Hersteller von Medikamenten bei ihren Indikationsangaben jedoch kaum. Bei vielen Mitteln, die nachfolgend besprochen sind, heißt das Anwendungsgebiet „rheumatische Beschwerden"; aber auch Bezeichnungen wie Muskelrheumatismus, Nervenschmerzen,

Reizergüsse und Nackensteife treten auf. Diese Begriffe sind sehr unscharf und können von entzündlichen Gelenkerkrankungen bis hin zu Rückenschmerzen alles Mögliche umfassen. Um die Eignung der Produkte zu bewerten, ist es aber notwendig, von einer genau definierten Indikation auszugehen. Deshalb wurden die Mittel entsprechend der von den Herstellern beispielhaft angegebenen Anwendungsgebiete drei Gruppen zugeordnet und für diese bewertet: rheumatische Beschwerden, Kreuz- und Rückenbeschwerden, Verspannungen; Arthrose, Gelenkbeschwerden; Prellung, Zerrung, Verstauchung.
Letztere wurden mit aufgenommen, weil Verletzungen an den Gliedmaßen immer die Gewebe um die Gelenke herum in Mitleidenschaft ziehen, die Folgen die Beweglichkeit oft lange Zeit beeinträchtigen können und zur Behandlung dieser Folgen die gleichen Arzneimittel angewendet werden wie bei „rheumatischen Beschwerden".

Kreuz- und Rückenbeschwerden, Verspannungen
Schmerzen im Bereich von Nacken, Schulter und Rücken sind weit verbreitet. Akut auftretende starke Kreuzschmerzen werden oft auch als „Hexenschuss" oder „Ischias" (Ischialgie) bezeichnet. Kreuz- und Rückenschmerzen können zwar durch die Wirbelsäule mit ihren Knochen, Gelenken und Bandscheiben bedingt sein, doch fast immer sind daran auch die umgebenden Muskeln beteiligt.

Anzeichen und Beschwerden

Rheumatische Beschwerden
Die Symptome rheumatischer Erkrankungen sind so verschieden wie die Krankheiten selbst. Fast immer sind die Gelenken betroffen, aber auch Nieren, Herz, Darm, Augen, Blutgefäße und Haut können in Mitleidenschaft gezogen sein.
Wenn Gelenke beteiligt sind, lässt sich meist anhand der Symptome unterscheiden, ob sie entzündet sind oder nicht. Entzündete Gelenke sind warm, gerötet und geschwollen. Sie schmerzen meist unabhängig davon, ob man sie bewegt oder nicht. Erkrankte, aber nicht entzündete Gelenke erscheinen zu Beginn einer Bewegung „steif" und tun stärker weh, wenn sie länger belastet werden.
Die speziellen Anzeichen und Beschwerden abnutzungsbedingter rheumatischer Erkrankungen finden Sie unter „Arthrose, Gelenkbeschwerden" (→ Seite 537).

Kreuz- und Rückenbeschwerden, Verspannungen
Kreuzschmerzen sind lästig und beschwerlich, aber bei den meisten Menschen sind sie selbst dann ungefährlich, wenn die Nervenwurzeln an dem Geschehen beteiligt sind. Die Schmerzen treten bei Bewegungen auf und verstärken sich oder lassen nach, wenn man seine Haltung verändert. Sie können in das Gesäß und die Beine ausstrahlen, ohne dass die Nervenwurzeln betroffen sind.
Bei einer Beteiligung der Nervenwurzeln verstärkt sich der Schmerz oft bei Bewegung, Lachen und Husten. Zudem zieht er auf der betroffenen Körperseite durch das Bein bis in den Fuß oder die Zehen und ist dort schlimmer als die Schmerzen im Kreuz. Auch ein Taubheitsgefühl und Kribbeln können im Ausbreitungsgebiet des Schmerzes auftreten.
Anhand der Beschwerden lässt sich nicht sagen, ob die Kreuzschmerzen auf einem schwerwiegenden Geschehen beruhen. Hinweiszeichen darauf können sein, dass die Schmerzen unabhängig von Bewegung auftreten und trotz Behandlung zunehmen. Lähmungserscheinungen in den Beinen und gestörte Blasen- und Darmfunktionen sind klare Warnsignale. Bedenklich ist auch, wenn die Kreuzschmerzen bei Menschen auftreten, die jünger sind als 20 Jahre oder älter als 50 Jahre.

Ursachen

Rheumatische Beschwerden
Die meisten entzündlichen rheumatischen Erkrankungen gehen vom Immunsystem aus. Bei diesen Autoimmunkrankheiten richtet sich die Aktivität des Abwehrsystems gegen den eigenen Körper. Unbekannte Auslöser führen dann zu einer Entzündung der Schleimhaut, mit der das Innere der Gelenke ausgekleidet ist (Gelenkinnenhaut). Das setzt eine Kaskade von Reaktionen des Immunsystems in Gang, die überschießend verlaufen und nicht mehr von allein stoppen. Oft führt das dazu, dass das Gelenk versteift.
Einige Arten von Gelenkentzündungen sind die Folge einer Infektion des Körpers mit Krankheitserregern, wie zum Beispiel den von Zecken übertragenen Borrelien.
Näheres zu den Ursachen abnutzungsbedingter Erkrankungen finden Sie unter „Arthrose, Gelenkbeschwerden" (→ Seite 537).

Bei Kindern
Auch Kinder können an entzündlichem Rheuma erkranken. Außerdem kann im Alter zwischen vier und

acht Jahren nach einem Infekt der oberen Atemwege für ein bis zwei Wochen eine Entzündung im Hüftgelenk (Coxitis fugax, Gelenkschnupfen) auftreten. Die Kinder können sich in dieser Zeit nur eingeschränkt und unter Schmerzen bewegen. Die Erkrankung heilt in der Regel folgenlos ab.

Kreuz- und Rückenbeschwerden, Verspannungen

Die Halte- und Stützarbeit der Wirbelsäule wird durch das Zusammenspiel verschiedener Strukturen gewährleistet. Funktioniert ein Teil davon nicht reibungslos, können auch andere Elemente, vor allem die Muskulatur, in Mitleidenschaft gezogen werden. Bei etwa 85 von 100 Menschen bleiben die Ursachen von Kreuzschmerzen trotz aufwendiger diagnostischer Bemühungen ungeklärt. Mit der Zeit vergehen die Beschwerden von selbst.

Wenn sich eine Ursache ausmachen lässt, ist es bei Menschen unter 50 Jahren meist ein akuter Bandscheibenvorfall. Dabei tritt Gewebe aus dem Inneren des Gallertkerns der Bandscheibe durch Risse im Knorpelring nach außen. Das verlagerte Gewebe kann einen der seitlich gelegenen Nervenwurzelkanäle oder den Rückenmarkkanal einengen. Dadurch entzünden sich die Nerven, die an dieser Stelle aus dem Wirbelkanal austreten.

Bei Menschen, die älter sind als 50 Jahre, gibt es hingegen praktisch keine Bandscheibenvorfälle mehr. In diesem Alter ist der Gallertkern der Bandscheiben meist so weit ausgetrocknet, dass er sich nicht mehr verschiebt. Bei älteren Menschen sind Rückenschmerzen vielmehr oft die Spätfolge eines früheren, vielleicht unbemerkt gebliebenen Bandscheibenschadens. Der damals in den Wirbelkanal vorgefallene Teil der Bandscheibe befindet sich immer noch dort. Erst wenn sich im Alter die Wirbelsäule aufgrund von Verschleißerscheinungen und abnehmender Knochendichte verformt, kommt es zu Irritationen der Nerven. Außerdem beeinträchtigen die veränderten Größenverhältnisse das Gefüge der Wirbelsäule. Die Rückenmuskulatur bemüht sich, das auszugleichen und die Wirbelsäule wieder zu stabilisieren. Das überlastet die Muskeln, sie verspannen sich und tun weh. Bei anhaltender oder besonders starker Muskelanspannung verringert sich zudem die Durchblutung. Durch den Sauerstoffmangel entstehen Stoffwechselprodukte, die den Schmerz verstärken können.

Fehlhaltungen, wie falsches Sitzen am Schreibtisch, ferner psychischer Druck, Stress und Angst steigern die Reizbarkeit der Nerven, die die Muskeln zur Aktivität anregen. Das führt zu einer verstärkten Muskelspannung. Diese wiederum macht die Schmerzsensoren in dem betroffenen Muskel, den Sehnenansätzen und den dazugehörigen Gelenken empfindlicher. So kann sich aus erhöhter Reizbarkeit der Nerven, erhöhter Muskelspannung, schlechter Durchblutung und Schmerzen ein Kreis schließen, in dessen Folge nach mehreren Wochen oder Monaten eine chronische Schmerzkrankheit entsteht.

Bei Kindern

Rückenschmerzen bei Kindern im Alter zwischen 10 und 13 Jahren können auf der Scheuermann-Krankheit beruhen. Hierbei gibt es Veränderungen im Bereich der Wirbelkörper, deren Ursache noch nicht sicher geklärt ist, die aber krankengymnastisch behandelt werden sollte.

Vorbeugung

Kreuz- und Rückenbeschwerden, Verspannungen

- Trainieren Sie Ihre Muskulatur zum Beispiel mit einem qualifizierten Aufbautraining. Nicht nur die Muskulatur des Rückens, sondern vor allem die des Bauches wird bei vorwiegend sitzender Tätigkeit zu wenig gefordert. Eine kräftige Bauchmuskulatur ist aber wichtig für eine schmerzfreie Haltung.
- Sitzen, Heben und Tragen lassen sich rückenschonend ausführen. Was das bedeutet, wird in speziell auf den Rücken ausgerichteten Trainingseinheiten vermittelt.
- Tragen Sie – von Ausnahmen abgesehen – Schuhe mit flachem Absatz. Das Gehen auf hohen Absätzen stört die Statik der Wirbelsäule: Auf dem Vorfuß lastet zu viel Gewicht, das Hohlkreuz verstärkt sich, die Bandscheiben werden überlastet.
- Wählen Sie Sessel und Bürostühle mit Nackenstütze, damit sich der Nacken beim Anlehnen entspannen kann.
- Verwenden Sie große Sorgfalt auf die Auswahl von Bett, Matratze und Zudecken. Schließlich verbringen Sie viele Stunden im Bett, und in dieser Zeit entspannt sich die Rückenmuskulatur.
- Vermeiden Sie Unterkühlungen. Sie führen leicht zu Muskelverkrampfungen.
- Besonders Jugendliche, in deren Familie es bereits jemanden mit der Scheuermann-Krankheit gibt, sollten nicht stundenlang am Computer sitzen. Diese körperliche Belastung kann Rückenprobleme verschlimmern.

Allgemeine Maßnahmen

Kreuz- und Rückenbeschwerden, Verspannungen

Bei Rückenschmerzen sind – entgegen der immer noch viel zu oft ausgesprochenen Empfehlung, sich zu schonen oder gar ins Bett zu legen – Aktivität und Bewegung angebracht. Geeignet sind Spaziergänge, Wandern, Fahrradfahren, Rückenschwimmen in warmem Wasser und Skilanglauf.

Den meisten Schmerzgeplagten tut Wärme in Form eines Heizkissens, einer Wärmflasche oder eines Vollbads gut. Auch Saunagänge eignen sich.

Stressbewältigungstraining und progressive Muskelentspannung nach Jacobson scheinen geeignet, um die psychischen Faktoren am Schmerzgeschehen zu beeinflussen.

Die Stufenlagerung entlastet die Bandscheiben und Nervenwurzeln. Dabei liegt man so, dass Ober- und Unterschenkel eine nach oben führende „Stufe" bilden. Legen Sie sich flach auf den Boden oder eine andere Unterlage, die Unterschenkel werden auf einem Hocker oder einem Stuhl gelagert, der ungefähr so hoch ist, wie der Oberschenkel lang ist. Der untere Rücken und die Oberschenkel sollten dabei in der Leistenbeuge, die Ober- und Unterschenkel im Knie in etwa einen rechten Winkel bilden.

Wann zum Arzt?

Rheumatische Beschwerden

Für eine exakte Diagnose der vielen Formen rheumatischer Erkrankungen und ihre gezielte Behandlung sind in erster Linie Fachärzte für Orthopädie und Internisten zu konsultieren. Ärzte mit der Zusatzbezeichnung „Rheumatologie" haben eine spezielle Weiterbildung absolviert.

Rheumatische Beschwerden dürfen nur dann selbst behandelt werden, wenn anzunehmen ist, dass die Gelenkbeschwerden auf Abnutzungserscheinungen beruhen. Und auch dann nur, wenn nicht mehrfach länger als drei Tage hintereinander oder öfter als zehn Tage im Monat Schmerzmittel notwendig sind.

Gelenkbeschwerden bei Kindern müssen immer ärztlich abgeklärt werden.

Basistherapie der meisten Gelenkerkrankungen ist die gezielte tägliche Bewegung. Sie soll die Gelenke belasten, aber nicht überlasten, und so dafür sorgen, dass sie möglichst lange beweglich bleiben. Um die individuell jeweils geeigneten Elemente dieser Bewegungstherapie zu erlernen, ist eine fachliche Anleitung notwendig.

Kreuz- und Rückenbeschwerden, Verspannungen

Verspannungen, Rücken- und Kreuzschmerzen können Sie zunächst mit Selbsthilfemaßnahmen zu erleichtern versuchen. Haben sich die Beschwerden jedoch nach zwei Tagen nicht gebessert oder sind sie sogar schlimmer geworden, sollten Sie einen Arzt zurate ziehen.

Unter folgenden Bedingungen ist ein Arztbesuch unbedingt erforderlich:

- Die Schmerzen verstärken sich, wenn Sie Wärme anwenden. Dann ist von einer Entzündung auszugehen.
- Die Schmerzen nehmen zu, wenn Sie sitzen, sich bewegen oder vorbeugen, und sie strahlen ins Bein aus. Das kann darauf hindeuten, dass eine Nervenwurzel beteiligt ist.
- Sie haben Schmerzen im Bereich der Brustwirbelsäule.
- Teile des Rückens oder Bereiche im Bein fühlen sich taub an, kribbeln oder stechen; Sie haben Schwierigkeiten, die Blase zu entleeren. Die Kontrolle der Darmfunktion geht verloren. Dann kann ein Nerv, der vom Rückenmarkkanal ausgeht, so sehr beengt sein, dass er möglichst bald befreit werden sollte.
- Die Schmerzen treten schubweise auf; Sie fühlen sich besonders morgens sehr unbeweglich. Dann sollte der Verdacht auf eine Bechterew-Krankheit abgeklärt werden.
- Die Rückenschmerzen treten zum ersten Mal während der Schwangerschaft auf.
- Wenn ein Jugendlicher Rückenschmerzen und zusätzlich eine „schlechte Haltung" hat.

Behandlung mit Medikamenten

Rheumatische Beschwerden

Die Behandlung aller Formen von entzündlichem Rheuma und Gicht gehört in die Hand des Arztes. Was dieser tun kann, lesen Sie im HANDBUCH MEDIKAMENTE der Stiftung Warentest oder im Internet unter www.medikamente-im-test.de in den Abschnitten „Rheumatoide Arthritis" und „Gicht".

Bei leichten bis mittelschweren Schmerzen können Menschen ohne Leberschädigung täglich bis zu 4 Gramm Parazetamol (→ Seite 629) einnehmen. Bringt dieser Wirkstoff nicht genügend Erleichterung oder kommt er aus anderen Gründen nicht infrage, stehen entzündungshemmende Substanzen, die sogenannten NSAR (→ Seite 544) zum Einnehmen als geeignete Medikamente zur Verfügung. Aus dieser

Gruppe ist Naproxen zur zeitlich begrenzten Anwendung bei arthrosebedingten Gelenkschmerzen rezeptfrei erhältlich. Außer Naproxen können bei Gelenkbeschwerden auch andere NSAR wie Diclofenac und Ibuprofen zur Schmerzlinderung eingesetzt werden. Näheres hierzu lesen Sie im Kapitel „Schmerzen" (→ Seite 615).
Zur Unterstützung der Behandlung rheumatischer Beschwerden können pflanzliche Mittel mit einem Extrakt aus Brennnessel (→ Seite 549) dienen. Solange deren therapeutische Wirksamkeit aber noch nicht ausreichend nachgewiesen ist, werden sie als „mit Einschränkung geeignet" bewertet.
Weidenrinde (→ Seite 550) ist ein pflanzliches Mittel, dessen Wirkung auf frei werdender Salizylsäure beruht. Diese kann leichte rheumatische Beschwerden lindern. Für eine Dauerbehandlung sind Mittel mit Weidenrinde allerdings wenig geeignet, da sie Standardmitteln, wie Diclofenac und Ibuprofen, unterlegen sind. Auch getrocknete Weidenrinde, die als Tee getrunken werden soll, gilt als „wenig geeignet", denn es ist unsicher, ob der Wirkstoff bei dieser Art der Anwendung in ausreichender Konzentration ins Blut gelangt.
Äußerlich anzuwendende pflanzliche hautreizende Mittel (→ Seite 551) müssen differenziert beurteilt werden. Sie fördern die Durchblutung und erwärmen so den behandelten Bereich. Entzündliche Gelenkerkrankungen können sich dadurch verschlimmern. Bei abnutzungsbedingten Gelenkbeschwerden hingegen kann man versuchen, ob diese Mittel die Behandlung unterstützen.
Das Gleiche gilt für die äußerlich anzuwendende Kombination hautreizender Mittel (→ Seite 553). Einige Gele oder Salben enthalten die gleichen NSAR (→ Seite 543), die es in Tablettenform gibt, um Gelenkschmerzen und Entzündungen zu bekämpfen. Für die äußerliche Anwendung haben diese Mittel insbesondere bei einer Behandlung über lange Zeit ihre therapeutische Wirksamkeit nicht ausreichend nachgewiesen. In den ersten beiden Behandlungswochen wirken sie zwar besser schmerzstillend als die Behandlung mit einem Scheinmedikament, insgesamt sind sie aber weniger wirksam als NSAR zum Einnehmen. NSAR zum Auftragen werden daher zur alleinigen Therapie als „wenig geeignet" beurteilt. Es ist aber denkbar, dass sie eine innerliche Behandlung unterstützen können.
Einreibemittel mit Arnika (→ Seite 548) sind bei rheumatischen Beschwerden wenig geeignet. Sie rufen besonders häufig Allergien hervor, ohne dass diesem Risiko eine nachgewiesene therapeutische Wirksamkeit gegenübersteht.
Alle anderen hier besprochenen Rheumamittel sind Kombinationsmittel, deren Zusammensetzung nicht sinnvoll erscheint und auf die besser verzichtet werden sollte. Das gilt für die Kombination aus entzündungshemmendem Mittel und anderen Substanzen (→ Seite 555), die äußerlich angewendet werden. Auch Mittel zum Einnehmen mit der Kombination aus Enzymen und Rutosid (→ Seite 552) sind nicht sinnvoll zusammengesetzt und damit wenig geeignet. Darüber hinaus haben weder die innerlich angewendete Pflanzenkombination (→ Seite 556) noch die äußerlich angewendeten Pflanzenkombinationen (→ Seite 557) ihre therapeutische Wirksamkeit ausreichend nachgewiesen. Auch sie werden als „wenig geeignet" beurteilt.
Zusätzlich ist bei all diesen Kombinationsmitteln – auch den pflanzlichen – zu bedenken, dass das Risiko für allergische Reaktionen steigt, je mehr Wirkstoffe enthalten sind.

Kreuz- und Rückenbeschwerden, Verspannungen

Gegen die Schmerzen kann wenige Tage lang ein als „geeignet" bewertetes Schmerzmittel eingenommen werden. Welcher Wirkstoff am ehesten infrage kommt, lesen Sie im Kapitel „Schmerzen" (→ Seite 615).
Weidenrinde (→ Seite 550) ist ein pflanzliches Schmerzmittel, dessen Wirkung auf frei werdender Salizylsäure beruht. Sie kann sich eignen, um leichte Rückenschmerzen zu lindern. Für eine Dauerbehandlung sind Mittel mit Weidenrinde aber wenig geeignet, da sie Standardmitteln, wie Diclofenac und Ibuprofen, unterlegen sind.
Die weiteren hier besprochenen Rheumamittel zum Einnehmen, wie die Kombination (→ Seite 552) aus Uridin und Cytidin und die Pflanzenkombination (→ Seite 556) sind ebenfalls wenig geeignet, um Rücken- und Kreuzschmerzen zu behandeln. Es handelt sich um Kombinationen, deren Bestandteile sich nicht sinnvoll ergänzen.

Äußerliche Behandlung

Beliebt ist eine Überwärmung des schmerzenden Bereichs mit Rheumaeinreibungen. Dass sich Rückenprobleme damit allein effektiv behandeln lassen, ist nicht ausreichend belegt, doch empfinden viele Menschen die Wärme als angenehm, sodass sich pflanz-

liche hautreizende Mittel (→ Seite 551) eignen können, um die Behandlung zu unterstützen.
Ob und wie viel es nützt, auf die schmerzenden Stellen ein entzündungshemmendes Mittel aus der Gruppe der NSAR (→ Seite 543) aufzutragen, ist nicht ausreichend nachgewiesen. Diese Mittel werden daher bei Rücken- und Kreuzschmerzen als „wenig geeignet" eingestuft.
Die weiteren hier besprochenen Rheumamittel eignen sich ebenfalls wenig, um Rücken- und Kreuzschmerzen zu behandeln. Es sind Kombinationen, deren Bestandteile sich nicht sinnvoll ergänzen: Entzündungshemmendes Mittel + andere Substanzen (→ Seite 555) und die äußerlich anzuwendenden -Pflanzenkombinationen (→ Seite 557).

Anthroposophische, homöopathische und traditionell angewendete Mittel

Zu den meistgekauften Mitteln gehören auch *Allgäuer Latschenkiefer Franzbranntwein, H&S Rheumatee, Araniforce forte, Steirocall N* und *Zeel*. Bei den ersten beiden handelt es sich um Präparate, die von der Arzneimittelbehörde als „traditionell angewendet" zugelassen wurden. Die anderen sind homöopathische Mittel. Derartige Mittel lassen sich nach den Grundsätzen dieses Buches nicht bewerten und werden deshalb nicht näher besprochen. Allgemeine Informationen zu den genannten Therapierichtungen finden Sie in den Abschnitten „Homöopathische Arzneimittel" (→ Seite 21) und „Traditionell angewendete Mittel" (→ Seite 20).

Arthrose, Gelenkbeschwerden

Arthrose ist eine Abnutzungserscheinung (degenerative Erkrankung), die zwar in jedem Alter auftreten kann, wenn Gelenke über lange Zeit sehr stark beansprucht worden sind, mit zunehmendem Alter aber naturgemäß häufiger ist. Eine Arthrose muss nicht notwendigerweise Beschwerden verursachen.
Bei Arthrose hat der elastische Knorpel im Gelenk an Elastizität verloren und ist nicht mehr so glatt wie früher. Das Rauerwerden hängt vor allem mit Verletzungen und übermäßigem Druck, zum Beispiel durch stundenlanges Knien, zusammen. Der Knorpel hat die Aufgabe, wie ein Stoßdämpfer Druck und Stoß abzufangen, die Knochenflächen zu schützen und bei Bewegung als reibungsfreie Gleitfläche zu dienen.
Versorgt wird der Knorpel von der Gelenkflüssigkeit. Diese wird von der Gelenkinnenhaut produziert. Deren Ernährungs- und Entsorgungsfunktion lässt mit dem Alter nach. Der Knorpel verliert Wasser, er schrumpft, wird dünner, trockener und brüchiger. Durch starke Belastungen kann die Oberfläche des Knorpels winzige Einrisse bekommen und rau werden. Hält die Überlastung an, vergrößern und vertiefen sich die Risse.
Eine aktivierte Arthrose entsteht, wenn sich vom Knorpel feine Partikel abreiben, die die Gelenkinnenhaut so reizen, dass sich eine Entzündung entwickelt. Diese schädigt den Knorpel weiter. Die Beschwerden sind denen eines entzündlichen Rheumas sehr ähnlich. Allerdings ruft eine Arthrose niemals solche Gelenkzerstörungen hervor wie entzündliches Rheuma. Schreitet die Arthrose fort, verändern sich in der Umgebung des Gelenks alle Gewebestrukturen, die an seiner Funktion beteiligt sind. Im Endstadium der Arthrose haben die Knochen ihre schützende Knorpelkappe weitgehend verloren, da zerstörtes Knorpelgewebe nicht nachgebildet wird. Anstelle des Knorpels hat sich über die Knochen nun eine Art Narbengewebe gelegt, durch das das Gelenk wenn auch nur eingeschränkt, so doch wieder einigermaßen schmerzfrei funktionieren kann.
Eine Arthrose muss nicht zwingend fortschreiten; sie kann auf jeder Stufe zum Stillstand kommen.

Anzeichen und Beschwerden

Eine Arthrose kündigt sich früh durch Beschwerden an, die zunächst flüchtig, später sehr belastend sein können und schubweise auftreten: Man kommt schlecht in Gang, weil die Gelenke nach einer längeren Ruhepause steif sind. Sie schmerzen, erscheinen kraftlos und ermüden schnell. Kälte verstärkt die Beschwerden.
Arthroseschmerzen machen sich typischerweise dann bemerkbar, wenn das Gelenk längere Zeit belastet worden ist. Das unterscheidet sie von den Schmerzen durch entzündliches Rheuma, die auch ohne Belastung auftreten. Dass die Gelenke auch in Ruhe und dauerhaft schmerzen, kommt bei Arthrose erst im späteren Stadium vor.
Bei einer aktivierten Arthrose ist das betroffene Gelenk entzündet. Es ist dann rot, warm, geschwollen und schmerzt.

Ursachen
Die folgenden Bedingungen können den altersbedingten Gelenkverschleiß beschleunigen und eine Arthrose wahrscheinlicher werden lassen:
- Übergewicht. Meist sind dann die Knie (Gonarthrose) und Hüftgelenke (Coxarthrose) besonders betroffen, weil sie den größten Teil des Körpergewichts zu tragen haben.
- Fehlstellungen von Gliedmaßen oder Gelenken aufgrund von Fehlbildungen oder Verletzungen.
- Verformungen in Wirbelkörpern und Gelenken aufgrund einer geringen Knochendichte (Osteoporose).
- Übermäßige und falsche Belastungen bei beruflichen Tätigkeiten und sportlichen Aktivitäten. Beispielsweise belasten Fliesenleger besonders die Kniegelenke, Tennisspieler die Ellenbogengelenke und Golfspieler die Schultergelenke.
- Darüber hinaus können Erkrankungen wie Diabetes, entzündliches Rheuma und Gicht eine Arthrose verstärken.

Vorbeugung
Bewegung regt die Gelenkinnenhaut zu den Funktionen an, mit denen sie den Knorpel ernährt. Damit ist jede angemessene Belastung geeignet, einer Arthrose vorzubeugen. Überlastungen hingegen sind zu meiden.
Das Normalgewicht zu halten, bedeutet auch, einer übermäßigen Belastung der Hüft- und Kniegelenke vorzubeugen.

Allgemeine Maßnahmen
- Bemühen Sie sich, Übergewicht abzubauen.
- Sorgen Sie für einen ausgewogenen Wechsel von Be- und Entlastung der Gelenke.
- Treiben Sie regelmäßig Sport, bei dem die Gelenke nicht übermäßig belastet werden, zum Beispiel Gymnastik, Wandern, Schwimmen, Radfahren.
- Meiden Sie beim Gehen unebene Wege; sie erschüttern die Gelenke durch Stöße.
- Tragen Sie Schuhe mit weicher Sohle, am besten gel- oder luftgedämpfte Sportschuhe.
- Bleiben Sie nicht längere Zeit in Kälte und Nässe; halten Sie Ihre Gelenke gezielt warm.
- Benutzen Sie, wenn Sie bereits ernsthafte Gelenkprobleme haben, eine Gehhilfe.

Arthrotisch veränderte Gelenke, die so stark schmerzen, dass Sie am liebsten jede Bewegung vermeiden würden, können gegen Kunstgelenke ausgetauscht werden. Mit künstlichen Hüftgelenken liegen langjährige gute Erfahrungen vor. Auch Knie- und andere Gelenke werden mit zunehmendem Erfolg ausgetauscht.

Wann zum Arzt?
Gelenkbeschwerden, die zum ersten Mal auftreten oder mit einer schmerzhaften Schwellung einhergehen, sollte zunächst ein Arzt beurteilen. Auch wenn Sie wegen Gelenkschmerzen mehrfach länger als drei Tage hintereinander oder öfter als zehn Tage im Monat Schmerzmittel einnehmen, sollten Sie das mit einem Arzt besprechen.

Behandlung mit Medikamenten
Vordringliches Ziel der Arthrosebehandlung ist es, die Gelenkfunktion und damit die Beweglichkeit zu erhalten. Am effektivsten ist dafür Bewegung. Doch die gelingt nur, wenn die Schmerzen erträglich sind. Darum steht bei den Behandlungszielen die Schmerz linderung obenan.
Bei leichten bis mittelschweren Schmerzen können Menschen ohne Leberschädigung täglich bis zu 4 Gramm Parazetamol (→ Seite 629) einnehmen.
Bringt dieser Wirkstoff nicht genügend Erleichterung oder kommt er aus anderen Gründen nicht infrage, stehen entzündungshemmende Substanzen, die sogenannten NSAR (→ Seite 544) zum Einnehmen als geeignete Medikamente zur Verfügung. Aus dieser Gruppe ist Naproxen zur zeitlich begrenzten Anwendung bei arthrosebedingten Gelenkschmerzen rezeptfrei erhältlich. Außer Naproxen können bei Gelenkbeschwerden auch andere NSAR wie beispielsweise Diclofenac und Ibuprofen zur Schmerzlinderung eingesetzt werden. Näheres hierzu lesen Sie im Kapitel „Schmerzen" (→ Seite 615).
Ein pflanzliches Mittel aus Weidenrinde (→ Seite 550), das speziell für Schmerzen im Bewegungssystem angeboten wird, kann eingesetzt werden, um die Schmerzen leichter degenerativer Erkrankungen zu lindern. Zur Dauerbehandlung ist es aber wenig geeignet, da es Standardmedikamenten, wie Diclofenac und Ibuprofen, unterlegen ist.
Die Behandlung nichtentzündlicher Gelenkbeschwerden kann durch die Einnahme eines Mittels mit Teufelskralle (→ Seite 549) allenfalls unterstützt werden. Wenig geeignet sind diese Mittel hingegen, wenn mit ihnen allein Schmerzen gelindert werden sollen. Für diese Anwendung ist die therapeutische

Wirksamkeit von Teufelskralle nicht ausreichend nachgewiesen.
D-Glukosamin (→ Seite 541) ist nur zur Anwendung bei Kniegelenkarthrose gedacht. Hierfür gibt es Hinweise auf eine therapeutische Wirksamkeit. Allerdings reichen die Studien für eine uneingeschränkt positive Bewertung noch nicht aus.
Kombinationsmittel, deren Bestandteile einander nicht sinnvoll ergänzen, eignen sich ebenfalls wenig, um eine Arthrose und Gelenkbeschwerden durch Verschleißerscheinungen zu behandeln. Dieses Urteil gilt für die innerlich angewendete Pflanzenkombination (→ Seite 556) und die Kombination aus Enzymen und Rutosid (→ Seite 552).

Äußerliche Behandlung

Schmerzende und in ihrer Funktionsfähigkeit eingeschränkte Gelenke äußerlich zu behandeln, ist sehr gebräuchlich. NSAR (→ Seite 543) mit den Wirkstoffen, die bei Gelenkschmerzen auch eingenommen werden, gelten als „wenig geeignet", da nicht ausreichend nachgewiesen ist, dass sie zur alleinigen Therapie dauerhafter Gelenkbeschwerden wirksam sind. Es ist allerdings denkbar, dass sie eine innerliche Behandlung unterstützen können. Eine günstigere Einschätzung gilt für das Präparat *Voltaren Schmerzgel*. Für dieses Mittel liegen erste positive Berichte zur Anwendung bei Arthrose in den Fingergelenken vor. Es ist also gerechtfertigt, eine solche Behandlung zu versuchen.
Die Kombination hautreizender Mittel (→ Seite 553), die äußerlich angewendeten Kombinationen aus einem entzündungshemmenden Mittel und anderen Substanzen (→ Seite 555), die Kombination eines hautreizenden Mittels und pflanzlichen Mittels (→ Seite 554) und die äußerlich angewendeten Pflanzenkombinationen (→ Seite 557) werden ebenfalls als „wenig geeignet" beurteilt, weil ihre therapeutische Wirksamkeit nicht ausreichend nachgewiesen ist. Hinzu kommt, dass die meisten Kombinationen nicht sinnvoll zusammengesetzt sind.
Einige Produkte enthalten hautreizende Mittel, die nach dem Auftragen die Durchblutung im Gewebe verstärken. Das macht sich durch ein Wärmegefühl bemerkbar. Bei Arthrose und Gelenkbeschwerden mag das angenehm sein und andere Maßnahmen unterstützen. Ist die Arthrose jedoch „aktiviert" – die Gelenke also entzündet – kann sich die Entzündung durch die gesteigerte Durchblutung verschlimmern.

Anthroposophische, homöopathische und traditionell angewendete Mittel

Zu den meistgekauften Mitteln gehören auch *Araniforce forte* und *Steirocall N*. Dabei handelt es sich um homöopathische Präparate, die sich nach den Grundsätzen dieses Buches nicht bewerten lassen und deshalb nicht näher besprochen werden. Allgemeine Informationen zu der genannten Therapierichtung finden Sie im Abschnitt „Homöopathische Arzneimittel" (→ Seite 21).

Hyaluronsäure ins Kniegelenk

Unter dem Namen *Hyalart* ist ein Arzneimittel im Handel, das die Schmerzen arthrotisch veränderter Kniegelenke lindern und ihre Funktionsfähigkeit verbessern soll. Der Inhaltsstoff ist Hyaluronsäure – ein natürlicher Baustein des Knorpels und der Gelenkflüssigkeit. Die Hyaluronsäure des Produkts wird aus Hahnenkämmen gewonnen. Die Substanz wird direkt in das Gelenk hineingespritzt. Es wird vermutet, dass Hyaluronsäure die Eigenschaften der Gelenkflüssigkeit verbessert und auf der Oberfläche des Gelenkknorpels eine Schutzschicht bildet. Die Ergebnisse der Untersuchungen zur therapeutischen Wirksamkeit sind widersprüchlich. Sie legen nahe, dass Hyaluronsäure die Schmerzen allenfalls für kurze Zeit verringern kann, und das auch nur geringfügig. Diesem eher geringen Vorteil steht eine Reihe unerwünschter Wirkungen gegenüber. So kann es beispielsweise Beschwerden an der Injektionsstelle geben. Generell besteht die Gefahr von Überempfindlichkeitsreaktionen an der Haut, die auf dem Inhaltsstoff beruhen. Darüber hinaus verbindet sich mit einer Injektion in ein Gelenk grundsätzlich ein relativ großes Risiko für Infektionen. Sie können zu einer akuten Gelenkentzündung führen und eine Pseudogicht auslösen. Hyaluronsäure ist aufgrund fehlender Daten wenig geeignet, um Abnutzungserscheinungen am Kniegelenk dauerhaft zu behandeln.
Neben diesem Präparat sind mit dem gleichen Inhaltsstoff noch eine Reihe weiterer Produkte im Handel (u. a. *Go-on*, *Hya-Ject*, *Ostenil*, *Suplasyn*, *Synvisc*). Sie sind aber nicht als Arzneimittel zugelassen, sondern werden als Medizinprodukte (→ Seite 26) vertrieben. Nur einige von ihnen wurden hinsichtlich ihrer Wirksamkeit und Unbedenklichkeit in klinischen Studien untersucht. Sie werden für den gleichen Zweck eingesetzt wie *Hyalart*.

Prellung, Zerrung, Verstauchung

Prellungen, Zerrungen und Verstauchungen sind typische Folgen einer Verletzung. Wenn zum Beispiel durch einen heftigen Schlag, Aufprall oder Sturz Gewebe gequetscht wird, entsteht eine Prellung (Kontusion). Eine Zerrung oder Verstauchung (Distorsion) betrifft immer ein Gelenk. Dabei ist durch eine übermäßige Bewegung der das Gelenk umgebende Bandapparat überdehnt worden. Die Bänder wurden gezerrt und haben vielleicht kleine Einrisse bekommen.

Hierbei, wie bei jeder Art von Verletzung und Operation, werden Zellen und Blutgefäße zerstört. Darauf reagiert das Körpergewebe nach Art einer Entzündung: Aus den Gewebezellen treten Substanzen aus, die die feinsten Blutgefäße durchlässiger machen, sodass Blutflüssigkeit (Plasma) in das Gewebe übertreten kann. Das verursacht die Schwellung. Zusätzlich verstärken diese Substanzen die Durchblutung im betroffenen Gebiet.

Manchmal genügen die verstärkte Durchblutung und die damit einhergehenden Vorgänge bereits, um die Entzündung abklingen zu lassen. Ist das nicht der Fall, werden Blutzellen aus den Gefäßen in das Gewebe geschleust, um die schädlichen Einflüsse zu beseitigen.

Anzeichen und Beschwerden

Die verletzte Stelle rötet sich, wird warm und schwillt an.

Je nach dem Grad der Verletzung schmerzt die Stelle; eventuell kommt es zu Funktionseinschränkungen. Bei einer Verstauchung des Fußes können Sie diesen zum Beispiel eine Zeit lang nicht mehr wie gewohnt belasten.

Ursachen

Zu einer Zerrung oder Verstauchung kommt es leicht, zum Beispiel wenn man mit dem Fuß umknickt, sich das Kniegelenk verdreht oder auf die Hand fällt. Beim Sport passieren solche Unfälle häufig, aber auch anlagebedingt schwache oder durch häufige Verletzungen „ausgeleierte" Bänder können ein Grund für die mangelnde Stabilität eines Gelenks sein.

Bei Kindern

In der Zeit des Wachstums knicken Kinder relativ häufig um, weil ihre Knochen rasch in die Höhe geschossen sind, der Halteapparat ihres Körpers aus Sehnen und Bändern sich diesen Bedingungen aber noch nicht angepasst hat. Mädchen sind davon etwa doppelt so oft betroffen wie Jungen, weil ihre Gelenke anlagebedingt häufig überbeweglich sind.

Vorbeugung

Wer von seiner Bänderschwäche weiß, kann die Stabilität der Gelenke mit gezielten krankengymnastischen Übungen trainieren.

Frauen, die häufig umknicken, sollten auf das Tragen von Schuhen mit hohen Absätzen verzichten.

Bei sportlicher Betätigung:

- Bereiten Sie Ihr Bewegungssystem durch ein Aufwärmtraining mit Dehnübungen, das mindestens zehn Minuten dauert, langsam auf die steigende Belastung vor.
- Tragen Sie Schuhe, die für die jeweilige Sportart und Ihre individuellen Bedingungen geeignet sind. Bei einer Bänderschwäche wählen Sie am besten Schuhe, die das Fußgelenk stützen.
- Stabilisieren Sie die gefährdeten Gelenke durch eine Bandage, wenn Sie schon öfter Zerrungen oder Verstauchungen hatten.

Allgemeine Maßnahmen

Ein verstauchter Fuß sollte so gelagert werden, dass er höher liegt als das Herz.

Eine akute Verletzung muss sachgerecht versorgt werden. Ein Verband fängt Blut auf und schützt vor dem Eindringen von Keimen.

Wenn eine frische Verletzung mit kaltem Wasser oder Eispackungen gekühlt wird, lässt sich die Entzündungsreaktion begrenzen: Die Blutgefäße verengen sich und können nicht so viel Blut an die geschädigte Stelle transportieren. Das Gewebe schwillt nicht so stark an, weil nicht so viel Flüssigkeit austreten kann.

Wann zum Arzt?

Eine Verletzung, die stark schmerzt und deren Schwellung bis zum nächsten Tag nicht zurückgegangen ist, obwohl direkt nach dem Unfall mehrere Stunden lang gekühlt wurde, sollte ärztlich beurteilt werden. Das Gleiche gilt, wenn ein ausgedehnter blauer Fleck zu sehen ist.

Bei einem stark geschwollenen Gelenk, das sich zudem kaum noch bewegen oder belasten lässt, besteht der Verdacht, dass ein Band gerissen oder die Gelenkkapsel verletzt ist. Dies muss ärztlich abgeklärt werden.

Ein ausgerenktes Schulter- oder Ellenbogengelenk sollte von einem Arzt begutachtet werden.

Behandlung mit Medikamenten

Gegen die Schmerzen kann wenige Tage lang ein als „geeignet" bewertetes Schmerzmittel eingenommen werden. Welcher Wirkstoff am ehesten infrage kommt, lesen Sie im Kapitel „Schmerzen" (→ Seite 615).
Mit verschiedenen Arzneistoffen wird versucht, nach Verletzungen die Gewebereaktionen, vor allem die Schwellungen, zu begrenzen, doch keines dieser Mittel hat seine therapeutische Wirksamkeit bisher ausreichend nachgewiesen.
Auch die bei Schwellungen innerlich anzuwendenden Enzyme (→ Seite 542) und die Kombination: Enzyme + Rutosid (→ Seite 552) gelten als „wenig geeignet", da ihre therapeutische Wirksamkeit nicht ausreichend nachgewiesen ist.

Äußerliche Behandlung

Äußerlich aufgetragene NSAR (→ Seite 543) gelten als „mit Einschränkung geeignet". Die Mittel wirken allenfalls in der ersten Behandlungswoche besser als ein wirkstofffreies Gel. Aussagekräftige Vergleichsstudien mit schmerzstillenden Mitteln zum Einnehmen fehlen allerdings.
Für den Extrakt der Wurzel von Beinwell (→ Seite 548), der schmerzlindernd, abschwellend und entzündungshemmend wirken soll, gibt es zwar eine Studie, die eine entsprechende Wirksamkeit bei Sprunggelenkverstauchungen nahelegt. Solange sie jedoch nicht durch weitere Untersuchungen und auch für Verstauchungen anderer Gelenke ausreichend bestätigt ist, werden die Präparate als „wenig geeignet" bewertet.
Mittel mit hautreizenden Wirkstoffen, die das Gelenk überwärmen, verbieten sich nach einer Verletzung, da in dieser Situation eher gekühlt werden sollte. Also sind die Kombination hautreizender Mittel (→ Seite 553) und die Kombinationen aus entzündungshemmendem Mittel und anderen Substanzen (→ Seite 555) wenig geeignet.
Auch Einreibemittel mit Heparin (→ Seite 542) eignen sich wenig zur Behandlung von Prellungen, Zerrungen und Verstauchungen, ihre therapeutische Wirksamkeit ist nicht ausreichend nachgewiesen. Das Gleiche gilt für Mittel mit Arnika (→ Seite 548) und Kombinationsmittel, deren Bestandteile sich nicht sinnvoll ergänzen: Äußerlich anzuwendende Pflanzenkombinationen (→ Seite 557).

D-Glukosamin (innerlich)

dona

Glukosamin soll den Abbau von Knorpel im Gelenk bremsen. Wie es das tut, ist nicht bekannt. Einige Studien zu Glukosamin legen zwar positive Kurzzeiteffekte bei einer Arthrose des Kniegelenks nahe. Neuere Studien, in denen eine andere Art von Glukosamin verwendet wurde als die, die hier bewertet wird, zeigen dagegen keine schmerzlindernde Wirkung, die über die einer Scheinbehandlung hinausgeht. Solange die therapeutische Wirksamkeit für die hier bewertete Art von Glukosamin noch nicht ausreichend belegt ist und die Auswirkungen einer Langzeiteinnahme nicht genügend untersucht sind, gilt das Präparat als „mit Einschränkung geeignet".

Anwendung

Wenn sich die Beschwerden nach zwei bis drei Monaten Behandlung nicht gebessert haben, sollten Sie das Mittel nicht weiter anwenden.
Wenn Sie eine Herz- oder Kreislauf-Erkrankung haben, sollten Sie Glukosamin nur unter ärztlicher Kontrolle einnehmen. Durch die Einnahme können die Blutfettwerte ansteigen. Um darauf aufmerksam zu werden, muss der Arzt in regelmäßigen Abständen das Blut untersuchen.

Achtung

Gegenanzeigen

Mittel mit Glukosamin dürfen Sie nicht anwenden, wenn Sie eine Allergie auf Schalentiere wie Krabben, Langusten, Krebse haben. Bei Menschen mit Asthma können sich die Symptome verschlimmern, wenn sie glukosaminhaltige Mittel einnehmen.

Wechselwirkungen mit Medikamenten

Durch Glukosamin können Tetrazykline (bei bakteriellen Infektionen) stärker wirken. Penizillin und Chloramphenicol, die auch bei bakteriellen Infektionen eingesetzt werden, können schwächer wirken.

▶ Unbedingt beachten

Glukosamin verstärkt die Wirkung der gerinnungshemmenden Mittel Phenprocoumon und Warfarin, die bei erhöhter Thrombosegefahr als Tabletten eingenommen werden. Sie müssen deshalb die Blutgerinnung häufiger als sonst selbst kontrollieren oder vom Arzt kontrollieren lassen und gegebenenfalls nach Absprache mit dem

Arzt die Dosis der Gerinnungshemmer verringern. Näheres hierzu finden Sie unter „Mittel zur Blutverdünnung: verstärkte Wirkung“ (→ Seite 11).

UNERWÜNSCHTE WIRKUNGEN

▶ **Keine Maßnahmen erforderlich**

Übelkeit, Erbrechen, Magenschmerzen und Durchfall können gelegentlich auftreten. Nur selten stellen sich Hitzegefühle und Schweißausbrüche ein.

▶ **Muss beobachtet werden**

Wenn die Haut sich verstärkt rötet oder juckt, reagieren Sie vermutlich allergisch auf das Mittel. Dann sollten Sie es absetzen. Sind die Hauterscheinungen (→ Seite 14) einige Tage später nicht deutlich abgeklungen, sollten Sie einen Arzt aufsuchen.

Bei Einnahme von glukosaminhaltigen Mitteln können die Blutfettwerte ansteigen.

HINWEISE

Für Kinder unter 14 Jahren

Kinder unter 18 Jahren sollten dieses Mittel nicht einnehmen.

Für Schwangerschaft und Stillzeit

Während der Schwangerschaft und Stillzeit sollten Sie dieses Mittel nicht einnehmen.

Enzyme (innerlich)

Bromelain

Bromelain-POS, Proteozym, Traumanase

Als Bromelain bezeichnet man ein Gemisch aus eiweißspaltenden Enzymen, das aus Ananas gewonnen wird. Enzyme sind chemische Substanzen, die andere Verbindungen in ihre Bestandteile aufspalten.

Bei der Anwendung dieser Substanzen hat man Beobachtungen gemacht, mit denen man zu begründen versucht, warum sie bei Schwellungen nützlich sein können. So kann Bromelain die Blutplättchen in gewissem Maß daran hindern, sich zusammenzuballen. Dadurch verlängert sich die Blutungszeit. In Tierversuchen zeigte sich bei hoher Dosierung, dass sich nach der Gabe von Bromelain in entzündeten Geweben weniger Wasser ansammelt (ödemhemmende Wirkung). Ob diese Beobachtungen aber bei der Behandlung von Schwellungen therapeutisch bedeutsam sind, ist nicht ausreichend nachgewiesen.

Zudem ist offen, ob Bromelain nach der Einnahme überhaupt aus dem Magen in nennenswerter Menge ins Blut aufgenommen wird und dorthin gelangt, wo es wirken soll. Es wird nämlich so schnell wieder ausgeschieden, dass eine nachhaltige Wirkung eher unwahrscheinlich ist. Die Mittel werden als „wenig geeignet“ bewertet.

ANWENDUNG

Ohne Rücksprache mit einem Arzt sollten Sie das Mittel nicht länger als höchstens zehn Tage einnehmen.

ACHTUNG

Gegenanzeigen

Wenn Ihre Blutgerinnung gestört ist oder Sie gerinnungshemmende Medikamente (bei erhöhter Thrombosegefahr) einnehmen, dürfen Sie diese Mittel nicht einnehmen.

UNERWÜNSCHTE WIRKUNGEN

▶ **Keine Maßnahmen erforderlich**

Gelegentlich können Übelkeit, Erbrechen und Durchfall auftreten.

▶ **Sofort zum Arzt**

Wenn starker Hautausschlag, Juckreiz, Herzrasen, Atemnot, Schwäche und Schwindel auftreten, müssen Sie die Anwendung sofort stoppen und unverzüglich den Notarzt (Telefon 112) rufen. Es kann sich um eine lebensbedrohliche Allergie (→ Seite 14) handeln.

HINWEISE

Für Kinder unter 14 Jahren

Die Mittel sollen – wenn überhaupt – erst ab zwölf Jahre eingesetzt werden.

Für Schwangerschaft und Stillzeit

Zur Behandlung von Schwangeren und Stillenden fehlen ausreichende Erkenntnisse. Sicherheitshalber sollten Sie die Mittel in dieser Zeit nicht anwenden.

Heparin (äußerlich)

Exhirud Heparin Gel/Salbe, Hepa-Gel/-Salbe, Heparin AL, Heparin-CT, Heparin Heumann, Heparin-ratiopharm, Hepathromb, Hepathrombin, Thrombareduct Sandoz, Thrombocutan, Thrombophob, Venalitan, Venoruton Emulgel, vetren

Bei Verletzungen tritt Blut ins Gewebe aus. Das verursacht Schmerzen und kann die Beweglichkeit einschränken. Um dieses Blut abzubauen, benötigt der Körper einige Zeit. Der Einsatz von Heparin soll das beschleunigen. Allerdings ist nicht bekannt, ob von äußerlich aufgetragenem Heparin eine wirksame Menge ins Gewebe gelangt. Heparin blockiert zwei Eiweißstoffe, die dafür verantwortlich sind, dass Blutbestandteile miteinander verkleben. Auf diese Weise hemmt Heparin die Blutgerinnung und verhindert, dass sich Gerinnsel bilden. Heparin hat diese Wirkung jedoch nur, wenn es sich im Blut befindet, zum Beispiel weil es unter die Haut gespritzt wird. Nach äußerlicher Anwendung findet sich im Blut keine nennenswerte Heparinkonzentration. Daher ist auch nicht zu erwarten, dass äußerlich angewendetes Heparin den Abbau von Blut im Gewebe beschleunigen kann.

Die therapeutische Wirksamkeit der Mittel zur Unterstützung der Behandlung von Prellungen, Zerrungen und Verstauchungen ist nicht ausreichend nachgewiesen. Die Präparate werden daher als „wenig geeignet“ bewertet.

Achtung

Einige Präparate enthalten als Konservierungsmittel Parabene (siehe Tabelle). Wenn Sie auf Parastoffe (→ Seite 585) allergisch reagieren, dürfen Sie die Mittel nicht anwenden.

Gegenanzeigen

Heparinhaltige Mittel dürfen nicht auf verletzte Haut und offene Wunden (z. B. ein Unterschenkelgeschwür) aufgetragen werden.

Unerwünschte Wirkungen

▶ **Muss beobachtet werden**

Wenn die Haut sich verstärkt rötet oder juckt, reagieren Sie vermutlich allergisch auf das Mittel. Dann sollten Sie es absetzen. Sind die Hauterscheinungen (→ Seite 14) einige Tage später nicht deutlich abgeklungen, sollten Sie einen Arzt aufsuchen.

Hinweise

Für Kinder unter 14 Jahren

Heparin-Einreibungen können bei Kindern eingesetzt werden.

Für Schwangerschaft und Stillzeit

Bisher weist nichts darauf hin, dass eine Anwendung während der Schwangerschaft mit Risiken verbunden ist.

NSAR (äußerlich)

Diclofenac

arthrex Schmerzgel, Diclofenac-ratiopharm Gel, Voltaren

Etofenamat

Rheumon, Traumon

Felbinac

Spalt MOBIL Schmerzgel

Ibuprofen

Dolgit, ibutop Creme/Gel

Indometazin

Indo Top-ratiopharm

Ketoprofen

Dolormin Schmerzgel mit Ketoprofen

Diese Wirkstoffe gehören zu den nichtsteroidalen Antirheumatika (NSAR). Einige dieser NSAR werden innerlich und äußerlich eingesetzt. Andere gibt es hingegen nur zur äußerlichen Anwendung. Näheres zur Wirkweise der innerlich eingesetzten entzündungshemmenden Mittel finden Sie unter Naproxen (→ Seite 544).

Von äußerlich angewendeten NSAR durchdringt nur wenig Wirkstoff die Haut und erreicht die tieferen Gewebeschichten oder das Gelenk. Wie viel es ist und wie weit der Wirkstoff nach innen vordringt, hängt unter anderem von der Beschaffenheit der Haut ab.

Eine Übersichtsarbeit, in der mehrere Studien zusammenfassend ausgewertet wurden, zeigte zwar, dass die Behandlung von Gelenkschmerzen mit äußerlich angewendeten NSAR in den ersten beiden Wochen erfolgreicher war als eine Scheinbehandlung. Für die Langzeitbehandlung bei chronischen Gelenkbeschwerden ist die therapeutische Wirksamkeit aber nicht ausreichend belegt. Für die Langzeitbehandlung chronischer Erkrankungen des Bewegungssystems, wie Gelenkbeschwerden mit und ohne Entzündung, werden äußerlich angewendete NSAR darum als „wenig geeignet“ beurteilt. Die Mittel können allenfalls unterstützend eingesetzt werden.

Für das Präparat *Voltaren* liegt allerdings eine Studie vor, die es gerechtfertigt erscheinen lässt, es bei einer aktivierten Arthrose der Fingergelenke versuchsweise einzusetzen. Hier war das äußerlich aufgetragene Mittel ebenso wirksam wie ein niedrig dosiertes geschlucktes nichtsteroidales Antirheumatikum.

Bei akuten Sportverletzungen mit Prellungen und Verstauchungen wirken äußerlich anzuwendende NSAR in der ersten Woche nach der Verletzung hingegen besser als entsprechende Zubereitungen ohne Wirkstoff. Weil aber noch aussagekräftige Vergleichsstudien mit schmerzstillenden Mitteln zum Einnehmen fehlen, werden die Mittel als „mit Einschränkung geeignet" beurteilt.

Anwendung

Es wird empfohlen, das Mittel mehrfach täglich auf die Haut über dem betroffenen Gelenk aufzutragen und leicht einzumassieren. Bessern sich die Beschwerden trotz lokaler Behandlung nach ein bis zwei Wochen nicht merklich, sollten Sie einen Arzt aufsuchen.

Achtung

Einige Präparate enthalten Parabene (siehe Tabelle). Diese Konservierungsmittel können Allergien auslösen. Wenn Sie auf Parastoffe (→ Seite 585) allergisch reagieren, dürfen Sie die Mittel nicht anwenden.

Gegenanzeigen

Sie dürfen diese Mittel nicht anwenden, wenn die zu behandelnde Hautstelle offen, verletzt, entzündet oder mit einem Ausschlag überzogen ist. Auch auf Schleimhäuten dürfen die Mittel nicht eingesetzt werden.

Unter folgender Bedingung sollten Sie die Mittel nur nach Rücksprache mit einem Arzt anwenden und nachdem dieser Nutzen und Risiken vor der Behandlung mit diesen NSAR besonders sorgfältig abgewogen hat: Sie haben nach der Anwendung von Azetylsalizylsäure oder einem anderen nichtsteroidalen Antirheumatikum bereits einmal einen Asthmaanfall erlitten, allergische Hautreaktionen oder einen allergischen Schnupfen gehabt. Dann sind die gleichen Reaktionen auch beim Gebrauch von äußerlich angewendeten NSAR zu befürchten.

Unerwünschte Wirkungen

Werden die Mittel großflächig aufgetragen und/oder über einen längeren Zeitraum angewendet, können die gleichen unerwünschten Wirkungen auftreten wie nach der Einnahme von Tabletten. Allerdings scheint dies selten der Fall zu sein. Angaben zu diesen Nebenwirkungen finden Sie unter Naproxen (→ nebenstehend). Aufgrund der äußerlichen Anwendung kommt hinzu:

► **Muss beobachtet werden**

Wenn sich die Haut dort, wo das Mittel aufgetragen wird, verstärkt rötet und juckt, reagieren Sie vermutlich allergisch auf das Mittel. Bei solchen Hauterscheinungen (→ Seite 14) sollten Sie einen Arzt aufsuchen.

Hinweise

Für Kinder unter 14 Jahren

Die Angaben für Kinder unterscheiden sich je nach Wirkstoff.

Diclofenac, Felbinac, Ketoprofen: Nicht bei Kindern unter sechs Jahren anwenden.

Etofenamat: Bei Kindern gar nicht anwenden.

Ibuprofen, Indometazin: Nicht bei Kindern unter 14 Jahren anwenden.

Für Schwangerschaft und Stillzeit

Im letzten Schwangerschaftsdrittel sollten diese Mittel nicht angewendet werden. Es kann sich beim Kind zum Beispiel die Verbindung zwischen Haupt- und Lungenschlagader vorzeitig schließen, was den Kreislauf des Kindes überlastet. Außerdem kann sich bei der Frau Wasser im Gewebe einlagern (Ödeme). Auch die Wehen können gehemmt und die Geburt dadurch verzögert werden.

NSAR (innerlich)

Naproxen

Dolormin GS mit Naproxen

Naproxen gehört zu den nichtsteroidalen Antirheumatika (NSAR). Vertreter dieser Gruppe wirken entzündungshemmend und schmerzstillend. Wegen dieser Eigenschaften werden sie unter anderem in der Rheumabehandlung eingesetzt. Mit der Bezeichnung „nichtsteroidal" grenzt man diese Arzneimittel aufgrund ihrer chemischen Struktur von den ebenfalls entzündungshemmenden Kortisonen ab. NSAR haben in ihrem Molekül – anders als die Kortisone – keinen Steroid-Ring.

Wie andere NSAR lindert Naproxen Schmerzen und dämmt Entzündungen ein, weil es die Synthese von Prostaglandinen hemmt. Prostaglandine sind Gewebehormone, die an der Regulation vieler Organfunktionen beteiligt sind. Sie treiben zum Beispiel, neben anderen Stoffen, das Entzündungsgeschehen an und schützen die Schleimhaut in Magen und Darm. Naproxen gehört zu den klassischen NSAR. Diese bremsen die Produktion von Prostaglandinen in allen Körpergeweben. Damit entfällt beispielsweise ihre Schutzfunktion im Magen und Darm. Ferner steigt das Risiko, dass sich im Magen-Darm-Trakt ein Geschwür entwickelt, aus dem es bluten und das in den Bauchraum durchbrechen kann.

Das Risiko für Schäden durch NSAR hängt von der Dosierung ab, aber auch davon, wie schnell die Substanz aus dem Körper ausgeschieden wird. Für Magen und Darm ist es besonders schädlich, wenn der Arzneistoff lange wirkt. Die Wirkung von Naproxen hält bis zu 20 Stunden an. Damit gehört es zu den NSAR mit mittellanger Wirkdauer.

Obwohl viele Menschen mit chronischen Gelenkbeschwerden schmerzstillende und entzündungshemmende Medikamente dauerhaft benötigen, wird empfohlen, sie nur bei Bedarf und in der geringstmöglichen Dosierung anzuwenden. Neben den möglichen schädlichen Wirkungen auf Magen und Darm können NSAR bei hoher Dosierung und langer Anwendungsdauer auch das Risiko für Herz-Kreislauf-Erkrankungen erhöhen.

Um in der Selbstbehandlung arthrosebedingte Schmerzen für kurze Zeit zu lindern, wird Naproxen als „geeignet" eingestuft.

Anwendung

Von Naproxen nehmen Sie im Tagesverlauf höchstens 750 Milligramm ein. Die Menge wird auf zwei Einzeldosen aufgeteilt, die im Abstand von etwa zwölf Stunden eingenommen werden. Um den Magen zu schonen, sollten Sie die Tabletten während einer Mahlzeit einnehmen und ein großes Glas Wasser dazu trinken.

Wenn ein Arzt die Arthrose bestätigt hat und mit der Einnahme von Naproxen einverstanden ist, können Sie Naproxen sieben Tage lang einnehmen. Halten die Gelenkschmerzen jedoch an, sollte ein Arzt entscheiden, ob Sie das Mittel längere Zeit ununterbrochen einnehmen dürfen. Dann sollte er auch die Nierenfunktion regelmäßig überprüfen.

Achtung

Gegenanzeigen

Unter folgenden Bedingungen dürfen Sie Naproxen nicht anwenden:

- Sie haben oder hatten nach der Einnahme von NSAR schon einmal ein aktives Magen-Darm-Geschwür oder Blutungen im Magen-Darm-Trakt.
- Nach der Anwendung von Azetylsalizylsäure oder Mitteln mit vergleichbarer Wirkung haben Sie bereits einmal einen Asthmaanfall erlitten, allergische Hautreaktionen oder einen allergischen Schnupfen gehabt. Dann sind nach der Anwendung von Naproxen die gleichen Reaktionen zu befürchten.
- Ihre Blutbildung ist gestört oder Sie haben ungeklärte Blutungen.
- Sie leiden an einer schweren, chronisch-entzündlichen Darmerkrankung.
- Sie leiden an einer schweren, unkontrollierten Herzschwäche.

Naproxen sollten Sie nicht zusammen mit einer anderen Substanz aus der Gruppe der NSAR, mit COX-2-Hemmern oder mehr als 500 Milligramm Azetylsalizylsäure am Tag (alle bei Schmerzen, Fieber, Gelenkbeschwerden) einnehmen. Bei der Kombination von Naproxen mit Azetylsalizylsäure genügt bereits eine Dosierung von mehr als 100 Milligramm ASS am Tag, um das Risiko für Magen-Darm-Geschwüre und in der Folge das für Blutungen ansteigen zu lassen. Derartige Kombinationen können sogar unbeabsichtigt zustande kommen, weil einige dieser Wirkstoffe auch in Kombinationsmitteln etwa gegen Grippe oder in Lutschtabletten bei Halsschmerzen enthalten sein können.

Unter folgenden Bedingungen sollten Sie Naproxen nur nach Rücksprache mit einem Arzt einsetzen, wenn dieser Nutzen und Risiken der Behandlung sorgfältig abgewogen hat und Ihren Gesundheitszustand häufig kontrolliert:

- Ihr Risiko für ein Magen-Darm-Geschwür ist erhöht, zum Beispiel weil Sie schon einmal – unabhängig von der Einnahme eines NSAR – eine solche Erkrankung hatten oder Sie bereits älter sind.
- Sie hatten schon einmal eine entzündliche Darmerkrankung (Colitis ulcerosa, Morbus Crohn).
- Sie haben eine Lebererkrankung.
- Ihr Blutdruck ist erhöht.
- Ihr Herz arbeitet unzureichend (Herzinsuffizienz) oder Sie haben Flüssigkeitsansammlungen im Gewebe (Ödeme). Da sich durch Naproxen die Nierenfunktion verschlechtern kann und dann mehr Flüssigkeit im Körper zurückbleibt, können sich die genannten Störungen verschlimmern.

- Sie haben gerade eine größere Operation hinter sich gebracht.
- Wird Naproxen hoch dosiert und lange Zeit angewendet, kann es zu Nierenschäden kommen: Besteht bereits eine Funktionseinschränkung der Nieren oder der Leber, sollten Sie die Dosis verringern.

Wechselwirkungen mit Medikamenten

Wenn Sie noch andere Medikamente nehmen, ist vor allem bei einer Daueranwendung von Naproxen zu beachten:

- Naproxen schwächt die Wirkung aller blutdrucksenkenden Arzneimittel (Betablocker, ACE-Hemmer, Diuretika). Deshalb sollte bei gleichzeitiger Anwendung die Dosierung der Blutdruckmittel überprüft und gegebenenfalls erhöht werden. Zusammen mit ACE-Hemmern steigt außerdem das Risiko, dass sich eine Nierenfunktionsstörung entwickelt.
- Die Wirkung von harntreibenden Mitteln (Diuretika, bei hohem Blutdruck) und unter ihnen besonders die der starkwirkenden (Furosemid, Piretanid und Torasemid) wird durch Naproxen deutlich vermindert; zusätzlich wird die Ausscheidung von Kalium gehemmt. Dadurch kann der Kaliumgehalt des Blutes viel zu hoch ansteigen. Das macht sich durch Müdigkeit bis zur Apathie, durch Muskelschwäche und Herzrhythmusstörungen bemerkbar. Bei der gleichzeitigen Einnahme von Naproxen und Diuretika muss die Nierenfunktion häufiger kontrolliert werden.
- Bei der Kombination von Naproxen und kortisonhaltigen Mitteln vergrößert sich das Risiko für Magen-Darm-Geschwüre und -Blutungen erheblich.
- Die gemeinsame Anwendung mit selektiven Serotonin-Wiederaufnahmehemmern (SSRI, bei Depressionen) kann das Risiko für eine Magenblutung erhöhen.
- Wenn Sie Lithium einnehmen (bei manisch-depressiver Erkrankung) und zusätzlich Naproxen, kann der Lithiumblutspiegel so steigen, dass erhebliche unerwünschte Wirkungen eintreten.
- Wenn Naproxen gemeinsam mit Ciclosporin (bei rheumatoider Arthritis), Tacrolimus (nach Organtransplantationen) oder Methotrexat (bei rheumatoider Arthritis, Krebserkrankungen) angewendet wird, kann sich die Giftigkeit der letztgenannten Medikamente verstärken. Ist die gemeinsame Anwendung unumgänglich, muss die Nierenfunktion sorgfältig beobachtet werden.

▶ **Unbedingt beachten**

Naproxen kann die Wirkung von gerinnungshemmenden Mitteln wie Phenprocoumon und Warfarin sowie von Clopidogrel, Prasugrel und Tiklopidin, die bei erhöhter Thrombosegefahr als Tabletten eingenommen werden, verstärken. Dadurch erhöht sich das Risiko für innere Blutungen. Näheres hierzu finden Sie unter „Mittel zur Blutverdünnung: verstärkte Wirkung" (→ Seite 11).

Naproxen kann – insbesondere zu Beginn der Behandlung – die Wirkung von Metformin, das bei Typ-2-Diabetes eingenommen wird, verstärken. Dann steigt das Risiko für die lebensbedrohliche Nebenwirkung von Metformin, eine Übersäuerung des Blutes (Laktazidose). Besonders gefährdet sind Menschen mit eingeschränkter Nierenfunktion.

Wechselwirkungen mit Speisen und Getränken

Es wird vermutet, dass eine größere Menge oder regelmäßiger Konsum von Alkohol die schädliche Wirkung von Naproxen auf den Magen verstärken kann. Dann steigt das Risiko für Magen- und Zwölffingerdarmgeschwüre und -blutungen.

Unerwünschte Wirkungen

Wie häufig unerwünschte Wirkungen auftreten, hängt von der angewendeten Dosis und der Dauer der Behandlung ab. Dauert die Anwendung nur wenige Tage, können die nachfolgenden Nebenwirkungen seltener auftreten.

Am häufigsten ruft Naproxen unerwünschte Wirkungen im Magen-Darm-Trakt hervor. Etwa jeder Zehnte blutet in der Folge unbemerkt aus der Schleimhaut von Magen und Darm. In Ausnahmefällen kann sich dadurch eine Blutarmut entwickeln. Sie äußert sich durch Konzentrationsschwäche, Neigung zu Kopfschmerzen, rasche Ermüdbarkeit, eventuell raue und rissige Haut sowie brüchige Nägel. Ob eine Blutarmut vorliegt, lässt sich durch eine Blutuntersuchung feststellen.

Manche unerwünschten Wirkungen treten bei Menschen häufiger auf, die Asthma haben oder bei denen die Schleimhaut der Atemwege aufgrund einer Überempfindlichkeit leicht anschwillt. Darum sollten Menschen mit Asthma,

Heuschnupfen oder Allergien die erste Dosis von Naproxen unter Aufsicht einnehmen.
Bei Personen mit einer Nierenfunktionsstörung oder Herz-Kreislauf-Erkrankung und bei solchen, die entwässernde Mittel (Diuretika, bei hohem Blutdruck) einnehmen, ist das Risiko erhöht, dass sich vor allem in den Beinen Gewebewasser ansammelt (Ödeme).
Wenn Sie Naproxen längere Zeit einnehmen, können Kopfschmerzen auftreten, die auf dem Medikament beruhen. Diese dürfen Sie nicht mit einem Schmerzmittel bekämpfen, das Diclofenac, Ibuprofen oder Naproxen enthält. Vielmehr sollten Sie sich an einen Arzt wenden und mit ihm die Behandlung der Gelenkprobleme besprechen.

▶ **Keine Maßnahmen erforderlich**

Mehr als 1 von 100 Anwendern klagt über Magenbeschwerden mit Übelkeit und Sodbrennen und über Durchfall, Bauchschmerzen, Blähungen und Völlegefühl. Bei 1 von 100 Behandelten kommt es zu Müdigkeit und Schwindel oder Kopfschmerzen.

▶ **Muss beobachtet werden**

Bei bis zu 1 von 100 Anwendern treten Magengeschwüre auf, die oft unbemerkt bleiben. Sie können sich aber auch äußern, indem Magenschmerzen erstmals auftreten, und durch eine Schwarzfärbung des Stuhls. Je nachdem, wie heftig die Beschwerden sind, sollten Sie sich dann umgehend an den Arzt wenden oder ihn im Laufe des nächsten Tages aufsuchen.
Etwa 1 von 10 000 Anwendern von Naproxen entwickelt eine Herzschwäche oder einen Nierenschaden (→ Seite 16). Ein Zeichen dafür können anschwellende Beine sein. Bei diesem Symptom sollten Sie sich an einen Arzt wenden.
Es können Ohrgeräusche und Schwindel auftreten. Wiederholen sich diese Symptome oder werden sie schlimmer, sollten Sie das mit einem Arzt besprechen.
Naproxen kann die Blutbildung (→ Seite 15) beeinträchtigen. Das macht sich durch Müdigkeit und verminderte Leistungsfähigkeit bemerkbar. Sind derartige Beschwerden unerklärlich, halten sie länger als ein bis zwei Wochen an oder verschlimmern sich, sollten Sie einen Arzt kontaktieren.
Bei bis zu 1 von 100 Naproxen-Anwendern rötet sich die Haut verstärkt und juckt. Sie reagieren vermutlich allergisch auf das Mittel und sollten es absetzen. Sind die Hauterscheinungen (→ Seite 14) einige Tage später nicht deutlich abgeklungen, sollten Sie einen Arzt aufsuchen.
Naproxen kann Leberschäden (→ Seite 16) hervorrufen. Treten Übelkeit, Erbrechen und/oder dunkel gefärbter Urin auf und ist der Stuhl auffällig hell, sollten Sie einen Arzt aufsuchen.

▶ **Sofort zum Arzt**

Naproxen kann – insbesondere bei Dauertherapie – die Leber (→ Seite 16) schwer schädigen. Wenn sich die Haut gelb färbt – möglicherweise begleitet von starkem Juckreiz am ganzen Körper –, sollten Sie sofort einen Arzt aufsuchen.
Vereinzelt setzt Minuten bis Stunden nach dem Beginn der Behandlung eine schwere allergische Reaktion (→ Seite 14) ein. Ihre Symptome sind starker Hautausschlag, Anschwellen der Schleimhaut des Kehlkopfs, Atemnot, Blutdruckabfall (Schwindel, Schwarzwerden vor den Augen), Herzjagen, Schock. In diesem Fall dürfen Sie das Arzneimittel keinesfalls mehr einnehmen. Vielmehr sollte sofort der Notarzt (Telefon 112) gerufen werden.
In Einzelfällen kann es aus einem Magengeschwür bluten oder es kann sogar die Magenwand durchbrochen werden. Das kann plötzlich einsetzende Dauerschmerzen verursachen, die in den Rücken ausstrahlen, außerdem kann Blut erbrochen werden. Bei solchen Anzeichen sollte sofort der Notarzt (Telefon 112) gerufen werden.

Hinweise

Für Kinder unter 14 Jahren

Kinder unter zwölf Jahren dürfen dieses Produkt nicht erhalten, da die Naproxenmenge in einer Tablette zu hoch ist.

Für Schwangerschaft und Stillzeit

Naproxen erhöht die Blutungsneigung. Daher sollten Frauen, wenn sie in den ersten sechs Schwangerschaftsmonaten für kurze Zeit ein entzündungshemmendes Mittel einnehmen wollen, Diclofenac oder Ibuprofen wählen. Deren Sicherheit ist durch zahlreiche Daten dokumentiert.
Im letzten Schwangerschaftsdrittel hingegen dürfen auch diese NSAR nicht mehr eingenommen werden. Durch NSAR kann sich beim Kind zum Beispiel die Verbindung zwischen Haupt- und Lungenschlagader vorzeitig schließen, was

den Kreislauf des Kindes überlastet. Außerdem kann sich bei der Frau Wasser im Gewebe einlagern (Ödeme). Auch die Wehen können gehemmt und die Geburt dadurch verzögert werden.
Auch während der Stillzeit sind Diclofenac und Ibuprofen zu bevorzugen. Wenn Sie einmal Naproxen eingenommen haben, brauchen Sie zwar nicht abzustillen, doch sollten Sie mit dem Arzt über eine andere Behandlung sprechen.

Für ältere Menschen

Bei älteren Menschen ist die Nierenfunktion häufig eingeschränkt. Sie sollten daher besonders darauf achten, ohne ärztlichen Rat die Dosierung und die Anwendungsdauer nicht zu überschreiten.
Auch Magenblutungen bis hin zum Magendurchbruch kommen bei älteren Menschen nach der Einnahme von Naproxen häufiger vor als bei jüngeren Menschen.

Zur Verkehrstüchtigkeit

Naproxen beeinträchtigt die Verkehrstüchtigkeit normalerweise nicht. Wenn Sie aber schwere Kopfschmerzen bekommen, Ihnen schwindlig wird oder Sie müde werden, kann das Ihre Fähigkeit beeinträchtigen, ein Fahrzeug zu lenken, Maschinen zu bedienen und Arbeiten ohne sicheren Halt zu verrichten.

Pflanzliches Mittel (äußerlich)

Arnika

doc Salbe, Kneipp Arnika

Arnikaextrakt wird aus den getrockneten Blüten von Arnica montana gewonnen. In einigen Untersuchungen fanden sich Hinweise, dass Arnika entzündungshemmende und abschwellende Eigenschaften haben kann. Dementsprechend hat die für Pflanzen zuständige Kommission des ehemaligen Bundesgesundheitsamts akzeptiert, dass man mit Auszügen aus Arnika rheumatische Gelenkbeschwerden und die Folgen von Verletzungen behandeln kann. Allgemein akzeptierte klinische Studien belegen die therapeutische Wirksamkeit jedoch nicht ausreichend.
Darüber hinaus rufen Zubereitungen mit Arnikaextrakt häufig Allergien hervor. Die Abwägung von Nutzen und Risiken für Arnikaextrakt ist somit negativ. Daher werden Arnikazubereitungen bei den genannten Anwendungsgebieten als „wenig geeignet" bewertet.

ACHTUNG

Gegenanzeigen

Wenn Sie auf Korbblütler wie Kamille oder Chrysanthemen allergisch reagieren, dürfen Sie Arnika nicht anwenden. Sie gehört zu derselben Pflanzengruppe und es sind die gleichen allergischen Reaktionen zu befürchten.
Sie dürfen die Mittel nicht auf geschädigte Haut auftragen.

UNERWÜNSCHTE WIRKUNGEN

▶ **Muss beobachtet werden**

Wenn die Haut sich verstärkt rötet oder juckt, reagieren Sie vermutlich allergisch auf das Mittel. Dann sollten Sie es absetzen. Sind die Hauterscheinungen (→ Seite 14) einige Tage später nicht deutlich abgeklungen, sollten Sie einen Arzt aufsuchen.

HINWEISE

Für Kinder unter 14 Jahren

Bei Kindern unter zwölf Jahren sollten die Mittel nicht verwendet werden.

Für Schwangerschaft und Stillzeit

Während der Schwangerschaft und Stillzeit sollten Sie die Mittel nicht verwenden.

Pflanzliches Mittel (äußerlich)

Beinwell

Kytta-Salbe f, Kytta-Plasma f

Die Wurzel des Beinwells (Symphytum officinale) wird von alters her innerlich und äußerlich angewendet. Der innerliche Gebrauch wurde jedoch aufgegeben, als sich herausstellte, dass in der Pflanze enthaltene Substanzen, die Pyrrolizidinalkaloide (PA), die Leber schädigen und Krebs auslösen können. Der für den äußerlichen Gebrauch industriell hergestellte Beinwellextrakt ist inzwischen praktisch frei von derartigen Substanzen.
Beinwellwurzelextrakt soll nach Verletzungen schmerzlindernd, abschwellend und entzündungshemmend wirken. Für diesen Zweck hat die für Pflanzenmittel zuständige Kommission des ehemaligen Bundesgesundheitsamts die äußerliche Anwendung akzeptiert. Bisher liegt eine Studie zur Anwendung von Beinwellextrakt bei Sprunggelenkverstauchungen vor, die positive Wirkungen nahelegt. Solange deren Ergebnis nicht in weiteren Studien bestätigt und die therapeutische Wirksamkeit für andere Arten von

Verstauchungen nicht ausreichend nachgewiesen ist, werden die Präparate als „wenig geeignet" bewertet.

Achtung

Die Präparate enthalten als Konservierungsmittel Parabene. Wenn Sie auf Parastoffe (→ Seite 585) allergisch reagieren, dürfen Sie die Mittel nicht anwenden.

Gegenanzeigen

Sie dürfen die Salben nicht auf verletzte Hautstellen auftragen.

Unerwünschte Wirkungen

▶ **Muss beobachtet werden**

Es können Hautreizungen und Kontaktekzeme auftreten.

Wenn die Haut sich verstärkt rötet oder juckt, reagieren Sie vermutlich allergisch auf das Mittel. Dann sollten Sie es absetzen. Sind die Hauterscheinungen (→ Seite 14) einige Tage später nicht deutlich abgeklungen, sollten Sie einen Arzt aufsuchen.

Hinweise

Für Kinder unter 14 Jahren

Die Mittel dürfen bei Kindern unter drei Jahren nicht angewendet werden. Bei Kindern zwischen drei und zwölf Jahren soll die Anwendung auf eine Woche beschränkt werden.

Für Schwangerschaft und Stillzeit

Über die Risiken einer Anwendung in Schwangerschaft und Stillzeit gibt es keine Erkenntnisse. Sicherheitshalber sollten Sie die Mittel nicht anwenden.

Pflanzliches Mittel (innerlich)

Brennnessel

Hox alpha, Rheuma-Hek, Selenk

Brennnesselkraut (Urtica dioica) wird unter anderem eingesetzt, um die Behandlung rheumatischer Beschwerden zu unterstützen. Diese Indikation hat die für Pflanzenmittel zuständige Kommission des ehemaligen Bundesgesundheitsamts akzeptiert. Ob es in Brennnesselblättern Inhaltsstoffe gibt, die für eine solche Wirkung verantwortlich sein können, ist nicht ausreichend untersucht.

Da die klinischen Untersuchungen die therapeutische Wirksamkeit noch nicht ausreichend bestätigen, wird Brennnesselextrakt zur Unterstützung der Behandlung bei rheumatischen Beschwerden als „mit Einschränkung geeignet" beurteilt. Für eine alleinige Behandlung von rheumatischen Beschwerden gilt er als „wenig geeignet".

Achtung

Wechselwirkungen mit Medikamenten

Brennnesselextrakt kann die Wirksamkeit der gerinnungshemmenden Mittel Phenprocoumon und Warfarin, die bei erhöhter Thrombosegefahr als Tabletten eingenommen werden, verringern. Sie müssen deshalb während der Einnahme und noch eine Woche danach die Blutgerinnung häufiger als sonst selbst kontrollieren oder vom Arzt kontrollieren lassen.

Unerwünschte Wirkungen

▶ **Keine Maßnahmen erforderlich**

Es können leichte Magen-Darm-Beschwerden auftreten.

▶ **Muss beobachtet werden**

Wenn die Haut sich verstärkt rötet oder juckt, reagieren Sie vermutlich allergisch auf das Mittel. Dann sollten Sie es absetzen. Sind die Hauterscheinungen (→ Seite 14) einige Tage später nicht deutlich abgeklungen, sollten Sie einen Arzt aufsuchen.

Hinweise

Für Kinder unter 14 Jahren

Über die Risiken einer Anwendung bei Kindern gibt es keine Erkenntnisse. Sicherheitshalber sollten sie die Mittel nicht bekommen.

Für Schwangerschaft und Stillzeit

Über die Risiken einer Anwendung in Schwangerschaft und Stillzeit gibt es keine Erkenntnisse. Sicherheitshalber sollten Sie die Mittel nicht anwenden.

Pflanzliches Mittel (innerlich)

Teufelskralle

Doloteffin, Jucurba, Matai, Rheuma-Sern, Rivoltan, Sogoon, Teltonal, Teufelskralle-Kapseln N, TEUFELSKRALLE-ratiopharm

Die Teufelskralle (Harpagophytum procumbens) ist ein Strauch Südafrikas, dessen getrocknete Wurzeln medizinisch verwendet werden. In ihnen wurden Inhaltsstoffe mit entzündungshemmender und schmerzstillender Wirkung gefunden, welche die in mehreren Studien festgestellten positiven Effekte auf Schmerzen im Bewegungssystem plausibel machen.

Teufelskralle wird als „geeignet" angesehen, um eine Behandlung von Gelenkbeschwerden, die auf Verschleißerscheinungen beruhen, zu unterstützen. Als alleiniges Medikament genügt dieser Pflanzenextrakt allerdings nicht. Seine Wirkstärke ist deutlich geringer als die der innerlich anzuwendenden entzündungshemmenden NSAR.

Für die alleinige Anwendung werden die Mittel daher als „wenig geeignet" beurteilt.

ANWENDUNG

Für eine spürbare Wirkung müssen die Mittel längere Zeit eingenommen werden. Das sollten Sie aber nur tun, wenn die Behandlung ärztlich kontrolliert wird.

ACHTUNG

Gegenanzeigen

Teufelskralle darf bei einem Magen- oder Zwölffingerdarmgeschwür nicht eingenommen werden. Bei Gallensteinen sollte ein Arzt die Behandlung mit Teufelskralle überwachen.

UNERWÜNSCHTE WIRKUNGEN

▶ **Keine Maßnahmen erforderlich**

Übelkeit, Erbrechen, Durchfall, Kopfschmerzen und Schwindel können selten auftreten.

▶ **Muss beobachtet werden**

Wenn die Haut sich verstärkt rötet oder juckt, reagieren Sie vermutlich allergisch auf das Mittel. Dann sollten Sie es absetzen. Sind die Hauterscheinungen (→ Seite 14) einige Tage später nicht deutlich abgeklungen, sollten Sie einen Arzt aufsuchen.

▶ **Sofort zum Arzt**

Wenn starker Hautausschlag, Juckreiz, Herzrasen, Atemnot, Schwäche und Schwindel auftreten, müssen Sie die Anwendung sofort stoppen und unverzüglich den Notarzt (Telefon 112) rufen, weil es sich um eine lebensbedrohliche Allergie (→ Seite 14) handeln kann.

HINWEISE

Für Kinder unter 14 Jahren

Über die Risiken einer Anwendung bei Kindern gibt es keine Erkenntnisse. Sicherheitshalber sollten sie die Mittel nicht bekommen.

Für Schwangerschaft und Stillzeit

Über die Risiken einer Anwendung in Schwangerschaft und Stillzeit gibt es keine Erkenntnisse. Sicherheitshalber sollten Sie die Mittel nicht anwenden.

Pflanzliches Mittel (innerlich)

Weidenrinde

Optovit actiFLEX, Sidroga Rheumatee

In der Rinde der Weide (Salix) findet sich ein Inhaltsstoff, der im Körper zu Salizylsäure umgewandelt wird. Diese senkt Fieber, lindert Schmerzen und hemmt Entzündungen. In Studien war der Effekt von Weidenrindenextrakt vergleichbar mit der Wirkung einer geringen Dosis Azetylsalizylsäure (→ Seite 622); die unerwünschten Wirkungen fielen hingegen schwächer aus.

Bei leichten Gelenkbeschwerden aufgrund einer Arthrose und bei Rückenschmerzen kann diese Behandlung genügen. Daher werden Mittel mit einem auf Salizin eingestellten Weidenrindenextrakt als „geeignet" eingestuft. Bei stärkeren und anhaltenden Beschwerden sind allerdings nichtpflanzliche Medikamente mit einem geeigneten Wirkstoff aus der Reihe der innerlich anzuwendenden NSAR wie Diclofenac, Ibuprofen oder Naproxen vorzuziehen.

Für den Tee aus Weidenrinde fällt die Beurteilung jedoch anders aus. Da unklar ist, ob aus einer solchen Zubereitung Wirkstoffe in nennenswerter Menge ins Blut aufgenommen werden, und in den Filterbeuteln zudem nur sehr wenig Pflanzenmaterial enthalten ist, wird dieses Produkt als „wenig geeignet" bewertet.

ACHTUNG

Gegenanzeigen

Eine Reihe von Menschen reagiert allergisch auf Salizylsäure und ihre chemischen Verwandten (Salizylate). Wenn Sie zu diesem Personenkreis gehören, müssen Sie Weidenrinde meiden.

Asthmakranke und Menschen mit krampfartig verengten Bronchien dürfen keine Mittel mit Weidenrinde anwenden.

Unter folgenden Bedingungen sollten Sie die Mittel nicht ohne ärztlichen Rat anwenden:

- Sie haben oder hatten schon einmal ein Magen-Darm-Geschwür.
- Ihre Nieren sind geschädigt, oder Sie leiden unter einer schweren Nierenfunktionsstörung.
- Sie haben eine schwere Funktionsstörung der Leber.

Wechselwirkungen mit Medikamenten

Wenn Sie noch andere Medikamente nehmen, ist zu beachten:

- Bei der gleichzeitigen Anwendung von Mitteln mit Weidenrinde und kortisonhaltigen Mitteln vergrößert sich das Risiko für Magen-Darm-Geschwüre und -Blutungen.
- Weidenrinde kann die Wirkung von harntreibenden Mitteln (Diuretika, bei hohem Blutdruck) vermindern.

Wechselwirkungen mit Speisen und Getränken

Größere Mengen Alkohol oder regelmäßiger Konsum können die unerwünschten Wirkungen der Salizylsäure in der Weidenrinde auf den Magen verstärken. Dann steigt das Risiko für Magen- und Zwölffingerdarmgeschwüre und -blutungen.

Unerwünschte Wirkungen

▶ Muss beobachtet werden

Aufgrund des Gehalts an Pflanzengerbstoffen und Salizylsäure, die in dem Extrakt enthalten sind, können die Mittel vor allem bei empfindlichen Personen Magen-Darm-Beschwerden mit Übelkeit hervorrufen. Ist das bei Ihnen der Fall, sollten Sie die Mittel absetzen. Sind die Beschwerden einige Tage später nicht merklich abgeklungen, sollten Sie einen Arzt aufsuchen.

Wenn die Haut sich verstärkt rötet oder juckt, reagieren Sie vermutlich allergisch auf das Mittel. Dann sollten Sie es absetzen. Sind die Hauterscheinungen (→ Seite 14) einige Tage später nicht deutlich abgeklungen, sollten Sie einen Arzt aufsuchen.

Hinweise

Für Kinder unter 14 Jahren

Über die Risiken einer Anwendung bei Kindern unter zwölf Jahren gibt es keine ausreichenden Erkenntnisse. Sicherheitshalber sollten sie die Mittel nicht bekommen.

Für Schwangerschaft und Stillzeit

Für die Einnahme von Weidenrindenextrakt während der Schwangerschaft liegen keine hinreichenden Erfahrungen vor. Daher sollten Sie sie während dieser Zeit sicherheitshalber nicht einnehmen. Im letzten Schwangerschaftsdrittel eingenommen, kann Salizylsäure die Geburt verzögern. Darüber hinaus kann sich beim Kind die Verbindung zwischen Haupt- und Lungenschlagader vorzeitig schließen, was den Kreislauf des Kindes überlastet.

Auch während der Stillzeit sollten Sie auf Weidenrindenextrakt sicherheitshalber verzichten.

Pflanzliche hautreizende Mittel (äußerlich)

Capsaicin

Hansaplast med Lokale Schmerz-Therapie ABC Wärme-Creme

Cayennepfeffer

Hansaplast med Lokale Schmerz-Therapie ABC Wärme-Pflaster Capsicum

Nonivamid

Hansaplast med Lokale Schmerz-Therapie ABC Wärme-Pflaster Sensitive

Cayennepfeffer ist ein Extrakt aus der scharfen Paprika (spanischer Pfeffer, Peperoni, Capsici fructus acer), der in der Volksmedizin bei rheumatischen Beschwerden und Schmerzen eingesetzt wird. Die Wirkung beruht auf den Scharfstoffen, deren wichtigster das Capsaicin ist. Unter dem Namen Nonivamid wird ein synthetisch hergestellter Scharfstoff verarbeitet.

Capsaicin und Nonivamid werden durch die Haut aufgenommen und erweitern die kleinsten Blutgefäße. Beide lindern Schmerzen, weil sie in die Produktion jener Stoffe eingreifen, die am Schmerzgeschehen beteiligt sind.

Die Scharfstoffe hinterlassen auf der Haut zunächst ein Schmerz- und Wärmegefühl, anschließend folgt eine Phase der Unempfindlichkeit. Dieser Effekt kann Stunden bis Tage anhalten. Bei wiederholter Anwendung schwächt er sich ab oder unterbleibt sogar ganz.

Sowohl die gesteigerte Durchblutung als auch die Schmerzlinderung können hilfreich sein, um die Behandlung von Rückenschmerzen und Verspannungen zu unterstützen. Für diese Anwendung gelten die Produkte als „geeignet“.

Bei rheumatischen Beschwerden werden sie hingegen als „wenig geeignet“ eingestuft. Hierbei können die Beschwerden auch auf einer Entzündung beruhen und dann sind Mittel, die die Durchblutung fördern, unangebracht. Durch die Wärmeentwicklung kann sich die Entzündung verstärken.

Anwendung

Die Pflaster werden auf die Haut direkt über der schmerzenden Region aufgeklebt, die Creme aufgetragen. Das Wärmegefühl hält etwa fünf Stunden lang an. Körperliche Anstrengung kann die Wärmewirkung der Mittel verstärken.

Sie dürfen höchstens ein Pflaster pro Tag anwenden, das nicht länger als zwölf Stunden auf der

Haut bleiben darf. Bevor Sie ein neues Pflaster aufkleben, sollten Sie mindestens zwölf Stunden warten. Wenden Sie die Mittel nicht länger als drei Wochen an, es besteht sonst das Risiko, dass Nerven Schaden nehmen können.

Setzen Sie keinesfalls zusätzlich zu dem Pflaster noch etwas anderes ein, was die Haut überwärmt (z. B. Rotlicht, Rheumasalbe, Bad). Das kann die Haut so sehr reizen, dass eine Wunde entsteht.

Waschen Sie sich nach der Anwendung sehr sorgfältig die Hände und bürsten Sie sich die Nägel, denn wenn Reste der Scharfstoffe in die Augen und auf Schleimhäute gelangen, kann das stark brennen.

Achtung

Einige Präparate enthalten Parabene (siehe Tabelle). Diese Konservierungsmittel können Allergien auslösen. Wenn Sie auf Parastoffe (→ Seite 585) allergisch reagieren, dürfen Sie die Mittel nicht anwenden.

Gegenanzeigen

Sie dürfen die Pflaster beziehungsweise die Creme nicht auf Schleimhäute, offene Wunden und erkrankte Haut aufbringen.

Unerwünschte Wirkungen

▶ **Keine Maßnahmen erforderlich**

Bei den meisten Menschen rötet sich infolge der verstärkten Durchblutung der behandelte Hautbereich. In den ersten Behandlungstagen ist das mit leichtem Hautbrennen verbunden. Hierbei handelt es sich um die erwünschte Reaktion auf das Arzneimittel.

▶ **Muss beobachtet werden**

Wenn die Haut sich verstärkt rötet oder juckt, reagieren Sie vermutlich allergisch auf das Mittel. Dann sollten Sie es absetzen. Sind die Hauterscheinungen (→ Seite 14) einige Tage später nicht deutlich abgeklungen, sollten Sie einen Arzt aufsuchen.

Hinweise

Für Kinder unter 14 Jahren

Kinder sollten mit diesen Mitteln nicht behandelt werden.

Für Schwangerschaft und Stillzeit

In der Schwangerschaft und Stillzeit sollten die Mittel nur angewendet werden, wenn ein Arzt Nutzen und Risiken sorgfältig gegeneinander abgewogen hat. In der Stillzeit soll die Creme nicht um die Brustwarzen herum aufgetragen werden.

Kombination (innerlich)

Cytidin + Uridin

Keltican N Kapseln

Cytidin und Uridin sind Bausteine der Nukleinsäuren, aus denen das genetische Material im Zellkern besteht. Das Medikament basiert auf der Idee, dass Rückenschmerzen häufig mit Nervenschäden einhergehen und sich Nervenzellen besser regenerieren können, wenn ihnen viel Baumaterial zur Verfügung steht. Da jedoch keine klinischen Studien vorliegen, die die therapeutische Wirksamkeit bei Rückenschmerzen und Verspannungen ausreichend belegen, wird das Mittel als „wenig geeignet" bewertet.

Achtung

Wechselwirkungen mit Medikamenten

▶ **Unbedingt beachten**

Wenn Sie noch andere Medikamente nehmen, ist zu beachten, dass die Wirkungen einiger Krebsmittel (Fluorouracil, Cytarabin) und die der HIV-Medikamente Zidovudin und Zalcitabin abgeschwächt werden können.

Hinweise

Für Schwangerschaft und Stillzeit

Über die Risiken einer Anwendung in Schwangerschaft und Stillzeit gibt es keine Erkenntnisse. Da das Mittel ohnehin als „wenig geeignet" bewertet wird, sollten Sie darauf verzichten.

Kombinationen: Enzyme + Rutosid (innerlich)

Bromelain + Trypsin + Rutosid

Phlogenzym

Bromelain + Chymotrypsin + Pankreatin + Papain + Trypsin + Rutosid

Wobenzym N

Diese Mittel enthalten eine Mischung aus Enzymen und Rutosid.

Enzyme sind chemische Substanzen, die andere Verbindungen in ihre Bestandteile aufspalten. Die Enzyme der Verdauungsorgane dienen dazu, Stärke, Eiweiße und Fette aufzuspalten. Die Bauchspeicheldrüse produziert zum Beispiel Amylase, die Stärke spaltet, Lipase, um Fette aufzubrechen, und Chymotrypsin und Trypsin für die Eiweißverdauung.

Ein Bauchspeicheldrüsenextrakt mit einem Gemisch aus dreien dieser Enzyme trägt den Namen Pankreatin.

Als Bromelain bezeichnet man ein Gemisch aus eiweißspaltenden Enzymen, das aus Ananas gewonnen wird.
Auch der Milchsaft und die unreifen Früchte des mexikanischen Melonenbaums liefern ein eiweißspaltendes Enzym, das Papain.
Rutosid, früher meist als Rutin bezeichnet, gehört zu einer weit verbreiteten Gruppe von Pflanzeninhaltsstoffen. Es soll bei Venenschwäche und Krampfadern abschwellend wirken.
Kombinationsmittel aus Enzymen und Rutosid sollen zur Behandlung rheumatischer Beschwerden und von Verletzungsfolgen eingesetzt werden. Studien, die die therapeutische Wirksamkeit ausreichend nachweisen, liegen jedoch nicht vor. Außerdem ist fraglich, ob die Enzyme bei innerlicher Anwendung im Magen überhaupt in nennenswerter Menge ins Blut aufgenommen werden und ob sie dann dorthin gelangen, wo sie ihre Wirkung entfalten sollen. Darüber hinaus gibt es keine Belege, dass sich die Wirkungen von Enzymen und Rutosid sinnvoll ergänzen. Aus diesen Gründen werden die aufgeführten Produkte als „wenig geeignet" bewertet.

ACHTUNG

Gegenanzeigen

Menschen mit einer schweren Blutgerinnungsstörung (z. B. bei Bluterkrankungen, schweren Leberschädigungen) und Dialysepatienten müssen vor der Anwendung einen Arzt konsultieren. Das Gleiche gilt, wenn die Mittel vor oder nach einer Operation eingenommen werden sollen.

Wechselwirkungen mit Medikamenten

Wenn Sie noch andere Medikamente nehmen, ist zu beachten, dass Tetrazykline (bei bakteriellen Infektionen) durch diese Mittel stärker wirken können.

▶ **Unbedingt beachten**

In Kombination mit Mitteln zur Blutverdünnung wie Phenprocoumon und Warfarin (bei erhöhter Thrombosegefahr) kann sich die gerinnungshemmende Wirkung verstärken. Dadurch erhöht sich das Risiko für innere Blutungen. Näheres hierzu unter „Mittel zur Blutverdünnung: verstärkte Wirkung" (→ Seite 11).

UNERWÜNSCHTE WIRKUNGEN

▶ **Keine Maßnahmen erforderlich**

Bei mehr als 1 von 10 Behandelten können Übelkeit, Völlegefühl und Blähungen auftreten. Beschaffenheit, Farbe und Geruch des Stuhls können sich verändern. Bei bis zu 10 von 100 Behandelten kann Durchfall auftreten.

▶ **Muss beobachtet werden**

Bei weniger als 1 von 100 Behandelten rötet sich die Haut verstärkt oder juckt. Diese Personen reagieren vermutlich allergisch auf das Mittel. Dann sollten Sie es absetzen. Sind die Hauterscheinungen (→ Seite 14) einige Tage später nicht deutlich abgeklungen, sollten Sie einen Arzt aufsuchen.

▶ **Sofort zum Arzt**

Wobenzym N: In Einzelfällen kann es besonders bei Allergikern zu einer schweren Allergie (→ Seite 14) bis hin zum lebensbedrohlichen anaphylaktischen Schock kommen. Symptome hierfür sind starker Hautausschlag, Anschwellen der Schleimhaut des Kehlkopfs, Atemnot und Blutdruckabfall, Herzrasen und Schock. Dann muss die Anwendung sofort abgebrochen werden und unverzüglich ein Notarzt (Telefon 112) alarmiert werden.

HINWEISE

Für Schwangerschaft und Stillzeit

Mit einer Anwendung dieser Mittel in der Schwangerschaft liegen keine ausreichenden Erfahrungen vor. Da die Mittel ohnehin als „wenig geeignet" bewertet werden, sollten Sie sie nicht anwenden.

Kombination: Hautreizende Mittel (äußerlich)

Nicoboxil + Nonivamid

Finalgon

Nicoboxil ist von Nikotinsäure abgeleitet und wirkt wie diese. Nonivamid ist ein synthetisch hergestellter Stoff mit den Eigenschaften von Cayennepfeffer (→ Seite 551). Beide Substanzen werden durch die Haut aufgenommen, erweitern die Blutgefäße in der Haut und hinterlassen ein Wärmegefühl.
Für die Anwendung bei Verspannungen, Prellungen, Zerrungen und Verstauchungen ist die therapeutische Wirksamkeit dieser Kombination nicht ausreichend nachgewiesen. Daher wird das Produkt hierfür als „wenig geeignet" bewertet. Ebenso wird die Anwendung bei arthrosebedingten Gelenkbeschwerden bewertet. Hierbei kann das Mittel allenfalls unterstützend eingesetzt werden. Für die alleinige Behandlung von Ge-

lenkschmerzen ist die therapeutische Wirksamkeit über einen längeren Zeitraum nicht ausreichend nachgewiesen. Auf entzündete Gelenke soll die Creme keinesfalls aufgetragen werden. Mittel, die die Durchblutung fördern, sind hier unangebracht, weil sich die Entzündung durch die Wärmeentwicklung verstärken kann.

ANWENDUNG

Die Wärmewirkung nach dem Auftragen der Creme hält drei bis sechs Stunden lang an. Ein warmes Bad vor dem Auftragen verlängert die Wirkung. Personen mit empfindlicher Haut sollten darauf besser verzichten, um die Haut nicht zu stark zu beanspruchen.

Waschen Sie sich nach dem Auftragen sorgfältig die Hände und bürsten Sie sich die Nägel. Wenn Reste des Mittels in die Augen und auf Schleimhäute gelangen, kann das stark brennen.

ACHTUNG

Gegenanzeigen

Sie dürfen das Mittel nicht auf Schleimhäuten, offenen Wunden und bei Hauterkrankungen wie Ekzemen oder Schuppenflechte anwenden.

UNERWÜNSCHTE WIRKUNGEN

▶ **Keine Maßnahmen erforderlich**

Bei den meisten Menschen rötet sich infolge der verstärkten Durchblutung der behandelte Hautbereich. In den ersten Behandlungstagen ist das mit leichtem Hautbrennen verbunden. Hierbei handelt es sich um die erwünschte Reaktion auf das Arzneimittel.

▶ **Muss beobachtet werden**

Wenn die Haut sich verstärkt rötet oder juckt, reagieren Sie vermutlich allergisch auf das Mittel. Dann sollten Sie es absetzen. Sind die Hauterscheinungen (→ Seite 14) einige Tage später nicht deutlich abgeklungen, sollten Sie einen Arzt aufsuchen.

▶ **Sofort zum Arzt**

In Einzelfällen kann es besonders bei Allergikern zu einer schweren Allergie (→ Seite 14) bis hin zum lebensbedrohlichen anaphylaktischen Schock kommen. Symptome hierfür sind starker Hautausschlag, Anschwellen der Schleimhaut des Kehlkopfs, Atemnot und Blutdruckabfall, Herzrasen und Schock. Dann muss die Anwendung sofort abgebrochen werden und unverzüglich ein Notarzt (Telefon 112) gerufen werden.

HINWEISE

Für Schwangerschaft und Stillzeit

Mit dem Gebrauch dieses Mittels während der Schwangerschaft und Stillzeit liegen keine ausreichenden Erfahrungen vor. Daher sollten Sie es nicht anwenden.

Kombination: Hautreizendes Mittel + pflanzliches Mittel

Methylnikotinat + Beinwell

Kytta-Balsam f

Dieses Rheumamittel ist eine Kombination aus der hautreizenden Substanz Methylnikotinat und Beinwellwurzelextrakt. Aus Methylnikotinat wird in der Haut Nikotinsäure freigesetzt. Sie erweitert die Gefäße, wodurch mehr Blut in den Bereich gelangt und sich die Haut rötet und erwärmt.

Nähere Informationen zu dem Pflanzenextrakt lesen Sie unter „Beinwell" (→ Seite 548).

Dieses Mittel wird als „wenig geeignet" bewertet. Die therapeutische Wirksamkeit von Beinwellwurzelextrakt bei Arthrose und Gelenkbeschwerden ist weder bei seiner Anwendung als Einzelmittel noch bei der in Kombinationen ausreichend nachgewiesen. Hinzu kommt, dass die durch Methylnikotinat hervorgerufene Wärme zwar als angenehm empfunden wird, eine Gelenkentzündung jedoch verschlimmern kann.

ANWENDUNG

Waschen Sie sich nach dem Auftragen des Mittels sorgfältig die Hände und bürsten Sie sich die Nägel, denn wenn Reste des Mittels in die Augen und auf Schleimhäute gelangen, kann das stark brennen.

ACHTUNG

Einreibungen mit hautreizenden Wirkstoffen sollten Sie nicht nach einer Wärmebehandlung wie einem Bad, Saunabesuch oder einer Massage anwenden, um die Haut nicht übermäßig zu reizen.

Dieses Präparat enthält als Konservierungsmittel Parabene. Wenn Sie auf Parastoffe (→ Seite 585) allergisch reagieren, dürfen Sie dieses Mittel nicht anwenden.

Gegenanzeigen

Sie dürfen das Mittel nicht auf Schleimhäuten, offenen Wunden, bei Hauterkrankungen wie Ekzemen oder Schuppenflechte und auf strahlenbehandelter Haut anwenden.

Wechselwirkungen mit Medikamenten

Wenn Sie noch andere Hautmittel verwenden, ist zu beachten, dass der hautreizende Wirkstoff in dem Präparat die Aufnahme anderer Wirkstoffe durch die Haut fördern kann. Eine solche kombinierte Anwendung sollten Sie vermeiden.

Unerwünschte Wirkungen

▶ **Muss beobachtet werden**

Es können Hautreizungen und Kontaktekzeme auftreten.

Wenn die Haut sich verstärkt rötet oder juckt, reagieren Sie vermutlich allergisch auf das Mittel. Dann sollten Sie es absetzen. Sind die Hauterscheinungen (→ Seite 14) einige Tage später nicht deutlich abgeklungen, sollten Sie einen Arzt aufsuchen.

Hinweise

Für Kinder unter 14 Jahren

Über die Risiken einer Anwendung bei Kindern gibt es keine Erkenntnisse. Sicherheitshalber sollte das Mittel bei ihnen nicht angewendet werden.

Für Schwangerschaft und Stillzeit

Über die Risiken einer Anwendung in Schwangerschaft und Stillzeit gibt es keine Erkenntnisse. Sicherheitshalber sollten Sie das Mittel nicht anwenden.

Kombinationen: Entzündungshemmendes Mittel + andere Substanzen (äußerlich)

Diethylaminsalizylat + Aescin

Reparil-Gel N

Salizylsäure + Chondroitin-polysulfat

Mobilat DuoAktiv

Dimethylsulfoxid + Dexpanthenol + Heparin

Dolobene Gel/Gel-on

Salizylsäure + Aluminiumsilikat + Zinkoxid

Enelbin-Paste N

Bei diesen Mitteln handelt es sich um Kombinationen aus entzündungshemmenden und/oder hautreizenden Wirkstoffen, denen teilweise noch andere Substanzen zugesetzt sind.

Diethylaminsalizylat, Salizylsäure: Diese Substanzen wirken schmerzstillend und entzündungshemmend. Während Salizylsäure diese Wirkung direkt entfalten kann, muss Diethylaminsalizylat erst im Gewebe gespalten werden, damit Salizylsäure frei wird. Allerdings sind die beiden Wirkstoffe in den Produkten viel zu gering dosiert, als dass die entzündungshemmende Wirkung der Salizylsäure zum Tragen kommen kann.

Aescin: Hierbei handelt es sich um ein Substanzgemisch aus den Samen der Rosskastanie. Es soll abschwellend wirken. Auf welche Weise das geschehen kann, ist jedoch ungeklärt. Die äußerliche Anwendung führt im Körper nicht zu einer Aescinkonzentration, die eine Wirkung erwarten lässt.

Chondroitin-polysulfat (auch: Mucopolysaccharid-polyschwefelsäureester): Dieses ist eine heparinähnliche Substanz, die die Blutgerinnung hemmen soll. Bei äußerlicher Anwendung ist die therapeutische Wirksamkeit nicht ausreichend nachgewiesen.

Dexpanthenol: Die Substanz ist dem B-Vitamin Pantothensäure verwandt und soll Wunden rascher heilen lassen. Da das Präparat *Dolobene*, in dem Dexpanthenol enthalten ist, aber auf verletzter Haut nicht angewendet werden soll, ist der Beitrag dieses Inhaltsstoffs in dem Produkt nicht nachvollziehbar.

Dimethylsulfoxid (DMSO): Diese Substanz wird Einreibemitteln zugesetzt, damit Arzneistoffe die Haut leichter durchdringen und besser ins Blut aufgenommen werden können. Ob es spezifische Wirkungen auf das Bewegungssystem hat, ist ungeklärt.

Heparin: Es blockiert zwei Eiweißstoffe, die dafür verantwortlich sind, dass Blutbestandteile miteinander verkleben. Auf diese Weise hemmt Heparin die Blutgerinnung und verhindert, dass sich Gerinnsel bilden. Heparin hat diese Wirkung jedoch nur, wenn es sich im Blut befindet, zum Beispiel weil es unter die Haut gespritzt wird. Nach äußerlicher Anwendung findet sich im Blut keine nennenswerte Heparinkonzentration. Daher ist auch nicht zu erwarten, dass äußerlich angewendetes Heparin den Abbau von Blut im Gewebe beschleunigen kann.

Zinkoxid, Aluminiumsilikat: Diese Stoffe sind mineralischen Ursprungs. Was sie zur Behandlung der genannten Beschwerden beitragen sollen, ist unklar.

Alle diese Mittel werden als „wenig geeignet“ bewertet. Zum einen ist die therapeutische Wirksamkeit der Bestandteile für die jeweiligen Anwendungsgebiete nicht ausreichend nachgewiesen, zum anderen ist nicht erwiesen, dass die Wirksamkeit der Kombinationen der der Einzelbestandteile überlegen ist.

Achtung

Gegenanzeigen

Sie dürfen die Mittel nicht auf Schleimhäuten, offenen Wunden, bei Hauterkrankungen wie Ekzemen oder Schuppenflechte und auf strahlenbehandelter Haut anwenden.

Mittel mit Salizylsäure: Wenn Ihre Nieren geschädigt sind, dürfen Sie die Mittel nicht großflächig anwenden. Andernfalls kann die Salizylsäure zu unerwünschten Wirkungen führen.

Wechselwirkungen mit Medikamenten

Wenn Sie noch andere Hautmittel verwenden, ist bei den Präparaten mit DMSO und Salizylsäure zu beachten, dass sie die Aufnahme anderer Wirkstoffe durch die Haut fördern können. Eine solche kombinierte Anwendung sollten Sie vermeiden.

Unerwünschte Wirkungen

Wenn die Haut sich rötet, juckt und sich zusätzlich Bläschen auf der Haut bilden, kann das die Reaktion auf das Medikament sein. Es kann sich aber auch um eine Allergie (→ Seite 14) auf das Mittel handeln. Dann sollten Sie das Mittel nicht mehr anwenden. Sind die Beschwerden einige Tage später nicht merklich abgeklungen, sollten Sie einen Arzt aufsuchen.

▶ **Muss beobachtet werden**

Mittel mit Salizylsäure: Salizylsäure gelangt durch die Haut ins Blut und kann die Nieren schädigen. Treten Schmerzen in der Nierengegend auf oder haben Sie häufig Probleme mit den Nieren, sollte der Arzt während der Behandlung einmal im Monat die Nierenwerte im Blut kontrollieren.

▶ **Sofort zum Arzt**

Mittel mit Salizylsäure: Wenn Sie die Mittel länger als vier Wochen und auf großen Flächen anwenden, ist es möglich, dass zu viel Salizylsäure in den Körper gelangt und Vergiftungserscheinungen auslösen kann (Salizylismus). Anzeichen dafür sind Übelkeit, Erbrechen, Schwindel, Ohrensausen, trockene Schleimhäute. Treten solche Beschwerden auf, müssen Sie sofort einen Arzt aufsuchen.

Hinweise

Für Kinder unter 14 Jahren

Salizylathaltige entzündungshemmende Präparate dürfen bei Kindern unter sechs Jahren nicht angewendet werden.

Ansonsten sollten diese und alle anderen Mittel bei Kindern nicht über lange Zeit oder auf großen Flächen aufgetragen werden.

Für Schwangerschaft und Stillzeit

Salizylathaltige entzündungshemmende Präparate sollten während der Schwangerschaft nicht über längere Zeit und auf größeren Flächen angewendet werden. Im letzten Schwangerschaftsdrittel angewendet, kann Salizylsäure die Geburt verzögern. Darüber hinaus kann sich beim Kind die Verbindung zwischen Haupt- und Lungenschlagader vorzeitig schließen, was den Kreislauf des Kindes überlastet.

Auch während der Stillzeit sollten Sie auf diese Mittel verzichten.

Alle anderen Mittel sollten Sie während der Stillzeit nicht im Brustbereich anwenden.

Pflanzenkombination (innerlich)

Echte Goldrute + Eschenrinde + Zitterpappel

Phytodolor

Das Kraut der echten Goldrute (Solidago virgaurea) wirkt schwach entzündungshemmend. Im Tierversuch zeigte auch eine Zubereitung aus frischer Eschenrinde (Fraxinus excelsior) diese Wirkung. Da die Zitterpappel (Populus) ebenso wie die Goldrute Salizin enthält, aus dem im Körper Salizylsäure frei wird, könnte auch sie gegen Entzündungen etwas ausrichten. Allerdings fehlen klinische Studien, die das ausreichend belegen. Das Kombinationsmittel soll gemäß klinischer Prüfungen entzündlich bedingte Schmerzen und Schwellungen verringern. Dass es akute rheumatische Erkrankungen bessert, ist allerdings nicht ausreichend nachgewiesen. Daher gilt das Mittel als „wenig geeignet“.

Achtung

Personen mit Alkoholproblemen dürfen die Tropfen nicht einnehmen. Auch Leberkranke und Menschen mit Anfallleiden sollten den Alkoholgehalt berücksichtigen. Darüber hinaus kann Alkohol die Wirkung vieler Arzneimittel (z. B. Schlaf- und Beruhigungsmittel, Psychopharmaka, starke

Schmerzmittel, einige Mittel bei hohem Blutdruck) verstärken.

Gegenanzeigen

Sie dürfen das Mittel nicht anwenden, wenn Sie auf Salze der Salizylsäure (Salizylate) allergisch reagieren.

Unter folgenden Bedingungen sollten Sie wegen der salizinhaltigen Pflanzenbestandteile das Mittel nur nach Rücksprache mit einem Arzt einsetzen, wenn dieser Nutzen und Risiken der Anwendung sorgfältig abgewogen hat.

- Sie leiden an Asthma oder haben krampfartig verengte Bronchien. Dann kann Salizylsäure eine akute Atemnot auslösen.
- Sie haben oder hatten schon einmal ein Magen-Darm-Geschwür.
- Ihre Nieren sind geschädigt, oder Sie leiden unter einer schweren Nierenfunktionsstörung.

Wechselwirkungen mit Speisen und Getränken

Größere Mengen Alkohol oder regelmäßiger Konsum können die unerwünschten Wirkungen der Salizylsäure auf den Magen verstärken. Dann steigt das Risiko für Magen- und Zwölffingerdarmgeschwüre und -blutungen.

Unerwünschte Wirkungen

▶ **Keine Maßnahmen erforderlich**

Selten treten Magen-Darm-Beschwerden auf.

▶ **Muss beobachtet werden**

Wenn die Haut sich verstärkt rötet oder juckt, reagieren Sie vermutlich allergisch auf das Mittel. Dann sollten Sie es absetzen. Sind die Hauterscheinungen (→ Seite 14) einige Tage später nicht deutlich abgeklungen, sollten Sie einen Arzt aufsuchen.

Hinweise

Für Kinder unter 14 Jahren

Über die Risiken einer Anwendung bei Kindern gibt es keine ausreichenden Erkenntnisse. Sicherheitshalber sollten sie das Mittel darum nicht bekommen.

Bedenken Sie zudem, dass die Tropfen Alkohol enthalten. Mittel ohne Alkohol sind vorzuziehen.

Für Schwangerschaft und Stillzeit

Salizylsäurehaltige Pflanzenmittel sollten Sie während der gesamten Zeit der Schwangerschaft nicht verwenden. Im letzten Schwangerschaftsdrittel angewendet, kann Salizylsäure die Geburt verzögern. Darüber hinaus kann sich beim Kind die Verbindung zwischen Haupt- und Lungenschlagader vorzeitig schließen, was den Kreislauf des Kindes überlastet.

Auch während der Stillzeit sollten Sie auf dieses Mittel verzichten.

Darüber hinaus sollten Sie bedenken, dass die Tropfen Alkohol enthalten. Mittel ohne Alkohol sind vorzuziehen.

Pflanzenkombinationen (äußerlich)

Menthol + Alkohol

Klosterfrau Franzbranntwein Menthol

Kajeputöl + Kampfer + Menthol + Nelkenöl + Pfefferminzöl

Tiger Balm weiß

Arnika + Lavendelöl + Muskatnussöl + Nelkenöl + Perubalsam + Thymianöl + Zimtöl + Zitronenöl

Arnika Schmerz-fluid

Die in dieser Gruppe zusammengefassten Rheumaeinreibungen enthalten verschiedene Pflanzeninhaltsstoffe, die vornehmlich die Durchblutung steigern sollen.

Arnika: Aus den Blüten der Arnika (Arnica montana) wird mit Alkohol eine Tinktur bereitet, die volksmedizinisch bei Entzündungen aller Art eingesetzt wird. Die für Pflanzen zuständige Kommission des ehemaligen Bundesgesundheitsamtes hielt die Anwendung bei rheumatischen Muskel- und Gelenkbeschwerden für plausibel. Allerdings löst Arnika häufig Allergien aus.

Kampfer: Dieser Bestandteil des ätherischen Öls des Kampferbaums wird heute weitgehend synthetisch gewonnen. Er durchdringt Haut und Schleimhaut recht gut, wirkt durchblutungssteigernd und schwach betäubend.

Menthol: Dieses ist ein Bestandteil des Pfefferminzöls. Auf die Haut aufgetragenes Pfefferminzöl oder eine Lösung von Menthol haben einen kühlenden Effekt. Das führt zu einer Schmerzlinderung, weil die Reizung jener Nervenfasern, die die Kälteempfindung aufnehmen, im Gehirn die Schmerzempfindung blockiert.

Perubalsam: Dieses ist ein Produkt, mit dem die Bäume von Myroxylon balsamum „Wunden" in ihrem Stamm schließen. Die dunkle, nach Vanille riechende Masse wurde früher vielfach eingesetzt, um Hautgeschwüre und Wunden besser abheilen zu lassen. Heute ist man davon jedoch weitgehend abgekommen, weil Perubalsam oft Allergien auslöst.

Die ätherischen Öle von Kajeput, Lavendel, Muskat, Nelken, Thymian, Zimt und Zitrone soll den Mischungen einen angenehmen Geruch verleihen. Teilweise sollen die ätherischen Öle selbst etwas zur Durchblutungssteigerung und/oder Schmerzlinderung beitragen.

Diese Präparate werden als „wenig geeignet" bewertet. Zum einen ist ihre therapeutische Wirksamkeit bei den jeweiligen Anwendungsgebieten nicht ausreichend nachgewiesen, zum anderen sind es keine sinnvoll zusammengesetzten Kombinationen.

Anwendung

Waschen Sie sich nach dem Auftragen der Mittel sorgfältig die Hände und bürsten Sie sich die Nägel, denn wenn Reste der Mittel in die Augen und auf Schleimhäute gelangen, kann das stark brennen.

Achtung

Diese Mittel dürfen Sie nicht als Okklusionsverband benutzen, das heißt, die Haut darf über der Stelle, wo die Mittel aufgebracht wurden, nicht luftdicht verbunden werden.

Gegenanzeigen

Sie dürfen die Mittel nicht auf Schleimhäuten, offenen Wunden, bei Hauterkrankungen wie Ekzemen oder Schuppenflechte und auf strahlenbehandelter Haut anwenden.

Klosterfrau Franzbranntwein Menthol, Tiger Balm: Wenn Sie diese Mittel anwenden wollen, darf die Haut nicht ausgetrocknet sein.

Tiger Balm: Das Mittel enthält Kampfer. Achten Sie strikt darauf, dass es für Kinderhände unerreichbar aufbewahrt wird. Kampfer kann bei versehentlicher Einnahme in großer Menge schwere Nervenschäden bis hin zu Krampfanfällen und Koma auslösen.

Arnika Schmerz-fluid: Menschen, die zu Allergien neigen, sollten das Mittel nicht verwenden. Sowohl Arnika als auch Perubalsam lösen häufig Allergien aus.

Unerwünschte Wirkungen

▶ **Keine Maßnahmen erforderlich**

Klosterfrau Franzbranntwein Menthol: Bei längerer Anwendung kann die Haut austrocknen.

▶ **Muss beobachtet werden**

Arnika Schmerz-fluid, Tiger Balm: Wenn die Haut sich verstärkt rötet und juckt, reagieren Sie vermutlich auf einen der Wirkstoffe allergisch. Diese Hauterscheinungen (→ Seite 14) treten bei arnikahaltigen Produkten besonders häufig auf, wenn die Haut bereits geschädigt ist und die Mittel lange angewendet werden. Dann kann sich die Haut auch entzünden und anschwellen, und es können sich Blasen bilden. Setzen Sie die Mittel dann sofort ab. Sind die Beschwerden einige Tage später nicht merklich abgeklungen, sollten Sie einen Arzt aufsuchen.

Hinweise

Für Kinder unter 14 Jahren

Diese Mittel dürfen bei Kindern unter sechs Jahren nicht angewendet werden. Bei älteren Kindern sollten sie nicht über lange Zeit und auf großen Flächen aufgetragen werden.

Rheumatische, Gelenk- und Rückenbeschwerden, Verspannungen, Prellung, Verstauchung

Handelsname Darreichungsform	Zusammensetzung pro 1 ml/1 g oder wie angegeben bzw. pro abgeteilte Einheit	Kleinste Packungsgröße	Unverb. Preis in Euro	Bewertung für das beanspruchte Anwendungsgebiet
Arnika Schmerz-fluid Lösung	**Auszug aus Arnika** 100 mg + **Lavendelöl** 1,2 mg + **Muskatnussöl** 1,2 mg + **Nelkenöl** 1,2 mg + **Perubalsam** 4,8 mg + **Thymianöl** 1,2 mg + **Zimtöl** 1,2 mg + **Zitronenöl** 1,2 mg	100 ml	8,50	**Wenig geeignet** bei rheumatischen Beschwerden, Arthrose, Gelenkbeschwerden, Rückenschmerzen, Verspannungen, Prellungen, Zerrungen und Verstauchungen. Die therapeutische Wirksamkeit ist nicht ausreichend nachgewiesen. Arnika und Perubalsam lösen häufig Allergien aus. Nicht sinnvolle Kombination. → Seite 557

Hinweise zu den Tabellenspalten → Seite 34, zur Auswahl der Arzneimittel → Seite 28, zur Grundlage der Bewertung → Seiten 29, 33

Rheumatische, Gelenk- und Rückenbeschwerden, Verspannungen, Prellung, Verstauchung Fortsetzung

Handelsname Darreichungsform	Zusammensetzung pro 1 ml/1 g oder wie angegeben bzw. pro abgeteilte Einheit	Kleinste Packungsgröße	Unverb. Preis in Euro	Bewertung für das beanspruchte Anwendungsgebiet
arthrex Schmerzgel Gel	**Diclofenac-Natrium** 10 mg	50 g	3,49	**Mit Einschränkung geeignet** bei Prellungen, Zerrungen und Verstauchungen. Nur für die erste Behandlungswoche ist nachgewiesen, dass das Mittel besser wirkt als ein wirkstofffreies Gel. Aussagekräftige Vergleichsstudien mit schmerzstillenden Mitteln zum Einnehmen fehlen. → Seite 543
Bromelain-POS Tabletten	**Bromelain** 500 F.I.P.-Einheiten	20 Stück	11,94	**Wenig geeignet** bei Schwellungen. Die therapeutische Wirksamkeit ist nicht ausreichend nachgewiesen. → Seite 542
Diclofenac-ratiopharm Gel Gel	**Diclofenac-Natrium** 10 mg	50 g	3,80	**Mit Einschränkung geeignet** bei Prellungen, Zerrungen und Verstauchungen. Nur für die erste Behandlungswoche ist nachgewiesen, dass das Mittel besser wirkt als ein wirkstofffreies Gel. Aussagekräftige Vergleichsstudien mit schmerzstillenden Mitteln zum Einnehmen fehlen. → Seite 543
doc Salbe Salbe	**Auszug aus Arnika** 215 mg	100 g	11,97	**Wenig geeignet** bei Prellungen, Zerrungen und Verstauchungen. Die therapeutische Wirksamkeit ist nicht ausreichend nachgewiesen. Arnika löst häufig Allergien aus. → Seite 548
Dolgit Creme Creme	**Ibuprofen** 50 mg (Konservierungsmittel: Parabene)	50 g	7,09	**Mit Einschränkung geeignet** bei Prellungen, Zerrungen und Verstauchungen. Nur für die erste Behandlungswoche ist nachgewiesen, dass das Mittel besser wirkt als ein wirkstofffreies Gel. Aussagekräftige Vergleichsstudien mit schmerzstillenden Mitteln zum Einnehmen fehlen. **Wenig geeignet** bei rheumatischen Beschwerden mit und ohne Gelenkentzündung, bei Rückenschmerzen, Verspannungen. Die therapeutische Wirksamkeit der lokalen Anwendung bei chronischen Beschwerden ist nicht ausreichend nachgewiesen. Das Mittel kann allenfalls als unterstützende Maßnahme angewendet werden. → Seite 543
Dolgit Mikrogel Gel	50 mg	20 g	4,49	**Mit Einschränkung geeignet** bei Prellungen, Zerrungen und Verstauchungen. Nur für die erste Behandlungswoche ist nachgewiesen, dass das Mittel besser wirkt als ein wirkstofffreies Gel. Aussagekräftige Vergleichsstudien mit schmerzstillenden Mitteln zum Einnehmen fehlen. **Wenig geeignet** bei rheumatischen Beschwerden mit und ohne Gelenkentzündung. Die therapeutische Wirksamkeit der lokalen Anwendung bei chronischen Beschwerden ist nicht ausreichend nachgewiesen. Das Mittel kann allenfalls als unterstützende Maßnahme angewendet werden. → Seite 543

Hinweise zu den Tabellenspalten → Seite 34, zur Auswahl der Arzneimittel → Seite 28, zur Grundlage der Bewertung → Seiten 29, 33

Rheumatische, Gelenk- und Rückenbeschwerden, Verspannungen, Prellung, Verstauchung Fortsetzung

Handelsname Darreichungsform	Zusammensetzung pro 1 ml/1 g oder wie angegeben bzw. pro abgeteilte Einheit	Kleinste Packungsgröße	Unverb. Preis in Euro	Bewertung für das beanspruchte Anwendungsgebiet
Dolobene	**Dimethylsulfoxid** 150 mg + **Dexpanthenol** 25 mg + **Heparin-Natrium** 500 I.E.	50 g	7,15	**Wenig geeignet** bei rheumatischen Beschwerden mit und ohne Gelenkentzündungen, bei Prellungen, Zerrungen und Verstauchungen. Die therapeutische Wirksamkeit ist nicht ausreichend nachgewiesen. Nicht sinnvolle Kombination. → Seite 555
Dolobene Gel-on Gel	**Dimethylsulfoxid** 150 mg + **Dexpanthenol** 25 mg + **Heparin-Natrium** 500 I.E.	50 g	10,50	
Dolormin GS mit Naproxen Tabletten	**Naproxen** 250 mg	20 Stück	9,97	**Geeignet** zur Anwendung bei arthrosebedingten Schmerzen für kurze Zeit. Arzneistoff mit mittellanger Wirkdauer. → Seite 544
DOLORMIN Schmerzgel mit Ketoprofen 2,5 % Gel	**Ketoprofen** 25 mg	60 g	7,15	**Mit Einschränkung geeignet** bei Prellungen, Zerrungen und Verstauchungen. Nur für die erste Behandlungswoche ist nachgewiesen, dass das Mittel besser wirkt als ein wirkstofffreies Gel. Aussagekräftige Vergleichsstudien mit schmerzstillenden Mitteln zum Einnehmen fehlen. **Wenig geeignet** bei rheumatischen Beschwerden mit und ohne Gelenkentzündung, bei Rückenschmerzen, Verspannungen. Die therapeutische Wirksamkeit der lokalen Anwendung bei chronischen Beschwerden ist nicht ausreichend nachgewiesen. Das Mittel kann allenfalls als unterstützende Maßnahme angewendet werden. → Seite 543
Doloteffin Tabletten	**Auszug aus Teufelskrallenwurzel** 400 mg	20 Stück	8,84	**Geeignet** als pflanzliches Mittel allenfalls zur Unterstützung der Behandlung von Arthrose und Gelenkbeschwerden. **Wenig geeignet** für die alleinige Behandlung bei diesen Beschwerden. Die therapeutische Wirksamkeit ist nicht ausreichend nachgewiesen. → Seite 549
dona 200-S Dragees	**D-Glukosaminsulfat** 250 mg	50 Stück	19,39	**Mit Einschränkung geeignet** bei Arthrose des Kniegelenks. Die bislang vorliegenden Studien reichen noch nicht aus, um die therapeutische Wirksamkeit abschließend nachzuweisen. → Seite 541
dona 750 mg Filmtabletten Filmtabletten	750 mg	20 Stück	19,90	
dona 1 500 mg BEUTEL Pulverbeutel	1 500 mg	10 Stück	19,90	
dona 250 mg überzogene Tabletten	250 mg	50 Stück	19,39	
Enelbin-Paste N Paste	**Salizylsäure** 4,24 mg + **Aluminiumsilikat** 468,71 mg + **Zinkoxid** 25,24 mg	300 g	11,70	**Wenig geeignet** bei Arthrose und Gelenkbeschwerden. Die therapeutische Wirksamkeit ist nicht ausreichend nachgewiesen. Nicht sinnvolle Kombination. → Seite 555
Exhirud Heparin Gel 60 000 I.E. Gel	**Heparin-Natrium** 600 I.E.	40 g	6,62	**Wenig geeignet** zur Unterstützung der Behandlung bei Prellungen, Zerrungen und Verstauchungen. Die therapeutische Wirksamkeit ist nicht ausreichend nachgewiesen. → Seite 542
Exhirud Heparin Salbe 60 000 I.E. Salbe	600 I.E.	40 g	6,62	

Hinweise zu den Tabellenspalten → Seite 34, zur Auswahl der Arzneimittel → Seite 28, zur Grundlage der Bewertung → Seiten 29, 33

Rheumatische, Gelenk- und Rückenbeschwerden, Verspannungen, Prellung, Verstauchung Fortsetzung

Hinweise zu den Tabellenspalten → Seite 34, zur Auswahl der Arzneimittel → Seite 28, zur Grundlage der Bewertung → Seiten 29, 33

Handelsname Darreichungsform	Zusammensetzung pro 1 ml/1 g oder wie angegeben bzw. pro abgeteilte Einheit	Kleinste Packungsgröße	Unverb. Preis in Euro	Bewertung für das beanspruchte Anwendungsgebiet
Finalgon Creme	**Nicoboxil** 10,8 mg + **Nonivamid** 1,7 mg	50 g	8,95	**Wenig geeignet** bei arthrosebedingten Gelenkbeschwerden. Das Mittel kann allenfalls als unterstützende Maßnahme angewendet werden. Für die alleinige Behandlung ist eine therapeutische Wirksamkeit über längere Zeit nicht ausreichend nachgewiesen. **Wenig geeignet** bei Verspannungen, Prellungen, Zerrungen und Verstauchungen. Die therapeutische Wirksamkeit ist nicht ausreichend nachgewiesen. → Seite 553
Hansaplast med Lokale Schmerz-Therapie ABC Wärme-Creme Creme	**Capsaicin** 0,75 mg (Konservierungsmittel: Parabene)	50 g	8,39	**Geeignet** zur Unterstützung der Behandlung bei Rückenschmerzen und Verspannungen. Für die alleinige Behandlung ist eine therapeutische Wirksamkeit über längere Zeit nicht ausreichend nachgewiesen. → Seite 551
Hansaplast med Lokale Schmerz-Therapie ABC Wärme-Pflaster Capsicum	**Auszug aus Cayennepfeffer** 395,4–551,7 mg	1 Stück	ca. 4,16	**Geeignet** als pflanzliches Mittel zur Unterstützung der Behandlung bei Rückenschmerzen und Verspannungen. Für die alleinige Behandlung ist eine therapeutische Wirksamkeit über längere Zeit nicht ausreichend nachgewiesen. → Seite 551
Hansaplast med Lokale Schmerz-Therapie ABC Wärme-Pflaster Sensitive Pflaster	**Nonivamid** 9,85 mg (Konservierungsmittel: Parabene)	4 Stück	ca. 7,97	**Wenig geeignet** bei rheumatischen Beschwerden. Die gesteigerte Durchblutung kann eine Gelenkentzündung sogar verschlimmern. Das Pflaster kann allenfalls als unterstützende Maßnahme bei Arthrose, Gelenkbeschwerden, Rückenschmerzen und Verspannungen angewendet werden. Für die alleinige Behandlung ist eine therapeutische Wirksamkeit über längere Zeit nicht ausreichend nachgewiesen. → Seite 551
Hepa-Gel 30.000 I.E. Lichtenstein	**Heparin-Natrium** 300 I.E.	100 g	5,47	**Wenig geeignet** zur Unterstützung der Behandlung bei Prellungen, Zerrungen und Verstauchungen. Die therapeutische Wirksamkeit ist nicht ausreichend nachgewiesen. → Seite 542
60.000 I.E. Lichtenstein Gel	600 I.E.	100 g	7,84	
Hepa-Salbe 30.000 I.E. Lichtenstein	300 I.E. (Konservierungsmittel: Parabene)	100 g	5,47	
60.000 I.E. Lichtenstein Salbe	600 I.E. (Konservierungsmittel: Parabene)	100 g	7,84	
Heparin AL Gel 30.000	**Heparin-Natrium** 300 I.E.	40 g	2,74	**Wenig geeignet** zur Unterstützung der Behandlung bei Prellungen, Zerrungen und Verstauchungen. Die therapeutische Wirksamkeit ist nicht ausreichend nachgewiesen. → Seite 542
50.000 Gel	500 I.E.	40 g	3,57	
Heparin AL Salbe 30.000	300 I.E.	40 g	2,74	
50.000 Salbe	500 I.E.	40 g	3,57	

▶

Rheumatische, Gelenk- und Rückenbeschwerden, Verspannungen, Prellung, Verstauchung Fortsetzung

Handelsname Darreichungsform	Zusammensetzung pro 1 ml/1 g oder wie angegeben bzw. pro abgeteilte Einheit	Kleinste Packungsgröße	Unverb. Preis in Euro	Bewertung für das beanspruchte Anwendungsgebiet
Heparin-CT 30.000 Salbe *60.000 Salbe* Salbe	**Heparin-Natrium** 300 I.E. 600 I.E.	100 g 100 g	5,44 7,81	**Wenig geeignet** zur Unterstützung der Behandlung bei Prellungen, Zerrungen und Verstauchungen. Die therapeutische Wirksamkeit ist nicht ausreichend nachgewiesen. → Seite 542
Heparin 30 000 I.E. Heumann Creme *60 000 I.E. Heumann Creme* Creme	**Heparin-Natrium** 300 I.E. 600 I.E.	40 g 40 g	3,38 5,96	**Wenig geeignet** zur Unterstützung der Behandlung bei Prellungen, Zerrungen und Verstauchungen. Die therapeutische Wirksamkeit ist nicht ausreichend nachgewiesen. → Seite 542
Heparin-ratiopharm Sport-Gel Gel *Heparin-ratiopharm 30 000 Salbe* *60 000 Salbe* Salbe	**Heparin-Natrium** 600 I.E. 300 I.E. 600 I.E.	50 g 100 g 100 g	5,40 5,85 8,75	**Wenig geeignet** zur Unterstützung der Behandlung bei Prellungen, Zerrungen und Verstauchungen. Die therapeutische Wirksamkeit ist nicht ausreichend nachgewiesen. → Seite 542
Hepathromb 30 000 *60 000* Creme	**Heparin-Natrium** 300 I.E. (Konservierungsmittel: Parabene) 600 I.E. (Konservierungsmittel: Parabene)	50 g 50 g	3,68 5,19	**Wenig geeignet** zur Unterstützung der Behandlung bei Prellungen, Zerrungen und Verstauchungen. Die therapeutische Wirksamkeit ist nicht ausreichend nachgewiesen. → Seite 542
Hepathrombin-Gel 30 000 *60 000* Gel *Hepathrombin-Salbe 30 000* *60 000* Salbe	**Heparin-Natrium** 300 I.E. 600 I.E. 300 I.E. 600 I.E.	100 g 100 g 100 g 100 g	5,45 7,83 5,45 7,83	**Wenig geeignet** zur Unterstützung der Behandlung bei Prellungen, Zerrungen und Verstauchungen. Die therapeutische Wirksamkeit ist nicht ausreichend nachgewiesen. → Seite 542
Hox alpha Kapseln	**Auszug aus Brennnesselblättern** 145 mg	60 Stück	36,89	**Mit Einschränkung geeignet** als pflanzliches Mittel zur Unterstützung der Behandlung bei rheumatischen Beschwerden. Die bislang vorliegenden Studien reichen noch nicht aus, um die therapeutische Wirksamkeit abschließend nachzuweisen. **Wenig geeignet** für die alleinige Behandlung bei diesen Beschwerden. → Seite 549
ibutop Creme	**Ibuprofen** 50 mg (Konservierungsmittel: Parabene)	50 g	7,97	**Mit Einschränkung geeignet** bei Prellungen, Zerrungen und Verstauchungen. Nur für die erste Behandlungswoche ist nachgewiesen, dass das Mittel besser wirkt als ein wirkstofffreies Gel. Aussagekräftige Vergleichsstudien mit schmerzstillenden Mitteln zum Einnehmen fehlen. **Wenig geeignet** bei rheumatischen Beschwerden mit und ohne Gelenkentzündung, bei Rückenschmerzen, Verspannungen. Die therapeutische Wirksamkeit der lokalen Anwendung bei chronischen Beschwerden ist nicht ausreichend nachgewiesen. Das Mittel kann allenfalls als unterstützende Maßnahme angewendet werden. → Seite 543

Hinweise zu den Tabellenspalten → Seite 34, zur Auswahl der Arzneimittel → Seite 28, zur Grundlage der Bewertung → Seiten 29, 33

Rheumatische, Gelenk- und Rückenbeschwerden, Verspannungen, Prellung, Verstauchung Fortsetzung

Handelsname Darreichungsform	Zusammensetzung pro 1 ml/1 g oder wie angegeben bzw. pro abgeteilte Einheit	Kleinste Packungsgröße	Unverb. Preis in Euro	Bewertung für das beanspruchte Anwendungsgebiet
ibutop Gel	**Ibuprofen** 50 mg	50 g	7,97	**Mit Einschränkung geeignet** bei Prellungen, Zerrungen und Verstauchungen. Nur für die erste Behandlungswoche ist nachgewiesen, dass das Mittel besser wirkt als ein wirkstofffreies Gel. Aussagekräftige Vergleichsstudien mit schmerzstillenden Mitteln zum Einnehmen fehlen. **Wenig geeignet** bei rheumatischen Beschwerden mit und ohne Gelenkentzündung. Die therapeutische Wirksamkeit der lokalen Anwendung bei chronischen Beschwerden ist nicht ausreichend nachgewiesen. Das Mittel kann allenfalls als unterstützende Maßnahme angewendet werden. → Seite 543
Indo Top-ratiopharm Spray Lösung	**Indometazin** 8 mg	50 ml	4,08	**Mit Einschränkung geeignet** bei Prellungen, Zerrungen und Verstauchungen. Nur für die erste Behandlungswoche ist nachgewiesen, dass das Mittel besser wirkt als ein wirkstofffreies Gel. Aussagekräftige Vergleichsstudien mit schmerzstillenden Mitteln zum Einnehmen fehlen. → Seite 543
Jucurba forte 480 mg Filmtabletten *Jucurba 240 mg* Kapseln	**Auszug aus Teufelskrallenwurzel** 480 mg 240 mg	60 Stück 120 Stück	24,78 24,89	**Geeignet** als pflanzliches Mittel allenfalls zur Unterstützung der Behandlung von Arthrose und Gelenkbeschwerden. **Wenig geeignet** für die alleinige Behandlung bei diesen Beschwerden. Die therapeutische Wirksamkeit ist nicht ausreichend nachgewiesen. → Seite 549
Keltican N Kapseln	**Cytidin-5'-monophosphat-Dinatriumsalz** 2,5 mg **+ Uridin** 0,63 mg	20 Stück	15,92	**Wenig geeignet** zur Unterstützung der Behandlung bei Rückenschmerzen und Verspannungen. Die therapeutische Wirksamkeit ist nicht ausreichend nachgewiesen. → Seite 552
Klosterfrau Franzbranntwein Menthol Lösung	**Menthol** 9 mg **+ Ethanol** 515,7 mg	130 ml	ca. 5,32	**Wenig geeignet** bei rheumatischen Beschwerden, Arthrose, Gelenkbeschwerden, Rückenschmerzen, Verspannungen, Prellungen, Zerrungen und Verstauchungen. Die therapeutische Wirksamkeit ist nicht ausreichend nachgewiesen. → Seite 557
Kneipp Arnika Kühl- und SchmerzGel Gel	**Auszug aus Arnikablüten** 250 mg	100 g	6,95	**Wenig geeignet** bei Prellungen, Zerrungen und Verstauchungen. Die therapeutische Wirksamkeit ist nicht ausreichend nachgewiesen. Arnika löst häufig Allergien aus. → Seite 548
Kneipp Arnika Salbe S Salbe	100 mg	100 g	6,95	**Wenig geeignet** bei rheumatischen Beschwerden, Prellungen, Zerrungen und Verstauchungen. Die therapeutische Wirksamkeit ist nicht ausreichend nachgewiesen. Arnika löst häufig Allergien aus. → Seite 548

Hinweise zu den Tabellenspalten → Seite 34, zur Auswahl der Arzneimittel → Seite 28, zur Grundlage der Bewertung → Seiten 29, 33

Rheumatische, Gelenk- und Rückenbeschwerden, Verspannungen, Prellung, Verstauchung Fortsetzung

Handelsname Darreichungsform	Zusammensetzung pro 1 ml/1 g oder wie angegeben bzw. pro abgeteilte Einheit	Kleinste Packungsgröße	Unverb. Preis in Euro	Bewertung für das beanspruchte Anwendungsgebiet
Kytta-Plasma f Paste	**Auszug aus Beinwellwurzel** 300 mg (Konservierungsmittel: Parabene)	200 g	14,95	**Wenig geeignet** bei Prellungen, Zerrungen und Verstauchungen. Die therapeutische Wirksamkeit ist nicht ausreichend nachgewiesen. Für die Anwendung bei Verstauchungen des Sprunggelenks liegt eine positive Studie vor, die einen Therapieversuch rechtfertigt. → Seite 548
Kytta-Salbe f	350 mg (Konservierungsmittel: Parabene)	50 g	6,59	
Kytta-Balsam f Salbe	**Methylnikotinat** 12 mg + **Auszug aus Beinwellwurzel** 350 mg (Konservierungsmittel: Parabene)	50 g	7,49	**Wenig geeignet** bei Arthrose und Gelenkbeschwerden. Die therapeutische Wirksamkeit von Beinwellwurzelextrakt, auch in Kombinationen, ist nicht ausreichend nachgewiesen. → Seite 554
Matai Filmtabletten	**Auszug aus Teufelskrallenwurzel** 480 mg	50 Stück	15,55	**Geeignet** als pflanzliches Mittel allenfalls zur Unterstützung der Behandlung von Arthrose und Gelenkbeschwerden. **Wenig geeignet** für die alleinige Behandlung bei diesen Beschwerden. Die therapeutische Wirksamkeit ist nicht ausreichend nachgewiesen. → Seite 549
Mobilat DuoAktiv Schmerzsalbe Creme	**Salizylsäure** 20 mg + **Chondroitin-polysulfat** 2 mg	50 g	6,90	**Wenig geeignet** bei Prellungen, Zerrungen und Verstauchungen. Die therapeutische Wirksamkeit der fixen Kombination ist nicht ausreichend nachgewiesen. → Seite 555
Mobilat DuoAktiv Schmerzgel Gel	**Salizylsäure** 20 mg + **Chondroitin-polysulfat** 2 mg	50 g	6,90	
Optovit actiFLEX überzogene Tabletten	**Auszug aus Weidenrinde** 393,24 mg	20 Stück	10,20	**Geeignet** als pflanzliches Mittel bei leichter Arthrose, leichten Gelenk- und Rückenbeschwerden sowie Verspannungen. **Wenig geeignet** für eine wirksame Dauerbehandlung. → Seite 550
Phlogenzym Filmtabletten	**Bromelain** 90 mg + **Trypsin** 48 mg + **Rutosid** 100 mg	100 Stück	35,75	**Wenig geeignet** bei rheumatischen Beschwerden mit und ohne Entzündungen, bei Arthrose, Gelenkbeschwerden, Prellungen, Zerrungen und Verstauchungen. Die therapeutische Wirksamkeit ist nicht ausreichend nachgewiesen. → Seite 552
Phytodolor Tinktur Tinktur	Auszüge aus **Echtem Goldrutenkraut** 0,2 ml + **Eschenrinde** 0,2 ml + **Zitterpappelrinde und -blättern** 0,6 ml *Enthält 45,6% Alkohol*	100 ml	18,60	**Wenig geeignet** bei rheumatischen Beschwerden mit und ohne Gelenkentzündungen, bei Rückenschmerzen und Verspannungen. Die therapeutische Wirksamkeit ist nicht ausreichend nachgewiesen. Nicht sinnvolle Kombination. → Seite 556
Proteozym Dragees	**Bromelain** 45 mg	20 Stück	5,36	**Wenig geeignet** bei Schwellungen. Die therapeutische Wirksamkeit ist nicht ausreichend nachgewiesen. → Seite 542
Reparil-Gel N Gel	**Diethylaminsalizylat** 50 mg + **Aescin** 10 mg	100 g	13,41	**Wenig geeignet** bei Rückenschmerzen, Verspannungen, Prellungen, Zerrungen und Verstauchungen. Die therapeutische Wirksamkeit ist nicht ausreichend nachgewiesen. Nicht sinnvolle Kombination eines Entzündungshemmers mit einem Wirkstoff, der bei Venenschwäche angewendet wird. → Seite 555

Hinweise zu den Tabellenspalten → Seite 34, zur Auswahl der Arzneimittel → Seite 28, zur Grundlage der Bewertung → Seiten 29, 33

Rheumatische, Gelenk- und Rückenbeschwerden, Verspannungen, Prellung, Verstauchung Fortsetzung

Handelsname Darreichungsform	Zusammensetzung pro 1 ml/1 g oder wie angegeben bzw. pro abgeteilte Einheit	Kleinste Packungsgröße	Unverb. Preis in Euro	Bewertung für das beanspruchte Anwendungsgebiet

Hinweise zu den Tabellenspalten → Seite 34, zur Auswahl der Arzneimittel → Seite 28, zur Grundlage der Bewertung → Seiten 29, 33

Handelsname Darreichungsform	Zusammensetzung pro 1 ml/1 g oder wie angegeben bzw. pro abgeteilte Einheit	Kleinste Packungsgröße	Unverb. Preis in Euro	Bewertung für das beanspruchte Anwendungsgebiet
Rheuma-Hek forte 600 mg Filmtabletten ***Rheuma-Hek 268 mg*** Kapseln	**Auszug aus Brennnesselblättern** 600 mg 268 mg	20 Stück 50 Stück	10,98 13,93	**Mit Einschränkung geeignet** als pflanzliches Mittel zur Unterstützung der Behandlung bei rheumatischen Beschwerden. Die bislang vorliegenden Studien reichen noch nicht aus, um die therapeutische Wirksamkeit abschließend nachzuweisen. **Wenig geeignet** für die alleinige Behandlung bei diesen Beschwerden. → Seite 549
Rheuma-Sern Kapseln	**Auszug aus Teufelskrallenwurzel** 400 mg	50 Stück	17,29	**Geeignet** als pflanzliches Mittel allenfalls zur Unterstützung der Behandlung von Arthrose und Gelenkbeschwerden. **Wenig geeignet** für die alleinige Behandlung bei diesen Beschwerden. Die therapeutische Wirksamkeit ist nicht ausreichend nachgewiesen. → Seite 549
Rheumon Creme Creme ***Rheumon Lotio*** Emulsion	**Etofenamat** 100 mg 100 mg	100 g 100 g	10,02 10,02	**Mit Einschränkung geeignet** bei Prellungen, Zerrungen und Verstauchungen. Nur für die erste Behandlungswoche ist nachgewiesen, dass das Mittel besser wirkt als ein wirkstofffreies Gel. Aussagekräftige Vergleichsstudien mit schmerzstillenden Mitteln zum Einnehmen fehlen. **Wenig geeignet** bei rheumatischen Beschwerden mit und ohne Gelenkentzündung, bei Rückenschmerzen, Verspannungen. Die therapeutische Wirksamkeit der lokalen Anwendung bei chronischen Beschwerden ist nicht ausreichend nachgewiesen. Das Mittel kann allenfalls als unterstützende Maßnahme angewendet werden. → Seite 543
Rivoltan Filmtabletten	**Auszug aus Teufelskrallenwurzel** 480 mg	20 Stück	8,48	**Geeignet** als pflanzliches Mittel allenfalls zur Unterstützung der Behandlung von Arthrose und Gelenkbeschwerden. **Wenig geeignet** für die alleinige Behandlung bei diesen Beschwerden. Die therapeutische Wirksamkeit ist nicht ausreichend nachgewiesen. → Seite 549
Selenk Kapseln	**Auszug aus Brennnesselblättern** 268 mg	120 Stück	31,90	**Mit Einschränkung geeignet** als pflanzliches Mittel zur Unterstützung der Behandlung bei rheumatischen Beschwerden. Die bislang vorliegenden Studien reichen noch nicht aus, um die therapeutische Wirksamkeit abschließend nachzuweisen. **Wenig geeignet** für die alleinige Behandlung bei diesen Beschwerden. → Seite 549
Sidroga Rheumatee Filterbeutel	**Weidenrinde** 2,55 g pro 3 g	20 Stück	4,15	**Wenig geeignet** bei rheumatischen Beschwerden. Die therapeutische Wirksamkeit ist nicht ausreichend nachgewiesen. Es ist unsicher, ob die schmerzlindernden Wirkstoffe aus dem Tee in ausreichender Menge aufgenommen werden. Bei leichten rheumatischen Beschwerden sind Mittel mit einer definierten Menge Salizin vorzuziehen. → Seite 550

▶

Rheumatische, Gelenk- und Rückenbeschwerden, Verspannungen, Prellung, Verstauchung Fortsetzung

Handelsname Darreichungsform	Zusammensetzung pro 1 ml/1 g oder wie angegeben bzw. pro abgeteilte Einheit	Kleinste Packungsgröße	Unverb. Preis in Euro	Bewertung für das beanspruchte Anwendungsgebiet

Hinweise zu den Tabellenspalten → Seite 34, zur Auswahl der Arzneimittel → Seite 28, zur Grundlage der Bewertung → Seiten 29, 33

Sogoon Filmtabletten	**Auszug aus Teufelskrallenwurzel** 480 mg	20 Stück	7,97	**Geeignet** als pflanzliches Mittel allenfalls zur Unterstützung der Behandlung von Arthrose und Gelenkbeschwerden. **Wenig geeignet** für die alleinige Behandlung bei diesen Beschwerden. Die therapeutische Wirksamkeit ist nicht ausreichend nachgewiesen. → Seite 549
Spalt MOBIL Schmerzgel Gel	**Felbinac** 30 mg	50 g	7,40	**Mit Einschränkung geeignet** bei Prellungen, Zerrungen und Verstauchungen. Nur für die erste Behandlungswoche ist nachgewiesen, dass das Mittel besser wirkt als ein wirkstofffreies Gel. Aussagekräftige Vergleichsstudien mit schmerzstillenden Mitteln zum Einnehmen fehlen. **Wenig geeignet** bei rheumatischen Beschwerden mit und ohne Gelenkentzündung, bei Rückenschmerzen, Verspannungen. Die therapeutische Wirksamkeit der lokalen Anwendung bei chronischen Beschwerden ist nicht ausreichend nachgewiesen. Das Mittel kann allenfalls als unterstützende Maßnahme angewendet werden. → Seite 543
Teltonal FT 480 Filmtabletten	**Auszug aus Teufelskrallenwurzel** 480 mg	20 Stück	7,50	**Geeignet** als pflanzliches Mittel allenfalls zur Unterstützung der Behandlung von Arthrose und Gelenkbeschwerden. **Wenig geeignet** für die alleinige Behandlung bei diesen Beschwerden. Die therapeutische Wirksamkeit ist nicht ausreichend nachgewiesen. → Seite 549
Teufelskralle-Kapseln N (Boerner) Kapseln	**Auszug aus Teufelskrallenwurzel** 225 mg	60 Stück	11,75	**Geeignet** als pflanzliches Mittel allenfalls zur Unterstützung der Behandlung von Arthrose und Gelenkbeschwerden. **Wenig geeignet** für die alleinige Behandlung bei diesen Beschwerden. Die therapeutische Wirksamkeit ist nicht ausreichend nachgewiesen. → Seite 549
TEUFELSKRALLE-ratiopharm Filmtabletten	**Auszug aus Teufelskrallenwurzel** 480 mg	20 Stück	7,65	**Geeignet** als pflanzliches Mittel allenfalls zur Unterstützung der Behandlung von Arthrose und Gelenkbeschwerden. **Wenig geeignet** für die alleinige Behandlung bei diesen Beschwerden. Die therapeutische Wirksamkeit ist nicht ausreichend nachgewiesen. → Seite 549
Thrombareduct Sandoz 30 000 I.E./ 100 g Gel	**Heparin-Natrium** 300 I.E.	40 g	3,05	**Wenig geeignet** zur Unterstützung der Behandlung bei Prellungen, Zerrungen und Verstauchungen. Die therapeutische Wirksamkeit ist nicht ausreichend nachgewiesen. → Seite 542
40 000 I.E./ 100 g Gel	400 I.E.	40 g	3,55	
60 000 I.E./ 100 g Gel	600 I.E.	10 g	1,50	
100 000 I.E./ 100 g Gel	1 000 I.E.	100 g	12,40	
180 000 I.E./ 100 g Gel Gel	1 800 I.E.	40 g	8,95	

Rheumatische, Gelenk- und Rückenbeschwerden, Verspannungen, Prellung, Verstauchung Fortsetzung

Handelsname Darreichungsform	Zusammensetzung pro 1 ml/1 g oder wie angegeben bzw. pro abgeteilte Einheit	Kleinste Packungsgröße	Unverb. Preis in Euro	Bewertung für das beanspruchte Anwendungsgebiet
Thrombareduct Sandoz 30 000 I.E./100 g Salbe	**Heparin-Natrium** 300 I.E.	40 g	3,05	**Wenig geeignet** zur Unterstützung der Behandlung bei Prellungen, Zerrungen und Verstauchungen. Die therapeutische Wirksamkeit ist nicht ausreichend nachgewiesen. → Seite 542
40 000 I.E./100 g Salbe	400 I.E.	40 g	3,55	
60 000 I.E./100 g Salbe	600 I.E.	40 g	4,59	
100 000 I.E./100 g Salbe	1 000 I.E.	100 g	12,40	
180 000 I.E./100 g Salbe Salbe	1 800 I.E.	40 g	8,95	
Thrombocutan 30.000 Gel N	**Heparin-Natrium** 300 I.E.	100 g	5,40	**Wenig geeignet** zur Unterstützung der Behandlung bei Prellungen, Zerrungen und Verstauchungen. Die therapeutische Wirksamkeit ist nicht ausreichend nachgewiesen. → Seite 542
Thrombocutan Ultra Gel 60.000 Gel	600 I.E.	100 g	7,79	
Thrombocutan 30.000 Salbe N	300 I.E.	100 g	5,40	
Thrombocutan Ultra Salbe 60.000 Salbe	600 I.E.	100 g	7,79	
Thrombophob 60.000 Creme Creme	**Heparin-Natrium** 600 I.E.	100 g	8,97	**Wenig geeignet** zur Unterstützung der Behandlung bei Prellungen, Zerrungen und Verstauchungen. Die therapeutische Wirksamkeit ist nicht ausreichend nachgewiesen. → Seite 542
Thrombophob 60.000 Gel Gel	600 I.E.	100 g	8,97	
Tiger Balm weiß Balsam	**Kajeputöl** 130 mg + **Kampfer** 250 mg + **Menthol** 79 mg + **Nelkenöl** 15 mg + **Pfefferminzöl** 160 mg	19,4 g	ca. 8,35	**Wenig geeignet** bei rheumatischen Beschwerden. Die gesteigerte Durchblutung kann eine Gelenkentzündung sogar verschlimmern. **Wenig geeignet** bei Arthrose und Gelenkbeschwerden. Eine therapeutische Wirksamkeit über längere Zeit ist nicht ausreichend nachgewiesen. **Wenig geeignet** bei Rückenschmerzen, Verspannungen, Prellungen, Zerrungen und Verstauchungen. Nicht sinnvolle Kombination. → Seite 557
Traumanase magensaftresistente Tabletten	**Bromelain** 40 mg	50 Stück	37,75	**Wenig geeignet** bei Schwellungen. Die therapeutische Wirksamkeit ist nicht ausreichend nachgewiesen. → Seite 542
Traumon Gel 10 % Gel	**Etofenamat** 100 mg	50 g	5,88	**Mit Einschränkung geeignet** bei Prellungen, Zerrungen und Verstauchungen. Nur für die erste Behandlungswoche ist nachgewiesen, dass das Mittel besser wirkt als ein wirkstofffreies Gel. Aussagekräftige Vergleichsstudien mit schmerzstillenden Mitteln zum Einnehmen fehlen. **Wenig geeignet** bei rheumatischen Beschwerden mit und ohne Gelenkentzündung. Die therapeutische Wirksamkeit der lokalen Anwendung bei chronischen Beschwerden ist nicht ausreichend nachgewiesen. Das Mittel kann allenfalls als unterstützende Maßnahme angewendet werden. → Seite 543
Traumon Spray Lösung	100 mg	50 ml	5,88	

Hinweise zu den Tabellenspalten → Seite 34, zur Auswahl der Arzneimittel → Seite 28, zur Grundlage der Bewertung → Seiten 29, 33

Rheumatische, Gelenk- und Rückenbeschwerden, Verspannungen, Prellung, Verstauchung Fortsetzung

Handelsname Darreichungsform	Zusammensetzung pro 1 ml/1 g oder wie angegeben bzw. pro abgeteilte Einheit	Kleinste Packungsgröße	Unverb. Preis in Euro	Bewertung für das beanspruchte Anwendungsgebiet
Venalitan 150 000 N Salbe Salbe	**Heparin-Natrium** 1 500 I.E.	100 g	12,61	**Wenig geeignet** zur Unterstützung der Behandlung bei Prellungen, Zerrungen und Verstauchungen. Die therapeutische Wirksamkeit ist nicht ausreichend nachgewiesen. → Seite 542
Venoruton Emulgel Gel	**Heparin-Natrium** 600 I.E.	100 g	8,22	**Wenig geeignet** zur Unterstützung der Behandlung bei Prellungen, Zerrungen und Verstauchungen. Die therapeutische Wirksamkeit ist nicht ausreichend nachgewiesen. → Seite 542
vetren gel 30.000 I.E. Gel *vetren salbe 30.000 I.E.* *60.000 I.E.* Salbe	**Heparin-Natrium** 300 I.E. 300 I.E. 600 I.E.	100 g 100 g 100 g	6,40 6,40 9,50	**Wenig geeignet** zur Unterstützung der Behandlung bei Prellungen, Zerrungen und Verstauchungen. Die therapeutische Wirksamkeit ist nicht ausreichend nachgewiesen. → Seite 542
Voltaren Schmerzgel Gel	**Diclofenac-Diethylaminsalz** 11,6 mg	60 g	7,15	**Mit Einschränkung geeignet** bei Prellungen, Zerrungen und Verstauchungen. Nur für die erste Behandlungswoche ist nachgewiesen, dass das Mittel besser wirkt als ein wirkstofffreies Gel. Aussagekräftige Vergleichsstudien mit schmerzstillenden Mitteln zum Einnehmen fehlen. **Wenig geeignet** bei rheumatischen Beschwerden mit und ohne Gelenkentzündung, bei Rückenschmerzen, Verspannungen. Die therapeutische Wirksamkeit der lokalen Anwendung bei chronischen Beschwerden ist nicht ausreichend nachgewiesen. Das Mittel kann allenfalls als unterstützende Maßnahme angewendet werden. Für die Anwendung bei Arthrose in den Fingergelenken liegen positive Befunde vor, die einen Therapieversuch rechtfertigen. → Seite 543
Wobenzym N Dragees	**Bromelain** 45 mg + **Chymotrypsin** 1 mg + **Pankreatin** 100 mg + **Papain** 60 mg + **Rutosid** 50 mg + **Trypsin** 24 mg	100 Stück	24,50	**Wenig geeignet** bei rheumatischen Beschwerden mit und ohne Gelenkentzündung, Prellungen, Zerrungen und Verstauchungen. Die therapeutische Wirksamkeit ist nicht ausreichend nachgewiesen. → Seite 552

Hinweise zu den Tabellenspalten → Seite 34, zur Auswahl der Arzneimittel → Seite 28, zur Grundlage der Bewertung → Seiten 29, 33

Nächtliche Wadenkrämpfe

Als Krampf bezeichnet man eine sehr starke, nicht willentlich ausgelöste Kontraktion eines Muskels oder ganzer Muskelgruppen.
Viele Menschen erleben hin und wieder, dass sich Zehen oder der Unterschenkel plötzlich versteifen. Die meisten beheben einen solchen Krampf rasch selbst, indem sie instinktiv Bewegungen machen, die den Krampf auflösen. Unangenehm wird es, wenn solche Krämpfe im Wasser auftreten und die Sicherheit beim Schwimmen beeinträchtigen. Zur Belastung können Krämpfe werden, die häufiger und vor allem nachts auftreten und dann den Schlaf stören.

Anzeichen und Beschwerden

Muskeln in den Zehen oder im Unterschenkel ziehen sich plötzlich ohne erkennbaren Anlass zusammen und verhärten sich. Ein solcher Krampf kann mit erheblichen Schmerzen verbunden sein.
Krämpfe halten meist nur kurz an und vergehen in der Regel nach einiger Zeit von selbst.

Ursachen

Krämpfe in den Beinen können harmlose Ursachen haben, die sich durch entsprechendes Verhalten leicht beheben lassen. Sie können allerdings auch im Rahmen einer ernsthaften Erkrankung auftreten, die gezielt behandelt werden muss. Oftmals lässt sich aber auch kein Grund finden, warum immer wieder Krämpfe auftreten.
Störungen im Mineralstoffhaushalt des Körpers können sich durch Krämpfe äußern. Dabei richtet sich das Augenmerk insbesondere auf den Gehalt des Blutes an Kalzium und Magnesium. Dieser kann vor allem durch starkes Schwitzen absinken, zum Beispiel bei großer Hitze und anhaltender, anstrengender körperlicher Aktivität.
Vor allem bei älteren Menschen, die oft nur ein geringes Durstempfinden haben, kann der Grund für diese Störungen im Mineralstoffhaushalt darin liegen, dass sie zu wenig trinken.
Bei Durchfall und Erbrechen können Mineralien ebenso verlorengehen wie bei Daueranwendung bestimmter Medikamente. Zu diesen gehören Entwässerungsmittel (Diuretika, bei hohem Blutdruck), Abführmittel, Kortison (bei Entzündungen, Immunreaktionen) und die Pille.
In der Schwangerschaft und Stillzeit besteht ein erhöhter Bedarf an Kalzium und Magnesium; eine unzureichende Versorgung kann sich dann ebenfalls in einer verstärkten Krampfneigung äußern.
Muskelkrämpfe können in der Folge von Gefäß-, Nerven- und Stoffwechselerkrankungen auftreten. Beispiele für Gefäßerkrankungen sind Krampfadern, Thrombosen der tiefen Beinvenen und die periphere arterielle Verschlusskrankheit, die häufig Raucher betrifft.
Nervenstörungen treten häufig bei Alkoholikern auf. Auch die Infektionskrankheit Lyme-Borreliose, die durch Zeckenbiss verursacht wird, bedingt Nervenstörungen, die sich durch eine erhöhte Krampfneigung äußern können.
Die Stoffwechselkrankheit Diabetes führt häufig zu Nervenschädigungen. Ein typisches Symptom sind Wadenkrämpfe.

Vorbeugung

Eine Ernährung, die den Körper mit genügend Mineralien und Flüssigkeit versorgt, hilft, Mineralstoffstörungen und in der Folge Muskelkrämpfen vorzubeugen. Besonders magnesiumreich sind Vollkornprodukte, Haferflocken und Nüsse.
Wählen Sie ein kalzium- und magnesiumreiches Mineralwasser und trinken Sie am Tag mindestens 1,5 Liter Flüssigkeit. Verzichten Sie möglichst auf Alkohol und reichlich Kaffee.

Allgemeine Maßnahmen

Durch Dehnen der betroffenen Muskelpartien lässt sich der Krampf lösen. Bei einem Wadenkrampf umfassen Sie dazu die Zehen und ziehen sie in Richtung Schienbein. Ereignet sich der Krampf, während Sie liegen, hilft es, aufzustehen, umherzugehen und fest aufzutreten.
Auch Wärme in Form einer aufgelegten Wärmflasche oder eines Vollbads und Massage können hilfreich sein.

Wann zum Arzt?

Gelegentlich auftretende Wadenkrämpfe mögen zwar unangenehm sein – eine medizinische Behandlung ist in aller Regel jedoch nicht notwendig. Treten derartige Krämpfe hingegen häufiger auf oder lassen sich die Krämpfe nicht rasch wieder lösen, sollten Sie einen Arzt aufsuchen.

Behandlung mit Medikamenten

Wenn Sie sich durch Muskelkrämpfe ernsthaft beeinträchtigt fühlen – vor allem wenn sie nachts auftreten – und nichtmedikamentöse Maßnahmen nicht den erhofften Erfolg bringen, können Sie versuchen, ob Sie von der Einnahme von Chinin (→ nachfolgend) profitieren. Mittel mit diesem Wirkstoff werden als individueller Therapieversuch als „geeignet" angesehen, um die Häufigkeit nächtlicher Wadenkrämpfe zu verringern.

Chinin

Limptar N

Chinin ist ein aus der Chinarinde gewonnener Stoff, mit dem auch Malaria behandelt wird. In den hier besprochenen Präparaten wird jedoch die Wirkung von Chinin auf die Muskeln genutzt. Es verringert die Erregbarkeit der Stelle, an der ein Impuls vom Nerven auf einen Muskel übertragen wird. In der Folge zieht sich der Muskel nicht mehr so stark zusammen. Zusätzlich hemmt Chinin Vorgänge in der Erholungsphase des Muskels.

Die Studienergebnisse zu Chinin bei Muskelkrämpfen sind nicht eindeutig. Sie deuten aber an, dass nächtliche Wadenkrämpfe nach Einnahme von Chinin seltener auftreten. Daher werden Mittel mit Chinin als Therapieversuch bei nächtlichen Wadenkrämpfen als „geeignet" angesehen.

Anwendung

Vor dem Schlafengehen sollen 200 bis 400 Milligramm Chinin eingenommen werden. Bessern sich die Beschwerden, sollten Sie die Einnahme von Chinin eine Zeit lang aussetzen. Häufig stellt sich dann heraus, dass das Medikament nicht mehr notwendig ist. Länger als drei bis höchstens fünf Wochen sollten Sie Chinin nicht ohne Unterbrechung einnehmen.

Achtung

Gegenanzeigen

Unter folgenden Bedingungen dürfen Sie das Mittel nicht anwenden:

- Sie leiden an Myasthenia gravis, einer Autoimmunerkrankung, bei der die Nervenimpulse nicht richtig auf die Muskeln übertragen werden.
- Sie haben eine schwere, nicht ausreichend behandelte Herzschwäche, einen zu niedrigen Kaliumspiegel im Blut oder Herzrhythmusstörungen. Sie nehmen Medikamente ein, die den Herzrhythmus beeinflussen, zum Beispiel Erythromyzin oder Moxifloxazin (beide bei bakteriellen Infektionen), Amiodaron oder Flecainid (bei Herzrhythmusstörungen).
- Sie haben Hörstörungen.
- Ihr Sehnerv ist geschädigt.

Wechselwirkungen mit Medikamenten

Wenn Sie noch andere Medikamente nehmen, ist zu beachten:

Entwässernde Mittel (Diuretika, bei hohem Blutdruck, Nierenstörungen) und der ständige Gebrauch von Abführmitteln können die Zusammensetzung des Blutes an Mineralstoffen verändern. Wird dann noch Chinin eingenommen, erhöht sich das Risiko für Herzrhythmusstörungen.

▶ **Unbedingt beachten**

- Digitalis (bei Herzschwäche) kann durch Chinin stärker wirken. Näheres hierzu finden Sie unter „Mittel bei Herzschwäche: verstärkte Wirkung" (→ Seite 12).
- Chinin kann die Wirkung der gerinnungshemmenden Mittel Phenprocoumon und Warfarin, die bei erhöhter Thrombosegefahr als Tabletten eingenommen werden, verstärken. Sie müssen deshalb die Blutgerinnung häufiger als sonst selbst kontrollieren oder vom Arzt kontrollieren lassen und gegebenenfalls nach Absprache mit dem Arzt die Dosis der Gerinnungshemmer verringern. Näheres hierzu finden Sie unter „Mittel zur Blutverdünnung: verstärkte Wirkung" (→ Seite 11).

Unerwünschte Wirkungen

Die unerwünschten Wirkungen von Chinin treten dosisabhängig auf und betreffen vor allem Menschen, die auf Chinin besonders empfindlich reagieren. Wie häufig diese unerwünschten Wirkungen sind, lässt sich daher nicht angeben.

▶ **Keine Maßnahmen erforderlich**

Es kann zu Magen-Darm-Störungen wie Übelkeit, Erbrechen und Durchfall kommen.

▶ **Muss beobachtet werden**

Kopfschmerzen können auftreten. Halten sie länger als zwei bis drei Tage an, sollten Sie den Arzt informieren.

Bei der Anwendung von Chinin kann sich die Haut verstärkt röten und jucken. Dann reagieren sie vermutlich allergisch auf das Mittel und sollten es absetzen. Sind die Hauterscheinungen (→ Seite 14) einige Tage später nicht deutlich abgeklungen, sollten Sie einen Arzt aufsuchen.

▶ **Sofort zum Arzt**

Es kann zu Sehstörungen kommen, die sich durch Lichtempfindlichkeit, Nachtblindheit, das Sehen von Doppelbildern und durch Gesichtsfeldausfälle äußern. Hörstörungen machen sich zunächst dadurch bemerkbar, dass man hohe Töne schlechter wahrnimmt. Auch Ohrgeräusche (Tinnitus) kann es geben. Es kann ein Hautausschlag auftreten. Bei diesen Beschwerden sollten Sie das Medikament absetzen und sich umgehend mit einem Arzt in Verbindung setzen.
Wenn Sie oder Angehörige bemerken, dass Ihre Wahrnehmung gestört ist, Sie verwirrt sind und vielleicht sogar Krampfanfälle bekommen, sollten Sie das Medikament absetzen und umgehend einen Arzt informieren.

Hinweise

Für Schwangerschaft und Stillzeit

Chinin kann beim sich entwickelnden Kind Augenschäden und Hörstörungen hervorrufen und bei der Mutter schwere Unterzuckerungen und frühzeitige Wehen auslösen. Diese Wirkungen sind zwar nur bei hohen Dosierungen, wie sie zur Malariabehandlung notwendig sind, beobachtet worden und nicht bei der niedrigen Dosierung der Mittel gegen Wadenkrämpfe. Dennoch sollten Sie Chinin in der Schwangerschaft und Stillzeit meiden.

Zur Verkehrstüchtigkeit

Aufgrund der beschriebenen unerwünschten Wirkungen kann das Mittel die Wahrnehmung und Reaktionsfähigkeit beeinträchtigen. Sie sollten deshalb kein Fahrzeug lenken, keine Maschinen bedienen und keine Arbeiten ohne sicheren Halt verrichten.

Nächtliche Wadenkrämpfe

Handelsname Darreichungsform	Zusammensetzung pro 1 ml/1 g oder wie angegeben bzw. pro abgeteilte Einheit	Kleinste Packungsgröße	Unverb. Preis in Euro	Bewertung für das beanspruchte Anwendungsgebiet
Limptar N Filmtabletten	**Chininsulfat** 200 mg	30 Stück	19,55	**Geeignet** als Therapieversuch bei nächtlichen Wadenkrämpfen, wenn nichtmedikamentöse Maßnahmen nicht ausreichend wirken. → Seite 570
Limptar N Tabletten	200 mg	30 Stück	18,10	

Hinweise zu den Tabellenspalten → Seite 34, zur Auswahl der Arzneimittel → Seite 28, zur Grundlage der Bewertung → Seiten 29, 33

Osteoporose

Osteoporose ist eine Erkrankung des Skeletts, bei der die Knochenmasse verringert ist und sich der innere Aufbau des Knochens verändert hat. Das schwammartige Innere der Knochen hat an Masse verloren; auch der kompakte Teil des Knochens hat sich ausgedünnt. Dadurch können schon bei harmlosen Stürzen Knochen brechen. Rückenwirbel können zusammensinken oder einbrechen. Im höheren Lebensalter sind vor allem Oberschenkelhalsbrüche gefürchtet.
Wirbelbrüche infolge einer Osteoporose können sich unbemerkt und ohne Beschwerden ereignen, sie können aber auch die Betroffenen lange Zeit beeinträchtigen und den Verlust der Selbstständigkeit nach sich ziehen. Das gilt insbesondere, wenn es im höheren Alter zu einem Oberschenkelhalsbruch kommt. Die Verletzung und ihre Folgen können dann auch die Lebenszeit verkürzen.
Die Festigkeit der Knochen wird unter anderem von den Geschlechtshormonen beeinflusst. Da sich deren Produktion bei Frauen mit den Wechseljahren entscheidend verringert, setzt der Abbau der Knochensubstanz bei Frauen von diesem Zeitpunkt an deutlicher ein als bei Männern. Während die Knochen bei Frauen vornehmlich zwischen dem 50. und 60. Lebensjahr an Festigkeit einbüßen, wird dieser Prozess bei Männern erst ab dem 60. Lebensalter relevant.

Anzeichen und Beschwerden

Eine abnehmende Knochendichte macht sich nicht durch Symptome oder Beschwerden bemerkbar. Erst wenn die Knochen an Stabilität verlieren und Wirbelknochen zusammengesunken sind, fällt vielleicht auf, dass die Körpergröße des Betreffenden abgenommen hat. Beschwerden wie Kreuzschmerzen machen diese Wirbelbrüche nur bei 3 bis 5 von 10 Personen. Häufigere Knochenbrüche, vor allem nach an sich harmlosen Stürzen, sollten Sie veranlassen, Ihre Gefährdung durch Osteoporose bestimmen zu lassen.

Knochendichtemessung

Bei der Knochendichtemessung wird der Gehalt des Knochens an Mineralsalzen bestimmt. Das dazu empfohlene Standardverfahren ist die Dual-Röntgen-Absorptiometrie (DXA), mit der die Lendenwirbelsäule und der Oberschenkelhals geröntgt werden. Alle Aussagen über medikamentöse Maßnahmen bei Osteoporose setzen voraus, dass die Knochendichte mit diesem Verfahren ermittelt wurde. Die mit anderen Techniken wie einer quantitativen Computertomografie (QCT) oder Ultraschallmessung (QUS) oder an anderen Knochen gefundenen Werte weichen von denen mit DXA erzielten zum Teil erheblich ab.

Eine einzige Aufnahme erlaubt es allerdings nicht, eine Osteoporose zu diagnostizieren. Das ist erst möglich, wenn die erste Messung mit einer zweiten verglichen werden kann, die etwa ein Jahr später durchgeführt wird. Wichtig ist darüber hinaus, dass jeweils dieselben Knochen mit demselben Verfahren gemessen werden.

Die Knochendichtemessung gibt zwar Auskunft über die Festigkeit der Knochen, deren Bruch sich besonders gravierend auswirken kann. Da dieses Wissen allein jedoch nicht dazu beiträgt, osteoporosebedingte Knochenbrüche zu verringern, wird die Knochendichtemessung nicht generell allen Menschen eines bestimmten Alters empfohlen. Vielmehr wird sie Frauen ab 60 Jahre und Männern ab 70 Jahre angeraten, wenn zusätzlich einer der nachfolgend aufgeführten Faktoren vorliegt. Die Betreffenden haben aufgrund ihrer individuellen Bedingungen ein geschätztes Risiko von 20 Prozent, in den kommenden zehn Jahren einen Knochenbruch zu erleiden. Dies bedeutet, dass sich 20 von 100 Personen aus dieser Gruppe irgendwann in den folgenden zehn Jahren einen Bruch zuziehen werden:

- Sie rauchen.
- Ein Elternteil hat bereits einmal einen Oberschenkelhalsbruch erlitten.
- Bei einem an sich banalen Sturz ist bereits einmal ein Knochen von Arm oder Bein gebrochen.
- Sie stürzen häufig.
- Sie haben Untergewicht.
- Sie können sich nicht mehr selbst bewegen.

Unabhängig vom Alter sollten all diejenigen ihre Knochendichte bestimmen lassen, bei denen bereits Wirbelknochen zusammengesunken sind. Das ist anzunehmen, wenn sie in den vergangenen Jahren um mehr als 4 Zentimeter kleiner geworden sind. Für Personen mit Krankheiten, die eine Osteoporose begünstigen, oder die dauerhaft entsprechende Medikamente einnehmen müssen, gelten andere Kriterien.

Die bei der DXA-Messung ermittelte Knochendichte wird als sogenannter T-Wert angegeben. Er beschreibt, um wie viele Einheiten die gemessene Knochendichte von der abweicht, die man für eine 30-jährige Person als Standard angenommen hat. Bei einem T-Wert zwischen 0 und –1 ist die Knochendichte normal. Bei einem T-Wert zwischen –1 und –2,5 spricht man von einer verringerten Knochendichte (Osteopenie). Bei einem T-Wert von –2,5 und weniger liegt eine Osteoporose vor. Wenn es bereits einen oder mehrere Brüche gegeben hat, spricht man von einer manifesten Osteoporose.

Gleichaltrige Frauen und Männer haben selbst dann ein unterschiedliches Knochenbruchrisiko, wenn sie den gleichen T-Wert aufweisen: Bei Männern ist es nur halb so hoch wie bei Frauen.

Ursachen

Zwischen dem zweiten und dritten Lebensjahrzehnt ist die Knochenmasse am größten, die Knochen sind dann am stabilsten. In den folgenden zehn Jahren bleibt die Knochenmasse nahezu gleich. Damit sich die maximale Knochenmasse bilden kann, müssen bei Frauen die Eierstöcke, bei Männern die Hoden ausreichend Geschlechtshormone produzieren. Bei Frauen wie Männern müssen Kalzium, Phosphat, Eiweiß und Vitamin D in einem ausgewogenen Ver-

hältnis zur Verfügung stehen, und die Knochen müssen optimal belastet werden.
Zwischen dem 35. und 40. Lebensjahr beginnt bei Männern wie Frauen, der altersbedingte Knochenabbau den -aufbau zu überwiegen. In der Folge nimmt die Knochendichte langsam und kontinuierlich ab. Bei Frauen kann in den ersten zehn Jahren, nachdem die Monatsblutungen aufgehört haben, der Knochendichteverlust relativ rasch vonstatten gehen. Danach ist die Verlustrate ähnlich wie die der Männer. Fehlt es dem Körper an Kalzium und Vitamin D, kann sich der beschleunigte Knochendichteverlust fortsetzen. Das ist besonders häufig bei betagten Menschen der Fall, die sich kaum noch im Freien bewegen, und bei solchen, die in Altenpflegeheimen betreut werden.
Ob eine Osteoporose entsteht, ist zunächst einmal genetisch bedingt. Möglicherweise legt auch die Frau durch ihre Versorgung mit Kalzium und Vitamin D während der Schwangerschaft einen Grundstein für die Knochenmasse des heranwachsenden Kindes. Eine knochengesunde Ernährung (→ Seite 574) und Bewegung tragen dann vor allem in den Jahren, in denen die Knochenmasse aufgebaut wird, viel zu einem stabilen Knochengerüst bei. Die Knochenmasse, die im Kindes- und Jugendalter aufgebaut wird, ist also der Vorrat für die Knochen im Alter. Darüber hinaus gibt es noch eine Reihe weiterer Faktoren, die eine Osteoporose befördern:

- Magersucht, Untergewicht (BMI unter 20) oder mehr als 10 Prozent Gewichtsverlust in den vergangenen Jahren.
- Täglicher Konsum von mehr als 30 Gramm Alkohol.
- Rauchen.
- Unterfunktion der Geschlechtsdrüsen.
- Bei Frauen Ausbleiben der Menstruation für länger als ein Jahr. Möglicherweise zählen dazu auch jene Frauen, deren Regelblutung in der Zeit ausblieb, in der sie ein Verhütungsmittel verwendet haben, das nur Gestagen enthält. Zu diesen Verhütungsmitteln gehören die Drei-Monats-Spritze *Depot Clinovir*, das unter die Haut eingesetzte Stäbchen *Implanon*, die Spirale *Mirena* und die Minipille.
- Bei Frauen Eintritt in die Wechseljahre vor dem 45. Lebensjahr.
- Medikamente: Behandlung mit Kortison (mehr als 7,5 Milligramm Prednisolon, bei Entzündungen, Immunreaktionen) für länger als ein halbes Jahr. Langzeitbehandlung mit Arzneimitteln bei Epilepsien oder mit Heparin (bei erhöhter Thromboseneigung).
- Behandlung mit Schilddrüsenhormonen nach den Wechseljahren und damit einhergehend ein geringer Blutgehalt an jenen Hormonen, die die Tätigkeit der Schilddrüse steuern.
- Krankheiten und eventuelle Krankheitsfolgen: Unbehandelte Schilddrüsenüberfunktion, rheumatoide Arthritis, chronisch-entzündliche Darmerkrankungen wie Morbus Crohn und Colitis ulcerosa, Zöliakie, schwere chronische Nierenfunktionsstörungen, Typ-1-Diabetes, Magenentfernung, Organtransplantationen, Erkrankungen der Nebennieren und der Nebenschilddrüsen.

Vorbeugung

Vorbeugemaßnahmen bei Osteoporose erstrecken sich auf zwei Bereiche: zum einen soll die Festigkeit der Knochen gestärkt werden, zum anderen sollen Sturz- und Bruchgefahr verringert werden.
Der Knochenfestigkeit dienen ein gesunder Lebensstil mit ausgewogener, knochengesunder Ernährung, reichlich regelmäßiger körperlicher Aktivität und Betätigung im Freien. Die wichtigsten Punkte sind dabei:

- Die Aufnahme von mindestens 1 000 Milligramm Kalzium pro Tag. Für diejenigen, die das nicht sicherstellen können, ist die gezielte Einnahme von Kalzium sinnvoll.
- Die Haut von Gesicht und Armen sollte jeden Tag eine halbe Stunde lang dem Licht der Sonne ausgesetzt werden. Durch den UVB-Anteil im Tageslicht bildet sich in der Haut Vitamin D_3. Wenn das nicht gewährleistet ist, ist die Einnahme von Vitamin D sinnvoll.
- Bei körperlicher Aktivität sind Laufen und Springen (z. B. auf einem Trampolin) besonders effektiv, aber auch Gehen, Radfahren, Skilanglauf, Tanzen und Gymnastik sind geeignet. Mit einem speziell zusammengestellten Fitnesstraining lassen sich vor allem die Muskelkraft und die Koordination der Bewegungsabläufe fördern. Auch Taichi hat sich als erfolgreich erwiesen.

Folgende Maßnahmen können allgemein das Risiko für Knochenbrüche verringern:

- Nicht rauchen und nicht mehr als 30 Gramm Alkohol am Tag. Bei mehr als vier Tassen Kaffee am Tag werden Mineralien und unter ihnen auch Kalzium verstärkt aus dem Körper ausgeschwemmt.
- Bemühen Sie sich um eine knochengesunde Ernährung (→ Seite 574).

Die Gefahr, zu stürzen und sich etwas zu brechen, sollen folgende Maßnahmen verringern:

- Entfernen Sie in Ihrer Wohnung Stolperfallen wie freiliegende Teppiche und Kabel.
- Wer ein gutes Körpergefühl hat und das Gleichgewicht sicher halten kann, stürzt nicht so leicht. Dieses lässt sich zum Beispiel in der Physiotherapie oder beim Yoga trainieren.
- Wie man einen Sturz geschickt abfängt, vermitteln Physiotherapeuten oder Judosportler.
- Medikamente, die beispielsweise bei Schlaf- und Angststörungen, Depressionen und Verspannungen eingenommen werden, begünstigen eine Sturzneigung. Das Gleiche gilt für Arzneimittel, die den Blutdruck beeinflussen. Besprechen Sie mit dem Arzt, ob diese Mittel weiterhin notwendig sind und ob die Dosierung vielleicht verringert werden kann.

Knochengesunde Ernährung

Ihren Tagesbedarf von 1 000 bis 1 500 Milligramm Kalzium decken Sie z. B. mit etwa einem halben Liter Milch plus zwei Scheiben Käse (50 Gramm) plus einer Portion Grünkohl. Ein kleiner Becher Jogurt enthält etwa 180 Milligramm Kalzium, eine Portion Brokkoli etwa 250 Milligramm, 100 Gramm Hartkäse etwa 1 000 Milligramm. Außerdem können Sie Ihr Mineralwasser nach dem Kalziumgehalt aussuchen; dieser ist auf dem Etikett aufgedruckt. Wenn Sie – wie empfohlen – täglich etwa 1,5 Liter trinken, können Sie die Hälfte des täglichen Kalziumbedarfs bereits decken, wenn Sie ein Mineralwasser mit 500 Milligramm Kalzium pro Liter wählen.
Oxalate und Phosphate verringern hingegen die Aufnahme von Kalzium in den Körper. Oxalatreiche Nahrungsmittel sind Spinat, Mangold, Rote Bete und Rhabarber, phosphatreich sind Cola-Getränke, Wurstwaren und gepökeltes Fleisch. Auch bei dauerhaftem Gebrauch von Abführmitteln kann der Kalziumgehalt im Blut sinken, da dabei vermehrt Mineralstoffe ausgeschieden werden.
Wer seine durchschnittliche tägliche Kalziumzufuhr abschätzen möchte, findet auf folgender Seite im Internet einen Kalzium-Rechner: www.gesundheitsinformation.de/rechnerkalzium.420.html.

Allgemeine Maßnahmen

Die unter Vorbeugung genannten Maßnahmen können die Behandlung einer manifesten Osteoporose unterstützen. Dabei müssen Sie Ihre sportlichen Aktivitäten der Belastungsfähigkeit Ihrer Knochen anpassen.

Wann zum Arzt?

Anhaltende Rückenschmerzen ohne erkennbare Ursache und abnehmende Körpergröße sind ein Grund, einen Arzt aufzusuchen, um den Verdacht auf Osteoporose abklären zu lassen. Das Gleiche gilt für Knochenbrüche ohne ersichtlichen Anlass.
Nichtverschreibungspflichtige Medikamente wie die, die im Folgenden besprochen werden, dürfen vom Arzt nicht zulasten der gesetzlichen Krankenkasse verordnet werden. Unter bestimmten Voraussetzungen kann der Arzt davon abweichen. Mittel mit Kalzium und solche mit Vitamin D – auch miteinander kombiniert – dürfen dann zur Behandlung einer Osteoporose verordnet werden, wenn sich bereits Knochenbrüche ereignet haben, wenn über lange Zeit Kortison in hoher Dosierung eingenommen werden muss oder wenn eine Behandlung mit einem Bisphosphonat durchgeführt wird, welche die Zufuhr von Kalzium erfordert. Bei Kalziumpräparaten gilt als Voraussetzung, dass das Mittel mindestens 300 Milligramm Kalzium pro Tablette enthalten muss. Näheres hierzu finden Sie unter der Überschrift „Ausnahmeliste" (→ Seite 694).

Behandlung mit Medikamenten

Ziel der Medikamenteneinnahme bei Osteoporose ist es, Knochenbrüche zu verhindern. Hat es bereits einen Knochenbruch gegeben, ist es sehr wahrscheinlich, dass weitere folgen werden. Insbesondere den in fortgeschrittenem Alter folgenreichen Brüchen des Oberschenkelhalses soll entgegengewirkt werden. Beginnt die Medikation bereits, bevor es zum ersten Bruch gekommen ist, handelt es sich um eine Osteoporosevorbeugung.

Osteoporosevorbeugung

Eine ausreichende Versorgung mit Kalzium und Vitamin D kann dafür sorgen, dass der altersbedingte Knochenabbau nicht übermäßig schnell abläuft, verhindern kann sie diesen Prozess jedoch nicht. Wenn Knochenbrüche drohen – etwa weil das individuelle Osteoporoserisiko aufgrund einer deutlich verringerten Knochendichte und weiterer Risikofaktoren besonders hoch ist –, wird die Anwendung verschreibungspflichtiger Arzneimittel empfohlen. Welche Mittel zur Osteoporosevorbeugung eingesetzt werden können, lesen Sie im HANDBUCH MEDIKAMENTE der Stiftung Warentest oder im Internet unter www.medikamente-im-test.de.

Personen über 50 Jahre, die sich nicht ausreichend bewegen und mit ihrer Ernährung keine ausreichende Kalziumversorgung gewährleisten können, wird geraten, mit Kalziumverbindungen (→ nachfolgend) täglich bis zu 1 000 Milligramm Kalzium zuzuführen. Die Einnahme von Vitamin D_3 (→ Seite 576) ist ebenfalls sinnvoll, wenn nicht durch regelmäßigen Aufenthalt im Tageslicht sichergestellt ist, dass der Körper selbst ausreichend Vitamin D produziert. Menschen, die in einem Heim untergebracht sind, wenig aktiven Personen sowie Personen über 70 Jahre wird zu einer täglichen Menge von 1 200 Milligramm Kalzium und 800 internationalen Einheiten (I.E.) Vitamin D geraten. Diese Mittel sind geeignet, um einen Mangel der jeweiligen Substanz auszugleichen.

Osteoporosebehandlung

Zur Behandlung einer manifesten Osteoporose gehören auch Kalziumverbindungen und Vitamin D. Obwohl sie allein die Knochendichte kaum verbessern, haben Studien gezeigt, dass sich durch die kombinierte Gabe dieser beiden Substanzen die Rate an Knochenbrüchen geringfügig verringern lässt. Medikamente mit Kalziumverbindungen (→ nachfolgend), Vitamin D_3 (→ Seite 576) sowie die Kombination aus Kalzium und Vitamin D_3 (→ Seite 577) sind vor allem für Menschen mit kalzium- und vitamin-D-armer Ernährung sowie Bewegungsmangel geeignet, um dem Körper ausreichend Kalzium und Vitamin D zuzuführen und die Wirkung von Arzneimitteln, die spezifischer auf Osteoporose wirken, zu unterstützen. Informationen darüber, welche rezeptpflichtigen Arzneimittel zur Osteoporosebehandlung eingesetzt werden können, lesen Sie im HANDBUCH MEDIKAMENTE der Stiftung Warentest oder im Internet unter www.medikamente-im-test.de.

Kalziumverbindungen

Kalziumkarbonat

Calcium-dura, Calcium Hexal

Kalziumkarbonat + Kalziumlaktoglukonat

Calcium-Sandoz

Die Behandlung einer Osteoporose erfordert Kalzium, um die Knochenbildung zu unterstützen. Wenn mit der Nahrung nicht genügend Kalzium aufgenommen wird, muss es als Medikament zugeführt werden. Die Medikamente enthalten Kalzium in Form seiner Salze: als Karbonat und Laktoglukonat. Das Laktat wird aus dem Darm gut aufgenommen, das Karbonat weniger gut. Dafür bietet Kalziumkarbonat Menschen mit Magenbeschwerden, die auf einem Überschuss an Magensäure beruhen, den Vorteil, dass es die vorhandene Säure neutralisiert.

Kalziumpräparate sind geeignet, um Kalzium zuzuführen, sodass eine Osteoporoseneigung zumindest nicht dadurch gefördert wird, dass es an diesem Mineral fehlt. Es kann aber nicht generell allen Frauen nach den Wechseljahren empfohlen werden, Kalzium einzunehmen, denn bisher ist nicht ausreichend nachgewiesen, dass sich – unabhängig von einem eventuell bestehenden Kalziummangel – damit einer Osteoporose vorbeugen lässt. Eine neue Studie legt allerdings nahe, dass sich diese Studienergebnisse nicht auf alle Osteoporosebetroffenen übertragen lassen. Bei Kranken, die mobil waren, bevor sie den ersten Bruch erlitten, und die bis dahin keine Arzneimittel mit Kalzium und Vitamin D eingenommen hatten, ließ sich die Zahl der Brüche im weiteren Krankheitsverlauf nicht dadurch senken, dass sie Kalzium und Vitamin D einnahmen. Zudem gibt eine neue Studie Hinweise darauf, dass eine Dauereinnahme von Kalzium bei gesunden älteren Frauen unerwünschte Wirkungen auf das Herz-Kreislauf-System haben kann.

Anwendung

Kalziumprodukte, die aufgelöst und getrunken werden, sollten Sie auf leeren Magen einnehmen. Tabletten können Sie – je nach Dosierung verteilt auf mehrere Einzelportionen – zu jeder Tageszeit schlucken.

Müssen Sie längere Zeit Kalzium einnehmen und ist Ihre Nierenfunktion eingeschränkt, muss der Arzt den Kalziumgehalt von Blut und Urin regelmäßig in kurzen Abständen kontrollieren.

Achtung

Gegenanzeigen

Unter folgenden Bedingungen dürfen Sie kein Kalziumpräparat einnehmen:

- Sie haben zu viel Kalzium im Blut und/oder scheiden mit dem Urin zu viel aus. Das ist dann der Fall, wenn die Nebenschilddrüsen zu viel Parathormon produzieren, oder bei Tumoren in den Knochen oder im Knochenmark (Plasmozytom).
- Ihre Nierenfunktion ist eingeschränkt, oder Sie haben Nierensteine.
- Ihre Osteoporose ist entstanden, weil Sie sich kaum bewegen können.

Wechselwirkungen mit Medikamenten

Wenn Sie noch andere Medikamente nehmen, ist zu beachten:

- Entwässernde Mittel (Diuretika, bei hohem Blutdruck) wie Hydrochlorothiazid oder Chlorthalidon (nicht jedoch Furosemid und Torasemid) lassen den Kalziumspiegel des Blutes ansteigen. Der Kalziumgehalt des Blutes erhöht sich auch, wenn Sie ein kalziumhaltiges Mittel einnehmen, um Magensäure zu binden. Bei dieser Medikation brauchen Sie unter Umständen eine geringere Menge Kalzium als ohne diese Behandlung.
- Ein hoher Kalziumspiegel kann die Empfindlichkeit für Digoxin (bei Herzschwäche) steigern. Dann können Herzrhythmusstörungen auftreten. Eine gefährlich hohe Kalziumkonzentration im Blut ergibt sich allerdings nur, wenn Kalziumtabletten ungewöhnlich hoch dosiert werden oder Kalzium gespritzt wird.
- Durch Kalzium wird eine Reihe anderer Medikamente schlechter aus dem Darm aufgenommen. Dazu gehören Chinolone und Tetrazykline (beides Antibiotika bei bakteriellen Infektionen), Eisen (bei Blutarmut) und Levothyroxin (bei Schilddrüsenerkrankungen). Nach der Einnahme von Kalzium sollten Sie mindestens zwei Stunden warten, bevor Sie ein anderes Arzneimittel schlucken. Müssen Sie außer Kalzium noch Alendron-, Ibandron- oder Risedronsäure gegen Osteoporose einnehmen, sollten Sie Kalzium am Abend, das Bisphosphonat am Morgen schlucken. Bei Etidronsäure genügt ein Abstand von zwei Stunden zu dem Kalziumpräparat.

Wechselwirkungen mit Speisen und Getränken

Alkoholische Getränke und ballaststoffreiche Kost behindern die Aufnahme von Kalzium aus dem Darm.

Außerdem können Nahrungsmittel mit Oxalsäure (z. B. Spinat, Rhabarber) sowie Phytinsäure (z. B. in ganzem Getreide) Kalzium binden, sodass nur noch wenig davon ins Blut aufgenommen werden kann. Zwischen der Einnahme der kalziumhaltigen Tabletten und solchen Lebensmitteln sollten mindestens zwei Stunden Abstand liegen.

Unerwünschte Wirkungen

▶ **Keine Maßnahmen erforderlich**

Kalziumkarbonat: Aus der Substanz entsteht Kohlendioxid, das zu einem Völlegefühl führen kann.

Vitamin D_3

Colecalciferol

Dekristol, Vigantoletten, Vitamin D3 Hevert

Als Vitamin D wird eine Gruppe fettlöslicher Verbindungen bezeichnet, die im Körper vergleichbar wirken. Mithilfe von Vitamin D kann das im Blut befindliche Kalzium in die Knochen eingebaut werden. Außerdem verbessert Vitamin D die Aufnahme von Kalzium aus der Nahrung.

Eine dieser Verbindungen ist Vitamin D_3 (Colecalciferol). Es entsteht aus einer vom Körper selbst gebildeten Vorstufe, die in der Haut durch UVB-Strahlung in Vitamin D_3 verwandelt wird. Bevor Vitamin D_3 im Knochenstoffwechsel wirken kann, muss es in zwei Schritten in der Leber und in den Nieren in eine biologisch aktive Substanz überführt werden. Dieses ist immer notwendig, egal, ob das Vitamin D_3 mit der Nahrung oder aus Medikamenten aufgenommen wird.

Bei jüngeren Menschen, die sich immer wieder im Freien aufhalten, produziert der Körper üblicherweise ausreichend Vitamin D_3. Bei Menschen über 70 Jahre ist das nicht mehr gesichert. Halten sie sich dazu noch vornehmlich in geschlossenen Räumen auf, fehlt das für die körpereigene Produktion notwendige UVB-Licht. Unter diesen Bedingungen kann es sinnvoll sein, Vitamin D als Medikament zuzuführen. Für diesen Zweck werden die Mittel als „geeignet" eingestuft.

Ein solches Vorgehen legen auch die Ergebnisse einer Studie nahe, in welcher Männer und Frauen über 65 Jahre fünf Jahre lang alle vier Monate 100 000 I.E. Vitamin D eingenommen hatten. Diese Behandlung senkte das Risiko für einen ersten Bruch an Hüfte, Wirbeln und Unterarm.

Um eine Osteoporosebehandlung zu unterstützen, kann die gemeinsame Anwendung mit Kalzium erforderlich sein.

Anwendung

Je nach individueller Situation und Grund der Einnahme werden von Vitamin D_3 täglich zwischen 400 und 800 I.E. eingenommen.
Bei einer langdauernden Vitamin-D_3-Behandlung sollten alle drei bis sechs Monate Blut und Urin untersucht werden, um zu prüfen, ob die Dosierung angemessen ist. Das gilt besonders dann, wenn Sie nach langer Bettlägerigkeit wieder nach draußen gehen können oder Ihre Ernährung grundlegend umstellen. Dann kann so viel eigenes Vitamin D_3 vorhanden sein, dass sich das Medikament erübrigt.

Achtung

Gegenanzeigen

Sie dürfen kein Vitamin D_3 einnehmen, wenn Ihr Blut zu viel Kalzium enthält und/oder Sie mit dem Urin zu viel Kalzium ausscheiden. Das ist dann der Fall, wenn die Nebenschilddrüsen zu viel Parathormon produzieren, oder bei Tumoren in den Knochen und im Knochenmark (Plasmozytom).
Unter folgenden Bedingungen sollten Sie die Mittel nur nach Rücksprache mit einem Arzt einsetzen, wenn dieser Nutzen und Risiken der Anwendung sorgfältig abgewogen hat:

- Sie haben eine Nierenfunktionsstörung, neigen zu Nierensteinen, sind herzkrank oder können sich kaum bewegen. Dann kann sich der steigende Kalziumspiegel negativ auswirken.
- Bei einer schweren Erkrankung des Lymphsystems (Sarkoidose), einem Mangel an Parathormon und bei Menschen, die regelmäßig eine Dialyse brauchen, kann Vitamin D_3 übermäßig wirken.

Wechselwirkungen mit Medikamenten

Wenn Sie noch andere Medikamente nehmen, ist zu beachten:

- Entwässernde Mittel (Diuretika, bei hohem Blutdruck) wie Hydrochlorothiazid oder Chlorthalidon (nicht jedoch Furosemid und Torasemid) lassen den Kalziumspiegel des Blutes ansteigen. Der Kalziumgehalt des Blutes erhöht sich auch, wenn Sie ein kalziumhaltiges Mittel einnehmen, um Magensäure zu binden. Bei dieser Medikation brauchen Sie unter Umständen eine geringere Menge Kalzium als ohne diese Behandlung.
- Orlistat (bei Übergewicht) und Colestyramin und Colestipol (bei Fettstoffwechselstörungen) können die Aufnahme von Vitamin D aus dem Darm ins Blut beeinträchtigen. Zwischen der Einnahme eines dieser Mittel und einem Vitamin-D Präparat sollten mehrere Stunden Abstand liegen.
- Phenobarbital und Phenytoin (bei Epilepsien) können die Wirksamkeit von Vitamin D_3 verringern. Insbesondere bei Kindern, älteren Patienten und Patienten mit bereits bestehenden Knochenerkrankungen kann bei Daueranwendung dieser Substanzen daher eine höhere Vitamin-D-Dosierung erforderlich werden.

Unerwünschte Wirkungen

Vitamin D_3 kann unerwünschte Wirkungen haben, wenn es zu hoch dosiert wird. Die dann auftretenden Symptome beruhen darauf, dass das Blut zu viel Kalzium enthält.

▶ **Muss beobachtet werden**

Es können Übelkeit und Erbrechen, Durchfall oder Verstopfung, Durst und vermehrter Harndrang, Appetitlosigkeit, Gewichtsverlust, Mattigkeit, Kopf-, Muskel- und Gelenkschmerzen auftreten. Im Röntgenbild kann der Arzt Kalziumablagerungen außerhalb der Knochen sehen.

Kombination: Kalzium + Vitamin D_3

Kalziumkarbonat + Colecalciferol

Biolectra CALCIMED D₃, CALCIGEN D, Calcilac KT, Calcimagon-D₃, Calcium D₃ -ratiopharm, Calcium D₃ STADA, Calcium-Sandoz D, Calcivit D, Ideos, Ossofortin forte, Sandocal-D

Kalzium und Vitamin D_3 sind notwendig für die Stabilität der Knochen. Zu ihrer Wirkung lesen Sie unter „Kalziumverbindungen" (→ Seite 575) und „Vitamin D_3" (→ Seite 576).
Die Produkte werden bei Osteoporose als „geeignet" eingestuft, wenn mit der Ernährung keine ausreichende Versorgung mit Kalzium und Vitamin D gewährleistet ist.

Achtung

Gegenanzeigen

Unter folgenden Bedingungen dürfen Sie die Mittel nicht einnehmen:

- Sie haben zu viel Kalzium im Blut und/oder scheiden mit dem Urin zu viel aus. Das ist der Fall, wenn die Nebenschilddrüsen zu viel Parathormon produzieren, oder bei Tumoren in den Knochen und im Knochenmark (Plasmozytom).

- Ihre Nierenfunktion ist eingeschränkt, oder Sie haben Nierensteine.
- Ihre Osteoporose ist entstanden, weil Sie sich kaum bewegen können.

Unter folgenden Bedingungen sollten Sie die Mittel nur nach Rücksprache mit einem Arzt einsetzen, wenn dieser Nutzen und Risiken der Anwendung sorgfältig abgewogen hat:

- Sie sind herzkrank oder können sich kaum bewegen. Dann kann sich der steigende Kalziumspiegel negativ auswirken.
- Bei einer schweren Erkrankung des Lymphsystems (Sarkoidose), einem Mangel an Parathormon und bei Menschen, die regelmäßig eine Dialyse brauchen, kann Vitamin D_3 übermäßig wirken.

Wechselwirkungen mit Medikamenten

Wenn Sie noch andere Medikamente nehmen, ist zu beachten:

- Entwässernde Mittel (Diuretika) wie Hydrochlorothiazid oder Chlorthalidon (nicht jedoch Furosemid und Torasemid) lassen den Kalziumspiegel des Blutes ansteigen. Der Kalziumgehalt des Blutes erhöht sich auch, wenn Sie ein kalziumhaltiges Mittel einnehmen, um Magensäure zu binden. Bei dieser Medikation brauchen Sie unter Umständen eine geringere Menge Kalzium als ohne diese Behandlung.
- Ein zu hoher Kalziumspiegel kann sich negativ auswirken, wenn Sie Digoxin (bei Herzschwäche) einnehmen müssen. Eine gefährlich hohe Kalziumkonzentration im Blut ergibt sich aber nur, wenn Kalziumtabletten ungewöhnlich hoch dosiert werden oder Kalzium gespritzt wird.
- Durch Kalzium wird eine Reihe anderer Medikamente schlechter aus dem Darm aufgenommen. Dazu gehören Chinolone und Tetrazykline (beides Antibiotika bei bakteriellen Infektionen), Eisen (bei Blutarmut) und Levothyroxin (bei Schilddrüsenerkrankungen). Nach der Einnahme von Kalzium sollten Sie mindestens zwei Stunden warten, bevor Sie ein anderes Arzneimittel schlucken. Müssen Sie außer Kalzium noch Alendron-, Ibandron- oder Risedronsäure gegen Osteoporose einnehmen, sollten Sie Kalzium am Abend, das Bisphosphonat am Morgen schlucken. Bei Etidronsäure genügt ein Abstand von zwei Stunden zu dem Kalziumpräparat.
- Orlistat (bei Übergewicht) und Colestyramin und Colestipol (bei Fettstoffwechselstörungen) können die Aufnahme von Vitamin D aus dem Darm ins Blut beeinträchtigen. Zwischen der Einnahme eines dieser Mittel und einem Vitamin-D-haltigen Präparat sollten mehrere Stunden Abstand liegen.
- Phenobarbital und Phenytoin (bei Epilepsien) können die Wirksamkeit von Vitamin D_3 verringern. Insbesondere bei Kindern, älteren Patienten und Patienten mit bereits bestehenden Knochenerkrankungen kann bei Daueranwendung dieser Substanzen daher eine höhere Vitamin-D-Dosierung erforderlich werden.

Wechselwirkungen mit Speisen und Getränken

Alkoholische Getränke und ballaststoffreiche Kost behindern die Aufnahme von Kalzium aus dem Darm.

Außerdem können Nahrungsmittel mit Oxalsäure (z. B. Spinat, Rhabarber) sowie Phytinsäure (z. B. in ganzem Getreide) Kalzium binden, sodass nur noch wenig davon ins Blut aufgenommen werden kann. Zwischen der Einnahme der kalziumhaltigen Tabletten und solchen Lebensmitteln sollten mindestens zwei Stunden Abstand liegen.

UNERWÜNSCHTE WIRKUNGEN

Werden die Mittel zu hoch dosiert oder ist die Funktion der Nieren eingeschränkt, können unerwünschte Wirkungen auftreten. Deren Symptome beruhen darauf, dass das Blut zu viel Kalzium enthält.

▶ **Muss beobachtet werden**

Es können Übelkeit und Erbrechen, Durchfall oder Verstopfung, Durst und vermehrter Harndrang, Appetitlosigkeit, Gewichtsverlust, Mattigkeit, Kopf-, Muskel- und Gelenkschmerzen auftreten. Wenn die Symptome Sie stark beeinträchtigen, sollten Sie einen Arzt aufsuchen.

Osteoporose

Handelsname Darreichungsform	Zusammensetzung pro 1 ml/1 g oder wie angegeben bzw. pro abgeteilte Einheit	Kleinste Packungsgröße	Unverb. Preis in Euro	Bewertung für das beanspruchte Anwendungsgebiet
Biolectra CALCIMED D_3 Brausetabletten	**Colecalciferol** 400 I.E. + **Kalziumkarbonat** 1 500 mg (entspricht 600 mg Kalzium)	20 Stück	8,95	**Geeignet** bei Osteoporose zur Vorbeugung und zur Behandlung von Personen mit kalzium- und vitamin-D-armer Ernährung sowie Bewegungsmangel, um Kalzium und Vitamin D zuzuführen. → Seite 577
Biolectra CALCIMED D_3 Kautabletten	**Colecalciferol** 400 I.E. + **Kalziumkarbonat** 1 500 mg (entspricht 600 mg Kalzium)	100 Stück	24,50	
CALCIGEN D 600 mg/400 I.E. Brausetabletten	**Colecalciferol** 400 I.E. + **Kalziumkarbonat** 1 500 mg (entspricht 600 mg Kalzium)	20 Stück	7,62	**Geeignet** bei Osteoporose zur Vorbeugung und zur Behandlung von Personen mit kalzium- und vitamin-D-armer Ernährung sowie Bewegungsmangel, um Kalzium und Vitamin D zuzuführen. → Seite 577
forte 1000 mg/880 I.E. Brausetabletten Brausetabletten	**Colecalciferol** 880 I.E. + **Kalziumkarbonat** 2 500 mg (entspricht 1000 mg Kalzium)	20 Stück	12,35	
CALCIGEN D Kautabletten	**Colecalciferol** 400 I.E. + **Kalziumkarbonat** 1 500 mg (entspricht 600 mg Kalzium)	20 Stück	6,15	
CALCIGEN D Citro 600 mg/400 I.E. Kautabletten Kautabletten	**Colecalciferol** 400 I.E. + **Kalziumkarbonat** 1 500 mg (entspricht 600 mg Kalzium)	20 Stück	6,15	
Calcilac KT Kautabletten	**Colecalciferol** 400 I.E. + **Kalziumkarbonat** 1 250 mg (entspricht 500 mg Kalzium)	20 Stück	6,88	**Geeignet** bei Osteoporose zur Vorbeugung und zur Behandlung von Personen mit kalzium- und vitamin-D-armer Ernährung sowie Bewegungsmangel, um Kalzium und Vitamin D zuzuführen. → Seite 577
Calcimagon-D_3 Kautabletten	**Colecalciferol** 400 I.E. + **Kalziumkarbonat** 1 250 mg (entspricht 500 mg Kalzium)	20 Stück	7,50	**Geeignet** bei Osteoporose zur Vorbeugung und zur Behandlung von Personen mit kalzium- und vitamin-D-armer Ernährung sowie Bewegungsmangel, um Kalzium und Vitamin D zuzuführen. → Seite 577
Calcium D3-ratiopharm Brausetabletten	**Colecalciferol** 400 I.E. + **Kalziumkarbonat** 1 500 mg (entspricht 600 mg Kalzium)	20 Stück	6,50	**Geeignet** bei Osteoporose zur Vorbeugung und zur Behandlung von Personen mit kalzium- und vitamin-D-armer Ernährung sowie Bewegungsmangel, um Kalzium und Vitamin D zuzuführen. → Seite 577
Calcium D3-ratiopharm forte Brausetabletten	**Colecalciferol** 800 I.E. + **Kalziumkarbonat** 3 000 mg (entspricht 1200 mg Kalzium)	20 Stück	9,90	

Hinweise zu den Tabellenspalten → Seite 34, zur Auswahl der Arzneimittel → Seite 28, zur Grundlage der Bewertung → Seiten 29, 33

▶

Osteoporose Fortsetzung

Handelsname Darreichungsform	Zusammensetzung pro 1 ml/1 g oder wie angegeben bzw. pro abgeteilte Einheit	Kleinste Packungsgröße	Unverb. Preis in Euro	Bewertung für das beanspruchte Anwendungsgebiet

Hinweise zu den Tabellenspalten → Seite 34, zur Auswahl der Arzneimittel → Seite 28, zur Grundlage der Bewertung → Seiten 29, 33

Calcium D₃ STADA 1 000 mg/880 I.E. Brausetabletten Brausetabletten	**Colecalciferol** 880 I.E. **+ Kalziumkarbonat** 2 500 mg (entspricht 1000 mg Kalzium)	20 Stück	9,37	**Geeignet** bei Osteoporose zur Vorbeugung und zur Behandlung von Personen mit kalzium- und vitamin-D-armer Ernährung sowie Bewegungsmangel, um Kalzium und Vitamin D zuzuführen. → Seite 577
Calcium D₃ STADA Kautabletten	**Colecalciferol** 400 I.E. **+ Kalziumkarbonat** 1 500,3 mg (entspricht 600 mg Kalzium)	20 Stück	6,15	
Calcium-dura Filmtabletten	**Kalziumkarbonat** 1 500 mg (entspricht 600 mg Kalzium)	20 Stück	4,70	**Geeignet** bei Osteoporose zur Vorbeugung und zur Behandlung von Personen mit Kalzium- und Bewegungsmangel, um Kalzium zuzuführen. Um die Behandlung zu unterstützen, kann zusätzlich Vitamin D notwendig sein. → Seite 575
Calcium 500 Hexal	**Kalziumkarbonat** 1 250 mg (entspricht 500 mg Kalzium)	20 Stück	4,72	**Geeignet** bei Osteoporose zur Vorbeugung und zur Behandlung von Personen mit Kalzium- und Bewegungsmangel, um Kalzium zuzuführen. Um die Behandlung zu unterstützen, kann zusätzlich Vitamin D notwendig sein. → Seite 575
1 000 Hexal Brausetabletten	2 500 mg (entspricht 1000 mg Kalzium)	20 Stück	8,97	
Calcium-Sandoz forte	**Kalziumkarbonat** 300 mg **+ Kalziumlaktoglukonat** 2 940 mg (entspricht 500 mg Kalzium)	20 Stück	6,77	**Geeignet** bei Osteoporose zur Vorbeugung und zur Behandlung von Personen mit Kalzium- und Bewegungsmangel, um Kalzium zuzuführen. Um die Behandlung zu unterstützen, kann zusätzlich Vitamin D notwendig sein. → Seite 575
fortissimum	**Kalziumkarbonat** 900 mg **+ Kalziumlaktoglukonat** 4 954 mg (entspricht 1 000 mg Kalzium)	20 Stück	9,17	
Calcium-Sandoz D Osteo	**Kalziumkarbonat** 1 500 mg **+ Vitamin D₃** 400 I.E. (entspricht 600 mg Kalzium)	20 Stück	8,72	**Geeignet** bei Osteoporose zur Vorbeugung und zur Behandlung von Personen mit kalzium- und vitamin-D-armer Ernährung sowie Bewegungsmangel, um Kalzium und Vitamin D zuzuführen. → Seite 577
Calcium-Sandoz D Osteo intens 1 200 mg/800 I.E. Brausetabletten	**Kalziumkarbonat** 3 000 mg **+ Vitamin D₃** 800 I.E. (entspricht 1 200 mg Kalzium)	20 Stück	11,77	
Calcium-Sandoz D Osteo Kautabletten	**Kalziumkarbonat** 1 500 mg **+ Vitamin D₃** 400 I.E. (entspricht 600 mg Kalzium)	20 Stück	6,65	
Calcivit D Brausetabletten	**Colecalciferol** 400 I.E. **+ Kalziumkarbonat** 1 500 mg (entspricht 600 mg Kalzium)	20 Stück	6,50	**Geeignet** bei Osteoporose zur Vorbeugung und zur Behandlung von Personen mit kalzium- und vitamin-D-armer Ernährung sowie Bewegungsmangel, um Kalzium und Vitamin D zuzuführen. → Seite 577
forte Brausetabletten Brausetabletten	**Colecalciferol** 880 I.E. **+ Kalziumkarbonat** 2 500 mg (entspricht 1000 mg Kalzium)	20 Stück	11,70	

Osteoporose Fortsetzung

Handelsname Darreichungsform	Zusammensetzung pro 1 ml/1 g oder wie angegeben bzw. pro abgeteilte Einheit	Kleinste Packungsgröße	Unverb. Preis in Euro	Bewertung für das beanspruchte Anwendungsgebiet

Hinweise zu den Tabellenspalten → Seite 34, zur Auswahl der Arzneimittel → Seite 28, zur Grundlage der Bewertung → Seiten 29, 33

Handelsname Darreichungsform	Zusammensetzung pro 1 ml/1 g oder wie angegeben bzw. pro abgeteilte Einheit	Kleinste Packungsgröße	Unverb. Preis in Euro	Bewertung für das beanspruchte Anwendungsgebiet
Calcivit D Kautabletten Kautabletten	**Colecalciferol** 400 I.E. **+ Kalziumkarbonat** 1 500 mg (entspricht 600 mg Kalzium)	20 Stück	6,15	**Geeignet** bei Osteoporose zur Vorbeugung und zur Behandlung von Personen mit kalzium- und vitamin-D-armer Ernährung sowie Bewegungsmangel, um Kalzium und Vitamin D zuzuführen. → Seite 577
Dekristol 400 I.E. Tabletten	**Colecalciferol** 400 I.E.	100 Stück	7,12	**Geeignet** bei Osteoporose zur Vorbeugung und zur Behandlung von Personen mit Vitamin-D- und Bewegungsmangel, um Vitamin D zuzuführen. Um die Behandlung zu unterstützen, kann zusätzlich Kalzium notwendig sein. → Seite 576
Ideos Kautabletten	**Colecalciferol** 400 I.E. **+ Kalziumkarbonat** 1 250 mg (entspricht 500 mg Kalzium)	30 Stück	10,22	**Geeignet** bei Osteoporose zur Vorbeugung und zur Behandlung von Personen mit kalzium- und vitamin-D-armer Ernährung sowie Bewegungsmangel, um Kalzium und Vitamin D zuzuführen. → Seite 577
Ossofortin forte Brausetabletten Brausetabletten	**Colecalciferol** 400 I.E. **+ Kalziumkarbonat** 1 500 mg (entspricht 600 mg Kalzium)	60 Stück	22,90	**Geeignet** bei Osteoporose zur Vorbeugung und zur Behandlung von Personen mit kalzium- und vitamin-D-armer Ernährung sowie Bewegungsmangel, um Kalzium und Vitamin D zuzuführen. → Seite 577
Ossofortin forte Kautabletten	**Colecalciferol** 400 I.E. **+ Kalziumkarbonat** 1 500,3 mg (entspricht 600 mg Kalzium)	60 Stück	23,90	
Sandocal-D 500/440 Brausegranulat	**Colecalciferol** 440 I.E. **+ Kalziumkarbonat** 1 250 mg (entspricht 500 mg Kalzium)	20 Stück	7,79	**Geeignet** bei Osteoporose zur Vorbeugung und zur Behandlung von Personen mit kalzium- und vitamin-D-armer Ernährung sowie Bewegungsmangel, um Kalzium und Vitamin D zuzuführen. → Seite 577
1 000/880 Brausegranulat Granulatbeutel	**Colecalciferol** 880 I.E. **+ Kalziumkarbonat** 2 500 mg (entspricht 1 000 mg Kalzium)	20 Stück	13,08	
Vigantoletten 500 *1 000* Tabletten	**Colecalciferol** 500 I.E. 1 000 I.E.	30 Stück 30 Stück	2,77 2,92	**Geeignet** bei Osteoporose zur Vorbeugung und zur Behandlung von Personen mit Vitamin-D- und Bewegungsmangel, um Vitamin D zuzuführen. Um die Behandlung zu unterstützen, kann zusätzlich Kalzium notwendig sein. → Seite 576
Vitamin D_3 Hevert Tabletten	**Colecalciferol** 1 000 I.E.	20 Stück	2,40	**Geeignet** bei Osteoporose zur Vorbeugung und zur Behandlung von Personen mit Vitamin-D- und Bewegungsmangel, um Vitamin D zuzuführen. Um die Behandlung zu unterstützen, kann zusätzlich Kalzium notwendig sein. → Seite 576

Allergische Erkrankungen

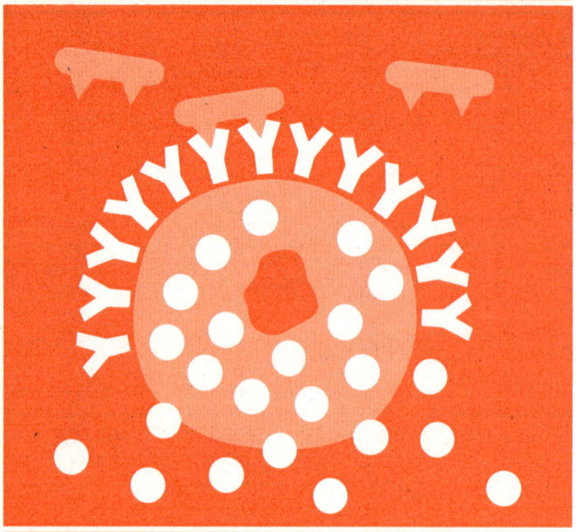

Eine Allergie bedeutet, dass der Körper auf bestimmte Stoffe aus der Umwelt (Allergene) überempfindlich reagiert, beispielsweise mit Juckreiz, tränenden Augen, Schnupfen. Viele Allergene stammen aus der Natur (z. B. Pollen, Tierhaare, Schimmelpilze). Darüber hinaus gibt es zahlreiche künstlich geschaffene (synthetische) Substanzen, die von einigen Personen nicht gut vertragen werden.
Allergien können saisonal auftreten wie zum Beispiel Heuschnupfen (→ Seite 590) und Pollenasthma (→ Seite 592), sie können aber auch aufgrund eines Dauerreizes (z. B. Hausstaubmilben, Tierhaare) das ganze Jahr über bestehen.
Neben Nase, Augen (→ Seite 589) und Atemsystem kann auch die Haut (→ Seite 587) allergisch auf bestimmte Reize reagieren.

Allergie allgemein

Bei einer Allergie lassen sich vor allem zwei Arten von Reaktionen unterscheiden: Spätreaktionen, die in der Regel erst 24 bis 48 Stunden nach Kontakt mit dem Allergen auftreten, und Reaktionen vom Soforttyp, die etwa 90 Prozent aller Allergien ausmachen. Zu den Sofortreaktionen gehören beispielsweise die allergische Bindehautentzündung, der allergische Schnupfen und das allergische Asthma. Zu den Spättyp-Allergien zählen das allergische Kontaktekzem sowie Allergien auf Arznei- und Konservierungsmittel. Beide Reaktionen können auch gleichzeitig vorkommen.
Bei einer allergischen Reaktion kommt eine ganze Kaskade von Entzündungsreaktionen in Gang, die verschiedene Körperbereiche und Organe erfassen kann. Haut und Schleimhäute (vor allem der Nase und Augen) sind am häufigsten betroffen.
Auslöser für die Sofortreaktion ist unter anderem das Gewebehormon Histamin. Es wird von speziellen, aus dem Knochenmark stammenden weißen Blutkörperchen, den Mastzellen, freigesetzt, wenn der Körper mit einem Allergen in Kontakt kommt. Als Folge dieser „Überdosis“ an Histamin beginnen die Schleimhäute anzuschwellen, zu jucken und vermehrt Flüssigkeit oder zähen Schleim abzusondern. Auf der Haut können sich Bläschen oder Quaddeln bilden. Die Blutgefäße erweitern sich, dadurch rötet sich die Haut und/oder auch die Bindehaut in den Augen. Histamin bewirkt darüber hinaus, dass Flüs-

sigkeit aus den kleinsten Blutgefäßen (Kapillaren) ins Gewebe übertritt. Darauf beruhen Schwellungen am Auge sowie in Nase und Bronchien. In den Bronchien zieht sich unter dem Einfluss von Histamin und anderen Botenstoffen (Mediatoren) auch die Muskulatur zusammen, was einen Asthmaanfall auslösen kann und Atemnot verursacht.

Anzeichen und Beschwerden

Die meisten Allergien machen sich an Haut und/oder Schleimhäuten bemerkbar und werden entsprechend ihrem Auftreten in verschiedene Krankheitsbilder unterschieden:

- Wenn sich die Haut rötet und stark juckt, handelt es sich häufig um ein allergisches Kontaktekzem. Näheres dazu lesen Sie unter „Juckreiz, Ekzem" (→ Seite 49) im Kapitel „Haut". Bei einer Unverträglichkeit von beispielsweise Konservierungsmitteln bilden sich meist Quaddeln (Nesselsucht, Urtikaria). Hautausschläge dieser Art werden unter der Überschrift „Allergische Hauterkrankungen" (→ Seite 587) besprochen.
- Wenn sich die Augen röten, jucken und zu tränen beginnen, kann es sich um eine allergische Bindehautentzündung (→ Seite 589) handeln.
- Schwillt die Nasenschleimhaut an und sondert sie wie bei einem Schnupfen vermehrt Flüssigkeit ab, begleitet von ständigem Niesreiz, ist es ein allergischer Schnupfen (→ Seite 590).
- Wenn die Atemwege durch Allergene belastet werden, entzündet sich die Schleimhaut. Darauf können die Bronchien überempfindlich reagieren und sich krampfartig zusammenziehen. Dieses allergische Asthma (→ Seite 592) tritt anfallsweise auf, begleitet von unterschiedlich starker Atemnot.

Bei Kindern

Juckende Quaddeln am ganzen Körper, verbunden mit Juckreiz im Rachen und beeinträchtigtem Geschmacksempfinden, kommen bei Kindern doppelt so häufig vor wie bei Erwachsenen und sind meist auf Nahrungsmittel- oder Insektengiftallergien zurückzuführen. Bei Kindern unter sechs Jahren können zusätzlich Erbrechen und starke Bauchschmerzen auftreten.

Lebensbedrohlich: Der anaphylaktische Schock

Bei sehr starken allergischen Reaktionen weiten sich die Blutgefäße im gesamten Organismus. Dann strömt zu wenig Blut zum Herzen zurück, der Blutdruck sinkt drastisch ab, und der Kreislauf bricht zusammen. Gleichzeitig schwellen die Schleimhäute stark an, vor allem in den Atemwegen, begleitet von Schweißausbrüchen, Schwindel, Benommenheit und Übelkeit. Frühsymptome sind ein zunehmender Juckreiz auf der ganzen Haut, sich verstärkt bildende Quaddeln sowie Juckreiz im Rachen.
Wenn derartige Beschwerden auftreten, müssen Sie sofort den Notarzt (Telefon 112) rufen. Der Schock muss unverzüglich ärztlich behandelt werden: mit kreislaufstabilisierenden Mitteln und Kortisonspritzen sowie mit einer Infusion, um Flüssigkeit in den Körper zu leiten. Im äußersten Notfall kann auch eine künstliche Beatmung erforderlich sein. Schwellen nämlich die Schleimhäute in den Atemwegen zu sehr an, droht Ersticken. Bricht der Kreislauf zusammen, pumpt das Herz zu wenig Blut in den Kreislauf. Die Organe und vor allem das Gehirn erhalten zu wenig Sauerstoff, was schon nach wenigen Minuten zu irreparablen Schäden führen kann.
Solche anaphylaktische Schockreaktionen können auch schon bei Kindern vorkommen.
Wenn Sie wissen, dass Sie auf einen bestimmten Stoff hoch allergisch reagieren, zum Beispiel auf Insektenstiche, können Sie sich vom Arzt ein Notfallset verschreiben lassen. Es besteht aus einer Fertigspritze mit Adrenalin sowie einem schnell wirkenden Antihistaminikum zum Einnehmen (vorzugsweise als Saft) und einem kortisonhaltigen Saft. Wenn Sie von einer Biene oder Wespe gestochen wurden, können Sie mit diesen Mitteln die Zeit bis zum Eintreffen des Notarztes überbrücken und den Kreislauf vorübergehend stabilisieren.

Ursachen

Die Anlage für eine Allergie ist in hohem Maße genetisch bedingt. Leiden beide Eltern an Allergien, werden 7 von 10 Kindern ebenfalls irgendwann zu Allergikern. Haben beide Eltern keine Allergie, erkrankt lediglich 1 von 10 Kindern.
Häufig entwickeln sich Allergien, wenn der Körper schon in den ersten Lebensmonaten artfremdes Eiweiß verarbeiten muss (z. B. wenn Babys nicht gestillt werden) oder das Immunsystem sich zu selten

mit Krankheitserregern auseinandersetzen konnte, beispielsweise wenn Kinder im ersten Lebensjahr zu wenig im Freien spielen (und dabei auch mit Sand, Erde und Matsch in Berührung kommen), oder wenn sie zu wenig Kontakt zu anderen Kindern haben. Dann reagiert der Organismus auf Stoffe aus Natur und Umwelt oft überempfindlich.
Zu den häufigsten Auslösern einer Allergie gehören Blütenpollen, Insektengift (von Bienen, Wespen, Hornissen), Tierhaare, Federn, Ausscheidungen von Hausstaubmilben, Schimmelpilze, Kosmetika und Metalle (insbesondere Nickel), Konservierungs- und Farbstoffe sowie Zusatzstoffe in Lebensmitteln. Auch auf Nahrungsmittel wie Hühnereier, Nüsse, Fisch, Äpfel, Erdbeeren und tropische Früchte (z. B. Kiwis) kann der Organismus allergisch reagieren. Arzneimittel oder Sonnenstrahlen können ebenfalls eine Allergie hervorrufen.

Vorbeugung

Häufig wird der Grundstein für eine Allergie schon im ersten Lebensjahr gelegt. Dem können Sie selbst – zumindest teilweise – entgegenwirken:

- Neugeborene sollten möglichst mindestens sechs Monate lang gestillt werden. Der Darm des Säuglings ist vor allem in den ersten Lebensmonaten noch sehr durchlässig. Werden ihm in dieser Zeit beispielsweise über Fertigmilchnahrung Eiweißstoffe zugeführt, die für den kindlichen Organismus artfremd sind, kann das oft der erste Anstoß für eine allergische Reaktion sein. Muttermilch dagegen enthält keine solchen Eiweißstoffe, sondern ist exakt auf den kindlichen Organismus abgestimmt. Kinder, die allergiegefährdet sind (z. B. weil beide Elternteile an einer Neurodermitis leiden) und nicht gestillt werden können, sollten ausschließlich mit hypoallergener Fertignahrung gefüttert werden, die von solchen Eiweißstoffen weitgehend frei ist und mit der sich das Allergierisiko verringern lässt.
- Lassen Sie Kinder ruhig auf dem Boden und in Sand und Matsch spielen. Selbst wenn sie gelegentlich etwas davon in den Mund bekommen, schadet ihnen das meist nicht. Im Kontakt mit solchen Stoffen übt das Immunsystem, Krankheitskeime abzuwehren. Dann wird es auch mit Fremdstoffen und natürlichen Reizstoffen, die von außen auf den Körper einwirken, besser fertig. Auch auf den Boden gefallene Schnuller brauchen Sie nicht zu desinfizieren, sondern nur mit Wasser abzuspülen oder abzuwischen.
- Hören Sie mit dem Rauchen bereits vor der Schwangerschaft auf und bleiben Sie auch danach abstinent. Wollen Sie eine Ausbildung beginnen, in der Sie mit Allergenen in Berührung kommen können (z. B. als Bäcker, im Friseurhandwerk oder in der Chemiebranche), sollten Sie vorher abklären, ob sie auf bestimmte Stoffe allergisch reagieren.
- Ernähren Sie sich möglichst mit naturbelassenen Lebensmitteln ohne Zusatz-, Farb- und Konservierungsstoffe.

Allgemeine Maßnahmen

Wenn es Ihnen gelingt, das Allergen zu meiden, tritt die Allergie gar nicht erst auf.
Wenn Sie auf Pollen allergisch reagieren, sollten Sie sich in der Apotheke einen Pollenflugkalender besorgen. Eine aktuelle Pollenflugvorhersage der Wetterdienste ist auch in vielen Zeitungen abgedruckt oder im Internet abzurufen. Außerdem gibt es telefonische Ansagedienste. Wenn sie diese IIinweise berücksichtigen, wissen Sie etwa, wann Sie mit der Anwendung vorbeugend wirkender Medikamente beginnen sollten und wie lange diese erforderlich sind.
Versuchen Sie, Ihren Urlaub in die Pollenflugzeit zu legen und dann ans Meer oder ins Hochgebirge zu fahren. Dort ist die Luft weitgehend frei von Pollen.
Reagieren Sie auf Pollen, Hausstaubmilben, Tierhaare oder Schimmelpilze allergisch, sollten Sie Ihre häusliche Umgebung so gestalten, dass diese so wenig wie möglich von den Allergenen belastet ist:

- An „Staubfängern“ wie Teppichen, Teppichböden und Gardinen haften Staub, Blütenpollen, Tierhaare und Pilzsporen besonders gut. Zugluft und Bewegung im Raum wirbeln den Staub immer wieder auf, wodurch die Allergenbelastung im Raum steigt. Sie sollten deshalb möglichst glatte Fußbodenbeläge und an den Fenstern Jalousien bevorzugen. Eine neue Studie zeigt bei Glattböden im Vergleich zu Teppichböden eine höhere Feinstaubbelastung in Innenräumen. Auswirkungen auf die Allergenbelastung wurden dabei jedoch nicht untersucht. Eine allgemeine Empfehlung für Allergiker lässt sich aus dieser Studie daher noch nicht ableiten.
- Achten Sie auf die Farben, mit denen Sie die Wände streichen. Bei einer Hausstaubmilbenallergie sind glänzende Dispersionsfarben ratsam, bei Schimmelpilzallergie dagegen eher Kalk-, Kreide- und Leimfarben, weil sie Feuchtigkeit durchlassen und damit der Schimmelbildung entgegenwirken.

• Verzichten Sie auf Zimmerpflanzen oder ersetzen Sie sie durch Hydrokulturen. Pilze halten sich in Blumenerde besonders gut, ihre Sporen werden bei jedem Luftzug aufgewirbelt und verteilen sich in der Raumluft. Das können Sie verhindern, wenn sie die Oberfläche der Blumentöpfe mit Sand bedecken. Im Schlafzimmer sollten Sie auf Pflanzen verzichten.
• Lüften Sie die Räume so oft wie möglich.
• Ihr Staubsauger sollte mit einem Filter für Schwebstoffe (HEPA-Filter) ausgestattet sein und ein möglichst großes Staubrückhaltevermögen aufweisen.
• Milben siedeln in Matratzen und Kissen und ernähren sich von Hautschuppen, die an der Bettwäsche haften bleiben. Um ihnen den Lebensraum und Nährboden zu entziehen, können Matratzen und Kissen mit Hüllen (Encasings) aus synthetischem Spezialmaterial versehen werden, die abziehbar und waschbar sind. Allerdings ist nicht ganz klar, ob die Allergie dadurch tatsächlich nachlässt. Wenn Sie Encasings benutzen, sollten Sie diese einmal monatlich waschen. Bettwäsche wechseln Sie am besten wöchentlich und waschen sie bei mindestens 60 °C. Kuscheltiere sollten Sie alle zwei Wochen für etwa 48 Stunden in die Tiefkühltruhe legen. Bei Temperaturen unter minus 18 °C sterben Milben meist nach einigen Stunden ab. Nach zwei Tagen sind bestimmt keine mehr am Leben.
• Wenn Sie oder Ihr Kind bereits auf etwas allergisch reagieren (z. B. Pollen), sollten Sie sich besser keine Haustiere anschaffen, weil ein erhöhtes Risiko besteht, dass sich dann auch zusätzlich eine Tierhaarallergie ausbildet.
• Wenn Sie Ihre Haare jeden Abend waschen (und ebenso Bürste und Kamm), sind sie zumindest in der Nacht pollenfrei.
• Beim Umgang mit Reinigungsmitteln und Chemikalien sollten Sie Gummihandschuhe tragen, damit die Haut nicht mit diesen Substanzen in Berührung kommt.
• Wenn Sie auf Nickel allergisch reagieren, ersetzen Sie nickelhaltige Knöpfe (z. B. an Jeans) durch andere (z. B. aus Horn, Kunststoff). Meiden Sie Modeschmuck aus unedlen Metallen, die häufig Nickellegierungen enthalten.
• Achten Sie bei Kosmetika auf die Liste der Inhaltsstoffe (stehen auf dem Etikett). Konservierungsmittel sowie Farb- und Duftstoffe müssen dort aufgeführt sein.

Allergie auf Parastoffe

Viele Menschen haben Antikörper gegen bestimmte Konservierungsstoffe im Blut, die sich gegen eine spezielle Stoffgruppe richten. Dabei handelt es sich häufig um Parastoffe, bei denen – chemisch gesehen – eine bestimmte Gruppe (die Aminogruppe in p-Aminobenzoesäure oder die Hydroxygruppe in p-Hydroxybenzoesäure) in Parastellung am Molekül angeordnet ist.

Es gibt eine Vielzahl von Arzneimitteln und Konservierungsstoffen, bei denen die genannten Gruppierungen ebenfalls in Parastellung vorliegen. Wenn Sie nun auf einen bestimmten Parastoff allergisch reagieren, vertragen Sie auch kein anderes Mittel – gleich welcher Art und Herkunft –, das ebenfalls eine Paragruppe enthält.

Diese Kreuzreaktionen zwischen parastoffhaltigen Arzneimitteln (zum Beispiel Benzokain, in Mitteln gegen Halsschmerzen, oder Prokain in Stärkungsmitteln) und Konservierungsstoffen (zum Beispiel p-Hydroxybenzoesäure in Lebensmitteln) sind zu beachten. Viele allergische Reaktionen bei Arzneimitteln sind auf eine solche Allergie gegen Parastoffe zurückzuführen.

Wann zum Arzt?

Wenn eine Allergie erstmalig auftritt und Sie nicht sicher sind, worauf sie beruht, sollten Sie einen Arzt aufsuchen. Allergien sind oft schwierig zu diagnostizieren. Wenn der Hausarzt die Allergie nicht eindeutig erkennt, sollte er eine Überweisung zum Allergologen erwägen.

Treten die Beschwerden wiederholt auf und haben Sie aus Erfahrung eine Erklärung dafür (zum Beispiel bei Heuschnupfen), können Sie sie auch selbst behandeln. Bessern sich die Symptome jedoch nicht innerhalb von zwei bis drei Tagen oder – dies gilt besonders für Kinder – werden sie im Laufe eines Tages heftiger, sollte ein Arzt prüfen, ob andere Medikamente oder Therapieverfahren sinnvoller sind.

Als Bestandteil von Notfallsets zur Behandlung von Bienen-, Wespen- und Hornissengiftallergien oder zur Behandlung schwerer, stets wiederkehrender Nesselsucht (Urtikaria) sowie bei schwerwiegendem, anhaltendem Juckreiz dürfen rezeptfrei erhältliche Antihistaminika weiterhin zulasten der gesetzlichen Krankenkassen verordnet werden. Auch wenn ein schwerer allergischer Schnupfen besteht, der mit kortisonhaltigen Nasensprays nicht ausreichend zurückgeht, kann der Arzt weiterhin ein Kassenrezept für Antihistaminika zum Einnehmen ausstellen. Näheres hierzu finden Sie unter der Überschrift „Ausnahmeliste" (→ Seite 694).

Behandlung mit Medikamenten

Eine Allergie kann vorbeugend oder akut behandelt werden. Manche Wirkstoffe gibt es als Tropfen oder Spray für die äußerliche Anwendung und ebenso in Tablettenform zum Einnehmen. Welches Mittel in welcher Darreichungsform am besten geeignet ist, hängt davon ab, wo die Allergie auftritt (an Auge, Nase, Haut oder in den Bronchien), wie lange sie dauert und wie ausgeprägt die Beschwerden sind. Bei Kindern ist auch das Alter ausschlaggebend. Welche Wirkstoffe geeignet sind, steht bei den einzelnen Unterkapiteln.

Antihistaminika zum Einnehmen (→ Seite 596) sind bei allen Allergieformen mit Ausnahme des allergischen Asthmas sinnvoll, weil sie über den Blutkreislauf wirken und auf diese Weise alle Körpergewebe erreichen. Welche Wirkstoffe bei den jeweiligen Allergien geeignet sind, steht bei den einzelnen Unterkapiteln.

Manche Allergien müssen mit stärker wirksamen Mitteln behandelt werden, insbesondere allergisches Asthma oder ein ausgeprägter Heuschnupfen, der über viele Wochen anhält und auf Antihistaminika nicht ausreichend anspricht. Dann sind meist örtlich anzuwendende kortisonhaltige Präparate als Nasenspray oder zum Inhalieren angebracht. Diese Mittel sind verschreibungspflichtig. Ausführliche Informationen dazu lesen Sie im HANDBUCH MEDIKAMENTE der Stiftung Warentest oder im Internet unter www.medikamente-im-test.de.

Konservierungsmittel in Augentropfen und Nasensprays oder -tropfen

Augen- und Nasentropfen sowie Nasensprays sind häufig Konservierungsmittel zugesetzt. Nicht ohne Grund, denn beim Sprühen oder Tropfen kommt die Spraydüse beziehungsweise die Pipette leicht mit der Augen- oder Nasenschleimhaut in Berührung. Da diese immer von Bakterien und Viren besiedelt ist, gelangen die Keime auch in die Flasche mit dem Medikament. Dort können sie sich stark vermehren und werden bei jedem Tropf- oder Sprühvorgang erneut und in großer Zahl auf Augen- oder Nasenschleimhaut zurückübertragen – mit der Folge, dass sie dort dann Infektionen auslösen können.

Konservierte Augen- und Nasentropfen oder -sprays bleiben etwa vier Wochen lang keimfrei. Danach sollten Sie die angebrochene Packung wegwerfen, auch wenn das Mittel noch nicht ganz verbraucht ist. Damit Sie die Frist nicht überschreiten, empfiehlt es sich, das Datum der ersten Anwendung auf der Packung zu vermerken.

In den hier besprochenen Augen- und Nasentropfen oder -sprays befinden sich verschiedene Konservierungsmittel: zum Beispiel Benzalkoniumchlorid und Chlorhexidin. Beide Substanzen lagern sich in weiche Kontaktlinsen ein und wirken auf diese Weise kontinuierlich auf die Augenhornhaut, womit sie diese auch schädigen können. Solange Sie die Mittel anwenden, sollten Sie deshalb keine weichen Kontaktlinsen tragen.

Auf der Nasenschleimhaut können Konservierungsmittel die Bewegung der Flimmerhärchen behindern oder vollständig lahmlegen. Dadurch verringert sich die Selbstreinigungskraft der Nase.

Benzalkoniumchlorid

Benzalkoniumchlorid wirkt gegen viele Keime, nicht aber gegen jene Bakterienart (Pseudomonas aeruginosa), die als Infektionsauslöser am meisten gefürchtet ist. Diese Bakterienart gilt als „Problemkeim", weil sie sich mit den zur Verfügung stehenden Antibiotika nur schlecht bekämpfen lässt. Gegen Viren wirkt Benzalkoniumchlorid nur schwach.

Bei der Anwendung am Auge verringert Benzalkoniumchlorid die Stabilität des Tränenfilms und kann bei langdauernder Anwendung die Augen austrocknen. Es greift die Hornhaut des Auges bis in die tieferen Zellschichten hinein an. In der Folge wird die oberste Hornhautschicht an winzigen Stellen dünner. An diesen Punkten kann ein Hornhautgeschwür entstehen. Wirkt Benzalkoniumchlorid dauerhaft ein, können erhebliche Hornhautschäden auftreten. Gelegentlich treten durch Benzalkoniumchlorid Allergien auf. Wenn eine mit Benzalkoniumchlorid konservierte Tränenersatzflüssigkeit ins Auge getropft wird und einige Zeit danach Augentropfen mit einem anderen Arzneimittel, kann dieser Wirkstoff schneller und tiefer in die Hornhaut eindringen als sonst. Auf diese Weise kann Benzalkoniumchlo-

rid diese Substanz stärker wirken lassen und auch ihre unerwünschten Wirkungen können verstärkt auftreten.
Benzalkoniumchlorid in Nasensprays kann die Nasenschleimhaut schädigen.
Mit Benzalkoniumchlorid konservierte Augentropfen und Nasensprays sollten Sie nicht über längere Zeit ohne ärztliche Kontrolle anwenden, weil das die Gesundheit der Augen und die der Nasenschleimhaut erheblich gefährden kann. Dies gilt insbesondere für Mittel mit Cromoglizinsäure, die wochen- oder gar monatelang vorbeugend angewendet werden müssen.

Chlorhexidin
In Form der Salze Chlorhexidin-diazetat und Chlorhexidinglukonat wird dieses Konservierungsmittel in Augentropfen eingesetzt. Es wirkt gegen die meisten am Auge relevanten Bakterien, jedoch nur schwach gegen die Problemkeime wie Pseudomonas aeruginosa. Es hemmt die Vermehrung von einigen Virus- und Pilzarten. Chlorhexidin kann zu allergischen Reaktionen führen.

Allergische Hauterkrankungen

Ein Hautausschlag (Ekzem) als Ausdruck einer allergischen Reaktion kann von einem Tag zum anderen entstehen und in jedem Lebensalter auftreten. Es kann auch sein, dass zum Beispiel eine bestimmte Substanz jahrelang völlig unproblematisch ist, dann aber plötzlich nicht mehr vertragen wird und einen Hautausschlag verursacht. Wie lange es dauert, bis eine solche Sensibilisierungsphase in Gang kommt, hängt unter anderem davon ab, ob es sich bei dem auslösenden Stoff um ein schwaches oder starkes Allergen beziehungsweise einen Reizstoff (Noxe) handelt.
Mehr oder minder stark reizende Substanzen lösen ein sogenanntes toxisches Kontaktekzem aus; ist eine allergisierende Substanz die Ursache, wird der Ausschlag als allergisches Kontaktekzem bezeichnet. Beide lassen sich auch unter dem medizinischen Oberbegriff Kontaktdermatitis (Dermatitis = Hautentzündung) zusammenfassen.
Wenn verdickte, aufgequollene Hautstellen (Quaddeln) den ganzen Körper überziehen, handelt es sich um eine generalisierte Urtikaria (Nesselsucht).

Anzeichen und Beschwerden

Die Haut entzündet sich. Dieser Vorgang ist durch eine Abfolge mehrerer Reaktionen gekennzeichnet:

- Es werden viele weiße Blutkörperchen und entzündungsfördernde Stoffe (Zytokine) produziert.
- Es tritt Juckreiz auf.
- Das Gewebe lagert Wasser ein und schwillt an.
- Die kleinen Blutgefäße (Kapillaren) weiten sich. Dadurch rötet sich die Haut.
- In den oberen Hautschichten wird die Zellteilung angekurbelt, wodurch sich die oberste Hautschicht abschilfert.
- An der Hautoberfläche bilden sich kleine flüssigkeitsgefüllte Bläschen, die leicht aufplatzen und offene, nässende Stellen hinterlassen. Diese überziehen sich innerhalb weniger Tage mit einer brüchigen, dünnen Kruste.
- Es bilden sich einzelne Quaddeln, die sich über den ganzen Körper ausbreiten können.

Lässt sich der Kontakt mit dem auslösenden Stoff meiden, heilen die oberflächlichen Hautschäden innerhalb von ein bis zwei Wochen ab. Die Haut schuppt sich dabei meist etwas.
Ist der Kontakt mit dem Allergen unvermeidlich oder wird die Ursache für das Ekzem nicht gefunden, kann sich der Ausschlag verschlimmern und chronisch werden. Die Haut verdickt sich, juckt und schuppt. Auf diese Weise passt sie sich dem chronisch gewordenen Reiz an. Häufig reißt sie auch etwas ein, sodass immer wieder kleine Wunden entstehen. Über diese offenen Stellen können Bakterien eindringen und eine Infektion auslösen, sodass sich die Haut noch stärker entzündet (superinfiziertes Ekzem).

Ursachen

Auslöser für eine solche entzündliche Reaktion in den oberflächlichen Hautschichten können allergieauslösende Substanzen sein: zum Beispiel Nickel, Chemikalien, Kosmetika, chemische UV-Filter in Sonnenschutzmitteln oder auch die Sonne selbst, Wolle, Farbstoffe, Parfum, Weichmacher in Kunststoffen, Latex, Farb- und Konservierungsstoffe, Lebensmittel wie Nüsse, Erdbeeren, Hühnereiweiß, Milch und vieles andere mehr.

Arzneimittel können ebenfalls eine allergische Hauterkrankung verursachen. Dazu gehören sogar Präparate, die Symptome einer allergischen Reaktion lindern sollen, zum Beispiel der Wirkstoff Bufexamac (→ Seite 52) sowie äußerlich anzuwendende Antihistaminika (→ Seite 52) in Cremes oder Gelen und örtlich betäubende Mittel wie Benzokain (→ Seite 55).

Allgemeine Maßnahmen

- Nässende Stellen können Sie mit Umschlägen mit schwarzem Tee oder Kamillentee behandeln.
- Feuchtkalte Umschläge können die gereizte Haut beruhigen.
- Trockene Haut pflegen Sie mit einer Creme, vorzugsweise mit einer Wasser-in-Öl-Zubereitung.
- Baden oder duschen Sie nur alle zwei bis drei Tage (bei schweren Ekzemen noch seltener, um die Haut nicht auszutrocknen) mit rückfettenden Badezusätzen und cremen Sie die Haut regelmäßig mit einer milden Fettcreme oder einer fetthaltigen Lotion ein.
- Um die gerötete Haut zu beruhigen und trockene, rissige Hautstellen zu pflegen, sind keine Arzneistoffe nötig. Hier genügen die in Apotheken erhältlichen wirkstofffreien Produkte (zum Beispiel Pasta zinci mollis oder Unguentum emulsificans aquosum).
- Vermeiden Sie alles, was die Haut austrocknet: ausgedehnte Sonnenbäder (im Freien oder im Solarium), Schaumbäder, Seife, Duschgel.
- Pflegen Sie die Haut mit seifenfreien Produkten, die weder Duftstoffe noch Konservierungsmittel enthalten. Beide können Allergien auslösen.
- Hochflorige Stoffe und Fasern (Wolle, Angora, Mohär) reizen empfindliche Haut. Ratsamer sind glatt gebügelte Baumwolle und Seide.

Wann zum Arzt?

Bevor Sie ein Ekzem mit einem Medikament behandeln, sollten Sie klar erkennen, worauf es zurückgeht. Haben Sie Zweifel an der Ursache oder ist das Ekzem nach zwei bis drei Tagen der Selbstbehandlung immer noch vorhanden, sollten Sie einen Arzt zurate ziehen. Unter folgenden Bedingungen sollten Sie sofort einen Arzt aufsuchen:

- Das Ekzem umfasst große Hautflächen.
- Es betrifft die Haut am Auge.
- Die Haut hat sich stark entzündet, es zeigen sich schmieriggelbliche Beläge.
- Sie haben den Verdacht, dass es sich um eine Neurodermitis handeln könnte.

Bei schwerwiegendem und anhaltendem Juckreiz sowie zur Behandlung schwerer, immer wiederkehrender Nesselsucht kann der Arzt rezeptfreie Antihistaminika zum Einnehmen auch zulasten der gesetzlichen Krankenkassen verordnen. Näheres hierzu finden Sie unter der Überschrift „Ausnahmeliste" (→ Seite 694).

Bei Kindern

Wenn bei einem Kind Juckreiz und/oder ein Ekzem auftreten, sollten Sie es immer einem Arzt vorstellen.

Behandlung mit Medikamenten

Für die Behandlung allergischer Hauterkrankungen und einer Nesselsucht sind Antihistaminika zum Einnehmen (→ Seite 596) geeignet. Vorzuziehen sind dabei die nicht oder nur wenig müde machenden Wirkstoffe Cetirizin und Loratadin.

Die Wirkstoffe Clemastin und Dimetinden sind nur mit Einschränkung geeignet, weil deren müde machende Wirkung tagsüber sehr stört, die Konzentrationsfähigkeit beeinträchtigt und benommen macht. Unter bestimmten Umständen kann die schlafanstoßende Wirkung dieser Mittel allerdings auch erwünscht sein, zum Beispiel kurz vor dem Schlafengehen, bei Kindern am Abend oder bei Schichtarbeit, wenn die Nachtruhe auf den Tag verlegt werden muss.

Äußerlich anzuwendende Antihistaminika (→ Seite 594) in Cremes oder Gelen sind bei allergischen Hauterkrankungen wenig geeignet, weil sie nicht schnell und tief genug in die Haut eindringen, um eine ähnliche Wirkung wie Antihistaminika zum Einnehmen zu erzielen. Darüber hinaus können sie selbst Allergien auslösen. Wenn sich der Juckreiz eines Kontaktekzems durch Antihistaminika-Cremes oder -Gele bessert, liegt das meist weniger an den in den Mitteln enthaltenen Wirkstoffen als an dem Kühleffekt vor allem der Gele.

Bei schweren allergischen Hautreaktionen wie einer generalisierten Urtikaria oder bei schweren allergischen Hauterkrankungen müssen meist rezeptpflichtige Glukokortikoide gegeben werden. Diese Mittel wirken entzündungshemmend und unterdrücken das Immunsystem. Dadurch verhindern sie das Austreten von Flüssigkeit und Zellen aus Blut und Lymphbahnen ins Gewebe. Näheres zu diesen Wirkstoffen lesen Sie im HANDBUCH MEDIKAMENTE der Stiftung Warentest oder im Internet unter www.medikamente-im-test.de.

Allergische Bindehautentzündung

Allergische Reaktionen betreffen häufig die Schleimhaut der Augen. Dann entsteht eine allergische Bindehautentzündung. Meist sind dabei auch Nase und Rachen in Mitleidenschaft gezogen. Näheres dazu lesen Sie unter „Allergischer Schnupfen" (→ Seite 590).

Anzeichen und Beschwerden

Die Augen tränen und jucken stark – bei einer Pollenallergie vor allem in den inneren Augenwinkeln –, weil der Lidschlag den Blütenstaub dorthin schwemmt. Außerdem sind die Augen gerötet, häufig auch etwas geschwollen.

Bei Kindern

Kinder geben oft an, nicht richtig sehen zu können. Bei ihnen verkleben die Augen häufig.

Ursachen

Die häufigsten Auslöser einer allergischen Bindehautentzündung sind die Pollen blühender Sträucher und Bäume. Im Frühling zum Beispiel von Haselnuss, Erle und Birke, im Sommer von Gräsern, Getreide und Wegerich, im Herbst kann es auch Beifuß sein. Ist die Blütezeit dieser Pflanzen zu Ende, verschwinden auch die allergischen Reaktionen.

Halten die allergischen Augenbeschwerden hingegen das ganze Jahr über mehr oder minder stark an, kommen als Auslöser eher Tierhaare, Schimmelpilze und Ausscheidungen von Hausstaubmilben infrage. Eine Pollenallergie kann auch zusätzlich zu einer ganzjährigen Allergie, die andere Auslöser hat, hinzukommen.

Bestandteile von Kosmetika oder Kontaktlinsenpflegemitteln können ebenso allergische Reaktionen hervorrufen. Besonders problematisch sind die darin enthaltenen Konservierungs- und Farbstoffe.

Auch Wirkstoffe in Augenmedikamenten können Allergien verursachen, beispielsweise Mittel zum Engstellen der Pupille, örtlich betäubende Substanzen oder am Auge anzuwendende Antibiotika.

Vorbeugung

Näheres hierzu lesen Sie unter „Allergie allgemein" (→ Seite 582).

Allgemeine Maßnahmen

Näheres hierzu lesen Sie unter „Allergie allgemein" (→ Seite 582). Außerdem können kalte Kompressen den Juckreiz lindern.

Wann zum Arzt?

Näheres hierzu lesen Sie unter „Allergie allgemein" (→ Seite 582).

Behandlung mit Medikamenten

Um zu verhindern, dass sich die allergischen Erscheinungen stark ausprägen, können Sie bei einer Pollenallergie in der gefährdeten Zeit bereits vorbeugend Augentropfen mit den Mastzellstabilisatoren (→ Seite 600) Cromoglizinsäure oder Lodoxamid anwenden. Damit lassen sich allergische Reaktionen am Auge verhindern. Sie müssen die Mittel jedoch ausreichend hoch dosieren und benutzen, bevor das Auge zu tränen beginnt oder sich rötet, weil es etwa ein bis zwei Wochen dauert, bis diese Präparate ihre volle Wirkung entfalten.

Wenn Sie diese Mittel nicht rechtzeitig anwenden konnten, können Sie die akuten Beschwerden für kurze Zeit mit Augentropfen lindern, die Antihistaminika (→ Seite 595) wie Levocabastin oder Azelastin enthalten. Dies gilt insbesondere bei Pollen, die nur kurze Zeit fliegen (Erle, Hasel). Für eine langfristige Behandlung – zum Beispiel bei Allergenen, die längere Zeit in der Luft bleiben (Birke, Gräser, Getreide), oder einer Tierhaarallergie – reichen lokal anzuwendende Antihistaminika häufig nicht aus. Dann sind Augenmittel mit Mastzellstabilisatoren eher angebracht. Antihistaminika zum Einnehmen (→ Seite 596) sind geeignet, wenn die Augentropfen mit Antihistaminika oder Cromoglizinsäure nicht ausreichend wirken, wenn zusätzlich die Nase verstopft ist, die allergischen Beschwerden über einen längeren Zeitraum bestehen sowie als Überbrückungsmaßnahme, bis die Mastzellstabilisatoren ihre volle Wirkung am Auge entfaltet haben. Antihistaminika zum Einnehmen beeinflussen das Allergiegeschehen über den Blutkreislauf und können so auch Augenbeschwerden bessern. Die nicht oder nur wenig müde machenden Wirkstoffe Cetirizin und Loratadin sind dabei vorzuziehen, es sei denn, eine schlafanstoßende Wirkung der Antihistaminika mit den Wirkstoffen Clemastin und Dimetinden ist erwünscht, zum Beispiel abends vor dem Schlafengehen.

Augentropfen mit den Alpha-Sympathomimetika (→ Seite 593) Naphazolin oder Tetryzolin sind nur mit Einschränkung geeignet. Diese Mittel sollten Sie höchstens fünf bis sieben Tage lang anwenden. Kombinationen aus Alpha-Sympathomimetikum + Antihistaminikum (→ Seite 602) gelten als „wenig geeignet". Zum einen erfordern Allergien meist eine langfristige Anwendung – die ist bei einem Alpha-Sympathomimetikum problematisch; zum anderen ist die therapeutische Wirksamkeit der fixen Kombination bei allergischer Bindehautentzündung nicht ausreichend nachgewiesen.
Es gibt Augentropfen mit und ohne Konservierungsmittel. Da die Schleimhaut durch die Allergie sowieso schon stark gereizt ist und alle Konservierungsmittel (→ Seite 586) die Schleimhäute schädigen können, sollten Sie Präparate ohne Konservierungsmittel verwenden, die in Ein-Dosis- (EDO) oder Ein-Tages-Portionen abgefüllt sind. Das gilt umso mehr, als Sie die Tropfen bei einer Allergie meist über lange Zeit anwenden müssen und die meisten Konservierungsstoffe selbst allergische Reaktionen auslösen können. Unkonservierte Augenmittel sind so portioniert, dass sie etwa einen Tag lang reichen. Der dafür nötige Verpackungsaufwand ist zwar aus Gründen des Umweltschutzes eher kritisch zu sehen; zudem sind diese Produkte teurer als solche, deren Inhalt für mehrere Tage reicht. Doch der gesundheitliche Vorteil, dass das Auge nicht ständig mit Konservierungsmitteln in Kontakt kommt, wiegt diesen Nachteil auf. Spätestens 24 Stunden nach dem Öffnen müssen Sie die Mittel unbedingt wegwerfen, weil sie dann bereits bakteriell durchsetzt sein können.

Bei Kindern

Bei Kindern unter sechs Jahren können Antihistaminika zum Einnehmen (→ Seite 596) eingesetzt werden, wenn sie sich ungern etwas ins Auge träufeln lassen und es schwierig ist, die Mittel korrekt zu dosieren.

Allergischer Schnupfen

Allergischer Schnupfen tritt häufig saisonal auf, insbesondere als allergische Reaktion auf Blütenpollen (Heuschnupfen). Bei einer allergischen Reaktion auf andere Allergene bleibt der Schnupfen so lange bestehen, wie der Organismus mit dem Allergen in Kontakt ist.

Anzeichen und Beschwerden

Die Nasenschleimhaut schwillt an und sondert vermehrt Flüssigkeit ab, begleitet von anhaltendem Niesreiz und Juckreiz im Rachen.

Bei Kindern

Wenn die Nasenatmung blockiert ist, atmen Kinder durch den Mund ein und aus. Im Schlaf schnarchen sie dann oft hörbar und sind nach dem Aufwachen sehr durstig. Außerdem husten sie oft.

Ursachen

Heuschnupfen wird durch die Pollen blühender Sträucher und Bäume hervorgerufen. Im Frühling zum Beispiel von Haselnuss, Erle und Birke, im Sommer von blühenden Gräsern, Getreide und Wegerich, im Herbst eher durch Beifuß. Ist die Blütezeit der Pflanzen zu Ende, verschwinden auch die Beschwerden.
Allergischer Dauerschnupfen beruht meist auf einem Reiz durch Tierhaare, Federn, Milben oder Schimmelpilze.

Vorbeugung

Näheres hierzu lesen Sie unter „Allergie allgemein" (→ Seite 582).

Allgemeine Maßnahmen

Näheres hierzu lesen Sie unter „Allergie allgemein" (→ Seite 582).
Zusätzlich kann es sinnvoll sein, die Nasenschleimhaut mithilfe eines Nasenspülkännchens mit Salzlösung oder lauwarmem Leitungswasser zu spülen und zu befeuchten. Dabei können Pollen und andere Allergene für kurze Zeit aus der Nase gespült werden.

Wann zum Arzt?

Näheres hierzu lesen Sie unter „Allergie allgemein" (→ Seite 582).
Allergischen Dauerschnupfen sollten Sie unbedingt ärztlich behandeln lassen, damit er nicht in allergisches Asthma übergeht.
Wenn solch ein heftiger allergischer Schnupfen besteht und er weder mit örtlich anzuwendenden Antihistaminika noch mit kortisonhaltigen Nasensprays ausreichend zurückgeht, kann der Arzt weiterhin ein Kassenrezept für Antihistaminika ausstellen. Näheres hierzu finden Sie unter der Überschrift „Ausnahmeliste" (→ Seite 694).

Bei Kindern
Wenn die Nasenatmung länger als zwei Wochen blockiert ist, sollten Sie das Kind einem Arzt vorstellen.

Behandlung mit Medikamenten

Reagieren Sie in der Pollenflugzeit nur wenige Wochen lang mit allergischem Schnupfen und ist bekannt, welche Blütenpollen ihn auslösen, können Sie anhand der Pollenflugvorhersage schon vor der Blütezeit damit beginnen, Nasentropfen oder -sprays mit Mastzellstabilisatoren (→ Seite 600) anzuwenden, damit der Heuschnupfen gar nicht erst ausbricht. Damit können Sie auch einer anderen Allergie vorbeugen, wenn Sie zum Beispiel nicht vermeiden können, mit Tieren in Kontakt zu kommen, auf deren Haare Sie allergisch reagieren. Die Wirkstoffe Cromoglizinsäure und Lodoxamid sind für diesen Zweck geeignet. Zu beachten ist, dass Sie diese Mittel ausreichend hoch dosieren und rechtzeitig vor Beginn des Pollenflugs oder dem Kontakt mit dem Allergen anwenden müssen, weil es ein bis zwei Wochen dauert, bis sie ihre volle Wirkung entfalten.
Ist der Niesreiz bereits sehr ausgeprägt und die Nasenschleimhaut angeschwollen, kommen Nasensprays mit örtlich anzuwendenden Antihistaminika (→ Seite 595) infrage. Diese können Sie auch verwenden, bis die Wirkung von Mitteln mit Cromoglizinsäure oder Lodoxamid einsetzt. Wenn Cromoglizinsäure nicht ausreichend wirkt oder zu erwarten ist, dass die Blühperiode lange dauert (z. B. bei einer Allergie auf Birken-, Gräser- oder Getreidepollen), empfiehlt es sich, Antihistaminika zum Einnehmen (→ Seite 596) anzuwenden. Diese Mittel beeinflussen das Allergiegeschehen über den Blutkreislauf und können so auch Heuschnupfen oder andere allergische Beschwerden bessern, zum Beispiel tränende Augen. Die nicht oder nur wenig müde machenden Wirkstoffe Cetirizin und Loratadin sind dabei vorzuziehen, es sei denn, eine schlafanstoßende Wirkung der Antihistaminika mit den müde machenden Wirkstoffen Clemastin und Dimetinden ist erwünscht, zum Beispiel abends vor dem Schlafengehen. Alle Mittel müssen Sie so lange anwenden, wie die Blütezeit der Bäume, Sträucher oder Gräser oder der Kontakt mit den allergieauslösenden Stoffen anhält.
Eine Kombination aus Antihistaminikum + Alpha-Sympathomimetikum (→ Seite 604) zum Einnehmen ist bei allergischem Schnupfen wenig geeignet, da das Alpha-Sympathomimetikum die Blutgefäße im ganzen Körper verengt, was schwere unerwünschte Wirkungen nach sich ziehen kann.
Schleimhautabschwellende Mittel mit den Wirkstoffen Naphazolin, Oxymetazolin, Tramazolin und Xylometazolin sind bei allergischem Schnupfen mit Einschränkung geeignet, um die Nasenatmung zu verbessern. Diese Mittel dürfen aber höchstens fünf bis sieben Tage lang angewendet werden, um akute Beschwerden zu lindern. Nähere Informationen über die abschwellenden Mittel finden Sie im Abschnitt „Schnupfen, Nebenhöhlenentzündung" unter dem Stichwort „Schleimhautabschwellende Mittel" (→ Seite 231). Für eine länger andauernde Behandlung, wie sie bei allergischem Schnupfen in der Regel notwendig ist, sind Mastzellstabilisatoren, Antihistaminika-Nasensprays oder Antihistaminika zum Einnehmen vorzuziehen.
Bei allen Nasensprays und -tropfen sollten Sie Präparate ohne Konservierungsmittel vorziehen, weil Stoffe wie zum Beispiel Benzalkoniumchlorid die Bewegung der Flimmerhärchen in der Nasenschleimhaut behindern. Dadurch verringert sich die Selbstreinigungskraft der Nase, was bei allergischem Schnupfen nachteilig ist. Mittel, die normalerweise als „geeignet" gelten würden, werden aus diesem Grund als „auch geeignet" eingestuft.

Bei Kindern
Bei Kindern unter sechs Jahren mit allergischem Schnupfen können Antihistaminika zum Einnehmen (→ Seite 596) eingesetzt werden, wenn sie sich ungern etwas in die Nase sprühen lassen und es schwierig ist, die Mittel korrekt zu dosieren.

Anthroposophische, homöopathische und traditionell angewendete Mittel
Zu den meistgekauften Mitteln gehören auch die Präparate *Heuschnupfenmittel DHU* und *Klosterfrau Homöo Allergin*. Dabei handelt es sich um homöopathische Präparate, die sich nach den Grundsätzen dieses Buches nicht bewerten lassen und deshalb nicht näher besprochen werden. Allgemeine Informationen zu der genannten Therapierichtung finden Sie im Abschnitt „Homöopathische Arzneimittel" (→ Seite 21).

Neue Medikamente
Seit kurzem sind auch kortisonhaltige Nasensprays wie z. B. *Livocab direkt m. Beclometason 0,05%* oder *ratioAllerg Heuschnupfenspray* ohne Rezept erhältlich. Beclometason wirt entzündungshemmend; dadurch schwillt die Nasenschleimhaut ab, und das

Durchatmen wird erleichtert. Die volle Wirkung wird erst nach etwa ein bis zwei Anwendungstagen erreicht. Beide Mittel können bei Kindern ab zwölf Jahre und bei Erwachsenen eingesetzt werden. Da sie bei Daueranwendung jedoch die Nasenschleimhaut schädigen können, sollten Sie sie nur verwenden, wenn Antihistaminika oder Cromoglizinsäure nicht ausreichend wirksam waren.

Allergisches Asthma

Reagiert der Organismus schon jahrelang mit einem heftigen Heuschnupfen auf Blütenpollen oder lässt sich der Kontakt zu einem Allergen, das allergischen Dauerschnupfen auslöst, nicht vermeiden, kann es sein, dass die entzündliche Reaktion auch die Bronchien erfasst und Asthmaanfälle auslöst (Etagenwechsel).

Anzeichen und Beschwerden

Typisches Kennzeichen für allergisches Asthma ist eine anfallsweise einsetzende Atemnot. Durch den Reiz des Allergens entzündet sich die Bronchialschleimhaut und schwillt an. Dadurch verengen sich die Bronchien. Die Schleimhaut sondert vermehrt klaren, zähen Schleim ab, was das Atmen noch mehr erschwert. Die Asthmaanfälle treten nachts oder in den frühen Morgenstunden auf und gehen mit einem pfeifenden Atemgeräusch einher. Insbesondere das Ausatmen ist erschwert.

Ursachen

Dass die Bronchialschleimhaut auf bestimmte Stoffe aus der Umwelt überempfindlich reagiert, ist meist erblich bedingt. Auslöser können Tierhaare sein oder Blütenpollen, Ausscheidungen von Hausstaubmilben oder Schimmelpilze, aber auch Nahrungsmittel wie Hühnereier, Nüsse, Äpfel, Fisch, Kiwis und Erdbeeren. Auch Medikamente (vor allem Azetylsalizylsäure, Betablocker), Farben, Klebstoffe und Haushaltsreiniger können Asthmaanfälle verursachen.
Reizstoffe wie Auto- und Industrieabgase, Ozon und Tabakrauch können die Empfindlichkeit verstärken und somit zum Ausbruch eines allergischen Asthmas beitragen.
Allergisches Asthma ist nur eine von verschiedenen Asthmaformen. Informationen über die anderen asthmatischen Erkrankungen und deren Behandlung finden Sie im HANDBUCH MEDIKAMENTE der Stiftung Warentest oder im Internet unter www.medikamente-im-test.de.

Bei Kindern
Gelegentlich geht dem allergischen Asthma ein Heuschnupfen voraus.

Vorbeugung

Näheres hierzu lesen Sie unter „Allergie allgemein" (→ Seite 582).

Allgemeine Maßnahmen

Näheres hierzu lesen Sie unter „Allergie allgemein" (→ Seite 582).

Wann zum Arzt?

Allergisches Asthma müssen Sie grundsätzlich ärztlich behandeln lassen.

Behandlung mit Medikamenten

Allergisches Asthma wird mit den gleichen Mitteln behandelt, die auch bei nichtallergischem Asthma eingesetzt werden. Alle dafür als „geeignet" erachteten und sicher wirkenden Mittel sind rezeptpflichtig. Nähere Informationen über diese Arzneimittel finden Sie im HANDBUCH MEDIKAMENTE der Stiftung Warentest oder im Internet unter www.medikamente-im-test.de. Es gibt zwar auch Medikamente, mit denen Sie allergisches Asthma selbst behandeln können. Da es sich aber um eine potenziell bedrohliche Krankheit handelt, sollten Sie das nicht versuchen. Für Erwachsene und Kinder werden Präparate zum Inhalieren mit dem Mastzellstabilisator (→ Seite 601) Cromoglizinsäure inzwischen nicht mehr als Mittel der ersten Wahl empfohlen. Zur Behandlung eines akuten Asthmaanfalls eignet sich Cromoglizinsäure ohnehin nicht, da es zu lange dauert, bis das Mittel seine volle Wirkung entfaltet. Dafür sind verschreibungspflichtige Präparate aus der Gruppe der Beta-Sympathomimetika erforderlich. Die langfristige Behandlung von allergischem Asthma sollte mit kortisonhaltigen Mitteln zum Inhalieren erfolgen. Ausführliche Informationen über diese rezeptpflichtigen Arzneimittel finden Sie im HANDBUCH MEDIKAMENTE der Stiftung Warentest oder im Internet unter www.medikamente-im-test.de.

Bei Kindern
Da Glukokortikoide zum Inhalieren allergischem Asthma zuverlässig vorbeugen können, sollten diese rezeptpflichtigen Mittel auch bei Kindern mit immer wieder auftretenden, geringgradigen Asthmabeschwerden eingesetzt werden. Wird dies abgelehnt, kann in Absprache mit dem Arzt versucht werden, ob Präparate zum Inhalieren mit dem Mastzellstabilisator (→ Seite 601) Cromoglizinsäure ausreichen, um leichte allergische Asthmaanfälle zu verhindern. Der Arzt sollte dann aber genau beobachten, ob die Mittel tatsächlich ausreichend wirksam sind. Bessert sich das Asthma innerhalb von vier bis sechs Wochen nicht deutlich, sollten vorbeugend kortisonhaltige Mittel zum Inhalieren eingesetzt werden und bei einem akuten Anfall kurzwirkende Beta-2-Sympathomimetika zum Inhalieren.

Anthroposophische, homöopathische und traditionell angewendete Mittel
Zu den meistgekauften Mitteln gehören auch *A-Bomin Tropfen*, *Asthmakhell N* und *Asthmavowen-N*. Dabei handelt es sich um homöopathische Präparate, die sich nach den Grundsätzen dieses Buches nicht bewerten lassen und deshalb nicht näher besprochen werden. Allgemeine Informationen hierzu finden Sie im Abschnitt „Homöopathische Arzneimittel" (→ Seite 21).

Alpha-Sympathomimetika (Augentropfen)

Naphazolin

Proculin

Tetryzolin

Berberil N, Ophtalmin-N, Visine Yxin

Alpha-Sympathomimetika verengen die Blutgefäße der Bindehaut. Der Effekt wird schnell sichtbar: Die Augen sind nicht mehr gerötet. Das hat den Wirkstoffen den Namen „Weißmacher" eingetragen. Da aus verengten Blutgefäßen nur wenig Flüssigkeit austreten kann, tränen die Augen nicht mehr und sondern kaum noch Sekret ab. Auf diese Weise gehen die Symptome der allergischen Bindehautentzündung zurück. In das Allergiegeschehen selbst greifen diese Mittel nicht ein.

Die Mittel dürfen nicht länger als fünf bis sieben Tage angewendet werden, denn solange das Medikament wirkt, ist die Bindehaut schlecht durchblutet. Lässt die Wirkung nach, reagiert die Bindehaut mit verstärkter Durchblutung, und das Auge rötet sich wieder. Werden die Mittel daraufhin erneut angewendet, besteht die Gefahr, dass die Schleimhaut des Auges austrocknet und die Bindehaut sich erst recht entzündet. Zudem können sich die Blutgefäße der Bindehaut bei längerem Gebrauch an die Mittel „gewöhnen" und sich stark erweitern. Dann rötet sich die Bindehaut noch stärker, was wiederum dazu verleitet, die Mittel erneut und zu lange einzusetzen. Außerdem besteht die Gefahr, dass die Schleimhaut der Augen austrocknet und sich die Bindehaut entzündet. Der Teufelskreis lässt sich nur durchbrechen, indem die Mittel konsequent weggelassen werden und abgewartet wird, bis das Auge von sich aus wieder weiß wird. Da die Beschwerden bei einer allergischen Bindehautentzündung meist länger anhalten, ist die Wahrscheinlichkeit groß, dass diese Mittel zu lange angewendet werden. Sie sind deshalb nur mit Einschränkung geeignet.

Einige Präparate (siehe Tabelle) enthalten Konservierungsstoffe. Siehe hierzu auch „Konservierungsmittel in Augentropfen und Nasensprays oder -tropfen" (→ Seite 586). Mittel ohne Konservierungsstoffe sind vorzuziehen.

ANWENDUNG

Hinweise zur richtigen Anwendung von Augentropfen finden Sie unter „Augenmittel anwenden" (→ Seite 140).

ACHTUNG

Gegenanzeigen

Wenn Ihr Augeninnendruck erhöht ist (Engwinkelglaukom) und Sie trockene Augen haben, dürfen Sie diese Augentropfen nicht anwenden.

Unter folgenden Bedingungen sollten Sie das Mittel nur nach Rücksprache mit einem Arzt einsetzen:

- Sie leiden an einer schweren Herzkrankheit.
- Ihr Blutdruck ist erhöht, oder Sie nehmen Arzneimittel, die den Blutdruck ansteigen lassen.
- Sie leiden unter einer Überfunktion des Nebennierenmarks (Phäochromozytom) oder der Schilddrüse (Hyperthyreose).
- Sie haben Diabetes.

Wechselwirkungen mit Medikamenten

Wenn Sie noch andere Medikamente nehmen, ist zu beachten:

- In Kombination mit MAO-Hemmern wie Tranylcypromin und Moclobemid (bei Depressionen) kann der Blutdruck stark ansteigen. Sie sollten die Augentropfen deshalb nicht gleichzeitig mit diesen Mitteln anwenden.

- Wenn Sie Tetryzolin zusammen mit anderen Mitteln gegen Depressionen wie Amitriptylin, Clomipramin, Imipramin, Lofepramin, Nortriptylin, Opipramol und Trimipramin anwenden, kann der Blutdruck ebenfalls ansteigen.

Unerwünschte Wirkungen

Da die Wirkstoffe teilweise ins Blut und in den Körperkreislauf gelangen, können die Augenmittel die gleichen unerwünschten Wirkungen auf das Herz-Kreislauf-System haben wie Mittel zum Einnehmen: Herzklopfen, Blutdruckanstieg, Herzrasen, Herzrhythmusstörungen. Allerdings ist dieses Risiko im Allgemeinen sehr gering.

▶ **Keine Maßnahmen erforderlich**

Die Augen können brennen. Für kurze Zeit können sich die Pupillen weiten, wodurch die Augen lichtempfindlicher werden.

Bei Daueranwendung können sich schwarze Stoffwechselprodukte (Adrenochrome) in die Bindehaut einlagern. Sie verursachen zwar keine Beschwerden, sind aber kosmetisch störend.

Hinweise

Für Kinder unter 14 Jahren

Säuglinge und Kleinkinder unter zwei Jahren dürfen diese Augentropfen nicht bekommen. Der Wirkstoff wird in den Körperkreislauf aufgenommen und kann bei Kindern dieser Altersgruppe dazu führen, dass der Blutdruck gefährlich ansteigt. Außerdem können bei ihnen Benommenheit, Verwirrtheit und heftige Träume auftreten. Bei Kindern unter sechs Jahren sollten Sie daher die Mittel nicht ohne Rücksprache mit einem Arzt einsetzen. Ältere Kinder scheinen die Tropfen unbedenklich bekommen zu können, wenn die Anwendungsempfehlungen beachtet werden.

Für Schwangerschaft und Stillzeit

Es ist nicht auszuschließen, dass die Wirkstoffe auch in den Körperkreislauf gelangen und unerwünschte Wirkungen hervorrufen. Sie sollten sie darum in Schwangerschaft und Stillzeit nicht anwenden.

Bei Kontaktlinsen

Solange Ihre Augen entzündet sind, sollten Sie keine Kontaktlinsen tragen, um sie nicht noch zusätzlich zu belasten.

Wenn Sie auf die Linsen dennoch nicht verzichten wollen, sollten Sie stabile Linsen herausnehmen, bevor Sie die Augentropfen einträufeln, und frühestens nach einer Viertelstunde wieder einsetzen. Weiche Kontaktlinsen sollten Sie nicht tragen. Das Medikament kann sich in den relativ großen Poren des Materials einlagern und so erheblich länger am Auge bleiben. Damit steigt das Risiko für unerwünschte Wirkungen.

Zur Verkehrstüchtigkeit

Nach dem Eintropfen können Sie fünf bis zehn Minuten lang schlechter sehen. In dieser Zeit dürfen Sie keine Fahrzeuge lenken, Maschinen bedienen oder Arbeiten ohne sicheren Halt verrichten. Das gilt auch, wenn Sie durch die Augentropfen lichtempfindlicher werden.

Antihistaminika (Cremes, Gele)

Chlorphenoxamin

Systral

Dimetinden

Fenistil

Antihistaminika sind chemisch ähnlich aufgebaut wie das körpereigene Histamin. Histamin ist ein Gewebehormon, das aus bestimmten weißen Blutkörperchen, den Mastzellen, freigesetzt wird, wenn der Körper mit einer Substanz in Berührung kommt, die er nicht verträgt. Der Überschuss an Histaminen führt dann zu Entzündung, Juckreiz und Ekzem. Antihistaminika besetzen die Bindestellen für Histamin im Gewebe und blockieren damit die Unverträglichkeitsreaktion. Wenn es sich um allergische Hauterkrankungen handelt, gelingt das allerdings nur, wenn die Mittel als Tabletten eingenommen werden. Äußerlich aufzutragende Antihistaminika dringen nicht schnell und tief genug in die Haut ein. Wenn die Mittel dennoch Juckreiz lindern können, so beruht das eher auf dem Kühleffekt von Gel oder Creme.

Da die Mittel selbst Allergien auslösen können, sollten sie nicht angewendet werden, sie gelten als „wenig geeignet".

Achtung

Auf großen Hautflächen (ganzer Rücken, Arme, Beine) sowie auf entzündete, nässende und offene Hautstellen oder Blasen dürfen Sie die Mittel nicht auftragen. An Auge, Mund und Nase oder in der Umgebung von Schleimhäuten

(z. B. im Intimbereich) sollten Sie sie ebenfalls nicht anwenden.

Fenistil (Gel), *Systral Creme/Gel*: Diese Präparate enthalten als Konservierungsmittel Parabene. Wenn Sie auf Parastoffe (→ Seite 585) allergisch reagieren, dürfen Sie diese Mittel nicht anwenden.

Unerwünschte Wirkungen

▶ **Muss beobachtet werden**

Wenn die Haut sich rötet und juckt, reagieren Sie vermutlich allergisch auf das Mittel. Dann sollten Sie es absetzen. Sind die Hauterscheinungen (→ Seite 14) einige Tage später nicht deutlich abgeklungen, sollten Sie einen Arzt aufsuchen.

Hinweise

Für Kinder unter 14 Jahren

Bei Kindern unter zwei Jahren dürfen Sie Antihistaminika-Cremes und -Gele nicht anwenden, wenn die damit zu behandelnde Fläche größer als eine Handfläche ist, weil sich sonst das Risiko für unerwünschte Wirkungen erhöht. Da die Mittel ohnehin als „wenig geeignet" bewertet werden, sollten Sie generell auf ihre Anwendung verzichten.

Für Schwangerschaft und Stillzeit

Während der Schwangerschaft dürfen Sie diese Mittel nicht großflächig und während der Stillzeit nicht im Bereich der Brustwarzen auftragen.

Antihistaminika (Tropfen, Spray für Auge und Nase)

Azelastin

Allergodil, Vividrin akut

Levocabastin

Livocab

Antihistaminika besetzen die Bindestellen (Rezeptoren) für das Gewebehormon Histamin, sodass die körpereigenen Histamine dort nicht mehr binden können. Damit verhindern sie auch die allergischen Reaktionen – allerdings oft nicht vollständig, weil diese auch noch von anderen Substanzen ausgelöst und unterhalten werden. Wie lange die Allergie unterdrückt wird, hängt auch davon ab, wie stark und wie lange ein Antihistaminikum wirkt.

Augentropfen und Nasensprays wirken in erster Linie direkt auf der Bindehaut beziehungsweise in der Nasenschleimhaut, also vor allem dort, wo sich auch die allergischen Beschwerden zeigen, und nicht andernorts im Körper. In geringem Umfang gelangen die Mittel allerdings über die Nasenschleimhaut oder die Bindehaut des Auges auch in den Blutkreislauf.

Azelastin und Levocabastin gehören beide zu den nicht oder nur wenig müde machenden Antihistaminika.

Einige Präparate (siehe Tabelle) enthalten Konservierungsstoffe und werden deshalb als „auch geeignet" eingestuft. Mittel ohne Konservierungsstoffe sind vorzuziehen. Siehe hierzu auch „Konservierungsmittel in Augentropfen und Nasensprays oder -tropfen" (→ Seite 586).

Anwendung

Augentropfen: Sie tropfen ein- bis zweimal täglich einen Tropfen des Mittels in den Bindehautsack des Auges. Auf mehr als vier Tropfen täglich sollten Sie die Dosis nicht steigern.

Allergodil Augentropfen: Dieses Mittel sollten Sie ununterbrochen nicht länger als sechs Wochen anwenden, weil Verträglichkeit und Wirksamkeit der Substanz bisher nur für diesen Zeitraum in klinischen Studien nachgewiesen sind.

Livocab-Augentropfen/-Nasenspray: Diese Mittel müssen Sie vor der Anwendung kräftig schütteln, damit sich der Arzneistoff in der Lösung gut verteilt, sonst ist die Wirksamkeit der Mittel beeinträchtigt.

Livocab-Augentropfen: Länger als sechs Wochen sollten Sie dieses Mittel nicht ohne Rücksprache mit einem Arzt anwenden.

Nasenspray: Sie sprühen zweimal täglich einen Sprühstoß in jedes Nasenloch. Schon nach wenigen Minuten, spätestens nach einer halben Stunde sollte der Niesreiz abklingen und die Nase wieder frei werden.

Unerwünschte Wirkungen

▶ **Keine Maßnahmen erforderlich**

Augentropfen: Die Tropfen können die Augen reizen (bei mehr als 1 von 100 Behandelten). Das macht sich nach dem Eintropfen durch vorübergehendes Brennen und Stechen bemerkbar. Zusätzlich können sich die Augen trocken und klebrig anfühlen, sie können tränen, die Augenlider können anschwellen, und das Sehen kann verschwommen sein. Azelastin-Augentropfen können einen unangenehmen Geschmack verursachen, wenn sie über den Tränenkanal in den Nasen-Rachenraum gelangen.

Nasenspray: Die Mittel können die Nasenschleimhaut reizen (Azelastin: bei 6 bis 7 von 100 Behandelten). Das macht sich durch Brennen, Jucken und Niesreiz bemerkbar, vergeht aber wieder. Etwa 18 von 100 Behandelten empfinden den Geschmack von Azelastin als unangenehm (bitter), wenn es über die Nase in den Rachen und somit in den Mundraum gelangt.

▶ **Muss beobachtet werden**

Augentropfen: Wenn sich die Bindehautentzündung drei bis sieben Tage nach der Anwendung der Augentropfen nicht gebessert hat oder sogar schlimmer geworden ist, sollten Sie einen Augenarzt aufsuchen. Möglicherweise hat das Antihistaminikum dann selbst eine allergische Reaktion hervorgerufen. Die damit verbundenen Beschwerden sind die gleichen, wegen derer Sie das Mittel anwenden.

Nasenspray: 2 von 100 Behandelten fühlen sich abgeschlagen, müde, erschöpft und schwach. Wenn diese Symptome immer wieder auftreten, sollten Sie mit dem Arzt besprechen, ob Sie die Allergie nicht besser mit anderen Mitteln bekämpfen.

HINWEISE

Für Kinder unter 14 Jahren

Azelastin: Die Augentropfen können Sie bei Kindern ab vier Jahre anwenden, den Nasenspray bei Kindern ab sechs Jahre.

Levocabastin: Nasenspray und Augentropfen können Kinder ab einem Jahr bekommen.

Für Schwangerschaft und Stillzeit

Da entsprechende Erfahrungen fehlen, sollten Sie die Mittel nur nach Rücksprache mit einem Arzt einsetzen.

Bei Kontaktlinsen

Solange Ihre Augen entzündet sind, sollten Sie keine Kontaktlinsen tragen, um sie nicht noch zusätzlich zu belasten. Wenn Sie auf die Linsen dennoch nicht verzichten wollen, sollten Sie stabile Linsen herausnehmen, bevor Sie die Augentropfen einträufeln, und frühestens nach einer Viertelstunde wieder einsetzen. Weiche Kontaktlinsen sollten Sie nicht tragen. Das Medikament kann sich in den relativ großen Poren des Materials einlagern und so erheblich länger am Auge bleiben. Damit steigt das Risiko für unerwünschte Wirkungen.

Zur Verkehrstüchtigkeit

Augentropfen: Nach dem Eintropfen können Sie fünf bis zehn Minuten lang schlechter sehen. In dieser Zeit dürfen Sie kein Fahrzeug lenken, keine Maschinen bedienen und keine Arbeiten ohne sicheren Halt verrichten. Das gilt auch, wenn Sie durch die Augentropfen lichtempfindlicher werden.

Nasenspray: Wenn Sie die Mittel entgegen den Empfehlungen häufiger als zweimal täglich und mehrere Monate lang anwenden, können sie müde machen und die Konzentrationsfähigkeit beeinträchtigen. Dann sollten Sie kein Fahrzeug lenken, keine Maschinen bedienen und keine Arbeiten ohne sicheren Halt verrichten.

Antihistaminika zum Einnehmen

Cetirizin

Cetirizin HEXAL, Cetirizin-ratiopharm, Cetirizin Sandoz, Cetirizin STADA, Reactine, Zyrtec

Clemastin

Tavegil

Dimetinden

Fenistil

Loratadin

Lisino, Lora-ADGC, Lorano akut, Loratadin-ratiopharm, Loratadin STADA

Diese Wirkstoffe entsprechen in ihrem chemischen Aufbau in etwa dem Gewebehormon Histamin. Sie besetzen die Bindestellen für Histamin im Gewebe, sodass die körpereigenen Histamine dort nicht mehr andocken können. Damit verhindern sie auch die allergischen Reaktionen – allerdings nicht vollständig, weil diese auch noch von anderen Botenstoffen (Mediatoren) ausgelöst und unterhalten werden. Wie lange die Allergie unterdrückt wird, hängt auch davon ab, wie stark und lange ein Antihistaminikum wirkt.

Antihistaminika sind lang erprobte und bewährte Mittel. Die älteren Substanzen – Clemastin, Dimetinden – gehören zu den Antihistaminika der ersten Generation, die schläfrig, unaufmerksam, träge und benommen machen und noch eine relevante atropinähnliche Restwirkung im Körper haben (Atropin ist ein Nervenbotenstoff, der zahlreiche Reaktionen an Muskeln und Blutgefäßen beeinflusst). Darauf beruhen die meisten unerwünschten Wirkungen dieser Mittel und ebenso die Gegenanzeigen. Diese Präparate gelten als „mit Einschränkung geeignet", weil die müde machende Wirkung tagsüber sehr störend ist. Werden die Mittel zur Nacht eingenommen, kann die schlafanstoßende Wirkung nützlich sein.

Cetirizin und Loratadin zählen zur zweiten Generation dieser Wirkstoffgruppe. Bei ihnen ist diese Restwirkung kaum noch vorhanden, und sie machen nur wenig oder kaum müde (Loratadin noch weniger als Cetirizin). Tagsüber sind Antihistaminika der zweiten Generation in jedem Fall vorzuziehen. Präparate mit nicht bis wenig müde machenden Wirkstoffen gelten deshalb als „geeignet".

Warum machen einige Antihistaminika müde?

Eine häufige und vor allem am Tage oft unangenehme Nebenwirkung von Antihistaminika zum Einnehmen ist, dass sie müde machen. Dieser Effekt beruht darauf, dass die Wirkstoffe nicht nur die Histamin-Andockstellen in Augen- und Nasenschleimhaut besetzen, sondern auch überall sonst im Organismus – denn die Wirkstoffe werden ja über den Darm ins Blut aufgenommen und gelangen somit in alle durchbluteten Gewebe.

Müde machen insbesondere diejenigen Antihistaminika, die in nennenswertem Umfang die Blut-Hirn-Schranke passieren. Dann wirken sie auch an den Nervenzellen im Gehirn. Für diese ist das normalerweise vom Körper in sehr geringen Mengen gebildete Histamin eine Art „Weckmittel". Es aktiviert die Funktion der Nervenzellen. Wird dies durch Antihistaminika verhindert, bleiben die Nervenzellen – und damit auch Sie – eher träge oder schläfrig. Wie ausgeprägt der müde machende Effekt ist, hängt von der chemischen Struktur des Wirkstoffs ab. Diese bestimmt, in welchem Ausmaß der Wirkstoff seine Histaminblockade an den Nervenzellen entfalten kann. Nicht müde machende Antihistaminika gelangen nur in geringem Umfang ins Gehirn und bremsen deshalb die Aktivität der Nervenzellen auch nur wenig.

Anwendung

Die einzelnen Antihistaminika wirken unterschiedlich schnell, und ihre Wirkung hält unterschiedlich lange vor. Dementsprechend genügt bei manchen Präparaten eine Tablette täglich, andere müssen Sie zwei- oder dreimal täglich einnehmen. Die Dosis hängt auch davon ab, wie gut der Organismus den Wirkstoff aufnimmt und verarbeitet und wie gut Leber und Nieren arbeiten. Sie müssen deshalb – unter Beachtung der Höchstmengen – selbst ausprobieren, wie viele Tabletten Sie brauchen, um die Allergiesymptome zu unterdrücken.

Beachten Sie dabei folgende Angaben für die tägliche Höchstdosis bei Erwachsenen:

- Cetirizin: 2 Tabletten
- Clemastin: 6 Tabletten
- Dimetinden: 1 retardierte oder 6 nicht retardierte Tabletten
- Loratadin: 1 Tablette.

Die Anwendungsdauer richtet sich nach dem Krankheitsbild. Heuschnupfen muss in der Regel nicht länger als drei bis sechs Wochen behandelt werden. Bei anhaltendem allergischem Schnupfen sollten Sie einen Arzt aufsuchen.

Achtung

Wenn Sie Antihistaminika einnehmen und einen Hauttest machen lassen wollen, mit dem der Arzt herausfinden kann, gegen welche Stoffe Sie allergisch sind, müssen Sie die Mittel vorher absetzen, weil sie das Testergebnis verfälschen können.

Alle Wirkstoffe werden über die Nieren ausgeschieden. Wenn Ihre Nieren nicht einwandfrei funktionieren, sollten Sie die Dosis des Medikaments von einem Arzt festlegen lassen, da die Stoffe dann nur langsam ausgeschieden werden und eine Überdosierung droht.

Einige Präparate (siehe Tabelle) enthalten als Konservierungsmittel Parabene. Wenn Sie auf Parastoffe (→ Seite 585) allergisch reagieren, dürfen Sie diese Mittel nicht anwenden.

Fenistil Sirup: Dieses Mittel enthält Alkohol. Personen mit Alkoholproblemen dürfen dieses Mittel nicht einnehmen. Auch Leberkranke und Menschen mit Anfallleiden sollten den Alkoholgehalt berücksichtigen. Darüber hinaus kann Alkohol die Wirkung vieler Arzneimittel (z. B. Schlaf- und Beruhigungsmittel, Psychopharmaka, starke Schmerzmittel, einige Mittel bei hohem Blutdruck) verstärken.

Gegenanzeigen

Clemastin: Diesen Wirkstoff dürfen Sie nicht einnehmen, wenn die Leber- oder Nierenfunktion eingeschränkt ist.

Unter folgenden Bedingungen sollten Sie die Mittel nicht ohne Rücksprache mit einem Arzt einnehmen:

- Clemastin, Dimetinden: Sie haben einen erhöhten Augeninnendruck (Engwinkelglaukom) oder können Ihre Blase nicht mehr vollständig entleeren (z. B. Männer mit vergrößerter Prostata).
- Clemastin: Sie sind herzkrank oder neigen zu Herzrhythmusstörungen.
- Loratadin: Die Leberfunktion ist eingeschränkt.

Wechselwirkungen mit Medikamenten

Für Cetirizin und Loratadin wurden bisher keine relevanten Wechselwirkungen festgestellt. Bei allen anderen Antihistaminika sind folgende Wechselwirkungen mit anderen Medikamenten zu beachten:

- Die Mittel verstärken die Wirkung vieler Substanzen, die auf das zentrale Nervensystem (Gehirn und Rückenmark) einwirken, dazu gehören unter anderem Anticholinergika (bei Parkinsonkrankheit), Barbiturate (bei Epilepsien), Schlaf- und Beruhigungsmittel aus der Gruppe der Benzodiazepine, Chloralhydrat (bei Angst- und Schlafstörungen), Clozapin (bei Schizophrenie), Dopamin, Etilefrin, Gepefrin, Mephentermin, Midondrin, Norfenefrin, Oxedrin und Oxilofrin (alle bei niedrigem Blutdruck), Kodein (bei Husten, Schmerzen), Phenothiazine (bei Schizophrenie), Reserpin (bei hohem Blutdruck), Scopolamin (bei Reisekrankheit).
- Wenn Sie diese Substanzen in Kombination mit glukokortikoidhaltigen Mitteln (bei Entzündungen) oder mit Mitteln aus der Gruppe der trizyklischen Antidepressiva mit Wirkstoffen wie zum Beispiel Amitriptylin, Doxepin, Imipramin (bei Depressionen) anwenden, kann sich der Augeninnendruck erhöhen, sodass ein Glaukomanfall droht. Außerdem kann es sein, dass Sie kein Wasser lassen können (Harnverhalt).
- In Kombination mit Wirkstoffen aus der Gruppe der MAO-Hemmer wie zum Beispiel Moclobemid (bei Depressionen) kann sich der Blutdruck irreversibel erhöhen.

Wechselwirkungen mit Speisen und Getränken

Wenn Sie Antihistaminika einnehmen und Alkohol trinken, werden Sie rascher und stärker müde. Dies gilt auch für Präparate, die normalerweise kaum müde machen.

Unerwünschte Wirkungen

Loratadin: Die Wirkdauer dieser Substanz kann zwischen 3 und 92 Stunden schwanken. Der Wirkstoff kann sich deshalb im Blut anreichern und unerwünschte Wirkungen auslösen, wenn Sie das Mittel wie in der Packungsbeilage empfohlen einnehmen.

▶ **Keine Maßnahmen erforderlich**

Es können Mundtrockenheit (bei bis zu 5 von 100 Behandelten), Kopfschmerzen (bei bis zu 12 von 100 Behandelten) und Übelkeit (bei etwa 1 von 100 Behandelten) auftreten.

▶ **Muss beobachtet werden**

Antihistaminika machen müde, besonders Clemastin und Dimetinden. Aber auch bei Loratadin und Cetirizin tritt bei mehr als 1 von 100 Behandelten Müdigkeit auf.

Wenn die Haut sich rötet und juckt, reagieren Sie vermutlich allergisch auf das Mittel. Dann sollten Sie es absetzen. Sind die Hauterscheinungen (→ Seite 14) 24 Stunden später nicht deutlich abgeklungen, sollten Sie einen Arzt aufsuchen.

Wenn Schwindel (→ Seite 15) auftritt und Sie das Gefühl haben, dass sich alles um Sie herum dreht, der Boden schwankt oder kippt, und diese Beschwerden sich nicht innerhalb von 24 Stunden wieder legen, oder wenn sie sich sogar verstärken oder wiederholen, sollten Sie ebenfalls einen Arzt aufsuchen.

Clemastin, Dimetinden: Treten Beschwerden beim Wasserlassen mit Harnverhalt auf oder setzen Sehstörungen ein (verschwommenes Sehen, „Scharfstellen" nicht möglich), sollten Sie einen Arzt aufsuchen.

Cetirizin, Loratadin: Diese Wirkstoffe können Leberschäden (→ Seite 16) auslösen. Treten Übelkeit, Erbrechen und/oder dunkel gefärbter Urin auf und ist der Stuhl auffällig hell, sollten Sie einen Arzt aufsuchen.

▶ **Sofort zum Arzt**

Verstärken sich Hautausschlag und Juckreiz und treten zusätzlich Herzrasen, Atemnot, Schwäche und Schwindel auf, müssen Sie die Anwendung sofort abbrechen und unverzüglich den Notarzt (Telefon 112) rufen, weil eine solche Allergie (→ Seite 14) rasch lebensbedrohlich werden kann.

Clemastin, Dimetinden: Der Augeninnendruck kann sich erhöhen (bis hin zum akuten Glaukomanfall). Wenn die Augen schmerzen, Sie nur noch unscharf sehen können, die Außenwelt plötzlich in unwirkliche Farben getaucht ist, wenn die Augen sich röten und der Augapfel sich hart anfühlt, sollten Sie unverzüglich einen Augenarzt aufsuchen.

Sehr selten können – besonders bei Kindern – paradoxe Reaktionen wie Unruhe, Erregung, Schlaflosigkeit, Angstzustände oder Zittern auftreten. Dann sollten Sie einen Arzt aufsuchen.

Cetirizin, Loratadin: Bei diesen Mitteln können sehr selten bedrohliche Herzrhythmusstörungen wie Torsade de Pointes (→ Seite 16) auftreten, die ein Herzversagen nach sich ziehen können. Diese Rhythmusstörungen können unbemerkt bleiben und sind nur durch ein EKG zu diagnostizieren, manchmal treten sie aber in Form von Herzstolpern (Extrasystolen) auf. Auch Schwindel, kurze Ohnmachten (Synkopen) oder Krampfanfälle können auf solche schweren unerwünschten Wirkungen am Herzen hindeuten. Bemerken Sie solche Symptome, sollten Sie unverzüglich einen Arzt aufsuchen.

Hinweise

Für Kinder unter 14 Jahren

Mittel mit den Wirkstoffen Clemastin und Loratadin können Sie bei Kindern über zwei Jahre anwenden. Die Wirkstoffe Cetirizin und Dimetinden können auch schon Kindern ab einem Jahr gegeben werden. Folgende Dosierungen werden empfohlen:

Cetirizin: Kinder von ein bis zwölf Jahre mit einem Körpergewicht unter 30 Kilogramm erhalten eine halbe Tablette oder zehn Tropfen. Kinder, die mehr wiegen als 30 Kilogramm, erhalten eine Tablette oder 20 Tropfen. Länger als zwei bis vier Wochen sollten Kinder mit diesem Wirkstoff nicht behandelt werden.

Clemastin: Kindern von zwei bis vier Jahre geben Sie zweimal täglich 5 Milliliter Saft. Kinder von fünf bis sechs Jahre erhalten zweimal täglich 10 Milliliter Saft, Kinder von sieben bis zwölf Jahre können zweimal täglich 10 bis 15 Milliliter Saft bekommen. Jugendliche über zwölf Jahre nehmen die Erwachsenendosis. Da das Mittel müde macht, sollten Sie es vorwiegend abends geben.

Dimetinden: Kinder ab drei Jahre erhalten dreimal täglich ein Dragee mit 1 Milligramm des Wirkstoffs. Von den Tropfen erhalten Kinder von ein bis acht Jahre dreimal täglich 10 bis 15 Tropfen und ab neun Jahre dreimal täglich 20 Tropfen. Die Retardkapseln dürfen Sie bei Kindern nicht anwenden.

Loratadin: Kindern über zwei Jahre mit einem Körpergewicht unter 30 Kilogramm geben Sie einmal täglich eine halbe Tablette (= 5 Milligramm). Lässt sich die Tabletten nicht teilen, sollten Sie ein anderes Präparat wählen, das eine an das Körpergewicht angepasste Dosierung ermöglicht. Wiegt das Kind mehr als 30 Kilogramm, geben Sie ihm einmal täglich eine Tablette mit 10 Milligramm.

Fenistil Sirup: Dieses Mittel enthält Alkohol. Mittel ohne Alkohol sind vorzuziehen.

Für Schwangerschaft und Stillzeit

In den ersten drei Monaten der Schwangerschaft sollten Sie keine Antihistaminika einnehmen. Für die restliche Schwangerschaftszeit liegen keine ausreichenden Erkenntnisse über die Sicherheit der Mittel vor. Sie sollten daher sorgfältig überlegen, ob Sie die Mittel wirklich brauchen. Wenn ja, sollten Sie vor der Einnahme Rücksprache mit dem Arzt halten.

Ist die Anwendung der Mittel erforderlich, können Cetirizin oder Loratadin eingesetzt werden, wenn eine schlafanstoßende Wirkung erwünscht ist, sind Clemastin oder Dimetinden akzeptabel. Auch während der Stillzeit liegen keine ausreichenden Erfahrungen mit der Einnahme von Antihistaminika vor. Die Wirkstoffe gehen in die Muttermilch über. Ist die Einnahme erforderlich, können Cetirizin oder Loratadin eingesetzt werden, wenn ein müde machender Effekt gewünscht ist, auch Dimetinden.

Fenistil Sirup: Diese Mittel enthält Alkohol. Mittel ohne Alkohol sind vorzuziehen.

Für ältere Menschen

Da bei älteren Menschen die Nierenfunktion häufig eingeschränkt ist, sollten Sie die Dosierung des Mittels mit Arzt oder Apotheker besprechen.

Zur Verkehrstüchtigkeit

Nur die nicht beziehungsweise kaum müde machenden Antihistaminika Cetirizin und Loratadin beeinträchtigen die Verkehrstüchtigkeit nicht oder nur wenig. Trotzdem sollten Sie vorsichtig sein, da auch bei diesen das Reaktionsvermögen individuell reduziert sein kann.

Alle anderen Antihistaminika zum Einnehmen können mehr oder weniger müde machen. Wie stark dieser Effekt ist, hängt davon ab, wie Sie persönlich auf das Mittel reagieren. Merken Sie, dass das Mittel Sie schläfrig macht, sollten Sie kein Fahrzeug lenken, keine Maschinen bedienen und keine Arbeiten ohne sicheren Halt verrichten.

Mastzellstabilisatoren (Tropfen, Spray für Auge und Nase)

Cromoglizinsäure

Allergo-COMOD, Cromo-CT, Cromoglicin Heumann, Cromohexal, Crom-Ophtal, Cromo-ratiopharm, DNCG Stada, Vividrin

Lodoxamid

Alomide

Cromoglizinsäure und Lodoxamid reichern sich in den Mastzellen im Gewebe an und behindern die Freisetzung von Histamin und anderen Entzündungsstoffen (Leukotriene, Zytokine), die bei Allergien eine maßgebliche Rolle spielen. Siehe hierzu auch die Angaben unter „Allergie allgemein" (→ Seite 582). Die Wirkstoffe gelangen nur relativ langsam ins Gewebe. Akute Beschwerden lassen sich deshalb damit nicht beeinflussen. Stehen sie in den Zellen jedoch nach ein bis zwei Wochen konsequenter Anwendung in ausreichender Menge zur Verfügung, setzen diese kaum Histamin und andere Botenstoffe frei, die Entzündungen anregen. Auf diese Weise lässt sich die Entzündungsreaktion vermeiden – damit bleiben auch weitere allergische Reaktionen aus. Einen sehr starken Nies- und Juckreiz können die Wirkstoffe allerdings meist nicht vollständig unterdrücken.

Zur Vorbeugung gegen allergischen Schnupfen beziehungsweise allergische Bindehautentzündung sind diese Mittel geeignet.

Viele Präparate (siehe Tabelle) enthalten den Konservierungsstoff Benzalkoniumchlorid und werden deshalb als „auch geeignet" eingestuft. Mittel ohne Konservierungsstoffe sind vorzuziehen. Siehe hierzu auch „Konservierungsmittel in Augentropfen und Nasensprays oder -tropfen" (→ Seite 586).

Anwendung

Sie träufeln etwa ein bis zwei Wochen vor Beginn der Pollenflugsaison oder dem Kontakt mit dem allergieauslösenden Stoff, mindestens aber ein bis zwei Tage vorher, viermal täglich (morgens, mittags, abends und vor dem Schlafengehen) einen Tropfen des Mittels in den Bindehautsack des Auges oder sprühen einen Sprühstoß in jedes Nasenloch. Cromoglicinsäure müssen Sie eventuell häufiger anwenden, die Nasentropfen aber nicht häufiger als sechsmal, die Augentropfen maximal achtmal täglich. Die Behandlung müssen Sie so lange fortsetzen, wie Sie dem Allergen ausgesetzt sind.

Unerwünschte Wirkungen

▶ **Keine Maßnahmen erforderlich**

Cromoglizinsäure: Der Eigengeschmack des Wirkstoffs, der bei der Anwendung meist teilweise über die Nase in den Rachen gelangt und verschluckt wird, kann als unangenehm (bitter) empfunden werden. Unmittelbar nach der Anwendung können Reizerscheinungen in der Nase wie Brennen, Stechen, Juckreiz oder auch Kopfschmerzen auftreten.

▶ **Muss beobachtet werden**

Cromoglizinsäure-Nasentropfen: In Einzelfällen können Nasenbluten oder Schleimhautgeschwüre in der Nase vorkommen. Wenn das Taschentuch nach dem Naseputzen blutig ist, sollten Sie den Arzt informieren und das weitere Vorgehen mit ihm besprechen.

Hinweise

Für Kinder unter 14 Jahren

Lodoxamid: Dieses Mittel sollte bei Kindern unter vier Jahren nicht eingesetzt werden, weil zur Anwendung in dieser Altersgruppe noch keine ausreichenden Erfahrungen vorliegen.

Für Schwangerschaft und Stillzeit

Bisher gibt es für Cromoglizinsäure und Lodoxamid keine Anhaltspunkte für schädliche Wirkungen auf das Ungeborene. Wenn eine Anwendung für erforderlich gehalten wird, sollten Mittel mit Cromoglizinsäure vorgezogen werden, weil damit die längsten Erfahrungen vorliegen. Da der Wirkstoff nur in äußerst geringen Mengen in die Muttermilch gelangt, besteht auch für gestillte Säuglinge wahrscheinlich kein Risiko. Mit Cromoglizinsäure liegen diesbezüglich mehr Erfahrungen vor als mit Lodoxamid.

Bei Kontaktlinsen

Augentropfen: Solange Ihre Augen entzündet sind, sollten Sie ihnen eine zusätzliche Belastung durch das Tragen von Kontaktlinsen ersparen. Wenn Sie auf die Linsen dennoch nicht verzichten wollen, sollten Sie stabile Linsen vor der Anwendung dieser Augentropfen entfernen und frühestens nach einer Viertelstunde wieder einsetzen. Weiche Kontaktlinsen sollten Sie nicht tragen. Das Medikament kann sich in den relativ großen Poren des Materials einlagern und so erheblich länger am Auge bleiben. Damit steigt das Risiko für unerwünschte Wirkungen.

Zur Verkehrstüchtigkeit

Augentropfen: Nach dem Eintropfen können Sie fünf bis zehn Minuten lang schlechter sehen. In dieser Zeit dürfen Sie kein Fahrzeug lenken, keine Maschinen bedienen und keine Arbeiten ohne sicheren Halt verrichten. Das gilt auch, wenn Sie durch die Augentropfen lichtempfindlicher werden.

Mastzellstabilisator (zum Inhalieren)

Cromoglizinsäure

Cromo-CT, Cromohexal, Cromolind, Cromopp, Cromo-ratiopharm, DNCG PPS, DNCG Stada, DNCG Trom, Flui-DNCG, INTAL, Pädiacrom

Cromoglizinsäure verhindert, dass das entzündungsfördernde Gewebehormon Histamin aus Mastzellen freigesetzt wird. Außerdem bremst sie die überempfindliche Reaktion der Bronchien. Da der Wirkstoff nur langsam ins Gewebe gelangt, dauert es etwa zwei Wochen, bis die Wirkung spürbar ist. Mastzellstabilisatoren müssen kontinuierlich angewendet werden. Sie helfen nicht beim akuten Asthmaanfall.

Die vorbeugende Wirksamkeit von Cromoglicinsäure bei allergischem Asthma ist geringer als bei den sonst zu diesem Zweck eingesetzten rezeptpflichtigen kortisonhaltigen Mitteln zum Inhalieren. Bei allergischem Asthma sollten Inhalationslösungen oder Dosieraerosole mit Cromoglizinsäure – wenn überhaupt – nur noch zur Behandlung von Kindern eingesetzt werden, aber auch dann nur in leichten Fällen und unter ärztlicher Kontrolle. Der Arzt muss dann beobachten, ob Cromoglizinsäure ausreichend wirkt. Treten Asthmaanfälle auch nach vier bis sechs Wochen noch auf, sind kortisonhaltige Mittel zum Inhalieren als Dauermedikament zur Prophylaxe eines allergischen Asthmas vorzuziehen. Näheres zu diesen Wirkstoffen lesen Sie im HANDBUCH MEDIKAMENTE der Stiftung Warentest oder im Internet unter www.medikamente-im-test.de. Um Asthmaanfällen vorzubeugen, die bei Kindern durch körperliche Belastung ausgelöst werden, kann Cromoglizinsäure weiterhin nützlich sein.

Anwendung

Der Wirkstoff wird eingeatmet. Bei Dosieraerosolen geschieht dies viermal täglich direkt aus der Sprühdose. Inhalationslösungen und -kapseln werden ebenfalls viermal täglich aus speziellen Inhaliergeräten eingeatmet.

Bei Kindern

Die Inhalationslösungen werden meist mit einem Kompressorvernebler verabreicht, der ein spezielles Mundstück für Kinder hat. Arzt oder Apotheker sollten die richtige Anwendung dieses Geräts genau erklären. Wichtig ist, dass das Kind bereits behandelt wird, bevor ein Asthmaanfall aufgetreten ist, weil es einige Tage bis Wochen dauert, bis die Mittel ihre volle Wirkung entfaltet haben.

Damit die Wirkung erhalten bleibt, sollte das Kind jeden Tag viermal täglich inhalieren, bis die Pollenflugsaison vorbei ist oder der Kontakt mit dem allergieauslösenden Stoff vermieden werden kann.

Wenn die Anwendung ein- oder mehrmals täglich vergessen wird, müssen Sie damit rechnen, dass allergische Symptome auftreten. Sie sollten das Kind dann wie gewohnt das Mittel weiter inhalieren lassen.

Unerwünschte Wirkungen

▶ **Keine Maßnahmen erforderlich**

Schleimhautreizungen, Husten, Kopfschmerzen. Leichte Entzündungen im Magen-Darm-Trakt (Gastroenteritis) mit Übelkeit, Erbrechen, Appetitlosigkeit, Magenschmerzen oder Magendrücken treten etwa bei 2 von 100 Behandelten auf. In Einzelfällen können die Gelenke anschwellen und schmerzen.

Die Mittel können im Mund einen schlechten oder bitteren Geschmack verursachen.

▶ **Muss beobachtet werden**

Wenn die Haut sich rötet und juckt, reagieren Sie vermutlich allergisch auf das Mittel (bei 2 von 100 Behandelten). Dann sollten Sie es absetzen. Sind die Hauterscheinungen (→ Seite 14) 24 Stunden später nicht deutlich abgeklungen, sollten Sie einen Arzt aufsuchen.

Die Muskulatur kann sich entzünden (bei 2 von 100 Behandelten). Ein typisches Anzeichen dafür sind muskelkaterähnliche Beschwerden, die unabhängig von einer sportlichen Betätigung auftreten. Wenn der Muskelkater länger als ein bis zwei Tage anhält oder sich verstärkt, sollten Sie einen Arzt aufsuchen.

Alle Mittel zum Inhalieren können in Einzelfällen dazu führen, dass sich die Bronchien krampfartig verengen (Bronchospasmen). Dann müssen rezeptpflichtige bronchienerweiternde Substanzen wie Beta-2-Sympathomimetika zum Inhalieren verabreicht werden, in schweren Fällen sind auch kortisonhaltige Tabletten notwendig.

▶ **Sofort zum Arzt**

In Einzelfällen kann der Kehlkopf anschwellen (Larynxödem), was mit Atemnot, Schwindel und Ohnmacht einhergehen kann. Dabei handelt es sich um eine allergische Reaktion auf den Wirkstoff. Unterbrechen Sie die Anwendung sofort und rufen Sie unverzüglich einen Notarzt (Telefon 112), weil eine solche Allergie (→ Seite 14) rasch lebensbedrohlich werden kann.

HINWEISE

Für Kinder unter 14 Jahren

Bei Kindern über einem Jahr können die Mittel angewendet werden, bei Kleinkindern vorzugsweise mit einem Kompressionsinhaliergerät.

Für Schwangerschaft und Stillzeit

Bisher gibt es keine Anhaltspunkte für schädliche Wirkungen auf das Ungeborene. Wenn eine Anwendung für erforderlich gehalten wird, können Mittel mit Cromoglizinsäure eingesetzt werden, weil damit die längsten Erfahrungen vorliegen. Da der Wirkstoff nur in äußerst geringen Mengen in die Muttermilch gelangt, besteht auch für gestillte Säuglinge wahrscheinlich kein Risiko.

■ Kombination: Alpha-Sympathomimetikum + Antihistaminikum (Augentropfen)

Tetryzolin + Antazolin

Allergopos N, Spersallerg

In diesen Augentropfen sind Substanzen aus zwei verschiedenen Gruppen miteinander kombiniert: Tetryzolin gehört zu den Alpha-Sympathomimetika, Antazolin ist ein Antihistaminikum.

Alpha-Sympathomimetika sind gefäßverengende Mittel, die die Symptome der Bindehautentzündung zurückdrängen sollen. Beachten Sie hierzu auch die Angaben unter „Alpha-Sympathomimetika" (→ Seite 593). Antihistaminika hemmen die Freisetzung von Histamin direkt auf der Bindehaut. So wirken die Mittel vorwiegend dort, wo sich auch die allergischen Beschwerden bemerkbar machen und nicht andernorts im Körper. In geringem Umfang gelangen sie über die Bindehaut aber auch in den Blutkreislauf.

Mehrere Gründe haben dazu geführt, die Mittel als „wenig geeignet" einzustufen: Zum einen ist bisher nicht ausreichend belegt, dass es vorteilhaft ist, Wirkstoffe aus den genannten beiden Substanzgruppen miteinander zu kombinieren. Zum anderen sollen Alpha-Sympathomimetika höchstens fünf bis sieben Tage lang angewendet werden. Bei einer allergischen Bindehautentzündung ist jedoch meist eine wesentlich längere Behandlungsdauer erforderlich.

Beide Präparate enthalten Konservierungsstoffe. Siehe hierzu auch „Konservierungsmittel in Augentropfen und Nasensprays oder -tropfen" (→ Seite 586). Produkte ohne Konservierungsstoffe sind vorzuziehen.

ANWENDUNG

Augentropfen mit Alpha-Sympathomimetika dürfen Sie keinesfalls länger als fünf bis sieben Tage anwenden. Das hat folgenden Grund: Solange das Medikament wirkt, ist die Bindehaut schlecht durchblutet. Lässt die Wirkung nach, weiten sich die Blutgefäße wieder. Dann kann sich das Auge erneut röten, was dazu verleitet, die Tropfen weiterhin anzuwenden. Wenden Sie dann das Mittel über mehrere Tage an, kann dies zu einer andauernden unzureichenden Durchblutung der Augenhäute führen. Das hat zur Folge, dass die Schleimhaut der Augen austrocknet und die Bindehaut sich weiter entzündet.

Achtung

Gegenanzeigen

Wenn Ihr Augeninnendruck erhöht ist (Engwinkelglaukom) und Sie an einem „trockenen Auge" leiden, dürfen Sie diese Augentropfen nicht anwenden.

Unter folgenden Bedingungen sollten Sie die Mittel nur nach Rücksprache mit einem Arzt einsetzen, wenn dieser Nutzen und Risiken der Anwendung sorgfältig abgewogen hat:

- Sie leiden an einer schweren Herzkrankheit.
- Ihr Blutdruck ist erhöht, oder Sie nehmen Arzneimittel, die den Blutdruck ansteigen lassen.
- Sie leiden unter einer Überfunktion des Nebennierenmarks (Phäochromozytom) oder der Schilddrüse (Hyperthyreose).
- Sie haben Diabetes.

Wechselwirkungen mit Medikamenten

Wenn Sie noch andere Medikamente nehmen, ist aufgrund des Gehalts von Alpha-Sympathomimetika zu beachten:

- In Kombination mit Wirkstoffen aus der Gruppe der MAO-Hemmer wie Tranylcypromin und Moclobemid (bei Depressionen) kann der Blutdruck ansteigen. Er normalisiert sich auch dann nicht wieder, wenn Sie die Augentropfen absetzen. Wenn Sie eines der genannten Arzneimittel einnehmen müssen, sollten Sie vor Anwendung dieser Augentropfen Rücksprache mit Ihrem Arzt halten.
- Wenn Sie die Augentropfen gleichzeitig mit anderen Mitteln gegen Depressionen wie Amitriptylin, Clomipramin, Imipramin, Lofepramin, Nortriptylin, Opipramol und Trimipramin anwenden, kann der Blutdruck ebenfalls ansteigen. Das reguliert sich allerdings später wieder, wenn Sie die Augentropfen absetzen.

Unerwünschte Wirkungen

Da die Wirkstoffe teilweise ins Blut und in den Körperkreislauf gelangen, können die Augenmittel die gleichen unerwünschten Wirkungen auf das Herz-Kreislauf-System haben wie Mittel zum Einnehmen: Herzklopfen, Blutdruckanstieg, Herzrasen, Herzrhythmusstörungen. Allerdings ist dieses Risiko im Allgemeinen sehr gering.

▶ Keine Maßnahmen erforderlich

Die Augen können brennen. Für kurze Zeit können sich die Pupillen weiten, wodurch die Augen lichtempfindlicher werden.

▶ Muss beobachtet werden

Wenn sich die Bindehautentzündung drei bis sieben Tage nach der Anwendung der Augentropfen nicht gebessert hat oder sogar schlimmer geworden ist, sollten Sie einen Augenarzt aufsuchen. Möglicherweise hat das Antihistaminikum in diesem Mittel selbst eine allergische Reaktion hervorgerufen. Die damit verbundenen Beschwerden sind die gleichen, wegen derer Sie das Mittel anwenden.

Hinweise

Für Kinder unter 14 Jahren

Das Mittel darf nicht an Kinder unter zwei Jahren verabreicht werden. Der gefäßverengende Wirkstoff wird in den Körperkreislauf aufgenommen und kann bei dieser Altersgruppe den Blutdruck gefährlich ansteigen lassen sowie Benommenheit, Verwirrtheit und heftige Träume verursachen. Kinder unter sechs Jahren sollten die Mittel nicht ohne Rücksprache mit einem Arzt erhalten.

Für Schwangerschaft und Stillzeit

Es ist nicht auszuschließen, dass die Wirkstoffe in den Körperkreislauf gelangen und unerwünschte Wirkungen hervorrufen. Da die Mittel ohnehin als „wenig geeignet" bewertet werden, sollten Sie darauf verzichten.

Bei Kontaktlinsen

Solange Ihre Augen entzündet sind, sollten Sie keine Kontaktlinsen tragen, um sie nicht noch zusätzlich zu belasten. Wenn Sie auf die Linsen dennoch nicht verzichten wollen, sollten Sie stabile Linsen herausnehmen, bevor Sie die Augentropfen einträufeln, und frühestens nach einer Viertelstunde wieder einsetzen. Weiche Kontaktlinsen sollten Sie nicht tragen. Das Medikament kann sich in den relativ großen Poren des Materials einlagern und so erheblich länger am Auge bleiben. Damit steigt das Risiko für unerwünschte Wirkungen.

Zur Verkehrstüchtigkeit

Nach dem Eintropfen können Sie fünf bis zehn Minuten lang schlechter sehen. In dieser Zeit dürfen Sie kein Fahrzeug lenken, keine Maschinen bedienen und keine Arbeiten ohne sicheren Halt verrichten. Das gilt auch, wenn Sie durch die Augentropfen lichtempfindlicher werden.

Kombinationen: Antihistaminikum + Alpha-Sympathomimetikum (zum Einnehmen)

Cetirizin + Pseudoephedrin

Reactine duo

Triprolidin + Pseudoephedrin

Rhinopront Kombi

Diese Mittel zum Einnehmen enthalten das Antihistaminikum Cetirizin beziehungsweise Triprolidin und das Alpha-Sympathomimetikum Pseudoephedrin. Cetirizin gehört zu den wenig oder kaum müde machenden Antihistaminika (→ Seite 596), Triprolidin zu den müde machenden. Pseudoephedrin verengt die Blutgefäße und wirkt dadurch abschwellend auf geschwollene Nasenschleimhäute. Allerdings wirkt es nicht nur lokal, sondern im ganzen Körper und kann dadurch erhebliche unerwünschte Wirkungen auslösen.

Schleimhautabschwellende Wirkstoffe sind bei allergischem Schnupfen – wenn überhaupt – höchstens in Form von Nasentropfen oder -spray ratsam, und auch dann nur für höchstens fünf bis sieben Tage, um akute Beschwerden zu lindern. Bei allergischem Schnupfen reicht eine so kurze Behandlungszeit allerdings nicht aus, und es besteht die Gefahr, dass die Mittel zu lange angewendet werden. Dann können sie die Schleimhaut zu stark austrocknen und schädigen. Auf die allergischen Beschwerden haben die Mittel ohnehin keinen Einfluss.

Aus den bisher vorliegenden Studien geht nicht sicher hervor, dass diese fixen Kombinationen aus zwei Substanzen auf die wichtigen Allergiesymptome besser wirken als ein Antihistaminikum allein. Darüber hinaus fehlen Studien, die die fixen Kombinationen im Vergleich zur verträglicheren Anwendung von Antihistaminika zum Einnehmen und der kurzfristigen Gabe abschwellender Nasentropfen untersuchen. Beide Mittel gelten deshalb als „wenig geeignet". Monopräparate mit Cetirizin sind vorzuziehen.

ANWENDUNG

Reactine duo: Länger als zwei Wochen sollten Sie dieses Mittel nicht einnehmen.

Rhinopront Kombi: Dieses Mittel sollten Sie nicht länger als zehn Tage anwenden.

ACHTUNG

Wenn Sie einen Hauttest machen lassen wollen, mit dem der Arzt herausfinden kann, gegen welche Stoffe Sie allergisch sind, müssen Sie die Mittel vorher absetzen, weil sie das Testergebnis verfälschen können.

Da die Mittel den Blutdruck erhöhen können, sollten Sie vor allem zu Beginn der Einnahme häufig den Blutdruck messen.

Wenn Sie über 60 Jahre alt sind oder wenn Leber und Nieren nur eingeschränkt arbeiten, sollte ein Arzt die Funktion dieser Organe überwachen, solange Sie diese Mittel einnehmen.

Reactine duo: Wenn Ihre Nierenfunktion eingeschränkt ist, sollten Sie nur eine Retardtablette täglich einnehmen.

Gegenanzeigen

Unter folgenden Bedingungen dürfen Sie die Mittel nicht einnehmen:

- Der Blutdruck ist stark erhöht.
- Sie sind herzkrank (z. B. zu schneller Herzschlag, koronare Herzkrankheit).
- Sie leiden an Depressionen und nehmen Medikamente aus der Gruppe der MAO-Hemmer ein, wie zum Beispiel die Wirkstoffe Moclobemid, Furazolidon oder Linezolid (bei Depressionen), oder haben solche Mittel in den vorausgegangenen zwei Wochen eingenommen.
- Der Augeninnendruck ist erhöht.
- Sie haben eine Überfunktion der Schilddrüse.
- Sie hatten eine Hirnblutung.
- Sie nehmen Medikamente aus der Gruppe der Dopaminagonisten ein mit Wirkstoffen wie z. B. Cabergolin, Lisurid, Pergolid (bei Parkinsonkrankheit) oder Ergotamin (bei Migräne), oder Sie wenden Wirkstoffe an, die zu den Sympathomimetika gehören (z. B. schleimhautabschwellende Mittel bei Schnupfen). Wenn Sie diese Mittel gleichzeitig einnehmen, steigt das Risiko für eine Hirnblutung.

Unter folgenden Bedingungen sollten Sie das Mittel nur nach Rücksprache mit einem Arzt einsetzen, wenn dieser Nutzen und Risiken der Anwendung sorgfältig abgewogen hat:

- Sie sind älter als 60 Jahre.
- Sie haben Diabetes.
- Sie haben eine Nieren- oder Lebererkrankung.
- Der Blutdruck ist erhöht.

- Sie hatten einen Herzinfarkt.
- Sie haben eine vergrößerte Prostata und dadurch Probleme beim Wasserlassen.

Wechselwirkungen mit Medikamenten

Wenn Sie noch andere Medikamente anwenden, ist zu beachten:

- Beide Mittel verstärken die Wirkung von Substanzen aus der Gruppe der MAO-Hemmer, wie zum Beispiel die Wirkstoffe Moclobemid, Furazolidon oder Linezolid (bei Depressionen). Wenn Sie diese Mittel gleichzeitig mit den Allergiemitteln einnehmen, kann der Blutdruck bedrohlich ansteigen. Da die Wirkdauer von MAO-Hemmern lange Zeit anhält, kann diese Wechselwirkung auch noch bis 15 Tage nach Beendigung der Einnahme dieser Mittel auftreten.
- Sie nehmen Mittel aus der Gruppe der trizyklischen Antidepressiva ein mit Wirkstoffen wie zum Beispiel Amitriptylin, Doxepin, Imipramin (bei Depressionen). Die Mittel beeinträchtigen sich gegenseitig in ihrer Wirkung.
- Beide Mittel schwächen die Wirkung von Methyldopa (bei Parkinsonkrankheit), Guanethidin und Reserpin (alle bei hohem Blutdruck).

▶ **Unbedingt beachten**

Beide Mittel können durch den Anteil von Pseudoephedrin die Wirkung von Digitalis-Wirkstoffen (Digoxin, Digitoxin, beide bei Herzschwäche) verstärken. Näheres siehe „Mittel bei Herzschwäche: verstärkte Wirkung" (→ Seite 12).

Bei gleichzeitiger Anwendung von Ergotamin (bei Migräne), Bromocriptin, Pergolid, Lisurid, Cabergolin (alle bei Parkinsonkrankheit) oder Wirkstoffen aus der Gruppe der Sympathomimetika (z. B. schleimhautabwellende Wirkstoffe bei Schnupfen, Appetitzügler, Aufputschmittel) können sich die Blutgefäße verengen, sodass der Blutdruck stark ansteigt. Dadurch erhöht sich das Risiko für eine Hirnblutung.

Wechselwirkungen mit Speisen und Getränken

Wenn Sie Alkohol trinken, werden Sie rascher und stärker müde.

Unerwünschte Wirkungen

▶ **Keine Maßnahmen erforderlich**

Reactine duo: Bei 2 von 100 Behandelten treten Kopfschmerzen auf. In seltenen Fällen ruft das Mittel Übelkeit hervor.

▶ **Muss beobachtet werden**

Gelegentlich treten folgende unerwünschten Wirkungen auf:

Wenn die Haut sich rötet und juckt, reagieren Sie vermutlich allergisch auf einen der Wirkstoffe. Dann sollten Sie das Mittel absetzen. Sind die Hauterscheinungen (→ Seite 14) 24 Stunden später nicht deutlich abgeklungen, sollten Sie einen Arzt aufsuchen.

Die Schleimhäute in Mund, Nase und Rachen können austrocknen. Wenn die Schleimhäute unangenehm spannen, leicht bluten oder sich in der Nase vermehrt Borken bilden, sollten Sie das Mittel absetzen.

Beide Mittel können aufgrund ihrer Zusammensetzung zu Schlafstörungen und Nervosität, Unruhe und Angst führen. In hohen Dosen können auch Halluzinationen auftreten. Bei derartigen Beschwerden sollten Sie einen Arzt aufsuchen.

Wenn Schwindel (→ Seite 15) auftritt und Sie das Gefühl haben, dass sich alles um Sie herum dreht, der Boden schwankt oder kippt, und diese Beschwerden sich innerhalb von 24 Stunden nicht wieder legen, wenn sie sich sogar verstärken oder wiederholen, sollten Sie einen Arzt aufsuchen. Diese Symptome können auch auf einen erhöhten Blutdruck hindeuten.

Bei Männern mit vergrößerter Prostata können Beschwerden beim Wasserlassen auftreten. Dabei bestehen trotz Harndrang Schwierigkeiten, die Blase zu entleeren. Wenn solche Beschwerden auftreten, sollten Sie das Mittel absetzen und einen Arzt aufsuchen.

Sehr selten sind Leberschäden (→ Seite 16) wie Hepatitis oder erhöhte Leberwerte beobachtet worden, die sich meistens nach Absetzen des Arzneimittels normalisieren. Setzen Übelkeit und Erbrechen ein und/oder ist der Urin auffällig dunkel, der Stuhl jedoch ungewöhnlich hell gefärbt, sollten Sie einen Arzt aufsuchen.

Reactine duo: Obwohl Cetirizin zu den wenig oder kaum müde machenden Antihistaminika zählt, kann es doch bei mehr als 1 von 100 Behandelten auch Müdigkeit auslösen.

Rhinopront Kombi: Da dieses Mittel ein müde machendes Antihistaminikum enthält, kommt es häufig vor – vor allem zu Behandlungsbeginn –, dass Sie sich schläfrig fühlen.

▶ Sofort zum Arzt

Der Augeninnendruck kann ansteigen. Ein solcher Glaukomanfall äußert sich mit Augenschmerzen, unscharfem Sehen, unwirklichem Farbempfinden, geröteten Augen; die Augäpfel können sich hart anfühlen. Dann sollten Sie sofort einen Augenarzt aufsuchen.

Verstärken sich Hautausschlag und Juckreiz und treten zusätzlich Herzrasen, Atemnot, Schwäche und Schwindel auf, müssen Sie die Anwendung sofort abbrechen und unverzüglich den Notarzt (Telefon 112) rufen, weil eine solche Allergie (→ Seite 14) rasch lebensbedrohlich werden kann.

Die Mittel können den Herzschlag beschleunigen und bewirken, dass das Herz unregelmäßig schlägt. Setzen solche Herzrhythmusstörungen (→ Seite 16) zusammen mit Schwindel ein, sollten Sie möglichst schnell einen Arzt aufsuchen.

Treten unter der Anwendung der Mittel epileptische Krampfanfälle auf, sollten Sie sofort einen Arzt informieren.

Hinweise

Für Kinder unter 14 Jahren

Mangels Erfahrungen dürfen Kinder unter zwölf Jahren die Mittel nicht bekommen.

Für Schwangerschaft und Stillzeit

Da der gefäßverengende Wirkstoff den Blutfluss in der Gebärmutter vermindert, dürfen Sie die Mittel während der Schwangerschaft nicht einnehmen. Mangels Erfahrung dürfen Sie die Mittel auch in der Stillzeit nicht anwenden.

Zur Verkehrstüchtigkeit

Reactine duo: Obwohl Cetirizin die Verkehrstüchtigkeit nicht oder nur wenig beeinträchtigt, sollten Sie vorsichtig sein, da das Reaktionsvermögen dennoch individuell reduziert sein kann.

Rhinopront Kombi: Das in diesem Mittel enthaltene müde machende Antihistaminikum kann die Reaktionsfähigkeit herabsetzen. Während der Einnahmezeit sollten Sie deshalb kein Fahrzeug lenken, keine Maschinen bedienen und keine Arbeiten ohne sicheren Halt verrichten.

Allergie allgemein sowie an Haut, Augen und Atemwegen

Handelsname Darreichungsform	Zusammensetzung pro 1 ml/1 g oder wie angegeben bzw. pro abgeteilte Einheit	Kleinste Packungsgröße	Unverb. Preis in Euro	Bewertung für das beanspruchte Anwendungsgebiet
Allergo-COMOD Augentropfen Augentropfen	**Cromoglizinsäure-Dinatriumsalz** 20 mg (ohne Konservierungsmittel)	10 ml	4,95	**Geeignet** zur Vorbeugung gegen allergische Bindehautentzündung. → Seite 600
Allergodil akut Nasenspray	**Azelastin-hydrochlorid** 1 mg (ohne Konservierungsmittel)	5 ml	8,10	**Geeignet** bei allergischem Schnupfen. → Seite 595
Allergodil akut Augentropfen	0,5 mg (Konservierungsmittel: Benzalkoniumchlorid)	6 ml	11,15	**Auch geeignet** bei allergischer Bindehautentzündung. Konservierungsmittelfreie Produkte sind vorzuziehen. → Seite 595
Allergodil Augentropfen Augentropfen	0,5 mg (Konservierungsmittel: Benzalkoniumchlorid)	6 ml	11,15	
Allergodil akut duo Augentropfen und Nasenspray	0,5 mg (Konservierungsmittel: Benzalkoniumchlorid) und 1 mg (ohne Konservierungsmittel)	4 ml und 10 ml	16,15	**Auch geeignet** bei allergischer Bindehautentzündung. Konservierungsmittelfreie Produkte sind vorzuziehen. **Geeignet** bei allergischem Schnupfen. → Seite 595

Hinweise zu den Tabellenspalten → Seite 34, zur Auswahl der Arzneimittel → Seite 28, zur Grundlage der Bewertung → Seiten 29, 33

Allergie allgemein sowie an Haut, Augen und Atemwegen Fortsetzung

Handelsname Darreichungsform	Zusammensetzung pro 1 ml/1 g oder wie angegeben bzw. pro abgeteilte Einheit	Kleinste Packungsgröße	Unverb. Preis in Euro	Bewertung für das beanspruchte Anwendungsgebiet
Allergopos N Augentropfen	**Tetryzolin-hydrochlorid** 0,5 mg **+ Antazolinphosphat** 0,15 mg (Konservierungsmittel: Chlorhexidinglukonat)	10 ml	5,11	**Wenig geeignet** bei allergischer Bindehautentzündung. Die therapeutische Wirksamkeit der fixen Kombination ist nicht ausreichend nachgewiesen. Die Daueranwendung von gefäßverengenden Substanzen ist nicht sinnvoll. Das Präparat enthält Konservierungsmittel. → Seite 602
Alomide SE Einzeldosispipetten	**Lodoxamid** 1 mg pro 1 ml (ohne Konservierungsmittel)	20 x 0,4 ml	22,96	**Geeignet** zur Vorbeugung gegen allergische Bindehautentzündung. → Seite 600
Alomide Augentropfen	1 mg (Konservierungsmittel: Benzalkoniumchlorid)	5 ml	13,95	**Auch geeignet** zur Vorbeugung gegen allergische Bindehautentzündung. Mittel ohne Konservierungsstoffe sind vorzuziehen. → Seite 600
Berberil N Augentropfen	**Tetryzolin-hydrochlorid** 0,5 mg (Konservierungsmittel: Benzalkoniumchlorid)	10 ml	4,41	**Mit Einschränkung geeignet** bei allergischer Bindehautentzündung. Nur zur kurzzeitigen Anwendung. Bei Anwendung über längere Zeit kann sich die Bindehaut erneut röten. Das Präparat enthält Konservierungsmittel. → Seite 593
Berberil N EDO Einzeldosispipetten	0,5 mg pro 1 ml (ohne Konservierungsmittel)	10 x 0,5 ml	5,96	**Mit Einschränkung geeignet** bei allergischer Bindehautentzündung. Nur zur kurzzeitigen Anwendung. Bei Anwendung über längere Zeit kann sich die Bindehaut erneut röten. → Seite 593
Cetirizin HEXAL Filmtabletten	**Cetirizin-dihydrochlorid** 10 mg	7 Stück	2,99	**Geeignet** bei allergischen Erkrankungen. Wenig bis nicht müde machendes Antihistaminikum. → Seite 596
Cetirizin HEXAL Saft bei Allergien Lösung	1 mg (Konservierungsmittel: Parabene)	75 ml	6,41	
Cetirizin-ratiopharm bei Allergien Filmtabletten	**Cetirizin-dihydrochlorid** 10 mg	7 Stück	2,99	**Geeignet** bei allergischen Erkrankungen. Wenig bis nicht müde machendes Antihistaminikum. → Seite 596
Cetirizin-ratiopharm Saft Lösung	1 mg (Konservierungsmittel: Parabene)	75 ml	6,41	
Cetirizin Sandoz 10 mg Filmtabletten Filmtabletten	**Cetirizin-dihydrochlorid** 10 mg	7 Stück	2,62	**Geeignet** bei allergischen Erkrankungen. Wenig bis nicht müde machendes Antihistaminikum. → Seite 596
Cetirizin Sandoz 10 mg/ml Tropfen Lösung	10 mg	10 ml	9,32	
Cetirizin Sandoz 1 mg/ml Sirup Sirup	1 mg (Konservierungsmittel: Parabene)	75 ml	6,41	

Hinweise zu den Tabellenspalten → Seite 34, zur Auswahl der Arzneimittel → Seite 28, zur Grundlage der Bewertung → Seiten 29, 33

▶

Allergie allgemein sowie an Haut, Augen und Atemwegen Fortsetzung

Handelsname Darreichungsform	Zusammensetzung pro 1 ml/1 g oder wie angegeben bzw. pro abgeteilte Einheit	Kleinste Packungsgröße	Unverb. Preis in Euro	Bewertung für das beanspruchte Anwendungsgebiet
Cetirizin STADA 10 mg Filmtabletten Filmtabletten	**Cetirizin-dihydrochlorid** 10 mg	7 Stück	2,57	**Geeignet** bei allergischen Erkrankungen. Wenig bis nicht müde machendes Antihistaminikum. → Seite 596
Cetirizin STADA Saft Lösung	1 mg (Konservierungsmittel: Parabene)	75 ml	6,40	
Cromo-CT Augentropfen Einzeldosis Einzeldosispipetten	**Cromoglizinsäure-Dinatriumsalz** 20 mg pro 1 ml (ohne Konservierungsmittel)	20 x 0,5 ml	4,63	**Geeignet** zur Vorbeugung gegen allergische Bindehautentzündung. → Seite 600
Cromo-CT Inhalationslösung Inhalationslösung	20 mg	50 Stück	21,93	**Geeignet** allenfalls als Therapieversuch zur Vorbeugung gegen leichtes allergisches Asthma bei Kindern. Zur Vorbeugung gegen allergisches Asthma bei Erwachsenen nur unzureichend wirksam. Bei ihnen sind andere Mittel vorzuziehen. → Seite 601
Cromo-CT Nasenspray Nasenspray	20 mg (ohne Konservierungsmittel)	15 ml	6,32	**Geeignet** zur Vorbeugung gegen allergischen Schnupfen. → Seite 600
Cromo-CT Augentropfen Augentropfen	20 mg (Konservierungsmittel: Benzalkoniumchlorid)	10 ml	4,19	**Auch geeignet** zur Vorbeugung gegen allergische Bindehautentzündung. Mittel ohne Konservierungsstoffe sind vorzuziehen. → Seite 600
Cromo-CT Heuschnupfen Set Augentropfen und Nasenspray	20 mg (Konservierungsmittel: Benzalkoniumchlorid) und 20 mg (ohne Konservierungsmittel)	10 ml und 15 ml	10,16	**Auch geeignet** zur Vorbeugung gegen allergische Bindehautentzündung. Mittel ohne Konservierungsstoffe sind vorzuziehen. **Geeignet** zur Vorbeugung gegen allergischen Schnupfen. → Seite 600
Cromoglicin Heumann Augentropfen Augentropfen	**Cromoglizinsäure-Dinatriumsalz** 20 mg (Konservierungsmittel: Benzalkoniumchlorid)	10 ml	4,39	**Auch geeignet** zur Vorbeugung gegen allergische Bindehautentzündung. Mittel ohne Konservierungsstoffe sind vorzuziehen. → Seite 600
Cromoglicin Heumann Nasenspray Nasenspray	20 mg (Konservierungsmittel: Benzalkoniumchlorid)	15 ml	6,37	**Auch geeignet** zur Vorbeugung gegen allergischen Schnupfen. Mittel ohne Konservierungsstoffe sind vorzuziehen. → Seite 600
Cromoglicin Heumann Augentropfen / Cromoglicin Heumann Nasenspray Kombipackung Augentropfen und Nasenspray	20 mg (Konservierungsmittel: Benzalkoniumchlorid) und 20 mg (Konservierungsmittel: Benzalkoniumchlorid)	10 ml und 15 ml	10,19	**Auch geeignet** zur Vorbeugung gegen allergische Bindehautentzündung. Mittel ohne Konservierungsstoffe sind vorzuziehen. **Auch geeignet** zur Vorbeugung gegen allergischen Schnupfen. → Seite 600

Hinweise zu den Tabellenspalten → Seite 34, zur Auswahl der Arzneimittel → Seite 28, zur Grundlage der Bewertung → Seiten 29, 33

Allergie allgemein sowie an Haut, Augen und Atemwegen Fortsetzung

Handelsname Darreichungsform	Zusammensetzung pro 1 ml/1 g oder wie angegeben bzw. pro abgeteilte Einheit	Kleinste Packungsgröße	Unverb. Preis in Euro	Bewertung für das beanspruchte Anwendungsgebiet
Cromohexal N Dosieraerosol	**Cromoglizinsäure-Dinatriumsalz** 1 mg pro Einzeldosis	10 ml	15,08	**Geeignet** allenfalls als Therapieversuch zur Vorbeugung gegen leichtes allergisches Asthma bei Kindern. Zur Vorbeugung gegen allergisches Asthma bei Erwachsenen nur unzureichend wirksam. Bei ihnen sind andere Mittel vorzuziehen. → Seite 601
Cromohexal Augentropfen UD Einzeldosispipetten	20 mg pro 1 ml (ohne Konservierungsmittel)	20 x 0,5 ml	4,57	**Geeignet** zur Vorbeugung gegen allergische Bindehautentzündung. → Seite 600
Cromohexal Inhalationslösung	20 mg	50 Stück	21,91	**Geeignet** allenfalls als Therapieversuch zur Vorbeugung gegen leichtes allergisches Asthma bei Kindern. Zur Vorbeugung gegen allergisches Asthma bei Erwachsenen nur unzureichend wirksam. Bei ihnen sind andere Mittel vorzuziehen. → Seite 601
Cromohexal sanft Nasenspray Nasenspray	20 mg (ohne Konservierungsmittel)	15 ml	6,32	**Geeignet** zur Vorbeugung gegen allergischen Schnupfen. → Seite 600
Cromohexal Augentropfen	20 mg (Konservierungsmittel: Benzalkoniumchlorid)	10 ml	4,39	**Auch geeignet** zur Vorbeugung gegen allergische Bindehautentzündung. Mittel ohne Konservierungsstoffe sind vorzuziehen. → Seite 600
Cromohexal Kombi Augentropfen und Nasenspray	20 mg (Konservierungsmittel: Benzalkoniumchlorid) und 20 mg (ohne Konservierungsmittel)	10 ml und 15 ml	10,15	**Auch geeignet** zur Vorbeugung gegen allergische Bindehautentzündung. Mittel ohne Konservierungsstoffe sind vorzuziehen. **Geeignet** zur Vorbeugung gegen allergischen Schnupfen. → Seite 600
Cromolind Inhalationslösung Inhalationslösung	**Cromoglizinsäure-Dinatriumsalz** 20 mg	50 Stück	21,79	**Geeignet** allenfalls als Therapieversuch zur Vorbeugung gegen leichtes allergisches Asthma bei Kindern. Zur Vorbeugung gegen allergisches Asthma bei Erwachsenen nur unzureichend wirksam. Bei ihnen sind andere Mittel vorzuziehen. → Seite 601
Crom-Ophtal sine Einzeldosispipetten	**Cromoglizinsäure-Dinatriumsalz** 20 mg pro 1 ml (ohne Konservierungsmittel)	20 x 0,5 ml	5,36	**Geeignet** zur Vorbeugung gegen allergische Bindehautentzündung. → Seite 600
Crom-Ophtal Augentropfen	20 mg (Konservierungsmittel: Benzalkoniumchlorid)	10 ml	4,76	**Auch geeignet** zur Vorbeugung gegen allergische Bindehautentzündung. Mittel ohne Konservierungsstoffe sind vorzuziehen. → Seite 600

Hinweise zu den Tabellenspalten → Seite 34, zur Auswahl der Arzneimittel → Seite 28, zur Grundlage der Bewertung → Seiten 29, 33

Allergie allgemein sowie an Haut, Augen und Atemwegen Fortsetzung

Handelsname Darreichungsform	Zusammensetzung pro 1 ml/1 g oder wie angegeben bzw. pro abgeteilte Einheit	Kleinste Packungsgröße	Unverb. Preis in Euro	Bewertung für das beanspruchte Anwendungsgebiet
Cromopp Inhalationslösung Inhalationslösung	**Cromoglizinsäure-Dinatriumsalz** 20 mg	50 Stück	21,96	**Geeignet** allenfalls als Therapieversuch zur Vorbeugung gegen leichtes allergisches Asthma bei Kindern. Zur Vorbeugung gegen allergisches Asthma bei Erwachsenen nur unzureichend wirksam. Bei ihnen sind andere Mittel vorzuziehen. → Seite 601
Cromo-ratiopharm Augentropfen Einzeldosis Einzeldosispipetten	**Cromoglizinsäure-Dinatriumsalz** 20 mg pro 1 ml (ohne Konservierungsmittel)	20 x 0,5 ml	5,05	**Geeignet** zur Vorbeugung gegen allergische Bindehautentzündung. → Seite 600
Cromo-ratiopharm Inhalationslösung Inhalationslösung	20 mg	50 Stück	21,96	**Geeignet** allenfalls als Therapieversuch zur Vorbeugung gegen leichtes allergisches Asthma bei Kindern. Zur Vorbeugung gegen allergisches Asthma bei Erwachsenen nur unzureichend wirksam. Bei ihnen sind andere Mittel vorzuziehen. → Seite 601
Cromo-ratiopharm Nasenspray Nasenspray	20 mg (ohne Konservierungsmittel)	15 ml	6,37	**Geeignet** zur Vorbeugung gegen allergischen Schnupfen. → Seite 600
Cromo-ratiopharm Augentropfen	20 mg (Konservierungsmittel: Benzalkoniumchlorid)	10 ml	4,45	**Auch geeignet** zur Vorbeugung gegen allergische Bindehautentzündung. Mittel ohne Konservierungsstoffe sind vorzuziehen. → Seite 600
Cromo-ratiopharm Kombipackung Augentropfen und Nasenspray	20 mg (Konservierungsmittel: Benzalkoniumchlorid) und 20 mg (ohne Konservierungsmittel)	10 ml und 15 ml	10,19	**Auch geeignet** zur Vorbeugung gegen allergische Bindehautentzündung. Mittel ohne Konservierungsstoffe sind vorzuziehen. **Geeignet** zur Vorbeugung gegen allergischen Schnupfen. → Seite 600
DNCG PPS Inhalationslösung Inhalationslösung	**Cromoglizinsäure-Dinatriumsalz** 20 mg	50 Stück	21,79	**Geeignet** allenfalls als Therapieversuch zur Vorbeugung gegen leichtes allergisches Asthma bei Kindern. Zur Vorbeugung gegen allergisches Asthma bei Erwachsenen nur unzureichend wirksam. Bei ihnen sind andere Mittel vorzuziehen. → Seite 601
DNCG Stada Inhalat Inhalationslösung	**Cromoglizinsäure-Dinatriumsalz** 20 mg	50 Stück	21,79	**Geeignet** allenfalls als Therapieversuch zur Vorbeugung gegen leichtes allergisches Asthma bei Kindern. Zur Vorbeugung gegen allergisches Asthma bei Erwachsenen nur unzureichend wirksam. Bei ihnen sind andere Mittel vorzuziehen. → Seite 601
DNCG Stada Augentropfen	20 mg (Konservierungsmittel: Benzalkoniumchlorid)	10 ml	4,24	**Auch geeignet** zur Vorbeugung gegen allergische Bindehautentzündung. Mittel ohne Konservierungsstoffe sind vorzuziehen. → Seite 600
DNCG Stada Nasenspray	20 mg (Konservierungsmittel: Benzalkoniumchlorid)	15 ml	6,32	**Auch geeignet** zur Vorbeugung gegen allergischen Schnupfen. Mittel ohne Konservierungsstoffe sind vorzuziehen. → Seite 600

Hinweise zu den Tabellenspalten → Seite 34, zur Auswahl der Arzneimittel → Seite 28, zur Grundlage der Bewertung → Seiten 29, 33

Allergie allgemein sowie an Haut, Augen und Atemwegen Fortsetzung

Handelsname Darreichungsform	Zusammensetzung pro 1 ml/1 g oder wie angegeben bzw. pro abgeteilte Einheit	Kleinste Packungsgröße	Unverb. Preis in Euro	Bewertung für das beanspruchte Anwendungsgebiet
DNCG Trom Lösung zum Inhalieren Inhalationslösung	**Cromoglizinsäure-Dinatriumsalz** 20 mg	50 Stück	21,96	**Geeignet** allenfalls als Therapieversuch zur Vorbeugung gegen leichtes allergisches Asthma bei Kindern. Zur Vorbeugung gegen allergisches Asthma bei Erwachsenen nur unzureichend wirksam. Bei ihnen sind andere Mittel vorzuziehen. → Seite 601
Fenistil Dragees Dragees	**Dimetindenmaleat** 1 mg	20 Stück	6,50	**Mit Einschränkung geeignet** bei allergischen Erkrankungen. Müde machendes Antihistaminikum. Sinnvoll, wenn die schlafanstoßende Wirkung erwünscht ist (z.B. am Abend). → Seite 596
Fenistil Tropfen	1 mg	20 ml	6,62	
Fenistil-Sirup Lösung	0,122 mg *Enthält 7,2% Alkohol* (Konservierungsmittel: Parabene)	150 ml	8,76	
Fenistil-24-Stunden Retardkapseln	4 mg	20 Stück	14,13	
Fenistil Gel Gel	1 mg (Konservierungsmittel: Parabene)	20 g	4,91	**Wenig geeignet** bei allergischen Hauterkrankungen. Die therapeutische Wirksamkeit ist nicht ausreichend nachgewiesen; der Wirkstoff kann selbst Allergien auslösen. → Seite 594
Flui-DNCG Fertiginhalat Inhalationslösung	**Cromoglizinsäure-Dinatriumsalz** 20 mg	50 Stück	21,96	**Geeignet** allenfalls als Therapieversuch zur Vorbeugung gegen leichtes allergisches Asthma bei Kindern. Zur Vorbeugung gegen allergisches Asthma bei Erwachsenen nur unzureichend wirksam. Bei ihnen sind andere Mittel vorzuziehen. → Seite 601
INTAL Inhalationslösung 1 % Ampullen	**Cromoglizinsäure-Dinatriumsalz** 20 mg	50 Stück	23,95	**Geeignet** allenfalls als Therapieversuch zur Vorbeugung gegen leichtes allergisches Asthma bei Kindern. Zur Vorbeugung gegen allergisches Asthma bei Erwachsenen nur unzureichend wirksam. Bei ihnen sind andere Mittel vorzuziehen. → Seite 601
INTAL N Aerosol Dosieraerosol	1 mg pro Einzeldosis	10 ml	17,10	**Geeignet** allenfalls als Therapieversuch zur Vorbeugung gegen leichtes allergisches Asthma bei Kindern. Zur Vorbeugung gegen allergisches Asthma bei Erwachsenen nur unzureichend wirksam. Bei ihnen sind andere Mittel vorzuziehen. → Seite 601
Lisino Brause Brausetabletten	**Loratadin** 10 mg	10 Stück	9,41	**Geeignet** bei allergischen Erkrankungen. Wenig bis nicht müde machendes Antihistaminikum. → Seite 596
Lisino S Tabletten	10 mg	7 Stück	6,87	

Hinweise zu den Tabellenspalten → Seite 34, zur Auswahl der Arzneimittel → Seite 28, zur Grundlage der Bewertung → Seiten 29, 33

▶

Allergie allgemein sowie an Haut, Augen und Atemwegen Fortsetzung

Handelsname Darreichungsform	Zusammensetzung pro 1 ml/1 g oder wie angegeben bzw. pro abgeteilte Einheit	Kleinste Packungsgröße	Unverb. Preis in Euro	Bewertung für das beanspruchte Anwendungsgebiet
Livocab direkt	**Levocabastin** 0,5 mg (Konservierungsmittel: Benzalkoniumchlorid)	3 ml	11,40	**Auch geeignet** bei allergischer Bindehautentzündung. Konservierungsmittelfreie Produkte sind vorzuziehen. → Seite 595
Livocab-Augentropfen Augentropfen	0,5 mg (Konservierungsmittel: Benzalkoniumchlorid)	4 ml	14,71	
Livocab direkt Kombi	0,5 mg (Konservierungsmittel: Benzalkoniumchlorid) und 0,5 mg (Konservierungsmittel: Benzalkoniumchlorid)	3 ml und 5 ml	16,78	**Auch geeignet** bei allergischer Bindehautentzündung und allergischem Schnupfen. Konservierungsmittelfreie Produkte sind vorzuziehen. → Seite 595
Livocab-Kombi Augentropfen und Nasenspray	0,5 mg (Konservierungsmittel: Benzalkoniumchlorid) und 0,5 mg (Konservierungsmittel: Benzalkoniumchlorid)	4 ml und 10 ml	27,30	
Livocab direkt Nasenspray	0,5 mg (Konservierungsmittel: Benzalkoniumchlorid)	5 ml	8,35	**Auch geeignet** bei allergischem Schnupfen. Konservierungsmittelfreie Produkte sind vorzuziehen. → Seite 595
Lora-ADGC Tabletten	**Loratadin** 10 mg	20 Stück	2,70	**Geeignet** bei allergischen Erkrankungen. Wenig bis nicht müde machendes Antihistaminikum. → Seite 596
Lorano akut Tabletten	**Loratadin** 10 mg	7 Stück	2,99	**Geeignet** bei allergischen Erkrankungen. Wenig bis nicht müde machendes Antihistaminikum. → Seite 596
Loratadin-ratiopharm bei Allergien Tabletten	**Loratadin** 10 mg	7 Stück	2,99	**Geeignet** bei allergischen Erkrankungen. Wenig bis nicht müde machendes Antihistaminikum. → Seite 596
Loratadin STADA 10 mg allerg Tabletten	**Loratadin** 10 mg	7 Stück	1,46	**Geeignet** bei allergischen Erkrankungen. Wenig bis nicht müde machendes Antihistaminikum. → Seite 596
Ophtalmin-N Augentropfen	**Tetryzolin-hydrochlorid** 0,5 mg (Konservierungsmittel: Benzalkoniumchlorid)	10 ml	4,45	**Mit Einschränkung geeignet** bei allergischer Bindehautentzündung. Nur zur kurzzeitigen Anwendung. Bei Anwendung über längere Zeit kann sich die Bindehaut erneut röten. Das Präparat enthält Konservierungsmittel. → Seite 593
Ophtalmin-N sine Einzeldosispipetten	0,5 mg pro 1 ml (ohne Konservierungsmittel)	20 x 0,5 ml	7,46	**Mit Einschränkung geeignet** bei allergischer Bindehautentzündung. Nur zur kurzzeitigen Anwendung. Bei Anwendung über längere Zeit kann sich die Bindehaut erneut röten. → Seite 593
Pädiacrom Inhalationslösung Inhalationslösung	**Cromoglizinsäure-Dinatriumsalz** 20 mg	50 Stück	20,27	**Geeignet** allenfalls als Therapieversuch zur Vorbeugung gegen leichtes allergisches Asthma bei Kindern. Zur Vorbeugung gegen allergisches Asthma bei Erwachsenen nur unzureichend wirksam. Bei ihnen sind andere Mittel vorzuziehen. → Seite 601

Hinweise zu den Tabellenspalten → Seite 34, zur Auswahl der Arzneimittel → Seite 28, zur Grundlage der Bewertung → Seiten 29, 33

Allergie allgemein sowie an Haut, Augen und Atemwegen Fortsetzung

Handelsname Darreichungsform	Zusammensetzung pro 1 ml/1 g oder wie angegeben bzw. pro abgeteilte Einheit	Kleinste Packungsgröße	Unverb. Preis in Euro	Bewertung für das beanspruchte Anwendungsgebiet

Hinweise zu den Tabellenspalten → Seite 34, zur Auswahl der Arzneimittel → Seite 28, zur Grundlage der Bewertung → Seiten 29, 33

Proculin Augentropfen	**Naphazolin-hydrochlorid** 0,3 mg (Konservierungsmittel: Benzalkoniumchlorid)	10 ml	4,41	**Mit Einschränkung geeignet** bei allergischer Bindehautentzündung. Nur zur kurzzeitigen Anwendung. Bei Anwendung über längere Zeit kann sich die Bindehaut erneut röten. Das Präparat enthält Konservierungsmittel. → Seite 593
Reactine Filmtabletten	**Cetirizin-dihydrochlorid** 10 mg	7 Stück	5,85	**Geeignet** bei allergischen Erkrankungen. Wenig bis nicht müde machendes Antihistaminikum. → Seite 596
Reactine duo Retardtabletten	**Cetirizin-dihydrochlorid** 5 mg + **Pseudoephedrin-hydrochlorid** 120 mg	14 Stück	8,65	**Wenig geeignet** bei allergischem Schnupfen. Wenig sinnvolle fixe Kombination aus einem wenig bis nicht müde machenden Antihistaminikum und einem gefäßverengenden Stoff, der bei Daueranwendung zu schwer wiegenden Nebenwirkungen führen kann. → Seite 604
Rhinopront Kombi Tabletten Tabletten	**Pseudoephedrin-hydrochlorid** 60 mg + **Triprolidin-hydrochlorid** 2,5 mg	20 Stück	5,65	**Wenig geeignet** bei allergischem Schnupfen. Wenig sinnvolle fixe Kombination aus einem müde machenden Antihistaminikum und einem gefäßverengenden Stoff, der bei Daueranwendung zu schwer wiegenden Nebenwirkungen führen kann. → Seite 604
Spersallerg Augentropfen	**Tetryzolin-hydrochlorid** 0,4 mg + **Antazolin-hydrochlorid** 0,5 mg (Konservierungsmittel: Benzalkoniumchlorid)	10 ml	13,01	**Wenig geeignet** bei allergischer Bindehautentzündung. Die therapeutische Wirksamkeit der fixen Kombination ist nicht ausreichend nachgewiesen. Die Daueranwendung von gefäßverengenden Substanzen ist nicht sinnvoll. Das Präparat enthält Konservierungsmittel. → Seite 602
Systral Creme Creme	**Chlorphenoxamin-hydrochlorid** 15 mg (Konservierungsmittel: Parabene)	20 g	3,95	**Wenig geeignet** bei allergischen Hauterkrankungen. Die therapeutische Wirksamkeit ist nicht ausreichend nachgewiesen; der Wirkstoff kann selbst Allergien auslösen. → Seite 594
Systral Gel Gel	15 mg (Konservierungsmittel: Parabene)	20 g	3,95	
Tavegil Sirup Sirup	**Clemastin** 0,05 mg (Konservierungsmittel: Parabene)	125 ml	6,12	**Mit Einschränkung geeignet** bei allergischen Erkrankungen. Müde machendes Antihistaminikum. Sinnvoll, wenn die schlafanstoßende Wirkung erwünscht ist (z.B. am Abend). → Seite 596
Tavegil Tabletten	1 mg	20 Stück	8,16	
Visine Yxin Augentropfen	**Tetryzolin-hydrochlorid** 0,5 mg (Konservierungsmittel: Benzalkoniumchlorid)	10 ml	4,70	**Mit Einschränkung geeignet** bei allergischer Bindehautentzündung. Nur zur kurzzeitigen Anwendung. Bei Anwendung über längere Zeit kann sich die Bindehaut erneut röten. Das Präparat enthält Konservierungsmittel. → Seite 593
Visine Yxin ED Einzeldosispipetten	0,5 mg pro 1 ml (ohne Konservierungsmittel)	10 x 0,5 ml	6,15	**Mit Einschränkung geeignet** bei allergischer Bindehautentzündung. Nur zur kurzzeitigen Anwendung. Bei Anwendung über längere Zeit kann sich die Bindehaut erneut röten. → Seite 593

►

Allergie allgemein sowie an Haut, Augen und Atemwegen Fortsetzung

Handelsname Darreichungsform	Zusammensetzung pro 1 ml/1 g oder wie angegeben bzw. pro abgeteilte Einheit	Kleinste Packungsgröße	Unverb. Preis in Euro	Bewertung für das beanspruchte Anwendungsgebiet
Vividrin iso EDO Einzeldosispipetten	**Cromoglizinsäure-Dinatriumsalz** 20 mg pro 1 ml (ohne Konservierungsmittel)	20 x 0,5 ml	6,50	**Geeignet** zur Vorbeugung gegen allergische Bindehautentzündung. → Seite 600
Vividrin Nasenspray gegen Heuschnupfen Nasenspray	20 mg (ohne Konservierungsmittel)	15 ml	7,97	**Geeignet** zur Vorbeugung gegen allergischen Schnupfen. → Seite 600
Vividrin antiallergische Augentropfen Augentropfen	20 mg (Konservierungsmittel: Benzalkoniumchlorid)	10 ml	6,25	**Auch geeignet** zur Vorbeugung gegen allergische Bindehautentzündung. Mittel ohne Konservierungsstoffe sind vorzuziehen. → Seite 600
Vividrin Heuschnupfen Kombi-Packung Augentropfen und Nasenspray	20 mg (Konservierungsmittel: Benzalkoniumchlorid) und 20 mg (ohne Konservierungsmittel)	10 ml und 15 ml	12,40	**Auch geeignet** zur Vorbeugung gegen allergische Bindehautentzündung. Mittel ohne Konservierungsstoffe sind vorzuziehen. **Geeignet** zur Vorbeugung gegen allergischen Schnupfen. → Seite 600
Vividrin akut Azelastin Nasenspray gegen Heuschnupfen Nasenspray	**Azelastin-hydrochlorid** 1 mg (ohne Konservierungsmittel)	5 ml	8,20	**Geeignet** bei allergischem Schnupfen. → Seite 595
Vividrin akut Azelastin antiallergische Augentropfen Augentropfen	0,5 mg (Konservierungsmittel: Benzalkoniumchlorid)	6 ml	11,23	**Auch geeignet** bei allergischer Bindehautentzündung. Konservierungsmittelfreie Produkte sind vorzuziehen. → Seite 595
Vividrin akut Azelastin Kombi-Packung gegen Heuschnupfen Augentropfen und Nasenspray	0,5 mg (Konservierungsmittel: Benzalkoniumchlorid) und 1 mg (ohne Konservierungsmittel)	6 ml und 5 ml	16,30	**Auch geeignet** bei allergischer Bindehautentzündung. Konservierungsmittelfreie Produkte sind vorzuziehen. **Geeignet** bei allergischem Schnupfen. → Seite 595
Zyrtec	**Cetirizin-dihydrochlorid** 10 mg	20 Stück	17,29	**Geeignet** bei allergischen Erkrankungen. Wenig bis nicht müde machendes Antihistaminikum. → Seite 596
Zyrtec P Filmtabletten	10 mg	7 Stück	5,11	
Zyrtec Tropfen Tropfen	10 mg (Konservierungsmittel: Parabene)	20 ml	31,45	

Hinweise zu den Tabellenspalten → Seite 34, zur Auswahl der Arzneimittel → Seite 28, zur Grundlage der Bewertung → Seiten 29, 33

Schmerzen, Fieber

Wohl jeder Mensch ist von Zeit zu Zeit einmal von Schmerzen (→ nachfolgend) geplagt. Der Kopf tut weh, der Rücken schmerzt oder es zieht in den Zähnen. Bei vielen Frauen ist die monatliche Regel mit Schmerzen verbunden. All diese akuten Schmerzen lassen sich für eine begrenzte Zeit ohne ärztliche Hilfe lindern. Anhaltende Schmerzen gehören jedoch in fachkundige Hände.
Viele Erkrankungen sind von Fieber (→ Seite 620) begleitet. Lässt sich dieses mit abkühlenden Maßnahmen nicht senken, kann ein Medikament hilfreich sein. Derartige Mittel sind rezeptfrei erhältlich.

Schmerzen

Akute Schmerzen haben für den Körper eine Schutzfunktion. Sie warnen zum Beispiel vor Gefahren – bevor eine schwere Verbrennung entsteht, zieht man die Hand von der heißen Herdplatte zurück –, signalisieren Verletzungen und erzwingen Schonung. Schmerzen können auf ein Krankheitsgeschehen hinweisen. Beispiele dafür sind Kopfschmerzen bei Hirnhautentzündung oder Schmerzen bei einem Herzinfarkt. Diese akuten Schmerzen vergehen in aller Regel, wenn die Auslöser beseitigt oder zugrunde liegende Erkrankungen erfolgreich behandelt wurden.
Das ist bei chronischen Schmerzen anders. Als „chronisch“ werden Schmerzen bezeichnet, die länger als sechs Monate anhalten oder in kurzen Abständen wiederkehren. Sie haben ihre Warnfunktion verloren oder diese Aufgabe niemals gehabt. Der Schmerz hat sich verselbstständigt, er ist zu einer eigenständigen Krankheit geworden. Beispiele dafür sind chronische Spannungskopfschmerzen, der Schmerzmittelkopfschmerz und Migräne (→ Seite 507). Auch Schmerzen, die schwere Erkrankungen, wie zum Beispiel Krebs, begleiten, gehören dazu. Eine Schmerzkrankheit erwächst aus einem Geflecht von Bedingungen, die ineinandergreifen, sich gegenseitig unterhalten und verstärken. Bei dieser Art von Schmerzen muss unter ärztlicher Leitung eine spezielle Schmerztherapie durchgeführt werden. Dabei kommen verschiedene Medikamentengruppen und nichtmedikamentöse Maßnahmen zum Einsatz.
Kopf-, Zahn-, Regelschmerzen und Schmerzen nach einer Verletzung, die zu einer Prellung, Zerrung oder Verstauchung (→ Seite 540) geführt hat, gehören zu den akuten Schmerzen. Sie können bei jedem Men-

schen auftreten, auch bei Kleinkindern und Säuglingen. Sie halten einige Stunden, höchstens ein paar Tage an, vergehen dann und kehren nicht so bald wieder. Demgegenüber neigen Gelenk-, Kreuz- und Rückenschmerzen eher dazu, anzudauern oder häufig wiederzukehren.

Anzeichen und Beschwerden

Auf welche Weise Schmerzen empfunden werden, lässt sich anderen Menschen schlecht vermitteln. Man versucht es, indem man beschreibt, wie sich der Schmerz anfühlt: pochend, klopfend, drückend, brennend, stechend, bohrend. Die Art der Schmerzqualität kann dem Fachmann bereits etwas über die Ursachen sagen.

Nach ihrer Stärke werden Schmerzen in leicht, mäßig stark, stark und sehr stark unterteilt.

Unter den Kopfschmerzen müssen drei spezielle Formen von gewöhnlichen Kopfschmerzen abgegrenzt werden:

- Spannungskopfschmerzen. Diese Schmerzen werden als dumpf, drückend und beengend beschrieben. Sie sind leicht bis mittelstark und erfassen den gesamten Kopf. Spannungskopfschmerzen dauern Stunden bis Tage an und treten oft mehrmals im Monat auf.
- Schmerzmittelkopfschmerz. Dieser ist das Ergebnis einer zu häufigen Einnahme von Schmerzmitteln. Der Schmerz kann alle Schattierungen zwischen leicht und sehr stark umfassen und wird als dumpf, drückend und stechend empfunden. Die Schmerzen sitzen im gesamten Kopf, beginnen meist morgens, halten lange an und treten nahezu täglich auf. Das führt dazu, dass an mehr als zehn Tagen im Monat Kopfschmerzmittel eingenommen werden. Werden die Medikamente abgesetzt, verstärken sich die Kopfschmerzen.
- Migräne (→ Seite 507). Nähere Informationen zu dieser Schmerzkrankheit finden Sie im Abschnitt „Nervensystem".

Bei Zahnschmerzen „zieht" es in den Zähnen. Sie sind empfindlich gegenüber Kälte, Wärme, Saurem und Süßem und können schmerzhaft auf den Kaudruck reagieren. Stärkere Zahnschmerzen können bis unter die Augen und zu den Ohren hin ausstrahlen. Auch Schluckbeschwerden können auftreten. Die Wange auf der Seite des betroffenen Zahnes kann anschwellen.

Schmerzen im Zusammenhang mit der Menstruation können sich als ziehende Rücken- und Bauchschmerzen, teilweise sogar Bauchkrämpfe, bemerkbar machen (Dysmenorrhö). Bei manchen Frauen kommen Kopfschmerzen, Erbrechen und Durchfall hinzu.

Näheres zu Gelenkschmerzen lesen Sie unter „Arthrose, Gelenkbeschwerden" (→ Seite 537), zu Rückenschmerzen unter „Kreuz- und Rückenbeschwerden, Verspannungen" (→ Seite 532).

Bei Kindern

Kleine Kinder zeigen Schmerzen oft dadurch, dass sie unruhig sind, weinen und nicht zu beruhigen sind oder nichts essen mögen. Schmerzen sind für sie schlecht zu lokalisieren, und weil für sie der Bauch im Mittelpunkt des Empfindens steht, nennen sie vieles einfach „Bauchweh".

Ursachen

Praktisch alle Krankheiten, Verletzungen und Entzündungen können mit Schmerzen verbunden sein.

Kopfschmerzen

Die Ursachen gelegentlicher Kopfschmerzen lassen sich in der Regel leicht ausmachen: eine feuchtfröhliche Feier, fehlender Schlaf, die Begleiterscheinung einer Erkältung. Doch es gibt noch viele andere Ursachen für Kopfschmerzen. Sie reichen von einer Überanstrengung der Augen über eine chronische Nasennebenhöhlenentzündung bis hin zur Hirnhautentzündung und zu Gehirntumoren. Kopfschmerzen gehören zudem zu den unerwünschten Wirkungen einiger Arzneimittel. Die verschiedenen Ursachen kann aber nur der Arzt voneinander abgrenzen.

Spannungskopfschmerz: Bis vor einiger Zeit ging man davon aus, dass die Stirn- und Nackenmuskeln stressbedingt verspannt seien und den Kopfschmerz auslösen. Das ließ sich aber nicht bestätigen. Derzeit nimmt man an, dass die Funktion jener Gehirngebiete gestört ist, in der die Schmerzempfindung verarbeitet wird. Dadurch sinkt die Schmerzschwelle, und Schmerzen werden schneller und leichter wahrgenommen.

Schmerzmittelkopfschmerz: Solche Schmerzen entstehen nur, wenn oft und reichlich Schmerzmittel eingenommen werden. Gefährdet sind vor allem Menschen mit Spannungskopfschmerzen und Migräne. Als Verursacher kommen rezeptfreie Schmerzmittel mit einem Wirkstoff ebenso infrage wie kombinierte und rezeptpflichtige Mittel.

Zahnschmerzen
Bei „empfindlichen“ Zähnen ist der Zahnnerv irritiert, aber nicht krank oder geschädigt. Meist legt sich das binnen Kurzem von selbst wieder. Die Ursache „richtiger“ Zahnschmerzen sind fast immer Karies und ihre Folgen. Auch eine Parodontitis kann an den Zähnen Schmerzen hervorrufen. Hierbei bilden sich um die Zähne herum Zahnfleischtaschen. Das Zahnfleisch und der Zahnhalteapparat sind entzündet. Zudem gehen das Zahnfleisch und der Kieferknochen zurück und die Zahnhälse liegen frei. Auch nach Zahnbehandlungen können Schmerzen noch eine Zeit lang fortbestehen.

Regelschmerzen
Bei Frauen mit Regelschmerzen produziert das Gewebe der Gebärmutter reichlich Prostaglandine (Gewebehormone). Dadurch kommt es zu häufigen, starken und schmerzhaften Krämpfen der Gebärmuttermuskulatur. Wie stark diese sind und wie sehr sie die Frau beeinträchtigen, hängt jedoch von vielen Faktoren ab. Unter anderem ist es möglich, dass das seelische Befinden die Prostaglandinproduktion beeinflusst. Konflikte in der Partnerschaft, Störungen im Sexualleben, ein unerfüllter Kinderwunsch, Probleme mit dem Frausein – all das kann sich auswirken. Eine Endometriose, bei der außerhalb der Gebärmutter Gebärmutterschleimhautzellen wachsen, Zysten an den Eierstöcken und Myome in der Gebärmutter können die Blutungen zum Teil erheblich verstärken und schmerzhafter machen. Auch eine zur Empfängnisverhütung in die Gebärmutter eingelegte „Spirale“ kann derartige Begleiteffekte haben.
Näheres zu den Ursachen von Gelenkschmerzen lesen Sie unter „Arthrose, Gelenkbeschwerden“ (→ Seite 537), zu den Ursachen von Rückenschmerzen unter „Kreuz- und Rückenbeschwerden, Verspannungen“ (→ Seite 532).

Vorbeugung

Ein Körper, der es gewohnt ist, sich immer wieder verändernden Bedingungen anzupassen, gleicht Belastungen leicht aus. Damit werden Schmerzen aufgrund von Überforderungen seltener. Als Anpassungstraining eignen sich regelmäßige körperliche Aktivität, zum Beispiel schnelles Gehen (Walking), Laufen (Jogging), Schwimmen, Fahrradfahren und Skilanglauf aber auch morgendliche Warm-Kalt-Wechselduschen oder regelmäßige Saunagänge.
Einem Schmerzmittelkopfschmerz beugt man dadurch vor, dass die Mittel nicht öfter als zehn Tage im Monat eingenommen werden. Das Risiko für einen Schmerzmittelkopfschmerz verringert sich, wenn Einzelsubstanzen verwendet werden. Kombipräparate aus Schmerzwirkstoff und Koffein bergen ein erhöhtes Risiko, die Mittel häufiger und in höherer Dosierung einzunehmen als angeraten.
Karies und Parodontitis kann durch richtige und regelmäßige Zahn- und Mundhygiene vorgebeugt werden.
Näheres zu Vorbeugung gegen Gelenkschmerzen lesen Sie unter „Arthrose, Gelenkbeschwerden“ (→ Seite 537), zur Vorbeugung gegen Rückenschmerzen unter „Kreuz- und Rückenbeschwerden, Verspannungen“ (→ Seite 532).

Allgemeine Maßnahmen

Bei Kopfschmerzen tut es gut, sich in einem abgedunkelten, von Geräuschen abgeschirmten Raum, hinzulegen. Manche Menschen fühlen Erleichterung, wenn sie sich eine Eispackung oder Kaltwasserumschläge auf die Stirn legen. Auch das Einreiben der Schläfen mit Franzbranntwein oder Pfefferminzöl kann helfen; bei manchen macht das die Tabletteneinnahme sogar überflüssig. Bei Zahnschmerzen können kalte Umschläge hilfreich sein. Regelschmerzen lassen sich mit Wärme lindern: ein warmes Bad, eine Wärmflasche, ein warmer Wickel.
Was Sie bei Gelenkschmerzen tun können lesen Sie unter „Arthrose, Gelenkbeschwerden“ (→ Seite 537), was bei Rückenschmerzen unter „Kreuz- und Rückenbeschwerden, Verspannungen“ (→ Seite 532).
Bei chronischen Schmerzen ist es ratsam, ein Schmerztagebuch zu führen. Darin wird festgehalten: Wann sind Schmerzen aufgetreten? Wie lange hielten sie an? Wie schwer waren sie? Welche Medikamente wurden eingenommen? In welcher Dosierung? Wie war die Wirkung? Welche Begleitumstände werden als Schmerzauslöser vermutet? Mithilfe dieses Tagebuchs lässt sich beurteilen, ob die gewählte Behandlung das Schmerzgeschehen positiv beeinflussen kann.
Schwere und anhaltende Schmerzen führen oft zu Schlaflosigkeit, Angst und depressiver Stimmung und können Probleme in Familie, Partnerschaft und im Beruf nach sich ziehen. Psychologische Therapieverfahren und eine spezielle Behandlung dieser zusätzlichen Störungen können dann hilfreich sein.

Als Verfahren, die sowohl die innere Spannung als auch die Muskelanspannung verringern, haben sich autogenes Training und progressive Muskelrelaxation bewährt. Mit einem Biofeedback-Training kann man lernen, der Schmerzempfindung gegenzusteuern.

Wann zum Arzt?

Schmerzen, deren Ursache sich relativ sicher ausmachen lässt, können bis zu drei Tage lang selbst behandelt werden. Verstärken sie sich während dieser Zeit, dauern sie länger an oder kehren sie häufig wieder, sodass Sie öfter als zehn Tage im Monat Schmerzmittel einnehmen, oder kommen andere Beschwerden hinzu, sollte in jedem Fall ein Arzt zurate gezogen werden.
Auch die Behandlung heftiger oder anhaltender Schmerzen sollte immer mit einem Arzt besprochen werden.
Starke Schmerzen, die zum ersten Mal auftreten und deren Herkunft unerklärlich ist, bedürfen unbedingt einer ärztlichen Diagnose – auch wenn es sich dabei um Kopfschmerzen handelt.
Zahnschmerzen sind immer ein Grund, sofort einen Termin beim Zahnarzt zu vereinbaren. Zahnfleischerkrankungen müssen ebenfalls zahnärztlich behandelt werden. Bei jeder Art von Zahnschmerzen ist das Einnehmen von Schmerzmitteln nur als überbrückende Maßnahme akzeptabel, bis die ursächliche Behandlung die Schmerzen beseitigt hat.
Sind Menstruationsschmerzen so schmerzhaft, dass sie das Alltagsleben beeinträchtigen, oder verstärken sie sich mit der Zeit, sollte der Frauenarzt aufgesucht werden.
Nichtverschreibungspflichtige Schmerzmittel wie die, die im Folgenden besprochen werden, dürfen vom Arzt zulasten der gesetzlichen Krankenkasse nicht verordnet werden – mit einer Ausnahme: Azetylsalizylsäure und Parazetamol können weiterhin verordnet werden, um in der Kombination mit Opioiden schwere und schwerste Schmerzen zu behandeln. Näheres hierzu finden Sie unter der Überschrift „Ausnahmeliste" (→ Seite 694).

Bei Kindern

Kinder, bei denen Schmerzen mit Fieber einhergehen, sollten umgehend einem Arzt vorgestellt werden.

Kopfschmerzen durch Schmerzmittel

Viele Erkrankungen und Störungen, die mit Schmerzen einhergehen, dauern länger an oder treten in Abständen immer wieder auf. Dann ist die Versuchung groß, Schmerzmittel über längere Zeit oder immer wieder einzunehmen. Das birgt aber das Risiko, durch diese Mittel einen Dauerkopfschmerz zu erzeugen. Möglicherweise senkt die regelmäßige Einnahme von Schmerzmitteln die Schwelle, ab der das Gehirn auf Schmerzen reagiert, und macht das Schmerzsystem so überempfindlich.
Medikamentenbedingte Dauerkopfschmerzen können bereits auftreten, wenn Schmerzmittel öfter als zehn Tage im Monat eingenommen werden. Das Risiko ist noch höher bei Mitteln, in denen Azetylsalizylsäure (ASS) oder Parazetamol mit Koffein kombiniert sind. Sie werden nicht selten häufiger und in höherer Dosierung eingenommen, als es angeraten ist. Auch beim Gebrauch von NSAR über längere Zeit können Kopfschmerzen auftreten, die auf dem Medikament beruhen. Bei Dauergebrauch besteht darüber hinaus die Gefahr von Nierenschäden.

Behandlung mit Medikamenten

Bei leichten bis mäßig starken Schmerzen eignet sich Parazetamol (→ Seite 629). Auch die nichtsteroidalen Antirheumatika (→ Seite 625) Diclofenac, Ibuprofen, Naproxen und die in die gleiche Gruppe gehörende Azetylsalizylsäure (→ Seite 622) werden als geeignet beurteilt. Welcher Substanz der Vorzug gegeben wird, hängt von Art und Ursache der Schmerzen und den individuellen Bedingungen ab.
Diclofenac und Ibuprofen werden bei jeder Art von Schmerzen als „geeignet" angesehen: Kopf-, Gelenk-, Regel- und Zahnschmerzen. Bei Gelenkbeschwerden zeigen diese Substanzen einen besonderen Vorteil. Da sie auch entzündungshemmend wirken, helfen sie sowohl bei abnutzungsbedingt schmerzenden als auch bei entzündeten Gelenken („aktivierte Arthrose").
Das hier besprochene Präparat mit Naproxen ist ausschließlich zur Anwendung bei Regelschmerzen zugelassen und wird dafür als „geeignet" angesehen. Frauen, die aus Erfahrung wissen, dass ihre Menstruation schmerzhaft verläuft, können das Medikament

gleich zu Beginn der Beschwerden einnehmen. Dann prägen sich die Schmerzen nicht so stark aus. Hinsichtlich der Magen-Darm-Belastung und des Einflusses auf die Blutgerinnung schneidet Ibuprofen unter diesen drei Substanzen am günstigsten ab.

Im Vergleich zu Diclofenac und Ibuprofen hat Azetylsalizylsäure (ASS) den Nachteil, dass sie – insbesondere bei einer Einnahme über längere Zeit – Magen und Darm mehr belasten sowie Blutungen verstärken und verlängern kann. Bei Zahnschmerzen lautet die Bewertung daher „mit Einschränkung geeignet", da bei einem eventuell notwendigen Eingriff die erhöhte Blutungsgefahr problematisch werden kann. Bei anderen akuten Schmerzen wird ASS als „geeignet" bewertet. Wird ASS bei Regelschmerzen eingenommen, kann sich die Blutung verlängern.

Parazetamol ist unter anderem bei Schmerzen im Zusammenhang mit einer Erkältung beliebt, eignet sich aber auch bei anderen leichten Schmerzen. Einschränkungen ergeben sich vor allem dadurch, dass es die Leber belastet. Bei einem Katerkopfschmerz zum Beispiel ist Parazetamol daher weniger angebracht. Regelschmerzen lindert Parazetamol weniger gut als die NSAR.

Bei den Kombinationen aus Schmerzmittel und Vitamin C (→ Seite 640) werden die Präparate *Aspirin plus C* und *ASS + C-ratiopharm* als „auch geeignet" bewertet, solange damit keine Zahnschmerzen gelindert werden sollen. Der Zusatz von Vitamin C zu ASS ist allerdings unnötig, auch wenn die Hersteller eine bessere Magenverträglichkeit propagieren. Da die Mittel aber als Brausetabletten im Handel sind, ist sichergestellt, dass sie immer mit viel Wasser eingenommen werden und schnell wirken. Beide Mittel sind bei Zahnschmerzen wegen der möglichen erhöhten Blutungsgefahr mit Einschränkung geeignet.

Als „mit Einschränkung geeignet" wird auch das Präparat *Aspirin direkt* beurteilt. Es enthält zwar nur Azetylsalizylsäure, liegt aber als Kautablette vor, sodass es ohne Wasser eingenommen werden kann. Dies läuft der Forderung zuwider, Tabletten mit Azetylsalizylsäure immer mit einem großen Glas Wasser einzunehmen, weil die Flüssigkeit notwendig ist, um die Belastung für Magen, Darm und Speiseröhre möglichst gering zu halten. Wird die Tablette nicht fein genug zerkaut und nichts getrunken, können sich größere Stücke in der Speiseröhre oder im Magen und Darm festsetzen und unerwünschte Wirkungen hervorrufen.

Wer eine äußerliche Anwendung statt einer innerlichen bevorzugt, kann Pfefferminzöl (→ Seite 633) auftragen. Bei gelegentlich auftretenden Spannungskopfschmerzen scheint es hilfreich zu sein. Da aber noch nicht ausreichend nachgewiesen ist, dass das ätherische Öl den Schmerzmitteln Azetylsalizylsäure, Ibuprofen und Parazetamol gleichwertig ist, wird es als „mit Einschränkung geeignet" beurteilt.

Über die Pyrazole (→ Seite 631) Phenazon und Propyphenazon liegen zur Behandlung von Schmerzen nur unzureichende Erkenntnisse vor, obwohl sie schon jahrzehntelang in Gebrauch sind. Die Substanzen gehören zur selben Wirkstoffgruppe wie Metamizol – ein verschreibungspflichtiges, stark schmerzstillendes und fiebersenkendes Mittel. Aufgrund schwerwiegender Nebenwirkungen wurde das Einsatzgebiet von Metamizol eingeschränkt. Da vergleichbare unerwünschte Wirkungen, wie sie für Metamizol beschrieben sind, auch für Propyphenazon und Phenazon nicht ausgeschlossen werden können und es geeignete Substanzen gibt, die besser zu beurteilen sind, werden Präparate mit Phenazon oder Propyphenazon zur Behandlung von leichten und mittelschweren Schmerzen als „wenig geeignet" eingestuft.

Diese Einschätzung gilt auch für *Saridon*. Dabei handelt es sich um eine Kombination aus Parazetamol und Propyphenazon und Koffein (→ Seite 636). Hier kommt noch hinzu, dass Koffein die missbräuchliche Verwendung dieses Mittels fördern kann.

Die Kombination verschiedener Schmerzmittel (→ Seite 634) wirkt nicht besser schmerzstillend als ein Einzelmittel. Die Kombinationspartner verbessern die Wirksamkeit nicht nennenswert, können das Risiko für unerwünschte Wirkungen aber steigern. Die Präparate werden daher als „wenig geeignet" beurteilt. Das gilt ebenso für *Thomapyrin C*, einer Kombination zweier Schmerzmittel mit Vitamin C (→ Seite 640) und die Kombinationen aus Schmerzmittel und Koffein (→ Seite 636). Die letztgenannte Kombination bringt keinen nennenswerten zusätzlichen Nutzen, vielmehr kann Koffein die missbräuchliche Verwendung fördern.

Die Kombination (→ Seite 643) des Präparats *Togal CLASSIC* gilt ebenfalls als „wenig geeignet", weil die Zusätze zu dem Schmerzwirkstoff keinen weitergehenden Nutzen bringen, das Risiko unerwünschter Wirkungen jedoch verstärken.

Zur Anwendung bei krampfartigen Regelschmerzen ist das Kombinationsmittel (→ Seite 638) *Buscopan plus* gedacht. Es enthält Parazetamol. Dieses lindert Regelschmerzen jedoch weniger gut als Ibuprofen oder Naproxen. Der zweite Wirkstoff ist Butylscopolamin. Dessen therapeutische Wirksamkeit ist nicht ausreichend nachgewiesen. Das Präparat wird daher als „wenig geeignet" beurteilt.

Bei Kindern

Für Kinder sind Ibuprofen und Parazetamol als Schmerzmittel geeignet. Welcher Wirkstoff infrage kommt, richtet sich nach dem Alter des Kindes und seinem Gewicht.

Kinder unter zwölf Jahren sollten keine Mittel mit Azetylsalizylsäure bekommen, wenn sie einen Virusinfekt wie Grippe oder Windpocken haben. In diesem Fall besteht das seltene Risiko, dass ASS ein Reye-Syndrom auslöst, bei dem schwere Leber- und Hirnschäden möglich sind.

Die Schwere bestimmter Erkrankungen (z. B. das Kawasaki-Syndrom, eine schwere entzündliche Erkrankung des Lymphsystems im frühen Kindesalter) kann es aber in Einzelfällen notwendig machen, Azetylsalizylsäure auch bei jüngeren Kindern anzuwenden.

Anthroposophische, homöopathische und traditionell angewendete Mittel

Zu den meistgekauften Mitteln gehören auch *ANTI-MIGREN*, *Hevert Migräne N Tropfen*, *Kephalodoron* und *Rephalgin*. Bei *Kephalodoron* handelt es sich um ein Präparat der anthroposophischen Therapierichtung, bei den anderen um homöopathische Präparate.

Diese Mittel lassen sich nach den Grundsätzen dieses Buches nicht bewerten. Sie werden deshalb nicht näher besprochen. Allgemeine Informationen zu den genannten Therapierichtungen Anthroposophie und Homöopathie finden Sie im Abschnitt „Anthroposophische Arzneimittel" (→ Seite 22) und „Homöopathische Arzneimittel" (→ Seite 21).

Fieber

Durch die Arbeit des Stoffwechsels und der Muskeln erzeugt der Körper ununterbrochen Wärme. Die normale Körpertemperatur beträgt etwa 37 °C, unterliegt aber tagesrhythmischen Schwankungen. Am frühen Morgen ist sie etwa 1 Grad niedriger als am späten Nachmittag.

Fieber ist eine positive und wünschenswerte Reaktion des Körpers, mit der er zum Beispiel eine Infektion bekämpft. Eine erhöhte Temperatur bis 38,5 °C steigert die Abwehrtätigkeit des Immunsystems und bremst die Vermehrung der Erreger. Allerdings sind dem Körper bei der Erhöhung seiner Betriebstemperatur relativ enge Grenzen gesetzt. Bei etwa 41 °C zeigen Apathie und Verwirrung, dass das Gehirn Schaden nimmt; bei 42 °C kommt es zu Bewusstlosigkeit und Krämpfen.

Das Regulationszentrum für die Körpertemperatur liegt im Gehirn. Wenn zum Beispiel Krankheitserreger in den Körper gelangen, können sie im Körper die Bildung von fiebererzeugenden Substanzen anregen. Auch bei einer Tumorerkrankung oder starker psychischer Belastung kann der Körper fiebererzeugende Substanzen produzieren. In der Folge steigt die Körpertemperatur an. Dazu werden die Blutgefäße an der Körperoberfläche enggestellt. Das Blut konzentriert sich im Körperinnern. Damit steigt dort die Temperatur und zugleich verringert sich der Wärmeverlust an der Körperoberfläche. Der Kranke friert. Um zusätzliche Wärme zu produzieren, ziehen sich die Muskeln in der Haut rhythmisch zusammen – der Kranke hat Schüttelfrost. Die Bemühungen des Körpers, Wärme zu erzeugen und zu speichern, dauern an, bis das Blut die vom Hypothalamus vorgegebene Temperatur hat. Wenn der Hypothalamus später wieder die Normaltemperatur vorgibt, fließt das Blut in die Haut zurück, und der Kranke schwitzt. Auf diese Weise bemüht sich der Körper, überschüssige Wärme abzugeben.

Gemessen wird Fieber mit einem Thermometer im Mund (oral), im Ohr (aurikulär), unter der Achsel (axillär) oder im After (rektal). Bei der Messung in Mund, Ohr oder After genügen zwei bis drei Minuten, unter der Achsel sollte das Thermometer mindestens fünf Minuten bleiben. Die Temperatur im Inneren des Körpers lässt sich mit diesen Methoden nur näherungsweise bestimmen: Die Unter-Arm-Temperatur und die im Ohr gemessene liegen etwa 1 Grad unter der Temperatur des Blutes, die im Mund etwa 0,5 Grad darunter, die im After kommt der des Blutes am nächsten.

Messungen unter der Achsel werden nicht mehr empfohlen, da ihre Ergebnisse ungenau sind. Seit die Geräte zur Messung der Ohrtemperatur zuverlässiger geworden sind, wird diese Methode vor allem bei Kindern vermehrt eingesetzt.

Anzeichen und Beschwerden

Von Fieber spricht man, wenn die Körpertemperatur auf mehr als 38 °C (im After gemessen) ansteigt. Viele Krankheiten verlaufen mit charakteristischen Temperaturschwankungen, die dem Arzt bei der Diagnose helfen und ihm auch etwas über die Entwicklung der Krankheit sagen können.

Vor allem bei Kinderkrankheiten steigt und fällt das Fieber im Verlauf des Tages auf eine für die jeweilige Erkrankung typische Weise. Bei Malaria hingegen wechseln die Fieberschübe im Tages-, Wochen- oder Jahresrhythmus. Bei manchen anderen Störungen bleibt die Körpertemperatur über längere Zeit mäßig erhöht.

Ursachen

Meistens ist eine Infektion mit Bakterien oder Viren, nur selten mit Würmern, die Ursache des Fiebers. Aber auch Entzündungen, eine Krebserkrankung und allergische Reaktionen können Fieber hervorrufen. Bei Kindern beruhen Temperaturen zwischen 37,5 °C und 38,5 °C oft auf intensiver körperlicher Aktivität. Bei extremer Belastung können im Körper Substanzen entstehen, die Fieber erzeugen. Solche Situationen können unter anderem sein: lange, intensive Sonnenbestrahlung, hoher Flüssigkeitsverlust, totale körperliche Erschöpfung, psychische Überforderung. Sehr hohes Fieber kann eine seltene, aber gefährliche Nebenwirkung einiger Arzneimittel sein, wie zum Beispiel von Neuroleptika (bei Psychosen) und Antibiotika (bei bakteriellen Infektionen).

Allgemeine Maßnahmen

Alles, was kühlt und Wärme abführt, kann das Fieber senken. Sinnvoll ist das aber erst, wenn die Aufheizphase vorüber ist und der Fiebernde nicht mehr friert. Solange Hände und Füße noch nicht wieder warm sind und die Haut noch nicht glüht, würde eine Abkühlbehandlung den Körper überanstrengen: Er müsste sich bemühen, die verloren gegangene Wärme so schnell wie möglich neu zu produzieren.

Je größer die gekühlte Hautoberfläche und je kälter das Mittel ist, mit dem man kühlt, desto ausgeprägter ist die fiebersenkende Wirkung. Infrage kommen kalte Umschläge am Unterschenkel (Wadenwickel) oder ein Bad in lauwarmem Wasser. Zu Beginn sollte die Badetemperatur etwa 2 Grad unter der des Körpers liegen, dann kann die Temperatur durch zulaufendes kaltes Wasser weiter abgesenkt werden. Ein solches Abkühlungsbad sollte höchstens 20 Minuten dauern.

Bei Kindern

Vor allem Kleinkinder verlieren bei hohem Fieber oft mehr Flüssigkeit, als sie durch Trinken ersetzen können. Aus diesem Grund ist es bei ihnen wichtig, hohes Fieber zu senken. Als schonende Maßnahme sind zunächst Wadenwickel geeignet.

Wann zum Arzt?

Fieber unter 39 °C, das eine Krankheit begleitet, die zweifelsfrei auszumachen ist, braucht nicht behandelt zu werden. Hierzu gehören zum Beispiel durch Viren ausgelöste Infektionen der Atemwege (Erkältung), des Rachenraums (Angina) oder des Magens und Darms. Wer sich durch die Beschwerden sehr beeinträchtigt fühlt, kann ein fiebersenkendes Mittel anwenden. Hat sich die Erkrankung aber nach drei Tagen nicht deutlich gebessert, sollte ein Arzt zurate gezogen werden.

Unter folgenden Bedingungen ist ebenfalls eine ärztliche Behandlung erforderlich:

- Die Ursache des Fiebers ist nicht sicher auszumachen.
- Das Fieber tritt gleichzeitig mit schwerwiegenden anderen Symptomen auf.
- Es steigt über 39 °C an.
- Das Fieber ist nur mäßig hoch, bleibt aber über längere Zeit bestehen, ohne dass eine Infektion oder Ähnliches vorliegt.
- Das Fieber tritt kurz nach der Einnahme eines Medikaments oder nach der Rückkehr von einer Fernreise auf.

Bei Kindern unter 6 Wochen

Kinder bis zu diesem Alter sollten, wenn ihre Körpertemperatur über 38 °C steigt, immer einem Arzt vorgestellt werden.

Bei Kindern unter 7 Jahren

Gehen Sie mit dem Kind zum Arzt, wenn die Körpertemperatur über 38 °C steigt und/oder das Kind

- sich erbricht
- kaum noch trinkt
- wässrigen Durchfall hat
- auffällig blass ist
- apathisch wirkt
- auffällig schnell atmet oder beim Atmen Geräusche entstehen
- krampfartig zuckt (Fieberkrampf).

Behandlung mit Medikamenten

Die nichtsteroidalen Antirheumatika (→ Seite 625) Diclofenac, Ibuprofen und Azetylsalizylsäure ASS (→ Seite 622) sind ebenso wie Parazetamol (→ Seite 629) nicht nur Schmerzwirkstoffe, sondern können auch Fieber senken. Hierfür werden sie als „geeignet“ bewertet.

Aspirin direkt sind Kautabletten, die ohne Wasser eingenommen werden können. Das läuft der Forderung zuwider, bei der Einnahme von Tabletten mit Azetylsalizylsäure immer ein großes Glas Wasser zu trinken. Da die Flüssigkeit notwendig ist, um die Belastung für Magen, Darm und Speiseröhre zu verringern, wird das Produkt als „mit Einschränkung geeignet“ bewertet.

Die Kombination aus Schmerzmittel und Vitamin C (→ Seite 640), *Aspirin plus C, ASS + C-ratiopharm*, gilt als „auch geeignet“. Der Zusatz von Vitamin C zu ASS ist unnötig, auch wenn die Hersteller eine bessere Magenverträglichkeit propagieren. Da die Mittel aber als Brausetabletten im Handel sind, ist sichergestellt, dass sie immer mit viel Wasser eingenommen werden und schnell wirken.

Für alle anderen Medikamente gelten für die Anwendung bei Fieber die gleichen Bewertungen, wie sie im Abschnitt „Schmerzen“ (→ Seite 615) unter „Behandlung mit Medikamenten“ detailliert angegeben sind.

Bei Kindern

Für Kinder sind Ibuprofen und Parazetamol als Fiebermittel geeignet. Welcher Wirkstoff infrage kommt, richtet sich nach dem Alter des Kindes und seinem Gewicht.

Azetylsalizylsäure scheidet für Kinder unter zwölf Jahren in der Regel aus. Bei ihnen besteht dann, wenn sie einen Virusinfekt, wie Grippe oder Windpocken, haben, das seltene Risiko, dass ASS ein Reye-Syndrom auslöst, bei dem schwere Leber- und Hirnschäden möglich sind. Die Schwere bestimmter Erkrankungen (z. B. das Kawasaki-Syndrom, eine schwere entzündliche Erkrankung des Lymphsystems im frühen Kindesalter) kann es aber in Einzelfällen notwendig machen, Azetylsalizylsäure auch bei jüngeren Kindern anzuwenden.

Bei Kindern, die bereits einmal einen Fieberkrampf hatten, sollte Fieber über 38,5 °C konsequent gesenkt werden. Dazu eignen sich vor allem Wadenwickel und als Medikament Ibuprofen oder Parazetamol. Hat der Arzt nach dem letzten Fieberkrampf vorsorglich krampflösende Zäpfchen verordnet, sollten Sie dem Kind diese nach Anweisung des Arztes geben.

Neue Medikamente

Zu den NSAR, die sich zur Behandlung von Schmerzen und Fieber eignen, gehört auch Naproxen. Produkte mit bis zu 250 Milligramm Naproxen sind verschreibungsfrei.

Azetylsalizylsäure

Acesal, Aspirin, ASS-1A Pharma, ASS AL, ASS-CT, ASS Hexal, ASS-ratiopharm, ASS STADA, DELGESIC, Togal ASS

Azetylsalizylsäure (ASS) wirkt schmerzdämpfend, fiebersenkend und in höherer Dosierung entzündungshemmend. Für diese Anwendungen wird sie als „geeignet“ eingestuft.

Für *Aspirin direkt* gilt eine abweichende Bewertung. Bei diesem Mittel handelt es sich um Kautabletten, die ohne Wasser eingenommen werden können. Wenn die Tabletten aber nicht fein zerkaut und größere Stücke verschluckt werden, können sich diese in der Speiseröhre festsetzen und als Ganzes in den Magen gelangen. Wird bei der Einnahme nichts getrunken, können diese Teile in der Speiseröhre, im Magen und Darm unerwünschte Wirkungen hervorrufen. Aus diesem Grund wird dieses Produkt als „mit Einschränkung geeignet“ bewertet.

Anders ist die Situation bei *Aspirin EFFECT*. Dieses Mittel verhält sich wie ein Brausepulver: Es löst sich nach dem Einstreuen in den Mund sofort sprudelnd auf. Selbst wenn nichts nachgetrunken wird, gibt es keine groben Teile, die die Schleimhaut des Verdauungstrakts über Gebühr belasten können. Dennoch sollte Azetylsalizylsäure nur ausnahmsweise so eingenommen werden, wenn keine Flüssigkeit zur Verfügung steht.

ASS hemmt die Synthese von Prostaglandinen. Dieses ist eine Gruppe hormonähnlicher Substanzen, die in vielen Organen vorkommen. Gemeinsam mit anderen Stoffen unterhalten Prostaglandine jene Prozesse, die eine Entzündung ausmachen. Außerdem sensibilisieren einige Prostaglandine die Nervenendigungen für die Wirkung von schmerzübertragenden Substanzen.

Die fiebersenkende Wirkung von ASS beruht darauf, dass es die Produktion eines bestimmten Prostaglandins in jener Region im Gehirn hemmt, in der die Körpertemperatur reguliert wird.
Im Magen-Darm-Trakt schützen Prostaglandine die Schleimhaut. Durch die ASS-Wirkung verringert sich dieser Schutzeffekt. So erklären sich die häufigen und bei einigen Personen gravierenden unerwünschten Wirkungen von ASS auf Magen und Darm.
Eine Besonderheit von Azetylsalizylsäure ist ihre tagelang anhaltende gerinnungshemmende Wirkung. Diese Eigenschaft nutzt man bei Erkrankungen, bei denen die Gerinnungsfähigkeit des Blutes herabgesetzt werden soll, zum Beispiel nach einem Herzinfarkt oder Schlaganfall. Bei der Schmerzbehandlung ist sie hingegen von Nachteil. Darum wird heute meist Ibuprofen vorgezogen, um Schmerzen und Fieber zu bekämpfen.

Anwendung

Erwachsene brauchen 500 bis 1 000 Milligramm Azetylsalizylsäure, um Schmerzen ausreichend zu dämpfen und Fieber zu senken. Eine zweite Dosis sollte frühestens nach vier bis sechs Stunden eingenommen werden.
Die Tabletten sollen im Verlauf einer Mahlzeit geschluckt und dazu mindestens ein Glas Wasser getrunken werden. Sie können sie auch in Wasser zerfallen lassen oder gleich Brausetabletten verwenden, die in Wasser aufgelöst werden. So ist Azetylsalizylsäure für den Magen am besten verträglich.

Aspirin direkt: Bei diesem Präparat handelt es sich um Kautabletten, die ohne Wasser eingenommen werden können. Das sollten Sie jedoch besser nicht tun – vor allem dann nicht, wenn Sie einen empfindlichen Magen haben. Wenn Sie die Tabletten nicht fein zerkauen, besteht die Gefahr, dass sich größere Tablettenteile in Speiseröhre und Magen festsetzen und der Wirkstoff dort die Schleimhäute direkt reizt.

Aspirin EFFECT: Das Granulat löst sich rasch auf, wenn es auf die Feuchtigkeit im Mund trifft. Wasser kann dennoch nachgetrunken werden, zum Beispiel wenn dem Geschmack und der starken Schaumbildung etwas entgegengesetzt werden soll.
Mit 4 Gramm ASS ist die Tageshöchstdosis erreicht. Die möglicherweise tödliche Einzeldosis liegt bei 8 bis 10 Gramm ASS. Die ersten Anzeichen einer Vergiftung sind meist Schwindel und Ohrensausen.

Achtung

Während der letzten drei Tage vor einer Zahnbehandlung oder einer geplanten Operation sollten Sie kein ASS einnehmen. Schon eine einzige Tablette kann die Zeit, bis das Blut gerinnt, erheblich verlängern.
Wird Azetylsalizylsäure – insbesondere in Kombination mit Koffein – öfter als zehn Tage im Monat eingenommen, können Dauerkopfschmerzen entstehen. Auch das Risiko für Schäden an den Nieren steigt.

Gegenanzeigen

Unter folgenden Bedingungen dürfen Sie Azetylsalizylsäure nicht anwenden:

- Sie haben oder hatten ein Magen- oder Zwölffingerdarmgeschwür.
- Nach der Anwendung von Salizylaten oder NSAR haben Sie bereits einmal einen Asthmaanfall erlitten, allergische Hautreaktionen oder einen allergischen Schnupfen gehabt. Dann sind nach der Anwendung von ASS die gleichen Reaktionen zu befürchten.
- Sie neigen aufgrund einer Veranlagung oder Krankheit zu Blutungen, oder Sie nehmen gerinnungshemmende Medikamente (bei erhöhter Thrombosegefahr) ein.
- Sie leiden an einer nicht ausreichend behandelten schweren Herzschwäche.
- Sie nehmen Methotrexat (bei entzündlichem Rheuma, Krebserkrankungen) in einer Dosierung von mehr als 15 Milligramm pro Woche ein.

Unter folgenden Bedingungen sollten Sie ASS nur nach Rücksprache mit einem Arzt einsetzen, wenn dieser Nutzen und Risiken der Anwendung sorgfältig abgewogen hat:

- Sie haben einen Nierenschaden.
- Die Funktion Ihrer Leber ist gestört.
- Sie haben Asthma oder Nasenpolypen oder neigen zu Allergien.

Wechselwirkungen mit Medikamenten

Wenn Sie noch andere Medikamente nehmen, ist zu beachten:

- Wird ASS zusammen mit nichtsteroidalen Antirheumatika (NSAR, bei Schmerzen, Fieber, Gelenkerkrankungen) angewendet, steigt das Risiko für Schäden am Magen.

- Kortisonhaltige Mittel können bei innerlicher Anwendung die schädliche Wirkung von ASS auf den Magen verstärken. Dadurch steigt das Risiko für Blutungen.
- Durch ASS können Methotrexat (bei entzündlichem Rheuma, Krebserkrankungen) und Lithium (bei manisch-depressiven Erkrankungen) erheblich stärker wirken.
- ASS kann die Wirkung von Phenytoin und Valproinsäure (bei Epilepsien) verstärken. Nehmen Sie ASS nur ab und zu ein, ist das Problem gering; dauert die Behandlung länger als ein paar Wochen, steigt das Risiko für unerwünschte Wirkungen der Epilepsiemittel. Eventuell muss der Arzt dann die Konzentration des Epilepsiemittels im Blut bestimmen und die Dosierung entsprechend verringern.
- ASS kann die Wirkung von blutdrucksenkenden Mitteln vermindern.
- Durch selektive Serotoninwiederaufnahmehemmer (SSRI, bei Depressionen) können sich die unerwünschten Wirkungen von ASS auf den Magen und die Blutgerinnung verstärken. Bei einem erhöhten Risiko für Magenblutungen sollten Sie diese Kombination möglichst vermeiden.

▶ **Unbedingt beachten**

ASS verstärkt die Wirkung der gerinnungshemmenden Mittel Phenprocoumon und Warfarin, die bei erhöhter Thrombosegefahr als Tabletten eingenommen werden. Diese Wechselwirkung ist von der ASS-Dosierung abhängig. Bei der Menge, die für eine Schmerzbehandlung notwendig ist, ist sie besonders ausgeprägt. Wenn Sie die genannten Wirkstoffe einnehmen, dürfen Sie daher ASS nicht gleichzeitig als Schmerzmittel anwenden. Näheres hierzu finden Sie unter „Mittel zur Blutverdünnung: verstärkte Wirkung" (→ Seite 11).

ASS kann in einer Dosierung von mehr als 1 Gramm pro Tag die Wirkung von Sulfonylharnstoff-Tabletten (bei Typ-2-Diabetes) verstärken. Dann werden Unterzuckerungen wahrscheinlicher. Näheres hierzu finden Sie unter „Mittel zur Blutzuckersenkung: verstärkte Wirkung" (→ Seite 11).

Wechselwirkungen mit Speisen und Getränken

Größere Mengen oder regelmäßiger Konsum von Alkohol können die unerwünschten Wirkungen von Azetylsalizylsäure auf den Magen verstärken. Dann steigt das Risiko für Magen- und Zwölffingerdarmgeschwüre und -blutungen.

UNERWÜNSCHTE WIRKUNGEN

▶ **Keine Maßnahmen erforderlich**

Magenschmerzen, Aufstoßen, Übelkeit oder Durchfall treten bei mehr als 10 von 100 Anwendern auf. Sie sind harmlos und vergehen, wenn sie das Schmerzmittel absetzen.

▶ **Muss beobachtet werden**

Halten die beschriebenen Magenbeschwerden an, sollte eine Magenspiegelung gemacht werden, um festzustellen, ob sich ein Magengeschwür gebildet hat.

Blässe und Müdigkeit deuten auf eine Blutarmut hin. Diese kann sich bei regelmäßigem Gebrauch von ASS entwickeln, weil es dabei aus winzigen Verletzungen der Magenschleimhaut bluten kann. Das Blut scheiden Sie unbemerkt mit dem Stuhl aus. Diese unerwünschte Wirkung kann der Arzt mit einer Blutuntersuchung feststellen.

Durch ASS verlängert sich die Zeit, bis das Blut gerinnt. Dann blutet es zum Beispiel nach einem Schnitt in den Finger länger als sonst. Bemerken Sie kleine rote Punkte in der Haut, kann es sich um Einblutungen handeln, die der Arzt beurteilen sollte.

Wenn die Haut sich verstärkt rötet und juckt, reagieren Sie vermutlich allergisch auf das Mittel. Dann sollten Sie es absetzen. Sind die Hauterscheinungen (→ Seite 14) einige Tage später nicht deutlich abgeklungen, sollten Sie einen Arzt aufsuchen.

▶ **Sofort zum Arzt**

Wenn starker Hautausschlag, Juckreiz, Herzrasen, Atemnot, Schwäche und Schwindel auftreten, müssen Sie die Einnahme sofort stoppen und unverzüglich den Notarzt (Telefon 112) rufen, weil es sich um eine lebensbedrohliche Allergie (→ Seite 14) handeln kann. Eine solche Überempfindlichkeit tritt bei Menschen häufiger auf, die unter Nasenpolypen, Nesselsucht oder Asthma leiden und die auf Alkohol, Farbstoffe oder Lebensmittelzusätze allergisch reagieren. Sie sollten vorsichtshalber ein anderes Schmerzmittel, zum Beispiel Parazetamol, wählen.

Wenn Sie Blut erbrechen oder Ihr Stuhl schwarz gefärbt ist, müssen Sie sofort den Notarzt (Telefon 112) rufen! Es kann sich um eine akute Magenblutung handeln. Das Risiko besteht bereits, wenn Sie täglich 100 Milligramm ASS einnehmen.

Wenn Sie grippeartige Beschwerden haben, sich längere Zeit abgeschlagen und müde fühlen und Halsschmerzen und Fieber auftreten, kann es sich um eine Blutbildungsstörung (→ Seite 15) handeln, die bedrohlich werden kann. Sie müssen dann umgehend einen Arzt aufsuchen, damit er das Blutbild kontrollieren kann.

Hörstörungen, Ohrgeräusche, Schwindel und Zustände wie im Delirium (Bewusstseinsstörungen, keine zeitliche und räumliche Orientierung, das Sehen von Trugbildern, Schwitzen, Zittern und Unruhe) lassen vermuten, dass ASS zu hoch dosiert wurde. In diesem Fall sollten Sie sich sofort an einen Arzt wenden.

Anhaltende Nierenschmerzen, eine plötzlich verringerte Urinmenge oder Blut im Urin sollten Sie sofort zum Arzt führen. Es besteht der Verdacht, dass die regelmäßige Einnahme von ASS eine Schmerzmittel-Niere ausgelöst hat, die zum Nierenversagen (→ Seite 16) führen kann. Ab welcher Menge ASS einen solchen Nierenschaden auslöst, ist noch nicht sicher; er wird aber wahrscheinlich, wenn die Nierendurchblutung verringert ist. Das ist vor allem dann der Fall, wenn ASS mit anderen Schmerzmitteln kombiniert eingenommen wird.

HINWEISE

Für Kinder unter 14 Jahren

Kinder unter zwölf Jahren sollten bei Schmerzen und Fieber keine Mittel mit Azetylsalizylsäure bekommen. Vor allem wenn sie gleichzeitig einen Virusinfekt wie Grippe oder Windpocken haben, besteht das seltene Risiko, dass ASS ein Reye-Syndrom auslöst, bei dem schwere Leber- und Hirnschäden möglich sind. Erstes Symptom ist lang anhaltendes Erbrechen; später ist das Kind nur noch schlecht ansprechbar und hat Zustände wie im Delirium (Bewusstseinsstörungen, keine zeitliche und räumliche Orientierung, das Sehen von Trugbildern, Schwitzen, Zittern und Unruhe). Rufen Sie bei solchen Anzeichen sofort einen Arzt. Diese Nebenwirkung kann zum Tod führen. Lediglich die Schwere bestimmter Erkrankungen (z. B. das Kawasaki-Syndrom, eine schwere entzündliche Erkrankung des Lymphsystems im frühen Kindesalter) kann es in Einzelfällen notwendig machen, Azetylsalizylsäure auch bei jüngeren Kindern anzuwenden.

Für Schwangerschaft und Stillzeit

In der Schwangerschaft stehen zur Akutbehandlung von Schmerzen Mittel an erster Stelle, die entweder nur Ibuprofen oder nur Parazetamol enthalten. Ibuprofen darf allerdings nur in den ersten sechs Schwangerschaftsmonaten angewendet werden. Doch wenn Sie gelegentlich ASS als Schmerzmittel eingenommen haben und davon nicht mehr als 1 500 Milligramm am Tag, haben Sie nichts zu befürchten. Haben Sie hingegen während des letzten Schwangerschaftsdrittels ASS regelmäßig und in hoher Dosierung eingenommen, sollte beim Kind die Verbindung zwischen Haupt- und Lungenschlagader mittels Ultraschall kontrolliert werden.

Während der Stillzeit gilt das Gleiche: Ibuprofen und Parazetamol sind in dieser Zeit die Schmerzmittel der Wahl. Dennoch ist die gelegentliche Einnahme von ASS in einer Menge bis 1 500 Milligramm am Tag vertretbar.

Für ältere Menschen

Bei Menschen über 60 Jahre ist das Risiko für Magen-Darm-Blutungen besonders groß. Sie sollten bei Schmerzen ein magenverträglicheres Mittel einnehmen.

Nichtsteroidale Antirheumatika (NSAR)

Diclofenac

Voltaren Dolo

Ibuprofen

Aktren, Dismenol N, DOLO-PUREN, Dolormin, Ibu 1A Pharma, Ibubeta, ibudolor, Ibuflam Lichtenstein, Ibuhexal, Ibu KD, Ibuprofen AbZ, Ibuprofen Atid, Ibuprofen Heumann, IBU-ratiopharm, ibuTAD, MENSOTON, Neuralgin extra, Nurofen, Pfeil Zahnschmerz-Tabletten, Tispol Ibu-DD, Urem

Naproxen

Dolormin für Frauen

Diclofenac, Ibuprofen und Naproxen gehören zu den nichtsteroidalen Antirheumatika (NSAR). Vertreter dieser Gruppe wirken entzündungshemmend und schmerzstillend. Mit der Bezeichnung „nichtsteroidal" grenzt man diese Arzneimittel aufgrund ihrer chemischen Struktur von den ebenfalls entzündungshemmenden Kortisonen ab, die in ihrem Molekül – anders als die NSAR – einen Steroid-Ring haben.

NSAR lindern Schmerzen und dämmen Entzündungen ein, weil sie die Synthese von Prostaglandinen hemmen. Prostaglandine sind Gewebehormone, die an der Regulation vieler Organfunktionen beteiligt sind. Sie treiben zum Beispiel, neben anderen Stoffen, das Entzündungsgeschehen an und schützen die Schleimhaut in Magen und Darm. Die hier besprochenen Substanzen gehören zu den klassischen NSAR. Diese bremsen die Produktion von Prostaglandinen in allen Körpergeweben. Damit entfällt beispielsweise ihre Schutzfunktion im Magen und Darm. Ferner steigt das Risiko, dass sich im Magen-Darm-Trakt ein Geschwür entwickelt, aus dem es bluten und das in den Bauchraum durchbrechen kann.

Das Risiko für Schäden durch NSAR hängt von der Dosierung ab, aber auch davon, wie schnell die Substanz aus dem Körper ausgeschieden wird. Für Magen und Darm ist es besonders schädlich, wenn der Arzneistoff lange wirkt. Die Wirkung von Ibuprofen und Diclofenac hält etwa vier Stunden an. Beide Wirkstoffe zählen zu den NSAR mit kurzer Wirkdauer. Die Wirkung von Naproxen hält dagegen bis zu 20 Stunden an. Damit gehört es zu den NSAR mit mittellanger Wirkdauer.

Es wird empfohlen, NSAR nur bei Bedarf und in der geringstmöglichen Dosierung anzuwenden. Neben möglichen schädlichen Wirkungen auf Magen und Darm können die Substanzen bei hoher Dosierung und langer Anwendungsdauer auch das Risiko für Herz-Kreislauf-Erkrankungen erhöhen.

Diclofenac und Ibuprofen sind geeignet, um leichte bis mäßige Schmerzen zu lindern und Fieber zu senken. Naproxen ist in dem hier besprochenen Produkt nur für die Behandlung von Schmerzen im Rahmen der Menstruation zugelassen und wird dann nur für kurze Zeit eingenommen. Dafür wird es als „geeignet" bewertet.

Anwendung

Diclofenac: Die Tabletten können Sie im Abstand von vier bis sechs Stunden einnehmen. Die Tageshöchstmenge sollte 75 Milligramm Diclofenac-Kalium (in Form dieses Salzes ist Diclofenac in den Tabletten enthalten) nicht überschreiten.

Ibuprofen: Die übliche Dosis sind 200 bis 400 Milligramm; mehr dämpft Schmerzen nicht wesentlich stärker und senkt Fieber nicht nennenswert schneller. Bis zur Tageshöchstdosis von 1 200 Milligramm Ibuprofen können Sie die Anwendung alle vier bis sechs Stunden wiederholen. In höherer Dosierung wird Ibuprofen als entzündungshemmendes Mittel bei Beschwerden wie Rheuma und entzündlichen Gelenkbeschwerden eingesetzt. Diese Mittel sind allerdings verschreibungspflichtig.

Ibuprofen gibt es auch als Granulat und Brausetabletten, die aufgelöst und getrunken werden. Für Kinder stehen Säfte und Zäpfchen zur Verfügung.

Naproxen: Bei Bedarf nehmen Sie drei-, höchstens viermal täglich 250 Milligramm ein.

Wenn Sie die Tabletten auf nüchternen Magen einnehmen, wirken sie etwas schneller. In jedem Fall sollten Sie ein Glas Wasser dazu trinken.

Ohne ärztlichen Rat sollten Sie keines dieser NSAR öfter als zehnmal im Monat anwenden.

Achtung

Gegenanzeigen

Einige Präparate enthalten als Konservierungsmittel Parabene (siehe Tabelle). Wer auf Parastoffe (→ Seite 585) allergisch reagiert, darf diese Mittel nicht einnehmen.

Unter folgenden Bedingungen dürfen Sie keine NSAR anwenden:

- Sie haben oder hatten nach der Einnahme von NSAR schon einmal ein aktives Magen-Darm-Geschwür oder Blutungen im Magen-Darm-Trakt.
- Nach der Anwendung von Azetylsalizylsäure oder Mitteln mit vergleichbarer Wirkung haben Sie bereits einmal einen Asthmaanfall erlitten, allergische Hautreaktionen oder einen allergischen Schnupfen gehabt. Dann sind nach der Anwendung von NSAR die gleichen Reaktionen zu befürchten.
- Ihre Blutbildung ist gestört oder Sie haben ungeklärte Blutungen.
- Sie leiden an einer schweren, chronisch-entzündlichen Darmerkrankung.
- Sie leiden an einer schweren, unkontrollierten Herzschwäche.

NSAR sollten Sie nicht zusammen mit einer anderen Substanz aus dieser Gruppe, nicht mit COX-2-Hemmern oder mit mehr als 500 Milligramm

Azetylsalizylsäure am Tag (alle bei Schmerzen, Fieber, Gelenkbeschwerden) einnehmen. Bei der Kombination von NSAR mit Azetylsalizylsäure genügt bereits eine Dosierung von mehr als 100 Milligramm ASS am Tag, um das Risiko für Magen-Darm-Geschwüre und in der Folge das für Blutungen ansteigen zu lassen. Derartige Kombinationen können sogar unbeabsichtigt zustande kommen, weil einige dieser Wirkstoffe auch in Kombinationsmitteln etwa gegen Grippe oder in Lutschtabletten bei Halsschmerzen enthalten sein können.

Unter folgenden Bedingungen sollten Sie das Mittel nur nach Rücksprache mit einem Arzt einsetzen, wenn dieser Nutzen und Risiken der Anwendung sorgfältig abgewogen hat. Wenn Sie das Mittel über längere Zeit einnehmen sollen, sollte der Wirkstoff niedrig dosiert und Ihr Gesundheitszustand häufig kontrolliert werden:

- Ihr Risiko für ein Magen-Darm-Geschwür ist erhöht, zum Beispiel weil Sie schon einmal – unabhängig von der Einnahme von NSAR – eine solche Erkrankung hatten oder Sie bereits älter sind.
- Sie haben eine Lebererkrankung.
- Ihr Blutdruck ist erhöht.
- Ihr Herz arbeitet unzureichend (Herzschwäche) oder Sie haben Flüssigkeitsansammlungen im Gewebe. Da sich durch NSAR die Nierenfunktion verschlechtern kann und dann mehr Flüssigkeit im Körper zurückbleibt, können sich die genannten Störungen verschlimmern.
- Sie haben gerade eine größere Operation hinter sich gebracht.
- Werden NSAR hoch dosiert und lange Zeit angewendet, kann es zu Nierenschäden kommen. Besteht bereits eine Funktionseinschränkung der Nieren oder der Leber, sollte mit einer verringerten Dosis behandelt werden.

Wechselwirkungen mit Medikamenten

Wenn Sie noch andere Medikamente nehmen, ist zu beachten:

- NSAR schwächen die Wirkung aller blutdrucksenkenden Arzneimittel (Betablocker, ACE-Hemmer, Diuretika). Deshalb sollte bei gleichzeitiger Anwendung die Dosierung der Blutdruckmittel überprüft und gegebenenfalls erhöht werden. Zusammen mit ACE-Hemmern steigt außerdem das Risiko, dass sich eine Nierenfunktionsstörung entwickelt.
- Die Wirkung von harntreibenden Mitteln (Diuretika) und unter ihnen besonders die der starkwirkenden (Furosemid, Piretanid und Torasemid) wird von NSAR stark vermindert; zusätzlich wird die Ausscheidung von Kalium gehemmt. Dadurch kann der Kaliumgehalt des Blutes viel zu hoch ansteigen. Das macht sich durch Müdigkeit bis zur Apathie, durch Muskelschwäche und Herzrhythmusstörungen bemerkbar. Bei der gleichzeitigen Einnahme von NSAR und Diuretika muss die Nierenfunktion häufiger kontrolliert werden.
- Bei der Kombination mit kortisonhaltigen Mitteln (bei Entzündungen, Immunreaktionen) vergrößert sich das Risiko für Magen-Darm-Geschwüre und -Blutungen erheblich.
- Die gemeinsame Anwendung mit selektiven Serotonin-Wiederaufnahmehemmern (SSRI, bei Depressionen) kann das Risiko für eine Magenblutung erhöhen.
- Wenn Sie Lithium einnehmen (bei manisch-depressiver Erkrankung) und zusätzlich noch NSAR, kann der Lithiumblutspiegel so steigen, dass erhebliche unerwünschte Wirkungen eintreten.
- Wenn NSAR gemeinsam mit Ciclosporin (bei rheumatoider Arthritis), Tacrolimus (nach Organtransplantationen) oder Methotrexat (bei rheumatoider Arthritis, Krebserkrankungen) angewendet werden, kann sich die Giftigkeit der letztgenannten Medikamente verstärken. Ist die gemeinsame Anwendung unumgänglich, muss die Nierenfunktion sorgfältig beobachtet werden.

Ibuprofen: Dieser Wirkstoff kann die blutgerinnungshemmende Wirkung von niedrig dosierter Azetylsalizylsäure beeinträchtigen und so die Schutzwirkung auf Herz und Kreislauf verringern. Wird diese Kombination längere Zeit beibehalten, sollte Ibuprofen frühestens eine halbe Stunde nach der Einnahme von Azetylsalizylsäure angewendet werden oder mindestens acht Stunden vorher. Eine andere Möglichkeit ist, auf Diclofenac statt Ibuprofen auszuweichen.

▶ Unbedingt beachten

NSAR können die Wirkung von gerinnungshemmenden Mitteln wie Phenprocoumon und Warfarin sowie von Clopidogrel, Prasugrel und Tiklopidin, die bei erhöhter Thrombosegefahr als Tabletten eingenommen werden, verstärken. Dadurch erhöht sich das Risiko für innere Blutungen. Näheres hierzu finden Sie unter „Mittel zur Blutverdünnung: verstärkte Wirkung" (→ Seite 11).

Wechselwirkungen mit Speisen und Getränken

Es wird vermutet, dass eine größere Menge oder regelmäßiger Konsum von Alkohol die unerwünschten Wirkungen dieser Arzneistoffe auf den Magen verstärken kann. Dann steigt das Risiko für Magen- und Zwölffingerdarmgeschwüre und -blutungen.

UNERWÜNSCHTE WIRKUNGEN

Wie häufig unerwünschte Wirkungen auftreten, hängt von der Dosierung und der Anwendungsdauer des Arzneimittels ab. Werden NSAR nur gelegentlich bei Schmerzen oder Fieber eingesetzt, treten unerwünschte Wirkungen seltener auf als bei hoch dosierter Langzeitgabe.

Am häufigsten rufen NSAR unerwünschte Wirkungen im Magen-Darm-Trakt hervor. Etwa jeder Zehnte blutet in der Folge unbemerkt aus der Schleimhaut von Magen und Darm. In Ausnahmefällen kann sich dadurch eine Blutarmut entwickeln. Sie äußert sich durch Konzentrationsschwäche, Neigung zu Kopfschmerzen, rasche Ermüdbarkeit, eventuell raue und rissige Haut sowie brüchige Nägel. Ob eine Blutarmut vorliegt, lässt sich durch eine Blutuntersuchung feststellen.

Manche unerwünschten Wirkungen treten bei Menschen häufiger auf, die Asthma haben oder bei denen die Schleimhaut der Atemwege aufgrund einer Überempfindlichkeit leicht anschwillt. Darum sollten Menschen mit Asthma, Heuschnupfen oder Allergien die erste Dosis eines NSAR, das sie noch nicht verwendet haben, unter ärztlicher Aufsicht einnehmen.

Bei Personen mit einer Nierenfunktionsstörung oder Herz-Kreislauf-Erkrankung und bei solchen, die entwässernde Mittel (Diuretika) einnehmen, ist das Risiko erhöht, dass sich vor allem in den Beinen Gewebewasser ansammelt (Ödeme).

Wenn Sie NSAR längere Zeit anwenden, können Kopfschmerzen auftreten, die auf dem Medikament beruhen. Diese dürfen Sie nicht zu bekämpfen versuchen, indem Sie die Dosis des Mittels erhöhen. Vielmehr sollten Sie mit einem Arzt über eine geänderte Behandlung sprechen.

▶ **Keine Maßnahmen erforderlich**

Mehr als 1 von 100 NSAR-Anwendern klagen über Magenbeschwerden mit Übelkeit und Sodbrennen und über Bauchschmerzen, Blähungen, Völlegefühl und Durchfall.

▶ **Muss beobachtet werden**

Bei bis zu 1 von 100 Personen treten Magengeschwüre auf, die oft unbemerkt bleiben. Sie können sich aber auch äußern, indem Magenschmerzen erstmals auftreten, und durch eine Schwarzfärbung des Stuhls. Je nachdem, wie heftig die Beschwerden sind, sollten Sie sich umgehend an einen Arzt wenden oder ihn im Laufe des nächsten Tages aufsuchen.

In Einzelfällen kann sich eine Herzschwäche oder ein Nierenschaden (→ Seite 16) entwickeln. Ein Zeichen dafür können anschwellende Beine sein. Bei diesem Symptom sollten Sie sich an einen Arzt wenden.

Es können Ohrgeräusche und Schwindel auftreten. Wiederholen sich diese Symptome oder werden sie schlimmer, sollten Sie das mit einem Arzt besprechen.

NSAR können die Blutbildung (→ Seite 15) beeinträchtigen. Das macht sich durch Müdigkeit und verminderte Leistungsfähigkeit bemerkbar. Sind derartige Beschwerden unerklärlich, halten sie länger als ein bis zwei Wochen an oder verschlimmern sie sich, sollten Sie einen Arzt kontaktieren.

Wenn die Haut sich verstärkt rötet und juckt, reagieren Sie vermutlich allergisch auf das Mittel. Dann sollten Sie es absetzen. Sind die Hauterscheinungen (→ Seite 14) einige Tage später nicht deutlich abgeklungen, sollten Sie einen Arzt aufsuchen.

NSAR können Leberschäden (→ Seite 16) hervorrufen. Treten Übelkeit, Erbrechen und/oder dunkel gefärbter Urin auf und ist der Stuhl auffällig hell, sollten Sie einen Arzt aufsuchen.

▶ **Sofort zum Arzt**

Die Mittel können – insbesondere bei Dauertherapie – die Leber (→ Seite 16) schwer schädigen. Wenn sich die Haut gelb färbt – möglicherweise begleitet von starkem Juckreiz am ganzen Körper –, sollten Sie sofort einen Arzt aufsuchen.

Vereinzelt setzt Minuten bis Stunden nach dem Beginn der Behandlung eine schwere allergische Reaktion (→ Seite 14) ein. Ihre Symptome sind starker Hautausschlag, Anschwellen der Schleimhaut des Kehlkopfs, Atemnot, Blutdruckabfall (Schwindel, Schwarzwerden vor den Augen), Herzjagen, Schock. In diesem Fall dürfen Sie das Arzneimittel keinesfalls mehr einnehmen. Vielmehr sollte sofort der Notarzt (Telefon 112) gerufen werden.

In Einzelfällen kann es aus einem Magengeschwür bluten oder es kann sogar die Magenwand durchbrochen werden. Das kann plötzlich einsetzende Dauerschmerzen verursachen, die in den Rücken ausstrahlen, außerdem kann Blut erbrochen werden. Bei solchen Anzeichen sollte sofort der Notarzt (Telefon 112) gerufen werden.

Hinweise

Für Kinder unter 14 Jahren

Diclofenac: Dieses Präparat ist nicht zur Anwendung bei Kindern unter 14 Jahren gedacht.

Ibuprofen: Für Kinder gibt es Zäpfchen und spezielle Saftzubereitungen. Zäpfchen mit 60 Milligramm Ibuprofen können Kindern ab drei Monate gegeben werden, wenn sie mindestens 6 Kilogramm wiegen. Der Saft kann Kindern ab dem sechsten Lebensmonat gegeben werden. Die Dosierung beträgt 7,5 bis 10 Milligramm Ibuprofen pro Kilogramm Körpergewicht bis zu dreimal täglich. Bei Kindern zwischen sechs und neun Jahren sollte die Einzeldosis nicht mehr als 200 Milligramm ausmachen, die Tageshöchstdosis liegt bei 600 Milligramm.

Naproxen: Zur Anwendung bei Kindern ist dieses Präparat nicht gedacht.

Für Frauen

Dolormin für Frauen: Wenn eine Schwangerschaft weniger als drei Monate zurückliegt, dürfen Sie das Mittel nicht anwenden.

Für Schwangerschaft und Stillzeit

Für die Anwendung von Diclofenac und Ibuprofen in der Schwangerschaft liegen zahlreiche Daten vor. Daraus wird die Empfehlung abgeleitet, dass diese beiden NSAR in den ersten sechs Schwangerschaftsmonaten für kurze Zeit angewendet werden können. Da die Sicherheit der anderen NSAR deutlich schlechter dokumentiert ist, sind Diclofenac und Ibuprofen in der Schwangerschaft zu bevorzugen.

Im letzten Schwangerschaftsdrittel darf keines dieser NSAR eingenommen werden. Durch sie kann sich beim Kind die Verbindung zwischen Haupt- und Lungenschlagader vorzeitig schließen, was den Kreislauf des Kindes überlastet. Außerdem kann sich bei der Frau Wasser im Gewebe einlagern (Ödeme). Auch die Wehen können gehemmt und die Geburt dadurch verzögert werden.

Auch während der Stillzeit sind Diclofenac und Ibuprofen zu bevorzugen. Wenn Sie einmal ein anderes NSAR eingenommen haben, brauchen Sie zwar nicht abzustillen, doch sollten Sie mit dem Arzt über andere Behandlungsmöglichkeiten sprechen.

Für ältere Menschen

Menschen im höheren Alter scheiden NSAR verzögert aus. Für sie genügt eine geringere Dosis; andernfalls müssen sie mit vermehrten und schwereren unerwünschten Wirkungen rechnen. Vor allem Magenblutungen bis hin zum Magendurchbruch kommen bei ihnen häufiger vor als bei jüngeren Menschen.

Zur Verkehrstüchtigkeit

Wenn Sie Kopfschmerzen bekommen, Ihnen schwindlig wird oder Sie müde werden, kann das Ihre Fähigkeit beeinträchtigen, ein Fahrzeug zu lenken, Maschinen zu bedienen und Arbeiten ohne sicheren Halt zu verrichten.

Parazetamol

ben-u-ron, Captin, Paracetamol 1A Pharma, Paracetamol AL, Paracetamol BC, Paracetamol-CT, Paracetamol Heumann, Paracetamol HEXAL, ParaCetaMol Lichtenstein, Paracetamol-ratiopharm, Paracetamol STADA, vivimed N

Parazetamol ist geeignet, um Schmerzen zu dämpfen und Fieber zu senken. Seine Wirksamkeit ist ausreichend nachgewiesen. Die Wirkung erzielt Parazetamol über verschiedene Angriffspunkte. Man geht davon aus, dass einer davon die Hemmung der Produktion von Prostaglandinen ist. Diese Gewebehormone sind unter anderem an entzündlichen Reaktionen und Schmerzen beteiligt.

Anwendung

Von Parazetamol nehmen Erwachsene bei Bedarf alle vier bis sechs Stunden 500 bis 1 000 Milligramm ein, jedoch keinesfalls mehr als 4 Gramm am Tag.

Trinken Sie ein Glas Wasser dazu, wenn Sie die Tabletten einnehmen, oder verwenden Sie Brausetabletten, die aufgelöst und getrunken werden. Bei Parazetamol liegen die Menge, die zur vollen Wirkung notwendig ist, und die, ab der es giftig wirkt, sehr nahe beieinander. Hinweise zur Vermeidung einer Überdosierung finden Sie unter „Parazetamol-Vergiftung“ (→ nachfolgend).

Parazetamol-Vergiftung

Richtig dosiert und bei kurzzeitiger Anwendung hat Parazetamol kaum Nebenwirkungen. Sogar in der Schwangerschaft ist es bei Schmerzen und Fieber das Mittel der Wahl. Doch die Grenze zwischen der Parazetamoldosis, die nutzt, und der, die schadet, ist sehr schmal. Aus Unwissen oder Unachtsamkeit kann es leicht zu einer Überdosierung kommen, die infolge einer Leberzerstörung tödlich enden kann. Aus diesem Grund hat der Gesetzgeber Mittel, die mehr als 10 Gramm Parazetamol zum Einnehmen in einer Packung enthalten, oder die gespritzt werden müssen, der Rezeptpflicht unterstellt.

Folgende Hinweise sollen helfen, Parazetamol sicher anzuwenden:

- Halten Sie unbedingt die korrekte Dosierung ein. Gesunde Erwachsene dürfen am Tag nicht mehr als 4 Gramm Parazetamol anwenden. Für Menschen mit gestörter Leber- oder Nierenfunktion gilt eine geringere Menge. Bei Säuglingen, Kindern und Jugendlichen richtet sich die Dosis nach dem Körpergewicht und liegt entsprechend niedriger.
- Wählen Sie eine Anwendungsform, mit der Sie den Wirkstoff wirklich genau dosieren können. Für Kinder sind das Zäpfchen oder Saft. Tabletten enthalten für Kinder unter 33 Kilogramm in der Regel zu viel Parazetamol.
- Bis die Wirkung von Parazetamol einsetzt, dauert es gut eine Stunde. Frühestens nach vier, besser nach sechs Stunden kann eine weitere Dosis angewendet werden. Das gilt ganz besonders für Kinder. Die gesamte Tagesmenge auf einmal geschluckt, kann die Leber schädigen, die doppelte Menge kann bereits lebensgefährlich sein. Leber- und Nierenschäden drohen auch, wenn Sie eine hohe Dosierung länger beibehalten.
- Achten Sie darauf, dass Sie nicht versehentlich mehr Parazetamol anwenden als beabsichtigt. Parazetamol ist Bestandteil mancher Kombinationsmittel gegen Erkältungen. Wenn Sie beispielsweise ein solches Mittel einnehmen, um Ihre Erkältung zu bekämpfen, und gleichzeitig mit einem parazetamolhaltigen Mittel Fieber senken wollen, können Sie die maximale Einzeldosis bereits überschreiten.

Achtung

Wird Parazetamol – insbesondere in Kombination mit Koffein – öfter als zehn Tage im Monat eingenommen, können Dauerkopfschmerzen entstehen. Auch das Risiko für schwere Schäden an den Nieren steigt.

ben-u-ron Saft: Dieses Präparat enthält Parabene als Konservierungsmittel. Menschen, die auf Parastoffe (→ Seite 585) allergisch reagieren, dürfen das Mittel nicht anwenden.

Gegenanzeigen

Bei einer gestörten Leberfunktion, wie sie zum Beispiel bei Alkoholmissbrauch oder Leberentzündungen vorkommt, kann Parazetamol stärker wirken. Dann kann eine sonst ungefährliche Dosis bereits zu Vergiftungserscheinungen führen. Parazetamol darf daher nicht eingesetzt werden, wenn die Leberfunktion erheblich eingeschränkt ist.

Wechselwirkungen mit Medikamenten

Folgende Medikamente können die Leber für die Giftwirkung von Parazetamol empfindlicher machen: Phenobarbital, Phenytoin und Carbamazepin (bei Epilepsien), Isoniazid und Rifampizin (bei Tuberkulose).

Wechselwirkungen mit Speisen und Getränken

Bei Menschen, die öfter mehr als drei Gläser Alkohol am Tag trinken, kann die Leber bereits empfindlicher für die Giftwirkung von Parazetamol sein. Sie sollten dann besser ein anderes Schmerz- oder Fiebermittel wählen.

Unerwünschte Wirkungen

▶ **Keine Maßnahmen erforderlich**

Bei Fieber verstärkt Parazetamol das Schwitzen. Magenschmerzen, Aufstoßen, Übelkeit und Durchfall (bei mehr als 10 von 100 Anwendern) sind harmlos und vergehen, wenn das Mittel nicht mehr eingenommen wird.

▶ **Muss beobachtet werden**

Wenn die Haut sich verstärkt rötet und juckt, reagieren Sie vermutlich allergisch auf das Mittel. Dann sollten Sie es absetzen. Sind die Hauter-

scheinungen (→ Seite 14) einige Tage später nicht deutlich abgeklungen, sollten Sie einen Arzt aufsuchen.
Die Mittel können besonders bei Überdosierung und Daueranwendung Leberschäden (→ Seite 16) hervorrufen. Treten Übelkeit, Erbrechen und/oder dunkel gefärbter Urin auf und ist der Stuhl auffällig hell, sollten Sie einen Arzt rufen.

▶ **Sofort zum Arzt**

Die Mittel können insbesondere bei Überdosierung und Daueranwendung die Leber (→ Seite 16) schwer schädigen. Wenn sich die Haut gelb färbt – möglicherweise begleitet von starkem Juckreiz am ganzen Körper –, sollten Sie sofort einen Arzt aufsuchen.
Anhaltende Nierenschmerzen, eine plötzlich verringerte Urinmenge oder Blut im Urin sollten Sie sofort zum Arzt führen. Es besteht der Verdacht, dass die regelmäßige Einnahme von Parazetamol eine Schmerzmittel-Niere ausgelöst hat, die zum Nierenversagen (→ Seite 16) führen kann. Ab welcher Menge Parazetamol einen solchen Nierenschaden auslöst, ist noch nicht sicher; er wird aber wahrscheinlich, wenn die Nierendurchblutung verringert ist. Das ist vor allem dann der Fall, wenn Parazetamol mit anderen Schmerzmitteln kombiniert oder in einer Menge, die die Höchstdosis überschreitet, eingenommen wird.

HINWEISE

Für Kinder unter 14 Jahren

Hinweise zur sicheren Anwendung von Parazetamol finden Sie unter „Parazetamol-Vergiftung" (→ Seite 630).
Kindern lassen sich Saft, Tropfen oder Zäpfchen (Suppositorien) meist besser verabreichen als Tabletten. Allerdings kann die Wirkung von Zäpfchen unsicher sein, weil der Arzneistoff nicht komplett ins Blut übertritt und das Einführen eines Zäpfchens Stuhlgang auslösen kann.
Um von einem Saft die richtige Menge abmessen zu können, liegt der Packung ein Messlöffel bei. Diesen sollten Sie unbedingt benutzen. Die Löffel der verschiedenen Haushaltsbestecke haben ein unterschiedliches Fassungsvermögen; mit ihnen ist keine genaue Dosierung möglich.

- Säuglinge, die zwischen 3 und 5 Kilogramm wiegen, bekommen 75 Milligramm Parazetamol als Einmaldosis, jedoch nicht mehr als 225 Milligramm am Tag. Säuglinge, die älter sind als drei Monate und 5 bis 9 Kilogramm wiegen, bekommen 75 bis 100 Milligramm Parazetamol als Einmaldosis, jedoch nicht mehr als 300 bis 400 Milligramm am Tag.
- Kleinkinder bis 12 Kilogramm bekommen 125 bis 150 Milligramm Parazetamol als Einmaldosis, jedoch nicht mehr als 600 Milligramm am Tag. Kleinkinder bis 18 Kilogramm bekommen 200 bis 250 Milligramm Parazetamol als Einmaldosis, jedoch nicht mehr als 1 000 Milligramm am Tag. Kleinkinder bis 25 Kilogramm bekommen 250 bis 300 Milligramm Parazetamol als Einmaldosis, jedoch nicht mehr als 1 200 Milligramm am Tag.
- Schulkinder bis 32 Kilogramm bekommen 400 bis 500 Milligramm Parazetamol als Einmaldosis, jedoch nicht mehr als 1 600 Milligramm am Tag. Schulkinder bis 43 Kilogramm bekommen 500 Milligramm Parazetamol als Einmaldosis, jedoch nicht mehr als 2 000 Milligramm am Tag.

Bei einigen Schmerzarten wirkt Parazetamol bei Kindern nicht sonderlich gut, so zum Beispiel bei Verletzungen. Dann kann Ibuprofen die bessere Wahl sein.

Für Schwangerschaft und Stillzeit

Parazetamol kann während der Schwangerschaft und Stillzeit angewendet werden, wenn eine Schmerzbehandlung notwendig ist oder Fieber dringend gesenkt werden muss. Allerdings kann es in der Schwangerschaft etwas schwächer wirken.

Pyrazole

Phenazon

Migräne-Kranit, Migränin Phenazon

Propyphenazon

DEMEX Zahnschmerztabletten

Phenazon und Propyphenazon gehören aufgrund ihrer chemischen Struktur zur Gruppe der Pyrazole. Ein weiterer, allerdings verschreibungspflichtiger Wirkstoff aus dieser Reihe ist Metamizol. Näheres zu diesem Wirkstoff lesen Sie im HANDBUCH MEDIKAMENTE der Stiftung Warentest oder im Internet unter www.medikamente-im-test.de.
Phenazon und Propyphenazon wirken schmerzlindernd und fiebersenkend. Welcher Mechanismus ihrer Wirkung genau zugrunde liegt, ist noch nicht ausreichend geklärt. Man geht derzeit davon aus, dass die beiden Wirkstoffe die Produk-

tion von Prostaglandinen hemmen und im Gehirn schmerzstillend und fiebersenkend wirken. Näheres hierzu finden Sie unter „Azetylsalizylsäure" (→ Seite 622).

Die therapeutische Wirksamkeit von Phenazon und Propyphenazon bei Schmerzen und Fieber ist nicht ausreichend untersucht, obwohl die Substanzen bereits seit Jahrzehnten im Handel sind. Für beide Wirkstoffe liegen keine Studien zur Schmerzlinderung oder Fiebersenkung vor, die den heutigen methodischen Anforderungen gerecht werden. Man nimmt aber an, dass ihre Wirksamkeit in etwa der der NSAR entspricht. Zudem mangelt es an Erkenntnissen über die Risiken von Phenazon und Propyphenazon – insbesondere hinsichtlich der Anwendung über lange Zeit und sehr selten auftretender, aber bedrohlicher Nebenwirkungen. Von Metamizol, einem dritten, aber verschreibungspflichtigen Schmerzwirkstoff dieser Gruppe sind schwere Störungen der Blutbildung, schwere allergische Reaktionen und Nierenschädigungen bekannt. Dieses Risiko soll bei Phenazon und Propyphenazon zwar geringer sein, doch liegen dazu keine verlässlichen Informationen vor. Da es andere Schmerz- und Fieberwirkstoffe gibt, deren Eigenschaften, therapeutische Wirksamkeit und Verträglichkeit gut dokumentiert sind und die als „geeignet" bewertet werden, gelten Präparate mit Phenazon oder Propyphenazon als „wenig geeignet".

Zum Zeichen, dass die phenazonhaltigen Präparate auch für Migränekopfschmerzen gedacht sind, führen sie das Wort „Migräne" im Namen. Für diese Anwendung gelten die Mittel als „mit Einschränkung geeignet". Näheres hierzu und zu den anderen bei Migräne eingesetzten Medikamenten finden Sie unter „Migräne" (→ Seite 507).

Anwendung

Die Mittel gibt es als Tabletten und Zäpfchen. Letztere sollen möglichst nach dem Stuhlgang in den Enddarm eingeführt werden. Damit das leichter gelingt, können sie in der Hand etwas erwärmt werden.

Nach etwa einer halben Stunde sollten die Schmerzen deutlich nachlassen.

Achtung

Wird Phenazon öfter als zehn Tage im Monat eingenommen, können Dauerkopfschmerzen entstehen. Auch das Risiko für Schäden an den Nieren steigt.

Gegenanzeigen

Phenazon und Propyphenazon dürfen Sie nicht anwenden, wenn bei Ihnen die Bildung des roten Blutfarbstoffs schwerwiegend gestört ist (akut intermittierende Porphyrie).

Unter folgenden Bedingungen sollten Sie Phenazon oder Propyphenazon nur nach Rücksprache mit einem Arzt einsetzen, wenn dieser Nutzen und Risiken der Anwendung sorgfältig abgewogen hat:

- Sie haben Nesselsucht, Asthma oder eine chronische Atemweginfektion oder Sie haben auf die Anwendung anderer Schmerz- oder Rheumamittel schon einmal überempfindlich reagiert. Dann ist bei Anwendung dieser Mittel das Risiko erhöht, dass der Kreislauf versagt.
- Sie leiden an einer Blutbildungsstörung.

Wechselwirkungen mit Medikamenten

Wenn Sie Betablocker oder Kalziumantagonisten einnehmen (bei hohem Blutdruck, Herzkrankheiten), kann Phenazon oder Propyphenazon langsamer ausgeschieden werden. Dann können sie länger wirken und die Gefahr von unerwünschten Wirkungen steigt.

Das Gleiche gilt, wenn Sie die Pille zur Empfängnisverhütung einnehmen.

Phenazon kann den Abbau von gerinnungshemmenden Mitteln wie Phenprocoumon und Warfarin, die bei erhöhter Thrombosegefahr als Tabletten eingenommen werden, beschleunigen. Wenn Sie den Schmerzwirkstoff zusammen mit gerinnungshemmenden Mitteln einnehmen, kann die Blutgerinnung weniger stark gehemmt sein als es notwendig ist. Dann kann das Herzinfarkt- und Schlaganfallrisiko, das durch diese Mittel gesenkt werden soll, wieder erhöht sein.

Unerwünschte Wirkungen

▶ Muss beobachtet werden

Wenn die Haut sich verstärkt rötet und juckt, reagieren Sie vermutlich allergisch auf das Mittel. Dann sollten Sie es absetzen. Sind die Hauterscheinungen (→ Seite 14) einige Tage später nicht deutlich abgeklungen, sollten Sie einen Arzt aufsuchen.

▶ Sofort zum Arzt

Wenn starker Hautausschlag, Juckreiz, Herzrasen Atemnot, Schwäche und Schwindel auftreten, müssen Sie die Anwendung sofort stoppen und unverzüglich den Notarzt (Telefon 112) rufen. Es kann sich um eine lebensbedrohliche Allergie (→ Seite 14) handeln. Eine solche Überempfindlichkeit ist häufiger, wenn Sie unter Nesselsucht, chronischen Atemweginfektionen oder Asthma leiden.

Nierenschmerzen und eine verringerte Harnproduktion deuten auf eine Nierenschädigung (→ Seite 16) hin. Solche Symptome sollten Sie sofort zum Arzt führen.

Bei Fieber mit Halsschmerzen und Schüttelfrost sollten Sie sofort den Arzt informieren. Es können die ersten Symptome einer Blutbildungsstörung (→ Seite 15) sein. Besonders die Zahl der weißen Blutkörperchen, die bei der Infektionsabwehr eine wichtige Rolle spielen, kann durch Phenazon oder Propyphenazon abnehmen (Agranulozytose).

HINWEISE

Für Kinder unter 14 Jahren

Phenazon: Die Tabletten sollten bei Kindern unter sieben Jahren, die Zäpfchen bei Kindern unter 15 Jahren nicht angewendet werden.

Propyhenazon: Dieses Mittel ist nicht für Kinder unter 7 Jahren gedacht.

Für Schwangerschaft und Stillzeit

Phenazon und Propyphenazon sollten während der Schwangerschaft und Stillzeit nicht angewendet werden.

Für ältere Menschen

Bei älteren Menschen wirken Phenazon und Propyphenazon länger als bei jüngeren. Daher sollten sie eine geringere Dosis einnehmen.

Pflanzliches Mittel

Pfefferminzöl

Euminz

Dieses Präparat enthält das ätherische Öl der Pfefferminze (Mentha piperita). Sein Hauptinhaltsstoff ist Menthol. Dieses dringt nach dem Auftragen des Öls in die Haut ein und erregt die dort befindlichen Kälterezeptoren. Dadurch entsteht ein lang anhaltendes Kältegefühl, auf dem möglicherweise die schmerzlindernden Effekte beruhen. Daneben wirkt Pfefferminzöl auf die Muskulatur entspannend und steigert die Durchblutung.

Gemäß den vorliegenden Studien kann man annehmen, dass auf Stirn und Schläfen aufgetragenes Pfefferminzöl bei Spannungskopfschmerzen hilfreich sein kann. Vorteilhaft ist, dass es keine Kopfschmerzen hervorrufen kann, die auf der häufigen Anwendung beruhen. Da aber noch nicht ausreichend belegt ist, dass das ätherische Öl einfachen Schmerzmitteln gleichwertig ist, wird das Mittel als „mit Einschränkung geeignet" bewertet. Es kann für diejenigen eine Behandlungsmöglichkeit sein, für die geeignete Schmerzmittel wie Azetylsalizylsäure, Ibuprofen und Parazetamol nicht infrage kommen oder die diesen Mitteln ablehnend gegenüberstehen.

ANWENDUNG

Das Öl wird mithilfe des beiliegenden Applikators gleichmäßig auf Stirn und Schläfen aufgetragen. Bei Bedarf kann das im Abstand von jeweils 15 Minuten mehrmals wiederholt werden. Ist nach zwei Stunden keine Besserung spürbar, sollte die Behandlung abgebrochen werden.

ACHTUNG

Pfefferminzöl darf nicht auf Schleimhäute oder verletzte Haut aufgetragen oder in die Augen gebracht werden.

UNERWÜNSCHTE WIRKUNGEN

▶ **Keine Maßnahmen erforderlich**

Die Haut kann leicht brennen, sich röten und jucken. Wenn Sie die Stelle dann gründlich mit Wasser reinigen, klingen die Symptome in der Regel ab.

▶ **Muss beobachtet werden**

Wenn die Haut sich rötet und juckt, reagieren Sie vermutlich allergisch auf das Mittel. Dann sollten Sie es absetzen. Sind die Hauterscheinungen (→ Seite 14) einige Tage später nicht deutlich abgeklungen, sollten Sie einen Arzt aufsuchen.

HINWEISE

Für Kinder unter 14 Jahren

Pfefferminzöl darf nicht bei Säuglingen und Kleinkindern unter sechs Jahren angewendet werden.

Für Schwangerschaft und Stillzeit

Pfefferminzöl kann während der Schwangerschaft und Stillzeit angewendet werden.

Kombination: Verschiedene Schmerzwirkstoffe

Azetylsalizylsäure + Parazetamol

Thomapyrin Brausetabletten, Spalt Schmerztabletten

Azetylsalizylsäure (ASS) und Parazetamol wirken schmerzstillend und fiebersenkend. Beide Wirkstoffe miteinander zu kombinieren, steigert die therapeutische Wirksamkeit jedoch nicht zuverlässig. Stattdessen können die unerwünschten Wirkungen beider Substanzen zugleich auftreten. Dies betrifft besonders die blutungsfördernde Wirkung von Azetylsalizylsäure und die leberschädigende Wirkung von Parazetamol. Aus diesem Grund werden Mittel mit dieser Kombination als „wenig geeignet" bewertet.
Ein zusätzliches Problem bei einer solchen Kombination ist, dass sich beim Auftreten eine unerwünschte Wirkung nicht ausmachen lässt, welcher Wirkstoff dafür verantwortlich ist. Daher scheiden bei der Suche nach einem anderen Schmerz- oder Fiebermittel dann alle Produkte aus, die entweder Azetylsalizylsäure oder Parazetamol oder beide Substanzen enthalten.

ANWENDUNG

Die Tabletten sollen im Verlauf einer Mahlzeit geschluckt und dazu mindestens ein Glas Wasser getrunken werden. Nach einer halben Stunde sollten die Schmerzen nachgelassen haben.
Die Mittel enthalten Parazetamol. Darum sollten Sie die Hinweise zur Vermeidung einer Überdosierung dieses Inhaltsstoffs beachten. Näheres lesen Sie unter „Parazetamol-Vergiftung" (→ Seite 630)

ACHTUNG

Werden diese Kombinationsmittel öfter als zehn Tage im Monat eingenommen, können Dauerkopfschmerzen entstehen. Auch das Risiko für Schäden an den Nieren steigt.
Bei einer gestörten Leberfunktion, wie sie zum Beispiel bei Alkoholmissbrauch oder Leberentzündungen vorkommt, kann der Parazetamol-Anteil der Tabletten stärker wirken. Dann kann eine sonst ungefährliche Dosis bereits zu Vergiftungserscheinungen führen.

Gegenanzeigen

Unter folgenden Bedingungen dürfen Sie diese Mittel nicht nehmen:

- Sie haben oder hatten ein Magen- oder Zwölffingerdarmgeschwür.
- Nach der Anwendung von Salizylaten oder NSAR haben Sie bereits einmal einen Asthmaanfall erlitten, allergische Hautreaktionen oder einen allergischen Schnupfen gehabt. Dann sind nach der Anwendung von ASS die gleichen Reaktionen zu befürchten.
- Sie leiden an einer nicht ausreichend behandelten schweren Herzschwäche.
- Sie neigen aufgrund einer Veranlagung oder Krankheit zu Blutungen oder nehmen gerinnungshemmende Mittel (bei erhöhter Thrombosegefahr) ein.
- Sie nehmen Methotrexat (bei entzündlichem Rheuma, Krebserkrankungen) in einer Dosierung von mehr als 15 Milligramm pro Woche ein.

Unter folgenden Bedingungen sollten Sie die Mittel nur nach Rücksprache mit einem Arzt einsetzen, wenn dieser Risiken und Nutzen der Anwendung sorgfältig abgewogen hat:

- Sie haben einen Nierenschaden.
- Die Funktion Ihrer Leber ist gestört.
- Sie haben Asthma oder Nasenpolypen oder neigen zu Allergien.

Wechselwirkungen mit Medikamenten

Wenn Sie noch andere Medikamente nehmen, ist zu beachten:

- Werden diese Produkte zusammen mit nichtsteroidalen Antirheumatika (NSAR, bei Schmerzen, Fieber, Gelenkerkrankungen) angewendet, steigt das Risiko für Schäden am Magen.
- Kortisonhaltige Mittel können bei innerlicher Anwendung die schädliche Wirkung des ASS-Anteils in den Tabletten auf den Magen verstärken. Dadurch steigt das Risiko für Blutungen.
- Durch den ASS-Anteil in den Tabletten können Methotrexat (bei entzündlichem Rheuma, Krebserkrankungen) und Lithium (bei manisch-depressiven Erkrankungen) erheblich stärker wirken.
- Der ASS-Anteil in den Tabletten kann die Wirkung von Phenytoin und Valproinsäure (bei Epilepsien) verstärken. Nehmen Sie das Mittel nur ab und zu ein, ist das Problem gering; dauert die Behandlung länger als ein paar Wochen, steigt das Risiko für unerwünschte Wirkungen der Epilepsiemittel. Eventuell muss der Arzt dann die Konzentration des Epilepsiemittels im Blut bestimmen und die Dosierung entsprechend verringern.

- Durch den ASS-Anteil in den Tabletten kann sich die Wirkung von blutdrucksenkenden Mitteln vermindern.
- Durch selektive Serotoninwiederaufnahmehemmer (SSRI, bei Depressionen) können sich die unerwünschten Wirkungen von ASS auf den Magen und die Blutgerinnung verstärken. Bei einem erhöhten Risiko für Magenblutungen sollten Sie diese Kombination möglichst vermeiden.
- Folgende Medikamente können die Leber empfindlicher für die unerwünschten Wirkungen dieses Kombinationsmittels machen: Phenobarbital, Phenytoin und Carbamazepin (bei Epilepsien), Isoniazid und Rifampizin (bei Tuberkulose).

▶ **Unbedingt beachten**

Der ASS-Anteil in den Tabletten verstärkt in Kombination mit Mitteln zur Blutverdünnung wie Phenprocoumon und Warfarin (bei erhöhter Thrombosegefahr) die gerinnungshemmende Wirkung. Dadurch erhöht sich das Risiko für innere Blutungen. Diese Wechselwirkung ist von der ASS-Dosierung abhängig. Bei der ASS-Menge, die für eine Schmerzbehandlung notwendig ist, ist sie besonders ausgeprägt. Wenn Sie die genannten Wirkstoffe einnehmen, dürfen Sie daher ASS nicht gleichzeitig als Schmerzmittel anwenden. Näheres hierzu finden Sie unter „Mittel zur Blutverdünnung: verstärkte Wirkung" (→ Seite 11).

Wenn der ASS-Anteil in den Tabletten die Menge von 1 Gramm pro Tag übersteigt, kann dies die Wirkung von Sulfonylharnstoff-Tabletten (bei Typ-2-Diabetes) verstärken. Dann werden Unterzuckerungen wahrscheinlicher. Näheres hierzu unter „Mittel zur Blutzuckersenkung: verstärkte Wirkung" (→ Seite 11).

Wechselwirkungen mit Speisen und Getränken

Größere Mengen oder regelmäßiger Konsum von Alkohol können die schädliche Wirkung des Mittels verstärken. Wegen des ASS-Anteils in den Tabletten steigt dann das Risiko für Magen- und Zwölffingerdarmgeschwüre und -blutungen. Für die Giftwirkung des Parazetamol-Anteils in den Tabletten wird die Leber empfindlicher.

Unerwünschte Wirkungen

▶ **Keine Maßnahmen erforderlich**

Es können Magenschmerzen, Aufstoßen, Übelkeit oder Durchfall auftreten. Diese Beschwerden sind harmlos und vergehen, wenn Sie das Schmerzmittel absetzen.

Aufgrund des Parazetamol-Anteils in den Tabletten kann sich bei Fieber das Schwitzen verstärken.

▶ **Muss beobachtet werden**

Halten die beschriebenen Magenbeschwerden an, sollte eine Magenspiegelung gemacht werden, um festzustellen, ob sich ein Magengeschwür gebildet hat.

Blässe und Müdigkeit deuten auf eine Blutarmut hin. Diese kann sich bei regelmäßigem Gebrauch von ASS entwickeln, weil es dabei aus winzigen Verletzungen der Magenschleimhaut bluten kann. Das Blut scheiden Sie unbemerkt mit dem Stuhl aus. Diese unerwünschte Wirkung kann der Arzt mit einer Blutuntersuchung feststellen.

Durch den ASS-Anteil in den Tabletten verlängert sich die Zeit, bis das Blut gerinnt. Dann blutet es zum Beispiel nach einem Schnitt in den Finger länger als sonst. Bemerken Sie kleine rote Punkte in der Haut, kann es sich um Einblutungen handeln, die der Arzt beurteilen sollte.

Wenn die Haut sich verstärkt rötet und juckt, reagieren Sie vermutlich auf einen Bestandteil des Mittels allergisch. Dann sollten Sie es absetzen. Sind die Hauterscheinungen (→ Seite 14) einige Tage später nicht deutlich abgeklungen, sollten Sie einen Arzt aufsuchen.

Aufgrund des Parazetamol-Anteils in den Tabletten kann das Mittel Leberschäden (→ Seite 16) hervorrufen. Treten Übelkeit, Erbrechen und/oder dunkel gefärbter Urin auf und ist der Stuhl auffällig hell, sollten Sie einen Arzt rufen.

▶ **Sofort zum Arzt**

Wenn starker Hautausschlag, Juckreiz, Herzrasen, Atemnot, Schwäche und Schwindel auftreten, müssen Sie die Einnahme sofort stoppen und unverzüglich den Notarzt (Telefon 112) rufen, weil es sich um eine lebensbedrohliche Allergie (→ Seite 14) handeln kann. Eine solche Überempfindlichkeit tritt bei Menschen häufiger auf, die unter Nasenpolypen, Nesselsucht oder Asthma leiden, und die auf Alkohol, Farbstoffe oder Lebensmittelzusätze allergisch reagieren.

Wenn Sie Blut erbrechen oder Ihr Stuhl schwarz gefärbt ist, müssen Sie sofort den Notarzt (Telefon 112) rufen. Es kann sich um eine akute Magenblutung handeln. Das Risiko besteht bereits, wenn Sie täglich 100 Milligramm ASS einnehmen.

Wenn Sie grippeartige Beschwerden haben, sich längere Zeit abgeschlagen und müde fühlen und Halsschmerzen und Fieber auftreten, kann es sich um eine Blutbildungsstörung (→ Seite 15) handeln, die bedrohlich werden kann. Sie müssen dann umgehend den Arzt aufsuchen, damit er das Blutbild kontrollieren kann.

Hörstörungen, Ohrgeräusche, Schwindel und Zustände wie im Delirium (Bewusstseinsstörungen, keine zeitliche und räumliche Orientierung, das Sehen von Trugbildern, Schwitzen, Zittern und Unruhe) lassen vermuten, dass ASS zu hoch dosiert wurde. In diesem Fall sollten Sie sich sofort an einen Arzt wenden.

Anhaltende Nierenschmerzen, eine plötzlich verringerte Urinmenge oder Blut im Urin sollten Sie sofort zum Arzt führen. Es besteht der Verdacht, dass die regelmäßige Einnahme von Schmerzmitteln eine Schmerzmittel-Niere ausgelöst hat, die zum Nierenversagen (→ Seite 16) führen kann. Ab welcher Menge ein solcher Nierenschaden entsteht, ist noch nicht sicher; er wird aber wahrscheinlich, wenn die Nierendurchblutung verringert ist. Das ist vor allem dann der Fall, wenn mehrere Schmerzmittel kombiniert eingenommen werden.

Das Mittel kann die Leber (→ Seite 16) schwer schädigen. Wenn sich die Haut gelb färbt – möglicherweise begleitet von starkem Juckreiz am ganzen Körper –, sollten Sie sofort einen Arzt aufsuchen.

Hinweise

Für Kinder unter 14 Jahren

Kinder unter zwölf Jahren sollten keine Mittel mit Azetylsalizylsäure bekommen. Vor allem wenn sie gleichzeitig einen Virusinfekt wie Grippe oder Windpocken haben, besteht das seltene Risiko, dass ASS ein Reye-Syndrom auslöst, bei dem schwere Leber- und Hirnschäden möglich sind. Erstes Symptom ist lang anhaltendes Erbrechen; später ist das Kind nur noch schlecht ansprechbar und hat Zustände wie im Delirium (Bewusstseinsstörungen, keine zeitliche und räumliche Orientierung, das Sehen von Trugbildern, Schwitzen, Zittern und Unruhe). Rufen Sie bei solchen Anzeichen sofort den Arzt. Diese Nebenwirkung kann zum Tod führen.

Für Schwangerschaft und Stillzeit

In der Schwangerschaft stehen zur Akutbehandlung von Schmerzen Mittel an erster Stelle, die entweder nur Ibuprofen oder nur Parazetamol enthalten. Ibuprofen darf allerdings nur in den ersten sechs Schwangerschaftsmonaten angewendet werden. Doch wenn Sie gelegentlich ASS als Schmerzmittel eingenommen haben und davon nicht mehr als 1 500 Milligramm am Tag, haben Sie nichts zu befürchten. Haben Sie hingegen während des letzten Schwangerschaftsdrittels ASS regelmäßig und in hoher Dosierung eingenommen, sollte beim Kind die Verbindung zwischen Haupt- und Lungenschlagader mittels Ultraschall kontrolliert werden.

Auch während der Stillzeit sind Präparate nur mit Ibuprofen oder nur mit Parazetamol die erste Wahl. Dennoch ist die gelegentliche Einnahme von ASS in einer Menge bis 1 500 Milligramm am Tag vertretbar.

Für ältere Menschen

Bei Menschen über 60 Jahre ist das Risiko für Magen-Darm-Blutungen besonders groß. Jeder zweite über 70-Jährige verstoffwechselt Azetylsalizylsäure nur noch verzögert. Für diese Personen genügt eine geringere Dosis; andernfalls müssen sie mit vermehrten und schwereren unerwünschten Wirkungen rechnen. Da aber kaum jemand weiß, ob er zu diesem Personenkreis gehört, empfiehlt es sich für ältere Menschen, von Azetylsalizylsäure generell eine geringere Dosis einzunehmen.

Kombinationen: Schmerzwirkstoffe + Koffein

Azetylsalizylsäure + Koffein

Doppel Spalt compact, EUDORLIN Schmerztabletten

Parazetamol + Koffein

Optalidon Schmerztabletten, Thomapyrin MEDIUM, vivimed mit Coffein

Azetylsalizylsäure + Parazetamol + Koffein

Neuralgin, Neuranidal, Thomapyrin CLASSIC/INTENSIV, Titralgan gegen Schmerzen

Parazetamol + Propyphenazon + Koffein

Saridon

Als schmerzlindernde und fiebersenkende Wirkstoffe enthalten diese Präparate Azetylsalizylsäure ASS (→ Seite 622), Parazetamol (→ Seite 629) und Propyphenazon (→ Seite 631). Die Erläuterungen zu den einzelnen Wirkstoffen lesen Sie in den jeweiligen Abschnitten.

Darüber hinaus enthalten alle diese Präparate Koffein. Koffein wird aus dem Magen schnell ins Blut aufgenommen und gelangt ins zentrale Nervensystem. Es belebt, steigert die Aufmerksamkeit und regt die Atmung an. Kombiniert mit Schmerzwirkstoffen, soll es die schmerzstillende Wirkung verstärken. Die belebende Wirkung des Koffeins kann aber dazu verleiten, solche Mittel öfter und länger einzunehmen, als es angeraten ist. Bei Dauergebrauch lässt die erwünschte Wirkung nach, sodass die Dosis möglicherweise weiter erhöht wird. Damit steigt das Risiko für Nierenschäden durch die Schmerzwirkstoffe an. Darüber hinaus nimmt das Risiko für unerwünschte Wirkungen mit jedem Kombinationspartner zu.

Daher werden solche Kombinationen als „wenig geeignet“ bewertet, auch wenn die schmerzstillende und fiebersenkende Wirksamkeit nicht infrage steht. Mittel mit nur einem Schmerzwirkstoff sind vorzuziehen.

Diese Aussage ändert sich auch nicht nach der kürzlich veröffentlichten, aufwendigen Studie, die die Sinnhaftigkeit der Kombination von zwei Schmerzmitteln mit Koffein bei der Behandlung akuter Schmerzen zeigen sollte. Abgesehen von methodischen Mängeln, die die Ergebnisse dieser Studie grundsätzlich infrage stellen, bleibt die Frage nach der Langzeitverträglichkeit weiterhin offen. Außerdem wurde nicht untersucht, warum zwei Schmerzwirkstoffe anstelle eines Einzelwirkstoffs verwendet werden sollten. Gegenüber der Einnahme von Mitteln mit nur einem Schmerzwirkstoff hat die Kombination keinen größeren Nutzen.

Anwendung

Die Tabletten sollen im Verlauf einer Mahlzeit geschluckt und dazu mindestens ein Glas Wasser getrunken werden. Die Brausetabletten werden in einem Glas Wasser aufgelöst.

Neuralgin, Neuranidal, Optalidon Schmerztabletten, Saridon, Thomapyrin, Titralgan, Vivimed mit Coffein: Die Mittel enthalten Parazetamol. Darum sollten Sie die Hinweise zur Vermeidung einer Überdosierung dieses Inhaltsstoffs beachten. Näheres lesen Sie unter „Parazetamol-Vergiftung“ (→ Seite 630)

Achtung

Werden diese Kombinationsmittel öfter als zehn Tage im Monat eingenommen, können Dauerkopfschmerzen entstehen. Auch das Risiko für Schäden an den Nieren steigt.

Neuralgin, Neuranidal, Optalidon Schmerztabletten, Saridon, Thomapyrin, Titralgan, Vivimed mit Coffein: Für diese Präparate gilt aufgrund ihres Anteils an Parazetamol:

Bei einer gestörten Leberfunktion, wie sie zum Beispiel bei Alkoholmissbrauch oder Leberentzündungen vorkommt, kann Parazetamol stärker wirken. Dann kann eine sonst ungefährliche Dosis bereits zu Vergiftungserscheinungen führen.

Gegenanzeigen

Wegen des Anteils an Koffein gilt für alle Produkte, dass sie unter folgenden Bedingungen nicht eingenommen werden dürfen:

- Sie leiden unter Herzrhythmusstörungen, bei denen das Herz sehr schnell schlägt.
- Sie haben eine Überfunktion der Schilddrüse.
- Sie leiden unter Angsterkrankungen.

Die darüber hinausgehenden Angaben zu den einzelnen Schmerzwirkstoffen finden Sie unter den jeweiligen Substanzen: Azetylsalizylsäure (→ Seite 622), Parazetamol (→ Seite 629) und Propyphenazon (→ Seite 631).

Wechselwirkungen mit Medikamenten

Wegen des Anteils an Koffein gilt für alle Produkte:

- Wenn Sie mit der Pille verhüten, Cimetidin (bei Magen- und Zwölffingerdarmgeschwüren) oder Gyrasehemmer (bei bakteriellen Infektionen) einnehmen, kann Koffein länger wirken.
- Durch Koffein kann Theophyllin (bei Asthma) länger wirken.
- Schilddrüsenhormone und Substanzen, die anregend wirken, wie zum Beispiel Ephedrin (in Erkältungsmitteln), verstärken die Wirkung von Koffein auf das Herz. Es kann dann noch schneller schlagen.

Die darüber hinausgehenden Angaben zu den einzelnen Schmerzwirkstoffen finden Sie unter den jeweiligen Substanzen: Azetylsalizylsäure (→ Seite 622), Parazetamol (→ Seite 629) und Propyphenazon (→ Seite 631).

Unerwünschte Wirkungen

Die Angaben zu den einzelnen Schmerzwirkstoffen finden Sie unter den jeweiligen Substanzen: Azetylsalizylsäure (→ Seite 622), Parazetamol (→ Seite 629) und Propyphenazon (→ Seite 631).

▶ **Keine Maßnahmen erforderlich**

Wegen des Anteils an Koffein gilt für alle Präparate zusätzlich zu den unerwünschten Wirkungen, die bei den jeweiligen Schmerzwirkstoffen angegeben sind:
Schlaflosigkeit, Unruhe, Herzrasen und Zittern. Werden koffeinhaltige Präparate nach längerem Gebrauch abgesetzt, können Kopfschmerzen, Müdigkeit und Nervosität auftreten.

Hinweise

Für Kinder unter 14 Jahren

Kinder sollten Kombinationsschmerzmittel nicht bekommen.
Kinder unter zwölf Jahren sollten bei Schmerzen und Fieber keine Mittel mit Azetylsalizylsäure bekommen. Vor allem wenn sie gleichzeitig einen Virusinfekt wie Grippe oder Windpocken haben, besteht das seltene Risiko, dass ASS ein Reye-Syndrom auslöst, bei dem schwere Leber- und Hirnschäden möglich sind. Erstes Symptom ist lang anhaltendes Erbrechen; später ist das Kind nur noch schlecht ansprechbar und hat Zustände wie im Delirium (Bewusstseinsstörungen, keine zeitliche und räumliche Orientierung, das Sehen von Trugbildern, Schwitzen, Zittern und Unruhe). Rufen Sie bei solchen Anzeichen sofort den Arzt. Diese Nebenwirkung kann zum Tod führen.

Für Schwangerschaft und Stillzeit

Kombinationsschmerzmittel sollten Sie weder in der Schwangerschaft noch in der Stillzeit einnehmen.

Für ältere Menschen

Doppel Spalt compact, *Eudorlin*, *Neuralgin*, *Neuranidal*, *Thomapyrin*, *Titralgan*: Wegen des Anteils an ASS gilt folgender Hinweis: Bei Menschen über 60 Jahre ist das Risiko für Magen-Darm-Blutungen besonders groß. Jeder zweite über 70-Jährige verstoffwechselt Azetylsalizylsäure nur noch verzögert. Für diese Personen genügt eine geringere Dosis; andernfalls müssen sie mit vermehrten und schwereren unerwünschten Wirkungen rechnen. Da aber kaum jemand weiß, ob er zu diesem Personenkreis gehört, empfiehlt es sich für ältere Menschen, von Azetylsalizylsäure generell eine geringere Dosis einzunehmen.

Kombination: Schmerzmittel + krampflösendes Mittel

Butylscopolaminium + Parazetamol

Buscopan plus

Dieses Kombinationsmittel enthält die Wirkstoffe Parazetamol und Butylscopolamin. Parazetamol ist ein als „geeignet“ angesehenes Schmerzmittel. Menstruationsbedingte Beschwerden lindert es jedoch weniger gut als Ibuprofen oder Naproxen. Weitere Informationen zu Parazetamol finden Sie unter „Parazetamol“ (→ Seite 629).
Butylscopolamin ist ein synthetisch veränderter Pflanzeninhaltsstoff. Es wirkt auf die Muskulatur innerer Organe und soll zum Beispiel bei krampfartigen Beschwerden im Verdauungstrakt helfen. Schon für diese Anwendung ist die Wirksamkeit nicht ausreichend nachgewiesen. Es findet sich aber auch keine Studie, die die krampflösende Wirkung von Butylscopolamin bei Regelschmerzen nachweist.
Das Mittel wird daher als „wenig geeignet“ bewertet.

Anwendung

Bei Bedarf nehmen Sie ein bis zwei Tabletten ein. Wenn nötig, können Sie die Einnahme nach acht Stunden wiederholen. Die Tageshöchstdosis sind sechs Tabletten.
Von den Zäpfchen führen Sie eines ein und wiederholen das bei Bedarf nach frühestens sechs Stunden. Tageshöchstdosis sind vier Zäpfchen. Länger als drei bis vier Tage sollten Sie das Mittel nicht ununterbrochen anwenden.
Das Mittel enthält Parazetamol. Darum sollten Sie die Hinweise zur Vermeidung einer Überdosierung dieses Inhaltsstoffs beachten. Näheres lesen Sie unter „Parazetamol-Vergiftung“ (→ Seite 630).

Achtung

Gegenanzeigen

Unter folgenden Bedingungen dürfen Sie das Mittel nicht anwenden:

- In Ihrem Magen-Darm-Trakt gibt es verengte oder sogar ganz undurchgängige Stellen.
- Infolge chronischer Verstopfung ist der Dickdarm stark erweitert (Megakolon).

- Sie können aufgrund einer Prostatavergrößerung nur eingeschränkt oder gar kein Wasser mehr lassen.
- Der Druck im Augeninnern ist erhöht (Engwinkelglaukom).
- Ihr Herz schlägt zu schnell (Tachykardie) oder es besteht eine Herzrhythmusstörung mit zu schnellem Herzschlag (Tachyarrhythmie).
- Sie haben die selten vorkommende Muskelkrankheit Myasthenia gravis.
- Ihre Leberfunktion ist stark eingeschränkt, beispielsweise durch chronischen Alkoholmissbrauch.

Sie sollten das Mittel nur nach Rücksprache mit einem Arzt und nach sorgfältiger Abwägung von Nutzen und Risiken anwenden, wenn Ihre Leber oder die Nieren geschädigt sind.

Wechselwirkungen mit Medikamenten

Das Mittel verstärkt die Wirkung und die unerwünschten Wirkungen von Amantadin (bei Parkinsonkrankheit), trizyklischen Antidepressiva (bei Depressionen) und Antihistaminika (bei Allergien).

Wenn Sie das Mittel gleichzeitig mit Beta-Sympathomimetika (bei Asthma) anwenden, kann sich der Herzschlag beschleunigen.

Bei der gleichzeitigen Einnahme mit Metoclopramid (bei Übelkeit, Erbrechen) verringern die Mittel gegenseitig ihre Wirkung.

Folgende Medikamente können die Leber für die Giftwirkung von Parazetamol empfindlicher machen: Phenobarbital, Phenytoin und Carbamazepin (bei Epilepsien), Isoniazid und Rifampizin (bei Tuberkulose).

▶ **Unbedingt beachten**

Das Mittel verstärkt die Wirkung von Chinidin und Disopyramid (bei Herzrhythmusstörungen).

Wechselwirkungen mit Speisen und Getränken

Bei Menschen, die öfter mehr als drei Gläser Alkohol am Tag trinken, kann die Leber bereits empfindlicher für die Giftwirkung von Parazetamol sein. Sie sollten ein anderes Schmerz- oder Fiebermittel wählen.

Unerwünschte Wirkungen

▶ **Keine Maßnahmen erforderlich**

Aufgrund des Anteils an Parazetamol kann sich bei Fieber das Schwitzen verstärken.

Magenschmerzen, Aufstoßen, Übelkeit und Durchfall (bei mehr als 10 von 100 Anwendern) sind harmlos und vergehen, wenn das Mittel nicht mehr angewendet wird.

Aufgrund des Anteils an Butylscopolamin kann sich der Mund trocken anfühlen und die Schweißproduktion nachlassen. Dabei kann sich die Haut röten und heiß werden. Es können Beschwerden beim Wasserlassen wie zum Beispiel Nachtröpfeln oder ein schwächerer Harnstrahl einsetzen. Die Augen können sich schlechter an den Wechsel zwischen Nah- und Fernsehen anpassen (Akkommodationsstörung). Alle diese Störungen sind meist gering ausgeprägt und treten nur vorübergehend auf.

▶ **Muss beobachtet werden**

Wenn die Haut sich verstärkt rötet und juckt, reagieren Sie vermutlich allergisch auf das Mittel. Dann sollten Sie es absetzen. Sind die Hauterscheinungen (→ Seite 14) einige Tage später nicht deutlich abgeklungen, sollten Sie einen Arzt aufsuchen. Auch Nasenbluten kann auf eine solche Überempfindlichkeitsreaktion hinweisen. Beobachten Sie, ob die Beschwerden aufhören, wenn Sie das Mittel absetzen.

Das Mittel kann besonders bei Überdosierung und Daueranwendung Leberschäden (→ Seite 16) hervorrufen. Treten Übelkeit, Erbrechen und/oder dunkel gefärbter Urin auf und ist der Stuhl auffällig hell, sollten Sie einen Arzt rufen.

Halten die Beschwerden, bei denen eigentlich keine Maßnahmen erforderlich sind, länger als fünf bis sieben Tage an, oder tritt ein Harnverhalt auf, sollten Sie einen Arzt aufsuchen.

Der Herzschlag kann sich beschleunigen. Das kann sich bis zum Herzrasen steigern. Wenden Sie sich bei solchen Herzrhythmusstörungen an den Arzt.

▶ **Sofort zum Arzt**

Das Mittel kann besonders bei Überdosierung und Daueranwendung die Leber (→ Seite 16) schwer schädigen. Wenn sich die Haut gelb färbt – möglicherweise begleitet von starkem Juckreiz am ganzen Körper –, sollten Sie sofort einen Arzt aufsuchen.

Anhaltende Nierenschmerzen, eine plötzlich verringerte Urinmenge oder Blut im Urin sollten Sie sofort zum Arzt führen. Es besteht der Verdacht, dass die regelmäßige Einnahme von Parazetamol eine Schmerzmittel-Niere ausgelöst hat, die zum Nierenversagen (→ Seite 16) führen kann. Ab welcher Menge Parazetamol einen solchen Nierenschaden auslöst, ist noch nicht sicher; er wird aber wahrscheinlich, wenn die Nierendurchblutung verringert ist. Das ist vor allem dann der Fall, wenn Parazetamol mit anderen Schmerzmitteln kombiniert oder in einer Menge, die die Höchstdosis überschreitet, eingenommen wird.

Wenn starker Hautausschlag, Juckreiz, Herzrasen, Atemnot, Schwäche und Schwindel auftreten, müssen Sie die Anwendung sofort stoppen und unverzüglich den Notarzt (Telefon 112) rufen. Es kann sich um eine lebensbedrohliche Allergie (→ Seite 14) handeln.

Sehr selten kommt es vor, dass das Mittel einen Glaukomanfall auslöst. Wenn Sie Schmerzen am oder im Auge spüren, sollten Sie unverzüglich einen Augenarzt aufsuchen.

HINWEISE

Für Kinder unter 14 Jahren

Mädchen unter 14 Jahren sollten dieses Mittel nicht anwenden.

Kombinationen: Schmerzwirkstoffe + Vitamin C

Azetylsalizylsäure + Vitamin C

Aspirin plus C, ASS + C-ratiopharm

Azetylsalizylsäure + Parazetamol + Vitamin C

Thomapyrin C

Diese Präparate kombinieren Azetylsalizylsäure (ASS) oder Azetylsalizylsäure und Parazetamol mit Vitamin C (Askorbinsäure). Azetylsalizylsäure und Parazetamol wirken schmerzstillend und fiebersenkend.

Vitamin C hat keine derartigen Effekte und unterstützt solche auch nicht. Es könnte sein, dass es den Produkten zugesetzt ist, um ihre Verwendung bei Erkältungskrankheiten nahe zu legen. Allerdings gibt es bisher keine kontrollierten klinischen Studien, die ausreichend nachweisen, dass Vitamin C die Immunabwehr gegen Erkältungen stärkt.

Schmerzmittel wirken am schnellsten und sind für Magen, Darm und Speiseröhre am besten verträglich, wenn sie mit viel Wasser eingenommen werden.

Geeignet wären diese Mittel, wenn sie nur einen Schmerzwirkstoff enthielten. Der Zusatz von Vitamin C ist überflüssig. Weil die Mittel aber die Bedingung erfüllen, dass Schmerzmittel in viel Wasser gelöst eingenommen werden sollen, werden sie als „auch geeignet" bewertet. „Wenig geeignet" ist hingegen *Thomapyrin C*, das zwei schmerzstillende Substanzen mit Vitamin C kombiniert.

ANWENDUNG

Die Brausetabletten werden in einem Glas Wasser aufgelöst und getrunken. Wie viele Tabletten am Tag höchstens eingenommen werden sollen, hängt davon ab, wie viel Azetylsalizylsäure das jeweilige Präparat pro Tablette enthält: *Aspirin plus C* enthält 400 Milligramm Azetylsalizylsäure pro Tablette (maximal 8 Tabletten pro Tag), *ASS + C-ratiopharm* 600 Milligramm (maximal 5 Tabletten pro Tag) und *Thomapyrin C* 500 Milligramm der beiden verschiedenen Schmerzwirkstoffe (maximal 4 Tabletten pro Tag).

ACHTUNG

Werden diese Kombinationsmittel öfter als zehn Tage im Monat eingenommen, können Dauerkopfschmerzen entstehen. Auch das Risiko für Schäden an den Nieren steigt.

Thomapyrin C: Das Mittel enthält Parazetamol. Darum sollten Sie die Hinweise zur Vermeidung einer Überdosierung dieses Inhaltsstoffs beachten. Näheres lesen Sie unter „Parazetamol-Vergiftung" (→ Seite 630).

Bei einer gestörten Leberfunktion, wie sie zum Beispiel bei Alkoholmissbrauch oder Leberentzündungen vorkommt, kann der Parazetamol-Anteil stärker wirken. Dann kann eine sonst ungefährliche Dosis bereits zu Vergiftungserscheinungen führen.

Gegenanzeigen

Unter folgenden Bedingungen dürfen Sie die Mittel nicht einnehmen:

- Sie haben Nierensteine. Diese Einschränkung beruht auf dem Anteil an Vitamin C.
- Sie haben oder hatten ein Magen- oder Zwölffingerdarmgeschwür.
- Nach der Anwendung von Salizylaten oder NSAR haben Sie bereits einmal einen Asthmaanfall erlitten, allergische Hautreaktionen oder einen allergischen Schnupfen gehabt. Dann sind nach der Anwendung von ASS die gleichen Reaktionen zu befürchten.
- Sie leiden an einer nicht ausreichend behandelten schweren Herzschwäche.

- Sie neigen aufgrund einer Veranlagung oder Krankheit zu Blutungen oder nehmen gerinnungshemmende Mittel (bei erhöhter Thrombosegefahr) ein.
- Sie nehmen Methotrexat (bei entzündlichem Rheuma, Krebserkrankungen) in einer Dosierung von mehr als 15 Milligramm pro Woche ein.

Unter folgenden Bedingungen sollten Sie die Mittel nur nach Rücksprache mit einem Arzt einsetzen, wenn dieser Risiken und Nutzen der Anwendung sorgfältig abgewogen hat:

- Sie haben einen Nierenschaden.
- Die Funktion Ihrer Leber ist gestört.
- Sie haben Asthma oder Nasenpolypen oder neigen zu Allergien.

Wechselwirkungen mit Medikamenten

Wenn Sie noch andere Medikamente nehmen, ist zu beachten:

- Werden die Mittel zusammen mit nichtsteroidalen Antirheumatika (NSAR, bei Schmerzen, Fieber, Gelenkerkrankungen) angewendet, steigt das Risiko für Schäden am Magen.
- Kortisonhaltige Mittel können bei innerlicher Anwendung die schädliche Wirkung des ASS-Anteils in den Tabletten auf den Magen verstärken. Dadurch steigt das Risiko für Blutungen.
- Durch den ASS-Anteil in den Tabletten können Methotrexat (bei entzündlichem Rheuma, Krebserkrankungen) und Lithium (bei manisch-depressiven Erkrankungen) erheblich stärker wirken.
- Der ASS-Anteil in den Tabletten kann die Wirkung von Phenytoin und Valproinsäure (bei Epilepsien) verstärken. Nehmen Sie das Mittel nur ab und zu ein, ist das Problem gering; dauert die Behandlung länger als ein paar Wochen, steigt das Risiko für unerwünschte Wirkungen der Epilepsiemittel. Eventuell muss der Arzt dann die Konzentration des Epilepsiemittels im Blut bestimmen und die Dosierung entsprechend verringern.
- Durch den ASS-Anteil in den Tabletten kann sich die Wirkung von blutdrucksenkenden Mitteln vermindern.
- Durch selektive Serotoninwiederaufnahmehemmer (SSRI, bei Depressionen) können sich die unerwünschten Wirkungen von ASS auf den Magen und die Blutgerinnung verstärken. Bei einem erhöhten Risiko für Magenblutungen sollten Sie diese Kombination möglichst vermeiden.

Thomapyrin C: Bei diesem Präparat kommt wegen des Anteils an Parazetamol noch hinzu: Folgende Medikamente können die Leber empfindlicher für die schädliche Wirkung dieses Medikaments machen: Phenobarbital, Phenytoin und Carbamazepin (bei Epilepsien), Isoniazid und Rifampizin (bei Tuberkulose).

▶ **Unbedingt beachten**

Der ASS-Anteil in den Tabletten verstärkt in Kombination mit Mitteln zur Blutverdünnung wie Phenprocoumon und Warfarin (bei erhöhter Thrombosegefahr) die gerinnungshemmende Wirkung. Dadurch erhöht sich das Risiko für innere Blutungen. Diese Wechselwirkung ist von der ASS-Dosierung abhängig. Bei der ASS-Menge, die für eine Schmerzbehandlung notwendig ist, ist sie besonders ausgeprägt. Wenn Sie die genannten Wirkstoffe einnehmen, dürfen Sie daher ASS nicht gleichzeitig als Schmerzmittel anwenden. Näheres hierzu finden Sie unter „Mittel zur Blutverdünnung: verstärkte Wirkung" (→ Seite 11).

Wenn der ASS-Anteil in den Tabletten insgesamt die Menge von 1 000 Milligramm pro Tag übersteigt, kann dies die Wirkung von Sulfonylharnstoff-Tabletten (bei Typ-2-Diabetes) verstärken. Dann werden Unterzuckerungen wahrscheinlicher. Näheres hierzu finden Sie unter „Mittel zur Blutzuckersenkung: verstärkte Wirkung" (→ Seite 11).

Wechselwirkungen mit Speisen und Getränken

Größere Mengen oder regelmäßiger Konsum von Alkohol können die unerwünschten Wirkungen der Mittel verstärken. Wegen des ASS-Anteils in den Tabletten steigt das Risiko für Magen- und Zwölffingerdarmgeschwüre und -blutungen. Für die Giftwirkung des Parazetamol-Anteils in dem Produkt *Thomapyrin C* wird die Leber empfindlicher.

Unerwünschte Wirkungen

▶ **Keine Maßnahmen erforderlich**

Es können Magenschmerzen, Aufstoßen, Übelkeit oder Durchfall auftreten. Diese Beschwerden sind harmlos und vergehen, wenn Sie das Schmerzmittel absetzen.

Thomapyrin C: Aufgrund des Parazetamol-Anteils in den Tabletten kann sich bei Fieber das Schwitzen verstärken.

► **Muss beobachtet werden**
Halten die beschriebenen Magenbeschwerden an, sollte eine Magenspiegelung gemacht werden, um festzustellen, ob sich ein Magengeschwür gebildet hat.
Blässe und Müdigkeit deuten auf eine Blutarmut hin. Diese kann sich bei regelmäßigem Gebrauch von ASS entwickeln, weil es dabei aus winzigen Verletzungen der Magenschleimhaut bluten kann. Das Blut scheiden Sie unbemerkt mit dem Stuhl aus. Diese unerwünschte Wirkung kann der Arzt mit einer Blutuntersuchung feststellen.
Durch den ASS-Anteil in den Tabletten verlängert sich die Zeit, bis das Blut gerinnt. Dann blutet es zum Beispiel nach einem Schnitt in den Finger länger als sonst. Bemerken Sie kleine rote Punkte in der Haut, kann es sich um Einblutungen handeln, die der Arzt beurteilen sollte.
Wenn die Haut sich verstärkt rötet und juckt, reagieren Sie vermutlich auf einen Bestandteil des Mittels allergisch. Dann sollten Sie es absetzen. Sind die Hauterscheinungen (→ Seite 14) einige Tage später nicht deutlich abgeklungen, sollten Sie einen Arzt aufsuchen.

Thomapyrin C: Aufgrund des Parazetamol-Anteils kann das Mittel Leberschäden (→ Seite 16) hervorrufen. Treten Übelkeit, Erbrechen und/oder dunkel gefärbter Urin auf und ist der Stuhl auffällig hell, sollten Sie einen Arzt rufen.

► **Sofort zum Arzt**
Wenn starker Hautausschlag, Juckreiz, Herzrasen, Atemnot, Schwäche und Schwindel auftreten, müssen Sie die Einnahme sofort stoppen und unverzüglich den Notarzt (Telefon 112) rufen, weil es sich um eine lebensbedrohliche Allergie (→ Seite 14) handeln kann. Eine solche Überempfindlichkeit tritt bei Menschen häufiger auf, die unter Nasenpolypen, Nesselsucht oder Asthma leiden und auf Alkohol, Farbstoffe oder Lebensmittelzusätze allergisch reagieren. Wenn Sie Blut erbrechen oder Ihr Stuhl schwarz gefärbt ist, müssen Sie sofort den Notarzt (Telefon 112) rufen. Es kann sich um eine akute Magenblutung handeln. Das Risiko besteht bereits, wenn Sie täglich 100 Milligramm ASS einnehmen.
Wenn Sie grippeartige Beschwerden haben, sich längere Zeit abgeschlagen und müde fühlen und Halsschmerzen und Fieber auftreten, kann es sich um eine Blutbildungsstörung (→ Seite 15) handeln, die bedrohlich werden kann. Sie müssen dann umgehend den Arzt aufsuchen, damit er das Blutbild kontrollieren kann.
Hörstörungen, Ohrgeräusche, Schwindel und Zustände wie im Delirium (Bewusstseinsstörungen, keine zeitliche und räumliche Orientierung, das Sehen von Trugbildern, Schwitzen, Zittern und Unruhe) lassen vermuten, dass ASS zu hoch dosiert wurde. In diesem Fall sollten Sie sich sofort an einen Arzt wenden.
Anhaltende Nierenschmerzen, eine plötzlich verringerte Urinmenge oder Blut im Urin sollten Sie sofort zum Arzt führen. Es besteht der Verdacht, dass die regelmäßige Einnahme von Schmerzmitteln eine Schmerzmittel-Niere ausgelöst hat, die zum Nierenversagen (→ Seite 16) führen kann. Ab welcher Menge ein solcher Nierenschaden entsteht, ist noch nicht sicher; er wird aber wahrscheinlich, wenn die Nierendurchblutung verringert ist. Das ist vor allem dann der Fall, wenn mehrere Schmerzmittel kombiniert eingenommen werden.

Thomapyrin C: Das Mittel kann die Leber (→ Seite 16) schwer schädigen. Wenn sich die Haut gelb färbt – möglicherweise begleitet von starkem Juckreiz am ganzen Körper –, sollten Sie sofort einen Arzt aufsuchen.

Hinweise

Für Kinder unter 14 Jahren
Kinder unter zwölf Jahren sollten keine Mittel mit Azetylsalizylsäure bekommen. Vor allem wenn sie gleichzeitig einen Virusinfekt wie Grippe oder Windpocken haben, besteht das seltene Risiko, dass ASS ein Reye-Syndrom auslöst, bei dem schwere Leber- und Hirnschäden möglich sind. Erstes Symptom ist lang anhaltendes Erbrechen; später ist das Kind nur noch schlecht ansprechbar und hat Zustände wie im Delirium (Bewusstseinsstörungen, keine zeitliche und räumliche Orientierung, das Sehen von Trugbildern, Schwitzen, Zittern und Unruhe). Rufen Sie bei solchen Anzeichen sofort den Arzt. Diese Nebenwirkung kann zum Tod führen.

Für Schwangerschaft und Stillzeit
In der Schwangerschaft stehen zur Akutbehandlung von Schmerzen Mittel an erster Stelle, die entweder nur Ibuprofen oder nur Parazetamol enthalten. Ibuprofen darf allerdings nur in den ersten sechs Schwangerschaftsmonaten ange-

wendet werden. Doch wenn Sie gelegentlich ASS als Schmerzmittel eingenommen haben und davon nicht mehr als 1 500 Milligramm am Tag, haben Sie nichts zu befürchten. Haben Sie hingegen während des letzten Schwangerschaftsdrittels ASS regelmäßig und in hoher Dosierung eingenommen, sollte beim Kind die Verbindung zwischen Haupt- und Lungenschlagader mittels Ultraschall kontrolliert werden.
Auch während der Stillzeit sind Präparate nur mit Ibuprofen oder nur mit Parazetamol die erste Wahl. Dennoch ist die gelegentliche Einnahme von ASS in einer Menge bis 1 500 Milligramm am Tag vertretbar.

Für ältere Menschen

Bei Menschen über 60 Jahre ist das Risiko für Magen-Darm-Blutungen besonders groß. Jeder zweite über 70-Jährige verstoffwechselt Azetylsalizylsäure nur noch verzögert. Für diese Personen genügt eine geringere Dosis; andernfalls müssen sie mit vermehrten und schwereren unerwünschten Wirkungen rechnen. Da aber kaum jemand weiß, ob er zu diesem Personenkreis gehört, empfiehlt es sich für ältere Menschen, von Azetylsalizylsäure generell eine geringere Dosis einzunehmen.

Kombination

Azetylsalizylsäure + Chinin + Lithium

Togal CLASSIC

Als schmerzlindernden und fiebersenkenden Wirkstoff enthält dieses Präparat Azetylsalizylsäure (→ Seite 622). Zusätzlich ist eine Lithium- und eine Chininverbindung enthalten. In höherer Dosierung wird Lithium bei manisch-depressiven Erkrankungen und bei einer sehr seltenen Art von Kopfschmerzen, dem Cluster-Kopfschmerz, eingesetzt. Der Sinn dieses Bestandteils in einem gewöhnlichen Schmerzmittel ist nicht nachzuvollziehen.
Chinin ist ein aus der Chinarinde gewonnener Stoff zur Malariabehandlung, der auch entzündungshemmend wirkt. Chinin könnte diesem Mittel zugesetzt sein, weil Malaria mit Fieber einhergeht. Das Fieber, das hierzulande mit *Togal CLASSIC* behandelt werden soll, hat jedoch so gut wie nie etwas mit Malaria zu tun. Für eine Malariabehandlung wäre der Chininanteil viel zu niedrig dosiert.
Das Produkt stellt kein sinnvoll zusammengesetztes Kombinationsmittel dar und wird daher bei Schmerzen und Fieber als „wenig geeignet" bewertet.

ACHTUNG

Wird dieses Kombinationsmittel öfter als zehn Tage im Monat eingenommen, können Dauerkopfschmerzen entstehen. Auch das Risiko für Schäden an den Nieren steigt.

Gegenanzeigen

Die Angaben zu dem Schmerzwirkstoff finden Sie unter „Azetylsalizylsäure" (→ Seite 622). Wenn Sie eine Nierenfunktionsstörung haben, sollten Sie das Mittel nicht einnehmen, weil Ihre Niere durch ASS weiter geschädigt werden kann. Darüber hinaus kann der Inhaltsstoff Lithium so verzögert ausgeschieden werden, dass eine Vergiftung droht.
Aufgrund des Chininanteils dürfen Sie das Mittel über die bei ASS genannten Bedingungen hinaus bei folgenden Bedingungen nicht anwenden:

- Ihre Herzfunktion ist schwer gestört.
- Sie leiden unter Myasthenia gravis, einer Autoimmunkrankheit, bei der Nervenimpulse nicht richtig auf die Muskeln übertragen werden.

Wechselwirkungen mit Medikamenten

Die Angaben zu dem Schmerzwirkstoff finden Sie unter „Azetylsalizylsäure" (→ Seite 622).
Aufgrund des Chininanteils ist über die dort genannten Bedingungen hinaus zu beachten, dass Medikamente zur Muskelentspannung und solche zur Blutverdünnung (bei erhöhter Thrombosegefahr) stärker wirken können.

UNERWÜNSCHTE WIRKUNGEN

Die Angaben zu dem Schmerzwirkstoff finden Sie unter „Azetylsalizylsäure" (→ Seite 622).
Aufgrund des Lithiumanteils gilt zudem:

▶ **Keine Maßnahmen erforderlich**

Es können Magen-Darm-Beschwerden auftreten.

▶ **Muss beobachtet werden**

Als Zeichen einer Lithium-Unverträglichkeit können Hautausschläge auftreten. Bessern sich die Beschwerden auch einige Tage nach dem Absetzen des Mittels nicht merklich, sollten Sie einen Arzt aufsuchen.
Wenn es zu Muskelschwäche und Händezittern kommt, kann es sein, dass Sie zu viel Lithium im Blut haben. Dann sollten Sie ebenfalls einen Arzt aufsuchen.

Hinweise

Für Kinder unter 14 Jahren

Kinder sollten dieses Kombinationsschmerzmittel nicht bekommen.

Für Schwangerschaft und Stillzeit

Kombinationsschmerzmittel sollten Sie weder in der Schwangerschaft noch in der Stillzeit einnehmen.

Für ältere Menschen

Wegen des Anteils an Azetylsalizylsäure gilt: Bei Menschen über 60 Jahre ist das Risiko für Magen-Darm-Blutungen besonders groß. Jeder zweite über 70-Jährige verstoffwechselt Azetylsalizylsäure nur noch verzögert. Für diese Personen genügt eine geringere Dosis; andernfalls müssen sie mit vermehrten und schwereren unerwünschten Wirkungen rechnen. Da aber kaum jemand weiß, ob er zu diesem Personenkreis gehört, empfiehlt es sich für ältere Menschen, von Azetylsalizylsäure generell eine geringere Dosis einzunehmen.

Schmerzen, Fieber

Handelsname Darreichungsform	Zusammensetzung pro 1 ml/1 g oder wie angegeben bzw. pro abgeteilte Einheit	Kleinste Packungsgröße	Unverb. Preis in Euro	Bewertung für das beanspruchte Anwendungsgebiet
Acesal 250 mg	**Azetylsalizylsäure** 250 mg	20 Stück	2,15	**Geeignet** bei leichten bis mäßig starken Schmerzen und Fieber. **Mit Einschränkung geeignet** bei Zahnschmerzen wegen der durch ASS verzögerten Blutgerinnung. Nicht anwenden bei Kindern unter 12 Jahren mit Virusinfektionen wie Grippe oder Windpocken wegen lebensbedrohlicher Risiken. → Seite 622
Acesal Tabletten	500 mg	20 Stück	4,30	
Aktren Dragees	**Ibuprofen** 200 mg	20 Stück	6,25	**Geeignet** bei leichten bis mäßig starken Schmerzen und Fieber. → Seite 625
Aktren forte Filmtabletten	400 mg	20 Stück	7,58	
Aktren spezial Kapseln	400 mg	10 Stück	5,88	
Aspirin Effect Granulat	**Azetylsalizylsäure** 500 mg	10 Stück	5,20	**Geeignet** bei leichten bis mäßig starken Schmerzen und Fieber. Nicht anwenden bei Kindern unter 12 Jahren mit Virusinfektionen wie Grippe oder Windpocken wegen lebensbedrohlicher Risiken. → Seite 622
Aspirin Tabletten	500 mg	20 Stück	5,20	**Geeignet** bei leichten bis mäßig starken Schmerzen und Fieber. **Mit Einschränkung geeignet** bei Zahnschmerzen wegen der durch ASS verzögerten Blutgerinnung. Nicht anwenden bei Kindern unter 12 Jahren mit Virusinfektionen wie Grippe oder Windpocken wegen lebensbedrohlicher Risiken. → Seite 622
Aspirin Direkt Kautabletten	500 mg	10 Stück	5,11	**Mit Einschränkung geeignet** bei leichten bis mäßig starken Schmerzen und Fieber. Das Mittel verleitet zur Einnahme ohne die notwendige Flüssigkeit. Nicht anwenden bei Kindern unter 12 Jahren mit Virusinfektionen wie Grippe oder Windpocken wegen lebensbedrohlicher Risiken. → Seite 622

Hinweise zu den Tabellenspalten → Seite 34, zur Auswahl der Arzneimittel → Seite 28, zur Grundlage der Bewertung → Seiten 29, 33

Schmerzen, Fieber Fortsetzung

Handelsname Darreichungsform	Zusammensetzung pro 1 ml/1 g oder wie angegeben bzw. pro abgeteilte Einheit	Kleinste Packungsgröße	Unverb. Preis in Euro	Bewertung für das beanspruchte Anwendungsgebiet
Hinweise zu den Tabellenspalten → Seite 34, zur Auswahl der Arzneimittel → Seite 28, zur Grundlage der Bewertung → Seiten 29, 33				
Aspirin plus C	**Azetylsalizylsäure** 400 mg + **Vitamin C** 240 mg	10 Stück	5,28	**Auch geeignet** bei leichten bis mäßig starken Schmerzen und Fieber. Vitamin C trägt zwar zur Schmerzlinderung nichts bei, Brausetabletten wirken aber schnell und sorgen für die notwendige Flüssigkeit. **Mit Enschränkung geeignet** bei Zahnschmerzen wegen der durch ASS verzögerten Blutgerinnung. Nicht anwenden bei Kindern unter 12 Jahren mit Virusinfektionen wie Grippe oder Windpocken wegen lebensbedrohlicher Risiken. → Seite 640
Aspirin plus C Orange Brausetabletten	**Azetylsalizylsäure** 400 mg + **Vitamin C** 240 mg	20 Stück	8,89	**Auch geeignet** bei leichten bis mäßig starken Schmerzen und Fieber. Vitamin C trägt zwar zur Schmerzlinderung nichts bei, Brausetabletten wirken aber schnell und sorgen für die notwendige Flüssigkeit. **Mit Enschränkung geeignet** bei Zahnschmerzen wegen der durch ASS verzögerten Blutgerinnung. Nicht anwenden bei Kindern unter 12 Jahren mit Virusinfektionen wie Grippe oder Windpocken wegen lebensbedrohlicher Risiken. → Seite 640
ASS 500 - 1 A Pharma Tabletten	**Azetylsalizylsäure** 500 mg	30 Stück	1,58	**Geeignet** bei leichten bis mäßig starken Schmerzen und Fieber. **Mit Einschränkung geeignet** bei Zahnschmerzen wegen der durch ASS verzögerten Blutgerinnung. Nicht anwenden bei Kindern unter 12 Jahren mit Virusinfektionen wie Grippe oder Windpocken wegen lebensbedrohlicher Risiken. → Seite 622
ASS AL 500 Tabletten	**Azetylsalizylsäure** 500 mg	30 Stück	1,58	**Geeignet** bei leichten bis mäßig starken Schmerzen und Fieber. **Mit Einschränkung geeignet** bei Zahnschmerzen wegen der durch ASS verzögerten Blutgerinnung. Nicht anwenden bei Kindern unter 12 Jahren mit Virusinfektionen wie Grippe oder Windpocken wegen lebensbedrohlicher Risiken. → Seite 622
ASS-CT 500 mg Tabletten Tabletten	**Azetylsalizylsäure** 500 mg	30 Stück	2,36	**Geeignet** bei leichten bis mäßig starken Schmerzen und Fieber. **Mit Einschränkung geeignet** bei Zahnschmerzen wegen der durch ASS verzögerten Blutgerinnung. Nicht anwenden bei Kindern unter 12 Jahren mit Virusinfektionen wie Grippe oder Windpocken wegen lebensbedrohlicher Risiken. → Seite 622
ASS 500 Hexal bei Fieber und Schmerzen Tabletten	**Azetylsalizylsäure** 500 mg	30 Stück	2,36	**Geeignet** bei leichten bis mäßig starken Schmerzen und Fieber. **Mit Einschränkung geeignet** bei Zahnschmerzen wegen der durch ASS verzögerten Blutgerinnung. Nicht anwenden bei Kindern unter 12 Jahren mit Virusinfektionen wie Grippe oder Windpocken wegen lebensbedrohlicher Risiken. → Seite 622

▶

Schmerzen, Fieber Fortsetzung

Handelsname Darreichungsform	Zusammensetzung pro 1 ml/1 g oder wie angegeben bzw. pro abgeteilte Einheit	Kleinste Packungsgröße	Unverb. Preis in Euro	Bewertung für das beanspruchte Anwendungsgebiet
ASS-ratiopharm 300 *500* Tabletten	**Azetylsalizylsäure** 300 mg 500 mg	50 Stück 30 Stück	2,67 2,70	**Geeignet** bei leichten bis mäßig starken Schmerzen und Fieber. **Mit Einschränkung geeignet** bei Zahnschmerzen wegen der durch ASS verzögerten Blutgerinnung. Nicht anwenden bei Kindern unter 12 Jahren mit Virusinfektionen wie Grippe oder Windpocken wegen lebensbedrohlicher Risiken. → Seite 622
ASS + C-ratiopharm Brausetabletten	**Azetylsalizylsäure** 600 mg **+ Vitamin C** 200 mg	10 Stück	3,95	**Auch geeignet** bei leichten bis mäßig starken Schmerzen und Fieber. Vitamin C trägt zwar zur Schmerzlinderung nichts bei, Brausetabletten wirken aber schnell und sorgen für die notwendige Flüssigkeit. **Mit Einschränkung geeignet** bei Zahnschmerzen wegen der durch ASS verzögerten Blutgerinnung. Nicht anwenden bei Kindern unter 12 Jahren mit Virusinfektionen wie Grippe oder Windpocken wegen lebensbedrohlicher Risiken. → Seite 640
ASS STADA 500 mg Tabletten	**Azetylsalizylsäure** 500 mg	10 Stück	1,34	**Geeignet** bei leichten bis mäßig starken Schmerzen und Fieber. **Mit Einschränkung geeignet** bei Zahnschmerzen wegen der durch ASS verzögerten Blutgerinnung. Nicht anwenden bei Kindern unter 12 Jahren mit Virusinfektionen wie Grippe oder Windpocken wegen lebensbedrohlicher Risiken. → Seite 622
ben-u-ron 500 mg Hartkapseln Kapseln	**Parazetamol** 500 mg	10 Stück	3,02	**Geeignet** bei leichten bis mäßig starken Schmerzen und Fieber bei Kindern ab 9 Jahre und Erwachsenen. → Seite 629
ben-u-ron Saft Lösung	200 mg pro 5 ml (Konservierungsmittel: Parabene)	100 ml	3,14	**Geeignet** bei leichten bis mäßig starken Schmerzen und Fieber bei Kindern von 3 Monaten bis 12 Jahre. → Seite 629
ben-u-ron 500 mg Tabletten	500 mg	10 Stück	2,77	**Geeignet** bei leichten bis mäßig starken Schmerzen und Fieber bei Kindern ab 6 Jahre und Erwachsenen. → Seite 629
1 000 mg Tabletten Tabletten	1 000 mg	9 Stück	3,49	**Geeignet** bei leichten bis mäßig starken Schmerzen und Fieber bei Jugendlichen ab 14 Jahre und Erwachsenen. → Seite 629
ben-u-ron 125 mg	125 mg	10 Stück	1,21	**Geeignet** bei leichten bis mäßig starken Schmerzen und Fieber bei Säuglingen. → Seite 629
250 mg	250 mg	10 Stück	1,46	**Geeignet** bei leichten bis mäßig starken Schmerzen und Fieber bei Kindern von 1 bis 6 Jahre. → Seite 629
500 mg	500 mg	10 Stück	1,76	**Geeignet** bei leichten bis mäßig starken Schmerzen und Fieber bei Kindern ab 6 Jahre. → Seite 629
1 000 mg Zäpfchen	1 000 mg	10 Stück	5,07	**Geeignet** bei leichten bis mäßig starken Schmerzen und Fieber bei Jugendlichen ab 14 Jahre und Erwachsenen. → Seite 629

Hinweise zu den Tabellenspalten → Seite 34, zur Auswahl der Arzneimittel → Seite 28, zur Grundlage der Bewertung → Seiten 29, 33

Schmerzen, Fieber Fortsetzung

Handelsname Darreichungsform	Zusammensetzung pro 1 ml/1 g oder wie angegeben bzw. pro abgeteilte Einheit	Kleinste Packungsgröße	Unverb. Preis in Euro	Bewertung für das beanspruchte Anwendungsgebiet

Hinweise zu den Tabellenspalten → Seite 34, zur Auswahl der Arzneimittel → Seite 28, zur Grundlage der Bewertung → Seiten 29, 33

Handelsname Darreichungsform	Zusammensetzung pro 1 ml/1 g oder wie angegeben bzw. pro abgeteilte Einheit	Kleinste Packungsgröße	Unverb. Preis in Euro	Bewertung für das beanspruchte Anwendungsgebiet
Buscopan plus Filmtabletten	**Butylscopolaminiumbromid** 10 mg + **Parazetamol** 500 mg	10 Stück	5,90	**Wenig geeignet** bei krampfartigen Regelschmerzen. Die therapeutische Wirksamkeit von Butylscopolamin ist nicht ausreichend nachgewiesen. Parazetamol wirkt bei Regelschmerzen weniger stark schmerzlindernd als Ibuprofen oder Naproxen. → Seite 638
Buscopan plus Zäpfchen	**Butylscopolaminiumbromid** 10 mg + **Parazetamol** 800 mg	5 Stück	8,10	
Captin Zäpfchen 125	**Parazetamol** 125 mg	10 Stück	1,21	**Geeignet** bei leichten bis mäßig starken Schmerzen und Fieber bei Säuglingen. → Seite 629
250	250 mg	10 Stück	1,46	**Geeignet** bei leichten bis mäßig starken Schmerzen und Fieber bei Kindern von 1 bis 6 Jahre. → Seite 629
500 Zäpfchen	500 mg	10 Stück	1,76	**Geeignet** bei leichten bis mäßig starken Schmerzen und Fieber bei Kindern ab 6 Jahre. → Seite 629
DELGESIC 500	**Azetylsalizylsäure** 500 mg pro 1,023 g	20 x 1,023 g	5,76	**Geeignet** bei leichten bis mäßig starken Schmerzen und Fieber. **Mit Einschränkung geeignet** bei Zahnschmerzen wegen der durch ASS verzögerten Blutgerinnung. Nicht anwenden bei Kindern unter 12 Jahren mit Virusinfektionen wie Grippe oder Windpocken wegen lebensbedrohlicher Risiken. → Seite 622
1 000 Pulver	1 000 mg pro 2,046 g	20 x 2,046 g	8,63	
DEMEX Zahnschmerztabletten Tabletten	**Propyphenazon** 500 mg	10 Stück	4,49	**Wenig geeignet** bei leichten bis mäßig starken Schmerzen und Fieber. Die therapeutische Wirksamkeit von Propyphenazon und seine möglichen Risiken sind schlecht untersucht. Besser zu beurteilende und geeignete Schmerz- und Fiebermittel sind vorzuziehen. → Seite 631
Dismenol N Filmtabletten	**Ibuprofen** 200 mg	20 Stück	5,09	**Geeignet** bei leichten bis mäßig starken Schmerzen und Fieber. → Seite 625
DOLO-PUREN 400 T Filmtabletten	**Ibuprofen** 400 mg	10 Stück	3,05	**Geeignet** bei leichten bis mäßig starken Schmerzen und Fieber. → Seite 625
DOLO-PUREN Granulat 400 Granulat	400 mg pro 3,067 g	10 x 3,067 g	4,49	
Dolormin instant Brausegranulatbeutel	**Ibuprofen, DL-Lysinsalz** 342 mg (entspricht 200 mg Ibuprofen)	10 Stück	5,90	**Geeignet** bei leichten bis mäßig starken Schmerzen und Fieber. → Seite 625
Dolormin	342 mg (entspricht 200 mg Ibuprofen)	10 Stück	3,70	
Dolormin extra Filmtabletten	684 mg (entspricht 400 mg Ibuprofen)	10 Stück	6,40	
Dolormin für Frauen Tabletten	**Naproxen** 250 mg	10 Stück	6,40	**Geeignet** bei Regelbeschwerden. → Seite 625
Doppel Spalt compact Tabletten	**Azetylsalizylsäure** 500 mg + **Koffein** 50 mg	20 Stück	6,90	**Wenig geeignet** bei leichten bis mäßig starken Schmerzen und Fieber. Nicht sinnvolle Kombination. Koffein kann den Missbrauch fördern. Geeignete Mittel mit nur einem Schmerzwirkstoff sind vorzuziehen. → Seite 636

▶

Schmerzen, Fieber Fortsetzung

Handelsname Darreichungsform	Zusammensetzung pro 1 ml/1 g oder wie angegeben bzw. pro abgeteilte Einheit	Kleinste Packungsgröße	Unverb. Preis in Euro	Bewertung für das beanspruchte Anwendungsgebiet
EUDORLIN Schmerztabletten Tabletten	**Azetylsalizylsäure** 400 mg **+ Koffein** 50 mg	20 Stück	4,45	**Wenig geeignet** bei leichten bis mäßig starken Schmerzen. Nicht sinnvolle Kombination. Koffein kann den Missbrauch fördern. Geeignete Mittel mit nur einem Schmerzwirkstoff sind vorzuziehen. → Seite 636
Euminz Lösung	**Pfefferminzöl** 81 mg	10 ml	8,35	**Mit Einschränkung geeignet** zur Behandlung von episodisch auftretenden Spannungskopfschmerzen anstelle von geeigneten Schmerzmitteln zum Einnehmen. Es ist noch nicht ausreichend nachgewiesen, dass Pfefferminzöl diesen Schmerzmitteln gleichwertig ist. → Seite 633
Ibu 400 Business -1 A Pharma Filmtabletten	**Ibuprofen** 400 mg	6 Stück	2,00	**Geeignet** bei leichten bis mäßig starken Schmerzen und Fieber. → Seite 625
Ibubeta 200 akut *400 akut* Filmtabletten	**Ibuprofen** 200 mg 400 mg	10 Stück 10 Stück	1,98 2,70	**Geeignet** bei leichten bis mäßig starken Schmerzen und Fieber. → Seite 625
ibudolor 200 *400* Filmtabletten	**Ibuprofen** 200 mg 400 mg	20 Stück 10 Stück	3,55 2,70	**Geeignet** bei leichten bis mäßig starken Schmerzen und Fieber. → Seite 625
ibudolor Kindersaft Suspension	100 mg pro 5 ml (Konservierungsmittel: Parabene)	100 ml	3,33	**Geeignet** bei leichten bis mäßig starken Schmerzen und Fieber bei Säuglingen ab 6 Monate. → Seite 625
Ibuflam Kindersaft 2 % gegen Fieber und Schmerzen Saft	**Ibuprofen** 100 mg pro 5 ml (Konservierungsmittel: Parabene)	100 ml	3,61	**Geeignet** bei leichten bis mäßig starken Schmerzen und Fieber bei Säuglingen ab 6 Monate. → Seite 625
Ibuhexal akut 200 *400*	**Ibuprofen** 200 mg 400 mg	10 Stück 10 Stück	2,00 2,99	**Geeignet** bei leichten bis mäßig starken Schmerzen und Fieber. → Seite 625
Ibuhexal 200 Filmtabletten	200 mg	50 Stück	7,65	
Ibu KD 400 mg akut Filmtabletten	**Ibuprofen** 400 mg	20 Stück	4,53	**Geeignet** bei leichten bis mäßig starken Schmerzen und Fieber. → Seite 625
Ibuprofen AbZ 200 mg Filmtabletten Filmtabletten	**Ibuprofen** 200 mg	10 Stück	1,82	**Geeignet** bei leichten bis mäßig starken Schmerzen und Fieber. → Seite 625
Ibuprofen AbZ 2% Saft	100 mg pro 5 ml	100 ml	3,32	**Geeignet** bei leichten bis mäßig starken Schmerzen und Fieber bei Säuglingen ab 6 Monate. → Seite 625
4% Saft Sirup	200 mg pro 5 ml	100 ml	4,57	**Geeignet** bei leichten bis mäßig starken Schmerzen und Fieber bei Kleinkindern ab 1 Jahr. → Seite 625
Ibuprofen Atid 200 mg *400 mg* Filmtabletten	**Ibuprofen** 200 mg 400 mg	10 Stück 10 Stück	1,54 2,62	**Geeignet** bei leichten bis mäßig starken Schmerzen und Fieber. → Seite 625
Ibuprofen 200 Heumann *400 Heumann Schmerztabletten* Filmtabletten	**Ibuprofen** 200 mg 400 mg	20 Stück 10 Stück	3,49 2,70	**Geeignet** bei leichten bis mäßig starken Schmerzen und Fieber. → Seite 625

Hinweise zu den Tabellenspalten → Seite 34, zur Auswahl der Arzneimittel → Seite 28, zur Grundlage der Bewertung → Seiten 29, 33

Schmerzen, Fieber Fortsetzung

Handelsname Darreichungsform	Zusammensetzung pro 1 ml/1 g oder wie angegeben bzw. pro abgeteilte Einheit	Kleinste Packungsgröße	Unverb. Preis in Euro	Bewertung für das beanspruchte Anwendungsgebiet

Hinweise zu den Tabellenspalten → Seite 34, zur Auswahl der Arzneimittel → Seite 28, zur Grundlage der Bewertung → Seiten 29, 33

Handelsname Darreichungsform	Zusammensetzung	Kleinste Packungsgröße	Unverb. Preis in Euro	Bewertung
IBU-ratiopharm 200 mg akut Schmerztabletten	**Ibuprofen** 200 mg	10 Stück	2,00	**Geeignet** bei leichten bis mäßig starken Schmerzen und Fieber. → Seite 625
400 mg akut Schmerztabletten	400 mg	10 Stück	2,70	
IBU-ratiopharm 500 Lysinat Schmerztabletten Filmtabletten	**Ibuprofen-Lysinsalz** 500 mg (entspricht 292,6 mg Ibuprofen)	10 Stück	3,80	**Geeignet** bei leichten bis mäßig starken Schmerzen und Fieber. → Seite 625
IBU-ratiopharm 2% Fiebersaft für Kinder	**Ibuprofen** 100 mg pro 5 ml	100 ml	3,33	**Geeignet** bei leichten bis mäßig starken Schmerzen und Fieber bei Säuglingen ab 6 Monate. → Seite 625
4% Fiebersaft für Kinder Saft	200 mg pro 5 ml	100 ml	4,59	**Geeignet** bei leichten bis mäßig starken Schmerzen und Fieber bei Kleinkindern ab 1 Jahr. → Seite 625
ibuTAD 400 mg gegen Schmerzen Filmtabletten	**Ibuprofen** 400 mg	10 Stück	2,67	**Geeignet** bei leichten bis mäßig starken Schmerzen und Fieber. → Seite 625
MENSOTON gegen Regelschmerzen 200 mg Filmtabletten	**Ibuprofen** 200 mg	20 Stück	5,45	**Geeignet** bei leichten bis mäßig starken Schmerzen und Fieber. → Seite 625
Migräne-Kranit 500 mg Tabletten Tabletten	**Phenazon** 500 mg	10 Stück	4,24	**Wenig geeignet** bei leichten bis mäßig starken Schmerzen. Die therapeutische Wirksamkeit von Phenazon und seine möglichen Risiken sind schlecht untersucht. Besser zu beurteilende und geeignete Schmerzmittel sind vorzuziehen. → Seite 631
Migräne-Kranit 500 mg Zäpfchen Zäpfchen	500 mg	10 Stück	10,26	
Migränin Phenazon 500 mg Tabletten	**Phenazon** 500 mg	20 Stück	7,40	**Wenig geeignet** bei leichten bis mäßig starken Schmerzen und Fieber. Die therapeutische Wirksamkeit von Phenazon und seine möglichen Risiken sind schlecht untersucht. Besser zu beurteilende und geeignete Schmerz- und Fiebermittel sind vorzuziehen. → Seite 631
Neuralgin extra gegen Kopfschmerzen Filmtabletten	**Ibuprofen, DL-Lysinsalz** 684 mg (entspricht 400 mg Ibuprofen)	20 Stück	6,90	**Geeignet** bei leichten bis mäßig starken Schmerzen und Fieber. → Seite 625
Neuralgin Tabletten	**Azetylsalizylsäure** 250 mg + **Parazetamol** 200 mg + **Koffein** 50 mg	20 Stück	4,30	**Wenig geeignet** bei leichten bis mäßig starken Schmerzen. Nicht sinnvolle Kombination. Die Kombination aus ASS und Parazetamol bietet keinen zusätzlichen therapeutischen Vorteil. Koffein kann den Missbrauch fördern. Geeignete Mittel mit nur einem Schmerzwirkstoff sind vorzuziehen. → Seite 636
Neuranidal N Schmerztabletten Tabletten	**Azetylsalizylsäure** 250 mg + **Parazetamol** 200 mg + **Koffein** 50 mg	10 Stück	2,40	**Wenig geeignet** bei leichten bis mäßig starken Schmerzen. Nicht sinnvolle Kombination. Die Kombination aus ASS und Parazetamol bietet keinen zusätzlichen therapeutischen Vorteil. Koffein kann den Missbrauch fördern. Geeignete Mittel mit nur einem Schmerzwirkstoff sind vorzuziehen. → Seite 636

Schmerzen, Fieber Fortsetzung

Handelsname Darreichungsform	Zusammensetzung pro 1 ml/1 g oder wie angegeben bzw. pro abgeteilte Einheit	Kleinste Packungsgröße	Unverb. Preis in Euro	Bewertung für das beanspruchte Anwendungsgebiet

Hinweise zu den Tabellenspalten → Seite 34, zur Auswahl der Arzneimittel → Seite 28, zur Grundlage der Bewertung → Seiten 29, 33

Handelsname Darreichungsform	Zusammensetzung	Kleinste Packungsgröße	Unverb. Preis in Euro	Bewertung
Nurofen 200 mg Brausegranulat Brausegranulat	**Ibuprofen** 200 mg pro Beutel	12 Stück	4,95	**Geeignet** bei leichten bis mäßig starken Schmerzen und Fieber. → Seite 625
Nurofen Lysinat 400 mg Filmtabletten Filmtabletten	**Ibuprofen, DL-Lysinsalz** 684 mg (entspricht 400 mg Ibuprofen)	12 Stück	5,90	**Geeignet** bei leichten bis mäßig starken Schmerzen und Fieber. → Seite 625
Nurofen 200 mg Schmelztabletten Lemon Schmelztabletten	**Ibuprofen** 200 mg	12 Stück	5,45	**Geeignet** bei leichten bis mäßig starken Schmerzen und Fieber. → Seite 625
Nurofen Junior Fiebersaft Erdbeer 2 %	100 mg pro 5 ml	100 ml	3,72	**Geeignet** bei leichten bis mäßig starken Schmerzen und Fieber bei Säuglingen ab 6 Monate. → Seite 625
Nurofen Junior Fiebersaft 2 %	100 mg pro 5 ml	100 ml	3,72	
4 % Suspension	200 mg pro 5 ml	100 ml	5,41	**Geeignet** bei leichten bis mäßig starken Schmerzen und Fieber bei Kleinkindern ab 1 Jahr. → Seite 625
Nurofen junior Zäpfchen 60 mg	60 mg	10 Stück	3,45	**Geeignet** bei leichten bis mäßig starken Schmerzen und Fieber bei Kindern ab 3 Monate und einem Körpergewicht von mindestens 6 Kilogramm. → Seite 625
125 mg Zäpfchen	125 mg	10 Stück	3,95	**Geeignet** bei leichten bis mäßig starken Schmerzen und Fieber bei Kindern von 2 bis 6 Jahre. → Seite 625
Optalidon Schmerztabletten mit Paracetamol & Coffein Tabletten	**Parazetamol** 400 mg + **Koffein** 50 mg	10 Stück	3,17	**Wenig geeignet** bei leichten bis mäßig starken Schmerzen. Nicht sinnvolle Kombination. Koffein kann den Missbrauch fördern. Geeignete Mittel mit nur einem Schmerzwirkstoff sind vorzuziehen. → Seite 636
Paracetamol Saft-1 A Pharma gegen Fieber und Schmerzen Lösung	**Parazetamol** 200 mg pro 5 ml	100 ml	3,12	**Geeignet** bei leichten bis mäßig starken Schmerzen und Fieber bei Kindern von 3 Monaten bis 12 Jahre. → Seite 629
Paracetamol 500-1 A Pharma Tabletten	500 mg	10 Stück	0,94	**Geeignet** bei leichten bis mäßig starken Schmerzen und Fieber bei Kindern ab 6 Jahre und Erwachsenen. → Seite 629
Paracetamol 125 mg Supp.-1A-Pharma	125 mg	10 Stück	1,15	**Geeignet** bei leichten bis mäßig starken Schmerzen und Fieber bei Säuglingen. → Seite 629
250 mg Supp.-1A-Pharma	250 mg	10 Stück	1,26	**Geeignet** bei leichten bis mäßig starken Schmerzen und Fieber bei Kindern von 1 bis 6 Jahre. → Seite 629
500 mg Supp.-1A-Pharma	500 mg	10 Stück	1,64	**Geeignet** bei leichten bis mäßig starken Schmerzen und Fieber bei Kindern ab 6 Jahre. → Seite 629
1 000 mg Supp.-1A-Pharma Zäpfchen	1 000 mg	10 Stück	1,96	**Geeignet** bei leichten bis mäßig starken Schmerzen und Fieber bei Jugendlichen ab 14 Jahre und Erwachsenen. → Seite 629

Schmerzen, Fieber Fortsetzung

Handelsname Darreichungsform	Zusammensetzung pro 1 ml/1 g oder wie angegeben bzw. pro abgeteilte Einheit	Kleinste Packungsgröße	Unverb. Preis in Euro	Bewertung für das beanspruchte Anwendungsgebiet
Paracetamol AL Saft Lösung	**Parazetamol** 200 mg pro 5 ml	100 ml	3,12	**Geeignet** bei leichten bis mäßig starken Schmerzen und Fieber bei Kindern ab 3 Monate bis 12 Jahre. → Seite 629
Paracetamol AL 500 Tabletten	500 mg	20 Stück	1,38	**Geeignet** bei leichten bis mäßig starken Schmerzen und Fieber bei Kindern ab 6 Jahre und Erwachsenen. → Seite 629
paracetamol AL 125	125 mg	10 Stück	1,15	**Geeignet** bei leichten bis mäßig starken Schmerzen und Fieber bei Säuglingen. → Seite 629
250	250 mg	10 Stück	1,26	**Geeignet** bei leichten bis mäßig starken Schmerzen und Fieber bei Kindern von 1 bis 6 Jahre. → Seite 629
500	500 mg	10 Stück	1,64	**Geeignet** bei leichten bis mäßig starken Schmerzen und Fieber bei Kindern ab 6 Jahre. → Seite 629
1 000 Zäpfchen	1 000 mg	10 Stück	1,96	**Geeignet** bei leichten bis mäßig starken Schmerzen und Fieber bei Jugendlichen ab 14 Jahre und Erwachsenen. → Seite 629
Paracetamol BC 200 mg Saft Lösung	**Parazetamol** 200 mg pro 5 ml	100 ml	3,14	**Geeignet** bei leichten bis mäßig starken Schmerzen und Fieber bei Kindern ab 3 Monate bis 12 Jahre. → Seite 629
Paracetamol BC 500 mg Tabletten Tabletten	500 mg	10 Stück	1,06	**Geeignet** bei leichten bis mäßig starken Schmerzen und Fieber bei Kindern ab 6 Jahre und Erwachsenen. → Seite 629
Paracetamol BC 125 mg Zäpfchen	125 mg	10 Stück	1,21	**Geeignet** bei leichten bis mäßig starken Schmerzen und Fieber bei Säuglingen. → Seite 629
250 mg Zäpfchen	250 mg	10 Stück	1,46	**Geeignet** bei leichten bis mäßig starken Schmerzen und Fieber bei Kindern von 1 bis 6 Jahre. → Seite 629
500 mg Zäpfchen Zäpfchen	500 mg	10 Stück	1,76	**Geeignet** bei leichten bis mäßig starken Schmerzen und Fieber bei Kindern ab 6 Jahre. → Seite 629
Paracetamol-CT Fiebersaft Saft	**Parazetamol** 200 mg pro 5 ml	100 ml	3,14	**Geeignet** bei leichten bis mäßig starken Schmerzen und Fieber bei Kindern ab 3 Monate bis 12 Jahre. → Seite 629
Paracetamol-CT 500 mg Tabletten Tabletten	500 mg	10 Stück	1,02	**Geeignet** bei leichten bis mäßig starken Schmerzen und Fieber bei Kindern ab 6 Jahre und Erwachsenen. → Seite 629
Paracetamol-CT 125 mg Zäpfchen	125 mg	10 Stück	1,21	**Geeignet** bei leichten bis mäßig starken Schmerzen und Fieber bei Säuglingen. → Seite 629
250 mg Zäpfchen	250 mg	10 Stück	1,46	**Geeignet** bei leichten bis mäßig starken Schmerzen und Fieber bei Kindern von 1 bis 6 Jahre. → Seite 629
500 mg Zäpfchen	500 mg	10 Stück	1,76	**Geeignet** bei leichten bis mäßig starken Schmerzen und Fieber bei Kindern ab 6 Jahre. → Seite 629
1 000 mg Zäpfchen Zäpfchen	1 000 mg	10 Stück	2,12	**Geeignet** bei leichten bis mäßig starken Schmerzen und Fieber bei Jugendlichen ab 14 Jahre und Erwachsenen. → Seite 629

Hinweise zu den Tabellenspalten → Seite 34, zur Auswahl der Arzneimittel → Seite 28, zur Grundlage der Bewertung → Seiten 29, 33

Schmerzen, Fieber Fortsetzung

Handelsname Darreichungsform	Zusammensetzung pro 1 ml/1 g oder wie angegeben bzw. pro abgeteilte Einheit	Kleinste Packungsgröße	Unverb. Preis in Euro	Bewertung für das beanspruchte Anwendungsgebiet

Hinweise zu den Tabellenspalten → Seite 34, zur Auswahl der Arzneimittel → Seite 28, zur Grundlage der Bewertung → Seiten 29, 33

Paracetamol 500 mg Heumann Tabletten Tabletten	**Parazetamol** 500 mg	10 Stück	1,02	**Geeignet** bei leichten bis mäßig starken Schmerzen und Fieber bei Kindern ab 6 Jahre und Erwachsenen. → Seite 629
Paracetamol 125 mg Heumann Zäpfchen	125 mg	10 Stück	1,29	**Geeignet** bei leichten bis mäßig starken Schmerzen und Fieber bei Säuglingen. → Seite 629
250 mg Heumann Zäpfchen	250 mg	10 Stück	1,46	**Geeignet** bei leichten bis mäßig starken Schmerzen und Fieber bei Kindern von 1 bis 6 Jahre. → Seite 629
500 mg Heumann Zäpfchen	500 mg	10 Stück	1,76	**Geeignet** bei leichten bis mäßig starken Schmerzen und Fieber bei Kindern ab 6 Jahre. → Seite 629
1 000 mg Heumann Zäpfchen Zäpfchen	1 000 mg	10 Stück	2,12	**Geeignet** bei leichten bis mäßig starken Schmerzen und Fieber bei Jugendlichen ab 14 Jahre und Erwachsenen. → Seite 629
Paracetamol Saft HEXAL bei Fieber und Schmerzen Lösung	**Parazetamol** 200 mg pro 5 ml	100 ml	3,14	**Geeignet** bei leichten bis mäßig starken Schmerzen und Fieber bei Kindern ab 3 Monate bis 12 Jahre. → Seite 629
Paracetamol 500 mg HEXAL bei Fieber und Schmerzen Tabletten	500 mg	20 Stück	1,70	**Geeignet** bei leichten bis mäßig starken Schmerzen und Fieber bei Kindern ab 6 Jahre und Erwachsenen. → Seite 629
Paracetamol 125 HEXAL Zäpfchen	125 mg	10 Stück	1,21	**Geeignet** bei leichten bis mäßig starken Schmerzen und Fieber bei Säuglingen. → Seite 629
250 HEXAL Zäpfchen	250 mg	10 Stück	1,46	**Geeignet** bei leichten bis mäßig starken Schmerzen und Fieber bei Kindern von 1 bis 6 Jahre. → Seite 629
500 HEXAL Zäpfchen	500 mg	10 Stück	1,76	**Geeignet** bei leichten bis mäßig starken Schmerzen und Fieber bei Kindern ab 6 Jahre. → Seite 629
1 000 HEXAL Zäpfchen bei Fieber und Schmerzen Zäpfchen	1 000 mg	10 Stück	2,15	**Geeignet** bei leichten bis mäßig starken Schmerzen und Fieber bei Jugendlichen ab 14 Jahre und Erwachsenen. → Seite 629
ParaCetaMol Tabletten Lichtenstein Tabletten	**Parazetamol** 500 mg	20 Stück	1,48	**Geeignet** bei leichten bis mäßig starken Schmerzen und Fieber bei Kindern ab 6 Jahre und Erwachsenen. → Seite 629
ParaCetaMol 125 Suppos Lichtenstein	125 mg	10 Stück	1,21	**Geeignet** bei leichten bis mäßig starken Schmerzen und Fieber bei Säuglingen. → Seite 629
250 Suppos Lichtenstein	250 mg	10 Stück	1,46	**Geeignet** bei leichten bis mäßig starken Schmerzen und Fieber bei Kindern von 1 bis 6 Jahre. → Seite 629
500 Suppos Lichtenstein	500 mg	10 Stück	1,76	**Geeignet** bei leichten bis mäßig starken Schmerzen und Fieber bei Kindern ab 6 Jahre. → Seite 629
1 000 Suppos Lichtenstein Zäpfchen	1 000 mg	10 Stück	2,12	**Geeignet** bei leichten bis mäßig starken Schmerzen und Fieber bei Jugendlichen ab 14 Jahre und Erwachsenen. → Seite 629

Schmerzen, Fieber Fortsetzung

Handelsname Darreichungsform	Zusammensetzung pro 1 ml/1 g oder wie angegeben bzw. pro abgeteilte Einheit	Kleinste Packungsgröße	Unverb. Preis in Euro	Bewertung für das beanspruchte Anwendungsgebiet
Paracetamol-ratiopharm 500 Brausetabletten	**Parazetamol** 500 mg	10 Stück	3,49	**Geeignet** bei leichten bis mäßig starken Schmerzen und Fieber bei Kindern ab 6 Jahre und Erwachsenen. → Seite 629
Paracetamol-ratiopharm Lösung	200 mg pro 5 ml	100 ml	3,14	**Geeignet** bei leichten bis mäßig starken Schmerzen und Fieber bei Kindern ab 3 Monate bis 12 Jahre. → Seite 629
Paracetamol-ratiopharm 500 Tabletten	500 mg	20 Stück	1,70	**Geeignet** bei leichten bis mäßig starken Schmerzen und Fieber bei Kindern ab 6 Jahre und Erwachsenen. → Seite 629
Paracetamol-ratiopharm 125	125 mg	10 Stück	1,21	**Geeignet** bei leichten bis mäßig starken Schmerzen und Fieber bei Säuglingen. → Seite 629
250	250 mg	10 Stück	1,46	**Geeignet** bei leichten bis mäßig starken Schmerzen und Fieber bei Kindern von 1 bis 6 Jahre. → Seite 629
500	500 mg	10 Stück	1,76	**Geeignet** bei leichten bis mäßig starken Schmerzen und Fieber bei Kindern ab 6 Jahre. → Seite 629
1 000 Zäpfchen	1 000 mg	10 Stück	2,51	**Geeignet** bei leichten bis mäßig starken Schmerzen und Fieber bei Jugendlichen ab 14 Jahre und Erwachsenen. → Seite 629
Paracetamol STADA Lösung	**Parazetamol** 200 mg pro 5 ml	100 ml	3,12	**Geeignet** bei leichten bis mäßig starken Schmerzen und Fieber bei Kindern ab 3 Monate bis 12 Jahre. → Seite 629
Paracetamol STADA 500 mg Tabletten	500 mg	10 Stück	1,00	**Geeignet** bei leichten bis mäßig starken Schmerzen und Fieber bei Kindern ab 6 Jahre und Erwachsenen. → Seite 629
Paracetamol STADA 125 mg	125 mg	10 Stück	1,15	**Geeignet** bei leichten bis mäßig starken Schmerzen und Fieber bei Säuglingen. → Seite 629
250 mg	250 mg	10 Stück	1,26	**Geeignet** bei leichten bis mäßig starken Schmerzen und Fieber bei Kindern von 1 bis 6 Jahre. → Seite 629
500 mg	500 mg	10 Stück	1,64	**Geeignet** bei leichten bis mäßig starken Schmerzen und Fieber bei Kindern ab 6 Jahre. → Seite 629
1 000 mg Zäpfchen	1 000 mg	10 Stück	1,96	**Geeignet** bei leichten bis mäßig starken Schmerzen und Fieber bei Jugendlichen ab 14 Jahre und Erwachsenen. → Seite 629
Pfeil Zahnschmerz-Tabletten 200 mg	**Ibuprofen** 200 mg	10 Stück	3,08	**Geeignet** bei leichten bis mäßig starken Schmerzen und Fieber. → Seite 625
forte 400 mg Filmtabletten	400 mg	10 Stück	4,30	

Hinweise zu den Tabellenspalten → Seite 34, zur Auswahl der Arzneimittel → Seite 28, zur Grundlage der Bewertung → Seiten 29, 33

Schmerzen, Fieber Fortsetzung

Handelsname Darreichungsform	Zusammensetzung pro 1 ml/1 g oder wie angegeben bzw. pro abgeteilte Einheit	Kleinste Packungsgröße	Unverb. Preis in Euro	Bewertung für das beanspruchte Anwendungsgebiet
Saridon gegen Schmerzen Tabletten	**Parazetamol** 250 mg + **Propyphenazon** 150 mg + **Koffein** 50 mg	20 Stück	4,80	**Wenig geeignet** bei leichten bis mäßig starken Schmerzen und Fieber. Nicht sinnvolle Kombination. Der Wirkstoff Propyphenazon ist schlecht untersucht, es stehen besser zu beurteilende und geeignete Alternativen zur Verfügung. Koffein kann den Missbrauch fördern. Geeignete Mittel mit nur einem Schmerzwirkstoff sind vorzuziehen. → Seite 636
Spalt Schmerztabletten Tabletten	**Azetylsalizylsäure** 300 mg + **Parazetamol** 300 mg	10 Stück	3,55	**Wenig geeignet** bei leichten bis mäßig starken Schmerzen. Die Kombination aus ASS und Parazetamol bietet keinen zusätzlichen therapeutischen Vorteil. Geeignete Mittel mit nur einem Wirkstoff sind vorzuziehen. → Seite 634
Thomapyrin Brausetabletten	**Azetylsalizylsäure** 300 mg + **Parazetamol** 200 mg	10 Stück	5,00	**Wenig geeignet** bei leichten bis mäßig starken Schmerzen. Die Kombination aus ASS und Parazetamol bietet keinen zusätzlichen therapeutischen Vorteil. Geeignete Mittel mit nur einem Wirkstoff sind vorzuziehen. → Seite 634
Thomapyrin C Schmerztabletten Brausetabletten	**Azetylsalizylsäure** 300 mg + **Parazetamol** 200 mg + **Vitamin C** 300 mg	10 Stück	5,28	**Wenig geeignet** bei leichten bis mäßig starken Schmerzen und Fieber. Nicht sinnvolle Kombination. Die Kombination aus ASS und Parazetamol bietet keinen zusätzlichen therapeutischen Vorteil. Vitamin C trägt zur Schmerzlinderung nichts bei. Geeignete Mittel mit nur einem Schmerzwirkstoff sind vorzuziehen. → Seite 640
Thomapyrin CLASSIC Schmerztabletten	**Azetylsalizylsäure** 250 mg + **Parazetamol** 200 mg + **Koffein** 50 mg	10 Stück	3,33	**Wenig geeignet** bei leichten bis mäßig starken Schmerzen. Nicht sinnvolle Kombination. Die Kombination aus ASS und Parazetamol bietet keinen zusätzlichen therapeutischen Vorteil. Koffein kann den Missbrauch fördern. Geeignete Mittel mit nur einem Schmerzwirkstoff sind vorzuziehen. → Seite 636
Thomapyrin INTENSIV	**Azetylsalizylsäure** 250 mg + **Parazetamol** 250 mg + **Koffein** 50 mg	20 Stück	5,90	
Thomapyrin MEDIUM 400 mg/50 mg Tabletten	**Parazetamol** 400 mg + **Koffein** 50 mg	21 Stück	5,75	**Wenig geeignet** bei leichten bis mäßig starken Schmerzen. Nicht sinnvolle Kombination. Koffein kann den Missbrauch fördern. Geeignete Mittel mit nur einem Schmerzwirkstoff sind vorzuziehen. → Seite 636
Tispol Ibu-DD 400 Filmtabletten	**Ibuprofen, DL-Lysinsalz** (entspricht 400 mg Ibuprofen)	10 Stück	6,40	**Geeignet** bei leichten bis mäßig starken Schmerzen und Fieber. → Seite 625
Titralgan gegen Schmerzen Tabletten	**Azetylsalizylsäure** 250 mg + **Parazetamol** 200 mg + **Koffein** 50 mg	10 Stück	2,40	**Wenig geeignet** bei leichten bis mäßig starken Schmerzen. Nicht sinnvolle Kombination. Die Kombination aus ASS und Parazetamol bietet keinen zusätzlichen therapeutischen Vorteil. Koffein kann den Missbrauch fördern. Geeignete Mittel mit nur einem Schmerzwirkstoff sind vorzuziehen. → Seite 636

Hinweise zu den Tabellenspalten → Seite 34, zur Auswahl der Arzneimittel → Seite 28, zur Grundlage der Bewertung → Seiten 29, 33

Schmerzen, Fieber Fortsetzung

Handelsname Darreichungsform	Zusammensetzung pro 1 ml/1 g oder wie angegeben bzw. pro abgeteilte Einheit	Kleinste Packungsgröße	Unverb. Preis in Euro	Bewertung für das beanspruchte Anwendungsgebiet

Hinweise zu den Tabellenspalten → Seite 34, zur Auswahl der Arzneimittel → Seite 28, zur Grundlage der Bewertung → Seiten 29, 33

Togal ASS 400 mg	**Azetylsalizylsäure** 400 mg	14 Stück	3,86	**Geeignet** bei leichten bis mäßig starken Schmerzen und Fieber. **Mit Einschränkung geeignet** bei Zahnschmerzen wegen der durch ASS verzögerten Blutgerinnung. Nicht anwenden bei Kindern unter 12 Jahren mit Virusinfektionen wie Grippe oder Windpocken wegen lebensbedrohlicher Risiken. → Seite 622
Togal CLASSIC Tabletten	**Azetylsalizylsäure** 250 mg + **Chinin-dihydrochlorid** 1,5 mg + **Lithiumzitrat** 42 mg	14 Stück	3,86	**Wenig geeignet** bei leichten bis mäßig starken Schmerzen und Fieber. Nicht sinnvolle Kombination. Chinin und Lithium tragen zur Schmerzlinderung nichts bei. Geeignete Mittel mit nur einem Wirkstoff sind vorzuziehen. → Seite 643
Urem	**Ibuprofen** 200 mg	20 Stück	3,39	**Geeignet** bei leichten bis mäßig starken Schmerzen und Fieber. → Seite 625
Urem forte Dragees	400 mg	20 Stück	4,80	
vivimed N gegen Fieber und Kopfschmerzen	**Parazetamol** 500 mg	10 Stück	2,80	**Geeignet** bei leichten bis mäßig starken Schmerzen und Fieber bei Kindern ab 6 Jahre und Erwachsenen. → Seite 629
vivimed mit Coffein gegen Kopfschmerzen Tabletten	**Parazetamol** 333 mg + **Koffein** 50 mg	10 Stück	2,80	**Wenig geeignet** bei leichten bis mäßig starken Schmerzen. Nicht sinnvolle Kombination. Koffein kann den Missbrauch fördern. Geeignete Mittel mit nur einem Schmerzwirkstoff sind vorzuziehen. → Seite 636
Voltaren Dolo 12,5 mg	**Diclofenac-Kalium** 12,5 mg	10 Stück	3,55	**Geeignet** bei leichten bis mäßig starken Schmerzen und Fieber. → Seite 625
25 mg Filmtabletten	25 mg	10 Stück	5,97	
Voltaren Dolo Extra 25 mg überzogene Tabletten	25 mg	10 Stück	5,97	

Sonstige Störungen

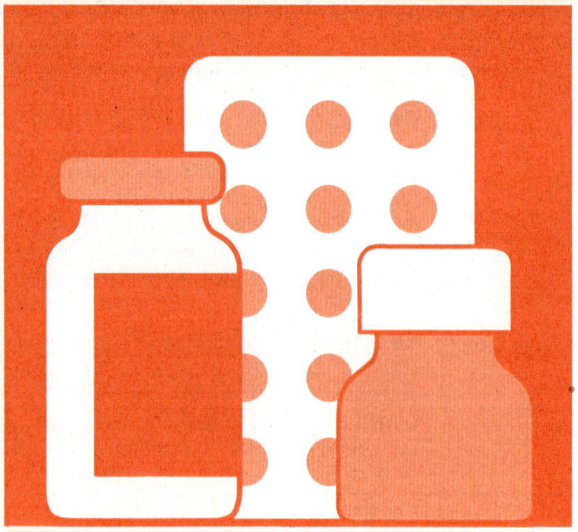

Altersbedingt verändern sich körperliche und geistige Leistungsfähigkeit. Mit Medikamenten hofft man, Altersbeschwerden (→ Seite 674) zu beeinflussen.
Rauchen und Übergewicht sind bedeutende Risikofaktoren für schwere Erkrankungen, die auf lange Sicht gesehen tödliche Folgen haben können.
Eine Raucherentwöhnung (→ Seite 666) gelingt am ehesten mit einem kombinierten Programm aus Beratung (Gruppentherapie) und medikamentöser Unterstützung.
Übergewicht (→ nachfolgend) abzubauen ist nicht leicht. Doch wenn es gelingt, hat das erhebliche gesundheitliche Vorteile. Medikamente können das notwendige Programm zur Änderung des Lebensstils nur bedingt unterstützen.
Wer sich ausgewogen ernährt, ist mit Vitaminen, Mineralstoffen und Spurenelementen (→ Seite 683) ausreichend versorgt. Präparate sind nur bei nachgewiesenem Mangel eines Stoffes sinnvoll.

Übergewicht

Übergewicht aufgrund eines hohen Anteils an Körperfett ist ein Gesundheitsrisiko. Mit steigendem Gewicht treten hoher Blutdruck, Typ-2-Diabetes, Fettstoffwechselstörungen und Gelenkbeschwerden zunehmend häufiger auf und in der Folge dann unter anderem auch Herzerkrankungen, Herzinfarkt, Schlaganfall und bestimmte Krebserkrankungen. Bereits im Kindesalter (→ Seite 657) ist Übergewicht ein häufiges Problem und erhöht das Risiko für Folgeerkrankungen.

Anzeichen und Beschwerden

Um das Körpergewicht aus medizinischer Sicht zu beurteilen, bedient man sich üblicherweise des Body-Mass-Index (BMI). Er errechnet sich nach folgender Formel:
Körpergewicht in Kilogramm geteilt durch das Quadrat der Körpergröße in Metern (BMI = kg/m^2).
Ein Beispiel: Eine Person wiegt 68 Kilogramm und ist 168 Zentimeter = 1,68 Meter groß.
BMI = 68 (kg Gewicht): 1,68 (m Körpergröße)^2 = 24,11
Ein BMI zwischen 18,5 und 24,9 gilt als Normalgewicht. Werte von 25 bis 29,9 sieht man als Übergewicht an. Ab einem BMI von 30 spricht man von Fettleibigkeit (Adipositas); sie gilt als unbedingt behandlungsbedürftig.

Der Zusammenhang zwischen Körpergewicht und dem Risiko für Stoffwechsel- und Herz-Kreislauf-Erkrankungen lässt sich noch besser erfassen, wenn zusätzlich zum BMI der Taillenumfang in Zentimetern gemessen wird. Je größer die Zahl, desto höher ist das Risiko für Stoffwechselerkrankungen und chronische Erkrankungen der Gefäße und des Herzens.
Dieser Aussage liegt die Beobachtung zugrunde, dass die Fettverteilung bei Menschen zwei grundsätzlichen Formen folgt, die die Figur bestimmen. Beim „Apfel-Typ" sammeln sich die Fettdepots besonders am Bauch, beim „Birnen-Typ" mehr an der Hüfte. Menschen mit einer eher apfelförmigen Figur haben ein größeres Risiko für Stoffwechsel- und Herz-Kreislauf-Erkrankungen als Menschen mit birnenförmiger Figur. Die Grenzwerte, ab denen man von einem erhöhten Risiko für Stoffwechsel- und Herz-Kreislauf-Erkrankungen ausgeht, werden für Männer und Frauen unterschiedlich angesetzt. Bei Männern steht ein Taillenumfang von mehr als 94 Zentimetern für ein mäßig erhöhtes Risiko, von mehr als 102 Zentimetern für ein deutlich erhöhtes Risiko. Bei Frauen bedeuten mehr als 80 Zentimeter ein mäßig erhöhtes, mehr als 88 Zentimeter ein deutlich erhöhtes Risiko.

Übergewichtige Kinder
Von 100 Schulkindern und Jugendlichen in Deutschland sind 10 bis 20 übergewichtig, und zwar aus den gleichen Gründen wie Erwachsene: übermäßige Zufuhr von kalorien- und fettreicher Nahrung und Mangel an Bewegung. Bei diesen übergewichtigen Kindern werden nicht selten Gesundheitsstörungen diagnostiziert, die sonst vornehmlich bei Erwachsenen vorkommen: Typ-2-Diabetes, hoher Blutdruck, Fettstoffwechselstörungen, Gelenkprobleme. Außerdem leiden die Kinder unter ihrem Aussehen, ihrer eingeschränkten Beweglichkeit und darunter, dass sie gehänselt und von den anderen ausgeschlossen werden. Diese Kränkungen können ihre psychosoziale Entwicklung beeinträchtigen.
Oft beginnt das Gewichtsproblem bereits im Säuglings- und Kleinkindalter. Säuglinge werden häufig überfüttert, beispielsweise weil sie jedes Mal, wenn sie schreien, eine Flasche mit hochwertiger Säuglingsfertignahrung gereicht bekommen. Die Annahme, dass das Kind Hunger hat, wenn es schreit, ist bei weitem nicht immer richtig. Bei Kleinkindern übersehen die Eltern beim Füttern oft die Hinweise, mit denen das Kind signalisiert, dass es satt ist. Mit der Begründung „Mein Kind mag nichts anderes" geben viele Eltern ihren Kindern Lebensmittel mit geringem Nähr- und Sättigungswert, aber hohem Kaloriengehalt wie Süßigkeiten, Kuchen, zuckerhaltige Getränke und Pommes frites.
Sehr oft spiegelt das Kind aber nur die Essgewohnheiten der gesamten Familie wider: Kompakte, kalorienreiche Nahrung, so weich, dass sie kaum gekaut werden muss, wird während anderer Tätigkeiten hastig hinuntergeschlungen. Ein Anfang zur Verbesserung kann in gemeinsamen Mahlzeiten in ruhiger Atmosphäre bestehen, die unter Mithilfe der Kinder selbst zubereitet werden.
Dass ein Kind Gewichtsprobleme hat, kann bereits bei den regelmäßigen Vorsorgeuntersuchungen auffallen, die für Kinder vorgesehen sind. Hierbei muss der Arzt auch Größe und Gewicht beurteilen, sodass er frühzeitig auf Übergewicht aufmerksam werden kann. In jedem Fall sollten Eltern, denen auffällt, dass ihr Kind „zu dick" ist, ärztlichen Rat suchen. Ohne fachkundige Hilfe können sie nicht beurteilen, ob das Kind wirklich übergewichtig ist. Zwar wird auch bei Kindern der BMI berechnet, doch ab wann ein Kind als übergewichtig gilt, richtet sich nach seinem Alter, seiner Körpergröße und dem Geschlecht. Die Tabellen, in denen diese Zusammenhänge dargestellt sind (Somatogramme), kann der Arzt in der Literatur nachschlagen. Sie selbst können im Internet unter www.a-g-a.de die entsprechenden Informationen einsehen.
Eltern meinen oft, der Babyspeck ihres Kindes „verwächst" sich noch. In der Tat kann es bei Kindern manchmal ausreichen, eine weitere Gewichtszunahme zu verhindern, weil sie den Überschuss „aufbrauchen", während sie an Länge zulegen. Ob das tatsächlich zutrifft, muss der Arzt anhand des Gesundheitszustands und des Alters des Kindes beurteilen.
Die Behandlung von übergewichtigen Kindern besteht darin, Ernährungs- und Bewegungsgewohnheiten zu verändern. Arzneimittel werden nicht eingesetzt. Stattdessen sind ausführliche Beratungen und Anleitungen notwendig, die die gesamte Familie einbeziehen. Wenn Eltern und Geschwister gemeinsam mit dem übergewichtigen Kind zu einem neuen Lebensstil finden, wird ein dauerhafter Erfolg wahrscheinlicher.

Ursachen

Jeder Mensch hat eine Art „innere Waage“, die das Gewicht um einen individuellen Normalwert hält. Eine begrenzte Zeit reichlicher Kalorienzufuhr verändert die Körperformen also nicht dauerhaft. Wer allerdings lange Zeit über seinen Sättigungspunkt hinaus mehr isst, als er verbraucht, verstellt seinen Normalwert und nimmt an Gewicht zu.
Das Gewicht steigt immer dann an, wenn mit der Ernährung mehr Energie zugeführt wird, als der Körper verbraucht. Meist macht das Fett den Hauptanteil dieser Energie aus, denn in der durchschnittlichen Kost der Bundesbürger stellt der Fettanteil fast 40 Prozent der Gesamtkalorien. Bei Männern kommen noch fast 5 und bei Frauen gut 3 Prozent Kalorien aus dem Konsum von Alkohol hinzu. Alkohol hat fast so viel Kalorien wie Fett.
Mit zunehmendem Alter verändert sich die Figur, weil der Fettanteil des Körpers zu- und der der Muskelmasse abnimmt. Dieser altersabhängige Vorgang lässt sich durch Gewichtsabnahme nicht beeinflussen, wohl aber durch regelmäßige Bewegung. Da der Energiebedarf mit dem Alter langsam zurückgeht, steigt das Gewicht an, wenn nicht gleichzeitig weniger oder kalorienärmer gegessen wird.
Wassereinlagerungen im Gewebe und Hormonstörungen, z. B. bei Schilddrüsenerkrankungen, sind nur selten die Ursache für zunehmenden Körperumfang. Dann ist eine Gewichtszunahme das Symptom ernsthafter Krankheiten. Diese rufen jedoch Beschwerden hervor und würden so auf sich aufmerksam machen und die Betroffenen zum Arzt führen.
Bei einer Reihe von Medikamenten kann eine Einnahme über längere Zeit mit einer Gewichtszunahme einhergehen. Zu ihnen gehören unter anderem die Pille, Gestagene (bei Zyklusstörungen, Myomen und Endometriose), kortisonhaltige Mittel bei Entzündungen, bestimmte Neuroleptika zur Behandlung von Psychosen und Schizophrenie, einige Mittel bei Depressionen, bestimmte Medikamente zur Behandlung von Epilepsien und einige blutdruck- und blutzuckersenkende Mittel, inklusive Insulin.

Vorbeugung

Bei einem ausgewogenen Verhältnis von Kalorienzufuhr und -verbrauch lagert der Körper kein überschüssiges Fett ein. Eine fettarme, ausgewogene Ernährung und regelmäßige körperliche Bewegung beugen Übergewicht wirksam vor.

Der Jo-Jo-Effekt

Für gar nicht wenige Menschen gehören Diäten und Schlankheitskuren zum Lebensrhythmus wie die Jahreszeiten. Und fast ausnahmslos stellen sie nach längerer Zeit fest: Die Waage zeigt von Jahr zu Jahr mehr an. Sie scheitern am sogenannten Jo-Jo-Effekt. Dass Nahrungsmittel jederzeit und in unbegrenzter Menge zur Verfügung stehen, ist entwicklungsgeschichtlich recht neu. Zum biologischen Überlebensprogramm des Menschen gehört vielmehr, sich auf Hungersnöte einzustellen. Immer, wenn der Körper deutlich weniger Kalorien zugeführt bekommt als gewohnt, interpretiert er das als Hungersnot. Er schaltet den Stoffwechsel auf ein Sparprogramm und drosselt den Energieverbrauch. Ist die Zeit der schmalen Kost vorbei, versucht er die verlorenen Pfunde wieder zurückzugewinnen, bis er wieder zum Ausgangsgewicht oder sogar darüber hinaus gelangt ist.
Dieses Auf und Ab lässt sich nur durchbrechen, wenn die Gewichtsabnahme mit einer grundsätzlichen Änderung der Lebensgewohnheiten verbunden wird. Der schlank gewordene Mensch muss sich dauerhaft mit weniger Kalorien zufriedengeben, denn ein Körper mit weniger Masse benötigt weniger Kalorien, um zu funktionieren. Zum Beispiel kommt jemand, der 10 Kilogramm abgenommen hat, mit 300 bis 500 Kalorien pro Tag weniger aus. Wer meint, nach der Diät wieder so leben zu können wie vorher – aber mit einer besseren Figur –, wird bald enttäuscht.

Allgemeine Maßnahmen

Um abzunehmen, müssen entweder weniger Kalorien aufgenommen oder durch Aktivität mehr verbraucht werden. Am erfolgversprechendsten ist es, beide Maßnahmen zu kombinieren. Mit der richtigen Auswahl der Lebensmittel lässt sich die Kalorienaufnahme verringern, ohne hungern zu müssen oder einen Nährstoffmangel zu riskieren. In aller Regel bedeutet das, liebgewordene Gewohnheiten abzulegen und neue zu etablieren. Solche Veränderungen lassen sich besonders gut in Gruppen einüben, die von einer Fachkraft geleitet werden.

- Alkohol kann ersatzlos gestrichen oder sollte zumindest deutlich eingeschränkt werden.

- Das Gleiche gilt für zuckerhaltige Limonaden, Cola-Getränke und ähnliche Softdrinks, die vor allem bei Kindern und Jugendlichen sehr beliebt sind.
- Der Verzehr von Fett sollte deutlich, der von Kohlenhydraten mäßig verringert werden.
- Eine ballaststoffreiche Ernährung mit Vollkornprodukten, Gemüse und Obst sättigt gut und lange.
- Nehmen Sie sich bewusst kleine bis mittlere Portionen und notieren Sie, wann Sie was gegessen haben. So behalten Sie die Kontrolle über Ihre Ernährung.

Werden bei verringerter Kalorienzufuhr gleichzeitig mehr Kalorien durch Bewegung verbrannt, baut der Körper vor allem Fett ab. Der Eiweißanteil, zum Beispiel in den Muskeln, wird kaum angegriffen. Dadurch verlangsamt sich der Stoffwechsel kaum, die Leistungsfähigkeit hingegen steigt.

Wer langsam an Gewicht verliert, hat größere Chancen, die neue Form zu erhalten. Letztlich sollte die veränderte Lebensweise, die notwendig ist, um sich dauerhaft von mehreren Kilogramm zu befreien, zu einem neuen Lebensstil führen, in dem eine ausgewogene, fettarme Ernährung und regelmäßige Bewegung ihren festen Platz haben.

Einer Reihe von Menschen gelingt es trotz intensiver Bemühungen – gegebenenfalls sogar mithilfe von Medikamenten – nicht, ihr Übergewicht nennenswert zu verringern. Sind die Anstrengungen ein halbes bis ein Jahr lang erfolglos geblieben und der BMI liegt noch immer über 40 oder über 35 und es bestehen Krankheiten, die vom Gewicht negativ beeinflusst werden (z. B. Typ-2-Diabetes), kann eine Magenverkleinerung erwogen werden.

Bei diesem Eingriff wird der vordere Teil des Magens mit einem Band vom Rest des Magens so abgetrennt, dass es nur noch eine enge Verbindung gibt. Dadurch gelangt die Nahrung nur langsam in den Hauptteil des Magens. Der Betreffende kann nur noch relativ wenig zu sich nehmen und verspürt weniger Hunger. Für den Eingriff wird unter Vollnarkose ein Bauchschnitt oder eine Bauchspiegelung gemacht.

Eine weitere Möglichkeit besteht darin, zusätzlich den Dünndarm zu verkürzen (Magen-Bypass). Mit dieser Methode ist die Gewichtsabnahme noch deutlicher.

Untersuchungen haben gezeigt, dass sich bei erheblich übergewichtigen Menschen durch diese chirurgischen Verfahren hohe Blutzuckerwerte, erhöhte Blutdruckwerte oder erhöhte Blutfette senken lassen und möglicherweise auch das Risiko sinkt, vorzeitig zu sterben. Vor allem Menschen mit Diabetes scheinen von solchen chirurgischen Maßnahmen einen Nutzen zu haben.

Wann zum Arzt?

Menschen mit deutlichem Übergewicht sollten mit dem Arzt beratschlagen, welche Strategie sich für sie am besten eignet, um Gewicht zu verlieren. Meist ist eine Kombination aus Ernährungsberatung, Bewegungstraining und psychologischer Unterstützung notwendig.

Behandlung mit Medikamenten

Wenn mit allgemeinen Maßnahmen keine ausreichende Gewichtsabnahme zu erzielen ist, der BMI bei 27 oder darüber liegt und zusätzliche Erkrankungen wie Diabetes und Bluthochdruck, für die Übergewicht ein Risikofaktor ist, vorliegen, kann die Anwendung von Medikamenten für eine begrenzte Zeit erwogen werden. Bei Personen mit einem BMI von über 30 gilt das bereits dann, wenn keine weiteren Erkrankungen vorliegen.

Verschiedene Wege werden beschritten, um mit Arzneimitteln zur Gewichtsreduktion beizutragen. Appetitzügler dämpfen im Gehirn das Hungergefühl. Diesem Prinzip ist aber nur ein begrenzter Erfolg beschieden. Davon abgesehen birgt die Einnahme von Appetitzüglern gesundheitliche Risiken. Daher sind diese Mittel mittlerweile alle verschreibungspflichtig. Näheres zu diesen Arzneimitteln lesen Sie im HANDBUCH MEDIKAMENTE der Stiftung Warentest oder im Internet unter www.medikamente-im-test.de.

Einem anderen Prinzip folgen die Kombinationen Alginsäure + Carmellose (→ Seite 663), Aluminium- + Kalziumchlorid + Natriumalginat (→ Seite 664) sowie ein pflanzliches Mittel (→ Seite 661) mit einem Extrakt aus Konjakwurzel. Sie verstärken das Sättigungsgefühl, weil ihre Inhaltsstoffe im Magen quellen und ihn füllen. Da sie unverdaulich sind, belasten sie die Kalorienbilanz nicht. Es ist vorstellbar, dass solche Mittel das Bemühen, an Gewicht zu verlieren, erleichtern. Belege aus klinischen Studien, die zeigen, dass man mit diesen Mitteln eine anhaltende Gewichtsabnahme erzielen kann, fehlen. Daher werden sie als „wenig geeignet" angesehen. Sie können allenfalls unterstützend eingesetzt werden.

Ein Polymer aus Schalentierpanzern (→ Seite 662) soll die Fettaufnahme in den Körper verringern. Dass dieses zu einer bedeutsamen und anhaltenden Gewichtsabnahme führt, ist in klinischen Studien jedoch nicht belegt. Zur Behandlung von Übergewicht ist dieses Mittel daher „wenig geeignet“; allenfalls kann es unterstützend wirken.
Die Pflanzenkombination (→ Seite 665) aus Birke, Bohne und Hauhechel setzt ausschließlich auf eine entwässernde Wirkung. Sie ist für diese Pflanzen jedoch weder ausreichend nachgewiesen noch ist Entwässerung (→ nebenstehend) ein sinnvoller Weg, um dauerhaft abzunehmen. Das Ziel, überschüssige Fettdepots abzubauen, wird damit nicht erreicht. Dieses Produkt wird daher als „wenig geeignet“ angesehen.

Anthroposophische, homöopathische und traditionell angewendete Mittel

Zu den meistgekauften Mitteln gehört auch *Cefamadar*. Dabei handelt es sich um ein homöopathisches Präparat, das sich nach den Grundsätzen dieses Buches nicht bewerten lässt und deshalb nicht näher besprochen wird. Allgemeine Informationen zu der genannten Therapierichtung finden Sie im Abschnitt „Homöopathische Arzneimittel“ (→ Seite 21).

Neue Medikamente

Seit April 2009 ist unter dem Namen *Alli* ein weiteres Mittel zur Behandlung von Übergewicht rezeptfrei erhältlich. Es enthält 60 Milligramm Orlistat. Dieser Wirkstoff ist – allerdings in einer Menge von 120 Milligramm – unter dem Namen *Xenical* schon seit mehreren Jahren und auch weiterhin als verschreibungspflichtiges Medikament im Handel.
Bei den klinischen Studien zu diesem Mittel mussten alle Teilnehmer zunächst ihre Ernährung umstellen. Dann wurden sie zwei Gruppen zugeteilt. Eine Gruppe nahm vier Monate lang dreimal täglich 60 Milligramm Orlistat ein, die andere nicht. Die Personen, die das Medikament erhielten, nahmen im Schnitt 1,5 Kilogramm mehr ab als die anderen. Der Gewichtsverlust bei Einnahme von Orlistat kommt dadurch zustande, dass etwa ein Drittel des mit der Nahrung aufgenommenen Fettes unverdaut ausgeschieden wird.
Orlistat hat eine Reihe unerwünschter Wirkungen. Sehr häufig treten Blähungen, Bauchschmerzen und Durchfälle auf. Bei Durchfall kann die empfängnisverhütende Wirkung der Pille unsicher werden. Außerdem können jene Vitamine und Arzneimittel nicht mehr vollständig aus dem Darm in den Blutkreislauf aufgenommen werden, die dabei auf Fett angewiesen sind. Menschen, die wegen erhöhter Thrombosegefahr Phenprocoumon oder Warfarin einnehmen, haben ein erhöhtes Risiko für Blutungen, weil diese Medikamente bei gleichzeitiger Einnahme von Orlistat deutlich stärker wirken können.
Die Möglichkeit, Präparate mit 60 Milligramm Orlistat ohne ärztliches Zutun zu kaufen, ist an eine Reihe von Bedingungen geknüpft. So dürfen sich damit nur definitiv übergewichtige Erwachsene behandeln, die einen BMI von mehr als 28 aufweisen. Für Normalgewichtige, die nur ein wenig abspecken wollen, ist das Präparat nicht gedacht. Des Weiteren wird vorausgesetzt, dass sich die Betroffenen kalorienreduziert ernähren. Wer nach drei Behandlungsmonaten noch nicht abgenommen hat, sollte das Mittel absetzen. Wer es länger als ein halbes Jahr einnehmen möchte, muss sich an einen Arzt wenden.
Eine Packung mit 84 Kapseln *Alli* à 60 Milligramm Orlistat kostet 59,90 Euro. Der Preis für 84 Kapseln *Xenical* à 120 Milligramm Orlistat liegt demgegenüber bei 92,30 Euro. Die gleiche Menge des Wirkstoffs Orlistat kostet mit dem Präparat *Alli* also 27,50 Euro mehr als mit *Xenical*.

Entschlackung, Entwässerung

Viele Menschen meinen, dass sich im Körper „Schlacken“ ansammeln – Endprodukte des Stoffwechsels, die sich angeblich in Organen und Geweben ablagern. Es wird angenommen, dass der Organismus regelmäßig von diesen Ablagerungen befreit werden muss und der Mensch krank wird, wenn dieser Reinigungsprozess gestört ist. Mittel, die die Ausscheidungsfunktionen des Körpers verstärken, sollen sich für diesen Prozess einsetzen lassen. Abführend wirkende und/oder wasserausschwemmende Mittel werden dann mit dem Zusatz zur „Blutreinigung“, zur „Entwässerung“ oder zur „Entschlackung“ versehen.
Derartige „Schlacken“ existieren jedoch nur in der Theorie. Sie haben sich weder im Mikroskop noch bei Laboruntersuchungen oder sonstwie auffinden lassen. Auch der Gedanke, das Innere des Körpers von Zeit zu Zeit „reinigen“ zu müssen, entbehrt jeder wissenschaftlichen Grundlage. Die Endprodukte des Stoffwechsels, die der Körper nicht mehr verwertet, scheidet er aus, ohne dass es der Hilfe von außen bedarf.

Mit diesen Mitteln wird darüber hinaus die Vorstellung geweckt, sie würden schlank machen. Und in der Tat kann sich das Gewicht verringern, wenn eine größere Menge Urin ausgeschieden wird. Das ist jedoch ein vorübergehender Effekt. Körperfett wird bei einer gesteigerten Urinproduktion nicht abgebaut.

Pflanzliches Mittel

Konjak-Extrakt

bioNorm Sättigungskapseln

Bei diesem Pflanzenmittel handelt es sich um ein Medizinprodukt (→ Seite 26). Es enthält einen Extrakt aus den Wurzelknollen der Konjakpflanze (Amorphophallus konjac). Diese sind reich an komplexen Kohlenhydraten; in chemischer Hinsicht haben sie entfernte Ähnlichkeit mit Stärke. Im Magen quellen diese Bestandteile um mindestens das Hundertfache auf. Das soll ein Sättigungsgefühl hervorrufen.

Es ist vorstellbar, dass solche Quellmittel aufgrund des Sättigungsgefühls dazu führen, dass weniger gegessen wird. Das bedeutet aber nicht, dass sich dadurch bereits das Ernährungsverhalten ändert. Wer weiterhin überwiegend fettreiche Lebensmittel zu sich nimmt, wird kaum an Gewicht verlieren. Quellmittel können eine Veränderung der Ernährung also allenfalls unterstützen. Vernünftiger wäre es jedoch, seine Ernährung so umzustellen, dass viel Gemüse, Getreide und Obst gegessen wird. Damit bekommt der Körper zusätzlich die Vitamine, Mineralstoffe, sekundären Pflanzenstoffe und Ballaststoffe, die er benötigt.

In Studien wurde nachgewiesen, dass sich durch Einnahme der gereinigten Kohlenhydrate aus der Konjakwurzel (Konjakglukomannane) ein erhöhter Cholesterinspiegel senken ließ. Ob in der Folge dann weniger Menschen an Herz-Kreislauf-Erkrankungen sterben, ist nicht untersucht. Die veröffentlichten Ergebnisse zur Gewichtsabnahme mithilfe dieser Verbindungen sind widersprüchlich und für das Produkt *bioNorm* von geringer Aussagekraft. Damit ist die therapeutische Wirksamkeit von Konjacwurzelextrakt nicht ausreichend nachgewiesen. Das Produkt wird als „wenig geeignet" bewertet.

Anwendung

Die Kapseln sollen etwa eine halbe Stunde vor jeder Mahlzeit unzerkaut geschluckt werden. Zu Beginn der Behandlung sollten es drei Kapseln pro Mahlzeit sein. Hat sich der Körper nach einiger Zeit an kleinere Portionen gewöhnt, genügen oft zwei Kapseln pro Mahlzeit, später auch nur eine Kapsel.

Damit dem Konjakwurzelextrakt ausreichend Flüssigkeit zum Quellen zur Verfügung steht, sollten Sie bei jeder Einnahme mindestens 300 Milliliter Wasser trinken.

Achtung

Bei der Einnahme dieses Mittels ist es wichtig auf eine ausreichende Flüssigkeitszufuhr zu achten. Sie sollten daher täglich 2 bis 3 Liter kalorienfreie oder -arme Flüssigkeit trinken. Für Menschen mit einer Herzschwäche und solche mit deutlich eingeschränkter Nierenfunktion kann eine solche Trinkmenge allerdings gefährlich werden.

Gegenanzeigen

Unter folgenden Bedingungen sollten Sie das Mittel nur nach Rücksprache mit einem Arzt einsetzen, wenn dieser Nutzen und Risiken der Anwendung sorgfältig abgewogen hat.

- Sie haben eine Erkrankung des Magen-Darm-Trakts, wie zum Beispiel chronisch-entzündliche Darmerkrankungen, Darmverschluss oder eine krankhafte Verengung des Magenausgangs.
- Ihr Magen ist operativ verkleinert worden.
- Sie haben sich bereits einmal einer Operation im Verdauungstrakt unterzogen.

Wechselwirkungen mit Medikamenten

Es ist nicht auszuschließen, dass Arzneimittel bei gleichzeitiger Anwendung von *bioNorm* nur unzureichend in den Organismus aufgenommen werden. Wenn Sie Arzneimittel einnehmen, die sehr genau dosiert werden müssen, beispielsweise das Herzmittel Digitalis oder Mittel, die die Blutgerinnung hemmen, sollten Sie einen Arzt zurate ziehen.

Unerwünschte Wirkungen

▶ **Keine Maßnahmen erforderlich**

Es können Magen-Darm-Beschwerden wie Magenschmerzen, unregelmäßiger Stuhlgang und Blähungen auftreten. Sind die Beschwerden nach einigen Tagen nicht merklich abgeklungen, sollten Sie einen Arzt aufsuchen.

Hinweise

Für Kinder unter 14 Jahren

Eine medikamentöse Hilfe beim Abnehmen ist bei Kindern und Jugendlichen nicht angebracht.

Für Schwangerschaft und Stillzeit

Während der Schwangerschaft ist die Gewichtszunahme ein natürlicher Vorgang. Selbst wenn es mehr sein sollte, als der Arzt für vertretbar hält, sind Medikamente nicht der richtige Weg, um eine weitere Zunahme zu begrenzen. Auch während der Stillzeit sind Maßnahmen zur Gewichtsabnahme abzulehnen.

Polymer aus Schalentierpanzer

Chitosan

Akiba CALORI REDUCER, formoline

Bei diesen Mitteln handelt es sich um Medizinprodukte (→ Seite 26). Sie enthalten unverdauliche Faserstoffe, die aus den Schalen von Krustentieren wie Muscheln und Schnecken gewonnen werden. Die Faserstoffe nehmen auf ihrem Weg durch den Verdauungstrakt Wasser auf. Das lässt sie aufquellen und so leicht sättigend wirken. Zusätzlich binden sie Fett, das gemeinsam mit ihnen mit dem Stuhl ausgeschieden wird.

Die Produkte zur Gewichtsabnahme einzusetzen, beruht vor allem auf dem Gedanken, dass es sich positiv auswirken müsste, wenn nicht das ganze Fett, das der Körper mit der Nahrung erhält, ins Blut übertritt. Dann kann es auch nicht in Depots abgelagert werden.

Die Studien, in denen dieser Effekt untersucht wurde, bestätigten die Annahme jedoch nicht. Bei Männern wurde nur so wenig Fett ungenutzt ausgeschieden, dass sie sieben Monate brauchen würden, um ein Pfund Körperfett zu verlieren. Bei Frauen steigerten die Mittel die Fettausscheidung im Stuhl überhaupt nicht. Dementsprechend fielen auch die Untersuchungen aus, in denen die Teilnehmer auf einen Gewichtsverlust hin kontrolliert wurden: Dieser war allenfalls geringfügig. Es ließ sich also nicht nachweisen, dass mit den Mitteln eine bedeutsame und dauerhafte Gewichtsabnahme zu erreichen ist. Daher werden die Präparate als „wenig geeignet" beurteilt.

Anwendung

Die Tabletten sollen zweimal am Tag zu einer Mahlzeit eingenommen und dazu mindestens 300 Milliliter Wasser getrunken werden.

Achtung

Bei der Einnahme dieser Mittel ist es wichtig, auf eine ausreichende Flüssigkeitszufuhr zu achten. Sie sollten täglich 2 bis 3 Liter kalorienfreie oder -arme Flüssigkeit trinken. Für Menschen mit einer Herzschwäche und solche mit deutlich eingeschränkter Nierenfunktion kann eine solche Trinkmenge allerdings gefährlich werden.

Sicherheitshalber sollten zwischen der Einnahme dieses Mittels und anderen Medikamenten vier Stunden Abstand liegen. Vor allem fettlösliche Arzneistoffe, zu denen beispielsweise die Pille und die Vitamine A, D, E und K zählen, werden sonst nicht verlässlich aufgenommen.

Gegenanzeigen

Sie dürfen diese Mittel nicht einnehmen, wenn Sie eine Allergie gegen Schalentiere haben.

Unter folgenden Bedingungen sollten Sie das Mittel nicht oder nur nach Rücksprache mit einem Arzt einsetzen, wenn dieser Nutzen und Risiken der Anwendung sorgfältig abgewogen hat:

- Sie haben entzündliche Erkrankungen im Magen-Darm-Trakt, ernsthafte Verdauungsstörungen oder Sie mussten sich bereits einer Darmoperation unterziehen.
- Sie haben eine Stoffwechselerkrankung, beispielsweise Diabetes oder eine Erkrankung der Schilddrüse.
- Sie müssen täglich Medikamente einnehmen, um eine Krankheit oder Störung dauerhaft zu behandeln.

Unerwünschte Wirkungen

▶ **Keine Maßnahmen erforderlich**

Wenn durch das Mittel mehr Fett ausgeschieden wird, kann sich die Konsistenz des Stuhls verändern.

▶ **Muss beobachtet werden**

Wird von dem Mittel mehr eingenommen, als in der Gebrauchsanweisung angegeben ist, kann das eine Verstopfung begünstigen.

Wenn die Haut sich verstärkt rötet und juckt, reagieren Sie vermutlich allergisch auf das Mittel. Dann sollten Sie es absetzen. Sind die Hauterscheinungen (→ Seite 14) einige Tage später nicht deutlich abgeklungen, sollten Sie einen Arzt aufsuchen.

Hinweise

Zur Empfängnisverhütung

Da die Wirkstoffe der Pille an die Faserstoffe des Mittels gebunden und dann mit diesen zusammen ausgeschieden werden können, ist die Pille möglicherweise kein sicheres Verhütungsmittel mehr.

Für Schwangerschaft und Stillzeit

Sie sollten dieses Mittel nicht einnehmen. Eine Gewichtszunahme während der Schwangerschaft ist ein natürlicher Vorgang. Selbst wenn es mehr sein sollte, als der Arzt für vertretbar hält, sind Medikamente nicht der richtige Weg, um eine weitere Zunahme zu begrenzen. Auch während der Stillzeit sind Maßnahmen zur Gewichtsabnahme abzulehnen.

Kombination

Alginsäure + Carmellose

Recatol Algin

Alginsäure und Carmellose sind komplexe Kohlenhydrate; in chemischer Hinsicht haben sie entfernte Ähnlichkeit mit Stärke. Alginsäure wird aus Braunalgen gewonnen, Carmellose aus Zellulose. Beide quellen im Kontakt mit Wasser auf und vervielfachen ihr Volumen. Auf dieser Eigenschaft beruht der Einsatz der beiden Substanzen in der Medizin. Man nutzt sie als Ballaststoffe, um Verstopfung zu behandeln und um Bemühungen, Übergewicht zu verringern, zu unterstützen. Ballaststoffe, die im Magen quellen und ihn füllen, sollen das Gefühl verstärken, satt zu sein. Das mag manchen Menschen helfen, bei einer Mahlzeit weniger zu essen. Dass dieses zu einer dauerhaften Gewichtsabnahme beiträgt, ist jedoch durch klinische Studien nicht belegt. Daher wird das Mittel als „wenig geeignet" beurteilt.

Unter dem Namen *Recatol* war bis vor einiger Zeit ein Appetitzügler mit einem chemischen Wirkstoff im Handel, der auf das Gehirn wirkt. Diese Substanz ist inzwischen wie alle anderen aus dieser Gruppe aufgrund ihrer gravierenden unerwünschten Wirkungen verschreibungspflichtig. Das hier besprochene Produkt nutzt zwar noch den Bekanntheitsgrad des früheren Namens, ist jedoch anders zusammengesetzt.

Anwendung

Eine halbe Stunde vor jeder Mahlzeit sollen zwei Tabletten gründlich zerkaut und mit 150 bis 200 Milliliter Wasser hinuntergespült werden. Diese Flüssigkeit ist notwendig, um den Substanzen das zum Quellen notwendige Wasser zur Verfügung zu stellen. Achten Sie darauf, dass die Tabletten vollständig zerkaut sind, damit keine Tablettenreste in der Speiseröhre hängen bleiben. Andernfalls können sie dort quellen und werden nur schlecht weiter transportiert.

Drei bis vier Wochen lang soll auf diese Weise das Hungergefühl vor dem Essen besänftigt werden.

Achtung

Bei der Einnahme dieses Mittels ist es wichtig, auf eine ausreichende Flüssigkeitszufuhr zu achten. Sie sollten täglich mindestens 2 Liter kalorienfreie oder -arme Flüssigkeit trinken. Für Menschen mit einer Herzschwäche und solche mit deutlich eingeschränkter Nierenfunktion kann eine solche Trinkmenge allerdings gefährlich werden.

Wechselwirkungen mit Medikamenten

Wenn Sie noch andere Medikamente einnehmen, sollten Sie zwischen diesen und dem Quellmittel mindestens eine halbe bis eine Stunde verstreichen lassen. Es kann sonst sein, dass die Quellmittel die Aufnahme der Arzneistoffe in den Körper behindern.

Unerwünschte Wirkungen

▶ **Keine Maßnahmen erforderlich**

Das Mittel kann gelegentlich Völlegefühl, Brechreiz, Verstopfung und Durchfall verursachen. Dann sollten Sie es nicht mehr einnehmen. Sind die Beschwerden einige Tage danach nicht merklich abgeklungen, sollten Sie einen Arzt aufsuchen.

Hinweise

Für Kinder unter 14 Jahren

Für Kinder und Jugendliche ist das Mittel nicht geeignet. Eine medikamentöse Hilfe beim Abnehmen ist bei ihnen ohnehin nicht angebracht.

Für Schwangerschaft und Stillzeit

Während der Schwangerschaft ist die Gewichtszunahme ein natürlicher Vorgang. Selbst wenn es mehr sein sollte, als der Arzt für vertretbar hält, sind Medikamente nicht der richtige Weg, um eine weitere Zunahme zu begrenzen. Auch während der Stillzeit sind Maßnahmen zur Gewichtsabnahme abzulehnen.

Kombination
Aluminiumchlorid + Kalziumchlorid + Natriumalginat

CM₃ ALGINAT

Natriumalginat ist das Salz der Alginsäure. Dieses ist ein komplexes Kohlenhydrat, das in chemischer Hinsicht entfernte Ähnlichkeit mit Stärke aufweist. Alginsäure wird aus Braunalgen gewonnen. Im Kontakt mit Wasser quillt sie auf und vervielfacht ihr Volumen. In Gegenwart von Kalzium- und Aluminiumsalzen, die in diesem Medizinprodukt (→ Seite 26) auch enthalten sind, entsteht eine gelartige Masse. Im Magen führen diese Prozesse dazu, dass sich der flüssige Mageninhalt verfestigt. Das dehnt den Magen und soll dadurch, dass der Nahrungsbrei den Magen nur langsam verlassen kann, ein verstärktes Sättigungsgefühl hervorrufen. Angeblich bleibt das Alginatgel sechs bis acht Stunden lang im Magen und löst sich auf, wenn es in den oberen Dünndarm gelangt ist.

Aussagekräftige Studien, in denen die hier besprochene Kombination von Inhaltsstoffen oder Alginsäure allein eingesetzt wurde, liegen nicht vor. Studien, in denen die Wirkung einer Kombination verschiedener Quellmittel untersucht wurde, kommen zu unterschiedlichen Ergebnissen. Doch auch sie haben nur eine geringe Aussagekraft, weil an ihnen nur relativ wenig Personen teilgenommen haben. Die therapeutische Wirksamkeit des Produkts ist daher nicht ausreichend nachgewiesen.

Zusätzlich steht der Aluminiumgehalt des Produkts in der Kritik. Bei langdauernder Einnahme kann dieses Metall schwerwiegende unerwünschte Wirkungen nach sich ziehen.

Zusammenfassend wird das Produkt als „wenig geeignet" bewertet.

ANWENDUNG

Dreimal täglich sollen etwa eine halbe Stunde vor jeder Mahlzeit drei Kapseln unzerkaut eingenommen werden. Damit der Alginsäure ausreichend Flüssigkeit zum Quellen zur Verfügung steht, sollten Sie bei jeder Einnahme mindestens 300 Milliliter Wasser trinken.

ACHTUNG

Bei der Einnahme dieses Mittels ist es wichtig, auf eine ausreichende Flüssigkeitszufuhr zu achten. Sie sollten täglich mindestens 2 Liter kalorienfreie oder -arme Flüssigkeit trinken. Für Menschen mit einer Herzschwäche und solche mit deutlich eingeschränkter Nierenfunktion kann eine solche Trinkmenge allerdings gefährlich werden.

Das Mittel enthält Aluminium. Wie viel ist allerdings nicht angegeben. Aluminium kann – wenn es lange und in hoher Dosierung zugeführt wird – sich in den Knochen und im Nervengewebe anreichern. Das beeinträchtigt die Festigkeit der Knochen und die Funktion der Nerven. Diese Gefahr steigt bei eingeschränkter Nierenfunktion. Aus diesem Grund sollten Sie das Mittel nicht dauerhaft anwenden.

Gegenanzeigen

Unter folgenden Bedingungen sollten Sie das Mittel nur nach Rücksprache mit einem Arzt einsetzen, wenn dieser Nutzen und Risiken der Anwendung sorgfältig abgewogen hat.

- Sie haben eine Erkrankung des Magen-Darm-Trakts, wie zum Beispiel chronisch-entzündliche Darmerkrankungen, Darmverschluss oder eine krankhafte Verengung des Magenausgangs.
- Ihr Magen ist operativ verkleinert worden.
- Sie haben sich bereits einmal einer Operation im Verdauungstrakt unterzogen.

Wechselwirkungen mit Medikamenten

Wenn Sie noch andere Medikamente einnehmen, sollten Sie zwischen diesen und dem Quellmittel mindestens eine Stunde verstreichen lassen. Es kann sonst sein, dass die Quellmittel die Aufnahme der Arzneistoffe in den Körper behindern.

UNERWÜNSCHTE WIRKUNGEN

▶ Muss beobachtet werden

Es können Magen-Darm-Beschwerden auftreten, also Aufstoßen, Sodbrennen, Magenschmerzen, Übelkeit, Völlegefühl, Verstopfung, Durchfall, Blähungen und Krämpfe. Dann sollten Sie das Mittel nicht mehr einnehmen. Sind die Beschwerden einige Tage danach nicht merklich abgeklungen, sollten Sie einen Arzt aufsuchen.

HINWEISE

Für Kinder unter 14 Jahren

Eine medikamentöse Hilfe beim Abnehmen ist bei Kindern und Jugendlichen nicht angebracht.

Für Schwangerschaft und Stillzeit

Während der Schwangerschaft ist die Gewichtszunahme ein natürlicher Vorgang. Selbst wenn es mehr sein sollte, als der Arzt für vertretbar hält, sind Medikamente nicht der richtige Weg, um eine weitere Zunahme zu begrenzen. Auch während der Stillzeit sind Maßnahmen zur Gewichtsabnahme abzulehnen.

Pflanzenkombination

Birke + Bohnenhülsen + Hauhechel

Biofax

In dem Mittel sind drei Pflanzenbestandteile kombiniert.

Birke: Getrocknete Birkenblätter (Betula pendula, Betula pubescens) werden volksmedizinisch eingesetzt, um Wasser aus dem Körper auszuschwemmen. In der Medizin heißt das, sie haben eine diuretische Wirkung. Es wird vermutet, dass diese auf dem hohen Gehalt der Birkenblätter an Flavonoiden beruht; bestätigt wurde das bisher aber nicht. Einem Mittel zum Abnehmen werden Birkenblätter wohl in dem Gedanken zugesetzt, dass sich eine Entwässerung auf der Waage positiv bemerkbar macht. Das ist jedoch weder ausreichend nachgewiesen noch ist zu erwarten, dass sich auf diese Weise eine dauerhafte Gewichtsabnahme erzielen lässt.

Bohnenhülsen: Die Hülsen der Gartenbohne (Phaseolus vulgaris) werden volksmedizinisch zur Entwässerung (→ Seite 660) eingesetzt. Durch klinische Studien ist ihre Anwendung aber nicht ausreichend belegt.

Hauhechel: Die Wurzel des Hauhechels (Ononis spinosa) wirkt nachgewiesenermaßen gering wasserausschwemmend. Welcher Inhaltsstoff dafür verantwortlich sein könnte, ließ sich bisher nicht ausmachen.

Das Mittel stellt keine sinnvolle Kombination dar; es ist nicht zu erwarten, dass sich Übergewicht durch seine Anwendung dauerhaft verringern lässt. Das Mittel wird daher als „wenig geeignet" angesehen.

Unerwünschte Wirkungen

▶ **Keine Maßnahmen erforderlich**

Es können Magen-Darm-Beschwerden, wie zum Beispiel Magenschmerzen, Übelkeit und Durchfall, auftreten.

▶ **Muss beobachtet werden**

Wenn die Haut sich verstärkt rötet und juckt, reagieren Sie vermutlich allergisch auf das Mittel. Dann sollten Sie es absetzen. Sind die Hauterscheinungen (→ Seite 14) einige Tage später nicht deutlich abgeklungen, sollten Sie einen Arzt aufsuchen.

Vereinzelt kann es zu Herz- und Kreislaufreaktionen kommen mit Schwindel (→ Seite 15), Atemnot, Blutdruckschwankungen und Schweißausbrüchen. Dann sollten Sie das Mittel nicht mehr anwenden. Sind die Beschwerden einige Tage später nicht merklich abgeklungen, sollten Sie einen Arzt aufsuchen.

Hinweise

Für Kinder unter 14 Jahren

Für Kinder und Jugendliche ist das Mittel nicht geeignet. Eine medikamentöse Hilfe beim Abnehmen ist bei ihnen ohnehin nicht angebracht.

Für Schwangerschaft und Stillzeit

Während der Schwangerschaft ist die Gewichtszunahme ein natürlicher Vorgang. Selbst wenn es mehr sein sollte, als der Arzt für vertretbar hält, sind Medikamente nicht der richtige Weg, um eine weitere Zunahme zu begrenzen. Auch während der Stillzeit sind Maßnahmen zur Gewichtsabnahme abzulehnen.

Übergewicht

Handelsname Darreichungsform	Zusammensetzung pro 1 ml/1 g oder wie angegeben bzw. pro abgeteilte Einheit	Kleinste Packungsgröße	Unverb. Preis in Euro	Bewertung für das beanspruchte Anwendungsgebiet
Akiba CALORI REDUCER Tabletten	**Chitosan** 750 mg	30 Stück	29,95	**Wenig geeignet**, um dauerhaft Gewicht zu verlieren. Die therapeutische Wirksamkeit ist nicht ausreichend nachgewiesen. Allenfalls anwendbar, um eine fettreduzierte Ernährung zu unterstützen. Die Gewichtsabnahme, die über die einer fettreduzierten Ernährung hinausgeht, ist allerdings minimal. Medizinprodukt. → Seite 662

Hinweise zu den Tabellenspalten → Seite 34, zur Auswahl der Arzneimittel → Seite 28, zur Grundlage der Bewertung → Seiten 29, 33

Übergewicht Fortsetzung

Handelsname Darreichungsform	Zusammensetzung pro 1 ml/1 g oder wie angegeben bzw. pro abgeteilte Einheit	Kleinste Packungsgröße	Unverb. Preis in Euro	Bewertung für das beanspruchte Anwendungsgebiet
Biofax Kapseln	Auszüge aus **Birkenblättern** 30 mg + **Gartenbohnenhülsen** 20 mg + **Hauhechelwurzel** 20 mg	60 Stück	19,90	**Wenig geeignet** zur Behandlung von Übergewicht. Nicht sinnvolle Pflanzenkombination. Die therapeutische Wirksamkeit ist nicht ausreichend nachgewiesen. → Seite 665
bioNorm Sättigungskapseln Kapseln	**Auszug aus Konjak-Wurzel** 400 mg	30 Stück	19,95	**Wenig geeignet**, um Übergewicht dauerhaft zu verringern. Die therapeutische Wirksamkeit ist nicht ausreichend nachgewiesen. Allenfalls zur Unterstützung der Behandlung. Aber auch hierfür reichen die Belege noch nicht aus. Medizinprodukt. → Seite 661
CM_3 ALGINAT Kapseln	**Aluminiumchlorid** + **Kalziumchlorid** + **Natriumalginat** keine Mengenangabe	50 Stück	34,50	**Wenig geeignet**, um Übergewicht dauerhaft zu verringern. Die therapeutische Wirksamkeit ist nicht ausreichend nachgewiesen. Allenfalls zur Unterstützung der Behandlung. Aber auch hierfür reichen die Belege noch nicht aus. Medizinprodukt. → Seite 664
formoline L 112 Tabletten	**Chitosan Spezifikation L 112** keine Mengenangabe	48 Stück	31,00	**Wenig geeignet**, um dauerhaft Gewicht zu verlieren. Die therapeutische Wirksamkeit ist nicht ausreichend nachgewiesen. Allenfalls anwendbar, um eine fettreduzierte Ernährung zu unterstützen. Die Gewichtsabnahme, die über die einer fettreduzierten Ernährung hinausgeht, ist allerdings minimal. Medizinprodukt. → Seite 662
Recatol Algin Lemon Kautabletten	**Alginsäure** 200 mg + **Carmellose-Natrium** 100 mg	120 Stück	23,59	**Wenig geeignet**, um Übergewicht dauerhaft zu verringern. Die therapeutische Wirksamkeit ist nicht ausreichend nachgewiesen. Allenfalls zur Unterstützung der Behandlung. Aber auch hierfür reichen die Belege noch nicht aus. → Seite 663

Hinweise zu den Tabellenspalten → Seite 34, zur Auswahl der Arzneimittel → Seite 28, zur Grundlage der Bewertung → Seiten 29, 33

Raucherentwöhnung

28 von 100 Menschen in Deutschland sind Raucher. Die Mehrzahl von ihnen ist abhängig. Von diesen Rauchern greifen 97 Prozent zu Zigaretten; die Zigarren- und Pfeifenraucher sind die Ausnahme. Gesundheitsgefährdend sind aber alle Arten von Tabakkonsum. Auch das Rauchen von Wasserpfeifen (Shisha, Hubble-Bubble) ist davon nicht ausgenommen. Detaillierte Untersuchungen zu allen Aspekten liegen zwar noch nicht vor, doch muss man davon ausgehen, dass das Rauchen von Wasserpfeifen ähnliche Gesundheits- und Suchtgefahren birgt wie das von Zigaretten.

Eine Zeit lang wurden die Gefahren des Rauchens vornehmlich dem Hauptinhaltsstoff des Tabaks, dem Nikotin, angelastet. Dieses belastet jedoch nur das Herz-Kreislauf-System unmittelbar. All die anderen schädlichen Auswirkungen kommen durch jene etwa 4 000 Substanzen zustande, die beim Verbrennen einer Zigarette entstehen. Für eine Reihe dieser Chemikalien im Tabakrauch ist eine krebserregende Wirkung nachgewiesen. Diese Substanzen sind sowohl in dem Rauch enthalten, der inhaliert wird, als auch in

jenem, der in die Luft entweicht und auch von anderen eingeatmet wird (Passivrauchen).
Rauchen gilt als wichtigste Einzelursache für unterschiedliche Krankheiten.
Rauchen während der Schwangerschaft wirkt sich außerdem negativ auf die körperliche Entwicklung und die Gesundheit des Kindes aus.
Wer in Gegenwart anderer Menschen raucht, gefährdet mit dem Rauch nicht nur seine, sondern auch die Gesundheit der anderen. Das Passivrauchen ist ein Risikofaktor für viele Krankheiten. Ganz besonders die Gesundheit von Kindern leidet, wenn sie anhaltend Zigarettenrauch ausgesetzt sind.
Mit dem Rauchen aufzuhören, ist in jeder Phase des Lebens sinnvoll. Je früher es geschieht, desto geringer fällt die lebensverkürzende Wirkung des Rauchens ins Gewicht.

Anzeichen und Beschwerden

Je nachdem, in welchen Situationen und aufgrund welcher Motive geraucht wird und wie viele Zigaretten es täglich sind, unterscheidet man bestimmte Rauchertypen. Als „starke" Raucher gelten solche, die mehr als 20 Zigaretten pro Tag rauchen. Diese sind von Nikotin abhängig.
Wie stark Sie abhängig sind, können Sie anhand eines Fragenkatalogs ermitteln:

- Wie schnell nach dem Aufwachen rauchen Sie Ihre erste Zigarette? Innerhalb von 5 Minuten: 3 Punkte. Innerhalb von 6–30 Minuten: 2 Punkte. Innerhalb von 31 bis 60 Minuten: 1 Punkt. Nach 60 Minuten: 0 Punkte.
- Fällt es Ihnen schwer, dort auf das Rauchen zu verzichten, wo es verboten ist (z. B. im Kino)? Ja: 1 Punkt. Nein: 0 Punkte.
- Auf welche Zigarette zu verzichten fällt Ihnen besonders schwer? Die erste Zigarette morgens: 1 Punkt. Jede andere: 0 Punkte.
- Wie viele Zigaretten rauchen Sie am Tag? 0–10: 0 Punkte. 11–20: 1 Punkt. 21–30: 2 Punkte. Mehr als 31: 3 Punkte.
- Rauchen Sie in den ersten Stunden nach dem Aufstehen mehr als während des übrigen Tages? Ja: 1 Punkt. Nein: 0 Punkte.
- Rauchen Sie auch, wenn Sie so krank sind, dass Sie im Bett liegen müssen? Ja: 1 Punkt. Nein: 0 Punkte.

Wenn Ihre Punktzahl höher ist als sieben, müssen Sie von einer sehr starken Abhängigkeit ausgehen.

Ursachen

Die Abhängigkeit vom Rauchen lässt sich unter zwei voneinander getrennten Aspekten definieren: der Gewohnheit, in bestimmten Situationen zur Zigarette zu greifen, und dem Verlangen nach den psychischen Wirkungen des Nikotins.
Wer mit dem Rauchen beginnt, schätzt zunächst vor allem die Entlastung, die es bietet. Das Ritual des Anzündens der Zigarette und des Rauchens hilft zum Beispiel, einen Moment der Unsicherheit zu überbrücken, in Zeiten starker Belastung mildert es den psychischen Stress. Diese Motive lassen sich auch bei Rauchern finden, die nicht nikotinabhängig sind.
Die Abhängigkeit von Tabakprodukten beruht auf der Wirkung des Nikotins. Schon wenige Sekunden nach dem Inhalieren des Rauches erreicht der Suchtstoff das Gehirn. Dort setzt er Botenstoffe frei, die ein angenehmes Gefühl erzeugen. Auch jener Teil des Nervensystems, den man als „Belohnungssystem" bezeichnet, wird angeregt. Dieses Wohlgefühl möchte sich ein Teil der Raucher ab und an verschaffen und greift zur Zigarette; etwa 70 bis 80 Prozent sind jedoch derart abhängig, dass sie in regelmäßigen Abständen rauchen müssen, um kontinuierlich einen gewissen Nikotinspiegel zu halten und in den Genuss der psychischen Wirkungen des Nikotins zu kommen.
Anders als andere Suchtstoffe verändert Nikotin jedoch nicht die Persönlichkeit des Süchtigen und mindert seine geistige Leistungsfähigkeit selbst dann nicht, wenn er stark abhängig ist. Darum bleibt diese Sucht unauffällig, solange der Tabaknachschub gewährleistet ist.
Bei der Raucherentwöhnung müssen die beiden Aspekte des Tabakkonsums getrennt voneinander behandelt werden. Alle Raucher müssen lernen, herausfordernde oder belastende Situationen anders zu bewältigen als mit dem Griff zur Zigarette.
Denjenigen, die von Nikotin abhängig sind, muss es darüber hinaus gelingen, auf die psychischen Wirkungen des Suchtstoffs zu verzichten.

Vorbeugung

Mit vielschichtigen Strategien bemüht man sich, möglichst viele Menschen vom Rauchen abzuhalten oder sie dazu zu bewegen, das Rauchen aufzugeben. Staatliche Kampagnen sollen darauf hinwirken, das Rauchen weniger attraktiv erscheinen zu lassen. Aufklärende und verhaltenstherapeutische Programme

in Schulen sollen die Schüler für die Problematik des Rauchens sensibilisieren, damit sie nicht ohne nachzudenken von der ersten Zigarette in die Gewohnheit und dann in die Abhängigkeit hinübergleiten. Da viele Kinder schon mit zehn bis zwölf Jahren zu rauchen beginnen, sollten diese Maßnahmen früh ansetzen. Spürbar hohe Preise für Zigaretten erhöhen zudem die Schwelle, mit dem Rauchen zu beginnen.
In der Familie ist es wichtig, das Selbstvertrauen von Kindern und Jugendlichen zu stärken. Kinder mit einem stabilen Selbstwertgefühl, die gelernt haben, sich mit anderen über ihre Gedanken, Gefühle und Probleme auszutauschen, sind gerüstet, um Schwierigkeiten und Konflikte anders zu bewältigen, als auf Suchtmittel auszuweichen.
Auch das Vorbild der Erwachsenen beeinflusst die Frage, ob Kinder zu Rauchern heranwachsen oder nicht. Kinder, die von rauchenden Menschen umgeben sind, haben es deutlich schwerer als andere, sich gegen das Rauchen zu entscheiden.

Allgemeine Maßnahmen

Vielen Menschen gelingt es allein durch ihren festen Willen, mit dem Rauchen aufzuhören. Die anderen versuchen es mehrmals und werden rückfällig. Um diese Personen bei der Erfüllung ihres Wunsches nach einem rauchfreien Leben dauerhaft zu stärken, sind verschiedene Programme entwickelt worden. Den größten Erfolg verspricht ein kombiniertes Programm aus Nikotinpflastern, einer professionellen Beratung und einem umfassenden Training, in welchem ein verändertes Verhalten – vor allem in für Raucher typischen Situationen – eingeübt wird.
Solche Raucherentwöhnungsprogramme finden unter der Anleitung von geschulten Kursleitern in Kleingruppen statt. Sie werden zum Beispiel in Volkshochschulen und Gesundheitseinrichtungen angeboten. Ein wichtiger Programmpunkt ist dabei, dass die Teilnehmenden erkennen, dass sie das Rauchen auch dann aufgeben können, wenn sie schon mehrere gescheiterte Abstinenzversuche hinter sich haben.

Wann zum Arzt?

Sich mehrfach vorzunehmen, mit dem Rauchen aufzuhören, und dann immer wieder rückfällig zu werden, ist äußerst frustrierend. Wer mehrere solcher vergeblichen Versuche hinter sich hat, resigniert möglicherweise und kommt zu der Überzeugung, er sei nicht fähig, rauchfrei zu leben. Um diese Negativeinschätzung von sich selbst, die alle weiteren Abstinenzbemühungen erheblich erschwert, gar nicht erst aufkommen zu lassen, empfiehlt es sich, möglichst schon nach dem ersten Misserfolg professionelle Hilfe durch einen Arzt, Psychotherapeuten oder eine Raucherentwöhnungsgruppe in Anspruch zu nehmen.
Bei starken Rauchern ist die Chance, ohne Hilfe Dritter aufzuhören, gering. Sie tun gut daran, sich schon beim ersten Mal einem Raucherentwöhnungsprogramm zu unterziehen. Ist es auch danach nicht möglich, den Zigaretten ganz zu entsagen, ist es dennoch als Erfolg zu werten, wenn der tägliche Konsum unter zehn Stück sinkt. Meist gelingt nach einiger Zeit des geringeren Konsums der totale Ausstieg dann doch.
Bei der ärztlichen Untersuchung wird auch abgeklärt, ob es gesundheitliche Risiken gibt, aufgrund derer keine Nikotinprodukte angewendet werden dürfen.

Behandlung mit Medikamenten

Abgesehen von der Verhaltensänderung muss der Betroffene lernen, ohne die Wirkung des Nikotins auszukommen. Bis sich diese Veränderungen stabilisiert haben, kann es einige Zeit dauern. Währenddessen hilft ein Nikotinpräparat, die körperlichen Entzugserscheinungen abzumildern, sodass nicht alle Belastungen zugleich durchgestanden werden müssen.
Arzneimittel, die Nikotin (→ nachfolgend) freisetzen, sind geeignet, um die Raucherentwöhnung im Rahmen eines solchen Programms zu unterstützen. Sie erhöhen die Wahrscheinlichkeit, nach einem Raucherentwöhnungsprogramm ohne Zigaretten auszukommen.

■
Nikotin

Nicorette, Nicotinell, nikofrenon, NiQuitin

Nikotin regt das zentrale Nervensystem an. In einer Konzentration, wie sie nach dem Inhalieren von Tabakrauch erzielt wird, lässt es das Herz schneller schlagen, den Blutdruck steigen, verengt die Blutgefäße der Haut und regt den Magen-Darm-Trakt zu stärkerer Tätigkeit an.
Zur Unterstützung der Raucherentwöhnung im Rahmen eines langfristigen Programms werden nikotinhaltige Produkte als „geeignet" bewertet. Ihr Einsatz macht es wahrscheinlicher, tatsächlich vom Rauchen loszukommen. In den klini-

schen Untersuchungen, die dazu durchgeführt wurden, schafften es ohne Nikotinprodukte etwa 10 von 100 Rauchern, nach einem halben Jahr ohne Zigaretten auszukommen. Von denjenigen, die Nikotinpräparate verwendet hatten, waren es etwa 17 von 100.
Damit bei einer Raucherentwöhnung mithilfe von Nikotinpräparaten die Nikotinkonzentration im Blut nicht zu sehr ansteigt, wird empfohlen, das Rauchen ganz einzustellen. Das fällt vielen Rauchern erfahrungsgemäß aber sehr schwer. In diesem Fall wird mittlerweile ein abgestuftes Vorgehen anboten. Wer das Zigarettenrauchen nicht sofort einstellen kann, reduziert seinen täglichen Konsum und ersetzt die fehlende Nikotindosis durch Nikotinkaugummis oder Inhaler. Nach einigen Wochen sollen die Zigaretten dann aber ganz wegfallen. Wie Studien gezeigt haben, war dieses Vorgehen erfolgreich. Selbst von den Teilnehmern, die sich auch mit einem verringerten Zigarettenkonsum begnügt hätten, gaben einige das Zigarettenrauchen komplett auf.
Nikotin gibt es als Pflaster, Kaugummi, Lutsch- und Sublingualtabletten sowie zum Inhalieren. Welche Zubereitungsart gewählt wird und in welcher Dosierung, richtet sich nach den bisherigen Rauchgewohnheiten. Nikotinabhängige Raucher müssen berücksichtigen, dass eine Voraussetzung für den Wunsch, sich fortwährend erneut Nikotin zuzuführen, darin besteht, dass der Nikotinspiegel im Blut ständig wechselt, also immer wieder steigt und fällt. Mit Kaugummis, Lutsch-, Sublingualtabletten und Inhaler lässt sich das in etwa nachahmen.
Pflaster geben Nikotin dagegen langsam und in gleichbleibender Menge ab. Damit entfällt das schnelle, lustbetonte Ansteigen und Abfallen seiner Wirkung. Außerdem wird die Gewohnheit, zur Zigarette zu greifen, von der Wirkung des Nikotins entkoppelt. Das wirkt dem Suchtverhalten entgegen. Insbesondere starke Raucher sollten also Pflaster bevorzugen, um das wiederkehrende Verlangen nach Nikotin zu stoppen.
Bei akutem Drang nach einer Zigarette können sie dann zusätzlich zum Pflaster Nikotin-Kaugummis, Lutsch-, Sublingualtabletten oder Inhaler einsetzen. Aus ihnen gelangt das Nikotin innerhalb von 20 bis 30 Minuten ins Gehirn. Auf diese Weise können sie ein langfristig angelegtes Raucherentwöhnungsprogramm unterstützen.
Kaugummis, Lutsch- und Sublingualtabletten mit 4 Milligramm Nikotin eignen sich auch für Menschen, die nur gelegentlich oder nicht allzu stark rauchen. Ein gleichmäßiger Wirkstoffspiegel ist mit diesen Produkten nicht zu erzielen.

ANWENDUNG

Pflaster

Wenn Sie bisher mehr als 20 Zigaretten täglich geraucht haben, beginnen Sie mit dem Pflaster, das die größte Nikotinmenge freisetzt. Waren es weniger als 20 Zigaretten, genügt das Pflaster in der nächstgeringeren Dosierung. Sollten Sie bei der niedrigen Dosierung deutliche Entzugserscheinungen spüren, können Sie zu dem höher dosierten Produkt greifen.
Bei der gewählten Nikotindosierung bleiben Sie mindestens eine Woche lang. Ist Ihr Verlangen zu rauchen immer noch groß, können Sie auch länger bei dieser Pflasterstärke bleiben. Im Allgemeinen wird die zuerst gewählte Pflasterstärke drei bis vier Wochen beibehalten. Dann wird zu der nächstniedrigeren Stärke gewechselt und diese ähnlich lange angewendet. Das Produkt mit der jeweils geringsten Nikotindosierung dient dem langsamen „Ausschleichen“ aus der Behandlung.
Die Pflaster müssen regelmäßig jeden Tag angewendet werden, nach längstens drei Monaten sollten Sie die Behandlung beenden.
Das Pflaster kleben Sie allmorgendlich auf eine unbehaarte und nicht eingefettete, saubere und trockene Hautstelle ohne Verletzungen und lassen es dort bis zum nächsten Morgen. Als Klebestellen eignen sich am besten Rumpf, Oberarm und obere Hüfte. Nehmen Sie das Pflaster aus seiner Kunststoffhülle und drücken Sie es dann 10 bis 20 Sekunden lang mit der Handfläche auf die Haut. Waschen Sie sich nach dem Aufkleben gründlich die Hände!
Die Haut unter dem Pflaster wird strapaziert. Kleben Sie es darum jeden Tag auf eine andere Stelle Ihres Körpers, sonst gelangt womöglich zu viel Wirkstoff durch die angegriffene Haut ins Blut.

Nicotinell, *Nikofrenon* und *NiQuitin* müssen Sie immer als Ganzes aufkleben. Wenn Sie diese Pflaster zerschneiden, nimmt die Wirkung unkalkulierbar ab.

Bei *Nicorette* ist es nicht so wichtig, dass das Pflaster ganz bleibt, weil es anders aufgebaut ist.

Kaugummi, Lutschtabletten, Sublingualtabletten

Bei diesen Zubereitungen wird das Nikotin über die Mundschleimhaut in den Körper aufgenommen. Damit es möglichst vollständig in den Körper gelangt, sollten Sie die Mittel etwa eine halbe Stunde lang sehr langsam kauen, im Mund zergehen lassen oder das Nikotinprodukt unter die Zunge legen.

Denjenigen, die bisher weniger als 20 Zigaretten täglich geraucht haben, wird geraten, es zunächst mit den 2-Milligramm-Produkten zu versuchen. Die Erfahrung zeigt allerdings, dass diese geringe Dosierung kaum mehr bewirkt als ein Scheinmittel.

Wer bisher mehr als 20 Zigaretten täglich geraucht hat oder mit den 2-Milligramm-Produkten nicht aufhören kann, sollte die Produkte verwenden, die 4-Milligramm Nikotin enthalten, oder sich ein angemessen dosiertes Nikotinpflaster aufkleben.

Um im Blut einen gewissen Nikotinpegel aufrechtzuerhalten, müssen Sie jede Stunde ein Kaugummi mit 4 Milligramm Nikotin kauen oder eine entsprechend dosierte Sublingualtablette unter der Zunge zergehen lassen. So gleichmäßig wie bei der Pflasteranwendung lässt sich der Nikotinspiegel damit jedoch nicht einstellen.

Nach etwa vier bis sechs Wochen können Sie die Dosierung verringern, was bedeutet, dass Sie die Produkte nicht mehr jede Stunde, sondern in größeren Abständen anwenden. Nach drei Monaten sollten Sie die Anwendung beenden.

Sie können bei einer Behandlung mit Nikotinpflastern noch zusätzlich zu Kaugummi, Lutsch- oder Sublingualtablette greifen, wenn Sie das Verlangen nach einer Zigarette überkommt.

Für Prothesenträger sind Lutsch- und Sublingualtabletten oder Inhaler besser geeignet als Kaugummis.

Inhaler

Der Inhaler besteht aus einem Mundstück, in das eine Patrone mit Nikotin eingesetzt wird. Um an das Nikotin zu kommen, saugen Sie an dem Mundstück. Dabei verdampft eine bestimmte Menge Nikotin aus der Patrone und gelangt über die Mundschleimhaut in den Körper. Erfahrungsgemäß wird beim Zug am Inhaler weniger Nikotin aufgenommen als durch den Zug an einer Zigarette. Daher sollten Sie doppelt so oft und mit längeren Zügen inhalieren als beim Rauchen einer Zigarette. Auf diese Weise dauert eine Inhaleranwendung etwa 20 Minuten. Wenn Sie sich nach dieser Anweisung richten, reicht eine Nikotinpatrone für ungefähr vier Anwendungen. Haben Sie bisher pro Tag bis zu 20 Zigaretten geraucht, sind sechs bis acht Nikotinpatronen für Sie als Tagesmenge angemessen. Wer bis zu 30 Zigaretten täglich geraucht hat, braucht acht bis zehn Patronen pro Tag. Bei bis zu 40 Zigaretten am Tag sind es zehn bis 12 Nikotinpatronen. Nach etwa drei Monaten sollten Sie die tägliche Menge Patronen nach und nach verringern. Sind Sie bei ein bis zwei Patronen am Tag angekommen, können Sie die Anwendung beenden. Länger als sechs Monate sollte eine solche Entzugsbehandlung nicht dauern.

Achtung

In vielen Beipackzetteln von Nikotinprodukten ist als Vorsichtsmaßnahme angegeben, dass das Rauchen vollkommen eingestellt werden soll, wenn man Nikotinprodukte anwendet. Es wird befürchtet, dass sich das Nikotin aus den Medikamenten und dem Tabakrauch in ihrer Wirkung gefährlich steigern und es dadurch zu Herz-Kreislauf-Problemen kommen kann. Bei der Anwendung von Nikotinpflastern ist diese Warnung berechtigt. Für die anderen Produkte muss diese Einschränkung weniger streng beachtet werden, wenn währenddessen deutlich weniger Zigaretten geraucht werden als zuvor.

Sie dürfen die Nikotinprodukte nicht anwenden, wenn Sie schon eine Zeit lang nikotinfrei gelebt haben. Denn dann liegen keine Entzugserscheinungen vor, für die der Körper Nikotin „verbrauchen“ würde. Sie könnten eine Nikotinvergiftung erleiden und auch rückfällig werden.

Für kleine Kinder kann Nikotin tödlich sein – egal, ob sie versehentlich eine Zigarette essen, sie rauchen oder ein nikotinhaltiges Arzneimittel in die Hände bekommen. Bewahren Sie nikotinhaltige Mittel daher ebenso sorgfältig auf wie andere Arzneimittel, sodass sie nicht in die Hände von kleinen Kindern gelangen können. Vernichten Sie die Pflaster und Inhaler nach dem Gebrauch, weil sie noch Nikotin enthalten.

Gegenanzeigen

Unter folgenden Bedingungen dürfen Sie keine Nikotinprodukte anwenden:

- Sie haben eine instabile oder sich verschlechternde Angina Pectoris.
- Sie haben erhebliche Herzrhythmusstörungen.
- Sie haben gerade einen Herzinfarkt oder einen Schlaganfall überstanden.

Pflaster dürfen Sie darüber hinaus nicht anwenden, wenn Sie eine Hauterkrankung haben.

Unter folgenden Bedingungen sollten Sie das Mittel nur nach Rücksprache mit einem Arzt einsetzen, wenn dieser Nutzen und Risiken der Anwendung sorgfältig abgewogen hat:

- Sie haben eine stabile Angina Pectoris, leiden an Herzmuskelschwäche, hatten schon einmal einen Herzinfarkt oder haben zu hohen Blutdruck.
- Bei Ihnen wurden eine periphere arterielle Verschlusskrankheit („Raucherbein") oder Durchblutungsstörungen im Gehirn festgestellt.
- Ihre Leber oder die Nieren arbeiten unzureichend.
- Sie haben eine Überfunktion der Schilddrüse.
- Sie haben einen Tumor der Nebennieren (Phäochromozytom).
- Sie haben Diabetes, der mit Insulin behandelt werden muss.
- Bei Ihnen sind eine Magenschleimhautentzündung oder akute Geschwüre im Magen oder Zwölffingerdarm aufgetreten.

Lutsch- und Sublingualtabletten dürfen Sie darüber hinaus nicht anwenden, wenn Sie eine chronische Rachen- oder Halserkrankung haben.

Die Anwendung des Inhalers ist bei Asthma zu überdenken.

Obwohl Menschen mit Herzerkrankungen eigentlich keine Nikotinpräparate anwenden sollen, weist die Arzneimittelkommission der deutschen Ärzteschaft darauf hin, dass für Raucher mit einer stabilen Angina Pectoris eine Nikotinbehandlung sehr wohl nützlich ist. Personen mit Angina Pectoris und solchen mit Herzrhythmusstörungen wird nahegelegt, sich lieber mithilfe von Nikotinpräparaten das Rauchen abzugewöhnen als weiterzurauchen. Die medikamentös unterstützte Entwöhnung sollte in diesen Fällen vom Arzt begleitet werden.

Wechselwirkungen mit Medikamenten

Von Nikotin selbst sind keine Wechselwirkungen mit anderen Medikamenten bekannt, vom Zigarettenrauchen aber sehr wohl. Deshalb müssen Sie, wenn Sie das Rauchen einstellen, damit rechnen, dass einige Medikamente stärker wirken. Zu diesen gehören Koffein (in Schmerzmitteln), Parazetamol und Pentazocin (bei Schmerzen), Theophyllin (bei Asthma), Furosemid (bei hohem Blutdruck, Nierenerkrankungen), Phenylbutazon (bei Rheuma), Benzodiazepine (bei Angststörungen, als Schlafmittel), Clomipramin und Fluvoxamin (bei Depressionen), Clozapin und Olanzapin (bei Psychosen), Ropinirol (bei Parkinsonkrankheit), Warfarin (bei erhöhter Thrombosegefahr), Östrogen (in Empfängnisverhütungsmitteln, bei Wechseljahrsbeschwerden) und Vitamin B_{12}.

Wenn Sie eines dieser Medikamente einnehmen und das Rauchen einstellen, sollten Sie mit dem Arzt besprechen, ob Sie die Dosierung dieser Arzneimittel verringern müssen. Umgekehrt sollten Sie klären, ob Sie die Dosis von Isoprenalin und Salbutamol (bei Asthma) erhöhen müssen.

Diabetiker, die Insulin spritzen, merken möglicherweise an ihren Blutzuckerwerten, dass Sie die Insulindosis etwas verringern können, wenn sie zu rauchen aufhören.

Wechselwirkungen mit Speisen und Getränken

Zwischen dem Trinken von etwas Säurehaltigem, wie zum Beispiel Orangensaft, Cola-Getränken oder Kaffee, und dem Gebrauch von Nikotin-Kaugummis, Lutsch- oder Sublingualtabletten sollte etwa eine Viertelstunde vergehen. Durch die Säurewirkung wird das Nikotin aus den Produkten schlechter von der Mundschleimhaut aufgenommen.

Unerwünschte Wirkungen

Die unerwünschten Wirkungen von Nikotin ähneln denen, die das Rauchen hervorruft. Sie hängen von der Nikotindosis ab und davon, wie sehr Sie an Nikotin gewöhnt sind. Außerdem können je nachdem, wie das Nikotin angewendet wird, spezifische Nebenwirkungen am Anwendungsort auftreten.

▶ **Keine Maßnahmen erforderlich**

Kopfschmerzen, Schwindel (→ Seite 15), Magen-Darm-Beschwerden, Übelkeit und Erbrechen treten bei 1 bis 10 von 100 Anwendern auf.

Kaugummi: Bei bis zu 10 von 100 Anwendern können Reizungen in Mund und Hals sowie Schmerzen in den Kaumuskeln auftreten.

Inhaler, Lutschtabletten, Sublingualtabletten: Bei etwa 10 von 100 Anwendern brennt oder schmerzt es im Mund und Halsbereich.

Inhaler: 40 von 100 Anwendern haben in den ersten Behandlungswochen vermehrt Hustenanfälle. Sie treten seltener auf, wenn der Nikotindampf nicht tief inhaliert wird, sondern flach. Raucher nennen das paffen.
Bis zu 10 von 100 Anwendern klagen über eine verstopfte Nase.

▶ **Muss beobachtet werden**

Über Herzklopfen berichten 1 bis 10 von 1 000 Personen.

Pflaster: Bei bis zu 10 von 100 Personen rötet sich die Haut an der Klebestelle, juckt und brennt. Ist die Hautreaktion sehr heftig, kann statt der Pflaster eine andere Anwendungsart für Nikotin eingesetzt werden.

▶ **Sofort zum Arzt**

Etwa 1 bis 10 von 10 000 Menschen bemerken einen unregelmäßigen und unangenehmen Herzschlag. Dieser beruht auf einer Herzrhythmusstörung (→ Seite 16) und vergeht, wenn das Mittel nicht mehr angewendet wird. Bei solchen Herzreaktionen sollten Sie umgehend einen Arzt rufen.

HINWEISE

Für Kinder unter 14 Jahren

Für Kinder ist die Anwendung von Nikotinprodukten nicht untersucht. Sie sollten darum nicht damit behandelt werden.

Für Schwangerschaft und Stillzeit

Sowohl das mit Tabakrauch aufgenommene Nikotin als auch das aus Medikamenten erreicht das ungeborene Kind und tritt auch in die Muttermilch über.

Schwangeren Frauen wird dringend empfohlen, das Rauchen aufzugeben, dabei aber auf Nikotinprodukte als Hilfsmittel zu verzichten. Allerdings weisen die Empfehlungen zur Therapie von Tabakabhängigkeit, welche die Arzneimittelkommission der deutschen Ärzteschaft herausgegeben hat, darauf hin, dass man in den USA anders verfährt.
Dort rät man Frauen, denen es ohne Hilfsmittel nicht gelingt, von den Zigaretten wegzukommen, zu Nikotinprodukten. Die US-Amerikaner vertreten die Meinung, dass es besser sei, mithilfe des Arzneimittels das Rauchen aufzugeben, als weiter zu rauchen.
Eine vor kurzem veröffentliche Studie bestätigt das. Während Rauchen in der Schwangerschaft das Risiko erhöht, dass das Kind tot zur Welt kommt, gilt das für eine Nikotinbehandlung nicht.
Während der Stillzeit sollten Sie besser nicht rauchen. Gelingt Ihnen das nicht, kann der Gebrauch eines Nikotinpräparats eine Alternative sein. Zwischen der Anwendung von Lutschtabletten oder Kaugummis und dem Stillen sollten allerdings mindestens zwei Stunden Abstand liegen. Andernfalls bekommt das Kind zu viel vom Nikotin ab.

Für ältere Menschen

Über den Gebrauch von Nikotinprodukten bei Menschen über 65 Jahre liegen kaum Erkenntnisse vor. Aber auch hier gilt – ähnlich wie bei Menschen mit einer stabilen Angina Pectoris –, dass das Weiterrauchen gefährlicher ist als eine mit Nikotinpräparaten unterstützte Entwöhnung. Am besten lassen sich ältere Menschen bei einem Nikotinentzug ärztlich begleiten.

Raucherentwöhnung

Handelsname Darreichungsform	Zusammensetzung pro 1 ml/1 g oder wie angegeben bzw. pro abgeteilte Einheit	Kleinste Packungsgröße	Unverb. Preis in Euro	Bewertung für das beanspruchte Anwendungsgebiet

Hinweise zu den Tabellenspalten → Seite 34, zur Auswahl der Arzneimittel → Seite 28, zur Grundlage der Bewertung → Seiten 29, 33

Handelsname Darreichungsform	Zusammensetzung	Kleinste Packungsgröße	Unverb. Preis in Euro	Bewertung
Nicorette Nicotin-Kaugummi 2 mg classic orginal	**Nikotin** 2 mg	30 Stück	9,93	**Geeignet** zur Unterstützung eines langfristigen Raucherentwöhnungsprogramms, um die Zeichen des Nikotinentzugs zu dämpfen. Ein gleichmäßiger Nikotinspiegel im Blut ist damit nicht zu erzielen. → Seite 668
2 mg mint	2 mg	30 Stück	9,93	
2 mg freshmint	2 mg	30 Stück	9,93	
2 mg spicemint	2 mg	30 Stück	9,93	
4 mg mint	4 mg	30 Stück	11,00	
4 mg spicemint	4 mg	30 Stück	11,00	
Kaugummi				
Nicorette Inhaler 10 mg Patronen zur Inhalation	4 mg pro Einzeldosis	18 Stück	14,65	**Geeignet** zur Unterstützung eines langfristigen Raucherentwöhnungsprogramms, um die Zeichen des Nikotinentzuges zu dämpfen. Ein gleichmäßiger Nikotinspiegel ist damit nicht zu erzielen. → Seite 668
Nicorette Membranpflaster 8,3 mg	8,3 mg (Freigabe: 5 mg pro 16 Std.)	7 Stück	24,11	**Geeignet** zur Unterstützung eines langfristigen Raucherentwöhnungsprogramms, um eine Behandlung mit höher dosierten Pflastern langsam zu beenden. → Seite 668
16,6 mg	16,6 mg (Freigabe: 10 mg pro 16 Std.)	7 Stück	24,11	**Geeignet** zur Unterstützung eines langfristigen Raucherentwöhnungsprogramms, wenn weniger als 20 Zigaretten täglich geraucht wurden. → Seite 668
24,9 mg Pflaster	24,9 mg (Freigabe: 15 mg pro 16 Std.)	7 Stück	24,11	**Geeignet** zur Unterstützung eines langfristigen Raucherentwöhnungsprogramms, wenn mehr als 20 Zigaretten täglich geraucht wurden. → Seite 668
Nicorette Microtab 2 mg Sublingualtablette	2 mg	30 Stück	11,04	**Geeignet** zur Unterstützung eines langfristigen Raucherentwöhnungsprogramms, um die Zeichen des Nikotinentzugs zu dämpfen. Ein gleichmäßiger Nikotinspiegel im Blut ist damit nicht zu erzielen. → Seite 668
Nicotinell Kaugummi 2 mg Classic	**Nikotin** 2 mg	12 Stück	6,00	**Geeignet** zur Unterstützung eines langfristigen Raucherentwöhnungsprogramms, um die Zeichen des Nikotinentzugs zu dämpfen. Ein gleichmäßiger Nikotinspiegel im Blut ist damit nicht zu erzielen. → Seite 668
2 mg fruit	2 mg	12 Stück	4,61	
2 mg mint	2 mg	12 Stück	4,61	
4 mg fruit	4 mg	12 Stück	5,68	
4 mg mint	4 mg	12 Stück	5,68	
Kaugummi				
Nicotinell Lutschtabletten 1 mg Mint	1 mg	36 Stück	13,19	
2 mg Mint	2 mg	12 Stück	14,40	
Lutschtabletten				
Nicotinell TTS 17,5 mg/24-Stunden-Pflaster	17,5 mg (Freigabe: 7 mg pro 24 Std.)	7 Stück	24,11	**Geeignet** zur Unterstützung eines langfristigen Raucherentwöhnungsprogramms, um eine Behandlung mit höher dosierten Pflastern langsam zu beenden. → Seite 668
35 mg/24-Stunden-Pflaster	35 mg (Freigabe: 14 mg pro 24 Std.)	7 Stück	24,11	**Geeignet** zur Unterstützung eines langfristigen Raucherentwöhnungsprogramms, wenn weniger als 20 Zigaretten täglich geraucht wurden. → Seite 668
52,5 mg/24-Stunden-Pflaster Pflaster	52,5 mg (Freigabe: 21 mg pro 24 Std.)	7 Stück	24,11	**Geeignet** zur Unterstützung eines langfristigen Raucherentwöhnungsprogramms, wenn mehr als 20 Zigaretten täglich geraucht wurden. → Seite 668

▶

Raucherentwöhnung Fortsetzung

Handelsname Darreichungsform	Zusammensetzung pro 1 ml/1 g oder wie angegeben bzw. pro abgeteilte Einheit	Kleinste Packungsgröße	Unverb. Preis in Euro	Bewertung für das beanspruchte Anwendungsgebiet
nikofrenon 10	**Nikotin** 17,5 mg (Freigabe: 7 mg pro 24 Std.)	7 Stück	17,65	**Geeignet** zur Unterstützung eines langfristigen Raucherentwöhnungsprogramms, um eine Behandlung mit höher dosierten Pflastern langsam zu beenden. → Seite 668
20	35 mg (Freigabe: 14 mg pro 24 Std.)	7 Stück	19,69	**Geeignet** zur Unterstützung eines langfristigen Raucherentwöhnungsprogramms, wenn weniger als 20 Zigaretten täglich geraucht wurden. → Seite 668
30 Pflaster	52,5 mg (Freigabe: 21 mg pro 24 Std.)	7 Stück	21,44	**Geeignet** zur Unterstützung eines langfristigen Raucherentwöhnungsprogramms, wenn mehr als 20 Zigaretten täglich geraucht wurden. → Seite 668
NiQuitin MINT 2 mg *4 mg* Lutschtabletten	**Nikotin** 2 mg 4 mg	24 Stück 24 Stück	9,96 9,96	**Geeignet** zur Unterstützung eines langfristigen Raucherentwöhnungsprogramms, um die Zeichen des Nikotinentzugs zu dämpfen. Ein gleichmäßiger Nikotinspiegel ist damit nicht zu erzielen. → Seite 668
NiQuitin Clear 7 mg	36 mg (Freigabe: 7 mg pro 24 Std.)	7 Stück	23,99	**Geeignet** zur Unterstützung eines langfristigen Raucherentwöhnungsprogramms, um eine Behandlung mit höher dosierten Pflastern langsam zu beenden. → Seite 668
14 mg	78 mg (Freigabe: 14 mg pro 24 Std.)	7 Stück	23,99	**Geeignet** zur Unterstützung eines langfristigen Raucherentwöhnungsprogramms, wenn weniger als 20 Zigaretten täglich geraucht wurden. → Seite 668
21 mg transdermales Pflaster	114 mg (Freigabe: 21 mg pro 24 Std.)	7 Stück	23,99	**Geeignet** zur Unterstützung eines langfristigen Raucherentwöhnungsprogramms, wenn mehr als 20 Zigaretten täglich geraucht wurden. → Seite 668

Hinweise zu den Tabellenspalten → Seite 34, zur Auswahl der Arzneimittel → Seite 28, zur Grundlage der Bewertung → Seiten 29, 33

Altersbeschwerden

Frauen, die heute in Deutschland geboren werden, haben eine Lebenserwartung von gut 82 Jahren, bei Männern liegt sie bei knapp 77 Jahren. Zwar wird viel getan, um die Lebenszeit zu verlängern – doch spätestens nach gut 100 Jahren sieht das genetische Programm des Menschen das Ende vor. Der Alterungsprozess beginnt allerdings schon Jahrzehnte vorher. Wann genau und wie ist bei jedem Organ anders und von Mensch zu Mensch verschieden.

Vom ersten Lebenstag an sterben Zellen ab und neue werden gebildet. Doch was in der Jugend rasch und reibungslos geschieht, verläuft mit zunehmendem Alter langsamer und wird fehleranfälliger. Die Fähigkeiten des Organismus, sich zu regenerieren und Veränderungen aufzufangen und auszugleichen, lassen nach, bis sie ganz erlöschen. Dieser Vorgang wirkt sich nicht nur auf der körperlichen Ebene aus. Eine nachlassende Anpassungsfähigkeit zeigt sich auch darin, dass berufliche und räumliche Neuorientierungen schwerer fallen, Freundschaften nicht mehr so schnell geschlossen werden und sich neue Lebens-

gewohnheiten im Alltagsablauf nicht mehr so selbstverständlich verankern lassen.
Menschen, die sich bewusst auf den Alterungsprozess einstellen, nehmen die Veränderungen zur Kenntnis, sehen darin aber keinen Grund zur Klage. Wer hingegen fortwährend den Vergleich zu früher pflegt oder sich an 30- bis 40-Jährigen misst, tut sich mit Belastungen und Einschränkungen schwerer.

Anzeichen und Beschwerden

Folgende allgemeine Beschwerden werden mit dem Altern in Verbindung gebracht:

- ein Gefühl von Erschöpfung, Müdigkeit, Mattigkeit und eine nachlassende Leistungsfähigkeit
- Konzentrations- und Gedächtnisstörungen, Orientierungsschwäche, rascher Stimmungswechsel
- Übelkeit, Völlegefühl, Durchfall, Verstopfung, diffuse Bauchschmerzen
- Herzschmerzen, -klopfen, -rasen, -stolpern
- Steife und schmerzende Gelenke. Näheres hierzu lesen Sie in den Abschnitten „Arthrose, Gelenkbeschwerden“ (→ Seite 537) und „Schmerzen“ (→ Seite 615)
- nachlassende Sexualfunktion und Libido. Näheres hierzu lesen Sie unter „Erektionsstörungen“ (→ Seite 427).

Zusätzlich können Beschwerden und Symptome spezieller Krankheiten, wie sie sich im Alter häufig einstellen, hinzukommen.

Ursachen

Das Altern bringt unter anderem folgende körperliche Veränderungen mit sich, die ihrerseits Beschwerden nach sich ziehen können:

- Der Wassergehalt des Gewebes verringert sich um etwa 15 Prozent. Dadurch verkleinern sich die Organe und verlieren an Leistungskraft.
- Ein Teil der Muskelmasse wird durch Fettgewebe ersetzt. Dadurch verändert sich die Figur sichtbar und die Körperkraft lässt nach.
- Es wird mehr Knochengewebe ab- als aufgebaut. Knorpelgewebe verliert an Elastizität, wird spröde und brüchig. Diese Verschleißerscheinungen zeigen sich im gesamten Bewegungssystem, an Knochen, Gelenken und Bandscheiben.
- Die Haut wird schlechter durchblutet und kann nicht mehr so viel Wasser binden. Dadurch wird sie trockener und faltig.
- Die Kraft des Herzens, das Blut durch den Kreislauf zu pumpen, lässt nach. Dadurch vermindert sich die allgemeine körperliche Leistungsfähigkeit.
- Durch Kalk- und Fettablagerungen an den Innenwänden verlieren die Gefäße an Elastizität (Arteriosklerose). Infolge dieser Verengung können sie nicht mehr so effektiv Blut transportieren. Unter der schlechteren Versorgung mit Sauerstoff leiden alle Gewebe, besonders aber das Gehirn.
- Die Fähigkeit der Lungenbläschen, Kohlendioxid abzugeben und Sauerstoff aufzunehmen, lässt nach. Wenn der Brustkorb an Elastizität verliert, kann das die Atmung erschweren.
- Die Veränderungen von Schleimhaut und Muskulatur betreffen auch den Magen-Darm-Trakt. Die Nahrung wird langsamer verdaut und es erreichen nicht mehr alle Nährstoffe den Blutkreislauf. Dieses wirkt sich auch darauf aus, wie viel von eingenommenen Medikamenten im Körper wirken kann.
- In der Leber werden Bereiche, die bisher der Stoffwechseltätigkeit dienten, von Fettgewebe verdrängt. Dadurch verlangsamt sich die Entgiftungsarbeit des Organs; Alkohol und Arzneimittel werden langsamer abgebaut.
- Die Nieren werden schlechter durchblutet und verkleinern sich. Abbauprodukte des Stoffwechsels – auch solche von Arzneistoffen – werden langsamer ausgeschieden.
- Die Wahrnehmungen von Augen und Ohren lassen nach, ebenso der Geschmackssinn.

Eine unausgewogene Ernährung kann zur unzureichenden Versorgung mit einigen Vitaminen führen. Besonders bei den Vitaminen A, D, B_1 und Folsäure kann es kritisch werden. Eine nicht optimale Vitaminversorgung macht sich vornehmlich durch Müdigkeit, Stimmungsschwankungen, Antriebsschwäche und Gedächtnisstörungen bemerkbar. Solche unspezifischen Symptome weisen aber nicht sicher auf einen Vitaminmangel hin, sondern können auch viele andere Ursachen haben.

Vorbeugung

Wenn das, was unter „Allgemeine Maßnahmen“ aufgeführt ist, bereits viele Jahre lang praktiziert wurde, sind die besten Voraussetzungen gegeben, um beschwerdearm zu altern. Je früher solche Verhaltensweisen zur Gewohnheit werden, desto besser lassen sie sich beibehalten, wenn sie notwendig sind, um Problemen entgegenzusteuern.

Allgemeine Maßnahmen

- Regelmäßige, der Belastbarkeit angepasste körperliche Bewegung. Als Ausdauertraining eignen sich schnelles Gehen (Walking), Wandern, Dauerlaufen (Jogging), Radfahren, Schwimmen. Auch von einem Krafttraining, das die Muskelmasse aufbaut, kann man in jedem Alter profitieren.
- Der Kalorienbedarf sinkt zwar, doch sollte in erster Linie nicht weniger, sondern vor allem anders gegessen werden. Was auf den Tisch kommt, sollte so viel Vitamine, Mineralstoffe und Spurenelemente wie möglich und nur wenig überflüssige Kalorien enthalten. Das heißt: viel Gemüse, Obst und Vollkornprodukte. Der Speiseplan sollte Nüsse, Mandeln, bittere Schokolade und fetten Seefisch enthalten. Fleisch, Wurst, Fett und Zucker sowie Alkohol sollten dagegen nur selten konsumiert werden. Die beiden Letztgenannten stellen „leere Kalorien" dar, weil sie keinerlei Vitamine, Mineralstoffe und Spurenelemente liefern. Eine solche Ernährungsumstellung ist bei vielen Krankheiten, die gerade im Alter relevant werden, die Basis der Therapie, etwa bei Typ-2-Diabetes, erhöhten Blutfettwerten, hohem Blutdruck und Gicht.
- Trinken Sie ausreichend, zum Beispiel Leitungswasser, Mineralwasser, stilles Wasser, Saftschorle, Gemüsesaft. Da der Durst im Alter nachlässt, sollten Sie sich Ihre Flüssigkeitsmenge als Tagesration von eineinhalb bis zwei Litern sichtbar aufstellen und sich so ans Trinken erinnern.
- Das Rauchen aufzugeben kommt der Gesundheit in jedem Alter zugute.
- Anregungen und Herausforderungen halten den Geist wach. Dazu gehören möglichst vielseitige Interessen und Engagements.

Wann zum Arzt?

Beschwerden, die Sie beunruhigen und ernsthaft beeinträchtigen, sollten Sie in jedem Fall ärztlich abklären lassen. Nur der Arzt kann – gegebenenfalls mit einer Blutuntersuchung und anderen diagnostischen Methoden – erkennen, ob sich hinter den „Altersbeschwerden" eine Krankheit verbirgt, die spezifisch behandelt werden sollte.

Bei diesem Arztbesuch sollten Sie auch alle Medikamente, die Sie einnehmen einschließlich derer, die Sie ohne Rezept kaufen, mit dem Mediziner durchgehen. Viele Arzneimittel können als unerwünschte Wirkungen die gleichen Beschwerden hervorrufen, wie die, über die ältere Menschen klagen.

Behandlung mit Medikamenten

Millionen alternde Menschen sind für die pharmazeutische Industrie ein verlockender Markt. Sie bietet eine Vielzahl von Arzneimitteln an, die die Hoffnung wecken, mit ihnen das Altern hinauszögern zu können (Geriatrika). Diese Versprechungen lassen sich jedoch nicht halten – im Gegenteil. Wenn die Mittel über lange Zeit eingenommen werden, können sie unerwünschte Wirkungen haben; zudem enthalten manche bedenklich viel Alkohol. Darüber hinaus sind viele Präparate recht teuer.

Die im Folgenden besprochenen Mittel erheben den Anspruch, einige unspezifische Altersbeschwerden bekämpfen zu können.

Die Wurzel des Ginseng (→ Seite 678) wird in China und Ostasien volksmedizinisch sehr häufig eingesetzt, um den Organismus zu kräftigen und zu stärken. Einige Studien legen nahe, dass Ginseng die Leistungs- und Konzentrationsfähigkeit tatsächlich verbessern kann. Allerdings reichen die vorliegenden Untersuchungsergebnisse nicht aus, um die therapeutische Wirksamkeit von Ginseng für alle angegebenen Anwendungsbereiche ausreichend nachzuweisen. Darum wird er als „wenig geeignet" bewertet.

Präparate mit Knoblauch (→ Seite 678) sollen vor allem altersbedingter Gefäßverkalkung (Arteriosklerose) und ihren Folgen vorbeugen. Die vorliegenden Studien belegen diese therapeutische Wirksamkeit jedoch nicht ausreichend. Für die genannten Anwendungen ist Knoblauch wenig geeignet.

Auch für die Kombination (→ Seite 680) aus Knoblauchöl, Lezithin und Vitamin E liegen keine ausreichenden Belege vor, dass das Mittel therapeutisch wirksam ist, um erhöhte Blutfettwerte zu senken und die Leistungsfähigkeit zu steigern.

Lebertran (→ Seite 677) enthält Fettsäuren und Vitamine, die der Organismus braucht. Es liegen jedoch keine klinischen Studien vor, die die therapeutische Wirksamkeit von Lebertran bei Altersbeschwerden zur allgemeinen Stärkung und Kräftigung belegen. Daher wird das Mittel als „wenig geeignet" bewertet.

Die Kombination (→ Seite 679) mit dem Namen *K.H.3* enthält als Bestandteile Hämatoporphyrin, Magnesium und Prokain. Für keinen dieser drei Inhaltsstoffe ist ausreichend nachgewiesen, dass er Alterserscheinungen beeinflussen kann. Das Mittel ist nicht sinnvoll zusammengesetzt und wird als „wenig geeignet" bewertet.

Anthroposophische, homöopathische und traditionell angewendete Mittel
Zu den meistgekauften Mitteln gehören auch *Aagard Propolis-Kapseln* mit Propolis, *Doppelherz aktiv Knoblauch mit Mistel + Weißdorn* mit Auszügen aus Knoblauch, Mistel und Weißdorn, *Ilja Rogoff* mit Hopfen, japanischem Pagodenbaum, Knoblauch, Mistel und Weißdorn, *Lebenskraft N* und *Repursan* mit Potenzholz und anderen Bestandteilen, *Pharmaton Vital Kapseln N* mit Ginsengwurzelextrakt und anderen Bestandteilen, *Solaguttae Knoblauch Kapseln mit Weißdorn + Mistel*, *Strongus Knoblauch-Kapseln* mit einem Auszug aus Knoblauchzwiebeln und Knoblauchzwiebelöl, *TAI Ginseng* mit Ginsengwurzelextrakt und anderen Bestandteilen, *Vita-Gerin Geistlich N*, eine Mischung aus Vitaminen und Mineralien. Dabei handelt es sich um Präparate, die von der Arzneimittelbehörde als „traditionell angewendet" zugelassen wurden. Solche Mittel lassen sich nach den Grundsätzen dieses Buches nicht bewerten. Sie werden deshalb nicht näher besprochen. Allgemeine Informationen zu derartigen Präparaten finden Sie im Abschnitt „Traditionell angewendete Mittel" (→ Seite 20).

Lebertran

GeloVital

Lebertran wird aus Dorschleber gewonnen. Er ist reich an ungesättigten Fettsäuren, auch Omega-3-Fettsäuren, sowie Vitamin A und D. Diese Wirkstoffe sollen im alternden Organismus zur allgemeinen Stärkung und Kräftigung beitragen. Dass das gelingt, ist in klinischen Studien jedoch nicht ausreichend nachgewiesen. Das Mittel wird als „wenig geeignet" beurteilt.

ACHTUNG

Wenn Sie Lebertran über lange Zeit und hoch dosiert einnehmen, sollte ein Arzt den Kalziumspiegel im Blut kontrollieren.

Gegenanzeigen

Unter folgenden Bedingungen dürfen Sie keinen Lebertran einnehmen:

- Der Kalziumspiegel im Blut ist zu hoch.
- Die Nieren scheiden vermehrt Kalzium aus.
- Sie nehmen gleichzeitig Vitamin-D-haltige Arzneimittel ein (z. B. bei Osteoporose).
- Sie wenden gleichzeitig Mittel mit Retinsäure oder deren Abkömmlingen an (bei Akne).

Wenn Sie Nierensteine oder Sarkoidose haben, sollten Sie das Mittel nur nach Rücksprache mit einem Arzt einsetzen, wenn dieser Nutzen und Risiken der Anwendung sorgfältig abgewogen hat.

Wechselwirkungen mit Medikamenten

Wenn Sie noch andere Medikamente anwenden, ist zu beachten:

- Bei der gleichzeitigen Anwendung von Thiazid-Diuretika (bei hohem Blutdruck, Nierenerkrankungen) muss ein Arzt den Kalziumspiegel im Blut regelmäßig kontrollieren, weil Thiazid-Diuretika die Kalziumausscheidung über die Nieren beeinträchtigen.
- Bei der gleichzeitigen Einnahme von Arzneimitteln, die Vitamin-D-Abkömmlinge enthalten, zum Beispiel die Wirkstoffe Alfacalcidol (bei Osteoporose) oder Calcitriol (bei Psoriasis), besteht die Gefahr einer Überdosierung von Vitamin D. Dann kann der Kalziumspiegel im Blut zu stark ansteigen. Wenn Sie diese Mittel einnehmen müssen, sollte der Arzt den Kalziumgehalt im Blut regelmäßig kontrollieren.
- Eine Überdosis Vitamin A droht, wenn Sie Lebertran gleichzeitig mit Vitamin A (in Multivitamin-Präparaten) oder Präparaten mit Vitamin-A-Säure oder deren Abkömmlingen (bei Akne) einnehmen.

UNERWÜNSCHTE WIRKUNGEN

▶ **Muss beobachtet werden**

Lebertran enthält Vitamin D. Der Tagesbedarf von Vitamin D liegt bei Personen ohne Vitamin-D-Mangel bei 200 I.E. Bei einer Dosierung von mehr als 10 000 I.E. täglich können Erbrechen und Übelkeit, Durchfall oder Verstopfung, Durst und vermehrter Harndrang, Appetitlosigkeit, Gewichtsabnahme, Mattigkeit, Kopfschmerzen, Muskel- und Knochenschmerzen auftreten. Dann sollten Sie das Mittel nicht weiter anwenden. Symptome einer Überdosierung von Vitamin A sind: Müdigkeit, Appetitlosigkeit, Gewichtsverlust, Magen-Darm-Beschwerden, Haarausfall, trockenes Haar, trockene und gelblich verfärbte Haut, Schmerzen in Gelenken und Knochen sowie Sehstörungen durch Wasseransammlung (Ödem) im Bereich des Sehnervs. Wenn Sie solche Beschwerden bemerken, sollten Sie die Lebertrankapseln nicht weiter einnehmen.

Pflanzliches Mittel
Ginseng

Doppelherz aktiv Ginseng, GINSANA G 115, KOREA GINSENG, KUMSAN GINSENG Tonikum, Roter Ginseng von Gintec

Diese Mittel enthalten die gepulverte Wurzel von Ginseng (Panax ginseng) oder einen Extrakt aus der Wurzel. Panax ginseng ist eine Staude, die früher in Korea und China wild wuchs und jetzt vor allem in verschiedenen Regionen Asiens, aber auch in Nordamerika angebaut wird. Ginseng gehört zu den traditionellen Heilmitteln Ostasiens.

Tierexperimentelle Untersuchungen ergaben, dass Ginseng vor den schädlichen Auswirkungen körperlicher und psychischer Überlastungen schützen kann. Auch den Nährstoffwechsel und das Immunsystem soll er anregen können. Zusammengefasst wurde die Wirkung von Ginseng so beschrieben, dass er dem Menschen hilft, sich veränderten Bedingungen besser anzupassen. Klinische Studien am Menschen gaben zwar Hinweise auf positive Effekte, doch für einen Wirksamkeitsnachweis, wie er heute von Arzneimitteln gefordert wird, reichen sie nicht aus. Daher werden Produkte mit Ginseng als „wenig geeignet" bewertet.

ACHTUNG

Einige Präparate enthalten Alkohol (siehe Tabelle). Personen mit Alkoholproblemen dürfen sie nicht einnehmen. Auch Leberkranke und Menschen mit Anfallleiden sollten den Alkoholgehalt berücksichtigen. Darüber hinaus kann Alkohol die Wirkung vieler Arzneimittel (z. B. Schlaf- und Beruhigungsmittel, Psychopharmaka, starke Schmerzmittel, einige Mittel bei hohem Blutdruck) verstärken.

Menschen mit Herzbeschwerden, hohem Blutdruck oder Diabetes sollten Ginseng nur nach Rücksprache mit einem Arzt einnehmen.

Wechselwirkungen mit Medikamenten

Wenn Sie ginsenghaltige Mittel zusammen mit den gerinnungshemmenden Mitteln Phenprocoumon und Warfarin, die bei erhöhter Thrombosegefahr als Tabletten eingenommen werden, anwenden, kann deren Wirkung abgeschwächt werden.

UNERWÜNSCHTE WIRKUNGEN

Es sind Hautveränderungen, Scheidenblutungen, Brustspannen, ansteigender Blutdruck, Unruhe und Schlaflosigkeit beschrieben.

▶ **Keine Maßnahmen erforderlich**

In seltenen Fällen und bei empfindlichen Personen können Übelkeit, Magenbeschwerden und leichter Durchfall auftreten.

▶ **Muss beobachtet werden**

Wenn die Haut sich verstärkt rötet und juckt, reagieren Sie vermutlich allergisch auf das Mittel. Dann sollten Sie es absetzen. Sind die Hauterscheinungen (→ Seite 14) einige Tage später nicht deutlich abgeklungen, sollten Sie einen Arzt aufsuchen.

Pflanzliches Mittel
Knoblauch

beni-cur, Kwai

Die Zwiebelpflanze Knoblauch (Allium sativum) wird sowohl in der Küche als Gewürz als auch medizinisch als Heilmittel eingesetzt.

Bei Knoblauch sind Geruch und Wirkung unmittelbar miteinander verknüpft. Einer seiner Hauptwirkstoffe ist Alliin. Aus ihm wird nach einer Reihe von chemischen Reaktionen die Substanz mit dem typischen Knoblauchgeruch. Um hinsichtlich der Wirksamkeit vergleichbare Produkte zu erhalten, sollte medizinisch verwendetes Knoblauchpulver auf den Inhaltsstoff Alliin normiert sein.

Mit Altersbeschwerden, gegen die Knoblauchpräparate angeboten werden, sind vor allem arteriosklerotische Prozesse in den Blutgefäßen gemeint. Knoblauch soll diesen Vorgang bremsen, weil man annimmt, dass er den Cholesterinspiegel senkt, die Klebrigkeit der Blutplättchen verringert, die für die Blutgerinnung wichtig sind, und stattdessen die Auflösung von Blutgerinnseln fördert. Insgesamt soll das Blut durch Knoblauch „dünnflüssiger" werden.

Selbst wenn diese Einzelwirkungen zutreffen, ist damit noch nicht gesagt, dass Knoblauch tatsächlich den gesamten Vorgang des Fortschreitens einer Arteriosklerose bremsen kann. Studien, die das belegen sollten, erbrachten uneinheitliche Ergebnisse und haben keine ausreichende Aussagekraft. Auch die Frage, ob Knoblauch einen erhöhten Blutdruck senken kann, ist nicht eindeutig beantwortet. Solange die therapeutische Wirksamkeit von Knoblauch nicht ausreichend nachgewiesen ist, wird er für die genannten Indikationen als „wenig geeignet" eingestuft. Darüber hinaus ist noch nicht klar, ob die erhofften Wirkungen eher mit Präparaten aus getrocknetem Knoblauchpulver oder mit einem öligen Auszug zu erzielen sind. Die weit überwiegende Zahl der klinischen Studien wurde mit Präparaten durchgeführt, die getrocknetes, auf Alliin normiertes Knoblauchpulver enthalten. Sicher ist hingegen, dass geruchsfreie Produkte medizinisch nicht nennenswert wirken, da sich bei ihrer Herstellung alle reaktionsfähigen Inhaltsstoffe in unwirksame Abbauprodukte verwandeln.

ANWENDUNG

Die für Pflanzen zuständige Kommission des ehemaligen Bundesgesundheitsamts hat als Tagesdosis für getrocknetes Knoblauchpulver 600 bis 900 Milligramm genannt. Das entspricht 2 bis 3 Gramm frischem Knoblauch. Daran orientieren sich die Dosierungsempfehlungen.

ACHTUNG

Knoblauch kann die Gerinnungsfähigkeit des Blutes herabsetzen. Vor Operationen sollten Sie knoblauchhaltige Mittel absetzen, da sonst die Blutungsneigung verstärkt sein kann.

Wechselwirkungen mit Medikamenten

Wenn Sie noch andere Medikamente nehmen, ist zu beachten, dass blutdrucksenkende Arzneimittel durch Knoblauch stärker wirken können.

▶ **Unbedingt beachten**

Knoblauch kann die Wirkung der gerinnungshemmenden Mittel Phenprocoumon und Warfarin, die bei erhöhter Thrombosegefahr als Tabletten eingenommen werden, verstärken. Sie müssen deshalb die Blutgerinnung häufiger als sonst selbst kontrollieren oder vom Arzt kontrollieren lassen und gegebenenfalls nach Absprache mit dem Arzt die Dosis der Gerinnungshemmer verringern. Näheres hierzu finden Sie unter „Mittel zur Blutverdünnung: verstärkte Wirkung" (→ Seite 11).

Möglicherweise kann sich durch Knoblauch, vor allem wenn er hoch dosiert wird, die Wirksamkeit von Saquinavir (bei HIV-Infektionen und Aids) verringern. Wird diese Wechselwirkung nicht hinreichend berücksichtigt, könnte das die Behandlung dieser Erkrankung beeinträchtigen.

Andererseits könnte es auch zu Problemen kommen, wenn das Knoblauchpräparat abgesetzt wird und Saquinavir dann unerwartet stark wirkt.

UNERWÜNSCHTE WIRKUNGEN

▶ **Keine Maßnahmen erforderlich**

Wenn Sie knoblauchhaltige Mittel einnehmen, kann die Atemluft nach Knoblauch riechen. Auch die Haut kann nach einiger Zeit einen typischen Geruch annehmen.

Selten treten Magen-Darm-Beschwerden, insbesondere Aufstoßen und Übelkeit, auf.

▶ **Muss beobachtet werden**

Wenn sich die Haut verstärkt rötet und juckt und sich zusätzlich Bläschen bilden, reagieren Sie vermutlich allergisch auf Knoblauch. Dann sollten Sie das Mittel absetzen. Sind die Hauterscheinungen (→ Seite 14) einige Tage später nicht deutlich abgeklungen, sollten Sie einen Arzt aufsuchen.

Treten Atembeschwerden auf, weil die Atemwege verengt sind, sollten Sie einen Arzt aufsuchen.

Kombination

Hämatoporphyrin + Magnesium + Prokain

K.H.3

Prokain, ein Mittel zur örtlichen Betäubung (Lokalanästhetikum), soll angeblich in die Zellen eindringen und den Stoffwechsel anregen. Dadurch soll die Leistungsfähigkeit des Körpers verbessert werden. Allerdings wird geschlucktes Prokain, noch bevor es aus dem Darm aufgenommen werden kann, in verschiedene Substanzen gespalten. Wenn eine Wirkung besteht, beruht sie vermutlich auf diesen Abbauprodukten.

Bisher konnte aber keine der vorliegenden Studien ausreichend nachweisen, dass mit Prokain Erscheinungen, wie sie mit dem Altern einhergehen, zu beeinflussen sind.

Hämatoporphyrin ist ein künstliches Abbauprodukt des roten Blutfarbstoffs Hämoglobin. Von Hämatoporphyrin wird eine therapeutische Wirksamkeit bei depressiver Verstimmung angenommen. Ausreichend nachgewiesen ist das jedoch nicht. In diesem Produkt soll Hämatoporphyrin verhindern, dass der Wirkstoff Prokain im Darm gespalten wird. Ob das gelingt, ist fraglich.

Damit ist der Zusatz von Hämatoporphyrin wenig sinnvoll.
Magnesium, der dritte Bestandteil dieser Kombination, ist ein Mineralstoff, der im Energiestoffwechsel, beim Zell- und Knochenaufbau, bei der Reizübertragung und Muskeltätigkeit eine Rolle spielt. Von Magnesium wird angenommen, dass es die Körperfunktionen aktivieren kann. Es soll zum Schutz des Herzens eingenommen werden, bei psychischem Missbefinden, Gefäßverkalkung und hohem Blutdruck. Die vorliegenden Studien belegen eine solche therapeutische Wirksamkeit jedoch nicht ausreichend.
Insgesamt stellt dieses Produkt eine nicht sinnvolle Kombination von drei Bestandteilen dar, deren therapeutische Wirksamkeit bei Altersbeschwerden nicht ausreichend nachgewiesen ist. Es wird daher als „wenig geeignet" bewertet.

Achtung

Gegenanzeigen

Sie dürfen das Mittel nicht anwenden, wenn Sie auf Mittel zur örtlichen Betäubung, die der Substanz Prokain chemisch ähnlich sind, oder auf Sulfonamide (z. B. bei bakteriellen Harnweginfektionen) allergisch reagieren. Diese Allergien kommen relativ häufig vor.

Wechselwirkungen mit Medikamenten

Wenn Prokain und Sulfonamide gleichzeitig eingenommen werden, kann die Wirkung der Sulfonamide auf die Bakterien beeinträchtigt sein.
Der Abbau von Prokain wird gehemmt, wenn das Mittel zusammen mit Azetylcholinesterasehemmern (bei Alzheimer-Demenz) eingenommen wird. Dies kann vermehrt zu unerwünschten Wirkungen führen.

Unerwünschte Wirkungen

▶ **Keine Maßnahmen erforderlich**

Selten treten Magen-Darm-Störungen wie Übelkeit, Magenschmerzen, Erbrechen und Durchfall auf.

▶ **Muss beobachtet werden**

Selten kann es zu Schwindel (→ Seite 15) und Unruhezuständen kommen.
Wenn sich die Haut rötet und juckt und sich zusätzlich Bläschen bilden, reagieren Sie vermutlich allergisch auf einen der Inhaltsstoffe. Dann sollten Sie das Mittel absetzen. Sind die Hauterscheinungen (→ Seite 14) einige Tage später nicht deutlich abgeklungen, sollten Sie einen Arzt aufsuchen.
Treten Atembeschwerden auf, weil die Atemwege verengt sind, sollten Sie einen Arzt aufsuchen.
Bei Frauen in den Wechseljahren kann das Mittel dazu führen, dass erneut Vaginalblutungen auftreten.

Kombination

Knoblauchöl + Lezithin + Vitamin E

Lipidavit

In dem Produkt sind Knoblauchöl, Vitamin E und Lezithin miteinander kombiniert.
Zur therapeutischen Wirksamkeit von Knoblauch lesen Sie Näheres unter „Knoblauch" (→ Seite 678). Allerdings wurden die Untersuchungen zu Knoblauch üblicherweise mit den pulverisierten Zwiebeln durchgeführt. Da die Inhaltsstoffe des Öles, das in diesem Produkt vorliegt, und die des Pulvers sehr unterschiedlich sein können, sind die Ergebnisse, die mit Knoblauchpulver erzielt wurden, nicht ohne Weiteres auf Knoblauchöl zu übertragen. Aussagekräftige Untersuchungen zu Knoblauchöl fehlen.
Vitamin E gehört zu den antioxidativen Vitaminen, von denen man sich eine Schutzwirkung vor Arteriosklerose, ihren Folgeerkrankungen von Herz und Kreislauf sowie Krebserkrankungen verspricht. In großen klinischen Untersuchungen ließen sich diese Erwartungen jedoch nicht bestätigen; vielmehr gibt es Grund zu der Annahme, dass eine erhöhte Zufuhr von Vitamin E älteren Menschen mit chronischen Erkrankungen sogar schaden kann.
Lezithin kommt in Zellwänden und im Nervengewebe vor und spielt bei der Aufnahme von Fett aus dem Magen-Darm-Trakt und beim Stoffwechsel von Eiweißen und Kohlenhydraten eine Rolle. Als Arzneimittel soll Lezithin zur Behandlung von leichten Fettstoffwechselstörungen hilfreich sein. Allerdings wären hierfür deutlich höhere Dosen erforderlich, als sie durch die Einnahme des Kombinationspräparates erreicht werden. Darüber hinaus gibt es auch keine Studien, die belegen, dass die Kombination dieser drei Bestandteile positive Effekte aufweist. Das Präparat wird als „wenig geeignet" angesehen.

Achtung

Aufgrund seines Knoblauchanteils kann es sein, dass das Mittel die Gerinnungsfähigkeit des Blutes herabsetzt. Vor Operationen sollten Sie knoblauchhaltige Mittel absetzen, da sonst die Blutungsneigung verstärkt sein kann.

Wechselwirkungen mit Medikamenten

Wenn Sie noch andere Mittel anwenden, ist zu beachten:

- Eisenhaltige Arzneimittel können die Wirkung des Präparats vermindern.
- Hoch dosiertes Vitamin E kann die Aufnahme der fettlöslichen Vitamine A, D und K beeinträchtigen.

▶ **Unbedingt beachten**

Knoblauch und hoch dosiertes Vitamin E können die Wirkung der gerinnungshemmenden Mittel Phenprocoumon und Warfarin, die bei erhöhter Thrombosegefahr als Tabletten eingenommen werden, verstärken. Sie müssen deshalb die Blutgerinnung häufiger als sonst selbst kontrollieren oder vom Arzt kontrollieren lassen und gegebenenfalls nach Absprache mit dem Arzt die Dosis der Gerinnungshemmer verringern. Näheres hierzu unter „Mittel zur Blutverdünnung: verstärkte Wirkung“ (→ Seite 11).

Unerwünschte Wirkungen

▶ **Keine Maßnahmen erforderlich**

Wenn Sie knoblauchhaltige Mittel einnehmen, kann die Atemluft nach Knoblauch riechen. Auch die Haut kann nach einiger Zeit einen typischen Geruch annehmen.

Selten treten Magen-Darm-Beschwerden, insbesondere Aufstoßen und Übelkeit, auf.

▶ **Muss beobachtet werden**

Wenn sich die Haut rötet und juckt und sich zusätzlich Bläschen bilden, reagieren Sie vermutlich allergisch auf das Mittel. Dann sollten Sie es absetzen. Sind die Hauterscheinungen (→ Seite 14) einige Tage später nicht deutlich abgeklungen, sollten Sie einen Arzt aufsuchen.

Treten Atembeschwerden auf, weil die Atemwege verengt sind, sollten Sie einen Arzt aufsuchen.

Altersbeschwerden

Handelsname Darreichungsform	Zusammensetzung pro 1 ml/1 g oder wie angegeben bzw. pro abgeteilte Einheit	Kleinste Packungsgröße	Unverb. Preis in Euro	Bewertung für das beanspruchte Anwendungsgebiet
beni-cur N Filmtabletten	**Knoblauchzwiebelpulver** 200 mg	100 Stück	12,95	**Wenig geeignet** zur Vorbeugung von altersbedingten Gefäßveränderungen und allgemeiner Arterienverkalkung. Die therapeutische Wirksamkeit ist nicht ausreichend nachgewiesen. → Seite 678
Doppelherz aktiv Ginseng Stärkungskapseln Hartkapseln	**Ginsengwurzelpulver** 180 mg	60 Stück	ca. 8,80	**Wenig geeignet** zur Stärkung und Kräftigung des Körpers bei altersbedingt nachlassender Leistungs- und Konzentrationsfähigkeit. Die therapeutische Wirksamkeit ist nicht ausreichend nachgewiesen. → Seite 678
GeloVital Lebertrankapseln 0,5 g	**Lebertran** 0,5 g	50 Stück	8,93	**Wenig geeignet** bei Altersbeschwerden zur allgemeinen Stärkung und Kräftigung. Die therapeutische Wirksamkeit ist nicht ausreichend nachgewiesen. → Seite 677
1,0 g Weichkapseln	1 g	50 Stück	12,10	
GINSANA G 115 Kapseln	**Auszug aus Ginsengwurzel** 100 mg	30 Stück	19,95	**Wenig geeignet** zur Stärkung und Kräftigung des Körpers bei altersbedingt nachlassender Leistungs- und Konzentrationsfähigkeit. Die therapeutische Wirksamkeit ist nicht ausreichend nachgewiesen. → Seite 678

Hinweise zu den Tabellenspalten → Seite 34, zur Auswahl der Arzneimittel → Seite 28, zur Grundlage der Bewertung → Seiten 29, 33

▶

Altersbeschwerden Fortsetzung

Handelsname Darreichungsform	Zusammensetzung pro 1 ml/1 g oder wie angegeben bzw. pro abgeteilte Einheit	Kleinste Packungsgröße	Unverb. Preis in Euro	Bewertung für das beanspruchte Anwendungsgebiet
K.H.3 Schwarzhaupt Kapseln	**Haematoporphyrin** 0,2 mg + **Magnesiumkarbonat** 30 mg + **Prokain-hydrochlorid** 50 mg	30 Stück	14,08	**Wenig geeignet** zur besseren Durchblutung, Stärkung und Kräftigung des Körpers bei altersbedingt nachlassender Leistungs- und Konzentrationsfähigkeit. Die therapeutische Wirksamkeit der einzelnen Bestandteile ist nicht ausreichend nachgewiesen. Nicht sinnvolle Kombination. → Seite 679
KOREA GINSENG extra stark Kapseln	**Ginsengwurzelpulver** 350 mg	40 Stück	ca. 11,68	**Wenig geeignet** zur Stärkung und Kräftigung des Körpers bei altersbedingt nachlassender Leistungs- und Konzentrationsfähigkeit. Die therapeutische Wirksamkeit ist nicht ausreichend nachgewiesen. → Seite 678
KOREA GINSENG Tonikum extra stark Lösung	**Auszug aus Ginsengwurzel** 15 mg *Enthält 18,5% Alkohol*	500 ml	ca. 21,97	**Wenig geeignet** zur Stärkung und Kräftigung des Körpers bei altersbedingt nachlassender Leistungs- und Konzentrationsfähigkeit. Die therapeutische Wirksamkeit ist nicht ausreichend nachgewiesen. → Seite 678
KUMSAN GINSENG Tonikum Lösung	**Auszug aus Ginsengwurzel** 48,1 mg *Enthält 16–18% Alkohol*	250 ml	18,95	**Wenig geeignet** zur Stärkung und Kräftigung des Körpers bei altersbedingt nachlassender Leistungs- und Konzentrationsfähigkeit. Die therapeutische Wirksamkeit ist nicht ausreichend nachgewiesen. → Seite 678
Kwai N	**Knoblauchzwiebelpulver** 100 mg	100 Stück	7,28	**Wenig geeignet** zur Vorbeugung von altersbedingten Gefäßveränderungen und allgemeiner Arterienverkalkung. Die therapeutische Wirksamkeit ist nicht ausreichend nachgewiesen. → Seite 678
Kwai forte 300 mg Dragees	300 mg	60 Stück	10,36	
Lipidavit Kapseln	**Knoblauchöl** 200 mg + **Lezithin** 300 mg + **Vitamin E** 200 mg	50 Stück	21,90	**Wenig geeignet** zur Leistungssteigerung im Alter. Die therapeutische Wirksamkeit der fixen Kombination ist nicht ausreichend nachgewiesen. → Seite 680
Roter Ginseng von Gintec Kapseln	**Rotes Ginsengwurzelpulver** 300 mg	30 Stück	21,00	**Wenig geeignet** zur Stärkung und Kräftigung des Körpers bei altersbedingt nachlassender Leistungs- und Konzentrationsfähigkeit. Die therapeutische Wirksamkeit ist nicht ausreichend nachgewiesen. → Seite 678

Hinweise zu den Tabellenspalten → Seite 34, zur Auswahl der Arzneimittel → Seite 28, zur Grundlage der Bewertung → Seiten 29, 33

Versorgung mit Vitaminen, Mineralstoffen, Spurenelementen

Folgt man der Werbung, mit der die Hersteller Produkte mit Vitaminen, Mineralstoffen und Spurenelementen den Verbrauchern nahebringen wollen, kann man anscheinend noch gesünder werden als gesund. Je mehr man von diesen Nahrungsbestandteilen zusätzlich schluckt, desto besser – so wird suggeriert – soll es für die Gesundheit sein. Und so werden Milchprodukte, Getränke, Süßigkeiten, Salatöle und viele andere Lebensmittel mit Vitaminen angereichert und mit Mineralstoffen und Spurenelementen versetzt. Zusätzlich hält der Markt eine reichhaltige Palette bereit, mit denen diese Nahrungsbestandteile in Form von Tabletten, Kapseln, Dragees oder Saft geschluckt werden können. Etwa ein Drittel der Bevölkerung nimmt solche Produkte ein.

Offenbar hat sich der Eindruck verbreitet, mit der üblichen Ernährung sei es nicht mehr möglich, seinen Bedarf an lebenswichtigen Nahrungsbestandteilen zu decken. Dem widersprechen Ernährungswissenschaftler jedoch entschieden. Alle vier Jahre erscheint in Deutschland der Ernährungsbericht, der die durchschnittliche Versorgungssituation wiedergibt.

Anhand dieser Daten lässt sich beurteilen, mit welchen Nahrungsbestandteilen die Menschen hierzulande überreichlich, ausreichend, knapp oder tatsächlich unzureichend versorgt sind. Dem aktuellen Bericht zufolge ist die Versorgung mit Eiweiß und Kohlenhydraten ausreichend, der Fettanteil der Nahrung jedoch zu hoch. Damit verbunden ist ein zu hoher Anteil an gesättigten Fettsäuren und Cholesterin. Die Zufuhr an Ballaststoffen sollte erhöht, der Konsum von Alkohol hingegen deutlich gesenkt werden. Auch an Kochsalz sollte gespart werden. Die Versorgung mit Kalzium ist vor allem bei Kindern und Jugendlichen unter 18 Jahren ungenügend; das ist gerade jene Zeit, in der die Knochenmasse fürs Alter angelegt wird. Diese Altersgruppe nimmt auch zu wenig Eisen auf. Bei Frauen setzt sich dieses Defizit noch bis zum 25. Lebensjahr fort. Die Jodversorgung ist bei Menschen jeden Alters ungenügend. Mit Vitamin D sind Kinder, Jugendliche und Menschen über 65 Jahre schlecht versorgt. Von Folsäure nehmen vor allem die Unter-25-Jährigen deutlich zu wenig auf, aber auch bei älteren Personen ist die Versorgung keinesfalls zufriedenstellend. All diese Abweichungen vom Wünschenswerten lassen sich jedoch beheben, indem die tägliche Kost entsprechend verändert wird. Damit wird gleichzeitig auch dem Übergewicht entgegengewirkt, das nahezu 70 von 100 erwachsenen Männern und die Hälfte der erwachsenen Frauen aufweisen.

Allerdings verknüpfen sich mit der Nährstoffzufuhr heute Erwartungen, die über das hinausgehen, was früher damit bezweckt wurde. Lange Zeit war man zufrieden, wenn Vitamine, Mineralstoffe und Spurenelemente in der Menge aufgenommen wurden, dass keine Mangelerscheinungen auftraten. Mittlerweile erhofft man sich von Lebensmittelinhaltsstoffen jedoch viel mehr: Sie sollen die Folgen von Stress ausgleichen, Kinder zu besserem Lernen befähigen, chronischen und Krebs-Erkrankungen vorbeugen und das Altern hinauszögern.

Bevor der Allgemeinheit jedoch empfohlen werden kann, bestimmte Nährstoffe gezielt einzunehmen, muss geklärt sein, mit welchen Nahrungskomponenten welchen Störungen vorgebeugt werden kann und in welcher Dosierung sie wie lange eingenommen werden müssen, um den erwünschten Effekt zu erzielen, ohne jedoch schädliche Nebeneffekte zu provozieren. Derart verlässliche Aussagen gibt es erst in wenigen Ausnahmefällen.

Dennoch finden sich vielerorts Angaben, wie viel an Vitaminen, Mineralstoffen und Spurenelementen täglich „nötig" sei. Diese Zahlen unterscheiden sich oft sehr, je nachdem, wer sie veröffentlicht hat, und das stiftet Verwirrung. Wissenschaftlich abgesicherte Angaben stellt die Deutsche Gesellschaft für Ernährung bereit (www.dge.de).

Nährstoffempfehlungen

Grundlage der in der nachfolgenden Tabelle unter „Tagesbedarf" aufgeführten Mengenangaben sind die „Referenzwerte für die Nährstoffzufuhr", die die Ernährungsgesellschaften Deutschlands, Österreichs und der Schweiz gemeinsam verabschiedet haben. Wenn ein gesunder Mensch die darin aufgeführten Nahrungsbestandteile im Wochendurchschnitt mit der üblichen Kost regelmäßig in der angegebenen Menge aufnimmt, ist sichergestellt, dass alle körperlichen, seelischen und stoffwechselbedingten Funktionen seines Körpers so ablaufen können wie vorgesehen. Es werden keine Symptome einer Unterversorgung und keine Mangelkrankheiten auftreten. Er kann also darauf vertrauen, vor ernährungsbedingten Gesundheitsschäden geschützt und voll leistungsfähig zu sein. Voraussetzung dafür, dass diese

Mengenangaben wirklich zutreffen, ist allerdings, dass der Betreffende gesund ist.
Andere Vorgaben gelten, wenn Krankheiten bewältigt werden müssen oder die Fähigkeit, Nährstoffe zu verdauen, erheblich gestört ist. Auch eine Reihe von Medikamenten kann den Bedarf an Vitaminen beeinflussen. Kinder haben je nach Alter einen anderen täglichen Nährstoffbedarf als Erwachsene. Schwangere und stillende Frauen brauchen von manchem deutlich mehr als andere Frauen. Darum sind für die drei letztgenannten Personengruppen die empfohlenen Zufuhrmengen gesondert angegeben.
Die in der Tabelle als Tagesbedarf genannten Mengenangaben sind so bemessen, dass der Körper eine gewisse Reserve aufbauen kann. Auf diese Weise können Schwankungen aufgefangen und ein kurzzeitig erhöhter Bedarf gedeckt werden, ohne die Gesundheit zu beeinträchtigen.
Im Prinzip lässt sich der Bedarf an Nährstoffen mit den Lebensmitteln, die hierzulande zu kaufen sind, decken. Sollte das jedoch bei einer Substanz nicht möglich sein – zum Beispiel weil es keine Lebensmittel gibt, die die infrage kommende Substanz in ausreichender Menge bereitstellen –, reagieren darauf in aller Regel der Gesetzgeber und/oder die Medizin. Ein Beispiel dafür ist die Versorgung mit Jod und Fluor. Beide Elemente sind in der Kost, die in Deutschland üblicherweise auf den Tisch kommt, nur unzureichend enthalten. Die Versorgung mit Jod ließe sich zwar verbessern, indem mehr Seefisch verzehrt würde, jedoch gehört in Deutschland – anders als zum Beispiel in Japan – der Verzehr von Fisch nicht zum festen Bestandteil der allgemeinen Ernährung. Und weil nicht davon auszugehen ist, dass sich das in absehbarer Zeit ändern wird, eine bessere Versorgung der Bevölkerung mit Jod aber aus medizinischen Gründen dringend erforderlich ist, hat der Gesetzgeber erlaubt, Kochsalz mit Jod anzureichern. Nun stehen im Salzregal der Lebensmittelmärkte vornehmlich Pakete mit jodiertem Salz. Da seit einigen Jahren auch alle Fertiglebensmittel einschließlich Brot und Backwaren mit jodiertem Speisesalz hergestellt werden dürfen, beginnt sich die Jodversorgung der Deutschen allmählich zu verbessern, ohne dass der Einzelne bewusst etwas dazutut.
Bei der Versorgung mit Fluor hingegen setzt man auf die Aktivität der Mediziner und Eltern, die die Kinder anhalten, sich zur Kariesvorbeugung zweimal täglich mit fluoridhaltiger Zahnpasta die Zähne zu putzen. Bei Jugendlichen und Erwachsenen kann der Zahnarzt die Zähne mit fluorhaltigem Lack versiegeln. Andere Staaten wählen übergreifende Maßnahmen, indem sie zum Beispiel das Trinkwasser fluoridieren. Besonders in den Vereinigten Staaten ist die Praxis, Lebensmittel des allgemeinen Konsums mit Nährstoffen anzureichern, weit verbreitet. Dort ist es beispielsweise üblich, Mehl, Milch und Frühstücksflocken mit Folsäure und anderen Vitaminen zu versetzen.

Vorbeugung

In den vergangenen Jahren haben sich die Hinweise verdichtet, dass einige Nährstoffe dazu beitragen können, Krankheiten vorzubeugen. Sobald es dazu verlässliche Daten gibt, berücksichtigen die empfohlenen Aufnahmemengen für diesen speziellen Nährstoff diesen Aspekt. Allerdings bewegt sich bei der Annahme, mit bestimmten Nährstoffen gezielt Krankheiten abwenden zu können, noch vieles im Bereich der Spekulation. Häufig ist nicht geklärt, ob die positiven Effekte auf dem Nahrungsmittel als Ganzem beruhen oder ob sie auch von den isolierten Nährstoffen erzielt werden können. Unklar ist zudem, welche Langzeitfolgen die Einnahme einer größeren Dosis isolierter Nährstoffe haben kann. Darüber hinaus gibt es Hinweise, dass bestimmte Mineralstoffe und Vitamine, die bisher als unschädlich angesehen wurden, unerwünschte Wirkungen entfalten können. Das gilt besonders, wenn sie in hoher Dosierung und über lange Zeit eingenommen werden. Solange es für all dieses keine verlässlichen Aussagen gibt, kann nicht generell empfohlen werden, diese Nährstoffe in höherer Dosierung einzunehmen, um Krankheiten vorzubeugen.
Anders ist das bei definierten Personengruppen, für die nachgewiesen ist, dass sie ihren Bedarf an bestimmte Substanzen nicht ausreichend decken. Beispielsweise weiß man, dass es schwangeren Frauen an Folsäure fehlt und dass Frauen nach den Wechseljahren oft zu wenig Kalzium aufnehmen. Ihnen wird dann empfohlen, ihre Ernährung so auszurichten, dass sie dem erhöhten Bedarf gerecht werden. Ist das nicht möglich, können sie die genannten Bestandteile mit einem Medikament gezielt einnehmen.

Beta-Karotin

Beta-Karotin gehört zu den Provitaminen, wichtigen Vorstufen des Vitamin A. Darüber hinaus hat es eine eigenständige Wirkung. Es baut aggressiven Sauerstoff rasch ab und schützt dadurch die Zellen vor den Folgen von oxidativem Stress (→ Seite 683). Bisher war man davon ausgegangen, dass sich mit Beta-Karotin das Risiko verringern lässt, Krebs- und Herz-Kreislauf-Erkrankungen zu erleiden. Große Studien, mit denen diese Annahme überprüft wurde, führten jedoch zur Ernüchterung. Raucher, die zwei Jahre lang täglich mehr als 20 Milligramm Beta-Karotin zusätzlich zu ihrer normalen Ernährung aufnahmen, hatten ein erhöhtes Risiko für Lungenkrebserkrankungen. Seither dürfen starke Raucher täglich nicht mehr als 20 Milligramm Beta-Karotin aus Präparaten einnehmen. Produkte, die mehr Beta-Karotin enthalten, sind mit einem entsprechenden Warnhinweis versehen. Auch die Annahme, dass sich Anfälle von Angina Pectoris oder sogar Herzinfarkte durch die Einnahme von Beta-Karotin verhindern lassen, konnten die bisherigen Studien nicht bestätigen. Diese Aussage gilt sowohl für Menschen, deren Herz und Kreislauf gesund sind, als auch für solche, die bereits an einer Herz-Kreislauf-Erkrankung leiden.

Folsäure

Für das Vitamin Folsäure werden zwei vorbeugende Anwendungen diskutiert: bei älteren Menschen die vor Herz-Kreislauf-Erkrankungen und bei schwangeren Frauen die vor Neuralrohrdefekten beim Kind. Der Gedanke einer Vorbeugung vor Herz-Kreislauf-Erkrankungen wird aus dem Zusammenhang von Folsäure und dem Eiweißbaustein Homozystein abgeleitet. Bei Erkrankungen wie beispielsweise Arteriosklerose ist der Gehalt an Homozystein im Blut erhöht. Je weniger Folsäure im Blut ist, desto höher ist der Anteil an Homozystein. Es könnte also sein, dass sich Herz-Kreislauf-Erkrankungen vermeiden lassen, wenn der Homozysteingehalt im Blut sinkt. Klinische Studien konnten allerdings nicht bestätigen, dass sich die Herzinfarktrate durch eine gute Versorgung mit Folsäure senken lässt. Auch ob das Schlaganfallrisiko zurückgeht, wenn regelmäßig Folsäure eingenommen wird, bleibt unklar. Ein altersbedingtes Nachlassen der Denkleistung lässt sich einer aktuellen Literaturübersicht zufolge weder mit Folsäure allein noch mit einer Kombination mit anderen B-Vitaminen verhindern. Andere Beobachtungen legen aber nahe, dass eine gute Versorgung mit Folsäure möglicherweise dazu beitragen kann, dass Dickdarmkrebs und eventuell auch andere Krebsarten seltener auftreten.

Die Mehrheit der Menschen in Deutschland nimmt weniger Folsäure auf, als empfohlen wird. Es ist also unbedingt gerechtfertigt, auf eine folsäurereiche Ernährung zu achten. Um die Versorgung mit diesem Vitamin zu verbessern, wird mit Folsäure angereichertes Kochsalz im Handel angeboten. Eine allgemeine Empfehlung, die alltägliche Versorgung durch die Einnahme eines Arzneimittels zu ergänzen, gibt es bisher aber nicht. Schließlich kann noch nicht sicher gesagt werden, dass Folsäure das Risiko für bestimmte Erkrankungen tatsächlich vermindert und dabei frei ist von unakzeptablen unerwünschten Wirkungen.

Anders ist das in der Schwangerschaft. Ist eine Frau vor der Schwangerschaft und in den ersten Monaten dieser Zeit unzureichend mit Folsäure versorgt, erhöht sich das Risiko für Neuralrohrdefekte beim Kind. Dabei schließt sich der knöcherne Ring um das Rückenmark nicht richtig, sodass das Baby mit einem „offenen Rücken" (Spina bifida) geboren wird.

Um das Risiko für diese Fehlbildung zu verringern, wird Frauen, die schwanger werden wollen oder könnten, dringend empfohlen, täglich 400 Mikrogramm Folsäure einzunehmen. Frauen, die bereits ein Kind mit einem Neuralrohrdefekt haben und erneut schwanger werden wollen, rät man sogar zu 4 Milligramm Folsäure am Tag.

Vitamin C

Eine ausreichende Versorgung mit Vitamin C (Askorbinsäure) stärkt das Immunsystem und beugt chronischen Erkrankungen wie Arteriosklerose, Krebs und einem grauen Star vor. Das Risiko, daran zu erkranken, verringert sich am ehesten, wenn man mit der Nahrung täglich 90 bis 100 Milligramm Vitamin C aufnimmt. Diese Menge wird als tägliche Zufuhrmenge empfohlen – vorausgesetzt, es wird nicht geraucht.

Dass hohe Dosen Vitamin C Erkältungen vorbeugen können, ist dagegen wissenschaftlich nicht ausreichend nachgewiesen. Bei regelmäßiger Einnahme von etwa 1 Gramm Vitamin C verkürzt sich die durchschnittliche jährliche Erkältungszeit bei Erwachsenen lediglich um einen Tag: von 12 Tagen auf 11 Tage. Kinder sind statt 28 Tage 24 Tage erkältet. Dass Vitamin C bei bereits bestehender Erkältung hilft, ist nicht nachgewiesen.

Systematische Analysen der bisher veröffentlichten Studien zeigen zudem, dass die tägliche Einnahme einer hohen Dosis Vitamin C das Risiko für Herz-

Kreislauf-Erkrankungen nicht senkt. Vielmehr geben neuere Beobachtungen Anlass zur Sorge: In einer Untersuchung an nahezu 2 000 älteren Diabetikerinnen erhöhte die tägliche Einnahme von mehr als 300 Milligramm Vitamin C das Risiko, an Herz-Kreislauf-Erkrankungen zu sterben. Die Ursachen dieser Ergebnisse sind noch unklar. Möglicherweise wirkt eine größere Menge Vitamin C auf Herz und Kreislauf genau entgegengesetzt als erwartet – ein Effekt, der nur durch isoliert aufgenommene Askorbinsäure eintritt. In Obst und Gemüse gleichen offenbar andere Inhaltsstoffe die schädigende Wirkung von zu viel Vitamin C wieder aus.

Vitamin D

Rachitis ist eine Vitamin-D-Mangelkrankheit bei Säuglingen und Kleinkindern, bei der sich die Knochen verbiegen, weil sie nicht genügend stabilisierende Kalziumsalze einlagern können. Um einer Rachitis vorzubeugen, sollten Säuglinge und Kleinkinder täglich 10 Mikrogramm (400 I.E.) Vitamin D aufnehmen. Das gilt sowohl für gestillte Babys als auch für die, die mit Säuglingsfertignahrung gefüttert werden.

Andere Personengruppen mit kritischer Vitamin-D-Versorgung – vor allem in den sonnenarmen Monaten im Winter und im Frühling –, sind sozial benachteiligte und ältere Menschen. Viele dieser Menschen halten sich oft nicht lange genug im Freien auf. Dabei reicht eine tägliche 30-minütige Sonnenbestrahlung von Gesicht und Händen aus, damit der Körper genügend Vitamin D bilden kann. Allerdings nimmt die Fähigkeit, Vitamin D zu bilden, mit steigendem Alter ab. Personen, die bettlägerig sind oder sich aus anderen Gründen nicht mehr ausreichend lange im Freien aufhalten, sollten täglich 10 Mikrogramm (400 I.E.) Vitamin D zu sich nehmen.

Um Knochenbrüchen vorzubeugen, scheinen sogar Tagesmengen von 20 Mikrogramm (800 I.E.) und mehr notwendig zu sein. Für diesen Zweck ist es in der Regel – insbesondere bei älteren Personen, die mit der Nahrung nicht genügend Kalzium aufnehmen oder sich nicht oder nur eingeschränkt selbst bewegen können – erforderlich, zusätzlich 1 200 Milligramm Kalzium einzunehmen. Wer nicht sicherstellen kann, diese Kalzium-Menge mit Nahrung und Getränken zu erreichen, kann ein Kalzium-Vitamin-D-Präparat einnehmen.

Vitamin E

Vor vielen Jahren weckten experimentelle Untersuchungen an Tieren die Hoffnung, dass eine Vitamin-E-Gabe arteriosklerotische Gefäßveränderungen verlangsamt. Spätere Beobachtungen an Menschen legten die Vermutung nahe, eine solche Behandlung könne Herz-Kreislauf-Erkrankungen und ihre tödlichen Folgen, wie zum Beispiel einen Herzinfarkt, verringern. Trotz breit angelegter klinischer Studien konnte dies bislang nicht bestätigt werden. Eine klinische Studie zeigt sogar Risiken auf: Möglicherweise erhöht eine länger als sieben Jahre dauernde Einnahme von mehr als 400 I.E. Vitamin E täglich das Risiko, eine Herzschwäche zu erleiden oder aufgrund einer Herz-Kreislauf-Erkrankung ins Krankenhaus eingewiesen zu werden. Auch eine Übersicht der bisher veröffentlichten Studien weist darauf hin, dass die gezielte Einnahme von Vitamin E keinen Nutzen hat, mit ihr vielmehr auch Risiken verbunden sein könnten: So war hier insbesondere bei älteren Patienten mit chronischen Erkrankungen das Risiko zu sterben größer, wenn sie mehr als 400 I.E. Vitamin E einnahmen, als bei den Studienteilnehmern, die ein Scheinmedikament bekamen.

Auch auf die Frage, ob sich Vitamin E eignet, um Krebserkrankungen vorzubeugen, gibt es bisher keine schlüssige Antwort. Vielmehr weist eine neue Untersuchung darauf hin, dass bei starken Rauchern die Einnahme von Vitamin E aus Präparaten mit einem geringfügig erhöhten Risiko für Lungenkrebs verbunden ist. Zurzeit gibt es daher keinen Anhaltspunkt für eine Empfehlung, täglich mehr als die von der Deutschen Gesellschaft für Ernährung angegebene Menge Vitamin E aufzunehmen.

Vitamin K

Fast alle Neugeborenen kommen mit einem Vitamin-K-Mangel zur Welt, da über die Plazenta nur wenig Vitamin K aus dem Blut der Mutter in das des ungeborenen Kindes übertreten kann. Hat die Frau dann erst einige Tage nach der Geburt genügend Milch und enthält diese zudem noch wenig Vitamin K, besteht für das Baby das Risiko, dass sich Blutungen einstellen. Gefürchtet sind vor allem Gehirnblutungen. Um das zu vermeiden, wird in Deutschland derzeit empfohlen, allen Neugeborenen während der ersten drei Lebenstage Tropfen einzugeben, die 2 Milligramm Vitamin K enthalten.

Kalzium

Die Kalziumversorgung in Kindheit und Jugend bestimmt, mit welchem Vorrat die Knochen in die Zeit gehen, in der mehr Knochensubstanz ab- als aufgebaut wird. Die in der Tabelle genannte Zufuhrempfehlung berücksichtigt das. Der Ernährungsbericht 2008 stellt fest, dass die übliche Kost von Kindern und Jugendlichen nicht genügend Kalzium liefert.

Bei Frauen nach den Wechseljahren, bei Männern ab etwa 60 Jahren kann der Verlust an Knochenmasse zu der Krankheit Osteoporose (→ Seite 571) führen, bei der vermehrt Knochenbrüche auftreten. Man hat nun untersucht, ob sich dem vorbeugen lässt, indem Jugendliche mit einer an sich ausreichenden Kalziumversorgung zusätzlich ein Kalziumpräparat einnehmen. Das hatte jedoch allenfalls einen geringfügigen Effekt. Zudem erstreckte er sich nicht auf die Knochen, die im Alter besonders bruchgefährdet sind: Oberschenkelhals und Lendenwirbel. Daher sollte das Augenmerk eher auf die ausreichende Zufuhr von Kalzium mit der alltäglichen Nahrung gerichtet werden, statt auf die Wirkung von eingenommenen Präparaten zu hoffen.

Die in den Empfehlungen angegebenen 1 000 Milligramm Kalzium pro Tag genügen auch für Frauen nach den Wechseljahren, um ihr Osteoporoserisiko nicht zu vergrößern. Bei bettlägerigen Frauen über 65 Jahre sollten es dagegen 1 200 Milligramm sein. Dass eine größere Menge Kalzium Knochenbrüchen im Alter vorbeugt, ist nicht belegt. Für eine solche Osteoporosevorbeugung ist eine gezielte Einnahme von Kalziumpräparaten – eventuell in Kombination mit Vitamin D – nicht generell notwendig. Sie ist dann angebracht, wenn die tägliche Nahrung die erforderliche Menge an Kalzium und gegebenenfalls Vitamin D nicht sicherstellt oder wenn körperliche Bewegung und der Aufenthalt im Freien nur eingeschränkt möglich ist.

Nach Auswertung der derzeitigen Studien senkt die regelmäßige Einnahme von Kalzium mit oder ohne Vitamin D die Knochenbruchrate erst bei Menschen, die älter sind als 70 Jahre. Noch deutlicher wird der Schutzeffekt bei Menschen über 80 Jahren. Voraussetzung ist, dass die Mittel jeden Tag angewendet werden.

Wer seine durchschnittliche tägliche Kalziumzufuhr abschätzen möchte, findet auf folgender Seite im Internet einen Kalzium-Rechner:
gesundheitsinformation.de/rechnerkalzium.420.html

Fluor

Fluoride schützen vor Karies, da sie sich in die Zahnstruktur einlagern und den Zahn „härten", das heißt, er wird widerstandsfähig gegen die vor allem aus Zucker freigesetzten Säuren. Die meisten Lebensmittel enthalten nur wenig Fluorid. In Gegenden mit besonders fluoridhaltigem Trinkwasser und in Haushalten, in denen gezielt fluoridhaltiges Wasser getrunken oder mit Fluorid angereichertes Kochsalz verwendet wird, trägt dieses erheblich zur Fluorversorgung bei.

Die allgemeine Empfehlung für Schulkinder und Erwachsene lautet, sich zweimal täglich die Zähne mit einer fluoridhaltigen Zahnpasta (1 000 bis 1 500 Milligramm Fluorid pro Kilogramm) zu putzen und fluoridiertes Speisesalz zu verwenden. Bei Schulkindern kann der Zahnarzt zusätzlich zweimal im Jahr die Zähne mit einem Fluorlack versiegeln.

Fluoridtabletten einzunehmen wird für kleine Kinder heute nicht mehr generell empfohlen. Im ersten Lebensjahr sollen die Kinder vielmehr ihre Zähne mit fluoridierter Zahnpasta geputzt bekommen, die pro Kilogramm 500 Milligramm Fluorid enthält. Ab zwei Jahre soll die Zahnpasta dann zweimal täglich zum Einsatz kommen.

Ein Zuviel an Fluorid kann aber auch schädlich sein, beispielsweise dann, wenn Fluoridtabletten angewendet und zusätzlich mit Fluor angereichertes Kochsalz oder fluoridierte Zahnpasta gebraucht werden. Es bilden sich dann weiße Flecken auf den Zähnen. Daher sollte die Fluoridprophylaxe mit einem Zahnarzt abgesprochen werden.

Selen

Es gibt Hinweise darauf, dass Selen ein Schutzfaktor gegenüber Herzinfarkt, einigen Krebserkrankungen und Störungen im Immunsystem sein könnte. Andererseits finden sich aber auch Hinweise darauf, dass eine regelmäßige Einnahme von Selen das Risiko für die Entstehung eines Diabetes mellitus erhöht. Sichere Aussagen zu diesen Zusammenhängen lassen sich aber bisher nicht machen. Darum wird auch nicht empfohlen, Selen anders als mit der Nahrung aufzunehmen. Ob Selen bei Krebserkrankungen darüber hinaus in Form von Tabletten zugeführt werden soll, sollten Sie daher auch nicht ohne Rücksprache mit Ihrem Arzt entscheiden.

Allgemeine Maßnahmen

Sie sollten sich bemühen, mit Ihrer täglichen Kost die in der Tabelle „Versorgung mit Vitaminen, Mineralstoffen, Spurenelementen" (→ Seite 690) unter „Tagesbedarf" genannte Menge an Vitaminen, Mineralstoffen und Spurenelementen aufzunehmen. Das bedeutet aber nicht, dass Sie sich jeden Tag genau an diese Mikro- oder Milligrammmengen halten müssen. Der Nährstoffbedarf ist von Tag zu Tag verschieden und Ihr Körper kann Schwankungen durchaus ausgleichen, wenn über lange Zeit gesehen eine regelmäßige Zufuhr gewährleistet ist.

Wann zum Arzt?

Bevor Sie sich mit einem bestimmten Nährstoff oder einer Substanzkombination gezielt versorgen, sollten Sie ärztlichen Rat einholen. Meistens kann eine Untersuchung klären, ob überhaupt ein Mangel vorliegt; später sollten Kontrollen zeigen, wann Sie die Behandlung beenden können.

Behandlung mit Medikamenten

In bestimmten Lebenssituationen ist es nicht mehr möglich, den täglichen Nährstoffbedarf mit einer abwechslungsreichen vollwertigen Ernährung zu decken. Beispiele dafür sind die Versorgung mit Folsäure vor und in den ersten Monaten der Schwangerschaft und die Zufuhr von Vitamin D bei älteren Menschen, die wenig mobil sind. Auch ein nachgewiesener Mangel an einem bestimmten Nährstoff, wie zum Beispiel Eisen, ist nur zu beheben, wenn die Substanz gezielt in höherer Dosierung zugeführt wird.

Präparate einzunehmen bedeutet immer, das Gleichgewicht der Nährstoffe im Körper zugunsten des einen oder einiger weniger zu verschieben. Das wirkt sich nicht immer positiv aus. So kann zum Beispiel eine sehr hohe Zufuhr von Molybdän dazu führen, dass von dem Element Kupfer erheblich mehr ausgeschieden wird; wenn der Körper viel Kalzium bekommt, kann er Zink schlechter verwerten.

Wenn Sie es dennoch für notwendig halten, Nährstoffe mit einem Präparat zuzuführen, sollten Sie ein Multivitamin-Präparat wählen, das alle Vitamine, Mineralstoffe und Spurenelemente in angemessener Dosierung miteinander kombiniert. Besonderes Augenmerk sollten Sie dabei auf Folsäure als Inhaltsstoff richten, denn mit diesem Vitamin sind sehr viele Menschen nicht ausreichend versorgt. Ein Präparat, das dieses Vitamin nicht mitliefert, ist demnach nicht zu empfehlen.

Darüber hinaus ist die Art des Produkts nicht unwichtig. Ein Nahrungsergänzungsmittel, wie Sie es in Drogerien und im Lebensmittelhandel kaufen können, darf von Vitaminen nicht mehr als das Dreifache der von der Deutschen Gesellschaft für Ernährung empfohlenen Tagesdosis enthalten, bei Vitamin A und E nur die einfache Menge. Höhere Dosierungen dürfen nur als Arzneimittel in den Handel kommen. Dass sie als solche zugelassen sind, erkennen Sie an der „Zul.-Nr." auf der Packung.

A, C, E, Selen – Krankheitsschutz aus der Packung

Die Vitamine A, C und E, manchmal noch kombiniert mit Selen und/oder Beta-Karotin, gelten als Schutzsubstanzen, unter anderem vor Krebs. Dass ein derartiger Schutz für möglich gehalten wird, beruht auf folgendem Zusammenhang:

Neben dem normalen Sauerstoff (chem.: Oxygenium), den die Zellen lebensnotwendig brauchen, gibt es im Organismus immer auch aggressive Formen des Sauerstoffs, die Sauerstoffradikale. Sie gelangen aus Umweltbelastungen in den Körper, werden von ihm aber auch selbst gebildet. Sauerstoffradikale sind an der Entstehung einer Reihe von chronischen Krankheiten, wie sie im Alter gehäuft auftreten, mitbeteiligt und auch daran, dass sich Zellen bösartig verändern. Der Gefahr, die von diesem aggressiven Sauerstoff ausgeht, begegnet der Körper mit eigenen Schutzsystemen.

Nun gibt es Hinweise darauf, dass der moderne Lebensstil häufig einen oxidativen Stress durch Sauerstoffradikale erzeugt, der die Schutzsysteme des Körpers überfordert. Da liegt der Gedanke nahe, jene Faktoren, die in diesen Systemen eine Rolle spielen, verstärkt zuzuführen, um den Eigenschutz des Körpers zu stärken. Zu diesen Faktoren gehören unter anderem die Vitamine C und E, die Karotinoide und die Elemente Selen und Zink.

In vielen Studien ist untersucht worden, ob einzelne dieser Nahrungskomponenten oder Kombinationen von ihnen bei Personen, die sich eigentlich angemessen ernähren, bestimmten Krankheiten vorbeugen können. Das hat sich nicht beweisen lassen. Aus den verschiedenen Untersuchungen wurde der Schluss gezogen, dass die Schutzfunktion dieser Substanzen nur dann zum Tragen kommt, wenn sie in Form eines gewachsenen Nahrungsmittels aufgenommen werden.

Ein weiteres Problem zeigt sich bei der Krebsvorbeugung. Hier besteht die Hoffnung, dass die reichliche Zufuhr bestimmter Nährstoffe vor Krebs schützen könnte. Derartiges würde aber nur bei den allerfrühesten Vorstadien eines Krebses der Fall sein, also dann, wenn sich die Zellen gerade erst zu verändern beginnen. Später ist die Zufuhr dieser Schutzstoffe bestenfalls wenig hilfreich, vielleicht sogar schädlich, weil sie das Tumorwachstum beschleunigen könnten. Da aber niemand weiß, ob sich in seinem Körper nicht bereits einige Zellen in Tumorzellen verwandelt haben, ist die Zufuhr solcher hoch dosierten Nährstoffe nicht ohne Risiko.

Die Auswertung aller entsprechenden Studien erlaubt zurzeit nur einen Schluss: Ein bereits in der Jugend einsetzender regelmäßiger, reichlicher Verzehr von Obst, Gemüse und anderen pflanzlichen Lebensmitteln verringert das Risiko, dass sich degenerative chronische Erkrankungen, insbesondere Herz-Kreislauf- und Krebsleiden, einstellen. Der Nutzen der Einnahme von Präparaten ist hingegen nicht erwiesen.

Versorgung mit Vitaminen, Mineralstoffen, Spurenelementen

Wirkstoff	Bedarfsdeckung bei allgemein üblicher gemischter Kost [1]	Tagesbedarf (Erwachsene) [2]	Tagesbedarf (Kinder, 7 Jahre) [3]	Tagesbedarf (Schwangerschaft/Stillzeit)	Erhöhter Bedarf
Vitamin A (Retinol)	Ausreichend. Körperreserve für etwa 1 Jahr	0,8–1 mg (= 2650–3350 I.E.)	0,8 mg	1,1 mg/1,5 mg	
Vitamin B_1 (Thiamin)	Ausreichend	1–1,3 mg	1,0 mg	1,2 mg/1,4, mg	Einnahme von Krebsmedikamenten; hoher Alkoholkonsum
Vitamin B_2 (Riboflavin)	Ausreichend	1,2–1,5 mg	1,1 mg	1,5/1,6 mg	Anstrengende körperliche Arbeit, schwere Krankheiten, Verletzungen, Operationen. Einnahme von Antidepressiva, hoher Alkoholkonsum
Vitamin B_6 (Pyridoxin)	Ausreichend	1,2–1,5 mg	0,7 mg	1,9 mg	Sehr eiweißreiche Ernährung, Einnahme von Medikamenten bei Epilepsien und Tuberkulose
Biotin	Ausreichend	30–60 Mikrogramm (geschätzt)	10–15 Mikrogramm (geschätzt)	30–60 Mikrogramm (geschätzt)	
Niacin	Ausreichend	13–17 mg	12 mg	15 mg/17 mg	
Pantothensäure	Um 80 Prozent	6 mg (geschätzt)	5 mg (geschätzt)	6 mg (geschätzt)	
Folsäure	Etwa zur Hälfte	400 Mikrogramm	300 Mikrogramm	600 Mikrogramm	Einnahme von Medikamenten bei Epilepsien, Krebs, zur Malariavorbeugung, hoher Alkoholkonsum
Vitamin B_{12} (Cyanocobalamin)	Ausreichend	3 Mikrogramm	1,8 Mikrogramm	3,5 Mikrogramm/4 Mikrogramm	
Vitamin C (Askorbinsäure)	Ausreichend	100 mg, Raucher 150 mg	80 mg	110 mg/150 mg	Schwerstarbeiter, Hochleistungssportler, extrem Stressbelastete, bei eingeschränkter Nierenfunktion Einnahme von Tetrazyklin und Medikamenten bei Epilepsien und Diabetes, hoher Alkoholkonsum
Vitamin D (Calciferol)	Mit der Nahrung bei vielen Menschen knapp bis gut die Hälfte; Ausgleich durch Eigenproduktion des Körpers bei Bestrahlung der Haut mit Sonnenlicht	5 Mikrogramm (= 200 I.E.)	Im 1. Lebensjahr: 10 Mikrogramm, danach 5 Mikrogramm	5 Mikrogramm	Einnahme von Medikamenten bei Epilepsien
Vitamin E (Tocopherol)	Ausreichend	12–15 mg	10 mg	13 mg/17 mg	

Unbedenkliche Dosis oder Höchstdosis	Hauptlieferanten	Wichtigste Aufgaben	Mangel (Symptome)[4]	Überdosierung (Symptome)
Unbedenklich bis 3 mg pro Tag	Alle grünen Gemüse u. a. Spinat, Grünkohl, Brokkoli	Wachstum von Haut und Schleimhaut, Sehvorgang	Nachtblindheit, Veränderungen an Binde- und Hornhaut	Kopfschmerzen, Hautveränderungen, Gelbsucht
Unbedenklich bis 200 mg pro Tag	Schweinefleisch, Leber, Scholle, Thunfisch, Vollkorngetreide, Hülsenfrüchte, Kartoffeln	Energiegewinnung	Störungen im Nervensystem, Muskelschwund (Beri-Beri)	
Unbedenklich bis 400 mg pro Tag für höchstens drei Monate	Milch(produkte), Fleisch, Fisch, Eier, Vollkornprodukte	Energiestoffwechsel	Wachstumsstörungen, Entzündungen von Haut, Mundschleimhaut, Zunge. Blutarmut	
Höchstens 25 mg pro Tag	Hühner-, Schweinefleisch, Fisch, Kohl, grüne Bohnen, Feldsalat, Kartoffeln, Bananen, Vollkornprodukte	Eiweißstoffwechsel, Funktionen im Nerven- und Immunsystem, Bildung roter Blutkörperchen	Hautentzündung, Nervenstörungen, Blutarmut	Nervenstörungen in Beinen und Armen
	Leber, Sojabohnen, Eigelb, Nüsse, Haferflocken, Spinat, Champignons, Linsen	Stoffwechsel von Zucker, Aminosäuren, Fettsäuren	Biotinmangel gibt es üblicherweise nicht	
Höchstens 35 mg pro Tag	Fleisch, Innereien, Fisch, Milch, Eier, Brot, Backwaren, Kartoffeln	Energiestoffwechsel	Niacinmangel gibt es üblicherweise nicht	Hitzegefühl, erweiterte Blutgefäße
	Leber, Fleisch, Fisch, Milch, Vollkornprodukte, Hülsenfrüchte	Stoffwechsel von Zucker, Aminosäuren, Fetten	Pantothensäuremangel ist nicht bekannt	Selbst bei großen Mengen keine Schäden beobachtet
Höchstens 1 mg pro Tag	Tomaten, Kohl, Gurken, Spinat, Orangen, Trauben, Vollkornprodukte, Kartoffeln, Fleisch, Leber, Milch(-produkte), Eier, Weizenkeime, Sojabohnen	Zellaufbau, Bildung roter Blutkörperchen	Schäden an der Schleimhaut in Magen, Darm, Harnwegen, Genitalbereich, Blutarmut (megaloblastische Anämie)	
Höchstens 5 mg pro Tag	Leber, Fleisch, Fisch, Eier, Milch, Käse, Sauerkraut	Bildung roter Blutkörperchen	Blutarmut (perniziöse Anämie), Schäden im Nervensystem	Selbst bei großen Mengen keine Schäden beobachtet
Keine Angaben	Gemüsepaprika, Brokkoli, schwarze Johannisbeeren, Stachelbeeren, Fenchel, Zitrusfrüchte, Kartoffeln, Kohl, Spinat, Tomaten	Stoffwechsel, Schutz vor aggressiven Sauerstoffmolekülen	Müdigkeit, Leistungsschwäche, Infektionsanfälligkeit, schlechte Wundheilung. Skorbut	Nierensteine
Höchstens 50 Mikrogramm pro Tag	Fetter Fisch, Leber, Eigelb	Stoffwechsel von Kalzium und Phosphat (Knochenaufbau)	Instabile Knochen (bei Kindern: Rachitis, bei Erwachsenen: Osteomalazie), im Alter Osteoporose	Erbrechen, Schwindel, Muskelschwäche. Innere Organe verkalken
Höchstens 300 mg pro Tag	Pflanzenöle (Weizenkeim, Sonnenblumen, Maiskeim, Raps), Haselnüsse	Schutz vor aggressiven Sauerstoffmolekülen	Störungen in den Zellen, im Stoffwechsel der Nerven und Muskeln	Verlängerung der Blutgerinnungszeit

Versorgung mit Vitaminen, Mineralstoffen, Spurenelementen Fortsetzung

Wirkstoff	Bedarfsdeckung bei allgemein üblicher gemischter Kost[1]	Tagesbedarf (Erwachsene)[2]	Tagesbedarf (Kinder, 7 Jahre)[3]	Tagesbedarf (Schwangerschaft/Stillzeit)	Erhöhter Bedarf
Vitamin K	Ausreichend	70–80 Mikrogramm	30 Mikrogramm	60 Mikrogramm	
Kalium	Ausreichend	2 g	1,6 g	2 g	Durchfall, anhaltendes Erbrechen, Langzeiteinnahme von Abführmitteln
Kalzium	Um 80 Prozent	1 g	900 mg	1 g	
Phosphor	Zu reichlich	700 mg	800 mg	800 mg/900 mg	
Magnesium	Ausreichend	300–400 mg	170 mg	310 mg/390 mg	Arbeit in großer Hitze, intensiver Leistungssport, Einnahme von Medikamenten zur Entwässerung, Kortison, der Pille, hoher Alkoholkonsum
Eisen	Ausreichend	10–15 mg	10 mg	30 mg/20 mg	Häufige und lange Menstruationsblutungen, Langzeiteinnahme von Azetylsalizylsäure, anhaltende Entzündungen, Krebserkrankungen
Fluor	Keine Angaben	3,1–3,8 mg	1,1 mg	3,1 mg	
Jod	Knapp die Hälfte	180–200 Mikrogramm	140 Mikrogramm	230 Mikrogramm/260 Mikrogramm	
Selen	Keine Angaben	30–70 Mikrogramm (geschätzt)	20–50 Mikrogramm (geschätzt)	30–70 Mikrogramm (geschätzt)	Schwerste Verletzungen, Verbrennungen, Operationen, Blutverluste, Strahlentherapie, Langzeit-Dialyse
Zink	Ausreichend	7–10 mg	7 mg	10 mg/11 mg	Schwere Krankheiten

Anmerkungen

[1] **Bedarfsdeckung bei allgemein üblicher gemischter Kost:** Die Angabe bezieht sich auf einen durchschnittlichen, gesunden Erwachsenen, der sich mit gemischter Kost ernährt, so wie es in Deutschland derzeit allgemein üblich ist.

[2] **Tagesbedarf (Erwachsene):** Die Von-bis-Angabe umschließt die Mengenangaben, die für Frauen und Männer und die verschiedenen Altersstufen oft unterschiedlich sind.

[3] **Tagesbedarf (Kinder, 7 Jahre):** Diese Altersstufe wurde als Mittelwert angenommen. Für jüngere und ältere Kinder weichen die Angaben entsprechend ab.

Unbedenkliche Dosis oder Höchstdosis	Hauptlieferanten	Wichtigste Aufgaben	Mangel (Symptome)[4]	Überdosierung (Symptome)
	Grüne Gemüse, Milch(produkte), Fleisch, Eier, Getreide	Blutgerinnung	Blutungen	Selbst bei großen Mengen keine Schäden beobachtet
	Bananen, Kartoffeln, Trockenobst, Spinat, Champignons	Salz-Wasser-Haushalt, Zellvermehrung	Verringerte Leistung, gestörte Funktion von Nerven, Muskeln, Herz, Verdauung	Störungen der Herzfunktion
Höchstens 2,5 g pro Tag	Milch(produkte), Brokkoli, Grünkohl, Fenchel, Lauch	Reizübermittlung der Zellen, Zahn- und Knochenaufbau	Instabile Knochen, im Alter Osteoporose	Nierensteine
	Alle Lebensmittel	Energiestoffwechsel, Säure-Basen-Gleichgewicht im Blut, Knochenaufbau		Kalkablagerungen in den Nieren
Höchstens 350 mg pro Tag zusätzlich aus Präparaten	Vollkorngetreide, Milch(produkte), Leber, Geflügel, Fisch, Kartoffeln, Gemüse, Beerenobst, Orangen, Bananen	Energiestoffwechsel, Zellaufbau, Knochenaufbau, Reizübertragung, Muskeltätigkeit	Störung der Muskeltätigkeit, auch des Herzens	Nierenfunktionsstörungen, Durchfall
Nicht mehr als die angegebene Zufuhrmenge (Ausnahme: Zeitlich begrenzte Behandlung von Blutarmut)	Brot, Fleisch, Wurst, Gemüse	Funktion der roten Blutkörperchen	Müdigkeit, Leistungsschwäche, Frieren, Blutarmut (Anämie)	
Unbedenklich bis zum Doppelten der angegebenen Zufuhrmenge	Trinkwasser, fluoridiertes Salz, Zahnpflegemittel	Festigkeit von Knochen und Zähnen	Erhöhte Kariesneigung	Zahnverfärbungen, Knochenveränderungen
Höchstens 500 Mikrogramm pro Tag	Seefische, Milch(produkte), jodiertes Salz	Schilddrüsenhormone	Kropf	Kropf, Jod-Akne, Schilddrüsenüberfunktion
Höchstens 300 Mikrogramm pro Tag	Fleisch, Fisch, Eier, Linsen, Spargel	Zellwachstum, Funktion der Schilddrüsenhormone, des Immunsystems	Symptome eines Selenmangels sind in der westlichen Welt nicht bekannt	Haarausfall, Herzmuskelschwäche, Leberzirrhose
Höchstens 25 mg pro Tag	Rind-, Schweinefleisch, Geflügel, Eier, Milch, Käse, Weizenvollkorn	Stoffwechsel von Zucker, Eiweiß, Fett, Funktion des Immunsystems, Hormonwirkung	Nachlassendes Geschmacksempfinden, Appetitverlust, Haarausfall, Hautentzündungen, Durchfall, Nervenstörungen, schlechte Wundheilung	Blutbildveränderung, Magen-Darm-Störungen, Fieber

[4] **Mangel (Symptome):** Die aufgeführten Symptome treten meist erst bei einem deutlichen Mangel auf. In der Zeit vorher gibt es möglicherweise bereits Beschwerden, die aber sehr unspezifisch sind und sich kaum diesem speziellen Nährstoff zuordnen lassen. Bei manchen, aber bei weitem nicht allen Substanzen lässt sich eine unzureichende Versorgung mit Laboruntersuchungen feststellen.

Ausnahmeliste

Jahrelang wurden viele Arzneimittel, die nicht verschreibungspflichtig sind, von Ärzten verordnet und von den gesetzlichen Krankenkassen bezahlt. Pflanzliche Mittel zur Behandlung einer gutartigen Prostatavergrößerung gehörten ebenso dazu wie Tabletten, die Arthrosebeschwerden lindern sollen. Das ist mit Beginn des Jahres 2004 anders geworden.
Seither dürfen Ärzte für Erwachsene und Jugendliche ab dem 12. Lebensjahr keine verschreibungsfreien Arzneimittel mehr zulasten der gesetzlichen Krankenkassen verordnen. Diese Mittel müssen die Versicherten nun aus eigener Tasche bezahlen.
Ausgenommen von dieser Regelung sind 44 in einer Ausnahmeliste* aufgeführte Wirkstoffe bzw. Wirkstoffgruppen. Sie dürfen in bestimmten Anwendungsbereichen weiterhin verordnet werden, wenn die Mittel als Therapiestandard zur Behandlung schwerwiegender Erkrankungen gelten.
Beispiele dafür sind Azetylsalizylsäure zur Anwendung nach einem Herzinfarkt oder Schlaganfall, um ein neues Ereignis dieser Art zu vermeiden, Präparate mit einem bestimmten Ginkgo-Extrakt zur Behandlung von Demenz sowie Enzyme (Pankreatin) bei Mukoviszidose und bei Personen ohne Bauchspeicheldrüse.
Eine weitere Ausnahme stellen Kinder bis zum 12. Lebensjahr und Jugendliche mit Entwicklungsstörungen bis zum 18. Lebensjahr dar. Für sie dürfen nichtrezeptpflichtige Mittel weiter verordnet werden.
Grundsätzlich von der Verordnungsfähigkeit ausgeschlossen bleiben dagegen sogenannte Lifestyle-Arzneien. Hierunter fallen Potenzmittel, Abmagerungsmittel, Haarwuchsmittel sowie Mittel zur Raucherentwöhnung.
Im Zuge dieser Regelung entstand ein neues Formular: das grüne Rezept. Auf dieses können die Ärzte ihren Patienten nun den Namen rezeptfreier Medikamente aufschreiben, zu deren Anwendung sie raten. In der Apotheke signalisiert das grüne Rezept: Dieses Mittel wird unter ärztlicher Kontrolle eingenommen, aber vom Versicherten selbst bezahlt.

* Quelle: www.g-ba.de. Bei Fragen zu einzelnen Indikationsstellungen sollten die Ärztin oder der Arzt, die Apothekerin oder der Apotheker beziehungsweise die zuständige Krankenkasse angesprochen werden.

Arzneimittel aus dem Selbstmedikationsbereich	Indikationen (z.T. komprimiert)
Abführmittel	Tumorleiden Verschiedene Darmerkrankungen (Megakolon, Divertikulose, Divertikulitis, Mukoviszidose, neurogene Darmlähmung) Vor diagnostischen Eingriffen, bei phosphatbindender Medikation bei chronischer Funktionsschwäche der Nieren (Niereninsuffizienz) und Opiat- sowie Opioidtherapie
Antidote	Akute Vergiftungen
Antihistaminika	In Notfallsets zur Behandlung von Bienen-, Wespen- und Hornissengift-Allergien Schwere, wiederkehrende Nesselausschläge (Urtikarien) Schwerwiegender, anhaltender Juckreiz (Pruritus) Schwerwiegender allergischer Schnupfen (Rhinitis), bei dem eine lokale Behandlung mit Glukokortikoid-Nasenspray nicht ausreichend ist
Antipilzmittel (Antimykotika)	Pilzinfektionen im Mund- und Rachenraum
Antiseptika, Gleitmittel	Für Patienten mit Katheterisierung
Arzneistofffreie Injektions-/Infusions-, Träger- und Elektrolytlösungen sowie parenterale Osmodiuretika	Hirnödem (Mannitol, Sorbitol)
Azetylsalizylsäure (bis 300 mg/Dosiseinheit)	In der Nachsorge von Herzinfarkt und Schlaganfall sowie nach arteriellen Eingriffen
Azetylsalizylsäure und **Parazetamol**	Schwere und schwerste Schmerzen in Komedikation mit Opioiden
Azidosetherapeutika	Bei dialysepflichtigen Nierenkranken und chronischer Funktionsschwäche der Nieren (Niereninsuffizienz) und bei Neoblase
Dinatriumcromoglyclat-(DNCC)-haltige Arzneimittel zum Einnehmen	Behandlung der Beschwerden einer systemischen Mastozytose
E. coli Stamm Nissle 1917	Bei chronisch entzündlicher Erkrankung des Dickdarms (Colitis ulcerosa) nur in der Remissionsphase bei Mesalazin-Unverträglichkeit

Arzneimittel aus dem Selbstmedikationsbereich	Indikationen (z.T. komprimiert)
Eisen-(II)-Verbindungen	Nachgewiesene Blutarmut infolge erblich bedingter oder erworbener Eisenstoffwechselstörung (Eisenmangelanämie)
Flohsamen und **Flohsamenschalen**	Als unterstützende Quellmittel-Behandlung bei Morbus Crohn, Kurzdarmsyndrom und Durchfall in Zusammenhang mit HIV
Folsäure und Folinate	Therapie mit Folsäureantagonisten sowie zur Behandlung von Darmkrebs
Gingko-biloba-Blätter-Extrakt (Aceton-Wasser-Auszug, standardisiert)	Behandlung einer Demenz
Harnstoffhaltige Dermatika (mindestens 5% Harnstoff)	Bei gesicherter Diagnose der sogenannten Fischschuppenkrankheit (Ichthyose), wenn keine therapeutischen Alternativen beim Patienten angewendet werden können
Jodid	Schilddrüsenerkrankungen
Jod-Verbindungen	Bei Geschwüren (Ulcera) und Druckgeschwüren (Dekubitalgeschwüre)
Kaliumverbindungen als Monopräparate	Kaliummangel im Blut (Hypokaliämie)
Kalziumverbindungen (mindestens 300 mg Kalzium-Ion pro Dosiseinheit) und **Vitamin D** einzeln oder fix kombiniert	Nachgewiesene Osteoporose Zeitgleich zu einer Steroidtherapie (mit wenigstens 7,5 mg Prednisolonäquivalent), die voraussichtlich mindestens sechs Monate dauert Bei Bisphosphonat-Behandlung, bei zwingender Notwendigkeit
Kalziumverbindungen als Monopräparate	Unterfunktion der Nebenschilddrüsen (Hypoparathyreoidismus) und mangelnde Verwertung des Parathormons (Pseudohypoparathyreoidismus) Bei Bisphosphonat-Behandlung, bei zwingender Notwendigkeit
Laktulose und Laktitol	Senkung der Ammoniakaufnahme bei Leberversagen in Zusammenhang mit hirnorganischen Schädigungen
Levocarnitin	Endogener Carnitinmangel

Arzneimittel aus dem Selbstmedikationsbereich	Indikationen (z.T. komprimiert)
L-Methionin	Zur Vermeidung der Neubildung von Phosphatsteinen bei nervenbedingter Blasenlähmung, wenn Ernährungsempfehlungen und Blasenentleerungstraining erfolglos geblieben sind
Lösungen und Emulsionen zur parenteralen Ernährung einschließlich der notwendigen Vitamine und Spurenelemente	Ernährung unter Umgehung des Magen-Darm-Trakts
Lokalanästhetika zur Injektion und apothekenpflichtige, nicht verschreibungspflichtige Arzneimittel, soweit Vereinbarungen mit den Krankenkassen bestehen	Zur sofortigen Anwendung in der Arztpraxis
Magnesiumverbindungen zum Einnehmen	Angeborene Magnesiumverlusterkrankung
Magnesiumverbindungen als Injektion/Infusion	Nachgewiesener Magnesiummangel Bei erhöhtem Risiko von Krampfanfällen in der Schwangerschaft (Eklampsie)
Metixenhydrochlorid	Parkinson-Syndrom
Mistel-Präparate als Injektion, auf Mistellektin normiert	In der schmerzlindernden Therapie bösartiger Tumoren zur Verbesserung der Lebensqualität
Niclosamid	Bandwurmbefall
Nystatin	Pilzinfektionen (Mykosen) bei abwehrgeschwächten Patienten
Ornithinaspartat	Zusammenbruch der Entgiftung durch die Leber (hepatisches [Prä-]Koma) und bei hirnorganischer Schädigung aufgrund einer schweren Funktionsstörung der Leber (episodische, hepatische Enzephalopathie)
Pankreasenzyme	Chronische, exokrine Unterfunktion der Bauchspeicheldrüse (Pankreasinsuffizienz) Mukoviszidose
Phosphatbinder	Zur Behandlung der Phosphatanreicherung im Blut (Hyperphosphatämie) bei chronischer Funktionsschwäche der Nieren (Niereninsuffizienz) und Dialyse

Arzneimittel aus dem Selbstmedikationsbereich	Indikationen (z.T. komprimiert)
Phosphatverbindungen	Phosphatmangel (Hypophosphatämie), der durch eine entsprechende Ernährung nicht behoben werden kann
Salizylsäurehaltige Zubereitungen (mindestens 2% Salizylsäure) zur lokalen Behandlung der Haut	Schuppenflechte (Psoriasis) Schuppenartig verhornte Ekzeme (hyperkeratotische Ekzeme)
Synthetischer Speichel	Krankheitsbedingte Mundtrockenheit bei onkologischen oder rheumatischen Erkrankungen
Synthetische Tränenflüssigkeit	Autoimmunerkrankungen (Sjögren-Syndrom mit trockenem Auge Grad 2, Epidermolysis bullosa, okuläres Pemphigoid) Fehlen oder Schädigung der Tränendrüse Gesichtslähmung (Fazialisparese) Unvollständiger Lidschluss (Lagophthalmus)
Topische Anästhetika und/oder Antiseptika	Selbstbehandlung schwerwiegender generalisierter blasenbildender Hauterkrankungen (z.B. Epidermolysis bullosa hereditaria; Pemphigus)
Vitamin K als Monopräparate	Nachgewiesener, schwerwiegender Vitaminmangel, der durch eine entsprechende Ernährung nicht behoben werden kann
Wasserlösliche Vitamine auch in Kombinationen	Dialyse
Wasserlösliche Vitamine, Benfotiamin und **Folsäure** (5 mg/Dosiseinheit) als Monopräparate	Nachgewiesener, schwerwiegender Vitaminmangel, der durch eine entsprechende Ernährung nicht behoben werden kann
Zinkverbindungen als Monopräparate	Zinkmangelsymptome aufgrund einer enteropathischen Akrodermatitis Durch Blutwäsche bedingter, nachgewiesener Zinkmangel Hemmung der Kupferaufnahme bei Morbus Wilson
Zitrate	Blasen- oder Nierensteine (Harnkonkremente)

Register

Der *Kursivdruck* weist darauf hin, dass es sich um den Namen eines Arzneimittels handelt (homöopathische, anthroposophische und „traditionell angewendete" Mittel sind im Register nicht aufgeführt, da diese im Text zwar genannt, aber nicht näher besprochen und bewertet werden, → Seite 20ff.).
Der Zusatz „in Kombination" bei einigen Stichworten weist darauf hin, dass der jeweilige Wirkstoff hier Bestandteil einer Kombination ist. Auf den genannten Seiten wird die Substanz dann nur in Bezug auf ihre Funktion als Kombinationspartner beschrieben.
Die **fettgedruckten** Seitenzahlen verweisen auf die Bewertungstabelle für das jeweilige Medikament.

S

T

W

X

Y

Z

Impressum

Herausgeber und Verlag
Stiftung Warentest
Lützowplatz 11–13
10785 Berlin
Tel. 0 30/26 31-0
Fax 0 30/26 31-25 25
www.test.de

Vorstand
Dr. jur. Werner Brinkmann

Weiteres Mitglied der Geschäftsleitung
Hubertus Primus (Publikationen)

Autorinnen
Annette Bopp, *Diplom-Biologin, Hamburg*
Vera Herbst, *Apothekerin, Braunschweig*

Lektorat
Niclas Dewitz (Leitung)
Christiane Hefendehl
Petra Gottschalk
Johanna Lederer
Bettina Weniger

Mitarbeit Lektorat
Ben Plank, Berlin
Veronika Schuster, Berlin

Fachliche Unterstützung Arzneimitteltabellen
Bettina Weniger, *Apothekerin, Berlin*
Annette Schreiter, *Apothekerin, Berlin*
Kathy Weber-Wischke, *Apothekerin, Berlin*

Wissenschaftliche Gutachterinnen und Gutachter
Prof. Dr. med. Manfred Anlauf,
Internistische Praxis, Cuxhaven
Prof. Dr. med. A. J. Augustin,
Augenklinik und Poliklinik Städtisches Klinikum Karlsruhe
Dr. med. Maria J. Beckermann,
Frauenärztin, Köln
Prof. Dr. med. Peter Berlit,
Klinik für Neurologie mit Klinischer Neurophysiologie, Alfried Krupp Krankenhaus, Essen
Prof. Dr. med. Dr. h. c. Kay Brune,
Institut für Experimentelle und Klinische Pharmakologie und Toxikologie, Erlangen
Prof. Dr. med. Dipl. Psych. Hartmut Göbel,
Schmerzklinik Kiel
Prof. Dr. med. Ulrich Hartenauer,
Evangelisches Krankenhaus Johannesstift, Münster
Prof. Dr. med. Hans Hauner,
Else Kröner-Fresenius-Zentrum für Ernährungsmedizin der TU München, München/Freising-Weihenstephan
Prof. Dr. med. Heinz Heidrich,
Internist, Angiologie, Berlin
Prof. Dr. med. Dietrich Hofmann,
Zentrum für Kinderheilkunde, Frankfurt/Main
Prof. Dr. med. Winfried V. Kern,
Klinik für Infektiologie, Universitätsklinikum Freiburg
Prof. Dr. med. Michael M. Kochen, *MPH, FRCGP,*
Abt. Allgemeinmedizin, Universitätsmedizin Göttingen, Georg-August-Universität
Dr. med. Klaus Menges,
Bundesinstitut für Arzneimittel und Medizinprodukte (BfArM), Bonn
Prof. Dr. med. Roland Niedner,
Dermatologe und Allergologe, Potsdam
Prof. Dr. med. Wolfgang Poser,
Universitätsmedizin Göttingen, Klinik für Psychiatrie und Psychotherapie, Georg-August-Universität
Prof. Dr. med. Wolfgang Rösch,
Internist, Gastroenterologie, Frankfurt/Main
Prof. Dr. med. Petra A. Thürmann,
HELIOS Klinikum Wuppertal, Universität Witten/Herdecke
Thomas Wagner,
Zahnarzt, Berlin
Prof. Dr. med. Heinrich Worth,
Medizinische Klinik I, Klinikum Fürth

Darüber hinaus für die 1.– 2. Auflage
(In ihrer Funktion während der Mitarbeit)
Dr. rer. nat. Bettina Bräutigam,
Apothekerin, Warstein
Prof. Dr. med. Franz Daschner,
Institut für Umweltmedizin und Krankenhaushygiene, Universitätsklinikum Freiburg

Dr. rer. nat. Mathias Flume,
Apotheker, Münster
Dr. rer. pol. Katrin Janhsen,
Apothekerin, Bremer Institut für Präventionsforschung und Sozialmedizin (BIPS), Bremen
Dr. med. Jutta Krappweis,
Bundesinstitut für Arzneimittel und Medizinprodukte (BfArM), Bonn
Dr. med. Andreas von Maxen,
Institut für Klinische Pharmakologie, Bremen
Dr. med. Klaus Menges,
Bundesinstitut für Arzneimittel und Medizinprodukte (BfArM), Bonn
Dr. rer. pol. Dörte Meyer,
Apothekerin, AOK, Bremen
Frauke Repschläger,
Apothekerin, Bonn
Dr. rer. soc. Ingrid Schubert,
Apothekerin, Wuppertal
Winfried Tritz,
Augenarzt, Köln
Dr. Stefan Zimmer,
Privat-Dozent, Zentrum für Zahnmedizin, Abt. für Zahnerhaltung und Präventivzahnmedizin, Universitätsklinikum Charité, Berlin

Fachliche Unterstützung Arzneimittelbewertungen
Prof. Dr. rer. nat. Gerd Glaeske,
Universität Bremen/pharmafacts, Freiburg
Dr. rer. nat. Judith Günther,
pharmafacts, Freiburg
Dr. rer. nat. Birgit Schindler,
pharmafacts, Freiburg
Jutta Posch,
pharmafacts, Freiburg

Schlussgutachter Arzneimittelbewertungen
Prof. Dr. rer. nat. Gerd Glaeske,
Universität Bremen/pharmafacts, Freiburg
Dr. rer. nat. Judith Günther,
pharmafacts, Freiburg

Titel
Susanne Unger
Titelfoto: gettyimages/Lauren Nicole

Layout
Karin Siemoneit
Sylvia Heisler

Piktogramme
Bernhard Schwartze, Berlin

Produktion
Sylvia Heisler
Vera Göring

Verlagsherstellung
Rita Brosius (Leitung)
Susanne Beeh

Vertrieb Bücher
Christian Wagner
XML-Konzept und Umsetzung, Satz
pagina GmbH, Tübingen

Druck
Mohn media, Mohndruck GmbH, Gütersloh

Einzelbestellung und Vertrieb
Stiftung Warentest
Postfach 81 06 60
70523 Stuttgart
Tel. 0 180 5/00 24 67
Fax 0 180 5/ 00 24 68
(jeweils 14 Cent pro Minute aus dem Festnetz)

www.test.de/shop

Redaktionsschluss
Text und Bewertungen: März 2009
Arzneimittel: 15. Juni 2009